CB141349

MANUAL DE CONDUTAS PRÁTICAS

DA EMERGÊNCIA DO INCOR

CARDIOLOGIA PNEUMOLOGIA

MEDICINA USP

Hospital das Clínicas Fmusp

InCor HCFMUSP
CIÊNCIA E HUMANISMO

3ª EDIÇÃO
REVISADA E ATUALIZADA

MANUAL DE CONDUTAS PRÁTICAS DA EMERGÊNCIA DO INCOR

CARDIOLOGIA PNEUMOLOGIA

EDITORES

Alexandre de Matos Soeiro

Tatiana de C. Andreucci Torres Leal

Paulo Rogério Soares

Múcio Tavares de Oliveira Jr.

Roberto Kalil Filho

manole
editora

Copyright © Editora Manole Ltda., 2023, por meio de contrato com os editores.

A edição desta obra foi financiada com recursos da Editora Manole Ltda., um projeto de iniciativa da Fundação Faculdade de Medicina em conjunto e com a anuência da Faculdade de Medicina da Universidade de São Paulo – FMUSP.

Logotipos *Copyright* © Faculdade de Medicina da Universidade de São Paulo
Copyright © Hospital das Clínicas – FMUSP
Copyright © Instituto do Coração – InCor

Editora: Juliana Waku
Projeto gráfico: Departamento de arte da Editora Manole
Editoração eletrônica: Formato Editoração
Ilustrações: Mary Yamazaki Yorado e Formato Editoração
Capa: Ricardo Yoshiaki Nitta Rodrigues

Título da edição anterior: *Manual de condutas da emergência do InCor: cardiopneumologia*

CIP-BRASIL. CATALOGAÇÃO NA PUBLICAÇÃO
SINDICATO NACIONAL DOS EDITORES DE LIVROS, RJ

M251
3. ed.

Manual de condutas práticas da emergência do InCor : cardiopneumologia / editores Alexandre de Matos Soeiro ... [et al.]. - 3. ed., rev. e atual. - Santana de Parnaíba [SP] : Manole, 2023.
24 cm.

Inclui bibliografia e índice
ISBN 978-65-5576-833-6

1. Coração - Doenças - Manuais, guias, etc. 2. Pulmões - Doenças - Manuais, guias, etc. 3. Emergências cardiológicas. 4. Emergências respiratórias. I. Soeiro, Alexandre de Matos.

CDD: 616.12025
23-83228 CDU: 616.12:616.24-083.98

Meri Gleice Rodrigues de Souza - Bibliotecária - CRB-7/6439

29/03/2023 03/04/2023

Todos os direitos reservados.
Nenhuma parte deste livro poderá ser reproduzida, por qualquer processo, sem a permissão expressa dos editores.
É proibida a reprodução por fotocópia.
A Editora Manole é filiada à ABDR – Associação Brasileira de Direitos Reprográficos.

1ª edição – 2015
2ª edição – 2017
3ª edição – 2023

Direitos adquiridos pela:
Editora Manole Ltda.
Alameda América, 876 – Tamboré
Santana de Parnaíba
06543-315 – SP – Brasil
Tel.: (11) 4196-6000
www.manole.com.br | https://atendimento.manole.com.br

Impresso no Brasil | *Printed in Brazil*

Editores

Alexandre de Matos Soeiro

Doutor em Ciências da Saúde pela Faculdade de Medicina da Universidade de São Paulo (FMUSP). Professor Colaborador pela FMUSP. Médico Cardiologista Assistente da Unidade Clínica de Emergência do Instituto do Coração do Hospital das Clínicas da FMUSP (InCor-HCFMUSP). Coordenador da Unidade Cardiológica Intensiva do Hospital BP Mirante. Coordenador do Programa de Insuficiência Cardíaca e Transplante Cardíaco do HCor – São Paulo. *Fellow* pelo American College of Cardiology e pela European Society of Cardiology.

Tatiana de Carvalho Andreucci Torres Leal

Médica Cardiologista Assistente da Unidade Clínica de Emergência do Instituto do Coração do Hospital das Clínicas da Faculdade de Medicina da Universidade de São Paulo (InCor-HCFMUSP).

Paulo Rogério Soares

Médico Cardiologista Diretor da Unidade Clínica de Emergência do Instituto do Coração do Hospital das Clínicas da Faculdade de Medicina da Universidade de São Paulo (InCor-HCFMUSP). Doutor em Ciências da Saúde pela FMUSP.

Múcio Tavares de Oliveira Jr.

Professor Livre-Docente da Faculdade de Medicina da Universidade de São Paulo (FMUSP). Diretor do Centro de Infusão e Hospital Dia do Instituto do Coração do Hospital das Clínicas da FMUSP. Coordenador do Programa de Insuficiência Cardíaca da SOCESP. Presidente do Departamento de Insuficiência Cardíaca da SBC 2022-2023.

Roberto Kalil Filho

Professor Titular no Departamento de Cardiopneumologia da Faculdade de Medicina na Universidade de São Paulo (FMUSP). Presidente do Conselho Diretor e Diretor da Divisão de Cardiologia Clínica do Instituto do Coração do Hospital das Clínicas da FMUSP. Diretor-geral do Centro de Cardiologia do Hospital Sírio-Libanês.

Autores

Abrahão Afiune Junior

Médico Especialista em Cardiologia Intervencionista e Cardiologia Clínica pelo Instituto do Coração do Hospital das Clínicas da Faculdade de Medicina da Universidade de São Paulo (InCor-HCFMUSP).

Adriana de Andrade Ramos Nogueira

Doutorado em Ciências da Cardiologia pela Faculdade de Medicina da Universidade de São Paulo (FMUSP). Analista Chefe do Laboratório de Análises Clínicas do Instituto do Coração do Hospital das Clínicas da FMUSP (InCor-HCFMUSP).

Adriano Ossuna Tamazato

Residência em Clínica Médica na Irmandade da Santa Casa de Misericórdia de São Paulo. Residência em Cardiologia no Instituto do Coração do Hospital das Clínicas da Faculdade de Medicina da Universidade de São Paulo (InCor-HCFMUSP). Residência em Cardiologia Intervencionista no InCor-HCFMUSP. Título de Especialista pela Sociedade Brasileira de Cardiologia. Especialização em Cardiologia Intervencionista pelo InCor-HCFMUSP. Médico plantonista da Unidade de Terapia Intensiva e da Hemodinâmica do InCor-HCFMUSP.

Alessandra Rogério

Analista de laboratório. Doutora em Ciências da Saúde (área de concentração: Cardiologia).

Alessandro Wasum Mariani

Professor Colaborador da Disciplina de Cirurgia Torácica da Faculdade de Medicina da Universidade de São Paulo. Coordenador da Pós-graduação em Cirurgia Torácica Robótica do Hospital Israelita Albert Einstein.

Alex Tadeu Ribeiro Borges

Formado em Medicina pela FMB-UNESP. Clínica médica e Cardiologia pela FMB-UNESP. Hemodinamicista pelo Instituto do Coração do Hospital das Clínicas da Faculdade de Medicina da Universidade de São Paulo (InCor-HCFMUSP). Título de especialista em Cardiologia, Sociedade Brasileira de Cardiologia. Título de especialista em Hemodinâmica, Sociedade Brasileira de Hemodinâmica e Cardiologia Intervencionista. Cardiologista da Unidade de Emergência Clínica do InCor-HCFMUSP. Médico intensivista da Unidade de Terapia Intensiva da Santa Casa de Misericórdia de São Paulo, SP.

Alexandre Abizaid

Médico especialista em Cardiologia Intervencionista. PhD pela Universidade de São Paulo (USP). Diretor Técnico do Serviço de Cardiologia Invasiva do Instituto do Coração do Hospital das Clínicas da Faculdade de Medicina da USP (InCor-HCFMUSP).

Alexandre de Matos Soeiro

Doutor em Ciências da Saúde pela Faculdade de Medicina da Universidade de São Paulo (FMUSP). Professor Colaborador pela FMUSP. Médico Cardiologista Assistente da Unidade Clínica de Emergência do Instituto do Coração do Hospital das Clínicas da FMUSP (InCor-HCFMUSP). Coordenador da Unidade Cardiológica Intensiva do

Hospital BP Mirante. Coordenador do Programa de Insuficiência Cardíaca e Transplante Cardíaco do HCor – São Paulo. *Fellow* pelo American College of Cardiology e pela European Society of Cardiology.

Aline Siqueira Bossa

Biomédica pela Universidade Metodista de São Paulo. Mestre em Alergia e Imunopatologia pela Universidade de São Paulo.

Ally Nader Roquetti Saroute

Médico pela Faculdade de Medicina da Universidade de São Paulo (FMUSP). Título de Especialista pela Sociedade Brasileira de Cardiologia (SBC) e pela Associação de Medicina Intensiva Brasileira (AMIB). Foi Médico Preceptor da Cardiologia no Instituto do Coração do Hospital das Clínicas da FMUSP (InCor-HCFMUSP).

Ana Carolina de Rezende

Auxiliar Administrativa da Unidade de Emergência do Instituto do Coração do Hospital das Clínicas da Faculdade de Medicina da Universidade de São Paulo (InCor-HCFMUSP).

Ana Cristina Sayuri Tanaka

Médica Assistente da Unidade de Cardiologia Pediátrica e Cardiopatias Congênitas do Adulto do Instituto do Coração do Hospital das Clínicas da Faculdade de Medicina da Universidade de São Paulo (InCor-HCFMUSP).

Ana Luísa Pimentel Maia

Médica Pneumologista pelo Instituto do Coração do Hospital das Clínicas da Faculdade de Medicina da Universidade de São Paulo (InCor-HCFMUSP). Complementação especializada em doenças obstrutivas pulmonares – InCor-HCFMUSP.

André Gustavo Santos Lima

Residência em Cardiologia pelo InCor-HC-FMUSP. Residência em Clínica Médica pela Universidade Federal de São Paulo. Médico Coordenador e Diarista da Unidade de Recuperação de Cirurgia Cardíaca & Hemodinâmica do Hospital Dom Hélder. Médico Cardiologista da Universidade de Pernambuco. Especialista em Ecocardiografia pela Sociedade Brasileira de Cardiologia.

Andrea Cangiani Furlani

Cardiologista e Ecocardiografista pelo Instituto do Coração do Hospital das Clínicas da Faculdade de Medicina da Universidade de São Paulo (InCor-HCFMUSP).

Antonildes Nascimento Assunção Júnior

Doutor em Cardiologia e Especialista em Cardiologia e Imagem Cardiovascular pelo Instituto do Coração do Hospital das Clínicas da Faculdade de Medicina da Universidade de São Paulo (InCor-HCFMUSP).

Antonio Carlos Pereira Barretto

Professor Sênior da Faculdade de Medicina da Universidade de São Paulo (FMUSP). LivreDocente da FMUSP. Médico da Divisão de Prevenção e Reabilitação do Instituto do Coração do Hospital das Clínicas da FMUSP (InCor-HCFMUSP). Supervisor da Cardiologia do Hospital Santa Marcelina.

Antônio Fernando Diniz Freire

Residência em Clínica Médica no Hospital das Clínicas da Universidade Federal de Minas Gerais. Residência em Cardiologia e Hemodinâmica no Instituto do Coração do Hospital das Clínicas da Faculdade de Medicina da Universidade de São Paulo (InCor-HCFMUSP). Instrutor do curso Advanced Cardiovascular Life Support – ACLS.

Antônio Sérgio de Santis Andrade Lopes

Médico Assistente da Unidade de Valvopatia do Instituto do Coração do Hospital das Clínicas da Faculdade de Medicina da Universidade de São Paulo (InCor-HCFMUSP). Doutor em Cardiologia pela FMUSP.

Armando Carneiro Furtado

Residência em Cardiologia pelo Instituto do Coração do Hospital das Clínicas da Faculdade de Medicina da Universidade de São Paulo (InCor-HCFMUSP).

Arthur Cicupira Rodrigues de Assis

Graduação em Medicina pela Universidade Federal de Campina Grande (UFCG). Residência em Clínica Médica pelo Hospital Santa Marcelina (SP). Residência em Cardiologia pelo Instituto do Coração do Hospital das Clínicas da Faculdade de Medicina da Universidade de São Paulo (InCor-HCFMUSP). Médico Cardiologista da Unidade de Emergência do InCor-HCFMUSP e da Unidade de Terapia Intensiva Cardiológica do Hospital Sírio-Libanês (SP). Médico pesquisador do Grupo MASS (*Medicine, Angioplasty or Surgery Study*).

Augusto Hiroshi Uchida

Especialização em Cardiologia pelo Instituto do Coração do Hospital das Clínicas da Faculdade de Medicina da Universidade de São Paulo (InCor-HCFMUSP). Médico Assistente do InCor-HCFMUSP.

Bárbara Maria Ianni

Doutora em Cardiologia pela Faculdade de Medicina da Universidade de São Paulo (FMUSP). Especialista em Cardiologia. Professora Livre-docente da FMUSP e Professora Colaboradora da Disciplina de Cardiologia do Departamento de Cardiopneumologia da FMUSP. Médica Assistente da Unidade Clínica de Miocardiopatias e Doenças da Aorta do Instituto do Coração do Hospital das Clínicas da FMUSP (InCor-HCFMUSP). Membro da SBC e da SOCESP.

Bianca Stefanello

Médica Hematologista e Hemoterapeuta formada pela UNICAMP. Médica assistente do Grupo de Doenças Trombo-Hemorrágicas do Serviço de Hematologia e Terapia Celular do Hospital das Clínicas da Faculdade de Medicina da Universidade de São Paulo (HCFMUSP). Hematologista responsável pelo Núcleo de Hemostasia e Trombose no Instituto do Coração (InCor-HCFMUSP). Colaboradora do Projeto de Controle Remoto de Anticoagulação/TP no InCor-HCFMUSP.

Blenda Endlich

Médica pela Universidade Federal do Espírito Santo. Residência em Clínica Médica e Pneumologia pela Universidade de São Paulo (USP). Doutoranda em Pneumologia pela USP.

Brenno Rizerio Gomes

Médico pela Faculdade de Medicina da Universidade de São Paulo (FMUSP). Residência em Clínica Médica pelo Hospital das Clínicas da FMUSP. Residência em Cardiologia pelo Instituto do Coração do Hospital das Clínicas da FMUSP (InCor-HCFMUSP). Médico Assistente do Núcleo de Insuficiência Cardíaca do InCor-HCFMUSP.

Bruna Romanelli Scarpa Matuck

Médica pela Faculdade de Medicina da Universidade de São Paulo (FMUSP). Cardiologista e Especialista em Aterosclerose pelo Instituto do Coração do Hospital das Clínicas da FMUSP (InCor-HCFMUSP). Pós-doutorado em Imagem Cardiovascular pela Johns Hopkins.

Bruno Biselli

Médico Assistente da Unidade de Insuficiência Cardíaca do Instituto do Coração do Hospital das Clínicas da Faculdade de Medicina da Universidade de São Paulo (InCor-HCFMUSP). Médico da Unidade de Insuficiência Cardíaca Avançada do Hospital Sírio-Libanês, SP.

Bruno de Souza Paolino

Doutor em Ciências pela Universidade de São Paulo. *Fellow* da European Society of Cardiology. Título de Especialista em Cardiologia pela Sociedade Brasileira de Cardiologia. Médico e Professor Colaborador da Cardiologia da Universidade do Estado do Rio de Janeiro. Coordenador Médico do Centro de Pesquisa Clínica do Hospital São Lucas Copacabana.

Bruno Garcia Tavares

Doutor em Ciências no Programa de Cardiologia pela Faculdade de Medicina da Universidade de São Paulo (FMUSP). Graduação em Medicina pela Universidade Federal do Triângulo Mineiro. Residência médica em Clínica Médica também por essa instituição, residência médica em Cardiologia pelo Hospital de Base da Faculdade de Medicina de São José do Rio Preto. Complementação Especializada em Ecocardiografia pelo Instituto do Coração do Hospital das Clínicas da FMUSP (InCor-HCFMUS). Médico assistente dos Serviços de Ecocardiografia Adultos do InCor e do Grupo Fleury.

Bruno Guedes Baldi

Doutor em Ciências (programa de Pneumologia) pela Faculdade de Medicina da Universidade de São Paulo (FMUSP). Médico Assistente da Divisão de Pneumologia do Instituto do Coração do Hospital das Clínicas da FMUSP (InCor-HCFMUSP).

Caio de Assis Moura Tavares

Médico Assistente da Unidade de Cardiogeriatria do Instituto do Coração do Hospital das Clínicas da Faculdade de Medicina da Universidade de São Paulo (InCor-HCFMUSP).

Caio Marcos de Moraes Albertini

Diretor científico da ABEC/DECA/SBCCV biênios 2020/21 e 2022/23. Especialista em Estimulação Cardíaca Artificial pelo Departamento de Estimulação Cardíaca Artificial da Sociedade Brasileira de Cirurgia Cardiovascular (DECA/SBCCV). Doutorado em Ciências pelo Programa de Pós-graduação de Cirurgia Cardiovascular da Faculdade de Medicina da Universidade de São Paulo (FMUSP).

Caio Rebouças Fonseca Cafezeiro

Especialista em Cardiologia pelo Instituto do Coração do Hospital das Clínicas da Faculdade de Medicina da Universidade de São Paulo (InCor-HCFMUSP). Especialista em Ecocardiografia pelo InCor-HCFMUSP. Doutorando do Programa de Cardiologia do InCor-HCFMUSP.

Carla David Soffiatti

Médica cardiologista. Especialista pela Sociedade Brasileira de Cardiologia. *Fellow* da Unidade de Coronariopatia Aguda e plantonista da Unidade Clínica de Emergência do Instituto do Coração do Hospital das Clínicas da Faculdade de Medicina da Universidade de São Paulo (InCor-HCFMUSP).

Carlos Alberto Pastore

Diretor da Unidade Clínica de Eletrocardiografia do Instituto do Coração do Hospital das Clínicas da Faculdade de Medicina da Universidade de São Paulo (InCor-HCFMUSP). Ex-Presidente da International Society of Electrocardiology. Professor Livre-Docente pela FMUSP.

Carlos Eduardo Rochitte

Professor LivreDocente e Doutor da Ressonância Magnética e Tomografia Computadorizada Cardiovascular do Instituto do Coração do Hospital das Clínicas da Faculdade de Medicina da Universidade de São Paulo (InCor-HCFMUSP). Coordenador Acadêmico da RM e TC Cardiovascular do InCor-HCFMUSP. Coordenador da RM e TC Cardiovascular do HCor. Médico da RM e TC Cardiovascular do Hospital Pró-Cardíaco – Rio de Janeiro. CEO da Rochitte Ressonância e Tomografia Cardíaca. Editor-chefe do *ABC Cardiol – Arquivos Brasileiros de Cardiologia* e Presidente do DIC-SBC (2020-2021).

Carlos Manuel de Almeida Brandão

Doutor em Medicina pela Universidade de São Paulo. Professor Colaborador da Faculdade de Medicina da Universidade de São Paulo (FMUSP). Médico Supervisor da Unidade Cirúrgica de Emergência.

Carlos Roberto Ribeiro de Carvalho

Professor Titular do Departamento de Cardiopneumologia da Faculdade de Medicina da Universidade de São Paulo (FMUSP). Diretor da Divisão de Pneumologia do Instituto do Coração do Hospital das Clínicas da FMUSP (InCor-HC-FMUSP).

Carlos V. Serrano Jr.

Professor Associado, Livre-Docente, da Faculdade de Medicina da Universidade de São Paulo (FMUSP). Diretor da Unidade Clínica de Aterosclerose do Instituto do Coração do Hospital das Clínicas da FMUSP (InCor-HCFMUSP).

Carolina Frezzatti de Andrade Neves

Cardiologista e Arritmologista pelo Instituto do Coração do Hospital das Clínicas da Faculdade de Medicina da Universidade de São Paulo (InCor-HCFMUSP). Título de Cardiologia pela Sociedade Brasileira de Cardiologia.

Caroline Ferraz de Paula

Coordenadora e Responsável Técnica do Serviço de Psicologia e Psicoterapia da Digital Medicina – Telemedicina 24h. Especialista em Psicologia Hospitalar pelo HCor. Especialista em Psicoterapia Dinâmica Breve pela Faculdade de Medicina da Universidade de São Paulo. Especialista em Gestalt Terapia pelo Instituto Gestalt de Vanguarda Claudio Naranjo.

Célia Maria Cássaro Strunz

Diretora do Laboratório de Análises Clínicas do Instituto do Coração do Hospital das Clínicas da Faculdade de Medicina da Universidade de São Paulo (InCor-HCFMUSP). Mestrado e Doutorado em Biologia Molecular.

Cesar Higa Nomura

Professor Livre-Docente da Faculdade de Medicina da Universidade de São Paulo (FMUSP). Diretor do Serviço de Radiologia do Instituto do Coração do Hospital das Clínicas da FMUSP (InCor-HCFMUSP). Superintendente de Medicina Diagnóstica do Sírio-Libanês.

Charles Mady
Professor Associado da Faculdade de Medicina da Universidade de São Paulo (FMUSP). Diretor do Grupo de Miocardiopatias do Instituto do Coração do Hospital das Clínicas da FMUSP (InCor-HC-FMUSP).

Cinthya Ibrahim Guirao
Médica Cardiologista Especialista em Arritmia e Habilitada em Estimulação Cardíaca. Assistente da Unidade Clínica de Estimulação do Instituto do Coração do Hospital das Clínicas da FMUSP (InCor-HCFMUSP).

Cíntia Gonçalves Fontes Lima
Médica Cardiologista e Especialista em Insuficiência Cardíaca e Transplante Cardíaco pelo Instituto do Coração do Hospital das Clínicas da Faculdade de Medicina da Universidade de São Paulo (InCor--FMUSP).

Claudia Yanet San Martin Bernoche
Doutora em Cardiologia pela Faculdade de Medicina da Universidade de São Paulo (FMUSP). Médica Assistente da Unidade de Terapia Intensiva Clínica do InCor-HCFMUSP. Médica Cardiologista do Hospital Nove de Julho.

Cristiano Pisani
Especialista em Arritmia e Eletrofisiologia pelo Instituto do Coração do Hospital das Clínicas da Faculdade de Medicina da Universidade de São Paulo (InCor-HCFMUSP). Doutor em Ciências pela FMUSP. Diretor Científico da Sociedade Brasileira de Arritmias Cardíacas (SOBRAC), 2022-2023.

Cynthia Aparecida da Silva Rocha
Especialização em Cardiologia Clínica pelo Instituto do Coração do Hospital das Clínicas da Faculdade de Medicina da Universidade de São Paulo (InCor-HCFMUSP). Título de Especialista pela Sociedade Brasileira de Cardiologia (SBC). Especialista em Arritmologia e Eletrofisiologia Cardíaca pelo InCor-HCFMUSP.

Cyrillo Cavalheiro Filho
Professor Colaborador Médico (Hematologia) da Faculdade de Medicina da Universidade de São Paulo (FMUSP). Doutor em Medicina pela FMUSP. Chefe do Serviço de Hemostasia e Trombose do Instituto do Coração do Hospital das Clínicas da FMUSP (InCor-HCFMUSP). CoResponsável do Núcleo de Hemorragia e Trombose – Hospital SírioLibanês.

Daniel Valente Batista
Graduado em Medicina pela Universidade Federal do Ceará. Doutor em Ciências Médicas (programa de Cardiologia) pela Universidade de São Paulo.

Danielle Menosi Gualandro
Doutora em Ciências pela Faculdade de Medicina da Universidade de São Paulo (FMUSP). Médica do Departamento de Cardiologia do Hospital Universitário da Basileia, Suíça e do Instituto de Pesquisa Cardiovascular da Basileia (CRIB). Médica da Unidade de Medicina Interdisciplinar em Cardiologia do Instituto do Coração do Hospital das Clínicas da FMUSP (InCor-HCFMUSP).

Danilo Bora Moleta
Residência em Clínica Médica pela Universidade Federal de São Paulo. Residência em Cardiologia pelo Instituto do Coração do Hospital das Clínicas da Faculdade de Medicina da Universidade de São Paulo (InCor-HCFMUSP). Médico plantonista da Unidade de Emergência do InCor-HCFMUSP.

Debora Yuri Moura Nakamura
Médica Plantonista do Setor de Urgências e Emergências do Instituto do Coração do Hospital das Clínicas da Faculdade de Medicina da Universidade de São Paulo (InCor-HCFMUSP). Complementação especializada em Ressonância Magnética e Tomografia Cardiovascular pelo InCor-HC--FMUSP. Especialista em Cardiologia pelo InCor--HC-FMUSP.

Deborah de Sá Pereira Belfort
Cardiologista especialista em Insuficiência Cardíaca e Transplante Cardíaco pelo Instituto do Coração do Hospital das Clínicas da Faculdade de Medicina da Universidade de São Paulo (InCor-HCFMUSP). Médica da Unidade de Emergência referenciada do InCor-HCFMUSP. Médica Assistente do Equipe da Insuficiência Cardíaca, Transplante Cardíaco e Dispositivos de Assistência Ventricular do Hospital Sírio-Libanês. Doutoranda pela Faculdade de Medicina da Universidade de São Paulo.

Denise Tessariol Hachul
Doutora em Ciências pela Faculdade de Medicina da Universidade de São Paulo (FMUSP). Professora

da Pós-graduação – Disciplina de Cardiologia da FMUSP. Médica Assistente da Unidade de Arritmias do Instituto do Coração do Hospital das Clínicas da FMUSP (InCor-HCFMUSP).

Diego Campos Gonzalez

Graduação em Medicina pela Faculdade de Medicina da Universidade de São Paulo (FMUSP). Residência em Medicina Interna e em Pneumologia pelo Hospital das Clínicas da FMUSP. Ex-Preceptor em Medicina Interna. Preceptor em Pneumologia. Complementação especializada em Infecções Pulmonares.

Diogenes Amauri Gonçalves Furlan

Graduado de Medicina pela Universidade Federal do Triângulo Mineiro (UFTM). Residência em Cardiologia no Instituto do Coração do Hospital das Clínicas da Faculdade de Medicina da Universidade de São Paulo (InCor-HCFMUSP).

Diogo Arantes B. Pereira Luz

Médico formado pela Faculdade de Medicina da Universidade de São Paulo (FMUSP). Residência Médica em Clínica Médica pela Santa Casa de São Paulo. Pós-graduado em Cardiologia Clínica pelo Instituto do Coração do Hospital das Clínicas da FMUSP (InCor-HCFMUSP). Especialista em Cardiologia pela Sociedade Brasileira de Cardiologia.

Dirceu Thiago Pessoa de Melo

Doutor em Cardiologia pela Universidade de São Paulo. Coordenador da UTI Cardiológica do Hospital do Coração de Campinas.

Eberth Alves Machado Neto

Formado em Medicina pela Universidade Federal do Espírito Santo. Residência em Clínica Médica na Faculdade de Medicina da Universidade de São Paulo (FMUSP). Residente de Cardiologia do Instituto do Coração do Hospital das Clínicas da FMUSP.

Edilza Câmara Nóbrega

Médica pela Universidade Federal da Paraíba (UFPB). Residência em Clínica Médica pelo Hospital das Clínicas da Faculdade de Medicina da Universidade de São Paulo (HCFMUSP). Residência em Cardiologia pelo Instituto do Coração do HCFMUSP (InCor-HCFMUSP). Aluna do Programa de Complementação Especializada em Interconsulta em Cardiologia com Enfoque em Avaliação de Risco Perioperatório pelo InCor-HCFMUSP.

Edimar Alcides Bocchi

Professor Associado da Faculdade de Medicina da Universidade de São Paulo (FMUSP). Diretor da Unidade de Insuficiência Cardíaca do Instituto do Coração do Hospital das Clínicas da FMUSP (InCor-HCFMUSP).

Edivaldo M. Utiyama

Professor Titular da Disciplina de Cirurgia Geral e Trauma do Departamento de Cirurgia da Faculdade de Medicina da Universidade de São Paulo (FMUSP). Diretor Técnico de Saúde da Divisão de Clínica Cirúrgica III do Hospital das Clínicas da FMUSP.

Eduardo Rissi Silva

Médico cirurgião pela Faculdade de Medicina da Universidade de São Paulo com especialização em Cirurgia Geral e Aparelho Digestivo. Atuação nos principais hospitais de referência, como: Hospital ViValle, Santa Casa de São José dos Campos, Hospital das Cínicas, Sírio-Libanês, Albert Einstein e Beneficência Portuguesa. Especialista no tratamento de Câncer do Aparelho Digestivo, hérnia, problemas da vesícula biliar, gastrite, obesidade e outras doenças gastrointestinais.

Elizabeth Sartori Crevelari

Médica Assistente da Unidade de Estimulação Elétrica e Marcapasso do Instituto do Coração do Hospital das Clínicas da Faculdade de Medicina da Universidade de São Paulo (InCor-HCFMUSP). Cirurgiã Cardiovascular e Especialista em Estimulação Cardíaca Artificial pelo Departamento de Estimulação Cardíaca Artificial da Sociedade Brasileira de Cirurgia Cardiovascular (DECA/SBCCV). Doutorado em Ciências pelo Programa de Pós-graduação de Cirurgia Cardiovascular da FMUSP.

Esteban W. Rocca Rivarola

Médico Cardiologista. Título de Especialista em Arritmias pela Sociedade Brasileira de Arritmias Cardíacas. Título de Especialista em Eletrofisiologia Invasiva pela Sobrac. Doutor em Cardiologia pela Faculdade de Medicina da Universidade de São Paulo (FMUSP).

Fabiana Goulart Marcondes-Braga

Pós-doutorado pela Universidade de São Paulo (USP). Especialista em Cardiologia. Doutora em Ciências pela USP. Professora do Programa de Pós-graduação da Disciplina de Análise Crítica em Transplante Cardíaco do Departamento de Cardiopneumologia do Instituto do Coração do Hospital das Clínicas da Faculdade de Medicina da USP (InCor-HCFMUSP). Médica Assistente e Pesquisadora do Núcleo de Transplante do InCor-HCFMUSP.

Fábio Américo Pedreira

Médico do Instituto do Coração do Hospital das Clínicas da Faculdade de Medicina da Universidade de São Paulo (InCor-HCFMUSP). Médico Ecocardiografista do Grupo Fleury. Médico Especialista em Cardiologia e Ecocardiografia pelo InCor-HCFMUSP e pela Sociedade Brasileira de Cardiologia. Médico Especialista em Clínica Médica pelo HC-FMUSP.

Fábio Antônio Gaiotto

Pósdoutoramento em Cirurgia Cardiovascular pela Faculdade de Medicina da Universidade de São Paulo (FMUSP). Chefe do Grupo de Tratamento Cirúrgico da Insuficiência Cardíaca do Instituto do Coração do Hospital das Clínicas da FMUSP (InCor-HCFMUSP). Coordenador do Grupo Cirúrgico de Transplante Cardíaco do Hospital Albert Einstein. Cirurgião Cardiovascular da Beneficência Portuguesa de São Paulo.

Fábio Augusto Pinton

Especialista em Cardiologia pelo Instituto do Coração do Hospital das Clínicas da Faculdade de Medicina da Universidade de São Paulo (InCor-HCFMUSP) e pela Sociedade Brasileira de Cardiologia. Especialista em Hemodinâmica e Cardiologia Intervencionista pelo InCor-HC-FMUSP e pela Sociedade Brasileira de Hemodinâmica e Cardiologia Intervencionista.

Fábio Conejo

Cardiologista Especialista pela Sociedade Brasileira de Cardiologia com atuação em Hemodinâmica pela Sociedade Brasileira de Hemodinâmica e Cardiologia Intervencionista. Formação em Cardiologia e Hemodinâmica pelo Instituto do Coração do Hospital das Clínicas da Faculdade de Medicina da Universidade de São Paulo (InCor-HCFMUSP). Médico do Serviço de Emergências Cardiológicas do InCor-HC-FMUSP.

Fabio Eiji Arimura

Doutor em Pneumologia pela Faculdade de Medicina da Universidade de São Paulo (FMUSP). Médico Assistente do Grupo de Doenças Intersticiais Pulmonares e do Pronto-Socorro Pneumológico do Instituto do Coração do Hospital das Clínicas da FMUSP (InCor-HCFMUSP).

Fábio Fernandes

Professor Livre-Docente pela Universidade de São Paulo. Médico Assistente da Unidade de Miocardiopatias e Doenças da Aorta do Instituto do Coração do Hospital das Clínicas da Faculdade de Medicina da Universidade de São Paulo (InCor-HCFMUSP).

Fábio Fumagalli Garcia

Especialista em Cardiologia pelo Instituto do Coração do Hospital das Clínicas da Faculdade de Medicina da Universidade de São Paulo (InCor-HCFMUSP). Especialista em Ecocardiografia pelo Departamento de Imagem Cardiovascular da Sociedade Brasileira de Cardiologia.

Fabio Grunspun Pitta

Médico Assistente da Unidade de Aterosclerose do Instituto do Coração do Hospital das Clínicas da Faculdade de Medicina da Universidade de São Paulo (InCor-HCFMUSP). Médico da Unidade Coronariana do Hospital Israelita Albert Einstein (HIAE). Coordenador da Pós-graduação Lato Sensu em Cardiologia do Hospital Israelita Albert Einstein (HIAE).

Felipe Gallego Lima

Especialista em Cardiologia e Coronariopatia Aguda pelo Instituto do Coração do Hospital das Clínicas da Faculdade de Medicina da Universidade de São Paulo (InCor-HCFMUSP). Membro da Sociedade de Cardiologia do Estado de São Paulo e da Sociedade Brasileira de Cardiologia.

Felipe Kfouri

Médico preceptor da Disciplina de Cirurgia Geral e Trauma do Departamento de Cirurgia da Faculdade de Medicina da Universidade de São Paulo.

Fernanda Farias Vianna
Cardiologista pela Sociedade Brasileira de Cardiologia. Especialista em Arritmologia pelo InCor-HC-FMUSP.

Fernanda Fatureto Borges
Médica Especialista em Cardiologia pelo Instituto do Coração do Hospital das Clínicas da Faculdade de Medicina da Universidade de São Paulo (InCor-HCFMUSP) e pela Sociedade Brasileira de Cardiologia. Especialista em Ecocardiografia pelo InCor-HCFMUSP e pelo Departamento de Imagem Cardiovascular da SBC. Doutora em Ciências pela FMUSP. Médica pesquisadora da Unidade Clínica de Hipertensão do InCor-HCFMUSP.

Fernanda Gonçalves de Mateo
Médica pela Universidade São Francisco (USF – Bragança Paulista). Especialista em Clínica Médica pela Santa Casa de São Paulo (ISCMSP) e médica preceptora do Pronto-Socorro de Clínica Médica. Cardiologista pelo Instituto do Coração do Hospital das Clínicas da Faculdade de Medicina da Universidade de São Paulo (InCor-HCFMUSP). Preceptora da Cardiologia do InCor-HCFMUSP, ano letivo de 2023-2024.

Fernando Arturo Effio Solis
Médico pela Faculdade de Medicina da Universidade de São Paulo (FMUSP). Cardiologista pelo Instituto do Coração do Hospital das Clínicas da FMUSP (InCor-HC-FMUSP) e pela Sociedade Brasileira de Cardiologia (SBC). Especialização em Ecocardiografia pelo InCor-HCFMUSP. Título de Ecocardiografia pela FMUSP e pela SBC.

Fernando Bacal
LivreDocente da Faculdade de Medicina da Universidade de São Paulo (FMUSP). Diretor do Núcleo de Transplantes do Instituto do Coração do Hospital das Clínicas da FMUSP (InCor-HCFMUSP). Coordenador do Programa de Insuficiência Cardíaca e Transplante do Hospital Israelita Albert Einstein.

Fernando Ganem
Doutor em Ciências pela Universidade de São Paulo. Diretor Geral do Hospital SírioLibanês. Coordenador do Programa de Residência de Clínica Médica do Hospital SírioLibanês. Título de Especialista em Cardiologia pela Sociedade Brasileira de Cardiologia e em Medicina Intensiva pela Associação de Medicina Intensiva Brasileira.

Fernando Reis Menezes
Líder cardiologia pela Dasa (Leforte). Diretor técnico MIP. Especialista em Terapia Intensiva e Coronariopatias Agudas pelo Instituto do Coração do Hospital das Clínicas da Faculdade de Medicina da Universidade de São Paulo (InCor-HCFMUSP).

Filomena Regina Barbosa Gomes Galas
Professora Associada da Faculdade de Medicina da Universidade de São Paulo (FMUSP). Médica Supervisora da Unidade de Terapia Intensiva Cirúrgica e do Serviço de Anestesiologia do Instituto do Coração do Hospital das Clínicas da FMUSP (InCor-HCFMUSP). Médica Coordenadora da UTI Cardiológica do Hospital Sírio-Libanês. Médica Coordenadora da UTI do Instituto do Câncer do Estado de São Paulo.

Flávio Tarasoutchi
LivreDocente pela Faculdade de Medicina da Universidade de São Paulo (FMUSP). Diretor da Unidade Clínica de Valvopatias do Instituto do Coração do Hospital das Clínicas da FMUSP (InCor-HCFMUSP). Professor Colaborador da Cardiologia da FMUSP. Coordenador das Diretrizes de Valvopatia da Sociedade Brasileira de Cardiologia.

Francisco Carlos da Costa Darrieux
Doutor em Cardiologia pela Faculdade de Medicina da Universidade de São Paulo (FMUSP). Médico Assistente da Unidade de Arritmias Cardíacas do Instituto do Coração do Hospital das Clínicas da FMUSP (InCor-HCFMUSP).

Gabriel Barros Aulicino
Médico cardiologista pela Universidade Federal de São Paulo (UNIFESP). Especialista em Insuficiência Cardiaca e Transplante pelo Instituto do Coração do Hospital das Clínicas da Faculdade de Medicina da Universidade de São Paulo (InCor-HCFMUSP). Médico assistente da UTI cirúrgica do InCor-HCFMUSP).

Gabriel Fialkovitz da Costa Leite
Médico Infectologista. Médico Assistente da Unidade de Controle de Infecção Hospitalar do Instituto do Coração do Hospital das Clínicas da Faculdade

de Medicina da Universidade de São Paulo (InCor--HCFMUSP).

Gabriela da Silva Scopel

Médica pela Escola Superior de Ciências da Santa Casa de Misericórdia de Vitória. Residência em Clínica Médica pela Universidade Federal do Espírito Santo. Residência em Cardiologia pelo Instituto do Coração do Hospital das Clínicas da Faculdade de Medicina da Universidade de São Paulo (InCor--HCFMUSP). Título de especialista em Cardiologia pela Sociedade Brasileira de Cardiologia. Cursa Ecococardiografia pelo InCor-HCFMUSP.

Gabriela Thevenard

Médica cardiologista pelo Instituto do Coração do Hospital das Clínicas da Faculdade de Medicina da Universidade de São Paulo (InCor-HCFMUSP). Cursando Especialização em Ecocardiografia adulto pelo InCor-HCFMUSP.

Gabriella França Pogorzelski

Graduação em Medicina pela Universidade Estadual do Oeste do Paraná. Residência em Clínica Médica pela Universidade Estadual de Londrina. Residência em Pneumologia do Hospital das Clínicas da Faculdade de Medicina da Universidade de São Paulo (HCFMUSP). Preceptora da Residência de Pneumologia do HCFMUSP. Complementação especializada em Doenças Intersticiais Pulmonares pelo Instituto do Coração do HCFMUSP.

George Barreto Miranda

Especialista em Cardiologia, Doenças Valvares e Ecocardiografia pelo Instituto do Coração do Hospital das Clínicas da Faculdade de Medicina da Universidade de São Paulo (InCor-HCFMUSP). Membro do Corpo Clínico do Hospital do Coração de Natal/RN.

Germano Emílio Conceição Souza

Doutor em Ciências pela Faculdade de Medicina da Universidade de São Paulo (FMUSP). Responsável Técnico – Equipe de IC e Transplante Cardíaco do Hospital Alemão Oswaldo Cruz. Delegado Superintendente – CREMESP – SJC. Coordenador dos Serviços de Clínica Médica e Cardiologia do Hospital Regional de São José dos Campos.

Glaucylara Reis Geovanini

Mestre em Saúde Pública pela Harvard TH Chan School of Public Health. Especialista em Cardiologia pela Beneficência Portuguesa de São Paulo. Doutora em Ciências pela Universidade de São Paulo. Instrutora do ACLS pela Fundação Zerbini. Instrutora do SAVIC.

Graziela dos Santos Rocha Ferreira

Título de Especialista em Cardiologia pela Sociedade Brasileira de Cardiologia. Título de Especialista em Medicina Intensiva pela Associação de Medicina Intensiva Brasileira. Título de Especialista em Clínica Médica e Medicina de Urgência pela Sociedade Brasileira de Clínica Médica. Médica da Unidade de Terapia Intensiva Cardiológica do Hospital Sírio-Libanês. Médica Assistente da Unidade de Terapia Intensiva do Hospital do Servidor Público Estadual de São Paulo.

Guilherme Casale

Médico formado pela Universidade Federal de São Carlos (UFSCar). Residência em Clínica Médica pelo Hospital das Clínicas da Faculdade de Medicina da Universidade de São Paulo de Ribeirão Preto (USP-RP). Residência em Cardiologia pelo Instituto do Coração do Hospital das Clínicas da Faculdade de Medicina da Universidade de São Paulo (InCor-HCFMUSP). Médico Plantonista do Time de Resposta Rápida do HCFMUSP. Médico Plantonista da Unidade de Emergência do InCor--HCFMUSP.

Guilherme M. Guzman

Médico pela Universidade Federal do Rio de Janeiro. Residência médica em Clínica Médica pela Escola Paulista de Medicina da Universidade Federal de São Paulo (EPM-UNIFESP). Residência de Cardiologia no Instituto do Coração do Hospital das Clínicas da Faculdade de Medicina da Universidade de São Paulo (InCor-HCFMUSP). *Fellow* de Ecocardiografia no InCor-HCFMUSP.

Guilherme Sobreira Spina

Professor Colaborador da Faculdade de Medicina da Universidade de São Paulo (FMUSP). Orientador da Liga de Combate à Febre Reumática da FMUSP. Doutor em Cardiologia pela FMUSP. Médico Assistente da Unidade Clínica de Valvopatia do Instituto do Coração do Hospital das Clínicas da FMUSP (InCor-HCFMUSP).

Haroldo Heitor Ribeiro Filho

Médico pela Universidade Federal do Ceará (UFC). Titulação em Clínica Médica pela Sociedade Brasileira de Clínica Médica (SBCM), Cardiologia Clínica pela Sociedade Brasileira de Cardiologia (SBC) e especialização em Arritmia Clínica, Eletrofisiologia e Estimulação Cardíaca Artificial pela Faculdade de Medicina da Universidade de São Paulo (FMUSP).

Helena de Almeida Martins de Souza

Graduação na Faculdade de Medicina da Universidade de São Paulo (FMUSP). Residência em Clínica Médica no Hospital das Clínicas da FMUSP (HC-FMUSP). Residência em Cardiologia no Instituto do Coração do HCFMUSP (InCor-HCFMUSP). Ex-Preceptora da Cardiologia do InCor-HCFMUSP.

Horacio Gomes Pereira Filho

Especialista em Cardiologia/Métodos Gráficos. Doutorado em Cardiologia pela Faculdade de Medicina da Universidade de São Paulo (FMUSP). Médico Assistente da Unidade de Eletrocardiografia de Repouso do Instituto do Coração do Hospital das Clínicas da FMUSP (InCor-HCFMUSP).

Iascara Wozniak de Campos

Médica Assistente do Núcleo de Transplantes do Instituto do Coração do Hospital das Clínicas da Faculdade de Medicina da Universidade de São Paulo (InCor-HCFMUSP). Médica do Grupo de Insuficiência Cardíaca e Transplante Cardíaco do Hospital Albert Einstein.

Ilma da Silva Santos

Auxiliar Administrativo da Unidade Clínica de Emergência do Instituto do Coração do Hospital das Clínicas da Faculdade de Medicina da Universidade de São Paulo (InCor-HCFMUSP).

Iuri Resedá Magalhães

Médico cardiologista pelo Instituto do Coração do Hospital das Clínicas da Faculdade de Medicina da Universidade de São Paulo (InCor-HCFMUSP). Especializado em Clínica Médica pelo HCFMUSP. Experiência como médico assistente do Time de Resposta Rápida e hospitalista do HCFMUSP. Cardiologista na Unidade de Emergência do InCor-HCFMUSP e cardiologista da Telemedicina do Hospital Israelita Albert Einstein.

Jackson Simomura

Médico pela Universidade Estadual de Londrina. Residência Médica em Clínica Médica pela Universidade Estadual de Campinas (UNICAMP). Residência Médica em Cardiologia pelo Instituto do Coração do Hospital das Clínicas da Faculdade de Medicina da Universidade de São Paulo (InCor-HCFMUSP). Especialização em Arritmologia Clínica pelo InCor-HCFMUSP. Título de Especialista em Cardiologia pela Sociedade Brasileira de Cardiologia (AMB/SBC).

Jacqueline Schwanz Gröner

Médica pneumologista. *Fellow* em Doenças Pulmonares Intersticiais pelo Instituto do Coração do Hospital das Clínicas da Faculdade de Medicina da Universidade de São Paulo (InCor-HCFMUSP).

Jaime Paula Pessoa Linhares Filho

Médico Cardiologista pelo Instituto do Coração do Hospital das Clínicas da Faculdade de Medicina da Universidade de São Paulo (InCor-HCFMUSP). Especialização em Ecocardiografia pelo InCor-HC-FMUSP. Título de especialista em Ecocardiografia pelo Departamento de Imagem Cardiovascular da Sociedade Brasileira de Cardiologia (DIC-SBC). Doutor em Ciências Médicas pela Universidade de São Paulo no grupo MASS (*Medicine, Angioplasty and Surgery Study*) no Departamento de Aterosclerose do InCor-HCFMUSP.

Jéssica Sol Santos Brugnara

Graduação em Medicina pela Universidade Federal de Juiz de Fora. Residência médica em Cardiologia no Instituto do Coração do Hospital das Clínicas da Faculdade de Medicina da Universidade de São Paulo (InCor-HCFMUSP).

João Bosco Breckenfeld

Médico pela Universidade Estadual do Ceará. Plantonista da Unidade de Emergência do Instituto do Coração do Hospital das Clínicas da Faculdade de Medicina da Universidade de São Paulo (InCor-HCFMUSP) e plantonista da Unidade Coronariana do Hospital Estadual Mario Covas.

João Ricardo Cordeiro Fernandes

Graduado pela Faculdade de Medicina da Universidade de São Paulo (FMUSP). Cardiologista pela Sociedade Brasileira de Cardiologia e pelo Instituto do Coração do Hospital das Clínicas da FMUSP (InCor-HCFMUSP). Médico Assistente da Unidade de Valvopatias do InCor-HCFMUSP.

José Antônio Franchini Ramires

Professor Titular de Cardiologia da Faculdade de Medicina da Universidade de São Paulo.

José Augusto Duncan Santiago

Especialista em Cirurgia Cardiovascular pelo Instituto do Coração do Hospital das Clínicas da Faculdade de Medicina da Universidade de São Paulo (InCor-HCFMUSP). Cirurgião do Grupo de Miocardiopatias e Doenças da Aorta do InCor-HCFMUSP.

José Carlos Nicolau

Professor da Faculdade de Medicina da Universidade de São Paulo (FMUSP). Diretor da Unidade de Coronariopatia Aguda do Instituto do Coração do Hospital das Clínicas da FMUSP (InCor-HCFMUSP).

José Leudo Xavier Jr.

Graduação em Medicina pela Faculdade de Medicina da Universidade Federal do Ceará. Residência em Clínica Médica pela Faculdade de Medicina da Universidade de São Paulo de Ribeirão Preto. Residência em Cardiologia no Instituto do Coração do Hospital das Clínicas da Faculdade de Medicina da Universidade de São Paulo (InCor-HCFMUSP). Residência em Transplante e Insuficiência Cardíaca no InCor-HCFMUSP.

José Roberto de Oliveira Silva Filho

Médico Assistente da Unidade de Emergência Referenciada do Instituto do Coração do Hospital das Clínicas da Faculdade de Medicina da Universidade de São Paulo (InCor-HCFMUSP). Especialista em Clínica Médica pelo HCFMUSP. Especialista em Cardiologia pelo InCor-HCFMUSP e pela Sociedade Brasileira de Cardiologia. *Fellow* em Aterosclerose pelo InCor-HCFMUSP.

José Rodrigues Parga Filho

Doutor em Medicina pela Faculdade de Medicina da Universidade de São Paulo (FMUSP). Médico Assistente da Seção de Ressonância Magnética e Tomografia Cardiovascular do Instituto do Coração do Hospital das Clínicas da FMUSP (InCor-HCFMUSP).

José Victor Schubsky

Médico pneumologista do Instituto do Coração do Hospital das Clínicas da Faculdade de Medicina da Universidade de São Paulo (InCor-HCFMUSP).

Juliano Sabino de Matos

Cardiologista com Formação e Residência Médica pelo Instituto do Coração do Hospital das Clínicas da Faculdade de Medicina da Universidade de São Paulo (InCor-HCFMUSP). Médico Preceptor da Cardiologia Clínica do InCor-HC-FMUSP. Plantonista da Unidade de Pronto-atendimento do Hospital Sírio-Libanês.

Júlio Yoshio Takada

Médico Assistente da Unidade de Coronariopatias Crônicas do Instituto do Coração do Hospital das Clínicas da Faculdade de Medicina da Universidade de São Paulo (InCor-HCFMUSP). Doutor pela FMUSP.

Kátia Regina da Silva

Pesquisadora da Unidade de Estimulação Elétrica e Marcapasso do Instituto do Coração do Hospital das Clínicas da Faculdade de Medicina da Universidade de São Paulo (InCor-HCFMUSP). Doutorado em Ciências pelo Programa de Pós-graduação de Cirurgia Cardiovascular da FMUSP. Pós-Doutorado pela Duke University (Estados Unidos) e Pós-Doutorado pelo Departamento de Cardio-Pneumologia da FMUSP. Diretora Científica do Consórcio REDCap Brasil.

Laís de Oliveira Toledo

Médica graduada pela Faculdade de Medicina de Itajubá. Residência Médica em Clínica Médica pela Faculdade de Medicina de Jundiaí (FMJ). Especialização em Cardiologia pelo Instituto do Coração do Hospital das Clínicas da Faculdade de Medicina da Universidade de São Paulo (InCor-HCFMUSP). Especialização em Arritmia Clínica pelo InCor-HCFMUSP.

Layara Fernanda Vicente Pereira Lipari

Graduada em Medicina pela Faculdade de Medicina da Universidade de São Paulo (FMUSP). Residência em Clínica Médica no Hospital das

Clínicas da FMUSP. Residência em Cardiologia no Instituto do Coração do Hospital das Clínicas da FMUSP (InCor-HCFMUSP). Preceptoria e *Fellow* em Doenças Valvares e Endocardite pelo InCor-HCFMUSP.

Leína Zorzanelli

Médica Assistente da Divisão de Cardiologia Pediátrica e Cardiopatias Congênitas no Adulto do Instituto do Coração do Hospital das Clínicas da Faculdade de Medicina da Universidade de São Paulo (InCor-HCFMUSP). Doutora em Ciências Médicas pelo InCor-HCFMUSP.

Leonardo Filipe Benedeti Marinucci

Médico pela Faculdade de Medicina da Universidade de São Paulo (FMUSP). Especialização em Cardiologia pelo Instituto do Coração do Hospital das Clínicas da FMUSP (InCor-HCFMUSP). Médico do Departamento de Eletrocardiologia do InCor-HCFMUSP.

Leonardo Freitas

Médico pneumologista do Instituto do Coração do Hospital das Clínicas da Faculdade de Medicina da Universidade de São Paulo (InCor-HCFMUSP).

Leonardo Jorge Cordeiro de Paula

Médico Assistente da Unidade Clínica de Emergência Referenciada do Instituto do Coração do Hospital das Clínicas da Faculdade de Medicina da Universidade de São Paulo (InCor-HCFMUSP). Diretor Técnico e Acadêmico da Escola Brasileira de Medicina (EBRAMED). Diretor Técnico e Operacional da Digital Medicina – Telemedicina 24h. Especialista e Titulado em Clínica Médica, Cardiologia, Hemodinâmica e Gestão em Saúde.

Leonardo Nicolau Geisler Daud Lopes

Médico Assistente da Unidade de Terapia Intensiva Clínica do Instituto do Coração do Hospital das Clínicas da Faculdade de Medicina da Universidade de São Paulo (InCor-HCFMUSP). Médico Assistente da Unidade Coronariana do Hospital Israelita Albert Einstein.

Leonardo Vedovato Vilela de Salis

Médico Cardiologista e especialista em Coronariopatia Aguda/Terapia Intensiva Cardiológica pelo Instituto do Coração do Hospital das Clínicas da Faculdade de Medicina da Universidade de São Paulo (InCor-HCFMUSP).

Lígia Battaini

Médica pela Faculdade de Medicina da Universidade de São Paulo (FMUSP). Médica colaboradora da UTI Neurológica do Hospital Santa Catarina. Médica assistente do Instituto do Coração do Hospital das Clínicas da FMUSP (InCor-HCFMUSP).

Lígia Sayuri

Médica pela Faculdade de Ciências Médicas da Universidade Estadual de Campinas (UNICAMP). Residência médica em Clínica Médica pelo Hospital das Clínicas da Faculdade de Medicina da Universidade de São Paulo (HCFMUSP). Residência médica em Cardiologia pelo Instituto do Coração do HCFMUSP (InCor-HCFMUSP). Especialização em Ecocardiografia pelo InCor-HCFMUSP. Cardiologista no Pronto-socorro da Saúde Suplementar do InCor-HCFMUSP.

Lucas Colombo Godoy

Médico pela Escola Paulista de Medicina da Universidade Federal de São Paulo (EPMUNIFESP). Cardiologista pelo Instituto do Coração do Hospital das Clínicas da Faculdade de Medicina da Universidade de São Paulo (InCor-HCFMUSP) e pela Sociedade Brasileira de Cardiologia. *Fellow* no Peter Munk Cardiac Centre, Clinical Trials Unit, University of Toronto, Canada.

Lucas Faria Teixeira

Médico pela Universidade Federal do Triângulo Mineiro. Residência em Cardiologia pelo Instituto do Coração do Hospital das Clínicas da Faculdade de Medicina da Universidade de São Paulo (InCor-HCFMUSP). Curso de Ecocardiografia adulto pelo InCor-HCFMUSP. Plantonista da UTI do Hospital AACD e da UTI da Santa Casa de Misericórdia de São Paulo.

Lucas José Neves Tachotti Pires

Médico da Unidade Clínica de Valvopatias do Instituto do Coração do Hospital das Clínicas da Faculdade de Medicina da Universidade de São Paulo (InCor-HCFMUSP). Médico da Equipe de Transplante Cardíaco do Hospital Israelita Albert Einstein. Doutor em Ciências pela FMUSP. *Fellow* da European Society of Cardiology.

Lucas Lentini Herling de Oliveira

Médico Assistente da Unidade Clínica de Emergência do Instituto do Coração do Hospital das Clínicas da Faculdade de Medicina da Universidade de São Paulo (InCor-HCFMUSP). Cardiologista e *Fellow* em Emergências Cardiovasculares pelo InCor-HCFMUSP.

Luciana Dornfeld Bichuette

Médica Residente do Programa de Residência em Cardiologia do Instituto do Coração do Hospital das Clínicas da Faculdade de Medicina da Universidade de São Paulo (InCor-HCFMUSP).

Luciana Sacilotto

Doutora em Ciências pela Universidade de São Paulo. Assistente do Ambulatório de Arritmias Genéticas do Instituto do Coração do Hospital das Clínicas da Faculdade de Medicina da Universidade de São Paulo (InCor-HCFMUSP).

Luciano Ferreira Drager

Professor Associado do Departamento de Clínica Médica, Disciplina de Nefrologia da Faculdade de Medicina da Universidade de São Paulo (FMUSP). Diretor da Unidade de Hipertensão, Disciplina de Nefrologia, Hospital das Clínicas da FMUSP. Médico Assistente da Unidade de Hipertensão do Instituto do Coração do Hospital das Clínicas da FMUSP (InCor-HCFMUSP).

Luciano Moreira Baracioli

Médico Assistente da Unidade Clínica de Coronariopatia Aguda do Instituto do Coração do Hospital das Clínicas da Faculdade de Medicina da Universidade de São Paulo (InCor-HCFMUSP). Médico Coordenador da Unidade de Terapia Intensiva Cardiológica do Hospital SírioLibanês, SP. Doutor em Ciências pela FMUSP.

Ludhmila Abrahão Hajjar

Livre-Docente pela Faculdade de Medicina da Universidade de São Paulo (FMUSP). Doutora em Ciências pelo Programa de Pós-graduação em Anestesiologia da FMUSP. Título de Especialista em Medicina de Emergência pela Associação Brasileira de Medicina de Emergência (ABRAMEDE). Título de Especialista em Cardiologia pela Sociedade Brasileira de Cardiologia (SBC). Título de Especialista em Medicina Intensiva pela Associação de Medicina Intensiva Brasileira (AMIB). Professora Associada da Disciplina de Cardiologia do Departamento de Cardiopneumologia da FMUSP. Médica Supervisora da Cardio-oncologia no Instituto do Coração (InCor-HCFMUSP). Coordenadora Médica da Cardio-oncologia no Instituto do Câncer do Estado de São Paulo (ICESP). Vice-coordenadora do Programa de Pós-graduação em Cardiologia da FMUSP.

Luís Alberto Oliveira Dallan

Professor LivreDocente em Cirurgia Torácica e Cardiovascular de Medicina da Faculdade de Medicina da Universidade de São Paulo (FMUSP). Professor Associado da FMUSP. Diretor do Serviço de Coronariopatia da Divisão de Cirurgia do Instituto do Coração do Hospital das Clínicas da FMUSP (InCor-HCFMUSP). Membro Titular da Sociedade Brasileira de Cirurgia Cardiovascular (SBCCV).

Luís Augusto Palma Dallan

Médico Assistente do Serviço de Hemodinâmica e Cardiologia Intervencionista do Instituto do Coração do Hospital das Clínicas da Faculdade de Medicina da Universidade de São Paulo (InCor-HCFMUSP). Doutorado em Cardiologia pela Universidade de São Paulo. PósDoutorado em Cardiologia pela Case Western Reserve University/UH Cleveland Medical Center, OH, EUA. Professor Colaborador do Departamento de Cardiopneumologia da FMUSP.

Luis Fernando Bernal da Costa Seguro

Doutor em Cardiologia pela Faculdade de Medicina da Universidade de São Paulo (FMUSP). Médico Assistente do Núcleo de Transplantes do Instituto do Coração do Hospital das Clínicas da FMUSP (InCor-HCFMUSP).

Luís Roberto Palma Dallan

Médico Assistente da Cirurgia Cardiovascular do Instituto do Coração do Hospital das Clínicas da Faculdade de Medicina da Universidade de São Paulo (InCor-HCFMUSP). Membro especialista da Sociedade Brasileira de Cirurgia Cardiovascular (SBCCV).

Luiz Aparecido Bortolotto

Diretor da Unidade de Hipertensão do Instituto do Coração do Hospital das Clínicas da Faculdade de Medicina da Universidade de São Paulo (InCor-

-HCFMUSP). Professor Livre-Docente do Departamento de Cardiologia da FMUSP. Coordenador Técnico do Programa de Residência Multiprofissional em Prevenção e Terapêutica Cardiovascular da FMUSP. Presidente da Sociedade Brasileira de Hipertensão, gestão 20212022.

Luiz Fernando Fagundes de Gouvêa Filho

Coordenador do Serviço de Marca-passo e Arritmia do Hospital Regional de São José dos Campos. Diretor Clínico na LFG Ritmocor. Especialista em Cardiologia, Arritmia e Estimulação Cardíaca Artificial pelo Instituto do Coração do Hospital das Clínicas da Faculdade de Medicina da Universidade de São Paulo (InCor-HCFMUSP) e respectivas titulações pela AMB. Docente na Faculdade de Medicina da Universidade Anhembi-Morumbi.

Luiz Mario Baptista Martinelli

Médico cardiologista e ecocardiografista pelo Instituto do Coração do Hospital das Clínicas da Faculdade de Medicina da Universidade de São Paulo (InCor-HCFMUSP). Graduado pela Faculdade de Medicina de Botucatu (UNESP). Residência em Clínica Médica Geral e Cardiologia pela FMUSP. Especialista em Cardiologia pela Sociedade Brasileira de Cardiologia e em Ecocardiografia pelo Departamento de Imagem Cardiovascular da Sociedade Brasileira de Cardiologia.

Marcelo Franken

Doutor em Cardiologia pela Faculdade de Medicina da Universidade de São Paulo (FMUSP). Gerente Médico do Programa de Cardiologia do Hospital Israelita Albert Einstein. Diretor de Comunicação da Sociedade de Cardiologia do Estado de São Paulo (2022-2023).

Marcelo Luiz Campos Vieira

Professor LivreDocente em Cardiologia da Faculdade de Medicina da Universidade de São Paulo (FMUSP). Médico Assistente do Setor de Ecocardiografia do Instituto do Coração do Hospital das Clínicas da FMUSP (InCor HCFMUSP). Médico Assistente do Setor de Ecocardiografia do Hospital Israelita Albert Einstein, SP.

Marco Alexander V. Akamine

Médico Plantonista da Unidade Clínica de Emergência do Instituto do Coração do Hospital das Clínicas da Faculdade de Medicina da Universidade de São Paulo (InCor-HCFMUSP). Especialista em Arritmias e Marca-passo pelo InCor-HCFMUSP.

Marco Antonio Scanavini Filho

Cardiologista pela Sociedade Brasileira de Cardiologia. Graduado no Instituto do Coração do Hospital das Clínicas da Faculdade de Medicina da Universidade de São Paulo (InCor-HCFMUSP). Cardiologista da Unidade Coronária do Hospital Sírio-Libanês.

Marcos Pita Lottenberg

Médico Residente do Programa de Residência em Cardiologia do Instituto do Coração do Hospital das Clínicas da Faculdade de Medicina da Universidade de São Paulo (InCor-HCFMUSP).

Marcus Vinicius Burato Gaz

Médico Cardiologista pela Faculdade de Medicina da Universidade de São Paulo (FMUSP). Residência em Clínica Médica e Cardiologia no Hospital das Clínicas da FMUSP e no Instituto do Coração (InCor-HCFMUSP). Preceptor da Residência de Cardiologia do InCor-HCFMUSP. Título de Cardiologista pela Sociedade Brasileira de Cardiologia (SBC). Cardiologista do Corpo Clínico e Médico Referência do Pronto Atendimento do Hospital Israelita Albert Einstein.

Maria Antonieta A. A. de Medeiros Lopes

Formada em Medicina pela Universidade de Pernambuco (UPE). Clínica Médica pelo HCUFPE. Cardiologista e Hemodinamicista pelo Instituto do Coração do Hospital das Clínicas da Faculdade de Medicina da Universidade de São Paulo (InCor-HCFMUSP). Título de especialista em Cardiologia pela Sociedade Brasileira de Cardiologia. Título de especialista em Hemodinâmica, SBHCI. Doutoranda USP. Comitê do PROEDUCAR-SOLACI. Cardiologista e Hemodinamicista do Real Hospital Portugues, Recife, PE.

Maria Carolina Feres de Almeida Soeiro

Especialista em Cardiologia e Ecocardiografia pela Sociedade Brasileira de Cardiologia. Médica Assistente do Serviço de Ecocardiografia do Instituto do Coração do Hospital das Clínicas da Faculdade de Medicina da Universidade de São Paulo (InCor-HCFMUSP).

Maria Clementina Pinto Giorgi
Médica Assistente da Unidade de Eletrocardiologia e Medicina Nuclear do Instituto do Coração do Hospital das Clínicas da Faculdade de Medicina da Universidade de São Paulo (InCor-HCFMUSP).

Maria Cristina Cesar
Graduação em Medicina pela Universidade São Francisco (USF). Residência em Clínica Médica pelo Hospital Universitário São Francisco (HUSF). Especialização em Cardiologia pelo Instituto do Coração do Hospital das Clínicas da Faculdade de Medicina da Universidade de São Paulo (InCor-HCFMUSP).

Maria Tereza Sampaio de Sousa Lira
Médica Cardiologista do Centro de Telemedicina do Hospital Israelita Albert Einstein. Residência completa em Cardiologia no Instituto do Coração do Hospital das Clínicas da Faculdade de Medicina da Universidade de São Paulo (InCor-HCFMUSP).

Mariana Lins Baptista Guedes Bezerra
Graduada em Medicina pela Universidade Federal da Bahia. Residência em Clínica Médica e Cardiologia pela FMUSP. Especialista em Cardiologia pela Sociedade Brasileira de Cardiologia. Especialista em Ressonância Magnética e Tomografia Computadorizada Cardiovascular pelo Hospital do Coração.

Mariana Pezzute Lopes
Médica assistente da Unidade de Valvopatias do Instituto do Coração do Hospital das Clínicas da Faculdade de Medicina da Universidade de São Paulo (InCor-HCFMUSP). Graduada pela Faculdade de Ciências Médicas da Universidade Estadual de Campinas (UNICAMP). Residência em Clínica Médica pelo HCFMUSP. Cardiologista Clínica pelo InCor-HCFMUSP, com Título de Especialista pela Sociedade Brasileira de Cardiologia.

Mariana Pinto Wetten
Especialista em Cardiologia/Insuficiência Cardíaca pelo Instituto do Coração do Hospital das Clínicas da Faculdade de Medicina da Universidade de São Paulo (InCor-HCFMUSP). Médica Plantonista do Prontosocorro do InCor-HCFMUSP.

Marina Hoff de Lima Tonin
Cardiologia pelo Instituto do Coração do Hospital das Clínicas da Faculdade de Medicina da Universidade de São Paulo (InCor-HCFMUSP). Especialista em Insuficiência Cardíaca e Transplante Cardíaco pelo InCor-HCFMUSP. Médica Assistente do Departamento de Insuficiência Cardíaca Avançada do Hospital Samaritano Paulista.

Martino Martinelli Filho
Professor LivreDocente pela Faculdade de Medicina da Universidade de São Paulo (FMUSP). Diretor da Unidade Clínica de Estimulação do Instituto do Coração do Hospital das Clínicas da FMUSP (InCor-HCFMUSP).

Masahiko Akamine
Médico Assistente da 3ª Clínica Cirúrgica do Hospital das Clínicas da Faculdade de Medicina da Universidade de São Paulo (HCFMUSP). Chefe do Pronto-socorro de Cirurgia do HCFMUSP. Diretor médico do trauma do Hospital Nipo Brasileiro. Chefe de Equipe de Pronto-socorro de Cirurgia do HCFMUSP. Coordenador de Cirurgia Geral do Instituto de Coração do HCFMUSP (InCor-HCFMUSP).

Mateus Paiva Marques Feitosa
Graduação em Medicina pela Universidade de Fortaleza (UNIFOR). Residência em clínica médica pelo Hospital Geral Dr. Waldemar Alcântara. Residência em Cardiologia Clínica e Cardiologia Intervencionista pelo Instituto do Coração do Hospital das Clínicas da Faculdade de Medicina da Universidade de São Paulo (InCor-HCFMUSP). Título de Especialista em Cardiologia Clínica pela Sociedade Brasileira de Cardiologia (SBC) e pela Sociedade Brasileira de Hemodinâmica e Cardiologia Intervencionista (SBHCI). Doutorando em Cardiologia pela FMUSP.

Mauricio Scanavacca
Diretor da Unidade Clínica de Arritmias do Instituto do Coração do Hospital das Clínicas da Faculdade de Medicina da Universidade de São Paulo (InCor-HCFMUSP). Professor LivreDocente pela FMUSP.

Max Grinberg
Coordenador do Núcleo de Bioética do Instituto do Coração do Hospital das Clínicas da Faculdade de Medicina da Universidade de São Paulo (InCor-HCFMUSP). Diretor da Unidade Clínica de Valvopatia do InCor de 1981 a 2013.

Miguel Nassif Junior

Médico cardiologista da Unidade Coronariana do Hospital Sírio-Libanês. Médico tutor da Residência de Cardiologia do Hospital Sírio-Libanês. Ex-preceptor da Residência de Cardiologia no Instituto do Coração do Hospital das Clínicas da Faculdade de Medicina da Universidade de São Paulo (InCor-HCFMUSP). Residência em Cardiologia pelo InCor-HCFMUSP.

Milena Frota Macatrão-Costa

Médica Assistente da Unidade de Terapia Intensiva do Instituto do Coração do Hospital das Clínicas da Faculdade de Medicina da Universidade de São Paulo (InCor-HCFMUSP). Doutora pela FMUSP.

Milena Ribeiro Paixão

Especialista em Valvopatias. Pesquisadora Colaboradora da Unidade de Valvopatias do Instituto do Coração do Hospital das Clínicas da Faculdade de Medicina da Universidade de São Paulo (InCor-HCFMUSP). Pesquisadora do INTEGRATE (*Einstein Emergency Research Team*).

Mônica Samuel Avila

Doutora em Ciências pela Faculdade de Medicina da Universidade de São Paulo (FMUSP). Médica Assistente do Núcleo de Transplante do Instituto do Coração do Hospital das Clínicas da FMUSP (InCor-HCFMUSP). Médica Assistente do Equipe da Insuficiência Cardíaca e Transplante do Hospital SírioLibanês.

Múcio Tavares de Oliveira Jr.

Professor Livre-Docente da Faculdade de Medicina da Universidade de São Paulo (FMUSP). Diretor do Centro de Infusão e Hospital Dia do Instituto do Coração do Hospital das Clínicas da FMUSP. Coordenador do Programa de Insuficiência Cardíaca da SOCESP. Presidente do Departamento de Insuficiência Cardíaca da SBC 2022-2023.

Nana Miura

Diretora da Unidade Clínica de Cardiologia Pediátrica e Cardiopatias Congênitas do Adulto do Instituto do Coração do Hospital das Clínicas da Faculdade de Medicina da Universidade de São Paulo (InCor-HCFMUSP). Doutora em Cardiologia pela FMUSP.

Natalia Bressiani Amstalden

Formada em Medicina pela Faculdade de Medicina de Jundiaí. Especialista em Clínica Medica pela Faculdade de Medicina de Jundiaí e Cardiologista pelo Instituto do Coração do Hospital das Clínicas da Faculdade de Medicina da Universidade de São Paulo (InCor-HCFMUSP). Título de Especialista em Cardiologia pela Sociedade Brasileira de Cardiologia.

Natalia de Alcântara Zimmermann

Médica com formação em Clínica Médica, Medicina de Urgência, com experiência na coordenação de serviços de emergência e como preceptora de residência de Clínica Médica. Realizou residência e preceptoria em Pneumologia no Instituto do Coração do Hospital das Clínicas da Faculdade de Medicina da Universidade de São Paulo (InCor-FMUSP).

Natália Quintella Sangiorgi Olivetti

Cardiologista e Arritmologista pelo Instituto do Coração do Hospital das Clínicas da Faculdade de Medicina da Universidade de São Paulo (InCor-HCFMUSP). Título de Cardiologia pela Sociedade Brasileira de Cardiologia (SBC) e de Arritmologia pela Sociedade Brasileira de Arritmias Cardíacas (SOBRAC).

Odilson Marcos Silvestre

Cardiologista. Doutorado em Cardiologia pela Universidade de São Paulo. Pós-doutorado em Doença Cardiovascular no Brigham and Women's Hospital, Universidade Harvard, Boston, EUA, e Master em Saúde Pública na Escola de Saúde Pública da Universidade Harvard, Boston, EUA.

Olívia Meira Dias

Médica pneumologista - Hospital Israelita Albert Einstein. Doutorado em Pneumologia, Instituto do Coração do Hospital das Clínicas da Faculdade de Medicina da Universidade de São Paulo (InCor-HCFMUSP). Fellowship em transplante pulmonar pela Universidade de Toronto, Canadá.

Patrícia Bandeira M. R. Germano

Residência em Cardiologia pelo Instituto do Coração do Hospital das Clínicas da Faculdade de Medicina da Universidade de São Paulo (InCor-HCFMUSP). Especialização em Arritmologia Clínica pelo InCor-HCFMUSP. Título de Especialista em Cardiologia pela Sociedade Brasileira de Cardiologia.

Patrícia Oliveira Guimarães

Especialista em Cardiologia pelo Instituto do Coração do Hospital das Clínicas da Faculdade de Medicina da Universidade de São Paulo (InCor-HCFMUSP). Doutora em Cardiologia pelo InCor-HCFMUSP.

Paulo Manuel Pêgo-Fernandes

Professor Titular do Departamento de Cardiopneumologia da Faculdade de Medicina da Universidade de São Paulo (FMUSP). Diretor da Divisão de Cirurgia Torácica do Instituto do Coração do Hospital das Clínicas da FMUSP (InCor-HCFMUSP).

Paulo Rogério Soares

Médico Cardiologista Diretor da Unidade Clínica de Emergência do Instituto do Coração do Hospital das Clínicas da Faculdade de Medicina da Universidade de São Paulo (InCor-HCFMUSP). Doutor em Ciências da Saúde pela FMUSP.

Paulo Vinicius Ramos Souza

Cardiologista pelo Instituto do Coração do Hospital das Clínicas da Faculdade de Medicina da Universidade de São Paulo (InCor-HCFMUSP). Pesquisador na Unidade Clínica de Miocardiopatias e Doenças da Aorta do InCor-HCFMUSP. Professor Assistente da Disciplina de Cardiologia da Faculdade de Medicina da Universidade Metropolitana de Santos (UNIMES).

Pedro Alves Lemos Neto

Gerente Médico do Centro de Medicina Intervencionista do Hospital Israelita Albert Einstein. Professor LivreDocente pela Faculdade de Medicina da Universidade de São Paulo.

Pedro Felipe Gomes Nicz

Médico Cardiologista Intervencionista assistente do Setor de Hemodinâmica e Cardiologia Intervencionista do Instituto do Coração do Hospital das Clínicas da Faculdade de Medicina da Universidade de São Paulo (InCor-HCFMUSP) e do CHC-UFPR. Doutorando do Programa de Cardiologia da USP.

Pedro Vieira Linhares

Residência em Cardiologia pelo Instituto do Coração do Hospital das Clínicas da Faculdade de Medicina da Universidade de São Paulo (InCor-HCFMUSP). *Fellow* em Arritmia Clínica, Eletrofisiologia e Estimulação Cardíaca Artificial pelo InCor-HC-FMUSP.

Priscila Cilene León Bueno de Camargo

Médica assistente do Grupo de Transplante Pulmonar do Instituto do Coração do Hospital das Clínicas da Faculdade de Medicina da Universidade de São Paulo (InCor-HCFMUSP). Doutora em Pneumologia.

Priscila Gherardi Goldstein

Médica Cardiologista Assistente da Unidade Clínica de Emergências do Instituto do Coração do Hospital das Clínicas da Faculdade de Medicina da Universidade de São Paulo (InCor-HCFMUSP).

Rachel Bragato Pardini

Residência em Cardiologia no Instituto do Coração do Hospital das Clínicas da Faculdade de Medicina da Universidade de São Paulo (InCor-HCFMUSP). Especialista em Cardiologia pela Sociedade Brasileira de Cardiologia (SBC). Especialização em Ecocardiografia no InCor-HCFMUSP. Especialista em Ecocardiografia pela SBC. Médica assistente de ecocardiografia da UTI do InCor-HCFMUSP.

Rafael Cavalcanti Tourinho Dantas

Cardiologista pelo Instituto do Coração do Hospital das Clínicas da Faculdade de Medicina da Universidade de São Paulo (InCor-HCFMUSP). Especialista em Insuficiência Cardíaca e Transplante Cardíaco pelo InCor-HCFMUSP. Médico plantonista da Unidade de Emergência do InCor-HCFMUSP.

Rafael Medeiros Carraro

Médico Assistente da Disciplina de Pneumologia do Instituto do Coração do Hospital das Clínicas da Facudade de Medicina da Universidade de São Paulo (InCor-HCFMUSP). Doutorado em Medicina pela FMUSP.

Rafael Oliveira Castro

Médico pela Universidade Federal do Triângulo Mineiro. Especialista em Clínica Médica pelo Hospital das Clínicas da Faculdade de Medicina de Ribeirão Preto da Universidade de São Paulo. Residente em Cardiologia pelo Instituto do Coração do Hospital das Clínicas da Faculdade de Medicina da Universidade de São Paulo.

Raíza Colodetti

Residência em Clínica Médica pela Santa Casa de Misericórdia de São Paulo. Residência em Cardiologia pelo Instituto do Coração do Hospital das Clínicas da Faculdade de Medicina da Universidade de São Paulo (InCor-HCFMUSP). *Fellow* na Unidade de Coronariopatia Aguda do InCor-HCFMUSP.

Remo Holanda de Mendonça Furtado

Cardiologista e Pesquisador do Hospital Israelita Albert Einstein. Professor Colaborador da Faculdade de Medicina da Universidade de São Paulo (FMUSP). PósDoutorado pela Harvard Medical School. Doutorado pela FMUSP.

Renato Miranda Lima

Doutorando em Pneumologia pela Universidade de São Paulo. Pneumologista pela Faculdade de Medicina da Universidade de São Paulo (FMUSP). Especialista em Pneumologia pela Sociedade Brasileira de Pneumologia e Tisiologia (SBPT) e em Terapia Intensiva pela Associação de Medicina Intensiva Brasileira (AMIB). Assistente UTI Respiratória e do Projeto Tele-UTI do Instituto do Coração do Hospital das Clínicas da FMUSP. Professor Pós-graduação em UTI – Hospital Albert Einstein.

Renato Paladino Nemoto

Cardiologista pelo Instituto do Coração do Hospital das Clínicas da Faculdade de Medicina da Universidade de São Paulo (InCor-HCFMUSP). *Fellow* em Valvopatias e Endocardite pelo InCor-HCFMUSP.

Renato Silveira Leal

Médico especialista em Cirurgia Geral e Cirurgia do Aparelho Digestivo. Médico assistente da disciplina de Cirurgia Geral e do Trauma do Hospital das Clínicas da Faculdade de Medicina da Universidade de São Paulo.

Ricardo Ribeiro Dias

Especialista em Cirurgia Cardiovascular. Doutor em Ciências pela Faculdade de Medicina da Universidade de São Paulo (FMUSP). Professor Colaborador da Disciplina de Cardiopneumologia do Departamento de Cirurgia Torácica e Cardiovascular da FMUSP.

Rinaldo Focaccia Siciliano

Especialista em Doenças Infecciosas. Doutor em Ciências Médicas. Professor Colaborador de Cardiopneumologia do Departamento de Cardiologia da Universidade de São Paulo. Pós-doutorado pela Faculdade de Medicina da Universidade de São Paulo.

Roberto Costa

Professor Associado da Disciplina de Cirurgia Cardiovascular da Faculdade de Medicina da Universidade de São Paulo (FMUSP). Diretor da Unidade Cirúrgica de Estimulação Elétrica e Marcapasso do Instituto do Coração do Hospital das Clínica da FMUSP (InCor-HCFMUSP).

Roberto Rocha Correa Veiga Giraldez

Médico do Instituto do Coração do Hospital das Clínicas da Faculdade de Medicina da Universidade de São Paulo (InCor-HCFMUSP). Professor Colaborador Médico da USP.

Rodrigo Athanazio

Médico Assistente e Professor da Pós-graduação em Pneumologia do Instituto do Coração do Hospital das Clínicas da Faculdade de Medicina da Universidade de São Paulo (InCor-HCFMUSP). Doutor em Pneumologia pela Universidade de São Paulo. Vice-presidente da Sociedade Paulista de Pneumologia e Tisiologia (SPPT).

Roney Orismar Sampaio

Professor Colaborador do Departamento de Cardiologia da Faculdade de Medicina da Universidade de São Paulo (FMUSP). Doutor em Medicina pela FMUSP. Médico Assistente do Instituto do Coração do Hospital das Clínicas da FMUSP (InCor-HCFMUSP).

Rony Lopes Lage

Médico Assistente da Unidade Clínica de Emergência, Disciplina de Cardiologia, do Instituto do Coração do Hospital das Clínicas da Faculdade de Medicina da Universidade de São Paulo (InCor-HCFMUSP).

Ruth Carolina Nascimento Lima Barroso

Médica Plantonista da Unidade Clínica de Emergência do Instituto do Coração do Hospital das Clínicas da Faculdade de Medicina da Universidade de São Paulo (InCor-HCFMUSP). Especialista em Ecocardiografia.

Samia Medeiros Barbar

Médica assistente da Unidade de Cardiologia Pediátrica e Cardiopatia Congênita no Adulto do Instituto do Coração do Hospital das Clínicas da

Faculdade de Medicina da Universidade de São Paulo (InCor-HCFMUSP).

Samia Zahi Rached
Médica Assistente do Serviço de Pneumologia do Instituto do Coração do Hospital das Clínicas da Faculdade de Medicina da Universidade de São Paulo (InCor-HCFMUSP).

Sandrigo Mangini
Doutor em Cardiologia pela Faculdade de Medicina da Universidade de São Paulo (FMUSP). Médico Assistente do Núcleo de Transplante do Instituto do Coração do Hospital das Clínicas da FMUSP (InCor-HCFMUSP). Médico do Programa de Transplantes do HI Albert Einstein.

Sérgio Augusto Mezzalira Martins
Médico Assistente da Unidade Clínica de Estimulação Cardíaca do Instituto do Coração do Hospital das Clínicas da Faculdade de Medicina da Universidade de São Paulo (InCor-HCFMUSP). Especialista em Cardiologia pela Sociedade Brasileira de Cardiologia (SBC) e em Estimulação Cardíaca Artificial pela Sociedade Brasileira de Arritmias Cardíacas (SOBRAC).

Sérgio Jallad
Médico Assistente da Divisão Clínica do Instituto do Coração do Hospital das Clínicas da Faculdade de Medicina da Universidade de São Paulo (InCor-HCFMUSP). Médico Plantonista da Unidade de Emergência do InCor-HC-FMUSP.

Silvia H. G. Lage
Professora Associada da Faculdade de Medicina da Universidade de São Paulo (FMUSP). Diretora da Unidade de Terapia Intensiva Clínica do Instituto do Coração do Hospital das Clínicas da FMUSP (InCor-HCFMUSP).

Sílvia Moreira Ayub Ferreira
Especialista em Cardiologia. Doutora em Emergências Médicas pela Faculdade de Medicina da Universidade de São Paulo (FMUSP). Médica Assistente da Unidade de Insuficiência Cardíaca do Instituto do Coração do Hospital das Clínicas da FMUSP (InCor-HCFMUSP). Coordenadora do Programa de Transplante Cardíaco e Assistência Circulatória Mecânica do Hospital SírioLibanês.

So Pei Yeu
Graduado em Medicina pela Faculdade de Medicina de Marília (FAMEMA). Residência Médica em Clínica Médica pela Universidade Federal de São Paulo (UNIFESP). Residência Médica em Cardiologia pelo Instituto do Coração do Hospital das Clínicas da Faculdade de Medicina da Universidade de São Paulo (InCor-HCFMUSP). Ex-Preceptor da Residência de Cardiologia do InCor-HCFMUSP. Especialização na Unidade de Reabilitação Cardiovascular e Fisiologia do Exercício do InCor-HCFMUSP.

Stefano Garzon Dias Lemos
Residência em Clínica Médica pelo Hospital das Clínicas da Faculdade de Medicina da Universidade de São Paulo (HCFMUSP). Residência em Cardiologia pelo Instituto do Coração do HCFMUSP (InCor-HCFMUSP). Residência em Hemodinâmica e Cardiologia Intervencionista pelo InCor-HCFMUSP). Título de Especialista em Cardiologia pela Sociedade Brasileira de Cardiologia (SBC). Título de Especialista em Hemodinâmica e Cardiologia Intervencionista pela Sociedade Brasileira de Hemodinâmica e Cardiologia Intervencionista (SBHCI). Membro titular da SBHCI.

Tairon Said Batista Leite
Graduação em Medicina pela Universidade Federal de Uberlândia. Residência em Clínica Médica pelo Hospital das Clínicas da Universidade Federal de Uberlândia. Residência em Cardiologia pelo Instituto do Coração do Hospital das Clínicas da Faculdade de Medicina da Universidade de São Paulo (InCor-HCFMUSP). Especialista em Arritmia Clínica pelo InCor-HCFMUSP. Médico da Unidade de Emergências do InCor-HCFMUSP.

Talia Falcão Dalçóquio
Coordenadora de Práticas Médicas do Hospital SírioLibanês. Médica plantonista da UTI Cardiológica do Hospital SírioLibanês. Título de especialista em Cardiologia pela Sociedade Brasileira de Cardiologia e em Medicina Intensiva pela Associação de Medicina Intensiva Brasileira (AMIB).

Tânia Mara Varejão Strabelli
Médica Infectologista. Professora Doutora Livre-Docente da Faculdade de Medicina da Universidade de São Paulo (FMUSP). Diretora da Unidade

de Controle de Infecção Hospitalar do Instituto do Coração do Hospital das Clínicas da FMUSP (InCor-HCFMUSP).

Tarso Augusto Duenhas Accorsi

Doutor em Medicina pela Faculdade de Medicina da Universidade de São Paulo (FMUSP). Médico Assistente da Unidade Clínica de Valvopatias do Instituto do Coração do Hospital das Clínicas da FMUSP (InCor-HCFMUSP).

Tatiana de Carvalho Andreucci Torres Leal

Médica Cardiologista Assistente da Unidade Clínica de Emergência do Instituto do Coração do Hospital das Clínicas da Faculdade de Medicina da Universidade de São Paulo (InCor-HCFMUSP).

Thais Chang Valente

Residência em Clínica Médica na Irmandade na Santa Casa de Misericórdia de São Paulo. Residência em Cardiologia no Instituto do Coração do Hospital das Clínicas da Faculdade de Medicina da Universidade de São Paulo (InCor-HCFMUSP). Residência em Cardiologia Intervencionista no InCor-HCFMUSP.

Thiago Arthur Oliveira Machado

Médico pela Faculdade de Medicina da Universidade de São Paulo (FMUSP). Residência em Clínica Médica pelo Hospital das Clínicas da FMUSP. Residência em Cardiologia pelo Instituto do Coração do HCFMUSP. Cardiologista do Serviço de Check-Up do Hospital Sírio-Libanês.

Thiago de Arruda Caria

Especialização em Cardiologia pelo Instituto do Coração do Hospital das Clínicas da Faculdade de Medicina da Universidade de São Paulo (InCor-HCFMUSP). Título de Especialista em Cardiologia pela Sociedade Brasileira de Cardiologia. Especialização em Ecocardiografia Adulto pelo InCor-HCFMUSP. Título de Especialista em Ecocardiografia Adulto pelo Departamento de Imagem Cardiovascular (DIC). Médico do Pronto-socorro do InCor-HCFMUSP.

Thiago Lipari Vicente Pereira

Graduado em Medicina pela Faculdade de Medicina da Universidade de São Paulo (FMUSP). Residência em Clínica Médica no Hospital das Clínicas da FMUSP (HCFMUSP). Ex-Preceptor da Disciplina de Emergências Clínicas pelo HCFMUSP. Residência em Cardiologia no Instituto do Coração do HCFMUSP e Preceptor pela mesma instituição.

Thiago Luis Scudeler

Médico formado pela Faculdade de Medicina da Universidade de São Paulo (FMUSP). Residência em Clínica Médica pelo Hospital das Clínicas da FMUSP. Especialista pela Sociedade Brasileira de Clínica Médica. Residência em Cardiologia pelo Instituto do Coração do Hospital das Clínicas da FMUSP (InCor-HCFMUSP). Especialista pela Sociedade Brasileira de Cardiologia. Ex-preceptor da Cardiologia Clínica do InCor-HCFMUSP. Médico assistente do Departamento de Emergência do InCor-HCFMUSP. Doutorado em Ciências – Cardiologia pela FMUSP. Pós-Doutorado em Cardiologia pela USP. Orientador do Programa de Pós-graduação em Cardiologia pela USP.

Thiago Marques Mendes

Médico pela Faculdade de Medicina da Universidade de São Paulo (FMUSP). Especialista em Clínica Médica pelo Hospital das Clínicas da FMUSP. Cardiologista pelo Instituto do Coração do Hospital das Clínicas da FMUSP (InCor-HCFMUSP). Ex-preceptor da Residência de Cardiologia do InCor-HCFMUSP. Especialista em Transplante Cardíaco e Insuficiência Cardíaca Avançada pelo InCor-HC-FMUSP.

Thiago Midlej Brito

Cardiologista do Hospital Alemão Oswaldo Cruz.

Thiago Nunes Pereira Leite

Médico Cardiologista pelo Instituto do Coração do Hospital das Clínicas da Faculdade de Medicina da Universidade de São Paulo (InCor-HCFMUSP). Médico Pesquisador da Unidade de Coronariopatia Crônica do InCor-HC-FMUSP. Doutor em Cardiologia pela FMUSP.

Thiago Ovanessian Hueb

Médico cardiologista com ênfase em avaliação em dispositivos cardíacos eletrônicos implantaveis (DCEI). Doutorado pelo Instituto do Coração do Hospital das Clínicas da Faculdade de Medicina da Universidade de São Paulo (InCor-HCFMUSP).

Vagner Madrini Jr.

Médico pela Universidade Federal do Pará (UFPA). Especialista em Clínica Médica pela Escola Paulista de Medicina da Universidade Federal de São Paulo (EPM-UNIFESP). Assistente do Departamento de Miocardiopatias e Doenças da Aorta pelo Instituto do Coração do Hospital das Clínicas da Faculdade de Medicina da Universidade de São Paulo (InCor-HCFMUSP). Editor do aplicativo CardioTrials e do Projeto CardioLearning.

Vander Weyden Batista de Sousa

Residência em Cardiologia Clínica pela Faculdade de Ciências Médicas da Universidade de Pernambuco, no Pronto-Socorro Cardiológico de Pernambuco (PROCAPE) e plantonista – Prontolinda.

Vanessa Monteiro da Silva

Analista-chefe da Seção de Hemostasia. Doutora em Ciências da Saúde. Área de Concentração: Cardiologia.

Victor Arrais

Médico pela Faculdade de Medicina da Universidade de São Paulo (FMUSP). Residência em Medicina Interna pelo Hospital das Clínicas da FMUSP e Cardiologia pelo Instituto do Coração do Hospital das Clínicas da FMUSP (InCor-HCFMUSP).

Victor Sarli Issa

Cardiologista do Hospital Universitário de Antuérpia. Doutor pela Faculdade de Medicina da Universidade de São Paulo (FMUSP).

Vinícius Machado Correia

Fellow de Emergências Cardiológicas no Instituto do Coração do Hospital das Clínicas da Faculdade de Medicina da Universidade de São Paulo (InCor-HCFMUSP). Cardiologista pelo InCor-HCFMUSP. Membro fundador da SIMM. Ex-Preceptor em Emergências Clínicas no HCFMUSP. Especialista em Clínica Médica pelo HCFMUSP.

Vitor Emer Egypto Rosa

Médico Assistente da Unidade Clínica de Valvopatias do Instituto do Coração do Hospital das Clínicas da Faculdade de Medicina da Universidade de São Paulo (InCor-HCFMUSP). Doutorado em Cardiologia pela FMUSP. Professor Colaborador da Disciplina de Cardiopneumologia da FMUSP. *Fellow* da European Society of Cardiology (ESC).

Viviane Felgueiras Ruiz

Médica Assistente do Instituto do Coração do Hospital das Clínicas da Faculdade de Medicina da Universidade de São Paulo (InCor-HCFMUSP). Orientadora de Estágio Prático.

Viviane Tiemi Hotta

Pós-doutora em Cardiologia pelo Instituto do Coração do Hospital das Clínicas da Faculdade de Medicina da Universidade de São Paulo (InCor-HCFMUSP). Médica Assistente da Unidade Clínica de Miocardiopatias e Doenças da Aorta do InCor-HCFMUSP. Médica da Ecocardiografia do Fleury Medicina e Saúde.

Walkiria Samuel Ávila

Professora Livre-Docente do Departamento de Cardiopneumologia da Faculdade de Medicina da Universidade de São Paulo (FMUSP). Médica Assistente da Unidade de Cardiopatia Valvar do Instituto do Coração do Hospital das Clínicas da FMUSP (InCor-HCFMUSP). Coordenadora do Núcleo de Ensino e Pesquisa em Cardiopatia e Gravidez e Aconselhamento Reprodutivo da Unidade de Pesquisa Clínica do InCor-HCFMUSP.

Wallyson Pereira Fonseca

Especialista em Arritmias Cardíacas, Eletrofisiologia e Marca-passo pelo Instituto do Coração do Hospital das Clínicas da Faculdade de Medicina da Universidade de São Paulo (InCor-HCFMUSP). Título de Especialista em Eletrofisiologia Cardíaca pela Sociedade Brasileira de Arritmias Cardíacas. Residência em Cardiologia pelo InCor-HCFMUSP. Título de Especialista em Cardiologia pela Sociedade Brasileira de Cardiologia. Residência em Clínica Médica pela Santa Casa de Misericordia de São Paulo.

William Azem Chalela

Diretor da Unidade Clínica de Eletrocardiologia de Esforço e Dinâmica do Instituto do Coração do Hospital das Clínicas da Faculdade de Medicina da Universidade de São Paulo (InCor-HCFMUSP). Professor Médico Colaborador do Departamento de Cardiopneumologia da FMUSP. Médico Supervisor do Serviço de Ergometria do InCor-HCFMUSP. Médico Supervisor do Setor de Ergometria da Sociedade Beneficente de Senhoras do Hospital Sírio-Libanês.

Wilson Mathias Jr.
Professor Livre-Docente da Faculdade de Medicina da Universidade de São Paulo (FMUSP). Diretor da Unidade de Ecocardiografia do Instituto do Coração do Hospital das Clínicas da FMUSP (InCor-HCFMUSP).

Ximena Ferrugem Rosa
Médica cardiologista e arritmologista pelo Instituto do Coração do Hospital das Clínicas da Faculdade de Medicina da Universidade de São Paulo (InCor--HCFMUSP). Especialista em Arritmia, Marca-passo Clínico e Eletrofisiologia pela Sociedade Brasileira de Arritmia.

Sumário

Seção II – Valvopatias

Seção III – Arritmias

Seção IV – Marca-passo

Seção V – Insuficiência cardíaca

Seção VI – Doenças do pericárdio

Seção VII –Doenças da aorta

Seção VIII – Geral

Seção IX – Hipertensão arterial sistêmica

Seção X – Transplante cardíaco

Seção XI – Exames complementares

Seção XII – Pneumopatias

Apresentação

As doenças cardiovasculares são as que mais crescem em todo o mundo e suas respectivas emergências, sempre as mais temerosas por toda a equipe médica. Ao longo dos anos, o Instituto do Coração do Hospital das Clínicas da Faculdade de Medicina da Universidade de São Paulo (InCor-HC-FMUSP) sempre se destacou pelo comprometimento e dedicação no atendimento ao paciente de alta complexidade. Este livro é fruto de uma bem-sucedida rotina utilizada na maior instituição de cardiologia da América Latina, reconhecida internacionalmente e dedicada à assistência, ao ensino e à pesquisa. Dessa forma, trata-se de uma leitura fundamental para todo médico clínico que atua junto ao paciente em serviços de emergência. Os autores envolvidos trabalham ativamente em conjunto à Unidade de Emergência do InCor, o que possibilita colocar à disposição rotinas bem estruturadas e, por diversas vezes, próprias da instituição e ainda não totalmente fundamentadas em literatura. O formato apresentado permite obter uma breve leitura do tema, seguida de sua abordagem específica aplicada à nossa prática profissional diária e direcionada ao ensino médico, seja por meio de cursos ou de discussões clínicas.

Esta edição provém de um enorme sucesso do livro que a antecedeu e reforça ainda mais os objetivos já previamente estabelecidos, trazendo novos capítulos e atualizando temas já vigentes.

Os Editores

Prefácio da terceira edição

É com muito prazer que escrevo estas palavras introdutórias para a terceira edição do *Manual de Condutas Práticas da Emergência do InCor*. A minha relação com o Instituto do Coração (InCor) deu início ainda na graduação quando comecei a frequentar o Instituto para aulas de propedêutica e cardiologia clínica e no sexto ano do internato, no estágio do Pronto-socorro. Naquele momento já estava decidido que cardiologia seria a minha escolha. Voltei no primeiro ano de Clínica Médica e depois na residência de Cardiologia. O Instituto me encantou e tive a certeza de que queria continuar minha vida profissional vinculado a ele. Tive várias passagens pela Unidade de Emergência como interno, residente, depois como plantonista e mais recentemente como responsável médico. Posso dizer que este local tem um grande poder de atração para aqueles que amam a cardiologia. E o motivo é muito simples, aqui travamos contato com toda a cardiologia o tempo todo. Recentemente na história do InCor, a pneumologia foi incorporada de forma plena, completando assim o eixo cardiopneumologia. De tal forma que hoje na Unidade de Emergência atuamos em pacientes com cardiopatia adquirida, cardiopatia congênita e pneumologia, envolvendo também as especialidades cirúrgicas, cardíaca e torácica.

A Unidade Clínica de Emergência, Pronto-socorro, do InCor é um espaço que contribuiu e contribui para formação de uma quantidade infinita de médicos espalhados por nosso país, replicando os conhecimentos de cardiologia, pneumologia e cardiopatia congênita. A experiência que é compartilhada nesta unidade com alunos e médicos em formação é de extrema importância na geração de profissionais de alto nível. Desta forma, se faz necessária a disseminação deste conhecimento para o maior número possível de profissionais, facilitando o reconhecimento e tratamento das emergências cardiológicas. Nesse enfoque, este manual ajuda a cumprir o papel de expandir com muitos a forma com que reconhecemos e tratamos as patologias de emergência da cardiologia e pneumologia.

O conteúdo deste manual é baseado no conhecimento científico, o que a literatura médica mundial entende como atual e nos aspectos práticos daqueles que têm experiência real e extensa nas várias áreas do conhecimento da cardiologia e pneumologia de emergência. Esta terceira edição traz atualizações dos capítulos contemplados na versão anterior e uma novidade, um capítulo sobre covid. O trabalho intenso dos colaboradores e cuidadoso dos editores garantem um material rico em informações valiosas e aturalizadas.

Gostaria de agradecer a possibilidade de escrever este prefácio e enaltecer os editores, Tatiana C. A. Torres Leal, Alexandre de Matos Soeiro, Múcio Tavares Junior e Roberto Kalil Filho, pelo trabalho impecável na feitura deste manual. Tenho certeza de que vocês terão um grande proveito.

Paulo Rogério Soares
Diretor da Unidade Clínica de Emergência do Instituto do Coração do Hospital das Clínicas da Faculdade de Medicina da Universidade de São Paulo (InCor-HCFMUSP).

Prefácio à segunda edição

Existem alguns momentos em nossas vidas que nos permitem relembrar fatos que ocorreram em nossa trajetória. O convite para escrever este Prefácio é um deles. Comecei a frequentar o InCor um ano após a sua inauguração, em 1977. Na ocasião, como aluno de segundo ano da FMUSP, pude sentir a pujança da Unidade de Cirurgia Experimental, que era um dos poucos setores já ativos do InCor. Pude também acompanhar o crescimento do InCor e a repercussão amplamente positiva que a criação da Fundação EJ Zerbini teve e tem sobre este Instituto.

Este ano o InCor comemora 40 anos de existência. Foram discutidas várias alternativas para comemorar este momento. O Conselho Diretor do InCor optou não por fazer uma grande festa e sim por realizar vários eventos que lembrassem esta oportunidade. Certamente, entre os mais significativos ocorreu a inauguração da nova Unidade de Emergência do InCor. Essas novas instalações, maiores, mais bem equipadas e com distribuição espacial melhor planejada vão permitir um aprimoramento no atendimento aos pacientes que a ela se dirigirem.

Como todos os que atuam na assistência ao paciente, sabemos que mais importante do que dispor de espaço e equipamento é a qualidade das pessoas que atendem os pacientes. Felizmente o InCor dispõe de pessoas altamente qualificadas em cada um dos seus setores. Este Manual tão amplo como foi desenhado é mais uma prova dessa excelência. Gostaria, nesta oportunidade, de agradecer o honroso convite para escrever o Prefácio do *Manual de Condutas da Emergência do InCor* e de parabenizar a todos os seus colaboradores, e em especial aos seus Editores Alexandre de Matos Soeiro, Tatiana de Carvalho Andreucci Torres Leal, Múcio Tavares de Oliveira Jr. e Roberto Kalil Filho.

Este Manual pretende e certamente será ferramenta de grande utilidade para todos os que trabalham em unidades de emergência. Este fato se torna ainda mais importante nestes tempos, em que grande parte do atendimento médico e em especial de casos que necessitam de internação adentra por esta Unidade. O fato da Unidade de Emergência do InCor ter se tornado referenciada foi e é de enorme importância para o melhor atendimento aos pacientes que nos procuram. Certamente um aprimoramento do Sistema Público de Saúde que melhore as referências e contrarreferências terá um enorme impacto, inclusive cultural, em nossa população.

Prof. Dr. Paulo Manuel Pêgo-Fernandes
Professor Titular do Departamento de Cardiopneumologia da Faculdade de Medicina da Universidade de São Paulo (FMUSP)
Diretor da Divisão de Cirurgia Torácica do Instituto do Coração (InCor) do Hospital das Clínicas da FMUSP.

A Medicina é uma área do conhecimento em constante evolução. Os protocolos de segurança devem ser seguidos, porém novas pesquisas e testes clínicos podem merecer análises e revisões, inclusive de regulação, normas técnicas e regras do órgão de classe, como códigos de ética, aplicáveis à matéria. Alterações em tratamentos medicamentosos ou decorrentes de procedimentos tornam-se necessárias e adequadas. Os leitores, profissionais da saúde que se sirvam desta obra como apoio ao conhecimento, são aconselhados a conferir as informações fornecidas pelo fabricante de cada medicamento a ser administrado, verificando as condições clínicas e de saúde do paciente, dose recomendada, o modo e a duração da administração, bem como as contraindicações e os efeitos adversos. Da mesma forma, são aconselhados a verificar também as informações fornecidas sobre a utilização de equipamentos médicos e/ou a interpretação de seus resultados em respectivos manuais do fabricante. É responsabilidade do médico, com base na sua experiência e na avaliação clínica do paciente e de suas condições de saúde e de eventuais comorbidades, determinar as dosagens e o melhor tratamento aplicável a cada situação. As linhas de pesquisa ou de argumentação do autor, assim como suas opiniões, não são necessariamente as da Editora.

Esta obra serve apenas de apoio complementar a estudantes e à prática médica, mas não substitui a avaliação clínica e de saúde de pacientes, sendo do leitor – estudante ou profissional da saúde – a responsabilidade pelo uso da obra como instrumento complementar à sua experiência e ao seu conhecimento próprio e individual.

Do mesmo modo, foram empregados todos os esforços para garantir a proteção dos direitos de autor envolvidos na obra, inclusive quanto às obras de terceiros e imagens e ilustrações aqui reproduzidas. Caso algum autor se sinta prejudicado, favor entrar em contato com a Editora.

Finalmente, cabe orientar o leitor que a citação de passagens desta obra com o objetivo de debate ou exemplificação ou ainda a reprodução de pequenos trechos desta obra para uso privado, sem intuito comercial e desde que não prejudique a normal exploração da obra, são, por um lado, permitidas pela Lei de Direitos Autorais, art. 46, incisos II e III. Por outro, a mesma Lei de Direitos Autorais, no art. 29, incisos I, VI e VII, proíbe a reprodução parcial ou integral desta obra, sem prévia autorização, para uso coletivo, bem como o compartilhamento indiscriminado de cópias não autorizadas, inclusive em grupos de grande audiência em redes sociais e aplicativos de mensagens instantâneas. Essa prática prejudica a normal exploração da obra pelo seu autor, ameaçando a edição técnica e universitária de livros científicos e didáticos e a produção de novas obras de qualquer autor.

Prefácio à primeira edição

O atendimento às doenças cardiovasculares está entre as mais importantes tarefas das unidades de emergência do Brasil e do mundo. Rapidez no atendimento, avaliação clínica e cirúrgica rápida e eficaz, uso de protocolos predeterminados, difusão e uso desses padrões pela equipe médica e uma perfeita integração entre médicos, enfermeiros e demais profissionais estão entre as principais características para o funcionamento adequado e para maiores taxas de sucesso no manuseio dos pacientes.

Essas características se tornam ainda mais importantes uma vez que, historicamente, cada uma das doenças que acometem o paciente durante sua vida é mais bem diagnosticada e tratada com menor taxa de mortalidade. Assim, muitos pacientes atualmente são portadores de várias comorbidades ou de sequelas que coexistem como condição crônica, o que os torna cada vez mais complexos. No campo das doenças cardíacas, podemos citar como exemplo a doença coronariana que, hoje, por causa dos recursos tecnológicos para diagnóstico e terapêutica, obteve significativa redução da mortalidade. Na atualidade, o infarto agudo do miocárdio tem cerca de 6% de mortalidade contra cerca de 15% há duas décadas. Fato semelhante foi observado com a hipertensão arterial, cujo tratamento com drogas contemporâneas de melhor tolerabilidade, melhor perfil de proteção renal e endotelial levou à redução da morbimortalidade. As demais especialidades demonstraram perfil semelhante de evolução.

O desafio das doenças pulmonares crônicas foi superado em grande parte com a possibilidade de transplante, além das novas drogas broncodilatadoras e para a hipertensão pulmonar.

Um fenômeno que afeta diretamente as unidades de emergência é a transição entre o tipo de internação. Há duas ou três décadas, a maioria das admissões era feita de forma eletiva, ao passo que, nos dias atuais, dados de todo o mundo revelam que dois terços das internações acontecem via pronto-socorro.

A Unidade de Emergência do Instituto do Coração do Hospital das Clínicas da Faculdade de Medicina da Universidade de São Paulo (InCor-HC-FMUSP) é um dos maiores serviços de atendimento de doenças agudas, tanto cardíacas como pulmonares e torácicas, e atende em torno de 40 mil pacientes por ano, com elevadíssima taxa de internação, o que atesta a gravidade dos pacientes que procuram a instituição ou a ela são encaminhados. Apesar dessa sobrecarga, superlotação e complexidade dos pacientes, seus resultados estão muito acima do esperado, tendo uma taxa de mortalidade de menos de 0,2% graças à rapidez na triagem e ao atendimento dos casos graves, além do comprometimento da equipe médica, de enfermagem e das demais áreas e também da existência de protocolos de atendimento fundamentados em diretrizes, baseados na experiência da própria instituição.

Esta obra busca transmitir essa vivência e temos certeza de que servirá de base para profissionais das unidades de emergência definirem seus protocolos de atendimento em doenças cardíacas, pulmonares e torácicas.

Dr. Múcio Tavares de Oliveira Jr.
Diretor da Unidade Clínica de Emergência do Instituto do Coração do Hospital das Clínicas da Faculdade de Medicina da Universidade de São Paulo (InCor-HC-FMUSP). Professor Colaborador da FMUSP.

Prof. Dr. Fabio Biscegli Jatene
Professor Titular de Cirurgia Cardíaca da Faculdade de Medicina da Universidade de São Paulo (FMUSP). Diretor Geral do Instituto do Coração do Hospital das Clínicas da FMUSP.

Seção I

Síndromes coronarianas agudas

1

Abordagem da dor torácica na emergência

Alexandre de Matos Soeiro
José Roberto de Oliveira Silva Filho
Múcio Tavares de Oliveira Jr.

OBSERVAÇÕES GERAIS BASEADAS EM EVIDÊNCIAS

Introdução

- A dor torácica é uma queixa altamente frequente no cenário do atendimento em PS, sendo a segunda maior causa de procura ao departamento de emergência nos Estados Unidos, correspondendo a mais de 6,5 milhões de visitas/ano.
- No entanto, a prevalência de síndrome coronariana aguda (SCA) perfaz cerca de 5,1% desse total. Entre estes pacientes, mais da metade será diagnosticada com uma causa não cardíaca para essa queixa.
- Na maioria dos pacientes, a etiologia é musculoesquelética, esofágica, respiratória ou psicológica. Porém, existem outras causas potencialmente graves de dor torácica além da SCA, como embolia pulmonar e dissecção aguda de aorta, para as quais é imprescindível a rapidez no diagnóstico. Essa avaliação inicial por um médico emergencista levanta sérios desafios. A maioria dos pacientes com dor torácica apresenta-se com sintomas e achados clínicos que impossibilitam sua definição diagnóstica imediata. Por sua vez, o médico responsável deve ser capaz de identificar doenças que revelem risco ao paciente sem expor o mesmo a testes e internações hospitalares desnecessárias. Uma parcela considerável dos pacientes atendidos em unidades de emergência com queixa de dor torácica é internada por 2 a 3 dias, gerando um custo médio de 3 a 6 mil dólares por paciente, configurando um enorme problema, uma vez que a menor parte dos casos tem SCA como diagnóstico final.
- Em contrapartida, do total de pacientes liberados após a avaliação inicial, 2 a 20% encontram-se em vigência de uma SCA não diagnosticada ou desenvolvem um evento isquêmico nas horas subsequentes ao atendimento, ou seja, deixam de receber o diagnóstico e o tratamento corretos no momento apropriado, gerando assim grande número evitável de mortes e demais consequências clínicas relacionadas. Estima-se que 1 em cada 8 pacientes com angina instável irá sofrer um infarto agudo do miocárdio (IAM) nas próximas 2 semanas, caso não seja adequadamente identificado e tratado. A mortalidade em pacientes com IAM admitidos ou liberados erroneamente do setor de emergência difere de 6 a 25%, respectivamente. Essas falhas diagnósticas representam cerca de 8% do número de ações judiciais relacionadas à má prática médica nos Estados Unidos.

- Nesse contexto, a avaliação correta e sistêmica de pacientes com dor torácica à chegada ao hospital é primordial. O emprego adequado de conhecimento médico e da tecnologia disponível em exames subsidiários deve ser sistematizado, porém não deixando de avaliar características individuais relacionadas a cada paciente em questão, implicando, ainda hoje, enorme desafio no atendimento desses pacientes.

Etiologias da dor torácica

- A ocorrência de dor torácica aguda pode ter várias etiologias, incluindo patologias torácicas, abdominais e psicossomáticas. Dessa forma, doenças do coração, aorta, pulmões, mediastino, caixa torácica, esôfago, estômago, vesícula biliar, pâncreas e sistema nervoso podem produzir desconforto torácico e fazem parte de um amplo diagnóstico diferencial (Tabela 1).

- De forma semelhante, a gravidade das doenças também é variável, podendo incluir patologias extremamente graves, que inferem risco imediato à vida do paciente (SCA, TEP e dissecção de aorta), até outras completamente benignas. A prevalência depende do grau de complexidade do serviço avaliado e da população incluída, mas, de forma geral, na maioria das vezes, as causas benignas são mais frequentes.

Avaliação clínica da dor torácica

Anamnese

- A avaliação clínica deve fazer parte da abordagem inicial de qualquer paciente com dor torácica na emergência. Essa abordagem deve ser imediata e sistematizada, levando em conta dados clínicos (história, fatores de risco, antecedentes cardiovasculares e exame físico) associados à realização de eletrocardiograma (ECG) de doze derivações em até

TABELA 1 Principais causas de dor torácica

Doença coronariana	Obstrutiva	Artéria coronária anômala Ponte miocárdica Vasoespasmo Aterosclerose/trombose Dissecção Vasculites Êmbolo (séptico, átrio esquerdo)
	Não obstrutiva	HAS Estenose aórtica Insuficiência aórtica Cardiomiopatia hipertrófica
Síndromes aórticas agudas (p.ex., dissecção de aorta, úlcera penetrante e hematoma intramural)		
Tromboembolismo pulmonar (TEP)		
Pericardite aguda		
Miocardite aguda		
Pneumotórax		
Ruptura de esôfago (síndrome de Boerhaave)		
Dispepsia/espasmo esofágico		
Pleurite		
Herpes-zóster		
Osteomuscular, costocondrite e mialgia		
Causas psiquiátricas (transtorno de ansiedade generalizada, síndrome do pânico)		

10 minutos da chegada do paciente. De preferência, deve ser realizada em sala de emergência com paciente monitorizado. O principal objetivo nessas situações é identificar e tratar precocemente os casos de SCA com maior risco, ou seja, aqueles de IAM com supradesnível de ST e/ou com comportamento clínico instável.

- A anamnese de dor torácica permite caracterizar vários aspectos (Tabela 2). Dor torácica com características anginosas é considerada o dado clínico com maior valor preditivo positivo de uma SCA. O detalhamento da dor torácica auxilia a distinguir entre dor precordial de origem cardiovascular (cardíaca, aorta e pericárdio) e dor de origem não cardíaca.
- Comumente, a dor cardíaca ocorre em opressão, queimação ou mal-estar torácico mal definido. O paciente deve ser orientado a apontar o local da dor. É importante atentar à mímica do paciente, pois o gesto de fechar a mão sobre o tórax em uma área grande e imprecisa é altamente sugestivo de dor de origem isquêmica (sinal de Levine).
- Dor pontual, bem localizada, reprodutível à palpação, súbita e de curtíssima duração não se relaciona com doença coronária.
- A caracterização da dor é feita de forma objetiva, com base nas seguintes variáveis:
  1. Característica e localização:
     - Característica: aperto, queimação, opressão, peso.
     - Localização: retroesternal, precordial, epigástrica.
  2. Irradiação e/ou sintomas associados:
     - Irradiação: dorso, mandíbula, membros superiores (principalmente esquerdo), ombros, pescoço.
     - Sintomas associados: náuseas, dispneia, sudorese, vômitos, palidez.
  3. Fatores de melhora e/ou piora:
     - Piora: esforço físico, estresse emocional.
     - Melhora: uso de nitrato, repouso.

TABELA 2 Características clínicas das principais etiologias de dor torácica

Insuficiência coronária	Dor precordial, retroesternal ou epigástrica, em aperto, queimação ou mal caracterizada
	Irradiação para membros, dorso, cervical, mandíbula ou epigástrio
	Piora ao esforço, alimentação copiosa, frio ou estresse
	Melhora ao repouso ou após uso de nitrato
Dissecção de aorta	Dor súbita precordial lancinante/dilacerante, irradiada para dorso
Embolia pulmonar	Dor súbita pleurítica
	Pode estar acompanhada de hemoptise e dispneia
Pneumotórax	Dor torácica tipo pleurítica associada à dispneia
	Geralmente associado a procedimentos torácicos invasivos e/ou trauma local
Pneumonia	Dor torácica tipo pleurítica, associada à tosse, à secreção e à febre
	Pode apresentar dispneia associada
Pericardite	Dor precordial em opressão
	Melhora ao inclinar o tórax para frente
	Piora ao deitar
	Pode vir acompanhado de febre
Musculoesquelética	Dor que piora à movimentação de tórax e/ou membros superiores
	Reprodutível à palpação

- Com base nesses grupos de variáveis, é possível proceder à categorização da dor:
  - Tipo A (definitivamente anginosa): apresenta todas as características dos 3 grupos.
  - Tipo B (provavelmente anginosa): apresenta características de 2 dos 3 grupos.

  - Tipo C (provavelmente não anginosa): apresenta características de apenas 1 dos 3 grupos.
  - Tipo D (definitivamente não anginosa): não apresenta as características descritas.
- Além disso, quando o paciente com antecedente de IAM prévio referir dor semelhante ao quadro anterior, a dor deve ser considerada anginosa.
- Uma vez categorizada a dor, é importante definir a intensidade de esforço necessária para desencadeá-la, conforme classificação da Canadian Cardiovascular Society (CCS) na Tabela 3.

TABELA 3 Classificação funcional de angina de acordo com a Canadian Cardiovascular Society (CCS)

CCS I	Esforços extra-habituais ou vigorosas (p. ex., esforço extenuante, rápido ou prolongado)
CCS II	Esforços moderados ou habituais (p. ex., caminhar mais que 2 quarteirões em terreno plano ou subir mais de um lance de escada)
CCS III	Esforços menores que os habituais (p. ex., caminhada por 1 a 2 quarteirões em terreno plano ou subir menos de um lance de escada)
CCS IV	Mínimos esforços ou repouso

- Deve-se tentar limitar a distribuição da dor. O local mais comum de angina é a região retroesternal e o hemitórax esquerdo. No entanto, pode irradiar-se para a face medial do membro superior esquerdo, dorso, mandíbula ou epigástrio. Dor que inclua a cicatriz umbilical e irradie para baixo ou dor facial acima da mandíbula ou incluindo o couro cabeludo, classicamente não são atribuídas à origem cardíaca.
- Tipicamente, um episódio de angina estável dura de 2 a 10 minutos, e não mais que 20 minutos. Dor anginosa prolongada por mais de 30 minutos sugere diagnóstico de SCA. Dor com horas de duração geralmente é de origem não cardíaca, caso não se comprove IAM.
- Dor torácica lancinante, persistente e súbita, irradiando-se para regiões dorsal e lombar, sugere dissecção de aorta. Já dor retroesternal sem relação com esforço, de longa duração (horas a dias), que melhora quando o paciente se inclina para a frente e piora ao decúbito ou à inspiração profunda (dor pleurítica), sugere pericardite aguda.
- Por último, dor torácica súbita do tipo pleurítica e acompanhada de tosse, dispneia e hemoptise é forte indicadora de tromboembolismo pulmonar (TEP) com consequente infarto pulmonar associado. Outras causas de dor de origem cardiovasculares incluem hipertensão pulmonar, miocardite e prolapso de valva mitral.
- De forma geral, a dor que se irradia para a região escapular ou para o membro superior direito e que é precipitada por esforço tem maior probabilidade de ter origem cardíaca. Já a dor tipo pleurítica, posicional ou reprodutível ao toque é usualmente não cardíaca.
- Sintomas "atípicos", quando valorizar? Queixas isoladas como sudorese, náusea, dor epigástrica, dispepsia, dispneia e síncope podem ser os primeiros/únicos sintomas referidos por pacientes idosos (> 75 anos), mulheres, diabéticos, portadores de doença renal crônica, demência ou transplantados cardíacos.
- Além disso, é importante identificar diante de um paciente com dor torácica e suspeita de SCA circunstâncias clínicas que podem exacerbar ou precipitar a ocorrência de angina, como anemia, infecção, inflamação, febre e distúrbios metabólicos/endocrinológicos (em particular relacionados à tireoide).
- Fatores de risco a serem interrogados: devem-se identificar e contabilizar os fatores de risco que o paciente possui entre os citados a seguir:
  - Doença aterosclerótica manifesta (antecedentes de IAM ou acidente vascular encefálico – AVE prévios, presença de angina [estável] aos esforços, aterosclerose carotídea e doença arterial obs-

trutiva periférica), sua presença por si só já indica um paciente de alto risco.
- *Diabetes mellitus* (DM).
- Hipertensão arterial sistêmica (HAS).
- Dislipidemia (caracterizada por HDL baixo e/ou LDL alto).
- Doença renal crônica.
- Idade > 60 anos (o risco aterosclerótico se eleva para homens com idade > 45 anos e mulheres com idade > 55 anos; no entanto, aos 60 anos tende a igualar-se, configurando risco independente do sexo, motivo pelo qual se utiliza esse corte).
- Tabagismo.
- Antecedente familiar de evento cardiovascular precoce (evento em familiar de 1º grau do sexo masculino com idade < 55 anos ou do sexo feminino com idade < 65 anos).

■ A seguir, pode-se conferir as principais formas de apresentação das SCA:
  - Desconforto torácico prolongado (> 20 minutos) em repouso.
  - Angina de início recente (< 2 meses), já em CCS 2 ou CCS 3.
  - Desestabilização recente de angina previamente estável (CCS 1 ou 2) para CCS 3 ou 4 (angina em crescendo) de forma súbita.
  - Angina pós-infarto do miocárdio.

■ A mais recente diretriz da American Heart Association/American College of Cardiology elenca as características da dor e sua probabilidade pré-teste de dor anginosa, por meio de um diagrama que foi adaptado na Figura 1.

Exame físico

■ O exame físico em pacientes com dor torácica frequentemente é normal. Sinais de insuficiência cardíaca ou instabilidade hemodinâmica devem alertar o médico a prontamente investigar alguma complicação do IAM (p. ex., choque cardiogênico ou complicação mecânica) e iniciar o tratamento. Um ponto importante do exame físico é excluir causas não cardíacas e não isquêmicas

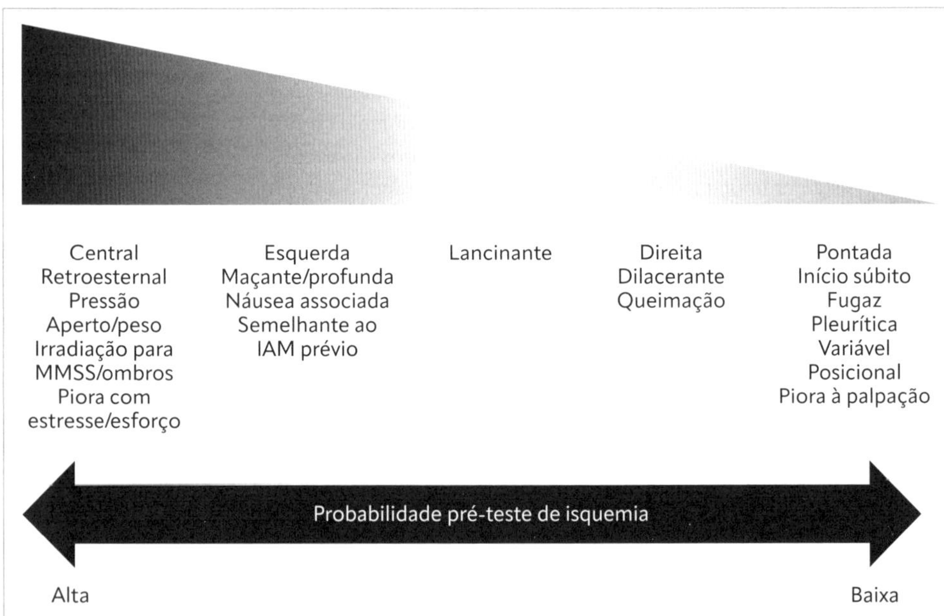

FIGURA 1 Probabilidade pré-teste de angina, de acordo com a caracterização da dor torácica.
IAM: infarto agudo do miocárdio; MMSS: membros superiores. Adaptada de AHA – Guideline for the Evaluation and Diagnosis of Chest Pain.

de dor torácica (tromboembolismo pulmonar, dissecção de aorta, pericardite, doenças valvares, pneumotórax, pneumonia e derrame pleural).

- Sua avaliação é parte fundamental da construção da probabilidade pré-teste. No entanto, apesar da alta especificidade de achados alterados, esses achados apresentam baixa sensibilidade, principalmente considerando o cenário caótico de emergência.
- Deve-se atentar para alterações como as dispostas na Tabela 4.
- Além disso, deve-se atentar para sinais clínicos de choque hemodinâmico e insuficiência respiratória aguda, os quais demandam prioridade em condutas mesmo antes do diagnóstico definitivo.

TABELA 4 Características do exame físico relacionadas aos principais diagnósticos diferenciais da dor torácica na emergência

Características do exame físico	Diagnóstico diferencial relacionado
Sopro sistólico regurgitativo mitral (insuficiência mitral secundária à isquemia miocárdica), turgência jugular, crepitações pulmonares, sinais de má perfusão periférica	Síndrome coronariana aguda
Sopro diastólico aspirativo aórtico (insuficiência aórtica secundária à dissecção aguda de aorta), assimetrias de pulso e pressão arterial entre os quatro membros, déficit neurológico (dissecção de carótidas)	Dissecção aguda de aorta
Turgência jugular, edema assimétrico de membros inferiores (se TVP relacionada)	Tromboembolismo pulmonar
Atrito pericárdico (pericardite), bulhas hipofonéticas, turgência jugular, pulso paradoxal	Tamponamento cardíaco
Turgência venosa jugular, murmúrio vesicular abolido, hipertimpanismo à percussão torácica	Pneumotórax hipertensivo
Dor reprodutível à palpação, dor à mobilização de membros superiores	Dor osteomuscular

Eletrocardiograma

- O ECG é o exame complementar mais importante na avaliação de qualquer paciente com dor torácica e deve ser realizado em até 10 minutos da chegada do paciente ao serviço de emergência e imediatamente interpretado por um profissional qualificado.
- Alterações de ECG sugestivas de isquemia podem ser encontradas em mais de um terço dos pacientes, como inversões de onda T, bloqueio de ramo esquerdo novo, infradesnivelamento ou supradesnivelamento de ST, auxiliando a caracterizar a SCA e definir o tratamento. A presença de área inativa pode refletir antecedente de aterosclerose coronariana manifesta.
- Quando as alterações forem inconclusivas, a comparação com um ECG prévio do mesmo paciente seria importante, quando estiver disponível.
- A realização de um ECG completamente dentro dos limites da normalidade não exclui a possibilidade de SCA. O ECG pode ser normal em até 6% dos pacientes em vigência de IAM sem supradesnível de ST e em 4% dos pacientes com angina instável.
- A persistência dos sintomas, em conjunto com ECG normal ou não diagnóstico, pode ocorrer na vigência da oclusão da artéria circunflexa ou da coronária direita, sendo recomendada a realização adicional das derivações V3R, V4R, V7, V8 e V9.
- Idealmente, o ECG deve ser repetido, no mínimo, após 3 a 6 horas após a chegada do paciente ou imediatamente, caso haja recorrência da dor. Essa forma de avaliação contínua aumenta consideravelmente a sensibilidade para a detecção de SCA.
- Mesmo em situações em que a dor torácica não seja de origem coronariana, o ECG pode ser útil para auxiliar no diagnóstico. Nos casos de embolia pulmonar, a presença de taquicardia sinusal, a inversão de T em parede anterior, o bloqueio e/ou a sobrecarga de câmaras direitas podem apontar o diagnóstico, além de mostrar a gravidade

do caso relacionado. Embora o achado de "S1Q3T3" no ECG seja considerado clássico, não possui sensibilidade e especificidade adequadas para ser considerado achado patognomônico.

- Em até 5% dos pacientes com dissecção de aorta, pode-se observar supradesnível de ST, principalmente em parede inferior por acometimento do óstio da artéria coronária direita.
- Em pacientes com pericardite, pode-se observar supradesnível difuso de ST com infradesnível do segmento PR. Ainda na suspeita de pericardite, quando ocorrer redução ampla de amplitude em todas as derivações e/ou alternância elétrica, o diagnóstico de tamponamento cardíaco deve ser prontamente descartado.
- As Figuras 2 a 5 indicam alguns padrões eletrocardiográficos que devem ser valorizados na avaliação inicial do paciente com dor torácica.

Radiografia de tórax

A radiografia de tórax é outro exame simples e rápido, que pode ser realizado à beira-leito, auxiliando também nos diagnósticos diferenciais, por exemplo:

- Alargamento do mediastino: esse achado está presente em aproximadamente 63% dos pacientes com dissecção aguda de aorta Stanford A e 56% daqueles com Stanford B.
- Opacidade triangular pulmonar: esse achado raro é conhecido como corcova de Hampton, podendo ser encontrado no TEP.
- Aumento da área cardíaca: pode ser encontrada em um paciente com cardiopatia prévia ou com derrame pericárdico importante.
- Linha de pneumotórax: a radiografia de tórax pode auxiliar no diagnóstico de pneumotórax simples, porém não deve ser solicitado no contexto de pneumotórax hipertensivo, cujo diagnóstico é clínico.
- Derrame pleural e pneumomediastino: ambos os achados podem ser encontrados na rotura esofágica.
- Consolidação: a pneumonia também pode causar dor torácica.

POCUS (ultrassonografia *point-of-care*)

- O uso da ultrassonografia à beira-leito como ferramenta assistencial ao diagnóstico dife-

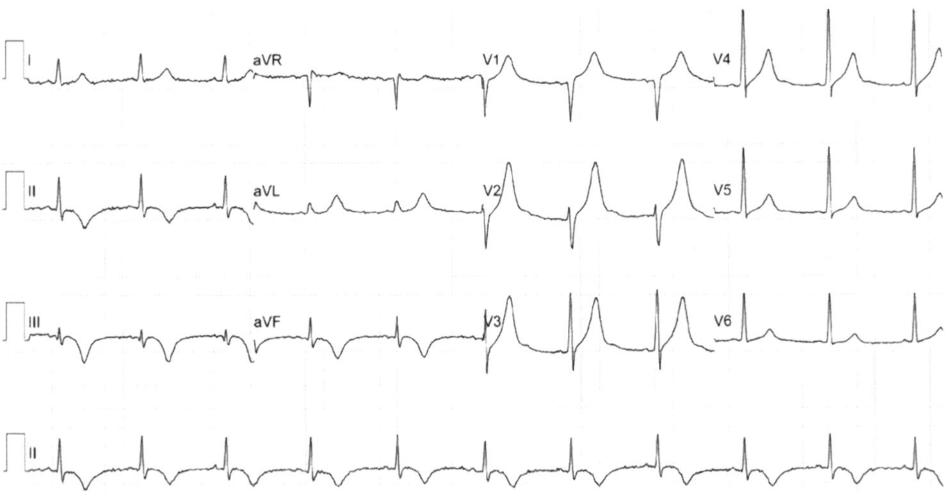

FIGURA 2 Eletrocardiograma evidenciando uma inversão simétrica de onda T em parede inferior (D2, D3 e AVF) em um paciente com SCAsSST.
Arquivo de imagens dos autores.

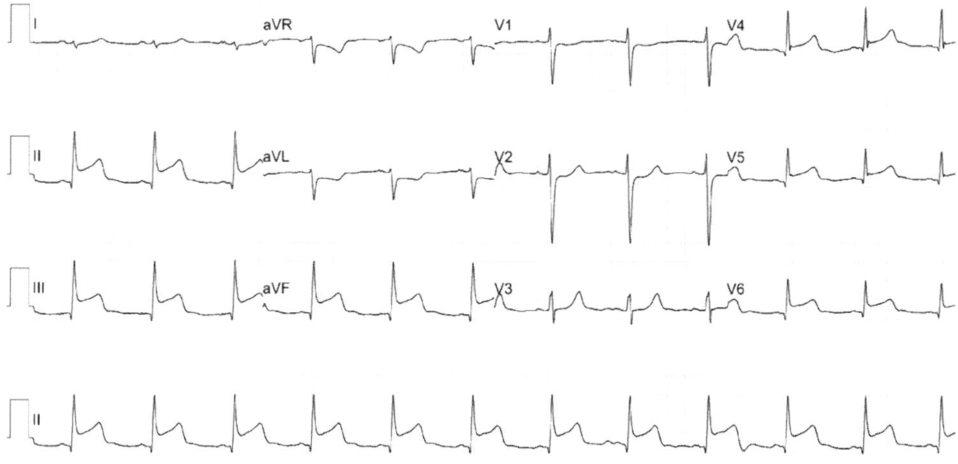

FIGURA 3 Eletrocardiograma evidenciando supradesnivelamento do segmento ST em D2, D3, AVF, V4, V5 e V6 (inferolateral).
Arquivo de imagens dos autores.

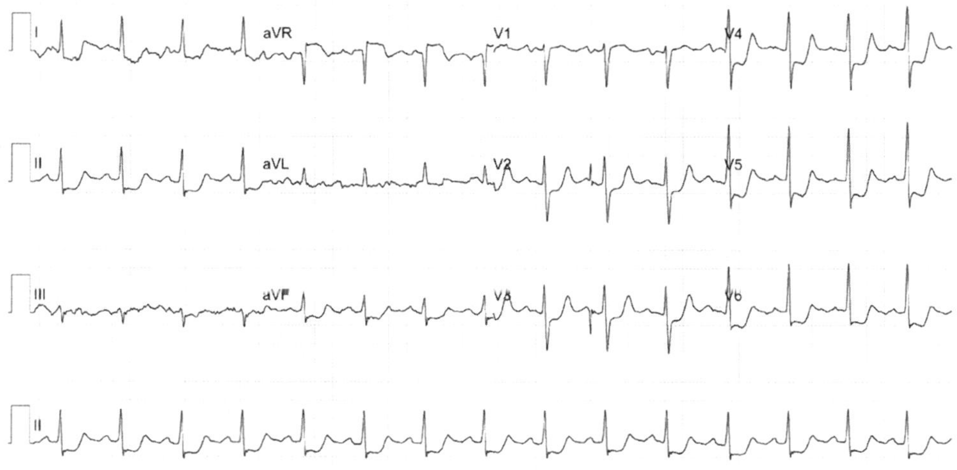

FIGURA 4 Eletrocardiograma evidenciando um padrão de isquemia sugestivo de acometimento multiarterial (ou acometimento de tronco de coronária esquerda e seus equivalentes), nota-se o supradesnivelamento do segmento ST em AVR, acompanhado de infra difuso ≥ 1 mm (mais de 8 derivações).
Arquivo de imagens dos autores.

rencial de dor torácica ganha importância cada vez maior em cenários de emergência. Baseado em achados sonográficos simples e com baixa curva de aprendizado, é possível aumentar ou diminuir com elevada acurácia as probabilidades diagnósticas em dor torácica na emergência. Dessa forma, o exame físico armado se torna uma ferramen-

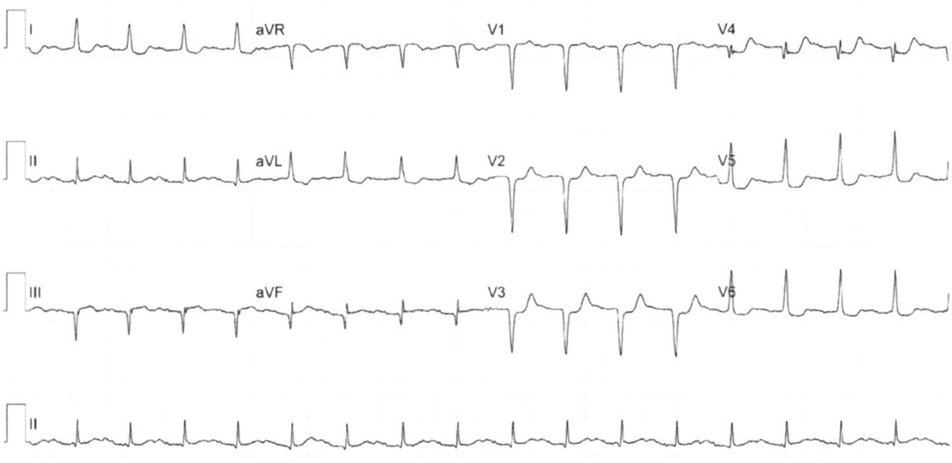

FIGURA 5 Eletrocardiograma evidenciando infradesnivelamento do segmento ST ≥ 1 mm em V4-V6.
Arquivo de imagens dos autores.

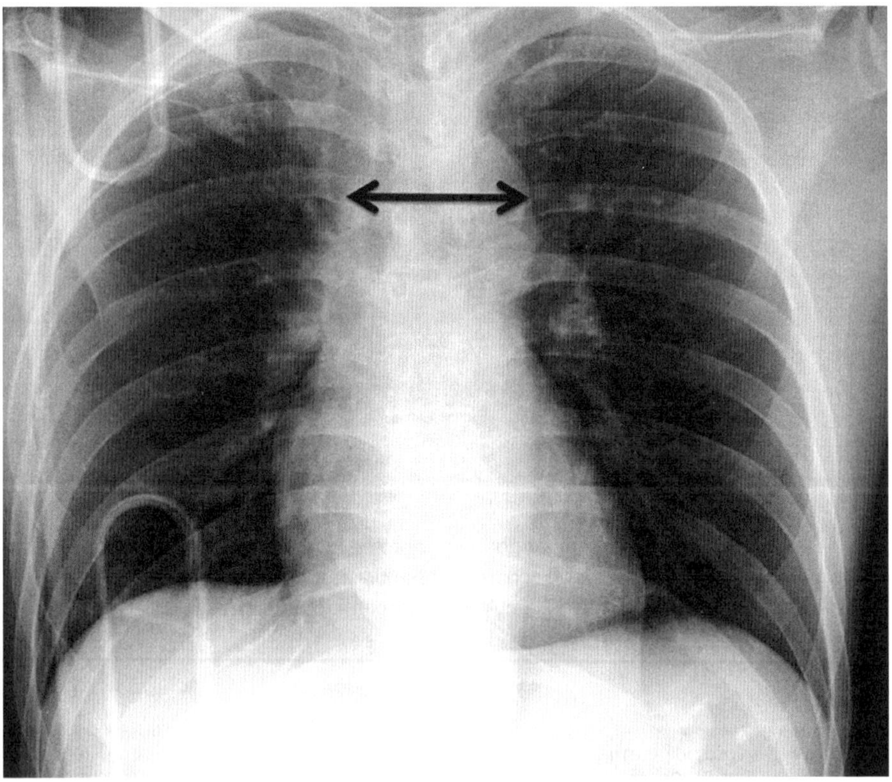

FIGURA 6 Radiografia do tórax evidenciando alargamento de mediastino em um caso de dissecção aguda de aorta Stanford A.
Funakoshi et al., 2018.

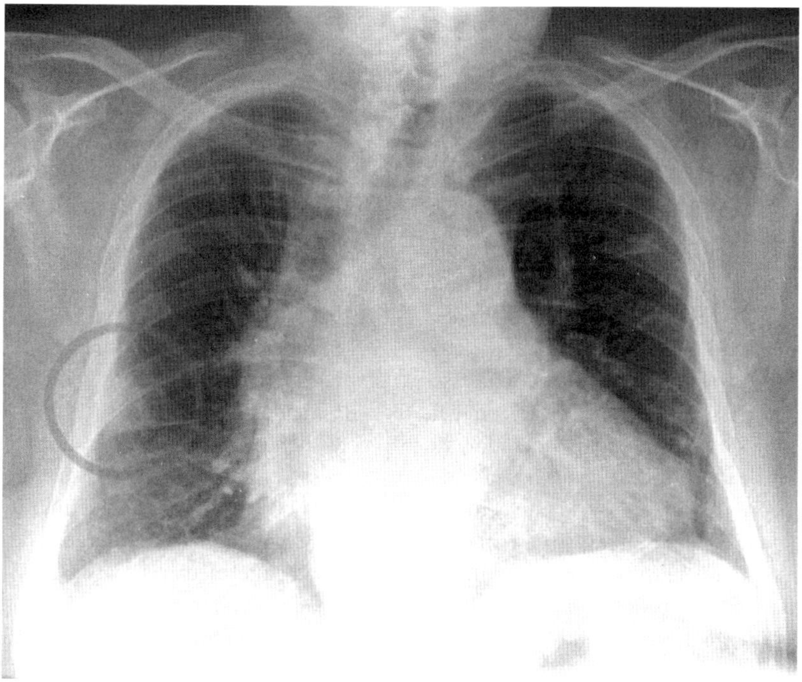

FIGURA 7 Radiografia de tórax evidenciando a corcova de Hampton (circulado).
Vyas e Goyal, 2022.

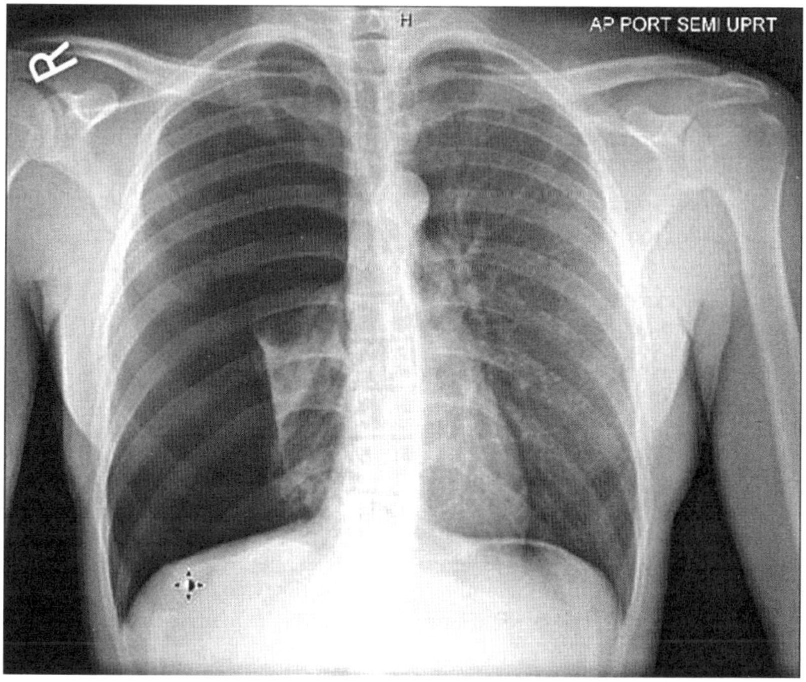

FIGURA 8 Radiografia de tórax evidenciando pneumotórax à direita.
Manasrah et al., 2021.

ta muito mais sensível e específica, aumentando o valor dessa etapa na inclusão ou na exclusão de hipóteses.

- Como exemplo prático, pode-se citar a razão de verossimilhança positiva de achados sugestivos de TEP no ultrassom pulmonar (como a presença de trombo visível em câmaras direitas, sinais de disfunção aguda de ventrículo direito, ventrículo direito maior que o ventrículo esquerdo com deslocamento do septo interventricular e movimentação paradoxal) de 90; ou seja, esses achados, passíveis de visualização com baixo tempo de treinamento do operador, são capazes de aumentar a chance baseada em uma probabilidade pré-teste (suspeita clínica, quadro clínico sugestivo) em mais de 90 vezes. Para efeito comparativo, um escore de Wells (de probabilidade para TEP) alto tem razão de verossimilhança positiva de apenas 17.

Avaliação de probabilidade de síndrome coronariana aguda

- Pacientes com dor definitiva ou provavelmente anginosa (tipos A e B, respectivamente) devem permanecer no hospital até que exames complementares sejam realizados, mesmo que o ECG e os marcadores de necrose miocárdica sejam negativos. Já pacientes com dor torácica provavelmente não anginosa (tipo C) devem ser incluídos em protocolos de exclusão de SCA de acordo com a probabilidade de a doença coronariana estar envolvida.
- Para isso, é importante avaliar a presença de fatores de risco para estimar a probabilidade de SCA, principalmente em pacientes que se apresentam com dor torácica atípica e ECG normal ou não diagnóstico.
- Pacientes que possuem idade avançada (> 60 anos), sexo masculino, história familiar positiva para doença arterial coronariana (DAC) precoce (parentes de primeiro grau, para o sexo masculino, antes dos 55 anos; e para o sexo feminino, abaixo dos 65 anos), DM, dislipidemia, HAS, tabagistas, insuficiência renal, uso de cocaína/anfetaminas e aterosclerose conhecida aumentam consideravelmente a probabilidade de SCA associada à apresentação clínica.
- Pacientes com dor torácica atípica, ECG normal e com, no máximo, um fator de risco (que não seja DM ou aterosclerose manifesta) podem ser considerados de baixa probabilidade para SCA. Caso o ECG tenha alguma alteração não francamente isquêmica, os pacientes devem ser considerados de probabilidade intermediária.
- Pacientes que apresentem dor atípica, porém com dois ou mais fatores de risco e/ou DM e/ou aterosclerose manifesta com ECG normal são considerados de probabilidade intermediária. Caso o ECG apresente alguma alteração, os pacientes passam a ser considerados de alta probabilidade para SCA (Figura 9).

Probabilidade de síndrome coronariana aguda

- Baixa probabilidade (< 15%): dor tipo D ou tipo C com ≤ 1 fator de risco (exceto DM ou aterosclerose manifestada) com ECG normal e exame físico normal.
- Moderada probabilidade (15-85%): dor tipo C com DM ou aterosclerose manifestada ou ≥ 2 dos demais fatores de risco ou com ECG sugestivo de cardiopatia estrutural (onda Q antiga, bloqueio de ramo antigo, sobrecarga ventricular esquerda significativa).
- Alta probabilidade (> 85%): dor tipo A ou B independentemente dos demais itens, ou dor tipo C com exame físico com alterações sugestivas de isquemia aguda (congestão pulmonar, 3ª bulha, insuficiência mitral nova, hipotensão) ou ECG com alterações isquêmicas agudas (supradesnível, infradesnível ou alteração dinâmica do segmento ST, taquicardia ventricular, fibrilação ventricular, bloqueio de ramo novo, onda Q nova).
- Por último, uma vez caracterizado o diagnóstico de angina, deve-se estabelecer o ca-

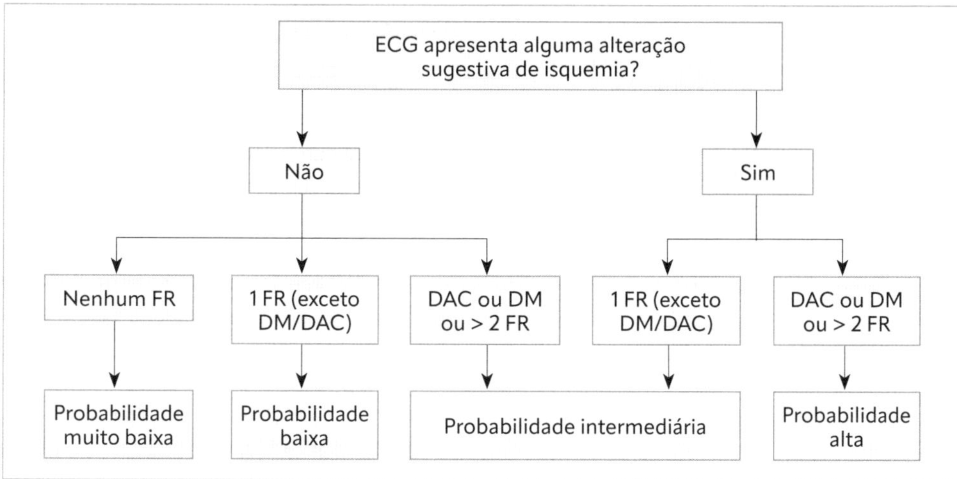

FIGURA 9 Classificação de probabilidade clínica de síndrome coronariana aguda (SCA).
DAC: doença arterial coronariana; DM: *diabetes mellitus*; ECG: eletrocardiograma; FR: fator de risco.

ráter da apresentação, definindo o paciente como portador de angina instável ou estável. Para isso, o questionamento do tempo de duração da dor e de seus fatores precipitantes é fundamental. Angina de início recente, com piora de classe funcional progressiva ou em repouso por tempo prolongado, favorece o diagnóstico de angina instável.

Utilização de escores prognósticos na avaliação de probabilidade

- É imprescindível diferenciar a probabilidade de o paciente em avaliação de dor torácica estar em vigência de um evento coronariano agudo, e o risco que o paciente está exposto se confirmado o evento coronariano. Para isso, os escores GRACE, HEART e TIMI foram originalmente desenvolvidos com base em um banco de dados e análise multivariada para SCA com e sem supradesnível de ST com o objetivo de avaliar desfechos desfavoráveis.
- Com o objetivo de tornar mais objetiva a avaliação de pacientes com dor torácica, esses escores foram extrapolados para avaliação de dor torácica em unidade de emergência como forma de estratificação de risco. O escore GRACE promove estratificação acurada de morte intra-hospitalar, além de predizer mortalidade após 6 meses, 1 ano e 3 anos após a alta hospitalar; e desfecho combinando mortalidade e IAM em 1 ano. O escore GRACE contém sete variáveis: idade, pressão arterial sistólica, frequência cardíaca, creatinina, Killip, evidência de parada cardíaca, alterações do segmento ST e aumento de marcadores de necrose miocárdica. O escore TIMI apesar de ser simples de utilizar, também é composto de 7 variáveis e possui acurácia inferior ao escore GRACE. Essas ferramentas em conjunto com a avaliação clínica possuem melhor valor de acurácia em comparação com a avaliação clínica isolada.
- Atualmente, as diretrizes de SCA têm sugerido rotineiramente o uso de escores de probabilidade pré-teste objetivos na avaliação de dor torácica. Entre eles, o escore com maior validação é o *Heart Score* (Tabela 5). Quando a pontuação for ≥ 4, recomendam-se a internação e a estratificação do paciente, já um escore ≤ 3 reduz significativamente a possibilidade de eventos cardiovasculares no seguimento do paciente (< 1% de eventos nas próximas 6 semanas), gerando segurança relativa à alta hospitalar.

TABELA 5 Escore Heart

História	2 = altamente suspeita 1 = moderadamente suspeita 0 = pouco/nada suspeita
ECG	2 = depressão significativa do segmento ST 1 = distúrbios de repolarização inespecíficos 0 = normal
Anos (idade)	2 = ≥ 65 anos 1 = ≥ 45 anos e < 65 anos 0 = < 45 anos
Risco (fatores*)	2 = ≥ 3 ou história de doença aterosclerótica 1 = 1 ou 2 0 = nenhum
Troponina	2 = ≥ 3 o limite superior 1 = 1-3 vezes o limite superior 0 = ≤ limite superior

* Hipercolesterolemia, diabetes, hipertensão, obesidade (IMC > 30 kg/m2), tabagismo (atual ou interrompido).
Adaptada de Diretrizes da Sociedade Brasileira de Cardiologia sobre Angina Instável e Infarto Agudo do Miocárdio sem Supradesnível do Segmento ST – 2021.

- Na prática clínica, a avaliação feita por meio do *HEART Score* ≤ 3 pontos reflete uma taxa de eventos cardiovasculares, nos próximos 30 dias, < 1,7%. O uso do escore de risco GRACE também pode ser utilizado para estratificação de risco na dor torácica, possuindo um valor preditivo de 98%.
- De acordo com as hipóteses diagnósticas mais prováveis, após a construção das probabilidades pré-teste, deve-se avaliar para cada caso a aplicação de escores diagnósticos específicos (p. ex., Heart na SCA, Wells no TEP, ADD-RS na dissecção de aorta), que irão guiar a escolha do teste (exame) mais adequado. Os demais escores serão abordados nos capítulos respectivos.
- Por exemplo, se a probabilidade pré-teste de SCA é moderada ou alta, deve-se solicitar a troponina. Já se a probabilidade pré-teste de TEP ou dissecção aguda de aorta é moderada, deve-se solicitar o D-dímero. Entretanto, isso será visto com mais detalhes mais adiante.

Biomarcadores

Após a realização do ECG, sendo descartada a presença de IAM com supradesnível de ST, a dosagem de marcadores de necrose miocárdica constitui uma etapa crucial em qualquer protocolo de avaliação de dor torácica.

Desde a 4ª Definição Universal de Infarto Agudo do Miocárdio, em 2018, a troponina é o único biomarcador recomendado para o diagnóstico de SCA na emergência. Atualmente, a interpretação das troponinas ultrassensíveis depende do *kit* utilizado (do fabricante) e da duração dos sintomas. O tempo de avaliação pode ser considerado em 0-1 h, 0-2 h ou 0-3 h, a depender do protocolo institucional.

Troponinas ultrassensíveis

- Recentemente, as troponinas ultrassensíveis (US) T e I foram introduzidas na prática clínica com limites de detecção de lesão miocárdica de 10 a 100 vezes menores, sendo o exame de escolha para diagnóstico de IAM. Dessa forma, o IAM pode ser detectado de maneira mais precoce, por vezes com menos de 1 hora do início dos sintomas, e mais frequente em pacientes com dor torácica.
- A superioridade desses ensaios, particularmente em pacientes com dor torácica de curta duração, foi demonstrada prospectivamente. Com dor torácica de 3 horas de duração, a sensibilidade para IAM chega a 100%. O valor preditivo negativo em uma única aferição para IAM é de 95%, valor comparado às medidas seriadas em troponinas não US.
- Entretanto, apesar de um enorme ganho em sensibilidade, as troponinas US podem ser detectadas em situações não relacionadas ao IAM. Valores intermediários ou positivos podem ser encontrados em pacientes com dissecção aguda de aorta ou embolia pulmonar e devem sempre ser considerado um diagnóstico diferencial. Além disso, resultados falso-positivos foram encontrados em pacientes com miopatias, hipertrofia ventricular, hipertensão pulmonar e insuficiên-

TABELA 6 Valores de interpretação das troponinas ultrassensíveis de acordo com os kits empregados e o período de avaliação, adaptado de *"2020 ESC Guidelines for the management of A.C.S. in patients presenting without persistent ST– segment elevation"*

Algoritmo 0-1 h	Muito baixo	Baixo	Não Δ 1 h	Alto	Δ 1 h
hs-cTn T (Elecsys; Roche)	< 5	< 12	< 3	≥ 52	≥ 5
hs-cTn I (Architect; Abbott)	< 4	< 5	< 2	≥ 64	≥ 6
hs-cTn I (Centaur; Siemens)	< 3	< 6	< 3	≥ 120	≥ 12
hs-cTn I (Access; Beckman Coulter)	< 4	< 5	< 4	≥ 50	≥ 15
hs-cTn I (Clarity; Singulex)	< 1	< 2	< 1	≥ 30	≥ 6
hs-cTn I (Vitros; Clinical Diagnostics)	< 1	< 2	<1	≥ 40	≥ 4
hs-cTn I (Pathfast; LSI Medience)	< 3	< 4	<3	≥ 90	≥ 20
hs-cTn I (TriageTrue; Quidel)	< 4	< 5	<3	≥ 60	≥ 8
Algoritmo 0-2 h	**Muito baixo**	**Baixo**	**Não Δ 2 h**	**Alto**	**Δ 2 h**
hs-cTn T (Elecsys; Roche)	< 5	< 14	< 4	≥ 52	≥ 10
hs-cTn I (Architect; Abbott)	< 4	< 6	< 2	≥ 64	≥ 15
hs-cTn I (Centaur; Siemens)	< 3	< 8	< 7	≥ 120	≥ 20
hs-cTn I (Access; Beckman Coulter)	< 4	< 5	< 5	≥ 50	≥ 20
hs-cTn I (Clarity; Singulex)	< 1	TBD	TBD	≥ 30	TBD
hs-cTn I (Vitros; Clinical Diagnostics)	< 1	TBD	TBD	≥ 40	TBD
hs-cTn I (Pathfast; LSI Medience)	< 3	TBD	TBD	≥ 90	TBD
hs-cTn I (TriageTrue; Quidel)	< 4	TBD	TBD	≥ 60	TBD

hs-cTn: *high-sensitivity cardiac troponin*; TBD: *to be determined* (a ser definido pelo fabricante).

cia renal crônica (principalmente quando a creatinina for > 2,5 mg/dL).

- Em razão dessa dificuldade de interpretação dos resultados, recomenda-se que pelo menos duas medidas seriadas de troponina US sejam realizadas para a definição IAM. Deve-se realizar uma coleta à admissão e outra após 3 horas, o que proporciona uma sensibilidade de 100% para IAM. Quando há disponibilidade na instituição de medida de troponina US associada a um algoritmo validado, pode-se reduzir o tempo da nova coleta para 1 hora, reduzindo custos e tempo de internação.
- Na avaliação quantitativa, se a troponina US for positiva (> 99% do percentil do *kit* do exame) deve-se realizar a curva do marcador, com uma nova coleta em até 3 horas (a depender do *kit* disponível). Se houver variação ≥ 20% ou de acordo com a orientação do fabricante, é definida como injúria miocárdica aguda e deve-se proceder à estratificação invasiva (cineangiocoronariografia). Caso persista o valor da troponina US, com variação inferior a 20%, considera-se uma injúria miocárdica crônica, podendo ser justificada por outras condições, devendo-se investigar outros diagnósticos diferenciais.
- Em pacientes com quadro de dor torácica aguda, a avaliação por meio do algoritmo *rule in e rule out* com uso da troponina US é indicado. Em pacientes cuja clínica é típica para a SCA associada a aumento marcante da troponina US inicial não há necessidade de aguardar uma nova coleta da troponina, pode-se prosseguir investigação com estratificação invasiva. Nos casos em que a dosagem inicial da troponina US é negativa com início da dor há mais de 6 horas; naqueles

pacientes que já se encontram sem dor, estáveis hemodinamicamente, o escore de risco GRACE < 140 (baixo risco) ou Heart ≤ 3 pontos, com outros diagnósticos diferenciais excluídos, pode-se dar alta hospitalar com segurança ou reavaliar a necessidade de realizar estratificação não invasiva com teste de estresse. Já nos pacientes com troponina inicial negativa e com início da dor há menos de 6 horas, deve-se proceder nova coleta em 3 horas, se não houver variação, seguir a mesma conduta de alta hospitalar (Figura 10).

- O aumento do peptídeo natriurético cerebral (BNP) é secundário ao aumento de tensão parietal e estiramento de fibras dos miócitos ou quando há ruptura das células consequente à necrose do miocárdio. É um excelente marcador de diagnóstico e progressão da insuficiência cardíaca. Porém, quando comparado com a troponina, o BNP foi inferior na sensibilidade e na especificidade para diagnóstico de IAM em pacientes com dor torácica.

Teste de esforço

- Há alguns anos, o teste de esforço começou a ser utilizado em protocolos de dor torácica para exclusão de SCA, uma vez que se mostrou um método de boa sensibilidade e elevado valor preditivo negativo (89 a 100%).

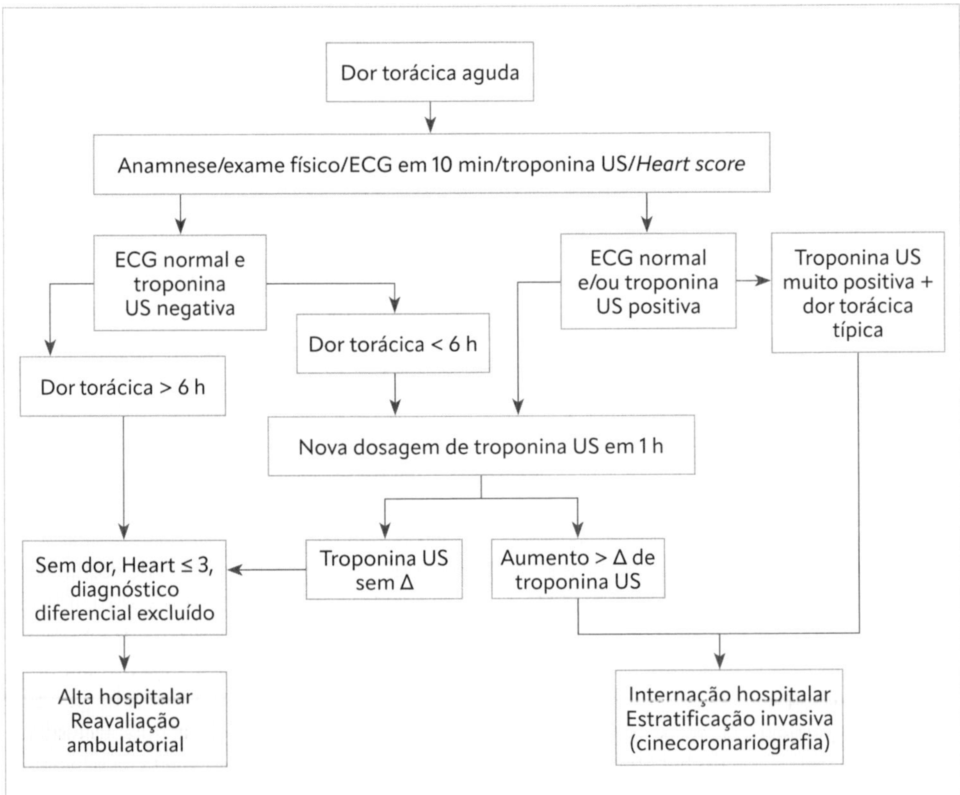

FIGURA 10 Algoritmo de interpretação de troponinas ultrassensíveis com 0-1 hora.
Adaptada de Diretrizes da Sociedade Brasileira de Cardiologia sobre Angina Instável e Infarto Agudo do Miocárdio sem Supradesnível do Segmento ST – 2021.
Dx: diagnóstico; ECG: eletrocardiograma; US: ultrassensível.

- Além de ser seguro nessa situação, o teste de esforço em avaliação de dor torácica no setor de emergência permite redução expressiva e significativa de internações e custos desnecessários em pacientes com baixo risco.
- As diretrizes internacionais recomendam sua realização em pacientes estáveis, com probabilidade baixa e intermediária, após 9 a 12 horas de observação e com ECG e marcadores de necrose miocárdica negativos.
- De forma geral, trata-se de teste amplamente disponível, no entanto, possui algumas limitações relacionadas ao ECG basal do paciente e às condições fisiológicas dela. Pacientes com ECG basal com alterações de repolarização, bloqueio de ramo esquerdo, sobrecarga de ventrículo esquerdo, ritmo de marca-passo, pré-excitação ou ação digitálica dificultam a avaliação de isquemia no esforço. Além disso, pacientes com limitação física ao esforço ou em uso de betabloqueadores podem não alcançar os 85% de frequência cardíaca recomendada, não sendo possível descartar isquemia nessas situações.
- Durante o teste, os pacientes que apresentam angina, arritmias, incompetência cronotrópica, hipotensão ou frequência cardíaca anormal durante a recuperaçao possuem pior prognóstico. Ademais, pacientes que possuem baixa carga funcional de base (< 3 METS) possuem maior probabilidade de DAC, ao contrário do que ocorre com pacientes com boa capacidade funcional (> 7 METS) que possuem menor risco e menor probabilidade de DAC.

Ecocardiograma transtorácico de repouso

- Os distúrbios de contratilidade miocárdica precedem as alterações eletrocardiográficas e os sintomas anginosos em pacientes com isquemia aguda.
- É baseado nisso que se utiliza o ecocardiograma de repouso na sala de emergência para o diagnóstico de SCA. Em pacientes com dor persistente, o ecocardiograma mostrou-se altamente sensível com detecção de isquemia em aproximadamente 90% dos pacientes, porém com especificidade de 78%. Além disso, a parede acometida tem total relação com a anatomia coronária encontrada.
- Na ausência de sintomas, o método é limitado com sensibilidade de 17%. No entanto, o valor preditivo positivo é de apenas 31% (semelhante ao ECG de repouso). Alterações segmentares podem não se tornar detectáveis quando o IAM acomete menos de 12% da circunferência ventricular ou 20% da massa miocárdica.
- Além disso, não é possível diferenciar alterações agudas de crônicas ou de outra etiologia, diminuindo significativamente sua especificidade.
- Pode ser útil em estabelecer diagnósticos diferenciais, como dissecção aguda de aorta, embolia pulmonar, estenose valvar aórtica, cardiomiopatia hipertrófica e pericardite.
- Em pacientes com suspeita de embolia pulmonar, o ecocardiograma pode mostrar aumento da pressão sistólica da artéria pulmonar e disfunção aguda do ventrículo direito, inferindo maior gravidade.

Ecocardiograma com estresse

- Assim como o teste de esforço, em pacientes de baixa/intermediária probabilidade com dor torácica nos quais o ECG é normal e os marcadores de necrose miocárdica negativos, estáveis hemodinamicamente, pode-se considerar a realização de ecocardiograma com estresse com dobutamina para detecção de isquemia.
- Diferentes estudos mostraram sensibilidade de 60 a 95%, especificidade de 68 a 100%, elevado valor preditivo negativo (95 a 98%) e excelente acompanhamento em longo prazo em pacientes cujo exame não apresentou alterações sugestivas de isquemia.

- As limitações principais dizem respeito à experiência do examinador, à janela ecocardiográfica, à presença de arritmias, hipotensão ou hipertensão arterial e incapacidade de atingir 85% da frequência cardíaca máxima esperada.

Cintilografia de perfusão miocárdica em repouso

- Esse método permite a obtenção do retrato fiel da perfusão miocárdica no momento da injeção do radionuclídeo, independentemente do momento da obtenção das imagens. Além disso, a reconstrução sincronizada (GATED) fornece informações sobre a função ventricular e regional.
- Diferentes estudos mostraram sensibilidade de 90 a 100% e valor preditivo negativo de 99% para SCA.
- Dessa forma, tem-se demonstrado que o uso de cintilografia para avaliação de dor torácica é capaz de reduzir o número de internações, cateterismos e custos, sem aumentar o número de eventos cardiovasculares em longo prazo.
- Os melhores resultados são obtidos quando a injeção do radioisótopo é realizada durante o episódio de dor. No entanto, alguns estudos mostraram que até 6 horas após a ocorrência de dor, o exame pode ser feito sem perda de valor preditivo negativo e segurando o mesmo valor prognóstico em longo prazo. A recomendação atual sugere que seja realizado no momento da dor ou, preferencialmente, até 2 horas depois do episódio.
- Do ponto de vista técnico, a maior limitação para sua realização é a presença de IAM prévio, no qual é impossível somente com a fase de repouso distinguir entre alteração de perfusão crônica ou aguda. Além disso, quando a área de IAM for menor que 5%, o exame pode apresentar resultado falso-negativo.
- No entanto, em comparação ao teste de esforço, além da maior acurácia, a cintilografia exclui a necessidade de coleta de marcadores de necrose antes de sua realização e pode ser feita mesmo em quem tem limitações físicas importantes.

Cintilografia de perfusão miocárdica com estresse

- Em pacientes não elegíveis para cintilografia de repouso por se apresentarem ao setor de emergência com último episódio de dor há mais de 6 horas e/ou que tenham antecedente de IAM prévio, considerados de baixa/intermediária probabilidade, com ECG normal/não diagnóstico e marcadores de necrose miocárdica negativos após 12 horas de observação, pode-se optar pela cintilografia de perfusão miocárdica com estresse físico ou farmacológico (adenosina/dipiridamol ou dobutamina).
- Novamente, essa modalidade de exame é capaz de inferir alto valor preditivo negativo de eventos em curto e longo prazo.

Ressonância magnética cardíaca

- A ressonância magnética cardíaca permite a visualização da função, viabilidade e perfusão ventricular, além de detectar áreas de fibrose miocárdica, por meio da análise do realce tardio. Trata-se de exame ainda pouco disponível nos serviços de emergência pelo mundo. Possui a grande vantagem de utilizar gadolínio em vez de contraste iodado, sendo menos nefrotóxico.
- Mesmo assim, é contraindicado o uso do gadolínio em pacientes com *clearance* de creatinina menor que 30 mL/dL e presença de dispositivos metálicos implantáveis não compatíveis com a ressonância magnética (p. ex., gerador ou cabos de marca-passo).
- Diferentes estudos demonstraram o uso de ressonância para detectar ou afastar SCA, com a vantagem de poder detectar miocardite em um mesmo exame.
- Para avaliação de dor torácica, é necessária a injeção de adenosina. Nesse contexto, sua sensibilidade e sua especificidade chegam a 96 e 85%, respectivamente.

Angiotomografia computadorizada de artérias coronárias

- Trata-se de método anatômico e menos funcional do que os apresentados anteriormente.
- A tomografia de artérias coronárias (TCAC) permite a visualização da extensão da calcificação coronária, do trajeto e do lúmen coronários, dad função ventricular e, eventualmente, até da perfusão miocárdica. Tem o potencial de excluir a presença de DAC, principalmente quando realizada por aparelhos de última geração com 64 ou 320 detectores. Seus melhores resultados, em termos de definição de imagem, ocorrem em pacientes com frequência cardíaca menor que 70 bpm.
- Existe correlação direta entre a quantidade de cálcio nas artérias coronárias (escore de cálcio) avaliado pela TCAC e a presença de doença coronária obstrutiva e risco, de modo que o valor preditivo negativo é inversamente proporcional ao escore de cálcio.
- Calcificações coronárias muito extensas podem superestimar a obstrução coronária. De maneira oposta, escore de cálcio zero revela muito baixo risco ao paciente em questão, com valor preditivo negativo para eventos de 100% em acompanhamento de até 4 anos.
- No entanto, somente em torno de 50% das lesões coronárias obstrutivas têm calcificação importante, o que implica a necessidade de avaliar em conjunto outras características do trajeto e das placas ateroscleróticas. Além disso, quando o escore de cálcio é maior que 400 Agatston, a especificidade do método para detectar obstruções coronárias fica comprometida, reduzindo-se a 67%.
- Diferentes estudos demonstraram elevada sensibilidade (95%), especificidade (86%) e valor preditivo negativo (93%), além de excelentes desfechos no acompanhamento em longo prazo dos pacientes. Quanto maior o calibre do vaso avaliado (> 2 mm), melhor tende a ser a acurácia do método (Tabela 7).

TABELA 7 Acurácia dos métodos de avaliação de dor torácica

Método	Valor preditivo negativo
Teste de esforço	89 a 100%
Ecocardiograma com estresse	95 a 98%
Cintilografia miocárdica de repouso	99%
Tomografia coronária	93%

- Sua melhor indicação encontra-se na avaliação de dor torácica em pacientes de probabilidade baixa/intermediária para doença coronária.
- Quando comparada à cintilografia miocárdica na avaliação de dor torácica em pacientes de baixa/intermediária probabilidade, a TCAC mostrou acurácia similar. No entanto, a TCAC gera menos custo e necessita de tempo médio mais curto para sua realização.
- Ainda em pacientes com dor torácica e baixa/intermediária probabilidade, a TCAC mostrou, em um estudo com 368 pacientes, sensibilidade e valor preditivo negativo de 100% para SCA após 6 meses de acompanhamento.
- Quando comparada aos protocolos de dor torácica tradicionais, a TCAC não altera desfechos como morte ou IAM, no entanto, reduz tempo de internação e número de internações hospitalares desnecessárias, sem aumentar o custo.
- Apesar de todas as vantagens do método, aproximadamente 25 a 50% dos pacientes com dor torácica no setor de emergência não são elegíveis para o método. Além disso, requer o uso de contraste iodado e radiação em grande escala. As contraindicações principais são obesidade mórbida, alergia ao contraste, intolerância ao betabloqueador, presença de arritmias, insuficiência renal e lesão coronária prévia não tratada. Em pacientes jovens, principalmente do sexo feminino, deve ser evitada em razão da quantidade de radiação e do maior risco associado de câncer de

mama. Pacientes do sexo feminino em idade fértil devem ser questionadas sobre a chance de gestação antes de serem submetidas ao exame, a fim de evitar exposição do feto à radiação sem proteção de chumbo.

Tomografia de triplo descarte (*triple rule out*)

- Entre as vantagens da utilização da tomografia na avaliação de dor torácica, destaca-se a possibilidade de realização de diagnósticos diferenciais graves, como SCA, dissecção de aorta e embolia pulmonar, sendo assim chamado o exame de *triple rule out*. Além disso, esse procedimento pode ainda visualizar pneumotórax, pneumonia e até mesmo patologias abdominais, como pancreatites e colecistites, e evitar a realização de outros métodos complementares.
- A principal indicação seria em pacientes de baixa/intermediária probabilidade para SCA, nos quais a possibilidade de outro diagnóstico acometendo aorta ou a circulação pulmonar seria maior.
- Aproximadamente 1 a 11% dos pacientes com dor torácica nos quais SCA foi descartada apresentam alguma patologia grave envolvendo aorta ou pulmão.
- Pacientes com dor torácica anginosa típica, alteração eletrocardiográfica e/ou de marcadores de necrose miocárdica devem seguir os protocolos de rotina e não devem ser submetidos a esse tipo de exame.
- As diretrizes internacionais ainda não colocam o *triple rule out* como método de escolha para a avaliação de dor torácica.
- Algumas questões se contrapõem à realização dessa modalidade de exame. O principal deles é a grande quantidade de contraste iodado administrada. Outro problema é a quantidade de radiação empregada, chegando a até duas vezes o utilizado em uma cineangiocoronariografia. Dessa forma, novos estudos são necessários para determinar a real necessidade da realização desse método diagnóstico e se é um exame custo-efetivo.
- A Tabela 8 resume uma sugestão da Diretriz de Dor Torácica da AHA na escolha do método não invasivo para a avaliação na emergência.

Unidades de dor torácica

- Com o intuito de unir a anamnese e todos os métodos diagnósticos conhecidos, criou-se um racional referente ao atendimento de pacientes com dor torácica. Procurando alcançar a melhor relação custo-eficiência, formulou-se o conceito de unidade de dor torácica (UDT) utilizando-se espaço físico, recursos humanos, métodos diagnósticos e materiais disponíveis em cada serviço.
- Não é necessário que exista um espaço físico unicamente para isso, mas sim um conceito preestabelecido no mesmo setor de atendimento de outras patologias.
- Os exemplos de UDT são inúmeros e cada um adaptado às disponibilidades de cada serviço.
- O objetivo principal é gerar segurança no atendimento do paciente e, ao mesmo tempo, reduzir custos evitando internações desnecessárias. Em uma UDT, cerca de 80% dos pacientes são dispensados diretamente, com redução de internações de 15 a 20% e de custos em 50%.
- Por sua vez, apesar do maior número de altas, a organização das UDT foi capaz de reduzir o número de erros de diagnósticos em pacientes com dor torácica, diminuindo o número de pacientes com SCA que recebiam alta hospitalar.
- As UDT integram a avaliação de pacientes de moderada/baixa probabilidade com dor torácica por meio da observação com ECG e marcadores de necrose miocárdica seriados.
- Embasadas nisso, as últimas diretrizes das sociedades europeia, americana e brasileira de cardiologia propõem algoritmos para avaliação de dores torácicas semelhantes.
- Para que uma UDT exista, alguns itens são necessários:

TABELA 8 **Avaliação da escolha do método não invasivo na investigação da dor torácica**

Probabilidade pré-teste				
Baixa →	Teste pode ser desnecessário →		Opção: CAC para estratificação de risco de doença aterosclerótica cardiovascular	
Intermediária--alta →	Paciente mais jovem (< 65 anos de idade)	OU	Menor suspeita de DAC →	Preferir CCTA
Intermediária--alta →	Paciente mais idoso (> 65 anos de idade)	OU	Maior suspeita de DAC →	Preferir teste funcional

	Preferir CCTA	Preferir teste funcional
Objetivo	▪ Excluir DAC obstrutiva	▪ Detectar DAC não obstrutiva ▪ Tratamento guiado por isquemia
Disponibilidade e expertise	▪ Imagem de alta qualidade e especialista em interpretação rotineiramente disponível	▪ Imagem de alta qualidade e especialista em interpretação rotineiramente disponível
Probabilidade de DAC obstrutiva	▪ Idade < 65 anos	▪ Idade ≥ 65 anos
Resultados de testes anteriores	▪ Estudo funcional prévio inconclusivo	▪ CCTA prévia inconclusiva
Outras indicações convincentes	▪ Suspeita de coronária anômala ▪ Avaliação da aorta e/ou artérias pulmonares concomitantes	▪ Cicatriz suspeita (especialmente se PET ou estresse RMC disponível) ▪ Suspeita de disfunção microvascular coronariana (quando PET ou RMC acessível)

CAC: escore de cálcio coronariano; CCTA: angiotomografia computadorizada coronariana; RMC: ressonância magnética cardíaca; DAC: doença arterial coronariana; PET: tomografia por emissão de pósitrons.
Adaptada de Guideline for the Evaluation and Diagnosis of Chest Pain – AHA 2021.

- Espaço apropriado, próximo ao setor de emergência, onde os pacientes possam aguardar por cerca de até 6 horas.
- Enfermagem e equipe médica treinadas em atendimento cardiológico de urgência.
- Médicos cardiologistas disponíveis para avaliações durante a observação e após a alta hospitalar no acompanhamento em curto e longo prazo, responsáveis pelo controle de qualidade do protocolo.
- Disponibilidade de coleta de marcadores de necrose miocárdica com resultados precoces.
- Disponibilidade de serviços de ergometria, medicina nuclear, ecocardiografia ou TCAC, de acordo com o protocolo estabelecido, a fim de manter a segurança e a agilidade no fluxo de pacientes.

QUAL É A ROTINA NA EMERGÊNCIA DO INCOR?

- O InCor atende diariamente um elevado número de pacientes com dor torácica. O atendimento ocorre em UDT. Todos os pacientes elegíveis para UDT permanecem em observação por período mínimo de 3 horas, sob supervisão da equipe médica e de enfermagem. Todos os pacientes são avaliados quanto às características da dor, alterações em exame físico, fatores de risco (FR) para doença coronária e de acordo com o ECG (que deve ser realizado em até 10 minutos da sua chegada).

- Na avaliação de probabilidade de SCA, ao invés da classificação acima mencionada, recentemente temos utilizado o escore Heart, conforme mencionado anteriormente (Tabela 5). Quando o valor for ≤ 3, devem ser considerados diagnósticos diferenciais e o paciente recebe alta hospitalar. Já quando ≥ 4, o paciente deve ser colocado em protocolo de dor torácica (Figura 10).
- O ECG deve ser repetido em até 3 horas ou no momento da alta hospitalar ou caso o paciente apresente sintomas. A presença de alterações dinâmicas de ST ou inversões de onda T pode auxiliar no diagnóstico de SCA.

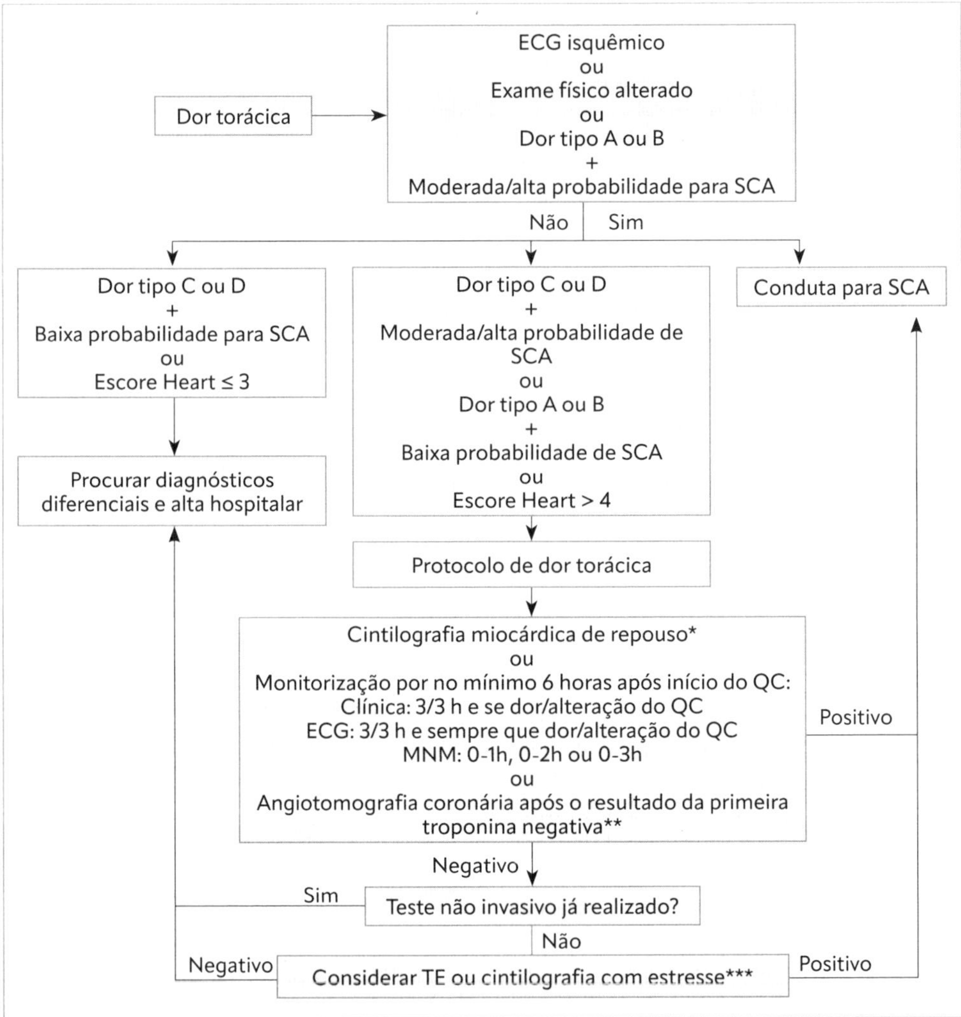

FIGURA 10 Fluxograma de atendimento de dor torácica no InCor.

DAC: doença arterial coronária; ECG: eletrocardiograma; MNM: marcadores de necrose miocárdica; QC: quadro clínico; SCA: síndrome coronariana aguda. TC: tomografia computadorizada; TE: teste de esforço.* Pacientes com dor prolongada na hora da avaliação ou dor de duração > 20 minutos nas últimas 6 horas. ** Pacientes sem aterosclerose conhecida de risco baixo ou intermediário de doença coronária. *** Pacientes com contraindicação ao teste ergométrico (ECG não interpretável, limitação física).

- No InCor, utiliza-se uma troponina ultrassensível, no entanto, a mesma somente deve ser solicitada em pacientes com indicação segundo o quadro clínico compatível ou suspeito de SCA. Sua dosagem em pacientes sem indicação pode gerar falsos diagnósticos de IAM, principalmente na presença de insuficiência renal, embolia pulmonar, sepse, cardiopatia estrutural etc. A interpretação dos resultados deve levar em consideração a probabilidade pré-teste de SCA e ser realizada seguindo a mesma orientação da troponina US (Figura 10).
- Após 1 hora do início da dor torácica, o *kit* disponível de troponina US já tem sensibilidade suficiente para definição de conduta. No entanto, opta-se por manter o paciente em observação por, no mínimo, 3 horas e coletar nova dosagem com 1 e 3 horas, com o intuito de se observar também alterações clínicas e de ECG. Quando a primeira medida de troponina vem alterada (acima do percentil 99%), em pacientes com dor tipo C, uma nova dosagem é solicitada após 3 horas.
- Radiografia de tórax deve ser solicitada em pacientes nos quais se desconfia de dissecção de aorta ou pneumotórax e para avaliação de congestão pulmonar e aumento de área cardíaca.
- Exames complementares, como teste de esforço, ecocardiograma (repouso e com estresse), cintilografia miocárdica (repouso e estresse) e angiotomografia coronária, estão disponíveis durante horário comercial em todos os dias úteis da semana. Nos finais de semana e período noturno, não se dispõe desse tipo de avaliação. Caso haja indicação precisa, o paciente deve permanecer internado até esclarecimento diagnóstico no dia seguinte.
- O fluxograma de atendimento do InCor encontra-se na Figura 10.

BIBLIOGRAFIA RECOMENDADA

1. Amsterdam EA, Kirk JD, Bluemke DA, Diercks D, Farkouh ME, Garvey L, et al. Testing of low-risk patients presenting to the emergency department with chest pain. Circulation. 2010;122:1756-76.
2. Czarnecki A, Chong A, Lee DS, Schull MJ, Tu JV, Lau C, et al. Association between physician follow-up and outcomes of care after chest pain assessment in high-risk patient. Circulation. 2013;127:1386-94.
3. Graff L, Joseph T, Andelman R, Bahr R, DeHart D, Espinosa J, et al. American College of Emergency Physicians information paper: chest pain units in emergency departments – a report from the short-term observation section. Am J Cardiol. 1995;76:1036-9.
4. Roffi M, Patrono C, Collet JP, Mueller C, Valgimigli M, Andreotti F, et al. ESC Guidelines for the management of acute coronary syndromes in patients presenting without persistent ST-segment elevation. The task force for the management of acute coronary syndromes (ACS) in patients presenting without persistent ST-segment elevation of the European Society of Cardiology (ESC). Eur Heart J. 2016;37(3):267-315.
5. Herren KR, Mackway-Jones K. Emergency management of cardiac chest pain: a review. Emerg Med J. 2001;18:6-10.
6. Hoffmann U, Truong QA, Schoenfeld DA, Chou ET, Woodard PK, Nagurney JT, et al. Coronary CT angiography versus standard evaluation in acute chest pain. N Engl J Med. 2012;367:299-308.
7. Januzzi JL, Bamberg F, Lee H, Truong QA, Nichols JH, Karakas M, et al. High-sensitivity troponin T concentrations in acute chest pain patients evaluated with cardiac computed tomography. Circulation. 2010;121:1227-34.
8. Jneid H, Anderson JL, Wright RS, Adams CD, Bridges CR, Casey DE, et al. 2012 ACCF/AHA focused update of the guideline for the management of patients with unstable angina/non-ST-elevation myocardial infarction (updating the 2007 guideline and replacing the 2011 focused update): a report of the American College of Cardiology Foundation/American Heart Association Task Force on Practice Guidelines. Circulation. 2012;126:875-910.
9. Lee TH, Goldman L. Evaluation of the patient with acute chest pain. N Engl J Med. 2000;342:1187-95.
10. Litt HI, Gatsonis C, Snyder B, Singh H, Miller CD, Entrikin DW, et al. CT angiography for safe discharge of patients with possible acute coronary syndromes. N Engl J Med. 2012;366:1393-403.
11. Nicolau JC, Feitosa Filho GS, Petriz JL, Furtado RHM, Précoma DB, Lemke W, et al. Diretrizes da Sociedade Brasileira de Cardiologia sobre Angina Instável e Infarto Agudo do Miocárdio sem Supradesnível do Segmento ST – 2021. Arq Bras Cardiol. 2021;117(1):181-264.

12. Pferfeman E, Forlenza LMA. Estrutura da unidade de dor torácica. In: Serrano Jr. CV, Timerman A, Stefanini E. Tratado de cardiologia Socesp. 2 ed. Barueri: Manole; 2009. p.844-60.
13. Poon M, Cortegiano M, Abramowicz AJ, Hines M, Singer AJ, Henry MC, et al. Associations between routine coronary computed tomography angiography and reduced unnecessary hospital admissions, length of stay, recidivism rates, and invasive coronary angiography in the emergency department triage of chest pain. J Am Coll Cardiol. 2013;62:543-52.
14. Thygesen K, Mair J, Giannitsis E, Mueller C, Lindahl B, Blankenberg S, et al. How to use high-sensitivity cardiac troponins in acute cardiac care. Eur Heart J. 2012;21:1-7.
15. Truong QA, Hayden D, Woodard PK, Kirby R, Chou ET, Nagurney JT, et al. Sex differences in the effectiveness of early coronary computed tomography angiography compared with standard emergency department evaluation for acute chest pain: the rule-out myocardial infarction with computer-assisted tomography (ROMICAT)-II Trial. Circulation. 2013;127:2494-502.
16. Amsterdam EA, Wenger NK, Brindis RG, Casey DE Jr, Ganiats TG, Holmes DR Jr, et al. 2014 ACC/AHA guideline for the management of patients with non–ST-elevation acute coronary syndromes: a report of the American College of Cardiology/American Heart Association Task Force on Practice Guidelines. Circulation. 2014;130:e344-e426.
17. Gulati M, Levy P, Mukherjee D, Amsterdam E, Bhatt DL, Birtcher KK, et al. 2021 AHA/ACC/ASE/CHEST/SAEM/SCCT/SCMR Guideline for the Evaluation and Diagnosis of Chest Pain. J Am Coll Cardiol. 2021;78 (22):e187-e285.
18. Collet JP, Thiele H, Barbato E, Barthélémy O, Bauersachs J, Bhatt DL, et al. ESC Scientific Document Group. 2020 ESC Guidelines for the management of acute coronary syndromes in patients presenting without persistent ST-segment elevation: the task force for the management of acute coronary syndromes in patients presenting without persistent ST-segment elevation of the European Society of Cardiology (ESC). Eur Heart J. 2021;42:1289-367.

2

Medicações utilizadas em pacientes com síndrome coronariana aguda

Edilza Câmara Nóbrega
Paulo Rogério Soares
Talia Falcão Dalçóquio
Thiago Arthur Oliveira Machado
Marcelo Franken

OBSERVAÇÕES GERAIS BASEADAS EM EVIDÊNCIAS

Introdução

- Apesar da síndrome coronariana aguda (SCA) permanecer entre as principais causas de morte em nosso meio, notou-se uma importante redução da mortalidade intra-hospitalar nas últimas décadas (30% na década de 1960 para menos de 7% atualmente). Essa redução ocorreu em grande parte em decorrência dos avanços no tratamento medicamentoso da SCA e do melhor controle dos fatores de risco cardiovasculares.
- A redução de mortalidade intra-hospitalar é diretamente associada a maior adesão às terapias recomendadas pelas diretrizes de SCA, o que reforça a importância de se conhecer e aplicar a melhor evidência disponível na prática clínica.

Antiplaquetários

- Os antiplaquetários utilizados no tratamento da SCA são resumidos na Tabela 1.

Ácido acetilsalicílico (AAS)

- Antiagregante plaquetário que age pela inibição da cicloxigenase-1, impedindo a formação do tromboxano A2 (importante ativador das plaquetas).
- Deve ser utilizado o mais precocemente possível e, de forma geral, mantido indefinidamente após episódio de SCA.
- Responsável, isoladamente, pela redução em torno de 23% na mortalidade do infarto agudo do miocárdio (IAM).
- Dose de ataque: 160 a 325 mg deve ser mastigado ou macerado, para estabelecer um nível sanguíneo adequado rapidamente, assim que o paciente é recebido no pronto-socorro e tem dor sugestiva de isquemia miocárdica.
- Em pacientes alérgicos a AAS, está indicada monoterapia inicial com inibidor P2Y12, podendo-se ponderar a dessensibilização durante a internação.
- Manutenção: 75 a 100 mg por dia. Doses de manutenção mais elevadas não mostraram benefício em reduzir eventos cardiovasculares e associaram-se a aumento de sangramento gastrointestinal. Recomenda-se evi-

TABELA 1 Indicações de antiagregantes plaquetários

AAS
Dose de ataque: 160-325 mg (todos)
Dose de manutenção de 75-100 mg/dia
Duração: tempo indeterminado (profilaxia secundária)
Clopidogrel
Dose de ataque: 300 ou 600 mg. A dose de ataque não deve ser realizada em indivíduos com idade > 75 anos submetidos a fibrinólise
Dose de manutenção: 75 mg/dia
Duração: 12 meses (ou até 36 meses em casos selecionados)
Prasugrel
Dose de ataque: 60 mg (após anatomia coronária conhecida e com indicação de angioplastia)
Dose de manutenção: 10 mg/dia (5 mg/dia se indivíduo com idade > a 75 anos ou < 60 kg)
Contraindicação: AVC ou AIT prévios
Duração: 12 meses (ou até 36 meses em casos selecionados)
Ticagrelor
Dose de ataque: 180 mg
Dose de manutenção: 90 mg, 2x/dia
Duração: 12 meses (ou até 36 meses em casos selecionados)
Inibidores da GP IIb/IIIa
Indicação: após angioplastia com elevada carga trombótica e/ou complicadas.
Via: intracoronária ou intravenosa
Abciximab (0,25 mg/kg em *bolus*, seguida de 0,125 μg/kg/min por 12 h)
Tirofiban (10 μg/kg em *bolus* por 3 min, seguida de 0,15 μg/kg/min por 24 horas)

AIT: ataque isquêmico transitório; AVC: acidente vascular cerebral; GP: glicoproteína.

tar formulações de liberações entéricas que podem estar associadas a menor poder de antiagregação plaquetária.

- Contraindicações ao seu uso: hipersensibilidade conhecida (urticária, broncoespasmo ou anafilaxia), discrasias sanguíneas, úlcera péptica ativa e sangramento ativo.

Antagonistas do receptor P2Y12

- O uso de antagonista do receptor P2Y12 na SCA tem por objetivo alcançar inibição plaquetária eficaz e prevenção de maior agregação, sobretudo preparando e protegendo o paciente para estratégia invasiva, potencialmente reduzindo a extensão da trombose, risco de IAM recorrente e minimizando o risco de complicações relacionadas à intervenção coronariana percutânea (ICP) como trombose de *stent* e infarto periprocedimento.
- Os antagonistas do receptor P2Y12 disponíveis são: clopidogrel, prasugrel que são drogas da mesma classe segunda e terceira geração (tienopirimidínicos) e ticagrelor (ciclopentil-triazolo-pirimidínico).
- Devem ser iniciados precocemente, ao diagnóstico da SCA com supradesnivelamento do segmento ST (SCACSST). Na SCA sem supradesnivelamento de ST (SCASSST) não existe um claro benefício estabelecido para uso rotineiro do segundo agente antiplaquetário na abordagem inicial, sobretudo no cenário de estratégia invasiva em caráter emergencial, quando o uso e a escolha do fármaco podem ser definidos na sala de cateterismo. Nas SCASSST de moderado a alto risco, porém, o pré-tratamento pode ser considerado nos pacientes sem risco hemorrágico crítico, com risco isquêmico moderado ou elevado, com programação para realizar cinecoronariografia ou manuseio inicial conservador em terapia anti-isquêmica plena.
- Devem ser mantidos por pelo menos 1 ano após episódio de SCA. Pode-se considerar estender o tempo de dupla antiagregação

plaquetária (até 36 meses após SCA), com AAS e um antagonista do receptor P2Y12, em pacientes tratados com angioplastia ou tratamento clínico, sem risco elevado de sangramento.

- Nos casos com indicação de cirurgia de revascularização miocárdica (CRVM), recomenda-se suspender o clopidogrel ou ticagrelor por 5 dias e o prasugrel por 7 dias antes da sua realização, e reintroduzir o fármaco assim que possível no pós-operatório e manter idealmente por 1 ano.
- Para pacientes com elevado risco de sangramento mesmo na SCA, o segundo antiplaquetário poderá ser suspenso, de forma excepcional, após 1 mês, se houver necessidade de procedimentos prementes. Tal evidência demonstrada no estudo ONYX ONE (*Polymer-based or Polymer-free Stents in Patients at High Bleeding Risk*) que avaliou a não inferioridade da ICP com *stent* farmacológico com zotarolimus e polímero permanente em relação ao *stent* farmacológico recoberto com umirolimus e sem polímero, após 1 mês de DAPT seguida de terapia antiplaquetária única. No que diz respeito ao desfecho primário composto de IAM, trombose de *stent* ou morte cardiovascular (17,1% vs. 16,9%, p = 0,01 para não inferioridade) Em geral a droga suspensa é o inibidor do P2Y12, e manutenção da ácido acetilsalicílico. Mais recentemente estudos têm evidenciado que a manutenção dos inibidores do P2Y12 garante uma melhor proteção contra eventos isquêmicos com redução do risco de sangramento, já que o ácido acetilsalicílico leva a um risco aumentado independente de sangramento no tubo digestivo. Outra possibilidade de reduzir o risco de sangramento é fazer o descalonamento. Esta conduta consiste em reduzir a dose do bloqueador do P2Y12 (aqui podemos exemplificar com a redução da dose de prasugrel de 10 para 5 mg) ou trocar para um bloqueador do P2Y12 menos potente, em geral substituir ticagrelol ou prasugrel para clopidogrel.
- Os novos antiplaquetários, prasugrel e ticagrelor, devem ser preferidos para o uso na SCA com e sem supra ST. Foram comparados com clopidogrel e se mostraram mais efetivos na redução de eventos isquêmicos sem aumentar o risco de sangramentos de alto risco. O clopidogrel deve ser usado quando há contraindicação para o uso de um dos outros medicamentos ou quando não estão disponíveis. Nos pacientes submetidos a tratamento fibrinolítico o clopidogrel também deve ser preferido assim como nos que necessitam do uso de anticoagulantes.
- Para a maioria dos pacientes tratados com terapia fibrinolítica, não trocamos o clopidogrel por um dos agentes mais potentes (por exemplo, prasugrel e ticagrelor). No entanto, para pacientes submetidos a ICP mais de 24 horas após a terapia fibrinolítica, é razoável mudar para prasugrel ou ticagrelor, principalmente se a ICP revelar características de alto risco.

Clopidogrel

- Este medicamento é um tienopiridínico que depende da metabolização hepática com dois passos distintos, para a formação do metabólito ativo. Este processo leva a um tempo maior para disponibilização de formas ativas. Uma forma de encurtar este tempo é aumentando a dose de ataque. Dose de 300 mg leva de 15 a 24 horas para atingir o efeito antiplaquetária máximo, ao passo que 600 mg leva cerda de 6 horas e doses maiores não apresenta efeito adicional.
- A ação antiagregante do clopidogrel é marcada por grande variabilidade em decorrência da presença de polimorfismos genéticos das enzimas responsáveis pela sua metabolização e da influência de outros fármacos, metabolizados nos mesmos sítios que o clopidogrel, podendo diminuir a disponibilidade da sua forma ativa e reduzindo a sua ação.
- No estudo CURE, a associação do clopidogrel ao AAS na SCASSST mostrou redução

de 20% do desfecho composto de morte, acidente vascular cerebral (AVC) e infarto não fatal, independentemente do tratamento posterior recebido (angioplastia, clínico ou cirúrgico), sendo o benefício evidenciado já nas primeiras horas do uso.

- No contexto da terapia fibrinolítica preferimos o clopidogrel como bloqueador inicial do receptor P2Y12 em vez de ticagrelor ou prasugrel devido ao risco aumentado de sangramento com os dois últimos. Deve-se ter em mente que o pré-tratamento com ticagrelor ou prasugrel é uma contraindicação relativa à terapia fibrinolítica.
- Dose de ataque: 300 a 600 mg. A dose de 600 mg deve ser utilizada em pacientes que serão encaminhados a angioplastia precocemente. Aos pacientes submetidos a fibrinólise a escolha deve ser pela dose de 300 mg. Nas angioplastias realizadas pós-fibrinolítico, em especial na de resgate, deve ser dado mais 300 mg de clopidogrel antes do procedimento. Não se deve administrar a dose de ataque somente aos pacientes com mais de 75 anos.
- Dose de manutenção: 75 mg/dia (12 a 36 meses).

Prasugrel

- O prasugrel, pertencente à classe dos tienopiridínicos, possui um mecanismo de ação semelhante ao clopidogrel. No entanto, por apresentar apenas uma fase de metabolização hepática, promove inibição mais rápida, mais intensa e mais consistente do que o clopidogrel.
- O estudo TRITON demonstrou eficácia do prasugrel em comparação ao clopidogrel na redução de eventos isquêmicos (morte, acidente vascular cerebral e reinfarto) em pacientes com SCA submetidos à angioplastia, às custas de uma maior taxa de sangramento maior e ameaçador a vida. Em análise *post-hoc*, demonstrou-se que alguns subgrupos não apresentaram benefício líquido favorável ao prasugrel em decorrência da elevada taxa de sangramento: indivíduos com idade > 75 anos, peso < 60 kg e antecedente de AVC ou ataque isquêmico transitório (AIT).
- Dose de ataque: 60 mg. Somente deve ser prescrita após o conhecimento da anatomia coronária (sala de hemodinâmica) em pacientes com indicação de angioplastia. Dessa forma, seu uso rotineiro no atendimento inicial do paciente não é indicado.
- Dose de manutenção: 10 mg/dia. Em paciente com menos de 60 kg e/ou com idade > 75 anos, caso se opte pelo uso do fármaco, a dose de manutenção deve ser de 5 mg/dia.
- Contraindicação: AVC ou AIT prévios.

Ticagrelor

- O ticagrelor é um bloqueador reversível do receptor P2Y12 plaquetário não tienopiridínico, não dependente de metabolização primária, promovendo efeito antiplaquetário rápido, consistente e mais potente.
- O estudo PLATO demonstrou redução de 16% no desfecho composto (morte, AVC e infarto não fatal) do ticagrelor em relação ao clopidogrel em todos os tipos de SCA. Analisando-se os componentes do desfecho composto, houve redução significativa de IAM e de mortalidade. Além disso, não houve diferenças em relação a taxa de sangramento maior ou ameaçador à vida.
- Dose de ataque: 180 mg. Deve ser iniciado precocemente no setor de emergência, no momento do diagnóstico da SCA.
- Dose de manutenção: 90 mg, 2 vezes ao dia.
- Contraindicação: história de hemorragia cerebral.
- Esta droga pode ter como efeito colateral a dispneia. Este é um fenômeno sensitivo e não associado a causas cardíacas ou pulmonares. Em geral este efeito é transitório e costuma ser pior até a primeira semana de uso, mas este pode ser um fator de abandono do tratamento por parte do paciente. O médico ao prescrever deve alertar os pacientes

destes sintomas e tranquilizá-los para evitar assim a sua suspensão e risco de eventos isquêmicos.

Comparação de prasugrel e ticagrelor

- Estas drogas têm efeitos antiplaquetários mais potentes, mais rápidos e uniformes dentre os pacientes quando comparadas ao clopidogrel. A comparação destas duas drogas foi realizada em estudos menores e com resultados pouco relevantes.
- O estudo ISAR-REACT 5, um estudo multicêntrico realizado predominantemente na Alemanha, não patrocinado pela indústria farmacêutica, em que os pacientes necessitavam adquirir os medicamentos e o acompanhamento foi predominante por via telefônica. O estudo foi desenhado e as amostras calculadas para mostrar a superioridade do ticagrelor frente ao prasugel. Foram estudadas duas estratégias de tratamento da SCA. Naqueles com supra de ST, os randomizados para prasugrel até poderiam iniciar seu uso antes de conhecer a anatomia coronariana, dado que na grande maioria das vezes o paciente seria submetido a angioplastia primária em função da isquemia/necrose em andamento mesmo que o paciente seja multiarterial. Na SCA sem supra o paciente que foi randomizado para prasugrel só receberia este medicamento após o conhecimento da anatomia e se houvesse indicação de tratamento percutâneo. Aqueles randomizados para ticagrelor poderiam receber imediatamente após a randomização para todas as modalidades de tratamento. Contrariando as expectativas o estudo mostrou uma superioridade do prasugrel sobre o ticagrelor no risco do desfecho primário. A diferença foi principalmente pela redução de infarto não fatal, sem diferença significativa no risco de mortalidade.
- Existiram críticas ao estudo e muitos acreditam que o uso do ticagrelor foi prejudicado pela dificuldade de adesão por ter que ser tomado 2x/dia, além dos potenciais efeitos colaterais como a dispneia. Mas por outro lado é um estudo de mundo real, com os problemas do seu uso no dia a dia.

Inibidores da glicoproteína (GP) IIb/IIIa

- Impedem a ligação do fibrinogênio ao receptor de GP IIb/IIIa plaquetário, inibindo esta importante via de amplificação da agregação plaquetária.
- Atualmente estão indicados no tratamento da SCA somente após estudo hemodinâmico em casos selecionados nos quais se observa elevada carga trombótica coronariana e/ou angioplastias complicadas, paciente não adequadamente antiagregados no início do procedimento e resultado subótimo.
- Pode ser utilizada a via intracoronária (sala de hemodinâmica) ou via intravenosa.
- Em geral a indicação é feita pelo médico intervencionista ao longo do procedimento.
- Deve-se ajustar a dose de heparina não fracionada quando utilizadas estas drogas para evitar o risco de sangramento.
- Os inibidores da GP IIb/IIIa disponíveis em nosso meio são: tirofiban e o abciximab:
  - Abciximab: dose de 0,25 mg/kg em *bolus*, seguida de 0,125 µg/kg/min durante 12 horas.
  - Tirofiban (Tabela 2): dose de 10 µg/kg em *bolus* por 3 minutos, seguida de 0,15 µg/kg/min por 24 horas. Em pacientes com *clearance* de creatinina (ClCr) ≥ 15 mL/min e < 30 mL/min, a infusão deve ser reduzida em 50%. Contraindicado o uso em pacientes com ClCr < 15 mL/min.

ANTICOAGULANTES

- Os anticoagulantes disponíveis para o tratamento da SCA são: heparina não fracionada (HNF), heparina de baixo peso molecular (HBPM), fondaparinux (Tabela 3). A bivalirudina, também aprovada como anticoagulante na SCA, não está disponível no Brasil.

TABELA 2 Ajuste da dose do tirofiban utilizado após a angioplastia

Tirofiban 50 mL (1 ampola de 50 mL com 0,25 mg/mL) + SF 0,9%, 200 mL Concentração da solução: 0,05 mg/mL (50 mcg/mL)		
Peso (kg)	Ataque em 3 min (mL)*	Manutenção (mL/h) *
30-37	7	6
38-45	8	8
46-54	10	9
55-62	12	11
63-70	13	12
71-79	15	14
80-87	17	15
88-95	18	17
96-104	20	18
105-112	22	20
113-120	23	21
121-128	25	23
129-137	26	24
138-145	28	26
146-153	30	27

*Em pacientes com ClCr entre 15 e 30 mL/min a dose de ataque e manutenção deve ser reduzida em 50%.

- Indica-se início precoce da anticoagulação em pacientes com SCACSST ou SCASSST de risco moderado a alto.
- A suspensão deve ocorrer nos seguintes momentos: 1) após angioplastia da lesão culpada; 2) após fibrinólise; 3) em pacientes sem terapia de reperfusão: após, pelo menos, 48 horas quando utilizada a HNF ou com 8 dias ou na alta hospitalar se HBPM ou fondaparinux; 4) antes da CRVM: 6 horas (se em uso de HNF), 8 horas se em uso de HBPM (enoxaparina) ou no dia da cirurgia se em uso de fondaparinux.

Anticoagulação na SCACSST

- A escolha do anticoagulante, das doses e as formas de administração dependem da estratégia de reperfusão utilizada na SCACSST.

Fibrinólise

- HNF, enoxaparina ou fondaparinux podem ser utilizados em associação a fibrinólise, sendo que a HNF e a enoxaparina possuem evidência mais consistente. No estudo EXTRACT, comparou-se o uso de HNF (por pelo menos 48 horas) ou enoxaparina (por 8 dias ou até a alta hospitalar) associada à terapia fibrinolítica demonstrando-se redução do desfecho composto de morte e reinfarto em 30 dias com o uso da enoxaparina, às custas de um aumento do sangramento maior. Em análise pré-especificada demonstrou-se benefício líquido (desfecho composto por óbito, IAM não fatal, AVC com sequelas graves, sangramento maior não fatal ou hemorragia intracraniana) favorável à enoxaparina.

TABELA 3 Anticoagulação na síndrome coronariana aguda

1. Anticoagulação na SCA com supradesnivelamento de ST associado à terapia fibrinolítica

a) Heparina não fracionada
- Ataque: 60 UI/kg, IV, em *bolus* (máximo: 4.000 UI)
- Manutenção: 12 UI/kg/hora (máximo: 1.000 UI/hora)
- Meta: TTPa entre 1,5 a 2,0 vezes o controle

b) Enoxaparina
- Ataque: 30 mg, IV, em *bolus* (somente em < 75 anos)
- Manutenção:
  - 1 mg/kg de 12/12 h (< 75 anos)
  - 0,75 mg/kg de 12/12 h (se > 75 anos)
  - 1 mg/kg, 1 vez ao dia (se ClCr < 30 mL/min)
- Contraindicado se ClCr < 15 mL/min.

c) Fondaparinux
- Ataque: 2,5 mg, IV, em *bolus*
- Manutenção: 2,5 mg, SC, 1 vez ao dia
- Contraindicado se ClCr < 20 mL/min

2. Anticoagulação na SCA com supradesnivelamento de ST associado à angioplastia primária

a) Heparina não fracionada
- Ataque: 60 UI/kg, IV, em *bolus* (máximo 4.000 UI)
- Manutenção: 12 UI/kg/h (máximo 1.000 UI/h)
- Controle: TCA entre 300 e 350 segundos (durante o procedimento)

b) Enoxaparina
- Ataque: 0,5 mg/kg, IV, em *bolus*

3. Anticoagulação na SCA sem supradesnivelamento de ST

a) Heparina não fracionada
- Ataque: 60 UI/kg, IV, em *bolus* (máximo: 4.000 UI)
- Manutenção: 12 UI/kg/hora (máximo: 1.000 UI/hora)
- Meta: TTPa entre 1,5 e 2,0 vezes o controle

b) Enoxaparina
- Dose: 1 mg/kg, 12/12h (se ClCr entre 15-30 mL/min: 1 mg/kg, 1 vez ao dia)
- Em pacientes submetidos a angioplastia: caso a última dose da enoxaparina tenha sido administrada há mais de 8 horas: administrar dose adicional antes do procedimento: 0,3 mg/kg, IV

c) Fondaparinux
- Dose: 2,5 mg, SC, 1 vez ao dia
- Se angioplastia: associar durante o procedimento HNF, IV, em *bolus* 85 UI/kg (65 UI/kg, se associado a inibidores da GP IIb/IIIa)
- Contraindicado se ClCr < 20 mL/min

ClCr: *clearance* de creatinina; GP: glicoproteína; HNF: heparina não fracionada; TCA: tempo de coagulação ativado; TTPa: tempo de tromboplastina parcial ativada.

- HNF 60 UI/kg, IV, em *bolus*, máximo de 4.000 UI, seguido por infusão contínua de 12 UI/kg/hora, máximo de 1.000 UI/hora, inicialmente. Manter por um período mínimo de 48 horas com ajustes na infusão para que o TTPa permaneça entre 1,5 e 2,0 vezes o controle.
- Enoxaparina 30 mg, IV, em *bolus* seguido de 1 mg/kg de 12/12 h. Nos pacientes com mais de 75 anos, o *bolus* não deve ser utilizado e a dose de manutenção deve ser diminuída para 0,75 mg/kg de 12/12 h; pacientes com ClCr < 30 mL/min devem receber apenas metade da dose diária, ou seja, 1 mg/kg uma vez ao dia. Caso ClCr seja sabidamente inferior a 15 mL/min, deve-se utilizar a HNF.
- Fondaparinux 2,5 mg, IV, seguido de 2,5 mg, SC, 1x/dia. Não utilizar se ClCr < 20 mL/min.

Angioplastia primária

- Apesar de em nosso meio haver preferência pela HNF antes da angioplastia primária, a

HBPM também pode ser utilizada. O fondaparinux, no entanto, associou-se a maiores taxas de complicações trombóticas relacionadas ao procedimento percutâneo, sendo contraindicado nessa situação.

- HNF, IV, em *bolus* 60 UI/kg (máximo 4.000 UI), mantendo-se infusão contínua com 12 UI/kg/h (máximo 1.000 UI/h). Durante o procedimento deve-se controlar o tempo de coagulação ativado (TCA) para mantê-lo entre 250 e 350 segundos.
- Enoxaparina: 0,5 mg/kg, IV, de ataque.

Anticoagulação na SCASSST

- Os anticoagulantes utilizados na SCASSST são: HNF, enoxaparina e fondaparinux.
- A enoxaparina foi comparada à HNF em pacientes com SCASSST de alto risco no estudo SYNERGY, demonstrando-se não inferioridade em relação à eficácia, apesar de pequeno aumento em sangramento. Contudo, observou-se em análise *post-hoc* que na população em que se utilizou a mesma heparina durante a internação (ou seja, sem *crossover* de HNF para enoxaparina ou vice-versa), a enoxaparina reduziu significativamente morte e infarto não fatal, além de não se associar a maior taxa de sangramento. Com isso, recomenda-se evitar a substituição dos anticoagulantes durante a internação por SCA.
- O fondaparinux, avaliado no estudo OASIS-5, mostrou-se não inferior à enoxaparina em relação à eficácia e se associou a menor taxa de sangramento. Em pacientes encaminhados à angioplastia, no entanto, faz-se necessária a associação de HNF para se evitar complicações trombóticas, como trombose de cateteres.
- Apesar de enoxaparina e fondaparinux apresentarem facilidades posológicas e se mostrarem seguros, a HNF continua sendo opção favorável em algumas situações, como na presença de disfunção renal importante (ClCr < 15 mL/min) ou peso acima de 100 kg. Caso se opte pela enoxaparina nessas situações, a dosagem da atividade anti-Xa (alvo terapêutico entre 0,6 e 1 UI/mL) pode ser útil.

FIBRINOLÍTICOS

- A fibrinólise está indicada como terapia de recanalização na SCACSST em situações nas quais a angioplastia primária não se encontra disponível e/ou há previsão > 120 minutos para transferência a um centro com capacidade para realizá-la e em pacientes sem contraindicações (Tabela 4).
- O benefício é maior quanto mais precoce for seu início. Está indicada nas primeiras 12 horas do início da dor, porém, em alguns casos (p. ex., choque cardiogênico, área extensa de miocárdio acometido) poderá ser realizada em até 24 horas. Entre a chegada do paciente ao serviço e o início da infusão do trombolítico (tempo porta-agulha) não deve transcorrer mais do que 30 minutos.
- Após 90 minutos da infusão do fibrinolítico deve-se avaliar os critérios de reperfusão (redução de pelo menos 50% do supradesnivelamento de ST, surgimento de arritmias de reperfusão e melhora da dor) para se definir a estratégia de estratificação invasiva:
  - Com critérios de reperfusão: estratégia fármaco-invasiva (cineangiocoronariografia em 3 h a 24 h)
  - Sem critérios de reperfusão: angioplastia de resgate (cineangiocoronariografia de emergência)
- De forma geral, a angioplastia primária apresenta resultados superiores à terapia fibrinolítica, no entanto, a trombólise apresenta resultados comparáveis quando iniciada precocemente. No estudo STREAM não houve diferença significativa no desfecho primário (composto por morte, insuficiência cardíaca/choque cardiogênico ou reinfarto em 30 dias) entre angioplastia primária e trombólise com tenecteplase (com estratégia fármaco-invasiva ou angioplastia de resgate se ne-

TABELA 4 Contraindicações aos fibrinolíticos

Absolutas	Relativas
Doença terminal Lesão vascular ou neoplasia do sistema nervoso central História prévia de coagulopatia hemorrágica Acidente vascular cerebral hemorrágico em qualquer tempo ou isquêmico nos últimos 3 meses Importante trauma, cirurgia ou injúria craniana nos últimos 3 meses Sangramento gastrointestinal ativo Dissecção aguda da aorta	Idade funcional >75 anos Gravidez ou < 1 mês pós-parto Punção de vaso não compressível Hipertensão arterial (> 180/110 mmHg) não responsiva às medidas terapêuticas habituais Uso de anticoagulante oral Ressuscitação traumática e prolongada Doença hepática avançada Endocardite infecciosa Úlcera péptica ativa AVC isquêmico há mais de 3 meses ou outras patologias do SNC não listadas como CI absolutas Para SK: exposição prévia (principalmente entre 5 dias e 2 anos) ou reação alérgica

cessário) em pacientes admitidos em até 3 horas do início dos sintomas. Neste estudo somente 36% dos pacientes necessitaram da angioplastia de resgate.

- Os regimes de administração dos fibrinolíticos para o tratamento do IAM com supradesnivelamento de segmento ST são:
  - Alteplase (rtPA): iniciar com *bolus* IV de 15 mg, independentemente do peso, seguido de uma infusão contínua IV de 0,75 mg/kg em 30 min (dose máxima 50 mg), seguido da infusão IV de 0,5 mg/kg em 60 minutos (dose máxima 35 mg).
  - Tenecteplase (TNK): único *bolus*, nas doses de 30 mg IV (peso < 60 kg), 35 mg IV (peso 60 < 70 kg), 40 mg IV (peso 70 < 80 kg), 45 mg IV (peso 80 < 90 kg) ou 50 mg IV (peso > 90 kg). Se acima de 75 anos utilizar metade da dose.
  - Estreptoquinase (SK): 1,5 milhão UI, IV, diluído em 100 mL de soro fisiológico com infusão em 60 minutos. Caso haja hipotensão, deve-se colocar o paciente em posição de Trendelemburg e realizar expansão volêmica. Se a hipotensão se mantiver, a velocidade de infusão do medicamento deve ser reduzida.

BETABLOQUEADORES

- Os betabloqueadores (BB) têm ação antianginosa, contribuindo para o controle da frequência cardíaca e a redução do consumo de oxigênio miocárdico.
- No estudo COMMIT que incluiu mais de 45 mil pacientes, observou-se que o uso de metoprolol, IV, nas primeiras 24 horas do IAM seguida da medicação oral não reduziu eventos em relação ao placebo. A ausência de benefício foi associada ao aumento de choque cardiogênico com o uso precoce de BB, IV. Com isso, ao se iniciar esta medicação nas fases iniciais da SCA, deve-se avaliar os fatores de risco para choque cardiogênico:
  - Idade > 70 anos.
  - Pressão arterial sistólica < 120 mmHg.
  - Frequência cardíaca > 110 bpm.
  - Classificação de Killip > 1.
- Em pacientes com estas características, portanto, o início do BB deve ser adiado até uma fase de maior estabilidade clínica, preferencialmente antes da alta hospitalar.
- Deve-se dar preferência ao uso por via oral, iniciando-se com doses baixas e com fármacos de meia-vida mais curta (p. ex., propra-

nolol) com aumento progressivo da dose na internação.

- O betabloqueador deve ser mantido indefinidamente após a SCA principalmente em pacientes que evoluem com disfunção ventricular (nesses casos a preferência deve ser pelo carvedilol, succinato de metoprolol ou bisoprolol). Em pacientes após SCASSST e com função ventricular preservada a evidência de benefício com a manutenção da medicação a longo prazo é menos consistente.
- Outras contraindicações específicas da medicação: asma, doença pulmonar obstrutiva crônica descompensada, insuficiência arterial periférica grave, bradicardia, hipotensão.

INIBIDORES DO SISTEMA RENINA-ANGIOTENSINA-ALDOSTERONA

Inibidores da enzima conversora da angiotensina (IECA) e bloqueadores do receptor de angiotensina-II (BRA)

- Recomenda-se início precoce (< 24 h) do IECA sobretudo em pacientes de maior risco, após SCACSST com acometimento de parede anterior, sintomas decorrentes de disfunção ventricular e antecedente de IAM prévio. Na SCASSST não há evidências definitivas sobre o benefício de seu início precoce.
- Deve ser mantido o uso do IECA de forma indefinida em pacientes que persistem com disfunção ventricular, nos diabéticos, hipertensos e portadores de doença renal crônica.
- O uso dos BRA fica reservado aos pacientes intolerantes aos IECA (principalmente por tosse seca).

Bloqueadores da aldosterona

- Esta classe de medicação foi testada no contexto de SCA no estudo EPHESUS, que demonstrou reduções significativas na mortalidade (já aos 30 dias de seguimento) em pacientes que iniciaram o eplerenone entre 3 e 14 dias do IAM.
- No Brasil, o bloqueador de aldosterona disponível é a espironolactona. Deve ser introduzida na fase hospitalar e mantida indefinidamente em pacientes com disfunção ventricular esquerda (fração de ejeção < 40%) associada a sintomas de insuficiência cardíaca (classificação de Killip > 2) ou diabetes.
- Contraindicações ao uso de espironolactona: disfunção renal (creatinina > 2,5 mg/dL em homens ou > 2,0 mg/dL em mulheres) e hipercalemia (potássio sérico > 5,0 mEq/L).

ESTATINAS

- O uso de estatina em alta dose durante internação por SCA foi avaliado no estudo MIRACL que mostrou que a introdução de atorvastatina 80 mg entre 24 e 96 h reduziu recorrência de eventos, independentemente do perfil lipídico.
- O estudo SECURE-PCI avaliou o uso de dose de ataque de atorvastatina 80 mg antes da coronariografia em 4.191 pacientes com SCA submetidos à estratégia invasiva. O uso da dose de ataque não reduziu desfechos cardiovasculares maiores em 30 dias comparado ao placebo (HR 0,88; IC 95% 0,69 a 1,11; p = 0,27), embora tenha havido possível benefício no subgrupo de pacientes que foram submetidos à ICP (HR 0,72; IC 95% 0,54 a 0,96; p = 0,02).
- Em relação à terapia a longo prazo, recomenda-se manter terapia com estatina de alta potência (atorvastatina 40-80 mg ou rosuvastatina 20-40 mg). Em pacientes que mantêm níveis de LDL-colesterol (acima de 50 mg/dL) com a dose máxima de estatina tolerada, deve-se considerar associação de um segundo hipolipemiante: ezetimibe ou inibidores da PCSK-9.

NITRATOS

- Indicado para controle de sintomas em paciente com angina persistente por via sublingual ou venosa: dinitrato de isossorbida 5 mg (até 3 comprimidos com intervalos de 5 minutos) ou nitroglicerina, IV, 10 µg/min (aumentos de 10 µg a cada 5 minutos se necessário).

- Contraindicações ao nitrato: pressão arterial sistólica < 90 mmHg, uso de inibidores da fosfodiesterase-5 nas últimas 24 a 48 horas, suspeita de infarto de ventrículo direito (supradesnivelamento de ST em V3R e V4R).
- Caso haja melhora dos sintomas após a administração da medicação sublingual ou intravenosa, deve-se repetir o eletrocardiograma com o objetivo de observar alteração dinâmica de segmento ST.

MORFINA

- O sulfato de morfina, usado por via intravenosa 2 a 4 mg (diluídos na solução de 1 mg/mL), fica reservado às situações em que a dor não cessou apesar do uso do nitrato.
- Estudos de farmacocinética mostram redução do efeito dos inibidores de P2Y12 quando em associação à morfina.
- Recentemente foi evidenciado que o uso rotineiro precoce de morfina pode estar associado a aumento de mortalidade intra-hospitalar e eventos cardiovasculares maiores.
- Assim como o uso de nitrato, deve ser evitado em pacientes com suspeita de infarto de ventrículo direito.

PROTETORES GÁSTRICOS

- Pacientes em uso de dupla antiagregação plaquetária devem ser considerados para uso de protetores da mucosa gástrica.
- Pacientes de maior risco para sangramento gastrointestinal (idade avançada, uso concomitante de anticoagulação oral ou anti-inflamatórios não hormonais, infecção por H. pylori, úlcera péptica ou sangramento gastrointestinal prévio) devem ser mantidos com inibidor de bomba de prótons (IBPs). Contudo, deve se evitar a associação clopidogrel e omeprazol devido a interferência no metabolismo hepático com redução da potência antiplaquetária. Outros IBPs (pantoprazol ou esomeprazol, p. ex.) são opções mais seguras nesse caso.

QUAL É A ROTINA NA EMERGÊNCIA DO INCOR?

- O uso de cada uma das medicações acima descritas será comentado nos capítulos seguintes com ênfase em cada situação clínica distinta e na experiência do nosso serviço.

BIBLIOGRAFIA RECOMENDADA

1. Nicolau JC, Feitosa-Filho G, Petriz JL, Furtado RHM, Précoma DB, Lemke W, et al. Diretrizes da Sociedade Brasileira de Cardiologia sobre Angina Instável e Infarto Agudo do Miocárdio sem Supradesnível do Segmento ST – 2021. Arq Bras Cardiol. 2021;117(1):181-264.
2. Piegas LS, Timerman A, Feitosa GS, Nicolau JC, Mattos LAP, Andrade MD, et al. V Diretriz da Sociedade Brasileira de Cardiologia sobre tratamento do infarto agudo do miocárdio com supradesnível do segmento ST. Arq Bras Cardiol. 2015;105(2):1-105.
3. Lüscher TF, Steffel J, Eberli FR, Joner M, Nakazawa G, Tanner FC, et al. Drugeluting stent and coronary thrombosis: biological mechanisms and clinical implications. Circulation. 2007;115(8):1051-8.
4. Windecker S, Latib A, Kedhi E, Kirtane AJ, Kandzari DE, Mehran R, et al. Polymer-based or polymer-free stents in patients at high bleeding risk. N Engl J Med. 2020;382(13):1208-18.
5. O'Gara PT, Kushner FG, Ascheim DD, Casey DE Jr, Chung MK, de Lemos JA, et al. 2013 ACCF/AHA guideline for the management of ST-elevation myocardial infarction: a report of the American College of Cardiology Foundation/American Heart Association Task Force on Practice Guidelines. J Am Coll Cardiol. 2013;61:e78-140.
6. Bauersachs J, Bhatt DL, Dendale P, Dorobantu M, Edvardsen T, Folliguet T, Gale CP, et al. ESC Scientific Document Group. 2020 ESC Guidelines for the management of acute coronary syndromes in patients presenting without persistent ST-segment elevation. Eur Heart J. 2021;42(14):1289-367. Erratum in: Eur Heart J. 2021;42(19):1908. Erratum in: Eur Heart J. 2021;42(19):1925. Erratum in: Eur Heart J. 2021.

7. Ibanez B, James S, Agewall S, Antunes MJ, Bucciarelli-Ducci C, Bueno H, et al. ESC Scientific Document Group. 2017 ESC Guidelines for the management of acute myocardial infarction in patients presenting with ST-segment elevation: The Task Force for the management of acute myocardial infarction in patients presenting with ST-segment elevation of the European Society of Cardiology (ESC). Eur Heart J. 2018;39(2):119-177.
8. Benjamin EJ, Blaha MJ, Chiuve SE, Cushman M, Das SR, Deo R, et al. Heart disease and stroke statistics: 2017 Update. Circulation. 135(10):e146-e603.
9. McNamara RL, Kennedy KF, Cohen DJ, Diercks DB, Moscucci M, Ramee S, et al. Predicting in-hospital mortality in patients with acute myocardial infarction. J Am Col Cardiol. 2016; 68(6):626-35.
10. Mehta SR, Bassand JP, Chrolavicius S, Diaz R, Eikelboom JW, Fox KA, et al; CURRENT-OASIS 7 Investigators. Dose comparisons of clopidogrel and aspirin in acute coronary syndromes. CURRENT-OASIS 7 Investigators. N Engl J Med. 2010;363(10):930-42. Erratum in: N Engl J Med. 2010;363(16):1585.
11. Fox KA, Mehta SR, Peters R, Zhao F, Lakkis N, Gersh BJ, et al. Benefits and risks of the combination of clopidogrel and aspirin in patients undergoing surgical revascularization for non-ST-elevation acute coronary syndrome: the Clopidogrel in Unstable angina to prevent Recurrent ischemic Events (CURE) Trial. Circulation. 2004;110(10):1202-8.
12. Sabatine MS, Cannon CP, Gibson CM, Lopez-Sendon JL, Montalescot G, Theroux P, et al. Addition of clopidogrel to aspirin and fibrinolytic therapy for myocardial infarction with ST-segment elevation. N Engl J Med. 2005;352(12):1179-89.
13. Bonaca MP, Braunwald E, Sabatine MS. Long-term use of ticagrelor in patients with prior myocardial infarction. N Engl J Med. 2015;373:1274-75.
14. Levine, GN, Bates, ER, Bittl, JA, Brindis RG, Fihn SD, Fleisher LA, et al. 2016 ACC/AHA Guideline focused update on duration of dual antiplatelet therapy in patients with coronary artery disease: a report of the American College of Cardiology/American Heart Association Task Force on Clinical Practice Guidelines. J Am Col Cardiol. 2016;68(10):1082-115.
15. Wiviott SD, Braunwald E, McCabe CH, Montalescot G, Ruzyllo W, Gottlieb S, et al. Prasugrel versus clopidogrel in patients with acute coronary syndromes. N Engl J Med. 2007;357:2001-15.
16. Wallentin L, Becker RC, Budaj A, Cannon CP, Emanuelsson H, Held C, et al. Ticagrelor versus clopidogrel in patients with acute coronary syndromes. N Engl J Med. 2009;361:1045-57.
17. Karvouni E, Katritsis DG, Ioannidis JPA. Intravenous glycoprotein IIb/IIIa receptor antagonists reduce mortality after percutaneous coronary interventions. J Am Col Cardiol. 2003; 41(1):23-32.
18. Antman EM, Morrow DA, McCabe CH, Murphy SA, Ruda M, Sadowski Z, et al. Enoxaparin versus unfractionated heparin with fibrinolysis for ST--elevation myocardial infarction. N Engl J Med. 2006;354:1477-88.
19. Ferguson JJ, Califf RM, Antman EM, Cohen M, Grines CL, Goodman S, et al; SYNERGY Trial Investigators. Enoxaparin vs unfractionated heparin in high-risk patients with non-ST-segment elevation acute coronary syndromes managed with an intended early invasive strategy: primary results of the SYNERGY randomized trial. JAMA. 2004;292(1):45-54.
20. Armstrong PW, Gershlick AH, Goldstein P, Wilcox R, Danays T, Lambert Y, et al. Fibrinolysis or primary PCI in ST-segment elevation myocardial infarction. N Engl J Med. 2013;368:1379-87.
21. Chen ZM, Pan HC, Chen YP, Peto R, Collins R, Jiang LX, et al. Early intravenous then oral metoprolol in 45 852 patients with acute myocardial infarction: randomised placebo-controlled trial. Lancet. 2005;366:1622-32.
22. Pitt B, Remme W, Zannad F, Neaton J. Eplerenone a selective aldosterone blocker in patients with left ventricular dysfunction after myocardial infarction. N Eng J Med. 2003;348(14):1309-21.
23. Schwartz GG, Olsson AG, Ezekowitz MD, Ganz P, Oliver MF, Waters D, et al. Effects of atorvastatin on early recurrent ischemic events in acute coronary syndromes: the MIRACL study: a randomized controlled trial. JAMA. 2001;285:1711-8.
24. Cannon CP, Braunwald E, McCabe CH, Rader DJ, Rouleau JL, Belder R, et al. Pravastatin or atorvastatin evaluation and infection therapy-thrombolysis in myocardial infarction 22 investigators. Intensive versus moderate lipid lowering with statins after acute coronary syndromes. N Engl J Med. 2004;350(15):1495-504. Erratum in: N Engl J Med. 2006;354(7):778.
25. Cannon CP, Blazing MA, Giugliano RP, McCagg A, White JA, Theroux P, et al. Ezetimibe added to statin therapy after acute coronary syndromes. N Engl J Med. 2015;372:2387-97.
26. Berwanger O, Santucci EV, de Barros e Silva PGM, Jesuíno IA, Damiani LP, Barbosa LM, et al. Effect of loading dose of atorvastatin prior to planned percutaneous coronary intervention on major adverse cardiovascular events in acute coronary syndrome. JAMA. 2018;319(13):1331-40.

27. Sabatine MS, Giugliano RP, Keech AC, Honarpour N, Wiviott SD, Murphy SA, et al. Evolocumab and clinical outcomes in patients with cardiovascular disease. For the FOURIER Steering Committee and Investigators. 2017;376(18):1713-22.
28. Hobl EL, Stimpfl T, Ebner J, Schoergenjofer C, Derhaschnig U, Plassman RS, et al. Morphine decreases clopidogrel concentrations and effects: a randomized, double-blind, placebo-controlled trial. J Am Coll Cardiol. 2014;63(7):630-5.
29. Thomas MR, Morton AC, Hossain R, Chen b, Luo L, Shahari NN, et al. Morphine delays the onset of action of prasugrel in patients with prior history of ST-elevation myocardial infarction. Thromb Haemost. 2016;116(7):96-102.
30. .Kubica J, Adamski P, Ostrowska M, Sikora J, Kubica JM, Srooka WD, et al. Morphine delays and attenuates ticagrelor exposure and action in patients with myocardial infarction: the randomized, double-blind, placebo-controlled IMPRESSION trial. Eur Heart J. 2016;37(3):245-52.
31. .Duarte GS, Nunes-Ferreira A, Rodrigues FB, Pinto FJ, Ferreira JJ, Costa J, et al. Morphine in acute coronary syndrome: systematic review and meta-analysis. BMJ Open. 2019;9(3):e025232.
32. Abraham NS, Hlatky MA, Antman EM, Bhatt DL, Bjorkman DJ, Clark CB, et al. ACCF/ACG/AHA 2010 expert consensus document on the concomitant use of proton pump inhibitors and thienopyridines: a focused update of the ACCF/ACG/AHA 2008 expert consensus document on reducing the gastrointestinal risks of antiplatelet therapy and NSAID use: a report of the American College of Cardiology Foundation Task Force on Expert Consensus Documents. J Am Coll Cardiol. 2010;56:2051-66.

3

Síndrome coronariana aguda sem supradesnível do segmento ST

Carla David Soffiatti
Luciano Moreira Baraciolli

OBSERVAÇÕES GERAIS BASEADAS EM EVIDÊNCIAS

Introdução

- As síndromes coronarianas agudas (SCA) são caracterizadas por redução súbita da perfusão miocárdica.
- Apesar de ser, na maioria das vezes, considerada parte da evolução da doença aterosclerótica coronária (DAC), a SCA diferencia-se fortemente dos demais espectros dessa doença, principalmente no que diz respeito ao prognóstico.
- A SCA sem supradesnivelamento do segmento ST (SCASSST) compreende duas entidades: o infarto agudo do miocárdio sem supradesnivelamento do segmento ST (IAMSSST) e a angina instável (AI). Ambas serão o foco deste capítulo.
- A AI se diferencia do IAMSSST por não apresentar evidência de injúria miocárdica, constatada pela positividade de biomarcadores cardíacos, como a troponina.
- Na DAC crônica, cerca de 1 a 3% dos pacientes apresentam eventos cardiovasculares maiores em um ano, enquanto cerca de 10% dos pacientes apresentam novos eventos cardiovasculares após um evento coronariano agudo (AI ou IAMSSST) no mesmo período; além de haver óbito intra-hospitalar em cerca de 5% dos casos, demonstrando a importância de uma abordagem diferenciada e intensiva nesse grupo de pacientes.

Conceito e epidemiologia

- A doença cardiovascular (DCV) segue sendo a principal causa de óbito no Brasil e no mundo, com quase metade dessas mortes em decorrência da doença isquêmica cardíaca.
- Anualmente, estima-se que cerca de 7 milhões de pessoas sejam diagnosticados com SCA em todo o mundo.
- Cerca de 85% das mortes associados à SCA ocorrem na população com 65 anos ou mais.
- A SCASSST é responsável por aproximadamente 70% dos casos.
- Aproximadamente 60% dos atendimentos hospitalares em razão de SCA ocorre na população entre 50 e 70 anos de idade.
- A Tabela 1 mostra a definição atual de infarto agudo do miocárdio (IAM). O IAM pode ainda ser classificado por tipos, conforme a fisiopatologia (Tabela 2).

FISIOPATOLOGIA E ETIOPATOGENIA

- De forma geral, a SCASSST se associa com obstrução parcial significativa da coronária.

TABELA 1 Definição de infarto agudo do miocárdio (IAM)

Quarta definição universal de IAM (obrigatório 2 critérios):	
1) Injúria miocárdica aguda (presença dos 2 critérios)	▪ Elevação dos valores de troponina cardíaca, com pelo menos um dos valores acima do percentil 99 de referência ▪ Aguda: curva que identifica ascensão e/ou queda de valores seriados
2) Evidência de isquemia (presença de qualquer dos critérios)	▪ Sintomas de isquemia miocárdica aguda ▪ Novas alterações isquêmicas no ECG ▪ Nova onda Q patológica no ECG ▪ Alteração segmentar nova ECO ou perda miocárdio viável pela RNM (etiologia isquêmica) ▪ Presença de trombo intracoronário ou placa ulcerada (angiografia, necrópsia)

ECG: eletrocardiograma; ECO: ecocardiograma; RNM: ressonância nuclear magnética.

TABELA 2 Fisiopatologia e tipos de infarto agudo do miocárdio (IAM)

Tipo	Fisiopatologia	Evento
1	Aterotrombose coronária	Infarto espontâneo, em razão de ruptura/erosão de placa aterosclerótica
2	Consumo maior que a oferta de oxigênio	Intercorrência clínica (sepse, sangramento, taquicardia etc.), em paciente com ou sem coronariopatia crônica, levando à injúria miocárdica aguda, associado à evidência de isquemia miocárdica
3	Morte súbita precedida de isquemia	Sintomas e/ou ECG isquêmicos, seguidos de morte, antes da coleta de marcadores
4	Relacionado à ICP	
4a	Periprocedimento	Elevação de Tn-US > 5 vezes o VR, com evidência de isquemia miocárdica, dentro 48 h da ICP
4b	Trombose de *stent*	Infarto (geralmente IAMCSSST) com cateterismo mostrando oclusão trombótica intra-*stent*
4c	Reestenose de *stent*	Elevação de Tn-US com evidência clínica e/ou imagem de isquemia, cujo único achado é uma reestenose de *stent*
5	Relacionado à CRVM	Elevação de Tn-US > 10 vezes o VR, com evidência clínica ou imagem de isquemia, após CRVM

CRVM: cirurgia de revascularização miocárdica; ECG: eletrocardiograma; IAMCSSST: IAM com supradesnivelamento do segmento ST; ICP: intervenção coronária percutânea; Tn-US: troponina ultrassensível; VR: valor referência.

- A principal característica fisiopatológica de um evento coronariano agudo sem supradesnivelamento do segmento ST é a instabilização da placa aterosclerótica com subsequente formação de trombo suboclusivo. Aproximadamente 2/3 das SCA são secundárias à ruptura de placa aterosclerótica (placa vulnerável) – rompimento da capa fibrótica espessa e contato do material intraplaca com a corrente sanguínea e, consequentemente, trombose arterial. Cerca de 1/3 dos casos são por erosão de placa – ocorre apenas denudação endotelial, e o desenvolvimento do trombo se dá pelo contato dos elementos sanguíneos com a superfície da placa. Menos comumente, em aproximadamente 5% dos casos, em razão de nódulos calcificados – calcificação nodular saliente à superfície do lúmen do vaso levando a formação de trombo.

- Na SCA sem supradesnivelamento do segmento ST, o mecanismo fisiopatológico mais comumente relacionado é a erosão de placa.
- Outras causas de SCASSST incluem vasoespasmo coronário (1-5%), dissecção espontânea de coronária (1-4%), trombose ou embolia coronária (1-3%), além de IAM com coronariopatia não obstrutiva (MINOCA).
- Diversas condições clínicas, como taquiarritmias, miocardite, síndrome de takotsubo, sepse e embolia pulmonar, podem causar elevações nos níveis de troponina não diretamente relacionadas à isquemia miocárdica e, dessa forma, não devem ser caracterizadas como infarto, mas como diagnósticos diferenciais de injúria miocárdica aguda.

Diagnóstico

- Uma vez que o eletrocardiograma (ECG) de 12 derivações não é conclusivo na SCASSST, o diagnóstico baseia-se na apresentação clínica, eletrocardiográfica e laboratorial (buscando evidência de lesão miocárdica).

Quadro clínico

- O quadro clínico contempla a avaliação da probabilidade pré-teste – idade, fatores de risco para DAC, história pregressa – somada à sintomatologia. Fundamental para a anamnese e o exame clínico em caso de suspeita clínica de SCA e também de outros diagnósticos diferenciais de dor torácica.
- O sintoma mais comum da SCA é o desconforto torácico, presente em 79% dos homens e 74% das mulheres.
- A dor torácica típica se caracteriza por desconforto retroesternal persistente e caráter opressivo, que se inicia em repouso (pode ser desencadeado por esforço físico ou estado emocional), irradia para o pescoço, os membros superiores, o epigastro ou a mandíbula e está associada à dispneia, à palidez e/ou à sudorese.
- A apresentação atípica – localização não clássica da dor e/ou presença de equivalentes isquêmicos como plenitude gástrica ou dispneia, classicamente correlacionada com pacientes idosos, diabéticos e/ou mulheres, têm se mostrado menos frequente.
- O exame físico, além de contribuir com o diagnóstico diferencial da dor torácica não relacionada à SCA, também deve ser direcionado na avaliação de complicações da SCA, como disfunção ventricular ou complicações mecânicas do IAM (comunicação interventricular, ruptura de parede livre ou insuficiência mitral aguda); estas últimas menos frequentes na SCASSST.
- Portanto, deve-se atentar para a presença de sopro sistólico em foco mitral ou borda esternal esquerda, taquicardia, taquipneia, hipotensão, sudorese, pulsos finos, terceira bulha e/ou estertores pulmonares.

Eletrocardiograma

- O ECG de 12 derivações é a primeira ferramenta diagnóstica e deve ser realizado e interpretado em até 10 minutos após a admissão hospitalar.
- A acurácia diagnóstica aumenta quando se compara a um ECG prévio.
- O objetivo da realização precoce é identificar prontamente a presença de supradesnivelamento do segmento ST (IAMCSSST), que tem sensibilidade de 68% e especificidade de 97% para identificar a oclusão coronária.
- Na suspeita de oclusão coronária e ECG não comprobatório, orienta-se sempre realizar derivações adicionais (V7, V8, V9, V3R, V4R), além de seriar ECG.
- Na SCASSST, deve-se atentar para achados eletrocardiográficos como:
  - Infradesnivelamento do segmento ST (infraST) (31%).
  - Inversões da onda T (12%).
  - Depressões do segmento ST combinadas com inversões da onda T (16%).
  - Nenhuma alteração (41%).
- Alterações dinâmicas no segmento ST ou da onda T durante episódio doloroso, que revertem ou melhoram após o alívio dos sintomas

– com ou sem uso de nitrato –, são importantes marcadores diagnóstico e prognóstico.

- Deve-se atentar também a padrões eletrocardiográficos de alto risco e associados a mau prognóstico, como:
  - Padrão de Wellens em derivações precordiais correlacionado com suboclusão da porção proximal da descendente anterior (DA):
    - Tipo 1: onda T *plus-minus*, principalmente V2-V3).
    - Tipo 2: ondas T invertidas, profundas e simétricas V1-V4.
  - Padrão supraST aVR (> 1mm) com infraST difuso (> 6 derivações), correlacionado com lesão suboclusiva de tronco de coronária esquerda ou porção proximal da coronária descendente anterior.

Biomarcadores

- São úteis para auxiliar tanto no diagnóstico como no prognóstico de pacientes com SCA.
- As troponinas são os biomarcadores de escolha para avaliação diagnóstica de pacientes com suspeita de SCA, pois apresentam acurácia diagnóstica superior à CK-MB massa e aos demais biomarcadores de lesão miocárdica.
- Na disponibilidade da troponina, nenhum outro marcador deve ser rotineiramente solicitado para diagnóstico de SCA.
- As troponinas convencionais (microgramas/L ou nanogramas/mL) possuem menor sensibilidade, principalmente dentro de 6 horas do início da dor.
- Com o advento das troponinas ultrassensíveis de gerações mais atuais (Tn-US; unidade em nanogramas/L ou picogramas/mL) e, portanto, aumento da sensibilidade e acurácia diagnóstica, adotaram-se algoritmos acelerados, com objetivo de reduzir tempo de permanência e custos na emergência; destaque para os protocolos de *rule-in* ou *rule-out*, com medida da Tn-US na chegada (0 h) e segunda dosagem 1 a 3 horas após.

Exames de imagem não invasivos

- Têm relevância, sobretudo, nos pacientes com ECG e biomarcadores normais.
- A escolha de cada um dependerá do objetivo e da questão clínica a ser respondida, como demonstrada na Tabela 3.

Estratificação de risco

- Todos os pacientes com SCASSST devem ser estratificados e classificados em alto, intermediário ou baixo risco de desenvolverem eventos cardíacos maiores, bem como para avaliação do risco de sangramento.
- Para auxiliar na estratificação do risco isquêmico, é possível utilizar diversos escores clínicos além dos escores para avaliação de risco de sangramento, como:
  - TIMI (baixo 0 a 2; intermediário 3 a 4; alto 5 a 7).
  - GRACE (óbito hospitalar: baixo < 109 pontos; intermediário 109-140 pontos; alto > 140 pontos).
  - CRUSADE.
  - ARC-HBR (*Academic Research Consortium for High Bleeding Risk*).
- É recomendável a classificação por mais de um método, e o pior cenário deve ser considerado nas decisões quanto às condutas a serem adotadas.
- Pacientes com estratificação de muito alto risco (Tabela 4) devem ser encaminhados para estratificação coronária invasiva imediata, idealmente em até 2 horas da avaliação.
- Recomenda-se estratificação coronária invasiva por meio da cineangiocoronariografia para os pacientes de alto risco de maneira precoce – em até 24 horas da admissão hospitalar, e a maioria dos pacientes de intermediário risco preferencialmente antes de 48 a 72 horas da admissão, sendo possível a utilização de métodos não invasivos para os de baixo risco.

TABELA 3 Exames não invasivos na síndrome coronariana aguda sem supradesnivelamento do segmento ST (SCASSST)

Exame	Considerações
Teste ergométrico	Pacientes de baixo risco, ECG e troponina normais, estáveis e sem dor após 9 a 12 h em observação, ECG interpretável (ausência BRE, marca-passo ou SVE)
Ecocardiograma de estresse	Pacientes baixo-intermediário risco, ECG e troponina normais, após 4 h em observação, até 72 h internação
Cintilografia de perfusão miocárdica	Repouso: pacientes baixo-intermediário risco, ECG e troponina normais, sem comprometimento segmentar prévio, com dor ou dentro de 6 h do último episódio (idealmente < 2 h) Estresse: pacientes baixo-intermediário risco, ECG e troponina normais, estáveis e sem dor após 9 a 12 h em observação, habitualmente na internação
Angiotomografia computadorizada de artérias coronárias	Pacientes baixo-intermediário risco, ECG e troponina normais. Alto valor preditivo negativo. Idealmente pacientes com FC < 80 bpm ou que tolerem cronotrópico negativo. Pode-se realizar protocolo de descarte triplo (triple *rule-out*), no qual se avalia também artérias aorta (dissecção da aorta) e pulmonar (TEP)
Ecocardiograma transtorácico	Anormalidade da contração segmentar durante ou imediatamente após um episódio de dor pode sugerir o diagnóstico. Avalia disfunção ventricular, descarta complicações mecânicas e auxilia no diagnóstico diferencial. Deve ser realizado em todos os pacientes

BRE: bloqueio de ramo esquerdo; ECG: eletrocardiograma; FC: frequência cardíaca; SVE: sobrecarga ventricular esquerda; TEP: tromboembolismo pulmonar.
Adaptada de Nicolau et al., 2021.

Tratamento das síndromes coronarianas agudas sem supradesnivelamento do segmento ST

- O atendimento inicial deve ser realizado em sala de emergência, sob monitorização cardíaca contínua, para todo caso suspeito ou confirmado de SCA.
- Oxigenoterapia somente deve ser ofertada se a saturação de oxigênio for inferior a 90% ou se há sinais de desconforto respiratório.
- Em pacientes com dor torácica, deve-se utilizar nitrato via sublingual ou endovenosa como antianginoso de escolha. Essa classe de medicação é contraindicada se:
  - A pressão arterial sistólica for menor que 100 mmHg.
  - Houver confirmação de acometimento de ventrículo direito.
  - Uso de sildenafila nas últimas 24 horas.
  - Uso de tadalafila nas últimas 48 horas.
- O uso de morfina deve ser reservado para pacientes com sintomas refratários.
- Evidências recentes ressaltam a possibilidade de interação entre o uso da morfina e a atividade antiplaquetária dos inibidores do P2Y12, reduzindo a sua atividade.

Tratamento das síndromes coronarianas agudas sem supradesnivelamento do segmento ST de risco baixo

- Os pacientes classificados como baixo risco – escores TIMI ≤ 2, GRACE < 88 (6 meses) ou < 109 (hospitalar) e sem critérios clínicos de alto risco, como elevação de troponina ou alteração eletrocardiográfica– devem ser estratificados com provas funcionais não invasivas ainda no setor de emergência ou serem encaminhados.
- Critérios de alta nas primeiras 12 horas: clinicamente estáveis (sem dor torácica e sem instabilidade hemodinâmica ou elétrica), eletrocardiograma normal ou sem alteração isquêmica aguda, troponina normal em tem-

po hábil e, se realizado, teste provocador de isquemia negativo.

- Nesses pacientes, o tratamento medicamentoso deve ser individualizado, considerando-se manter ácido acetilsalicílico (AAS) em dose baixa (81-100 mg/dia) e estatinas.
- O uso de anticoagulantes ou inibidores do receptor P2Y12 não é indicado de rotina em pacientes com SCASSST de baixo risco.

Tratamento das síndromes coronarianas agudas sem supradesnivelamento do segmento ST de risco intermediário ou alto

Estratificação coronária e revascularização miocárdica nas síndromes coronarianas agudas sem supradesnivelamento do segmento ST

- Na maioria dos casos de SCASSST, os pacientes são elegíveis para intervenção coronária percutânea (ICP).
- Em cerca de 10% dos casos, há indicação de revascularização cirúrgica e até 30% são mantidos em tratamento clínico exclusivo.
- Os pacientes classificados como de alto risco (p. ex., alteração de troponina, alteração eletrocardiográfica, escore GRACE > 140 pontos ou escore TIMI ≥ 5 pontos) devem ser considerados para estratégica invasiva precoce em até 24 hora da admissão hospitalar.
- Quando houver critérios de muito alto risco (Tabela 4), há indicação de cineangiocoronariografia imediata (< 2 horas).

TABELA 4 Indicação de cineangiocoronariografia de emergência

Insuficiência cardíaca aguda (edema agudo de pulmão ou choque cardiogênico)
Instabilidade hemodinâmica
Angina refratária
Instabilidade elétrica/arritmia ventricular maligna revertida
Supradesnivelamento de ST transitório ou intermitente
Parada cardiorespiratória (PCR)

Tratamento medicamentoso – terapia antitrombótica

- AAS deve ser iniciado precocemente ao diagnóstico de SCA, na dose de ataque de 150 a 300 mg, mastigado ou macerado e mantido na dose de 81 a 100 mg ao dia continuamente.
- Em pacientes indicados para estratégia invasiva precoce (< 24 horas e, em especial, nos < 2 horas), o início do inibidor do receptor P2Y12 deverá ocorrer na sala de cateterismo, após conhecimento da anatomia coronária.
- O início do inibidor do receptor P2Y12 antes do cateterismo, no entanto, pode ser considerado em alguns cenários, como:
  - Em pacientes sem risco hemorrágico elevado e com risco isquêmico moderado ou elevado em programação de cineangiocoronariografia.
  - Em pacientes com conduta inicial conservadora.

TABELA 5 Inibidores do receptor P2Y12 na síndrome coronariana aguda sem supradesnivelamento do segmento ST (SCASSST)

Opções de pré-tratamento
Ticagrelor: 180 mg (ataque) seguido de 90 mg a cada 12 h (manutenção)
Clopidogrel 300 mg (ataque) seguido de 75 mg/dia (manutenção)
Opções de tratamento após cineangiocoronariografia
Prasugrel 60 mg (ataque) e 10 mg/dia (manutenção): somente para pacientes submetidos à intervenção coronária percutânea. Contraindicado se acidente vascular encefálico ou ataque isquêmico transitório prévios; idade ≥ 75 anos ou peso < 60 kg
Ticagrelor: 180 mg (ataque) e 90 mg a cada 12 h (manutenção)
Clopidogrel 300 mg (ataque, se mantido em tratamento conservador) ou 600 mg (ataque, se submetido à ICP) e 75 mg/dia (manutenção)

- Com relação ao tempo de tratamento, recomenda-se manter a terapia antiplaquetária dupla com AAS e inibidor do receptor P2Y12 por 12 meses após o evento coronariano agudo.

- Em casos selecionados, associados a elevado risco de sangramento, é seguro transicionar para monoterapia com AAS após 6 meses ou com inibidor P2Y12 após 3 meses do evento inicial.
- Já em pacientes de elevado risco isquêmico e baixo risco de sangramento, pode-se considerar estender a terapia dupla para além de 12 meses após a SCA.
- Os antiplaquetários inibidores da glicoproteína IIb/IIIa atualmente têm seu uso restrito ao laboratório de hemodinâmica e são reservados a casos de ICP associados a complicações trombóticas.
- A terapia anticoagulante está indicada após a confirmação do diagnóstico de SCASSST de moderado ou alto risco e deve ser mantida até a revascularização cirúrgica ou percutânea ou por 8 dias (ou até a alta hospitalar, se esta ocorrer primeiro) em pacientes mantidos em tratamento clínico.
- As opções de anticoagulantes disponíveis no Brasil são descritas na Tabela 6.

Tratamento medicamentoso adjuvante na síndrome coronariana aguda

- Estatina de alta intensidade deve ser iniciada ou mantida durante a internação por SCA.
- No acompanhamento pós-SCA, em pacientes que não atinjam a meta de LDL-colesterol inferior a 50 mg/dL, há indicação de se associar outras classes de hipolipemiantes como ezetimiba e inibidor da PCSK9.
- Especialmente em pacientes que evoluem com disfunção ventricular, está indicado início de terapia com inibidores do sistema renina-angiotensina, antagonistas da aldosterona e betabloqueadores.

Tratamento adicional

- Além do tratamento medicamentoso, pacientes pós-SCA devem ser orientados sobre mudanças de estilo de vida que envolvem:
  - Reabilitação cardiopulmonar.
  - Cessação do tabagismo.
  - Dieta.
  - Controle do peso.
  - Vacinação contra pneumococo e influenza.

TABELA 6 Terapia anticoagulante na síndrome coronariana aguda sem supradesnivelamento do segmento ST (SCASSST)

Anticoagulantes	Dose	Observações
Heparina de baixo peso molecular (HBPM) – enoxaparina	1 mg/kg subcutâneo (SC) a cada 12 h	Correção da dose: ▪ Idade ≥ 75 anos: 0,75 mg/kg SC a cada 12 h ▪ Filtração glomerular entre 15-30 mL/min: 1 mg/kg/dia SC Evitar se filtração glomerular < 15 mL/min
Fondaparinux	2,5 mg/dia SC	Opção para pacientes de alto risco de sangramento em tratamento clínico. Se a ICP associar heparina não fracionada 85 UI/kg IV. Contraindicado se filtração glomerular < 20 mL/min
Heparina não fracionada (HNF)	60 a 70 UI/kg IV (ataque, máximo de 4.000 UI) e 12 a 15 UI/kg IV (manutenção, máximo de 1.000 UI/h)	Anticoagulante de escolha se a taxa de filtração glomerular < 15 mL/min Controle com TTPa com o objetivo de manter de 1,5 a 2,0 x em relação ao controle Deve-se evitar a troca de HNF e HBPM durante o tratamento da SCASSST

ICP: intervenção coronária percutânea; TTPa: tempo de tromboplastina parcial ativada.

TABELA 7 Tratamento medicamentoso adjuvante pós-síndrome coronariana aguda

Tratamento adjuvante pós-SCA	Principais indicações na SCA
Estatina de alta potência (p. ex., atorvastatina 40-80 mg/dia ou rosuvatatina 20-40 mg/dia)	Todos os pacientes sem contraindicação
Inibidores da enzima conversora de angiotensina (IECA)	Fração de ejeção ventricular esquerda (FEVE) < 40%, hipertensão arterial sistêmica, diabetes ou insuficiência renal crônica
Bloqueadores do receptor de angiotensina-II (BRA)	Pacientes intolerantes ao IECA
Bloqueador de aldosterona	FEVE ≤ 40%, diabetes e/ou congestão pulmonar na fase aguda
Betabloqueadores	Disfunção ventricular, obstruções coronarianas não abordadas (isquemia residual)

CONCLUSÕES

- A SCASSST ainda é uma condição associada à elevada morbidade e mortalidade, a despeito dos avanços no tratamento e na brevidade do diagnóstico e do manejo do paciente.
- A estratificação do risco isquêmico e hemorrágico, assim como uma terapia antitrombótica individualizada, associado ao tratamento farmacológico adjuvante otimizado e às modificações do estilo de vida, são cruciais na redução da recorrência de eventos e no impacto na qualidade de vida dos pacientes após um evento coronariano agudo.

QUAL É A ROTINA NA EMERGÊNCIA DO INCOR?

- Em todos os pacientes, os escores de risco de eventos coronários (preferencialmente escore TIMI e/ou GRACE), o escore de sangramento (Crusade ou Roxana) e a classificação de Killip devem ser calculados à admissão.
- Pacientes de baixo risco coronário recebem AAS 200 a 300 mg via oral e permanecem em observação até tempo hábil do último episódio de dor para a coleta de troponina ultrassensivel. Caso permaneçam hemodinamicamente estáveis, com ECG não diagnóstico e marcadores negativos, solicita-se de rotina teste isquêmico não invasivo (teste ergométrico ou cintilografia de perfusão miocárdica). Se positivo, o restante da terapia medicamentosa é administrado e os pacientes permanecem internados para estratificação invasiva. Se negativo ou quando não for possível realizar a prova isquêmica não invasiva, o paciente recebe alta com retorno precoce ambulatorial em uso de AAS e estatina.
- Em pacientes com SCASSST de risco alto ou intermediário, no InCor, preferencialmente opta-se por estratificação invasiva em 24 horas da admissão. Exceção pode ser feita e individualizada em casos de pacientes de risco intermediário com insuficiência renal ou alto risco de sangramento.
- Pacientes com infradesnivelamento do segmento ST, alterações dinâmicas de ST ou marcadores de necrose miocárdica positivos (troponina) são sempre considerados de alto risco e devem ser submetidos ao cateterismo o mais precocemente possível.
- Raciocínio semelhante é aplicado a pacientes com ECG com presença de *plus-minus* (síndrome de Wellens) em parede anterior na ausência de área inativa, sobrecarga e bloqucio de ramo, sendo esse achado sugestivo e altamente sugestivo de suboclusão de descendente anterior (Figura 1).
- Quando se opta por estratificação não invasiva em pacientes de risco intermediário, geralmente utiliza-se a cintilografia de perfusão miocárdica, que deve ser realizada

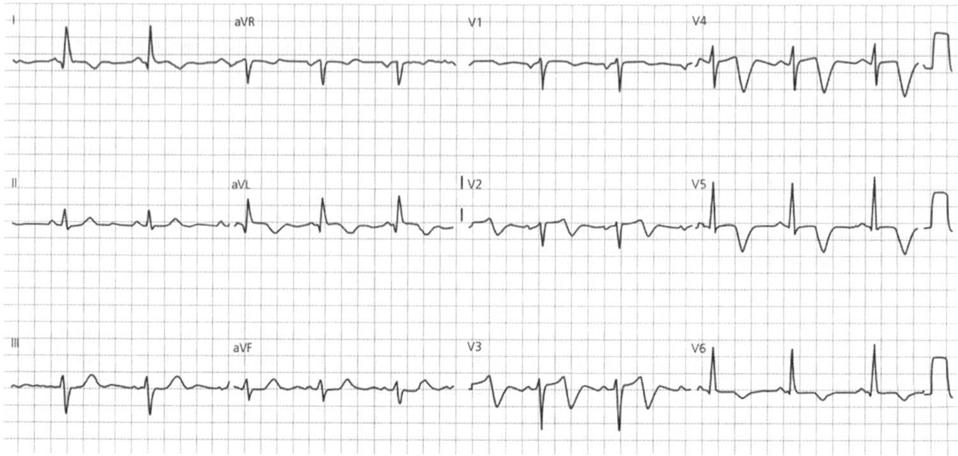

FIGURA 1 *Plus-minus* em parede anterior em paciente com dor torácica aguda. Coronariografia evidenciou presença de oclusão de 95% em terço proximal de artéria descendente anterior.

somente após 48 horas da admissão em uso de terapia específica (inclusive betabloqueador); ou mesmo uso da angiotomografia de coronária nas primeiras 24 horas.

- Todos os pacientes com SCASSST de risco intermediário/alto são internados e recebem, na chegada, AAS em dose de ataque; quando adotada a estratégia invasiva precoce; o início do inibidor do receptor P2Y12 deverá ocorrer na sala de cateterismo, após conhecimento da anatomia coronária. O uso de ticagrelor e prasugrel é preferencial em relação ao clopidogrel em todos os pacientes com SCA (respeitando suas contraindicações e lembrando que o prasugrel só deve ser iniciado após conhecida a anatomia coronariana).
- São solicitados exames gerais como função renal, eletrólitos, coagulograma, hemograma, proteína C-reativa e radiografia de tórax a todos os pacientes admitidos, além dos marcadores de necrose miocárdica.
- Todos os pacientes têm seu perfil lipídico dosado nas primeiras 24 horas do evento e recebem estatina com doses de acordo com os resultados obtidos, visando meta de LDL-colesterol < 50 mg/dL, conforme diretrizes. Geralmente utiliza-se atorvastatina 40-80 mg/dia.
- Todos os pacientes são submetidos à realização de ecocardiograma transtorácico no primeiro dia. O exame deverá ser repetido a qualquer momento caso haja deterioração clínica do paciente, principalmente em busca de complicações mecânicas associadas ao evento coronariano agudo.
- Em relação aos marcadores miocárdicos, realiza-se dosagem de troponina ultrassensível em protocolo de *rule-out*, com medida na chegada (0 h) e segunda dosagem após 1, 2 ou 3 horas.
- Administra-se a todos os pacientes sem contraindicações enoxaparina via subcutânea, corrigida quando necessário para idade e função renal.
- O inibidor da glicoproteína IIb/IIIa é medicação de escolha, preferencialmente pelo hemodinamicista, empregado apenas em casos selecionados com alta carga trombótica e em pacientes com risco de sangramento baixo a moderado, sendo mantido por 24 horas após a intervenção coronária percutânea.
- Protetor gástrico é utilizado na grande maioria dos casos, de preferência o bloqueador

de bomba de próton principalmente quando o risco de sangramento for elevado. A intervenção coronária percutânea é, de preferência, restrita ao vaso culpado durante o evento índice. Vasos com lesões residuais importantes (não culpados) são avaliados e habitualmente são tratados por angioplastia ou mesmo cirurgia (multiarteriais) ainda na mesma internação. De rotina utilizam-se *stents* farmacológicos.

- Em pacientes com lesões críticas residuais em artérias que não a culpada pelo evento agudo, por vezes opta-se por realizar estratégia de estratificação estagiada, efetivando a angioplastia de vasos não culpados em segundo tempo ainda durante a internação.
- Em pacientes com instabilidade hemodinâmica (hipotensão refratária com necessidade de drogas vasoativas e/ou inotrópicos), tem-se como rotina a passagem de balão intra-aórtico ainda no setor de hemodinâmica. Até que sua passagem seja realizada, a droga de escolha em pacientes em choque cardiogênico é a dobutamina, utilizada em dose máxima de 20 mcg/kg/min.
- Após o tratamento inicial, todos os pacientes são idealmente transferidos à unidade coronária, onde permanecem com telemetria contínua.
- O tempo médio de internação de pacientes com IAMSSST no InCor é de 5 dias. Naqueles admitidos em Killip I, com função ven-

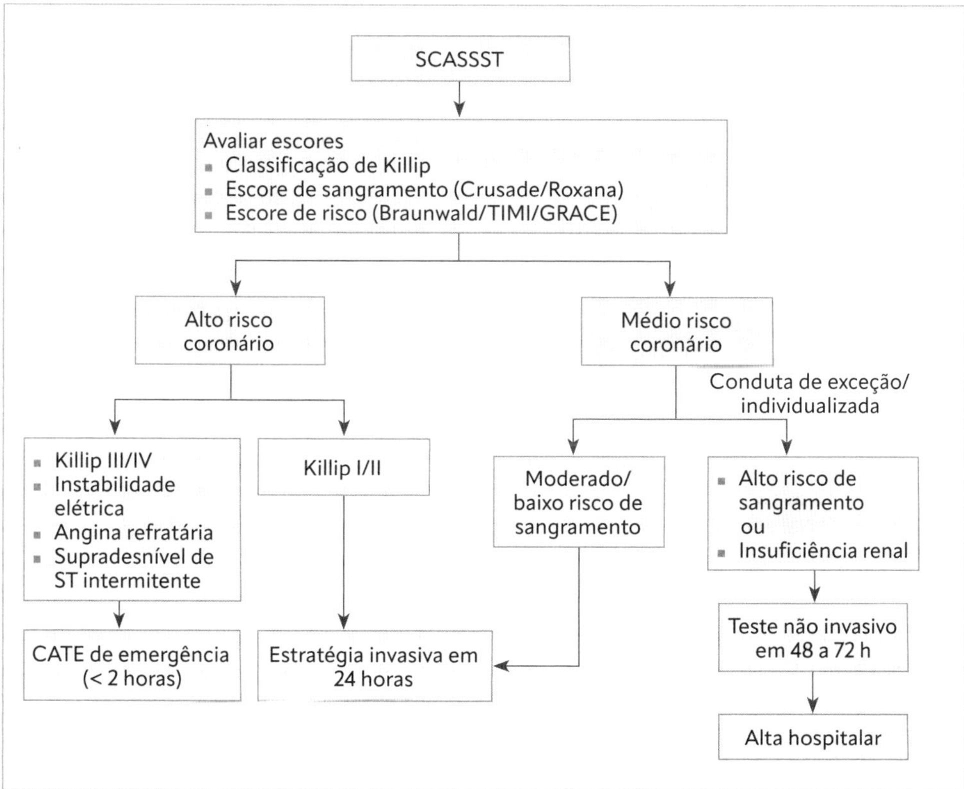

FIGURA 2 Fluxograma de estratificação coronária em pacientes com síndrome coronariana aguda sem supradesnivelamento do segmento ST (SCASSST) de médio/alto risco na Unidade de Emergência do InCor.
CATE: cateterismo.

tricular preservada, queda de troponina e sem ocorrência de arritmias, a alta hospitalar pode ser considerada de maneira mais precoce, por volta do terceiro dia de internação.

- Casos de AI recebem alta hospitalar geralmente em 24 a 48 horas após a angioplastia, caso permaneçam hemodinamicamente estáveis, sem arritmias e sem elevação de marcadores superior a 5 vezes o valor de referência após intervenção percutânea, para assim, não configurar evento coronário agudo relacionado ao procedimento.
- Pacientes que permanecem em tratamento clínico recebem alta idealmente após 48 horas de internação, após otimização terapêutica.
- O fluxograma para escolha da estratificação de SCASSST na Unidade de Emergência do InCor encontra-se na Figura 2.

Bibliografia recomendada

1. Bhatt DL, Lopes RD, Harrington RA. Diagnosis and treatment of acute coronary syndromes: a review. JAMA. 2022;327(7):662-75.
2. Bergmark BA, Mathenge N, Merlini PA, Lawrence-Wright MB, Giugliano RP. Acute coronary syndromes. Lancet. 2022;399(10332):1347-58.
3. Thygesen K, Alpert JS, Jaffe AS, Chaitman BR, Bax JJ, Morrow DA, et al. Fourth universal definition of myocardial infarction. Circulation. 2018;138(20):e618-e651.
4. Nicolau JC, Feitosa Filho GS, Petriz JL, De Mendonça Furtado RH, Précoma DB, Lemke W, et al. Brazilian Society of Cardiology Guidelines on Unstable Angina and Acute Myocardial Infarction without ST-Segment Elevation – 2021. Arq Bras Cardiol. 2021;117(1):181-264.
5. Swap CJ, Nagurney JT. Value and limitations of chest pain history. JAMA;2005;294(20):2623-9.
6. Collet JP, Thiele H, Barbato E, Barthélémy O, Bauersachs J, Bhatt DL, et al. 2020 ESC Guidelines for the management of acute coronary syndromes in patients presenting without persistent ST-segment elevation. Eur Heart J. 2021;42(14):1289-367.
7. Hofmann R, James SK, Jernberg T, Lindahl B, Erlinge D, Witt N, et al. Oxygen therapy in suspected acute myocardial infarction. N Engl J Med. 2017;377(13):1240-9.
8. Furtado RHM, Nicolau JC, Guo J, Im K, White JA, Sabatine MS, et al. Morphine and cardiovascular outcomes among patients with non-ST-segment elevation acute coronary syndromes undergoing coronary angiography. J Am Coll Cardiol. 2020;75(3):289-300.
9. Lawton JS, Tamis-Holland JE, Bangalore S, Bates ER, Beckie TM, Bischoff JM, et al. 2021 ACC/AHA/SCAI Guideline for Coronary Artery Revascularization: a report of the American College of Cardiology/American Heart Association Joint Committee on Clinical Practice Guidelines. Circulation. 2022;145(3):E18-114.
10. Schüpke S, Neumann FJ, Menichelli M, Mayer K, Bernlochner I, Wöhrle J, et al. Ticagrelor or prasugrel in patients with acute coronary syndromes. N Engl J Med. 2019;381(16):1524-34.
11. Pelliccia A, Sharma S, Gati S, Bäck M, Börjesson M, Caselli S, et al. 2020 ESC Guidelines on sports cardiology and exercise in patients with cardiovascular disease. Eur Heart J. 2021;42(1):17-96.
12. de Carvalho T, Milani M, Ferraz AS, da Silveira AD, Herdy AH, Hossri CAC, et al. Diretrizes Diretriz Brasileira de Reabilitação Cardiovascular – 2020 Diretrizes Diretrizes Lista de Abreviaturas de Acrônimos Diretrizes. Arq Bras Cardiol. 2020;114(5):943-87.
13. Fröbert O, Götberg M, Erlinge D, Akhtar Z, Christiansen EH, MacIntyre CR, et al. Influenza vaccination after myocardial infarction: a randomized, double-blind, placebo-controlled, multicenter trial. Circulation. 2021;144(18):1476-84.
14. Mehta SR, Wood DA, Storey RF, Mehran R, Bainey KR, Nguyen H, et al. Complete revascularization with multivessel PCI for myocardial infarction. N Engl J Med. 2019;381(15):1411-21.
15. Thiele H, Akin I, Sandri M, Fuernau G, Waha S, Meyer-Saraei R, et al. PCI strategies in patients with acute myocardial infarction and cardiogenic shock. N Engl J Med. 2017;377(25):2419-32.
16. Feres F, Costa RA, Siqueira D, Costa Jr JR, Chamié D, Staico R, et al. Diretriz Sobre Intervenção Coronária Percutânea. Arq Bras Cardiol. 2017;109:1-81.
17. Serrano C V, Soeiro A de M, Torres Leal TCA, Godoy LC, Biselli B, Hata LA, et al. Statement on antiplatelet agents and anticoagulants in cardiology – 2019. Arq Bras Cardiol. 2019;113(1):111-34.
18. Ibanez B, James S, Agewall S, Antunes MJ, Bucciarelli-Ducci C, Bueno H, et al. 2017 ESC Guidelines for the management of acute myocardial infarction in patients presenting with ST-segment elevation. Eur Heart J. 2018;39(2):119-77.

19. Piegas LS, Timerman A, Feitosa GS, Nicolau JC, Mattos LAP, Andrade MD, et al. V Diretriz da Sociedade Brasileira de Cardiologia sobre Tratamento do Infarto Agudo do Miocárdio com Supradesnível do Segmento ST. Arq Bras Cardiol. 2015;105(2):1-105.

20. Hochman JS, Lamas GA, Buller CE, Dzavik V, Reynolds HR, Abramsky SJ, et al. Coronary intervention for persistent occlusion after myocardial infarction. N Engl J Med. 2006;355(23):2395-407.

4

Síndrome coronariana aguda com supradesnível do segmento ST

José Carlos Nicolau
Remo Holanda de Mendonça Furtado

OBSERVAÇÕES GERAIS BASEADAS EM EVIDÊNCIAS

Introdução

- As síndromes coronarianas agudas (SCA) constituem a principal causa de óbito em adultos no mundo ocidental, destacando-se, entre elas, o infarto agudo do miocárdio (IAM) com supradesnível do segmento ST. Com os crescentes avanços da medicina em diagnosticar e tratar rapidamente esses pacientes, tem se tornado rotina o conceito da reperfusão o mais rápido possível como meta terapêutica primordial no IAM com supradesnível de ST (IAMCSST). Este capítulo trata dos principais aspectos relacionados ao tratamento desta síndrome, com enfoque fundamentalmente no manejo na unidade de emergência.
- O IAMCSST ocorre como decorrência de oclusão aguda, de natureza trombótica, de vaso epicárdico coronário, determinando injúria c morte imediata, se não for tratado a tempo. Em cerca de 6% dos casos que são encaminhados à angiografia, constatam-se coronárias sem lesões aparentes. Tais casos podem ser explicados por trombose in situ ou embolia coronária (p. ex., em paciente com prótese metálica valvar) com trombo dissolvido e sem aterosclerose associada, vasoespasmo, taquicardiomiopatia adrenérgica ou mesmo outros diagnósticos diferenciais não coronários como miopericardite aguda.
- O sintoma mais comumente associado ao IAMCSST, assim como às SCA de uma maneira geral (vide capítulo específico), é a dor precordial. Costuma ocorrer em repouso, por vezes desencadeada por algum fator estressor (p. ex., exercício, estresse, frio intenso, pós-operatório) e não aliviada por nitrato sublingual. Na maioria dos casos, sintomas associados como sudorese, náusea, dispneia ou lipotimia podem acontecer. Algumas vezes, apenas os sintomas associados ocorrem, sem presença de dor torácica, sendo chamado equivalente anginoso. Tais casos são mais comuns em mulheres, idosos e diabéticos. Por conta disso, todo paciente com sintomas sugestivos de insuficiência coronária aguda deve realizar, de imediato, o eletrocardiograma (ECG) de 12 derivações, sendo este o ponto fundamental do qual se determina a conduta.

Tratamento do IAMCSST

- Uma vez identificado supradesnível de segmento ST de pelo menos 1 mm em duas ou mais derivações contíguas em paciente com sintomas sugestivos de isquemia, estamos diante de um caso de IAMCSST (Figuras 1 e 2). No caso das derivações V2 e V3, deve-se considerar o limite de 1,5 mm em mulheres e de 2 mm em homens para caracterizar o supradesnível de segmento ST. Além disso, bloqueio de ramo esquerdo (BRE) novo ou presumivelmente novo ou infradesnível de ST em derivações V1-V4 sugestivo de imagem em espelho de supradesnível da parede de dorsal também se enquadram nessa definição. Diante disso, a terapia de reperfusão deve ser considerada.

- Nos casos que se apresentam com menos de 12 horas do início dos sintomas e na indisponibilidade de cateterismo, a escolha é pelo uso do fibrinolítico. A medicação mais usada em nosso meio, em decorrência da facilidade e do custo, é a estreptoquinase. Quando utilizá-la, sempre tomar o cuidado de man-

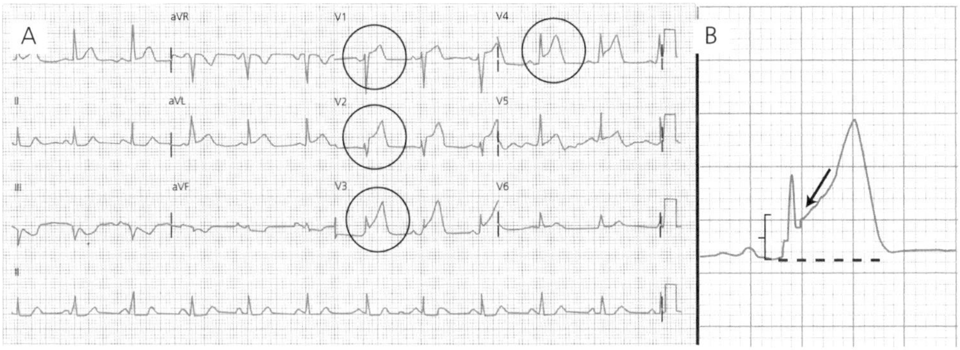

FIGURA 1 Eletrocardiograma (ECG) mostrando supradesnível do segmento ST em derivações V1-V4 (em A, assinalado com círculos pretos). Em B, detalhe da derivação V3 mostrando como medir o supradesnível, levando-se em conta a altura do ponto J (seta) em relação à linha PQ (linha tracejada).

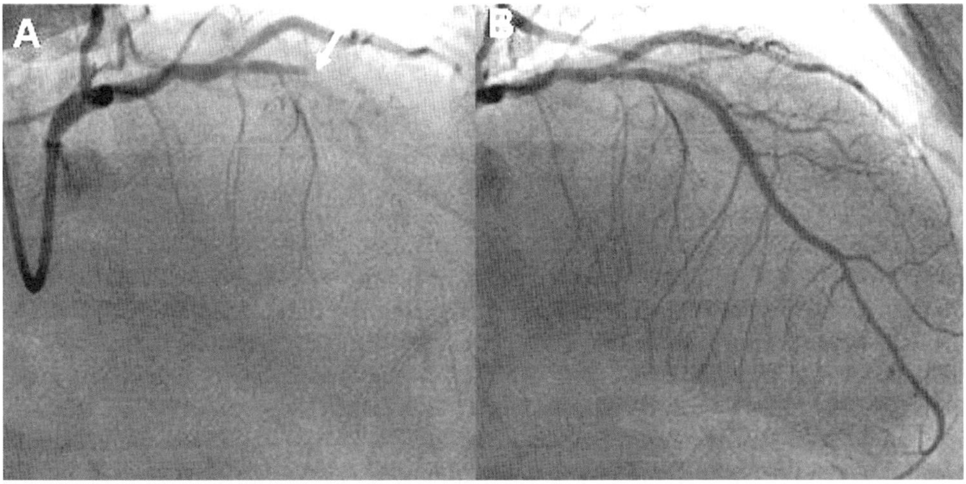

FIGURA 2 Infarto agudo do miocárdio (IAM) com supra anterior tratado com angioplastia primária com *stent* da artéria descendente anterior. Em A, coronariografia mostrando oclusão no terço médio do vaso (seta). Em B, imagem do vaso recanalizado com sucesso após término do procedimento.

ter dois acessos venosos calibrosos, sendo o segundo usado caso o paciente apresente hipotensão (efeito colateral comum da medicação). Como alternativas, também podem ser utilizadas a tenecteplase (Metalyse®) e a alteplase (Actilyse®). Estas últimas têm maior eficácia do que a estreptoquinase, com menor risco de anafilaxia e hipotensão, embora com risco ligeiramente maior de sangramento (Tabela 1).

- Em todas as situações em que se utiliza o fibrinolítico, lembrar de fazer um *checklist* dos critérios de contraindicação ao medicamento (Tabela 2).
- Ao se utilizar o fibrinolítico, considera-se sucesso na reperfusão a redução de mais de 50% no tamanho do supradesnível de ST, levando-se em conta a derivação em que ele for maior, comparando-se o ECG inicial e o ECG 90 minutos após o início da infusão do medicamento (Figura 3). Espera-se que o tempo porta-agulha (entre a chegada ao hospital e o início da infusão do medicamento) seja inferior a 30 minutos.
- Nos casos em que não houver reperfusão bem-sucedida, quando houver sinais de disfunção aguda do ventrículo esquerdo (VE) ou choque cardiogênico e quando houver contraindicação ao fibrinolítico, é preferível transferência do paciente a um centro capacitado em cateterismo cardíaco. Embora as diretrizes contemplem a possibilidade de transferência como alternativa ao fibrinolítico nos casos em que o tempo do primeiro contato médico (ou seja, chegada ao primeiro hospital) até a realização da angioplastia for inferior a 120 minutos, sabemos que isso não é a realidade na maioria dos hospitais

TABELA 1 Doses dos fibrinolíticos utilizados no IAMCSST

	Dose	Observações
Estreptoquinase	1.500.000 UI diluídos em 100 mL de soro fisiológico 0,9%, EV, infundido em 1 h	Pode causar hipotensão e anafilaxia Não repetir em menos de 1 ano Manter dois acessos venosos calibrosos
Tenecteplase (Metalyse®)	0,5 mg/kg, em *bolus*, EV (máximo de 50 mg)	Não necessita de bomba de infusão Fibrinolítico de escolha na trombólise pré- -hospitalar
Alteplase (Actilyse®)	15 mg em *bolus* EV, seguido de infusão de 0,75 mg/kg (máximo de 50 mg) em 30 min e, a seguir, 0,5 mg/kg (máximo de 35 mg) em 1 h	Também utilizado no AVC agudo (doses e critérios de exclusão diferentes do IAMCSST)

AVC: acidente vascular cerebral; EV: endovenoso; IAMCSST: infarto agudo do miocárdio com supradesnível de ST.

TABELA 2 Critérios de contraindicação ao fibrinolítico

Absolutos	Relativos
Sangramento ativo exceto menstruação Histórico de tumor, aneurisma ou malformação arteriovenosa intracraniana AVC isquêmico há menos de 1 ano AVC hemorrágico em qualquer época Suspeita de dissecção de aorta não descartada Hipertensão grave (PA sistólica > 180 mmHg ou PA diastólica > 110 mmHg) não controlada mesmo com farmacoterapia	Trauma craniano recente (< 1 mês) Cirurgia de médio a grande porte recente (< 1 mês) Úlcera péptica em atividade ou hemorragia digestiva recente (< 3 semanas) Uso prévio de anticoagulante Hipertensão grave (PA sistólica > 180 mmHg ou PA diastólica > 110 mmHg) controlada mesmo com farmacoterapia Gravidez Punção lombar recente (< 3 semanas)

AVC: acidente vascular cerebral; PA: pressão arterial.

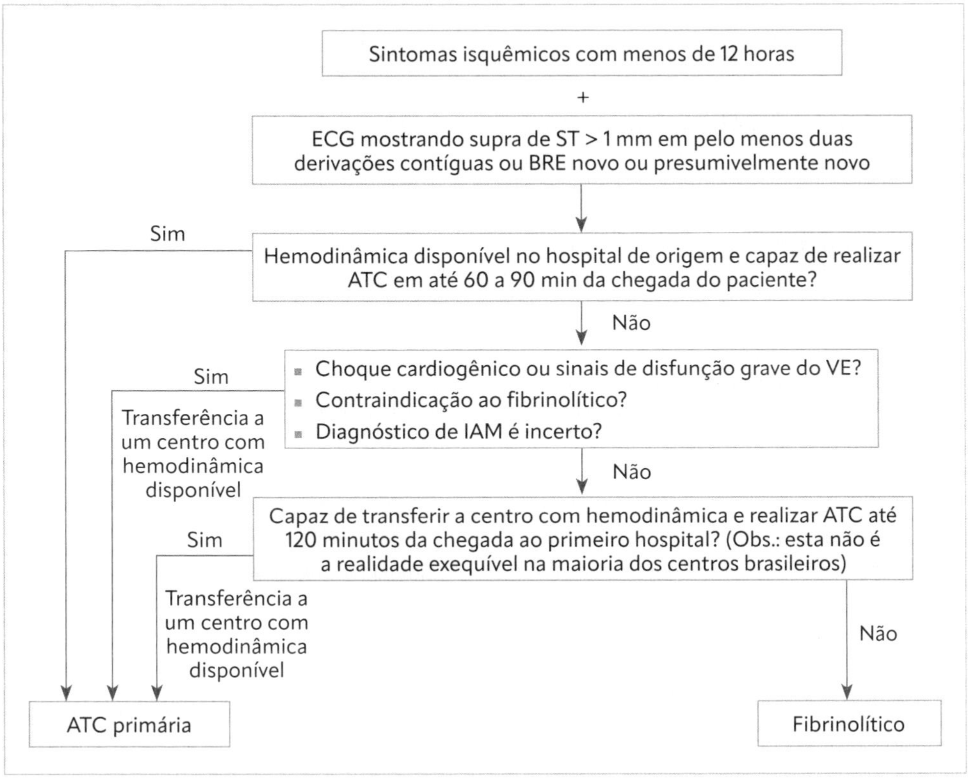

FIGURA 3 Fluxograma de tratamento do infarto agudo do miocárdio (IAM) com supra de ST.
ATC: angioplastia transluminal coronariana; ECG: eletrocardiograma.

brasileiros, em decorrência das logísticas relacionadas ao transporte. Vale ressaltar que existe a evidência na literatura de que o resultado do fibrinolítico em tais situações é igual ao da angioplastia quando o paciente com IAMCSST se apresenta com menos de 3 horas de início dos sintomas.

- Quando o paciente se apresentar com menos de 24 horas do início dos sintomas e for atendido em um centro capacitado a realizar cateterismo e intervenção coronária percutânea (ICP), a melhor estratégia é a realização da angioplastia primária, devendo o tempo porta-balão (ou seja, entre chegada ao hospital e início da angioplastia da artéria culpada) ser inferior a 90 minutos. Não existe, neste momento, evidência convincente de que a recanalização do vaso culpado deva ser feita rotineiramente nos casos que se apresentam com mais de 24 horas. A Figura 4 resume as estratégias de reperfusão no IAMCSST.
- Angioplastia de resgate é o termo utilizado quando ocorre falha do fibrinolítico e a ICP é feita a seguir para recanalizar o vaso que não foi aberto pelo medicamento. Nos casos de infartos de alto risco (parede anterior, reinfarto, Killip 2 ou mais), pode-se recomendar a estratégia farmacoinvasiva, ou seja, mesmo após a fibrinólise bem-sucedida, encaminhar o paciente para cateterismo e possível ICP entre 3 e 24 horas após. A angioplastia facilitada, em que metade da dose do fibrinolítico era infundida e o cateterismo feito logo a seguir, foi abandonada por causa dos maus resultados em estudo ran-

domizado. A Tabela 3 mostra os diversos tipos de ICP no IAMCSST.

Terapia antitrombótica adjuvante

- Chama-se de terapia adjuvante aos medicamentos utilizados em conjunto com a reperfusão, seja ela farmacológica ou com ICP primária, a fim de manter a patência da artéria culpada e evitar eventos trombóticos recorrentes.
- Logo na chegada, todo paciente com IAMCSST deve receber, se não tiver contraindicações, dose de ataque de ácido acetilsalicílico (AAS) de 200 a 300 mg associada a dose de ataque de um antagonista do ADP. Este último vai depender da estratégia de reperfusão utilizada. A dose de manutenção diária do AAS é de 81 a 100 mg por dia.
- Nos casos submetidos à fibrinólise, é recomendado o clopidogrel na dose de 300 mg se o paciente tiver menos de 75 anos, ou na dose de 75 mg (ou seja, sem dose de ataque) em pacientes com 75 anos ou mais. A partir do segundo dia, é mantido o clopidogrel na dose de 75 mg uma vez ao dia. Nessa população o ticagrelor foi comparado ao clopidogrel no estudo TREAT. Foi um estudo internacional coordenado pelo Brasil, no qual demonstrou-se que os dois medicamentos são similares em termos de sangramento (objetivo principal do estudo) e também em termos de eventos isquêmicos (meta secundária do estudo).
- Nos pacientes tratados com ICP, recomenda-se também o clopidogrel, na dose de ataque de 300 mg, independentemente da idade, ainda na sala de emergência. Em casos selecionados, sobretudo em pacientes com risco de sangramento que não seja muito alto (ver capítulo específico), sugere-se a dose de 600 mg, com o intuito de ação mais rápida. A seguir, mantém-se a mesma dose de manutenção dos casos tratados com fibrinolítico. Especificamente em pacientes com IAMCSST submetidos à angioplastia primária, tanto o prasugrel quanto o ticagrelor se mostraram superiores ao clopidogrel. O prasugrel na dose de ataque de 60 mg, seguida por manutenção de 10 mg diários, testada no estudo TRITON, diminuiu de forma significativa o desfecho composto de óbito cardiovascular, reinfarto ou acidente vascular cerebral (AVC), às custas de diminuição na incidência de reinfarto. Já o ticagrelor, na dose de ataque de 180 mg seguido por manutenção de 90 mg duas vezes ao dia testada no estudo PLATO, diminuiu significativamente o desfecho composto de óbito cardiovascular, reinfarto e AVC, além de diminuir significativamente as incidências de reinfarto e óbito isoladamente. O prasugrel é contraindicado em pacientes com AVC ou ataque isquêmico transitório (AIT) prévio e

TABELA 3 Modalidades de angioplastia no IAMCSST

Angioplastia primária	Usada como opção ao fibrinolítico como terapia de reperfusão
Angioplastia de resgate	Usada quando o fibrinolítico falha em recanalizar a artéria culpada
Angioplastia eletiva	Feita alguns dias após o infarto a fim de tratar lesão residual pós-fibrinólise bem-sucedida
Estratégia farmacoinvasiva	Cateterismo e possível angioplastia entre 3 e 24 horas após o fibrinolítico Considerar nos infartos de alto risco, como reinfarto, parede anterior, Killip 2 ou mais
Angioplastia facilitada	Cateterismo e angioplastia logo após o uso de fibrinolítico (metade da dose) Está formalmente contraindicada em decorrência do risco de eventos recorrentes

IAMCSST: infarto agudo do miocárdio com supradesnível do segmento ST.

deve ser utilizado com cautela (com metade da dose) em casos de pacientes com menos de 60 kg de peso ou mais de 75 anos de idade. O ticagrelor deve ser utilizado com cautela em indivíduos com risco aumentado de bradicardia. A dupla antiagregação plaquetária deve ser mantida por, no mínimo, um ano. Em pacientes com ausência de alto risco de sangramento, especialmente se tiverem risco aumentado de eventos isquêmicos, pode-se manter a dupla antiagregação plaquetária por mais de 12 meses. Em pacientes estáveis pós-IAM (1-3 anos), o estudo PEGASUS mostrou benefício significativo do uso de ticagrelor na dose de 60 mg (ainda não disponível no Brasil) por 3 anos. Talvez o mais importante, quando se fala de tempo de utilização de dupla antiagregação plaquetária, é o conceito de que esse tempo deve levar em conta sempre uma análise cuidadosa e individualizada e o equilíbrio entre o risco de eventos trombóticos e de sangramentos.

- No caso do fibrinolítico, também se indica a anticoagulação plena logo após, enquanto se aguarda pela recanalização com ICP. A enoxaparina na dose de 30 mg endovenoso em *bolus* seguido de manutenção de 1 mg/kg subcutâneo de 12 em 12 horas é uma das medicações de escolha. Em indivíduos com mais de 75 anos de idade, deve-se utilizar a dose de 0,75 mg/kg, SC, de 12 em 12 horas e evitar a dose de ataque e nos indivíduos com *clearance* de creatinina inferior a 30 mL/min, utilizar 1 mg/kg, SC, 1 vez ao dia. Outra medicação é a heparina endovenosa, com *bolus* de 60 U/kg seguido de infusão de 12 U/kg/h, controlando-se o tempo de tromboplastina parcial ativada (TTPa) que deve ser mantido entre 1,5 e 2,5 vezes o controle. Por último, também podemos utilizar o fondaparinux, na dose de 5 mg, SC, uma vez ao dia no primeiro dia, seguido de 2,5 mg, SC, uma vez ao dia a partir do segundo dia.
- Nos indivíduos submetidos a ICP primária, não é necessária a anticoagulação plena logo após, a não ser em casos selecionados (trombo mural em VE com características emboligênicas, fibrilação atrial). Durante o procedimento, é feita a anticoagulação com heparina endovenosa (dose de 100 a 70 U/kg em *bolus*, controlado de acordo com o tempo de coagulação ativado – TCA).
- Na ICP, o uso de inibidores da glicoproteína IIb/IIIa como tirofiban, abciximab ou epitifibatide deve ser feito em casos selecionados, de acordo com a carga trombótica e a complexidade do procedimento. Seu uso não é recomendável durante a fibrinólise. A Tabela 4 mostra as doses dos medicamentos utilizados na terapia adjuvante.

Terapia medicamentosa no IAMCSST

- Além dos antitrombóticos, diversos outros fármacos têm sua utilidade comprovada em redução de eventos e mortalidade nos pacientes com IAMCSST. São eles o betabloqueador, o inibidor da enzima conversora de angiotensina (IECA) ou um bloqueador do receptor da angiotensina (BRA), a estatina e o antagonista da aldosterona. Tais medicamentos são tratados em detalhes em capítulo específico.

QUAL A ROTINA DA EMERGÊNCIA DO INCOR?

- Na Unidade de Emergência do InCor, a estratégia de reperfusão utilizada para os pacientes que se apresentam com menos de 24 horas do início do quadro é a angioplastia primária, em virtude da disponibilidade e experiência do centro. O fibrinolítico é utilizado em casos de exceção, como acesso vascular sabidamente impossível para ICP, incapacidade da ICP em recanalizar o vaso (nesse caso, opta-se pelo fibrinolítico intracoronário) ou disponibilidade da sala de cateterismo não ser conseguida em intervalo que possa cumprir o tempo porta-balão.

TABELA 4 Terapia adjuvante no IAMCSST

Medicamento	Dose	Principais contraindicações	Observações
AAS	200 a 300 mg (dose de ataque) seguido de manutenção de 100 mg/dia	Alergia ou hemorragia digestiva alta	
Clopidogrel	Na fibrinólise: dose de ataque de 300 mg se < 75 anos; 75 mg se > 75 anos ICP primária – dose de ataque de 600 mg; 300 mg se 75 anos ou mais ou risco aumentado de sangramento Manutenção: 75 mg, 1 x/dia	Sangramento importante ativo	Evitar associação com esomeprazol e omeprazol (preferir outros inibidores de bomba de prótons ou bloqueadores H2)
Ticagrelor (Brilinta®)	Ataque de 180 mg, seguido de 90 mg 2 x/dia como manutenção	Evitar em pacientes com risco muito alto para sangramento e pacientes com tendência a bradicardia	Pode causar dispneia transitória em 14% dos pacientes
Prasugrel (Effient®)	60 mg como dose de ataque, seguido de 10 mg, 1 x/dia Cautela em > 75 anos ou peso < 60 kg (sugere-se metade das doses)	Contraindicado em pacientes com AIT ou AVC prévio	Uso somente em casos que vão se submeter a ICP primária
Heparina não fracionada (HNF)	60 U/kg, em *bolus*, seguido de 12 U/kg/h como infusão contínua (pós-fibrinólise) Na ICP primária: 70 a 100 U/kg em *bolus* de acordo com o TCA (tempo de coagulação ativado)	Sangramento ativo Plaquetopenia < 100 mil	Controlar TTPa 6/6 h e manter relação de 1,5 a 2,5
Enoxaparina	Na fibrinólise: 30 mg, IV, seguido de manutenção 1 mg/kg, SC, 12 em 12 h Em idade > 75 anos: 0,75 mg/kg 12 em 12 h e evitar a dose de ataque Se *clearance* de Cr < 30 mL/min – 1 mg/kg, SC, 1 x/dia e evitar dose de ataque Se *clearance* de Cr < 15 mL/min ou dialítico – evitar (preferir a HNF) Na ICP primária: 0,5 mg/kg, IV, em *bolus*	Sangramento ativo Plaquetopenia < 100 mil	Evitar usar os dois tipos de heparina (HNF e enoxaparina) no mesmo paciente (risco aumentado para sangramento)

AAS: ácido acetilsalicílico; AIT: acidente vascular transitório; AVC: acidente vascular cerebral; Cr: creatinina; HNF: heparina não fracionada; IAMCSST: infarto agudo do miocárdio com supradesnível do segmento ST; ICP: intervenção coronária percutânea; IV: intravenoso; SC: subcutâneo; TCA: tempo de coagulação ativado.

- Os pacientes recebem, na chegada, AAS 300 mg além de anti-ADP (preferência por ticagrelor dose de ataque 180 mg; caso indisponível, é usado clopidogrel 600 mg dose de ataque). A heparina é feita somente no momento do cateterismo, pois com isso evita-se aumento do risco de sangramento no momento da punção arterial. As doses de manutenção dos antiplaquetários são: AAS 100 mg 1x/dia; ticagrelor 90 mg 2x/dia; clopidogrel 75 mg 1x/dia.
- A ICP é de preferência restrita ao vaso culpado. Em pacientes com doença coronária multiarterial, o estudo COMPLETE mostrou que a revascularização rotineira de artéria não culpada com obstrução > 50%, dentro de 45 dias após angioplastia primária do vaso culpado, reduziu de maneira significativa o desfecho composto de morte cardiovascular ou reinfarto em 3 anos. No InCor damos preferência à correção dessas lesões ainda durante mesma hospitalização.
- Nos casos que se apresentam com mais de 24 horas de início dos sintomas, a recanalização do vaso culpado não é feita de rotina e sim em casos selecionados como os pacientes com instabilidade hemodinâmica, insuficiência cardíaca grave, isquemia persistente ou arritmias ventriculares recorrentes.
- Todos os pacientes com IAMCSST recebem, até a alta, terapia com betabloqueador associado um IECA ou BRA, a menos que haja contraindicações. Preferimos iniciar com doses baixas inicialmente, titulando-se ao longo dos dias seguintes conforme efeito colateral. Os pacientes com FEVE < 40% ou com sintomas de ICC também recebem espironolactona.
- Todos os pacientes têm o seu perfil lipídico dosado nas primeiras 24 horas do evento. Com base no LDL basal, escolhemos qual a melhor estatina, sendo optado, na maioria das vezes, por atorvastatina na dose de 40 a 80 mg, iniciando-se ainda na internação.
- Em decorrência da interação entre inibidores de bomba de próton com clopidogrel e de morfina com qualquer anti-ADP, os inibidores de bomba de próton são utilizados com cautela e a morfina evitada ao máximo, nessa população.

BIBLIOGRAFIA RECOMENDADA

1. O'Gara PT, Kushner FG, Ascheim DD, Casey Jr. DE, Chung MK, Lemos JA, et al. 2013 ACCF/AHA Guideline for the management of ST-elevation myocardial infarction: a report of the American College of Cardiology Foundation/American Heart Association Task Force on Practice Guidelines. Circulation. 2013;127:e362-e425.
2. Piegas LS, Timerman A, Feitosa GS, Nicolau JC, Mattos LAP, Andrade MD, et al. V Diretriz da Sociedade Brasileira de Cardiologia sobre tratamento do infarto agudo do miocárdio com supradesnível do segmento ST. Arq Bras Cardiol. 2015;105(2):1-105.
3. Randomised trial of intravenous streptokinase, oral aspirin, both, or neither among 17,187 cases of suspected acute myocardial infarction: ISIS-2. ISIS-2 (Second International Study of Infarct Survival) Collaborative Group. Lancet. 1988;2(8607):349-60.
4. Armstrong PW, Gershlick AH, Goldstein P, Wilcox R, Danays T, Lambert Y, et al. Fibrinolysis or primary PCI in ST-segment elevation myocardial infarction. N Engl J Med. 2013;368:1379-87.
5. Chen ZM, Jiang LX, Chen YP, Xie JX, Pan HC, Peto R. Addition of clopidogrel to aspirin in 45852 patients with acute myocardial infarction: randomized placebo-controlled trial. Lancet. 2005;366:1607-21
6. Wiviott SD, Braunwald E, McCabe CH, Montalescot G, Ruzyllo W, Gottlieb S, et al. Prasugrel versus clopidogrel in patients with acute coronary syndromes. N Engl J Med. 2007;357:2001-15.
7. Wallentin L, Becker RC, Budaj A, Cannon CP, Emanuelsson H, Held C, et al. Ticagrelor versus clopidogrel in patients with acute coronary syndromes. N Engl J Med. 2009;361:1045-57.
8. Giraldez RR, Nicolau JC, Corbalan R, Gurfinkel EP, Juarez U, Lopez-Sendon J et al. Enoxaparin is superior to unfractionated heparin in patients with ST elevation myocardial infarction undergoing fibrinolysis regardless of the choice of lytic: an ExTRACT-TIMI 25 analysis. Eur Heart J. 2007;28(13):1566-73.
9. Hochman JS, Lamas GA, Buller CE, Dzavik V, Reynolds HR, Abramsky SJ, et al. Coronary intervention for persistent occlusion after myocardial infarction. N Engl J Med. 2006;355:2395-407.

10. Wald DS, Morris JK, Wald NJ, Chase AJ, Edwards RJ, Hughes LO, et al.; PRAMI Investigators. Randomized trial of preventive angioplasty in myocardial infarction. N Engl J Med. 2013;369: 1115-23.
11. Bonaca MP, Bhatt DL, Cohen M, Steg PG, Storey RF, Jensen EC, et al. Long-term use of ticagrelor in patients with prior myocardial infarction. N Engl J Med. 2015;372:1791-800.
12. Fröbert O, Lagerqvist B, Olivecrona GK, Omerovic E, Gudnason T, Maeng M, et al. D. Thrombus aspiration during ST-segment elevation myocardial infarction. N Engl J Med. 2013;369:1587-97.
13. Levine GN, Bates ER, Bittl JA, Brindis RG, Fihn SD, Fleisher LA, et al. 2016 ACC/AHA Guideline focused update on duration of dual antiplatelet therapy in patients with coronary artery disease: a report of the American College of Cardiology/American Heart Association Task Force on Clinical Practice Guidelines. J Am Coll Cardiol. 2016;68:1082-115.
14. Levine GN, Bates ER, Blankenship JC, Bailey SR, Bittl JA, Cercek B, et al. 2015 ACC/AHA/SCAI Focused update on primary percutaneous coronary intervention for patients with ST-elevation myocardial infarction: an update of the 2011 ACCF/AHA/SCAI Guideline for percutaneous coronary intervention and the 2013 ACCF/AHA Guideline for the management of ST-elevation myocardial infarction. J Am Coll Cardiol. 2016;67:1235-50.
15. Mehta SR, Wood DA, Storey RF, Mehran R, Bainey KR, Nguyen H, et al.; COMPLETE Trial Steering Committee and Investigators. Complete revascularization with multivessel pci for myocardial infarction. N Engl J Med. 2019;381(15):1411-21.
16. Berwanger O, Nicolau JC, Carvalho AC, Jiang L, Goodman SG, Nicholls SJ, et al.; TREAT Study Group. Ticagrelor vs clopidogrel after fibrinolytic therapy in patients with ST-elevation myocardial infarction: a randomized clinical trial. JAMA Cardiol. 2018;3(5):391-9.
17. Berwanger O, Lopes RD, Moia DDF, Fonseca FA, Jiang L, Goodman SG, et al. Ticagrelor Versus Clopidogrel in Patients With STEMI Treated With Fibrinolysis: TREAT Trial. J Am Coll Cardiol. 2019; 73(22):2819-28.
18. Nicolau JC, Bhatt DL, Roe MT, Lokhnygina Y, Neely B, Corbalán R, et al. ; TRILOGY ACS investigators. Concomitant proton-pump inhibitor use, platelet activity, and clinical outcomes in patients with acute coronary syndromes treated with prasugrel versus clopidogrel and managed without revascularization: insights from the Targeted Platelet Inhibition to Clarify the Optimal Strategy to Medically Manage Acute Coronary Syndromes trial. Am Heart J. 2015; 170(4):683-694.e3.
19. Furtado RHM, Nicolau JC, Guo J, Im K, White JA, Sabatine MS, et al. Morphine and cardiovascular outcomes among patients with non-ST-segment elevation acute coronary syndromes undergoing coronary angiography. J Am Coll Cardiol. 2020; 75(3):289-300.

5

Síndrome coronariana aguda em pacientes com insuficiência renal crônica

Caio Rebouças Fonseca Cafezeiro
Tatiana de Carvalho Andreucci Torres Leal
Lígia Battaini
Paulo Rogério Soares

OBSERVAÇÕES GERAIS BASEADAS EM EVIDÊNCIAS

Introdução

- A doença renal crônica (DRC) está presente em 30-40% dos pacientes que se apresentam com doença coronariana aguda sem supra do segmento ST. Além disso, a doença cardiovascular é a principal causa de morte dos pacientes com nefropatia.
- O risco de doença aterosclerótica e eventos agudos isquêmicos aumenta progressivamente à medida que cai a taxa de filtração glomerular (TFG) e aumenta os valores dosados de microalbuminúria, um dos principais fatores para a progressão de doença renal crônica (DRC) e DCV.

Apresentação clínica e diagnóstico

- Doença aterosclerótica das artérias coronárias é comum, mais extensa e instável em pacientes portadores de DRC.
- A maior parte dos pacientes com DRC apresenta outras comorbidades como dislipide-

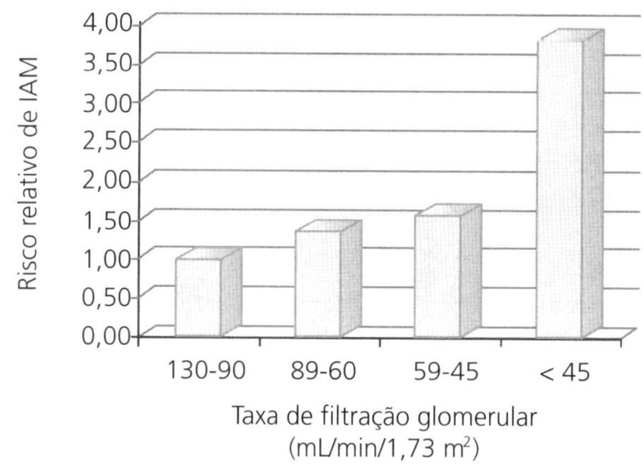

FIGURA 1 Risco relativo de infarto agudo do miocárdio (IAM) relacionado a taxa de filtração glomerular (TFG).

mia, hipertensão e diabetes, que aumentam o risco do paciente de desenvolvimento de doença arterial coronariana (DAC)

- Comparados com os pacientes com função renal normal, aqueles com DRC se apresentam mais frequentemente com dor torácica atípica e com menos alterações eletrocardiográficas típicas. Dessa forma, o diagnóstico costuma ser mais difícil e tardio.
- Na evolução da nefropatia, no momento da indicação da diálise, 70% dos pacientes são portadores de DAC.
- Na maioria dos casos, sua primeira apresentação é síndrome coronariana aguda (SCA), que tende a ser mais grave e ter alta taxa de mortalidade (Figura 2). Quanto mais grave a doença renal, maior a porcentagem de pacientes que se apresentam com síndrome coronariana aguda e em choque cardiogênico.
- Pacientes nefropatas que apresentam SCA desenvolvem mais frequentemente arritmias, reinfarto e disfunção ventricular quando comparados à população geral.
- Os pacientes devem ser encarados como alto risco, assim como são os portadores de doença coronária pregressa, e ser medicados mais intensivamente e, se possível, estratificados invasivamente.
- Um número pequeno de estudos sobre SCA inclui em sua população analisada portadores de DRC em diálise. Dessa forma, há pouca evidência dos benefícios de alguns novos tratamentos anticoagulantes e antiagregantes. Entretanto, com monitorização e ajustes de doses, a maioria dos medicamentos utilizados em SCA tem índice de segurança e benefício consideráveis.
- Na avaliação do paciente com suspeita ou diagnóstico de SCA, o uso de biomarcadores é mais complexo em portadores de DRC. A troponina é o biomarcador de escolha e, apesar de alta sensibilidade para IAM, pode também estar elevada em outras situações associadas a doença renal crônica.
- A elevação crônica de troponina em pacientes com DRC ainda tem causa incerta, mas pode expressar injúria miocárdica, assim como ter relação com anormalidades metabólicas, baixa taxa de depuração glomerular e alterações musculares esqueléticas com

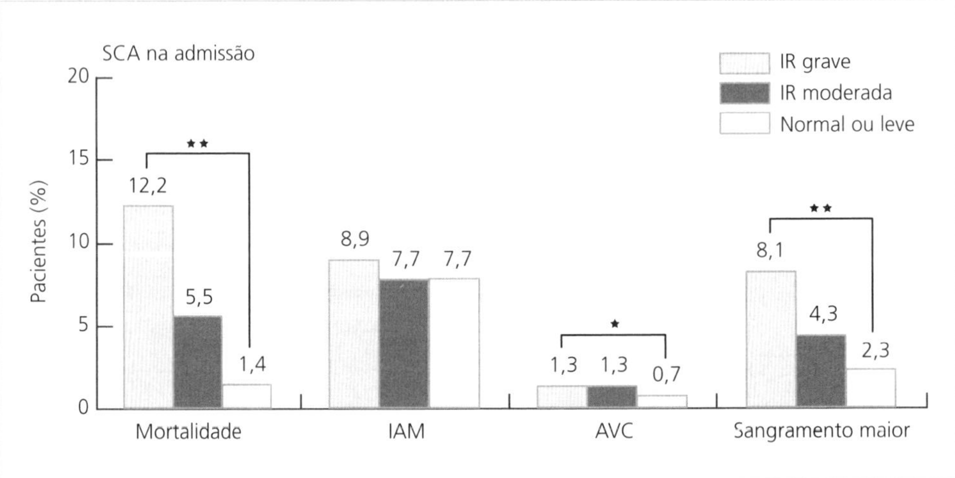

FIGURA 2 Prognóstico e desfecho dos pacientes portadores de nefropatia conforme sua gravidade de evolução quando admitidos em síndrome coronária aguda (SCA). Nota-se consideravelmente maior mortalidade e risco de sangramento em pacientes com doença renal crônica (DRC) a partir do estágio IV, quando o *clearance* de creatinina é < 30 mL/min.
AVC: acidente vascular cerebral; IAM: infarto agudo do miocárdio; IR: insuficiência renal. * $p < 0,05$; ** $p < 0,0001$.

expressão cruzada. Apesar da dificuldade de interpretação, pacientes com troponina elevada em eventos isquêmicos agudos têm relação direta com mortalidade e risco elevado de eventos maiores.

- A dosagem da troponina isolada possui especificidade menor nos pacientes com DRC. Dessa forma, sua curva de progressão, assim como a relação com a apresentação clínica e alterações eletrocardiográfica sugestivas de isquemia são fundamentais para o diagnóstico de SCA.

Manejo da SCA

Uso de medicações específicas

- Há um atraso no tratamento em pacientes portadores de nefropatia crônica, tanto pela dificuldade diagnóstica, visto sua apresentação atípica, assim como pelo receio do uso da terapia específica e possível risco de sangramento.
- Em pacientes portadores de SCA com supradesnível do segmento ST (SCACSST), não há comprovação de risco maior de sangramento em pacientes em diálise submetidos a trombólise. Dessa forma, a indicação do uso do trombolítico não deve ser postergada nessa população.
- Não há recomendação formal para cálculo de dose de estreptoquinase, alteplase, tenecteplase e reteplase em paciente com DRC de acordo com a função renal. Devendo ser considerado apenas as contraindicações habituais descritas em capítulo específico.
- Uma vez que há o diagnóstico de SCA, o tratamento indicado deve ser estabelecido por completo, com AAS, tienopiridínicos, terapia anticoagulante, betabloqueadores e em alguns casos, inibidores da glicoproteína IIb/IIIa, salvo contraindicações específicas.
- Pacientes com DRC têm maior tendência a fenômenos trombóticos, visto atividade aumentada de trombina induzida pela uremia, assim como diminuição da fração circulante de proteína C, principalmente em portadores de proteinúria. Sabe-se também que há maior agregabilidade e adesão plaquetária.
- Entretanto, como há maior quantidade circulante nesses pacientes de complexos trombina-antitrombina, os medicamentos inibidores indiretos da trombina e do fator Xa tendem a ter maior efeito anticoagulante e dessa forma, devem ter a dose ajustada conforme o clearance de creatinina (estimando-se a TFG com as equações MDRD ou CKD-EPI), caso contrário seu uso aumenta as taxas de sangramentos maiores e menores.
- Estudos mostraram que o AAS em sua dose de 100 mg/dia não aumenta o risco de sangramento em pacientes com nefropatia crônica e SCA, porém permite uma redução do risco de reinfarto e choque cardiogênico.
- Por serem pacientes de alto risco, a maioria tem indicação do uso de tienopiridínicos. Em pacientes com SCAsSST, o início do clopidogrel pode ser realizado ao diagnóstico quando não houver indicação de estratificação invasiva precoce (< 24 h), enquanto naqueles que irão para o cateterismo precocemente podem realizar a medicação após conhecimento da anatomia. Na SCAcSST, o clopidogrel deve ser iniciado frente ao diagnóstico, sendo realizado uma dose de ataque (300-600 mg) seguido da dose de manutenção (75 mg/dia). Não há recomendação específica para modificação da dose do clopidogrel nesses pacientes. Estudos que incluíram pacientes com função renal deprimida não observaram aumento das taxas de sangramento com a dose de uso habitual.
- Há pouca evidência na literatura dos riscos e benefícios do uso de ticagrelor e prasugrel em DRC. O uso do prasugrel (60 mg, seguido de 10 mg/dia, usando a metade da dose em idade > 75 anos e peso < 60 kg), tem benefício maior em pacientes que serão submetidos a intervenção coronária. O ticagrelor (180 mg ataque, seguido de 90 mg a cada 12 horas) pode ser uma opção na dupla antiagregação plaquetária. Tanto o pra-

sugrel quanto o ticagrelor podem ser usados em sua dose habitual.

- Todos os pacientes devem receber terapia anticoagulante.
- A bivalirudina, um inibidor direto da trombina, mostrou benefício principalmente em pacientes que serão submetidos à estratégia invasiva. Pode ser usada em portadores de DRC, quando o *clearance* está entre 30 e 59 mL/min deve receber uma infusão de 1,75 mg/kg/h. Se o *clearance* de creatinina for < 30 mL/min, redução da taxa de infusão para 1 mg/kg/h deve ser considerada. Nenhuma redução na dose em *bolus* é necessária. Se um paciente estiver em hemodiálise, a taxa de infusão deve ser reduzida para 0,25 mg/kg/h. Quando comparada a heparina não fracionada (HNF), mostrou resultados favoráveis na população nefropata crônica. É também dialisável em situações de intoxicação e sangramento excessivo.
- A HNF tem metabolização principalmente hepática e pode ser utilizada com segurança em pacientes portadores de DRC em diversos estágios, assim como nos pacientes em diálise.
- A HNF deve ser iniciada ainda no setor de emergência e sua dose é de 60 UI/kg endovenosa (máximo de 4.000 UI) em *bolus*, seguida de infusão contínua de 12 UI/kg/h (máximo de 1.000 UI/h). Deve-se realizar tempo de tromboplastina parcial ativada (TTPA) a cada 6 horas e ajustar a infusão conforme o resultado, objetivando TTPA de 50 a 70 segundos. Após a intervenção coronária, deve-se considerar a suspensão da medicação. Quando o paciente é mantido em tratamento clínico, idealmente seu uso deve ser indicado por 48 horas ou até a alta hospitalar.
- A heparina de baixo peso molecular (HBPM), enoxaparina, é metabolizada nos rins e, portanto, seu uso depende de ajuste para função renal. Não é necessária a monitoração com TTPA. Porém, em pacientes com disfunção renal (*clearance* de creatinina < 30 mL/min), deve-se solicitar o anti-Xa, ajustando a dose de acordo com o resultado e iniciar dose de 1 mg/kg ao dia. Deve ser mantida por 8 dias, até a alta hospitalar ou até a angioplastia
- O fondaparinux, um inibidor indireto do fator Xa, é metabolizado nos rins, e seu uso mostrou benefícios em pacientes com alto risco de sangramento. Em pacientes com nefropatia crônica, a taxa de eventos adversos maiores foi menor quando comparada a enoxaparina, mas à custa de menor taxa de sangramento. Também é contraindicado em pacientes com clearance de creatinina < 20 mL/min.

Tratamento conservador *versus* invasivo

- Sabe-se que os pacientes portadores de DRC têm risco aumentado para eventos adversos e evolução desfavorável. Além disso, quando comparadas as estratégias de tratamento, aqueles que não realizaram tratamento invasivo evoluíram com pior prognóstico.
- O tratamento medicamentoso de primeira linha adequado para os pacientes com SCA deve ser sempre realizado.
- Pacientes portadores de insuficiência renal crônica têm risco maior de desenvolver nefropatia induzida pelo contraste (NIC), principalmente quando creatinina sérica ≥ 1,5 mg/dL ou *clearance* de creatinina < 60 mL/min, particularmente em diabéticos e naqueles com proteinúria.
- A ação do contraste iodado provoca isquemia medular renal por vasoconstricção e dano citotóxico direto às células tubulares do rim, levando à necrose tubular aguda (NTA).
- O dano ao rim inicia-se logo após a infusão do meio de contraste. Entretanto, alterações laboratoriais e sinais de piora da função renal podem levar até três dias para ocorrer. Quando a piora da função renal é precoce (< 48 horas), deve-se avaliar outros fatores causais como choque hemorrágico, hipovo-

lemia, uso de medicações nefrotóxicas, ateroembolia, infecções etc.

- Dá-se preferência para o uso de contraste isosmolar, de baixa osmolalidade ou não iônico, atentando-se para utilizar o menor volume necessário para realização do exame e da intervenção percutânea.
- Deve-se evitar hipovolemia nestes pacientes e o uso de drogas nefrotóxicas. Evitar uma segunda dose de contraste no intervalo de 72 h ou até que a creatinina sérica retorne ao basal.

QUAL É A ROTINA NA EMERGÊNCIA DO INCOR?

- Todos os pacientes que se apresentam em SCA na Unidade de Emergência do InCor são avaliados quanto a função renal para melhor compreensão dos fatores de risco, avaliação de piora aguda, determinação de risco de sangramento, decisão terapêutica e ajustes de doses de medicamentos.
- Os pacientes com clearance de creatinina < 30 mL/min são acompanhados pela equipe de Nefrologia e a decisão referente à estratificação é realizada em conjunto pelo alto risco de necessidade de diálise.
- Os riscos de morte/eventos coronários e de sangramento são calculados seguindo a mesma rotina e escores aplicados em todos os outros pacientes.
- Todos os pacientes portadores de nefropatia crônica recebem dose de AAS (150-300 mg), enquanto o clopidogrel (300 mg dose de ataque, seguido de 75 mg/dia) é realizado naqueles sem indicação de estratégia invasiva precoce (< 24 h). Ticagrelor e prasugrel podem ser utilizados em portadores de DRC, entretanto, seu uso não é rotina em nosso serviço.
- Pacientes quando submetidos a intervenção coronária percutânea primária em SCAcSST não necessitam de manutenção de anticoagulação plena após o procedimento.
- Pacientes com SCAsSST tem indicação de anticoagulação plena. Em indivíduos com clearance de creatinina entre 15 e 30 mL/min, utiliza-se a enoxaparina 1 mg/kg subcutânea uma vez ao dia. Enoxaparina não deve ser usada em pacientes dialíticos. É também opção o uso de HNF, principalmente em pacientes portadores de risco muito alto de sangramento, dialíticos e clearance de creatinina < 15 mL/min, visto melhor titulação da anticoagulação e possibilidade de reversão em caso de sangramentos. É realizado *bolus* de 60 UI/kg, IV (máximo 4.000 UI), seguido de infusão inicial de 12 UI/kg/h controlando-se o TTPa no sentido de manter o mesmo entre 50 e 70 segundos (ou 1,5 a 2,5 vezes a relação). No caso da HNF ou enoxaparina, o anticoagulante é mantido até a revascularização.
- Pacientes que chegam ao InCor em SCAcSST em tempo hábil (até 12 horas) são encaminhados para realização de intervenção coronária percutânea primária, independente da função renal.
- Para pacientes com SCAsSST de alto risco (principalmente aqueles com elevação significativa de troponina, alteração dinâmica do segmento ST e dor recorrente) e DRC, opta-se pela estratificação invasiva em até 24 horas, desde que a função renal esteja estabilizada (caso observe-se a presença de injúria renal aguda, o exame deve ser postergado até que medidas sejam tomadas e a função renal esteja normalizada).
- Antes da realização do cateterismo deve-se suspender drogas nefrotóxicas da prescrição do paciente e evitar estados de hipovolemia.
- Já em pacientes de risco moderado, é dada preferência para estratificação não invasiva com cintilografia de perfusão miocárdica com estresse farmacológico minimizando o risco de piora da função renal pela nefropatia induzida por contraste.
- Todos os pacientes portadores de DRC que serão submetidos a cateterismo e intervenções coronárias percutâneas recebem profilaxia para NIC. A via de acesso radial é a preferida por reduzir significativamente NIC

em relação à via femoral. A hidratação prévia ao procedimento parece ser a medida mais eficaz na prevenção da NIC. Vários estudos clínicos randomizados comprovam a eficácia da hidratação na prevenção da injúria renal.

- Preferencialmente, é realizada hidratação endovenosa com solução fisiológica (1 mL/kg/hora, 12 horas antes e 12 horas depois do procedimento). Para pacientes que não toleram a infusão de volume, opta-se por infusão de solução bicarbonata (bicarbonato de sódio 8,4% 150 mL + água destilada 850 mL ou SG 5% 850 mL) ou fisiológica, devendo ser infundida a 3 mL/kg/h, 1 hora antes e 1 mL/kg/h, por 6 horas após o procedimento. É utilizado preferencialmente contraste não iônico, isosmolar em quantidade reduzida (< 3 mL/kg). Nessas situações, evita-se a realização de ventriculografia.
- Alguns estudos apontam o benefício do uso de estatinas em altas doses para redução de NIC. Embora não haja conclusões defini-

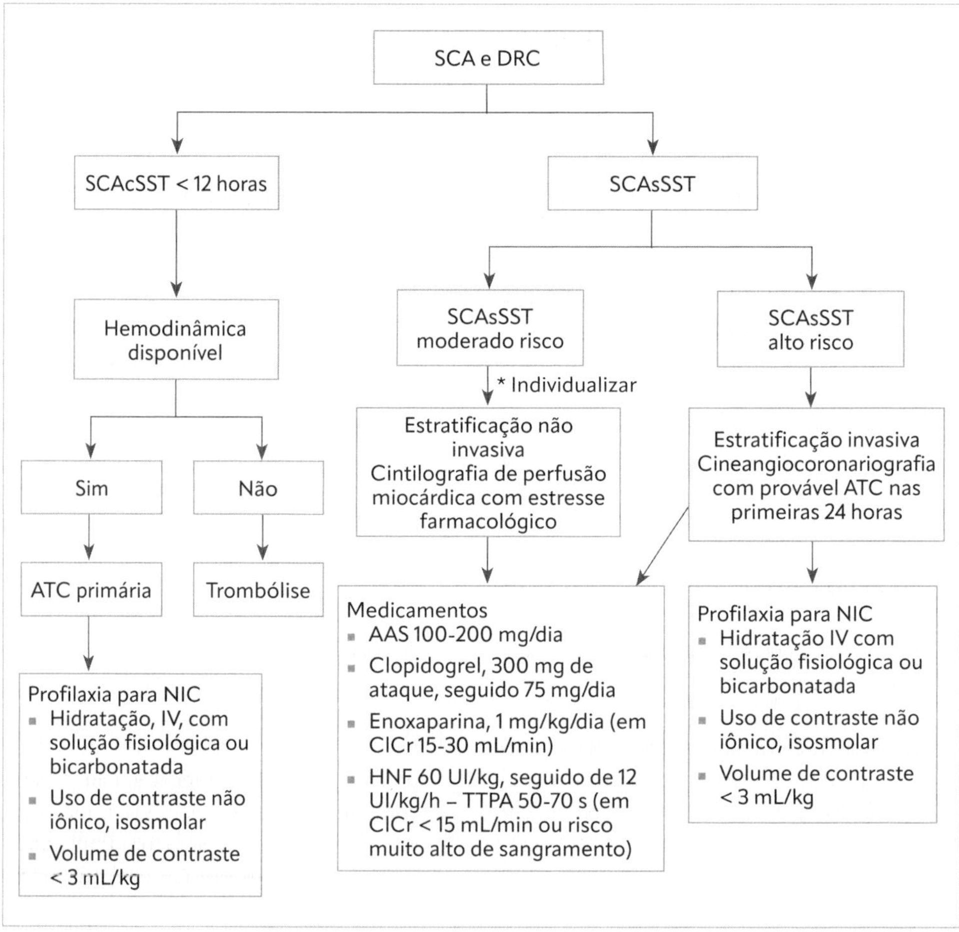

FIGURA 3 Manejo do paciente portador de doença renal crônica (DRC) e síndrome coronariana aguda (SCA) na Unidade de Emergência do InCor.
AAS: ácido acetilsalicílico; ATC: angioplastia coronária; BIC: bicarbonato de sódio; ClCr: clearance de creatinina; HNF: heparina não fracionada; IV: endovenoso; NIC: nefropatia induzida por contraste; SCAcSST: síndrome coronária aguda com supradesnível de T; SCAsSST: síndrome coronária aguda sem supradesnível de ST; SF: soro fisiológico.

tivas, seu efeito pleotrópico parece reduzir inflamação sistêmica, o que preveniria a ocorrência desta complicação. Pelo perfil dos nossos pacientes, iniciamos o uso desta medicação para todos aqueles que serão submetidos ao cateterismo.

- Em pacientes com DRC, aguarda-se 48 horas para observarmos/descartarmos a ocorrência de nefropatia induzida pelo contraste. Quando observada piora de função renal, a equipe de nefrologia deve seguir acompanhamento em conjunto.
- Em pacientes selecionados, com alta carga trombótica e indicação de uso de inibidores de glicoproteína IIb/IIIa pelo hemodinamicista, deve ser respeitada sua correção de acordo com a função renal. É dada uma preferência ao tirofiban. Quando o risco de sangramento for elevado, evita-se seu uso.
- Em pacientes em diálise, a estratégia invasiva deve ser a primeira escolha, uma vez que o risco relacionado à nefropatia induzida pelo contraste torna-se irrelevante. Além disso, os poucos estudos realizados mostraram alto índice de resultados falso-negativos em testes não invasivos nessa população.
- No paciente em diálise, caso não se encontre hipervolêmico, o exame deve ser priorizado. Naqueles com hipervolemia evidente e dificuldade de tolerar decúbito para realização do cateterismo cardíaco, deve-se realizar diálise estendida/lenta antes do procedimento. Fluxos gerados por diálises clássicas podem induzir isquemia no procedimento e agravar o quadro coronariano.
- O fluxograma de manejo e atendimento de pacientes com DRC na Unidade de Emergência do InCor encontra-se na Figura 3.

BIBLIOGRAFIA RECOMENDADA

1. Bhatia S, Arora S, Bhatia SM, Al-Hijji M, Reddy YNV, Patel P, et al. Non-ST-segment-elevation myocardial infarction among patients with chronic kidney disease: a propensity score-matched comparison of percutaneous coronary intervention versus conservative management. J Am Heart Assoc. 2018;7(6):e007920.
2. Kraus D, von Jeinsen B, Tzikas S, et al. Cardiac troponins for the diagnosis of acute myocardial infarction in chronic kidney disease. J Am Heart Assoc. 8;7(19):e008032.
3. De Luca L, Di Pasquale G, Gonzini L, et al. Temporal trends in invasive management and in-hospital mortality of patients with non-ST elevation acute coronary syndromes and chronic kidney disease. Angiology. 2021;72(3):236-43.
4. Nicolau JC, Feitosa Filho GS, Petriz JL, Furtado RHM, Précoma DB, Lemke W, et al. Diretrizes da Sociedade Brasileira de Cardiologia sobre Angina Instável e Infarto Agudo do Miocárdio sem Supradesnível do Segmento ST – 2021. Arq Bras Cardiol. 2021;117(1):181-264.
5. Giacoppo D, Gargiulo G, Buccheri S, et al. Preventive strategies for contrast-induced acute kidney injury in patients undergoing percutaneous coronary procedures: evidence from a hierarchical Bayesian network meta-analysis of 124 trials and 28 240 patients. Circ Cardiovasc Interv. 2017;10:e004383.
6. Serrano Jr. CV, Soeiro AM, Leal TCAT, Godoy LC, Biselli B, Hata LA et al. Posicionamento sobre antiagregantes plaquetários e anticoagulantes em cardiologia – 2019. Arq Bras Cardiol. 2019;113(1):111-34.
7. Feres F, Costa RA, Siqueira D, et al. Diretriz da Sociedade Brasileira de Cardiologia e da Sociedade Brasileira de Hemodinâmica e Cardiologia Intervencionista sobre intervenção coronária percutânea. Arq Bras Cardiol. 2017;109(1 Suppl 1):1-81.
8. Collet JP, Thiele H, Barbato E, Barthélémy O, Bauersachs J, Bhatt DL, et al. ESC Scientific Document Group, 2020 ESC Guidelines for the management of acute coronary syndromes in patients presenting without persistent ST-segment elevation: The Task Force for the management of acute coronary syndromes in patients presenting without persistent ST-segment elevation of the European Society of Cardiology (ESC). European Heart Journal. 2021;42(14):1289-367.
9. Lawton J, Tamis-Holland J, et al. 2021 ACC/AHA/SCAI Guideline for Coronary Artery Revascularization. J Am Coll Cardiol. 202;79(2):e21-e129.
10. Panchal HB, Zheng S, Devani K, et al. Impact of chronic kidney disease on revascularization and outcomes in patients with st-elevation myocardial infarction. Am J Cardiol. 2021;150:15-23.

6

Síndrome coronariana aguda em pacientes idosos

Thiago Luis Scudeler
Júlio Yoshio Takada
Tatiana de Carvalho Andreucci Torres Leal

OBSERVAÇÕES GERAIS BASEADAS EM EVIDÊNCIAS

Introdução

- A prevalência exata e a taxa de incidência de síndrome coronariana aguda (SCA) entre adultos mais velhos (≥ 75 anos de idade) não são conhecidas. Aproximadamente 60% das admissões hospitalares por SCA são pacientes com mais de 65 anos de idade, e aproximadamente 85% das mortes relacionadas à SCA ocorrem nessa faixa etária.
- Estatísticas norte-americanas mostram que os homens apresentam, em média, a primeira manifestação da SCA aos 65,8 anos enquanto as mulheres, aos 70,4 anos.
- A mortalidade é pelo menos três vezes maior em pacientes com mais de 85 anos em comparação com a faixa etária com menos de 65 anos.
- O tempo médio de sobrevida após um primeiro infarto do miocárdio (IM) é de 3,2 anos para homens e mulheres com idade ≥ 75 anos, enquanto é de 9,3 anos para homens e 8,8 anos para mulheres com idade entre 65 e 74 anos; 17,0 anos para homens e 13,3 anos para mulheres de 55 a 64 anos, respectivamente.
- Cada aumento de 10 anos na idade resulta em um aumento de 75% na mortalidade hospitalar em pacientes com SCA.
- Em idosos com mais de 75 anos de idade, nas apresentações agudas da doença arterial coronariana (DAC), há uma predominância das síndromes coronarianas sem supradesnível do segmento ST (SCASSST) sobre as síndromes coronarianas com supradesnível do segmento ST (SCACSST) (Figura 1).
- A idade é um forte preditor de eventos adversos em pacientes com SCA, porém administram-se menos medicações ou tratamento invasivo nos pacientes idosos com SCA.
- As possíveis razões para o subtratamento podem estar relacionadas à dificuldade no reconhecimento da SCA (há mais apresentações atípicas da DAC no idoso), bem como ao menor número de ensaios clínicos nesse grupo de pacientes.
- Diversos estudos excluem os extremos de idade, a presença de comorbidades ou outras doenças sistêmicas graves. A maior parte das evidências para o tratamento da SCA em idosos baseia-se em registros da prática clínica ou subanálise de estudos clínicos e não em ensaios clínicos randomizados. Observa-se que os pacientes idosos com SCA têm maior número de comorbidades asso-

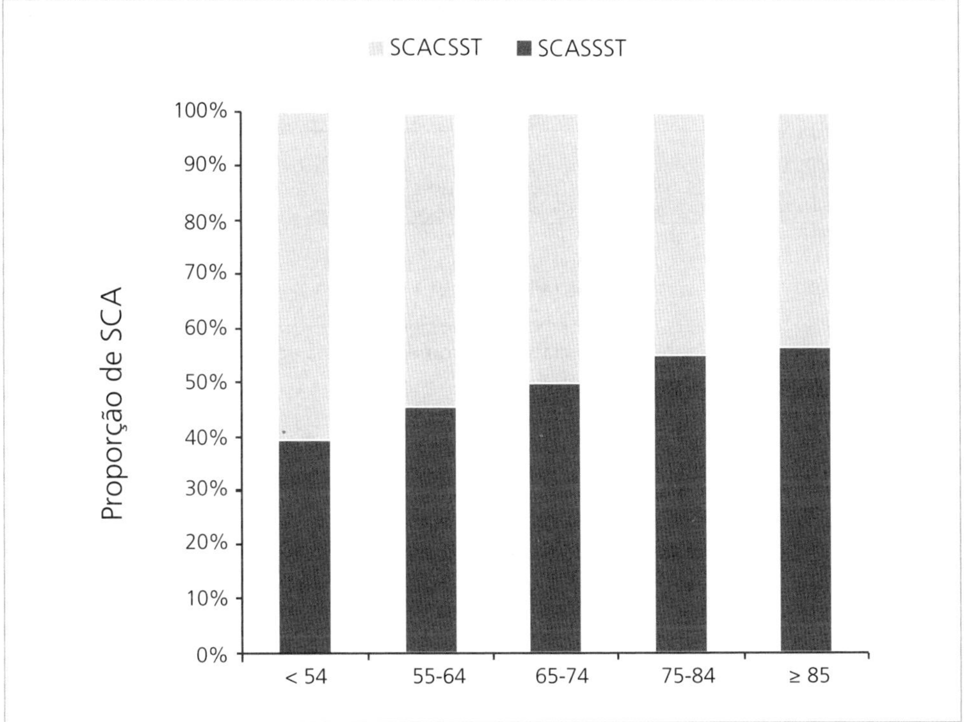

FIGURA 1 Elevação na proporção de síndromes coronarianas sem supradesnível do segmento ST (SCASSST) com o aumento da idade. SCA: síndrome coronariana aguda.

ciadas, como insuficiência cardíaca, DAC prévia, insuficiência renal e maior prevalência no sexo feminino.

- A anatomia coronariana também difere de pacientes mais jovens, com maior número de lesões coronárias presentes (Tabela 1).

Apresentação clínica

- A dor torácica é a apresentação mais comum da SCA independentemente da idade, porém, os idosos podem ter outras apresentações atípicas de SCA que não a angina do peito, como dispneia (49%), diaforese (26%), náuseas/vômitos (24%) e síncope (19%) (Figura 2). Outros sintomas incluem: edema agudo de pulmão e alterações mentais, como confusão ou agitação.
- Mais de 50% dos idosos com SCA esperam de 2 horas a 2,5 dias antes de procurar atendimento médico. Apenas 10 a 14% dos idosos com SCA chegam ao pronto-socorro dentro de 1 hora do início dos sintomas.
- O reconhecimento de que a SCA também pode ocorrer no contexto de outras doenças agudas é importante.

TABELA 1 Porcentagem de lesões coronárias com o aumento da idade

Lesões coronárias	< 75 anos (%)	≥ 75 anos (%)
Uniarterial	45,9	29,8
Biarterial	30,8	36,0
Triarterial	23,3	34,2

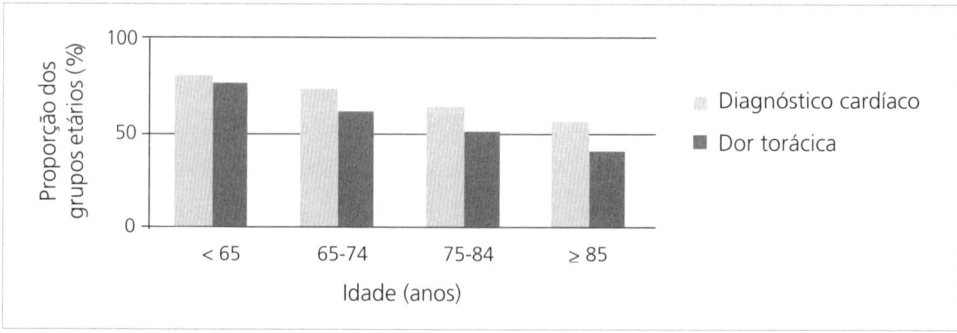

FIGURA 2 Dor torácica e diagnóstico inicial de síndrome coronária aguda (SCA) de acordo com o grupo etário.

Eletrocardiograma (ECG)

- Idosos apresentam maior probabilidade de ECG inespecífico. Bloqueio de ramo esquerdo (BRE) é mais comum com o avanço da idade e ocorre em mais de um terço dos pacientes com mais de 85 anos de idade.

Biomarcadores cardíacos seriados

- As enzimas cardíacas são sensíveis e específicas para o diagnóstico da SCA. Indivíduos idosos têm altos níveis de troponinas (cTn) basais (20% de idosos residentes na comunidade com ≥ 70 anos têm nível de cTn acima de 99% como linha de base). A avaliação clínica cuidadosa é essencial para diferenciar SCA de uma variedade de condições agudas e crônicas que também levam à necrose miocárdica (IM tipo 2). Uma maior proporção da população idosa com SCA apresenta níveis elevados de peptídeo natriurético tipo B (BNP). BNP elevado na SCA prediz pior desfecho. Portanto, a medida do BNP pode fornecer informações prognósticas sobre insuficiência cardíaca com SCA em idosos e seu risco de mortalidade.

SCA sem supradesnível de ST

- O manejo da SCA sem supradesnível de ST tem muitos desafios em pacientes muito idosos, que frequentemente apresentam-se mais tarde ao serviço de emergência, têm sintomas atípicos e são uma coorte mais heterogênea do que os pacientes mais jovens. Esses pacientes também são mais propensos a ter múltiplas comorbidades, declínio cognitivo, fragilidade física, polifarmácia e DAC mais complexa com maior carga isquêmica. Consequentemente, o manejo de pacientes muito idosos tem sido tradicionalmente mais conservador do que as diretrizes recomendam, com acesso à angiografia precoce e à revascularização mais reduzido.

Estratificação de risco

- As diretrizes atuais americana e brasileira consideram de risco intermediário todos os pacientes com mais de 70 anos de idade e, aqueles com mais de 75 anos, de alto risco de morte e infarto não fatal a curto prazo.
- No entanto, a estratificação pode e deve ser realizada idem a pacientes não idosos, sendo que todas as principais classificações de risco de eventos e morte utilizadas como *TIMI-Risk Score* ou GRACE podem ser aplicadas nesse grupo de pacientes.

Tratamento

- Quanto mais idoso o paciente, maior a mortalidade esperada nas SCA e, portanto, maior o benefício dos tratamentos em termos de redução de mortalidade, tanto proporcional quanto absoluta (Figura 3).

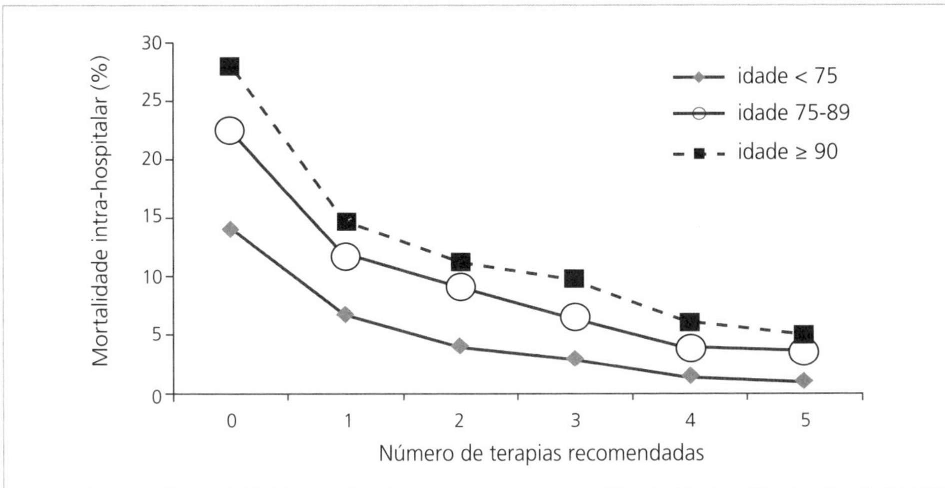

FIGURA 3 Benefícios da terapia adjunta (aspirina, betabloqueadores, heparina, inibidores de glicoproteína IIb/IIIa, angiografia coronariana) em diferentes grupos etários.

- O uso da aspirina nas SCA é amplamente recomendado, independentemente da idade. Recomenda-se o uso de aspirina na dose de 81-325 mg na ausência de contraindicações. Em uma metanálise, verificou-se que o subgrupo de pacientes ≥ 65 anos de idade apresentou uma maior redução absoluta (4,5 3 3,3%) e similar redução relativa (19,4 3 23,1%) nos desfechos vasculares com o uso da aspirina quando comparado a pacientes mais jovens (< 65 anos).
- A adição de clopidogrel à aspirina reduz a taxa de mortalidade em pacientes com mais de 65 anos de idade. Comparado com o grupo de pacientes mais jovens, os pacientes com mais de 65 anos de idade tiveram semelhante redução no risco absoluto (2,0 3 2,2%) e menor redução no risco relativo (13,1 3 28,9%) com a adição de clopidogrel, embora em ambos os grupos clopidogrel tenha sido mais eficaz do que placebo.
- O uso do prasugrel foi testado no estudo TRITON TIMI 38 em comparação com o clopidogrel, sendo incluídos 13% dos pacientes em ambos os grupos com mais de 75 anos. Foi verificada redução de morte cardiovascular, infarto agudo do miocárdio (IAM) não fatal ou acidente vascular cerebral (AVC), entretanto, houve aumento na taxa de sangramento em 12% na população idosa.
- O estudo PLATO, que comparou o ticagrelor e clopidogrel, não mostrou diferença significante quanto ao risco de sangramento maior. Pacientes com mais de 75 anos não tiveram maior benefício com ticagrelor (incidência em 1 ano do desfecho primário de 8,6% no grupo ticagrelor versus 10,4% no grupo clopidogrel).
- Em relação à enoxaparina ou heparina não fracionada, não há nenhuma análise de eficácia e segurança dessas medicações na população idosa.
- Os inibidores diretos da trombina são pouco utilizados nas SCASSST. Há poucos estudos na literatura que comprovam seu benefício e sua segurança na população idosa. O estudo OASIS 5 comparou um inibidor direto da trombina, fondaparinux, contra enoxaparina e encontrou no grupo de pacientes ≥ 65 anos de idade benefício não significante a favor do fondaparinux. Porém, o grupo de pacientes ≥ 65 anos de idade apresentou uma redução no risco relativo (50,9%) para san-

gramento maior do que o grupo de pacientes com menos de 65 anos de idade (33,3%).

Risco de sangramento

- Idosos recebem doses excessivas dos agentes antitrombóticos em decorrência do menor peso corpóreo e menor clearance de creatinina, aumentando o risco de sangramento. Esse risco é evidente com o uso dos inibidores IIb/IIIa.
- Nesse contexto, é necessário ajustar a dose dos inibidores da glicoproteína IIb/IIIa e heparinas pelo clearance de creatinina e peso, uma vez que muitos desses pacientes apresentam taxa de depuração de creatinina reduzida.
- Os escores de sangramento, como o Crusade e o Roxana, ajudam na tomada de decisão quanto ao risco e benefício do emprego dos agentes antitrombóticos e antiagregantes plaquetários.

Estratégia invasiva – intervenção coronária percutânea (ICP)

- Pacientes idosos são menos submetidos a estratégia invasiva para SCASSST. No entanto, análises de diversos ensaios clínicos sugerem um benefício da estratégia invasiva principalmente em pacientes com mais de 65 anos de idade. Um estudo recente, publicado na revista *The Lancet*, comparou as abordagens invasiva precoce e conservadora em pacientes com SCASSST com 80 anos ou mais. Os resultados apoiam de forma impressionante a estratégia invasiva, sendo que o tempo médio para angiografia coronariana foi de 3 dias após a apresentação. O desfecho composto primário de infarto do miocárdio, necessidade de revascularização urgente, acidente vascular cerebral e morte foi substancialmente menor no grupo invasivo com acompanhamento médio de 1,53 anos (40,6% vs. 61,4%, razão de risco 0,53; IC 95% 0,41-0,69, número necessário para tratar 4,8). Esse resultado foi impulsionado por reduções nas taxas de infarto do miocárdio (razão de risco 0,52; 0,35-0,76) e revascularização urgente (razão de risco 0,19; 0,70-0,52). A ausência de benefícios na mortalidade no grupo invasivo é consistente com estudos prévios e pode ser resultado do tamanho da amostra do estudo ou de observações de outros relatos de que a maioria das mortes após a intervenção coronariana percutânea tem causas não cardiovasculares.
- Decisões quanto ao manejo invasivo das SCASSST em pacientes idosos devem ser individualizadas com base no risco de sangramento e de critérios clínicos, tais como expectativa de vida, comorbidades, qualidade de vida, desejo do paciente e risco/benefício da revascularização.
- Em resumo, a adesão às terapias recomendadas pelas diretrizes atuais na população idosa está associada à redução da mortalidade desde que se faça o ajuste das doses das medicações antitrombóticas e se avalie o risco e o benefício das terapias baseadas nos escores de sangramentos (Figura 4).

SCA com supradesnível de ST

Trombolíticos

- Estudos clínicos com trombolíticos em SCACSST incluíram menos de 10% dos pacientes com mais de 75 anos de idade. Nenhum estudo específico avaliou o uso de trombolíticos em pacientes idosos com mais de 75 anos. O uso da terapia fibrinolítica no idoso é baseado na análise de subgrupos de estudos randomizados.
- Para os pacientes com idade até 75 anos, a maioria dos estudos mostra que a terapia fibrinolítica está associada a um benefício na sobrevida quando comparada a placebo. No entanto, comparativamente a pacientes jovens, há sabidamente uma alta taxa de mortalidade relacionada ao uso de trombolíticos em pacientes idosos, explicada por alterações da complacência vascular, hipertrofia e remodelamento ventricular e pela redução da resposta adrenérgica

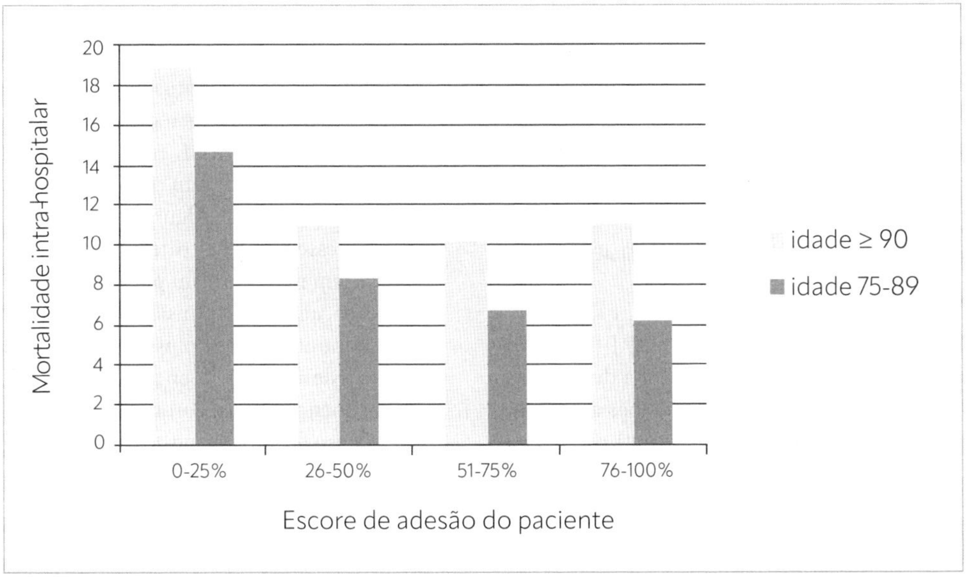

FIGURA 4 **Relação entre mortalidade intra-hospitalar de pacientes idosos com a adesão às terapias recomendadas de maneira adequada.**

- O risco de ruptura cardíaca é maior nos pacientes idosos submetidos a fibrinólise, com incidência de 0,5 a 2,0%. Pacientes idosos apresentam maior risco de hemorragia intracraniana, principalmente aqueles com idade > 75 anos, mulheres, negros, magros, história de acidente vascular cerebral prévio e pressão arterial sistólica > 160 mmHg. Todavia, esse risco pode ser reduzido com o ajuste das doses dos anticoagulantes e antiplaquetários quando houver o emprego dos fibrinolíticos.
- De acordo com a última diretriz brasileira sobre SCACSST, o fibrinolítico mais seguro e de primeira escolha em pacientes com mais de 75 anos é a estreptoquinase, mas todos podem ser utilizados.

Angioplastia primária

- Evidências da literatura apontam resultados mais favoráveis com ICP em idosos, mas existem poucas informações sobre pacientes com mais de 80 anos de idade.
- A eficácia da revascularização em pacientes com choque cardiogênico foi ilustrada no estudo SHOCK, no qual 302 pacientes com SCA e choque decorrente de disfunção ventricular esquerda aguda foram randomizados para tratamento clínico versus revascularização com ICP ou cirurgia. Houve uma redução significante da mortalidade com a revascularização de emergência que, na análise de subgrupo, foi apenas aparente em pacientes com idade até 75 anos. No entanto, apenas 56 pacientes tinham mais de 75 anos de idade.

Outras terapias

- Embora nenhum dos estudos tenha incluído pacientes com mais de 75 anos, vários estudos observacionais e pequenos forneceram fortes evidências de que o tratamento em longo prazo com os betabloqueadores melhoram os resultados após IAM em pacientes com até 90 anos de idade.
- Recomendam-se inibidores de enzima conversora da angiotensina ou bloqueador do receptor da angiotensina para todos os pacientes com SCA, independentemente da idade na ausência de contraindicações.

- Recomenda-se o uso de estatinas em todos os pacientes com SCA, independentemente da idade na ausência de contraindicações, acrescentando uma redução de 15% no risco relativo de morte ou reinfarto em pacientes com mais de 70 anos.

Duração da terapia antiplaquetária dupla

- O uso do escore PRECISE-DAPT (Figura 5) é recomendado para orientar a duração da terapia antiplaquetária dupla após uma SCA, sugerindo uma abordagem antitrombótica mais conservadora em pacientes com escore ≥ 25. Vale ressaltar que uma idade de 75 anos ou mais dá 12 pontos na escala. Portanto, a maioria dos pacientes idosos terá valores PRECISE-DAPT ≥ 25, ou seja, são classificados como de alto risco hemorrágico apenas pela idade. Alguns estudos sugerem que esse ponto de corte pode não ser a abordagem mais ideal em pessoas de idade avançada, ainda mais considerando seu risco trombótico mais alto usual (maior prevalência de diabetes, doença vascular periférica, doença arterial coronariana extensa, etc.). O uso de limiares ajustados no pacien-

	Escore PRECISE-DAPT
Tempo de utilização	No momento da implantação do *stent* nas coronárias
Estratégias avaliadas de duração da TAPD	TAPD de curta duração (3-6 meses) *versus* TAPD de duração convencional/longa (12-24 meses)
Cálculo do escore	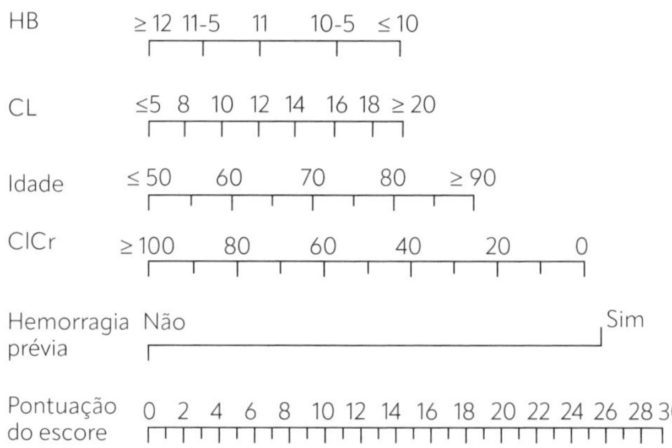
Classificação do escore	0 a 100 pontos
Tomada de decisão de *cut-off* sugerido	Escore ≥ 25 – TAPD de curta duração
	Escore < 25 – TAPD de duração habitual/longa
Calculador	www.precisedaptscore.com

FIGURA 5 Escore de risco PRECISE-DAPT validado para a tomada de decisão sobre a duração da terapêutica.

ClCr: *clearance* de creatinina; CL: contagem de leucócitos; FEVE: fração de ejeção ventricular esquerda; Hb: hemoglobina; PRECISE-DAPT: *PREdicting bleeding Complications In patients undergoing Stent implantation and subsEquent Dual Anti Platelet Therapy*; TAPD: terapêutica antiagregante plaquetária dupla.

te mais velho provavelmente pode ser uma abordagem mais racional para prever o risco de sangramento.

CUIDADOS PÓS-SCA NO IDOSO

- Os adultos mais velhos são mais suscetíveis a complicações da SCA. Na fase aguda, essas complicações incluem, mas não estão limitadas a: (1) complicações relacionadas à isquemia (insuficiência cardíaca; pericardite pós-IM; arritmia (arritmia ventricular e atrial, mau funcionamento do sistema de condução); complicações mecânicas de isquemia, ou seja, ruptura do músculo papilar, defeito do septo ventricular, ruptura de parede livre); (2) complicações do procedimento (sangramento no local de acesso/hematoma, sangramento retroperitoneal, acidente vascular cerebral, derrame pericárdico); (3) sangramento devido à terapia antiplaquetária e anemia; (4) insuficiência renal; (5) hipotensão por excesso de medicamentos; e (6) efeitos adversos de novos medicamentos. Pós-SCA, os pacientes idosos apresentam alto risco de reinternação e óbito tanto de etiologia cardiovascular quanto não cardiovascular. Há aumento de 50% no risco de mortalidade para cada aumento de 10 anos na idade a partir dos 65 anos.

REABILITAÇÃO CARDÍACA E EXERCÍCIOS

- Programas abrangentes de reabilitação cardíaca fornecem educação ao paciente, identificam e monitoram fatores de risco, abordam a modificação do estilo de vida, fornecem suporte psicossocial e aprimoram o treinamento físico para pacientes com SCA. Esses programas foram testados de forma robusta e comprovadamente são benéficos para todas as faixas etárias de pacientes com SCA. A terapia com exercícios melhora a capacidade funcional, a aptidão cardiorrespiratória e a percepção de bem-estar, além de reduzir a taxa de eventos cardíacos. Cada aumento na capacidade máxima de exercício está associado a uma redução no risco de mortalidade por todas as causas em todas as faixas etárias, incluindo pacientes idosos. Pacientes idosos com SCA devem ser incentivados a participar de reabilitação cardíaca. No entanto, o índice de encaminhamento e a participação em programas de reabilitação cardíaca por idosos ainda é muito baixo.

QUAL É A ROTINA NA EMERGÊNCIA DO INCOR?

- Uma vez que fazem parte de uma população de alta morbimortalidade, os idosos que se apresentam na emergência do InCor com diagnóstico de SCA são mantidos monitorizados continuamente.
- Casuística do InCor com 966 pacientes com SCA mostrou que 72% são pacientes idosos. Desses, SCACSST foi observada em somente 17% dos casos, valor inferior ao encontrado em pacientes jovens (25%). No grupo idoso, em 11,8% optou-se por tratamento cirúrgico e em 24,7%, por angioplastia. No acompanhamento intra-hospitalar, observaram-se diferenças significativas em relação à mortalidade (1,5 3 7,5%, p = 0,004), Killip III/IV (3,7 3 8,3%, p = 0,04) e desfechos combinados (8,2 3 11,1%, p = 0,02) respectivamente entre os grupos jovem e idoso. No acompanhamento a longo prazo de 11 meses, não foi observada diferença na mortalidade entre os grupos (10,9 3 12,8%, p = 0,36).
- Todos os pacientes idosos, salvo os alérgicos, recebem AAS 200 a 300 mg logo na admissão, macerado, após anamnese e realização do eletrocardiograma.
- Leva-se em consideração o peso atual do paciente, assim como sua função renal para decidir sobre a anticoagulação e a prescrição de medicamentos, evitando superdoses.
- É calculado o risco de sangramento para todos os pacientes, principalmente para aqueles com mais de 65 anos de idade. São usa-

dos preferencialmente os escores de Roxana ou Crusade.

- Quando o risco de sangramento for alto, porém o paciente apresente SCASSST de moderado risco, opta-se, preferencialmente, por estratificação não invasiva.
- Em pacientes idosos, portadores de SCACSST, opta-se sempre por encaminhamento para o setor de hemodinâmica para realização de angioplastia coronária primária. A heparina é feita pelo hemodinamicista durante o procedimento, conforme comentado em capítulo específico. Se o risco de sangramento for elevado ou tiver mais que 75 anos, evita-se a administração de ataque de clopidogrel na dose de 600 mg. Nesses casos, administramos 300 mg.
- Preferencialmente, pacientes portadores de SCASSST de alto risco isquêmico são encaminhados para cinecoronariografia nas primeiras 24 horas de internação. Dessa forma, o paciente permanece menos tempo sob ação de terapia anticoagulante plena, o que reduz o risco de complicações hemorrágicas. Nesse cenário, a dose do segundo antiagregante pode ser realizada após conhecida a anatomia coronariana, conforme recomendações mais atuais.
- A realização de ataque dos tienopiridínicos em pacientes acima de 75 anos em SCASSST é seguro, dando-se preferência para o clopidogrel na dose de 300 mg.
- Não se recomenda o uso de prasugrel pelo alto risco de complicações hemorrágicas na população idosa (maior que 75 anos).
- A dose de enoxaparina deve ser ajustada acima de 75 anos, sendo administrada 75% da dose habitual (0,75 mg/kg, de 12 em 12 horas). Além disso, caso o *clearance* de creatinina seja menor que 30 mL/min, a dose deve ser reduzida pela metade. Quando dialítico, seu uso é contraindicado, sendo optado por heparina não fracionada em bomba de infusão contínua.
- O uso de inibidores de glicoproteína IIb/IIIa nessa população é considerado conduta de exceção, e somente é empregado em paciente com risco de sangramento baixo/moderado, considerando o risco/benefício e carga trombótica avaliada.
- Sempre se dá preferência pela via radial para realização da punção arterial, visto ser a via de menores complicações hemorrágicas.
- Em todos os pacientes com mais de 65 anos de idade, como rotina da unidade, a profilaxia para nefropatia por contraste é obrigatória com solução fisiológica, desde que não haja congestão pulmonar. Em casos de disfunção renal crônica, o uso de contrastes especiais e em menor quantidade deve sempre ser considerado em conjunto à equipe de hemodinâmica.
- Caso o paciente apresente delirium, optamos preferencialmente por administração de haloperidol 5 mg endovenoso/intramuscular ou quetiapina 12,5-25 mg por via oral. Atenção deve ser dada ao intervalo QT, sendo contraindicada em casos de seu alargamento. A pesquisa de infecções associadas deve ser realizada imediatamente nesses casos, com radiografia de tórax, exames laboratoriais e urina tipo I/urocultura.
- Sempre que pacientes idosos são admitidos com SCA, a avaliação de funcionalidade é fundamental. Quando reduzida ou em pacientes acamados, por vezes esses são manejados sem estratificação invasiva, após avaliação criteriosa individual e em conjunto com a família sobre risco/benefício.

BIBLIOGRAFIA RECOMENDADA

1. Alexander KP, Newby LK, Cannon CP, Armstrong PW, Gliber WB, Rich MW, et al. Acute coronary care in the elderly. Part I: Non-ST-segment-elevation acute coronary syndromes: a scientific statement for healthcare professionals from the American Heart Association Council on Clinical Cardiology, in Collaboration with the Society of Geriatric Cardiology. Circulation. 2007;115:2549-69.
2. Alexander KP, Roe MT, Chen AY, Lytle BL, Pollack CV, Foody JM, et al. Evolution in cardiovascular care for elderly patients with non-ST-segment eleva-

tion acute coronary syndromes. J Am Coll Cardiol. 2005;46(8):1479-87.
3. American Heart Association. Heart disease and stroke statistics: 2014 Uptade. Circulation. 2014;128: 1-267.
4. Avezum A, Makdisse M, Spencer F, Gore JM, Fox KA, Montalescot G, et al. Impact of age on management and outcome of acute coronary syndrome: observations from the Global Registry of Acute Coronary Events (GRACE). Am Heart J. 2005;149:67-73.
5. Bonow RO, Mann, DL, Zipes, DP, Libby P, Braunwald E. Braunwald´s heart disease: a textbook of cardiovascular medicine. 9.ed. Philadelphia: Saunders; 2012.
6. Fox KA, Clayton TC, Damman P, Pocock SJ, de Winter RJ, Tijssen JG, et al. Long-term outcome of a routine versus selective invasive strategy in patients with non-ST-segment elevation acute coronary syndrome a meta-analysis of individual patient data. J Am Coll Cardiol. 2010;55:2435-45.
7. Lee PY, Alexander KP, Hammill BG, Pasquali SK, Peterson ED. Representation of elderly persons and women in published randomized trials of acute coronary syndromes. JAMA. 2001; 286(6):708-13.
8. Soeiro AM, Borba AP, Bossa AS, Zullino CN, Soeiro MCFA, Leal TCAT, et al. A risk-adjusted retrospective data analysis between younger and elderly patients with acute coronary syndromes: long-term prognosis. Open J Emerg Med. 2016;4:53-61.
9. Tegn N, Abdelnoor M, Aaberge L; After Eighty Study Investigators. Invasive versus conservative strategy in patients aged 80 years or older with non-ST-elevation myocardial infarction or unstable angina pectoris (After Eighty Study): an open-label randomised controlled trial. Lancet. 2016;387:1057-65.
10. Vrints CJ. Acute coronary syndrome in the elderly. Eur Heart J. 2008;29:1213-4.
11. Wenger NK, Furberg CD, Pitt E. Coronary artery disease in the elderly. working conference of coronary artery disease in the elderly, National Institutes of Health, Bethesda 1985. New York: Elsevier; 1986.
12. Wright RS, Anderson JL, Adams CD, Bridges CR, Casey DE, Ettinger SM, et al. 2011 ACCF/AHA Focused update incorporated into the ACC/AHA 2007 guidelines for the management of patients with unstable angina/non-ST-elevation myocardial infarction: a report of the American College of Cardiology Foundation/American Heart Association Task Force on Practice Guidelines. J Am Coll Cardiol. 2011;57:215-367.
13. Mozaffarian D, Benjamin EJ, Go AS, et al. Heart disease and stroke statistics-2015 update: a report from the American Heart Association. Circulation. 2015;131:e29-e322.
14. Alpert JS, Thygesen KA, White HD, et al. Diagnostic and therapeutic implications of type 2 myocardial infarction: review and commentary. Am J Med. 2014;127:105-8.
15. Morrow DA, de Lemos JA, Sabatine MS, et al. Evaluation of B-type natriuretic peptide for risk assessment in unstable angina/non-ST-elevation myocardial infarction: B-type natriuretic peptide and prognosis in TACTICS-TIMI 18. J Am Coll Cardiol. 2003;41:1264-72.
16. Scirica BM, Kadakia MB, de Lemos JA, et al. Association between natriuretic peptides and mortality among patients admitted with myocardial infarction: a report from the ACTION Registry(R)-GWTG. Clin Chem. 2013;59:1205-14.
17. Costa F, van Klaveren D, James S, et al. Derivation and validation of the predicting bleeding complications in patients undergoing stent implantation and subsequent dual antiplatelet therapy (PRECISE-DAPT) score: A pooled analysis of individual-patient datasets from clinical trials. Lancet. 2017;389:1025-34.
18. Guerrero C, Ariza-Solé A, Formiga F, Martínez-Sellés M, Vidán M, Aboal J. Applicability of the PRECISE-DAPT score in elderly patients with myocardial infarction. J Geriatr Cardiol. 2018;15:713.
19. Lopes RD, Gharacholou SM, Holmes DN, et al. Cumulative incidence of death and rehospitalization among the elderly in the first year after NSTEMI. Am J Med. 2015;128:582-90.
20. Pasquali SK, Alexander KP, Peterson ED. Cardiac rehabilitation in the elderly. Am Heart J. 2001;142:748-55.
21. Nicolau JC, Feitosa Filho GS, Petriz JL, De Mendonça Furtado RH, et al. Brazilian society of cardiology guidelines on unstable angina and acute myocardial infarction without st-segment elevation - 2021. Arq Bras Cardiol. 2021;117(1):181-264.
22. Collet JP, Thiele H, Barbato E, Bauersachs J, et al. 2020 ESC Guidelines for the management of acute coronary syndromes in patients presenting without persistent ST-segment elevation. Eur Heart J. 2021;42(14):1289-367.

7

Síndrome coronariana aguda em pacientes jovens

Alexandre de Matos Soeiro
Lucas Lentini Herling de Oliveira
Luiz Mario Baptista Martinelli
Carlos V. Serrano Jr.
Roberto Rocha Correa Veiga Giraldez

OBSERVAÇÕES GERAIS BASEADAS EM EVIDÊNCIAS

Introdução

- A literatura é controversa quanto à definição de jovem quando são avaliados pacientes com síndromes coronarianas agudas (SCA). Parte dos autores considera pacientes com menos de 55 anos, enquanto outros referem que a definição deve englobar apenas aqueles com menos de 40 a 45 anos.
- De qualquer forma, representam apenas uma pequena parcela de todos os casos de SCA e por esse motivo ainda são alvo de discussão e pesquisa.
- Na maioria dos estudos, a ocorrência de SCA em pacientes com menos de 30 anos representa apenas 0,4% de todos os casos e abaixo dos 40 anos entre 1,6 e 6%.
- A SCA em pacientes jovens tem características diferentes de pacientes idosos, principalmente em relação a fatores de risco associados, apresentação clínica, características angiográficas e prognóstico.

Fatores de risco para doença arterial coronariana

- O perfil de fatores de risco em pacientes jovens que apresentam SCA é totalmente diferente.
- A porcentagem de pacientes do sexo masculino é muito maior do que em pacientes idosos, com casuísticas chegando de 80 a 100% dos casos.
- Classicamente, o fator de risco mais relacionado à SCA em pacientes jovens é o tabagismo, com casuísticas que mostram a prevalência entre 62 e 90%.
- Em pacientes jovens, os estudos também relatam prevalência elevada de dislipidemia (19 a 77%) e história familiar positiva para doença arterial coronariana precoce (16 a 40%), sendo esses dois fatores de risco os mais prevalentes seguindo o tabagismo, e com incidência significativamente maior quando comparados a pacientes idosos.
- Na Tabela 1, encontram-se os principais fatores de risco associados à ocorrência de SCA em pacientes jovens.

TABELA 1 Principais fatores de risco envolvidos em pacientes jovens e síndrome coronária aguda (SCA)

Fatores de risco	Prevalência
Tabagismo	62-90%
Dislipidemia	19-77%
História familiar	16-40%
Obesidade	29-40%
Diabetes melito	3-15%

OUTROS MECANISMOS DE SÍNDROME CORONARIANA AGUDA

- O uso de cocaína nessa população específica sempre deve ser lembrado. Seu diagnóstico ainda é um desafio, principalmente devido a barreiras de comunicação existentes. Nos Estados Unidos, aproximadamente 25% das SCA em pacientes com menos de 45 anos são relacionadas ao uso de cocaína. Em pacientes que usaram cocaína e procuram o serviço de emergência, cerca de 40% apresentam dor torácica como queixa principal. Desses, em somente 6% o diagnóstico final é SCA. O risco maior de ocorrência de SCA encontra-se nas quatro primeiras horas após o uso, porém pode acontecer até que se completem 24 horas, não dependendo da dose nem do tempo de utilização da droga.
- Também nesse grupo de pacientes jovens, a prevalência de doenças reumatológicas e trombofilias é significativamente maior. Em pacientes com coronariografia normal, alguns autores relatam a incidência de até 50% dos casos portadores de algum tipo de trombofilia, como fator V de Leiden e síndrome antifosfolípide.
- Embolia coronária é descrita em até 9% dos pacientes jovens com SCA. A embolia pode ser direta (proveniente de trombo em AE, VE ou válvulas), paradoxal (passa do sistema venoso para as coronárias por meio de um forame oval patente ou CIA, por exemplo), iatrogênica (por manipulação da aorta) ou por trombofilia, como descrito anteriormente. Pistas para o diagnóstico são a apresentação como MINOCA (infarto com coronárias normais), múltiplos sítios com oclusão, embolização sistêmica concomitante sem um trombo em VE secundário ao IAM, presença de fibrilação atrial, entre outros. Imagem intravascular pode ajudar no diagnóstico diferencial de trombose ou embolia primárias com trombose típica sobre uma placa não obstrutiva com sinais de instabilidade.
- Diagnóstico diferencial importante em pacientes que se apresentam com infarto agudo do miocárdio com supra de ST (especialmente de parede inferior) é a dissecção aguda de aorta, que pode cursar com esta apresentação por dissecção ocluindo o óstio da coronária direita. Esta apresentação pode ocorrer em cerca de 3% dos pacientes com dissecção aguda de aorta tipo A pela classificação de Stanford. A suspeita clínica pode advir de pacientes com síndrome de Marfan, valva aórtica bicúspide ou manipulação prévia de aorta, entre outros.
- Especificamente em gestantes e puérperas, o diagnóstico de dissecção espontânea de artéria coronária (SCAD) deve ser lembrado. Apesar de não exclusivo destes grupos, é proporcionalmente muito mais frequente do que outras causas de SCA. Mulheres fora do contexto periparto também podem apresentar SCAD, sendo que a idade média de apresentação desta doença é de 44-53 anos. Homens também podem apresentar dissecção espontânea de coronária, mas de maneira muito mais infrequente que as mulheres.
- Outra causa possível de SCA em jovens, inclusive em crianças, é a presença de uma

coronária anômala. A anatomia destes pacientes é muito variável e inclui coronárias que se originam de locais atípicos da aorta ou mesmo da artéria pulmonar (apresentação mais grave e mais precoce). Apesar de raras, as anomalias coronárias estão relacionadas a morte súbita e a SCA. Muitas anomalias são benignas, mas algumas características determinam o risco de eventos graves, como local de implantação, morfologia do óstio, ângulo de saída e trajeto. O exame de escolha para avaliação destes pacientes é a angiotomografia de coronárias.

Apresentação clínica, características angiográficas e tratamento

- De maneira oposta aos pacientes idosos, em pacientes jovens cerca de 90% das vezes relata-se que a manifestação clínica mais comum é a angina típica, com apenas 10% dos casos referindo dor atípica ou somente sintomas associados (dispneia e síncope).
- A maioria dos estudos descreve que existe maior incidência de SCA com supradesnivelamento do segmento ST nessa população, com índices que podem chegar a 70% da população avaliada.
- Apesar disso, geralmente a incidência de distúrbios hemodinâmicos significativos é baixa, com apresentação em Killip III/IV em apenas 3,7 a 7% dos casos.
- Na maioria dos pacientes, o padrão angiográfico encontrado é uniarterial (62 a 76% dos casos).
- Além disso, em até 16 a 30% das angiografias não se encontram lesões coronarianas significativas e relacionadas à SCA. Especula-se que essa maior proporção de coronariografias normais esteja relacionada à maior incidência de fatores de risco não clássicos ou mecanismos fisiopatológicos incomuns, como vasoespasmo, trombofilias e doenças reumatológicas.
- Não existem estudos relatando maior incidência de trombose *in situ* nessa faixa etária.
- O tratamento medicamentoso relacionado à SCA em pacientes jovens é semelhante a pacientes idosos e segue as mesmas recomendações estabelecidas em diretrizes nacionais e internacionais. No entanto, geralmente o risco de sangramento é menor e o número de complicações hemorrágicas relacionadas a esse grupo torna-se limitado.
- Na maior parte dos registros, em cerca de 70 a 76% das vezes, pacientes jovens são tratados com angioplastia com *stent* da artéria culpada. A realização de cirurgia de revascularização miocárdica é menos comum, ocorrendo em apenas 5 a 20% dos casos.
- No caso de SCA relacionada à cocaína, o tratamento diferencia do habitual devido à contraindicação do uso de betabloqueadores e da indicação da utilização de diazepam (inicialmente endovenoso e posteriormente via oral). Caso não haja resolução rápida do supradesnivelamento do segmento ST com o uso de nitratos, o paciente deve ser encaminhado rapidamente para a angioplastia primária. Caso não esteja disponível, apesar de controversa, a trombólise deve ser considerada devido à grande possibilidade de rotura de placa no local do espasmo coronariano. O uso de antiagregantes plaquetários deve seguir a recomendação idêntica a todos os outros pacientes.
- Em pacientes com suspeita de trombofilia ou embolia, a decisão de anticoagular ou não pode ser complexa. Indicações relativamente mais simples de anticoagulação são trombofilias diagnosticadas após testes iniciais, presença de trombo em átrio ou ventrículo e fibrilação atrial. Os demais pacientes devem ter indicação individualizada. Interconsulta com hematologista pode ser benéfica. Na fase aguda, pode ser optado por tromboaspiração e infusão de tirofiban quando houver alta carga trombótica. Se houver suspeita de embolia paradoxal, pode ser necessário o fechamento de comunicações interatriais.
- Em mulheres que apresentam SCA no periparto em consequência de SCAD, o pico de

incidência é na primeira semana pós-parto, podendo no entanto ocorrer em qualquer fase da gestação e do puerpério. Angiograficamente, a SCAD pode apresentar diferentes padrões, desde o clássico fenótipo de múltiplos lúmens visíveis até estreitamentos difusos e suaves ou oclusões distais, praticamente imperceptíveis sem o auxílio de imagem intravascular. Também, podem se apresentar como lesões focais de difícil diferenciação com doença arterial coronária apenas com a análise visual. O tratamento varia com a apresentação, mas a tendência é de tratamento clínico conservador, uma vez que a maioria dos casos evoluiu com reabsorção do hematoma mural e que a angioplastia tem alta taxa de falha terapêutica e risco de propagar o hematoma e a dissecção. O tratamento intervencionista fica reservado para pacientes com anatomia de risco (tronco ou grandes artérias proximais) ou instabilidade hemodinâmica e/ou elétrica. Mesmo o tratamento clínico é controverso e sem *trials* grandes que embasam a conduta. Estudos observacionais sugerem benefício de betabloqueadores para redução do estresse de cisalhamento no vaso, com possível benefício em redução de recorrência de SCAD. Pacientes submetidos a angioplastia devem receber DAPT, mas aqueles mantidos em tratamento conservador parecem ter melhor evolução se mantidos em regime de apenas um único antiplaquetário, conforme dados do registro DISCO.

Prognóstico

- Escores de risco e prognóstico como Braunwald, TIMI-*risk score* e GRACE, devem ser utilizados de rotina nesse grupo de pacientes.
- No entanto, a literatura relata baixos índices de mortalidade e eventos cardiovasculares em pacientes jovens com SCA.
- A mortalidade hospitalar descrita varia entre 0 e 4% na maioria dos estudos. No acompanhamento em longo prazo, o índice de mortalidade não passa de 0,7 a 4,9% em 30 dias, 5,5% em seis meses e até 7% em cinco anos de acompanhamento.
- Alguns autores relatam a apresentação em Killip III/IV, leucocitose e insuficiência renal como marcadores associados à mortalidade em pacientes jovens.
- Em pacientes que apresentaram SCA relacionada ao uso de cocaína, a mortalidade intra-hospitalar descrita não passa de 1%.

QUAL É A ROTINA NA EMERGÊNCIA DO INCOR?

- Casuística recente da Unidade de Emergência do InCor com 966 pacientes com SCA mostrou a prevalência de aproximadamente 28% de pacientes com menos de 55 anos. Aproximadamente 57% eram homens e a mediana de idade foi de 50 anos (30 a 55). Observou-se como principais fatores de risco hipertensão (68%), tabagismo (67%) e dislipidemia (43%). Dor típica esteve presente em 90% dos pacientes. Nos indivíduos jovens, observou-se supradesnivelamento de ST em 25,7% dos casos. Aproximadamente 56,5% dos pacientes apresentaram padrão angiográfico uniarterial. Cerca de 7,1% foram submetidos à cirurgia de revascularização miocárdica e 42,1% à angioplastia coronária. A mortalidade intra-hospitalar encontrada foi de 1,5%, e o índice de desfechos combinados (acidente vascular cerebral, choque cardiogênico, reinfarto e arritmias) foi de 13,8%. Após seguimento médio de 10 meses, a mortalidade foi de 9,8%, enquanto 25,4% dos pacientes apresentaram novos eventos isquêmicos e 37,3%, necessidade de reinternação. Comparando com pacientes acima de 55 anos, a mortalidade nos jovens é significativamente menor (1,5% 3 7,5%, p = 0,004).
- Como rotina na Unidade de Emergência do InCor, todos os pacientes jovens com SCA são admitidos, estratificados e tratados de forma semelhante aos demais pacientes. Não

existe diferença em relação à abordagem inicial desses pacientes.

- Em casos de vasoespasmo coronariano, iniciam-se bloqueadores de canais de cálcio (nifedipina na fase aguda e anlodipino em fase crônica), via oral, nitratos, via oral, e suspendem-se os betabloqueadores. O uso de ácido acetilsalicílico e estatinas é mantido por tempo indefinido. O diagnóstico de trombofilia ainda não foi descartado e deve ser investigado. Especificamente em pacientes com IAM associado ao uso de cocaína, a administração de diazepam deve ser realizada em conjunto às outras medidas.
- Em todos os pacientes com menos de 45 anos, a investigação de trombofilia deve ser realizada, preferencialmente na fase crônica da doença (2 a 3 meses após o episódio agudo) e quando não houver evidência de aterosclerose coronária. De rotina, solicitam-se os seguintes exames: anticoagulante lúpico, anticorpos anticardiolipina, anti-B2 glicoproteína 1, antitrombina, proteína C, proteína S, fator V de Leiden, anticorpos anticomplemento, protrombina mutante e homocisteína.
- Em casos de IAM com coronariografia sem lesões obstrutivas, a realização de ressonância magnética cardíaca tem sido adotada de rotina para diferenciação diagnóstica e ajuste terapêutico.
- O fluxograma de atendimento de SCA em pacientes jovens encontra-se na Figura 1.

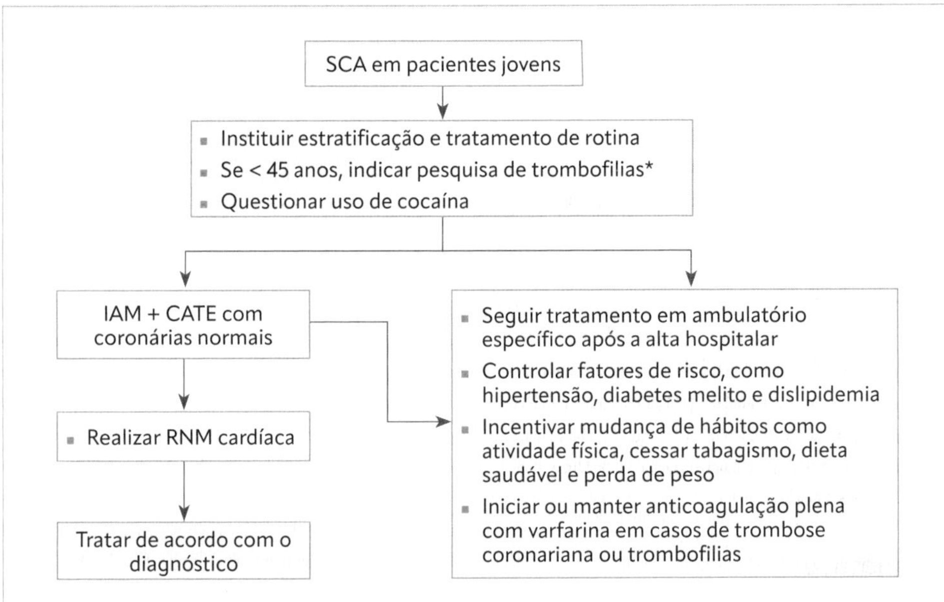

FIGURA 1 Fluxograma de atendimento de SCA em pacientes jovens na Unidade de Emergência do InCor.

CATE: cateterismo cardíaco; IAM: infarto agudo do miocárdio; RNM: ressonância magnética; SCA: síndrome coronária aguda. * Na fase crônica da doença (2 a 3 meses após o episódio agudo) e quando não houver evidência de aterosclerose coronária.

BIBLIOGRAFIA RECOMENDADA

1. Colkesen AY, Acil T, Demircan S, Sezgin AT, Muderrisoglu H. Coronary lesion type, location, and characteristics of acute ST elevation myocardial infarction in young adults under 35 years of age. Coron Artery Dis. 2008;19:345-7.
2. Ebersberger U, Sudarski S, Schoepf UJ, Bamberg F, Tricarico F, Apfaltrer P, et al. Atherosclerotic plaque burden in cocaine users with acute chest pain: Analysis by coronary computed tomography angiography. Atherosclerosis. 2013;229:443-8.
3. Gotsman I, Lotan C, Mosseri M. Clinical manifestations and outcome of acute myocardial infarction in very young patients. IMAJ. 2003;5:633-6.
4. Kanitz MG, Giovannucci SJ, Jones JS, Mott M. Myocardial infarction in young adults: risk factors and clinical features. J Emerg Med. 1996;14:139-45.
5. Puricel S, Lehner C, Oberhänsli M, Rutz T, Togni M, Stadelmann M, et al. Acute coronary syndrome in patients younger than 30 years - aetiologies, baseline characteristics and long-term clinical outcome. Swiss Med Wkly. 2013;143:w13816.
6. Schwartz BG, Rezkalla S, Kloner RA. Cardiovascular effects of cocaine. Circulation. 2010;122:2558- -69.
7. Shiraishi J, Kohno Y, Yamaguchi S, Arihara M, Hadase M, Hyogo M, et al. Acute myocardial infarction in young japanese adults: clinical manifestations and in-hospital outcome. Circ J. 2005;69:1454-8.
8. Soeiro AM, Borba AP, Bossa AS, Zullino CN, Soeiro MCFA, Leal TCAT, et al. A risk-adjusted retrospective data analysis between younger and elderly patients with acute coronary syndromes: long-term prognosis. Open Journal of Emergency Medicine. 2016;4:53-61.
9. Soeiro AM, Fernandes FL, Soeiro MC, Serrano Jr CV, Oliveira Jr MT. Clinical characteristics and long-term progression of young patients with acute coronary syndrome in Brazil. Einstein (São Paulo). 2015;13(3):370-5.
10. Zanchin C, Ledwoch S, Bär S, Ueki Y, Otsuka T, Häner JD, et al. Acute coronary syndromes in young patients: Phenotypes, causes and clinical outcomes following percutaneous coronary interventions. Int J Cardiol. 2022;3501-8.
11. Wu BT, Li CY, Chen YT. Type A aortic dissection presenting with inferior ST-elevation myocardial infarction. Acta Cardiol Sin. 2014;30(3):248-52.
12. Sheikh AS, O'Sullivan M. Pregnancy-related spontaneous coronary artery dissection: two case reports and a comprehensive review of literature. Heart Views. 2012;13(2):53-65.
13. Marchesini J, Campo G, Righi R, Benea G, Ferrari R. Coronary artery anomalies presenting with ST-segment elevation myocardial infarction. Clin Pract. 2011;1(4):e107.
14. Hayes SN, Tweet MS, Adlam D, Kim ESH, Gulati R, Price JE, et al. Spontaneous coronary artery dissection: JACC state-of-the-art review. J Am Coll Cardiol. 2020;76(8):961-84.

8

Síndrome coronariana aguda em pacientes diabéticos

Vinícius Machado Correia
Alexandre de Matos Soeiro
Maria Carolina Feres de Almeida Soeiro
Múcio Tavares de Oliveira Jr.
Ludhmila Abrahão Hajjar

OBSERVAÇÕES GERAIS BASEADAS EM EVIDÊNCIAS

Introdução

- *Diabetes mellitus* (DM) tornou-se uma das principais causas de morbidade e mortalidade no mundo e estima-se que mais de 346 milhões de pessoas apresentam essa doença.
- Segundo a Organização Mundial da Saúde (OMS), é previsto que a DM se torne a sétima causa de morte no mundo até 2030. A doença cardiovascular (DCV) é uma das principais complicações da doença e é responsável por 50 a 80% das mortes precoces no paciente com DM.
- Aproximadamente 30% dos pacientes com síndromes coronárias agudas (SCA) têm DM, e muitos, apesar de o possuírem, ainda não sabem do diagnóstico até a apresentação da doença coronariana.
- O estudo MONICA demonstrou maior incidência de SCA e maior mortalidade relacionada à SCA em pacientes com DM. Ademais, foi vista uma correlação linear entre a hiperglicemia na admissão hospitalar por SCA e mortalidade.
- Há diversos fatores que contribuem para que os pacientes diabéticos evoluam com maior incidência e piores desfechos na SCA, como representados na Figura 1.

Apresentação clínica

- Geralmente o paciente com DM é mais idoso, com maior prevalência em mulheres e com comorbidades agregadas como hipertensão, obesidade, insuficiência renal crônica e dislipidemia.
- Na vigência de SCA, a maioria dos pacientes com DM tem a mesma apresentação clínica que pacientes sem a doença.
- No entanto, o paciente diabético entra no grupo de doentes que apresentam com mais frequência sintomas atípicos de doença arterial coronariana (DAC), como dor epigástrica, dores em pontada, empachamento, dor pleurítica, síncope e dispneia.
- Dessa forma, a ausência de sintomas clássicos de coronariopatia pode comprometer o diagnóstico de SCA no paciente com DM, principalmente quando o eletrocardiograma (ECG) for normal ou apresentar alguma alteração prévia que atrapalhe a interpretação.
- No contexto de SCA, pacientes com DM possuem maior incidência de DAC multiarterial quando estratificados e evoluem com piores desfechos que a população não diabética.

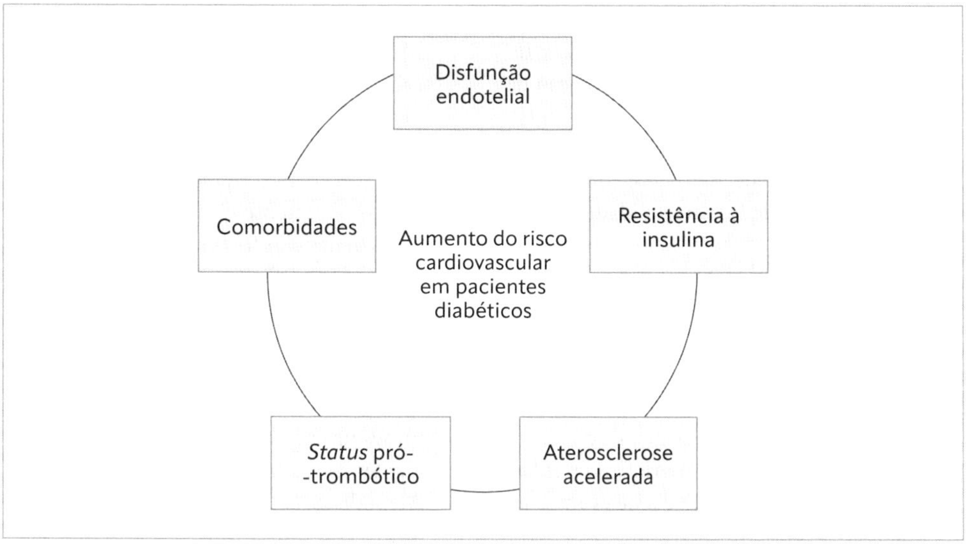

FIGURA 1 Fatores que aumentam o risco cardiovascular em pacientes diabéticos.

- Ademais, apresentam mais complicações decorrentes do infarto agudo do miocárdio (IAM), como insuficiência cardíaca (IC), fibrilação atrial (FA) e distúrbios de condução. A melhora tardia do desempenho ventricular e dos distúrbios metabólicos no nível da área não infartada pode ser responsável por esses resultados adversos, juntamente com uma disfunção cardíaca subjacente.

Diagnóstico diferencial

- No paciente com DM, em vigência de dor torácica, o diagnóstico inicial sempre deve ser SCA, por causa da elevada incidência da doença nessa população.
- No entanto, surgem como diagnóstico diferencial todas as outras situações (dissecção de aorta, tromboembolismo pulmonar – TEP, pneumotórax, espasmo esofágico etc.) consideradas na população em geral.
- Cerca de 15% dos pacientes com SCA não apresentam lesões coronárias obstrutivas compatíveis com a apresentação clínica. Especificamente no paciente com DM, é comum o diagnóstico de angina variante ou síndrome X, caracterizada por alterações endoteliais em microvasculatura coronária. No entanto, esse diagnóstico só é possível após a estratificação coronária invasiva.

Considerações terapêuticas

Estratificação de risco

- Os mesmos escores de risco para SCA sem supradesnível de ST aplicados em pacientes não diabéticos, como o TIMI-risk e o GRACE, podem ser utilizados em pacientes com DM.
- No entanto, o DM é por si só um preditor de risco de morte independente em pacientes com SCA, acarretando um risco 2 a 3 vezes maior que a população em geral. Dessa forma, o paciente com DM pode ser considerado de risco intermediário independentemente do escore utilizado, necessitando preferencialmente de terapêutica otimizada e estratégia invasiva.
- Apesar de reconhecidamente apresentarem maior risco de morte e eventos em curto e longo prazo, pacientes com DM e SCA são usualmente medicados de maneira não oti-

mizada. Em registros europeus, observa-se que a realização de estratégia invasiva e terapias de reperfusão e a administração de tienopiridínicos e inibidores das glicoproteínas IIb/IIIa (IGP IIb/IIIa) é inferior aos índices em pacientes sem DM, com reflexo claro em morbidade e mortalidade.

Terapia antiplaquetária

- O estado pró-trombótico associado ao DM e a variabilidade dos efeitos antiplaquetários após a terapia com clopidogrel são os principais mecanismos que determinam uma pior resposta dos pacientes diabéticos à dupla antiagregação plaquetária (DAPT). O resultado será um aumento da taxa de eventos isquêmicos recorrentes e trombose do *stent* após a angioplastia.
- Se o clopidogrel for utilizado em pacientes com DM, está indicado na mesma dose dos pacientes não diabéticos em SCA com ou sem supradesnível de ST. Porém, se inibidores de P2Y12 mais potentes estiverem disponíveis, deverão ser utilizados na ausência de contraindicações.
- No estudo OPTIMUS, 60% dos pacientes apresentaram resposta subótima, mesmo após dobrar a dose de manutenção de clopidogrel. Portanto, uma inibição plaquetária mais potente é necessária em pacientes com SCA e DM submetidos à ICP.
- Um subestudo em pacientes diabéticos do estudo TRITON-TIMI encontrou resultados melhores em diabéticos que receberam prasugrel *versus* clopidogrel. O benefício clínico líquido com prasugrel foi maior para indivíduos com DM (HR 0,74; p = 0,001) que para indivíduos sem DM (HR 0,92; p = 0,16, p interação = 0,05). Prasugrel foi associado a aumento de sangramento em não diabéticos, mas não em diabéticos.
- Um subestudo do estudo PLATO comparou os resultados em pacientes diabéticos com SCA tratados com ticagrelor *versus* clopidogrel. Pacientes com DM tratados com ticagrelor tiveram reduções no desfecho composto primário (morte por causa vascular, IAM e acidente vascular encefálico – AVE) (HR 0,88, IC 95% 0,76-1,03), mortalidade por todas as causas (HR 0,82, IC 95% 0,66-1,01) e trombose de *stent* (HR 0,65, IC 95% 0,36-1,17) com seguimento médio de 9 meses, sem aumento de sangramento maior. Esses benefícios foram consistentes com os resultados gerais do estudo, mas não atingiram significância estatística.
- Recomenda-se o uso de clopidogrel, prasugrel ou ticagrelor em pacientes com DM que apresentaram SCA por, no mínimo, 12 meses nas mesmas doses aplicadas em pacientes sem DM.
- Além disso, em pacientes com DM, tem-se observado um provável efeito rebote após a suspensão do clopidogrel precoce (antes de 1 ano de uso), com aumento do número de eventos em relação a pacientes não diabéticos. Os resultados ainda são conflitantes, porém com expressiva tendência. Acredita-se que haja maior ativação/reatividade plaquetária no paciente com DM em relação àqueles sem a doença.
- De acordo com as diretrizes atuais, a DAPT pode ser estendida após 12 meses em pacientes sem complicações hemorrágicas e o ticagrelor em baixas doses deve ser preferido ao clopidogrel e ao prasugrel. A recomendação baseia-se principalmente no estudo PEGASUS TIMI 54, que demonstrou que em pacientes com IAM prévio (nos últimos 1 a 3 anos) e fatores de risco isquêmicos adicionais (aqui inclui-se a DM), o uso de ticagrelor 60 mg a cada 12 horas reduziu o risco de morte cardiovascular, IAM e AVE em comparação com placebo com melhor perfil de segurança que a dosagem de 90 mg a cada 12 horas. Uma subanálise desse estudo revelou que a redução do risco absoluto de eventos cardiovasculares adversos maiores (MACE) foi maior em pacientes com DM (1,5%) *versus* pacientes sem DM (1,1%) com um número de pacientes necessário (NNT) de 3 anos de 67 *versus* 91.

- Outra possibilidade é estender a DAPT, mas com ácido acetilsalicílico (AAS) associada à rivaroxabana 2,5 mg a cada 12 horas. Essa recomendação vem do estudo COMPASS, que recrutou pacientes com doenças vasculares estáveis documentadas, mesmo na ausência de eventos agudos anteriores, e demonstrou uma incidência reduzida de eventos cardiovasculares em comparação com o AAS isolado.
- A comparação das características dos pacientes do PEGASUS-TIMI 54 e COMPASS revela que essas estratégias de tratamento devem ser direcionadas a diferentes grupos de pacientes. Em pacientes pós-SCA com alto risco de eventos isquêmicos e com baixo risco de sangramento, quando a terapia é mantida sem interrupção ou com curta interrupção após a SCA, é preferível AAS e dose baixa de ticagrelor.
- AAS com rivaroxabana é a melhor opção quando há maior tempo após SCA (mais de 2 anos) e/ou da cessação de DAPT (mais de um ano) e em pacientes com aterosclerose de múltiplos leitos vasculares. Pacientes com IAM > 3 anos ou contraindicação ao ticagrelor de longa duração (tumor do sistema nervoso central, malformações vasculares intracranianas, sangramento gastrointestinal nos últimos 6 meses, risco de bradicardia) e CRVM < 5 anos são mais adequados para a terapia com rivaroxabana. Pacientes com insuficiência renal grave, IC (FEVE < 30% ou NYHA classe III ou IV) ou em uso de medicações com forte interação com CYP3A4 ou P-glicoproteína não são adequados para rivaroxabana, sendo mais candidatos para baixas doses de ticagrelor.

Inibidores da glicoproteína IIb/IIIa

- Diversos trabalhos foram realizados com inibidores da IGP IIb/IIIa, incluindo pacientes com DM. A principal metanálise com seis grandes estudos mostrou desfechos favoráveis ao uso de IGP IIb/IIIa em pacientes com DM e SCA (redução de mortalidade de 6,2 para 4,6%; p = 0,007). Em pacientes com DM que foram submetidos à angioplastia coronária, o benefício mostrou-se ainda maior, com redução de mortalidade em 30 dias de 4 para 1,2%. No entanto, os estudos incluídos nessa metanálise foram realizados antes do uso de DAPT.
- Alguns estudos avaliaram se o uso de IGP IIb/IIIa em vigência de DAPT antes da estratificação invasiva teria benefício clínico comprovado. Seu uso de rotina como tratamento *upstream* não confirmou esse benefício nos estudos ISAR-SWEET e EARLY-ACS.
- O ACC/AHA recomenda o uso de inibidores da GP IIb/IIIa na SCA quando o paciente é alérgico ou não tolera inibidores de P2Y12 (classe I), em pacientes com ICP com alto risco de trombose e naqueles alérgicos ao AAS (classe IIa). Atualmente, os inibidores intracoronários de GP IIb/IIIa são uma recomendação de classe IIb na ICP durante o infarto agudo do miocárdio com supradesnivelamento do segmento ST (IAMCSST), pois embora haja melhora da perfusão epicárdica e miocárdica, não se observou melhora significativa nos desfechos ou em IAM recorrente.
- Portanto, o uso rotineiro de inibidor de GP IIb/IIIa não é mais recomendado, especialmente em um ambiente onde são usados inibidores potentes do P2Y12, como prasugrel ou ticagrelor. Os inibidores de GP IIb/IIIa continuam sendo uma opção como terapia de resgate (evidência de *reflow* ou complicações trombóticas) ou em ICP de alto risco sem pré-tratamento com inibidores de P2Y12.

Terapia anticoagulante

- Não existem diferenças em relação ao uso de medicações anticoagulantes em pacientes com ou sem DM, nem em SCA com ou sem supradesnível de ST.
- A princípio, todas as medicações indicadas rotineiramente (enoxaparina, heparina não fracionada e fondaparinux) podem e devem ser utilizadas caso haja indicação precisa.

Estratégia invasiva *versus* conservadora

- Embora nenhum grande estudo tenha sido desenhado para avaliar a melhor estratégia em pacientes com DM com SCA sem supradesnível de ST, a realização de uma estratégia invasiva torna-se a melhor medida a ser adotada, principalmente pelo fato de pacientes com DM serem considerados no mínimo de moderado risco.
- No estudo FRISC-II, foi demonstrado que o benefício da estratégia invasiva em pacientes diabéticos (OR: 0,72; IC 95%: 0,54-0,95) é semelhante a pacientes não diabéticos de alto risco também submetidos à estratégia invasiva (OR: 0,61; IC 95%: 0,36-1,04), com redução no número de infarto agudo do miocárdio (IAM) e morte em 1 ano de acompanhamento.
- Já no estudo TACTICS-TIMI-18, os pacientes com DM apresentaram maior benefício que pacientes sem DM com a adoção de estratégia invasiva, com redução de risco relativo de 27 *versus* 13%, respectivamente.

Terapia de reperfusão na síndrome coronariana aguda com supradesnível de ST

- Infelizmente, o DM foi considerado preditor independente para a não utilização de fibrinólise no estudo SAVE. Ademais, os sintomas atípicos e a sensação de dor prejudicada resultam em um diagnóstico e reperfusão tardios, em comparação com não diabéticos.
- Uma metanálise envolvendo todos os grandes estudos em SCA com supradesnível de ST que compararam trombólise com placebo mostrou maior sobrevida após 35 dias de evolução em pacientes diabéticos (n = 2.236) submetidos à administração do fibrinolítico (3,7 *versus* 1,5 vida salva por 100 pacientes tratados, respectivamente). Além disso, a trombólise parece ter maior impacto na redução de mortalidade em pacientes diabéticos, em comparação aos não diabéticos.
- Em pacientes com DM, há aumento da ativação e da agregação plaquetária, juntamente com uma tendência à coagulação e fibrinólise intrínseca prejudicada, o que pode alterar a resposta imediata à fibrinólise. No GUSTO-1, houve pouca diferença nos graus de fluxo TIMI, e as taxas de reoclusão angiográfica foram semelhantes entre pacientes com e sem DM. No entanto, a isquemia recorrente ocorreu com maior frequência entre os diabéticos (22% *versus* 20%, p < 0,001) e a proporção de pacientes que morreram foi quase três vezes maior para pacientes diabéticos.
- Apesar de nenhum estudo ter especificamente comparado trombólise contra angioplastia primária em pacientes com DM, a subanálise de onze estudos randomizados demonstrou redução de morte e reinfarto em 30 dias com realização de angioplastia primária comparada à trombólise (9,2 *versus* 19,3%; p < 0,05). Além disso, o benefício da angioplastia primária foi maior no grupo diabético x não diabético (número necessário para tratar: 10 *versus* 16, respectivamente).
- Dessa forma, a angioplastia primária, quando disponível, deve ser preferencialmente adotada.
- Mesmo com taxas semelhantes de fluxo epicárdico TIMI 3 em pacientes com e sem DM, os pacientes diabéticos apresentam menor redução do segmento ST que os não diabéticos após ICP com *stent*. Fluxo microvascular prejudicado em diabéticos é uma explicação plausível e que foi confirmada em um subestudo do CADILLAC *Trial*.

Cirurgia de revascularização miocárdica *versus* angioplastia coronária

- Em pacientes com DAC triarterial e DM, a cirurgia de revascularização miocárdica (CRVM) parece ser melhor que a intervenção coronária percutânea (PCI). No entanto, comparado aos não diabéticos, os diabéticos apresentam piores desfechos após a CRVM, como infecção de ferida operatória, reinternações e mortalidade.

- O estudo SYNTAX foi o primeiro a comparar ICP com *stent* farmacológico (DES) *versus* CRVM para DAC triarterial e/ou doença de tronco de coronária esquerda (TCE). Uma análise de subestudo em pacientes diabéticos, a taxa de mortalidade tendeu favoravelmente para a CRVM, e essa tendência persistiu em 5 anos. Houve também aumento significativo de eventos cardiovasculares e cerebrovasculares adversos maiores (MACCE) no grupo DES (HR 1,81, IC 95% 1,31-2,48, p < 0,001), impulsionado pela necessidade de nova revascularização (HR 2,01, IC 95% 1,04-3,88, p < 0,001).
- O CARDIA *Trial*, um estudo de não inferioridade para PCI, randomizou 510 pacientes diabéticos com DAC multiarterial ou doença uniarterial complexa para ICP ou CRVM, com uso rotineiro de abciximabe, e não conseguiu demonstrar que a ICP era não inferior à CRVM. O estudo não observou diferenças em 1 e 5 anos em relação ao desfecho primário de morte, IAM ou AVE, mas a amostra foi insuficiente para detectar essas diferenças, e a necessidade de nova revascularização foi significativamente aumentada no grupo ICP (p < 0,001).
- Onuma et al. compararam os resultados de 5 anos de pacientes diabéticos com DAC multiarterial tratados com *stent* com sirolimo (SES), *stent* metálico (BMS) ou CRVM, inscritos nos estudos ARTS (Arterial Revascularization Therapy Study) I e II. A taxa de MACCE foi significativamente maior em pacientes tratados com BMS *versus* CRVM (p < 0,01) e em SES *versus* CRVM (p < 0,01).
- O estudo FREEDOM foi um grande estudo clínico randomizado (ECR) que comparou ICP com DES *versus* CRVM em pacientes com DM e DAC multiarteral, mas sem lesão de TCE. Aos 5 anos, o desfecho primário composto de mortalidade por todas as causas, infarto do miocárdio não fatal e AVE não fatal ocorreram em significativamente mais pacientes com ICP que CRVM (IC 95% 3,3-12,5, p = 0,005). Os resultados do FREEDOM sustentam que a CRVM é a estratégia de revascularização ideal em diabéticos com DAC multiarterial. Mas o estudo registrou menos de 35% com SCA.
- No estudo BEST, os pacientes diabéticos tratados com ICP com *stent* com everolimo tiveram maior incidência de morte, IAM ou nova revascularização em comparação com CRVM (p = 0,007).
- Uma metanálise de ECR que compararam CRVM com ICP incluiu 8 estudos elegíveis, 4 ECR com BMS (ERACI II, ARTS, SoS, MASS II) e 4 com DES (FREEDOM, SYNTAX, VA CARDS, CARDia) e revelou em uma mediana 5 anos de acompanhamento que os pacientes diabéticos designados para CRVM apresentaram menor mortalidade por todas as causas. A revascularização cirúrgica de pacientes com DM e DAC multiarterial diminuiu a mortalidade em longo prazo em cerca de um terço em comparação com a ICP. A superioridade da CRVM *versus* ICP com DES foi mais evidente em pacientes com alta pontuação no SYNTAX escore. Por sua vez, um maior risco de AVE foi observado em pacientes com CRVM.
- Para pacientes com doença de TCE, o estudo PRECOMBAT comparou ICP com SES *versus* CRVM e descobriu que a incidência de MACCE durante acompanhamento de pelo menos 10 anos não foi significativamente diferente entre ambos os grupos em pacientes com DM (36,3% *versus* 26,7 %; p = 0,23). A revascularização do vaso-alvo por isquemia foi significativamente maior no grupo ICP (18,6% *versus* 7,8%, p = 0,03). No entanto, em razão do número limitado de pacientes, há necessidade de mais estudos.
- Vale ressaltar que todos esses estudos incluíram na grande maioria pacientes com angina estável. Assim, há poucos dados comparando ICP e CRVM em pacientes com DM no contexto de SCA. Dados de um registro de 2.947 pacientes com DM e SCA, que comparou CRVM *versus* ICP com DES, revelaram que o desfecho primário do estudo

(composto de morte, IM, AVE não fatal) melhorou significativamente com CRVM *versus* PCI em 30 dias (HR 0,49, IC 95%: 0,34-0,71) e em um acompanhamento mediano de 3,3 anos (HR 0,67, IC 95%: 0,55-0,81).

- Em resumo, pacientes diabéticos com DAC multiarterial ou lesões complexas têm melhores resultados com CRVM, mas, por sua vez, pacientes com doença de TCE e escores SYNTAX baixos e intermediários podem ter benefícios semelhantes com ICP e CRVM.

Stent convencional *versus stent* farmacológico

- Após a ICP, os pacientes diabéticos apresentam risco aumentado de morte, infarto do miocárdio, trombose de *stent*, reestenose e necessidade de revascularização em comparação com pacientes não diabéticos.
- O maior avanço na área é o uso do *drug eluting stent* (DES) ou *stents* farmacológicos. As taxas de reestenose, especialmente entre os pacientes diabéticos, foram reduzidas com o uso de DES em 50-80%, tanto com os *stents* de sirolimo (SES), quanto com os *stents* de paclitaxel (PES), em comparação com os *stents* metálicos ou *bare metal stents* (BMS), por causa da importante supressão da hiperplasia neointimal. Mas o DM ainda permanece um fator independente de reestenose, necessidade de revascularização e MACE mesmo na era dos DES. Essas evidências vieram principalmente de análises de subgrupo de diabéticos de diversos estudos que compararam BMS com DES, como RAVEL, TAXUS IV e SIRIUS.
- O estudo DIABETES foi o primeiro ECR de SES em pacientes diabéticos. Nesse estudo, o implante de SES provou ser seguro e eficaz na redução de reestenose em comparação com o BMS em pacientes com estenoses coronárias de novo. A reestenose do *stent* e as taxas de MACE foram significativamente menores no grupo sirolimo (para todos p < 0,001).
- O ISAR-DIABETES, outro ECR em pacientes com DM, confirmou os achados do estudo anterior, assim como demonstrou que o SES foi associado a uma menor extensão de perda luminal tardia do que o PES, sugerindo que o risco de reestenose também foi reduzido.
- Em relação aos *stents* de everolimo (EES) de nova geração, não houve diferenças convincentes em comparação com outros DES quando usados em diabéticos em alguns estudos, mas uma grande metanálise incluindo 8.095 pacientes com DM relatou uma redução significativa de trombose de *stent*, IAM e MACE com EES de nova geração em comparação com DES de primeira geração. Além disso, no SPIRIT V Diabetic Study, a implantação de EES em comparação com PES resultou em inibição significativamente melhor da hiperplasia intimal com um resultado de segurança comparável.
- No *Endeavor trial*, a eficácia do *stent* de zotarolimo (ZES) foi comparável ao PES em relação aos resultados clínicos e no estudo RESOLUTE all-comers, o ZES foi não inferior ao EES.
- O polímero biodegradável, *stent* de biolimo (BES) foi não inferior em relação ao SES no subgrupo de diabéticos do LEADERS e foi associado a uma redução significativa de trombose de *stent* muito tardia (> 1 ano).
- A ICP em pacientes diabéticos é complexa, e o uso de DES de nova geração é a estratégia recomendada. Embora os resultados da ICP estejam longe de ser perfeitos e a reestenose não seja abolida com os DES atuais, há esperança de que pesquisas futuras produzam melhorias na tecnologia do *stent* e melhores resultados.

Controle glicêmico na internação

- Vários estudos identificaram a hiperglicemia como fator de risco independente para cardiomiopatia diabética, por meio da apoptose dos miócitos e da lesão endotelial por diversos mecanismos.

- A perda dessas células pode representar importante mecanismo que leva a um pior prognóstico após o IAM em pacientes diabéticos, pois contribui para um remodelamento cardíaco progressivo, por meio da dilatação do ventrículo esquerdo e da fibrose intersticial.
- Sabe-se que tanto a hiperglicemia na admissão, como a sua manutenção durante a internação está associada a maior mortalidade em pacientes críticos.
- A grande questão é se o controle glicêmico dos pacientes admitidos por SCA possui impacto positivo.
- O estudo DIGAMI, publicado em 1995 no JACC, mostrou redução de 29% na mortalidade em 1 ano com utilização de insulina intravenosa e controle rigoroso da glicemia (alvo de 126 a 180 mg/dL). Apenas 20% dos pacientes eram insulino-dependentes, sugerindo que os benefícios com a insulina poderiam ser limitados aos pacientes com diabetes menos agressivo no contexto de SCA. Além disso, o estudo foi pequeno com intervalos de confiança amplos.
- Em 2005, foi publicado o estudo DIGAMI 2, com número de pacientes maior, na tentativa de replicar os achados do primeiro estudo, porém foi negativo. Como o estudo atingiu menos da metade do número de pacientes previstos e não conseguiu obter grande diferença de glicemia entre os grupos, deve ser interpretado como inconclusivo.
- Os estudos mais recentes incluindo doentes críticos, não necessariamente com SCA, têm mostrado que, em pacientes diabéticos hemodinamicamente estáveis, o uso de insulina intravenosa associado ao controle restrito da glicemia pode causar um excesso de eventos adversos, principalmente relacionados a episódios de hipoglicemia. Não se sabe se a hipoglicemia é a causa direta relacionada à maior mortalidade encontrada no grupo intensivo em alguns desses estudos.
- O estudo NICE SUGAR evidenciou em pacientes críticos que um alvo glicêmico < 180 mg/dL (estratégia liberal) resultou em menor mortalidade quando comparado ao alvo de 81 a 108 mg/dL (estratégia restrita).
- Faltam estudos específicos em pacientes com SCA para definir qual a melhor estratégia a ser adotada.
- Dessa forma, atualmente recomenda-se que a hiperglicemia seja evitada (glicemia > 180 mg/dL), assim como a hipoglicemia (< 70 mg/dL), e que o controle rigoroso da glicemia com insulina intravenosa seja restrito e utilizado somente em casos específicos.

Prevenção de nefropatia induzida por contraste

- A prevenção de nefropatia por contraste é particularmente importante no paciente com DM submetido à cineangiocoronariografia.
- Após o exame, a função renal deve ser monitorada, no mínimo, durante os próximos 2 a 3 dias.
- Os pacientes de maior risco são aqueles com insuficiência renal crônica associada ao DM. Nesses casos, recomenda-se que hidratação com solução fisiológica previamente ao exame.
- Além disso, o uso de contraste iodado de baixa osmolaridade ou iso-osmolar é recomendado, em doses menores que 3 mL/kg.
- O uso de N-acetilcisteína e bicarbonato de sódio ainda é controverso.

Utilização de hipoglicemiantes orais

- Todo paciente com diagnóstico de diabetes deve receber metformina a menos que esta esteja formalmente contraindicada. Pacientes com *clearance* de creatinina abaixo de 30 mL/min têm contraindicação formal ao fármaco. Trata-se de uma medicação de baixo custo, amplamente disponível na rede pública, com efeitos favoráveis na redução de peso e no controle glicêmico, além de potencialmente reduzir a incidência de eventos cardiovasculares.
- Além disso, os estudos randomizados que surgiram nos últimos anos mostrando re-

dução de desfechos cardiovasculares com os novos antidiabéticos utilizaram como terapia de base a metformina em mais de 70 a 80% dos pacientes.

- Especificamente em relação à metformina, não há evidências que justifiquem o atraso no cateterismo em pacientes com DM e SCA, uma vez que o risco de acidose lática é mínimo.
- Em pacientes com história de coronariopatia, recomenda-se considerar terapia com inibidores da SGLT2 ou agonistas do receptor GLP1, independentemente dos níveis de HbA1C. Ambas as classes de medicações mostraram ter benefícios similares em relação à redução de desfechos cardiovasculares maiores. Os fatores de decisão entre uma classe e outra estão apresentados na Tabela 1.
- Esses medicamentos devem ser prescritos o quanto antes em pacientes diabéticos após a SCA, pois constituem um grupo de muito alto risco cardiovascular. Em uma subanálise do estudo DECLARE de pacientes com IAM prévio, o uso da dapagliflozina em relação ao placebo reduziu o composto de morte CV, infarto e AVE isquêmico (principalmente à custa de redução de reinfarto), e esse benefício pareceu ser maior quanto mais próximo da fase aguda do evento coronário.
- Pacientes que evoluem com IC, seja FE reduzida seja preservada, também se beneficiam das gliflozinas, mesmo na ausência de diabetes, como demonstrado pelos estudos DAPA-HF (dapagliflozina na ICFEr), EMPEROR-reduced (empagliflozina na ICFEr), EMPEROR-preserved (empagliflozina na ICFEp) e DELIVER (dapagliflozina na ICFEr).

Prognóstico

- Conforme comentado anteriormente, o DM é um preditor de mortalidade independente em pacientes com SCA. Dados semelhantes também são observados até mesmo em doentes com intolerância à glicose, em comparação a indivíduos com metabolismo glicêmico normal.
- A mortalidade em pacientes diabéticos com SCA é 2,5 vezes maior em homens e 1,8 vez maior em mulheres, em comparação aos indivíduos não diabéticos.
- Mesmo em pacientes sem DM, a ocorrência de hiperglicemia na admissão ou durante a

TABELA 1 Fatores a serem considerados para decidir qual o melhor novo antidiabético no paciente coronariopata

	iSGLT2	GLP1-RA
Modo de administração	VO Administração diária	SC (já existe semaglutida VO, mas ainda não está disponível no Brasil) Administração diária ou semanal
Vantagens	Reduz MACE Reduz morte cardiovascular (empagliflozina) Reduz (discretamente) a PA Previne progressão de nefropatia	Reduz MACE Reduz morte cardiovascular (liraglutida) Perda de peso Previne progressão de nefropatia (liraglutida)
Precauções	ClCr < 30 mL/min/1,73 m^2 História de infecções genitais História de cetoacidose Osteoporose/fraturas (canagliflozina) Doença arterial periférica (canagliflozina)	ClCr < 30 mL/min/1,73 m^2 Náuseas História de pancreatite Retinopatia (semaglutida)

ClCr: *clearance* de creatinina; GLP1-RA: agonistas do receptor de GLP1; iSGLT2: inibidores de SGLT2; MACE: eventos cardiovasculares adversos maiores; PA: pressão arterial; SC: subcutânea; VO: via oral.
Diretriz de Síndrome Coronariana Aguda sem Supradesnivelamento de ST da SBC, 2021.

internação são preditores de risco independentes em pacientes com SCA.

- Mesmo com o avanço das técnicas de revascularização miocárdica, os pacientes diabéticos possuem piores desfechos, quando comparados aos não diabéticos, como demonstrado pelo estudo HORIZONS-AMI.
- A hiperglicemia aguda está associada à redução do fluxo TIMI antes da intervenção, em comparação com os pacientes normoglicêmicos com IAMCSST e é o preditor mais importante da ausência de perfusão coronariana. A perfusão miocárdica após a restauração do fluxo coronariano epicárdico é mais prejudicada em pacientes com DM e o *no-reflow* é mais frequente.
- Embora a explicação sobre o mecanismo desses achados ainda seja incerta, o paciente com DM geralmente apresenta maior prevalência de outros fatores de risco cardíacos, inflamação, tendência à trombose e aumento de agregação plaquetária.
- Outros preditores de mortalidade como valor máximo de troponina ou marcadores de inflamação com proteína C-reativa e/ou leucocitose também são válidos em pacientes com DM, apesar de a maioria dos estudos não ter avaliado especificamente esse grupo de pacientes.

O que dizem as diretrizes?

- A Tabela 2 resume as principais recomendações em pacientes diabéticos das diretrizes da European Society of Cardiology (ESC) e da Sociedade Brasileira de Cardiologia (SBC) de SCA sem supradesnivelamento do segmento ST.

QUAL É A ROTINA NA EMERGÊNCIA DO INCOR?

- Uma casuística da Unidade de Emergência do InCor com 966 pacientes com SCA mostrou que 49,8% dos casos atendidos são diabéticos. Desses, em 36% dos casos, o pa-

TABELA 2 Recomendações da Sociedade Brasileira de Cardiologia (SBC) e da European Society of Cardiology (ESC) em pacientes diabéticos com síndrome coronariana aguda (SCA)

Recomendação	SBC	ESC
É recomendável mensurar, na admissão, os níveis glicêmicos de todos os pacientes com suspeita de SCA, assim como monitorar evolutivamente a glicemia dos pacientes diabéticos ou que apresentem hiperglicemia durante a internação	IC	IC
Evitar hipoglicemia	–	IB
Controle glicêmico com protocolos de utilização de insulina intermitente deve ser considerado em pacientes com níveis glicêmicos > 180 mg/dL, com cautela, para evitar episódios de hipoglicemia	IIaC	IIaB
Controle glicêmico menos rigoroso na fase aguda e em longo prazo em pacientes idosos, DAC avançada, DM de longa duração e múltiplas comorbidades	IIaC	IIaC
Metformina é o fármaco de escolha para o tratamento inicial de diabetes, salvo contraindicações	IA	–
Em pacientes após SCA, deve-se considerar a associação de um iSGLT2 ou de um GLP1-RA que comprovadamente têm benefícios cardiovasculares independentemente dos níveis de hemoglobina glicada	IA	–
Em pacientes com insuficiência cardíaca ou com nefropatia (ClCr entre 30 e 90 mL/min e/ou com proteinúria), os iSGLT2 são a opção de escolha	IA	–
Uso de saxagliptina e pioglitazona em pacientes diabéticos com insuficiência cardíaca	III	–

ClCr: *clearance* de creatinina; DAC: doença arterial coronariana; DM: *diabetes mellitus*; GLP1-RA: agonistas do receptor de GLP1; iSGLT2: inibidores de SGLT2.

drão de acometimento coronário encontrado é triarterial ou com lesão em tronco de coronária esquerda.

- O resumo das recomendações de abordagem de pacientes com SCA e DM na Unidade de Emergência do InCor encontra-se na Tabela 3.

TABELA 3 Resumo das recomendações adotadas pela Unidade de Emergência do InCor em pacientes com síndrome coronariana aguda (SCA)

A terapêutica medicamentosa deve seguir as mesmas orientações de pacientes sem DM
O paciente com DM é considerado no mínimo de moderado risco e, em casos de SCA sem supradesnível de ST, de preferência deve ser encaminhado para a estratégia invasiva
Em SCA sem supradesnível de ST, quando o padrão arterial coronário for triarterial ou com lesão em tronco de coronária esquerda, preferencialmente indica-se a cirurgia de revascularização miocárdica
Em SCA com supradesnível de ST, o tratamento deve seguir as mesmas condutas de pacientes sem DM, inclusive com a orientação de abordagem da artéria culpada por angioplastia primária
De rotina, utiliza-se o *stent* farmacológico nas angioplastias
O controle da hiperglicemia em pacientes internados é realizado com insulina regular subcutânea a ser corrigida conforme glicemia, com o intuito de manter a glicemia sérica < 180 mg/dL
Quando o paciente faz uso crônico de insulina NPH, a mesma deve ser mantida, exceto no cateterismo, por causa do risco de hipoglicemia associada ao jejum
Em todos os pacientes com DM, a profilaxia para nefropatia com contraste deve ser realizada através de hidratação com solução fisiológica 24 horas antes e depois do procedimento invasivo. O uso de contraste de baixa osmolaridade ou iso-osmolar somente é solicitado em casos de insuficiência renal crônica associada

DM: *diabetes mellitus*; NPH: neutral protamine hagedorn; SCA: síndrome coronariana aguda.

BIBLIOGRAFIA RECOMENDADA

1. Scudeler TL, Godoy LC, Hoxha T, Kung A, Moreno PR, Farkouh ME. Revascularization strategies in patients with diabetes and acute coronary syndromes. Curr Cardiol Rep. 2022;24(3):201-208.
2. Babes EE, Bustea C, Behl T, Abdel-Daim MM, Nechifor AC, Stoicescu M, et al. Acute coronary syndromes in diabetic patients, outcome, revascularization, and antithrombotic therapy. Biomed Pharmacother. 2022;148:112772.
3. Nicolau JC, Feitosa Filho GS, Petriz JL, Furtado RHM, Précoma DB, Lemke W, et al. Diretrizes da Sociedade Brasileira de Cardiologia sobre Angina Instável e Infarto Agudo do Miocárdio sem Supradesnível do Segmento ST – 2021. Arq Bras Cardiol. 2021;117(1):181-264.
4. Collet JP, Thiele H, Barbato E, Barthélémy O, Bauersachs J, Bhatt DL, et al.; ESC Scientific Document Group. 2020 ESC Guidelines for the management of acute coronary syndromes in patients presenting without persistent ST-segment elevation. Eur Heart J. 2021;42(14)1289-367.
5. Godoy LC, Lawler PR, Farkouh ME, Hersen B, Nicolau JC, Rao V. Urgent revascularization strategies in patients with diabetes mellitus and acute coronary syndrome. Can J Cardiol. 2019;35(8):993-1001.
6. Sasso FC, Rinaldi L, Lascar N, Marrone A, Pafundi PC, Adinolfi LE, et al. Role of tight glycemic control during acute coronary syndrome on CV outcome in type 2 diabetes. J Diabetes Res. 2018;2018:3106056.
7. Roffi M, Patrono C, Collet JP, Mueller C, Valgimigli M, Andreotti F, et al. 2015 ESC Guidelines for the management of acute coronary syndromes in patients presenting without persistent ST-segment elevation: task force for the management of acute coronary syndromes in patients presenting without persistent ST-segment elevation of the European Society of Cardiology (ESC). Eur Heart J. 2016;37(3):267-315.
8. Gualandro DM, Azevedo FR, Calderaro D, Marcondes-Braga FG, Caramelli B, Schaan BD, et al. I Diretriz de sobre aspectos específicos de diabetes melito (tipo 2) relacionados à cardiologia. Arq Bras Cardiol. 2014;102(5 Suppl.1):1-30.
9. Wijns W, Kolh P, Danchin N, Di Mario C, Falk V, Folliguet T, et al. Guidelines on myocardial revascularization: the task force on myocardial revascularization of the European Society of Cardiology (ESC) and the European Association for Cardio-Thoracic Surgery (EACTS). Eur Heart J. 2010;31:2501-55.
10. Finfer S, Chittock DR, Su SYS, Blair D, Foster D, Dhingra V, et al. Intensive versus conventional glu-

cose control in critically ill patients. N Engl J Med. 2009; 360(13):1283-97.

11. Hasin T, Hochadel M, Gitt AK, Behar S, Bueno H, Hasin Y. Comparison of treatment and outcome of acute coronary syndrome in patients with versus patients without diabetes mellitus. Am J Cardiol. 2009;103:772-8.
12. Frye RL, August P, Brooks MM, Hardison RM, Kelsey SF, MacGregor JM, et al. A randomized trial of therapies for type 2 diabetes and coronary artery disease. N Engl J Med. 2009;360:2503-15.
13. Stone GW, Lansky AJ, Pocock SJ, Gersh BJ, Dangas G, Wong SC, et al. Paclitaxel-eluting stents versus bare-metal stents in acute myocardial infarction. N Engl J Med. 2009;360:1946-59.
14. Garg P, Normand SL, Silbaugh TS, Wolf RE, Zelevinsky K, Lovett A, et al. Drug-eluting or bare-metal stenting in patients with diabetes mellitus: results from the Massachusetts Data Analysis Center Registry. Circulation. 2008;118:2277-85.
15. Alegria JR, Miller TD, Gibbons RJ, Yi QL, Yusuf S; Collaborative Organization of RheothRx Evaluation (CORE) Trial Investigators. Infarct size, ejection fraction, and mortality in diabetic patients with acute myocardial infarction treated with thrombolytic therapy. Am Heart J. 2007; 154(4):743-50.
16. Sabaté M, Jiménez-Quevedo P, Angiolillo DJ, Gómez-Hospital JA, Alfonso F, Hernández-Antolín R, et al. Randomized comparison of sirolimus-eluting stent versus standard stent for percutaneous coronary revascularization in diabetic patients: the diabetes and sirolimus-eluting stent (DIABETES) trial. Circulation. 2005;112:217583.
17. Prasad A, Stone GW, Stuckey TD, Costantini CO, Zimetbaum PJ, McLaughlin M, et al. Impact of diabetes mellitus on myocardial perfusion after primary angioplasty in patients with acute myocardial infarction. J Am Coll Cardiol. 2005;45:508-14.
18. Dotevall A, Hasdai D, Wallentin L, Battler A, Rosengren A. Diabetes mellitus: clinical presentation and outcome in men and women with acute coronary syndromes. Data from the Euro Heart Survey ACS. Diabet Med. 2005;22:1542-50.
19. Brieger D, Eagle KA, Goodman SG, Steg PG, Budaj A, White K, et al. Acute coronary syndromes without chest pain, an underdiagnosed and undertreated high-risk group: insights from the Global Registry of Acute Coronary Events. Chest. 2004;126:461-9.
20. Roffi M, Chew DP, Mukherjee D, Bhatt DL, White JA, Heeschen C, et al. Platelet glycoprotein IIb/IIIa inhibitors reduce mortality in diabetic patients with non-ST-segment-elevation acute coronary syndromes. Circulation. 2001;104:2767-71.
21. Lee WL, Cheung AM, Cape D, Zinman B. Impact of diabetes on coronary artery disease in women and men: a meta-analysis of prospective studies. Diabetes Care. 2000;23:962-8.
22. Lundberg V, Stegmayr B, Asplund K, Eliasson M, Huhtasaari F. Diabetes as a risk factor for myocardial infarction: population and gender perspectives. J Intern Med. 1997;241(6):485-92.

9

Síndrome coronariana aguda em pacientes em uso de anticoagulação oral

Alexandre de Matos Soeiro
Antônio Fernando Diniz Freire
Carlos Vicente Serrano Jr.
Diogenes Amauri Gonçalves Furlan

OBSERVAÇÕES GERAIS BASEADAS EM EVIDÊNCIAS

Introdução

- Pacientes submetidos à angioplastia frequentemente têm ou desenvolvem indicações concomitantes para uso de anticoagulantes orais (ACO), incluindo fibrilação atrial (FA), tromboembolismo venoso e próteses valvares cardíacas. A evidência mais robusta para o manejo desses pacientes vem de estudos em pacientes com fibrilação atrial.
- A incidência de FA pode chegar a 23% dos pacientes com síndrome coronariana aguda (SCA). Em pacientes com FA e escore CHA2DS2-VASc ≥ 2 (Tabela 1), é recomendado o uso de ACO, com o objetivo principal de prevenção de acidente vascular encefálico (AVE).
- Quando um paciente apresenta essas duas condições associadas, surge a dúvida de qual a melhor estratégia de antiagregantes e antitrombóticos, além de qual a melhor dose e qual a duração do tratamento.
- Aproximadamente metade dos pacientes com indicação de anticoagulação pós-angioplastia não recebe a prescrição adequada do medicamento. Isso se deve a um receio de maior risco de sangramento, porém a dupla antiagregação não protege o paciente com FA de AVE ou eventos tromboembólicos.

TABELA 1 Critério de CHA2DS2-VASc

	Descrição	Pontos
C	Insuficiência cardíaca	1
H	Hipertensão	1
A2	Idade (≥ 75 anos)	2
D	*Diabetes mellitus*	1
S2	AIT ou AVE prévio	2
V	Doença vascular (IAM prévio, doença arterial periférica ou placa aórtica)	1
A	Idade (65-74 anos)	1
Sc	Sexo (se feminino)	1

Uma pontuação ≥ 2 justifica a indicação de anticoagulante oral.
AIT: ataque isquêmico transitório; AVC: acidente vascular cerebral; IAM: infarto agudo do miocárdio.

- Pacientes que realizam angioplastia com *stent* devem receber dupla antiagregação (DAPT) por um período variável para evitar a trombose aguda que, embora pouco frequente, quando ocorre, apresenta mortalidade em torno de 40%.
- A associação de DAPT com ACO (tripla terapia) é responsável por um aumento de 3 a 4 vezes nos sangramentos maiores. Os critérios de HAS-BLED (Tabela 2) ajudam a estratificar o paciente com maior risco, devendo-se ter cautela quando tiver uma pontuação > 3 (quanto maior o escore, maior o risco).
- O risco de sangramento da terapia tripla aumenta conforme a duração do tratamento, as doses utilizadas e a faixa terapêutica do INR. Assim, para definir um regime de tratamento antitrombótico deve-se individualizar o tratamento para cada caso específico, buscando um melhor perfil de segurança (menor risco de complicações hemorrágicas) e preservando a eficácia do tratamento (prevenção de fenômenos tromboembólicos).
- De forma geral, o uso de terapia tripla deve ser mantido o menor tempo possível em razão do alto risco de sangramento associado. Em pacientes com risco isquêmico aumentado (Tabela 3), pode-se manter a terapia tripla por um período maior.

TABELA 2 Critério de HAS-BLED

Sigla	Fator de risco	Pontos
H	Hipertensão arterial (PAS > 160 mmHg)	1
A	Disfunção renal = ClCr < 50 mL/min ou creatinina ≥ 2,26 mg/dL ou hemodiálise ou transplante renal	1
	Disfunção hepática = [bilirrubina ≥ 2 3 LSN + (AST ou ALT ou FALC ≥ 3 3 LSN)] ou cirrose hepática	1
S	AVE prévio	1
B	Sangramento prévio ou predisposição a sangramentos	1
L	RNI lábil ou < 60% do tempo na faixa terapêutica	1
E	Idade > 65 anos	1
D	Drogas (AINH, antiplaquetários)	1
	Abuso de álcool (> 20 U por semana)	1

Uma pontuação > 3 indica maior cautela na decisão de anticoagulação.
AINH: anti-inflamatório não hormonal; ALT: alanina aminotransferase; AST: aspartato aminotransferase; AVE: acidente vascular encefálico; ClCr: *clearance* de creatinina; FALC: fosfatase alcalina; LSN: limite superior da normalidade; PAS: pressão arterial sistólica; RNI: razão normalizada internacional.

TABELA 3 Terapia tripla

Aumento do risco isquêmico	Aumento do risco de trombose	Aumento do risco de sangramento
1. Idade avançada 2. Apresentação da SCA 3. Múltiplos IAM prévios 4. DAC extensa 5. DRC	1. Apresentação da SCA 2. DM 3. FE < 40% 4. *Stent* farmacológico de primeira geração 5. *Stent* pequeno em comprimento ou hipoexpandido 6. Tamanho inadequado do *stent* (p. ex.: diâmetro pequeno ou grande) 7. *Stent* em bifurcação 8. Reestenose intra-*stent*	1. História prévia de sangramento 2. Uso de anticoagulante oral 3. Sexo feminino 4. Idade avançada 5. Baixo peso 6. DRC 7. Anemia 8. Uso crônico de corticoide ou AINH

AINH: anti-inflamatório não hormonal; DAC: doença arterial crônica; DM: *diabetes mellitus*; DRC: doença renal crônica; IAM: infarto agudo do miocárdio; SCA: síndrome coronariana aguda.

Estudos clínicos

- Os estudos sobre tripla terapia dos últimos anos corroboraram com a tendência em usar dupla antiagregação plaquetária por menor tempo possível e, ao suspender um deles, dar preferência em descontinuar o ácido acetilsalicílico (AAS).
- Nos últimos anos, os quatro DOAC foram estudados no cenário de FA em pacientes submetidos à angioplastia e passaram a ser ótimas opções ao uso da varfarina.
- O primeiro estudo randomizado, prospectivo e multicêntrico realizado para avaliar o uso de tripla terapia *versus* terapia dupla (varfarina + clopidogrel) em pacientes com FA submetidos à intervenção coronária percutânea (ICP) com colocação de *stent* foi o WOEST *trial* – 2013. Esse trabalho incluiu 573 pacientes, no entanto, a quase totalidade era de angioplastias eletivas, na ausência de SCA. Em pacientes submetidos à colocação de *stent* convencional (35%), o tratamento com clopidogrel era mantido por 1 mês, e naqueles com *stent* farmacológico (65%) a duração foi de 1 ano. O uso de dupla terapia foi capaz de reduzir significativamente o número de sangramentos (maiores e menores) (HR = 0,36; p < 0,001).
- O complexo estudo aberto PIONEER AF-P (2016) comparou a anticoagulação convencional com um antagonista da vitamina K (varfarina) com terapia antiplaquetária dupla contendo um inibidor de P2Y12 (95% clopidogrel, prasugrel e ticagrelor) e AAS durante 1, 6 ou 12 meses *versus* rivaroxabana em baixas doses (15 mg) com um inibidor de P2Y12 durante 12 meses *versus* doses muito baixas (2,5 mg a cada 12 horas) de rivaroxabana com terapia antiplaquetária dupla, durante 1, 6 ou 12 meses. Os pacientes com SCA representavam um terço da amostra. As duas abordagens com rivaroxabana foram associadas a menores índices de sangramento que a terapia convencional, e os três grupos apresentaram índices de eficácia semelhantes, embora os pesquisadores destaquem que os amplos intervalos de confiança observados diminuem a certeza de qualquer conclusão sobre a eficácia. Os principais eventos cardíacos adversos, incluindo a trombose do *stent*, foram semelhantes entre os três grupos. Todas as causas de morte ou reinternação foram menores com uma estratégia baseada em dupla terapia com rivaroxabana em comparação com uma estratégia de varfarina em tripla terapia.
- O estudo AUGUSTUS 2019 (segurança e eficácia do apixabana *versus* antagonista da vitamina K e aspirina *versus* aspirina placebo em pacientes com fibrilação atrial e SCA e/ou ICP) randomizou pacientes com FA submetidos à ICP e constatou que a apixabana, em comparação com a varfarina, reduziu a taxa de sangramento e foi associada à menor incidência do desfecho combinado de morte ou hospitalização. Em comparação com outros regimes de tratamento, a combinação de apixabana com um inibidor de P2Y12 foi associada às menores taxas de sangramento.
- O estudo ENTRUST-AF-PCI 2020 (edoxabana *versus* antagonista da vitamina K como tratamento antitrombótico após colocação de *stent* coronário bem-sucedido em pacientes com fibrilação atrial) comparou a monoterapia com edoxabana e P2Y12 com terapia tripla com um antagonista da vitamina K em pacientes com FA submetidos à ICP. Embora houvesse menos eventos hemorrágicos nos primeiros 14 dias no braço antagonista da vitamina K, uma análise de referência a partir de 14 dias demonstrou menos sangramento no grupo de terapia dupla.
- O REDUAL-PCI 2017 (terapia antitrombótica dupla com dabigatrana *versus* terapia tripla com varfarina em pacientes com FA não valvar após angioplastia) mostrou a terapia dupla em comparação com a terapia tripla foi eficaz na redução de eventos hemorrágicos. A terapia dupla consistiu em um antagonista do receptor de ADP (clopidogrel ou

ticagrelor) e dabigatrana (110 ou 150 mg). Eventos cardíacos adversos foram semelhantes entre os grupos de tratamento; no entanto, houve aumento numérico em infarto do miocárdio e trombose de *stent* no grupo de terapia dupla com dabigatrana 110 mg *versus* o grupo de terapia tripla.

Recomendações atuais

- A tripla terapia (TT) é recomendada como tratamento ideal na fase inicial de pacientes com SCA submetidos à colocação de *stent* e com necessidade de anticoagulação oral. Durante a internação hospitalar, deve-se utilizar terapia tripla com AAS + inibidor P2Y12 + anticoagulante. Após a alta hospitalar, a rotina é manter inibidor P2Y12 e anticoagulante até 12 meses do evento. Após 12 meses do evento, retira-se o inibidor P2Y12, mantendo-se apenas o anticoagulante.
- A utilização de anticoagulante oral não antagonista da vitamina K (DOAC) deve ser preferida em relação à varfarina (exceto na FA valvar e na prótese mecânicas). O clopidogrel deve ser o inibidor P2Y12 preferido, uma vez que é o que foi mais estudado nesse contexto. O AAS pode ser mantida na menor dose (≤ 100 mg), e a monitorização cuidadosa do INR para mantê-lo entre 2 e 2,5 deve ser realizada.
- Durante anos, o *stent* convencional (*bare metal stent* – BMS) foi considerado o de escolha para pacientes em uso de ACO por causa do menor tempo de dupla antiagregação plaquetária pós-procedimento. Estudos com pacientes com alto risco de sangramento em uso de ACO demonstraram maior segurança e eficácia do uso de *stents* farmacológicos de segunda geração em comparação com BMS usando curta duração de dupla antiagregação plaquetária.
- Paciente em uso prévio de ACO, em vigência de SCA, deve ser manejado com cautela visando não incrementar o risco hemorrágico. Não existem evidências se a anticoagulação parenteral ou ICP podem ser realizadas precocemente ou não. Em situações de urgência, a ICP deve ser realizada independentemente do momento da última dose do DOAC. Nos pacientes com risco isquêmico mais baixo, o procedimento deve ser postergado. Em pacientes com função renal normal (*clearance* de creatinina > 50mL/min), o efeito do DOAC é reduzido após 24 horas da administração da última dose. Nos pacientes com disfunção renal, o prazo é de 48 horas. A anticoagulação parenteral está indicada em pacientes submetidos à ICP de urgência independentemente do horário da última dose de DOAC. No caso da varfarina, deve-se aguardar INR < 2,5 para iniciar a anticoagulação plena com heparinas. Para pacientes em uso de varfarina, INR < 2,0, preferir acesso radial, e INR < 1,5 pode ser considerado femoral. Para pacientes em uso de novos anticoagulantes, recomenda-se o uso de 0,5 mg/kg de enoxaparina ou 60 UI/kg de heparina não fracionada na angioplastia coronária.
- Caso seja necessária a realização de ICP de urgência em vigência do uso de anticoagulantes orais, deve-se dar preferência por acesso radial. O acesso vascular radial tem benefício em redução de mortalidade na SCA com supradesnível de ST e deve ser preferível em pacientes em uso de anticoagulante oral e principalmente em situação de urgência.
- O uso de inibidores de bombas de prótons como profilaxia de úlcera de estresse nesse grupo de pacientes deve ser considerado primeira escolha em razão do risco elevado de sangramento gastrointestinal.
- Além disso, o controle rigoroso da hipertensão arterial sistêmica é mandatório, e os pacientes devem ser orientados a não utilizar anti-inflamatórios não hormonais.
- Em pacientes nos quais se optou pelo tratamento clínico ou cirúrgico da doença coronariana aguda, recomenda-se a manutenção do anticoagulante oral associado a apenas um antiagregante plaquetário.

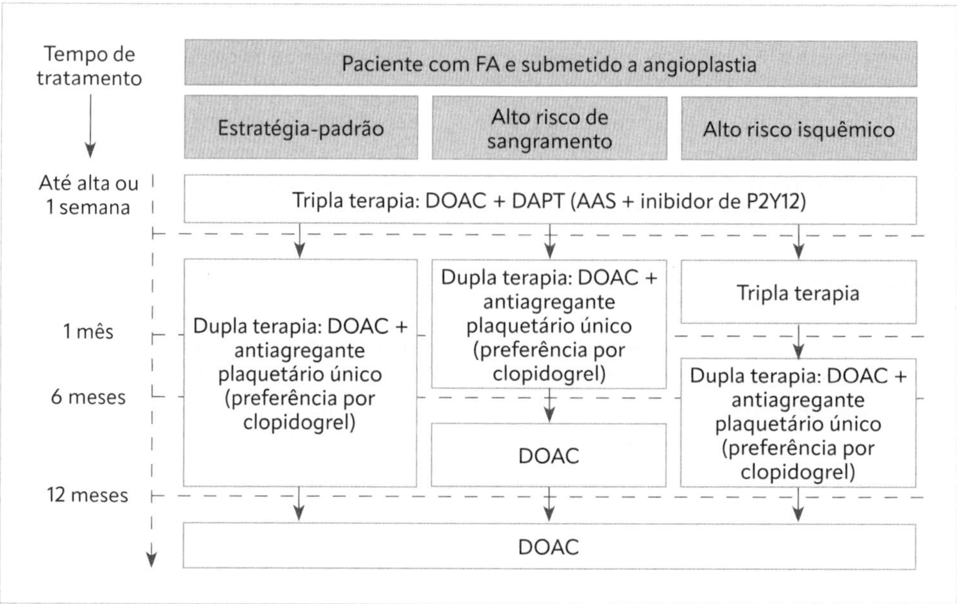

FIGURA 1 Esquema condensado das sociedades brasileira, europeia e norte-americana para pacientes com necessidade de anticoagulação oral que apresentam síndrome coronariana aguda (SCA) e são submetidos à colocação de *stent*.
AAS: ácido acetilsalicílico; DAPT: dupla antiagregação plaquetária; DOAC: anticoagulante não antagonista de vitamina K; FA: fibrilação atrial.

- Nos pacientes com FA e CHADS-VASc < 2, pode-se suspender o anticoagulante oral quando o paciente estiver recebendo a dupla antiagregação plaquetária após angioplastia coronária com *stent*.
- De acordo com as diretrizes atuais brasileira, europeia e americana, em pacientes com FA submetidos à ICP e em uso de anticoagulante oral, também recomenda descontinuar a terapia tripla após 1 a 4 semanas, mantendo inibidores de P2Y12, além de um DOAC (rivaroxabana, dabigatrana, apixabana ou edoxabana) ou varfarina, dando preferência para os novos anticoagulantes para reduzir o risco de sangramento.

QUAL A ROTINA NA EMERGÊNCIA DO INCOR?

- Na Unidade de Emergência do InCor, todo o paciente com SCA em uso de anticoagulação oral é considerado de alto risco de sangramento durante a internação.
- Em todos os pacientes admitidos em uso de varfarina, a coleta de coagulograma é fundamental para iniciar, ajustar e programar estratégias terapêuticas.
- Quando o INR se encontra acima de 2,0, de rotina não se utiliza nenhuma medida específica para reversão da anticoagulação, com o intuito de antecipar o cateterismo cardíaco. Em pacientes com valores de INR muito elevados, o uso de vitamina K 10 mg via oral ou endovenosa a cada 12 horas pode ser considerado. Plasma fresco congelado é formalmente contraindicado nessa situação em decorrência de seu elevado potencial pró-trombótico.
- Quando o INR se encontra abaixo de 2, inicia-se anticoagulação plena de imediato com uso de heparina não fracionada endovenosa ou enoxaparina subcutânea.

- O cateterismo cardíaco em SCA sem supradesnível de ST somente é realizado quando INR < 1,5 para acesso femural e < 2 para acesso radial ou após 24 a 48 horas do uso de novos anticoagulantes.
- Quando houver urgência para sua realização (SCA com supradesnível de ST ou naqueles sem supradesnível de ST com instabilidade hemodinâmica/angina refratária), o paciente deve ser submetido ao exame independentemente do valor do INR, preferencialmente por acesso vascular radial. Nessas situações, caso seja obtido um acesso femoral, a bainha do introdutor somente deve ser retirada quando o INR < 1,8. O uso de vitamina K 10 mg via oral ou endovenosa a cada 12 horas pode auxiliar na correção precoce do distúrbio de coagulação.
- No caso de pacientes em uso de novos anticoagulantes orais, não havendo urgência, o período ideal para iniciar anticoagulação plena endovenosa ou subcutânea e/ou realizar o cateterismo cardíaco com segurança depende do medicamento cronicamente utilizado e da função renal (Tabela 4).
- O uso do segundo antiplaquetário deve ser evitado até o cateterismo e a definição do tratamento coronariano.
- Após o cateterismo, o retorno da anticoagulação plena com heparina não fracionada ou enoxaparina somente é realizado após 6 horas da retirada do introdutor femoral ou da pulseira radial e desde que não tenham ocorrido complicações hemorrágicas (hematomas, fístulas arteriovenosas, pseudoaneurismas e sangramentos).
- Quando for indicada cirurgia de revascularização miocárdica, o paciente permanece internado em uso de AAS e anticoagulação plena endovenosa ou subcutânea até 6 a 12 horas antes do procedimento (dependendo do anticoagulante endovenoso ou subcutâneo utilizado).
- O retorno da varfarina ou do novo anticoagulante somente deve ser indicado quando o paciente se encontra hemodinamicamente estável, sem possibilidade de novos procedimentos durante a internação e com possibilidade de alta já programada.
- Já naqueles submetidos à ICP com colocação de *stent* e prótese valvares metálicas ou HAS-BLED > 2, suspende-se na alta o AAS e, ambulatorialmente, suspende-se o segundo antiagregante após seis meses. Já quando HAS-BLED < 2, a dupla terapia pode ser utilizada por 1 ano. Deixamos o menor INR eficaz para visitar prevenção de trombose de prótese.
- O retorno ambulatorial do paciente deve ser precoce (em torno de 7 dias) para ajuste do INR e otimização medicamentosa quando necessárias.
- O resumo do manejo de pacientes em uso de anticoagulantes orais submetidos e SCA encontra-se na Tabela 5.

TABELA 4 Tempo ideal de suspensão dos novos anticoagulantes orais antes de cateterismo cardíaco de acordo com a função renal

Função renal/medicamento	Dabigatrana	Rivaroxabana/apixabana/edoxabana
ClCr > 80 mL/min	≥ 24 h	>24 h
ClCr entre 50 e 80 mL/min	≥ 36 h	≥ 24 h
ClCr entre 30 e 50 mL/min	≥ 48 h	≥ 24 h
ClCr entre 15 e 30 mL/min	NI	≥ 36 h
ClCr ≤ 15 mL/min	NI	NI

ClCr: *clearance* de creatinina; NI: uso não indicado.

TABELA 5 Resumo das condutas adotadas em pacientes com SCA e uso de anticoagulantes orais na Unidade de Emergência do InCor

Tratamento	Situação clínica/risco de sangramento	HAS-BLED ≤ 2	HAS-BLED > 2
ICP com *stent*	TVE recente, próteses valvares metálicas e/ou FA + CHADS-VASc > 2	*Stent* farmacológico Dupla terapia desde o início do inibidor de P2Y12. Após um ano, apenas o anticoagulante é mantido. 2,0 < INR < 2,5 quando em uso de varfarina	*Stent* farmacológico Dupla terapia desde o início do inibidor de P2Y12. Após seis meses, apenas o anticoagulante é mantido. 2,0 < INR < 2,5 quando em uso de varfarina
	FA + CHADS-VASc < 2	*Stent* farmacológico Prescrever AAS + clopidogrel por 12 meses Após esse período, individualizar estratégia para o caso específico, sendo como opção o anticoagulante ou o AAS isolados	

AAS: ácido acetilsalicílico; CRM: cirurgia de revascularização miocárdica; FA: fibrilação atrial; ICP: intervenção coronária percutânea; TEV: tromboembolismo venoso.

BIBLIOGRAFIA RECOMENDADA

1. Nicolau JC, Feitosa Filho GS, Petriz JL, Furtado RHM, Précoma DB, Lemke W, et al. Diretrizes da Sociedade Brasileira de Cardiologia sobre Angina Instável e Infarto Agudo do Miocárdio sem Supradesnível do Segmento ST – 2021. Arq Bras Cardiol. 2021;117(1):181-264.
2. Lamberts M, Gislason GH, Olesen JB, Kristensen SL, Olsen AS, Mikkelsen A, et al. Oral anticoagulation and antiplatelets in atrial fibrillation patients after myocardial infarction and coronary intervention. J Am Coll Cardiol. 2013;62:981-9.
3. Collet JP, Thiele H, Barbato E, Barthélémy O, Bauersachs J, Bhatt DL, et al. ESC Guidelines for the management of acute coronary syndromes in patients presenting without persistent ST-segment elevation: The Task Force for the management of acute coronary syndromes in patients presenting without persistent ST-segment elevation of the European Society of Cardiology (ESC). Eur Heart J. 2021;42(14):1289-367.
4. Lawton J, Tamis-Holland J, Bangalore S, Bates ER, Beckie TM, Bischoff JM, et al. 2021 ACC/AHA/SCAI Guideline for Coronary Artery Revascularization. J Am Coll Cardiol. 2022;79(2):e21-e129.
5. January CT, Wann LS, Alpert JS, Calkins H, Cleveland JC, Cigarroa J, et al. 2014 AHA/ACC/HRS Guideline for the management of patients with atrial fibrillation: a report of the American College of Cardiology/American Heart Association Task Force on Practice Guidelines and the Heart Rhythm Society. Circulation. 2014;129:12.
6. Lopes RD, Heizer G, Aronson R, Vora AN, Massaro T, Mehran R, et al. Antithrombotic therapy after acute coronary syndrome or PCI in atrial fibrillation. N Engl J Med. 2019;380:1509-24.
7. Oldgren J, Wallentin L, Alexander JH, James S, Nelid BJ, Steg G, et al. New oral anticoagulants in addition to single or dual antiplatelet therapy after an acute coronary syndrome: a systematic review and meta analysis. Eur Heart J. 2013;34:1670-80.
8. Lopes RD, Hong H, Harskamp RE, Bhatt DL, Mehran R, Cannon CP, et al. Safety and efficacy of antithrombotic strategies in patients with atrial fibrillation undergoing percutaneous coronary intervention: a network meta-analysis of randomized controlled trials. JAMA Cardiol. 2019;4:747-55.
9. Lopes RD, Leonardi S, Wojdyla DM, Vora AN, Thomas L, Storey RF, et al. Stent thrombosis in patients with atrial fibrillation undergoing coronary stenting in the AUGUSTUS trial. Circulation. 2020;141:781-3.
10. Vranckx P, Valgimigli M, Eckardt L, Tijssen J, Lewalter T, Gargiulo G, et al. Edoxaban-based versus vitamin K antagonist-based antithrombotic regimen after successful coronary stenting in patients with atrial fibrillation (ENTRUST-AF PCI): a randomised, open-label, phase 3b trial. Lancet. 2019;394:1335-43.
11. Gibson CM, Mehran R, Bode C, Halperin J, Verheugt FW, Wildgoose P, et al. Prevention of bleeding in patients with atrial fibrillation undergoing PCI. N Engl J Med. 2016;375(25):2423-34.
12. Angiolillo DJ, Goodman SG, Bhatt DL, Eikelboom JW, Price MJ, Moliterno DJ, et al. Antithrombotic therapy in patients with atrial fibrillation undergoing

percutaneous coronary intervention. Circ Cardiovasc Interv. 2016;9(11):e004395.

13. Levine GN, Bates ER, Bittl JA, Brindis RG, Fihn SD, Fleisher LA, et al. 2016 ACC/AHA Guideline focused update on duration of dual antiplatelet therapy in patients with coronary artery disease. American College of Cardiology/American Heart Association Task Force on Clinical Practice Guidelines. J Am Coll Cardiol. 2016;134(10):e123-55.
14. Dewilde WJ, Oirbans T, Verheugt FW, Verheugt FWA, Kelder JC, Smet BJGLD, et al. Use of clopidogrel with or without aspirin in patients taking oral anticoagulant therapy and undergoing percutaneous coronary intervention: an open-label, randomised, controlled trial. Lancet. 2013;381:1107- 15.
15. Cannon CP, Bhatt DL, Oldgren J, Lip GYH, Ellis SG, Kimura T, et al. Dual antithrombotic therapy with dabigatran after PCI in atrial fibrillation. N Engl J Med. 2017;377:1513-24.
16. Gibson CM, Mehran R, Bode C, Halperin J, Verheugt FW, Wildgoose P, et al. Prevention of bleeding in patients with atrial fibrillation undergoing PCI. N Engl J Med. 2016;375:2423-34.

10

Infarto agudo do miocárdio em pacientes com coronariografia normal

Alexandre de Matos Soeiro
Ana Carolina de Rezende
Armando Carneiro Furtado
Múcio Tavares de Oliveira Jr.

OBSERVAÇÕES GERAIS BASEADAS EM EVIDÊNCIAS

Introdução

- Define-se como infarto agudo do miocárdio (IAM) com coronárias normais ou MINOCA (do inglês *myocardial infarction with non-obstructive coronary arteries)* todo o quadro que se encaixe nos critérios diagnósticos atuais de IAM, porém com coronariografia apresentando lesões menores que 50% da extensão luminal do vaso e sem causa evidente não coronariana que justifique o quadro.
- Aproximadamente 2,6-14% dos pacientes com diagnóstico inicial de IAM apresentam coronariografia sem lesões obstrutivas que justifiquem a elevação de marcadores de necrose miocárdica.
- Sua ocorrência é mais comum em pacientes com menos de 50 anos de idade. Em pacientes entre 30 e 40 anos de idade, cerca de 16 a 35% dos IAM apresentam coronárias normais.
- O paciente com IAM sem lesões obstrutivas apresenta sintomas semelhantes ao IAM aterosclerótico, inclusive com ocorrência similar de IAM com supra e sem supradesnivelamento do segmento ST.
- Complicações do IAM, como arritmias malignas, insuficiência cardíaca e hipotensão, são relativamente raras e menos comuns nesse grupo de pacientes.
- Geralmente, pacientes com IAM com coronariografia normal apresentam uma menor prevalência de fatores de risco clássicos para doença arterial coronária. Parece haver alguma relação entre tabagismo e a ocorrência dessa entidade, principalmente em mulheres.
- Além disso, o questionamento sobre o uso de cocaína deve ser sempre realizado, uma vez que em até 70% dos casos associados ao uso da droga o mecanismo envolvido é somente o vasoespasmo coronário.
- O manejo deste quadro tem como prioridade elucidar a etiologia do evento, que será determinante para definir o tratamento específico.
- As causas são muitas e podem ser divididas entre epicárdicas (placa instável não detectável à angiografia, espasmo coronariano e dissecção de coronária) e microvasculares. Esta última pode ser dividida em causas intrínsecas (espasmo microvascular, síndrome de takotsubo e embolia coronária) e extrínsecas (miocardite).

Diagnósticos diferenciais

- Estudos recentes têm mostrado que em aproximadamente 15% dos casos, por meio do uso da ressonância magnética cardíaca, é possível se demonstrar a ocorrência de IAM com lesão miocárdica subendocárdica ou transmural em 15% dos casos. Nos outros pacientes, os diagnósticos mais comuns são a síndrome de takotsubo (11%) e a miocardite (63%).

- A seguir, serão apresentados diversos diagnósticos diferenciais que podem ser encontrados em pacientes com IAM e coronariografia sem lesões obstrutivas.

Trombose coronária

- A trombose coronária in situ pode explicar a ocorrência de IAM em pacientes com coronariografia normal, uma vez que o trombo pode sofrer lise e não ser mais observado no momento da angiografia.
- Distúrbios da coagulação levando a hipercoagulabilidade, anticoncepcionais orais, reposição hormonal estrogênica, disfunção endotelial, tabagismo, excesso de lipoproteína-A podem estar relacionados à ocorrência de trombose.
- A presença de fator V de Leiden é a trombofilia mais comum na população em geral. No entanto, não há evidência clara de que sua presença possa estar relacionada à maior incidência de trombose coronária.
- A realização de *screenings* para deficiências de proteínas C e S, antitrombina e fibrinogênio não mostrou diferenças significativas entre pacientes com IAM e coronárias normais quando comparado a indivíduos com lesões coronárias ateroscleróticas.
- No entanto, em até 36% dos pacientes com IAM e coronárias normais, alguns estudos mostraram algum tipo de trombofilia presente, comparado com 3,6% em indivíduos saudáveis.
- Alguns autores apresentaram resultados iniciais correlacionando a presença de hiper-homocisteinemia, anticorpo antifosfolípide e protrombina mutante com IAM. No entanto, ainda não há evidência suficiente na literatura mostrando que trombofilias por si só possam levar à ocorrência de IAM com coronárias normais.
- Considerando as limitações da cinecoronarioangiografia, o uso de métodos complementares de imagem intravascular como IVUS (ultrassonografia intravascular) e OCT (tomografia de coerência óptica) é útil na identificação de possíveis placas instáveis.
- Se houver evidência de placa instável, está indicado o tratamento com dupla antiagregação e estatina.

Embolia coronária

- Usualmente, a presença de embolia coronária é detectada em ramos da artéria descendente anterior, distalmente às artérias epicárdicas. A preferência pela coronária esquerda pode ser em razão do seu maior fluxo e da morfologia da valva aórtica.
- IAM embólicos podem surgir de trombos presentes em pacientes com valvopatias nativas ou próteses valvares, fibrilação atrial, mixomas atriais, endocardites, trombose mural e descolamento de cálcio durante cirurgias ou procedimentos invasivos intravasculares.
- A ressonância magnética cardíaca tem sido capaz de auxiliar no diagnóstico por meio da visualização de *no-reflow* no tecido miocárdico distal ao leito coronariano (Figura 1).

Dissecção de coronária

- Dissecção espontânea de coronária tipicamente leva à obstrução luminal e consequente infarto agudo do miocárdio. Nem sempre é possível identificar a dissecção pela angiografia. Empregar algum método de imagem intravascular é essencial para o diagnóstico.
- É mais frequente em mulheres. Não se sabe qual é a causa da dissecção espontânea. Em grande parte dos casos submetidos à pesquisa etiológica, há presença de fibrodisplasia muscular em outros leitos vasculares.
- De maneira geral, opta-se por tratamento conservador, pelo risco de propagação da dissecção ao tentar intervir. Apesar da ausência de evidências, o tratamento farmacológico consiste em uso de betabloqueador e antiagregação plaquetária simples.

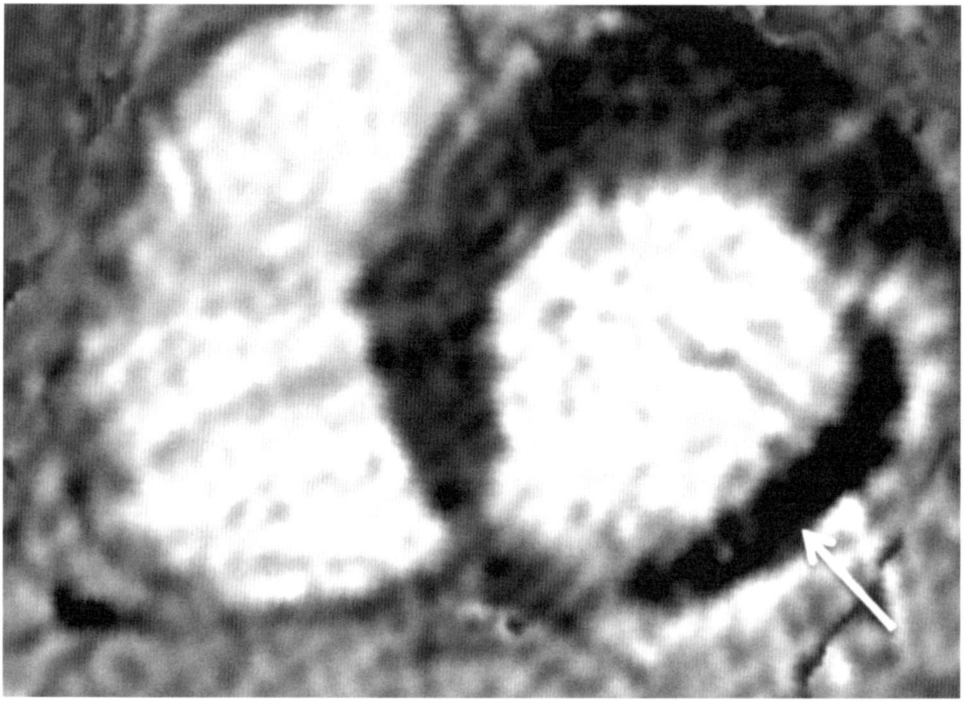

FIGURA 1 Presença de *no-reflow* em parede inferior do ventrículo esquerdo demonstrado na ressonância magnética cardíaca (seta).

Espasmo coronário

- A presença de disfunção endotelial parece ter total correlação com a ocorrência de vasoespasmo coronário. Diferentes estudos demonstraram que preferencialmente o vasoespasmo acontece em regiões de placas ateroscleróticas, as quais passam a apresentar resposta exacerbada à injeção de acetilcolina, comparativamente a outros segmentos da artéria avaliada.
- A típica apresentação de vasoespasmo ocorre pela manhã.
- O tratamento adotado implica o uso imediato de nitratos e bloqueadores de canais de cálcio. O uso de betabloqueadores deve ser evitado, uma vez que podem agravar o espasmo local por exacerbar a resposta alfa-adrenérgica.
- Sempre entram como diagnóstico diferencial o uso de cocaína e o abuso de ingestão de álcool.
- O IAM relacionado ao uso de cocaína tem como seu principal mecanismo o vasoespasmo coronário. Geralmente, manifesta-se como IAM com supradesnivelamento de ST e é considerado uma das principais causas de IAM em pacientes jovens (com menos de 45 anos) nos Estados Unidos. Sua ocorrência não é dose e nem tempo-dependente. O tratamento diferencia-se do habitual em razão da contraindicação do uso de betabloqueadores e da indicação da utilização de diazepam (inicialmente endovenoso e, posteriormente, via oral). Caso não haja resolução rápida do supradesnível de ST com o uso de nitratos, o paciente deve ser encaminhado rapidamente para a angioplastia primária. Caso não esteja disponível, apesar de controversa, a trombólise deve ser considerada em virtude da grande possibilidade de rotura de placa no local do espasmo coronário.

Síndrome de takotsubo

- A síndrome de takotsubo apresenta-se com sintomas de dor torácica, alterações eletrocardiográficas (inversões de onda T ou supradesnivelamento de ST) e aumento de marcadores de necrose miocárdica, porém com angiografia coronária normal.
- Seu diagnóstico é usualmente realizado por meio de ventriculografia, em que é possível observar-se no final da sístole uma morfologia ventricular com hipercinesia de segmentos basais e discinesia apical (balonamento apical) (Figura 2).
- Geralmente, ocorre em pacientes acima dos 60 anos de idade e relacionado a algum fator de estresse (emocional, pós-operatório, choque séptico, uso de drogas vasoativas etc.).
- Acredita-se que o aumento de catecolaminas circulantes associado à disfunção de microcirculação coronária possam estar envolvidos na fisiopatologia da doença.
- O tratamento é somente de suporte em pacientes que apresentam disfunção ventricular associada. Na maioria dos casos, a função ventricular se recupera em poucas semanas. Alguns estudos sugerem redução de mortalidade com o uso de inibidores de enzima conversora da angiotensina.

Miocardite

- A miocardite é clínica e patologicamente definida como inflamação do miocárdio. Caracteriza-se por infiltrado inflamatório do miocárdio, com necrose ou degeneração de miócitos, na ausência de isquemia.
- A incidência real da miocardite é difícil de estimar, porém em estudo de biópsia endomiocárdica em pacientes com insuficiência cardíaca de origem inexplicada, a incidência foi de 9,6%. Ela é descrita em 12% de pacientes jovens com menos de 40 anos que apresentaram morte súbita.
- Os sintomas prodrômicos variam desde febre à presença de infecções não específicas do trato respiratório ou gastrointestinal. A apresentação clínica da miocardite é heterogênea, devendo haver sempre alto grau de suspeição em diferentes condições clínicas. A manifestação clínica mais comum é a insuficiência cardíaca, porém arritmias podem

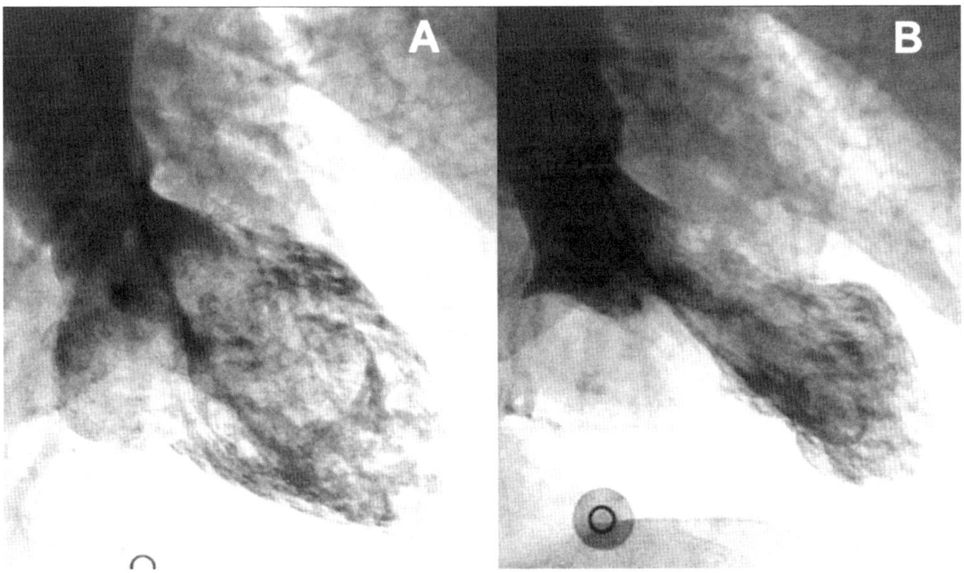

FIGURA 2 Morfologia típica de síndrome de takotsubo com presença de balonamento apical do ventrículo ao final da sístole (B), e morfologia ventricular normal em diástole (A).

ser as únicas manifestações de miocardite, com ou sem dilatação das câmaras cardíacas.

- Outra sintomatologia que fazem os pacientes procurar o pronto-socorro é a dor precordial. Esta pode simular insuficiência coronariana aguda, com alterações eletrocardiográficas, quando o epicárdio e o pericárdio adjacente estiverem inflamados.
- Na maioria dos casos de miocardite aguda, o padrão histológico é de infiltrado linfocitário e o suporte clínico, incluindo tratamento convencional de insuficiência cardíaca com diuréticos, vasodilatadores, betabloqueadores e antagonistas de aldosterona ou quando na presença de choque cardiogênico, uso de inotrópicos, de vasodilatadores e de dispositivos de assistência circulatória deve ser a conduta padrão, uma vez que a maioria dos casos costuma apresentar melhora progressiva.
- Atualmente, o uso da ressonância magnética cardíaca tem aumentado a taxa de diagnóstico por meio de detecção de hipersinal em T2 (marcador de inflamação) e realce tardio mesocárdico (Figura 3).

Outros diagnósticos

- Pacientes com cardiomiopatia dilatada e cardiomiopatia hipertrófica também podem apresentar elevação significativa de marcadores, porém com angiografia normal. Tal fato deve-se à presença de dano miocárdico.

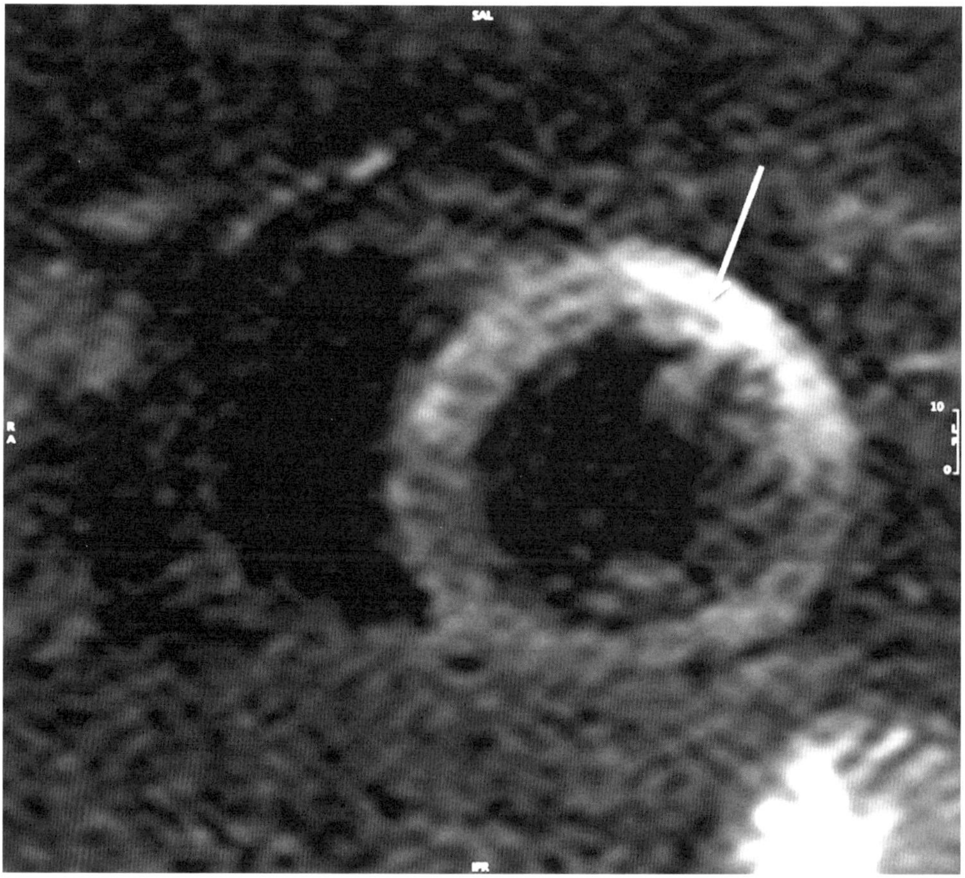

FIGURA 3 Presença de hipersinal em T2 em paciente com miocardite demonstrado na ressonância magnética cardíaca (seta).

- Além disso, situações críticas como choque séptico, taquicardias supra ou ventriculares e insuficiência renal também podem elevar marcadores de necrose miocárdica, sem relação com lesões coronarianas obstrutivas.

Utilização de ressonância magnética cardíaca

- Estudos recentes têm mostrado a importância da realização de ressonância magnética cardíaca em pacientes com IAM de coronárias normais. Sua realização é capaz de facilitar o diagnóstico preciso, podendo interferir na conduta terapêutica final.
- Achados como hipersinal em T2 marcam inflamação miocárdica e diagnosticam miocardite.
- A presença de realce tardio também pode ajudar. Quando transmural ou subendocárdico reforça o diagnóstico de IAM por espasmo, embolia ou trombose. Já a presença de realce tardio mesocárdico confirma alteração típica de miocardite.
- Principalmente em casos de embolia coronária, a presença de no-reflow pode auxiliar.
- Além disso, em pacientes com cardiomiopatia hipertrófica, cardiomiopatia dilatada ou síndrome de takotsubo, a ressonância cardíaca estabelece o diagnóstico definitivo.

Prognóstico

- O prognóstico é extremamente variável de acordo com a etiologia do quadro. Inicialmente os estudos apontavam para um melhor prognóstico do IAM com coronárias normais em relação ao IAM com coronariopatia obstrutiva.
- Análise de paciente com IAM sem supra de ST do estudo ACUITY sugere que a mortalidade pode ser maior em paciente com IAM com coronárias normais, porém às custas de morte não cardíaca. No estudo VIRGO, ambas condições apresentaram prognóstico semelhante.
- Conclui-se que as evidências são conflitantes e, portanto, o prognóstico depende da população envolvida no estudo e da etiologia do quadro.

QUAL É A ROTINA NA EMERGÊNCIA DO INCOR?

- Todos os pacientes com IAM com coronários normais na angiografia são submetidos à ressonância magnética cardíaca. Casuística recente da Unidade de Emergência do InCor mostrou incidência de 9% de cineangiocoronariografias sem lesões obstrutivas em pacientes com IAM. Nesses, a realização do exame complementar foi capaz de mudar o diagnóstico inicial e a terapêutica em 77% dos pacientes. O diagnóstico principal foi de miocardite (45%), seguido por IAM (19%).
- A ressonância magnética cardíaca somente não é realizada em pacientes com instabilidade hemodinâmica significativa ou com clearance de creatinina menor que 30 mL/min.
- Os tratamentos de doenças como miocardites, miocardiopatias dilatadas, cardiomiopatias hipertróficas etc. seguem as rotinas da instituição descritas em outros capítulos.
- Em pacientes com síndrome de takotsubo, o diagnóstico é realizado por meio da ventriculografia, associada ao ecocardiograma transtorácico e/ou à ressonância magnética cardíaca. A abordagem deve ser apenas de suporte clínico, incluindo tratamento convencional de insuficiência cardíaca naqueles que evoluíram com disfunção ventricular esquerda (diuréticos, vasodilatadores, betabloqueadores e antagonistas de aldosterona) ou quando na presença de choque cardiogênico, uso de inotrópicos, de vasodilatadores e de dispositivos de assistência circulatória, uma vez que a maioria dos casos costuma apresentar melhora progressiva e rápida.
- Quando se observa na ressonância cardíaca a presença de realce tardio transmural ou subendocárdico, sem presença de *no-reflow*

e sem fatores de risco maiores para embolização (fibrilação atrial, trombo mural, valvopatias), com supradesnível de ST dinâmico, o provável diagnóstico principal torna-se vasoespasmo coronário. A presença de espasmo coronário espontâneo visualizado no cateterismo cardíaco reforça a hipótese. Nesses casos, iniciamos bloqueadores de canais de cálcio (nifedipina na fase aguda e anlodipina em fase crônica) via oral, nitratos via oral e suspendemos betabloqueadores. O uso de aspirina e estatinas é mantido por tempo indefinido. O diagnóstico de trombofilia ainda não foi descartado e deve ser investigado.

- Especificamente em pacientes com IAM associado ao uso de cocaína, a administração de diazepam deve ser realizada em conjunto às outras medidas.
- Já em casos com presença de no-reflow e/ou fatores de risco para embolização, o diagnóstico de trombose coronária/embolia deve ser estabelecido. Dessa forma, o retorno de anticoagulação plena com enoxaparina 1 mg/kg subcutânea de 12 em 12 horas ou heparina não fracionada endovenosa em bomba de infusão contínua deve ser imediato, e o paciente deve receber alta em uso de varfarina com INR ajustado entre 2,0 e 3,0. A indicação dos anticoagulantes de ação direta pode ser considerada a depender de cada caso.
- Em todos os casos em que se desconfie de trombose coronária, a investigação de trombofilia deve ser realizada, preferencialmente, na fase crônica da doença (2 a 3 meses após o episódio agudo). De rotina, solicitam-se os seguintes exames: anticoagulante lúpico, anticorpos anticardiolipina, anti-B2 glicoproteína 1, antitrombina, proteína C, proteína S, fator V de Leiden, anticorpo anticomplemento, protrombina mutante e homocisteína.
- O fluxograma de atendimento de IAM com coronárias normais encontra-se na Figura 4.

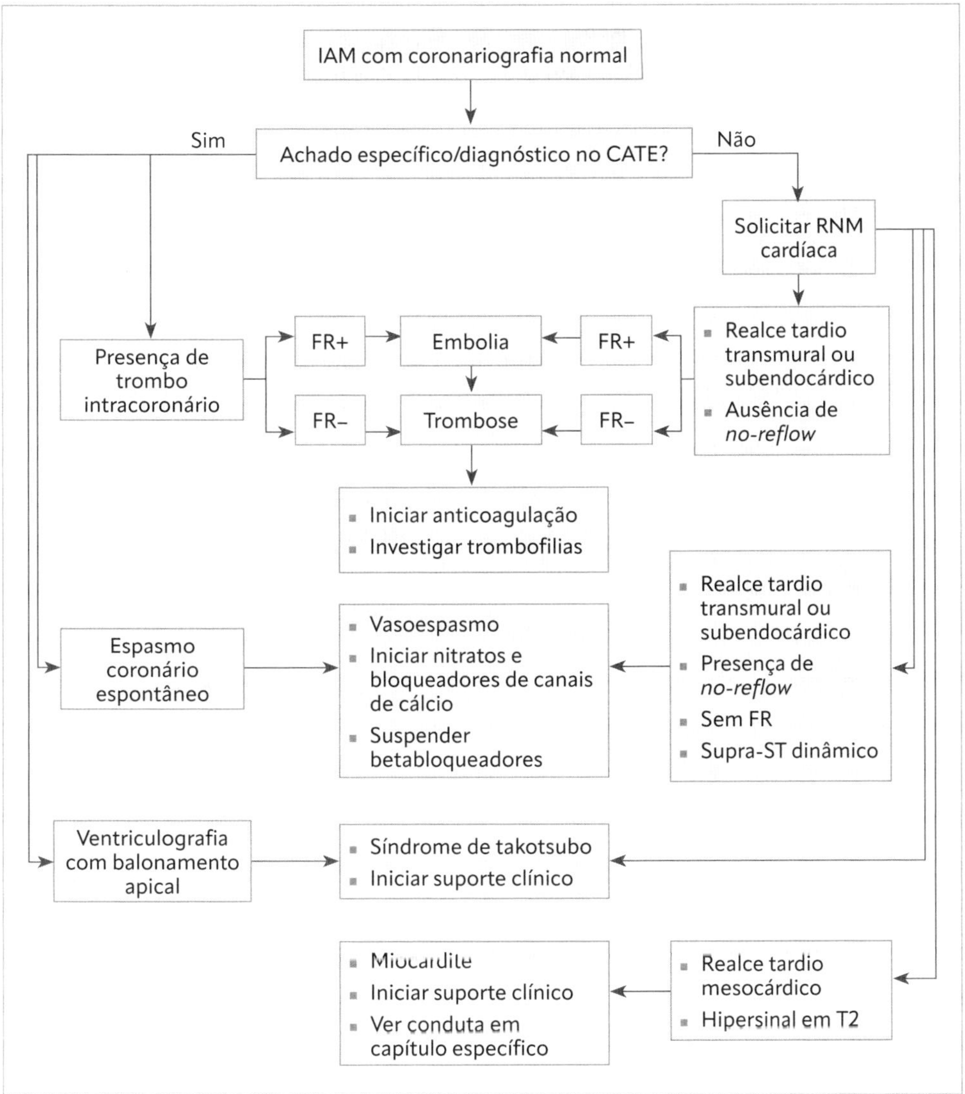

FIGURA 4 Fluxograma de atendimento de IAM com coronárias normais na Unidade de Emergência do InCor.

CATE: cateterismo cardíaco; FR: fatores de risco (fibrilação atrial, trombo mural, valvopatias); IAM: infarto agudo do miocárdio; RNM: ressonância magnética.

BIBLIOGRAFIA RECOMENDADA

1. Kardasz I, De Caterina R. Myocardial infarction with normal coronary arteries: a conundrum with multiple aetiologies and variable prognosis: an update. J Internal Med. 2007;261:330-48.
2. Monney PA, Sekhri N, Burchell T, Knight C, Davies C, Deaner A, et al. Acute myocarditis presenting as acute coronary syndrome: role of early cardiac magnetic resonance in its diagnosis. Heart 2011;97:1312e1318.
3. Terefe YG, Niraj A, Pradhan J, Kondur A, Afonso L. Myocardial infarction with angiographically normal coronary arteries in the contemporary era. Coronary Artery Disease. 2007;18:621-6.
4. Tun A, Khan IA. Acute myocardial infarction with angiographically normal coronary arteries.Herat Lung. 2000;29:348-50.
5. Zaldumbide EL, Pérez-David E, Larena JA, del Castillo SV, Cuevas JRR, Onaindía JJ, et al. The value of cardiac magnetic resonance in patients with acute coronary syndrome and normal coronary arteries. Rev Esp Cardiol. 2009;62(9):976-83.
6. Lindahl B, Baron T, Erlinge D, Hadziosmanovic N, Nordenskjöld A, Gard A, et al. Medical therapy for secondary prevention and long-term outcome in patients with myocardial infarction with nonobstructive coronary artery disease. Circulation. 2017;135(16):1481-9.
7. Amsterdam EA, Wenger NK, Brindis RG, Casey DE Jr, Ganiats TG, Holmes DR Jr, et al. 2014 ACC/AHA guideline for the management of patients with non–ST-elevation acute coronary syndromes: a report of the American College of Cardiology/American Heart Association Task Force on Practice Guidelines. Circulation. 2014;130:e344-e426.
8. Scalone G, Niccoli G, Crea F. Editor's Choice- Pathophysiology, diagnosis and management of MINOCA: an update. Eur Heart J Acute Cardiovasc Care. 2019;8(1):54-62.

11

Síndrome coronária aguda e trombofilias

Marco Antonio Scanavini Filho
Fernando Ganem
Luciano Moreira Baracioli

OBSERVAÇÕES GERAIS BASEADAS EM EVIDÊNCIAS

Introdução

- Trombofilias são distúrbios da hemostase que levam a eventos trombóticos e podem ser divididos em dois grupos, hereditários e adquiridos, conforme demonstrados na Tabela 1.
- Em pacientes com diagnóstico de infarto agudo do miocárdio (IAM) e coronárias não obstrutivas (*myocardial infarction with nonobstructive coronary arteries* – MINOCA) o diagnóstico de trombofilias não raramente é encontrado. Habitualmente são mais jovens, do sexo feminino e apresentam menos dislipidemia, apesar dos outros fatores de risco clássico para doença arterial coronariana serem semelhantes (hipertensão, diabetes e tabagismo). Cerca de 15% dos pacientes com diagnóstico de MINOCA têm como causa provável do IAM alguma trombofilia hereditária.
- As associações de trombofilias hereditárias e IAM são baseadas em estudos pequenos, não multicêntricos e merecem uma melhor investigação em estudos maiores e prospectivos.
- As trombofilias hereditárias estão, na sua maior parte, relacionadas a eventos trombóticos venosos e não arteriais e são causadas principalmente por mutações do fator V de Leiden e do gene da protrombina (G20210A).
- Em grande análise de pacientes com MINOCA foram encontradas as seguintes alterações na cascata da coagulação: resistência à proteína C

TABELA 1 Causas de trombofilia

Primárias (hereditárias)	Secundárias (adquiridas)
Deficiência de antitrombina	Gravidez
Deficiência de proteína C	Imobilismo
Deficiência de proteína S	Trauma
Fator V de Leiden	Estado pós-operatório
Mutação do gene da protrombina (G20210A)	Contraceptivo oral
Distúrbios da plasmina	Terapia de reposição hormonal
Hiper-homocisteinemia	Síndrome antifosfolípide
	Hiper-homocisteinemia
	Neoplasia
	Síndrome nefrótica
	Distúrbios mieloproliferativos
	Trombocitopenia induzida pela heparina
	Hemoglobinúria paroxística noturna
	Doença de Behçet

ativada ou fator V de Leiden em 12% de 344 pacientes; deficiência de proteína C ou proteína S em 3% de 189 pacientes e deficiência de fator XII em 3% de 163 pacientes.

Investigação

- Diante desses fatos e da necessidade de elucidar a etiologia do evento isquêmico, a investigação de distúrbios hereditários de coagulação nesse perfil de pacientes (MINOCA) deve ser realizada.
- Em caso de positividade, isso influenciará diretamente no tratamento proposto ao paciente que deverá receber a associação de um anticoagulante oral.
- A utilização de ressonância magnética cardíaca auxilia no diagnóstico de IAM (MINOCA) que pode estar associado a trombofilias, principalmente quando o trombo não é visualizado; em especial afastando ou confirmando o diagnóstico de miocardite (levando em conta o aspecto e a localização do realce tardio).
- Deve-se lembrar que a pesquisa de trombofilias na fase aguda de um evento trombótico, ou em vigência do uso de heparinas e/ou varfarina, pode ser prejudicada.
- A pesquisa de trombofilia, em pacientes internados com diagnóstico de síndrome coronariana aguda (SCA), deve ser realizada de rotina nos seguintes casos:
  - Pacientes jovens, fundamentalmente aqueles com idade inferior a 45 anos, na ausência de aterosclerose na avaliação anatômica.
  - Pacientes sem coronariopatia obstrutiva ou com coronariopatia obstrutiva discreta (obstrução de até 50% à angiografia), nos quais se imagina que o trombo deve ter tido papel preponderante no desenvolvimento do IAM, independentemente da idade.
- Os seguintes exames devem ser solicitados durante a internação:
  - Anticoagulante lúpico.
  - Anticorpos anticardiolipina.
  - Anticorpo anti-beta-2-glicoproteína-1.
  - Antitrombina III.
  - Proteína C.
  - Proteína S.
  - Pesquisa de mutação do fator V de Leiden.
  - Pesquisa da mutação do gene da protrombina.
- Se todos os exames forem negativos o paciente não deve ser anticoagulado.
- Em caso de positividade para a mutação do gene da protrombina, mutação do fator V de Leiden, anticorpos anticardiolipina ou anticorpo anti-beta-2-glicoproteína-1, recomenda-se anticoagulação indefinidamente.
- Caso seja detectada deficiência de antitrombina III, proteína C, proteína S ou anticoagulante lúpico na fase aguda, recomenda-se anticoagulação oral por 3 meses, seguida de suspensão do anticoagulante por 4 semanas, quando deverá ser coletada nova dosagem e confirmação do diagnóstico.

QUAL É A ROTINA NA EMERGÊNCIA DO INCOR?

- Todos os pacientes que chegam à Unidade de Emergência do InCor com SCA e que se enquadram nos subgrupos acima mencionados são investigados para presença de trombofilias.
- O tratamento inicial da SCA segue a rotina da instituição quanto ao uso de medicamentos em fase inicial e a estratificação coronária, conforme discutido em outros capítulos.
- Caso alguma trombofilia seja identificada, na ausência de doença aterosclerótica, o paciente permanece medicado com enoxaparina 1 mg/kg de 12 em 12 horas, e é realizada a transição para anticoagulação oral durante a internação.
- A avaliação conjunta de um hematologista auxilia na condução do caso e investigação adicional.

- Todos os pacientes com MINOCA realizam ressonância magnética cardíaca. Essa conduta torna-se obrigatória, uma vez que diagnósticos diferenciais com miocardite aguda, síndrome de takotsubo e miocardiopatias devem ser descartados.
- Os exames coletados e o momento de sua solicitação seguem as recomendações em literatura, como já descrito anteriormente.
- O fluxograma de rotinas de pesquisa de trombofilias em pacientes com SCA no InCor encontra-se na Figura 1.

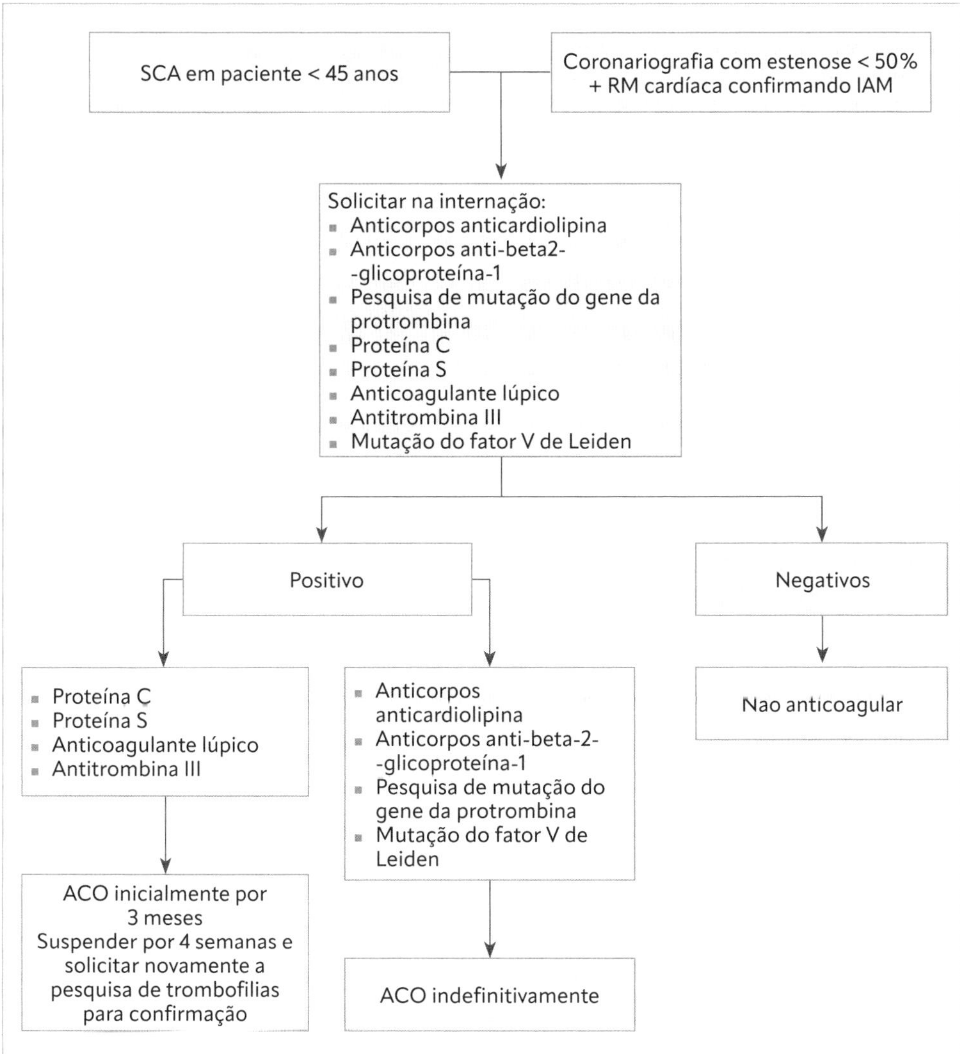

FIGURA 1 Rotinas de pesquisa de trombofilias do Instituto do Coração (InCor-HCFMUSP).
SCA: síndrome coronariana aguda; RM: ressonância magnética; IAM: infarto agudo do miocárdio; ACO: anticoagulação oral.

BIBLIOGRAFIA RECOMENDADA

1. Agewall S, Beltrame JF, Reynolds HR, Niessner A, Rosano G, Caforio AL, et al. ESC working group position paper on myocardial infarction with non-obstructive coronary arteries. Eur Heart J. 2017;38(3):143-53.
2. Gehrie ER, Reynolds HR, Chen AY, Neelon BH, Roe MT, Gibler WB, et al. Characterization and outcomes of women and men with non-ST-segment elevation myocardial infarction and nonobstructive coronary artery disease: results from the Can Rapid Risk Stratification of Unstable Angina Patients Suppress Adverse Outcomes with Early Implementation of the ACC/ AHA guidelines (CRUSADE) quality improvement initiative. Am Heart J. 2009;158:688-94.
3. Cortellaro M, Boschetti C, Cofrancesco E, Zanussi C, Catalano M, de Gaetano G et al. The PLAT study: a multidisciplinary study of hemostatic function and conventional risk factors in vascular disease patients. Atherosclerosis. 1991;90(2-3):109-18.
4. Beltrame JF. Assessing patients with myocardial infarction and nonobstructed coronary arteries (MINOCA). J Intern Med. 2013;273:182-5.
5. Pasupathy S, Air T, Dreyer RP, Tavella R, Beltrame JF. Systematic review of patients presenting with suspected myocardial infarction and nonobstructive coronary arteries. Circulation. 2015;131:861-70.
6. Merriman L, Greaves M. Testing for thrombophilia: an evidence-based approach. Postgrad Med J. 2006;82(973):699-704.
7. Mansourati J, Da Costa A, Munier S, Mercier B, Tardy B, Ferec C, Isaaz K, Blanc JJ. Prevalence of factor V Leiden in patients with myocardial infarction and normal coronary angiography. Thromb Haemost. 2000;83:822-5.
8. Van De Water NS, French JK, Lund M, Hyde TA, White HD, Browett PJ. Prevalence of factor v Leiden and prothrombin variant g20210a in patients age <50 years with no significant stenoses at angiography three to four weeks after myocardial infarction. J Am Coll Cardiol. 2000;36:717-22.
9. Brecker SJ, Stevenson RN, Roberts R, Uthayakumar S, Timmis AD, Balcon R. Acute myocardial infarction in patients with normal coronary arteries. BMJ. 1993;307:1255-6.
10. Ferreira RM, Villela PB, Salles JAB, Filho JM. Coronary artery disease associated with factor v Leiden mutation: a case report, Turk Kardiyol. Dernegi Arsivi: 2019;47:148-52.
11. Stoykova J, Dimitrova V, Tasheva I, Dosev L, Zlatareva-Gronkova N, Petrov I. Acute coronary syndrome and thrombophilia in young patients:clinical data, experience, Eur Heart J. 2020:41.
12. Bhisma MS, Pratanu I, Intan RE, Alkaff FF. Inherited thrombophilia transpires with severe coronary arterial thrombosis in wide range of age backgrounds: a report of 3 cases. Ann Med Surg (Lond). 2022;78:103730.

12

Avaliação de risco de sangramento em síndrome coronariana aguda

Alexandre de Matos Soeiro
Stefano Garzon Dias Lemos
Ilma da Silva Santos
Carlos V. Serrano Jr.

OBSERVAÇÕES GERAIS BASEADAS EM EVIDÊNCIAS

Introdução

- Sangramento é a complicação não isquêmica mais comum em pacientes com síndromes coronárias agudas (SCA).
- A taxa de sangramento apresentada em registros nos últimos anos tem diminuído, mesmo com o maior número de medicações antiplaquetárias e antitrombóticas disponíveis e com o aumento no número de intervenções percutâneas coronárias. Isso sugere que os médicos têm ficado mais atentos aos riscos de sangramento e adaptado estratégias individualizadas. O uso do acesso radial para angiografia coronária, a redução nas doses de heparina não fracionada, o uso pontual dos inibidores da GPIIb/IIIa em casos selecionados podem ser contribuintes para a redução nas taxas de sangramento observadas.
- Existe uma importante associação entre sangramento e risco de morte ou outros eventos isquêmicos. Sangramento maior está associado a um risco quatro vezes maior de morte, cinco vezes maior de reinfarto e três vezes maior de acidente vascular cerebral. A necessidade de suspensão de medicações antiplaquetárias ou antitrombóticas quando o sangramento ocorre aumenta consideravelmente o risco de novos eventos isquêmicos, principalmente a trombose de *stent*.
- Outros fatores podem contribuir para elevar o risco de morte em pacientes com sangramentos, como a instabilidade hemodinâmica associada, os efeitos deletérios da transfusão sanguínea e o estado protrombótico e proinflamatório desencadeado pelo sangramento.
- Doses excessivas de medicações antiplaquetárias ou antitrombóticas, não ajustadas de acordo com idade e função renal, têm grande impacto no risco de sangramento em SCA.

Escores de risco de sangramento em SCA

- Todos os pacientes com SCA devem ter seu risco de sangramento avaliado na chegada ao setor de emergência com aplicação de escores validados, como o CRUSADE ou Roxana.
- O escore CRUSADE ("*Can Rapid risk stratification of Unstable angina patients Suppress ADverse outcomes with Early implementation*" – ACC/AHA *guidelines bleeding score*) foi publicado em 2009 e validado em uma coorte prospectiva de 17.857 pacientes com SCA sem supradesnível de ST, e avalia o risco de sangramento e mortalidade associada durante a internação (Tabela 1). É o escore

recomendado pela European Society of Cardiology (ESC) e American Heart Association (AHA). Em pacientes com SCA e risco de sangramento elevado pelo escore de CRUSADE, a taxa de sangramentos maiores passa de 6,7% para 12,0% quando mais de duas medicações antiplaquetárias e/ou antitrombóticas são administradas em conjunto. Desfechos semelhantes são observados quando esse grupo de pacientes é submetido a intervenções percutâneas comparativamente a estratégias não invasivas de estratificação coronária. O índice de mortalidade aumenta progressivamente de acordo com a ocorrência de sangramento e o risco inferido pelo escore (Figura 1).

- O escore de Roxana, publicado em 2010 por Roxana Mehran et al., por meio de uma análise retrospectiva de 17.421 pacientes com SCA com e sem supradesnível de ST incluídos nos estudos ACUITY e HORIZONS-AMI avalia o risco de sangramento em 30 dias e mortalidade em 1 ano. Ele inclui variáveis como o uso de bivalirudina e inibidor de glicoproteína IIb/IIIa. Pacientes classificados como de muito alto risco apresentam risco de sangramento maior que 7,9% (Tabela 2).
- Os critérios de BARC (*Bleeding Academic Research Consortium*) são uma maneira objetiva de balancear critérios clínicos e laboratoriais para classificar um sangramento, e mantém boa correlação com risco de morte. São considerados sangramentos maiores os eventos hemorrágicos que se enquadrarem nos tipos 3 e 5 (Tabela 3).

TABELA 1 Algoritmo utilizado pelo escore CRUSADE para predizer risco de sangramento intra-hospitalar

Preditor	Pontos	Preditor	Pontos
Hematócrito (%)		Sexo	
▪ < 31	9	▪ Masculino	0
▪ 31-33,9	7	▪ Feminino	8
▪ 34-36,9	3	Sinais de insuficiência cardíaca	
▪ 37-39,9	2	▪ Não	0
▪ > 40	0	▪ Sim	7
Clearance de creatinina (mL/min)		Antecedente de doença vascular*	
▪ < 15	39	▪ Não	0
▪ 15-30	35	▪ Sim	6
▪ 30-60	28	Diabete melito	
▪ 60-90	17	▪ Não	0
▪ 90-120	7	▪ Sim	6
▪ > 120	0		
Frequência cardíaca (bpm)		Pressão arterial sistólica (mmHg)	
▪ < 70	0	▪ < 90	10
▪ 71-80	1	▪ 91-100	8
▪ 81-90	3	▪ 101-120	5
▪ 91-100	6	▪ 121-180	1
▪ 101-110	8	▪ 181-200	3
▪ 111-120	10	▪ > 201	5
▪ > 121	11		
Risco de sangramento maior (pontos)		< 20	Muito baixo
		21-30	Baixo
		31-40	Moderado
		41-50	Alto
		> 50	Muito alto

*Insuficiência arterial periférica ou acidente vascular cerebral.

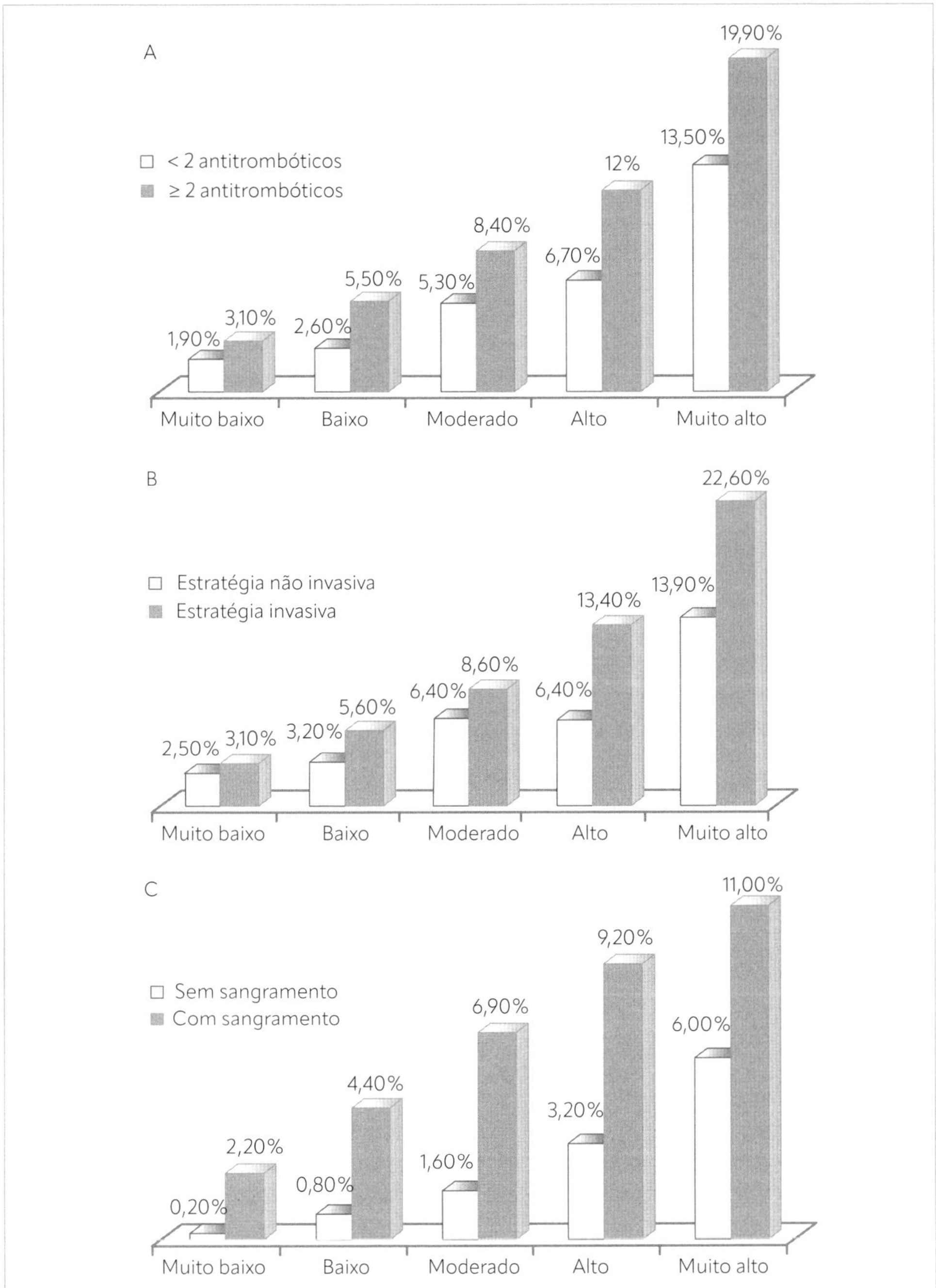

FIGURA 1 A: Risco de sangramento associado ao uso de dois ou mais antitrombóticos em pacientes classificados de acordo com o escore de CRUSADE. B: Risco de sangramento associado ao tipo de estratificação coronária em pacientes classificados de acordo com o escore CRUSADE e em uso de dois ou mais antitrombóticos. C: Mortalidade intra-hospitalar em pacientes que apresentam ou não sangramentos maiores de acordo com o escore de CRUSADE.

TABELA 2 **Algoritmo utilizado pelo escore Roxana para predizer risco de sangramento em 30 dias**

Sexo		Masculino 0			Feminino 8		
Idade (anos)		< 50	50-59	60-69	70-79	$\geq$ 80	
		0	3	6	9	12	
Creatinina (mg/dL)	< 1,0	1,0-1,19	1,2-1,39	1,4-1,59	1,6-1,79	1,8-1,99	$\geq$ 2,0
	0	2	3	5	6	8	10
Leucócitos (10^3/mm^3)	< 10	10-12	12-14	14-16	16-18	18-20	$\geq$ 20
	0	2	3	5	6	8	10
Anemia		Não			Sim		
		0			6		
Apresentação		IAMCSST		IAMSSST		Angina instável	
		6		2		0	
Medicações antitrombóticas		Heparina + IGP IIb/IIIa			Bivalirudina		
		0			-5		
Risco de sangramento maior (pontos)		< 10			Baixo		
		10-14			Moderado		
		15-19			Alto		
		$\geq$ 20			Muito alto		

*IAMCSST: infarto agudo do miocárdio com supradesnível de ST; IAMSSST: infarto agudo do miocárdio sem supradesnível de ST; IGP IIb/IIIa: inibidor de glicoproteína IIb/IIIa.

TABELA 3 **Definições de sangramento pelo BARC**

Tipo 0	Sem sangramento
Tipo 1	Sangramento de pequena monta, não desencadeia estudos adicionais, hospitalização ou tratamento
Tipo 2	Qualquer sangramento que não se encaixe nos critérios dos tipos 3, 4 ou 5, mas que tenha pelo menos 1 dos seguintes: 1) necessidade de intervenção médica não cirúrgica; 2) necessite de hospitalização ou aumento de cuidados; 3) necessidade de avaliação médica imediata
Tipo 3a*	Sangramento agudo com queda de 3 a 5 g/dL de hemoglobina Sangramento que necessite de transfusão sanguínea
Tipo 3b*	Sangramento agudo com queda $\geq$ 5 g/dL de hemoglobina Tamponamento cardíaco Sangramento com necessidade de intervenção cirúrgica (exceto dentário, nasal, cutâneo ou hemorroidário) ou uso de drogas vasoativas
Tipo 3c*	Sangramento intracraniano (não inclui micro-hemorragia ou transformação hemorrágica; inclui sangramento intraespinhal) Confirmado por autópsia, imagem ou punção lombar Sangramento intraocular comprometendo a visão
Tipo 4	Relacionado a cirurgia de revascularização miocárdica
Tipo 5*	Sangramento fatal

*São considerados sangramentos maiores BARC 3 e 5.

Utilização de medicações e procedimentos em pacientes com SCA e alto risco de sangramento

- Não existem estudos específicos avaliando a utilização da dupla antiagregação plaquetária ou de agentes antitrombóticos em pacientes com alto risco de sangramento. Independentemente disso, a escolha da melhor terapia medicamentosa nesses pacientes deve ser realizada com base no risco isquêmico e no risco de sangramento.
- De acordo com as recomendações mais recentes, a adição de outro agente antiplaquetário à aspirina deve ser realizada assim que possível e mantida por até 12 meses, a menos que haja alguma contraindicação, como um risco elevado de sangramento.
- Diretrizes atuais, no contexto de SCASSST, recomendam não realizar pré-tratamento com segundo antiplaquetário inibidor do receptor P2Y12 nos pacientes instáveis e/ou com risco elevado, indicados para estratégia invasiva de forma imediata, sendo sua utilização recomendada para sala de cateterismo, quando anatomia coronariana conhecida e ICP programada; tal como também não há indicação rotineira de se iniciar iP2Y12 como pré-tratamento em pacientes indicados para estratégia invasiva precoce (< 24 h)
- Em pacientes já em uso de dupla antiagregação plaquetária, a utilização de inibidor de glicoproteína IIb/IIIa pode ser recomendada em casos de muito alto risco isquêmico (presença de trombo intracoronário ou complicações do cateterismo como trombose de cateter e *no-reflow*) se o risco de sangramento for baixo. O uso do inibidor da glicoproteína IIb/IIIa deve ser iniciado após o paciente já ter sido submetido à estratificação invasiva e mantido usualmente por 24 a 48 horas. A associação de rotina dos inibidores da glicoproteína IIb/IIIa à dupla terapia antiplaquetária não trouxe benefício de redução de risco isquêmico e aumentou o risco de sangramento.
- O uso de *stents* convencionais não mais se justifica em qualquer subgrupo de pacientes com doença estável ou síndrome coronariana aguda. Os *stents* farmacológicos contemporâneos têm mudanças estruturais (polímero, espessura de hastes) que torna possíveis curtos períodos de dupla antiagregação com segurança, especialmente nos indivíduos de alto risco de sangramento (MASTER DAPT, ONYX ONE, STOPDAPT-2, SENIOR). A evidência em relação à curta duração de DAPT é robusta e recentemente foi confirmada por metanálise dos estudos randomizados publicada.
- Em pacientes considerados de alto risco de sangramento, quando possível a via radial deve ser utilizada em vez da via femoral. Essa abordagem apresentou taxas similares de sucesso e menos complicações vasculares e hemorrágicas, especialmente em grupos de alto risco (idosos acima de 75 anos, mulheres e SCA), além de estar associada à redução na mortalidade em pacientes com SCA com supradesnível de ST. Sangramentos periprocedimentos aumentam em 5 vezes a mortalidade em 30 dias e aumentam risco de morte e de eventos cardiovasculares por mais de 3 anos, mesmo após angioplastia.
- O estudo publicado por Redfors et al. em 2016, com 13.726 pacientes do estudo ACUITY, mostrou aumento dos eventos hemorrágicos em pacientes com SCA sem supra de ST, principalmente nos pacientes com angina instável, que receberam mais antiplaquetários antes do cateterismo e que tiveram tempo prolongado entre a chegada no hospital e a realização da estratificação invasiva. A ocorrência de sangramento aumentou mortalidade, além de aumentar o custo e o tempo de internação hospitalar. As complicações se deram principalmente em pacientes idosos e com disfunção renal, além de estarem relacionadas ao maior número de medicações antiplaquetárias utilizadas. A estratificação precoce é, portanto, benéfica na maioria dos pacientes: nos de

baixo risco, poupa-se o uso de medicações antiplaquetárias e, portanto, reduz-se o risco de sangramento em pacientes que não teriam grande redução de eventos isquêmicos; nos de alto risco, reduz-se tanto o risco isquêmico quanto o risco hemorrágico, impactando positivamente no prognóstico.

- No caso de pacientes em uso de anticoagulantes orais (tanto inibidores da vitamina K como os novos anticoagulantes orais), procedimentos de urgência e emergência não devem ser postergados por conta da anticoagulação

Tratamento de sangramentos em pacientes com SCA

- Hemorragia digestiva alta perfaz 50% de todos os sangramentos associados à SCA. Portanto, em pacientes com SCA e risco elevado de sangramento ou antecedentes de úlcera péptica, o uso de inibidores de bomba de prótons é indicado, mesmo naqueles em uso de clopidogrel. Não há evidências concretas de que a interação entre inibidores de bomba de prótons e clopidogrel possa agravar desfechos clínicos.
- Sangramentos menores, de maneira geral, não necessitam a interrupção do tratamento para SCA.
- Em sangramentos maiores, como hemorragias digestivas altas, intracranianos, retroperitoneais ou qualquer outro com perda sanguínea elevada, a suspensão ou reversão do efeito das medicações antiplaquetárias e/ou antitrombóticas deve ser realizada quando o sangramento não puder ser controlado com hemostasia rápida e adequada.
- Deve-se evitar a transfusão de hemoderivados, a menos que haja instabilidade hemodinâmica associada ao sangramento, ou em pacientes com hemoglobina menor que 7 g/dL ou hematócrito menor que 25%. Transfusões sanguíneas com hematócrito > 25-30% estão associadas com aumento da mortalidade, e, portanto, devem ser evitadas. A transfusão de plaquetas é pouco estudada. Como não há antídotos aos antiplaquetários, a transfusão é uma opção terapêutica em casos de sangramentos maiores. Para o AAS, a função plaquetária pode ser restaurada após transfusão de 2 a 5 unidades; para o clopidogrel e o prasugrel, a função pode ser restaurada com transfusão após 4 a 6 horas da última tomada do remédio; para o ticagrelor, o tempo necessário parece ser de pelo menos 24 horas para que as plaquetas transfundidas tenham efeito.
- Raramente a reversão da anticoagulação se faz necessária antes da realização do procedimento. Em casos de sangramentos maiores, a melhor conduta é a de suporte (transfusões, suporte hemodinâmico, hemostasia direta). No entanto, caso seja necessário reverter a anticoagulação, devemos dar preferência aos concentrados de complexo protrombínico em relação ao plasma fresco congelado, onde o primeiro estiver disponível. O uso de vitamina K está restrito aos pacientes em uso de varfarina; nos pacientes em uso dos novos anticoagulantes, no futuro deveremos preferir o uso dos antagonistas específicos, quando estes estiverem disponíveis no mercado (idarucizumab para o dabigatran e andexanet para apixaban, rivaroxaban e edoxaban).

QUAL É A ROTINA NA EMERGÊNCIA DO INCOR?

- Todos os pacientes com diagnóstico de SCA no setor de emergência do InCor são avaliados quanto ao risco de sangramento utilizando os escores de Roxana ou CRUSADE. Deve-se utilizar aquele que inferir o maior risco.
- A estratégia de tratamento adotada na Unidade de Emergência do InCor busca manter cobertura ampla medicamentosa para todos os pacientes com SCA, porém deixando pacientes de alto risco de sangramento expostos o menor tempo possível a três ou

mais medicações antiplaquetárias e/ou antitrombóticas.

- Em pacientes com SCA com supradesnível de ST, quando o risco de sangramento é alto, evita-se a administração de ataque de 600 mg de clopidogrel.
- Em SCA sem supradesnível de ST com alto risco de eventos e alto risco de sangramento, os pacientes recebem aspirina 200-300 mg e enoxaparina.
- Em SCA sem supradesnível de ST de médio risco de eventos e alto risco de sangramento, os pacientes também recebem aspirina 200-300 mg e enoxaparina. Nestes pacientes, devemos individualizar a estratégia de estratificação. No entanto, temos preferência pela estratégia invasiva, a menos que esta seja considerada de alto risco para o paciente. Como opção, a estratégia não invasiva pode ser realizada. Neste caso, deve ser efetuada após no mínimo 24 horas, certificando-se de que os marcadores de necrose miocárdica estejam negativos. Caso o resultado da estratificação não invasiva seja negativo, o paciente recebe alta após 48 horas de observação. Se o resultado for positivo para isquemia, segue-se a rotina aplicada em pacientes de alto risco coronário, com priorização da estratégia invasiva precoce.
- Em pacientes de alto risco de sangramento, quando visualizado trombo na cineangiocoronariografia, a administração de inibidor de glicoproteína IIb/IIIa após a angioplastia deve ser criteriosa e somente em casos selecionados.
- Quando o risco de sangramento for baixo ou moderado, todos os pacientes recebem à chegada no setor de emergência aspirina e enoxaparina. A estratégia invasiva precoce passa a ser preferência em todos os pacientes no InCor.
- O resumo da estratégia sugerida e adotada pela unidade clínica de emergência do InCor encontra-se na Figura 2.
- Optamos, na maioria dos pacientes, por estratégia invasiva precoce pelo fato de que, na nossa casuística, 47,4% dos pacientes que deram entrada no pronto-socorro do InCor entre 2010 e 2013 com diagnóstico de SCA (82,2% SCA sem supradesnível de ST e 17,8% SCA com supradesnível de ST) tinham risco alto ou muito alto de sangramento. Desses pacientes, 4,4% apresentaram sangramento maior (BARC 3 e 5), com mortalidade intra-hospitalar de 20,5% (contra 2,6% dos pacientes sem sangramento), além de aumento de incidência de eventos combinados (35,9% contra 11,4%). Na análise multivariada, a simples presença de sangramentos aumentou em mais de 7 vezes a mortalidade e em mais de 4 vezes a ocorrência de eventos combinados. As diferenças em mortalidade e eventos se mantiveram até 14 meses após o evento. Realizando estratégia invasiva precoce, preferencialmente por via radial, reduzimos o uso de medicações antitrombóticas e antiplaquetárias, além de diminuir o risco isquêmico, reduzindo sensivelmente os desfechos desfavoráveis nestes pacientes.
- Quando ocorrer sangramento, as medicações devem tentar ser mantidas, pesando seu risco/benefício sem modificações, a menos que haja instabilidade hemodinâmica, acidente vascular cerebral hemorrágico e/ou incapacidade de hemostasia do local acometido.
- Especificamente em pacientes que apresentam hemorragia digestiva alta por úlcera gástrica, a suspensão da aspirina deve ser realizada, com possível reintrodução antes da alta hospitalar ou no acompanhamento ambulatorial.
- A necessidade de transfusão sanguínea deve ser avaliada individualmente, principalmente em indivíduos hemodinamicamente instáveis, com recorrência de angina e/ou com hemoglobina menor que 7 g/dL ou hematócrito menor que 25%.
- Devido à falta de evidências baseadas em desfechos clínicos, em pacientes com alto risco de sangramento indicamos o uso de inibidor de bomba de prótons (omeprazol)

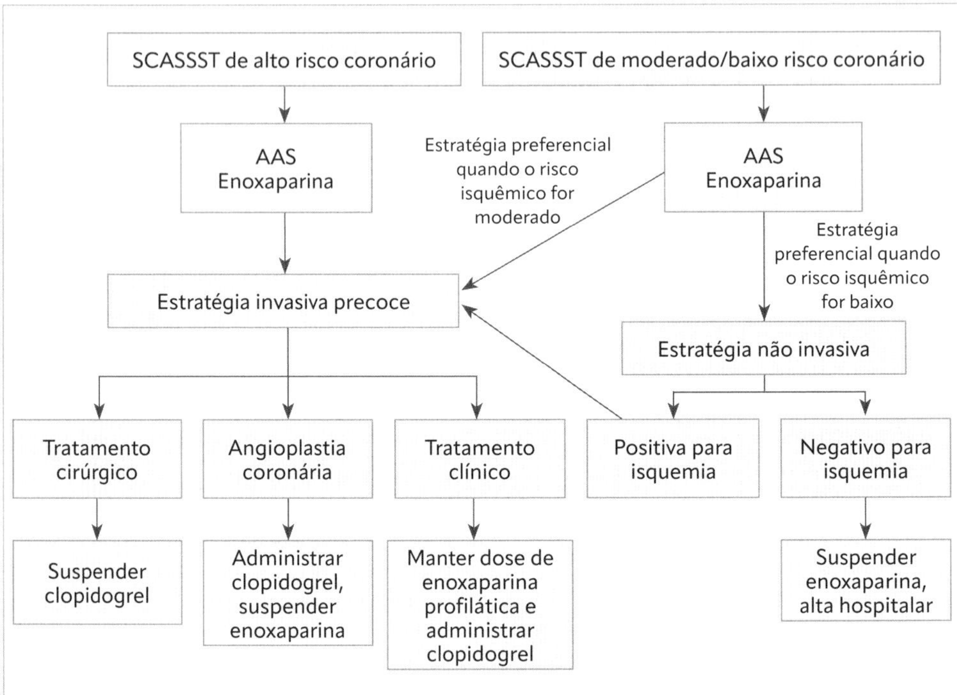

FIGURA 2 Estratégia adotada no setor de emergência do InCor em pacientes com síndrome coronária aguda (SCA) sem supradesnível de ST de alto risco de sangramento.
AAS: ácido acetilsalicílico.

como profilaxia de úlcera de estresse, mesmo em vigência de uso de clopidogrel.

- Em todos os pacientes com SCA, as doses das medicações antiplaquetárias e antitrombóticas são corrigidas de acordo com a idade e função renal, seguindo as orientações vigentes em diretrizes. Quanto aos antitrombóticos, utilizamos enoxaparina 1 mg/kg de 12 em 12 h quando o *clearance* de creatinina for maior que 30 mL/min. Entre 15 e 30 mL/min, utilizamos a dose de 1 mg/kg a cada 24 horas, podendo ser dosada a atividade anti-Xa. Quando o clearance de creatinina está abaixo de 15 mL/min, utilizamos heparina não fracionada em infusão contínua com ajuste de TTPa. Além disso, em pacientes acima de 75 anos de idade, utilizamos a dose de enoxaparina de 0,75 mg/kg 12 em 12 h, quando o clearance de creatinina for maior que 30 mL/min.

BIBLIOGRAFIA RECOMENDADA

1. Focks JL, Brouwer MA, van Oijen MGH, Lanas A, Bhatt DL, Verheugt FWA. Concomitant use of clopidogrel and proton pump inhibitors: impact on platelet function and clinical outcome – a systematic review. Heart. 2013;99:520-7.
2. Roffi M, Patrono C, Collet JP, Mueller C, Valgimigli M, Andreotti F, et al. 2015 ESC Guidelines for the management of acute coronary syndromes in patients presenting without persistent ST-segment elevation. The Task Force for the management of acute coronary syndromes (ACS) in patients presenting without persistent ST-segment elevation of the European Society of Cardiology (ESC). Eur Heart J. 2016;37, 267-315.
3. Jneid H, Anderson JL, Wright RS, Adams CD, Bridges CR, Casey DE, et al. 2012 ACCF/AHA focused update of the guideline for the management of patients with unstable angina/non ST-elevation myocardial infarction (updating the 2007 guideline and replacing the 2011 focused update): A report of the American College of Cardiology Foundation/American Heart

Association Task Force on practice guidelines. Circulation. 2012;126:875-910.

4. Mehran R, Pocock SJ, Nikolsky E, Clayton T, Dangas GD, Kirtane AJ, et al. A risk score to predict bleeding in patients with acute coronary syndromes. J Am Coll Cardiol. 2010;55:2556-66.
5. Steg G, James SK, Atar D, Badano LP, Blomstrom-Lundqvist C, Borger MA, et al. ESC Guidelines for the management of acute myocardial infarction in patients presenting with ST-segment elevation. The Task Force on the management of ST-segment elevation acute myocardial infarction of the European Society of Cardiology (ESC). Eur Heart J. 2012;33:2569-619.
6. Subherwal S, Bach RG, Chen AY, Gage BF, Rao SV, Newby LK, et al. Baseline risk of major bleeding in non-ST-segment-elevation myocardial infarction: The CRUSADE (Can Rapid risk stratification of Unstable angina patients Suppress ADverse outcomes with Early implementation of the ACC/AHA guidelines) bleeding score. Circulation. 2009;119:1873-82.
7. Soeiro AM, Silva RCCD, Bossa AS, Zullino CN, Leal TCAT, Soeiro MCFA, et al. Prognosis of patients with acute coronary syndromes and bleeding: the importance of routine use of a bleeding risk score. World J Cardiovasc Dis. 2015;5:327-34.
8. Redfors B, Kirtane AJ, Pocock SJ, Ayele GM, Deliargyris EN, Mehran R, et al. Bleeding events before coronary angiography in patients with non-ST-segment elevation acute coronary syndrome. J Am Coll Cardiol. 2016;68(24):2608-18.
9. Ruff CT, Giugliano RP, Antman EM. Management of bleeding with non–vitamin K antagonist oral anticoagulants in the era of specific reversal agents. Circulation. 2016;134:248-61.
10. Angiolillo DJ, Goodman SG, Bhatt DL, Eikelboom JW, Price MJ, Moliterno DJ, et al. Antithrombotic therapy in patients with atrial fibrillation undergoing percutaneous coronary intervention: a North American perspective-2016 update. Circ Cardiovasc Interv. 2016;9(11).
11. Garcia DA, Crowther MA. Reversal of warfarin. Circulation. 2012;125(23).
12. Giacoppo D, Matsuda Y, Fovino LN, D'Amico G, Gargiulo G, Byrne RA et al. Short dual antiplatelet therapy followed by P2Y12 inhibitor monotherapy vs. prolonged dual antiplatelet therapy after percutaneous coronary intervention with second-generation drug-eluting stents: a systematic review and meta-analysis of randomized clinical trials. Eur Heart J. 2020;42:308-19.
13. Nicolau JC, Feitosa-Filho G, Petriz JL, Furtado RHM, Précoma DB, Lemke W, et al. Diretrizes da Sociedade Brasileira de Cardiologia sobre Angina Instável e Infarto Agudo do Miocárdio sem Supradesnível do Segmento ST – 2021. Arq Bras Cardiol. 2021;117(1):181-264
14. Collet JP, Thiele H, Barbato E, Barthélémy O, Bauersachs J, Bhatt DL, et al.; ESC Scientific Document Group. 2020 ESC Guidelines for the management of acute coronary syndromes in patients presenting without persistent ST-segment elevation. Eur Heart J. 2021;42(14):1289-367. Erratum in: Eur Heart J. 2021;42(19):1908. Erratum in: Eur Heart J. 2021;42(19):1925. Erratum in: Eur Heart J. 2021.

13

Choque cardiogênico pós-infarto agudo do miocárdio

Lucas Lentini Herling de Oliveira
Fernando Reis Menezes
Bruno de Souza Paolino
Fernando Ganem

OBSERVAÇÕES GERAIS BASEADAS EM EVIDÊNCIAS

Introdução

- O choque cardiogênico (CC) é um estado de hipoperfusão orgânica em decorrência da incapacidade do músculo cardíaco fornecer débito adequado às necessidades metabólicas do organismo.
- É complicação grave observada em cerca de 5 a 8% dos pacientes hospitalizados com infarto agudo do miocárdio com supradesnível do segmento ST (IAMCSST). Pode ocorrer também em pacientes com infarto agudo do miocárdio sem supradesnível do segmento ST (IAMSSST), sendo sua incidência verificada no estudo PURSUIT e GUSTO II, respectivamente, de 2,9 e 2,5%.

Etiologia

- A falência de ventrículo esquerdo (VE) é a apresentação mais comum de CC no contexto do IAM. Na maioria das vezes, ocorre nos pacientes com IAMCSST, principalmente em infartos de parede anterior, mas pode ocorrer em qualquer território, principalmente se o paciente já apresentou IAM prévio.
- Em subestudo do SHOCK *Trial*, analisando-se 1.190 pacientes, verificou-se que a ocorrência de CC foi decorrente de insuficiência mitral importante em 7% dos casos, ruptura do septo ventricular em 4%, disfunção de ventrículo direito (VD) isolado em 2% e tamponamento em 1,4%. Outras causas como doença valvar prévia, betabloqueadores em excesso ou bloqueadores do canal de cálcio, foram responsáveis pelo choque em 7% dos pacientes.
- Os principais fatores de risco para ocorrência de CC são:
  - Idade.
  - Histórico de infarto anterior prévio.
  - Histórico de hipertensão.
  - *Diabetes mellitus.*
  - Doença coronária multiarterial.
  - Pressão arterial < 120 mmHg.
  - Frequência cardíaca acima de 90 bpm.
  - Bloqueio de ramo esquerdo.

Fisiopatologia

- Falência do VE ou VD em bombear quantidades apropriadas de sangue é a causa primária de CC no IAM resultando em hipotensão, má perfusão tissular, congestão sistêmica e pulmonar (Figura 1).

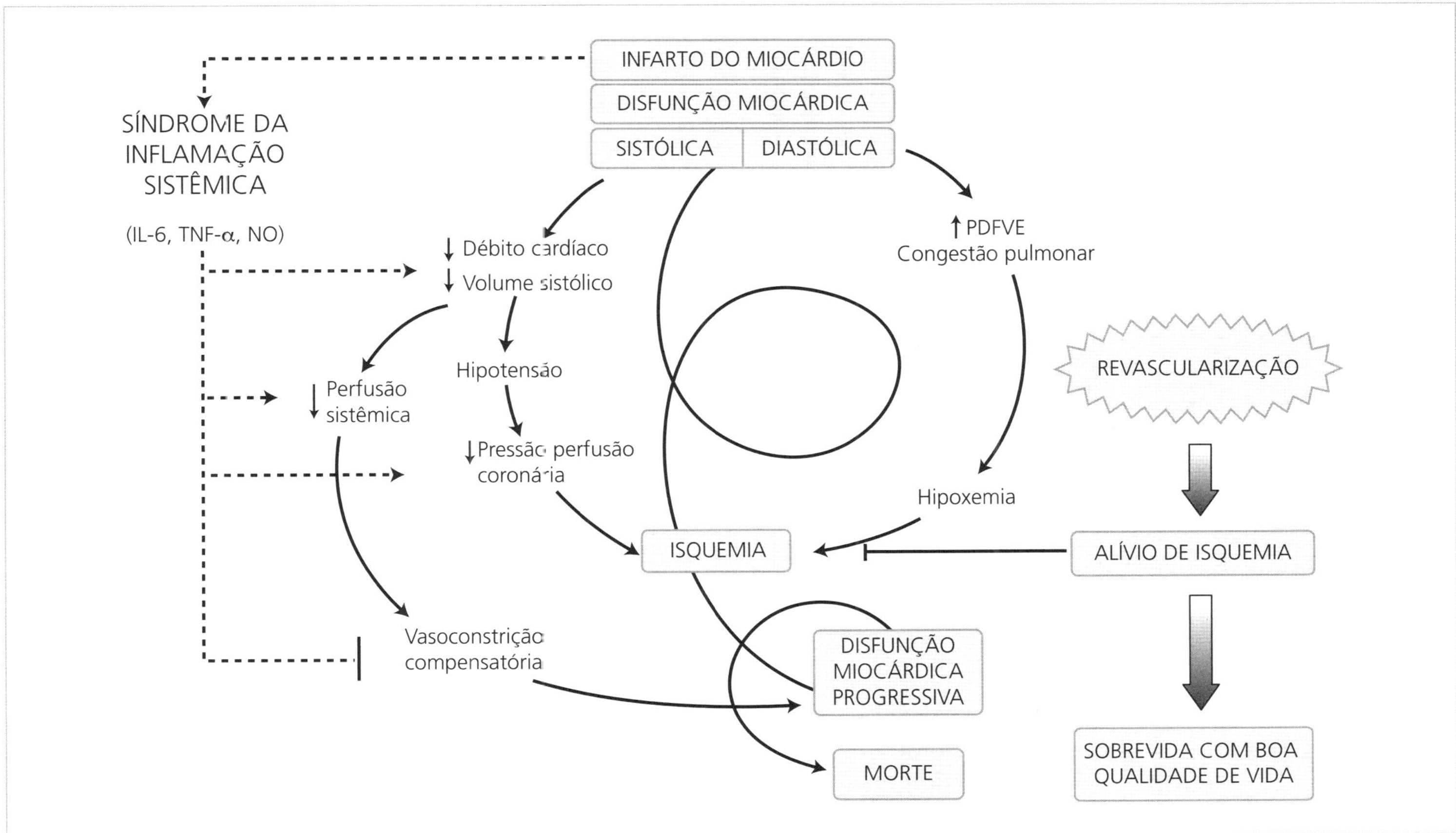

FIGURA 1 Ciclo vicioso do choque cardiogênico pós-infarto agudo do miocárdio. Observa-se isquemia gerando disfunção e vice-versa, com participação importante da inflamação no processo, e a interrupção do ciclo pela revascularização coronária.
PDFVE: pressão diastólica final do ventrículo esquerdo.

- No registro SHOCK, os pacientes apresentaram choque com mediana em torno de 6 horas após o início dos sintomas do infarto. Contudo, o choque cardiogênico pode estar presente já na apresentação clínica ou se iniciar nas horas e dias subsequentes.
- A queda na pressão arterial pode ter como causa também uma elevação importante da resistência vascular sistêmica (RVS), uma resposta que é mediada pela liberação de vasopressores endógenos como norepinefrina e angiotensina II. A associação de RVS elevada e baixo débito cardíaco resulta em grave redução da perfusão tissular.
- No entanto, no estudo SHOCK *Trial*, a média da fração de ejeção do VE foi inesperadamente alta em até 31% dos pacientes. Além disso, a RVS calculada teve ampla variação e em média não foi elevada mesmo a despeito do uso de vasopressores. Conclui-se, portanto, que em alguns pacientes com CC pós-IAM há uma resposta vasodilatadora e não vasoconstritora.
- A causa mais plausível desse fenômeno é a presença de inflamação sistêmica, similar ao observado no choque séptico. A inflamação sistêmica foi diagnosticada 2 a 4 dias após a instalação do choque e esses pacientes tiveram uma RVS relativamente baixa. No SHOCK *Trial*, entre esses 54 pacientes, 40 foram considerados potencialmente infectados por causa de culturas positivas, porém 14 deles tiveram culturas negativas. Ao exame clínico, esses pacientes apresentam febre e pulsos distais amplos.

Definição, diagnóstico e fenotipagem

- A definição de CC pós-IAM consiste no diagnóstico definido de síndrome coronariana aguda (SCA) associado a hipoperfusão sistêmica secundária. A definição de choque varia na literatura, e diversos critérios foram propostos. Alguns critérios focam em variáveis hemodinâmicas, enquanto outros focam em aspectos clínicos (Tabela 1).
- Os dados clínicos que auxiliam na identificação de hipoperfusão tecidual são os mes-

TABELA 1 Definições de choque cardiogênico

SHOCK trial	Critério clínico: PAS < 90 por > 30 minutos OU necessidade de suporte para PAS > 90 mmHg E hipoperfusão sistêmica (DU < 30 mL/h ou extremidades frias) Critério hemodinâmico: IC < 2,2 L/min/m² E POAP ≥ 15 mmHg
IABP-SHOCK II	PAS < 90 mmHg por > 30 minutos OU necessidade de suporte para PAS > 90 mmHg E congestão pulmonar clínica E hipoperfusão sistêmica (alteração de consciência, extremidades frias, DU < 30 mL/h ou lactato > 2 mmol/L)
ESC (Diretriz de insuficiência cardíaca – 2021)	Disfunção cardíaca cursando com sinais clínicos E laboratoriais de hipoperfusão (extremidades frias, oligúria, confusão mental, tontura, pressão de pulso reduzida, acidose metabólica, lactato aumentado, creatinina aumentada). Pressão arterial pode estar baixa ou normal
AHA (Diretriz de insuficiência cardíaca – 2022)	Critério clínico: PAS < 90 mmHg OU PAM < 60 mmHg por > 30 minutos OU necessidade de suporte para manutenção destes níveis E hipoperfusão tecidual (alteração de consciência, extremidades frias, DU < 30 mL/h ou lactato > 2 mmol/L) Critério hemodinâmico: PAS < 90 mmHg ou PAM < 60 mmHg E IC < 2,2 L/min/m² E POAP > 15 mmHg Outras considerações: CPO < 0,6W, ***Shock index*** > 1, choque de VD (PAPi < 1, PVC > 15 mmHg, PVC-POAP > 0,6)

CPO: *cardiac power output* (débito cardíaco X PAM)/451; DU: débito urinário; IC: índice cardíaco; PAM: pressão arterial média; PAPi: índice de pulsatilidade da artéria pulmonar (pressão sistólica de artéria pulmonar – pressão diastólica de artéria pulmonar)/PVC; PAS: pressão arterial sistólica; POAP: pressão de oclusão da artéria pulmonar; PVC: pressão venosa central; *Shock Index*: frequência cardíaca/pressão arterial sistólica; VD: ventrículo direito.

mos que se aplicam em outras circunstâncias. Clinicamente, as "janelas da perfusão" descritas por Vincent devem ser avaliadas: pele (extremidades frias, *mottling*, tempo de enchimento capilar), rins (oligúria) e sistema nervoso central (confusão ou rebaixamento do nível de consciência). Laboratorialmente, disfunções orgânicas manifestas por hiperlactatemia e aumento da creatinina são comuns. Outro achado eventualmente visto é a hepatite isquêmica, com altos níveis de TGO e TGP.

- Apesar de as definições cercarem o conceito de diferentes pontos de vista, o choque cardiogênico pode ter diferentes fenótipos, a depender do contexto em que ocorre. De forma geral, a variável que une todos estes fenótipos é o índice vardíaco baixo. Outras variáveis hemodinâmicas podem diferir entre pacientes, por exemplo:
  - A RVS pode ser alta, baixa ou normal, como descrito anteriormente. A depender do tempo de apresentação e da resposta individual do paciente, pode preponderar a manifestação de vasodilatação secundária à inflamação ocasionada pelo infarto. Em outros pacientes, pode prevalecer a vasoconstrição secundária à falência de bomba cardíaca. Inclusive, alguns pacientes apresentam sinais clínicos e laboratoriais de hipoperfusão sem apresentar redução da pressão arterial sistêmica.
  - A PVC pode ser alta, baixa ou normal. Classicamente, o choque cardiogênico se manifesta com pressões de enchimento altas, mas em pacientes com componente de queda da RVS pode haver redução do volume estressado e PVC normal ou baixa.
  - Em geral, a POAP será elevada, refletindo pressões de enchimento elevadas no VE. Alguns pacientes, no entanto, podem se apresentar com fenótipo de "hipovolemia relativa" e POAP inesperadamente mais baixa.
- Em pacientes com IAM de VD, a apresentação mais comum é distensão jugular com má perfusão e ausência de comprometimento pulmonar (sem congestão). O manejo desses pacientes é delicado quanto à expansão volêmica. Tradicionalmente acredita-se que esta é benéfica ao otimizar o débito cardíaco pelo mecanismo de Frank-Starling. No entanto, quando excessiva pode resultar em queda do índice cardíaco do VD. Essa afirmação foi demonstrada em metanálise de diversos estudos que se valeram do Swan Ganz para manejo, e foi-se comprovado que o índice cardíaco do VD começa a se deteriorar quando a pressão capilar pulmonar excede 15 mmHg.
- A avaliação diagnóstica deve ser feita de forma simultânea à terapia de suporte. Em pacientes com suspeita de CC, devem ser realizados eletrocardiogramas (ECG) seriados e ecocardiograma transtorácico (EcoTT) de forma imediata.
- O ECG pode confirmar a suspeita de isquemia recorrente naqueles ainda não revascularizados ou uma nova corrente de lesão/alterações dinâmicas em pacientes com intervenção coronária já realizada, possivelmente indicando necessidade de reintervenção de urgência.
- Principalmente em pacientes já revascularizados nos quais o ECG não apresenta alterações significativas, o EcoTT deve ser solicitado de urgência, com intuito de observar parâmetros de função ventricular e pressões de enchimento, corroborando o diagnóstico, e avaliar se há complicações mecânicas.
- A angiografia coronária contribui na avaliação diagnóstica em casos duvidosos e para definição terapêutica imediata nos casos de IAM (seja cirúrgica ou percutânea) e em todos os pacientes que receberam terapia fibrinolítica e evoluem com choque. Deve ser realizada de urgência em todos os pacientes com CC no contexto de SCA.
- Cada vez mais presente nos departamentos de emergência, a avaliação com ultrasso-

nografia à beira do leito (POCUS) deve ser realizada de rotina para corroborar o diagnóstico e entender o fenótipo do paciente em questão. O POCUS pulmonar permite a identificação de congestão pulmonar (presença de 3 ou mais linhas B por espaço pleural sugere acometimento intersticial). A avaliação da veia cava permite a estimativa da PVC. A avaliação ecocardiográfica com o POCUS varia de acordo com a experiência do examinador, mas pode fornecer desde análise subjetiva da contratilidade até dados objetivos de volume sistólico, de função diastólica, de pressões de enchimento (ex: E/e') e sinais de complicações mecânicas. A grande vantagem do POCUS é ser um método rápido, sem necessidade de deslocamento do paciente e que funciona de forma complementar às informações clínicas.
- A monitorização hemodinâmica é essencial, tanto para identificar o fenótipo de apresentação do paciente como para permitir a avaliação da resposta às intervenções realizadas. Ela em geral é feita de maneira multimodal e pode envolver parâmetros clínicos (ausculta, tempo de enchimento capilar), ultrassonográficos (linhas B, integral velocidade-tempo da via de saída do VE [VTI], veia cava) e hemodinâmicos (PVC, POAP, IC, RVS). Os parâmetros hemodinâmicos podem ser aferidos de maneira invasiva ou não invasiva, por meio de cateter de artéria pulmonar (Swan-Ganz) ou monitores de débito cardíaco (Vigileo, FloTrac etc.), respectivamente.

Classificação

- A classificação hemodinâmica de Forrester pós-IAM (Tabela 2) identifica pacientes com CC típico (classe IV), com pressões de enchimento aumentadas, mas também pacientes com choque de VD (classe III), avaliando perfusão e grau de congestão pulmonar. Por esse motivo, sugerimos que essa seja utilizada preferencialmente.
- A classificação de Killip (Tabela 3) é feita com parâmetros clínicos e, portanto, é mais prática em pronto-socorro. Contudo, ela avalia insuficiência cardíaca pelo grau de congestão pulmonar até o choque (classe IV) e não contempla o IAM de VD.
- Mais recentemente, surgiu também a classificação de choque cardiogênico da Society for Cardiovascular Angiography and Interventions (SCAI) (Tabela 4).

Diagnóstico diferencial

- A presença de diagnósticos diferenciais deve ser lembrada em todos os pacientes em suspeita de CC. Esses devem ser descartados de maneira criteriosa, sem retardar o início do tratamento do CC.
- Os principais diagnósticos diferenciais são:
  - Choque séptico.
  - Hipovolemia.
  - Tromboembolia pulmonar.
  - Síndrome de takotsubo.
  - Cardiomiopatia hipertrófica.

TABELA 2 Classificação hemodinâmica de Forrester

Classe	Perfil hemodinâmico	Pressão capilar pulmonar (mmHg)	Índice cardíaco (L/min/m²)
I	Sem congestão pulmonar e hipoperfusão	< 18	> 2,2
II	Congestão pulmonar sem hipoperfusão	> 18	> 2,2
III	Hipoperfusão sem congestão pulmonar	< 18	< 2,2
IV	Hipoperfusão com congestão pulmonar	> 18	< 2,2

TABELA 3 Classificação clínica de Killip

Classe	Perfil clínico
I	Sem congestão
II	B3, EC basais
III	Edema agudo de pulmão
IV	Choque cardiogênico

B3: terceira bulha; EC: estertores crepitantes.

TABELA 4 Classificação da SCAI

A *At risk*	Paciente não está em choque cardiogênico, mas apresenta fatores de risco para tal. Ex.: infarto extenso, infarto prévio, clínica de insuficiência cardíaca
B *Beginning*	Hipotensão relativa ou taquicardia, mas sem hipoperfusão
C *Classic*	Paciente com sinais de hipoperfusão necessitando de suporte além de expansão volêmica (ex.: inotrópicos, vasopressores, suporte mecânico). Tipicamente se apresentam com hipotensão relativa
D *Deteriorating*	Paciente que não responde às medidas iniciais. Semelhante ao estágio C, mas evoluindo pior
E *Extremis*	Múltiplas medidas de suporte, podendo estar em PCR com necessidade de RCP ou ECMO

PCR: parada cardiorrespiratória; RCP: ressuscitação cardiopulmonar; SCAI: Society for Cardiovascular Angiography and Interventions.

- Miopericardite aguda.
- IAM decorrente de dissecção aguda de aorta.
- Valvopatia aguda (insuficiência aórtica, insuficiência mitral, etc.).
- Endocardite infecciosa aguda (seja por choque séptico ou disfunção valvar aguda).
- Tamponamento cardíaco.

Prognóstico

- Com o avanço do tratamento do IAM ao longo das últimas décadas, a incidência do CC tem reduzido de modo significativo. Da mesma forma, o prognóstico dos pacientes que apresentam a condição tem melhorado gradualmente, ainda que a passos mais lentos, sobretudo pela terapia de reperfusão e por sua realização precoce, popularizadas nas décadas de 1980 e 1990.
- No entanto, a gravidade do CC pós-IAM ainda continua muito elevada, com altas taxas de mortalidade, a despeito de todo o avanço terapêutico.
- Dados observados de vários ensaios clínicos randomizados demonstraram o perfil de pacientes com maior risco de morte entre aqueles com CC pós-IAM. Na admissão, são preditores de risco independentes para morte em 30 dias conforme as características observadas na Tabela 5.
- Apesar de haver uma incidência maior de CC em pacientes que apresentam IAMCSST quando comparada à incidência em pacientes com IAMSSST, o prognóstico é semelhante nas duas classes de síndromes coronárias agudas.
- Alguns registros, como o norte-americano entre 1994 e 1997 e a subanálise do estudo GUSTO-IIb, demonstraram, inclusive, uma mortalidade maior dos pacientes que apresentam CC em decorrência do IAMSSST, pois estes tendem a ter maior idade, elevado número de comorbidades e lesões multiarteriais.
- Nos pacientes que tiveram a recanalização da artéria culpada e ainda assim mantiveram parâmetros de choque após 24 horas, o *clearance* de creatinina, a pressão arterial sistólica com inotrópicos, o número de drogas vasoativas e a dose de noradrenalina são preditores de maior risco de morte em 30 dias.
- No estudo observacional CardShock, conduzido entre 2010 e 2015, fatores indepen-

TABELA 5 Principais preditores de mortalidade pós-infarto agudo do miocárdio

Características clínicas	ECG	Eco	Angiografia coronária
Idade	Bloqueio de ramo direito	Fração de ejeção de VE reduzida	Lesão culpada no tronco de coronária esquerda
Presença de choque na admissão	Bloqueio de ramo esquerdo	Insuficiência mitral importante	Lesão culpada no enxerto de safena
Pressão arterial sistólica			
Evidência de hipoperfusão de órgão-alvo			
Revascularização miocárdica prévia			
Infarto não inferior			
Nível de creatinina			

ECG: eletrocardiograma; Eco: ecocardiograma; VE: ventrículo esquerdo.

dentes de pior prognóstico no CC (associado ou não a síndrome coronária aguda) foram identificados: idade avançada, histórico de IAM ou revascularização coronária cirúrgica, alteração do nível de consciência, baixa fração de ejeção, baixa taxa de filtração glomerular e níveis elevados de lactato.

Tratamento

- O tratamento do CC complicando IAM consiste primeiramente em suporte clínico hemodinâmico com drogas vasoativas e suporte respiratório conforme necessidade.
- No entanto, a principal meta a ser atingida é a reperfusão precoce.
- Nos casos refratários, deve-se lançar mão de assistência circulatória mecânica. A Tabela 6 resume as principais medidas terapêuticas.

Reperfusão coronária

- Desde a divulgação dos primeiros resultados do estudo SHOCK, a reperfusão coronária precoce é considerada determinante na evolução dos pacientes com CC pós-IAM.
- Nesse sentido, a intervenção coronária percutânea tem destaque sobre as outras formas de recanalização da artéria culpada pelo IAM, apesar de a trombólise e a cirurgia de revascularização miocárdica de urgência também serem utilizadas, quando um laboratório de hemodinâmica não é disponível ou a anatomia coronária não favorecer o procedimento percutâneo. A redução da mortalidade em favor da reperfusão farmacológica, percutânea ou cirúrgica se mostra precocemente e se mantém mesmo após 6 anos de acompanhamento, independentemente de como a patência do vaso foi conseguida.
- A angioplastia primária é a técnica de recanalização de preferência nos pacientes com

TABELA 6 Manejo do paciente com choque cardiogênico pós-infarto agudo do miocárdio

Reperfusão coronária o mais rápido possível
Otimizar a volemia
Otimizar oxigenação e ventilação (VNI e VM com IOT se necessário)
Controle de arritmias (amiodarona, cardioversão elétrica, marca-passo – a depender da arritmia)
Inotrópicos (dobutamina, milrinone, etc.)
Vasopressores se necessário (noradrenalina, vasopressina, etc.)
Vasodilatador se ausência de hipotensão (nitroprussiato ou nitroglicerina)
Assistência circulatória mecânica (balão intra-aórtico, Impella®, ECMO V-A, etc.)

IOT: intubação orotraqueal; VM: ventilação mecânica; VNI: ventilação não invasiva.

CC após o IAM, sendo indicada independentemente do tempo de sintomas.

- Até 80% dos pacientes com choque cardiogênico apresentam doença multiarterial. Atualmente, recomenda-se que apenas o vaso culpado seja tratado no momento inicial. As demais lesões devem ser tratadas em um segundo momento, após melhora clínica. Esta recomendação se baseia principalmente no estudo CULPRIT-SHOCK, que comparou a estratégia de tratamento da artéria culpada apenas *versus* angioplastia de todas as lesões graves já no primeiro procedimento. O desfecho avaliado foi um composto de morte ou terapia de substituição renal (TSR), que ocorreu em 45,9% do grupo "artéria culpada" e em 55,4% do grupo "revascularização completa imediata". Obviamente, o tratamento das lesões residuais pode ser realizado em um segundo momento, o que era permitido no protocolo do estudo acima.
- Poucos são os dados na literatura avaliando a reperfusão precoce no contexto do CC secundário ao IAMSSST, no qual a trombólise não se mostrou benéfica. A subanálise do estudo GUSTO-IIb, já previamente citada, demonstrou que a intervenção coronária percutânea reduziu a mortalidade nesse subgrupo de pacientes e, por esse motivo, o procedimento deve ser feito o mais precocemente possível. O mesmo ocorre com a revascularização cirúrgica.

Drogas vasoativas

- A hipoperfusão tecidual no CC pós-IAM é um grande preditor de mortalidade e, por isso, deve ser sempre combatida, mesmo que as drogas vasoativas aumentem a demanda por oxigênio e a isquemia miocárdica no CC. Há indícios, inclusive, de aumento da mortalidade no longo prazo, o que faz com que essas drogas devam ser utilizadas apenas para bloquear os efeitos do baixo débito e da hipoperfusão tecidual.
- Há grande debate sobre qual a melhor estratégia no uso das drogas vasoativas no choque cardiogênico. Não há grandes estudos que permitam embasamento científico claro sobre qual droga é melhor em cada cenário. Basicamente, há três grandes grupos de drogas vasoativas nesse contexto: inotrópicos, vasopressores e vasodilatadores. A maioria das drogas tem uma combinação destes efeitos, mas é classificada de acordo com seu efeito predominante.
  - Inotrópicos: dobutamina e milrinone, principalmente. Em princípio, agem no cerne do problema – a disfunção miocárdica. Uma contrapartida teórica de seu uso é a possível redução da pressão arterial em consequência de seu efeito vasodilatador. Isto é pouco visto na prática e há uma razão para tal: a redução na pós-carga (pressão arterial) melhora o acoplamento ventrículo-arterial e, associado ao efeito positivo na contratilidade, aumentam o fluxo sanguíneo gerado pelo coração. Conforme previsto em uma derivação da lei de Ohm (pressão = fluxo × resistência), este aumento de fluxo compensa a queda da resistência vascular sistêmica, gerando frequentemente inclusive aumento da pressão arterial. A dobutamina é um beta-adrenérgico que age em receptores beta-1 e beta-2, podendo em teoria aumentar o risco de arritmias. O milrinone é um inibidor da fosfodiesterase, com teórico efeito vasodilatador pulmonar e inotrópico de VD, sendo usado frequentemente em pacientes com hipertensão pulmonar grave e disfunção de VD. Apesar de diferenças teóricas, *trial* recente não mostrou diferenças clínicas relevantes entre estas duas drogas em pacientes com choque cardiogênico. Há, ainda, o levosimendan, que é um sensibilizador do cálcio, o qual é mais usado na fase de desospitalização por seu efeito persistente após infusão

inicial, podendo ser usado de maneira intermitente.

- Vasopressores: são utilizados em pacientes hipotensos, agindo principalmente no componente de resistência vascular sistêmica. Tradicionalmente, acredita-se que podem piorar o acoplamento ventrículo-arterial, uma vez que aumentar a pós-carga em um paciente com índice cardíaco baixo pode ser deletério. No entanto, frequentemente há um componente de vasodilatação secundário à inflamação sistêmica, o qual é combatido com o uso desta classe de drogas. Além disso, os vasopressores comumente têm algum efeito inotrópico positivo. O principal vasopressor utilizado é a noradrenalina.
- Vasodilatadores: agem de maneira oposta aos vasopressores, reduzindo a pós-carga e melhorando o acoplamento ventrículo-arterial. Não são utilizados de rotina no departamento de emergência, pois frequentemente os pacientes estão inflamados à chegada, podendo inclusive ter choque misto – cardiogênico e séptico. Estas drogas são bastante utilizadas na fase subaguda da doença, para o desmame de inotrópicos. Os principais exemplos destas drogas são o nitroprussiato e a nitroglicerina.

- A melhor estratégia de combinação das drogas acima varia de paciente para paciente. Habitualmente, todos recebem inotrópicos. Pacientes com hipotensão importante (PAS < 85 mmHg) ou com claro componente distributivo associado (ex.: sepse de foco pulmonar) recebem também vasopressores, pelo menor tempo possível. Vasodilatadores ficam reservados para pacientes normotensos ou em fase mais avançada da internação.
- Análise de bancos de dados com escore de propensão sugeriu que pacientes que também recebem inodilatadores (dobutamina, milrinone ou levosimendan) têm melhores desfechos do que pacientes que recebem inopressores isoladamente (noradrenalina, adrenalina ou dopamina em altas doses).
- Pelos riscos inerentes ao aumento da pós-carga e à piora da perfusão da microcirculação nos pacientes com baixo débito cardíaco, vasopressores devem ser infundidos na menor dose e no mínimo de tempo possível. Entre os vasopressores, a dopamina em dose alta parece estar associada a uma maior incidência de arritmias e a uma maior mortalidade em 28 dias nos pacientes em CC.
- De forma prática, o mais importante é a adequada monitorização da resposta frente à estratégia escolhida. A evolução do paciente dita qual será a melhor estratégia para aquele quadro em específico.

Dispositivos de assistência ventricular

Balão intra-aórtico (BIA)

- O BIA é o dispositivo de assistência circulatória mais comumente encontrado no dia a dia. Tem instalação relativamente simples e à beira do leito, por meio de punção arterial femoral.
- Um balão de cerca de 40 mL é implantado desinsuflado e posicionado na aorta descendente. Pela sua insuflação, que se inicia no polo distal do balão durante a diástole, o BIA aumenta a pressão de enchimento coronariano. Por causa da desinsuflação ativa, que se inicia no polo proximal do balão, o dispositivo diminui a pós-carga e aumenta o débito cardíaco em cerca de 0,5 L/min.
- Em 2009, uma metanálise de diversos estudos randomizados e de coorte não demonstrou benefício no uso do BIA, porém quando associado com terapia trombolítica demonstrou uma redução de mortalidade de 18%. O estudo IABP SHOCK II avaliou a eficácia do BIA em 600 pacientes em CC após IAM que receberam revascularização precoce, sem diferença em mortalidade.
- De qualquer forma, também foram pouco significativas as taxas de complicações do BIA nesses estudos, em particular a plaquetopenia e a hemólise, e houve melhora dos

parâmetros hemodinâmicos, como pressão capilar pulmonar, débito cardíaco, lactatemia e pressão arterial média.

- Apesar das diretrizes recomendarem dispositivos mais modernos em preferência ao BIA, inexiste estudo que demonstre superioridade em desfechos clínicos. Um exemplo recente é o estudo Impress, que randomizou pacientes em CC após IAM e comparou Impella (descrito a seguir) com BIA. Apesar do número pequeno, o estudo não demonstrou nenhum benefício deste dispositivo de assistência ventricular mais sofisticado em relação ao BIA.

Membrana de oxigenação extracorpórea (ECMO)

- A ECMO é um dispositivo de assistência biventricular que consiste em bomba centrífuga e oxigenador externos, o que faz com que o sangue seja aspirado no átrio direito e retorne ao paciente na aorta descendente por um cateter implantado através da artéria femoral. Dessa forma, o dispositivo diminui significativamente a pré-carga e aumenta a pós-carga, aumentando o fluxo da microcirculação. O ganho do débito cardíaco com a ECMO pode passar dos 6 L/min. Outra vantagem seria melhorar rapidamente a oxigenação em situações de congestão pulmonar grave, o que só ocorre nos outros dispositivos após a melhora do perfil hemodinâmico. Além disso, pode ser implantado perifericamente a beira-leito, sem necessidade de laboratório de hemodinâmica ou centro cirúrgico.
- Poucos são os estudos que avaliaram a ECMO no contexto do CC pós-IAM; até o momento não há nenhuma evidência de redução de desfechos clínicos.
- Estudo retrospectivo unicêntrico com 90 pacientes demonstrou sobrevida em CC de diferentes etiologias de 49%.
- As diretrizes atuais consideram o uso da ECMO nos pacientes com CC pós-IAM que foram recanalizados e que mantêm deterioração hemodinâmica apesar do uso do BIA.

Outros dispositivos

- O Impella® é um dispositivo inserido através da valva aórtica, aspirando sangue do ventrículo esquerdo e o bombeando para a aorta ascendente. O Impella® pode aumentar o débito cardíaco em até 5 L/min, dependendo do tamanho da bomba implantada. Apesar de, em teoria, diminuir a eficiência da valva aórtica, o uso do Impella® é seguro, diminui o trabalho miocárdico e aumenta a perfusão coronária. O Impella 2.5® não mostrou benefício sobre o BIA nos estudos publicados na literatura, apesar de demonstrar uma tendência. O registro USPELLA (não randomizado) descreveu seu uso em 154 pacientes com CC pós-IAM; este estudo demonstrou uma redução em mortalidade quando o Impella® foi instalado antes do tratamento percutâneo em comparação a após a angioplastia (65,1% *vs*. 40,7%, $p < 0,003$).
- O TandemHeart® é uma bomba centrífuga externa que aspira sangue do átrio esquerdo e o bombeia por fluxo contínuo para a artéria ilíaca ou para a aorta abdominal. Por ser implantado através da veia femoral e transpassar o septo interventricular, o cateter que aspira o sangue do átrio direito não altera a fisiologia da valva aórtica e consegue aumentar o débito cardíaco em 4 L/min. Porém, a fluoroscopia e a punção do septo interventricular dificultam o seu uso.

Cuidados paliativos

- O CC é uma situação gravíssima. Portanto, todos os pacientes devem ser avaliados quanto ao seu *status* prévio, gravidade do quadro atual e perspectivas de terapia de destino como transplante cardíaco e dispositivo de assistência ventricular. Com base nos valores do paciente e da família e na impressão da equipe médica, um plano de cuidado individualizado deve ser traçado, permitindo que pacientes recebam tratamento sintomático adequado e que medidas porventura identificadas como fúteis sejam evitadas, com foco em um morrer digno independentemente da situação clínica do paciente.

QUAL É A ROTINA NA EMERGÊNCIA DO INCOR?

- No InCor, a incidência de CC entre 2011 e 2013 foi de 5,1% dos casos de síndrome coronária aguda e a taxa de mortalidade intra-hospitalar, em 30 dias, desses pacientes foi, respectivamente, de 65,3 e 71,4%. Esses valores estão dentro da faixa de taxas de mortalidade encontradas na literatura, que vão de 45 a 74%, em 30 dias, ainda que o perfil de pacientes da instituição seja mais grave que o da maioria dos estudos e registros publicados.
- Todos os pacientes pós-IAM são mantidos monitorizados na Unidade de Emergência do InCor, mesmo após a revascularização. Em todos os pacientes em período pós-IAM, o diagnóstico de CC deve ser considerado a qualquer momento. Porém, quando observados taquicardia sinusal, perfusão periférica lentificada, náuseas e vômitos, alteração do nível de consciência, redução de débito urinário, pós-IAM de parede anterior, IAM não reperfundidos ou tratados tardiamente, disfunção de VE prévia ou leito coronário multiarterial, a probabilidade de ocorrência torna-se evidentemente maior.
- Caso o paciente em período pós-IAM apresente qualquer sinal de instabilidade clínica (taquicardia, hipotensão arterial, perfusão periférica lentificada, agitação ou sonolência, cianose, taquipneia, recorrência de angina), ele deve ser imediatamente levado à sala de emergência para realização de exame físico minucioso. É importante que se observe o local de punção arterial em busca de hematomas extensos, sugerindo sangramento importante (por vezes não visível quando em retroperitôneo, demandando alto índice de suspeição em pacientes com punção femoral). Além disso, a presença de arritmias deve ser descartada e, quando presente, deve-se revertê-la prontamente com sedação e cardioversão elétrica (em casos de taquicardias) ou passagem de marca-passo transvenoso (em bradiarritmias).
- O POCUS é usado de rotina em busca de sinais de tamponamento cardíaco, complicações mecânicas, assim como alterações na contratilidade global e segmentar.
- Em pacientes já submetidos à angioplastia coronária, o ECG deve ser realizado o mais rápido possível. Caso haja presença de novas alterações isquêmicas (novo supradesnível ou infradesnível de ST, alterações dinâmicas, inversão de onda T) em comparação com o último exame do paciente, sugere-se fortemente comprometimento hemodinâmico secundário à isquemia e o paciente deve ser prontamente levado à cineangiocoronariografia. Mesmo que o ECG não apresente alterações, em presença de dor torácica e sinais de CC a conduta deve ser a mesma.
- Em pacientes que ainda não foram submetidos à angioplastia, na presença de qualquer sinal de instabilidade elétrica ou hemodinâmica, a cineangiocoronariografia deve ser realizada de urgência.
- Quando o paciente se encontra em CC, a conduta no setor de hemodinâmica é primeiramente o tratamento de reperfusão da coronária culpada. As demais artérias com lesões são, em geral, mantidas em tratamento clínico até reavaliação do caso e uma estratégia estagiada ainda na mesma internação pode ser considerada.
- Caso sejam descartados novos eventos isquêmicos, arritmias e sangramentos, provavelmente a presença de instabilidade hemodinâmica deve ser decorrente de CC, e o tratamento adequado deve ser imediatamente iniciado, além de ser dada prioridade para transferência à unidade coronária.
- Em pacientes com IAM de parede anterior, a ocorrência de CC é mais prevalente. Isso decorre geralmente de comprometimento extenso de VE. No entanto, em pacientes com IAM de parede inferior, o médico deve

estar atento à causa do comprometimento hemodinâmico em questão, uma vez que a extensão do IAM no VE geralmente é pequena. Nesses casos, são comuns a ocorrência de bradiarritmias mediadas por reflexo vagal diafragmático, a presença de disfunção ventricular prévia e a ocorrência de IAM de VD (sem evidência de congestão pulmonar) mesmo quando as derivações V3R e V4R não apresentarem supradesnível de ST.

- O paciente em vigência de CC pós-IAM deve ser mantido em sala de emergência sob monitorização contínua. Novos exames laboratoriais (hemograma, função renal, eletrólitos, gasometria arterial, lactato arterial, coagulograma e troponina) e radiografia de tórax devem ser solicitados. A passagem de cateter venoso central deve ser realizada. O EcoTT formal deve ser acionado de urgência e realizado o mais breve possível, com intuito de fornecer dados sobre a função ventricular global e segmentar e descartar complicações mecânicas.
- Caso o paciente apresente congestão pulmonar sintomática, oferta-se oxigênio concentrado e, assim que possível, ventilação com pressão positiva – em geral por meio de VNI, mas com intubação se necessário. Em pacientes hipervolêmicos, também está indicada furosemida endovenosa (em torno de 1 mg/kg, ou mais em pacientes com uso prévio de diuréticos). Em pacientes francamente congestos que precisam ser encaminhados à hemodinâmica, costuma-se proceder à intubação orotraqueal para que o procedimento possa ser feito com segurança e sem atrasos.
- Quando o CC é decorrente de disfunção de VE, a preferência no InCor-HC-FMUSP é pelo uso de dobutamina endovenosa em bomba de infusão contínua até a dose máxima de 20 μg/kg/min. O ajuste é dado por parâmetros diretos como pressão arterial, perfusão periférica e diurese. Para tal, quando necessário, guiamos o ajuste de dobutamina por parâmetros micro-hemodinâmicos em conjunto, como saturação venosa central de oxigênio e lactato arterial. Quando a resposta pressórica com dobutamina não é suficiente, com prejuízo à perfusão, utilizamos noradrenalina endovenosa em bomba de infusão contínua associada. Os vasodilatadores são conduta de exceção no departamento de emergência, sendo reservados para pacientes sem infecção e com pressão arterial que permita seu uso, frequentemente monitorizados por cateter de pressão arterial invasiva. O uso de betabloqueadores endovenosos é contraindicado, e mesmo seu uso via oral é postergado até a resolução definitiva do quadro clínico.
- Quando o CC deve-se a IAM de VD, a conduta inicial é considerar expansão volêmica (infusões em alíquotas de 250 a 250 mL de cristaloide). O cuidado com a expansão nestes casos é que mesmo em acometimento isolado do VD pode haver disfunção secundária do VE caso a expansão seja excessiva e o VD se torne sobrecarregado, graças ao fenômeno de interdependência ventricular (fenômeno de Bernheim reverso). Caso não haja resposta adequada, associamos dobutamina endovenosa em bomba de infusão contínua, com as mesmas ressalvas já realizadas anteriormente. Nesses casos, também não são utilizados betabloqueadores ou vasodilatadores endovenosos, e mesmo seu uso via oral deve ser postergado até resolução definitiva do quadro clínico.
- No InCor, o BIA é utilizado em praticamente todos os pacientes em CC pós-IAM ainda no laboratório de hemodinâmica, logo após a recanalização, ou naqueles pacientes que evoluem com CC refratário às medidas clínicas nas horas a dias subsequentes à recanalização. O implante do BIA também ocorre em alguns casos quando, na hemodinâmica, observa-se lesão proximal de artéria importante e extensa área hipocontrátil.
- A passagem de marca-passo transvenoso deve ser realizada ainda no setor de hemodinâmica em pacientes com CC associado a bradiarritmias. Nesses casos, o ajuste da fre-

quência cardíaca deve permanecer em torno de 80 a 90 bpm.

- A passagem de cateter de artéria pulmonar é usada apenas em caráter de exceção, quando houver dificuldade no manejo hemodinâmico de pacientes em CC.
- A utilização de ECMO é uma conduta de exceção nos pacientes pós-IAM e somente é considerada em casos que estiverem em CC refratário ao BIA e aos vasopressores.
- Em pacientes com evolução desfavorável, ou naqueles em que não há perspectiva de terapia de destino (transplante cardíaco ou dispositivo de assistência ventricular), a equipe de cuidados paliativos é acionada, de forma a iniciar uma conversa com o paciente e a família a respeito de metas terapêuticas e objetivos do cuidado. Esta avaliação é importante independentemente do desfecho, uma vez que estes pacientes apresentam doença grave mesmo quando é possível a alta hospitalar.
- O fluxograma de atendimento de CC pós-IAM do InCor encontra-se na Figura 2.

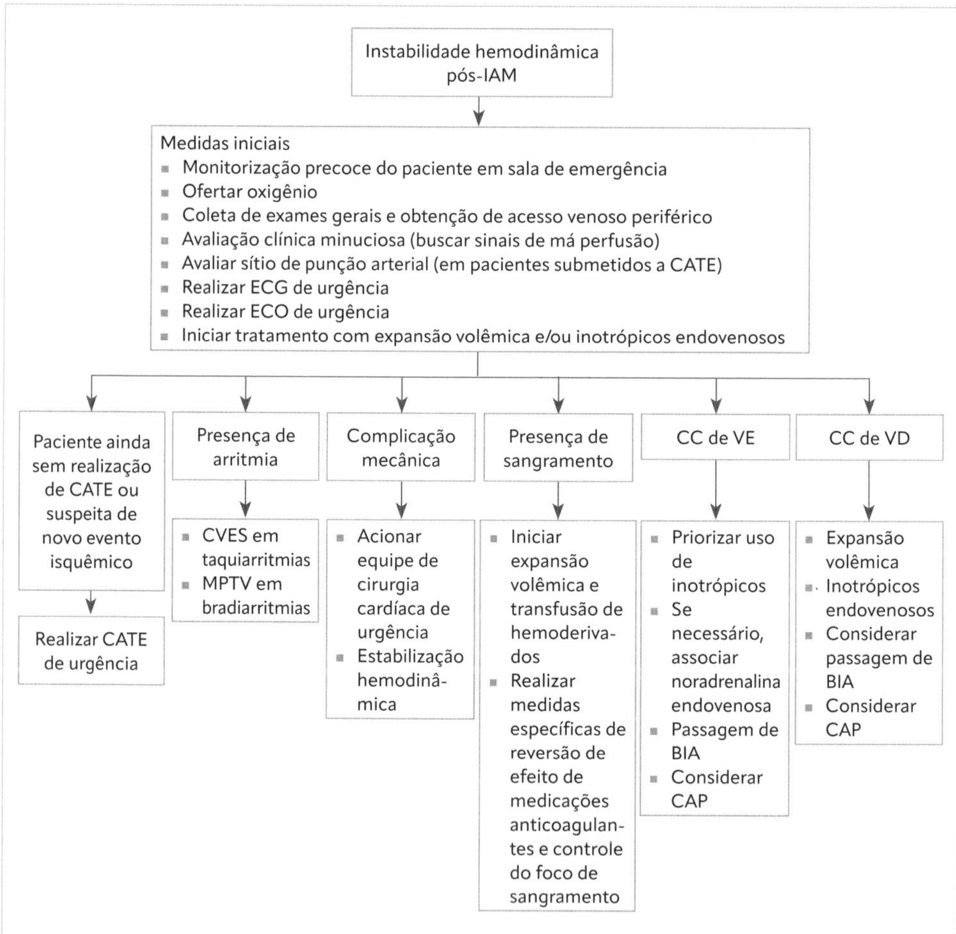

FIGURA 2 Fluxograma de atendimento de choque cardiogênico (CC) pós-IAM no InCor.
BIA: balão intra-aórtico; CAP: cateter de artéria pulmonar; CATE: cineangiocoronariografia; CVES: cardioversão elétrica sincronizada; ECG: eletrocardiograma; ECO: ecocardiograma; IAM: infarto agudo do miocárdio; MPTV: marca-passo transvenoso; PAS: pressão arterial sistólica.

BIBLIOGRAFIA RECOMENDADA

1. Califf R, Granger C, Van der Werf F, Col J, Armstrong P, Topol R, et al. A comparison of recombinant hirudin with heparin for the treatment of acute coronary syndromes: The Global Use of Strategies to Open Occluded Coronary Arteries (GUSTO) IIb investigators. N Engl J Med. 1996;335:775-82.
2. Dodson JA, Arnold SV, Reid KJ, Gill TM, Rich MW, Alexander KP, et al. Physical function and independence 1 year after myocardial infarction: observations from the translational research investigating underlying disparities in recovery from acute myocardial infarction: patients' health status registry. Am Heart J. 2012;163(5):790-6.
3. Hasdai D, Harrington RA, Hochman JS, Califf RM, Battler A, Holmes Jr DR, et al. Platelet glycoprotein IIb/IIIa blockade and outcome of cardiogenic shock complicating acute coronary syndromes without persistent ST-segment elevation. J Am Coll Cardiol. 2000;36(3):685-92.
4. Hochman JS, Sleeper LA, Webb JG, Sanborn TA, White HD, LeJemtel TH, et al. Early revascularization in acute myocardial infarction complicated by cardiogenic shock. SHOCK Investigators. Should we emergently revascularize occluded coronaries for cardiogenic shock. N Engl J Med. 1999;341(9):625-34.
5. Kaul P, Armstrong PW, Chang WC, Naylor CD, Granger CB, Mark DB, et al. Long-term mortality of patients with acute myocardial infarction in the United States and Canada: comparison of patients enrolled in Global Utilization of Streptokinase and t-PA for Occluded Coronary Arteries (GUSTO)-I. Circulation. 2004;110(13):1754-60.
6. Moore CL, Rose GA, Tayal VS, Sullivan DM, Arrowood JA, Kline JA. Determination of left ventricular function by emergency physician echocardiography of hypotensive patients. Acad Emerg Med. 2002;9(3):189-93.
7. O'Gara PT, Kushner FG, Ascheim DD, Casey DE, Chung MK, Lemos JA, et al. 2013 ACCF/AHA guideline for the management of ST-elevation myocardial infarction: a report of the American College of Cardiology Foundation/American Heart Association Task Force on Practice Guidelines. J Am Coll Cardiol. 2013;61:78-e140.
8. Piegas LS, Timerman A, Feitosa GS, Nicolau JC, Mattos LAP, Andrade MD, et al. V Diretriz da Sociedade Brasileira de Cardiologia sobre Tratamento do Infarto Agudo do Miocárdio com Supradesnível do Segmento ST. Arq Bras Cardiol. 2015;105(2):1-105.
9. Prondzinsky R, Lemm H, Swyter M, Wegener N, Unverzagt S, Buerke M, et al. Intra-aortic balloon counterpulsation in patients with acute myocardial infarction complicated by cardiogenic shock: the prospective, randomized IABP SHOCK Trial for attenuation of multiorgan dysfunction syndrome. Crit Care Med. 2010;38(1):152-60.
10. Steg PG, James SK, Atar D, Badano LP, Blömstrom-Lundqvist C, Zahger D, et al. ESC guidelines for the management of acute myocardial infarction in patients presenting with ST-segment elevation. Task force on the management of ST-segment elevation acute myocardial infarction of the European Society of Cardiology (ESC). Eur Heart J. 2012;33(20):2569-619.
11. Thiele H, Zeymer U, Neumann FJ, Ferenc M, Olbrich HG, Werdan K, et al. Intraaortic balloon support for myocardial infarction with cardiogenic shock. IABP-SHOCK II Trial Investigators. N Engl J Med. 2012;367(14):1287-96.
12. Vincent JL, De Backer D. Circulatory shock. N Engl J Med. 2013;369(18):1726-34.
13. Tehrani B, Truesdell A, Psotka M, et al. A standardized and comprehensive approach to the management of cardiogenic shock. J Am Coll Cardiol HF. 2020;8(11):879-91.
14. Lichtenstein DA. Lung ultrasound in the critically ill. Ann. Intensive Care. 2014;4:1.
15. Baran DA, Grines CL, Bailey S, Burkhoff D, Hall SA, Henry TD, et al. SCAI clinical expert consensus statement on the classification of cardiogenic shock. This document was endorsed by the American College of Cardiology (ACC), the American Heart Association (AHA), the Society of Critical Care Medicine (SCCM), and the Society of Thoracic Surgeons (STS) in April 2019. Catheter Cardiovasc Interv. 2019;94:29-37.
16. Thiele H, Akin I, Sandri M, et al. PCI strategies in patients with acute myocardial infarction and cardiogenic shock. N Engl J Med. 2017;377:2419-32.
17. Mathew R, Di Santo P, Jung RG, Marbach JA, Hutson J, Simard T, et al. Milrinone as compared with dobutamine in the treatment of cardiogenic shock. N Engl J Med. 2021;385:516-25.
18. Pirracchio R, Parenica J, Resche Rigon M, Chevret S, Spinar J, et al. Correction: The effectiveness of inodilators in reducing short term mortality among patient with severe cardiogenic shock: a propensity-based analysis. PLOS ONE. 2013;8(12):10.

14

Complicações mecânicas pós-infarto agudo do miocárdio

Leonardo Jorge Cordeiro de Paula
Priscila Gherardi Goldstein
Fábio Antônio Gaiotto

OBSERVAÇÕES GERAIS BASEADAS EM EVIDÊNCIAS

Introdução

- As complicações mecânicas aparecem, caracteristicamente, com maior frequência após infarto agudo do miocárdio (IAM) com supradesnível do segmento ST.
- Esta é a principal causa de instabilidade grave e rapidamente progressiva no IAM, associando-se a altas taxas de morbimortalidade.
- Considerando-se todos os tipos de complicações, as rupturas ventriculares pós-IAM são responsáveis por aproximadamente 15% de todas as mortes ocorridas no IAM.
- Complicações mecânicas após IAM com supradesnível de ST têm distribuição bimodal: a maioria ocorre nas primeiras 24 horas, com novo pico entre o terceiro e o quinto dia, porém podendo ocorrer até o 14º dia.
- Quanto mais pronta e efetiva for a terapêutica reperfusional, mais baixa será a incidência de complicações mecânicas, que serão listadas a seguir:
  - Ruptura completa ou incompleta de músculo papilar.
  - Ruptura do septo interventricular.
  - Ruptura da parede livre.
  - Aneurisma de ventrículo esquerdo (VE).
- Pacientes com alto risco de complicação mecânica têm como características:
  - Idade avançada (acima de 60 anos).
  - Apresentação de IAM como Killip II - IV.
  - Doença arterial coronária (DAC) triarterial.
  - IAM de parede anterior.
  - Tempo de isquemia prolongado.
- Em casos de pacientes com IAM que evoluem com piora hemodinâmica súbita e progressiva, edema pulmonar e/ou choque cardiogênico, deve-se imediatamente pensar em complicação mecânica.
- Baseando-se em dados da literatura, observa-se maior ocorrência de complicação mecânica em pacientes reperfundidos com uso de fibrinolíticos do que com angioplastia primária.
- Balão intra-aórtico (BIA) está indicado para estabilização hemodinâmica do paciente como ponte para a cirurgia.
- Recomenda-se cirurgia cardíaca de emergência no tratamento das complicações mecânicas do IAM, devendo-se acionar a respectiva equipe de plantão imediatamente.

Ruptura completa ou incompleta de músculo papilar

- A ruptura do músculo papilar é uma complicação do IAM infrequente, porém catastrófica (Figura 1).

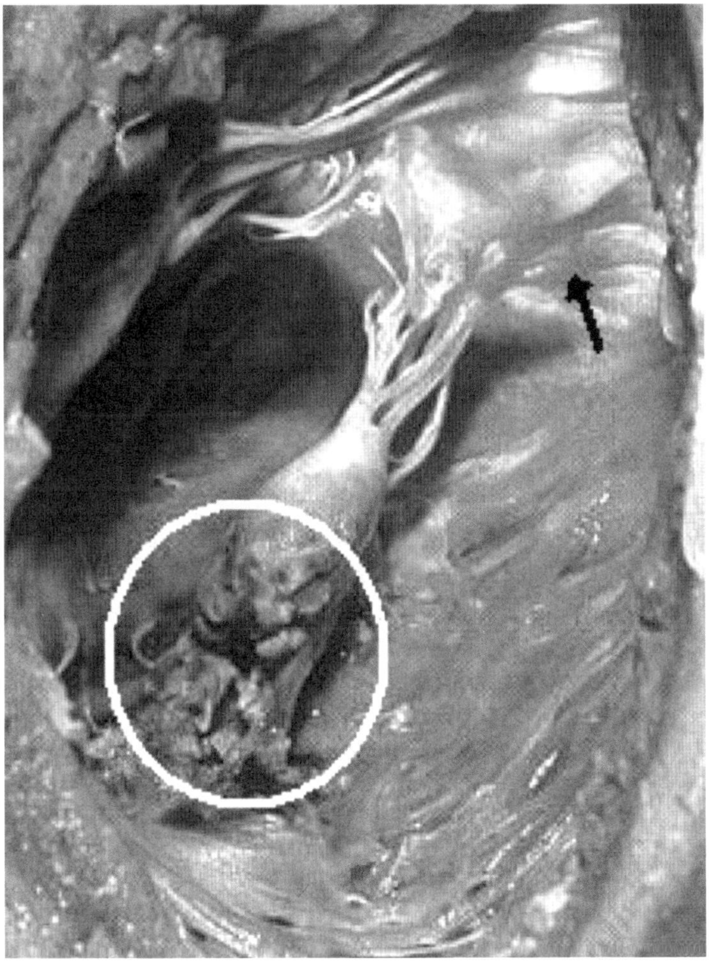

FIGURA 1 Ruptura de músculo papilar (círculo) da valva mitral (seta).

- Ocorre em 1 a 3% dos infartos, gerando insuficiência mitral importante, edema agudo pulmonar e até choque cardiogênico.
- Em estudos da era pré-cirúrgica, somente com o tratamento clínico, havia índices de mortalidade intra-hospitalar superiores a 80%.
- A regurgitação mitral no pós-IAM pode ocorrer por:
  - Ruptura parcial ou completa do músculo papilar.
  - Pós-remodelamento do VE com deslocamento do músculo papilar, dilatação do anel valvar ou *tethering* (tracionamento da cúspide papilar).
- Pacientes com regurgitação mitral e ruptura, diferentemente daqueles sem ruptura, têm fração de ejeção (FE) de VE menos deprimida e menor extensão da área de IAM.
- Ao contrário do septo interventricular, a ruptura do músculo papilar ocorre em IAM não extensos.
- Rupturas ocorrem mais frequentemente no músculo papilar posteromedial do que no papilar anterolateral devido às características de suas respectivas irrigações:
  - O músculo papilar posteromedial tem irrigação pela artéria descendente pos-

terior, derivada da artéria coronária direita ou da artéria circunflexa.
  - O músculo papilar anterolateral tem irrigação dupla, pela artéria descendente anterior e pela artéria circunflexa, o que a torna menos vulnerável a isquemia.
- O quadro clínico se apresenta com súbita deterioração hemodinâmica, dispneia aguda e congestão pulmonar. Sopro novo piante pode estar presente.
- Em IAM inferior que evolui com congestão pulmonar e queda da pressão arterial, sempre deve-se atentar para a ruptura do músculo papilar posteromedial com insuficiência mitral.
- O diagnóstico é suspeitado pelo exame clínico e deve ser imediatamente confirmado pelo ecocardiograma na emergência. Deve-se ter diagnóstico precoce e tratamento agressivo.
- Tratamento:
  - O tratamento consiste na redução da pós-carga para diminuir o volume regurgitante e congestão pulmonar, se a pressão arterial permitir.
  - Diurético por via intravenosa (IV).
  - Vasodilatador IV: nitroglicerina ou nitroprussiato de sódio.
  - Inotrópicos IV: dobutamina (preferencialmente), noradrenalina ou dopamina.
  - Suporte ventilatório com intubação orotraqueal se necessário.
  - BIA como ponte para a cirurgia.
- Objetivos do BIA na presença de insuficiência mitral isquêmica:
  - Diminuir trabalho do VE com diminuição da pós-carga.
  - Aumentar a oxigenação por meio do aumento da perfusão coronariana na diástole em territórios isquêmicos.
  - Diminuir a demanda de O_2 pelo miocárdio.
- Após a estabilização inicial, caso ainda não tenha sido realizado, encaminhar o paciente ao cateterismo urgentemente para estudo das coronárias com o objetivo de revascularização miocárdica cirúrgica no momento da correção valvar.
- Tratamento cirúrgico:
  - É considerado o tratamento definitivo.
  - Cirurgia valvar associada a RM tem melhor prognóstico do que isoladamente.
  - A troca valvar é necessária na maioria dos casos.
  - Apesar da alta taxa de mortalidade (20%) da troca valvar mitral na emergência, a sobrevida e a função ventricular são melhores com a cirurgia do que comparadas ao tratamento clínico isoladamente.
  - Cirurgia precoce não implica aumento do risco.
  - O atraso da cirurgia eleva o risco de aumento do grau de lesão miocárdica, levando a falência de órgãos e óbito.
  - Ecocardiograma transesofágico intraoperatório está correlacionado a melhora dos resultados cirúrgicos.
  - A taxa de sobrevida em 5 anos após a cirurgia é de 60 a 70%.
- Tratamento percutâneo:
  - Embora o tratamento cirúrgico continue sendo o padrão-ouro, o risco cirúrgico pode ser proibitivo em pacientes selecionados.
  - O reparo percutâneo da valva mitral com MitraClip tem se tornado o padrão de atendimento para pacientes com altíssimo risco cirúrgico de acordo com diretrizes atuais.
  - É fundamental a discussão com equipe multidisciplinar/*Heart Team*, para a tomada de decisão nos casos críticos.
- Quando houver regurgitação mitral isquêmica funcional (sem ruptura), o tratamento é clínico, com reperfusão precoce, diuréticos e diminuição da pós-carga.

Ruptura de septo interventricular

- Ocorre com maior frequência entre o terceiro e o quinto dia pós-infarto sem terapia de reperfusão, sendo seu aparecimento mais precoce, nas primeiras 24 horas, nos pacientes que receberam terapia fibrinolítica (Figura 2).

- Antes da era da reperfusão, a incidência de ruptura do septo ventricular era de 1 a 3%, baixando para 0,2 a 0,3% na era da recanalização coronária, química ou mecânica.
- Os fatores de risco para ruptura, na era pós-trombolíticos, são:
  - Idade avançada (acima de 60 anos).
  - Sexo feminino.
  - Hipertensão arterial sistêmica.
  - Ausência de tabagismo prévio.
  - Infarto extenso do miocárdio.
  - Infarto de ventrículo direito (VD).
- A ruptura do septo interventricular pode ser anunciada pelo aparecimento de sopro alto, pansistólico, audível com mais nitidez em região do bordo esternal esquerdo baixo, geralmente associado a queda abrupta do estado clínico do paciente, com sinais de insuficiência cardíaca congestiva e choque cardiogênico.
- A eletrocardiografia não é específica e o diagnóstico pode ser feito pelo ecocardiograma transesofágico ou transtorácico à beira-leito.
- O cateterismo cardíaco com estudo hemodinâmico direito ou esquerdo confirma o defeito septal a partir da comprovação do salto oximétrico da saturação de oxigênio de amostras colhidas no átrio direito e na artéria pulmonar, caracterizando a presença de *shunt* ventricular. Também, a partir da coronariografia, é possível estudar as lesões coronárias, propiciando a programação cirúrgica completa.
- A correção cirúrgica é de fundamental importância tanto para pacientes com edema agudo de pulmão e choque cardiogênico como para pacientes hemodinamicamente estáveis e com função ventricular esquerda preservada, pela possibilidade de expansão abrupta da ruptura local, resultando em colapso hemodinâmico súbito.
- O tratamento baseia-se no controle clínico inicial com inotrópicos, vasodilatadores e antiarrítmicos, utilização de BIA para os casos instáveis e realização de cirurgia o mais precocemente possível em todos os pacientes.

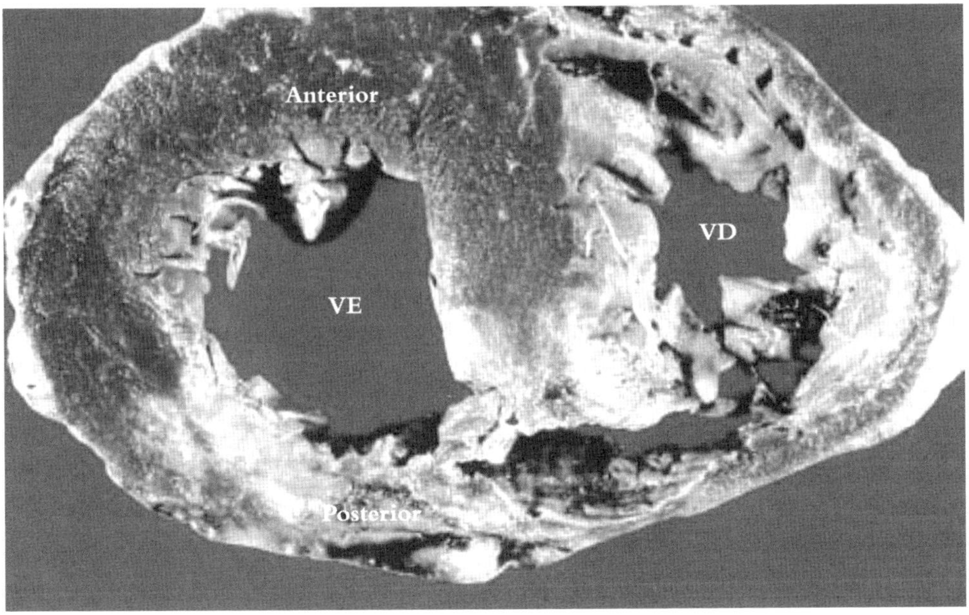

FIGURA 2 Achados de necropsia em um paciente com uma ruptura septal posterior do ventrículo. VD: ventrículo direito; VE: ventrículo esquerdo.

- A mortalidade hospitalar dos pacientes submetidos a tratamento cirúrgico é estimada entre 25 e 60%, sendo a evolução mais favorável quanto mais precoce o paciente recebe o tratamento cirúrgico definitivo.
- A mortalidade cirúrgica é significativamente menor do que em pacientes tratados clinicamente. No estudo GUSTO-I, a mortalidade cirúrgica foi de 47%, contra 94% dos submetidos à terapêutica clínica.

Ruptura de parede livre

- O diagnóstico clínico é realizado na taxa de 2 a 7% dos IAM transmurais.
- Porém, estudos de necropsia mostram que ruptura de parede está presente em 7 a 24% dos pacientes pós-IAM.
- Ruptura de parede é dez vezes mais frequente do que ruptura de músculo papilar ou do septo interventricular.
- Tem maior incidência em infartos associados ao VE em relação aos com acometimento do VD.
- Ruptura da parede livre do VE leva a hemopericárdio e morte por tamponamento cardíaco.
- Deve-se ter alta suspeição de ruptura de parede para que se faça a diferenciação com IAM extenso, choque cardiogênico e síndrome de Dressler.
- Os preditores de ruptura de parede livre são:
  - Primeiro infarto.
  - Infarto de parede anterior do VE.
  - Infarto extenso.
  - Idade avançada (acima de 60 anos).
  - Sexo feminino.
  - Ausência de angina prévia.
  - Ausência de circulação colateral.
  - Presença de onda Q no eletrocardiograma (ECG) de doze derivações.
  - Uso de anti-inflamatórios (AINE) ou corticoide.
  - Hipertensão durante fase aguda do IAM.
  - Uso de fibrinolítico após 14 horas do início dos sintomas de IAM.
- A despeito do risco geral de ruptura ser reduzido quando se usa reperfusão química com trombolíticos, a morte por ruptura durante as primeiras 24 a 48 horas do IAM é mais prevalente quando o trombolítico é utilizado.
- O uso de trombolíticos após 14 horas do início dos sintomas do IAM aumenta o risco de ruptura, enfatizando a importância de seu uso precoce.
- Apresentação clínica:
  - Assintomático: achado de pseudoaneurisma no ecocardiograma.
  - Dor torácica.
  - Vômitos e agitação.
  - Colapso hemodinâmico.
  - Tamponamento cardíaco.
  - Dissociação eletromecânica.
  - Morte súbita.
- ECG pode mostrar elevação persistente do segmento ST e alteração da onda T, achados sem especificidade ao diagnóstico referido.
- Exame físico:
  - Sinais de tamponamento cardíaco.
  - Atrito pericárdico.
  - Coração silencioso: bulhas abafadas.
  - Pulso paradoxal.
  - Presença de estase jugular.
  - Hipotensão arterial.
- O diagnóstico é confirmado pelo ecocardiograma transtorácico ou transesofágico.
- Realizar cateterismo cardíaco assim que se alcançar mínima estabilização hemodinâmica.
- Tratamento:
  - Expansão volêmica.
  - Suporte ventilatório com intubação orotraqueal se necessário.
  - Inotrópicos ou vasopressores IV: dobutamina, noradrenalina e/ou dopamina.
  - BIA como ponte para a cirurgia.
  - Pericardiocentese se o tamponamento estiver presente, como ponte para cirurgia. Deve ser feito com cautela, retirando apenas o volume necessário para

reduzir a restrição e restabelecer a função de bomba cardíaca.
  - Cirurgia de emergência: todo local da ruptura deve ser agressivamente reparado, combinando sutura direta com *patch* e cola biológica.
- Uma complicação secundária à ruptura é a formação de pseudoaneurisma de ventrículo. Este caracteriza-se pela ruptura subaguda da parede livre com selamento do local por formação de trombo organizado. As paredes do pseudoaneurisma são compostas de hematoma organizado e de pericárdio e se comunicam com o VE através de um colo estreito. O diagnóstico é feito pelo ecocardiograma. Possui mortalidade de até 60%, e seu tratamento é sempre cirúrgico.
- O resumo das principais complicações mecânicas pós-IAM encontra-se na Tabela 1.

Aneurisma de ventrículo esquerdo

- O aneurisma do VE é encontrado em 10 a 15% dos sobreviventes de IAM, sendo quatro ve-

TABELA 1 Características das principais complicações mecânicas relacionadas ao infarto agudo do miocárdio

Características	Ruptura do septo	Ruptura de parede livre	Ruptura do músculo papilar
Incidência	1-3% sem terapia de reperfusão 0,2-0,34% com terapia trombolítica; 3,9% entre os pacientes com choque cardiogênico	0,8-6,2%; a terapia trombolítica não reduz risco; ATC primária parece reduzir a ocorrência	Cerca de 1% (posteromedial mais frequente do que em músculo papilar anterolateral)
Tempo de evolução	3-7 dias sem terapia de reperfusão e média de 24 h com trombólise	1-7 dias sem terapia de reperfusão; média de 2,7 dias com trombólise	Média de 1 dia (variação de 1-14)
Manifestações clínicas	Dor no peito, falta de ar, hipotensão	Angina, dor pleurítica ou dor pericárdica, síncope, hipotensão, arritmias, náuseas, agitação, hipotensão, morte súbita	Início abrupto de falta de ar e edema pulmonar; hipotensão
Achados de exame físico	Murmúrio holossistólico rude, frêmito, B3, acentuação de 2ª bulha, edema pulmonar e insuficiência de VD ou VE, choque cardiogênico	Distensão jugular (29% dos pacientes), pulso paradoxal (47%), dissociação eletromecânica, choque cardiogênico	Murmúrio suave em alguns casos, sem frêmito, sinais variáveis de sobrecarga de VD, edema pulmonar grave, choque cardiogênico
Achados ecocardiográficos	Ruptura do septo interventricular, *shunt* da esquerda para a direita ao ecocardiograma Doppler através do septo ventricular, padrão de sobrecarga de VD	Derrame pericárdico > 5 mm não visualizado em todos os casos, em camadas, ecos de alto acústico dentro do pericárdio (coágulo de sangue), visualização direta do desgaste muscular, sinais de tamponamento	VE hipercontrátil, músculo papilar ou cordoalha rasgado, insuficiência mitral grave ao ecocardiograma Doppler
Cateterismo de câmaras direitas	Aumento da saturação do AD para VD, grandes ondas V	Sinais da ventriculografia são insensíveis, sinais clássicos de tamponamento nem sempre presentes (equalização de pressão diastólica entre as câmaras cardíacas)	Não há aumento na saturação de oxigênio do AD para VD, grandes ondas V, pressão da artéria pulmonar ocluída muito elevada

AD: átrio direito; ATC: angioplastia coronária; VD: ventrículo direito; VE: ventrículo esquerdo.

zes mais frequente em infartos de parede anterior que de inferior. Em geral, relaciona-se à oclusão de artéria descendente anterior com pobreza de circulação colateral (Figura 3).

- A mortalidade é seis vezes maior nos pacientes com aneurisma do VE do que naqueles sem aneurisma e a causa de óbito está relacionada à insuficiência cardíaca congestiva progressiva, sendo a morte súbita secundária a arritmia ventricular grave a causa mais frequente.
- Existem vários fatores envolvidos na formação do aneurisma do VE pós-IAM, dos quais destacam-se:
  - Extensão da área necrótica.
  - Ausência de circulação colateral.
  - Mecanismos fisiopatológicos de remodelamento ventricular.
- O diagnóstico clínico é feito pela presença de sinais de insuficiência cardíaca e/ou de arritmia ventricular acentuada e com o auxílio de exames complementares.
  - O ECG apresenta comumente a persistência do supradesnível do segmento ST.
  - O ecocardiograma é uma opção para identificar a presença de aneurisma e detectar trombo intracavitário. A ressonância magnética ainda tem melhor acurácia. Em pacientes com alto risco para desenvolver trombo em VE (infartos maiores, alterações segmentares na parede anteroapical e fração de ejeção reduzida após infarto anterior), deve-se repetir o exame em 72 horas após a angioplastia.
- Caso identificado o trombo no VE, o tratamento preconizado é a dupla terapia com inibidor P2Y12 e como anticoagulante preferencial, o AVK, cujo perfil de eficácia e segurança é aparentemente melhor nessa população, conforme os estudos publicados até a presente data. Em pacientes com contraindicação ao uso de AVK, um DOAC pode ser associado.

QUAL É A ROTINA NA EMERGÊNCIA DO INCOR?

- Todos os pacientes com IAM e supradesnível de ST, independentemente da extensão do infarto, permanecem internados e monitorizados até, pelo menos, o quinto ao sétimo dia após o evento, a depender da classificação hemodinâmica (Killip), da presença de arritmias e do tempo gasto até a terapia de reperfusão. Mesmo em IAM sem supradesní-

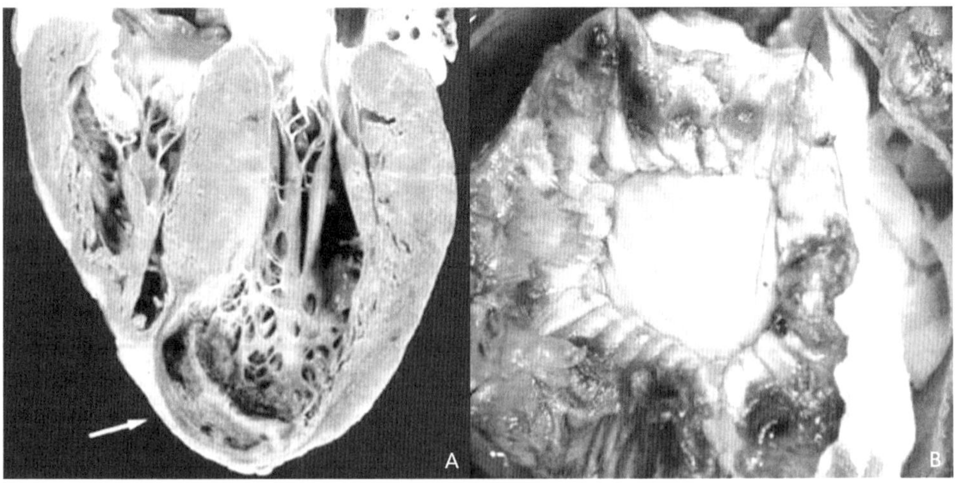

FIGURA 3 A: Grande aneurisma de ponta de ventrículo esquerdo (VE), parcialmente preenchido por trombos (seta); B: aspecto após remoção do aneurisma e reconstrução geométrica do VE com retalho de pericárdio bovino.

vel de ST, o risco de complicações mecânicas está presente, apesar de ser menos comum.

- Justamente devido ao maior risco de complicações mecânicas e hemodinâmicas, pacientes com infartos extensos ou não devidamente reperfundidos são transferidos obrigatoriamente para a unidade coronária como prioridade.
- Todos os pacientes internados com IAM são submetidos a ecocardiograma transtorácico nas 24 a 48 horas que sucedem a internação a fim de avaliar a extensão da área acometida e o grau de disfunção segmentar pós-IAM.
- Caso se detecte o mínimo sinal de descompensação ou deterioração clínica, solicita-se ECG de urgência e o ecocardiografista de emergência é acionado para realização, no leito, de ecocardiograma transtorácico visando à averiguação diagnóstica a fim de diagnosticar precocemente complicações mecânicas pós-IAM.
- Uma vez feito o diagnóstico de complicação mecânica, o paciente é imediatamente transferido à sala de emergência, onde medidas clínicas são iniciadas enquanto a equipe de cirurgia cardíaca de emergência é acionada para pronta cirurgia e correção da complicação vigente.
- Caso seja diagnosticada complicação mecânica e o paciente ainda não tenha realizado cineangiocoronariografia, ele deve ser encaminhado ao exame em caráter de urgência. Se o paciente se encontrar em edema agudo de pulmão, será necessário realizar a intubação orotraqueal antes do procedimento. Nesse caso, o cateterismo deve ser apenas diagnóstico, sem intenção primária de intervenção coronária, uma vez que a programação ideal contemplaria a correção valvar associada à cirurgia de revascularização miocárdica de urgência.
- Na maioria dos casos de complicação valvar mitral associada à isquemia no InCor, observa-se apenas insuficiência mitral por disfunção do músculo papilar, sem ruptura associada. Nessa situação, geralmente o tratamento clínico com vasodilatadores e diuréticos associado a reperfusão coronária é capaz de obter a compensação clínica adequada, com melhora da regurgitação em poucos dias.
- Quando ocorre rotura do músculo papilar mitral, geralmente a apresentação clínica é dramática, com edema agudo de pulmão de difícil manejo. Isto acontece, pois, a cavidade ventricular é pequena e não adaptada à grande quantidade de volume regurgitante. Opta-se sempre por transferir o paciente à sala de emergência, obter acesso venoso periférico e iniciar terapêutica o mais precocemente possível. O suporte de oxigênio geralmente é oferecido em forma de ventilação não invasiva (CPAP) com paciente sentado a 90º em maca. O tratamento clínico inclui o uso de nitroglicerina IV em bomba de infusão contínua quando a pressão arterial permitir. Em casos de choque cardiogênico, a preferência é o uso de dobutamina IV em bomba de infusão contínua. Furosemida é administrada na dose inicial de 1 mg/kg IV para todos os pacientes. O uso de BIA deve ser prontamente indicado como ponte para a cirurgia cardíaca. Todos os casos de rotura de músculo papilar são cirúrgicos.
- Em casos de rotura de septo interventricular, o procedimento para estabilização clínica é semelhante ao da rotura de músculo papilar mitral. No entanto, a apresentação ocorre como choque cardiogênico em maior número de vezes. O tratamento é sempre cirúrgico de urgência e deve ser realizado o mais rápido possível, uma vez que o tecido miocárdico friável pode rapidamente aumentar o orifício de *shunt*, comprometendo ainda mais a situação clínica do paciente.
- Por último, pacientes com rotura de parede livre de ventrículo geralmente apresentam-se com quadro clínico catastrófico, associado a morte súbita ou enorme instabilidade hemodinâmica. A estabilização hemodinâmica deve ser prontamente iniciada com drogas vasoativas em bomba de infusão contínua (no InCor, há preferência por dobutamina e noradrenalina). A passagem de BIA é útil,

mas não deve atrasar a cirurgia de emergência na presença de tamponamento cardíaco. A realização de pericardiocentese de urgência é conduta de exceção e só deve ser considerada em casos de choque hemodinâmico refratário às drogas vasoativas e sem previsão de correção cirúrgica de urgência ou vigência de parada cardiorrespiratória. Todos os casos são cirúrgicos.

- Em todos os tipos de complicações mecânicas pós-IAM, a reversão da ação de anticoagulantes deve ser prontamente iniciada assim que confirmado o diagnóstico. Pacientes em uso de clopidogrel devem ter a medicação suspensa. Isto não deve atrasar a intervenção cirúrgica, sendo preconizada a transfusão de concentrados de plaquetas nesses casos.
- Todos os pacientes com complicações mecânicas pós-IAM são transferidos antes ou imediatamente após a cirurgia para a Unidade de Terapia Intensiva de Pós-operatório do InCor.
- O fluxograma de atendimento de complicações mecânicas pós-IAM do InCor encontra-se na Figura 4.

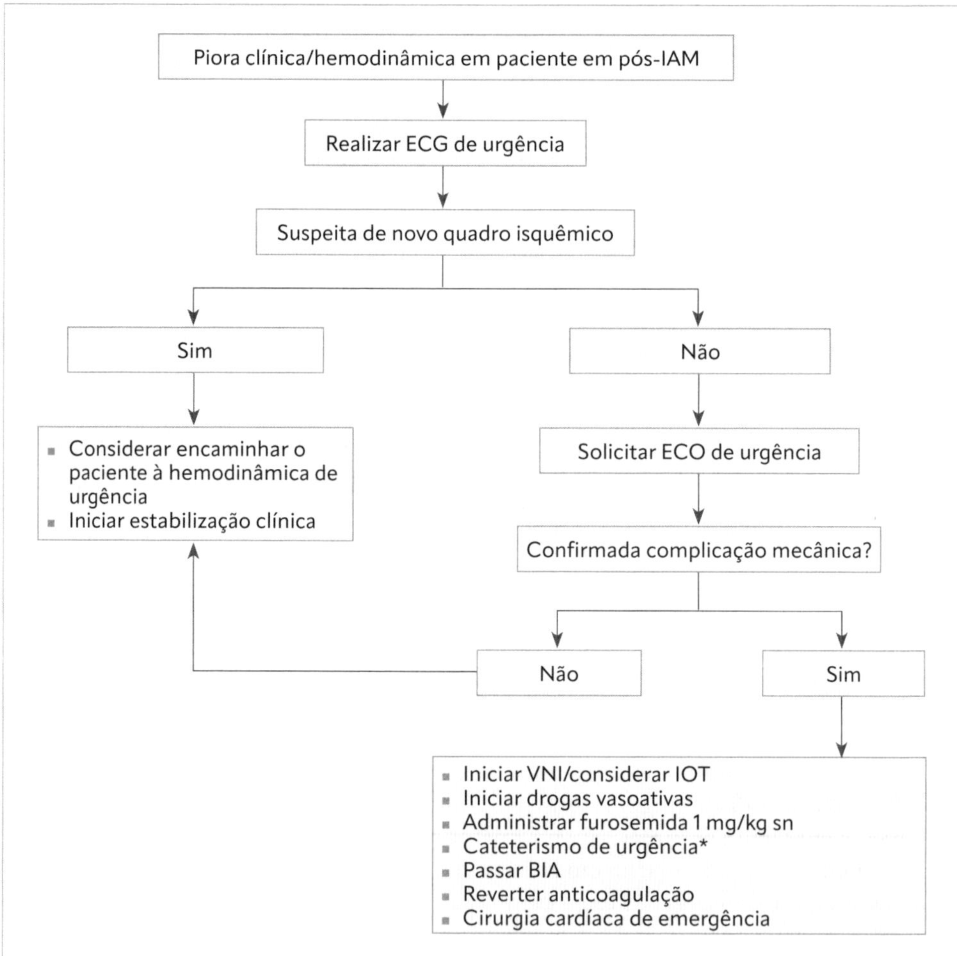

FIGURA 4 Resumo do atendimento de complicações pós-IAM no InCor.
BIA: balão intra-aórtico; ECG: eletrocardiograma; ECO: ecocardiograma; IOT: intubação orotraqueal; sn: se necessário; VNI: ventilação não invasiva. * Considerar caso não tenha sido realizado previamente.

BIBLIOGRAFIA RECOMENDADA

1. Birnbaum Y, Fishbein MC, Blanche C, Siegel RJ. Ventricular septal rupture after acute myocardial infarction. N Engl J Med. 2002;347(18):1426-32.
2. Chevalier P, Burri H, Fahrat F, Cucherat M, Jegaden O, Obadia JF, et al. Perioperative outcome and long-term survival of surgery for acute post-infarction mitral regurgitation. Eur J Cardiothorac Surg. 2004;26:330-5.
3. Liuzzo JP, Shin YT, Choi C, Patel S, Braff R, Coppola JT. Simultaneus papillary muscle avulsion and free wall rupture during acute myocardial infarction. Intra-aortic balloon pump: a bridge to survival. J Invasive Cardiol. 2006;18(3):135-40.
4. McMullan MH, Maples MD, Kilgore TL, Hindman SH. Surgical experience with left ventricular free wall rupture. Ann Thorac Surg. 2001;71:1894-9.
5. O'Gara PT, Kushner FG, Ascheim DD, Casey DE, Chung MK, Lemos JA, et al. 2013 ACCF/AHA Guideline for the management of ST-elevation myocardial infarction. J Am Coll Cardiol. 2013;61(4):e78-e140.
6. Piegas LS, Feitosa G, Mattos LA, Nicolau JC, Rossi Neto JM, et al. IV Diretriz da sociedade brasileira de cardiologia sobre tratamento do infarto agudo do miocárdio com supradesnível do segmento ST. Arq Bras Cardiol. 2009;93(6 Suppl. 2):e179-e264.
7. Russo A, Suri RM, Grigioni F, Roger VL, Oh JK, Mahoney DW, et al. Clinical outcome after surgical correction of mitral regurgitation due to papillary muscle rupture. Circulation. 2008:118:1528-34.
8. Poulsen SH, Præstholm M, Munk K, Wierup P, Egeblad H, Nielsen-Kudsk JE. Ventricular septal rupture complicating acute myocardial infarction: clinical characteristics and contemporary outcome. Ann Thorac Surg. 2008;85:1591-6.
9. Steg G, James SK, Atar D, Badano LP, Lundqvist CB, Borger MA, et al. ESC Guidelines for the management of acute myocardial infarction in patients presenting with ST-segment elevation. Eur Heart J. 2012;33:2569-619.
10. Damluji AA, van Diepen S, Katz JN, et al. Mechanical complications of acute myocardial infarction - a scientific statement from the american heart association. Circulation. 2021;144:e16-e35.
11. Camaj A, Fuster V, Giustino G, et al. Left ventricular thrombus following acute myocardial infarction. J Am Coll Cardiol. 2022;79(10):1010-22.

15

Manejo de arritmias ventriculares pós-infarto agudo do miocárdio

Viviane Felgueiras Ruiz
Felipe Gallego Lima
Leonardo Vedovato Vilela de Salis

OBSERVAÇÕES GERAIS BASEADAS EM EVIDÊNCIAS

Introdução

- Mais da metade dos pacientes tratados com taquicardia ventricular (TV) sintomática recorrente apresentam doença cardíaca isquêmica. Em pacientes ressuscitados de morte súbita, 75% apresentam doença coronária grave e em 75% deles pode ser induzida TV por meio de estudo eletrofisiológico (EEF).
- As arritmias ventriculares relacionadas ao infarto agudo do miocárdio (IAM) podem ser classificadas temporalmente nas primeiras 48 horas e após 48 horas do IAM, indicando gênese, tratamento e prognósticos diferenciados.
- As arritmias precoces são provavelmente resultado de microrreentradas, embora outros mecanismos eletrofisiológicos possam estar presentes. A reentrada é causada pela heterogeneidade da atividade elétrica no miocárdio isquêmico.
- Os mecanismos eletrofisiológicos celulares das arritmias de reperfusão parecem incluir a "lavagem" de vários íons, como lactato e potássio, e substâncias metabólicas tóxicas acumuladas na área isquêmica.
- Importantes fatores contribuintes para as arritmias são: tônus adrenérgico aumentado, hipocalemia, hipomagnesemia, acidose, liberação de ácidos graxos e radicais livres.
- O papel de cada um desses fatores na patogênese das arritmias durante o IAM não está bem estabelecido, assim como não está claro se medidas específicas para corrigi-los podem reduzir sua ocorrência.
- A associação de betabloqueadores, quando não há contraindicação, deve ser considerada.

Arritmias ventriculares nas primeiras 48 horas do IAM

Arritmias ventriculares de baixa complexidade

Extrassístoles ventriculares (EEVV)

- Previamente à terapia atual da coronariopatia aguda (que inclui reperfusão, AAS e betabloqueador), acreditava-se que as extrassístoles ventriculares (EEVV) (principalmente com frequência > 5/min, multifocais e repetitivas) eram um presságio para fibrilação ventricular (FV).
- Atualmente, sabe-se que não existe relação entre a presença das EEVV e FV.
- As EEVV estão presentes tanto em pacientes que evoluem para FV como em pacien-

tes que não apresentam arritmias malignas. Vários estudos demonstram que a FV ocorre sem arritmias de alerta prévias. Portanto, a supressão das EEVV com antiarrítmicos não é necessária e seu uso pode acarretar eventos bradicárdicos fatais e assistolia.

- O tratamento atual consiste em corrigir isquemia miocárdica, distúrbios eletrolíticos e metabólicos, além do emprego precoce de betabloqueadores.

Ritmo idioventricular acelerado (RIVA)

- Essa arritmia está presente em até 20% dos pacientes com IAM com supradesnivelamento do segmento ST (IAMCSST). Ocorre frequentemente nos primeiros 2 dias, com igual frequência no IAM inferior e anterior.
- RIVA origina-se no ventrículo (QRS alargado), tendo frequência cardíaca superior a 40 bpm e inferior a 100 bpm, em consequência de automatismo aumentado (Figura 1). Compete com o ritmo basal do coração. Não é ritmo de suplência, sendo autolimitado.
- Os episódios de RIVA costumam apresentar curta duração e frequentemente ocorrem logo após a reperfusão miocárdica.
- RIVA não afeta o prognóstico pós-IAM e não necessita de tratamento específico.

Taquicardia ventricular não sustentada (TVNS)

- Apresenta ritmo ventricular repetitivo, com três ou mais batimentos consecutivos, autolimitado, com duração inferior a 30 segundos e frequência cardíaca maior que 100 bpm (Figura 2).
- TVNS precoce após o IAM não aumenta a mortalidade intra-hospitalar e após 1 ano. Costuma ser bem tolerada, não necessitando de tratamento específico.
- Pode ser monomórfica ou polimórfica, em geral inferior a cinco batimentos. Os dados epidemiológicos não sugerem associação com risco aumentado de FV/TV sustentada.
- A prevenção consiste em manter níveis de potássio e magnésio adequados, pois valo-

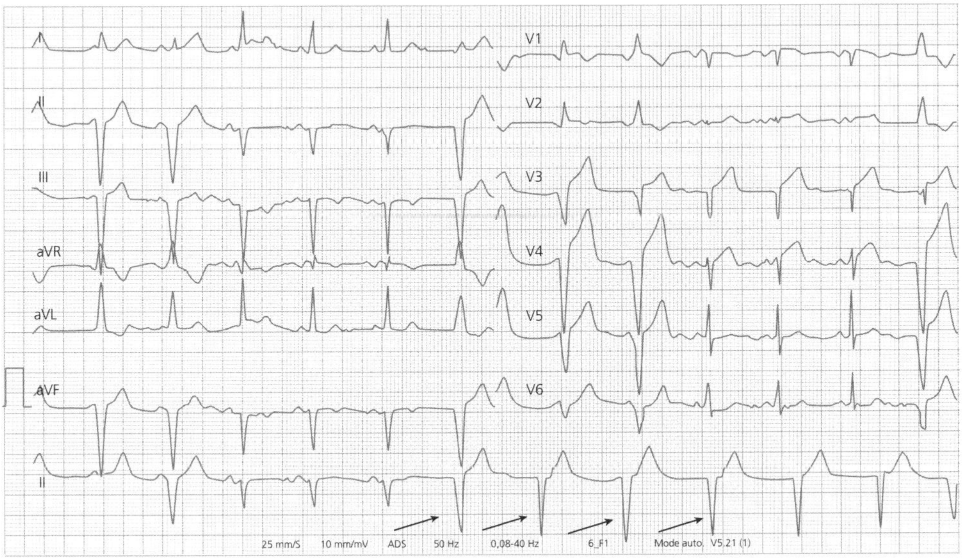

FIGURA 1 Ritmo ventricular acelerado (RIVA) intermitente em paciente em vigência de infarto agudo do miocárdio (IAM) de parede anterior. Nota-se a presença de complexos QRS alargados intermitentes e não sustentados, com frequência cardíaca lenta (setas).

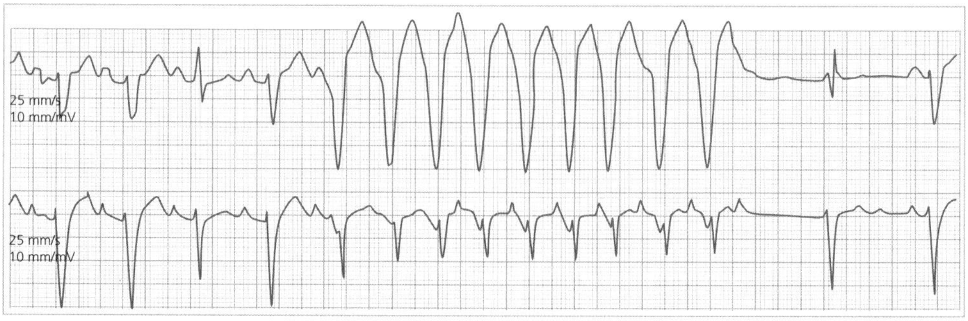

FIGURA 2 Presença de taquicardia ventricular não sustentada (TVNS) de 9 batimentos, caracterizada por complexos QRS alargados com frequência rápida e dissociação completa atrioventricular.

res reduzidos desses eletrólitos estão associados ao aumento no risco de desenvolver TV.

- Não é necessária cardioversão para ritmo sinusal, exceto em raros casos de instabilidade clínica. Nesse caso, deve-se conduzir como TV instável.

Arritmias ventriculares complexas – FV/TV sustentada

- Também chamada de FV/TV precoce ou primária, ocorre de forma súbita e inesperada em pacientes sem sinais de insuficiência cardíaca nas primeiras 48 horas após o IAM.
- A incidência intra-hospitalar pós-IAM chegava a 10% na era pré-reperfusão, mas vem declinando com a redução da área infartada em razão de estratégias de reperfusão precoce, correção de déficits eletrolíticos e uso de betabloqueadores.
- Instabilidade hemodinâmica, choque cardiogênico, fração de ejeção de ventrículo esquerdo < 40% e magnitude dos supradesnivelamentos do segmento ST são fatores de risco independentes para a ocorrência de taquiarritmias ventriculares.
- A imensa maioria dos episódios de FV/TV após IAM ocorrem nas primeiras 48 horas. É a principal causa de mortalidade extra-hospitalar no IAM. Evento súbito, que muitas vezes impede que o paciente receba o primeiro atendimento médico.
- FV/TV podem ocorrer no momento da restauração do fluxo coronariano na angioplastia e não demandam uso de drogas antiarrítmicas específicas.
- FV primária (Figura 3) permanece como importante marcador de mortalidade nas primeiras 24 horas pós-IAM. Está associada a uma mortalidade 4 vezes maior aos 30 dias quando comparada aos pacientes sem FV/TV precoce. Porém, após a alta hospitalar, parece apresentar a mesma mortalidade dos pacientes sem arritmias malignas (principalmente se FV nas primeiras 4 horas do evento).
- O prognóstico do paciente que apresenta FV/TV primária ou precoce (< 48 horas, é provavelmente mais relacionado à função ventricular residual e isquemia recorrente do que à arritmia em si.
- A profilaxia primária de FV com amiodarona e/ou lidocaína é desaconselhada em razão do aumento da mortalidade por bradicardia fatal e assistolia.
- É recomendada a prevenção das arritmias malignas com a manutenção de magnésio acima de 2 mg/dL e do potássio acima de 4 mEq/L, além do controle do equilíbrio ácido-base e utilização precoce de betabloqueadores.
- A utilização de antagonistas do sistema renina-angiotensina-aldosterona também reduz a incidência de arritmias malignas.

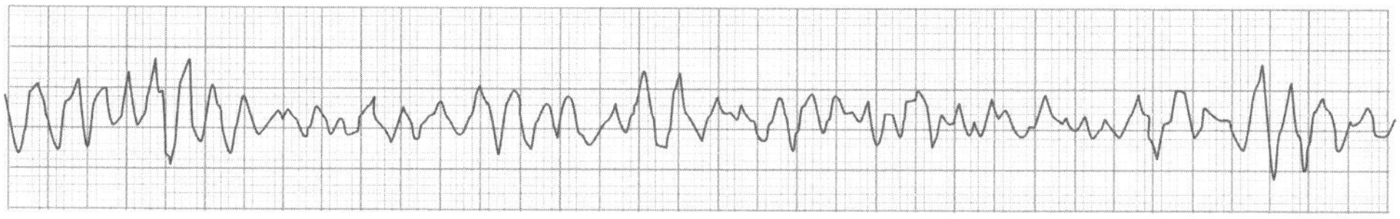

FIGURA 3 Exemplo de fibrilação ventricular, caracterizado por ritmo anárquico, sem morfologia de QRS definida e incompatível com pulso.

- A infusão de amiodarona na dose de 150 a 300 mg em 10 minutos é a medicação de escolha na TV estável (Figura 4). Quando a TV for instável (com angina de peito, hipotensão ou sinais de insuficiência cardíaca aguda e/ou baixo débito cardíaco), a conduta a ser adotada é a cardioversão elétrica sincronizada.
- O tratamento da FV/TV sem pulso consiste em desfibrilação com a carga máxima do desfibrilador disponível (monofásico ou bifásico) o mais rápido possível associada a medidas de reanimação cardiopulmonar.
- Amiodarona venosa em *bolus* de 300 mg e segunda dose de 150 mg é útil tanto na reversão da FV refratária como na prevenção de novos episódios. Após a reversão da TV ou FV primária, recomenda-se a manutenção de amiodarona venosa em bomba de infusão contínua por 24 horas, no máximo, 1 mg/min nas primeiras 6 horas e 0,5 mg/min nas próximas 18 horas. Recomenda-se não ultrapassar a dose cumulativa diária de 2,2 g.
- Não há evidências de benefício da utilização prolongada da amiodarona após FV primária.
- Neste contexto, é primordial a correção do fator precipitante, que é a isquemia miocárdica, preferencialmente através de angioplastia coronária.
- Em FV/TV que ocorre nas primeiras 48 horas após o IAM, a indicação de cardiodesfibriladores não deve ser considerada. A maioria dos estudos não incluiu pacientes nesse período ou não mostra benefício do seu implante nessa fase da doença.
- As principais medidas para o tratamento de TV com e sem pulso e FV pós-IAM encontram-se na Tabela 1.

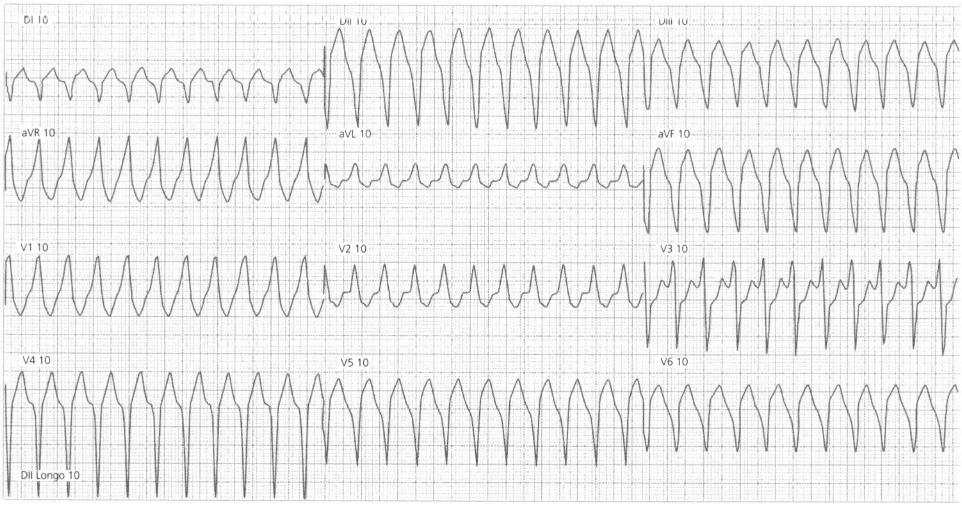

FIGURA 4 Exemplo de taquicardia ventricular (TV) sustentada pós-infarto agudo do miocárdio.

TABELA 1 **Principais medidas adotadas no tratamento de arritmias ventriculares complexas pós-infarto agudo do miocárdio**

Extrassístoles ventriculares	Não indicado tratamento específico Corrigir distúrbios hidroeletrolíticos Betabloqueador precoce, se possível
Taquicardia ventricular não sustentada (TVNS)	Não indicado tratamento específico se bem tolerada. Se instável, conduzir como TV instável Correção de distúrbios hidroeletrolíticos + emprego de betabloqueador precoce
Ritmo idioventricular acelerado (RIVA)	Autolimitado Sem indicação de tratamento antiarrítmico específico
FV/TV durante reperfusão na angioplastia	Conduzir conforme ACLS Após, não é necessário manter tratamento antiarrítmico específico
FV/TV	Conduzir conforme ACLS Priorizar revascularização Corrigir distúrbios hidroeletrolíticos Emprego de betabloqueador precoce, se possível
FV/TV recorrente	Betabloqueador, se possível Amiodarona EV (não ultrapassar 2,2 g em 24 horas) Lidocaína EV Considerar balão intra-aórtico Considerar MP para *overdrive pacing* Considerar terapia de ablação por cateter

FV/TV sustentada após 48 horas do IAM

- Também chamada de FV/TV tardia ou secundária, é frequentemente o evento final de um curso progressivo de IAM transmural, disfunção ventricular e choque cardiogênico. Sua gênese envolve cicatrizes e envolvimento da conexina 43 no aparecimento das reentradas.
- Está associada à deterioração hemodinâmica e maior mortalidade intra-hospitalar e após 1 ano. É mandatória a reversão rápida da TV sustentada (TVS) devido a seu efeito deletério na função cardíaca e ao risco de deteriorar para FV.
- Pacientes que apresentam distúrbios de condução intraventricular, *flutter* ou fibrilação atrial precoces e infarto de ventrículo direito com necessidade de marca-passo ventricular são de maior risco para FV tardia.
- Após a reversão para ritmo sinusal devem ser feitas todas as medidas para corrigir anormalidades, como hipóxia, hipotensão arterial, alterações metabólicas, eletrolíticas e distúrbios acidobásicos.
- Cardioversão elétrica como terapia inicial pode ser considerada em pacientes que se apresentam com TV estável e que possuem baixo risco de sedação.
- Nos demais cenários, amiodarona é novamente o antiarrítmico de escolha para a redução de arritmias malignas, sendo segura em pacientes com disfunção ventricular e raramente está associada com eventos bradicárdicos importantes.
- Na prevenção, pacientes com cardiopatia isquêmica crônica, sob tratamento farmacológico otimizado e sem isquemia miocárdica passível de tratamento podem ser considerados para implante de desfibriladores implantáveis, proporcionando melhor sobrevida do que a amiodarona particularmente quando a fração de ejeção de ventrículo esquerdo for menor que 35% como profilaxia primária ou secundária.
- Embora os principais estudos de prevenção primária e secundária tenham excluído pacientes na fase aguda do IAM, acredita-se que aqueles que apresentam FV/TV após 48

horas do IAM possam ter benefício em receber o implante de cardiodesfibriladores. Todos os estudos mais importantes incluíram população com mais de 40 dias do evento.

- A ablação da TV por cateter é restrita hoje ao tratamento adjuvante em pacientes portadores de CDI para diminuir frequências de TV e choques refratários ao uso de drogas antiarrítmicas.

QUAL É A ROTINA NA EMERGÊNCIA DO INCOR?

- Pacientes que apresentam arritmias ventriculares pós-IAM devem permanecer monitorizados de forma contínua. Quando estiver presente instabilidade hemodinâmica e/ou arritmias ventriculares complexas, devem ser imediatamente conduzidos à sala de emergência.
- Qualquer paciente em vigência de coronariopatia aguda que apresente arritmias ventriculares complexas deve ser considerado de alto risco.
- De rotina, tratamento específico de EEVV, RIVA ou TVNS não é realizado a menos que leve à instabilidade hemodinâmica.
- Em casos de TVS com pulso, a estabilização clínica inicial é fundamental. Deve sempre ser obtida uma rápida anamnese e exame físico em sala de emergência. Os principais sinais vitais como pressão arterial, perfusão periférica, nível de consciência, auscultas cardíaca e pulmonar e oximetria devem ser obtidos imediatamente. Caso haja hipotensão arterial, sinais de baixo débito cardíaco, dor torácica sugestiva de angina, história de síncope, congestão pulmonar significativa (associada à dispneia ou queda dos níveis de saturação arterial) ou rebaixamento do nível de consciência, o paciente deve ser submetido à cardioversão elétrica sincronizada inicialmente com 100 J em casos de TV monomórfica ou desfibrilação com carga máxima quando for TV polimórfica. Para tal, usamos como sedação etomidato ou midazolam.
- Quando o paciente apresentar TVS com pulso sem sinais de instabilidade, como rotina tenta-se sua reversão por meio de medicações endovenosas. A medicação utilizada de escolha em casos de TV é a amiodarona na dose de 300 mg (em torno de 6 mg/kg) em ataque e manutenção de 900 a 1.200 mg administrados ao longo de 24 horas por 1 a 2 dias consecutivos.
- Após 24 a 48 horas de administração de amiodarona endovenosa, quando o paciente encontra-se hemodinamicamente estável, introduzimos betabloqueador via oral e suspendemos a amiodarona caso a arritmia tenha ocorrido nas primeiras 48 horas do IAM. Nos casos em que a TV/FV tenha ocorrido após 48 horas do IAM realizamos a transição para amiodarona via oral inicialmente com dose de 200 mg a cada 8 horas e associamos betabloqueador. Já nos casos em que o paciente apresente instabilidade hemodinâmica/choque cardiogênico, após 24 a 48 horas, a amiodarona endovenosa deve ser suspensa e prescrita por via oral até que haja condições clínicas para efetuar sua troca por betabloqueador. A longo prazo, somente indicamos o uso de amiodarona nas arritmias complexas que ocorreram após 48 horas do IAM.
- O intervalo QT deve ser monitorado diariamente.
- Caso o paciente apresente recorrência da arritmia ventricular (ou entre em tempestade elétrica) ou ocorra aumento de QT, associamos ou substituímos, respectivamente, lidocaína à amiodarona. Utilizamos uma dose de ataque de 1,0 mg/kg administrada em aproximadamente 30 minutos e colocada em manutenção de 1 a 4 mg/min. Como última linha terapêutica, em casos específicos utilizamos em conjunto sulfato de magnésio, com infusão de 1 a 2 g de ataque em 15 minutos e manutenção em bomba de infusão contínua na dose de 1 a 2 g/h.
- Especificamente em pacientes com *torsades de pointes*, a primeira opção torna-se o sul-

fato de magnésio endovenoso (dose de 1 a 2 g em 5 a 60 minutos).

- Em casos que se mantêm refratários, o cateterismo cardíaco deve ser realizado em caráter de emergência com intuito de estabelecer a reperfusão coronária percutânea da artéria culpada. A realização ou indicação de cirurgia de revascularização miocárdica de urgência com esse quadro ocorre somente em casos selecionados.
- Em alguns casos, optamos pela passagem de balão intra-aórtico como medida de auxílio na estabilização elétrica ou ponte até a cirurgia.
- Em pacientes que apresentam arritmias ventriculares complexas associadas a bradicardias, a passagem de marca-passo transvenoso é fundamental, uma vez que permite a reversão de um dos mecanismos arritmogênicos deflagradores e o uso de medicações antiarrítmicas com segurança.
- Logo após a reversão da arritmia um novo eletrocardiograma deve ser realizado a fim de avaliar a presença de isquemia e o intervalo QT. Além disso, deve-se solicitar de urgência a dosagem de eletrólitos e a coleta de marcadores de necrose miocárdica seriados.
- Pacientes apresentando síndromes coronarianas agudas e arritmias na emergência devem ter potássio e magnésio repostos por via endovenosa objetivando-se níveis séricos de 4 mEq/L e 2 mg/dL, respectivamente.
- Em todos os pacientes que apresentam arritmias ventriculares complexas em fase aguda de síndromes coronárias, após a estabilização inicial, o indivíduo é imediatamente levado ao cateterismo cardíaco, mesmo quando o eletrocardiograma não mostrar alterações significativas relacionadas à isquemia. Caso o paciente ainda não tenha realizado a angiografia coronária, o exame deve ser priorizado de imediato. Já em casos nos quais o exame já foi feito, um novo estudo deve ser realizado.
- Se o paciente apresentar FV/TV sem pulso, o atendimento da parada cardiorrespiratória deve ser realizado segundo as recomendações estabelecidas e comentadas em capítulo específico.
- Assim que possível, caso não haja contraindicações, medicamentos como betabloqueadores, inibidor de enzima conversora de angiotensina e espironolactona devem ser iniciados.
- Quando presente, o tratamento do choque cardiogênico deve ser ajustado, evitando o uso de drogas vasoativas em excesso, porém assegurando boa perfusão tecidual.
- Todos os pacientes devem realizar ecocardiograma transtorácico preferencialmente nas primeiras 24 horas. A determinação da fração de ejeção pode inferir prognóstico ao paciente.
- Especificamente quando a arritmia ventricular complexa ocorrer após as primeiras 48 horas do IAM, além das medidas anteriormente relatadas, a depender do caso deve-se considerar a pesquisa de viabilidade pela ressonância magnética cardíaca ou cintilografia miocárdica com tálio. Geralmente configuram pior prognóstico, relacionadas a pacientes com fração de ejeção reduzida e com maior relação com choque cardiogênico.
- Em fase aguda de IAM, não indicamos o implante de cardiodesfibriladores implantáveis. Em pacientes que apresentaram eventos arritmogênicos após 48 horas, principalmente na presença de disfunção ventricular, a indicação de implante deve ser discutida em conjunto com a equipe de marca-passo.
- De rotina, a indicação de estudo EEF na fase aguda do IAM não é realizada. Pode ser considerado somente em casos selecionados para ablação de arritmias refratárias que não apresentam mais isquemia após fase aguda do IAM.
- O fluxograma de abordagem de arritmias complexas em fase aguda de IAM encontra-se na Figura 5.

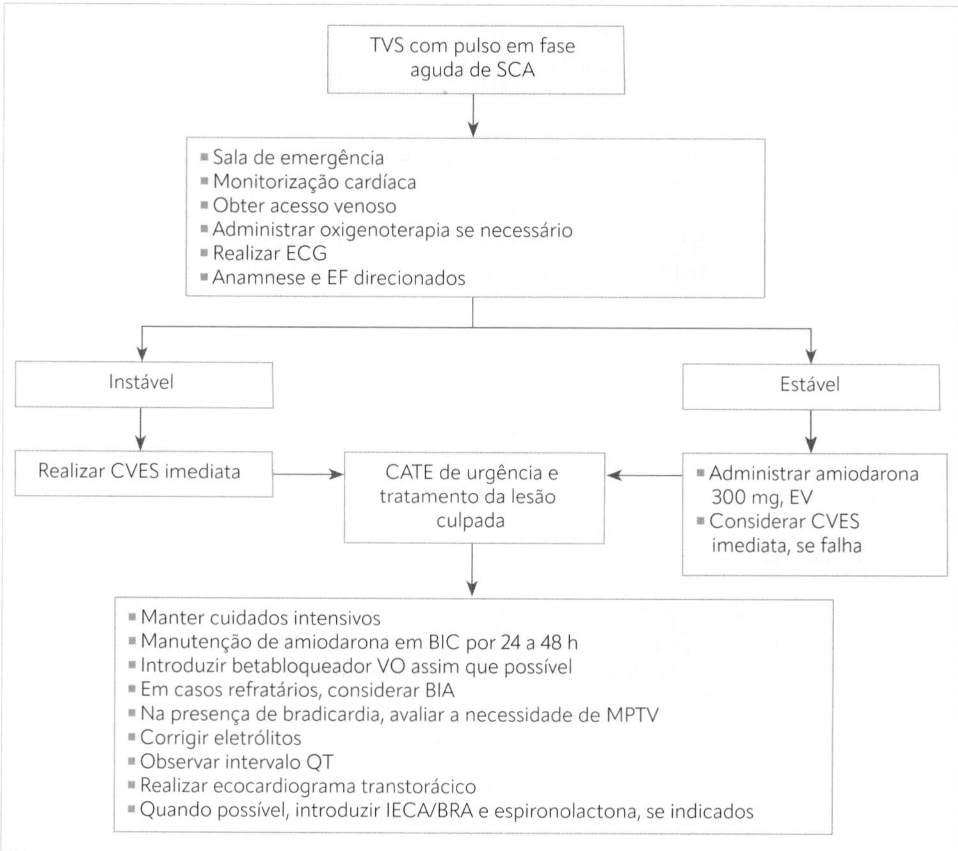

FIGURA 5 Fluxograma de abordagem de arritmias complexas com pulso em fase aguda de infarto agudo do miocárdio.

TVS: taquicardia ventricular sustentada; SCA: síndrome coronária aquda; ECG: eletrocardiograma; EF: exame físico; CVES: cardioversão elétrica sincronizada; CATE; cateterismo cardíaco; EV: endovenoso; BIC: bomba de infusão contínua; VO: via oral; BIA: balão intra-aórtico; MPTV: marca-passo transvenoso; IECA: inibidores de enzima conversora da angiotensina; BRA: bloqueadores dos receptores de angiotensina.

BIBLIOGRAFIA RECOMENDADA

1. Al-Khatib SM, Stebbins AL, Califf RM, Lee KL, Granger CB, White HD, et al. Sustained ventricular arrhythmias and mortality among patients with acute myocardial infarction: results from the GUSTO-III Trial. AHJ. 2003;145(3):515-21.
2. Askari AT, Shishehbor MH, Kaminski MA, Riley MJ, Hsu A, Lincoff AM; GUSTO-V Investigators.The association between early ventricular arrhythmias, renin-angiotensin-aldosterone system antagonism, and mortality in patients with ST-segment-elevation myocardial infarction: Insights from global use of strategies to open coronary arteries (GUSTO) V. AHJ. 2009;158(2):238-43.
3. Bonow RO, Mann DL, Zipes DP, Libby P, Braunwald E. Braunwald's heart disease: a textbook of cardiovascular medicine. 9th.ed. Philadelphia: Elsevier; 2011.
4. O'Gara PT, Kushner FG, Ascheim DD, Casey DE Jr, Chung MK, de Lemos JA, et al. 2013 ACCF/AHA guideline for the management of ST-elevation myocardial infarction: a report of the American College of Cardiology Foundation/American Heart Association Task Force on Practice Guidelines. J Am Coll Cardiol. 2013;61:e78-140.
5. Piegas LS, Timerman A, Feitosa GS, Nicolau JC, Mattos LAP, Andrade MD, et al. V Diretriz da Sociedade Brasileira de Cardiologia sobre Tratamento do Infarto Agudo do Miocárdio com Supradesnível do Segmento ST. Arq Bras Cardiol. 2015;105(2):1-105.
6. Roffi M, Patrono C, Collet JP, Mueller C, Valgimigli M, et al.ESC Scientific Document Group, 2015 ESC Guidelines for the management of acute coronary syndromes in patients presenting without persistent ST-segment elevation: Task Force for the Management of Acute Coronary Syndromes in Patients Presenting without Persistent ST-Segment Elevation of the European Society of Cardiology (ESC), Eur Heart J. 2016;37(3):267-315.
7. Zeppenfeld K, Tfelt-Hansen J, Riva M, Winkel BG, Behr ER, et al. 2022 ESC Guidelines for the management of patients with ventricular arrhythmias and the prevention of sudden cardiac death: Developed by the task force for the management of patients with ventricular arrhythmias and the prevention of sudden cardiac death of the European Society of Cardiology (ESC) Endorsed by the Association for European Paediatric and Congenital Cardiology (AEPC). Eur Heart J. 2022;43(40):3997-4126.

16

Manejo de introdutores arteriais e suas complicações

Abrahão Afiune Junior
Fábio Conejo
Mateus Paiva Marques Feitosa
Alexandre Abizaid

OBSERVAÇÕES GERAIS BASEADAS EM EVIDÊNCIAS

Introdução

- Ao longo das últimas três décadas, os avanços tecnológicos nas intervenções coronárias percutâneas (ICP) e a farmacoterapia contemporânea têm tornado esses procedimentos mais seguros para uma ampla gama de pacientes.
- O acesso arterial é um passo crucial dos procedimentos cardíacos percutâneos e, portanto, requer atenção especial. Atualmente, o cateterismo cardíaco e a ICP são realizados principalmente pelas artérias femorais ou radiais (uma abordagem braquial pode eventualmente ser utilizada).
- Objetivando a otimização dos resultados após o cateterismo diagnóstico e/ou ICP quanto ao local de acesso vascular, deve-se: Identificar os fatores que contribuem para as complicações relacionadas aos locais de acessos vasculares.
- Complicações no local de acesso resultam em maior tempo de hospitalização, tratamentos adicionais e maiores recursos, além de estarem associados com aumento da morbidade e mortalidade. Por isso, elas devem sem identificadas e monitorizadas a fim de evitar possíveis danos ao paciente.
- Conhecer os diferentes tipos de anticoagulação usados antes, durante e após a ICP.
- Conhecer os métodos utilizados para alcançar a hemostasia em pacientes submetidos à ICP.

Vias de acesso e fatores de risco para complicações hemorrágicas

- As diferenças observadas com relação a complicações vasculares após intervenções percutâneas radiais e femorais são baseadas, principalmente, em características anatômicas favoráveis à artéria radial em contrapartida à artéria femoral comum (AFC) (Tabela 1).
- A ocorrência de eventos hemorrágicos após a ICP está associada, de forma independente, ao aumento do risco de morte e a eventos isquêmicos recorrentes em pacientes com síndrome coronariana aguda. O sangramento nos primeiros 30 dias após a ICP está fortemente relacionado com o aumento da mortalidade em um ano, sendo tão importante quanto a ocorrência de eventos como o infarto do miocárdio pós-procedimento e a necessidade de revascularização miocárdica de urgência. Antes dessas observações, o

TABELA 1 Diferenças entre os acessos femoral comum e radial

Artéria femoral comum
▪ A AFC é relativamente profunda ▪ O local ideal de punção pode ser de difícil identificação, especialmente em pacientes obesos ▪ A prega inguinal é um pouco confiável como marco em mais de dois terços dos pacientes ▪ O pulso femoral forte identifica corretamente a AFC em 90% dos casos ▪ Local da punção sobre a articulação do quadril ▪ O marco mais confiável é, provavelmente, a junção entre o meio e o terço inferior da cabeça do fêmur ▪ Compressão da AFC pode ser difícil ▪ Sem estruturas duras e fixas por trás da artéria ▪ AFC fica perto de uma grande veia (veia femoral) e feixe nervoso (nervo femoral) ▪ AFC é a única fonte de sangue para o membro inferior
Artéria radial
▪ A AR tem trajeto distal superficial ▪ Esta artéria é fácil de palpar mesmo em pacientes obesos ▪ Ao nível do local da punção, a artéria fica logo abaixo da pele e fáscia ▪ Local da punção não é sobre uma articulação ▪ O marco mais confiável é idealmente 2-3 cm proximal ao vinco flexor do pulso ▪ AR pode ser facilmente comprimido, com uma pressão mínima ▪ No local da punção, osso radial é logo abaixo da artéria ▪ AR é separado do nervo mediano e as principais veias ▪ Fornecimento de sangue para a mão assegurada pelo arco palmar

AFC: artéria femoral comum; AR: artéria radial.

desfecho composto de eficácia e segurança utilizado para avaliar os procedimentos de ICP é, tradicionalmente, a incidência combinada de morte, infarto do miocárdio e revascularização urgente do vaso-alvo em 30 dias. Atualmente recomenda-se a inclusão de sangramento maior nessa avaliação de desfechos.

- Os fatores de risco para complicações hemorrágicas das vias de acesso podem ser divididos em três categorias: clínicos e relacionados ao procedimento, relacionados a terapias anticoagulantes e relacionados aos antiagregantes associadas (Tabela 2).
- Dentre os preditores clínicos de complicações vasculares, sexo feminino e idade avançada são os identificados com maior frequência, assim sendo, a equipe clínica deve ter atenção nos cuidados pós-procedimento.

TABELA 2 Principais fatores de risco relacionados a sangramento em pacientes submetidos à cineangiocoronariografia

Fatores clínicos
Idade avançada Sexo feminino Baixo peso corporal/obesidade Hipertensão arterial grave Insuficiência cardíaca Doença vascular periférica Síndrome coronariana aguda Insuficiência renal Anemia Diabetes
Fatores relacionados ao procedimento
Acesso femoral (versus radial) Aumento do calibre da bainha do introdutor Permanência prolongada do introdutor Necessidade de intervenção de repetição Bainha venosa concomitante
Terapias combinadas
Terapia antiplaquetária *Crossover*/combinações de agentes anticoagulantes Uso de anticoagulantes (+/- inibidores GP IIb/IIIa) Uso de trombolítico prévio

GP: glicoproteína.

Complicações relacionadas à escolha do acesso arterial

Acesso femoral

- As complicações relacionadas ao acesso femoral estão entre os problemas mais comuns observados após cateterismo cardíaco (Tabela 3). Incluem, principalmente, isquemia da extremidade inferior (devido a dissecção, embolização ou trombose), sangramento (hematoma inguinal e hematoma retroperitoneal), fístula arteriovenosa, pseudoaneurisma, infecção e lesão nervosa.

TABELA 3 Complicações relacionadas ao acesso femoral

Complicação	Descrição	Achados clínicos	Tratamento
Hematoma (incidência: 5 a 23%)	É a complicação de acesso vascular mais comum Coleção de sangue localizado nos tecidos moles Ocorre devido a perda de sangue arterial e/ou venoso ou perfuração de uma artéria ou veia Pode ocorrer devido a punção arterial abaixo da bifurcação femoral Diagnóstico pode ser difícil em pacientes obesos.	Inchaço em torno do local da punção (visível) Área de endurecimento sob a pele ao redor do local da punção (palpável) Frequentemente associada a dor inguinal em repouso e/ou em movimento Pode resultar em diminuição do Hb/Ht,da PA e aumento da FC dependendo da gravidade. Ultrassom pode ser necessário para excluir a presença de pseudoaneurisma ou fístulas. Tomografia pode fornecer de forma precisa a localização e o tamanho do hematoma.	Compressão local Marcar a área para avaliar qualquer mudança de tamanho Fornecer hidratação Monitorar Hb/Ht Manter/prolongar o repouso no leito Interromper anticoagulantes e antiplaquetários se necessário Transfusão de sangue, se indicada. Em casos graves que não foi obtido o controle do hematoma, pode ser necessário o tratamento endovascular ou cirúrgico. Muitos hematomas resolvem-se dentro de algumas semanas (absorção do sangue pelos tecidos)
Hematoma retroperitoneal (incidência: 0,15 a 0,44%)	Sangramento que ocorre por trás da membrana serosa que reveste as paredes do abdome/pelve Pode ocorrer se a punção da parede arterial é feita acima do ligamento inguinal, resultando em perfuração de uma artéria suprainguinal ou penetração da parede posterior Pode ser fatal se não for reconhecido precocemente. Deve-se suspeitar de hematoma retroperitoneal em todos os pacientes que desenvolvem hipotensão após o cateterismo.	Os sinais de apresentação mais comuns são hipotensão, sudorese, dor abdominal e dorso. Geralmente, desenvolvem bradicardia e tem sensibilidade a palpação abdominal ou suprapúbica. Equimoses e diminuição do Hb/Ht são sinais tardios A tomografia computadorizada do abdome e da pelve pode ajudar a estabelecer o diagnóstico de hematoma retroperitoneal e determinar se há sangramento contínuo (extravasamento de contraste ativo) ou não.	Grande acesso intravenoso: às vezes pode ser necessário um acesso central para administrar vasopressores e grandes volumes de cristaloides ou sangue. Monitorar Hb/Ht Manter/prolongar o repouso no leito Interrupção de anticoagulantes e antiplaquetários, reversão da heparina com protamina Se realizada angiografia do membro e diagnosticada a perfuração de grandes artérias pode-se tentar a insuflação de um balão na região para o sangramento, em casos que não se conseguir hemostasia, um *stent* recoberto pode ser implantado. Caso haja falha do *stent* ou ele não puder ser implantado, pode ser necessário o tratamento cirúrgico. Pacientes sem sangramento ativo são tratados conservadoramente.

(continua)

TABELA 3 Complicações relacionadas ao acesso femoral (*continuação*)

Complicação	Descrição	Achados clínicos	Tratamento
Pseudoaneurisma (incidência: de 0,05 a 6%)	Escape de sangue entre uma das paredes mais frágeis da artéria femoral para o tecido que a rodeia As causas possíveis incluem: dificuldade na punção arterial, hemostasia deficiente e compressão ineficiente após a remoção da bainha Pode ocorrer se a punção arterial for abaixo da bifurcação, compressão ineficaz após o procedimento, pacientes anticoagulados, falha de dispositivos de fechamento vascular.	Inchaço no local da inserção do introdutor. Equimose grande e dolorosa. Hematoma com massa pulsátil. Frêmito e/ou sopro no local. Podem se romper, causando inchaço abrupto e dor intensa. Deve-se suspeitar de pseudoaneurisma causando compressão nervosa quando a dor for desproporcional ao tamanho do hematoma. Confirmado por ultrassom.	Manter/prolongar repouso no leito Pseudoaneurismas pequenos (< 2 cm), o tratamento é conservador na maioria das vezes, pois eles se fecham espontaneamente. Pseudoaneurismas grandes (> 2 cm), a injeção de trombina guiada por ultrassom é usada na maioria dos pacientes, com ultrassom de controle durante os dias. Em alguns casos, o tratamento cirúrgico pode ser indicado.
Fístula arteriovenosa (incidência: 0,2 a 2,1%)	Consiste de uma comunicação direta entre uma artéria e uma veia adjacentes que ocorre quando ambas são puncionadas A comunicação ocorre uma vez que a bainha do introdutor é removida Fatores de risco: múltiplas tentativas de punções, punções acima ou abaixo do local adequado	Geralmente são assintomáticos, embora raramente possam desenvolver edema de membros inferiores ou insuficiência cardíaca de alto débito se houver grande derivação da artéria femoral para a veia femoral. Os pacientes podem apresentar sopro e frêmito palpável sobre a artéria femoral. Diagnóstico geralmente é feito por ultrassom Doppler ou angiografia.	Na maioria dos casos, nenhum tratamento é necessário. Muitas fístulas arteriovenosas fecham espontaneamente em um ano. Raramente, grandes fístulas podem necessitar de colocação de stent recoberto na artéria femoral ou necessitar de correção cirúrgica.
Oclusão arterial (incidência: < 0,8%)	Consiste da oclusão da artéria por um trombo Fontes mais comuns: trombo mural originário de câmaras cardíacas, aneurismas vasculares ou placas ateroscleróticas A prevenção pode ser obtida com a remoção precoce das bainhas e quando esta não for possível com a administração de anticoagulantes e/ou vasodilatadores quando indicados Trombos podem se desenvolver no local da bainha ou ponta do cateter e embolizar durante a remoção da bainha do introdutor	Manifesta-se como os 6Ps: dor (*pain*), palidez, paralisia, déficit de pulso, parestesias, poiquilotermia. Se o paciente estiver no laboratório de hemodinâmica, a angiografia do membro afetado pode confirmar o diagnóstico e planejar o tratamento. Se o paciente deixou o laboratório de cateterismo cardíaco geralmente ultrassom ou tomografia computadorizada é usado para confirmar o diagnóstico.	O tratamento depende do tamanho/tipo de embolia, localização e do paciente tolerar isquemia em área afetada Dispositivos de proteção embólica distal (ou seja, filtros) podem ser colocados, se necessário Pequenas tromboembolias arteriais em áreas bem perfundidas podem sofrer lise espontânea Isquemia aguda do membro: obtém-se o acesso femoral contralateral, seguido de angiografia para determinar a causa da isquemia aguda do membro e muitas vezes fornecem tratamento (angioplastia com balão, trombectomia endovascular ou trombólise). Trombectomia cirúrgica, endarterectomia ou cirurgia de revascularização podem ser necessárias em alguns casos.

(*continua*)

TABELA 3 Complicações relacionadas ao acesso femoral (*continuação*)

Complicação	Descrição	Achados clínicos	Tratamento
Neuropatia femoral (incidência: < 0,2%)	Causada pela lesão do nervo femoral durante o acesso e/ou compressão nervosa por um hematoma	Dor e/ou formigamento no local de acesso femoral Dormência no local de acesso ou ainda mais distal no membro inferior Fraqueza no membro inferior Dificuldade para movimentar o membro inferior afetado Diminuição do reflexo do tendão patelar	Identificação e tratamento da causa Tratamento de sintomas Fisioterapia
Infecção (incidência: < 0,2%)	Colonização por um agente patogênico Causas: técnica/assepsia comprometidas, demora na retirada do introdutor	Dor, eritema e secreção do local de acesso são sugestivos de infecção, mas os pacientes também podem apresentar sinais sistêmicos de infecção, como febre e leucocitose. As hemoculturas são frequentemente realizadas, bem como o ultrassom para excluir a presença de um pseudoaneurisma.	Antibióticos e sintomáticos para a dor. Cirurgia em caso de infecção do dispositivo de fechamento vascular, formação de abscessos ou bacteriemia apesar do tratamento com antibióticos.

- Punção femoral guiada por ultrassom com rotina demonstrou trazer benefícios no sentido de menores taxas de complicações.
- Hoje em dia já temos a disposição dispositivos de fechamento vascular, esses em comparação com outros métodos de hemostasia apresentam melhores resultados, mas quando complicações ocorrem devem sem cuidadosamente monitoradas.
- A formação de pseudoaneurisma é uma das mais frequentes, apresenta uma incidência após cateterização diagnóstica que varia de 0,05 a 2% e, após intervenção terapêutica, de 2 a 6%. Na maioria das vezes, há dor e hematoma no local de punção, podendo ser evidenciada massa pulsátil associada a sopro sistólico e/ou frêmito, sendo o diagnóstico confirmado por meio de ultrassonografia (US) arterial com Doppler. O tratamento pode ser através de compressão guiada por US, injeção de trombina e tratamento cirúrgico nos pseudoaneurismas maiores que cursam com síndromes compressivas, rápida expansão, necrose cutânea, infecção e falência das demais modalidades terapêuticas. Como forma de prevenção, destacam-se punção em local adequado, redução da permanência de introdutores, realização de apropriada compressão após a retirada dos introdutores e, atualmente, a escolha da via radial como forma preferencial de acesso.
- Entre as complicações hemorrágicas, vale mencionar, em razão de sua gravidade, o hematoma retroperitoneal (0,44%). Ele está geralmente presente após punções realizadas acima do ligamento inguinal (não permitindo compressão vascular efetiva após retirada do introdutor), fazendo com que o hematoma se estenda para o retroperitônio. Os sintomas são extremamente variáveis e incluem desde desconforto abdominal leve a colapso circulatório, muitas vezes cursando com hipotensão e/ou queda inexplicada do hematócrito. É crucial que o diagnóstico seja feito precocemente, sendo a tomografia computadorizada o método de escolha. O tratamento, em geral, é conservador, assegurando-se o controle hemodinâmico com expansão volêmica, vasopressores e hemotransfusão, quando necessário. Devem-se suspender antiagregantes plaquetários e reverter prontamente a anticoagulação. Se houver sintomas refratários ou queda progressiva do hematócrito, a exploração cirúrgica torna-se necessária.

Acesso radial

- O acesso radial está associado a um número menor de complicações. Ele permite a remoção da bainha do introdutor imediatamente após o término do procedimento com a aplicação da pulseira de compressão, mesmo estando o paciente em uso de heparina e inibidores da glicoproteína IIb/IIIa.
- As complicações do acesso radial incluem sangramentos (embora muito menos frequente do que no acesso femoral, é muito importante detectá-lo e tratá-lo precocemente, pois pode levar a síndrome compartimental), oclusão arterial, espasmos, pseudoaneurisma, fístula e lesão nervosa (Tabela 4). Não se observou maior incidência de acidente vascular cerebral com a abordagem radial, mesmo em subgrupos de maior risco de pacientes como os octogenários.
- Nos últimos anos, foram desenvolvidos introdutores radiais (Slender) com parede externa mais fina reduzindo o diâmetro em 1 Fr enquanto mantêm um diâmetro interno maior, desenvolvido para minimizar a irritação mecânica na artéria. O revestimento hidrofílico, combinado aos introdutores menores, pode reduzir o risco de espasmo arterial e de oclusão radial.
- O estudo MATRIX incluiu um total de 8.404 pacientes com síndrome coronária aguda mostrou que a via radial em comparação com o acesso femoral proporcionou benefício consistente em todo o espectro de pacientes com síndrome coronária aguda. A mortalidade por todas as causas e o sangramento no sítio de punção favoreceram

TABELA 4 Complicações do acesso radial

Complicação	Fatores de risco	Prevenção e tratamento
Oclusão da artéria radial (incidência: 2 a 18%)	Não apresenta sintomas. Raramente, os pacientes podem desenvolver dor devido a isquemia aguda da mão Causas: artéria radial de tamanho pequeno ou uso de bainhas grandes em relação ao diâmetro da artéria radial; ausência de anticoagulação de procedimento ou anticoagulação de baixa intensidade.	Anticoagulação adequada. Hemostasia patente Tratamento local com compressas quentes ou frias Exercícios de antebraço (abrir e fechar o punho) Anti-inflamatório/corticoide A recanalização percutânea do radial ocluído pode ser tentada em pacientes selecionados e altamente sintomáticos usando acesso braquial ou radial distal.
Isquemia da mão (incidência: extremamente rara)	Canulação prolongada	Exame criterioso da circulação
Espasmo da artéria radial (incidência: 2 a 18%)	O espasmo radial pode causar desconforto na mão e nos braços, além de dificultar o avanço ou retirada de cateteres. O espasmo é mais comum em mulheres e fumantes atuais. Causas: artéria radial de tamanho pequeno ou uso de bainhas grandes em relação ao diâmetro da artéria radial; manipulações excessivas de cateteres e múltiplas trocas de cateteres; ansiedade (ou seja, sedação inadequada); uso de vasopressores intravenosos.	Medicações antiespasmogênicas durante o procedimento Manipulação cuidadosa Sedação adequada quando necessário. Uso de introdutores de diâmetro menor.
Sangramentos/ perfuração (incidência: 0,1 a 1%)	Anticoagulação intensiva. Entrada do fio-guia em um ramo lateral da artéria radial. Ruptura da artéria radial durante manipulação agressiva da bainha radial e/ou cateteres no cenário de espasmo radial. Manipulação agressiva de cateter e fios-guia.	Detecção precoce e bandagem compressiva O sangramento pode se manifestar como hematoma local, mas se continuar descontrolado no antebraço pode levar à síndrome compartimental que requer cirurgia de emergência (fasciotomia).
Pseudoaneurisma (incidência: raro < 0,1%)	Múltiplas punções Introdutor calibroso Anticoagulação excessiva	Normalmente, os pseudoaneurismas de artéria radial resolvem espontaneamente, em alguns casos a compressão guiado e injeção de trombina guiada por ultrassom, e em casos raros, a cirurgia pode ser indicada.
Lesão do nervo (incidência: extremamente rara)	Múltiplas punções	Suporte terapêutico
Fístula arteriovenosa (incidência: extremamente rara)	Múltiplas punções	Cirurgia se necessário

o acesso radial independentemente do quadro clínico coronário agudo.

Técnica de remoção

Remoção do introdutor femoral

- Antes da remoção do introdutor, deve-se checar a frequência cardíaca e a pressão arterial do paciente (PA sistólica superior a 160 mmHg ou diastólica superior a 100 mmHg pode exigir intervenção antes da remoção da bainha), presença de bexigoma (considerar sondagem vesical), o horário da última dose da heparina não fracionada e/ou heparina de baixo peso molecular e o calibre e comprimento da bainha do introdutor.
- São necessários equipamentos como luvas estéreis, gaze, esparadrapo e/ou bandagem elástica adesiva (Tensoplast®) e lâmina de bisturi para a remoção do ponto de fixação da bainha do introdutor à pele.
- Certificar um acesso venoso patente antes do início da retirada do introdutor. Medicamentos de emergência devem estar disponíveis para possíveis complicações: atropina e solução salina 0,9% (em caso de reação vasovagal), morfina, xilocaína a 1% (caso seja necessário realizar analgesia local extra).
- Discutir o procedimento com o paciente, bem como garantir seu conforto, privacidade e dignidade enquanto é realizada a retirada do introdutor.
- Avaliar o local da punção quanto à presença de hemorragias ou hematomas locais, palpar e avaliar o pulso arterial femoral acima e abaixo da bainha, assim como os pulsos tibial posterior e pedioso.
- Instruir o paciente a abduzir e girar a perna afetada ligeiramente. Remover suavemente a bainha arterial numa direção paralela à perna ao mesmo tempo que se aplica leve pressão local. A compressão deve ser feita acima do local de punção na pele e palpando-se o pulso, com o intuito de ocluir a artéria no plano profundo em seu local exato de punção. Deve ser tomado cuidado para não "ordenhar" o introdutor, evitando assim a embolização de possíveis trombos que podem estar presentes na bainha do introdutor.
- A pressão deve ser mantida dessa forma por cerca de 20 minutos e, gradualmente, reduzida. Se não houver sangramento ou hematoma, libera-se a pressão completamente (geralmente em 25 a 30 minutos). Continuar a observar o local. Caso haja sangramento ou formação de hematoma, comprimir parcialmente a artéria durante mais 10 a 15 minutos antes de reavaliar novamente. Se não houver mais sangramento ou hematoma, observar o local por pelo menos 2 minutos e fazer o curativo compressivo local.
- Documentar o horário do término da retirada do introdutor e o tempo total de compressão. Instruir o paciente a manter sua perna reta durante 6 horas.

Remoção da pulseira de compressão radial

- Na Unidade de Emergência do InCor, esse procedimento é realizado pelo profissional de enfermagem que se reporta ao médico assistente.
- Em todos os pacientes com pulseira de compressão radial, deve-se: Monitorizar a permeabilidade radial a cada 15 minutos utilizando oximetria de pulso.
- Não realizar leituras de pressão arterial, coleta de exames laboratoriais ou manter acesso venoso por 24 horas no membro afetado.
- Avaliar se há ausência de pulso ulnar, enchimento capilar superior a 3 segundos, cianose, dormência e/ou dor na extremidade afetada. Em caso positivo, notificar o médico assistente.
- Se ocorrer sangramento ou hematoma, aplicar imediatamente a pressão adequada para alcançar a hemostasia e notificar o médico assistente.
- Limitar a movimentação do membro superior afetado por 6 horas após o procedimento.

- Para o procedimento de remoção da pulseira após o cateterismo diagnóstico: 60 minutos após a aplicação da pulseira, desinsuflar 3 mL de ar a partir de manguito da pulseira. Se nenhum sangramento local ocorrer, desinsuflar 3 mL a cada 5 minutos até que o total do ar seja removido.
- Se ocorrer sangramento quando 3 mL de ar forem removidos, reinsuflar com os mesmos 3 mL de ar. Esperar 15 minutos e depois reiniciar a liberação de 3 mL de ar a cada 5 minutos até que todo o ar seja removido.
- Se não houver sangramento ou hematoma no local após 5 minutos, retirar a pulseira e aplicar curativo estéril no local.
- Após a remoção da pulseira, avaliar local de acesso a cada 15 minutos por 1 hora.
- Para o procedimento de remoção da pulseira após angioplastia: 3 horas após a aplicação da pulseira, desinsuflar 3 mL de ar a partir do manguito da pulseira. Se nenhum sangramento local ocorrer, desinflar 3 mL a cada 10 minutos até que o total do ar seja removido.
- Se ocorrer sangramento quando 3 mL de ar forem removidos, reinsuflar com os mesmos 3 mL de ar. Esperar 30 minutos e depois reiniciar a liberação de 3 mL de ar a cada 10 minutos até que todo o ar seja removido.
- Após a remoção da pulseira, avaliar local de acesso a cada 15 minutos por 1 hora e a cada 30 minutos por 2 horas.

Considerações finais

- Suspender o uso da enoxaparina nos pacientes submetidos à angioplastia para proceder à retirada de introdutores.
- Em pacientes submetidos a cateterismo cardíaco com indicação clínica de manutenção de anticoagulação plena, com heparina não fracionada ou com enoxaparina, a reintrodução deve ser feita 6 horas após a retirada do introdutor.
- Todas as técnicas de acesso vascular, mesmo se perfeitamente executadas pelo cardiologista intervencionista, estão ligadas a uma taxa mínima, mas inevitável, de complicações em virtude da passagem de materiais por vasos ateroscleróticos.
- Para evitar consequências clínicas mais graves para os pacientes, além da atenção meticulosa ao local de acesso no momento da punção, é de suma importância a vigilância nas horas subsequentes ao procedimento, bem como reconhecer fatores predisponentes para essas complicações.

QUAL É A ROTINA NA EMERGÊNCIA DO INCOR?

- O acesso radial tem sido o escolhido de rotina nos pacientes submetidos ao cateterismo cardíaco e/ou ICP no InCor, exceção para os casos com dificuldade de técnica para o acesso radial.
- Todo o paciente proveniente do setor de hemodinâmica deve ser prontamente avaliado pelo médico responsável. Sinais clínicos como pressão arterial e frequência cardíaca devem ser obtidos, assim como a observação do sítio de punção buscando hematomas e exteriorização de sangramentos.
- Como rotina, todo paciente que retorna do setor de hemodinâmica após realização de exame diagnóstico e/ou terapêutico deve permanecer em jejum até 6 horas após a retirada do introdutor quando o acesso for femoral. Quando for radial, a dieta pode ser liberada após avaliação médica.
- A retirada da pulseira radial deve seguir a avaliação da equipe de enfermagem de acordo com o protocolo descrito anteriormente.
- Já a retirada do introdutor femoral pode ser realizada somente após 6 horas da última dose de heparina não fracionada ou 12 horas da última dose de enoxaparina (o que for mais duradouro). Até sua extração, o paciente deve permanecer em decúbito horizontal e com o membro inferior estendido.
- Em casos nos quais o tempo para retirada do introdutor femoral ainda não foi alcançado

e há sangramento local, com ou sem formação de hematoma, o serviço de hemodinâmica é acionado. Na maior parte das vezes, a bainha é trocada por fio-guia ou por outra de maior diâmetro.

- Se houve uso de trombolítico, aguarda-se dosagem de fibrinogênio superior a 180 mg/dL e razão normalizada internacional (INR) inferior a 1,5 para retirada de introdutor femoral e/ou desinsuflar a pulseira radial. Em geral, o processo demora em torno de 24 horas para correção completa dos distúrbios de coagulação. No entanto, novo coagulograma e fibrinogênio devem ser dosados a cada 8 horas.
- Já nas situações em que o paciente utilizava varfarina, aguarda-se INR inferior a 1,5 para retirada do introdutor arterial e/ou retirada da pulseira radial.
- Quando o paciente precisa permanecer anticoagulado, aguardam-se 6 horas após a retirada do introdutor femoral ou da pulseira e, caso não ocorram complicações, retorna-se a anticoagulação.
- Em casos de formação de hematomas pequenos, a avaliação clínica é suficiente na maioria dos casos. Quando houver frêmito e/ou sopro local, hematoma maior que 4 cm, grande limitação por dor ou redução de pulso/perfusão distal em membro, o paciente deve realizar ultrassonografia com Doppler de urgência para verificar presença de pseudoaneurisma ou fístula. A demarcação do hematoma é importante, porém atenta-se para o fato de que o sangramento poder ocorrer profundamente, sem aumento expressivo na região superficial da pele. Além disso, o paciente deve ser mantido em repouso, com o membro estendido, com curativo compressivo local e sem anticoagulação. As medicações antiplaquetárias, a princípio, devem ser mantidas.
- Quando ocorrerem sinais de embolização periférica (cianose, redução de pulso distal, dor e extremidades frias), de rotina solicita-se avaliação da equipe de cirurgia vascular para realização de cirurgia de urgência. Além disso, o paciente deve ser mantido sob anticoagulação plena, com membro aquecido e realizar ultrassonografia com Doppler o mais breve possível para visualização do segmento acometido. A dosagem de CPK é útil em casos em que há suspeita de rabdomiólise.
- Em todo paciente com instabilidade hemodinâmica pós-ICP, deve ser suspeitada hemorragia retroperitoneal. Nesses casos, a equipe de cirurgia vascular é acionada imediatamente, o paciente é transferido para a sala de emergência, é solicitada dosagem de hemoglobina e hematócrito de urgência e, após estabilização clínica e o paciente é levado à tomografia computadorizada de abdome e pelve para confirmação do quadro. Geralmente esses pacientes apresentam-se com instabilidade hemodinâmica significativa devido à perda rápida de sangue sem um plano de contenção específico. Toda a terapia antiplaquetária e anticoagulante deve ser suspensa e, se possível, rapidamente revertida. Prioriza-se a administração de solução fisiológica para expansão e concentrados de hemoglobina de urgência. Além disso, há medicação de concentrados de plaquetas 1 UI/10 kg e protramina para reversão dos efeitos das medicações em uso. Considera-se medida extra sempre a transfusão de crioprecipitado 1 UI/10 kg e complexo protrombínico 50 UI/kg em razão do acúmulo de grandes volumes de hematoma e a ocorrência frequente de coagulopatia por consumo. Dosagem de fibrinogênio pode ser solicitada nessa situação; no entanto, seu resultado não deve atrasar a administração dos hemocomponentes em casos de altíssima gravidade. Quando não se consegue estabilização clínica, o paciente deve ser levado para cirurgia com urgência.

BIBLIOGRAFIA RECOMENDADA

1. Doyle BJ, Ting HH, Bell MR, Lennon RJ, Mathew V, Singh M, et al. Major femoral bleeding complications after percutaneous coronary intervention: incidence,

predictors, and impact on long-term survival among 17,901 patients treated at the Mayo Clinic from 1994 to 2005. JACC Cardiovasc Interv. 2008;1(2):202-9.

2. Jolly SS, Yusuf S, Cairns J, Niemelä K, Xavier D, Widimsky P, et al. Radial versus femoral access for coronary angiography and intervention in patients with acute coronary syndromes (RIVAL): a randomised, parallel group, multicentre trial. Lancet. 2011;377:1409-20.
3. Levine GN, Bates ER, Blankenship JC, Bailey SR, Bittl JA, Cercek B, et al. ACCF/AHA/SCAI guideline for percutaneous coronary intervention: a report of the American College of Cardiology Foundation/American Heart Association Task Force on Practice Guidelines and the Society for Cardiovascular Angiography and Interventions. Circulation. 2011;124:e574-651.
4. Romagnoli E, Biondi-Zoccai G, Sciahbasi A, Politi L, Rigattieri S, Pendenza G, et al. Radial versus femoral randomized investigation in ST-segment elevation acute coronary syndrome: the RIFLE-STEACS (Radial Versus Femoral Randomized Investigation in ST-Elevation Acute Coronary Syndrome) study. J Am Coll Cardiol. 2012;60(24):2481-9.
5. Steg G, James SK, Atar D, Badano LP, Blömstrom-Lundqvist C, Borger MA, et al. ESC Guidelines for the management of acute myocardial infarction in patients presenting with ST-segment elevation. The Task Force on the management of ST-segment elevation acute myocardial infarction of the European Society of Cardiology (ESC). Eur Heart J. 2012;33:2569-619.
6. Verheugt FW, Steinhubl SR, Hamon M, Darius H, Steg PG, Valgimigli M, et al. Incidence, prognostic impact, and influence of antithrombotic therapy on access and nonaccess site bleeding in percutaneous coronary intervention. JACC Cardiovasc Interv. 2011;4:191-7.
7. Vranckx P, Frigoli E, Rothenbühler M, Tomassini F, Garducci S, Andò G, et al.; MATRIX Investigators. Radial versus femoral access in patients with acute coronary syndromes with or without ST-segment elevation: a pre-specified analysis from the randomized minimizing adverse haemorrhagic events by transradial access site and systemic implementation of angioX (MATRIX access). Eur Heart J. 2017.

17

Profilaxia de nefropatia por contraste

Iuri Resedá Magalhães
Thais Chang Valente
Adriano Ossuna Tamazato
André Gustavo Santos Lima
Vander Weyden Batista de Sousa
Tatiana de Carvalho Andreucci Torres Leal

OBSERVAÇÕES GERAIS BASEADAS EM EVIDÊNCIAS

Introdução

- A nefropatia induzida por contraste (NIC) consiste na piora da função renal, geralmente reversível, atribuível à administração de contraste radiológico.
- Estudos recentes apontam para superestimação da NIC e subutilização de exames contrastados em grupos específicos de pacientes. Em última análise, pode haver prejuízo assistencial ao doente. Pelo exposto, é importante o médico da unidade de emergência ter domínio dessa entidade clínica para prover o melhor cuidado possível, minimizando riscos e otimizando resultados.
- A maioria dos estudos caracteriza a NIC como aumento de > 0,5 mg/dL ou > 25% da creatinina basal no período de 24 a 72 horas após o uso do contraste.
- Contudo, a definição mais atual de NIC foi proposta pela *The Kidney Disease Improving Global Outcomes (KDIGO)* e consiste na avaliação do incremento na creatinina basal e do débito urinário do paciente em um período após a realização de exame contrastado.
- Nessa definição mais atual, entende-se assim como NIC: aumento da creatinina basal do paciente em 1,5 vez ou mais no período de até 7 dias da exposição ao contraste ou incremento de pelo menos 0,3 mg/dL no valor de base da creatinina do doente dentro das primeiras 48 horas após infusão do contraste ou ainda uma redução do volume urinário a nível inferior a 0,5 mL/kg/h que persiste por, pelo menos, 6 horas após a exposição.
- É válido ressaltar que essas definições mais aceitas possuem razoável sensibilidade, contudo, baixa especificidade. Pelo fato de não haver achado patognomônico para essa entidade clínica, é de primordial importância a exclusão de outras causas de injúria renal. No diagnóstico diferencial da NIC, devem ser considerados o ateroembolismo, a necrose tubular aguda isquêmica e a nefrite intersticial aguda.
- A incidência da NIC pode ser considerada baixa na população em geral (< 2%). Entretanto, em populações de risco, como pacientes com doença renal crônica (DRC) e nefropatia diabética estabelecida, esse número pode chegar a 30%.
- A fisiopatologia ainda não é muito bem definida, as evidências sugerem uma combinação de efeitos tóxicos direto do contraste sobre as células epiteliais associada à hipóxia e à isquemia medular renal.

- O dano ao rim inicia-se logo após a infusão do meio de contraste. Entretanto, alterações laboratoriais podem levar até 3 dias para ocorrer.
- A evolução clínica habitual da NIC é caracterizada por melhora espontânea da função renal, geralmente em torno de uma semana, entretanto algum grau de insuficiência renal residual pode ocorrer em 30% dos casos, e até 7% podem necessitar de terapia dialítica temporária ou definitiva.
- Os principais fatores de risco na NIC dizem respeito a condições inerentes ao paciente, como insuficiência renal crônica prévia, nefropatia diabética e condição clínica que motivou o exame, tendo o infarto agudo do miocárdio (IAM) como situação de alto risco.
- Outros fatores que devem ser levados em consideração estão relacionados ao procedimento: tipo do contraste, volume infundido e necessidade de repetição do exame em menos de 72 horas.

TABELA 1 Fatores de risco para nefropatia induzida por contraste

Fatores de risco
Nefropatia diabética
Insuficiência renal prévia (creatinina > 2 mg/dL)
Idade avançada (> 75 anos)
Hipoperfusão renal (IC avançada, hipovolemia)
Exposição recente a agentes nefrotóxicos (p. ex., AINE)
Altas doses de contraste (> 125 mL)
Exposição repetida ao contraste (< 48-72 horas)
Procedimento radiológico (angiografia > tomografia)
Tipo de contraste (p. ex., iônicos hiperosmolares)
Mieloma múltiplo
Hiperglicemia (independentemente de diabetes preexistente)
Hepatopatia
Anemia

AINE: anti-inflamatório não esteroidal.

- A presença de dois ou mais fatores de risco é aditiva e, à medida que o número de fatores de risco aumenta, aumenta a probabilidade de NIC.
- Um escore multivariado, descrito na Tabela 2, foi elaborado para predizer o risco de desenvolver NIC após intervenção coronária percutânea.
- O quadro clínico é escasso, sendo a elevação da creatinina a principal manifestação. Embora a oligúria possa ocorrer, não é comum que ocorra.
- Entre as demais alterações que podem compor o quadro incluem-se hipercalemia, hiperfosfatemia e acidose metabólica.
- Não há tratamento específico para NIC, sendo a prevenção a principal estratégia de manejo, com foco na manutenção do balanço hídrico e eletrolítico.

Prevenção de nefropatia induzida por contraste

- A prevenção da NIC deve ser considerada desde o momento da solicitação e do julgamento da real necessidade do exame contrastado, passando por medidas realizadas durante o procedimento e continuando na monitorização após o exame. Para isso, é de suma importância alinhamento e integração entre as equipes da unidade de emergência, hemodinâmica e unidade coronariana.

Antes do procedimento

- Em pacientes de alto risco, deve-se preferir, sempre que possível, o uso de exames de imagem que não utilizem contraste. Contudo, no cenário de síndromes coronarianas agudas (SCA), a cineangiocoronariografia é o exame fundamental para o diagnóstico e o tratamento. O retardo na realização do exame pelo risco da NIC pode gerar pior prognóstico ao paciente.
- Evitar o uso concomitante de anti-inflamatórios não esteroidais, bem como situações

TABELA 2 Escore proposto por Roxana Mehran et al. para estimativa de risco de NIC e necessidade de diálise

Fator de risco		Pontos
Hipotensão		5
Uso de balão intra-aórtico		5
Insuficiência cardíaca CF III/IV		5
Idade > 75 anos		4
Anemia		3
Diabetes		3
Volume de contraste		1 para cada 100 mL
Creatinina > 1,5 mg/dL		4*
TFG 40-60 mL/min/1,73 m^2		2*
TFG 20-40 mL/min/1,73 m^2		4*
TFG < 20 mL/min/1,73 m^2		6*
Soma dos pontos	**Risco de NIC**	**Risco de diálise**
< 5	7,5%	0,04%
6-10	14%	0,12%
11-16	26,1%	1,09%
> 16	57,3%	12,6%

CF: classe funcional New York Heart Association; NIC: nefropatia induzida por contraste; TFG: taxa de filtração glomerular; *: pontos não cumulativos.

que resultem em hipovolemia, por acentuarem a vasoconstrição renal.

- Suspender medicações nefrotóxicas.
  - As medicações nefrotóxicas que possam ser suspensas sem causar risco ao paciente devem ser retiradas idealmente 48 horas antes do procedimento.
  - Metformina deve ser suspensa pelo risco de acidose lática, principalmente em pacientes com TFG < 45 mL/m^2.
  - IECA e BRA devem ser suspensos em pacientes com TFG < 60 mL/m^2.
- Estatinas:
  - Alguns estudos mostraram possível benefício de estatinas em reduzir risco de insuficiência renal. Embora não haja dados suficientes para recomendá-la unicamente para profilaxia de NIC, é razoável iniciar seu uso antes do cateterismo, especialmente nos pacientes coronariopatas em que ela está indicada.
- Hidratação venosa:
  - Manter o paciente com *status* volêmico adequado é uma das principais medidas de profilaxia para NIC.
  - A atenção maior deve ser dada aos pacientes congestos que não devem receber esse tipo de hidratação sob risco de deterioração clínica.
  - Apesar de a hidratação venosa ser benéfica, ainda não está claro qual a solução ideal, bem como a duração e o volume total a ser administrados. À luz das evidências atuais, tem-se o soro fisiológico como solução de escolha, infundido nos volumes descritos a seguir.
  - Soro fisiológico 0,9%: sugere-se iniciar pelo menos 2 horas antes – idealmente de 6 a 12 horas – e continuar por 6 a 12 horas após o procedimento, a uma taxa de infusão de 1 mL/kg/h. Um esquema alternativo, que pode ser conveniente em pacientes ambulatoriais, preconiza iniciá-la com 3 mL/kg/h, 1 hora antes e

de 1 a 1,5 mL/kg/h por 4 a 6 horas após o procedimento.

- Solução intravenosa de bicarbonato de sódio:
  - Foi comparada ao soro fisiológico 0,9% e se mostrou não inferior. Seu uso pode ser considerado, em especial, nos pacientes que não toleram infusão de grandes volumes.
  - A infusão inicia-se com 3 mL/kg/h, 1 hora antes e continua em 1 mL/kg/h por 6 horas após o uso do contraste. Como não há solução pronta disponível, deve ser preparada diluindo 150 mL de $NaHCO_3$ a 8,4% em 850 mL de água destilada ou soro glicosado a 5%.

Durante o procedimento

- O uso de doses baixas de contraste:
  - Existe relação diretamente proporcional entre o volume do contraste utilizado e o risco do desenvolvimento de NIC. Caso haja necessidade de prolongar o exame e de aumentar o volume de contraste utilizado, desde que seja possível dentro do cenário clínico do paciente, pode-se optar pela estratégia da realização de exames estagiados, respeitando intervalo superior a 72 horas entre eles.
- Preferência por agentes de baixa osmolaridade, iso-osmolaridade e/ou não iônicos, são medidas úteis:
  - Para pacientes de muito alto risco, pode-se solicitar ao setor de hemodinâmica a infusão de contraste iodado iso-osmolar e não iônico em quantidade reduzida (< 3 mL/kg). Nessas situações, evita-se a realização de ventriculografia.

Após o procedimento

- Evitar a repetição do uso do contraste por 72 horas e, quando necessário, utilizar a menor dose possível.
- Manter hidratação venosa quando indicada. Quando utilizado soro fisiológico 0,9%, continuar por pelo menos 6 a 12 horas após o procedimento, a uma taxa de infusão de 1 mL/kg/h. Um esquema alternativo, que pode ser conveniente em pacientes ambulatoriais, 1 a 1,5 mL/kg/h por 4 a 6 horas após o procedimento.
- Para paciente com restrição a infusão de volume, pode-se optar por solução intravenosa bicarbonatada ou fisiológica em 1 mL/kg/h por, pelo menos, 6 horas após o uso do contraste.
- Monitorização de creatinina e de débito urinário:
  - É esperado incremento menor que 0,5 mg/dL nas primeiras 24 a 48 horas após a administração do contraste. Para a maioria dos pacientes, caso não haja alteração maior que a esperada, não é necessária a repetição de exames após esse período.
  - Pacientes de risco maior para NIC ou com aumento superior ao esperado da creatinina sérica devem ser monitorizados quanto à progressão da injúria renal e do débito urinário mais frequentemente.
  - Caso haja diagnóstico de NIC, deve-se atentar para distúrbios metabólicos e eletrolíticos, assim como considerar a avaliação em conjunto com equipe da nefrologia.

Outras medidas testadas (e não aprovadas) para profilaxia da NIC

- É válido ressaltar que apesar de diversas medidas testadas para profilaxia da NIC, até o momento, apenas a manutenção do *status* volêmico do paciente, por meio de hidratação intravenosa, mostrou-se eficaz na prevenção da insuficiência renal.
- Acetilcisteína: não recomendada para profilaxia de NIC. O estudo PRESERVE testou o uso da acetilcisteína oral na dose de 1.200 mg, via oral, duas vezes ao dia, iniciando-se no dia do exame. Não houve redução na morte, necessidade de diálise ou melhora na taxa de injúria renal após 90 dias. Dessa forma, atualmente, não está indicado o uso dessa medicação para profilaxia de NIC.

- Hemodiálise e hemofiltração profiláticas não são recomendadas.
- Outros fármacos, como citrato de sódio oral, ácido ascórbico e trimetazidina foram avaliados, mas os resultados inconsistentes não permitem indicá-los na prevenção de NIC.

QUAL É A ROTINA NA EMERGÊNCIA DO INCOR?

- Todos os pacientes atendidos na Unidade de Emergência do InCor que serão submetidos a exames com utilização de contraste iodado devem ter a função renal (creatinina e ureia) aferida antes da solicitação, exceto em emergência. Caso seja observada insuficiência renal aguda, o exame deve ser postergado até que medidas sejam tomadas e a função renal esteja normalizada.
- Antes do exame ou do procedimento, devem-se suspender drogas nefrotóxicas da prescrição do paciente e evitar estados de hipovolemia.
- Pacientes com diabetes *mellitus*, insuficiência renal crônica, idosos (> 75 anos) e/ou com escore de risco de NIC elevado devem obrigatoriamente receber profilaxia para nefropatia.
- Se o paciente tolerar infusão de volume, administra-se soro fisiológico a 0,9% com dose de 1 mL/kg/h, com início 12 horas antes do procedimento e, depois, mantido por 12 horas.
- Em pacientes que não toleram volume, pode-se considerar solução fisiológica ou bicarbonatada (150 mL de bicarbonato de sódio 8,4% mais 850 mL de água destilada ou soro glicosado 5%) infundida a 3 mL/kg/h, 1 hora antes, e a 1 mL/kg/h, 6 horas após o procedimento.
- Em pacientes de alto risco para NIC, aguardam-se 48 horas para observar ou descartar a ocorrência de NIC. Quando há piora da função renal, a equipe de nefrologia deve acompanhá-la conjuntamente.
- Quando a piora de função renal observada for precoce (< 24 a 48 horas), devem-se avaliar outros fatores causais para o achado (instabilidade hemodinâmica, hipovolemia, uso de medicações nefrotóxicas, ateroembolia, infecções etc.).
- A Figura 1 mostra o fluxograma de profilaxia para NIC utilizado no InCor.

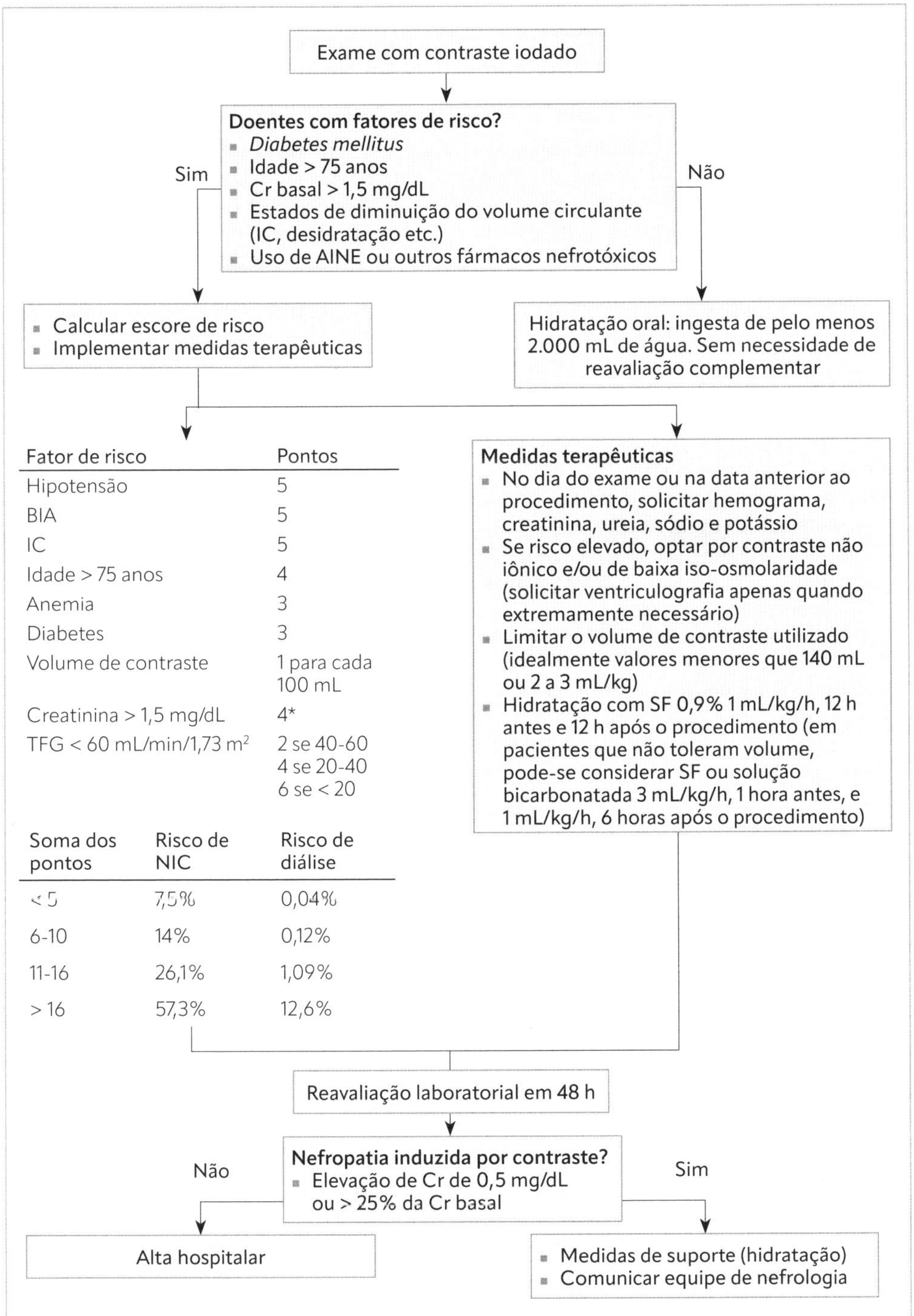

Fator de risco	Pontos
Hipotensão	5
BIA	5
IC	5
Idade > 75 anos	4
Anemia	3
Diabetes	3
Volume de contraste	1 para cada 100 mL
Creatinina > 1,5 mg/dL	4*
TFG < 60 mL/min/1,73 m^2	2 se 40-60 4 se 20-40 6 se < 20

Soma dos pontos	Risco de NIC	Risco de diálise
< 5	7,5%	0,04%
6-10	14%	0,12%
11-16	26,1%	1,09%
> 16	57,3%	12,6%

FIGURA 1 Fluxograma para prevenção de nefropatia induzida por contraste (NIC).
AINE: anti-inflamatório não esteroidal; BIA: balão intra-aórtico; Cr: creatinina; IC: insuficiência cardíaca; SF: soro fisiológico; TFG: taxa de filtração glomerular.

BIBLIOGRAFIA RECOMENDADA

1. Mehran R, Dangas GD, Weisbord SD. Contrast-associated acute kidney injury. N Engl J Med. 2019;380(22):2146-55.
2. Chau CH, Williams DO. Prevention of contrast-induced renal failure for the interventional cardiologist: table. Circ Cardiovasc Interv. 2016;9(6):e004122.
3. Bainey KR, Rahim S, Etherington K, Rokoss ML, Natarajan MK, Velianou JL, et al.; CAPTAIN Investigators. Effects of withdrawing vs continuing renin-angiotensin blockers on incidence of acute kidney injury in patients with renal insufficiency undergoing cardiac catheterization: Results from the Angiotensin Converting Enzyme Inhibitor/Angiotensin Receptor Blocker and Contrast Induced Nephropathy in Patients Receiving Cardiac Catheterization (CAPTAIN) trial. Am Heart J. 2015;170:110-6.
4. Bangalore S, Barsness GW, Dangas GD, Kern MJ, Rao SV, Shore-Lesserson L, et al. Evidence-based practices in the cardiac catheterization laboratory: a scientific statement from the American Heart Association. Circulation. 2021;144(5):e107-e119.
5. Asif A, Epstein M. Prevention of radiocontrast-induced nephropathy. Am J Kidney Dis. 2004;44:12.
6. Barrett BJ. Contrast nephrotoxicity. J Am Soc Nephrol. 1994;5:125.
7. Lopes AC. Tratado de clínica médica. 2.ed. São Paulo: Roca; 2009.
8. Marenzi G, Assanelli E, Campodonico J, Lauri G, Marana I, De Metrio M, et al. Contrast volume during primary percutaneous coronary intervention and subsequent contrast-induced nephropathy and mortality. Ann Intern Med. 2009;150:170.
9. Mehran R, Aymong ED, Nikolsky E, Lasic Z, Iakovou I, Fahy M, et al. A simple risk score for prediction of contrast-induced nephropathy after percutaneous coronary intervention: development and initial validation. J Am Coll Cardiol. 2004;44:1393.
10. Santos RO, Malvar B, Silva R, Ramalho V, Pessegueiro P, Amoedo M, et al. Nefropatia de contraste. Acta Med Port. 2011;24(5):809-20.
11. Barrett BJ, Parfrey PS. Preventing nephropathy induced by contrast medium. N Engl J Med. 2006;354:379-86.
12. Romano G, Briguori C, Quintavalle C, Zanca C, Rivera NV, Colombo A, et al. Contrast agents and renal cell apoptosis. Eur Heart J. 2008;29:2569-76.
13. Merten GJ, Burgess WP, Gray LV, Holleman JH, Roush TS, Kowalchuk GJ, et al. Prevention of contrast-induced nephropathy with sodium bicarbonate: a randomized controlled trial. JAMA. 2004;291:2328-34.
14. Meier P, Ko DT, Tamura A, Tamhane U, Hitinder S, Gurm HS. Sodium bicarbonate-based hydration prevents contrast-induced nephropathy: a meta-analysis. BMC Med. 2009;7:23-34.

Seção II

Valvopatias

1

Emergências associadas às valvopatias

Tarso Augusto Duenhas Accorsi
Flávio Tarasoutchi

OBSERVAÇÕES GERAIS BASEADAS EM EVIDÊNCIAS

Introdução

- A doença valvar cardíaca crônica (DVCC) está progressivamente mais prevalente em todas as populações do mundo, acometendo 2,5% da população geral, com acentuado aumento após os 65 anos de idade. A história natural da DVCC geralmente culmina com insuficiência cardíaca e, embora a cirurgia cardíaca ainda seja o principal tratamento associado à redução da morbidade e mortalidade, as intervenções transcateter aumentaram as opções terapêuticas, principalmente em pacientes de alto risco cirúrgico.
- Várias emergências cardiovasculares podem fazer parte da história natural do paciente portador de DVCC, e raramente alguns pacientes têm manifestação associada à instalação aguda de valvopatia. Além da insuficiência cardíaca crônica exacerbada ou agudamente manifesta, os pacientes podem apresentar arritmias (principalmente fibrilação atrial), eventos trombóticos, surto agudo de febre reumática e endocardite infecciosa (Figura 1). O manejo desses pacientes é um desafio no serviço de emergência, principalmente quando a condição cardíaca prévia é desconhecida. Além disso, recomendações específicas para o tratamento inicial dessas emergências são escassas.
- Este capítulo propõe uma abordagem de três passos baseada em evidências, desde a suspeita da presença de valvopatia à beira do leito até o tratamento inicial de emergências relacionadas às valvopatias. O primeiro passo é a suspeita de valvopatia subjacente com base em sinais e sintomas possivelmente relacionados a essa condição. A segunda etapa compreende a tentativa de confirmação do diagnóstico e a avaliação da gravidade da DVCC (ou valvopatia aguda) com exames complementares. Finalmente, a terceira etapa aborda o diagnóstico e as opções de tratamento para insuficiência cardíaca, fibrilação atrial, trombose valvar, febre reumática aguda e endocardite infecciosa (Figura 2).

Revisão da fisiopatologia e história natural das valvopatias

- A DVCC é consequente à agressão às cúspides ou ao aparato valvar e pode cursar com sobrecarga crônica de pressão e/ou volume nas câmaras cardíacas. As valvopatias mais significantes (com maior prevalência e repercussão clínica) são relacionadas às câmaras esquerdas – valvopatias mitral e aórtica.

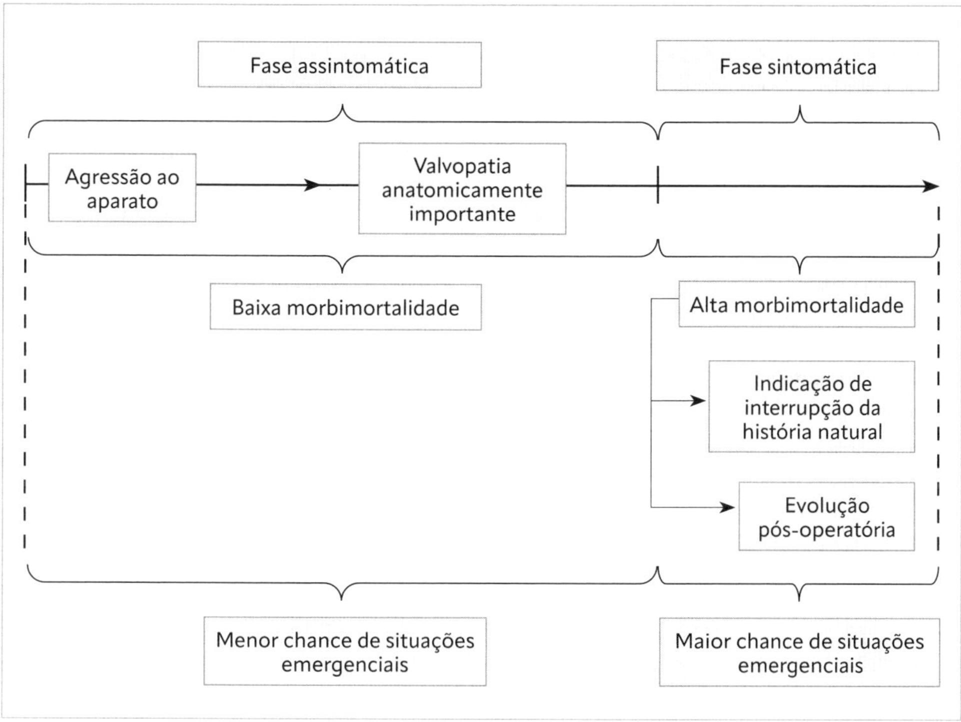

FIGURA 1 História natural da doença valvar cardíaca crônica.

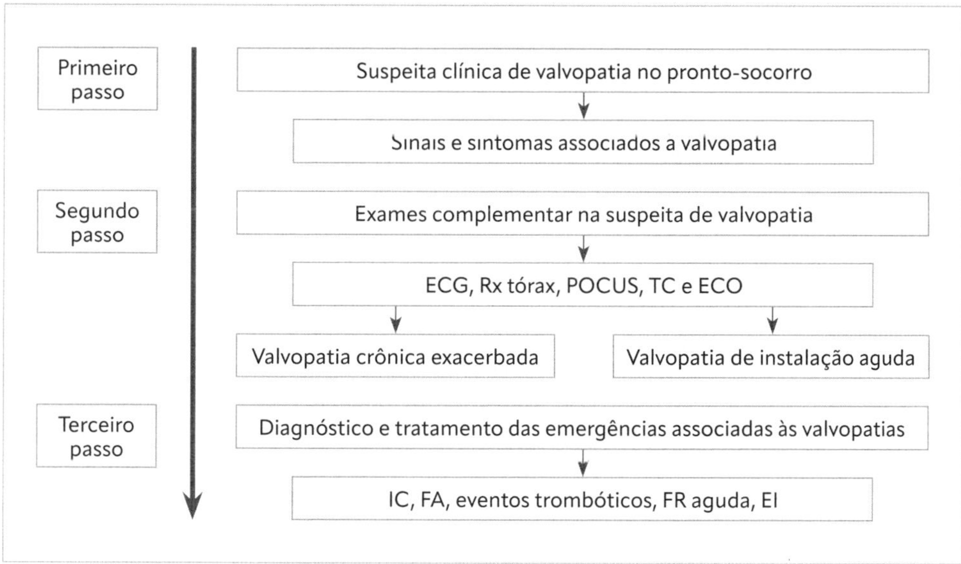

FIGURA 2 Abordagem em três passos das emergências associadas às valvopatias.

ECG: eletrocardiograma; ECO: ecodopplercardiograma; EI: endocardite infecciosa; FA: fibrilação atrial; IC: insuficiência cardíaca; POCUS: *point-of-care ultrasound* (ultrassom à beira-leito como extensão do exame físico); Rx tórax: radiografia de tórax; TC: tomografia computadorizada de tórax.

- A doença valvar, caracteristicamente, leva a prejuízo na abertura valvar (estenose valvar), no fechamento valvar (insuficiência valvar) ou em ambas (dupla disfunção) e, depois de instalada, evolui silente ao longo de anos, com a ocorrência de mecanismos adaptativos, que mantém o paciente assintomático e baixa a incidência de complicações. Quando os mecanismos adaptativos (hipertrofia e remodelamento ventricular) não conseguem manter baixas as pressões de enchimento e/ou o débito cardíaco adequado, habitualmente, o paciente torna-se sintomático – sinais/sintomas de insuficiência cardíaca e/ou isquemia miocárdica – e uma nova fase (de descompensação) inicia-se, porém agora com elevada morbidade e mortalidade.
- A estenose aórtica, a insuficiência aórtica e a insuficiência mitral desadaptadas têm o desvio da curva de pressão e o volume do ventrículo esquerdo para a direita (Figura 3), fazendo o ventrículo esquerdo trabalhar com o aumento da pressão diastólica final e, consequentemente, congestão pulmonar. A estenose mitral aumenta a pressão atrial esquerda e, por conseguinte, congestão pulmonar, mas sem elevação da pressão ventricular esquerda.

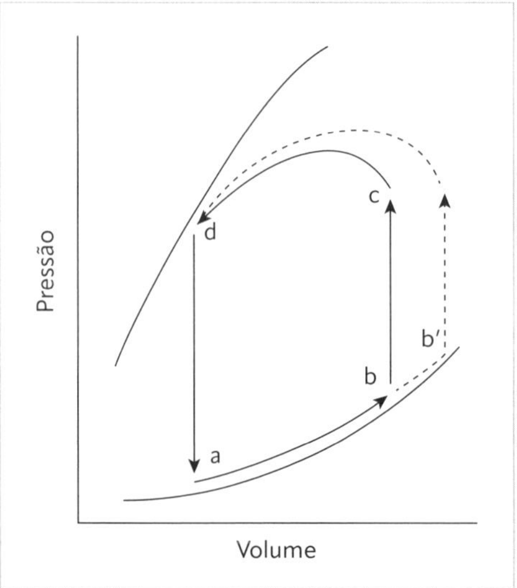

FIGURA 3 Desadaptação das valvopatias de câmaras esquerdas.

a: abertura da valva mitral; b: fechamento da valva mitral; b′: fechamento da valva mitral na fase desadaptada (pressão diastólica final elevada); c: abertura da valva aórtica; d: fechamento da valva aórtica.

- A fase desadaptada implica tratamento intervencionista valvar (cirúrgico ou transcateter). Em qualquer fase da história natural da doença valvar, podem acontecer exacerbações ou situações emergenciais, mas notadamente são mais frequentes quando o indivíduo já apresentou sintomas.
- As situações emergenciais nas valvopatias podem ser decorrentes de várias causas, mas frequentemente a manifestação é com insuficiência respiratória aguda e, se não tratada adequadamente, pode evoluir com hipoxia grave e todas as suas consequências. Outra situação, menos comum na prática diária, é a ocorrência de valvopatia regurgitante aguda, seja mitral seja aórtica, levando à insuficiência cardíaca aguda. Nessa situação, quase sempre a manifestação clínica é dramática e o paciente tem indicação de tratamento cirúrgico valvar de emergência. As causas mais frequentemente associadas às emergências em valvopatias estão listadas na Tabela 1.

Abordagem em três passos

- Três etapas são sugeridas desde a suspeita inicial de valvopatia à beira do leito até o tratamento de emergências cardiovasculares. O primeiro passo é reconhecer a possibilidade de valvopatia no pronto-socorro. Isso deve desencadear a etapa dois, uma avaliação mais detalhada com exames complementares. Embora a ecocardiografia seja o exame de diagnóstico por imagem fundamental, é improvável que esteja prontamente disponível. Por esse motivo, é essencial reconhecer os sinais de valvopatias nos exames mais disponíveis no pronto-socorro, como eletrocardiograma, radiografia de

TABELA 1 Principais causas de emergências em valvopatias

Valvopatia regurgitante aguda	
Insuficiência mitral aguda	Endocardite infecciosa
	Isquemia/rotura de músculo papilar
	Trauma torácico
	Após valvoplastia mitral (iatrogênica)
Insuficiência aórtica aguda	Endocardite infecciosa
	Dissecção aguda de aorta
	Trauma torácico
	Após valvoplastia aórtica (iatrogênica)
Doença infecciosa	Endocardite infecciosa
	Abscesso do anel valvar
Doença inflamatória	Surto agudo de febre reumática
Doença isquêmica	Isquemia/rotura de músculo papilar
Arritmias	Taquiarritmias (FA predominantemente)
	Bradiarritmias
Evolução natural da valvopatia não tratada	
Emergências em próteses	
Bioprótese	Rotura de prótese
	Calcificação importante de prótese
Prótese mecânica	Trombose
	Obstrução
	Fratura de disco

tórax e ultrassom como extensão do exame físico (*point-of-care ultrasound*, POCUS).

- Sinais de alerta desses exames à beira do leito devem acelerar o diagnóstico ecocardiográfico definitivo e a avaliação da gravidade. E, finalmente, a terceira etapa compreende o diagnóstico e a administração do tratamento inicial específico para as principais emergências cardiovasculares relacionadas às valvopatias (Figura 2). O diagnóstico de emergência associado à doença valvar frequentemente torna-se um grande desafio médico, pois a terapêutica necessária deve ser rápida e agressiva; mas em contrapartida os resultados podem ser extremamente gratificantes.

Primeiro passo: suspeita clínica de valvopatia no pronto-socorro

- A hipótese de valvopatia no pronto-socorro vem da história prévia, do quadro clínico e do reconhecimento de sinais específicos no exame físico – especialmente a presença de sopro cardíaco. Os sintomas cardiovasculares aparecem em estágios anatomicamente avançados da DVCC como parte da história natural da doença valvar nativa ou protética (Figura 1). Menos comumente, os sintomas podem ocorrer como um início agudo de doença valvular.
- Principais sintomas relacionados ao VHD:
  - Dispneia aos esforços, ortopneia, dispneia paroxística noturna, edema.
  - Dor torácica.
  - Síncope.
  - Palpitações.
  - Eventos embólicos (em sistema nervoso central e periférico).
- Principais sinais:
  - Sopro (Figura 4):
    - Sistólico regurgitativo (holossistólico) no ápice → sugestivo de insuficiência mitral.
    - Sistólico ejetivo (crescendo-decrescendo) na borda esternal esquerda alta → sugestivo de estenose aórtica.
    - Diastólico decrescendo em ruflar (com reforço pré-sistólico quando em ritmo sinusal), precedido geralmente de estalido de abertura → sugestivo de estenose mitral.
    - Diastólico aspirativo (decrescendo) na borda esternal esquerda – terceiro espaço intercostal → sugestivo de insuficiência aórtica.
    - Sopro mesodiastólico curto, sem estalido de abertura, no ápice → sugestivo de sopro de Carey Coombs

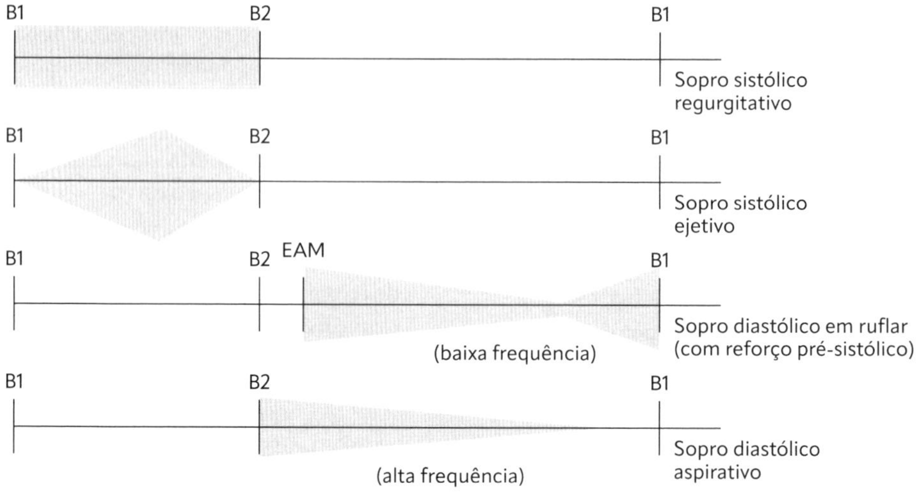

FIGURA 4 Características dos principais sopros cardíacos associados às valvopatias.

(valvulite mitral aguda no surto reumático).

- Pulso:
  - Amplo, ascenso rápido → sugestivo de insuficiência aórtica.
  - Fino, ascenso lento → sugestivo de estenose aórtica.

- O ambiente do pronto-socorro limita a anamnese e o exame físico ideais em razão da falta de privacidade, da aglomeração, do ruído e do tempo limitado dedicado a cada paciente. Além disso, os sopros agudos da doença valvar, como regurgitação aórtica aguda e regurgitação mitral, muitas vezes são pouco audíveis ou mesmo inaudíveis por causa da pouca variabilidade de pressão entre as câmaras cardíacas. A transmissão acústica do sopro também pode ser prejudicada pelo desconforto respiratório. Portanto, os médicos emergencistas devem estar atentos à possibilidade de valvopatias associadas às emergências cardiovasculares.

Segundo passo: exames complementares na suspeita de valvopatia

Insuficiência cardíaca manifesta

- As emergências relacionadas às valvopatias são constituídas principalmente por comprometimento valvar grave na DVCC, condição associada a múltiplas alterações anatômicas cardíacas. A avaliação à beira do leito do eletrocardiograma (ECG), radiografia de tórax, POCUS e, em alguns casos, tomografia de tórax pode predizer o diagnóstico de valvoapatia. Embora a ecocardiografia seja o exame de diagnóstico por imagem fundamental, é improvável que esteja prontamente disponível, especialmente em um serviço não especializado em cardiologia. As principais alterações estão descritas a seguir.
- Insuficiência mitral:
  - ECG: sobrecarga de átrio esquerdo e ventrículo esquerdo, frequentemente sem *strain*.

- Radiografia de tórax: aumento discreto a moderado do índice cardíaco às custas de remodelamento.
- POCUS: jato regurgitante largo e atingindo teto do átrio (posição 4).

- Estenose aórtica:
  - ECG: sobrecarga de ventrículo esquerdo, geralmente com *strain*.
  - Radiografia de tórax: ventrículo esquerdo com discreto remodelamento, geralmente concêntrico; possível calcificação em topografia aórtica.
  - POCUS: válvula aórtica calcificada e com abertura reduzida.
  - Tomografia: avaliação do tórax evidenciando calcificação em topografia de valva aórtica.
- Estenose mitral:
  - ECG: sobrecarga atrial esquerda, fibrilação atrial frequente, graus variáveis de sobrecarga atrial e ventricular direitas.
  - Radiografia de tórax: evidência de remodelamento atrial esquerdo, hipertensão pulmonar e graus variáveis de sobrecarga atrial e ventricular direitas.
  - POCUS: espessamento das cúspides da valva mitral, abertura reduzida, aumento de átrio esquerdo.
- Insuficiência aórtica:
  - ECG: grandes voltagens de ventrículo esquerdo, geralmente sem *strain*.
  - Radiografia de tórax: grande aumento do índice cardiotorácico às custas de remodelamento excêntrico ventricular esquerdo.
  - POCUS: jato regurgitante aórtica espesso, grande remodelamento excêntrico ventricular esquerdo.
- Raramente, as valvopatias têm instalação aguda e quase todos os casos são de insuficiência mitral ou aórtica. As principais causas são endocardite infecciosa, febre reumática aguda, lesão relacionada ao procedimento (isto é, valvuloplastia percutânea com balão ou cateterismo cardíaco), ruptura espontânea da prótese e trauma contuso. A insuficiência aórtica também pode ocorrer na dissecção aórtica tipo A e insuficiência mitral na síndrome coronariana aguda – SCA (*tethering* do folheto), ruptura da corda e cardiomiopatia aguda (ou seja, *takotsubo*, periparto, viral). A estenose aguda é rara, principalmente por causa da trombose da prótese. Não há achados típicos de valvopatia aguda no ECG.
- A congestão pulmonar é frequentemente observada na radiografia de tórax e no POCUS. Um edema pulmonar assimétrico no pulmão superior direito pode ser causado por insuficiência mitral aguda, porém, mesmo esse padrão de congestão é insuficiente para definir a valvopatia. Assim, o ecocardiograma – e eventualmente um POCUS realizado por um profissional treinado – é a estratégia mais precisa para diagnosticar valvopatia aguda.
- Os achados citados devem dar um caráter de urgência à avaliação ecocardiográfica. Os principais dados ecocardiográficos associados à valvopatia anatomicamente importante estão listados a seguir.
- Insuficiência mitral:
  - Área do orifício regurgitante (EROA) > 40 mm^2.
  - Volume regurgitante > 60 mL/batimento.
  - Fração regurgitante > 50%.
  - Largura da veia contraída > 7 mm.
    - Primária: folheto instável, músculo papilar rompido, retração severa, grande perfuração.
    - Secundário: folíolos normais, mas com forte formação de tentáculos, pobre coaptação dos folíolos.
- Estenose aórtica:
  - Gradiente alto (independentemente da função ventricular esquerda):
    - Área da válvula < 1 cm^2 (ou < 0,6 cm^2/m^2).
    - Gradiente médio > 40 mmHg.
    - Velocidade máxima > 4 m/s.

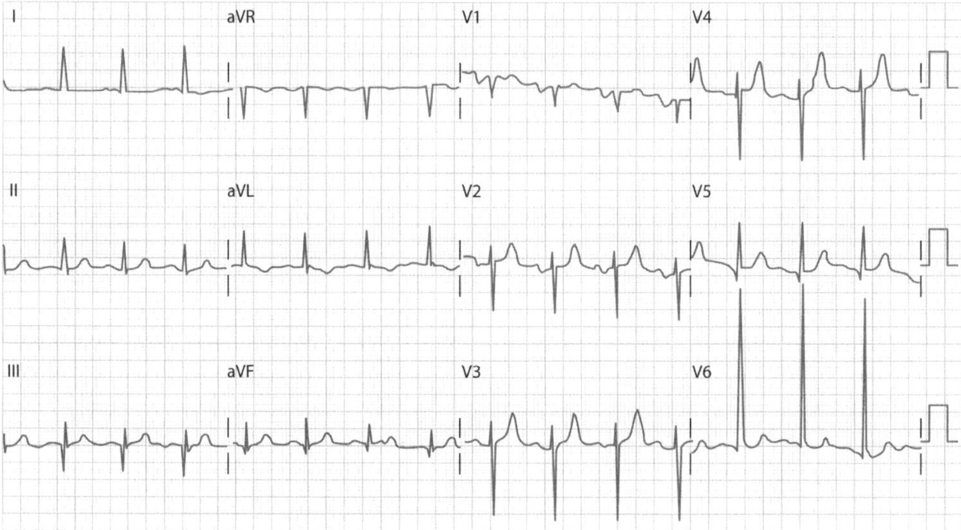

FIGURA 5 Insuficiência mitral: eletrocardiograma.

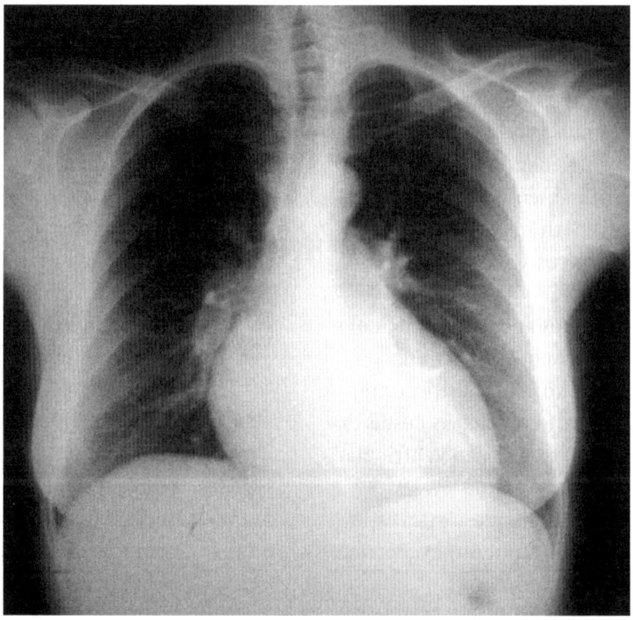

FIGURA 6 Insuficiência mitral: radiografia de tórax.

- Baixo fluxo, baixo gradiente (área valvar < 1 cm^2 e gradiente médio < 40 mmHg):
- Clássico: FEVE < 50%, Svi < 35 mL/m^2.
- Paradoxal: FEVE > 50%, Svi < 35 mL/m^2.

- Estenose mitral:
  - Área da válvula mitral < 1,5 cm^2:

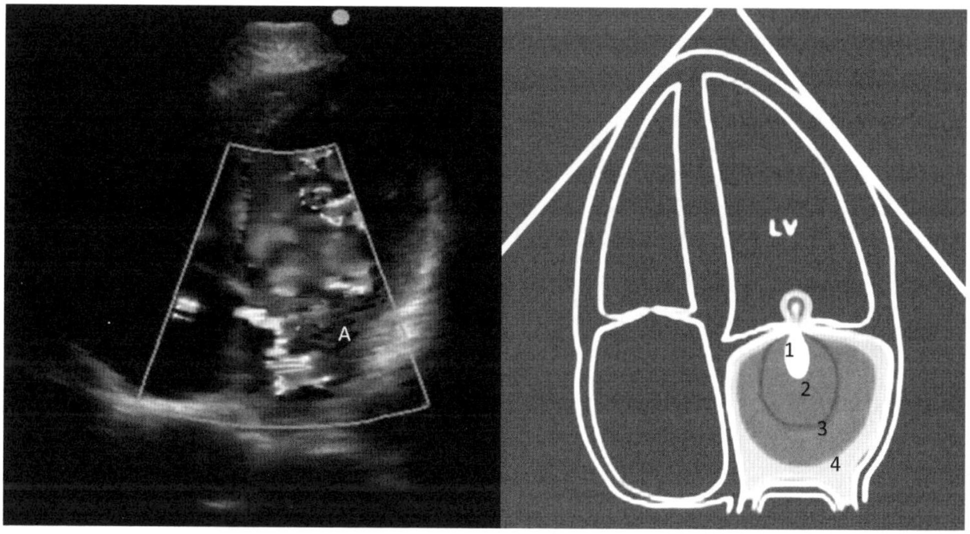

FIGURA 7 Insuficiência mitral: *point-of-care ultrasound* (POCUS).

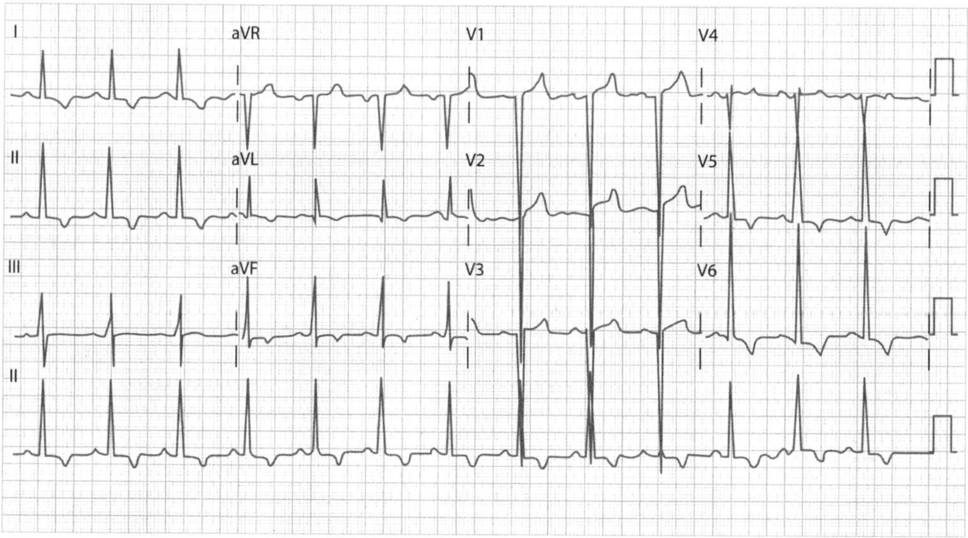

FIGURA 8 Estenose aórtica: eletrocardiograma.

    - Reumática: fusão comissural com espessamento da cúspide posterior.
    - Degenerativa: cálcio anular difuso e orifício irregular.
- Insuficiência aórtica:
  - Área do orifício regurgitante (EROA) > 30 mm^2.
  - Volume regurgitante > 60 mL/batimento.
  - Largura da veia contraída > 6 mm.
  - Dilatação do ventrículo esquerdo.

Febre reumática aguda

- Não há teste laboratorial diagnóstico para febre reumática e o diagnóstico requer a de-

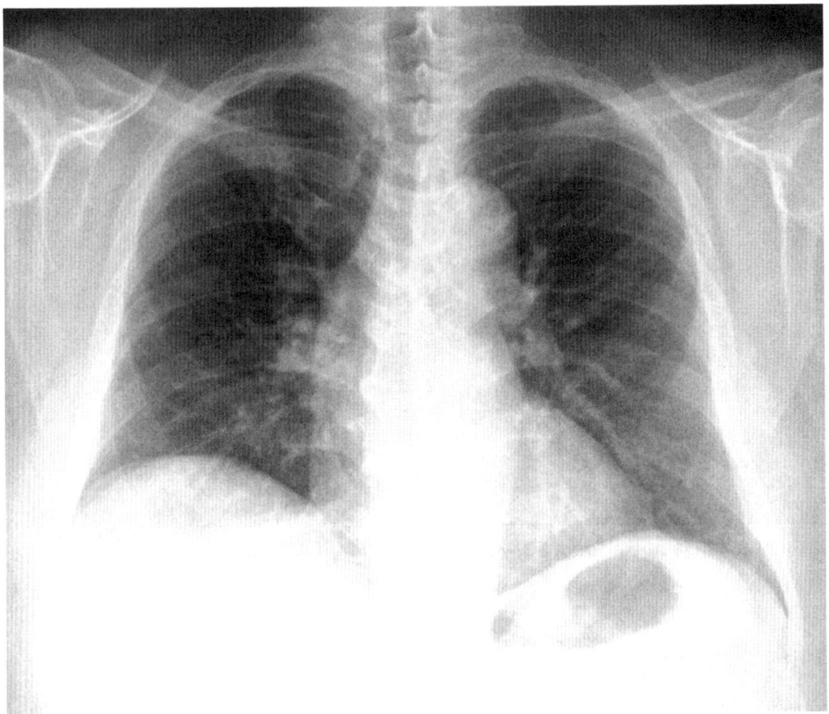

FIGURA 9 Estenose aórtica: radiografia do tórax.

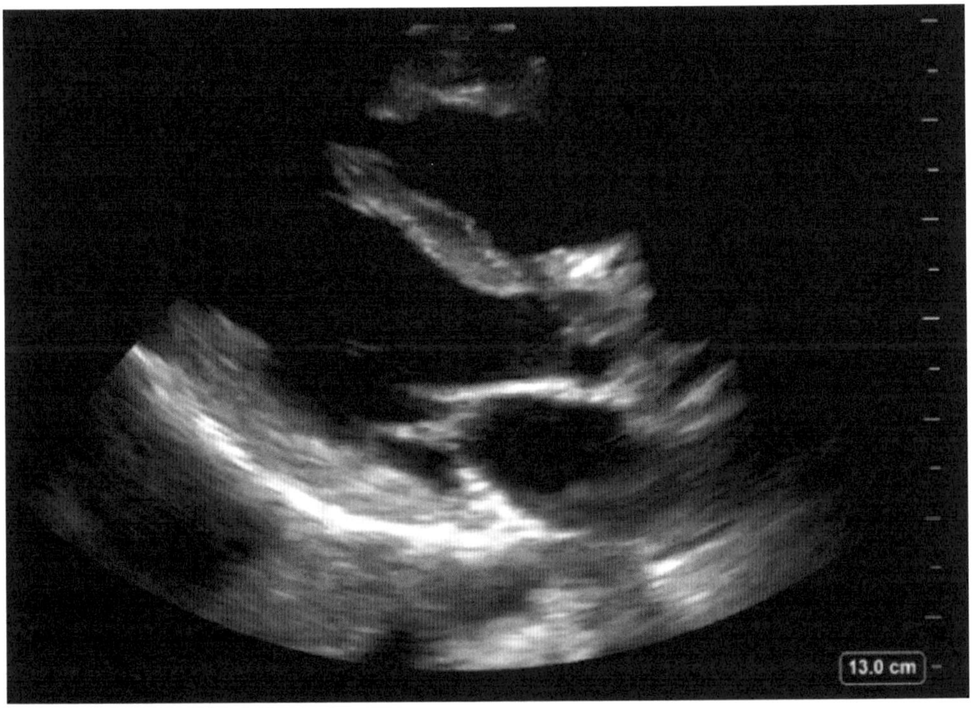

FIGURA 10 Estenose aórtica: *point-of-care ultrasound* (POCUS).

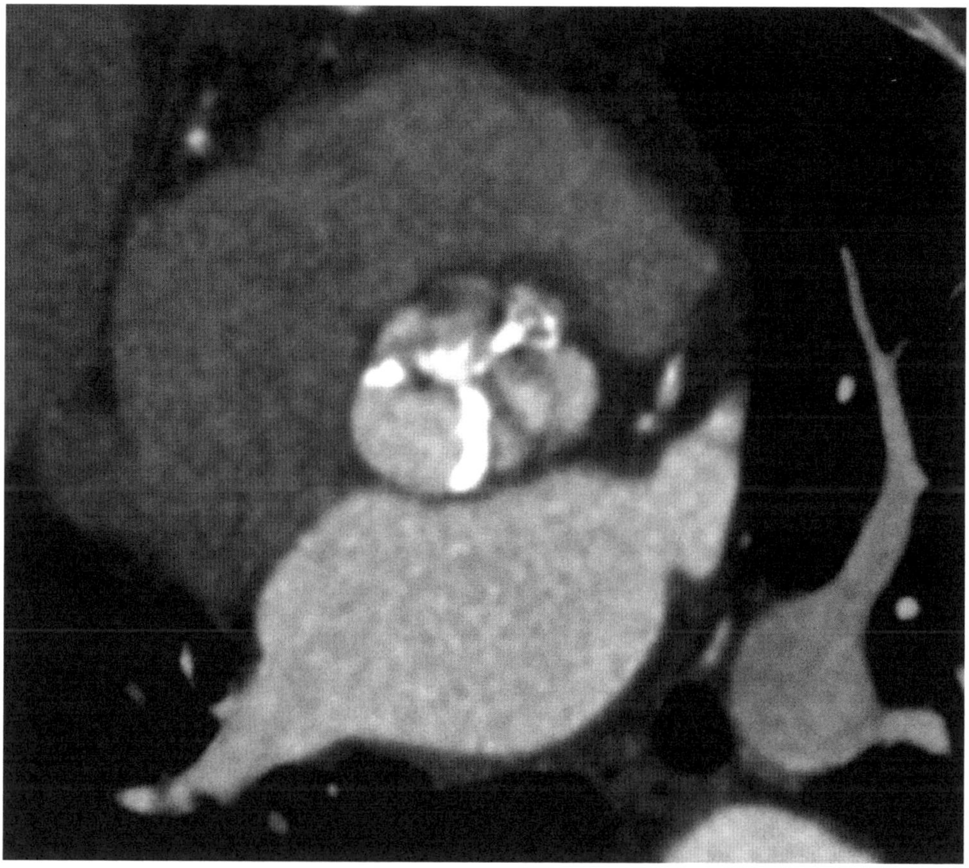

FIGURA 11 Estenose aórtica: tomografia.

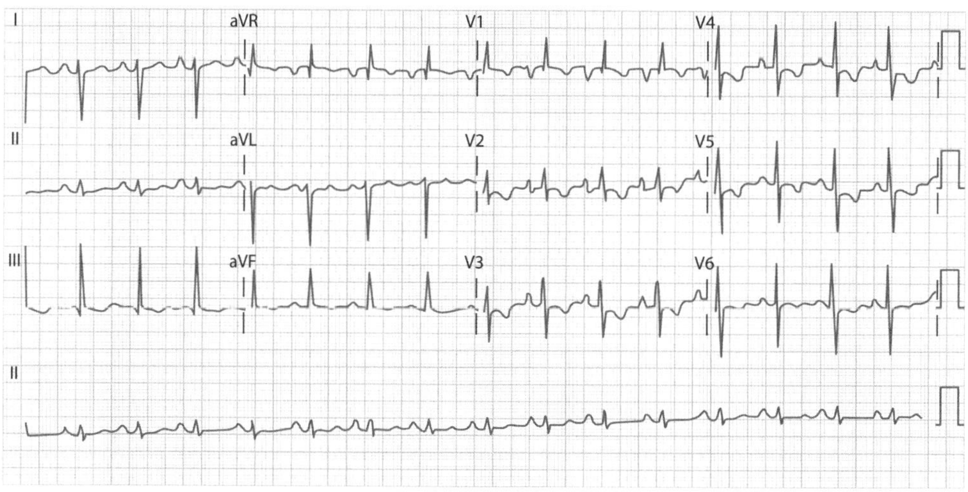

FIGURA 12 Estenose aórtica: eletrocardiograma.

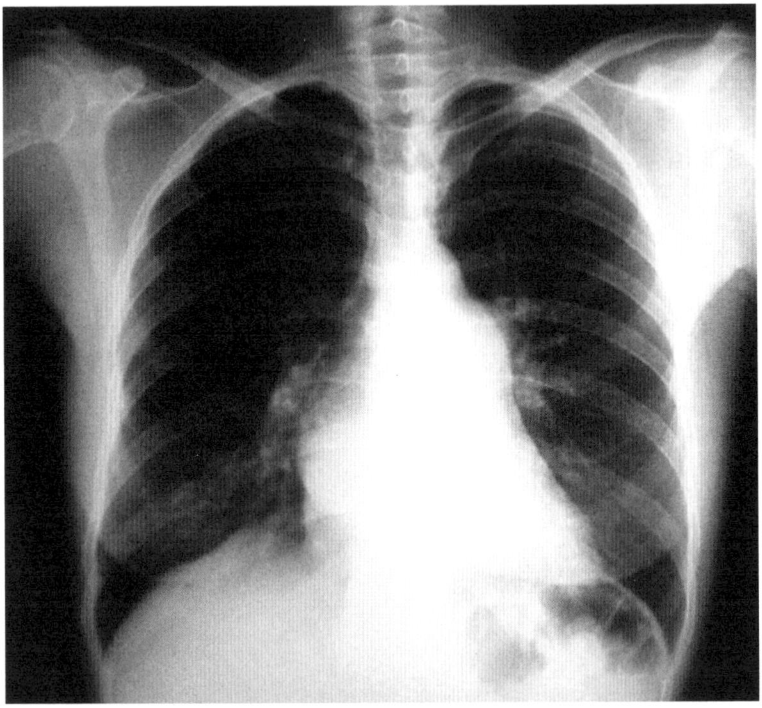

FIGURA 13 Estenose aórtica: radiografia de tórax.

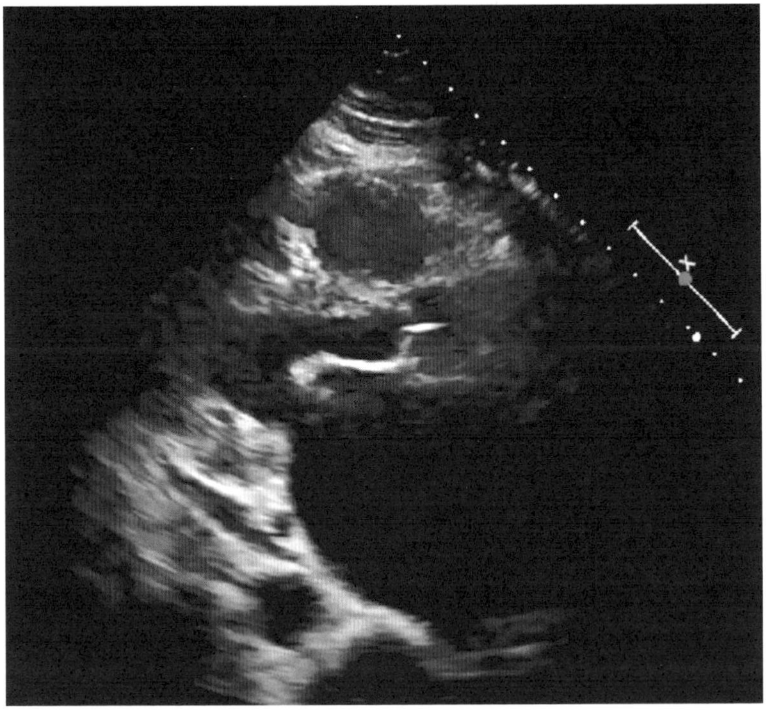

FIGURA 14 Estenose aórtica: *point-of-care ultrasound* (POCUS).

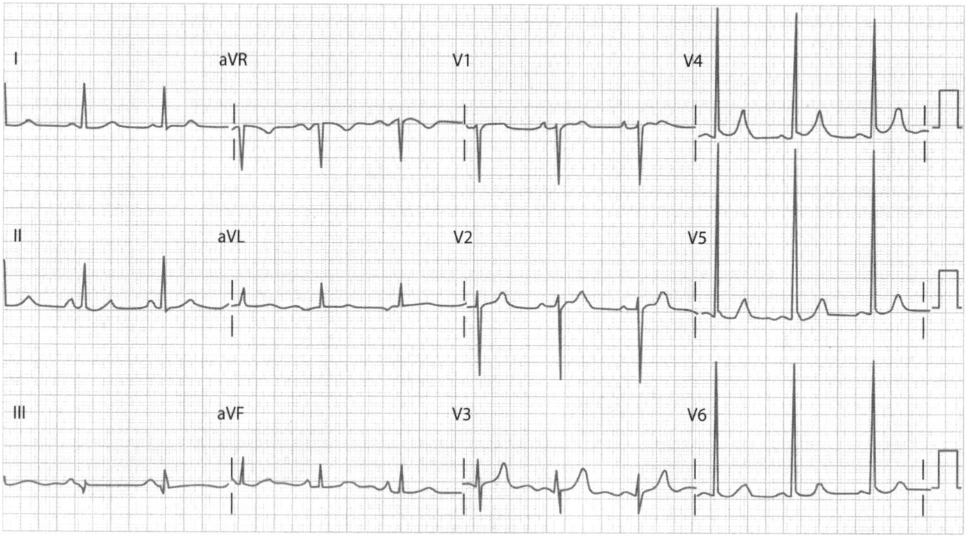

FIGURA 15 Insuficiência aórtica: eletrocardiograma.

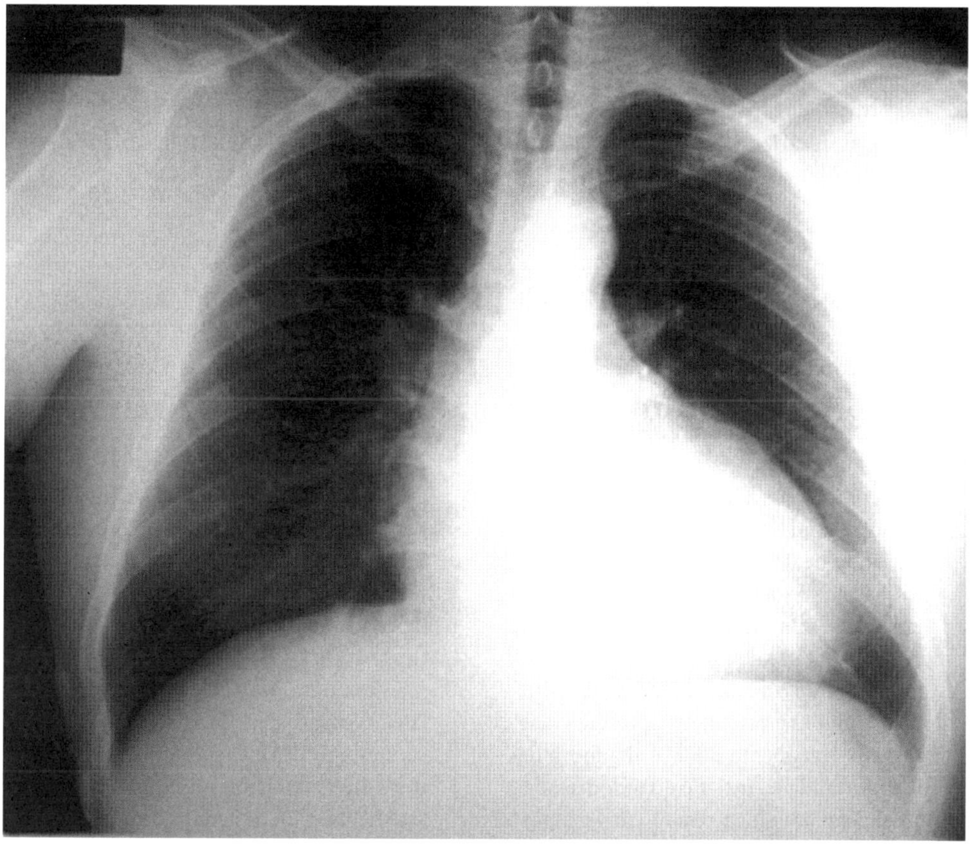

FIGURA 16 Insuficiência aórtica: radiografia de tórax.

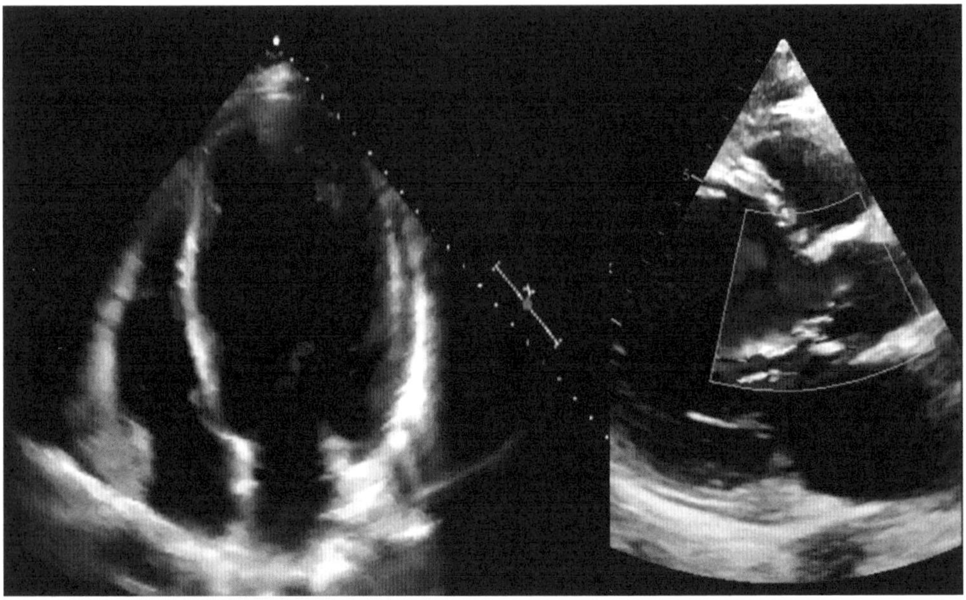

FIGURA 17 Insuficiência aórtica: *point-of-care ultrasound* (POCUS).

monstração dos critérios de Jones atualizados pelas diretrizes da Austrália e da Nova Zelândia (Tabela 2).

Endocardite infecciosa

- A endocardite infecciosa (EI) é a invasão de microrganismos no endocárdio (principalmente valvar) ou em dispositivos implantados no coração (próteses valvares, marca-passo, cardiodesfibriladores). Apesar dos avanços em estratégias preventivas, no uso de antimicrobianos e nos métodos diagnósticos por imagem, a incidência de EI permanece alta, com média em torno de 1,7 a 6,2 (variando de 0,3 a 22,4) casos por 100 mil pessoas nos Estados Unidos da América e na Europa, com mortalidade em um ano de até 40%. Trata-se de uma doença complexa, que cursa com complicações cardíacas, sistêmicas, imunes e vasculares; apresenta diagnóstico e tratamento difícil e alta morbidade e mortalidade, mesmo quando tratada.
- Atualmente classifica-se a EI em 4 grupos:
  - Em valva nativa.
  - Em prótese valvar.
  - Em usuários de drogas endovenosas (pouco comum no Brasil).
  - Nosocomial.
- A patogênese da EI pode ser exemplificada no Quadro 1.
- A causa mais comum de lesão endotelial é o turbilhonamento sanguíneo que ocorre em valvas previamente lesadas. Cerca de 70% das EI ocorrem em doenças cardíacas prévias (sequela valvar reumatismal, cardiopatia congênita, estenose aórtica degenerativa, prolapso da valva mitral, prótese valvar, entre outras). Vários microrganismos podem causar endocardite. Como características em comum, devem ter bacteremias frequentes e capacidade de adesão à superfície valvar ou superfície trombótica. Os estreptococos são os agentes mais comuns e os estafilococos, tanto coagulase negativa, quanto positiva, têm importância crescente. Há diferença de prevalência entre os diversos microrganismos possivelmente associados à EI, de acordo com o subgrupo de classificação da EI (Tabela 3).

TABELA 2 Diagnóstico de febre reumática aguda

	Grupos de alto risco (vivendo em um ambiente endêmico, história pessoal e idade < 40 anos, residência anterior ou viagens frequentes ou recentes em um ambiente de alto risco reumático)	Grupos de baixo risco (sem condições de alto risco)
Critérios maiores	▪ Cardite (incluindo evidência subclínica de valvulite no ecocardiograma) ▪ Poliartrite ou monoartrite asséptica ou poliartralgia ▪ Coreia de Sydenham ▪ Eritema marginado ▪ Nódulos subcutâneos	▪ Cardite (incluindo evidência subclínica de valvulite no ecocardiograma) ▪ Poliartrite ▪ Coreia de Sydenham ▪ Eritema marginado ▪ Nódulos subcutâneos
Critérios menores	▪ Ffebre > 38°C ▪ Monoartralgia ▪ Velocidade de hemossedimentação > 30 mm/h ou proteína C-reativa > 30 mg/L ▪ Intervalo PR prolongado no ECG	▪ Febre > 38,5°C ▪ Poliartralgia ou monoartrite asséptica ▪ Velocidade de hemossedimentação > 60 mm/h ou proteína C-reativa > 30 mg/L ▪ Intervalo PR prolongado no ECG
Episódio inicial definido de FR aguda	▪ 2 manifestações maiores + evidência de infecção precedente estreptocócica, OU ▪ 1 manifestação maior + 2 manifestações menores + evidência de infecção prévia estreptocócica	
Episódio recorrente definido de FR aguda em pacientes com história documentada de FR aguda ou CR	▪ 2 manifestações maiores + evidência de infecção precedente estreptocócica, OU ▪ 1 manifestação maior + 2 manifestações menores + evidência de infecção precedente por estreptocócica, OU ▪ 3 manifestações menores + evidência de infecção prévia por estreptocócica	
FR aguda provável ou possível (inicial ou recorrente)	▪ 1 manifestação maior ou 1 menor, OU ▪ nenhuma evidência de infecção prévia por estreptocócica Provável FR aguda em vez de altamente suspeito Possível FR aguda em vez de incerta	

CR: cardiopatia reumática; ECG: eletrocardiograma; FR: febre reumática.

QUADRO 1 Patogênese da endocardite infecciosa

Dano na superfície do endocárdio → formação de vegetação trombótica não bacteriana (plaquetas, trombo vermelho, fibrina) → aderência de bactérias circulantes → proliferação da vegetação infectada → lesão ou agravamento da lesão valvar.

Endocardite infecciosa em valva nativa

- É o subgrupo mais prevalente e tem como característica a alta incidência de estreptococos como agentes causadores. Tem pico de incidência em jovens (principalmente portadores de sequela valvar reumatismal e cardiopatia congênita) e em adultos idosos (portadores de valvopatias degenerativas como estenose aórtica e prolapso da valva mitral com regurgitação mitral).

Endocardite infecciosa em prótese valvar

- A EI de prótese precoce (definida como até 1 ano após a cirurgia) tem como etiologia mais provável os estafilococos coagulase-negativos (*S. epidermidis*); pode ocorrer ainda

TABELA 3 Incidência média dos microrganismos responsáveis por endocardite infecciosa em diversas situações

I – Valva nativa	Comunidade	Nosocomial	
Estreptococos	31%	7%	
Enterococos	9%	16%	
S. aureus	36%	55%	
Estafilococos coagulase negativos	5%	10%	
Hacek	3%	–	
Cultura negativa	5%	2%	
II – Prótese valvar	**< 2 meses**	**2-12 meses**	**> 2 meses**
Estafilococos coagulase negativos	33%	32%	11%
S. aureus	22%	12%	18%
Gram-negativos	13%	3%	6%
Enterococos	8%	12%	11%
Estreptococos	1%	9%	31%
Candida sp	8%	12%	1%
Difteroides	6%	–	3%
Hacek	–	–	6%
Cultura negativa	5%	6%	8%
III – Usuário de droga ilícita via intravenosa	**Câmara direita**	**Câmara esquerda**	
S. aureus	77%	23%	
Estreptococos	2%	13%	
Enterococos	2%	26%	
Gram-negativos	6%	9%	
Fungo	–	14%	
Cultura negativa	6%	4%	

por *S. aureus*, bacilos gram-negativo, fungo e estreptococo, entre outros. A EI em prótese tardia apresenta etiologia semelhante à valva nativa, predominando os estreptococos. Febre persistente e bacteremia no pós-operatório são comuns, embora alguns casos tenham evolução catastrófica, com insuficiência cardíaca franca, episódios embólicos e formação de abscessos periprotéticos. O prognóstico depende de diagnóstico e terapêutica precoce, feito de acordo com antibiograma ou com administração inicial empírica de vancomicina e aminoglicosídeo até o isolamento do germe, além de invariavelmente substituição da prótese contaminada. A associação de rifampicina pode ser benéfica em alguns casos.

Endocardite infecciosa em usuário de drogas

- Apresenta maior probabilidade de apresentar endocardite infecciosa por *Staphylococcus aureus*. Também é possível EI fúngica, que apresenta pior evolução. Não é infrequente encontrar EI no lado direito do coração, principalmente na valva tricúspide e resultar em embolias séptica que desenvolvem abscessos pulmonares múltiplos.

Endocardite infecciosa nosocomial

- Frequentemente associada a pacientes institucionalizados submetidos a procedimentos invasivos; alta prevalência de estafilococos e bacilos gram-negativos; prognóstico ruim.

Diagnóstico de endocardite infecciosa

- A EI pode cursar com inúmeras manifestações clínicas, que vão aparecer conforme a doença de base do paciente, o agente etiológico e o tempo de instalação do tratamento. Apesar de existirem vários sintomas e sinais sugestivos, todos são inespecíficos, sendo obrigatória, na suspeita de EI, a utilização dos métodos diagnósticos apropriados (hemoculturas e ecodopplercardiograma principalmente). Atualmente, o diagnóstico da EI continua difícil. Critérios patológicos, com análise de material obtido em procedimento cirúrgico ou *post-mortem* são confiáveis, porém tardios à evolução clínica.
- Parâmetros clínicos para o diagnóstico baseiam-se principalmente na avaliação da bacteremia e na demonstração ecocardiográfica de vegetação valvar ou abscesso intracardíaco. Parâmetros clínicos secundários para identificação da endocardite incluem manifestações sistêmicas, imunológicas e vasculares.
- Durack et al. publicaram os chamados critérios de Duke, em 1994. Vários trabalhos analisaram a validade desses critérios e há uma sensibilidade em torno de 80%, com alta especificidade e valor preditivo negativo. Para aumentar a sensibilidade desses critérios, houve modificações, com ênfase em bacteriemias por *S. aureus* e o uso do ecocardiograma transesofágico. Modificações foram feitas em 1997 por Lamas e Eykyn, que sugeriram inclusão de esplenomegalia, elevação de marcadores inflamatórios, hematúria, presença de cateter venoso central ou periférico, adição de sorologia para febre Q. Os critérios de Duke estão expostos no Quadro 2.

Terceiro passo: diagnóstico e tratamento das emergências relacionadas às valvopatias

- O tratamento de pacientes com emergências cardiovasculares relacionadas às valvopatias apresenta diversas particularidades. A abordagem principal para diagnosticar e tratar insuficiência cardíaca, fibrilação atrial, trombose valvular, febre reumática e endocardite infecciosa são discutidas a seguir.

Insuficiência cardíaca

- A IC progressiva em pacientes com DVCC é a principal causa de atendimento de emergência. Os achados típicos da IC por causa da DVCC são os mesmos das outras causas: dispneia, ortopneia, taquicardia, impulso apical anormal, pressão arterial sistólica baixa, terceira bulha, distensão venosa jugular e edema.
- No início súbito ou na progressão rápida do edema pulmonar e da instabilidade hemodinâmica, a valvopatia aguda é mais comum. Mesmo em pacientes não hipotensos, o choque cardiogênico deve ser considerado em pacientes que apresentam fadiga, fraqueza, tontura, rebaixamento do nível de consciência, síncope, aumento da frequência cardíaca, aumento da frequência respiratória, livedo e história de diminuição da diurese. A DVCC tem diferentes mecanismos hemodinâmicos. Assim, o manejo é individualizado com base na fisiopatologia de cada condição valvular.
- O trabalho do ventrículo esquerdo pode ser representado por uma curva de pressão e volume (PV) (Figura 3). Um ventrículo esquerdo normal tem ciclos de baixa pressão e boa complacência. Como o débito cardíaco depende da pré-carga, da pós-carga e do inotropismo, as mudanças nesses parâmetros

QUADRO 2 **Critérios da Duke University para diagnóstico da endocardite infecciosa**

I – Definitivo

- Patológico:
  - Microrganismos demonstrados por cultura ou por análise histológica em vegetação, êmbolo séptico ou abscesso cardíaco, ou
  - Lesões patológicas como vegetações ou abscesso cardíaco confirmado por análise histológica demonstrando endocardite ativa
- Clínico:
  - 2 critérios maiores, ou
  - 1 critério maior e 3 menores, ou
  - 5 critérios menores

II – Possível:

Achados consistentes com endocardite infecciosa que não se correlacionam com critérios do grupo definitivo ou rejeitado

III – Rejeitado:

- Diagnóstico diferencial alternativo consistente, ou
- Resolução do quadro com quatro dias ou menos de antibioticoterapia, ou
- Nenhuma evidência de endocardite infecciosa na cirurgia ou necrópsia com antibioticoterapia por quatro dias ou menos

Critérios maiores:

- Hemocultura positiva para microrganismos típicos para endocardite infecciosa em duas amostras separadas:
  - *Streptococcus viridans*, *S. bovis* ou grupo Hacek, ou
  - *Staphylococcus aureus* ou enterococos comunitários, sem foco primário, ou
  - Hemocultura persistentemente positiva, definida como microrganismo compatível com endocardite infecciosa isolado com base em amostras sanguíneas colhidas com intervalos de 12 horas ou todas de 3 ou a maioria de 4 ou mais amostras sanguíneas separadas, com intervalos de pelo menos 1 hora entre a primeira e a última
  - Uma hemocultura positiva ou título de IgG > 1:800 para *Coxiella burnetii*
- Evidência de envolvimento endocárdico:
  - Ecocardiograma positivo para endocardite infecciosa:
  - Massa cardíaca oscilante em valva ou estruturas de suporte, ou em trajeto de jato regurgitante, ou em material implantado, com ausência de explicação anatômica alternativa, ou
  - Abscesso, ou
  - Nova deiscência parcial de prótese
- Nova regurgitação valvar (aumento ou modificação de sopro preexistente)

Critérios menores:

- Predisposição: endocardite infecciosa prévia, condição cardíaca (ALTO RISCO = valvopatia reumática, valvopatia congênita aórtica, prótese valvar, coarctação da aorta, cardiopatia congênita cianótica; MODERADO RISCO = prolapso da valva mitral com regurgitação, estenose mitral isolada, valvopatia tricúspide e pulmonar, cardiomiopatia hipertrófica; BAIXO RISCO = defeito do septo atrial, coronariopatia, revascularização miocárdica, cirúrgica prévia, prolapso da valva mitral sem regurgitação) ou uso de drogas injetáveis endovenosas
- Febre ≥ 38°C
- Fenômeno vascular: embolia em grande artéria, infarto pulmonar séptico, aneurisma micótico, hemorragia intracraniana, hemorragia conjuntival, lesão de Janeway
- Fenômeno imune: glomerulonefrite, nódulo de Osler, mancha de Roth, fator reumatoide positivo
- Evidência microbiológica: hemoculturas positivas sem preencher os critérios maiores ou evidência sorológica de infecção ativa com microrganismo compatível com endocardite infecciosa
- Ecocardiograma compatível com endocardite infecciosa, porém sem preencher os critérios maiores

afetam a curva PV. Tanto a DVCC quanto a aguda modificam a curva PV. Por exemplo:

- Em razão do desvio à direita da curva de volume do ventrículo esquerdo na estenose mitral, há pouco benefício de medidas para aumentar o inotrópico na presença de baixo débito.
- Na estenose aórtica, há alta pressão no ventrículo esquerdo, portanto, uma redução substancial no volume ventricu-

lar esquerdo com terapia diurética pode induzir baixo débito.
- A vasodilatação nas lesões regurgitantes é essencial para reduzir as pressões de enchimento ventricular e aliviar a congestão.

- O objetivo do tratamento medicamentoso é reajustar esses parâmetros até o tratamento valvar invasivo definitivo. Medicações e intervenções específicas são necessárias de acordo com cada valvopatia, muitas vezes diferente de outras etiologias da IC. Na estenose aórtica grave, por causa de um débito cardíaco fixo, a principal terapia são os diuréticos. Vasodilatação e betabloqueadores devem ser evitados por causa da possibilidade de diminuição do débito cardíaco.
- O manejo do choque cardiogênico inclui alguns cuidados: evitar taquicardia causada por drogas vasoativas, evitar fluidoterapia, pois a maioria dos pacientes é hipervolêmica, e considerar o uso de balão intra-aórtico (BIA), a oxigenação por membrana extracorpórea e a valvoplastia aórtica percutânea por balão como temporárias estratégias de controle hemodinâmico como ponte para a intervenção definitiva. A regurgitação aórtica e mitral se beneficia da vasodilatação e dos diuréticos, geralmente com boa resposta clínica.
- Betabloqueadores e bloqueadores dos canais de cálcio não são fazem parte da terapia padrão e destinam-se a controlar a frequência cardíaca em pacientes com fibrilação atrial de alta resposta. O BIA é contraindicado na regurgitação aórtica porque acentua a disfunção valvar e diminui o débito cardíaco. Há evidências de benefício do BIA na regurgitação mitral, por exemplo, como ponte de suporte para pacientes com ruptura papilar após infarto do miocárdio até a cirurgia.
- A estenose mitral é a única valvopatia em que betabloqueadores e/ou bloqueadores dos canais de cálcio fazem parte da terapia principal. A ivabradina pode ser usada em ritmo sinusal como alternativa para pacientes intolerantes a betabloqueadores ou combinada a betabloqueadores se a frequência cardíaca permanecer acima de 60 bpm.
- A digoxina é a opção para pacientes com fibrilação atrial. Os diuréticos também podem ser úteis para o controle da congestão. No edema pulmonar, a terapia de primeira linha inclui controle da frequência cardíaca e diuréticos. Nesse caso, se o paciente tiver disfunção ventricular direita confirmada ou presumida (sinais e sintomas de IC direita), os digitálicos são preferíveis aos betabloqueadores para manter a contratilidade miocárdica, e a ventilação invasiva e não invasiva deve ser evitada, pois o aumento da pressão torácica resulta em diminuição da pré-carga do ventrículo direito.
- Durante a gravidez, o aumento fisiológico do volume sanguíneo e da frequência cardíaca impõe maior risco de descompensação, mesmo em mulheres previamente assintomáticas. Para essa população, as principais opções farmacológicas são propranolol ou metoprolol e digoxina.
- A valvuloplastia mitral percutânea com balão pode ser realizada durante a gravidez e/ou em pacientes refratários à terapia medicamentosa se a anatomia for favorável. Indicações detalhadas de fluidoterapia, vasopressores, BIA, outras estratégias intervencionistas como ponte, ventilação não invasiva, manejo avançado das vias aéreas, diuréticos e otimização da curva pressão-volume do ventrículo esquerdo estão detalhados na Tabela 4.
- As doses dos medicamentos mais utilizados estão descritas a seguir:
  - Amiodarona 5-7 mg/kg IV em 30-60 minutos seguido de 1,2-1,8 g/24 h até que o ritmo sinusal seja restaurado ou o controle adequado da frequência seja obtido.
  - Captopril 12,5-25 mg a cada 6 horas PO até alívio da congestão pulmonar. Atenção à hipotensão.
  - Diltiazem 5-10 mg/h IV até restabelecimento do ritmo sinusal ou controle adequado da frequência. Evitar *bolus*

inicial – 0,25 mg/kg IV (exceto em EM normotensa)

- Dobutamina 2-20 mcg/kg/min IV até que a perfusão normal seja restaurada. Especialmente útil em AR e MR. Evite taquicardia inapropriada.
- Enalapril 1,25-5 mg a cada 6 horas PO até alívio da congestão pulmonar. Atenção à hipotensão.
- Esmolol 250-500 mcg/kg/min IV em *bolus*, mais 50-100 mcg/kg/min IV até que o ritmo sinusal seja restaurado ou o controle adequado da frequência seja obtido.
- Etomidato 0,2-0,3 mg/kg IV em *bolus* até estado sedado não combativo.
- Fentanila 1-2 mcg/kg IV em *bolus* até estado sedado não combativo. Atenção

TABELA 4 Estratégias para compensação da insuficiência cardíaca associada às valvopatias

Tratamento da perfusão orgânica em pacientes hipotensos				
	Estenose aórtica	Insuficiência aórtica	Estenose mitral	Insuficiência mitral
Hidratação: Cristaloide a) Isotônico b) Evitar soluções hipertônicas e hipotônicas	Atenção: a maioria dos pacientes está com congestão pulmonar. Normalmente, a hidratação não é apropriada e pode induzir insuficiência respiratória. Fluidos devem ser administrados com sinais clínicos e ultrassonográficos inequívocos de hipovolemia			
	FEVE normal + kissing walls + VCI < 10 mm + ausência de linhas B Altamente dependente de pré-carga	FEVE normal + VCI < 10 mm + ausência de linhas B	FC < 100 bpm (geralmente sob medicação) + diâmetro do VD < diâmetro do VE + ausência de formato em D + VCI < 10 mm + ausência de linhas B	FEVE + diâmetro do VD < diâmetro do VE + ausência de formato em D + VCI < 10 mm + ausência de linhas B
Vasopressores	Baixa dose de dobutamina – evitar taquicardia	Dobutamina	Evitar dobutamina (evitar taquicardia)	Dobutamina
	Norepinefrina em dose baixa – evitar taquicardia	Norepinefrina	Norepinefrina em dose baixa – evitar taquicardia	Norepinefrina
Outras drogas	Aminas vasoativas de ação curta são opções (fenilefrina)		Se taquicardia (mesmo ritmo sinusal), betabloqueador pode ser usado. Aminas vasoativas de ação curta podem ser opções (fenilefrina)	
Arritmia aguda instável	Cardioversão elétrica			
Balão intra-aórtico	Possível benefício	Contraindicado	Nenhuma evidência	Possível benefício

(continua)

TABELA 4 Estratégias para compensação da insuficiência cardíaca associada às valvopatias (*continuação*)

Tratamento da perfusão orgânica em pacientes hipotensos				
	Estenose aórtica	Insuficiência aórtica	Estenose mitral	Insuficiência mitral
Intervencionista/ outras estratégias	Considerar a valvoplastia aórtica percutânea com balão como ponte para intervenção definitiva Oxigenação por membrana extracorpórea como ponte para intervenção definitiva		Considerar valvoplastia mitral percutânea com balão se favorável (critérios anatômicos e ausência de contraindicações)	Dispositivo de assistência ventricular percutânea como ponte para intervenção definitiva
Tratamento da hipoxemia				
	Estenose aórtica	Insuficiência aórtica	Estenose mitral	Insuficiência mitral
Ventilação não invasiva	Possível, mesmo em hipotensão leve	Possível, mesmo em hipotensão leve	Possível, mesmo em hipotensão leve. Evitar em HAP grave e/ou disfunção do VD	Possível, mesmo em hipotensão leve. Evitar em HAP grave e/ou disfunção do VD
Via aérea avançada	A hipotensão geralmente ocorre após a intubação. Atenção à escolha das medicações durante a sedação e manter os vasopressores prontamente disponíveis	A intubação geralmente é bem tolerada	Evite cetamina. Hipotensão acentuada após intubação quando há HAP	A intubação geralmente é bem tolerada
Diuréticos (furosemida; sem evidência para outras classes em emergências)	Administrar apenas se houver congestão pulmonar. Evitar se compensada a oxigenação	Geralmente necessário	Geralmente necessário	Geralmente necessário
Otimização da curva pressão x volume até o tratamento definitivo				
	Estenose aórtica	Insuficiência aórtica	Estenose mitral	Insuficiência mitral
Ritmo	Manter o ritmo sinusal, se possível Bloqueadores dos canais de cálcio, betabloqueadores, digoxina se taquicardia excessiva		Manter o ritmo sinusal, se possível Bloqueadores dos canais de cálcio, betabloqueadores, digoxina se taquicardia excessiva	

(*continua*)

TABELA 4 Estratégias para compensação da insuficiência cardíaca associada às valvopatias (*continuação*)

Otimização da curva pressão x volume até o tratamento definitivo				
	Estenose aórtica	Insuficiência aórtica	Estenose mitral	Insuficiência mitral
Frequência cardíaca	Evitar taquicardia	Evite betabloqueadores	Evitar taquicardia	80-100 bpm Evitar diminuição intensa
Pré-carga	Evitar diuréticos e nitratos			
Pós-carga	Nitroprussiato se PAM > 60 mmHg, especialmente se FEVE baixa. Evitar queda rápida da redução do VS (piora da perfusão coronária)	Nitroprussiato	Evite pós-carga baixa – diminui a perfusão coronária	Impedir o aumento. Nitroprussiato. Nicardipina é possível
Contratilidade	Levosimendana			Evitar a depressão miocárdica

FC: frequência cardíaca; FEVE: fração de ejeção do ventrículo esquerdo; HAP: hipertensão arterial pulmonar; PAM: pressão arterial média; VCI: veia cava inferior; VD: ventrículo direito; VE: ventrículo esquerdo.

à hipotensão. Antídoto: naloxona 0,4-2 mg IV em *bolus*.

- Furosemida 0,5-1 mg/kg IV em *bolus* até alívio da congestão pulmonar. Acompanhamento clínico e POCUS próximo.
- Hidralazina 12,5-50 mg a cada 6 h PO até alívio da congestão pulmonar. Atenção à hipotensão.
- Cetamina 1-2 mg/kg em *bolus* IV até estado sedado não combativo. Evitar em pacientes com EM.
- Lanatosídeo C 0,8-1,6 mg IV em *bolus* (em 2-4 doses divididas) até que o ritmo sinusal seja restaurado ou o controle adequado da frequência seja obtido. Evitar se o paciente tiver doença renal crônica.
- Levosimendana 0,05-0,2 mcg/kg/min IV até que a perfusão normal seja restaurada. Ausência de forte evidência para *bolus* inicial.
- Metoprolol, tartarato 2,5-5 mg IV em *bolus* (2-5 minutos) em doses repetidas a cada 10 minutos (máximo 15 mg) até que o ritmo sinusal seja restaurado ou o controle adequado da frequência seja obtido.
- Midazolam 0,025-0,2 mcg/kg IV em *bolus* até estado sedado não combativo. Antídoto: flumazenil 0,2 mg IV em *bolus*.
- Milrinona 0,375-0,750 mcg/kg/min IV até que a perfusão normal seja restaurada. Evite *bolus* inicial (taquicardia). A milrinona inalatória pode ser uma opção no período perioperatório.
- Fenilefrina 120 mcg IV em *bolus* intermitente até que a pressão normal seja restaurada. Raramente usado no departamento de emergência.
- Propofol 0,5-1,15 mg/kg IV em *bolus* até estado sedado não combativo.
- Nicardipina 5-15 mg/h IV até alívio da congestão pulmonar. Atenção à hipotensão.
- Nitroprussiato 0,25-10 mcg/kg/min IV até alívio da congestão pulmonar. Atenção à hipotensão.
- Nitroglicerina 5-100 mcg/min IV até alívio da congestão pulmonar. Atenção à hipotensão.
- Norepinefrina, dose inicial 0,05-0,1 mg/kg/min IV até que a pressão arterial normal seja restaurada.

- Rocurônio 0,6-1,2 mg/kg IV em *bolus*.

Fibrilação atrial

- A valvopatia pode se apresentar com arritmias, predominantemente fibrilação atrial (FA). A possibilidade de DVCC deve ser considerada em todos os cenários de FA no pronto-socorro, especialmente no que diz respeito à instabilidade hemodinâmica. Mais de 30% dos pacientes com FA têm DVCC. A cardioversão de FA no pronto-socorro é realizada exclusivamente se a instabilidade do paciente for causada por arritmia. Na maioria dos casos, a abordagem mais segura é o controle da frequência e o início da anticoagulação, se indicado.
- Para evitar acidente vascular encefálico (AVE) induzido por cardioversão, a cardioversão é recomendada após exclusão de trombo atrial com ecocardiograma transesofágico ou após três semanas de anticoagulação adequada. A longo prazo, há benefício em manter o ritmo sinusal sempre que possível. O tamanho atrial não é utilizado para contraindicar a cardioversão, porém, quanto mais significativo o remodelamento, menor a chance de reversão e manutenção da FA.
- Outros fatores de risco de recorrência na FA incluem anos, idade, disfunção renal e outros fatores de risco cardiovascular. O AVE é o evento mais indesejável em pacientes com FA. A DVCC é responsável por quase um terço de todos os AVE isquêmicos entre 15 e 45 anos de idade. Por esse motivo, a avaliação dos potenciais riscos e benefícios da anticoagulação é recomendada para pacientes com DVCC com FA. Antagonistas da vitamina K (AVK) são a opção para estenose mitral (estudo INVICTUS) e prótese mecânica (estudo RE-ALIGN foi interrompido prematuramente por causa de eventos no grupo dabigatrana). Anticoagulantes orais não AVK (NOAC) são recomendados em outras DVCC, incluindo próteses biológicas (estudo RIVER).
- O estudo PROACT Xa contraindicou apixabana em prótese mecânica aórtica On-X. Após o novo início da FA, o controle inicial da anticoagulação pode ser realizado em um ambulatorial, mesmo para pacientes com AVK. Para pacientes com alto risco trombótico e baixo risco de sangramento, o uso de enoxaparina pode ser considerado em pacientes com AVK até atingir a meta terapêutica. A ponte não é aplicável para pacientes com Noac em qualquer ambiente.

Trombose valvar

- A trombose de prótese é caracterizada pela formação de trombos nas estruturas protéticas, com posterior disfunção valvar com ou sem tromboembolismo. É mais comum apenas em prótese mecânica, variando de 0,1 a 5,7%, principalmente no perioperatório precoce, posição mitral e anticoagulação subterapêutica. A trombose de prótese pode se manifestar de diferentes formas, dependendo da gravidade da disfunção valvar, do tamanho do trombo e da mobilidade.
- Os pacientes podem ser assintomáticos com trombo detectado incidentalmente e, em outros casos, pode causar embolia, hipotensão, síncope, dispneia, congestão pulmonar e morte súbita. O diagnóstico é classicamente confirmado com ecocardiograma transesofágico, mas tomografia computadorizada multidetectores e radioscopia também pode ser útil na avaliação. A trombose de prótese não obstrutiva em pacientes estáveis é tratada com otimização da anticoagulação oral.
- Fibrinólise ou cirurgia é recomendada para pacientes com trombo remanescente após anticoagulação ideal ou com trombo $\geq$ 10 mm e/ou > 0,8 cm^2 associado a êmbolos. Pacientes hemodinamicamente instáveis devem ser imediatamente substituídos. Para pacientes de risco alto ou proibitivo, a fibrinólise é a principal opção.
- A fibrinólise é realizada com alteplase 90 mg em 90 minutos ou estreptoquinase 1.500.000 UI em 60 minutos. As possíveis complicações desse tratamento são sangramento, embolia e recorrência de trombose. São pacientes

de alto risco, portanto, a tomada de decisão deve envolver o cardiologista clínico e o cirurgião cardíaco.

Febre reumática aguda

- A febre reumática (FR) é uma resposta autoimune à infecção faríngea por *Streptococcus* do grupo A que ocorre 2 a 4 semanas após a exposição. Indivíduos geneticamente suscetíveis representam 0,1 a 5% da população. O primeiro episódio geralmente se manifesta em crianças em idade escolar em regiões de baixa renda.
- Os fatores ambientais relacionados aos níveis mais altos de infecção estreptocócica são superlotação domiciliar, baixo saneamento e redução do uso rotineiro de antibióticos para faringite. A apresentação clínica está resumida na Tabela 3. Não há teste laboratorial diagnóstico para FR; o diagnóstico requer a demonstração dos critérios de Jones atualizados (Tabela 2). O tratamento da FR aguda tem três pilares: a erradicação da infecção estreptocócica do grupo A desencadeante, manejo medicamentoso de acordo com as manifestações e profilaxia (Tabela 5).

TABELA 5 Tratamento da febre reumática aguda

	Tratamento
Todos os casos	Erradicação da infecção estreptocócica do grupo A desencadeante: ▪ Benzatina benzilpenicilina G 1.200.000 unidades (criança < 20 kg: 600 mil unidades; ≥ 20 kg: 1.200.000 unidades) IMI dose única ▪ Hipersensibilidade à penicilina: cefalexina 1 g (criança: 25 mg/kg até 1 g) VO, 12 horas por 10 dias ou azitromicina 500 mg (criança: 12 mg/kg até 500 mg) VO diariamente por 5 dias

(continua)

TABELA 5 Tratamento da febre reumática aguda (*continuação*)

	Tratamento
Cardite	Repouso, com mobilização conforme os sintomas permitirem
	Prednisona/prednisolona 1 a 2 mg/kg até um máximo de 80 mg VO, uma vez ao dia ou em doses divididas por 4-8 semanas em cardite leve e 12 semanas em cardite moderada/grave. Após 2-3 semanas, se os sintomas melhorarem, reduza a dose em 20-25% semanalmente. Nos casos refratários, 30 mg/kg/dia semanalmente
	Dosagem pediátrica: furosemida 1 a 2 mg/kg VO em dose única, depois 0,5 a 1 mg/kg (até um máximo de 6 mg/kg) VO, de 6 a 24 horas; espironolactona 1 a 3 mg/kg (inicialmente) até 100 mg VO, diariamente em 1 a 3 doses divididas (dose redonda para um múltiplo de 6,25 mg – 1/4 comprimido de 25 mg); enalapril 0,1 mg/kg VO, diariamente em 1 ou 2 doses divididas aumentadas gradualmente ao longo de 2 semanas até um máximo de 1 mg/kg VO, diariamente em 1 ou 2 doses divididas, outros inibidores da ECA (captopril, lisinopril, ramipril, perindopril) podem ser usado
Cardite	Dosagem para adultos: furosemida 20-40 mg VO ou IV em dose única seguida de 20-40 mg VO ou IV de 8 a 12 horas; a espironolactona pode ser adicionada para pacientes com resposta limitada ou inexistente ao diurético de alça, 12,5-25 mg de espironolactona VO diariamente; a terapia com nitrato pode ser adicionada para pacientes com resposta limitada ou inexistente à terapia diurética, cuja PAS é superior a 90 mmHg. O inibidor da ECA é recomendado em pacientes com disfunção sistólica ventricular esquerda moderada ou grave, a menos que contraindicado
	Cirurgia de válvula para cardite aguda com risco de vida (raro)

(continua)

TABELA 5 Tratamento da febre reumática aguda (*continuação*)

	Tratamento
Artrite	Dura cerca de um mês sem tratamento.
	Melhora rápida com AINE, geralmente 1-2 semanas (pode ser de até 12 semanas) ▪ Naproxeno de liberação imediata 250-500 mg (criança 10-20 mg/kg/dia) VO duas vezes ao dia, até um máximo de 1.250 mg ao dia ▪ Ibuprofeno 200-400 mg (criança 5-10 mg/kg) VO três vezes ao dia, até um máximo de 2.400 mg por dia ▪ AAS adultos e crianças 50-60 mg/kg/dia VO, em 4 a 5 doses fracionadas. A dose pode ser aumentada até um máximo de 80-100 mg/kg/dia em 4 a 5 doses divididas
	O inibidor da bomba de prótons deve ser considerado
	Os corticosteroides são usados em caso de intolerância ou alergia a AINE ou se indicados para tratar outra manifestação, ou seja, cardite
Coreia	Sem tratamento farmacológico para casos leves; para casos moderados/graves: Haloperidol 0,5 mg VO, 2 vezes ao dia (pode ser aumentado 0,5 mg/dia até 5 mg/dia) Carbamazepina 3,5 a 10 mg/kg VO, 2 vezes ao dia Valproato de sódio 7,5 a 10 mg/kg VO, 2 vezes ao dia
	Considere adicionar: corticosteroide prednisona/prednisolona 1 a 2 mg/kg até um máximo de 80 mg VO, 1 vez ao dia ou em doses divididas

(continua)

TABELA 5 Tratamento da febre reumática aguda (*continuação*)

	Tratamento
Profilaxia	Penicilina G benzatina IM:
	Adultos > 20 kg: 1,2 milhão de unidades a cada 21 a 28 dias
	Crianças ≤ 20 kg: 600 mil unidades a cada 21 a 28 dias
	Se alergia à penicilina: Sulfadizina: < 30 kg 500 mg VO, 1 vez ao dia; ≤ 30 kg: 1 g VO, 1 vez ao dia Eritromicina: 250 mg VO, 2 vezes ao dia
	Febre reumática sem cardite: 5 anos ou até 21 anos (o que for maior)
	Febre reumática com cardite, mas sem cardiopatia residual (sem evidência clínica ou ecocardiográfica de doença valvar): 10 anos ou até 21 anos (o que for mais longo)
	Febre reumática com cardite e doença cardíaca residual (doença valvular persistente): 10 anos ou até 40 anos de idade (o que for mais longo). Às vezes, profilaxia vitalícia (ou seja, profissionais de saúde, professores de educação infantil)

AAS: ácido acetilsalicílico; AINE: anti-inflamatórios não esteroides; ECA: enzima conversora de angiotensina; IM: intramuscular; IV: intravenoso; VO: via oral.

Endocardite infecciosa

Os dois pilares para o tratamento da EI são o tratamento com antibióticos (Tabela 6) e a indicação de tratamento cirúrgico (Quadro 3). No pronto-socorro, os antibióticos são fornecidos empiricamente com base no tipo de válvula e na EI. Os principais objetivos da cirurgia incluem exploração valvar, desbridamento e reconstrução ou substituição da valva/prótese. Em geral, adiar a cirurgia até o término da antibioticoterapia está associado a uma frequência maior do resultado combinado de morte, eventos embólicos e recorrência de endocardite infecciosa em primeiros anos após a infecção inicial. Portanto, deve-se considerar o tratamento cirúrgico no início do atendimento.

TABELA 6 Tratamento medicamentoso da endocardite infecciosa

Tipo de endocardite infecciosa	Esquema e dose de antibiótico
Apresentação indolente de endocardite de válvula nativa	Ceftriaxona (2 g a cada 24 h, IV ou IM; com duração de 4 semanas) + gentamicina (3 mg/kg de peso corporal real a cada 24 h IV ou IM; com duração de 2 semanas)
Sepse grave de endocardite de válvula nativa (sem fatores de risco para bacilos gram-negativos entéricos multirresistentes, pseudomonas)	Vancomicina (30 mg/kg por 24 h, IV, em 2 doses divididas igualmente; com duração de 4 semanas) + gentamicina (3 mg/kg de peso corporal real por 24 h, IV, em 2 ou 3 doses divididas; com duração de 2 semanas)
Sepse grave de endocardite de válvula nativa (com fatores de risco para bacilos gram-negativos entéricos multirresistentes, pseudomonas)	Vancomicina (30 mg/kg por 24 h,IV, em 2 doses divididas igualmente; com duração de 4 semanas) + gentamicina (3 mg/kg de peso corporal real por 24 h, IV, em 2 ou 3 doses divididas; com duração de 2 semanas) + meropeném (6 g por 24 h, IV, em 3 doses igualmente divididas; duração de 4 semanas)
Endocardite de válvula protética	Vancomicina (30 mg/kg por 24 h, IV, em 2 doses divididas igualmente; com duração de 6 semanas) + gentamicina (3 mg/kg de peso corporal real, IV em 2 ou 3 doses divididas; com duração de 2 semanas) + rifampicina (900 mg por 24 h, VO ou IV, em 3 doses igualmente divididas; com duração de 6 semanas)

QUAL É A ROTINA NA EMERGÊNCIA DO INCOR?

- O InCor é responsável pelo atendimento de grande número de pacientes com doença valvar. Em geral, são doentes com elevado potencial de gravidade e baixa reserva cardiovascular. Boa parte deles apresenta-se à Unidade de Emergência na fase avançada da doença com disfunção de VE ou sinais importantes de hipertensão pulmonar.
- Admite-se que somente valvopatias classificadas como importantes podem ser responsáveis por sintomas.
- Todos os pacientes que permanecem internados na Unidade de Emergência são avaliados também pela equipe de valvopatias para que a conduta final seja decidida em conjunto.
- Apesar de poucos estudos destinados ao tratamento clínico de valvopatias, cada tipo especí-

QUADRO 3 Tratamento cirúrgico da endocardite infecciosa

Indicação definitiva de tratamento cirúrgico precoce (durante a internação inicial)
Disfunção valvar ou protética resultando em insuficiência cardíaca sintomática
Insuficiência cardíaca resultante de deiscência valvar ou fístula intracardíaca
Endocardite infecciosa complicada por bloqueio cardíaco, abscesso anular ou aórtico ou lesões penetrantes destrutivas e folheto perfurado
Evidência de infecção persistente (bacteremia persistente ou febre com duração > 5-7 dias e desde que outros locais de infecção e febre tenham sido excluídos) após o início da terapia antibiótica apropriada
Endocardite de válvula protética por causa de estafilococos ou bacilos gram-negativos não Hacek
Grandes vegetações com estenose valvular grave
O tratamento cirúrgico precoce deve ser considerado ou é uma estratégia razoável (durante a internação inicial)
Endocardite infecciosa causada por fungos ou organismos resistentes
Embolias recorrentes e vegetações persistentes ou crescentes apesar da terapia antibiótica apropriada
Insuficiência grave e vegetações móveis > 10 mm
Vegetações móveis > 10 mm, principalmente quando envolvendo o folheto anterior da valva mitral e associadas a outras indicações relativas de cirurgia
Endocardite infecciosa recidivante de válvula protética

fico deve ser manejado de modo diferente, conforme será visto nos capítulos subsequentes.

- A anamnese e o exame físico cuidadoso são fundamentais nesse grupo de pacientes. A caracterização de sopro, pulsos e frêmitos pode levar ao diagnóstico e ao tratamento precoce. A princípio, a presença de frêmitos infere gravidade à valvopatia associada, assim como a presença de pulsos *parvus et tardus* e "martelo d'água".
- Todos os pacientes devem ser questionados quanto à presença de febre e calafrios. Caso estejam presentes, o paciente deve ser investigado até exclusão definitiva de endocardite infecciosa e, a depender da condição clínica e dos exames iniciais, deve-se iniciar a antibioticoterapia empírica, além da coleta de três pares de hemoculturas. A presença de insuficiência periprótese é outro achado que sugere ao médico o diagnóstico de endocardite infecciosa.
- Quando houver sinais de congestão pulmonar associadas à hipoxemia ou ao choque hemodinâmico, o paciente deve ser imediatamente levado à sala de emergência, sendo administrado oxigênio suplementar, obtido acesso venoso periférico e realizada monitorização cardíaca contínua.
- Todos os pacientes valvares realizam ECG e radiografia de tórax. Além disso, exames gerais, como hemograma, coagulograma, função renal, eletrólitos e proteína C-reativa, devem ser solicitados.
- Em pacientes com anemia, além de se verificar a associação com coagulopatia, em razão do uso de anticoagulantes, deve-se pesquisar a possibilidade de hemólise. Para isso, são solicitados os seguintes exames: haptoglobina, bilirrubinas, desidrogenase láctica, contagem de reticulócitos, perfil de ferro, vitamina B12 e ácido fólico.
- Todos os pacientes que permanecem internados, aqueles que apresentam piora da valvopatia previamente conhecida ou sopro previamente desconhecido, devem realizar ecocardiograma transtorácico. Quando for necessária a avaliação de próteses valvares ou o paciente possuir janela acústica ruim, é solicitado ecocardiograma transesofágico preferencialmente.
- Outros exames complementares, como cateterismo cardíaco e ecocardiograma com estresse, somente devem ser solicitados em casos duvidosos ou em avaliações específicas da doença valvar, conforme comentado em outros capítulos.
- Quando for necessária a realização de cateterismo pré-operatório (sem urgência) ou cirurgias e o paciente estiver em vigência de anticoagulação com varfarina, a medicação anticoagulante deve ser suspensa. Mantém-se o paciente em uso de vitamina K, VO, 10 mg a cada 12 horas e aguarda-se o INR inferior a 1,5 para encaminhá-lo ao procedimento. Caso a cirurgia ou o procedimento deva ser realizado com urgência, administra-se plasma fresco congelado 15 a 20 mL/kg ou complexo protrombínico 35 a 50 UI/kg associado a 10 mg de vitamina K intravenosa.
- De rotina, pacientes valvares em uso de anticoagulação oral que permanecem internados têm a varfarina suspensa à entrada na Unidade de Emergência. Quando o INR estiver abaixo de 2,0, inicia-se a anticoagulação plena com enoxaparina subcutânea 1 mg/kg a cada 12 horas ou heparina não fracionada intravenosa em infusão contínua. Em casos de prótese mecânica mitral (ou aórtica com alto risco de embolia: evento embólico prévio, fibrilação atrial ou disfunção ventricular esquerda), inicia-se a anticoagulação com heparina ou enoxaparina quando o INR for inferior a 2,5.
- Caso seja necessária a realização de algum procedimento (como endoscopia, colonoscopia, cateterismo cardíaco) ou cirurgia, deve-se suspender a enoxaparina com antecedência de 12 horas ou a heparina não fracionada, de 6 horas.
- Quando os pacientes com próteses valvares ou valvopatia nativas importantes são submetidos a procedimentos com biópsia (como endoscopia, broncoscopia ou colonoscopia) ou cirurgias de rotina, realiza-se profilaxia para endocardite infecciosa com vancomicina 1 g, intravenosa + gentamicina 1,5 mg/kg, intravenosa, ambos 1 hora antes do procedimento.

- Pacientes com próteses valvares quase sempre apresentam sopro de estenose discreta à ausculta. No entanto, a presença de sintomas, frêmitos, sopros de estenose importante ou insuficiência em qualquer grau infere o diagnóstico de disfunção de prótese valvar.
- Pacientes que retornam sintomáticos precocemente (meses) ao setor de emergência após cirurgia de correção valvar devem ser investigados quanto às seguintes possibilidades: endocardite infecciosa, disfunção de prótese precoce ou correção valvar inadequada, trombose de prótese, disfunção ventricular residual ou hipertensão pulmonar.
- Quando pacientes com doença valvar apresentam rebaixamento do nível de consciência ou déficits neurológicos focais, devem ser imediatamente levados à realização de tomografia computadorizada de crânio sem contraste. O risco de embolia cerebral nesse grupo de paciente é significativamente maior mesmo em vigência de anticoagulação, além de maior risco de sangramento pela ação dessas medicações. O mesmo raciocínio deve ser feito em relação a dores lombares ou abdominais, em que a realização de angiotomografia de abdome e pelve associada à coleta de urina tipo I deve ser realizada com o intuito de diagnosticar embolias para rins, baço e sistema arterial mesentérico.
- Quando possível, antes da correção valvar, o paciente deve ser avaliado pelo serviço de odontologia, sendo realizada profilaxia para endocardite com amoxicilina 2 g, via oral, 1 hora antes do procedimento. Em casos de maior gravidade, a avaliação deve ser interrompida ou não realizada.
- O manejo de complicações como endocardite infecciosa, trombose de prótese e insuficiência mitral isquêmica será discutido em outros capítulos.
- Os fluxogramas de atendimento e avaliação de pacientes valvares no InCor encontram-se nas Figuras 18 e 19.

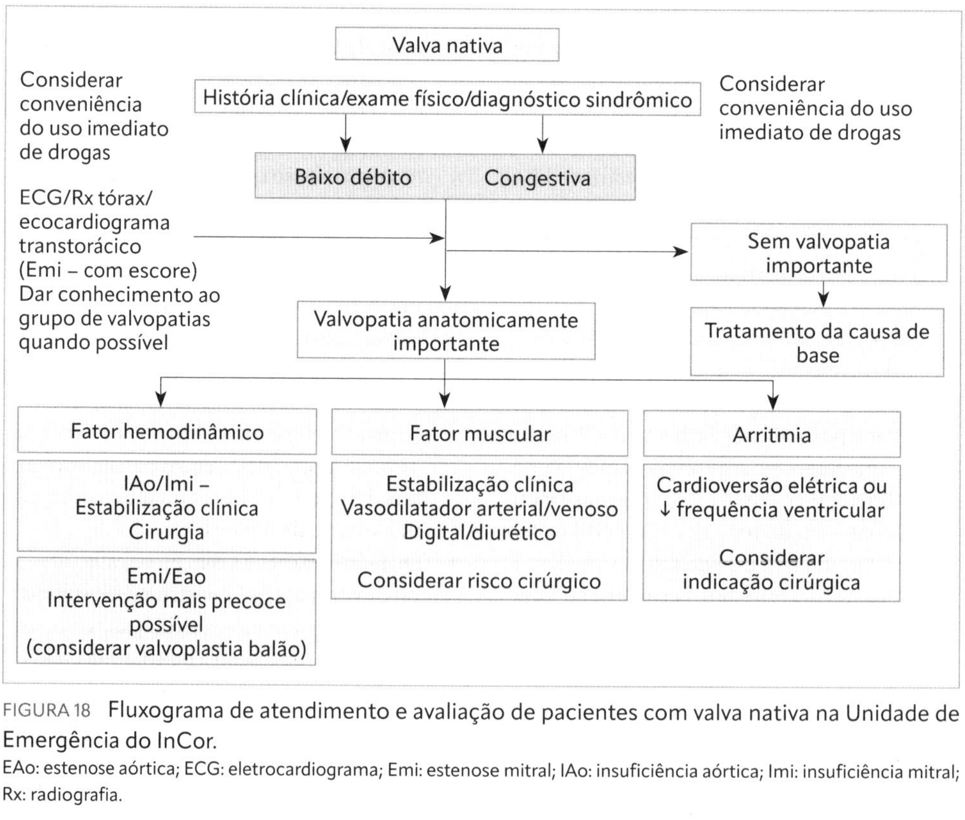

FIGURA 18 Fluxograma de atendimento e avaliação de pacientes com valva nativa na Unidade de Emergência do InCor.

EAo: estenose aórtica; ECG: eletrocardiograma; Emi: estenose mitral; IAo: insuficiência aórtica; Imi: insuficiência mitral; Rx: radiografia.

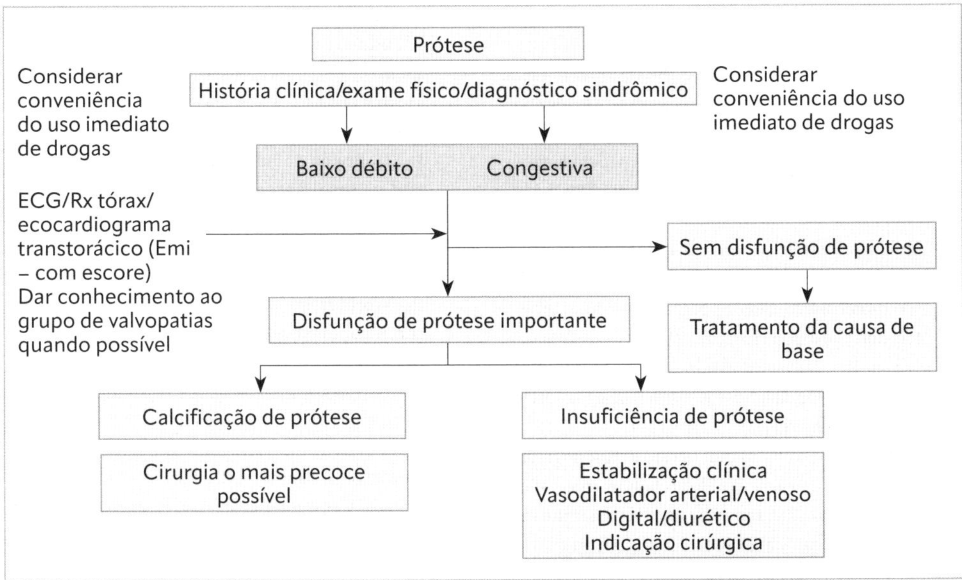

FIGURA 19 Fluxograma de atendimento e avaliação de pacientes com prótese valvar na Unidade de Emergência do InCor.
ECG: eletrocardiograma; Rx: radiografia.

BIBLIOGRAFIA RECOMENDADA

1. Iung B, Vahanian A. Epidemiology of acquired valvular heart disease. Can J Cardiol. 2014;30(9):962-70.
2. Tarasoutchi F, Montera MW, Ramos AIO, Sampaio RO, Rosa VEE, Accorsi TAD, et al. Update of the Brazilian Guidelines for Valvular Heart Disease – 2020. Arq Bras Cardiol. 2020;115(4):720-75.
3. Kawsara A, Sulaiman S, Linderbaum J, Coffey SR, Alqahtani F, Nkomo VT, et al. Temporal trends in resource use, cost, and outcomes of transcatheter aortic valve replacement in the United States. Mayo Clin Proc. 2020;95(12):2665-73.
4. Vahanian A, Beyersdorf F, Praz F, Milojevic M, Baldus S, Bauersachs J, et al.; ESC/EACTS Scientific Document Group. 2021 ESC/EACTS Guidelines for the management of valvular heart disease. Eur J Cardiothorac Surg. 2021:ezab389.
5. Otto CM, Nishimura RA, Bonow RO, Carabello BA, Erwin JP 3rd, Gentile F, et al. 2020 ACC/AHA Guideline for the management of patients with valvular heart disease: executive summary: a report of the American College of Cardiology/American Heart Association Joint Committee on Clinical Practice Guidelines. Circulation. 2021;143(5):e35-e71.
6. Ebben RHA, Siqeca F, Madsen UR, Vloet LCM, van Achterberg T. Effectiveness of implementation strategies for the improvement of guideline and protocol adherence in emergency care: a systematic review. BMJ Open. 2018;8(11):e017572.
7. Desjardins VA, Enriquez-Sarano M, Tajik AJ, Bailey KR, Seward JB. Intensity of murmurs correlates with severity of valvular regurgitation. Am J Med. 1996;100(2):149-56.
8. Driscoll P, Thomas M, Touquet R, et al. Risk management in accident and emergency medicine. In: Vincent CA, ed. Clinical risk management. Enhancing patient safety. London: BMJ; 2001
9. Bursi F, Enriquez-Sarano M, Nkomo VT, Jacobsen SJ, Weston SA, Meverden RA, et al. Heart failure and death after myocardial infarction in the community: the emerging role of mitral regurgitation. Circulation. 2005;111(3):295-301.
10. Goldman AP, Glover MU, Mick W, Pupello DF, Hiro SP, Lopez-Cuenca E, et al. Role of echocardiography/Doppler in cardiogenic shock: silent mitral regurgitation. Ann Thorac Surg. 1991;52(2):296-9.
11. Spiteri MA, Cook DG, Clarke SW. Reliability of eliciting physical signs in examination of the chest. Lancet. 1988;1(8590):873-5.
12. Aronow WS, Kronzon I. Correlation of prevalence and severity of valvular aortic stenosis determined by continuous-wave Doppler echocardiography with physical signs of aortic stenosis in patients aged 62

to 100 years with aortic systolic ejection murmurs. Am J Cardiol. 1987;60(4):399-401.
13. Choudhry NK, Etchells EE. The rational clinical examination. Does this patient have aortic regurgitation? JAMA. 1999;281(23):2231-8.
14. Etchells E, Bell C, Robb K. Does this patient have an abnormal systolic murmur? JAMA. 1997;277(7):564-71.
15. Abbasi AS, DeCristofaro D, Anabtawi J, Irwin L. Mitral valve prolapse: comparative value of m-mode, two-dimensional and doppler echocardiography. J Am Coll Cardiol. 1983;2(6):1219-23.
16. Badgett RG, Lucey CR, Mulrow CD. Can the clinical examination diagnose left-sided heart failure in adults? JAMA. 1997;277(21):1712-9.
17. Koratala A, Kazory A. Point of care ultrasonography for objective assessment of heart failure: integration of cardiac, vascular, and extravascular determinants of volume status. Cardiorenal Med. 2021;11(1):5-17.
18. Moraes RC, Katz M, Tarasoutchi F. Clinical and epidemiological profile of patients with valvular heart disease admitted to the emergency department. Einstein (Sao Paulo). 2014;12(2):154-8.
19. van Diepen S, Katz JN, Albert NM, Henry TD, Jacobs AK, Kapur NK, et al.; American Heart Association Council on Clinical Cardiology; Council on Cardiovascular and Stroke Nursing; Council on Quality of Care and Outcomes Research; and Mission: Lifeline. Contemporary management of cardiogenic shock: a scientific statement from the American Heart Association. Circulation. 2017;136(16):e232-e268.
20. Vora A. Management of atrial fibrillation in rheumatic valvular heart disease. Curr Opin Cardiol. 2006;21(1):47-50.
21. Darby AE, Dimarco JP. Management of atrial fibrillation in patients with structural heart disease. Circulation. 2012;125(7):945-57.
22. Bisson A, Bodin A, Clementy N, Bernard A, Babuty D, Lip GYH, et al. Stroke, thromboembolism and bleeding in patients with atrial fibrillation according to the EHRA valvular heart disease classification. Int J Cardiol. 2018;260:93-8.
23. Ghandehari K, Moud ZI. Incidence and etiology of ischemic stroke in Persian young adults. Acta Neurol Scand. 2006;113(2):121-4.
24. Chakravarty T, Søndergaard L, Friedman J, De Backer O, Berman D, Kofoed KF, et al.; RESOLVE; SAVORY Investigators. Subclinical leaflet thrombosis in surgical and transcatheter bioprosthetic aortic valves: an observational study. Lancet. 2017;389(10087):2383-92.
25. Burke AP, Farb A, Sessums L, Virmani R. Causes of sudden cardiac death in patients with replacement valves: an autopsy study. J Heart Valve Dis. 1994;3(1):10-6.
26. Watkins DA, Johnson CO, Colquhoun SM, Karthikeyan G, Beaton A, Bukhman G, et al. Global, regional, and national burden of rheumatic heart disease, 1990-2015. N Engl J Med. 2017;377(8):713-22.
27. Remenyi B, Carapetis J, Wyber R, Taubert K, Mayosi BM; World Heart Federation. Position statement of the World Heart Federation on the prevention and control of rheumatic heart disease. Nat Rev Cardiol. 2013;10(5):284-92.
28. Jaine R, Baker M, Venugopal K. Acute rheumatic fever associated with household crowding in a developed country. Pediatr Infect Dis J. 2011;30(4):315-9.
29. Gewitz MH, Baltimore RS, Tani LY, Sable CA, Shulman ST, Carapetis J, et al.; American Heart Association Committee on Rheumatic Fever, Endocarditis, and Kawasaki Disease of the Council on Cardiovascular Disease in the Young. Revision of the Jones Criteria for the diagnosis of acute rheumatic fever in the era of Doppler echocardiography: a scientific statement from the American Heart Association. Circulation. 2015;131(20):1806-18.
30. Li JS, Sexton DJ, Mick N, Nettles R, Fowler VG Jr, Ryan T, et al. Proposed modifications to the Duke criteria for the diagnosis of infective endocarditis. Clin Infect Dis. 2000;30(4):633-8.
31. Habib G, Lancellotti P, Antunes MJ, Bongiorni MG, Casalta JP, Del Zotti F, et al.; ESC Scientific Document Group. 2015 ESC Guidelines for the management of infective endocarditis: The Task Force for the Management of Infective Endocarditis of the European Society of Cardiology (ESC). Endorsed by: European Association for Cardio-Thoracic Surgery (EACTS), the European Association of Nuclear Medicine (EANM). Eur Heart J. 2015;36(44):3075-128.
32. Logan A, Turner R. Aortic stenosis: diagnosis and treatment. Lancet. 1954;266(6822):1091-5.
33. Gottlieb M, Long B, Koyfman A. Evaluation and management of aortic stenosis for the emergency clinician: an evidence-based review of the literature. J Emerg Med. 2018;55(1):34-41.
34. de Santis A, Tarasoutchi F, Araujo Filho JAB, Vieira MC, Nomura CH, Katz M, et al. Topographic pattern of valve calcification: a new determinant of disease severity in aortic valve stenosis. JACC Cardiovasc Imaging. 2018;11(7):1032-5.
35. Galderisi M, Cosyns B, Edvardsen T, Cardim N, Delgado V, Di Salvo G, et al.; 2016-2018 EACVI Scientific Documents Committee; 2016-2018 EACVI

Scientific Documents Committee. Standardization of adult transthoracic echocardiography reporting in agreement with recent chamber quantification, diastolic function, and heart valve disease recommendations: an expert consensus document of the European Association of Cardiovascular Imaging. Eur Heart J Cardiovasc Imaging. 2017;18(12):1301-10.

36. Flint N, Wunderlich NC, Shmueli H, Ben-Zekry S, Siegel RJ, Beigel R. Aortic regurgitation. Curr Cardiol Rep. 2019;21(7):65.
37. Patil NP, Katti K. Chronic mitral stenosis. Circulation. 2011;123(24):2897.
38. Enriquez-Sarano M, Akins CW, Vahanian A. Mitral regurgitation. Lancet. 2009;373(9672):1382-94.
39. Ralph AP, Noonan S, Wade V, Currie BJ. The 2020 Australian guideline for prevention, diagnosis and management of acute rheumatic fever and rheumatic heart disease. Med J Aust. 2021;214(5):220-7.
40. Sy RW, Kritharides L. Health care exposure and age in infective endocarditis: results of a contemporary population-based profile of 1536 patients in Australia. Eur Heart J. 2010;31(15):1890-7.
41. Nagueh SF. Non-invasive assessment of left ventricular filling pressure. Eur J Heart Fail. 2018;20(1):38-48.
42. Thys DM, Kaplan JA. Cardiovascular physiology: an overview. J Cardiothorac Anesth. 1989;3(6 Suppl 2):2-9.
43. Casey JD, Brown RM, Semler MW. Resuscitation fluids. Curr Opin Crit Care. 2018;24(6):512-8.
44. Gottlieb M, Long B, Koyfman A. Evaluation and management of aortic stenosis for the emergency clinician: an evidence-based review of the literature. J Emerg Med. 2018;55(1):34-41.
45. Chen RS, Bivens MJ, Grossman SA. Diagnosis and management of valvular heart disease in emergency medicine. Emerg Med Clin North Am. 2011;29(4):801-10, vii.
46. Tewelde SZ, Liu SS, Winters ME. Cardiogenic shock. Cardiol Clin. 2018;36(1):53-61.
47. Lefebvre C, O'Neill JC, Cline DM. Atlas of cardiovascular emergencies. New York: McGraw-Hill Education; 2015.
48. Rees JR, Epstein EJ, Criley JM, Ross RS. Haemodynamic effects of severe aortic regurgitation. Br Heart J. 1964;26:412-21.
49. Alley WD. Valvular emergencies. In: Tintinalli JE. Tintinalli's emergency medicine: a comprehensive study guide. 8.ed. N.p.: McGraw Hill; 2015.
50. Goertz AW, Lindner KH, Schütz W, Schirmer U, Beyer M, Georgieff M. Influence of phenylephrine bolus administration on left ventricular filling dynamics in patients with coronary artery disease and patients with valvular aortic stenosis. Anesthesiology. 1994;81(1):49-58.
51. Carabello BA, Paulus WJ. Aortic stenosis. Lancet. 2009;373(9667):956-66.
52. Du DT, McKean S, Kelman JA, Laschinger J, Johnson C, Warnock R, et al. Early mortality after aortic valve replacement with mechanical prosthetic vs bioprosthetic valves among Medicare beneficiaries: a population-based cohort study. JAMA Intern Med. 2014;174(11):1788-95.
53. Ben-Dor I, Maluenda G, Dvir D, Barbash IM, Okubagzi P, Torguson R, et al. Balloon aortic valvuloplasty for severe aortic stenosis as a bridge to transcatheter/surgical aortic valve replacement. Catheter Cardiovasc Interv. 2013;82(4):632-7.
54. Deo S, Greason KL, Gulati R, Jaffe AS, Holmes DR. Balloon aortic valvuloplasty under temporary mechanical circulatory support as a bridge to aortic valve replacement in a patient with hemodynamic failure secondary to critical aortic valve stenosis. Heart Surg Forum. 2012;15(3):E177-9.
55. Harmon L, Boccalandro F. Cardiogenic shock secondary to severe acute ischemic mitral regurgitation managed with an Impella 2.5 percutaneous left ventricular assist device. Catheter Cardiovasc Interv. 2012;79(7):1129-34.
56. Bento AM, Cardoso LF, Tarasoutchi F, Sampaio RO, Kajita LJ, Lemos Neto PA. Hemodynamic effects of noninvasive ventilation in patients with venocapillary pulmonary hypertension. Arq Bras Cardiol. 2014;103(5):410-7.
57. Tyagaraj K, Gutman DA, Belliveau L, Sadiq A, Bhutada A, Feierman DE. A multidisciplinary approach to anesthetic management of a parturient with severe aortic stenosis. Case Rep Anesthesiol. 2015;2015:489157.
58. Russell EA, Walsh WF, Costello B, McLellan AJA, Brown A, Reid CM, et al. Medical management of rheumatic heart disease: a systematic review of the evidence. Cardiol Rev. 2018;26(4):187-95.
59. McClung JA. Native and prosthetic valve emergencies. Cardiol Rev. 2016;24(1):14-8.
60. Harshaw CW, Grossman W, Munro AB, McLaurin LP. Reduced systemic vascular resistance as therapy for severe mitral regurgitation of valvular origin. Ann Intern Med. 1975;83(3):312-6.
61. Khot UN, Novaro GM, Popović ZB, Mills RM, Thomas JD, Tuzcu EM. et al. Nitroprusside in critically ill patients with left ventricular dysfunction and aortic stenosis. N Engl J Med. 2003;348(18):1756-63.
62. Miller RR, Vismara LA, DeMaria AN, Salel AF, Mason DT. Afterload reduction therapy with nitroprus-

side in severe aortic regurgitation: improved cardiac performance and reduced regurgitant volume. Am J Cardiol. 1976;38:564-7.
63. Popovic ZB, Khot UN, Novaro GM, Casas F, Greenberg NL, Garcia MJ, et al. Effects of sodium nitroprusside in aortic stenosis associated with severe heart failure: pressure-volume loop analysis using a numerical model. Am J Physiol Heart Circ Physiol. 2005;288(1):H416-23.
64. García-González MJ, Jorge-Pérez P, Jiménez-Sosa A, Acea AB, Lacalzada Almeida JB, Ferrer Hita JJ. Levosimendan improves hemodynamic status in critically ill patients with severe aortic stenosis and left ventricular dysfunction: an interventional study. Cardiovasc Ther. 2015;33(4):193-9.
65. Jentzer JC, Ternus B, Eleid M, Rihal C. Structural heart disease emergencies. J Intensive Care Med. 2021;36(9):975-88.
66. Akodad M, Schurtz G, Adda J, Leclercq F, Roubille F. Management of valvulopathies with acute severe heart failure and cardiogenic shock. Arch Cardiovasc Dis. 2019;112(12):773-80.
67. Wernly B, Jung C. Interventional emergency treatment of aortic valve stenosis: all along the watchtower. Minerva Cardioangiol. 2020;68(3):172-4.
68. Huang H, Kovach CP, Bell S, Reisman M, Aldea G, McCabe JM, et al. Outcomes of emergency transcatheter aortic valve replacement. J Interv Cardiol. 2019;2019:7598581.
69. Hamirani YS, Dietl CA, Voyles W, Peralta M, Begay D, Raizada V. Acute aortic regurgitation. Circulation. 2012;126(9):1121-6.
70. Mokadam NA, Stout KK, Verrier ED. Management of acute regurgitation in left-sided cardiac valves. Tex Heart Inst J. 2011;38(1):9-19.
71. Al-Taweel A, Almahmoud MF, Khairandish Y, Ahmad M. Degenerative mitral valve stenosis: diagnosis and management. Echocardiography. 2019;36(10):1901-9.
72. Watanabe N. Acute mitral regurgitation. Heart. 2019;105(9):671-7.
73. Lorusso R, Gelsomino S, De Cicco G, Beghi C, Russo C, De Bonis M, et al. Mitral valve surgery in emergency for severe acute regurgitation: analysis of postoperative results from a multicentre study. Eur J Cardiothorac Surg. 2008;33(4):573-82.
74. Valle JA, Miyasaka RL, Carroll JD. Acute mitral regurgitation secondary to papillary muscle tear: is transcatheter edge-to-edge mitral valve repair a new paradigm? Circ Cardiovasc Interv. 2017;10(6):e005050.
75. Hochman JS, Sleeper LA, Webb JG, Sanborn TA, White HD, Talley JD, et al. Early revascularization in acute myocardial infarction complicated by cardiogenic shock. SHOCK Investigators. Should we emergently revascularize occluded coronaries for cardiogenic shock. N Engl J Med. 1999;341(9):625-34.
76. Hindricks G, Potpara T, Dagres N, Arbelo E, Bax JJ, Blomström-Lundqvist C, et al.; ESC Scientific Document Group. 2020 ESC Guidelines for the diagnosis and management of atrial fibrillation developed in collaboration with the European Association for Cardio-Thoracic Surgery (EACTS): the task force for the diagnosis and management of atrial fibrillation of the European Society of Cardiology (ESC) Developed with the special contribution of the European Heart Rhythm Association (EHRA) of the ESC. Eur Heart J. 2021 Feb 1;42(5):373-498. doi: 10.1093/eurheartj/ehaa612. Erratum in: Eur Heart J. 2021 Feb 1;42(5):507. Erratum in: Eur Heart J. 2021;42(5):546-7.
77. Eikelboom JW, Connolly SJ, Brueckmann M, Granger CB, Kappetein AP, Mack MJ, et al.; RE-ALIGN Investigators. Dabigatran versus warfarin in patients with mechanical heart valves. N Engl J Med. 2013;369(13):1206-14.
78. Guimarães HP, Lopes RD, de Barros E, Silva PGM, Liporace IL, Sampaio RO, et al.; RIVER Trial Investigators. Rivaroxaban in patients with atrial fibrillation and a bioprosthetic mitral valve. N Engl J Med. 2020;383(22):2117-26.
79. Karthikeyan G, Connolly SJ, Ntsekhe M, Benz A, Rangarajan S, Lewis G, et al. The INVICTUS rheumatic heart disease research program: Rationale, design and baseline characteristics of a randomized trial of rivaroxaban compared to vitamin K antagonists in rheumatic valvular disease and atrial fibrillation. Am Heart J. 2020;225:69-77.
80. Jawitz OK, Wang TY, Lopes RD, Chavez A, Boyer B, Kim H, et al. Rationale and design of PROACT Xa: a randomized, multicenter, open-label, clinical trial to evaluate the efficacy and safety of apixaban versus warfarin in patients with a mechanical On-X Aortic Heart Valve. Am Heart J. 2020;227:91-9.
81. Steffel J, Collins R, Antz M, Cornu P, Desteghe L, Haeusler KG, et al.; External reviewers. 2021 European Heart Rhythm Association Practical Guide on the Use of Non-Vitamin K Antagonist Oral Anticoagulants in Patients with Atrial Fibrillation. Europace. 2021;23(10):1612-76.
82. Roudaut R, Serri K, Lafitte S. Thrombosis of prosthetic heart valves: diagnosis and therapeutic considerations. Heart. 2007;93(1):137-42.

83. Lin SS, Tiong IY, Asher CR, Murphy MT, Thomas JD, Griffin BP. Prediction of thrombus-related mechanical prosthetic valve dysfunction using transesophageal echocardiography. Am J Cardiol. 2000;86(10):1097-101.
84. Dangas GD, Weitz JI, Giustino G, Makkar R, Mehran R. Prosthetic heart valve thrombosis. J Am Coll Cardiol. 2016;68(24):2670-89.
85. Dieter RS, Dieter RA Jr, Dieter RA 3rd, Pacanowski JP Jr, Costanza MJ, Chu WW, et al. Prosthetic heart valve thrombosis: an overview. WMJ. 2002;101(7):67-9.
86. Osowicki J, Carr JP, Steer AC. Rheumatic fever: The rebound phenomenon returns. J Paediatr Child Health. 2018;54(6):685-8.
87. Barbosa PJB, Müller RE, Latado AL, Achutti AC, Ramos AIO, Weksler C, et al. Diretrizes Brasileiras para Diagnóstico, Tratamento e Prevenção da Febre Reumática da Sociedade Brasileira de Cardiologia, da Sociedade Brasileira de Pediatria e da Sociedade Brasileira de Reumatologia. Arq Bras Cardiol. 2009;93(3 supl.4):1-18.
88. Wang A; Gaca JG, Chu VH. Management Considerations in infective endocarditis: a review. JAMA. 2018;320(1):72-83.
89. Cahill TJ, Prendergast BD. Infective endocarditis. Lancet. 2016;387(10021):882-93.
90. Baddour LM, Wilson WR, Bayer AS, Fowler VG Jr, Tleyjeh IM, Rybak MJ, et al.; American Heart Association Committee on Rheumatic Fever, Endocarditis, and Kawasaki Disease of the Council on Cardiovascular Disease in the Young, Council on Clinical Cardiology, Council on Cardiovascular Surgery and Anesthesia, and Stroke Council. Infective endocarditis in adults: diagnosis, antimicrobial therapy, and management of complications: a scientific statement for healthcare professionals from the American Heart Association. Circulation. 2015;132(15):1435-86.
91. Vincent LL, Otto CM. Infective endocarditis: update on epidemiology, outcomes, and management. Curr Cardiol Rep. 2018;20(10):86.
92. Long B, Koyfman A. Infectious endocarditis: an update for emergency clinicians. Am J Emerg Med. 2018;36(9):1686-92.
93. Kang DH, Lee S, Kim YJ, Kim SH, Kim DH, Yun SC, et al. Long-term results of early surgery versus conventional treatment for infective endocarditis trial. Korean Circ J. 2016;46(6):846-50.

2

Surto agudo de febre reumática

Fábio Américo Pedreira
Guilherme Sobreira Spina

OBSERVAÇÕES GERAIS BASEADAS EM EVIDÊNCIAS

Introdução

- Febre reumática (FR) é uma complicação tardia não supurativa que ocorre de 2 a 4 semanas após uma infecção de orofaringe causada por estreptococo beta-hemolítico do grupo A de Lancefield (EBGA). Decorre de uma resposta imune tardia a esta infecção em populações geneticamente suscetíveis.
- Afeta especialmente crianças e adultos jovens, sendo a cardite reumática a manifestação mais grave e que responde pelas sequelas crônicas que geram elevado custo social e econômico.

Diagnóstico

- O diagnóstico é clínico. Não existe sinal patognomônico ou exame complementar que seja específico.
- Os critérios de Jones, estabelecidos em 1944 e modificados pela American Heart Association (AHA) em 2015 ainda são considerados o padrão ouro para o diagnóstico do primeiro surto da FR e destinam-se também ao diagnóstico das recorrências da FR em paciente com cardiopatia reumática crônica. A seguir, nas Tabelas 1 e 2, são apresentados os critérios para o diagnóstico de FR.

Manifestações clínicas

Artrite

- É a manifestação mais comum, presente em 75% dos casos. Possui evolução autolimitada e não deixa sequelas.
- Apresenta-se de forma assimétrica e migratória, afetando principalmente as grandes articulações, preferencialmente dos membros inferiores.
- A duração do processo inflamatório em cada articulação raramente ultrapassa 1 semana e o quadro total cessa em menos de 1 mês.
- Os principais diagnósticos diferenciais encontram-se na Tabela 3.

Artrite reativa pós-estreptocócica

- Pode ocorrer 10 dias após infecção por estreptococos. Envolve todas as faixas etárias.
- Tem caráter aditivo e persistente, acometendo pequenas e/ou grandes articulações, e não apresenta resposta satisfatória ao uso de salicilatos ou de outros agentes anti-inflamatórios não hormonais.

TABELA 1 **Critérios de Jones modificados para o diagnóstico de febre reumática (2015)**

Evidência de infecção pelo estreptococo do grupo A (cultura de orofaringe, teste rápido para EBGA ou elevação dos títulos de ASLO)	
População de baixo risco (incidência menor que 2/100.000 escolares – entre 5-14 anos – por ano ou prevalência de cardite reumática crônica em qualquer grupo etário menor ou igual a 1/1.000 por ano)	
Critérios maiores Cardite (clínica e/ou subclínica) Artrite (poliartrite migratória) Coreia de Sydenham Eritema *marginatum* Nódulos subcutâneos	**Critérios menores** Febre (≥ 38,5°C) Poliartralgia Intervalo PR prolongado no ECG (exceto na presença de cardite) Elevação dos reagentes de fase aguda (VHS ≥ 60 mm/h , PCR ≥ 3,0 mg/dL, mucoproteínas, entre outros)
População de moderado/alto risco (incidência maior ou igual a 2/100.000 escolares – entre 5-14 anos – por ano ou prevalência de cardite reumática crônica em qualquer grupo etário maior que 1/1.000 por ano)	
Critérios maiores Cardite (clínica e/ou subclínica) Artrite (monoartrite ou poliartrite migratória/ poliartralgia) Coreia de Sydenham Eritema *marginatum* Nódulos subcutâneos	**Critérios menores** Febre (≥ 38,0°C) Poliartralgia Intervalo PR prolongado no ECG (exceto na presença de cardite) Elevação dos reagentes de fase aguda (VHS ≥ 30 mm/h, PCR ≥ 3,0 mg/dL, mucoproteínas, entre outros)

EBGA: estreptococos beta-hemolíticos do grupo A de Lancefield; ECG: eletrocardiograma; VHS: velocidade de hemossedimentação; PCR: proteína C-reativa.

TABELA 2 **Critérios para o diagnóstico do primeiro surto, recorrência e cardiopatia reumática crônica**

Categorias diagnósticas	Critérios
Primeiro episódio de febre reumática	Dois critérios maiores ou um maior e dois menores + evidência de infecção estreptocócica anterior
Recorrência de febre reumática	Dois critérios maiores ou um maior e dois menores ou três critérios menores + evidência de infecção estreptocócica anterior
Coreia de Sydenham	Não é exigida evidência de infecção estreptocócica prévia
Lesões valvares crônicas da cardiopatia reumática: diagnóstico inicial de estenose mitral pura ou dupla lesão mitral e/ou doença na valva aórtica com características de envolvimento reumático	Não há necessidade de critérios adicionais para o diagnóstico de cardiopatia reumática crônica

TABELA 3 **Principais diagnósticos diferenciais para as manifestações da artrite**

	Diagnósticos diferenciais
Doenças infecciosas virais	Rubéola, caxumba, hepatite, micoplasma, citomegalovírus, Epstein-Barr, parvovírus
Doenças infecciosas bacterianas	Artrite gonocócica, meningococcemia, endocardite bacteriana, artrite séptica, doença de Lyme
Reativas	Pós-infecções entéricas ou urinárias
Doenças hematológicas	Anemia falciforme, neoplasias, leucemia linfoide aguda, linfoma
Doenças reumatológicas e autoimunes	Lúpus eritematoso sistêmico, artrite idiopática juvenil, vasculites, artrite reumatoide, doença inflamatória intestinal, gota, pseudogota

Cardite

- Manifestação mais grave, ocorrendo em 40 a 70% dos primeiros surtos.
- Caracterizada pela pancardite (pode acometer isoladamente ou em conjunto o pericárdio, o miocárdio e o endocárdio).
- Sua classificação de acordo com a gravidade e os principais diagnósticos diferenciais encontram-se nas Tabelas 4 e 5.
- Pericardite: incomum, geralmente associada à lesão valvar, e não resulta em pericardite constritiva. Clinicamente, é caracterizada pela presença de atrito e/ou derrame pericárdico, abafamento de bulhas e dor precordial. Grandes derrames pericárdicos e tamponamento cardíaco são raros.
- Miocardite: diagnosticada com base no abafamento da primeira bulha e no galope pro-

TABELA 4 Classificação da cardite segundo critérios clínicos e exames complementares

	Exame físico	Radiografia de tórax	ECG	Ecocardiograma
Cardite subclínica	▪ Dentro dos limites da normalidade	▪ Dentro dos limites da normalidade	▪ Pode ser normal ou ocorrer aumento do intervalo PR	▪ Insuficiência mitral ou aórtica de grau discreto
Cardite leve	▪ Taquicardia desproporcional à febre ▪ Abafamento da primeira bulha ▪ Sopro sistólico de regurgitação mitral	▪ Dentro dos padrões da normalidade	▪ Aumento do intervalo PR ▪ Taquicardia sinusal	▪ Insuficiência mitral ou aórtica de grau discreto ou discreto a moderado ▪ Câmaras cardíacasde dimensões normais
Cardite moderada	▪ Taquicardia persistente ▪ Sopro sistólico de regurgitação mitral mais intenso (sem frêmito) ▪ Sopro de regurgitação aórtica ▪ Sopro deCarey Coombs	▪ Aumento discreto da área cardíaca ▪ Sinais de congestão pulmonar	▪ Aumento do intervalo PR e QTc ▪ Baixa voltagem ▪ Extrassístoles ▪ Alterações no segmento ST-T	▪ Insuficiência mitral de grau discreto a moderado isolada ou associada à insuficiência aórtica de grau discreto a moderado ▪ Aumento discreto a moderado de câmaras esquerdas
Cardite grave	▪ Sinais de insuficiência cardíaca ▪ Bulhas arrítmicas ▪ Dor torácica ▪ Sopros relacionados a graus mais importantes de regurgitação mitral e/ou aórtica	▪ Cardiomegalia ▪ Sinais de congestão pulmonar mais significativos	▪ Sobrecarga ventricular esquerda e, às vezes, direita	▪ Insuficiência mitral e/ou aórtica de grau moderado a importante ▪ Aumento pelo menos moderado de câmaras esquerdas

ECG: eletrocardiograma.

TABELA 5 Principais diagnósticos diferenciais das manifestações da cardite reumática

	Diagnósticos diferenciais
Doenças infecciosas virais	Pericardites agudas, miocardites virais
Doenças reumatológicas	Artrite idiopática juvenil, lúpus eritematoso sistêmico
Outras	Sopro inocente, valva aórtica bivalvular, prolapso de valva mitral, cardiopatias congênitas, endocardite infecciosa, cardiomiopatia hipertrófica

todiastólico. Pode ocorrer cardiomegalia e insuficiência cardíaca congestiva, mas geralmente essas alterações são causadas pelas lesões valvares e não pelo acometimento do miocárdio.

- Endocardite: acometimento mais frequente das valvas aórtica e mitral. Na fase aguda, é mais frequentemente encontrada a insuficiência mitral, seguida da insuficiência aórtica. As lesões estenosantes ocorrem mais tardiamente na fase crônica, sendo mais característica a estenose mitral.
- Três sopros são característicos da fase aguda: sopro sistólico de regurgitação mitral, sopro diastólico de Carey Coombs (estenose mitral inflamatória) e sopro diastólico de regurgitação aórtica.

Coreia de Sydenham

- Ocorre predominantemente em crianças e adolescentes do sexo feminino, sendo rara após os 20 anos de idade. Geralmente, ocorre como manifestação tardia, até 7 meses após a infecção estreptocócica, durando em média de 2 a 3 meses.
- Com frequência associada à cardite e mais raramente à artrite.
- Caracterizada por movimentos rápidos involuntários incoordenados que desaparecem durante o sono e são acentuados em situações de estresse e esforço. Os movimentos podem acometer músculos da face, lábios, pálpebras e língua e são com frequência generalizados.
- Existem relatos de associações com manifestações neuropsiquiátricas como tiques e transtorno obsessivo compulsivo.
- Os principais diagnósticos diferenciais encontram-se na Tabela 6.

Eritema *marginatum*

- Manifestação rara, descrita em menos de 3% dos pacientes.
- É caracterizado por eritema com bordas nítidas, centro claro e contornos arredondados ou irregulares.
- As lesões são múltiplas, indolores, não pruriginosas, podendo haver fusão, resultando em aspecto serpinginoso; localizadas principalmente no tronco, abdome, face interna de membros superiores e inferiores, poupando a face. Fugazes, estas podem durar minutos ou horas e mudam frequentemente de forma.
- Pode estar associado à cardite.
- Os principais diagnósticos diferenciais encontram-se na Tabela 7.

Nódulos subcutâneos

- Raros, presentes em apenas 2 a 5% dos pacientes, estão fortemente relacionados à cardite grave.

TABELA 6 Principais diagnósticos diferenciais das manifestações da coreia de Sydenham

	Diagnósticos diferenciais
Doenças infecciosas virais	Encefalites virais
Doenças reumatológicas	Lúpus eritematoso sistêmico
Outras	Síndrome antifosfolípide, coreia familiar benigna, vasculites de sistema nervoso central, intoxicação por medicamentos, doença de Wilson, doença de Huntington, tumores intracranianos, doença de Lyme

TABELA 7 Principais diagnósticos diferenciais das manifestações do eritema *marginatum*

	Diagnósticos diferenciais
Doenças infecciosas	Sepse
Outras	Reações a drogas, doenças exantemáticas, doenças reumatológicas

- São múltiplos, arredondados, de tamanhos variados (0,5-2,0 cm), firmes, móveis, indolores e recobertos por pele normal, sem características inflamatórias. Localizam-se sobre proeminências e tendões extensores.
- Ocorrem preferencialmente em cotovelos, punhos, joelhos, tornozelos, região occipital, tendão de Aquiles e coluna vertebral. O aparecimento é tardio, uma a duas semanas após as outras manifestações, regride rapidamente com o início do tratamento e raramente persiste por mais de um mês.
- Os principais diagnósticos diferenciais encontram-se na Tabela 8.

Artralgia

- Afeta as grandes articulações.
- Quando se apresenta com padrão poliarticular migratório e assimétrico, é altamente sugestiva de febre reumática e frequentemente está associada à cardite.
- A presença de artrite como critério maior não permite a inclusão da artralgia como critério menor.

TABELA 8 Principais diagnósticos diferenciais das manifestações dos nódulos subcutâneos

	Diagnósticos diferenciais
Doenças reumatológicas	Artrite idiopática juvenil, lúpus eritematoso sistêmico
Outras	Nódulos subcutâneos benignos

Febre

- É frequente no início do surto agudo e ocorre em quase todos os surtos de artrite.
- Cede espontaneamente em poucos dias e responde rapidamente aos anti-inflamatórios não hormonais.
- Pacientes com cardite não associada a artrite podem cursar com febre baixa e os que apresentam coreia pura são afebris.

Exames complementares

Radiografia de tórax e eletrocardiograma

- A radiografia de tórax e o eletrocardiograma devem ser solicitados a todos os pacientes com suspeita de febre reumática.
- Podemos observar na radiografia de tórax o aumento da área cardíaca e sinais de congestão pulmonar, que são indicativos de cardite grave.
- No eletrocardiograma (ECG) podemos observar o aumento do intervalo PR, a presença de taquicardia sinusal, arritmias, distúrbios de condução, baixa voltagem, sobrecarga de câmaras cardíacas, alterações da repolarização ventricular (alterações no segmento ST-T e alargamento do intervalo QTc), entre outros achados. O ECG normal não exclui o envolvimento cardíaco.

Reagentes de fase aguda

- Não são específicos para FR. Auxiliam na monitorização da presença de atividade inflamatória e na sua remissão.
- Velocidade de hemossedimentação (VHS): eleva-se nas primeiras semanas.
- Proteína C-reativa (PCR): mais fidedigna, eleva-se no início da fase aguda e reduz no final da segunda ou terceira semana.
- Alfa-1-glicoproteína ácida: apresenta títulos elevados na fase aguda e seus valores persistem elevados por mais tempo.
- Alfa-2-globulina: apresenta elevação precoce de seus valores na fase aguda.

Ecocardiograma

- A regurgitação mitral é o achado mais frequente, pode ser causada por dilatação ventricular, dilatação do anel valvar mitral e pelo prolapso dos folhetos valvares. A ruptura de cordoalha é um achado de exceção.
- A regurgitação aórtica é o segundo achado mais frequente.
- As lesões obstrutivas não ocorrem nos episódios iniciais.
- Espessamento valvar é frequente e aumenta a especificidade dos achados. Pode-se observar nódulos valvares focais que costumam desaparecer com a evolução.
- A maioria dos pacientes mantém a função ventricular esquerda preservada.
- Derrame pericárdico discreto ocorre com frequência.

Tratamento

- O objetivo é reduzir o processo inflamatório, minimizando as repercussões clínicas sobre o coração, articulações e sistema nervoso central, além de erradicar o EBGA da orofaringe.

Medidas gerais

- Indica-se internação hospitalar para os casos de cardite moderada ou grave, artrite incapacitante e coreia grave.
- O paciente deve permanecer em repouso relativo por um período inicial de 2 semanas, podendo ser prolongado para pacientes com cardite moderada e grave (cerca de 4 semanas).
- Não é recomendado o uso de anti-inflamatórios não hormonais até a confirmação do diagnóstico. Deve-se dar preferência inicialmente a medicamentos analgésicos, que não costumam alterar a evolução da doença.

Erradicação do estreptococo

- O objetivo é reduzir a exposição antigênica do paciente aos estreptococos e impedir a disseminação de cepas reumatogênicas na comunidade.
- Corresponde à profilaxia primária e secundária.
- A penicilina benzatina continua sendo o medicamento de escolha para o tratamento desses pacientes. As recomendações para profilaxias primária e secundária encontram-se nas Tabelas 9, 10 e 11.

Tratamento da artrite

- O uso de anti-inflamatórios não hormonais apresenta bons resultados no controle da artrite, levando a remissão dos sintomas em 24-48 horas.
- O ácido acetilsalicílico (AAS) se mantém como primeira opção. A dose em crianças é de 80-100 mg/kg/dia, dividida em quatro tomadas, que deverá ser reduzida para 60 mg/kg/dia após 2 semanas do tratamento, devendo ser mantida por um período em torno de 4 semanas. A dose em adultos é de 6-8 g/dia.
- O naproxeno é considerado uma boa alternativa ao AAS. A dose é de 10-20 mg/kg/dia, em duas tomadas diárias, com duração de tratamento similar ao AAS.
- No caso de artrite reativa pós-estreptocócica devemos considerar o uso de indometacina.
- Os corticoides não estão indicados no caso de artrite isolada.

Tratamento da cardite

- Como objetivo principal do tratamento da cardite reumática, temos o controle do processo inflamatório, dos sintomas de insuficiência cardíaca e de arritmias.
- O uso dos salicilatos está limitado à redução dos sintomas de febre, artrite e artralgia. Evidências atuais indicam que não há redução na incidência de cardiopatia reumática residual quando comparados ao placebo ou ao repouso isolado.
- Corticoides reduzem a resposta inflamatória e o tempo de evolução do quadro, espe-

TABELA 9 Recomendações para profilaxia primária da febre reumática

Medicamento	Posologia	Duração/via de administração
Penicilina G benzatina	Peso < 20 kg – 600.000 UI Peso ≥ 20 kg – 1.200.000 UI	Dose única Via intramuscular
Penicilina V	25-50.000 U/kg/dia de 8/8 h ou 12/12 h Adulto 500.000 U 8/8 h	10 dias Via oral
Amoxacilina	30-50 mg/kg/dia de 8/8 h ou 12/12 h Adulto 500 mg 8/8 h	10 dias Via oral
Ampicilina	100 mg/kg/dia de 8/8 h	10 dias Via oral
Pacientes alérgicos à penicilina		
Estearato de eritromicina	40 mg/kg/dia de 8/8 h ou 12/12 h Máximo 1 g/dia	10 dias Via oral
Clindamicina	15-25 mg/kg/dia 8/8 h	10 dias Via oral
Azitromicina	20 mg/kg/dia 1 x/dia Dose máxima 500 mg/dia	3 dias Via oral

TABELA 10 Recomendações para profilaxia secundária

Medicamento	Posologia	Intervalo
Penicilina G benzatina	Peso < 20 kg – 600.000 UI Peso ≥ 20 kg – 1.200.000 UI IM	15/15 dias nos 2 primeiros anos após o surto e, depois disso, de 21/21 dias
Penicilina V	250.000 U VO	12/12 h
Pacientes alérgicos à penicilina		
Sulfadiazina	Peso < 30 kg – 500 mg Peso > 30 kg – 1 g, VO	1 x/dia
Pacientes alérgicos à sulfa		
Estearato de eritromicina	250 mg, VO	12/12 h

VO: via oral.

TABELA 11 Recomendações para a duração da profilaxia secundária

Categoria	Duração
FR sem cardite prévia	Até 21 anos ou 5 anos após o último surto (vale o maior período)
FR com cardite, insuficiência mitral leve residual ou resolução da lesão valvar	Até 25 anos ou 10 anos após o último surto (vale o maior período)
Lesão valvar residual moderada a grave	Até 40 anos ou por toda a vida
Após cirurgia valvar	Por toda a vida

FR: febre reumática.

cialmente a febre e os níveis dos reagentes de fase aguda. Há poucas evidências na literatura da redução de doença valvar após o tratamento com corticoides. Acredita-se que seu uso leva a uma redução mais rápida do comprometimento cardíaco que outras medicações e essencial nos casos de pericardite e nos casos de cardite moderada a grave.

- O esquema de corticoideterapia preconizado é com a prednisona na dose de 1-2 mg/kg/dia, com o máximo 80 mg/dia, ou o equivalente endovenoso nos casos de impossibilidade de utilizar corticoide oral, mantido durante 2 a 3 semanas, dependendo do controle clínico e laboratorial, reduzindo-se a dose gradativamente a cada semana (20-25% da dose), sendo indicado um tempo total de 12 semanas no caso de cardite moderada a grave e entre 4-8 semanas no caso de cardite leve.
- A pulsoterapia com metilprednisolona endovenosa (30 mg/kg/dia) em ciclos semanais intercalados pode ser utilizada em casos de cardite grave, que necessitam de cirurgia em caráter emergencial, ou quando houver insuficiência cardíaca de difícil controle ou ainda em pacientes que não tenham condições clínicas de receber corticoide por via oral.
- Para o tratamento da insuficiência cardíaca devemos utilizar os medicamentos preconizados: diureticoterapia endovenosa e oral, inibidores da enzima conversora de angiotensina (principalmente nos casos de insuficiência aórtica grave, digitálicos (nos casos de disfunção ventricular esquerda e fibrilação atrial), entre outros.
- A cirurgia cardíaca estará indicada em alguns casos de cardite refratária ao tratamento clínico com lesão valvar grave, principalmente nas lesões de valva mitral com ruptura de cordoalha tendínea ou perfuração dos folhetos valvares.

Tratamento da coreia

- Na coreia leve e moderada estão indicados repouso e a permanência do paciente em ambiente calmo, evitando-se estímulos externos. Os benzodiazepínicos e fenobarbital também podem ser utilizados.
- Nas formas graves, quando os movimentos incoordenados estiverem interferindo na atividade habitual do indivíduo pode ser necessária a hospitalização.
- Os fármacos mais utilizados no controle dos sintomas de coreia são:
  - Haloperidol 1 mg/dia em 2 tomadas, aumentando-se 0,5 mg a cada 3 dias até atingir a dose máxima de 5 mg/dia.
  - Ácido valproico 10 mg/kg/dia, aumentando 10 mg/kg a cada semana, podendo atingir a dose máxima de 30 mg/kg/dia.
  - Carbamazepina 7-20 mg/kg/dia.

Profilaxia de endocardite infecciosa

- Os indivíduos com valvopatias ou próteses valvares que fazem profilaxia antibiótica contra recorrência de FR não estão protegidos contra endocardite infecciosa.
- Em todo procedimento cirúrgico ou odontológico, passível de bacteremia, é necessária antibioticoprofilaxia para endocardite, que pode ser realizada com amoxicilina 2 g ou 50 mg/kg 1 hora antes do procedimento ou, em pacientes alérgicos, clindamicina 600 mg ou 20 mg/kg.

QUAL É A ROTINA NA EMERGÊNCIA DO INCOR?

- Todo paciente portador de valvopatia conhecida ou não que se apresenta com sintomas de dispneia e/ou febre e/ou pericardite na Unidade de Emergência do InCor deve ter como diagnóstico diferencial o surto agudo de FR. Em pacientes com próteses valvares sem disfunção e piora recente da função ventricular, ou naqueles com piora aguda da lesão valvar, o diagnóstico de surto de FR deve ser sempre levantado como uma das principais hipóteses.

- Todos os casos com suspeita de surto agudo de FR são acompanhados em conjunto pela equipe de valvopatias.
- Na anamnese, o questionamento sobre artralgias/artrite, movimentos involuntários, lesões em pele, infecções de garganta recentes e a profilaxia com uso de penicilina benzatina deve ser realizado. Mesmo em pacientes que já realizaram troca valvar por prótese, a profilaxia deve ser mantida. Quando a profilaxia estiver adequada, a hipótese de surto agudo de FR não é descartada, porém torna-se mais improvável.
- Todos os pacientes com suspeita de surto agudo de FR permanecem internados e realizam ECG, radiografia de tórax e ecocardiograma.
- Solicitamos de rotina exames laboratoriais gerais como hemograma, coagulograma, eletrólitos, função renal e marcadores inflamatórios.
- Na presença de marcadores inflamatórios elevados e/ou febre, a pesquisa de endocardite infecciosa deve ser realizada em conjunto, com coleta de três pares de hemoculturas.
- Quando o surto agudo de FR for a principal hipótese diagnóstica, a solicitação de alfa1-glicoproteína ácida torna-se obrigatória por ser o principal marcador relacionado ao quadro. Além disso, diagnósticos diferenciais relacionados a outras doenças inflamatórias e infecciosas devem ser descartados. Para tal, devem ser solicitados também FAN, fator reumatoide, complemento, sorologias para hepatites, HIV, ANCA, eletroforese de proteínas, TSH e urina tipo I.
- Para confirmação de cardite, temos empregado o uso de ressonância magnética cardíaca, capaz de mostrar quadros de miocardite e pericardite associados. Quando o paciente não puder realizar a ressonância, indicamos a realização de cintilografia miocárdica com gálio.
- De rotina, a artrite é tratada preferencialmente com naproxeno 500 mg a cada 12 horas. Quando há cardite associada, a preferência é pelo uso de prednisona 1 a 2 mg/kg ao dia.
- A cardite deve ser tratada com prednisona 1 a 2 mg/kg ao dia, inicialmente por tempo indeterminado, ou até que haja regressão do comprometimento cardíaco. Além disso, na presença de disfunção ventricular, associamos inibidores da enzima conversora da angiotensina, betabloqueadores e diuréticos.
- Em casos de coreia, a preferência é pelo uso de haloperidol.
- O fluxograma de atendimento do InCor encontra-se na Figura 1.

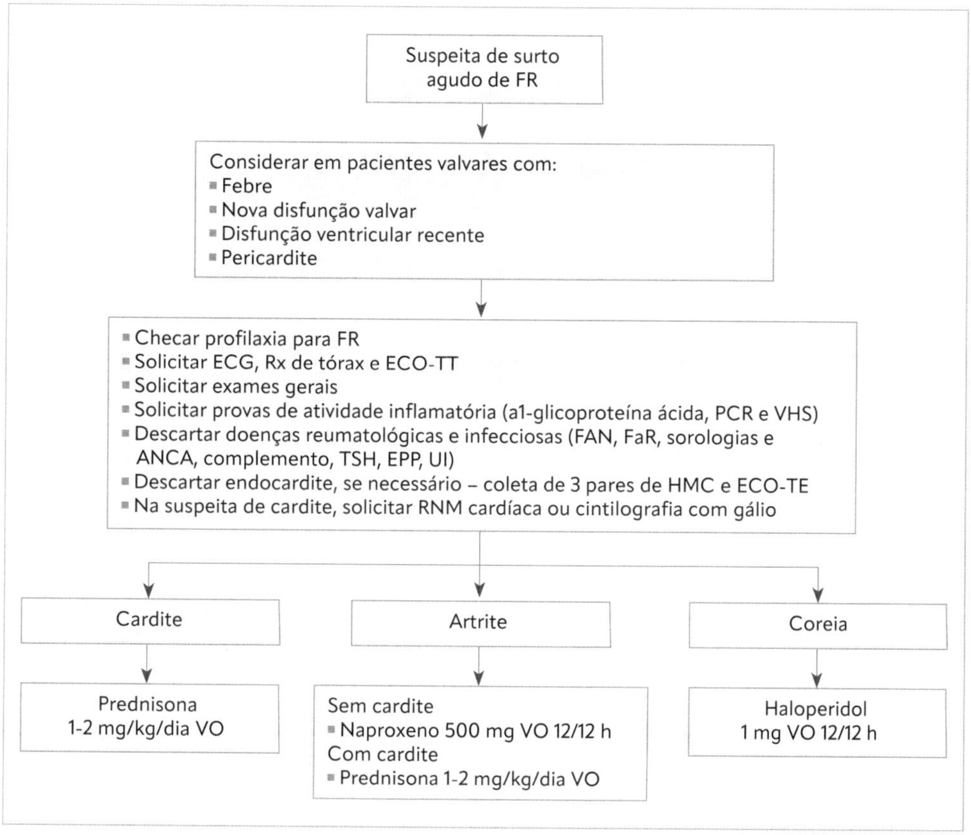

FIGURA 1 Fluxograma de atendimento de pacientes com suspeita de surto agudo de febre reumática na Unidade de Emergência do InCor.

FR: febre reumática; ECG: eletrocardiograma; Rx: radiografia; ECO-TT: ecocardiograma transtorácico; PCR: proteína C-reativa; VHS: velocidade de hemossedimentação; FaR: fator reumatoide; EFP: eletroforese de proteínas; UI: urina tipo I; HMC: hemocultura; ECO-TE: ecocardiograma transesofágico; VO: via oral.

BIBLIOGRAFIA RECOMENDADA

1. Kumar RK, Tandon R. Rheumatic fever & rheumatic heart disease: The last 50 years. Indian J Med Res. 2013;137:643-58.
2. Marijon E, Mirabel M, Celermajer DS, Jouven X. Rheumatic heart disease. Lancet. 2012; 379:953-64.
3. Barbosa PBJB, Mülle RE, Latado AL, Achutti AC, Ramos AIO, Weksler C, et al. Diretrizes brasileira para o diagnóstico, tratamento e prevenção da febre reumática. Arq Bras Cardiol. 2009;93(3 supl.4):1-18.
4. Carapetis JR, McDonald M,Wilson NJ. Acute rheumatic fever. Lancet. 2005;366:155-68.
5. McDonald M, Currie BJ, Carapetis J. Acute rheumatic fever: a chink in the chain that links the heart to the throat? Lancet Infectious Diseases. 2004;4:240-4.
6. Gewitz MH, Baltimore RS, Tani LY, Sable CA, Shulman ST, et al. Revision of the Jones Criteria for the diagnosis of acute rheumatic fever in the era of Doppler echocardiography: a scientific statement from the American Heart Association. Circulation. 2015;131(20):1806-18.

3

Abordagem de pacientes com estenose mitral na emergência

Vitor Emer Egypto Rosa
José Leudo Xavier Jr.
Ally Nader Roquetti Saroute
Gabriela Thevenard

OBSERVAÇÕES GERAIS BASEADAS EM EVIDÊNCIAS

Introdução

- Descrita pela primeira vez em 1705, a estenose mitral (EMi) ainda permanece como um grave problema de saúde pública principalmente nos países em desenvolvimento.
- Trata-se da redução da área de abertura da valva mitral durante a diástole, o que impede o fluxo normal de sangue do átrio esquerdo (AE) para o ventrículo esquerdo (VE).
- A principal etiologia da EMi nos países em desenvolvimento é a febre reumática (FR), que gera espessamento e imobilidade dos folhetos valvares, através da fusão comissural (característica ecocardiográfica típica da FR).
- Nos países desenvolvidos ocorre o aumento da etiologia degenerativa pelo envelhecimento populacional (calcificação do anel mitral – MAC, de *mitral annulus calcification*). Outras possíveis causas menos frequentes são: congênita (valva mitral em paraquedas ou hipoplasia da valva mitral), lúpus eritematoso sistêmico, artrite reumatoide, mucopolissacaridoses e síndrome carcinoide.

Apresentação clínica

- Em adultos normais, a área do orifício valvar mitral é de cerca de 4 a 6 cm2. Quando ocorre uma redução de 50% nessa área, sintomas e sinais podem começar a surgir.
- A dispneia (classe funcional II a IV da New York Heart Association [NYHA]), principal sintoma, deve-se à transmissão aos capilares pulmonares da sobrecarga pressórica no átrio esquerdo, levando a transudação nos alvéolos e gerando inicialmente o desconforto respiratório aos esforços (esforço físico, gestação, taquicardia), mas com o passar do tempo pode ocorrer até mesmo ao repouso. Outros sintomas que podem estar presentes são: eventos tromboembólicos, disfonia, disfagia, tosse e palpitações.
- Com a progressão da doença, as câmaras direitas também são afetadas, o que resulta em congestão direita caracterizado por: turgência jugular, hepatomegalia, ascite e edema de membros inferiores.
- O paciente com EMi importante pode apresentar *facies mitralis*, que corresponde à coloração violácea da região malar secundária ao baixo débito e vasoconstrição periférica crônica.

- A presença de fibrilação atrial é frequente, consequência do remodelamento atrial, gerado pela sobrecarga pressórica e pela fibrose miocárdica, consequente aos repetidos surtos de cardite reumática.
- Para qualquer área de orifício valvar mitral, o gradiente pressórico transvalvar é diretamente proporcional ao quadrado do fluxo pela valva. Isto é, um aumento em duas vezes no fluxo eleva em quatro vezes o gradiente. Esse aumento pressórico agudo no AE será transmitido à vasculatura pulmonar, gerando dispneia. Isso explica por que situações que levam à taquicardia, como exercício, fibrilação atrial, tireotoxicose, infecção e gravidez, são as principais causas de descompensação do paciente portador de EMi e, portanto, que o levam à emergência.
- O portador de EMi apresenta-se à emergência com bastante desconforto respiratório, algumas vezes em edema agudo de pulmão. Palpitação também é uma queixa frequente, e sintomas como tontura, sudorese fria, náuseas e vômitos podem significar baixo débito.
- No exame físico, constata-se um paciente na maioria das vezes taquidispneico e taquicárdico. Crepitações à ausculta pulmonar, estase jugular, hepatomegalia, ascite e edema de membros inferiores podem compor o quadro. Sinais de baixo débito como perfusão lentificada e hipotensão podem estar presentes nos casos mais graves.
- No ambiente de pronto-socorro, as alterações da ausculta cardíaca típicas da estenose mitral, como a hiperfonese da primeira bulha, estalido de abertura protodiastólico e sopro diastólico em ruflar, com reforço pré-sistólico (quando em ritmo sinusal), nem sempre são fáceis de constatar, em decorrência da taquicardia e dos ruídos pulmonares.
- A Tabela 1 descreve a evolução da estenose mitral, alterações hemodinâmicas e estruturais e sintomas.

TABELA 1 Estágios da estenose valvar mitral

Estágio	Definição	Anatomia valvar	Hemodinâmica	Consequências	
A	Risco de EMi	Discreto aspecto em cúpula diastólico AVM normal	Velocidade do fluxo transvalvar normal	Ausentes	Ausente
B	EMi progressiva	Fusão de comissuras, aspecto em cúpula diastólico AVM >1,5 cm²	Velocidade de fluxo aumentada AVM > 1,5 cm² Tempo de meia pressão < 150 ms	Aumento discreto a moderado do AE PSAP normal em repouso	Ausente
C	EMi importante – assintomática	Fusão de comissuras e aspecto em cúpula diastólico AVM ≤ 1,5 cm²	AVM ≤ 1,5 cm² Tempo de meia pressão > 150 ms	Aumento severo do AE PSAP > 50 mmHg	Ausente
D	EMi importante – sintomática	Fusão de comissuras e aspecto em cúpula diastólico AVM ≤ 1,5 cm²	AVM ≤ 1,5 cm² Tempo meia pressão > 150 ms	Aumento severo do AE PSAP > 50 mmHg	Presentes

AVM: área valvar mitral; AE: átrio esquerdo; EMi: estenose mitral. Adaptada da diretriz da American Heart Association.

Exames complementares

Radiografia de tórax

- A análise dos campos pulmonares revela frequentemente opacidades de padrão reticular, principalmente em bases, mas com cefalização da trama vascular pulmonar, indicando congestão. A silhueta cardíaca pode ajudar no diagnóstico da EMi, com uma área cardíaca de tamanho normal (VE não sobrecarregado), sinal do duplo contorno, sinal da bailarina (brônquio fonte esquerdo deslocado para cima) e quarto arco (aumento de AE), além de retificação ou abaulamento do tronco da pulmonar, indicando hipertensão pulmonar.

Eletrocardiograma

- A taquicardia é quase que uma constante. O ritmo é fibrilação atrial em grande parte das vezes. Quando presente, a onda P com duas corcovas em D2 e bifásica em V1, com o componente negativo mais profundo e mais extenso que um milímetro (sinal de Morris), indica sobrecarga de AE.
- Podem ser encontrados sinais de sobrecarga de câmaras direitas, como onda P apiculada em D2 ou o sinal de Penaloza-Tranchesi (aumento abrupto de voltagem de V1 para V2), indicando a sobrecarga de AD; e desvio do eixo para direita, com onda Rs em V1, indicando sobrecarga de VD. A sobrecarga de VE não é comum, a não ser que haja dupla lesão mitral (insuficiência e estenose).

Ecocardiograma (ECO)

- Tem o papel de diagnosticar a estenose, determinar sua etiologia, definir fatores prognósticos, outras valvopatias associadas e avaliar a possibilidade de tratamento percutâneo. Atualmente graduamos em progressiva, importante e muito importante.
- O seu papel na decisão terapêutica está relacionada à exequibilidade da valvoplastia mitral por cateter-balão (VMCB) (descrita adiante) é avaliada pelo escore de Wilkins-Block, descrito em 1988, que avalia e gradua, de 0 a 4 pontos, quatro aspectos estruturais da válvula mitral (mobilidade dos folhetos, espessamento valvar, grau de calcificação e grau de acometimento do aparato subvalvar). Pacientes com escore menor ou igual a 8 e sem contraindicações (trombo cavitário, insuficiência mitral moderada ou importante) são candidatos ao procedimento hemodinâmico. Pacientes com escore com escore ≥ 11 são candidatos ao tratamento cirúrgico. Já nos pacientes com escore de 9 e 10, devemos avaliar 2 aspectos específicos: grau de calcificação e grau de acometimento do aparato subvalvar. Sem ambos apresentarem pontuação até 2, a VMCB pode ser realizada.
- O ECO transesofágico não precisa ser realizado rotineiramente. Sua indicação se restringe à avaliação de trombo em átrio esquerdo nos pacientes com fibrilação atrial, história de tromboembolismo prévio ou dificuldade técnica no transtorácico.

TABELA 2 Graduação da estenose mitral pelo ecocardiograma

	Área valvar
Normal	4-6 cm^2
Estenose mitral progressiva	> 1,5 cm^2
Estenose mitral importante	1,0-1,5 cm^2
Estenose mitral muito importante	< 1,0 cm^2

Cateterismo

- Com o advento do ECO, a medida das pressões pulmonares e das cavidades cardíacas através do cateterismo perdeu a obrigatoriedade. Atualmente, o cateterismo direito e esquerdo está indicado em situações de dúvida na gravidade anatômica da valvopatia. Nesta situação, o exame deve ser complementado com infusão de volume e atropina.
- No pronto-socorro, a manometria da circulação cardiopulmonar pode ser realizada,

oportunamente, quando da eventual indicação da valvoplastia mitral por cateter-balão, no laboratório de hemodinâmica.

Tratamento medicamentoso

- O principal objetivo do tratamento com medicamentos é o alívio de sintomas e a estabilização clínica. O tratamento definitivo se dá pela correção das alterações anatômicas da valva mitral, por meio de cirurgia ou via hemodinâmica.
- O alívio da dispneia começa com o fornecimento de suporte ventilatório, que pode ir desde cateter de oxigênio, em pacientes menos graves, até ventilação mecânica não invasiva ou invasiva, em casos de insuficiência respiratória.
- Os diuréticos são essenciais no tratamento da dispneia, com a melhora da congestão pulmonar e sistêmica. Na emergência, é dado preferência para os diuréticos de alça, em infusão endovenosa (furosemida 20 mg, em *bolus*, até 1 mg/kg). Os diuréticos são úteis mesmo em casos de associação com insuficiência mitral e/ou doença valvar aórtica.
- Como destacado anteriormente, o aumento do fluxo transvalvar pelo aumento da frequência cardíaca (FC) é o principal fator de descompensação da EMi, de modo que a elucidação do motivo da taquicardia, com seu possível manejo e controle pode ser benéfico no manejo do paciente descompensado. Medicamentos endovenosos que têm a capacidade de reduzir a FC, como betabloqueadores (metoprolol, 5 mg, a cada 5 ou 10 minutos, até a dose máxima de 15 mg), bloqueadores de canais de cálcio (verapamil, 5 a 10 mg, em 2 minutos, com dose adicional de 10 mg, se necessário; ou diltiazem, 0,25 mg/kg, seguido de 0,35 mg/kg após 15 minutos, se necessário) e digitálicos (deslanosídeo 0,4 mg/2 mL) podem e devem ser usados no pronto-socorro.
- Quanto à anticoagulação, está sempre indicada no paciente com EMi e fibrilação atrial. Outras indicações são a presença de trombo no AE e eventos tromboembólicos prévios. Devem ser utilizados heparina de baixo peso molecular, heparina não fracionada ou varfarina. Os novos anticoagulantes (inibidores do fator Xa e inibidores da trombina), até o presente momento, são contraindicados na EMi.

Tratamento intervencionista

Indicado conforme Figura 1.

Valvoplastia mitral percutânea por cateter-balão

- É o tratamento de escolha quando a etiologia é reumática. Suas indicações são: sintomas (CF II-IV e/ou fatores complicadores, escore ecocardiográfico de Wilkins-Block ≤ 8 ou escore 9 ou 10 com aparelho subvalvar e calcificação ambas ≤ 2.
- Nos pacientes com alto risco cirúrgico e em gestantes, considerar como ponte até mesmo com escores inapropriados.
- É contraindicada em pacientes com trombo atrial esquerdo (contraindicação relativa, uma vez que se pode optar pela anticoagulação e reavaliação da presença do trombo), regurgitação mitral moderada ou importante, escore de Wilkins ≥11 e presença de valvopatias concomitantes ou doença arterial coronária com indicação de intervenção cirúrgica.
- Procedimento realizado por acesso venoso, com punção transeptal, passagem de cateter com balão em forma de ampulheta (balão de Inoue), posicionamento no orifício mitral e insuflação.
- Parâmetros de sucesso: área valvar mitral final maior que 1,5 cm^2, redução da pressão capilar pulmonar para menos que 18 mmHg, redução no gradiente médio de 50-60% (abaixo de 5 mmHg), na ausência de complicações (ausência de refluxo mitral > 2+/4+ [pelo cateterismo] ou ≥ moderado [ECO]).

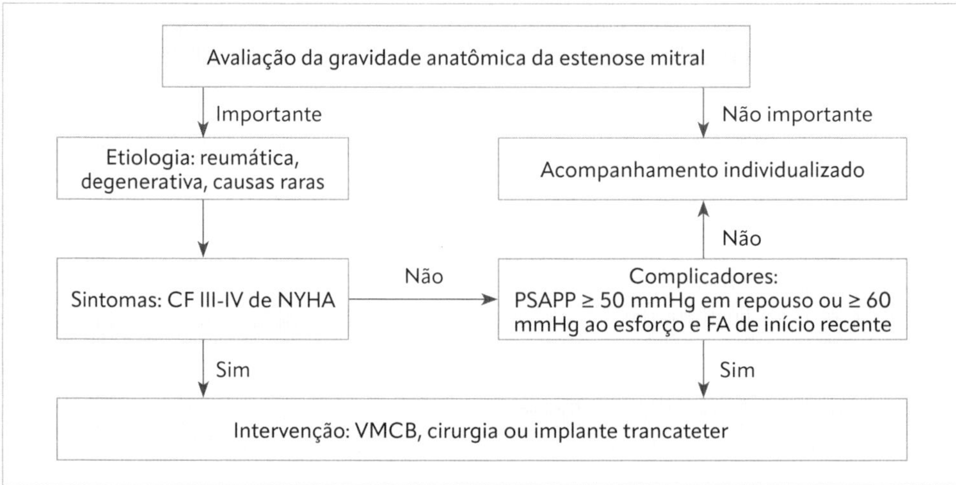

FIGURA 1 Fluxograma para tomada de decisão na estenose mitral. Adaptada da atualização das diretrizes brasileiras de valvopatias – 2020.

- Taxa de sucesso maior que 90% em pacientes com morfologia valvar adequada.
- As complicações do procedimento são: defeito de septo atrial (< 5%), perfuração ventricular (0,5-4%), eventos embólicos (1%), infarto do miocárdio (0,3-0,5%) e insuficiência mitral importante (3%). Mortalidade no procedimento < 1%.

Correção cirúrgica

- Indicada para pacientes com EMi reumática com CF III-IV com contraindicação à VMCB, com menor nível de evidência para pacientes assintomáticos com fatores complicadores e não elegíveis para VMCB, ou nos pacientes com programação de outra cirurgia cardíaca (por exemplo revascularização miocárdica ou outra lesão valvar associada).
- Nos pacientes com EMi de etiologia degenerativa é frequente a MAC, que pode ser classificada em discreta (até 1/3 da circunferência), moderada (até 2/3 da circunferência) ou importante (maior do que 2/3 da circunferência). Quando o paciente apresenta calcificação moderada a importante do anel a cirurgia de troca valvar costuma apresentar elevada morbimortalidade, chegando até mesmo a evoluir para disjunção atrioventricular no intraoperatório. No atual cenário, o tratamento cirúrgico convencional não deve ser proposto. Recentemente, em alguns centros e nos pacientes refratários ao tratamento medicamentoso, tem-se realizado a troca valvar mitral transcateter, em que se posiciona uma prótese valvar ancorada no anel mitral calcificado, o chamado "Valve-in-MAC", porém ainda tal procedimento carece de embasamento na literatura.
- Mortalidade do procedimento varia entre 3 e 10% e está proporcionalmente relacionada a idade, classe funcional e hipertensão pulmonar.

Pacientes gestantes

- Cerca de 70% das pacientes com estenose mitral moderada evoluem para classe funcional III ou IV durante a gestação, independentemente de sintomas prévios.
- As medidas de gradiente transvalvar não devem ser utilizadas como parâmetros de gravidade, pois aumentam proporcionalmente às alterações de volemia durante a gestação.

- O tratamento deve ser semelhante ao da paciente não grávida, com algumas exceções descritas abaixo.
- Quanto aos betabloqueadores, preferência deve ser dada aos cardiosseletivos, como metoprolol e atenolol, sendo o último associado a maior grau de restrição de crescimento intrauterino.
- Em relação aos diuréticos, a escolha é a furosemida, evitando-se hipovolemia e consequente redução do fluxo placentário. Espironolactona deve ser evitada.
- A digoxina oral e o deslanatosídeo endovenoso podem ser utilizados para controle da resposta ventricular na fibrilação atrial.
- Bloqueador do canal de cálcio também pode ser utilizado, nos casos de contraindicação ao uso de betabloqueadores, sendo o verapamil o mais seguro e eficaz na gestação.
- A VMCB é considerada um procedimento seguro e a gravidez não modifica seus critérios de indicação. Se contraindicada, a paciente deverá ser submetida à correção cirúrgica valvar, que apresenta taxas de mortalidade materna de 8,6-13,3% e fetal de 18,6-33,3%.

QUAL A ROTINA NA EMERGÊNCIA DO INCOR?

- Casuística da Unidade Clínica de Emergência do InCor de 2005 mostra que, de 136 casos de emergências em valvopatias, 11,02% eram causadas pela estenose mitral. Destes, 60% foram submetidos ao tratamento cirúrgico, 13,3% à VMCB e 26,6% mantiveram-se em tratamento clínico.
- De maneira geral, considera-se um caso de valvopatia significativa todo o paciente com sintomas relacionados a ela. Todos os pacientes que se enquadram nesse grupo são avaliados pela Unidade de Valvopatias do InCor, para que a conduta definitiva seja decidida em conjunto (Figura 2).

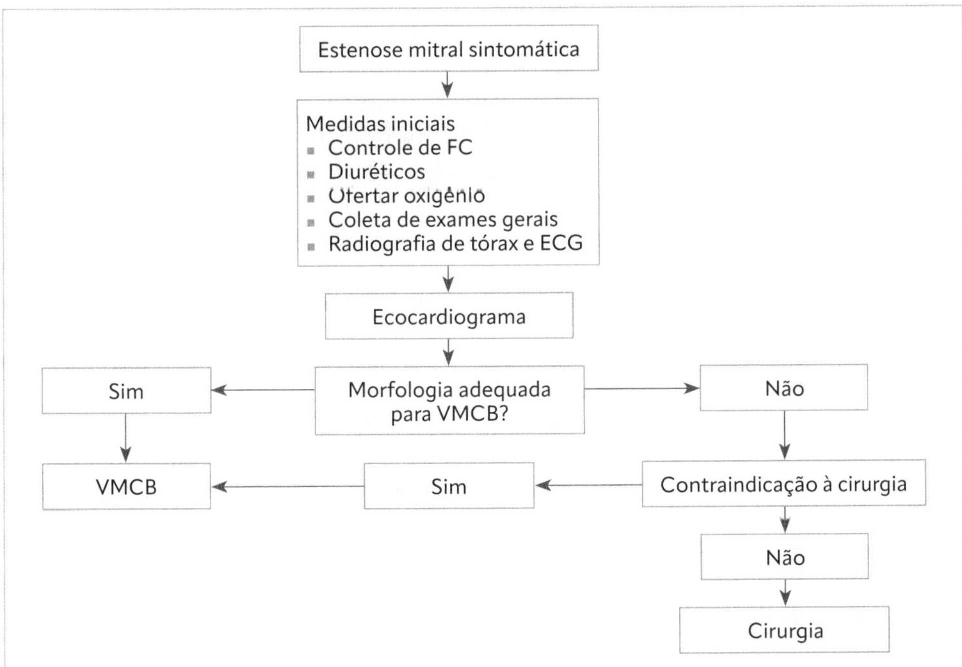

FIGURA 2 Algoritmo de tratamento de pacientes com estenose mitral.
FC: frequência cardíaca; ECG: eletrocardiograma; VMCB: valvoplastia mitral por cateter-balão.

- Especificamente em relação à EMi grave, a rotina na Unidade de Emergência do InCor preferencialmente mantém os pacientes com elevado grau de limitação funcional internados até a correção valvar. De forma geral, são pacientes de difícil manejo clínico e compensação, principalmente se à chegada não apresentam fator claro de descompensação (como taquicardia, p. ex.).
- Em todos os pacientes, são coletados exames gerais, como hemograma, coagulograma, eletrólitos, proteína C-reativa e função renal, além da realização de eletrocardiograma.
- Todos os pacientes são submetidos ao ecocardiograma transtorácico para avaliação da morfologia valvar e de possíveis contraindicações ao procedimento de VMCB. Casos selecionados (p. ex., presença de fibrilação atrial com proposta intervencionista) são submetidos ao ecocardiograma transesofágico. Ressaltamos o fato de que situações de hipovolemia ou bradicardia podem subestimar o gradiente transvalvar, assim como inversamente a hipervolemia e/ou a taquicardia podem superestimá-lo.
- A terapêutica farmacológica, visando controle da frequência cardíaca e da volemia, deve ser a primeira opção.
- A maioria dos pacientes que procuram a Unidade de Emergência do InCor apresentam-se taquicárdicos, na maioria das vezes por fibrilação atrial. É importante que seja priorizado o controle da FC, sempre procurarando infecções associadas, é realizada radiografia de tórax e urina tipo I, mesmo que o paciente se encontre assintomático. O questionamento sobre febre e/ou calafrios é fundamental e, caso exista, deve levantar imediatamente a hipótese diagnóstica de endocardite infecciosa, direcionando a sua investigação e o tratamento. Caso sejam excluídas causas claras para a taquicardia ou a frequência cardíaca seja desproporcional ao quadro, deve-se ministrar medicamentos para o controle de frequência. Comumente utiliza-se betabloqueadores, amiodarona e digoxina para esse controle.
- Para resolução dos sintomas, além do controle de FC, na Unidade de Emergência do InCor é utilizada furosemida inicialmente na dose de 1 mg/kg.
- Em casos de edema agudo de pulmão, o paciente é levado à sala de emergência onde é posicionado sentado, se possível com pernas pendentes, e é ofertado oxigênio preferencialmente sobre pressão positiva (CPAP).
- Contraindicamos em EMi grave o uso de vasodilatadores endovenosos ou orais, uma vez que pode levar a aumento do gradiente transvalvar e choque hemodinâmico. Portanto, mesmo em situações de edema agudo de pulmão, não utilizamos de rotina nitroglicerina ou nitroprussiato endovenosos. Seu uso deve ser individualizado.
- Em mulheres, o questionamento sobre gestação é importante e se a situação for duvidosa, deve ser solicitada a dosagem de B-HCG.
- A VMCB torna-se procedimento de escolha se for factível.
- Nos casos de contraindicação à VMCB, a correção cirúrgica torna-se a primeira opção. Na maioria dos casos, aguarda-se a compensação clínica ao menos parcial do paciente para proceder à cirurgia.
- Em casos de choque cardiogênico ou edema agudo de pulmão refratário às medidas inicias de tratamento, iniciam-se drogas vasoativas e, como conduta de exceção, pode ser realizada a VMCB de urgência. Nessas situações, mesmo que haja insuficiência mitral moderada/importante ou escore de Wilkins elevado (9 a 12), o procedimento poderá ser realizado pesando-se o risco/benefício e o intuito de servir como ponte para correção cirúrgica definitiva. Em casos de trombos presentes em AE ou endocadite infecciosa com presença de vegetação ao ECO, mesmo nessas situações de maior gravidade, a VMCB é contraindicada e o paciente deve ser encaminhado à cirurgia de urgência.

- Na Unidade de Emergência do InCor, todos os pacientes com EMi e fibrilação atrial, eventos embólicos prévios ou trombo em AE são mantidos anticoagulados. De rotina, utiliza-se enoxaparina 1 mg/kg subcutânea de 12 em 12 horas. Quando o clearance for menor que 15 mL/min, damos opção à heparina não fracionada ajustada de acordo com o TTPa de maneira semelhante a outras situações.
- A reversão da fibrilação atrial para ritmo sinusal é considerada conduta de exceção. De rotina, efetuamos apenas o controle da FC. Quando se opta pela reversão, idealmente em todos os casos com FA há mais de 24-48 horas, deve ser realizado ECO transesofágico antes do procedimento.
- A realização de angiografia coronária pré-operatória é indicada somente em casos selecionados (homens com mais de 40 anos e mulheres após menopausa ou que tenham mais de um fator de risco para doença coronária) de pacientes que serão submetidos à correção valvar cirúrgica. Em pacientes jovens e de baixo risco para doença coronária, tem-se utilizado a angiotomografia coronária.

BIBLIOGRAFIA RECOMENDADA

1. Otto CM, Nishimura RA, Bonow RO, Carabello BA, Erwin JP 3rd, Gentile F, et al. 2020 ACC/AHA guideline for the management of patients with valvular heart disease: a report of the American College of Cardiology/American Heart Association Joint Committee on Clinical Practice Guidelines. Circulation. 2021;143:e72-e227.
2. Braunwald E. Braunwald's heart disease: a textbook of cardiovascular medicine. 9th ed. Philadelphia: Elsevier, 2012.
3. Nishimura RA, Otto CM, Bonow RO, Carabello BA, Erwin JP III, Guyton RA, et al. 2014 AHA/ACC Guideline for the management of patients with valvular heart disease: a report of the American College of Cardiology/American Heart Association Task Force on Practice Guidelines. Circulation. 2014;129:e521-e643.
4. Nishimura RA, Otto CM, Bonow R, Carabello BA, Erwin JP, Fleisher LA, et al. 2017 AHA/ACC Focused uptade of the 2014 AHA/ACC Guideline for the management of patients with valvular heart disease. Circulation. 2017;135:1-153.
5. Tarasoutchi F, Montera MW, Ramos AIO, Sampaio RO, Rosa VEE, Accorsi TAD, et al. Atualização das Diretrizes Brasileiras de Valvopatias – 2020. Arq Bras Cardiol. 2020;115(4):720-75.
6. Tedoldi CL, Freire CMV, Bub TF, Ávila WS, Zouvi JP, Bacha CA, et al. Sociedade Brasileira de Cardiologia. Diretriz da Sociedade Brasileira de Cardiologia para gravidez na mulher portadora de cardiopatia. Arq Bras Cardiol. 2009;93(6supl.1):e110-e178.
7. Vahanian A, Alfieri O, Andreotti F, Antunes MJ, Barón-Esquivias G, Baumgartner H, et al. Guidelines on the management of valvular heart disease (version 2012). The Joint Task Force on the Management of Valvular Heart Disease of the European Society of Cardiology (ESC) and the European Association for Cardio-Thoracic Surgery (EACTS). Eur Heart J. 2012;33:2451-96.

4

Abordagem de pacientes com insuficiência mitral na emergência

Gabriela da Silva Scopel
Lucas José Neves Tachotti Pires
Lucas Colombo Godoy
Max Grinberg

OBSERVAÇÕES GERAIS BASEADAS EM EVIDÊNCIAS

Introdução

- A insuficiência mitral (IM) ocorre em consequência de alterações em um ou mais dos seus componentes: folhetos, anel valvar, cordas tendíneas ou músculos papilares, além das paredes do ventrículo esquerdo (VE) e átrio esquerdo (AE).
- Os pacientes que se apresentam na emergência com IM podem ser portadores de doença crônica de grau importante, que se tornou sintomática (após longo período de evolução), ou de alterações que levam ao surgimento de insuficiência mitral aguda importante (IMA).
- As principais causas de IM crônica primária no Brasil são a febre reumática e o prolapso da valva mitral. No caso da IMA, o infarto agudo do miocárdio é responsável por cerca de 50% dos casos (levando a isquemia, necrose ou ruptura do músculo papilar, ou a dilatação global ou segmentar do VE), sendo os demais causados por endocardite infecciosa, disfunção de prótese, trauma ou outras causas mais raras (como ruptura de cordoalha na síndrome de Marfan).
- Os mecanismos que desencadeiam a descompensação dos pacientes com IM importante envolvem sobrecarga de volume ao AE e ao VE, que se mostram incapazes de acomodar o volume regurgitante, levando ao surgimento de congestão pulmonar.
- Nos pacientes crônicos e que se apresentam descompensados, é possível observar, em muitos casos, manifestações cardíacas não valvares, incluindo remodelamento do AE e do VE e presença de disfunção ventricular sistólica.
- Na IMA, como o ventrículo esquerdo não apresenta dilatação nem hipertrofia, não há aumento compensatório do volume sistólico (que seria necessário por causa do surgimento da regurgitação), podendo gerar, ainda, sinais de baixo débito. O quadro, nesses casos, apresenta rápida evolução para edema pulmonar agudo e/ou choque cardiogênico.

Quadro clínico

- O principal sintoma de apresentação da IM importante com descompensação é dispneia, que pode ou não ocorrer acompanhada de tosse. Outros sintomas podem estar presentes conforme a causa, como febre, fraqueza e outras queixas constitucionais na endocardite infecciosa, ou dor torácica, nos pacientes com infarto do miocárdio. A presença de arritmias pode levar, ainda, ao surgimento de palpitações.

- A ausculta cardíaca nos pacientes crônicos apresenta-se em geral com primeira bulha (B1) hipofonética e sopro holossistólico regurgitativo, melhor audível em área mitral, que pode variar de intensidade, normalmente apresentando irradiação para a linha axilar média. Nos pacientes com IMA, o sopro é mais grave e tem menor intensidade, podendo inclusive estar ausente. Nesses casos, a presença de taquicardia em paciente dispneico pode muitas vezes dificultar a ausculta. Além do sopro, pode também estar presente a terceira bulha (B3).
- Na ausculta pulmonar, há estertores finos com intensidade variável. Nos pacientes com edema agudo de pulmão podem ser auscultados até os ápices pulmonares.

Exames complementares

- O eletrocardiograma pode apresentar alterações de ritmo, sendo a mais frequente a fibrilação atrial, e sinais de sobrecarga de câmaras esquerdas, nos casos crônicos. Além disso, pode haver alterações de repolarização ventricular relacionadas a isquemia miocárdica e/ou áreas inativas nos pacientes de etiologia isquêmica.
- A radiografia de tórax apresenta sinais de congestão pulmonar, como aumento de hilos, cefalização de trama e linhas B de Kerley. Nos casos crônicos, pode apresentar também aumento de área cardíaca às custas de aumento de câmaras esquerdas.
- O ecocardiograma com Doppler é o principal exame complementar a ser realizado para a avaliação da IM, podendo avaliar a estrutura valvar, o grau de regurgitação, seus mecanismos (incluindo possível ruptura de

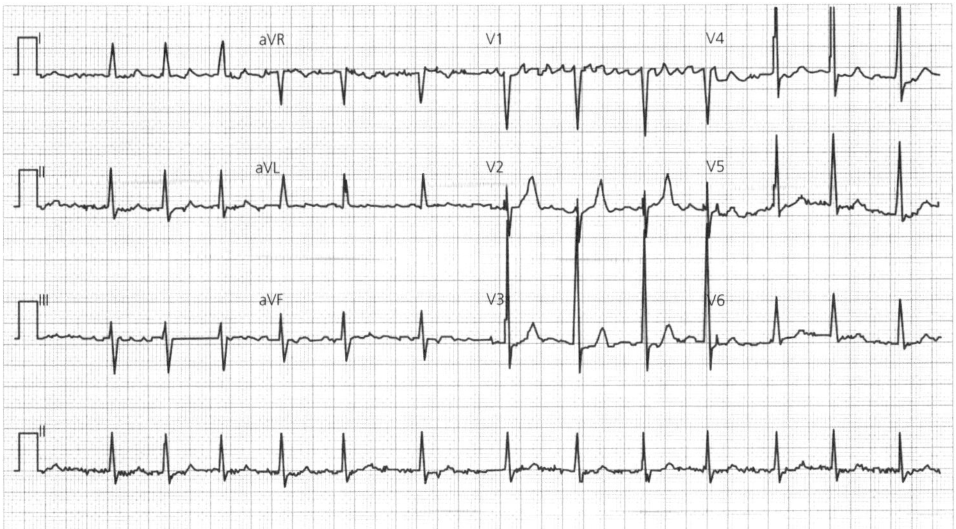

FIGURA 1 Eletrocardiograma de paciente do sexo feminino com insuficiência mitral importante por prolapso da valva mitral. Observa-se ritmo de fibrilação atrial (observar as ondas f em V1) e sinais de possível sobrecarga ventricular esquerda. O ecocardiograma evidenciava AE: 65 mm; VE: 62 x 45 mm.

cordas tendíneas ou músculo papilar), suas repercussões hemodinâmicas (incluindo alterações da pressão pulmonar) e possíveis alterações segmentares ou globais da contratilidade do VE. O ecocardiograma transesofágico permite uma melhor visualização do aparato valvar mitral, colaborando na programação e na avaliação intraoperatória dos resultados do procedimento cirúrgico, quando indicado.

Tratamento

- Devem ser considerados na decisão terapêutica os diferentes métodos aplicáveis em pacientes com valvopatia: qual é a melhor terapia farmacológica para o caso? São indicadas as técnicas cirúrgicas clássicas? Há indicação de tecnologias inovadoras? Uma vez que nesses casos os pacientes encontram-se sintomáticos, não será possível a conduta de apenas observar com cuidado (*watchful waiting*), como em geral ocorre com os pacientes crônicos assintomáticos.
- O tratamento terá como objetivos: recuperar o "órgão doente", manter saudáveis os órgãos não envolvidos e possibilitar que o paciente possa conviver com suas doenças crônicas.
- As medidas iniciais são direcionadas à estabilização do paciente com a utilização de medicações que interfiram na fisiopatologia da IM. Após, opta-se ou não pelas tera-

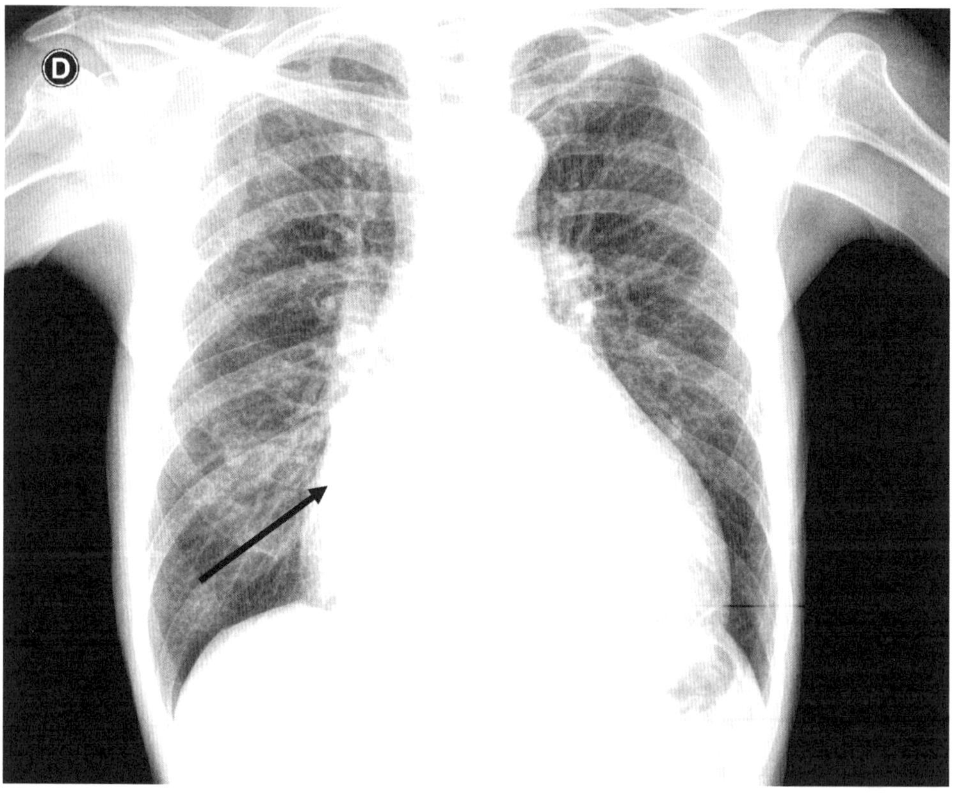

FIGURA 2 Radiografia de tórax posteroanterior de paciente com insuficiência mitral importante. Observa-se aumento da área cardíaca, sinal do duplo contorno à direita (em decorrência do aumento do átrio esquerdo; vide seta), quarto arco e sinais de congestão pulmonar. O ecocardiograma desse paciente evidenciou um átrio esquerdo com 71 mm e um ventrículo esquerdo com 75 x 56 mm.

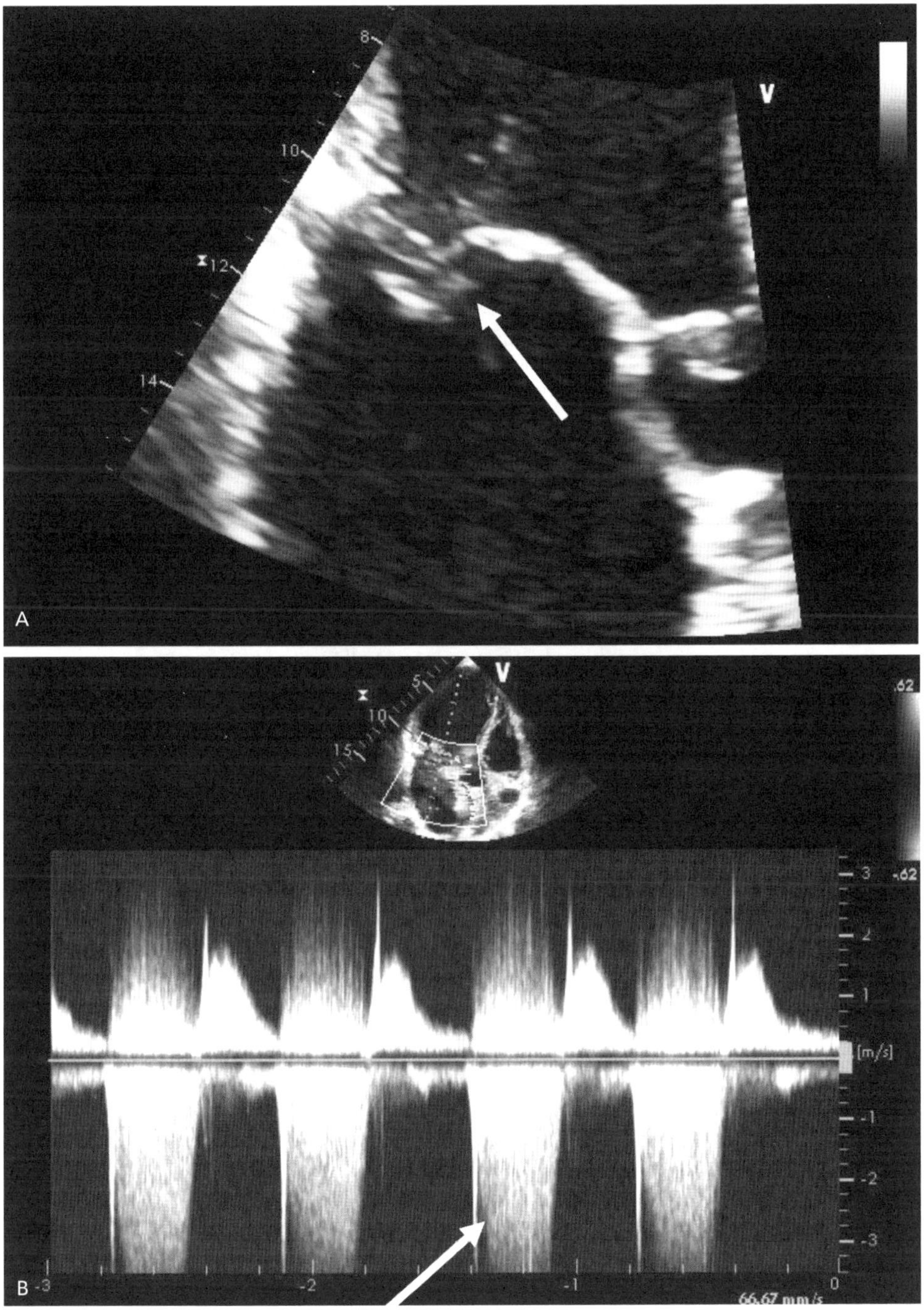

FIGURA 3 Imagens ecocardiográficas de paciente com insuficiência mitral importante por prolapso acentuado da cúspide posterior da valva mitral (seta), com sinais de ruptura de cordoalha (A). Átrio esquerdo (AE) de 71 mm e ventrículo esquerdo (VE) de 75 x 56 mm. Em B, observa-se o Doppler colorido contínuo mapeando o fluxo transvalvar mitral (seta ilustra fluxo regurgitante para o AE).
Agradecimento: Dr. Guilherme Casale.

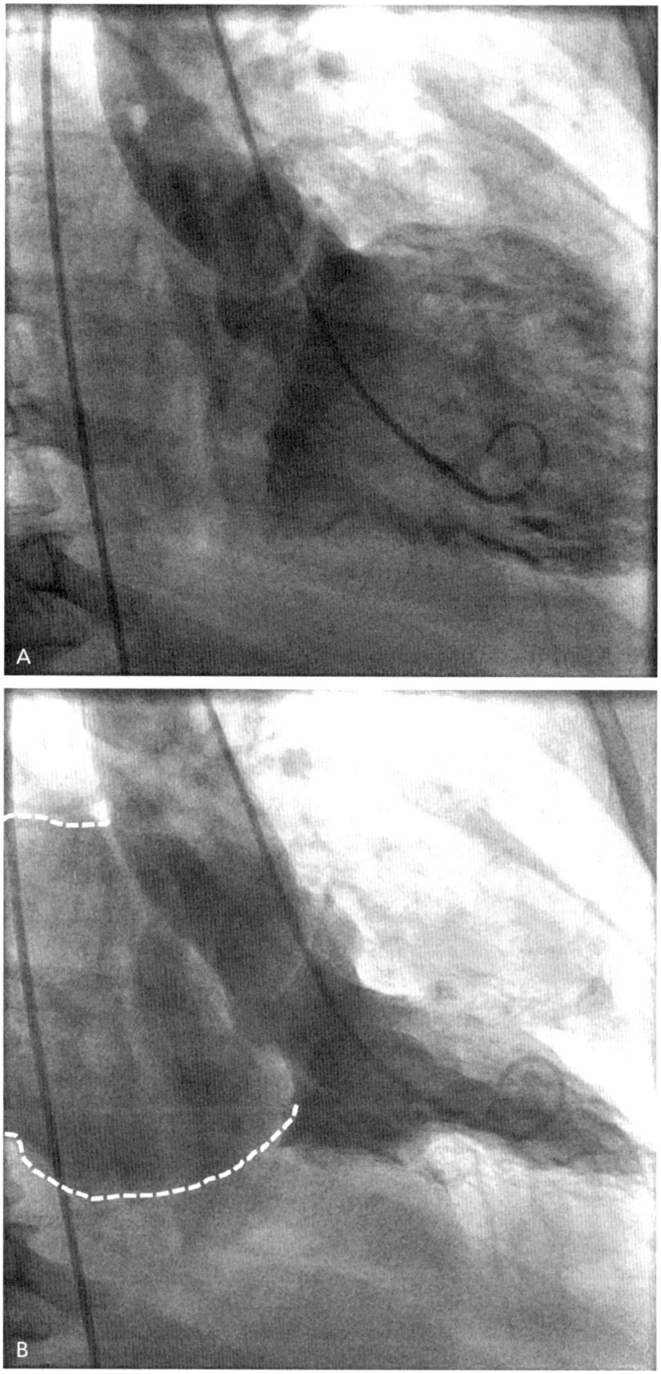

FIGURA 4 Ventriculografia em projeção oblíqua anterior direita evidenciando (A) diástole do ventrículo esquerdo e (B) sístole do ventrículo esquerdo. Observar grande quantidade de contraste refluindo do ventrículo para o grande átrio esquerdo durante a sístole (contornos atriais em destaque em B), sugestivo de insuficiência mitral importante.

pias definitivas, que envolvem o tratamento cirúrgico na maioria dos pacientes, seja ele conservador ou com implante de prótese valvar. Os pacientes com ruptura de músculo papilar por infarto do miocárdio não submetidos ao tratamento cirúrgico, por exemplo, apresentam taxa de mortalidade de até 75% em 24 horas e 95% em 48 horas.

- Para o tratamento cirúrgico, Lorusso et al. publicaram estudo em 2008 no qual mostraram não haver diferença de prognóstico conforme a técnica utilizada (plástica valvar ou troca valvar), e em cuja casuística houve pior evolução pós-operatória nos pacientes de etiologia isquêmica (sobrevida de 39% em 15 anos, contra 75-77% nos pacientes de outras etiologias, incluindo endocardite infecciosa).
- Embora a terapia definitiva seja na maioria dos casos cirúrgica, a intervenção percutânea surgiu como alternativa em pacientes de alto risco cirúrgico. Considerando essa abordagem, o clipe mitral (MitraClip®) é o dispositivo mais conhecido.
- Nos casos de IM secundária refratária a terapia medicamentosa, o estudo COAPT demonstrou resultados favoráveis com o implante do clipe mitral em termos de mortalidade e hospitalização por IC, o que não ocorreu no estudo MITRA-FR. Essa diferença pode ser explicada pela diferença de perfil dos pacientes selecionados no primeiro estudo, com IM proporcionalmente mais importante com relação ao grau de remodelamento ventricular, sugerindo que pacientes com IM secundária importante e alto risco, mas com ventrículos menos remodelados, podem ter melhores resultados com o uso do clipe.
- Já na IMA, estudos recentes demonstraram segurança e eficácia do implante do dispositivo percutâneo mesmo no contexto de choque cardiogênico. Vale ressaltar que no cenário de infarto agudo do miocárdio, na ausência de ruptura do músculo papilar, a intervenção coronariana percutânea, caso indicada, pode melhorar o grau da IM; caso essa melhora não ocorra, é possível considerar terapias adicionais.

QUAL É A ROTINA NA EMERGÊNCIA DO INCOR?

- De maneira geral, consideramos como valvopatia significativa todo paciente com sintomas a ela relacionados. Todos os pacientes que se enquadram nesse perfil são também avaliados pela Unidade de Valvopatias do InCor, para que a conduta definitiva seja decidida em conjunto (Figura 5). Especificamente em IM, todas as condutas relacionadas a seguir referem-se a pacientes com IMA e/ou IM crônica primária descompensada. Pacientes com IM secundária à dilatação ventricular com alargamento do anel valvar ou tracionamento apical das cúspides são tratados de acordo com sua cardiopatia de base e não se enquadram nas recomendações relacionadas a seguir nem devem ser inicialmente avaliados visando a correção cirúrgica. No cenário de IM secundária, caso haja sintomas limitantes refratários à terapia medicamentosa otimizada, a indicação de possível intervenção cirúrgica ou eventual implante de clipe mitral pode ser discutido em reunião do *Heart Team*.
- Especificamente em relação à IM importante crônica, geralmente os pacientes respondem bem ao tratamento clínico e na maioria das vezes alcançam grau de compensação suficiente para receberem alta hospitalar e seguirem acompanhamento ambulatorial enquanto aguardam a cirurgia valvar. Pacientes com dificuldades para compensação clínica, múltiplas descompensações recentes ou disfunção ventricular grave geralmente permanecem internados até a correção definitiva do quadro valvar. Quando a IM for aguda, preferencialmente, opta-se pela intervenção valvar na internação devido à enorme dificuldade de compensação clínica, uma vez que não há dilatação ventricular adaptativa.

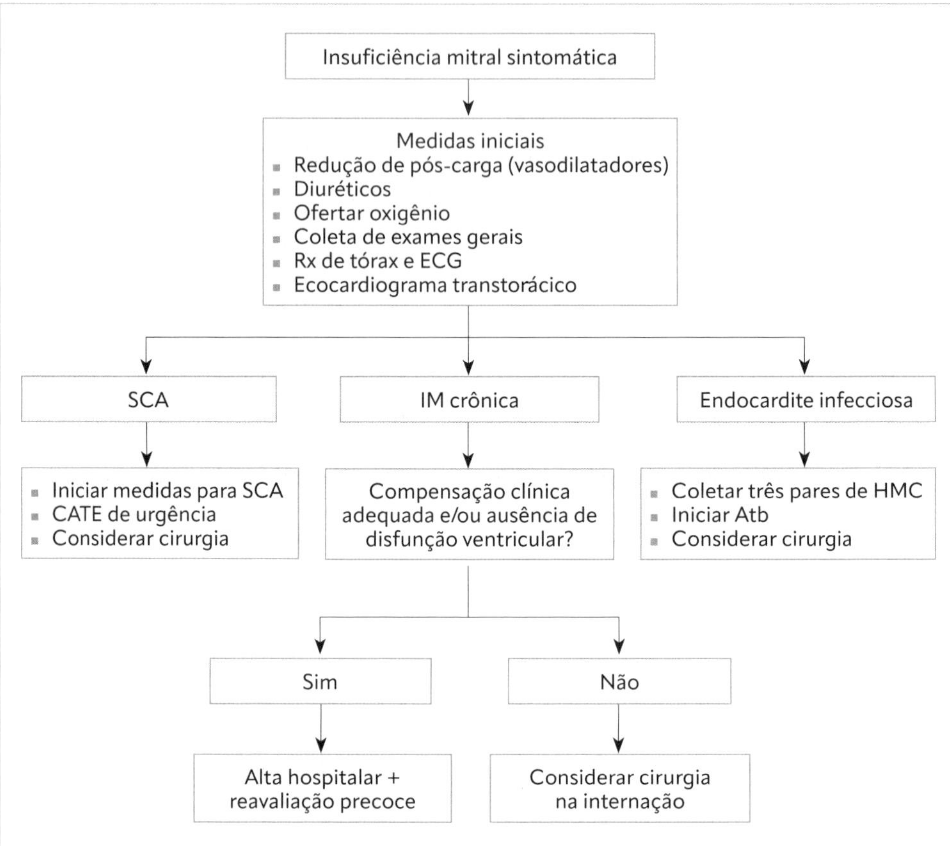

FIGURA 5 Fluxograma de tratamento de IM importante na emergência do InCor.
Atb: antibioticoterapia; CATE: cateterismo; ECG: eletrocardiograma; HMC: hemocultura; IM: insuficiência mitral; Rx: radiografia; SCA: síndrome coronária aguda.

- Em todos os pacientes, são coletados exames gerais como hemograma, coagulograma, eletrólitos, marcadores de necrose miocárdica, proteína C reativa e função renal, além da realização de eletrocardiograma. A coleta de outros exames deve ser indicada conforme a suspeita da etiologia do quadro (p. ex., hemoculturas em caso de endocardite infecciosa).
- Todos os pacientes são submetidos ao ecocardiograma transtorácico para avaliação da morfologia valvar. Quando a ausculta cardíaca e o quadro clínico sugerem o diagnóstico de IM importante e o ecocardiograma transtorácico não corrobora a suspeita, opta-se por realizar ecocardiograma transesofágico. Por vezes, o jato regurgitante pode ser excêntrico e de difícil visualização pelo método transtorácico, devendo, portanto, ser complementado. Nos casos em que a dúvida ainda persistir, a realização de cateterismo cardíaco com ventriculografia pode esclarecer definitivamente o grau de disfunção valvar mitral.
- Considera-se como disfunção ventricular esquerda significativa em presença de IM importante a fração de ejeção menor que 60%.
- A terapêutica farmacológica visando à redução da pós-carga e da volemia deve ser a primeira opção.
- É importante que seja priorizada a redução da pós-carga, com o intuito de facilitar a ejeção ventricular para a raiz da aorta, reduzindo a regurgitação mitral (fração regurgitante)

e consequentemente a congestão pulmonar. No InCor, faz-se preferencialmente com captopril 25 a 50 mg via oral ou hidralazina 25 mg via oral. Em pacientes graves com edema agudo de pulmão, a preferência é a utilização de nitroprussiato de sódio endovenoso (dose de 0,3 a 10 μg/kg/min) em bomba de infusão contínua. Quando a suspeita for de IMA associada à SCA, dá-se preferência ao uso de nitroglicerina endovenosa (dose de 10 a 200 μg/min) também em bomba de infusão contínua.

- O questionamento sobre febre e/ou calafrios é fundamental e, caso exista, deve-se levantar imediatamente a hipótese diagnóstica de endocardite infecciosa e direcionar a sua investigação e o tratamento.
- Para resolução dos sintomas, além da redução de pós-carga, na Unidade de Emergência do InCor utiliza-se furosemida endovenosa inicialmente na dose de 1 mg/kg.
- Oxigenoterapia é instituída em todos os pacientes hipoxêmicos, com o intuito de se manter a saturação periférica de oxigênio acima de 95% e com o cuidado de se evitar hiperóxia. Em casos de edema agudo de pulmão, o paciente é levado à sala de emergência onde é posicionado sentado, se possível com as pernas pendentes, e é ofertado oxigênio preferencialmente sob pressão positiva (CPAP), desde que não haja contraindicações, como instabilidade hemodinâmica, rebaixamento do nível de consciência, secreção excessiva, tosse ineficaz, agitação ou cirurgia recente de esôfago ou vias aéreas superiores.
- Não é recomendado, de rotina, em IM importante, o uso de betabloqueadores endovenosos ou orais, uma vez que pode levar a baixo débito cardíaco e choque hemodinâmico. Em pacientes com IM importante, a frequência cardíaca tende a ser mais elevada como mecanismo de compensação, uma vez que parte do débito se dissipa ao átrio a cada batimento. Portanto, o controle excessivo desse mecanismo pode levar ao comprometimento hemodinâmico do paciente. São utilizados somente betabloqueadores ou qualquer outro medicamento cronotrópico negativo em pacientes com fibrilação atrial de alta resposta ventricular, com o intuito de manter a frequência cardíaca em torno de 80 a 100 bpm.
- Em mulheres em idade fértil, o questionamento sobre gestação é importante e, se a situação for duvidosa, deve ser solicitada a dosagem de beta-hCG.
- Quando se opta por realizar cirurgia na mesma internação, na maioria dos casos aguarda-se a compensação clínica, ao menos parcial, para a realização do procedimento.
- Em casos de choque cardiogênico ou edema agudo de pulmão refratários às medidas iniciais de tratamento, podem ser iniciados agentes inotrópicos (de preferência dobutamina) e pode-se optar pela passagem de balão intra-aórtico, que se mostrou relacionado a menor mortalidade em 30 dias. Caso se mantenha refratário às medidas, a cirurgia de urgência deve ser indicada.
- Para o tratamento cirúrgico, a escolha entre a plástica mitral ou a troca por prótese valvar ocorre no intraoperatório, conforme as condições técnicas e o julgamento do cirurgião. No pós-operatório, o paciente segue para a Unidade de Terapia Intensiva Cirúrgica da instituição, com acompanhamento ambulatorial após a alta hospitalar.
- Na Unidade de Emergência do InCor, todos os pacientes com IM e fibrilação atrial, eventos embólicos prévios ou trombo em AE são mantidos anticoagulados. De rotina, utiliza-se enoxaparina 1 mg/kg subcutânea, de 12 em 12 horas. Se *clearance* de creatinina entre 15-30 mL/min, utiliza-se enoxaparina 1 mg/kg subcutânea a cada 24 horas, podendo ser feito ajuste de dose conforme a dosagem do fator anti-Xa. Quando o clearance for menor que 15 mL/min, opta-se pela heparina não fracionada, ajustada de acordo com o TTPa de maneira semelhante a outras situações clínicas.
- A reversão da fibrilação atrial para ritmo sinusal é considerada conduta de exceção. De rotina, efetua-se apenas o controle da FC. Quando se opta pela reversão, idealmente em

todos os casos deve ser realizado ecocardiograma transesofágico antes do procedimento.

- A realização de angiografia coronária pré-operatória é indicada somente em casos selecionados (homens com mais de 40 anos e mulheres após menopausa ou que tenham mais de um fator de risco para doença coronária) de pacientes que serão submetidos à correção valvar cirúrgica. Em pacientes jovens e de baixo risco para doença coronária, o uso da angiotomografia coronária pode ser uma opção, porém seu uso é limitado em pacientes descompensados, uma vez que em geral apresentam frequência cardíaca mais elevada do que aquela apropriada para a análise adequada das imagens deste exame.
- Finalmente, além do tratamento da IM em si, nos casos de IMA, é fundamental o tratamento do mecanismo desencadeante. No caso de infarto do miocárdio, trata-se a obstrução coronária conforme indicado, a depender das características clínicas de apresentação do paciente e do padrão de lesões coronárias (vide capítulo específico). Se houver ruptura valvar, o tratamento é cirúrgico de urgência.
- No caso de endocardite infecciosa, deve ser estabelecida adequada antibioticoterapia, de acordo com o agente isolado em culturas, mantendo-se esse tratamento pelo período de tempo recomendado (vide capítulo específico).
- Quando a disfunção ventricular for importante (fração de ejeção de VE < 30%), a indicação cirúrgica deve ser individualizada. Por vezes, o paciente poderá ser considerado potencial candidato para realização de transplante cardíaco.

BIBLIOGRAFIA RECOMENDADA

1. Flueckiger PB, Cheng AC, Patton JM, Clements Jr SD. Partial papillary muscle rupture: a cause of acute mitral regurgitation. Am J Med Sci. 2013;345(6):478-81.
2. Grinberg M, Tarasoutchi F, Sampaio RO. Roteiro para resolução de valvopatia (Resolva). Arq Bras Cardiol. 2011;97(4):e86-e90.
3. Kettner J, Sramko M, Holek M, Pirk J, Kautzner J. Utility of intra-aortic balloon pump support for ventricular septal rupture and acute mitral regurgitation complicating acute myocardial infarction. Am J Cardiol. 2013;112:1709-13.
4. Lorusso R, Gelsomino S, Cicco GD, Beghi C, Russo C, Bonis MD, et al. Mitral valve surgery in emergency for severe acute regurgitation: analysis of postoperative results from a multicentre study. Eur J Cardiothorac Surg. 2008;33:573-82.
5. Rossi EG. Insuficiência mitral. In: Grinberg M, Sampaio RO, eds. Doença valvar. Barueri: Manole, 2006. p.148-54.
6. Tarasoutchi F, Montera MW, Grinberg M, Piñeiro DJ, Sánchez CR, Barbosa MM, et al. Diretriz brasileira de valvopatias – SBC 2011/I Diretriz interamericana de valvopatias – SIAC 2011. Arq Bras Cardiol. 2011;97(5 supl1):1-67.
7. Vahanian A, Alfieri O, Andreotti F, Antunes MJ, Barón-Esquivias G, Baumgartner H, et al. Guidelines on the management of valvular heart disease (version 2012). Eur Heart J. 2012; 33:2451-96.
8. Nishimura RA, Otto CM, Bonow R, Carabello BA, Erwin JP, Fleisher LA, et al. 2017 AHA/ACC Focused uptade of the 2014 AHA/ACC Guideline for the management of patients with valvular heart disease. Circulation. 2017;135:1-153.
9. Akodad M, Schurtz G, Adda J, Leclercq F, Roubille F. Management of valvulopathies with acute severe heart failure and cardiogenic shock. Arch Cardiovas Dis. 2019;112(12):773-80.
10. Stone GW, Lindenfeld J, Abraham WT, Kar S, Lim S, Mishell JM, et al. Transcatheter mitral-valve repair in patients with heart failure. N Engl J Med. 2018;379:2307-18.
11. Obadia JF, Messika-Zeitoun D, Leurent G, Iung B, Bonnet G, Piriou N, et al. Percutaneous repair or medical treatment for secondary mitral regurgitation. N Engl J Med. 2018;379:2297-306.
12. Flint K, Brieke A, Wiktor D, Carroll J. Percutaneous edge-to-edge mitral valve repair may rescue select patients in cardiogenic shock: Findings from a single center case series. Catheter Cardiovasc Interv. 2019;94:E82-E87.
13. Benito-González T, Estévez-Loureiro R, del Castillo S, Minguito-Carazo C, Garrote-Coloma C, Alonso-Rodríguez D, et al. Clinical outcomes following urgent vs. elective percutaneous mitral valve repair. Cardiovascular Revascularization Medicine. 2021;26:6-11.
14. Estévez-Loureiro R, Shuvy M, Taramasso M, Benito-Gonzalez T, Denti P, Arzamendi D, et al. Use of MitraClip for mitral valve repair in patients with acute mitral regurgitation following acute myocardial infarction: effect of cardiogenic shock on outcomes. Catheter Cardiovasc Interv. 2021;97:1259-67.

5

Abordagem de pacientes com estenose aórtica na emergência

Layara Fernanda Vicente Pereira Lipari
Thiago Lipari Vicente Pereira
João Ricardo Cordeiro Fernandes
Roney Orismar Sampaio

OBSERVAÇÕES GERAIS BASEADAS EM EVIDÊNCIAS

Introdução

- Estenose aórtica (EAo) é a doença valvar mais prevalente nos países desenvolvidos.
- A prevalência de EAo importante em adultos com mais de 65 anos é de 2 a 5%.
- No Brasil, a principal causa de EAo era febre reumática. Atualmente, acompanhando o envelhecimento da população, a etiologia predominante é a calcificação valvar aórtica, secundária a processo inflamatório degenerativo, com características similares às da aterosclerose.
- Valva aórtica bicúspide é outra causa frequente de EAo, sendo mais prevalente em homens. Apesar de ser uma doença congênita, o desenvolvimento de calcificação valvar pode ocorrer tardiamente, e os sintomas de EAo importante podem aparecer após os 50 anos de idade.
- O diagnóstico da EAo importante baseia-se em exame físico sugestivo, com ausculta de sopro sistólico ejetivo aórtico, pico telessistólico e hipofonese de segunda bulha, complementado por avaliação ecocardiográfica.
- Muitos pacientes com EAo importante permanecem assintomáticos por longo período, sendo o desenvolvimento de sintomas (principalmente dispneia ao esforço, angina e síncope) e complicadores os principais marcadores de mau prognóstico e critérios de indicação cirúrgica.
- O tratamento definitivo é a intervenção valvar aórtica, que pode ser realizada por cirurgia convencional (aberta) ou por implante de bioprótese por cateter (TAVI), indicada para pacientes de risco cirúrgico intermediário ou elevado e/ou maiores de 70 anos.
- O paciente com EAo importante agudamente descompensada apresenta uma mortalidade de até 70% quando associada a choque cardiogênico. Sua abordagem é desafiadora, uma vez que há poucas opções terapêuticas eficazes na sala de emergência até o estabelecimento do tratamento definitivo.

Diagnóstico e classificação

- Na maioria dos casos, o exame físico é suficiente para o diagnóstico correto da EAo anatomicamente importante.
- A presença de sopro sistólico ejetivo crescendo-decrescendo (em "diamante"), com pico tardio, hipofonese e desdobramento paradoxal da segunda bulha e pulso arterial parvus et tardus indicam a presença de uma EAo importante.

- O ecocardiograma transtorácico é o principal exame para complementação diagnóstica, avaliação de gravidade anatômica, fatores prognósticos, complicadores e acompanhamento evolutivo dos pacientes com EAo.
- Quando o ecocardiograma não é suficiente para o diagnóstico (p. ex., por dificuldade técnica) ou quando há discordância entre os achados clínicos e ecocardiográficos, está indicada a realização de cateterismo cardíaco com medida do gradiente transaórtico para adequada avaliação da gravidade da EAo.
- Pacientes com EAo e disfunção ventricular esquerda representam um desafio diagnóstico, uma vez que o gradiente transvalvar aórtico pode estar subestimado pela disfunção ventricular, sendo denominada EAo de baixo fluxo e baixo gradiente. Nesses casos, a realização de ecocardiograma com estresse farmacológico (dobutamina) pode ajudar na adequada caracterização desses pacientes.

Manifestações clínicas

- O diagnóstico de EAo pode preceder o aparecimento de sintomas em alguns pacientes; em outros, ele pode ocorrer já na fase sintomática, demandando intervenção precoce.
- Os principais sintomas da EAo são dispneia ao esforço, angina pectoris e síncope.
- A presença de sintomas em paciente com EAo importante indica um pior prognóstico, com sobrevida média inferior a 5 anos, caso não seja realizada a intervenção valvar aórtica.
- Além disso, 25 a 50% dos pacientes com EAo importante sintomática apresentam doença arterial coronariana significativa concomitante, o que dificulta o diagnóstico anatômico dos sintomas apresentados.
- Palpitações taquicárdicas também podem ocorrer, representando desde arritmias atriais, como fibrilação atrial, até taquicardia ventricular com ou sem repercussão hemodinâmica.
- Pacientes que não são submetidos a tratamento intervencionista após o aparecimento de sintomas apresentam descompensações clínicas frequentes, com seguidas visitas ao pronto-socorro.

Estratificação de risco

- Algumas ferramentas utilizadas para a estratificação adicional de risco em pacientes assintomáticos: teste ergométrico em ambiente hospitalar, peptídeo natriurético, avaliação da calcificação valvar, avaliação da gravidade hemodinâmica (cateterismo) e respostas adaptativas do ventrículo esquerdo à sobrecarga de pressão (como hipertrofia ventricular e fibrose miocárdica).
- A disfunção ventricular e a EAo crítica, determinada pela presença de área valvar inferior a 0,7 cm^2, velocidade máxima do jato > 5,0 m/s e gradiente médio VE/aorta > 60 mmHg, são marcadores de pior prognóstico e indicam intervenção mesmo na ausência de sintomas.

Tratamento

- Como a EAo e a doença coronariana compartilham os mesmos fatores de risco e apresentam fisiopatologia semelhante (acúmulo lipídico, inflamação e calcificação), foi aventada a possibilidade que o tratamento farmacológico da aterosclerose pudesse ter benefício na progressão da valvopatia. Contudo, até o presente momento não há evidência contundente nesse campo. O estudo SALTIRE avaliou o uso de atorvastatina em pacientes com EAo, porém não mostrou diferença na progressão da valvopatia (avaliação por ecocardiograma e tomografia) ou no composto de morte cardiovascular, substituição valvar aórtica ou hospitalização pela valvopatia. Outros estudos como o SEAS (sinvastatina e ezetimibe), o TASS (atorvastatina em dose baixa) e o ASTRO-

NOMER (rosuvastatina) também não tiveram resultados positivos.

- Apesar da plausibilidade encontrada na fisiopatologia, nenhuma medicação apresentou benefício contundente em retardar a evolução natural da EAo.
- O tratamento da hipertensão arterial sistêmica em pacientes com EAo importante é fundamental, evitando-se uma pós-carga adicional ao ventrículo esquerdo já hipertrofiado.
- Pacientes com EAo discreta ou moderada e disfunção ventricular esquerda primária podem apresentar-se com sintomas de insuficiência cardíaca (IC) descompensada. Tais pacientes devem receber o tratamento padrão de IC, incluindo diurético (endovenoso e/ou oral), vasodilatador (IECA, BRA, nitratos) e antagonista da aldosterona, conforme indicação clínica. O emprego de betabloqueador não está contraindicado nesse perfil de pacientes.
- Pacientes com EAo importante agudamente descompensados, com sintomas de IC aguda, devem ser avaliados em pronto-socorro e receber diurético endovenoso.
- Estudo publicado em 2003 com 25 pacientes internados em UTI com EAo importante descompensada e fração de ejeção reduzida (< 35%) mostrou ser seguro e eficaz iniciar vasodilatador endovenoso (nitroprussiato) nestes pacientes, desde que estivessem com PAM > 60 mmHg e monitorizados com cateter de Swan-Ganz.
- O tratamento definitivo da EAo é a intervenção valvar, que pode ser realizada por cirurgia convencional (aberta) ou por implante de bioprótese por cateter (TAVI), indicada para pacientes de risco cirúrgico intermediário ou elevado e/ou maiores de 70 anos.
- A principal indicação de tratamento intervencionista na EAo é o surgimento de sintomas, que pode ser progressivo ou, em alguns casos, pode apresentar-se já com necessidade de procura a pronto-socorro.
- A valvoplastia aórtica por cateter-balão pode ser realizada apenas em casos selecionados como ponte para um posterior tratamento intervencionista definitivo (cirurgia de troca valvar ou TAVI) ou alívio de sintomas em pacientes sem condições clínicas para tratamento definitivo. Estudo de 2018 mostrou melhores resultados do procedimento quando realizado em até 48 horas do início de inotrópicos endovenosos.
- Apesar da TAVI no contexto de emergência parecer uma solução plausível nos casos de EAo importante associada a choque cardiogênico, devemos levar em conta algumas considerações. Em primeiro lugar, trata-se de um procedimento com inúmeros riscos intrínsecos e que exige uma programação detalhada pré-intervenção a fim de evitar complicações graves. Além disso, os estudos que avaliaram seu emprego no cenário de emergência não foram randomizados, de maneira a incluir pacientes com menor gravidade, o que pode ter gerado um viés de seleção não correspondente com a realidade. E, por último, a mortalidade desses pacientes manteve-se elevada após 1 ano (cerca de 35%), colocando em dúvida a relação custo-benefício do procedimento. Dessa forma, TAVI de emergência ainda não tem seu papel muito bem definido na EAo descompensada.
- Caso o paciente com EAo importante apresente sintomas anginosos, deve ser submetido a estratificação coronariana invasiva por meio de cineangiocoronariografia. Se houver obstrução coronária significativa, está indicada a abordagem conjunta da EAo e da doença coronariana.
- Alguns pacientes com EAo importante apresentam-se no pronto-socorro com quadro de sangramento intestinal agudo. A investigação diagnóstica com endoscopia digestiva alta e colonoscopia deve ser realizada, com o intuito de se excluir doença neoplásica de trato digestivo ou para o tratamento de lesões sangrantes. Em muitos casos, o achado é de angiodisplasia gastrointestinal, estabelecendo-se o diagnóstico de síndrome

de Heyde, cujo tratamento é feito pela própria correção da valvopatia aórtica.

QUAL É A ROTINA NA EMERGÊNCIA DO INCOR?

- Pacientes agudamente descompensados devem idealmente permanecer internados até a correção da valvopatia, uma vez que são pacientes de difícil manejo clínico, além de risco associado de morte súbita.
- Em todos os pacientes, são coletados exames gerais como hemograma, coagulograma, eletrólitos, proteína C-reativa e função renal, bem como realizados eletrocardiograma (ECG) e radiografia de tórax.
- Todos os pacientes devem ser submetidos a ecocardiograma transtorácico para avaliação da morfologia valvar. Ressalta-se o fato de que situações de hipovolemia, bradicardia ou disfunção ventricular esquerda podem subestimar o gradiente transvalvar, assim como inversamente a taquicardia pode subestimá-lo.
- Pacientes com EAo importante e sintomas anginosos devem ser investigados com dosagem seriada de troponina (além do ECG) e, em casos específicos, submetidos a estratificação coronariana invasiva.
- O tratamento inicial deve objetivar o controle da volemia por meio do uso de diuréticos, visando a redução da congestão pulmonar e/ou sistêmica. Na Unidade de Emergência do InCor utiliza-se furosemida endovenosa, inicialmente, na dose de 0,5 a 1 mg/kg.
- É importante frisar que independente do perfil hemodinâmico de descompensação da IC (B, C, L), o paciente com doença valvar agudamente descompensada deve ser tratado de acordo com a valvopatia.
- O questionamento sobre febre e/ou calafrios é fundamental e, caso esses sintomas estejam presentes, deve-se levantar imediatamente a hipótese diagnóstica de endocardite infecciosa, direcionando a sua investigação e tratamento.
- No InCor, no tratamento de EAo importante não são utilizados vasodilatadores orais ou betabloqueadores, uma vez que estes podem levar a um aumento do gradiente transvalvar e/ou choque hemodinâmico. Em alguns casos pode ser utilizado nitroprussiato intravenoso com cautela, estando o paciente monitorizado.
- Nos casos de EAo agudamente descompensada, a correção cirúrgica é a primeira opção. Na maioria dos casos, aguarda-se a compensação clínica ao menos parcial do paciente para proceder à cirurgia.
- Valvoplastia aórtica, nitroprussiato de sódio e balão intra-aórtico são opções possíveis para uma estabilização clínica pré-operatória, visando minimizar o risco cirúrgico.
- O nitroprussiato de sódio reduz a resistência vascular sistêmica, levando a um aumento no débito cardíaco e a uma redução no consumo de oxigênio do miocárdio. Seu uso pode ajudar no manejo de pacientes com EAo importante, sobretudo naqueles que se apresentam clinicamente descompensados e com disfunção ventricular esquerda, desde que acompanhado de monitorização hemodinâmica e de pressão arterial invasiva em UTI. Desse modo, é usado apenas como conduta de exceção no setor de emergência. Seu uso acima da dose tolerada pelo paciente pode levar a aumento excessivo do gradiente transvalvar e choque hemodinâmico.
- Pacientes que se apresentam com congestão pulmonar e/ou sistêmica importante ou com instabilidade hemodinâmica têm risco cirúrgico elevado. Em casos de choque cardiogênico ou edema agudo de pulmão refratários às medidas iniciais, iniciam-se drogas vasoativas e, como conduta de exceção, pode ser realizada a valvoplastia percutânea de urgência. O procedimento é realizado pesando-se a relação entre risco e benefício e com intuito de servir como ponte para intervenção definitiva. Quando não for possível realizar o procedimento percutâneo, a cirurgia de urgência deve ser considerada.

- O uso do balão de contrapulsação intra-aórtico pode ser uma opção nos casos de EAo importante e choque cardiogênico, objetivando-se uma estabilização clínica inicial como ponte para posterior cirurgia de troca valvar ou TAVI.
- Na Unidade de Emergência do InCor, todos os pacientes com EAo e indicação de anticoagulação recebem medicação parenteral. De rotina, utiliza-se enoxaparina 1 mg/kg subcutânea a cada 12 horas. Quando o clearance é inferior a 15 mL/min, escolhe-se a heparina não fracionada ajustada de acordo com o TTPa, de maneira semelhante a outras situações.
- A TAVI não é habitualmente um procedimento a ser realizado de emergência. Além disso, ela demanda a realização de uma angiotomografia de aorta com protocolo específico para avaliação de diâmetros e programação adequada do procedimento. Entretanto, alguns pacientes selecionados

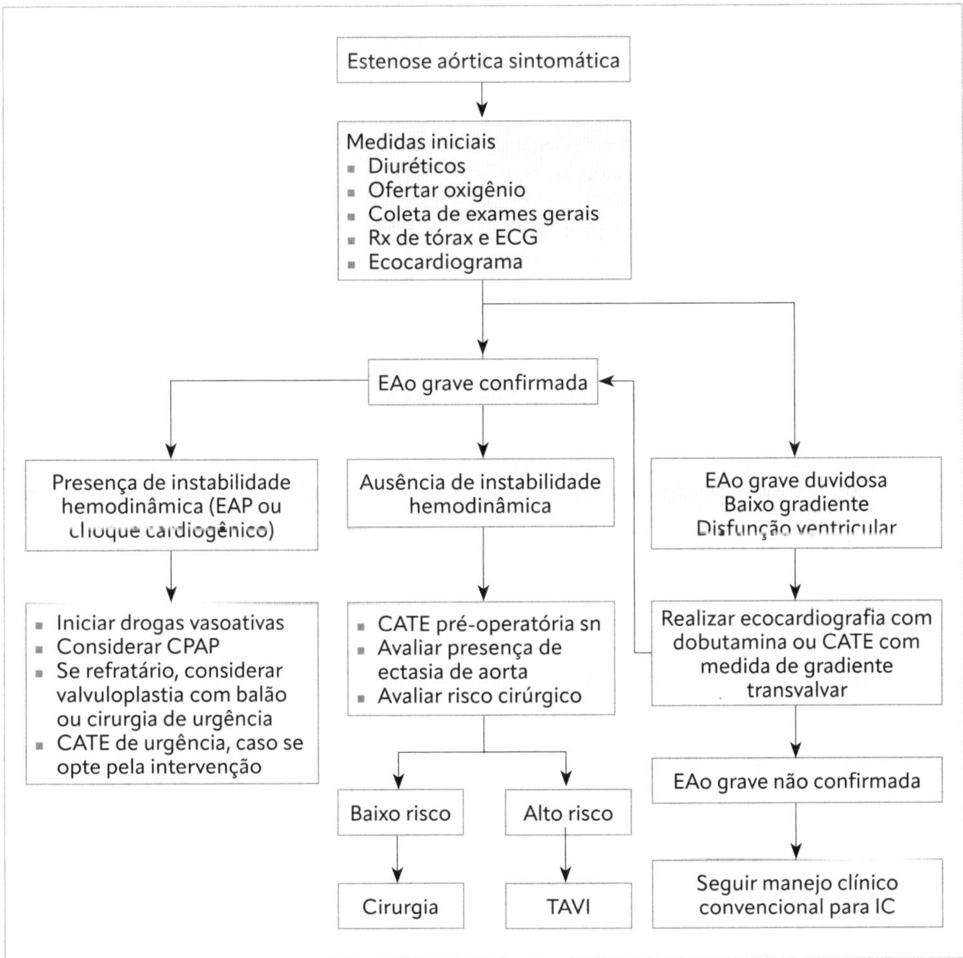

FIGURA 1 Fluxograma de atendimento de EAo importante na Unidade de Emergência do InCor. CATE: cateterismo cardíaco; EAo: estenose aórtica; EAP: edema agudo de pulmão; ECG: eletrocardiograma; IC: insuficiência cardíaca; Rx: radiografia; sn: se necessário(a); TAVI: implante transcateter de valva aórtica.

e que apresentem anatomia valvar e vias de acesso conhecidas podem se beneficiar da TAVI nesse contexto.

- Quando houver dilatação crônica (aneurisma) da raiz da aorta, a cirurgia combinada de troca valvar e correção de aneurisma deve ser preconizada.

BIBLIOGRAFIA RECOMENDADA

1. Tarasoutchi F, Montera MW, Ramos AIO, Sampaio RO, Rosa VEE, Accorsi TAD, et al. Atualização das Diretrizes Brasileiras de Valvopatias - 2020. Arq Bras Cardiol. 2020;115(4):720-75
2. Aksoy O, O´Brien BL, Menon V. Options for managing severe aortic stenosis: a case-based review. Cleve Clin J Med. 2013;80(4):243-52.
3. Aksoy O, Yousefzai R, Singh D, Agarwal S, O'Brien B, Griffin BP, et al. Cardiogenic shock in the setting of severe aortic stenosis: role of intra-aortic balloon pump support. Heart. 2011;97:838-43.
4. Akodad M, Schurtz G, Adda J, Leclercq F, Roubille F. Management of valvulopathies with acute severe heart failure and cardiogenic shock. Arch Cardiovasc Dis. 2019;112(12):773-80.
5. Bonow RO, Mann DL, Zipes DP, Libby P (eds). Braunwald's heart disease: textbook of cardiovascular medicine. 9.ed. v.4. Philadelphia: Elsevier Science; 2011.
6. Khot UN, Novaro GM, Popovic ZB, Mills RM, Thomas JD, Tuzcu EM, et al. Nitroprusside in critically ill patients with left ventricular dysfunction and aortic stenosis. N Engl J Med. 2003;348:1756-63.
7. Lindman BR, Bonow RO, Otto CM. Current management of calcific aortic stenosis. Circ Res. 2013;113:223-37.
8. Nishimura RA, Otto CM, Bonow RO, Carabello BA, Erwin JP III, Guyton RA, et al., 2014 AHA/ACC Guideline for the management of patients with valvular heart disease. J Am Coll Cardiol. 2014;129(23):2440-92.
9. Khot UN, Novaro GM, Popović ZB, Mills RM, Thomas JD, Tuzcu EM, et al. Nitroprusside in critically ill patients with left ventricular dysfunction and aortic stenosis. N Engl J Med. 2003;348(18):1756-63.
10. Debry N, Kone P, Vincent F, Lemesle G, Delhaye C, Schurtz G, et al. Urgent balloon aortic valvuloplasty in patients with cardiogenic shock related to severe aortic stenosis: time matters. EuroIntervention. 2018;14(5):e519-e525.
11. Afshar M, Yazdan-Ashoori S, Engert JC, Thanassoulis G. Drugs for prevention and treatment of aortic stenosis: how close are we? Can J Cardiol. 2021;37(7).
12. Cowell SJ, et al. A randomized trial of intensive lipid-lowering therapy in calcific aortic stenosis. N Eng J Med. 2005;352(23).
13. Rossebø AB, et al. Intensive lipid lowering with simvastatin and ezetimibe in aortic stenosis. N Engl J Med. 2008;359(13).
14. Dichtl W, Alber HF, Feuchtner GM, et al. Prognosis and risk factors in patients with asymptomatic aortic stenosis and their modulation by atorvastatin (20 mg). Am J Cardiol. 2008;e 102(6):743-8.
15. Chan KL, et al. Effect of lipid lowering with rosuvastatin on progression of aortic stenosis: results of the Aortic Stenosis Progression Observation: Measuring Effects of Rosuvastatin (ASTRONOMER) Trial. Circulation. 2010;121(2).
16. Bergmark BA, O'Donoghue ML, Murphy SA, et al. An exploratory analysis of proprotein convertase subtilisin/kexin type 9 inhibition and aortic stenosis in the FOURIER trial. JAMA Cardiol. 2020 e 5:709-13.

6

Abordagem de pacientes com insuficiência aórtica na emergência

Antônio Sérgio de Santis Andrade Lopes
Renato Paladino Nemoto
Flávio Tarasoutchi

OBSERVAÇÕES GERAIS BASEADAS EM EVIDÊNCIAS

Introdução

- A insuficiência aórtica (IAo) caracteriza-se pelo refluxo diastólico de sangue da aorta para o ventrículo esquerdo (VE).
- A sobrecarga volumétrica imposta ao VE determina hipertrofia excêntrica, com aumento das dimensões ventriculares para preservação de complacência. A dilatação ventricular, por atenuar o aumento das pressões de enchimento, representa um mecanismo compensatório e adaptativo importante na história natural da IAo crônica.
- Na IAo aguda, o refluxo importante de volume para um VE não adaptado promove ascensão acentuada da pressão diastólica final, resultando em congestão pulmonar e baixo débito cardíaco.

Etiologia

- Do ponto de vista etiopatogênico, a IAo geralmente decorre de patologias primárias das semilunares (febre reumática, endocardite, entre outras) ou de afecções da raiz aórtica (aneurisma, dissecção), com insuficiência valvar secundária (Tabela 1).

TABELA 1 Etiologia da insuficiência aórtica

Alteração dos folhetos	Alteração da raiz aórtica
Febre reumática	Aneurisma aorta
Endocardite infecciosa	Dissecção aórtica
Congênita (bicúspide, quadricúspide)	Aortite sifilítica
Traumática	Doenças do colágeno (Marfan, Ehlers-Danlos)
Degeneração mixomatosa	Trauma
Iatrogênica (após valvoplastia por cateter-balão)	Espondiloartropatias soronegativas (espondilite anquilosante, Reiter)

- As principais causas de IAo aguda são a endocardite infecciosa e a dissecção aórtica. Na endocardite, a deterioração primária do aparelho valvar aórtico com perfuração de folhetos determina graus variados de IAo. A avaliação desses casos exige exploração clínica detalhada em busca de critérios que sugiram endocardite, como febre, sintomas constitucionais e eventos embólicos. A dissecção aórtica do tipo A de Stanford promove desabamento das semilunares e incompetência valvar. Portadores dc valvas aórticas bicúspides apresentam maior risco de dissecção.
- A IAo crônica, sobretudo no Brasil e nos demais países emergentes, ainda associa-se à febre reumática, com maior prevalência no sexo masculino. Outras etiologias envolvem alterações congênitas (valvas bicúspi-

des, quadricúspides), dilatação aneurismática da raiz aórtica e sequela de endocardite infecciosa prévia.

Apresentação clínica

- Geralmente, dois perfis de pacientes buscam atendimento médico de emergência: portadores de IAo crônica com exacerbação de seus sintomas e pacientes com IAo de instalação aguda.
- Na IAo crônica exacerbada, observam-se sintomas de insuficiência cardíaca esquerda (dispneia, ortopneia e dispneia paroxística noturna) associados aos estigmas clínicos típicos de regurgitação aórtica (Tabela 2). Os pacientes podem se queixar de dor torácica e síncope. O *ictus cordis* comumente encontra-se desviado para a esquerda e para baixo, denotando remodelamento ventricular esquerdo. A ausculta caracteriza-se por sopro diastólico aspirativo de alta frequência, geralmente mais audível na borda esternal esquerda (foco aórtico acessório), associado à hipofonese de segunda bulha. A duração prolongada (sopro holodiastólico) consiste no principal preditor auscultatório de gravidade.

TABELA 2 Principais estigmas clínicos periféricos da insuficiência aórtica

Pulso em martelo d'água
Sinal de Musset (impulsões sistólicas do segmento cefálico)
Sinal de Müller (impulsões sistólicas da úvula)
Pressão arterial divergente
Sinal de Quincke (impulsões sistólicas observadas na perfusão do leito ungueal)
Pistol shot (ruído sistólico audível sobre a artéria femoral)
Sinal de Duroziez (ruído sistólico e diastólico audível sobre a artéria femoral obtido por meio de leve compressão com o diafragma do estetoscópio)
Dança das artérias

- A IAo aguda habitualmente provoca repercussão clínica importante, com dispneia acentuada e congestão pulmonar, uma vez que não há tempo para o VE se adaptar ao aumento abrupto do volume diastólico final. O débito cardíaco reduz, inclusive com o choque cardiogênico podendo surgir como primeira manifestação. Como o volume sistólico não é aumentado, os achados periféricos típicos da IAo crônica são raramente encontrados. Como descrito anteriormente, as principais etiologias relacionadas à IAo aguda são a endocardite infecciosa e a dissecção de aorta.
- A IAo secundária à endocardite infecciosa habitualmente associa-se a sintomas sistêmicos constitucionais, febre e eventos embólicos.
- Casos de dor torácica de forte intensidade acompanhada de assimetria de pulsos arteriais periféricos e sopro diastólico aspirativo sugerem dissecção aórtica associada à IAo.

Exames complementares

- Ao eletrocardiograma, a IAo crônica geralmente demonstra sinais de sobrecarga de VE em razão de hipertrofia ventricular excêntrica subjacente. A IAo aguda não costuma produzir alterações eletrocardiográficas específicas.
- A radiografia de tórax na IAo crônica exacerbada caracteriza-se por cardiomegalia à custa do VE (índice cardiotorácico acima de 0,5) associada a sinais de congestão pulmonar. Já na IAo aguda, a radiografia habitualmente apresenta congestão pulmonar proeminente com dimensões ventriculares preservadas. Nos casos de regurgitação valvar relacionada à dissecção aórtica, podem-se observar variados graus de alargamento do mediastino superior.
- A ecocardiografia transtorácica com Doppler colorido é o principal exame complementar para avaliação da IAo na emergência. Os parâmetros ecocardiográficos definidores

de IAo anatomicamente importante consistem em *vena contracta* maior do que 6 mm, fração regurgitante superior a 50%, volume regurgitante maior do que 60 mL e área efetiva do orifício regurgitante superior a 0,3 cm^2, além de PHT menor do que 200 ms. A ecocardiografia também permite avaliação de vegetações nos casos de endocardite infecciosa, sendo a modalidade transesofágica a mais indicada para a avaliação desses casos. O fechamento prematuro da valva mitral também indica IAo importante. A ecocardiografia transtorácica possibilita a quantificação do remodelamento ventricular por meio da medida dos diâmetros sistólico e diastólico do VE, além da avaliação de disfunção sistólica, definida como fração de ejeção inferior a 50%.

- A angiotomografia da aorta torácica pode ser necessária para avaliação dos casos de IAo relacionada à dissecção aórtica, permitindo determinar a extensão da patologia e o envolvimento de outros leitos arteriais. A ecocardiografia transesofágica também se mostra uma ferramenta útil para avaliação da IAo na dissecção aórtica, com sensibilidade e especificidade de 95-100%, semelhantes às da angiotomografia da aorta torácica.
- A ressonância magnética cardíaca possibilita a avaliação dos diâmetros da aorta, avaliação da função ventricular esquerda, auxilia na definição da importância da regurgitação em casos de discordância, além de ter sido incorporada na última diretriz brasileira como potencial identificador de complicadores nos pacientes assintomáticos: presença de realce tardio, fração regurgitante acima de 33% e volume diastólico final do VE acima de 246 mL.
- O cateterismo cardíaco com aortografia é necessário nos casos em que existe discordância entre a impressão clínica e os demais exames complementares. A cineangiocoronariografia é recomendada nos pacientes de risco para doença arterial coronariana, objetivando oferecer a revascularização miocárdica cirúrgica ao mesmo tempo que a intervenção valvar.
- A coleta de hemoculturas periféricas é extremamente importante nos casos de IAo relacionada à endocardite infecciosa por permitir o diagnóstico microbiológico.

Tratamento farmacológico

- O tratamento farmacológico da IAo crônica exacerbada fundamenta-se no emprego de vasodilatadores e diuréticos.
- Os principais vasodilatadores utilizados são os nitratos intravenosos (nitroprussiato e nitroglicerina). A redução de pós-carga facilita o trabalho do VE ao amenizar o estresse sistólico.
- Para redução de pré-carga e consequente alívio das pressões de enchimento, faz-se necessária a utilização de diuréticos intravenosos de alça, como furosemida, devido à alta potência e à ação rápida.
- Deve-se ministrar oxigênio suplementar para correção de hipoxemia. A instalação de dispositivos de ventilação não invasiva (CPAP, BIPAP) contribui de maneira significativa para o tratamento da congestão pulmonar.
- Na IAo aguda, em que frequentemente ocorre associação de baixo débito com congestão pulmonar, pode ser necessário o uso de agentes inotrópicos, como a dobutamina. Estes também estão recomendados nos casos de IAo crônica exacerbada na presença de depressão da função sistólica do VE.
- O emprego do balão intra-aórtico como medida de suporte mecânico é contraindicado na IAo na medida em que a insuflação diastólica do dispositivo agrava a regurgitação valvar.
- Nos casos de endocardite infecciosa, é fundamental a terapia antimicrobiana direcionada e tratamento cirúrgico nos casos indicados.
- A Tabela 3 descreve os principais fármacos para manejo da IAo na emergência.

TABELA 3 Principais fármacos para tratamento da insuficiência aórtica na emergência

Droga	Dose	Objetivo	
Furosemida	1 mg/kg, IV, em bôlus inicial Titular dose conforme ritmo de diurese e balanço hídrico	Redução de pré-carga Diminuição das pressões de enchimento	Insuficiência renal Hipocalemia Hipomagnesemia Alcalose metabólica Desidratação
Nitroglicerina	Dose inicial em bomba de infusão: 5 µg/min Dose máxima: 200 µg/min	Redução de pré-carga (venodilatador potente) Pouca vasodilatação arterial	Cefaleia Hipotensão arterial Taquicardia reflexa Náuseas e vômitos
Nitroprussiato de sódio	Dose em bomba de infusão: 0,5-10 µg/kg/min	Redução de pós-carga (vasodilatador arterial)	Hipotensão Cefaleia Metemoglobinemia Confusão/sonolência Náuseas/vômitos

IV: intravenosa.

Tratamento cirúrgico

- O tratamento cirúrgico é a modalidade terapêutica primordial tanto para a IAo crônica exacerbada quanto para a IAo aguda. Nesta última, a indicação da intervenção costuma ter caráter emergencial em virtude da rápida deterioração clínica observada nesses cenários. Já na IAo crônica exacerbada, o momento ideal para a cirurgia depende do grau de descompensação e de condições clínicas gerais do paciente.
- A abordagem cirúrgica da IAo relacionada à dissecção aórtica requer tratamento combinado, resumindo-se geralmente na troca da aorta ascendente associada à substituição valvar.

QUAL É A ROTINA NA EMERGÊNCIA DO INCOR?

- De maneira geral, considera-se com valvopatia significativa todo paciente com sintomas relacionados à doença. Todos os pacientes que se enquadram nesse grupo são avaliados pela Unidade de Valvopatias do InCor para que a conduta definitiva seja decidida em conjunto, assim como em outras valvopatias (Figura 1).
- Especificamente em relação à IAo crônica importante, geralmente os pacientes respondem bem ao tratamento clínico e, na maioria das vezes, alcançam grau de compensação suficiente para receberem alta hospitalar e seguirem acompanhamento ambulatorial enquanto aguardam a cirurgia valvar. Pacientes com dificuldades para compensação clínica, múltiplas descompensações recentes ou disfunção ventricular grave em geral permanecem internados até a correção definitiva do quadro valvar. Quando a IAo é aguda, preferencialmente opta-se pela cirurgia valvar na internação devido à enorme dificuldade de compensação clínica, uma vez que não há dilatação ventricular adaptativa.
- Todos os pacientes devem ter uma avaliação inicial através de anamnese dirigida e exame físico com ênfase na identificação de estigmas clínicos de IAo anatomicamente importantes.
- Em todos os pacientes, são coletados exames gerais, como hemograma, coagulograma, eletrólitos, marcadores de necrose miocárdica, proteína C-reativa e função renal, além da realização de eletrocardiograma. Outros exames devem ser indicados conforme a suspeita da etiologia do quadro (p.

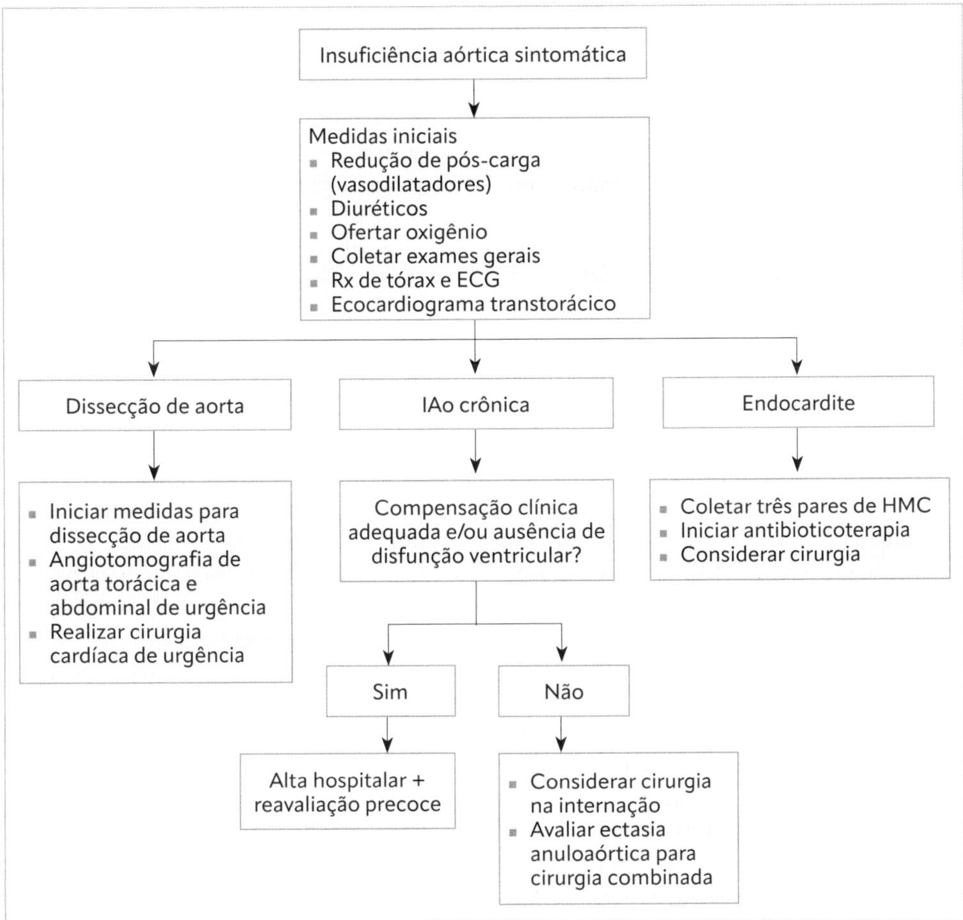

FIGURA 1 Fluxograma de tratamento de insuficiência aórtica (IAo) grave na Unidade de Emergência do InCor.

Atb: antibiótico; CATE: cateterismo; ECG: eletrocardiograma; HMC: hemocultura; IAo: insuficiência aórtica; Rx: radiografia; SCA: síndrome coronária aguda.

ex., três pares de hemoculturas em caso de endocardite infecciosa).

- Deve-se requisitar radiografia de tórax no leito para avaliação da área cardíaca e região mediastinal em todos os pacientes.
- Todos os pacientes são submetidos ao ecocardiograma transtorácico para avaliação da morfologia valvar, comprovação diagnóstica, quantificação da gravidade da lesão e avaliação de preditores de mau prognóstico (disfunção ventricular, remodelamento do VE). Em caso de suspeita de endocardite infecciosa, pode ser necessária a ecocardiografia transesofágica para avaliação de vegetações e complicações como a extensão infecciosa perivalvar (abscesso mitroaórtico, fístulas cavitárias).
- Quando a ausculta cardíaca e o quadro clínico sugerem o diagnóstico de IAo grave e o ecocardiograma transtorácico não corrobora a suspeita, opta-se pela realização de ecocardiograma transesofágico. Se a dúvida ainda persistir, a realização de cateterismo cardíaco com aortografia ou ressonância

magnética cardíaca pode esclarecer definitivamente o grau de disfunção valvar aórtica.

- Considera-se disfunção ventricular esquerda em presença de IAo grave a fração de ejeção inferior a 50%.
- A terapêutica farmacológica visando à redução da pós-carga e da volemia deve ser a primeira opção.
- É importante que a redução da pós-carga seja priorizada com o intuito de facilitar a ejeção ventricular para a raiz da aorta, reduzindo a regurgitação aórtica e, consequentemente, a congestão pulmonar. No InCor isso é feito preferencialmente com captopril 25 a 50 mg por via oral (VO) ou hidralazina 25 mg, VO. Em pacientes graves em edema agudo de pulmão, a preferência é pela utilização de nitroprussiato de sódio intravenoso (dose de 0,3 a 10 µg/kg/min) em bomba de infusão contínua, desde que a pressão sistólica esteja acima de 90 mmHg.
- Para resolução dos sintomas, além da redução de pós-carga, na Unidade de Emergência do InCor utiliza-se furosemida inicialmente na dose de 1 mg/kg.
- Oxigenoterapia é instituída em todos os pacientes hipoxêmicos com o intuito de se manter a saturação periférica de oxigênio acima de 95%, com o cuidado de se evitar hiperóxia. Em casos de edema agudo de pulmão, o paciente é levado à sala de emergência, e lhe é ofertado oxigênio preferencialmente sobre pressão positiva (CPAP), desde que não haja contraindicações, como instabilidade hemodinâmica, rebaixamento do nível de consciência, secreção excessiva, tosse ineficaz, agitação ou cirurgia recente de esôfago ou vias aéreas superiores.
- Não é recomendado de rotina, em IAo grave, o uso de betabloqueadores intravenosos ou orais, uma vez que eles podem levar a aumento do tempo de diástole e da regurgitação aórtica. Em pacientes com IAo grave, a frequência cardíaca tende a ser mais elevada como mecanismo de compensação clínico. Portanto, o controle excessivo desse mecanismo pode levar ao comprometimento hemodinâmico do paciente. Somente são utilizados betabloqueadores ou qualquer outro medicamento cronotrópico negativo em pacientes com fibrilação atrial de alta resposta ventricular, com o intuito de manter a frequência cardíaca em torno de 90 a 110 bpm.
- O questionamento sobre febre e/ou calafrios é fundamental e, se esses sintomas estiverem presentes, deve-se levantar imediatamente a hipótese diagnóstica de endocardite infecciosa, direcionando a sua investigação e o tratamento.
- Em mulheres, o questionamento sobre gestação é importante e, se a situação for duvidosa, deve ser solicitada a dosagem de beta-HCG.
- Quando se opta por realizar cirurgia na mesma internação, na maioria dos casos aguarda-se a compensação clínica ao menos parcial do paciente para proceder à operação.
- Em casos de choque cardiogênico ou edema agudo de pulmão refratários às medidas iniciais de tratamento, introduzem-se drogas vasoativas (de preferência dobutamina, caso haja disfunção ventricular). Em casos de IAo, o uso de balão intra-aórtico está contraindicado. Caso mantenha-se refratário às medidas, a cirurgia de urgência deve ser indicada.
- Avaliação da equipe de cirurgia cardíaca para programação de intervenção cirúrgica deve ser solicitada. Recomenda-se intervenção precoce nos casos de IAo aguda, choque cardiogênico, insuficiência cardíaca pronunciada e refratária, endocardite infecciosa associada a abscesso perivalvar e IAo relacionada à dissecção aórtica.
- Para o tratamento cirúrgico, a escolha da melhor técnica ou a troca por prótese valvar ocorre no intraoperatório conforme as condições técnicas e o julgamento do cirurgião. No pós-operatório, o paciente segue para a Unidade de Terapia Intensiva Cirúrgica da instituição, com acompanhamento ambulatorial após a alta hospitalar.

- Na Unidade de Emergência do InCor, todos os pacientes com IAo e fibrilação atrial, eventos embólicos prévios ou trombo em AE são mantidos anticoagulados. De rotina, utiliza-se enoxaparina 1 mg/kg, subcutânea, a cada 12 horas. Quando o clearance é inferior a 15 mL/min, opta-se pela heparina não fracionada ajustada de acordo com o TTPa, de maneira semelhante à outras situações.
- A reversão da fibrilação atrial para ritmo sinusal é considerada conduta de exceção. De rotina, efetua-se apenas o controle da FC. Quando se escolhe a reversão, idealmente em todos os casos, deve ser realizado ecocardiograma transesofágico antes do procedimento.
- A angiografia coronária pré-operatória é indicada somente em casos selecionados de pacientes com fatores de risco para doença arterial coronária ou sintomas, que serão submetidos à correção valvar cirúrgica.
- Finalmente, além do tratamento da IAo em si, nos casos de IAo aguda é fundamental o tratamento do mecanismo desencadeante. No caso de endocardite infecciosa, deve ser estabelecida adequada antibioticoterapia, de acordo com o agente isolado em culturas, mantendo-se o tratamento pelo período de tempo recomendado (vide capítulo específico). Nos casos de IAo associada à dissecção de aorta, a angiotomografia de aorta torácica e abdominal e/ou ecocardiograma transesofágico deve ser realizado o mais breve possível para realização do tratamento cirúrgico imediato.
- Quando há dilatação crônica (aneurisma) da raiz da aorta, a cirurgia combinada de troca valvar e correção de aneurisma deve ser preconizada.

BIBLIOGRAFIA RECOMENDADA

1. Otto CM, Nishimura RA, Bonow RO, Carabello BA, Erwin JP 3rd, Gentile F, et al. 2020 ACC/AHA guideline for the management of patients with valvular heart disease: a report of the American College of Cardiology/American Heart Association Joint Committee on Clinical Practice Guidelines. Circulation. 2021;143:e72-e227.
2. Fedak PW, Verma S, David TE, Leask RL, Weisel RD, Butany J. Clinical and pathophysiological implications of a bicuspid aortic valve. Circulation. 2002;106:900.
3. Tarasoutchi F, Montera MW, Ramos AIO, Sampaio RO, Rosa VEE, Accorsi TAD, et al. Atualização das Diretrizes Brasileiras de Valvopatias – 2020. Arq Bras Cardiol. 2020;115(4):720-75.
4. Vahanian A, Alfieri O, Andreotti F, Antunes MJ, Barón-Esquivias G, Baumgartner H, et al. Joint Task Force on the Management of Valvular Heart Disease of the European Society of Cardiology (ESC)1; European Association for CardioThoracic Surgery (EACTS); Guidelines on the management of valvular heart disease (version 2012). Eur Heart J. 2012;33:2451-96.

7

Endocardite infecciosa

Rinaldo Focaccia Siciliano
Milena Ribeiro Paixão
Priscila Gherardi Goldstein

OBSERVAÇÕES GERAIS BASEADAS EM EVIDÊNCIAS

Introdução

- Endocardite infecciosa é uma infecção que acomete o endotélio cardíaco.
- O endotélio cardíaco é naturalmente resistente à colonização por bactérias e fungos. O turbilhonamento de sangue nas valvopatias é o principal desencadeante de lesão endotelial cardíaca, determinando a agregação de plaquetas e fibrina nas regiões lesionadas. Nestes locais podem ficar instaladas bactérias circulantes com propriedades de aderência específicas. A ativação do sistema de coagulação, proliferação do microrganismo e acúmulo de células inflamatórias podem resultar em lesão macroscópica, denominada vegetação.
- Endocardites por *Staphylococcus aureus* podem ocorrer em pacientes sem valvopatia preexistente.
- A prevalência nos homens é maior do que em mulheres na proporção de 3:2 a 9:1 em diferentes estudos. A diferença é mais acentuada nos idosos.
- As valvas mais acometidas são a mitral e a aórtica. O comprometimento da tricúspide é menos frequente e relaciona-se, particularmente, ao uso de drogas injetáveis, cateteres centrais e marca-passo.
- Apesar dos avanços médicos, a endocardite tem elevada morbidade e mortalidade. O risco de complicações é minimizado pelo tratamento adequado precoce.

Condições predisponentes

- Endocardite infecciosa é mais prevalente nos indivíduos com cardiopatias, devido a maior chance de lesão endotelial. Os principais predisponentes são: doenças valvares; dispositivos protéticos cardíacos, como as próteses valvares; e cardiopatias congênitas, especialmente as não corrigidas.
- A maior parte dos casos de endocardite são decorrentes de bacteremia espontânea.
- Atividades cotidianas, como escovar os dentes e usar fio dental, estão relacionadas a bacteremia transitória. Neste caso, quanto melhor a saúde bucal, menor o risco de que a bacteremia seja potencial desencadeante para endocardite.
- Algumas circunstâncias têm elevado potencial de ocasionar bacteremia transitória significativa, como infecções dentárias, cutâneas e relacionadas a cateteres; bem como procedimentos invasivos odontológicos, de trato genitourinário e gastrointestinal.

- A etiologia pode sugerir qual o processo que predispôs à endocardite. No caso do estreptococo do grupo viridans, predominam indivíduos com má saúde bucal; no estreptococo do grupo bovis, frequentemente observam-se doenças intestinais, como pólipos, divertículos e neoplasias; o *Staphylococcus aureus* sugere quebra de barreira da pele, como trauma, nas infecções cutâneas, presença de cateteres, procedimentos invasivos transcutâneos e usuários de drogas injetáveis.

Classificação

- Endocardite pode ser classificada de acordo com a condição clínica predisponente: valva nativa, prótese valvar (precoce se cirurgia a menos de 1 ano e tardia após 1 ano), usuário de droga endovenosa e hospitalares.

Endocardite de valva nativa

- Endocardite infecciosa de valva nativa contempla a maior parte dos casos (70-80%).
- A doença valvar reumática ainda é prevalente no nosso meio e parte significativa dos casos de endocardite acomete estes indivíduos.
- As valvopatias degenerativas são os principais predisponentes à endocardite na população idosa.
- Prolapso da valva mitral tem prevalência de 1 a 5% na população. O risco de endocardite nestes indivíduos é relativamente baixo (três a oito vezes maior do que na população geral) e está relacionado à presença de regurgitação.
- Cardiopatias congênitas correspondem a cerca de 10 a 20% dos casos de endocardite.
- Em cerca de um terço dos pacientes com endocardite não é identificada qualquer alteração estrutural cardíaca. Nesse grupo, encontra-se com mais frequência usuários de drogas endovenosas, endocardite de origem hospitalar e microrganismos de maior virulência como *Staphylococcus aureus*.
- Os microrganismos mais prevalentes são: *Streptococcus spp.* do grupo viridans, *Streptococcus gallolyticus*, *Staphylococcus aureus* e enterococos.

Endocardite de prótese valvar

- Endocardite infecciosa de prótese valvar é uma grave complicação e associa-se à elevada mortalidade (23 a 48%).
- A incidência anual de endocardite de prótese é de 0,1 a 2,3%.
- Classifica-se como precoce as endocardites que ocorrem em até 1 ano após a cirurgia e como tardia após este período. Entende-se que as endocardites precoces têm origem hospitalar. A contaminação da prótese pode ocorrer no ato cirúrgico ou relacionada a procedimentos e cuidados perioperatórios.
- Deste modo, as endocardites de prótese precoces decorrem, predominantemente, de bactérias hospitalares, como o *Staphylococcus aureus* e estafilococos coagulase negativo.
- As endocardites tardias têm etiologia semelhante às valvas nativas.

Endocardite no usuário de droga endovenosa

- A maior parte dos casos de endocardite infecciosa no usuário de droga endovenosa se desenvolve no lado direito do coração (75%), principalmente na valva tricúspide.
- São comuns embolizações sépticas para os pulmões.
- A mortalidade é menor do que nas endocardites à esquerda.
- O agente etiológico principal é o *Staphylococcus aureus*, seguido por estreptococos e enterococos. Podem também ocorrer infecções por *Pseudomonas aeruginosa*, fungos e polimicrobianas, com evolução clínica mais grave.

Endocardites hospitalares

- São consideradas endocardites hospitalares aquelas com início a partir de 48 a 72 horas da internação ou diretamente relacionada a um procedimento invasivo hospitalar nas últimas 4 a 8 semanas precedendo o diagnóstico.

- A maioria está relacionada a cateter venoso central.
- Os microrganismos mais comuns são: bactérias Gram-positivas, principalmente *Staphylococcus aureus*, seguido por estafilococos coagulase negativos e enterococos.
- Bacteriemia por *Staphylococcus aureus* representa risco para endocardite. Desta forma, deve ser realizado ecocardiograma transesofágico para investigação de endocardite nos seguintes casos com hemoculturas positivas para este microrganismo: presença de prótese valvar, bacteremia persistente (mais de 4 dias), febre persistente por mais de 72 horas apesar da antibioticoterapia adequada, bacteremia de fonte desconhecida e estafilococcia de aquisição na comunidade.

Quadro clínico

- Existe uma grande variabilidade clínica na apresentação da endocardite infecciosa, por isso é necessário exame físico minucioso. A síndrome clássica é composta por febre (80%), anemia, sopro cardíaco e fenômenos embólicos.
- Os sinais clínicos que devem ser pesquisados na suspeita de endocardite infecciosa são: febre, sopro cardíaco, mucosas descoradas (anemia), nódulos de Osler (nódulos subcutâneos eritematosos e dolorosos nas polpas digitais e partes proximais dos dedos, secundários à deposição de complexos imunes), petéquias (conjuntivas, mucosa oral), lesões de Janeway (hemorragias maculares, não dolorosas, nas palmas das mãos e plantas dos pés decorrentes de fenômenos microembólicos), hemorragias Splinter (hemorragias verticais lineares subungueais), manchas retinianas de Roth no fundo de olho (hemorragia oval com centro pálido), esplenomegalia e indícios de eventos embólicos (déficits motores e/ou sensitivos localizatórios se acometimento do sistema nervoso central, abdome doloroso nas embolias viscerais e/ou vasculares abdominais, lombalgia no acometimento renal ou de coluna).
- Lombalgia, artralgia e artrite ocorrem com frequência na endocardite. Estas podem ser confundidas com doenças de etiologia reumatológica, especialmente por aumento de provas inflamatórias (VHS e PCR) e positividade do fator reumatoide, o qual é uma das manifestações imunológicas da endocardite.
- Na endocardite de valvas pulmonar e tricúspide, o sopro nem sempre é detectado à admissão e os fenômenos embólicos pulmonares podem sugerir o diagnóstico. Habitualmente o indivíduo apresenta-se febril, com dor pleurítica, dispneia e tosse com escarro hemoptoico.

Exames complementares

- Coleta de hemoculturas é fundamental para o diagnóstico e tratamento adequado da endocardite.
- A punção deve ser feita com técnica asséptica e preferencialmente antes da infusão de antimicrobianos.
- Não há diferença quanto à sensibilidade para sangue arterial ou venoso.
- Para aumentar a sensibilidade do método, deve ser feita a coleta de três pares de HMC (meio aeróbio e anaeróbio) em punções venosas periféricas independentes com o intervalo de 30 a 60 minutos entre as amostras. A coleta preferencialmente é feita antes da introdução de antibióticos. O intervalo de tempo pode ser reduzido nos casos com apresentação grave pela urgência do início da terapia antibiótica empírica.
- Nos adultos, deve-se coletar 10 mL de sangue por frasco. Não é recomendada a coleta por aspiração de cateteres pelo risco de contaminação da amostra, exceto logo após a passagem do mesmo (a amostra deve ser designada como sangue periférico).
- Pesquisas sorológicas (p. ex., reação de imunofluorescência indireta) para *Bartonella*

spp. e *Coxiella burnetii* podem ser solicitadas quando as culturas são negativas. Consideram-se positivos títulos de imunoglobulina G (IgG) $\geq$ 800 para *Bartonella henselae* e/ou *Bartonella quintana*, e IgG antifase I para *Coxiella burnetii* > 800.

- O hemograma completo pode mostrar anemia e leucocitose. Anemia tende a aparecer somente em quadros prolongados. Já a leucocitose surge em aproximadamente 50% dos casos, principalmente em doentes mais graves.
- O exame de urina tipo I pode mostrar proteinúria e hematúria, em decorrência de glomerulonefrite imunomediada, presente em 50% dos pacientes com endocardite. Nestes casos, haverá consumo de complemento (C3 e C4).
- Proteína C-reativa e VHS encontram-se elevados na maior parte dos casos.
- O eletrocardiograma (ECG) deve ser realizado diariamente para investigar aumento progressivo do intervalo PR e evolução deste para bloqueios atrioventriculares. Estas alterações indicam uma grave complicação: abscesso perivalvar. Nestes casos é imprescindível a realização de novo exame de ecocardiograma, caso o primeiro não tenha identificado abscesso, complementando-se o exame com a fase transesofágica. Embora as alterações eletrocardiográficas sejam pouco sensíveis para o diagnóstico de abscesso, quando presentes têm especificidade de 90%.
- Alterações à radiografia de tórax são observadas em mais de 50% dos casos de endocardite à direita. Os achados habitualmente são múltiplos infiltrados pulmonares.
- A cultura da vegetação valvar de pacientes submetidos a tratamento cirúrgico da endocardite apresenta baixa sensibilidade (< 30%), especialmente quando as hemoculturas são negativas (< 6%).
- O exame anatomopatológico da vegetação (peça cirúrgica ou na necropsia) é o "padrão-ouro" para o diagnóstico de endocardite e pode sugerir sua etiologia (p. ex.: cocos Gram-positivos, bacilos Gram-negativos, fungos etc.).
- O ecocardiograma (Figura 1) é o principal exame de imagem na investigação da endocardite infecciosa, devendo ser realizado em todo paciente com suspeita clínica. Além do papel decisivo no diagnóstico de endocardite e também é imprescindível na identificação de suas complicações.
- O ecocardiograma transtorácico deve ser realizado na suspeita de endocardite de valva nativa. Havendo confirmação diagnóstica e não havendo suspeita de complicações, não é necessária a etapa transesofágica.
- O ecocardiograma transesofágico deve ser realizado na suspeita de endocardite de prótese valvar, suspeita de complicações (abscesso, fístula, perfuração) e alta suspeita clínica com ecocardiograma transtoraxico negativo ou duvidoso. Se o resultado for negativo para endocardite e persistir a suspeita clínica, o exame deve ser repetido em até 7 dias.

Microbiologia

Estreptococos

- Os estreptococos do grupo viridans constituem a principal etiologia de endocardite infecciosa no Brasil. É favorecido por doença periodontal ou trauma local (procedimento dentário).
- Por ter baixa virulência, ocasionam doença de evolução arrastada e com menor risco de complicações locais ou embolização séptica do que *Staphylococcus aureus*.
- Quando identificado *Streptococcus gallolyticus*, o paciente deverá ser submetido a exame de colonoscopia para investigar doenças do cólon: pólipos, divertículos, neoplasia etc.

Staphylococcus aureus

- Mais frequentemente relacionado a cuidados à saúde: cateter intravenoso, dispositivo protético cardíaco, marca-passo.
- No indivíduo não usuário de droga endovenosa acomete prioritariamente valvas es-

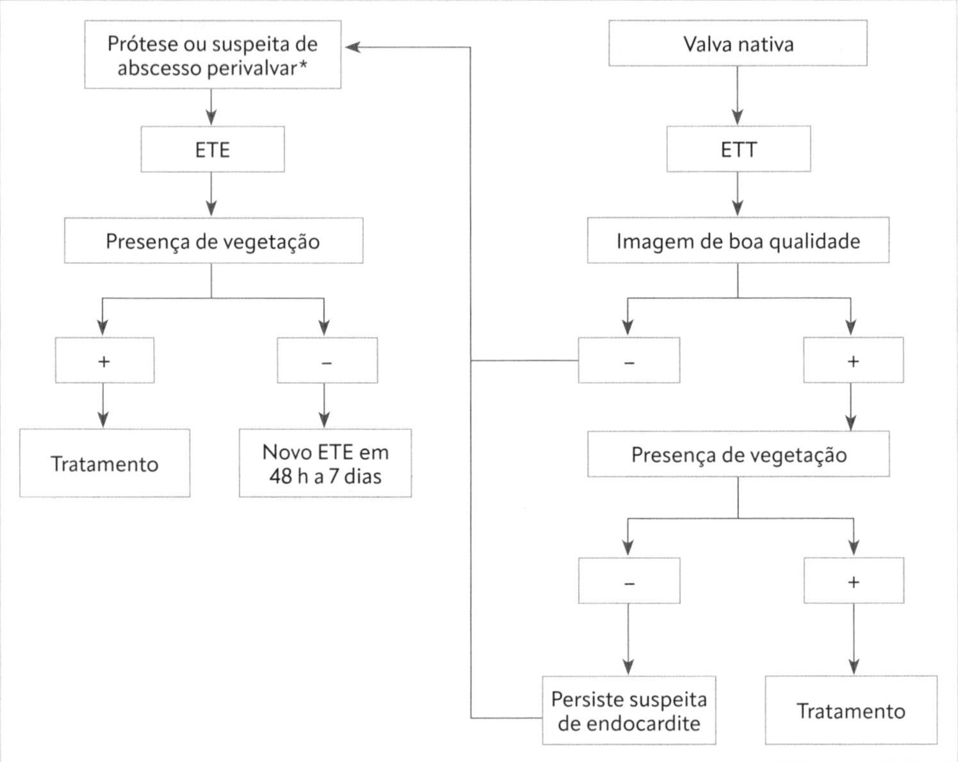

FIGURA 1 Investigação ecocardiográfica de caso suspeito de endocardite infecciosa.
ETE: ecocardiograma transesofágico; ETT: ecocardiograma transtorácico.* Prolongamento do intervalo PR, surgimento de novo bloqueio atrioventricular ou paciente em tratamento apropriado para endocardite que mantém bacteremia persistente, embolizações recorrentes ou novo sopro também deve ser investigado ativamente com ETE para pesquisa de abscesso perivalvar.

querdas e está associado a elevada mortalidade (25-40%).

- No usuário de droga endovenosa, atinge frequentemente a valva tricúspide, com taxa de cura maior (85%).
- Comparado com outros microrganismos, o *Staphylococcus aureus* tem maior probabilidade de levar a eventos embólicos (especialmente sistema nervoso central) e maior risco de óbito.

Estafilococo coagulase negativo

- É a etiologia mais comum em prótese valvar no primeiro ano após implante.
- O curso clínico é tipicamente indolente, com satisfatória resposta ao tratamento clínico ou cirúrgico.

Grupo HACEK

- Inclui as seguintes bactérias: *Haemophilus parainfluenzae, Haemophilus aphrophilus, Haemophilus paraphrophilus, Actinobacillus actinomycetemcomitans, Cardiobacterium hominis, Eikenella corrodens* e *Kingella kingae*.
- São responsáveis por cerca de 5-10% das endocardites de valva nativa de comunidade.
- Embora tenha crescimento lento, pode ser facilmente identificado em hemocultura automatizada com os 5 dias habituais de cultivo.

Fungos

- Na maior parte das vezes estão relacionados a procedimentos invasivos, uso de cateter venoso central, uso prévio de antibióticos de amplo espectro, doença maligna,

tratamento imunossupressor e presença de prótese valvar.
- O fungo mais frequente é a *Candida spp.*
- O *Aspergillus spp.* também pode ser encontrado e geralmente acomete transplantados.
- Representa apenas 2% de todas as endocardites, porém implica em elevada mortalidade (40-60%) e chance de recidiva.
- A cura é improvável sem a troca valvar.

Bartonella spp.

- Relacionada à exposição a gato ou ectoparasitoses (p. ex., etilistas e moradores de rua).
- Curso clínico semelhante às endocardites causadas por estreptococos do grupo viridans.
- As hemoculturas não identificam este agente. O diagnóstico é por meio de sorologia, PCR ou pesquisa no tecido valvar removido cirurgicamente (p. ex., PCR, imuno-histoquímica).

Coxiella burnetii

- Relacionado ao contato com animais de fazenda e consumo de leite cru.
- Curso clínico indolente, chega a durar mais de 12 meses, gerando febrícula vespertina, esplenomegalia importante, pancitopenia, hipergamaglobulinemia e disfunção valvar progressiva.
- Menos de metade dos casos apresenta vegetação no ecocardiograma.
- Assim como no caso da *Bartonella spp.*, as hemoculturas não identificam este microrganismo. O diagnóstico é por meio de sorologia, PCR ou pesquisa no tecido valvar removido cirurgicamente (p. ex., PCR, imuno-histoquímica).

Diagnóstico de endocardite infecciosa

- Embora auxiliem o médico clínico, os critérios de Duke foram originalmente criados para uniformizar o diagnóstico de endocardite nos estudos epidemiológicos e ensaios clínicos. Assim, decisões à beira do leito (como o início da terapia antibiótica) não devem ser absolutamente restritas a esse modelo de diagnóstico.

Critérios maiores de Duke modificados

Hemoculturas

- Duas hemoculturas positivas para microrganismos típicos: estreptococos do grupo viridans, *Streptococcus gallolyticus*, bactérias grupo HACEK, *Staphylococcus aureus* ou enterococo de origem comunitária na ausência de foco primário.
- Bacteremia persistente: definida como duas hemoculturas colhidas com intervalo > 12 horas ou total de três hemoculturas positivas consecutivas ou maioria de quatro ou mais hemoculturas (intervalo maior que 1 hora entre as culturas).
- Cultura positiva para *Coxiella burnetii* ou sorologia positiva com títulos antifase I > 1/800.

Envolvimento endocárdico

- Ecocardiograma positivo: massa oscilante intracardíaca aderida à valva, no trajeto de jatos de regurgitação; material implantável na ausência de outra explicação anatômica ou abscesso ou deiscência nova de prótese valvar.
- Nova regurgitação valvar (alteração de sopro não é suficiente).
- Captação anormal ao redor de prótese valvar identificada através de PET-scan.

Critérios menores de Duke modificados

- Uso de droga endovenosa ou cardiopatia predisponente.
- Temperatura ≥ 38ºC.
- Fenômeno vascular: embolia arterial, infarto séptico pulmonar, aneurisma micótico, hemorragia intracraniana, hemorragia conjuntival, lesões de Janeway, hemorragia Splinter.
- Fenômeno imunológico: glomerulonefrite, nódulos de Osler, manchas de Roth ou fator reumatoide positivo.

- Evidência microbiológica: hemocultura positiva sem critério maior (excluindo estafilococo coagulase negativo em apenas uma hemocultura) ou evidência sorológica de infecção ativa por microrganismo compatível com endocardite.

Definição diagnóstica

Endocardite definida

- Presença de dois critérios maiores, ou um maior e três menores, ou cinco menores.
- Vegetação ou abscesso intracardíaco com evidência histológica de endocardite ativa ou demonstração direta de microrganismo em vegetação, abscesso ou êmbolo.

Endocardite possível

- Presença de um critério maior e um critério menor, ou três menores.

Endocardite rejeitada

- Diagnóstico claro de outro foco infeccioso ou remissão completa dos sinais com menos de 4 dias de tratamento, ou ausência de evidências anatomopatológicas de endocardite em cirurgia ou autópsia com menos de 4 dias de tratamento antibiótico.
- Não preenche os critérios anteriores.

Antibioticoterapia

- O tratamento da endocardite está baseado no uso de antibióticos de alto poder bactericida, intravenoso, com boa penetração na vegetação valvar e com a meta de erradicar os microrganismos da valva.
- O tratamento antimicrobiano para os principais agentes infecciosos das endocardites infecciosas em adultos é apresentado na Tabela 1.

Endocardite de culturas negativas

- Possibilidades para endocardite de cultura negativa: coleta de HMC após uso de antibiótico (principal causa), ocorrência de microrganismo de crescimento lento ou que não pode ser identificado pelos métodos rotineiros de hemocultivo.
- Deve-se realizar investigação da infecção por *Bartonella spp. e Coxiella burnetii* por meio de sorologia ou técnicas de biologia molecular e imuno-histoquímica no tecido valvar removido cirurgicamente.
- Tratamento empírico para as bactérias mais comuns para endocardite deve ser estabelecido, considerando fatores epidemiológicos (Tabela 2).

Complicações da endocardite infecciosa

Insuficiência cardíaca

- A insuficiência cardíaca é a complicação com maior impacto no prognóstico.
- Na endocardite de valva nativa, a insuficiência cardíaca é mais comum na aórtica (29%), seguida da mitral (20%) e da tricúspide (8%).
- A insuficiência cardíaca pode ser aguda por perfuração de valva nativa ou prótese, ruptura de cordoalha tendínea mitral, deiscência ou fístula.
- O ecocardiograma auxilia no esclarecimento da causa de disfunção valvar, bem como para estimar a gravidade do caso.

Risco de embolização

- Embolização ocorre em 22-50% dos casos de endocardite infecciosa.
- Os sítios mais comuns são: sistema nervoso central, baço, fígado, rins, extremidades e pulmões (endocardite tricúspide).
- Vegetação maior do que 10 mm no ecocardiograma representa alto risco de embolização, principalmente se for de folheto anterior mitral.

Embolia para sistema nervoso central

- Realizar inicialmente tomografia computadorizada de crânio em todos pacientes com endocardite que apresentam alteração clíni-

TABELA 1 Tratamento antimicrobiano para os principais agentes infecciosos de endocardite infecciosa em adultos

Microrganismo	Valva nativa		Valva protética	
	Antibiótico	Semanas	Antibiótico	Semanas
Estreptococos do grupo viridans e *Streptococcus bovis* sensíveis a penicilina (CIM ≤ 0,1 mg/L)	1) Pen G cristalina 2-3 milhões 6 x/24 h ou ceftriaxone 2 g/24 h ± gentamicina 1 mg/kg 3 x/24 h ou 2) Pen G cristalina 2-3 milhões 6 x/24 h ou ceftriaxone 2 g/24 h + gentamicina 1 mg/kg 3 x/24 h	4 4 2 2 2 2	Pen G cristalina 2-3 milhões 6 x/24 h ou ceftriaxone 2 g/24 h ± gentamicina 1 mg/kg 3 x/24 h	6 6 2
Estreptococos do grupo viridans e *Streptococcus bovis* com sensibilidade intermediária a penicilina (CIM > 0,1 a 0,5 mg/L)	Pen G cristalina 3-4 milhões 6 x/24 h + gentamicina 1 mg/kg 3 x/24 h	4-6 2	Pen G cristalina 3-4 milhões 6 x/24 h + gentamicina 1 mg/kg 3 x/24 h	6 2-4
Estreptococos do grupo viridans e *Streptococcus bovis* CIM ≥ 0,5 mg/L ou *Abiotrophia spp.*	Pen G cristalina 4-5 milhões 6 x/24 h + gentamicina 1 mg/kg 3 x/24 h ou vancomicina 15 mg/kg 2 x/24 h	4-6 4-6 4-6	Pen G cristalina 4-5 milhões 6 x/24 h + gentamicina 1 mg/kg 3 x/24 h	6 6
Enterococos (avaliar perfil de sensibilidade)	Pen G cristalina 3-4 milhões 6 x/24 h + gentamicina 1 mg/kg 3 x/24 h ou ampicilina 2 g 6 x/24 h + ceftriaxone 2 g 12/12 h ou vancomicina 15 mg/kg 2 x/24 h + gentamicina 1 mg/kg 3 x/24 h	4-6 4-6 4-6 4-6 4-6 4-6	Pen G cristalina 3-4 milhões 6 x/24 h + gentamicina 1 mg/kg 3 x/24 h ou ampicilina 2 g 6 x/24 h + gentamicina 1 mg/kg 3 x/24 h ou vancomicina 15 mg/kg 2 x/24 h + gentamicina 1 mg/kg 3 x/24 h	6 6 6 6 6 6
HACEK	Ceftriaxone 2 g/24 h	4	Ceftriaxone 2 g/24 h	6

(continua)

TABELA 1 Tratamento antimicrobiano para os principais agentes infecciosos de endocardite infecciosa em adultos (*continuação*)

Microrganismo	Valva nativa		Valva protética	
	Antibiótico	Semanas	Antibiótico	Semanas
Estafilococos sensíveis à oxacilina	Oxacilina 2 g 6 x/24 h ± gentamicina 1 mg/kg 3 x/24 h	4-6 3-5 dias iniciais	Oxacilina 2 g 6 x/24 h + rifampicina 300 mg 3 x/24 h + gentamicina 1 mg/kg 3 x/24 h	6 6 2
Estafilococos resistentes à oxacilina	Vancomicina 15 mg/kg 2 x/24 h ± gentamicina 1 mg/kg 3 x/24 h	4-6 3-5 dias iniciais	Vancomicina 15 mg/kg 2 x/24 h + rifampicina 300 mg 3 x/24 h + gentamicina 1 mg/kg 3 x/24 h	6 6 2-4

CIM: concentração mínima inibitória; Pen: penicilina. Adaptada de ESC guidelines, 2009; Mylonakis & Calderwood, 2001.

TABELA 2 Sugestão para tratamento antimicrobiano empírico em endocardite com culturas negativas em adultos

Situação	Antibioticoterapia	Duração (semanas)
Valva nativa ou prótese valvar implantada há mais de 12 meses	Penicilina G cristalina 3-4 milhões 6 x/24 h + oxacilina 2 g 6 x/24 h + gentamicina 1 mg/kg 3 x/24 h	4-6 4-6 2
Prótese valvar implantada há menos de 12 meses	Vancomicina 15 mg/kg 2 x/24 h + rifampicina 300 mg 3 x/24 h + gentamicina 1 mg/kg 3 x/24 h	6 6 2-4

ca neurológica, pois podem representar presença de embolia cerebral ou formação de aneurisma micótico. Sempre solicitar avaliação do neurologista.

- Se o paciente apresenta área isquêmica ou sangramento em sistema nervoso central secundário à embolia e há indicação de cirurgia cardíaca, deve-se adiar o procedimento, quando possível, em pelo menos 4 semanas para evitar piora do dano neurológico durante a circulação extracorpórea (transformação hemorrágica ou nova isquemia).

Abscesso esplênico

- Existem dois mecanismos para infecção: bacteremia ou embolização.
- Infarto esplênico é uma complicação comum na endocardite à esquerda (40%), no entanto, somente 5% desses pacientes vão desenvolver abscesso esplênico.

- *Staphylococcus aureus* e estreptococos do grupo viridans representam 40% dos casos de abscesso esplênico e enterococo, 15%.
- Pode ser assintomático ou apresentar dor abdominal.
- Ruptura esplênica com hemorragia é uma rara complicação do infarto.
- Nos casos de abscesso, tentar realizar esplenectomia antes da cirurgia valvar, se houver indicação.

Bloqueio atrioventricular (BAV)

- Existe forte relação com formação de abscesso perivalvar aórtico, com valor preditivo positivo de 88%, mas apresenta baixa sensibilidade (45%).

Abscesso perivalvar

- É mais comum na endocardite da valva aórtica e de prótese valvar.
- Pode progredir com trajetos fistulosos e criar *shunts* intracardíacos.

Aneurisma micótico

- É uma complicação rara da endocardite.
- Resulta da embolização séptica da vegetação para a *vasa vasorum* arterial ou espaço intraluminal, com consequente disseminação da infecção para o tecido vascular, fragilizando a camada íntima e favorecendo a formação do aneurisma.
- Principal local: bifurcações arteriais.
- Ocorre mais frequentemente nas artérias intracranianas, seguidas de viscerais e membros.

Aneurisma micótico intracerebral

- A mortalidade geral é de 60%, sendo 30% nos não rotos e 80% nos rotos.
- Estreptococo é responsável por 50% dos casos e *Staphylococcus aureus*, por 10%.
- A artéria cerebral média é a mais envolvida.
- O quadro clínico é variável: cefaleia pulsátil, alteração sensorial, déficit neurológico focal, neuropatia cranial.
- Na ausência de sinal ou sintoma, não deverá ser solicitado exame de imagem como *screening*.
- Na suspeita clínica, solicitar angiotomografia, angioressonância ou angiografia de artérias cerebrais.
- Após confirmada a complicação, solicitar avaliação de neurologista. Nos casos em que não há indicação de tratamento imediato, realizar imagens seriadas para acompanhar possível crescimento do aneurisma.
- A intervenção endovascular é realizada em casos selecionados, quando o aneurisma é muito grande (> 10 mm), quando há indícios de ruptura iminente na imagem, na ausência de melhora ou crescimento progressivo com antibiótico adequado.

Aneurisma micótico extracraniano

- Aneurismas micóticos intratorácico ou intra-abdominal podem se manifestar por meio de dor na região dolorosa ou serem assintomáticos até que ocorra a ruptura com sangramento.
- Surgimento de massa palpável e dolorosa sugere o diagnóstico.

Indicações de cirurgia cardíaca na endocardite infecciosa à esquerda

- A endocardite infecciosa requer tratamento cirúrgico nos casos de insuficiência cardíaca, infecção não controlada e para prevenir embolização.
- Insuficiência cardíaca é a indicação mais frequente para cirurgia cardíaca em endocardite, devendo ser realizada em caráter de urgência. Nos casos de edema agudo de pulmão e/ou choque cardiogênico refratários relacionados à insuficiência valvar, obstrução ou fístula a cirurgia deverá ser realizada em caráter de emergência.
- Infecção localmente não controlada com a formação de abscessos (associado ou não a bloqueios atrioventriculares), fístulas e

vegetação de tamanho progressivamente maior necessitam de tratamento cirúrgico de urgência.

- Infecção persistente caracterizada por febre e bacteremia documentada, que persistem durante os primeiros 10 a 14 dias de tratamento antibiótico também se beneficiam do tratamento cirúrgico. Essa condição é frequentemente citada como falha do tratamento etiológico. Neste caso, os focos metastáticos precisam estar controlados.
- Microrganismos de difícil tratamento, como fungos (*Candida spp. ou Aspergilus spp.*) requerem tratamento cirúrgico, o qual pode ser programado eletivamente (precoce). Outros exemplos que potencialmente necessitam de abordagem cirúrgica são *Brucella spp. e Staphylococcus lugdunensis.*
- Endocardites de prótese valvar por estafilococos e grupo não HACEK tendem a ter pior prognóstico. Nestes casos deve ser considerada cirurgia valvar.
- Endocardites com embolizações recorrentes na vigência de terapia antibiótica adequada.
- O tamanho da vegetação não determina obrigatoriedade para intervenção cirúrgica. Entretanto, sabe-se que vegetações acima de 10mm, especialmente as móveis e acima de 30 mm, estão mais relacionadas a embolizações, devendo ser considerado o tratamento cirúrgico.

Indicações de cirurgia cardíaca na endocardite infecciosa à direita

- A endocardite infecciosa de valvas pulmonar e tricúspide menos frequentemente necessita de intervenção cirúrgica.
- Deve ser indicada cirurgia nos casos de falha do tratamento etiológico, microrganismos de difícil tratamento (p. ex.: fungos), vegetações maiores de 20 mm após embolização pulmonar recorrente e insuficiência cardíaca direita refratária à diureticoterapia.

Avaliação do paciente após término do tratamento

- Todo paciente que já teve endocardite mantém alto risco de tê-la novamente. Por isso, deve-se orientar todos os indivíduos com endocardite prévia, bem como todos os portadores de doença valvar, a procurar atendimento médico precocemente no caso de sintomas sugestivos da doença.
- Considerar a realização de novo ecocardiograma para estabelecer a morfologia valvar para futuras avaliações.
- Manter dentes bem cuidados diariamente e realizar avaliação odontológica de rotina.
- Providenciar reabilitação aos usuários de drogas endovenosas.
- Orientar sobre profilaxia antibiótica para procedimentos dentários, invasivos e cirúrgicos.

QUAL É A ROTINA NA EMERGÊNCIA DO INCOR?

- No InCor, pacientes com endocardite infecciosa são frequentes, uma vez que nossa população apresenta grande número de indivíduos com doença valvar e é referência de outros serviços menores nos casos de indicação cirúrgica.
- Todo paciente com doença valvar sem foco infeccioso aparente com febre e/ou calafrios é investigado para endocardite. Aqueles com alta probabilidade da doença são internados. Nos casos em que, após adequada investigação, outro foco infeccioso é claramente definido, o diagnóstico de endocardite é desconsiderado.
- O exame físico minucioso é fundamental. Nos casos suspeitos de endocardite, damos atenção especial à presença de novos sopros de insuficiência valvar; indícios de embolizações periféricas e petéquias (conjuntivas, mucosa oral e extremidades); avaliação do

tamanho do baço; além de outros indícios de endocardite mais raros, como os nódulos de Osler. A avaliação de fundo de olho é feita pela oftalmologia.

- Caso haja algum critério de instabilidade hemodinâmica (sepse, choque séptico, choque cardiogênico), o paciente é imediatamente encaminhado à sala de emergência, ficando sob monitorização contínua, com suporte de oxigênio de cateter ou máscara se hipoxemia e são obtidos dois acessos venosos periféricos calibrosos. É feita a coleta de exames incluindo três pares de hemoculturas de sítios diferentes. Em casos graves, com impossibilidade de rápida coleta, esta não deve atrasar o início da terapia. A administração de expansão volêmica com solução fisiológica é rapidamente iniciada, exceto se congestão pulmonar. Nestes casos, a associação de drogas vasoativas (noradrenalina e/ou dobutamina) torna-se prioridade.
- Para todos os pacientes são coletados exames laboratoriais: hemograma completo, coagulograma, função renal, eletrólitos e proteína C-reativa. A coleta de peptídeo natriurético cerebral não é obrigatória, mas em casuística da unidade foi observada correlação direta entre seu valor elevado e mau prognóstico.
- A realização de radiografia de tórax é obrigatória, permitindo avaliação de focos de embolização, infecção pulmonar e presença de congestão. Na dúvida sobre a presença de foco infeccioso pulmonar à radiografia de tórax, como pode ocorrer nos casos em que há congestão, deve ser solicitada tomografia de tórax sem contraste para melhor avaliação do parênquima pulmonar.
- Deve-se ter atenção nos indivíduos que não apresentam queixas urinárias e têm discretas leucocitúria e/ou hematúria, uma vez que estas alterações podem ser secundárias à glomerulonefrite como manifestação imunológica da endocardite. A observação de cilindros e proteinúria na urina I, assim como o consumo de complemento, corroboram com este diagnóstico.
- A realização de ultrassonografia de abdome ou tomografia de abdome para investigação ativa de infarto ou abscesso renal, hepático ou esplênico é efetuada de rotina mesmo em pacientes assintomáticos do ponto de vista abdominal. Já a tomografia de crânio ou tórax somente é realizada na suspeita de embolização.
- Quando o quadro clínico é compatível com endocardite infecciosa e as hemoculturas são negativas, são solicitadas sorologias para *Bartonella spp. e Coxiella burnetii.*
- O eletrocardiograma é sempre realizado à entrada e repetido diariamente para avaliação do intervalo PR. Quando existe prolongamento do intervalo PR e/ou BAV, torna-se prioridade a realização de ETE de urgência para investigação de abscesso perivalvar. No caso de BAV total, é instalado marca-passo transvenoso para estabilização clínica antes do ETE e da correção valvar cirúrgica de urgência.
- Todo paciente com suspeita de endocardite é submetido ao exame de ecocardiograma o mais breve possível. Para escolha do melhor método (ETT ou ETE), utiliza-se a Figura 2. Caso a suspeita de endocardite infecciosa seja elevada e o ETE seja negativo, repete-se o exame em 7 dias ou se piora clínica.
- O exame de PET-scan tem se mostrado eficaz na investigação casos suspeitos de endocardite em prótese valvar quando a investigação ecocardiográfica não é conclusiva.
- O início do antibiótico antes das culturas é feito nos casos em que há fatores de mau prognóstico: vegetação > 10 mm, sepse à admissão, embolização, suspeita de abscesso perivalvar, insuficiência cardíaca descompensada, entre outros.
- A decisão cirúrgica deve envolver o cardiologista, infectologista e cirurgião cardíaco. De rotina, utilizamos as indicações estabelecidas na literatura e citadas anteriormente. No InCor, endocardite em prótese causada por *Staphylococcus aureus* mostrou elevada mortalidade quando tratada clinicamente, devendo ser tratada cirurgicamente.

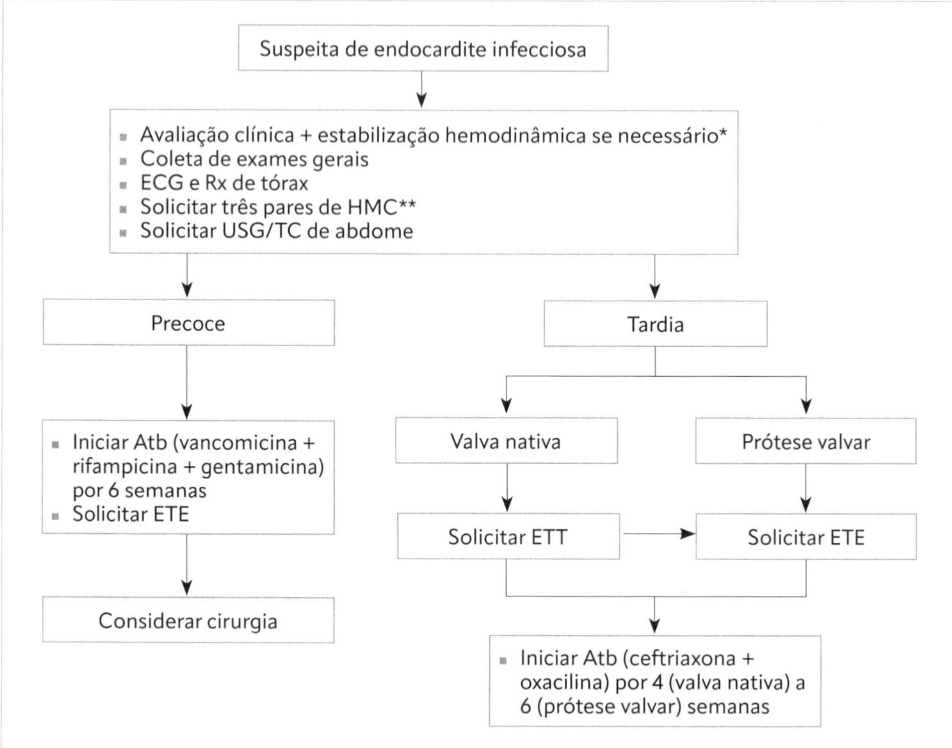

FIGURA 2 Resumo do atendimento de suspeita de endocardite no InCor.
sn: se necessário; ECG: eletrocardiograma; Rx: radiografia; HMC: hemocultura; USG: ultrassonografia; TC: tomografia computadorizada; Atb: antibiótico; ETE: ecocardiograma transesofágico; ETT: ecocardiograma transtorácico; BAVT: bloqueio atrioventricular total; MPTV: marca-passo transvenoso. * Se BAVT, passar MPTV de urgência. ** Em casos de HMC negativos, considerar sorologias para *Coxiella* e *Bartonella*.

- Nos casos em que o paciente é submetido a cirurgia valvar e apresenta hemoculturas negativas, todo o material cirúrgico valvar é enviado preferencialmente para exame anatomopatológico para confirmação do diagnóstico de endocardite. Este método tem maior sensibilidade no diagnóstico e na identificação do patógeno quando comparado com a cultura.
- Quando há abscesso esplênico ou renal, sempre que possível, primeiramente o tratamos (drenagem ou extração), para posterior troca valvar.
- Todo paciente é mantido em vigilância ambulatorial por pelo menos 1 ano após o episódio de endocardite.
- A avaliação odontológica pré-operatória é realizada de rotina quando possível, não devendo atrasar o tratamento cirúrgico de urgência.
- Pacientes com endocardite em vigência de anticoagulação oral devem ter a varfarina suspensa e substituída por heparina não fracionada ou enoxaparina quando RNI < 2,0.

BIBLIOGRAFIA RECOMENDADA

1. Habib G, Lancellotti P, Antunes MJ, Bongiorni MG, Casalta JP, et al. 2015 ESC Guidelines for the management of infective endocarditis. The Task Force for the Management of Infective Endocarditis of the European Society of Cardiology (ESC). Eur Heart J. 2015;36(44): 3075-128.

2. Baddour LM, Wilson WR, Bayer AS, Fowler VG Jr, Tleyjeh IM, Rybak MJ, et al.; on behalf of the American Heart Association Committee on Rheumatic Fever, Endocarditis, and Kawasaki Disease of the Council on Cardiovascular Disease in the Young, Council on Clinical Cardiology, Council on Cardiovascular Surgery and Anesthesia, and Stroke Council. Infective endocarditis in adults: diagnosis, antimicrobial therapy, and management of complications: a scientific statement for healthcare professionals from the American Heart Association. Circulation. 2015.
3. Bonow RO, Carabello BA, Chatterjee K, Leon AC, Faxon DP, Freed MD, et al. ACC/AHA 2006 Guidelines for the management of patients with valvular heart disease: a report of the American College of Cardiology/American Heart Association Task Force on practice guidelines (writing committee to revise the 1998 guidelines for the management of patients with valvular heart disease): developed in collaboration with the Society of Cardiovascular Anesthesiologists: endorsed by the Society for Cardiovascular Angiography and Interventions and the Society of Thoracic Surgeons. Circulation. 2006;114:e84-e231.
4. Camarozano A, Rabischoffsky A, Maciel BC, Filho DB, Horowitz ES, Pena JLB, et al. Diretrizes das indicações da ecocardiografia. Arq Bras Cardiol. 2009;93(6 Supl.3):e1-142.
5. Hoen B, Durval X. Infective endocarditis. N Engl Med. 2013;368:1425-33.
6. Horstkotte D, Chairperson, Follath F, Gutschik E, Lengyel M, Oto A, et al. Guidelines on prevention, diagnosis and treatment of infective endocarditis. Executive summary. The task force on infective endocarditis of the European Society of Cardiology (ESC). Eur Heart J. 2004;25:267-76.
7. Mylonakis E, Calderwood SB. Infective endocarditis in adults. N Engl J Med. 2001;345:1318-30.

8

Manejo da anticoagulação em pacientes com valvopatias

Mariana Pezzute Lopes
Leonardo Jorge Cordeiro de Paula
Odilson Marcos Silvestre

OBSERVAÇÕES GERAIS BASEADAS EM EVIDÊNCIAS

Introdução

- As doenças valvares elevam o risco de ocorrência dos fenômenos tromboembólicos por gerarem alterações estruturais e arritmias como fibrilação atrial (FA) e *flutter* que propiciam a formação de trombos intracardíacos.
- Nos pacientes com próteses mecânicas há também o risco de trombose da prótese implantada. Logo, o objetivo da anticoagulação nessa população é evitar os fenômenos tromboembólicos sistêmicos e a trombose das próteses valvares, sem elevar sobremaneira a incidência de sangramentos.
- A terapia anticoagulante pode ser feita por duas vias, a parenteral (geralmente em pacientes internados, como ponte para os procedimentos ou logo após o implante das próteses) e a oral (mais comum nos pacientes ambulatoriais).
- Na modalidade oral da anticoagulação, dispõe-se, no Brasil, dos antagonistas da vitamina K (varfarina e femprocumona). Em se tratando de anticoagulação venosa ou subcutânea, a heparina não fracionada e as heparinas de baixo peso molecular são as drogas indicadas.
- Os chamados "novos anticoagulantes" (NOAC), representados pelos inibidores diretos da trombina (dabigatrana) e do fator Xa (rivaroxabana, edoxabana e apixabana), não são recomendados na anticoagulação em portadores de próteses mecânicas, tendo sido publicado, inclusive, em ensaio clínico randomizado (Re-ALIGN) de 2013, que o uso da dabigatrana foi associado a maior incidência de fenômenos tromboembólicos e sangramentos em pacientes com próteses mecânicas, quando comparado com varfarina.
- Análises de subgrupos dos grandes estudos que compararam os NOAC à varfarina em pacientes com FA vem mostrando que pacientes anticoagulados com NOAC e que têm doença valvar (exceto prótese mecânica e estenose mitral reumática moderada a importante) têm desfechos semelhantes, sem aumento dos eventos embólicos, de modo que os NOAC vêm sendo usados amplamente nessas populações. Deve-se levar em conta que a análise foi feita de forma retrospectiva e com número limitado de pacientes.
- Nos serviços de emergência, o evento mais comum relacionado à anticoagulação em pacientes com valvopatias ainda é a intoxicação cumarínica (com ou sem sangramento).
- Apesar de menos comuns, os casos de trombose da prótese podem levar o paciente ao

pronto-socorro e cursam com morbimortalidade alta, ocorrendo usualmente em próteses mecânicas e mais raramente em biológicas (nestas últimas geralmente na presença de fibrilação atrial, e mais frequentemente nos primeiros meses de implante da prótese). Manifesta-se com sintomas de insuficiência cardíaca pela disfunção da prótese e/ou fenômenos embólicos.

Indicações de anticoagulação em pacientes com valvopatia

Doença nas valvas nativas

- As doenças valvares mitrais têm maior risco de eventos tromboembólicos do que as doenças da valva aórtica.
- A presença de fibrilação atrial, que aumenta em 17 vezes o risco de embolia, é mais frequente nas valvopatias mitrais, em especial na estenose mitral (prevalência de 39%).
- Tanto a estenose como a insuficiência – mitral ou aórtica – têm indicação de anticoagulação nos casos em que há FA ou *flutter* atrial, trombo no átrio esquerdo, história de evento embólico ou estados de hipercoagulabilidade.

Próteses valvares

- Atualmente existem três tipos de próteses usadas: biológica, mecânica e endopróteses implantadas percutaneamente (nos procedimentos de: TAVI, do inglês *"transcatheter aortic valve implantation"* [implante de valva aórtica transcateter]; VIV, do inglês *"valve-in-valve"* [implante de endoprótese em prótese biológica]; *valve-in-MAC*, do inglês *mitral annular calcification* [calcificação do anel mitral]; e *valve-in-Ring* [implante de bioprótese em anel de plástica valvar]).
- Os fenômenos trombóticos dependem de dois fatores principais: o tipo de prótese e sua posição, sendo as próteses mecânicas e a posição mitral as condições que mais propiciam formações trombóticas. Fatores relacionados ao paciente como CHA_2DS_2-VASc escore elevado também influem no risco tromboembólico. Pacientes em uso de prótese mecânica ou que apresentam estenose mitral reumática moderada a importante já apresentam risco tromboembólico elevado intrínseco, e não devem ter esse risco estimado pelo CHA_2DS_2-VASc escore.

Próteses biológicas

- As diretrizes americanas e europeias sugerem o uso de ácido acetilsalicílico (75-100 mg/dia) ou anticoagulação com varfarina nos primeiros três meses após o implante de prótese biológica na posição aórtica. Para as próteses implantadas na posição mitral, as mesmas diretrizes sugerem que seja mantida a anticoagulaçao por 3 meses pós-implante. Essa conduta é questionada por muitos autores, como nas diretrizes brasileiras de valvopatias, sob a alegação de que a baixa inci-

TABELA 1 Incidência de embolia e alvo terapêutico (INR) nas principais indicações de anticoagulação nas doenças valvares

Indicação	Incidência de tromboembolia*	INR-alvo
Prótese mecânica mitral	22%/ano	2,5-3,5
Prótese mecânica aórtica	12%/ano	2,0-3,0
Prótese biológica (primeiros 3 meses)**	6% nos primeiros 3 meses	2,0-3,0
Fibrilação atrial + doença na valva mitral	5-31%/ano	2,0-3,0
Fibrilação atrial + valvopatia aórtica		2,0-3,0

INR: *international normalized ratio*. * Incidência de evento/período de tempo. ** Indicação não compartilhada em todas as diretrizes.

dência de eventos trombóticos não justifica a exposição aos riscos de sangramento pelo uso de anticoagulantes.

- Pacientes com próteses biológicas e indicação de anticoagulação (seja por FA/*flutter*, trombo intracardíaco, evento tromboembólico ou trombose de prótese) podem receber anticoagulação oral com varfarina ou fazer uso dos NOACs, sendo que o estudo *RIVER*, publicado em 2020 mostrou segurança no uso de rivaroxabana para pacientes portadores de bioprótese mitral, comprovando não inferioridade em relação à varfarina.

Próteses mecânicas

- Os modelos mais antigos de próteses mecânicas eram significativamente mais trombogênicos. Os modelos mais novos, tanto para valva mitral (St. Jude Medical, CarboMedics, Sorin Bicarbon e ATS Open Pivot) quanto para valva aórtica (St. Jude Medical, CarboMedics, ATS Medical e On-X) são modelos de duplo folheto que têm menos eventos tromboembólicos, mas ainda exigem a anticoagulação permanente.
- Nos primeiros dias após o implante da prótese mecânica, deve-se iniciar a terapêutica anticoagulante por via intravenosa ou subcutânea com heparina não fracionada em bomba de infusão contínua em caso de disfunção renal; ou heparina de baixo peso molecular subcutânea nos demais casos, uma alternativa eficaz e segura até que se atinja o nível terapêutico com varfarina.
- A heparina não fracionada EV tem menor meia-vida, pode ser utilizada em casos de disfunção renal grave e apresenta antídoto específico (protamina) para os casos de sangramento.
- O ajuste da anticoagulação oral deve buscar INR-alvo de 2,5-3,5 nos casos de prótese mecânica em posição mitral ou prótese mecânica em posição aórtica na presença de FA ou prótese mecânicas aórticas de modelos antigos; e INR- alvo de 2,0-3,0 para próteses mecânicas mais modernas em posição aórtica e em ritmo sinusal.
- A adição de um antiplaquetário à terapia anticoagulante reduz os eventos tromboembólicos, mas aumenta a incidência de hemorragias. Dessa forma, as diretrizes não recomendam essa combinação terapêutica de rotina. Tal conduta pode ser considerada em pacientes que evoluíram previamente com trombose de prótese em uso de varfarina com INR na faixa terapêutica.
- Vale a pena citar, que em estudo pequeno de 2014, o uso de varfarina com alvo de INR 1,5-2,0 associado a aspirina 81 mg após implante da prótese mecânica *On-X* na posição aórtica apresentou menor risco de sangramento sem aumento significativo de eventos tromboembólicos quando comparado ao tratamento padrão com varfarina e alvo de INR 2,0-3,0. Contudo, esses resultados são validados apenas para este tipo de prótese.

Próteses implantadas por via percutânea – TAVI

- Sugere-se o uso de um antiagregante plaquetário (ácido acetilsalicílico ou clopidogrel) permanentemente após o procedimento de TAVI, sendo que a abordagem com dupla antiagregação mostrou maior risco de sangramento sem nenhum incremento na prevenção de eventos isquêmicos/tromboembólicos de acordo com o recente estudo *POPular TAVI trial.*
- Para pacientes com outras indicações para anticoagulação podemos utilizar apenas o anticoagulante, sem associação de antiagregante.

Próteses implantadas por via percutânea – *VIV/valve-in-MAC/valve-in-ring*

- Não há consenso na literatura e faltam estudos sobre o manejo da terapia antitrombótica após a implantação de endopróteses como VIV mitral ou aórtico, *valve-in-MAC* e *valve-in-ring*, porém na prática clínica costuma-se usar anticoagulação oral por pelo menos 3 meses após o implante.

Manejo da anticoagulação no paciente ambulatorial

- Antes do implante das próteses valvares, deve ser feita uma avaliação das condições cognitivas e sociais do candidato à anticoagulação. Tanto o paciente quanto os familiares devem ser esclarecidos quanto ao modo de uso e aos benefícios e riscos dos anticoagulantes.
- Naqueles casos de alto risco de má adesão à terapêutica, deve-se ponderar e dar preferência ao implante de prótese biológica para que haja menor risco de eventos tromboembólicos associados à prótese e menor risco de intoxicação cumarínica.
- Algumas situações exigem efeito anticoagulante imediato, como após o implante de próteses valvares mecânicas. Nesses casos, deve ser iniciada terapia intravenosa (heparina) ou subcutânea (heparinas fracionadas), que será mantida até que a terapia com cumarínico tenha INR na faixa terapêutica (geralmente após 4-7 dias).
- O início concomitante da anticoagulação oral é desejado e deve ser feito sempre que não houver riscos maiores de sangramento ou risco/planejamento de procedimentos invasivos no curto prazo.
- Início da anticoagulação oral: em geral, orienta-se que a varfarina seja iniciada na dose de 5 mg. A metade dessa dose, ou seja, 2,5 mg, é reservada para os pacientes com uma das seguintes condições: baixo peso, idosos acima de 65 anos, insuficiência hepática, insuficiência renal e uso concomitante de medicamentos que aumentam o efeito da varfarina.
- O controle laboratorial do INR deve ser feito quatro dias após o início do tratamento. Os ajustes são realizados conforme o fluxograma apresentado na Figura 1.
- Naqueles pacientes com anticoagulação adequada, demonstrando estabilidade do efeito anticoagulante, o controle do INR pode ser feito mensalmente.
- Em relação aos medicamentos, pela grande quantidade de interações com a varfarina (Tabela 2), todo remédio a ser usado deve ser comunicado ao médico e devem ser escolhidos aqueles medicamentos com menor interação. Havendo interação, que ela seja prevista e manejada, com dosagens adicionais de INR.
- Além do uso adequado dos anticoagulantes, com tomadas diárias, há necessidade de cuidados com a alimentação. Assim, a dieta deve ter certa regularidade no cardápio, em especial na quantidade de verduras verdes ingeridas (Tabela 3). Vegetais verdes podem e devem fazer parte da dieta, contribuindo para uma certa estabilidade do INR, contudo deve-se manter uma regularidade semanal.
- A intensidade da anticoagulação deve ser ajustada para cada indicação. Entre os pacientes com próteses mecânicas mitrais, orienta-se que o tempo de protrombina, ajustado pelo INR, seja mantido entre 2,5 e 3,5. Para os pacientes com próteses mecânicas aórticas mais modernas em ritmo sinusal manter INR entre 2,0 e 3,0 (Tabela 1).
- O uso de NOAC tem sido cada vez mais frequente na prática clínica, sobretudo pela praticidade de não necessitar de dosagens de INR e pela segurança já estabelecida na literatura. No entanto, na presença de disfunção renal grave devemos nos atentar para correção de dose, sendo que todos os NOAC não são recomendados em caso de *clearance* de creatinina < 15 mL/min (Tabela 5).

Manejo da anticoagulação no perioperatório

- A anticoagulação deve ser mantida continuamente nos pacientes com alto risco de fenômenos embólicos, como os portadores de próteses mecânicas, valvopatas com CHA_2DS_2-VASc 5 ou 6, AVC ou AIT há menos de 3 meses, doença valvar reumática,

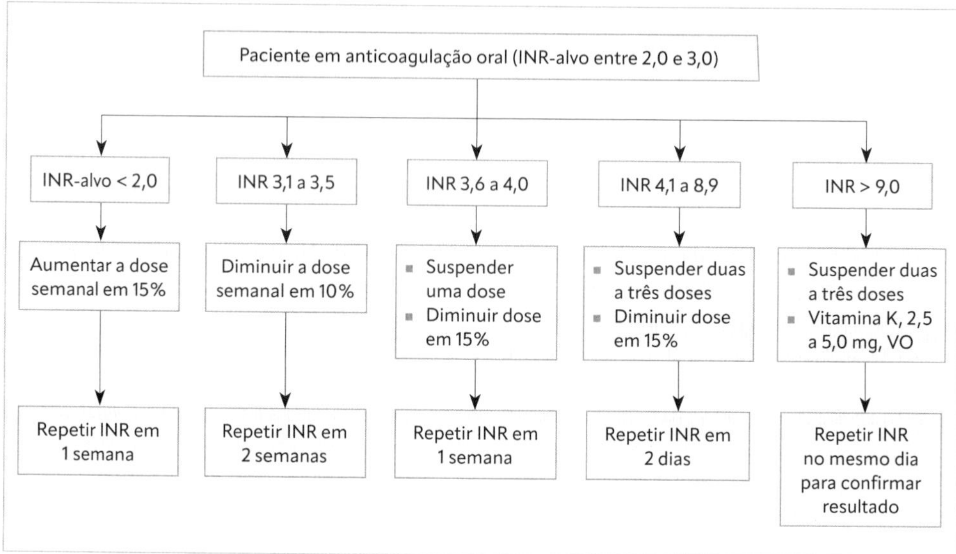

FIGURA 1 Manejo da anticoagulação (modificada das diretrizes da Sociedade Americana de Hematologia).
INR: international normalized ratio; VO: via oral.

TABELA 2 Interações medicamentosas com a varfarina

Resposta anticoagulante aumentada		Resposta anticoagulante diminuída
Amiodarona	Omeprazol	Azatioprina
Diltiazem	Ciprofloxacina	Carbamazepina
Propranolol	Norfloxacina	Barbitúricos
Aspirina	Fluconazol	Rifampicina
Fenofibrato	Itraconazol	Ciclosporina
Sinvastatina	Isoniazida	Sucralfato
AINE	Hormônio tireoidiano	Drogas antitireoidianas
Fenitoína	*Gingko biloba*	
Metronidazol	Eritromicina	

AINE: anti-inflamatórios não esteroidais.

TABELA 3 Interações alimentares com a varfarina

Resposta anticoagulante aumentada	Resposta anticoagulante diminuída
Óleo de peixe	Hortaliças verdes (brócolis, couve, couve-flor, alface)
Manga	Abacate
Laranja	Leite de soja e óleo de soja
	Chá-verde

trombofilia grave ou TEV recente (há menos de 3 meses).

- No perioperatório, lança-se mão da ponte de heparina, que pode ser feita com heparina não fracionada e heparina de baixo peso molecular. Sendo assim, suspende-se o anticoagulante cumarínico 4 a 5 dias antes da cirurgia e controla-se o INR diariamente. Quando houver INR abaixo de 2,0, inicia-se a heparina.

- As doses utilizadas de heparina não fracionada são as habituais para o tratamento de eventos embólicos com controle laboratorial do tempo de tromboplastina parcial ativada (TTPa), que deve manter a relação em 1,5 a 2,5 vezes o normal (em torno de 50 a 70 segundos).
- No caso da enoxaparina, utiliza-se a dose de 1 mg/kg, subcutânea, a cada 12 horas.
- Em pacientes com risco moderado tromboembólico fica a cargo do médico assistente realizar ou não a ponte com heparina. Pacientes de baixo risco tromboembólico podem ter a anticoagulação suspensa no período perioperatório sem realização de ponte, de acordo com a 3ª Diretriz de Avaliação Cardiovascular Perioperatória da Sociedade Brasileira de Cardiologia.
- Quando o paciente faz uso dos NOAC, recomenda-se suspender a medicação 24-48 horas antes do procedimento cirúrgico, sem necessidade de "ponte" com heparina.

QUAL É A ROTINA NA EMERGÊNCIA DO INCOR?

- Todo paciente valvopata deve ser avaliado, assim que internado, quanto à presença de fibrilação atrial, próteses mecânicas e eventos embólicos prévios.
- Para aqueles que utilizavam varfarina, o coagulograma deve ser solicitado diariamente, e a varfarina deve ser suspensa à chegada.
- Em casos de pacientes submetidos a TAVI sem outra indicação para anticoagulação (como a presença de FA) mantemos apenas um antiagregante plaquetário: aspirina ou clopidogrel.
- Na Unidade de Emergência do InCor, todos os pacientes valvares com fibrilação atrial, próteses mecânicas ou eventos embólicos prévios são mantidos sob anticoagulação plena durante a internação com enoxaparina ou heparina.
- Quando o INR estiver abaixo de 2,0 (alvo terapêutico de 2,0 a 3,0), inicia-se a anticoagulação plena com enoxaparina subcutânea de 1 mg/kg a cada 12 horas ou heparina não fracionada intravenosa em infusão contínua (conforme descrito anteriormente). Em casos de prótese mecânica mitral (ou aórtica com alto risco de embolia) inicia-se a anticoagulação com heparina ou enoxaparina quando o INR for inferior a 2,5 (alvo terapêutico de 2,5 a 3,5).
- Caso seja necessária a realização de algum procedimento (como endoscopia, colonoscopia, cateterismo cardíaco ou cirurgia), deve-se suspender a enoxaparina subcutânea 12 horas antes ou a heparina não fracionada endovenosa com 6 horas de antecedência.
- Quando for necessária a realização de cateterismo ou cirurgias (sem urgência) e o paciente estiver em vigência de anticoagulação com varfarina, a medicação anticoagulante é suspensa, mantém-se o paciente em uso de vitamina K por via oral, e aguarda-se o INR inferior a 1,5 para encaminhá-lo ao procedimento. Caso a cirurgia ou o procedimento devam ser realizados com urgência, administra-se plasma fresco congelado de 15 a 20 mL/kg ou complexo protrombínico de 35 a 50 UI/kg associado à vitamina K intravenosa de 5 a 10 mg.
- Pacientes em uso de NOAC que precisam realizar procedimentos ou cirurgias sem urgência devem aguardar 24 a 48 horas após a última dose da medicação. Em caso de urgência, principalmente em pacientes em vigência de sangramentos graves, podemos também fazer uso de complexo protrombínico ou idarucizumabe (somente no caso de uso prévio de dabigatrana).
- Pacientes com instabilidade hemodinâmica são mantidos anticoagulados, preferencialmente com heparina não fracionada em bomba de infusão contínua. Dessa forma, existe possibilidade de reversão de urgência, caso seja necessário, com o uso de protamina.
- Quando o *clearance* de creatinina for inferior a 30 mL/min, pode-se utilizar enoxapa-

rina subcutânea de 1 mg/kg ao dia e solicita-se dosagem de atividade anti-Xa. Caso o *clearance* de creatinina seja inferior a 15 mL/min, realiza-se a anticoagulação obrigatoriamente com heparina não fracionada.

- Uma vez iniciada a heparina não fracionada, o TTPa deve ser solicitado a cada 6 horas, até que duas dosagens consecutivas estejam ajustadas. A partir de então, solicita-se uma vez ao dia (Tabela 4).
- No momento da alta hospitalar ou quando todas as intercorrências já foram resolvidas na internação, a anticoagulação com varfarina deve ser retomada. Em casos de próteses mecânicas ou eventos embólicos recentes, o paciente permanece internado até ajuste do INR. Já, no restante dos casos, a varfarina é iniciada e o paciente deve fazer seu ajuste ambulatorial com retorno agendado em 4 a 5 dias. Em ambas as situações, pode-se considerar a alta hospitalar em uso concomitante de enoxaparina subcutânea, a ser suspensa ambulatoriamente assim que o INR estiver ajustado. Pacientes que podem receber NOAC são passíveis de obter alta hospitalar precoce desde que já em uso do medicamento.

TABELA 4 Ajuste de dose de heparina não fracionada

Solução de heparina 25.000 UI + SF 0,9% 500 mL Meta terapêutica: TTPa entre 50 e 70 s				
TTPa (segundos)	*Bolus*	Suspensão da infusão de heparina	Alteração na velocidade de infusão (mL/h)	Repetição do TTPa
< 36	Repetir o *bolus* conforme descrito	Xx	Aumentar 2 mL/h	6 h
36-49	Xx	Xx	Aumentar 1 mL/h	6 h
50-70	Xx	Xx	Sem mudança	Rotina
71-80	Xx	Xx	Reduzir 1 mL/h	Rotina
81-100	Xx	30 min	Reduzir 2 mL/h	6 h
101-130	Xx	60 min	Reduzir 3 mL/h	6 h
> 130	Xx	60 min	Reduzir 6 mL/h	6 h

TTPa: tempo de tromboplastina parcial ativada.

TABELA 5 Ajuste de dose dos anticoagulantes orais diretos

Dose dos anticoagulantes orais diretos para profilaxia de eventos tromboembólicos na fibrilação atrial			
Anticoagulante	Dose habitual	Ajuste de dose	Contraindicações
Dabigatrana	150 mg 2x/dia	≥ 80 anos e/ou alto risco de sangramento: 110 mg 2x/dia	*Clearance* de creatinina < 30 mL/min
Rivaroxabana	20 mg 1x/dia	15 mg 1x/dia se *clearance* de creatinina < 50 mg/dL	*Clearance* de creatinina < 15 mL/min, doença hepática associada à coagulopatia
Apixabana	5 mg 2x/dia	2,5 mg 2x/dia em pacientes com pelo menos 2 de: idade ≥ 80 anos, peso corporal ≤ 60 kg ou creatinina sérica ≥ 1,5 mg/dL	*Clearance* de creatinina < 15 mL/min, doença hepática associada a coagulopatia
Edoxabana	60 mg 1x/dia	30 mg 1x/dia se peso corporal ≤ 60 kg ou *clearance* de creatinina < 50 mg/dL	*Clearance* de creatinina < 15 mL/min

- A decisão pelo início ou manutenção da anticoagulação é tomada, em sua maioria, pelo grupo específico que acompanha o paciente dentro da instituição de acordo com fatores sociais, risco tromboembólico e risco de sangramento (escore HAS-BLED).
- As complicações hemorrágicas relacionadas à varfarina/NOAC serão discutidas em outro capítulo.
- O resumo do manejo da anticoagulação em valvopatas na Unidade de Emergência do InCor encontra-se na Figura 2.

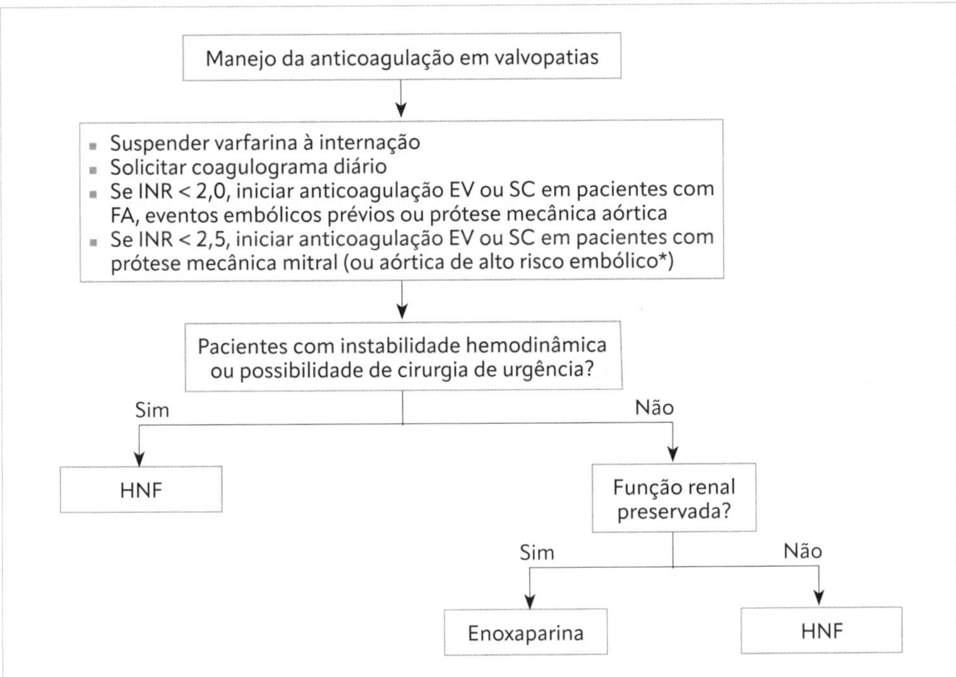

FIGURA 2 Manejo da anticoagulação em pacientes com valvopatias na Unidade de Emergência do InCor.

FA: fibrilação atrial; HNF: heparina não fracionada; IV: intravenoso; NOAC: novos anticoagulantes orais; SC: subcutâneo.
* Evento embólico prévio, fibrilação atrial ou disfunção ventricular esquerda.

BIBLIOGRAFIA RECOMENDADA

1. Whitlock RP1, Sun JC, Fremes SE, Rubens FD, Teoh KH; American College of Chest Physicians. Antithrombotic and thrombolytic therapy for valvular disease. Chest. 2012;141(2 Suppl.):e576s-e600s.
2. Eikelboom JW, Connoly SJ, Brueckmann M, Granger CB, Kappetein AP, Mack MJ, et al. Dabigatran versus warfarin in patients with mechanical heart valves. N Engl J Med. 2013;369: 1206-14.
3. Kulik A, Rubens FD, Wells PS, Kearon C, Mesana TG, Berkom J, et al. Early postoperative anticoagulation after mechanical valve replacement: a systematic review. Ann Thorac Surg. 2006;81:770-81.
4. De Caterina R, Renda G, Carnicelli AP, et al. Valvular heart disease patients on edoxaban or warfarin in the ENGAGE AF-TIMI 48 trial.J Am Coll Cardiol. 2017;69:1372-82.
5. Carnicelli AP, De Caterina R, Halperin JL, et al. Edoxaban for the prevention of thromboembolism in patients with atrial fibrillation and bioprosthetic valves. Circulation. 2017;135:1273-5.
6. Avezum A, Lopes RD, Schulte PJ, et al. Apixaban in comparison with warfarin in patients with atrial

fibrillation and valvular heart disease: findings from the Apixaban for Reduction in Stroke and Other Thromboembolic Events in Atrial Fibrillation (ARISTOTLE) trial.Circulation. 2015;132:624-32.

7. Guimarães PO, Pokorney SD, Lopes RD, et al. Efficacy and safety of apixaban vs warfarin in patients with atrial fibrillation and prior bioprosthetic valve replacement or valve repair: insights from the ARISTOTLE trial. Clin Cardiol. 2019;42:568-71.
8. Vinereanu D, Wang A, Mulder H, et al. Outcomes in anticoagulated patients with atrial fibrillation and with mitral or aortic valve disease. Heart. 2018;104:1292-9.
9. Breithardt G, Baumgartner H, Berkowitz SD, et al. Clinical characteristics and outcomes with rivaroxaban vs. warfarin in patients with non-valvular atrial fibrillation but underlying native mitral and aortic valve disease participating in the ROCKET AF trial. Eur Heart J. 2014;35:3377-85.
10. Schulman S. Care of patients receiving long-term anticoagulant therapy. N Engl J Med. 2003; 349:675-83.
11. Vahanian A, Alfieri O, Andreotti F, Antunes MJ, Barón-Esquivas G, Baumgartner H, et al. Guidelines on the management of valvular heart disease (version 2012). Eur Heart J. 2012;33:2451-96.
12. Ezekowitz M, Nagarakanti R, Noack H, Brueckmann M, Litherland C, Jacobs M, et al. Comparison of dabigatran and warfarin in patients with atrial fibrillation and valvular heart disease. Circulation. 2016;134:589-98.
13. Guimarães HP, Lopes RD, de Barros E, Silva PGM, Liporace IL, Sampaio RO, et al, RIVER Trial Investigators. Rivaroxaban in patients with atrial fibrillation and a bioprosthetic mitral valve. N Engl J Med. 2020.
14. Puskas J, Gerdisch M, Nichols D, Quinn R, Anderson C, Rhenman B, et al., PROACT Investigators. Reduced anticoagulation after mechanical aortic valve replacement: interim results from the prospective randomized on-X valve anticoagulation clinical trial randomized Food and Drug Administration investigational device exemption trial. J Thorac Cardiovasc Surg. 2014;147:1202-10.
15. Gualandro DM, Yu PC, Caramelli B, Marques AC, Calderaro D, Luciana S, et al. 3ª Diretriz de Avaliação Cardiovascular Perioperatória da Sociedade Brasileira de Cardiologia. Arq Bras Cardiol. 2017;109(3Supl.1):1-104.
16. Tarasoutchi F, Montera MW, Grinberg M, Barbosa MR, Piñeiro DJ, Sánchez CRM, et al. Diretriz brasileira de valvopatias – SBC 2011/I Diretriz interamericana de valvopatias – SIAC 2011. Arq Bras Cardiol. 2011;97(5 Suppl.1):1-67.
17. Tarasoutchi F, Montera MW, Ramos AIO, Sampaio RO, Rosa VEE, Accorsi TAD, et al. Atualização das Diretrizes Brasileiras de Valvopatias –2020. Arq Bras Cardiol. 2020;115(4):720-75.
18. Otto CM, Nishimura RA, et al. 2020 ACC/AHA guideline for the management of patients with valvular heart disease: a report of the American College of Cardiology/American Heart Association Joint Committee on Clinical Practice Guidelines. J Thorac Cardiovasc Surg. 2021;162:e183-e353.
19. Vahanian A, Beyersdorf F, Praz F, et al. 2021 ESC/EACTS Guidelines for the management of valvular heart disease. EuroIntervention. 2022;17:e1126-96.

9

Trombose de prótese valvar

Marcos Pita Lottenberg
Tarso Augusto Duenhas Accorsi

OBSERVAÇÕES GERAIS BASEADAS EM EVIDÊNCIAS

Introdução

- Desde as primeiras próteses implantadas na década de 1950, para substituição de valvas cardíacas estenóticas ou insuficientes, novas tecnologias permitiram o desenvolvimento de valvas artificiais com melhores características hemodinâmicas e menores taxas de complicações. Ainda assim, mesmo em pacientes tratados adequadamente, observa-se uma incidência anual de cerca de 3% de complicações relacionadas a próteses valvares, como endocardite, embolização, trombose, disfunção, hemólise ou sangramento relacionado à anticoagulação.
- A trombose de prótese valvar é uma complicação observada mais frequentemente em pacientes portadores de próteses mecânicas com níveis inadequados de anticoagulação. Ocorre com uma incidência de 0,1% ao ano na posição aórtica e de 0,35% ao ano na posição mitral. Próteses mecânicas na posição tricúspide apresentam taxas de trombose até 20 vezes maiores que as observadas nas posições mitral e aórtica, e sua utilização não é recomendada.
- Menos comum, a trombose de prótese biológica ocorre com uma incidência de 0,03% ao ano. Entretanto, em 11% dos pacientes submetidos a reoperação para substituição de próteses biológicas degeneradas, a trombose tem sido implicada como mecanismo responsável pela disfunção da prótese. Existe alta associação com fibrilação atrial crônica e também próteses com tamanhos menores.
- Embora infrequente, a trombose de prótese valvar é um evento grave, caracterizado por alta morbidade e mortalidade. O diagnóstico está fortemente relacionado a achado ecocardiográfico, idealmente transesofágico. A conduta a ser ponderada envolve anticoagulação, trombólise ou cirurgia.

Manifestações clínicas

- As principais apresentações clínicas da trombose de prótese valvar são insuficiência cardíaca e embolização. Sinais e sintomas como dispneia, ortopneia, dispneia paroxística noturna, fadiga, edema de membros inferiores e ascite podem ter início súbito ou insidioso.
- A ausculta cardíaca frequentemente revela hipofonese de bulhas, aparecimento de sopros novos ou mudança nas características de sopros previamente existentes.

Diagnóstico

Ecocardiograma transtorácico

- O ecocardiograma transtorácico tradicionalmente é o exame de imagem inicial para avaliação anatômica e funcional de pacientes com insuficiência cardíaca descompensada.
- A sombra acústica gerada pela prótese valvar limita a acurácia do método, dificultando a análise das imagens. Entretanto, a avaliação dos gradientes transvalvares com o uso do Doppler permite quantificar o grau de obstrução gerado pelo trombo e faz parte da avaliação inicial de pacientes com suspeita de trombose de prótese valvar. Além disso, medidas seriadas dos gradientes permitem acompanhar a evolução e a resposta ao tratamento instituído.

Ecocardiograma transesofágico

- O ecocardiograma realizado pela via transesofágica é o exame de escolha para confirmação diagnóstica da trombose de prótese valvar, permitindo uma visualização adequada da localização e da extensão do trombo, bem como da mobilidade da prótese.
- A carga trombótica, determinada pelo ecocardiograma transesofágico, é um preditor independente de complicações em pacientes tratados com fibrinólise, de maneira que trombos com dimensões inferiores a 0,8 cm2 estão relacionados a baixas taxas de complicações com o tratamento.
- Nos casos de disfunção de prótese biológica, os seguintes parâmetros ecocardiográficos são preditores de trombose: aumento no gradiente transvalvar médio acima de 50% em relação ao basal nos primeiros 5 anos após o implante da prótese, espessamento dos folhetos e mobilidade anormal dos folhetos. A presença dos três critérios apresenta sensibilidade de 72% e especificidade de 90% para o diagnóstico de trombose de prótese biológica.

Fluoroscopia

- A fluoroscopia, embora pouco utilizada atualmente nesse grupo de pacientes, é um método não invasivo que permite adequada avaliação da mobilidade da prótese mecânica.
- Pode ser utilizada para avaliação da prótese aórtica nos casos em que as imagens obtidas pelo ecocardiograma não forem satisfatórias.

Tomografia computadorizada

- A tomografia computadorizada cardíaca sincronizada pelo eletrocardiograma pode ser utilizada para avaliação da mobilidade da prótese valvar e da extensão do trombo nos casos em que as imagens obtidas pelo ecocardiograma são inconclusivas ou insuficientes.

Diagnóstico diferencial

- As principais causas de obstrução de prótese valvar são trombose, formação de *pannus* e, mais raramente, endocardite infecciosa. O diagnóstico diferencial entre trombose e *pannus* encontra-se na Tabela 1.

Tratamento

- Os tratamentos disponíveis para a trombose de prótese valvar são cirurgia, fibrinólise e anticoagulação.
- Na trombose de prótese com trombo menor que 8 mm, sem repercussão hemodinâmica significativa (CF I e II) e sem obstrução de fluxo valvar nos exames complementares, é possível a realização de anticoagulação oral associada a acompanhamento ambulatorial com exame de imagem de controle.
- Em casos estáveis, porém com trombo superior a 8 mm e/ou móvel, indica-se a internação hospitalar para anticoagulação com heparina endovenosa.
- Em caso de refratariedade clínica ao tratamento com anticoagulante ou comprometi-

TABELA 1 Diagnóstico diferencial entre trombose de prótese e *pannus*

	Trombose	*Pannus*
Posição mais frequente	Mitral	Aórtica
Apresentação clínica	Aguda	Insidiosa
Anticoagulação	Inadequada	Adequada
Densidade no ecocardiograma	Menor	Maior
Dimensões	Maiores	Menores
Mobilidade	Móvel	Mínima
Contraste espontâneo	Presente	Ausente

mento hemodinâmico significativo (CF III ou IV), além da anticoagulação endovenosa, recomenda-se a realização de fibrinólise ou de cirurgia valvar, a depender de determinadas particularidades clínicas de cada paciente. A Tabela 2, adaptada da diretriz de valvopatias da ACC/AHA, elenca tais particularidades, sugerindo características favoráveis a cada uma das estratégias terapêuticas.

- A cirurgia, apesar de eficaz e tradicionalmente recomendada para o tratamento da trombose de prótese valvar, apresenta risco de mortalidade perioperatória significativo, especialmente em pacientes instáveis.
- Não há estudos randomizados comparando as duas formas de tratamento. A maior série publicada avaliou 263 casos consecutivos de trombose de prótese valvar em 210 pacientes de um único centro, dos quais 127 foram submetidos a fibrinólise e 136 foram operados. Os resultados demonstraram mortalidade precoce de 10% em ambos os grupos.
- Uma metanálise publicada em 2013 analisou os resultados de 7 estudos retrospectivos que compararam cirurgia e fibrinólise, incluindo 690 casos de trombose de prótese mecânica, 446 submetidos à cirurgia e 244 à fibrinólise. Embora não tenha sido observada uma diferença significativa entre os grupos de tratamento para mortalidade e recuperação da função valvar, os pacientes operados tiveram redução no risco de emboliza-

TABELA 2 Recomendações para escolha da forma de tratamento da trombose de prótese valvar – AHA/ACC

Favorece cirurgia	Favorece fibrinólise
Cirurgia cardíaca disponível	Cirurgia cardíaca não disponível
Risco cirúrgico baixo	Risco cirúrgico alto
Contraindicação para fibrinólise	Sem contraindicações para fibrinólise
Recorrência de trombose de prótese valvar	Primeiro episódio de trombose de prótese valvar
NYHA IV	NYHA I-III
Trombo > 0,8 cm^2	Trombo < 0,8 cm^2
Trombo em átrio esquerdo	Ausência de trombo em átrio esquerdo
DAC com indicação de revascularização miocárdica	DAC ausente ou mínima
Outra valvopatia associada	Ausência de valvopatia associada
Possibilidade de *pannus*	Trombo visualizado
Escolha do paciente	Escolha do paciente

AHA: American Heart Association; ACC: American College of Cardiology; DAC: doença arterial coronária; NYHA: Classificação da New York Heart Association.

ção, sangramento e recorrência da trombose quando comparados aos pacientes que receberam fibrinolíticos.

- Entretanto, estudos recentes avaliaram a eficácia da administração de doses mais baixas de agentes fibrinolíticos por períodos prolongados, utilizando o ecocardiograma seriado para determinar a resposta ao tratamento.
- No estudo TROIA, a administração de 25 mg de alteplase por 6 horas, repetida diariamente até resolução ecocardiográfica do trombo ou uma dose máxima cumulativa de 150 mg, apresentou sucesso hemodinâmico em 85,5% dos casos, complicações maiores em apenas 4,8% e nenhum óbito.
- Fibrinólise ainda mais prolongada foi avaliada no estudo PROMETEE. A infusão de 25 mg de alteplase durante 25 horas, repetida até uma dose máxima de 200 mg se necessário, foi eficaz na resolução do trombo em 90% dos casos. As taxas de mortalidade e de outras complicações foram de 0,8% e 5,5%, respectivamente.
- Dessa forma, os resultados atuais da fibrinólise prolongada com baixa dose são semelhantes aos da cirurgia em relação a eficácia, com menores taxas de complicações quando comparados aos regimes fibrinolíticos previamente utilizados. Os principais preditores de insucesso da fibrinólise são história de embolização e trombo de área superior a 0,8 cm^2.
- À luz das evidências citadas acima, concluímos que a fibrinólise é indicada em pacientes com trombos pequenos, menos sintomáticos e refratários ao tratamento com heparina. Enquanto isso, pacientes muito sintomáticos (CF IV) e com trombo de área superior a 0,8 cm^2 devem ser considerados candidatos a cirurgia valvar.
- As recomendações da Atualização da Diretriz Brasileira de Valvopatias de 2020 para o tratamento da trombose de prótese valvar estão disponíveis na Tabela 3.

TABELA 3 Recomendações para o tratamento de trombose de prótese valvar – SBC

Trombólise	Grau de recomendação
Trombose valvar em câmara direita	IIa B
Trombo pequeno (< 0,8 cm^2), NYHA I-III, em câmaras esquerdas se persistência do trombo após heparinização endovenosa	IIa B
Cirurgia valvar	Grau de recomendação
NYHA IV, em câmaras esquerdas	I B
Trombo móvel ou grande (> 0,8 cm^2), em câmaras esquerdas	IIa C

SBC: Sociedade Brasileira de Cardiologia; NYHA: New York Heart Association.

QUAL É A ROTINA NA EMERGÊNCIA DO INCOR?

- O InCor é responsável pelo atendimento diário de inúmeros pacientes com próteses valvares. Esse fato, aliado à dificuldade de anticoagulação adequada dos pacientes ambulatoriais, faz com que frequentemente apareçam casos de trombose de prótese valvar na Unidade de Emergência.
- Todos os pacientes portadores de próteses valvares (principalmente mecânica) com queixas de dispneia (ou piora da mesma) e síncope devem ser avaliados quanto à possibilidade de trombose de prótese. A presença de abafamento do clique metálico ou o surgimento de novo sopro podem sugerir o problema e, nesses casos, a realização imediata do ecocardiograma transtorácico inicial é obrigatória.
- Uma vez confirmada a trombose, o tratamento deve ser imediatamente instaurado. Todos devem ficar internados e, idealmente, devem ser submetidos ao ecocardiogra-

ma transesofágico de urgência para avaliar a extensão do trombo, o acometimento da mobilidade valvar e o gradiente transvalvar gerado.

- De maneira geral, todos os pacientes em que se confirme trombose de prótese são avaliados pela Unidade de Valvopatias do InCor para que a conduta definitiva seja decidida em conjunto.
- Em todos os pacientes são coletados exames gerais como hemograma, coagulograma, eletrólitos, proteína C-reativa e função renal, além da realização do ecocardiograma.
- A fibrinólise prolongada em baixa dose e a cirurgia são consideradas opções terapêuticas eficazes no tratamento da trombose de prótese valvar mecânica nas posições mitral e aórtica.
- As doses e forma de administração da fibrinólise encontram-se na Tabela 4.
- Atualmente, a decisão entre as formas de tratamento é baseada na avaliação do risco cirúrgico, presença ou ausência de contraindicações para a fibrinólise e carga trombótica.

TABELA 4 Doses dos fibrinolíticos usados no tratamento da trombose de prótese valvar mecânica

Fibrinolítico	Modo de administração
Alteplase (t-PA)	25 mg administrados em infusão contínua por 6 horas, sem dose de ataque Poderá ser repetida a cada 24 horas, até uma dose total cumulativa de 150 mg, conforme evolução clínica e ecocardiográfica
	Heparina não fracionada (HNF) endovenosa iniciada imediatamente após o término de cada infusão do t-PA, na dose de 70 UI/kg em *bolus*, seguida de 1.000 UI/hora com um alvo de TTPA entre 1,5 e 2,5 vezes o controle
	Para iniciar uma nova infusão do t-PA, suspender HNF e aguardar valores de TTPA < 50 s

- Nos pacientes em que ambos os procedimentos são considerados adequados, a fibrinólise prolongada em baixa dose tem sido o tratamento de escolha na trombose de prótese mecânica.
- Em casos de choque cardiogênico ou edema agudo de pulmão, o paciente deve imediatamente ser levado à sala de emergência com obtenção de acesso venoso periférico e monitorização cardíaca contínua, sendo ofertado oxigênio (desde cateter nasal até ventilação mecânica invasiva). Iniciam-se imediatamente drogas vasoativas (noradrenalina e/ou dobutamina) e a equipe de cirurgia cardíaca de urgência é rapidamente acionada para avaliação em conjunta.
- Nos casos em que há recuperação da função valvar com o uso da fibrinólise, os pacientes recebem heparina não fracionada endovenosa seguida de varfarina, até atingirem níveis de anticoagulação mais elevados que os utilizados habitualmente, com INR entre 3,0 e 4,0 para próteses aórticas e 3,5 a 4,5 para próteses mitrais.
- Quando tiver sido submetido à cirurgia, os valores de INR-alvo permanecem os mesmos previamente preconizados (antes da cirurgia).
- Para a trombose de prótese tricúspide ou pulmonar, a fibrinólise é o tratamento de escolha, ficando a cirurgia reservada para pacientes com contraindicação à fibrinólise ou não resolução da função valvar após o uso do fibrinolítico.
- Pacientes com trombos nas posições mitral e aórtica de pequenas dimensões (≤ 0,8 cm2) e não obstrutivos são tratados inicialmente com anticoagulação plena utilizando heparina não fracionada endovenosa, com seguimento ecocardiográfico para avaliar resolução da trombose.
- Pacientes com contraindicação à cirurgia e à fibrinólise também são tratados inicialmente com anticoagulação plena utilizando heparina não fracionada.

- Na trombose de prótese biológica, o tratamento inicial é a anticoagulação parenteral com enoxaparina ou heparina não fracionada, seguida de varfarina, com alvo de INR entre 2,0 e 3,0. Em caso de persistência dos gradientes transvalvares elevados após 3 meses de anticoagulação, a cirurgia é indicada.
- Pacientes em classe funcional I e II com trombos nas posições mitral e aórtica de pequenas dimensões e não obstrutivos são tratados inicialmente com anticoagulação plena utilizando heparina não fracionada endovenosa, com acompanhamento ecocardiográfico para avaliar resolução da trombose.
- Pacientes com contraindicação à cirurgia e à trombólise também são tratados inicialmente com anticoagulação plena utilizando heparina não fracionada.
- Os fluxogramas do tratamento adotado pelo pronto-socorro do InCor encontram-se nas Figuras 1 e 2.

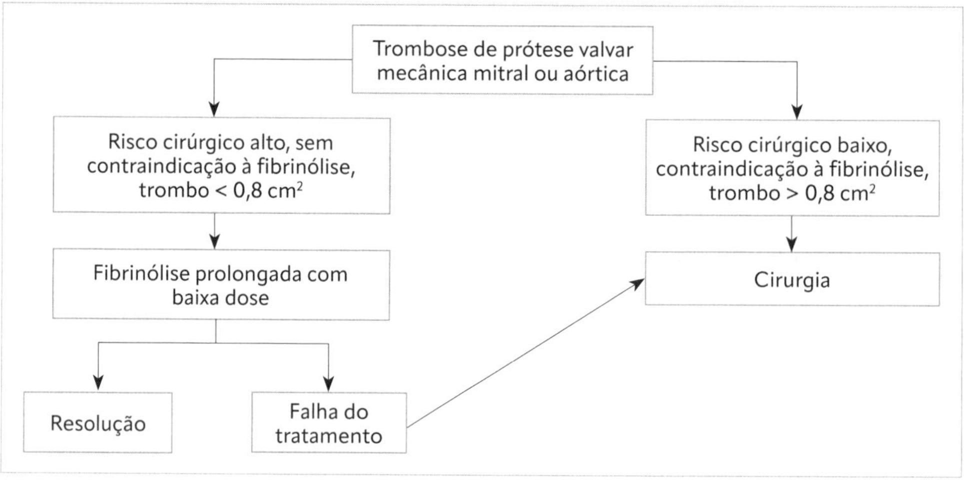

FIGURA 1 Fluxograma de atendimento de trombose de prótese valvar mitral ou aórtica.

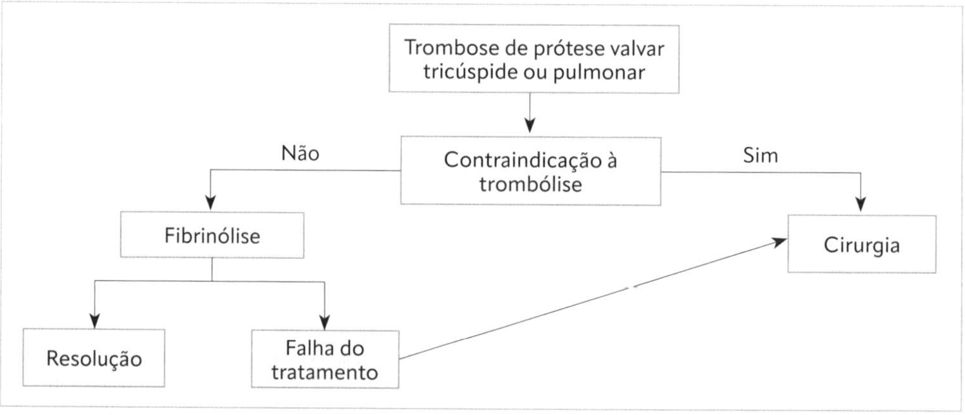

FIGURA 2 Fluxograma de atendimento de trombose de prótese valvar tricúspide ou pulmonar.

BIBLIOGRAFIA RECOMENDADA

1. Tarasoutchi F, Montera MW, Ramos AIO, Sampaio RO, Rosa VEE, Accorsi TAD, et al. Atualização das Diretrizes Brasileiras de Valvopatias – 2020. Arq Bras Cardiol. 2020; 115(4):720-75.
2. Dangas GD, Weitz JI, Giustino G, Makkar R, Mehran R. Prosthetic heart valve thrombosis. J Am Coll Cardiol. 2016;68(24):2670-89.
3. Deviri E, Sareli P, Wisenbaugh T, Cronje SL. Obstruction of mechanical heart valve prostheses: clinical aspects and surgical management. J Am Coll Cardiol. 1991;17(3):646.
4. Egbe AC, Connolly HM, Pellikka PA, Schaff HV, Hanna R, Maleszewski JJ, et al. Outcomes of warfarin therapy for bioprosthetic valve thrombosis of surgically implanted valves: a prospective study. JACC Cardiovasc Interv. 2017;10(4):379-87.
5. Egbe AC, Pislaru SV, Pellikka PA, Poterucha JT, Schaff HV, Maleszewski JJ, et al. Bioprosthetic valve thrombosis versus structural failure: clinical and echocardiographic predictors. J Am Coll Cardiol. 2015;66(21):2285-94.
6. Karthikeyan G, Senguttuvan NB, Joseph J, Devasenapathy N, Bahl VK, Airan B. Urgent surgery compared with fibrinolytic therapy for the treatment of left-sided prosthetic heart valve thrombosis: a systematic review and meta-analysis of observational studies. Eur Heart J. 2013;34(21):1557-66.
7. Otto CM, Nishimura RA, Bonow RO, et al. 2020 ACC/AHA Guideline for the management of patients with valvular heart disease: executive summary. A report of the American College of Cardiology/American Heart Association Joint Committee on Clinical Practice Guidelines [published correction appears in Circulation. 2021;143(5):e228] [published correction appears in Circulation. 2021;143(10):e784]. Circulation. 2021;143(5):e35-e71.
8. Özkan M, Gündüz S, Biteker M, Astarcioglu MA, Çevik C, Kaynak E, et al. Comparison of different TEE-guided thrombolytic regimens for prosthetic valve thrombosis: the TROIA trial. JACC Cardiovasc Imaging. 2013;6(2):206-16.
9. Özkan M, Gündüz S, Gürsoy OM, Karakoyun S, Astarcıo, Kalçık M, et al. Ultraslow thrombolytic therapy: a novel strategy in the management of Prosthetic Mechanical valve Thrombosis and the predictors of outcome: The Ultra-slow PROMETEE trial. Am Heart J. 2015;170(2):409-18.
10. Roudaut R, Lafitte S, Roudaut MF, Reant P, Pillois X, Durrieu-Jaïs C, et al. Management of prosthetic heart valve obstruction: fibrinolysis vesrus surgery. Early results and long-term follow-up in a single-centre study of 263 cases. Arch Cardiovasc Dis. 2009;102(4):269-77.
11. Tong AT, Roudaut R, Ozkan M, Sagie A, Shahid MS, Pontes Júnior SC, et al. Prosthetic heart valve obstruction: thrombolysis or surgical treatment? Transesophageal echocardiography improves risk assessment of thrombolysis of prosthetic valve thrombosis: results of the international PRO-TEE registry. Prosthetic Valve Thrombolysis-Role of Transesophageal Echocardiography (PRO-TEE) Registry Investigators. J Am Coll Cardiol. 2004;43(1):77-84.

Seção III

Arritmias

1

Medicações utilizadas no tratamento de arritmias na emergência

Natália Quintella Sangiorgi Olivetti
Carolina Frezzatti de Andrade Neves
Leonardo Jorge Cordeiro de Paula
José Antônio Franchini Ramires

OBSERVAÇÕES GERAIS BASEADAS EM EVIDÊNCIAS

Introdução

- As arritmias têm ocorrência frequente na unidade de emergência e, por isso, a decisão diagnóstica e terapêutica deve ser assumida de forma rápida, eficiente e segura. Para isso, o conhecimento do mecanismo de ação das medicações relacionadas ao tratamento das arritmias é fundamental. A escolha do antiarrítmico deve ser baseada nas características clínicas do paciente, no diagnóstico eletrocardiográfico da arritmia e na compreensão do seu mecanismo eletrofisiológico.
- Ao utilizar uma medicação antiarrítmica deve-se levar em consideração que as mesmas podem desencadear bradiarritmias ou taquiarritmias, por efeito pró-arrítmico. Esse efeito deve ser minimizado ao se escolher adequadamente o melhor antiarrítmico para cada situação.

Medicações utilizadas nas arritmias

- As medicações antiarrítmicas são frequentemente utilizadas para controle e tratamento das arritmias na sala de emergência e são classificadas de acordo com seu mecanismo de ação pela classificação de Vaugham-Williams. Os antiarrítmicos disponíveis no Brasil se encontram destacados em negrito na Tabela 1.
- Grupo IA (quinidina, disopiramida, procainamida e ajmalina): têm velocidade intermediária de ligação de dissociação do receptor, deprimem a fase 0 do potencial de ação (despolarização rápida sódio-dependente) lentificando a velocidade de condução. Em menor grau, têm atividade anticolinérgica e bloqueiam canais de potássio. Podem acarretar aumento do QRS e do intervalo QT.
- Grupo IB (mexiletina, ranolazina, lidocaína e fenitoína): têm velocidade rápida de ligação de dissociação do receptor, não deprimem a fase 0, pois têm maior bloqueio de canais de sódio em tecidos já despolarizados. Em geral, não causam alteração no QRS nem no intervalo QT.
- Grupo IC (propafenona e flecainida): têm velocidade lenta de ligação e dissociação do receptor, bloqueiam canais de sódio já abertos. Também têm efeito em bloqueio de canais de potássio. Reduzem a excitabilidade, o automatismo e a atividade deflagrada. Podem causar aumento do QRS e aumento do intervalo QT por consequência do aumento do QRS.

TABELA 1 Classificação de Vaugham-Williams

Classe	Ação farmacodinâmica	Medicações
IA	Bloqueio moderado das correntes de Na^+ e de K^+ Velocidade intermediária de ligação e dissociação Podem aumentar o QRS e o QTc	Quinidina, disopiramida, procainamida e ajmalina
IB	Bloqueio leve das correntes rápidas e tardias de Na^+ Velocidade rápida de ligação e dissociação Não aumentam o QTc	**Lidocaína**, mexiletina, ranolazina e **fenitoína**
IC	Bloqueio intenso das correntes rápidas e tardias de Na^+ e leve da corrente de Ca^{++} e dos betarreceptores Velocidade lenta de ligação e dissociação Aumentam o QRS	**Propafenona**
II	Betabloqueadores	**Propranolol, metoprolol**
III	Bloqueio de canais repolarizantes de K^+ Aumentam o interval QT	**Amiodarona**, dronedarona, **sotalol**, dofetilida, ibutilida, dronedarona e vernakalant
IV	Bloqueadores de canais de Ca++	**Verapamil, diltiazem**

Destaque em negrito: disponíveis no Brasil.

- Grupo II (propranolol, atenolol, metoprolol, carvedilol): bloqueiam os receptores beta-adrenérgicos. São cronotrópicos, dromotrópicos e inotrópicos negativos. Reduzem o automatismo sinusal, bloqueiam o nó atrioventricular (NAV) e tornam lenta a condução. Tem discreto bloqueio de canais de sódio, diminuem o efeito adrenérgico, reduzem o pós-potencial tardio e aumentam o período refratário. Podem causar aumento do intervalo PR. Em geral não alteram o QRS nem o intervalo QT.
- Grupo III (amiodarona, sotalol, dronedarona, dofetilida e ibutilida): têm bloqueio dos canais repolarizantes de potássio (IKr, IKs, IK1), prolongam o potencial de ação e aumentam o período refratário. Em geral causam aumento do intervalo QT. O vernakalant inibe preferencialmente a corrente ultrarrápida de potássio (IKur), podendo ser usado em IC com disfunção leve ou moderada desde que não tenha hipotensão ou estenose aórtica.
- Grupo IV (verapamil, diltiazem): são os bloqueadores de canais de cálcio não di-hidropiridínicos. São cronotrópicos e inotrópicos negativos, bloqueiam o NAV, são vasodilatadores e podem desencadear hipotensão arterial. Diminuem a frequência de disparo do nó sinusal, aumentam a refratariedade do nó AV. Tem papel importante nas taquicardias ventriculares (TV) idiopáticas de ventrículo esquerdo (VE) do tipo fasciculares e em extrassístoles de acoplamento ultracurto. Podem deprimir a função ventricular. Podem causar aumento do intervalo PR.
- Existem outras medicações que não fazem parte dessa classificação: adenosina, atropina, dopamina e adrenalina.
- Diversas medicações podem ser utilizadas no manejo das arritmias na sala de emergência. Porém, para que a droga escolhida seja altamente eficaz, é necessário conhecer seu mecanismo de ação, suas indicações e contraindicações.

Medicações utilizadas nas taquicardias

- A maioria dos antiarrítmicos não está disponível no Brasil, o que pode limitar o tratamento de algumas arritmias. A seguir, estão listados alguns dos antiarrítmicos mais utilizados:
  - Adenosina (agentes purinérgicos): age nos níveis de adenosina monofosfato cí-

clica (AMPc). Tem início de ação rápida e meia-vida curta e, por isso, é uma medicação amplamente eficaz na reversão de taquicardias supraventriculares na sala de emergência. Seu principal mecanismo é o bloqueio temporário do NAV. A adenosina é a principal medicação utilizada na reversão das taquicardias paroxísticas supraventriculares (TPSV). A adenosina também é útil para facilitar o diagnóstico das taquicardias supraventriculares, já que, ao bloquearem o NAV, facilitam a identificação das ondas P, podendo facilitar a visualização das ondas F de *flutter*, por exemplo. Deve-se garantir monitorização contínua do ritmo cardíaco durante a sua utilização pois observa-se efeito de pausas e bloqueios durante a sua administração.

- Propafenona (grupo IC): pode ser usada, na emergência, na reversão da fibrilação atrial (FA) aguda em pacientes sem cardiopatia estrutural (sem valvopatias, disfunção ventricular e/ou isquemia aguda). Deve ser evitada em pacientes com disfunção ventricular, hipertrofia miocárdica devido ao maior risco pró-arrítmico. Possíveis efeitos colaterais: gosto metálico, bradicardias e broncoespasmo.
- Amiodarona (grupo III): bloqueia os canais de sódio, potássio, cálcio, tem propriedades alfa e betabloqueadoras e tem alta eficácia antiarrítmica. Pode ser utilizada em taquicardias regulares de QRS estreito quando refratárias às medidas iniciais (manobra vagal, adenosina e betabloqueadores). Pode ser usada em fibrilação atrial para estratégia de reversão química ou em menor dose para controle de frequência. Também empregada em TV hemodinamicamente estável. Pode ser utilizada tanto em pacientes com função ventricular preservada quanto em insuficiência cardíaca e em pacientes críticos. Pode causar hipotensão arterial principalmente se for administrada em infusão venosa rápida. Possíveis efeitos colaterais: hipertireoidismo, hipotireoidismo, depósito na córnea e na retina, coloração azul-acinzentada da pele, fotossensibilidade, disfunção hepática e pneumopatia. Em geral, causa prolongamento do intervalo QT.
- Sotalol (grupo III): indicado para extrassístoles atriais e ventriculares frequentes e sintomáticas. Pode ser usado para evitar recorrência de crises de algumas arritmias supraventriculares após sua reversão. A excreção é predominantemente renal, portanto deve-se evitar seu uso em pacientes com insuficiência renal. Pode causar broncoespasmo e prolongamento do intervalo QT.
- Sulfato de magnésio: indicado em *torsades de pointes* (TdP) ou arritmias relacionadas à hipomagnesemia.
- Procainamida (grupo IA): reduz a velocidade de elevação da curva do potencial de ação (fase 0) e prolonga a duração do potencial de ação.
- Pode ser usada em pacientes com taquicardia ventricular (TV) monomórfica e no controle da resposta ventricular na fibrilação atrial com pré-excitação. Deve ser usada apenas em pacientes com função ventricular preservada. Tem potencial efeito pró-arrítmico por alargamento do intervalo QT, podendo induzir a *torsades de pointes*. Outros possíveis efeitos colaterais: *rash* cutâneo, mialgia, vasculite e bradicardias. Pode gerar um resultado de FAN positivo ou até causar lúpus fármaco-induzido (raro).
- Lidocaína (grupo IB): encurta a duração do potencial de ação. Indicada contra TV monomórfica estável e função ventricular preservada, principalmente como segunda opção para TV refratária à amiodarona. Como não deprime a função ventricular, também é bem tolerada em pacientes com insuficiência cardíaca. Porém, comumente se obser-

vam efeitos de neurotoxicidade no seu uso prolongado. Os efeitos de neurotoxicidade por lidocaína são: tontura, parestesia, confusão mental, *delirium*, convulsão e coma.
- Fenitoína (grupo IB): anticonvulsivante com efeito antiarrítmico por bloqueio de canais de sódio. Indicação restrita a intoxicação digitálica para controle de pós-potenciais tardios.

Medicações utilizadas nas bradicardias

- Nos casos de bradiarritmias, fármacos podem ajudam na estabilização do quadro de bradicardia até a reversão da causa de base ou até o tratamento mais definitivo, como a passagem de marca-passo. As medicações que aumentam o cronotropismo e podem ser usadas em bradicardias estão resumidas na Tabela 2.
  - Atropina: é o medicamento de escolha nos quadros de bradicardias instáveis por ter boa disponibilidade, início de ação rápido e fácil administração. Entretanto, possui meia-vida muito curta (de minutos), promovendo reversão apenas transitória da bradicardia. A resposta de aumento do cronotropismo pela atropina depende da integridade estrutural do sistema de conduçao elétrico. Os bloqueios atrioventriculares de grau avançado, em geral, não respondem à atropina.
  - Dopamina: possui efeito cronotrópico positivo e pode ser utilizada para o tratamento de bradicardias sintomáticas. Possui maior utilidade quando o paciente apresenta resposta à atropina, pois, de maneira semelhante, também necessita de sistema de condução estruturalmente íntegro para sua ação.
  - Adrenalina: é mais potente que a dopamina para aumentar a frequência cardíaca e, assim como a dopamina, eleva o consumo de oxigênio do miocárdio, podendo piorar a isquemia em casos de infarto agudo do miocárdio.

QUAL É A ROTINA NA EMERGÊNCIA DO INCOR?

- Os pacientes que chegam à unidade de emergência do InCor apresentando arritmias são levados para a sala de emergência para monitorização de ritmo cardíaco, pressão arterial e oximetria, puncionar acesso venoso periférico, coleta de exames laboratoriais e são submetidos à realização de ECG de 12 derivações.
- A avaliação do estado hemodinâmico em conjunto com o diagnóstico eletrocardiográfico serve de guia para a estratégia a ser seguida.
- Em pacientes com taquiarritmias instáveis, tanto de QRS estreito como de QRS largo, o objetivo é reverter prontamente o quadro, evitando a parada cardiorrespiratória. Para isso, realiza-se a cardioversão elétrica sincronizada (CVES) após adequada sedação. Ver capítulo de taquicardias.
- Em taquicardias supraventriculares (TSV) estáveis, inicialmente é realizada manobra vagal e se não houver reversão é administrada adenosina. Caso não ocorra reversão após a segunda dose de adenosina, opta-se pelo uso de betabloqueador endovenoso (metoprolol ou esmolol), bloqueador de canal de cálcio endovenoso (diltiazem e verapamil, EV, no momento estão indisponíveis). A amiodarona pode ser utilizada em casos refratários.
- Nas crises de arritmias atriais (fibrilação atrial, taquicardia atrial e *flutter* atrial), estáveis, pode-se optar por controle de ritmo ou controle da frequência cardíaca. Deve-se considerar o tempo de apresentação da arritmia, situação clínica e preferência do paciente. Para reversão química, utiliza-se propafenona, restrita a pacientes com coração estruturalmente normal ou amiodarona. Para controle de frequência utilizam-se be-

TABELA 2 Medicações utilizadas no tratamento das arritmias na emergência

Medicação	Doses	Modo de administração	Efeitos colaterais
Adenosina	6 mg em *bolus*; pode-se repetir outro *bolus* de 12 mg, 1-2 minutos após a primeira administração	IV	Broncoespasmo, FA e assistolias breves
Procainamida	Ataque: 20-50 mg/minuto (dose máx.: 17 mg/kg) Manutenção: 1-4 mg/minuto	IV	Alargamento de QT; desencadeia *torsades de pointes*; hipotensão e choque
Propafenona	< 70 kg: 450 mg > 70 kg: 600 mg (dose máx.: 900 mg/dia)	VO	*Flutter* atrial com alta resposta ventricular; bradicardias, sintomas gastrointestinais, transtornos do sono, cefaleia, inquietação etc.
Amiodarona	Ataque: 150 mg em 10 minutos Manutenção: infusão contínua de 1 mg/minuto durante 6 horas, seguido de 0,5 mg/minuto por mais 18 h; (dose máx.: 2,2 g/24 h)	IV	Flebite, hipotensão e bradicardia, especialmente se a infusão é rápida; hipertireoidismo e hipotireoidismo, fibrose pulmonar, hepatotoxicidade, ataxia, miopatia e neuropatia, microdepósitos corneanos e coloração cinza-azulada da pele
Metoprolol	5 mg em 1-2 minuto; pode ser repetida a IV cada 5 minutos (dose máx.: 15 mg)	IV	Bradicardia, alterações de condução do NAV, broncoespasmo e hipotensão
Propranolol	Dose de 0,5-1 mg, lentamente Pode ser repetida após 10 minutos (dose máx.: 0,1 mg/kg)	IV	Bradicardia, alterações de condução do NAV, broncoespasmo e hipotensão
Diltiazem	0,25 mg/kg durante 2-3 minutos, seguido de infusão continua de 10 mg/h, ajustando-se conforme resposta por 24 horas	IV	Hipotensão acentuada em pacientes com insuficiência cardíaca; edema, cefaleia, palpitação, rubor, erupção cutânea, gota, dispepsia, vômito, prurido, dispneia, tontura
Verapamil	5-10 mg durante 1-2 minutos Pode repetir a cada 15-30 minutos (dose máx.: 20-30 mg)	IV	Hipotensão acentuada em pacientes com insuficiência cardíaca BAV, bradicardia, *rash*, náusea, dispneia, tontura, cefaleia; raramente: PCR, confusão, broncoespasmo, parestesia, Stevens-Johnson, sintomas psicóticos, urticária
Sulfato de magnésio	1-2g (8-16 mEq) diluídos em 100 mL de soro em 5-60 minutos seguidos da infusão de 0,5-2 g/h	IV	Fraqueza muscular, depressão do sistema nervoso central, depressão respiratória e hiporreflexia Hipotensão e assistolia com infusão rápida
Lidocaína	*Bolus* inicial de 1-1,5 mg/kg, pode ser repetido 0,5-0,75 mg/kg após 5-10 minutos (dose máx.: 3,0 mg/kg) Manutenção: 1-4 mg/minutos	IV	Tontura, sonolência, confusão, convulsão, parestesias, delírios, coma e arritmias
Atropina	0,5 mg (dose máx.: 3 mg) Repetir a cada 3-5 minutos	IV	Alucinação, tremores, constipação intestinal, boca seca, fadiga etc.
Dopamina	2-10 µg/kg/minuto em bomba de infusão contínua	IV	Náuseas, vômitos, taquicardia, cefaleia, hipertensão e vasoconstrição
Adrenalina	2-10 µg/minuto em bomba de infusão contínua	IV	Cefaleia, sonolência, taquicardia, tremor, náuseas e vômitos

FA: fibrilação atrial; IV: intravenoso; NAV: nó atrioventricular; PCR: parada cardiorrespiratória; VO: via oral.

tabloqueadores ou bloqueadores de canais de cálcio (se função ventricular preservada). Para pacientes com insuficiência cardíaca pode-se tentar controle com deslanosídeo (cedilanide) ou amiodarona.

- A primeira opção no tratamento de taquicardias ventriculares é a amiodarona, sendo eficaz para reverter e prevenir recorrência, em pacientes com ou sem insuficiência cardíaca, em especial na população de chagásicos. Usualmente utiliza-se uma dose inicial endovenosa de 6 a 7 mg/kg de ataque. A velocidade de infusão varia de 20 a 60 minutos de acordo com a ausência ou presença de disfunção ventricular, respectivamente. A dose de manutenção varia de de 900 a 1.200 mg em 24 horas em bomba de infusão contínua. Em situações de tempestade elétrica não responsiva à amiodarona, pode-se associar lidocaína e, se necessário, sulfato de magnésio.
- Em casos raros de arritmia ventricular idiopática, como TV fascicular, os bloqueadores de canais de cálcio ou adenosina podem ser utilizados. Em pacientes sem cardiopatia prévia, que se apresentam com taquicardia de QRS largo, estável, regular e monomórfica, admite-se o uso de adenosina para diagnóstico e tratamento, visto que esta será capaz de reverter possível taquicardia supraventricular com aberrância e geralmente não gera instabilidade quando usada nessas condições.
- A correção de distúrbios hidroeletrolíticos (hipocalemia e hipomagnesemia) é fundamental para a reversão das arritmias e estabilização do potencial de membrana das células miocárdicas e deve ser sempre lembrada. Tratar causas relacionadas a *triggers* das arritmias (febre, desidratação, infecção) também é indispensável para um adequado controle das arritmias.
- Quando administradas medicações antiarrítmicas a realização de eletrocardiograma deve ser frequente com o intuito de controle de possíveis efeitos colaterais pró-arrítmicos. Na utilização de fármacos que prolongam a repolarização (sotalol, procainamida, propafenona, amiodarona) deve-se monitorar o intervalo QT pois um intervalo criticamente prolongado (> 500 ms) pode levar a arritmias ventriculares polimórficas como *torsades de pointes* (TdP).
- O tratamento específico de cada arritmia encontra-se detalhado em outros capítulos deste livro.

BIBLIOGRAFIA RECOMENDADA

1. 2015 American Heart Association. Part 7: Adult advanced cardiovascular life support. Circulation. 2015;
2. 2016 ESC Guidelines for the management os atrial fibrillation developed in collaboration with EACTS. Eur Heart J. 2016;37(38):2893-962.
3. 2014 AHA/ACC/HRS guideline for the management of patients with atrial fibrillation: executive summary: a report of the American College of Cardiology/ American Heart Association Task Force on practice guidelines and the Heart Rhythm Society.
4. 2015 ACC/AHA/HRS Guideline for the management of adult patients with supraventricular tachycardia. J Am Coll Cardiol. 2015;67(13):e27-e115
5. Miller JM, Zipes DP. Therapy for cardiac arrhythmias. In: Bonow, Mann, Zipes, Libbs, et al. Braunwald's heart disease: a textbook of cardiovascular medicine. 9.ed. Philadelphia: Elsevier; 2011. p. 710-44.
6. Moreira DAR, Darrieux RCC. Estado atual do tratamento farmacológico das arritmias cardíacas. Rev Soc Cardiol Estado de São Paulo. 2013;23(1):44-55.
7. Zimerman LI, Fenelon G, Martinelli Filho M, Grupi C, Atié J, Lorga Filho A, et al. Sociedade Brasileira de Cardiologia. Diretrizes Brasileiras de Fibrilação Atrial. Arq Bras Cardiol. 2009;92(6 Suppl.1):1-39.
8. Zimerman LI, Peres A.Taquicardias atriais: diagnóstico e tratamento. In: Paola AAV, Barbosa MM, Guimarãe JI, editores. Livro texto da Sociedade Brasileira de Cardiologia. Barueri: Manole; 2012. p.1160-4.
9. Magalhães LP, Figueiredo MJO, Cintra FD, Saad EB, Kuniyoshi RR, Teixeira RA, et al. II Diretrizes brasileiras de fibrilação atrial. Arq Bras Cardiol. 2016;106(4Supl.2):1-22.

2

Abordagem de pacientes com síncope na emergência

Luciana Sacilotto
Denise Tessariol Hachul
Guilherme M. Guzman

OBSERVAÇÕES GERAIS BASEADAS EM EVIDÊNCIAS

Introdução

- Síncope é definida como uma perda transitória da consciência e tônus muscular atribuídos à hipoperfusão cerebral global transitória, caracterizada por início rápido, brevidade e recuperação espontânea.
- A descrição da síncope deve conter: tempo de história, fatores desencadeantes, posição (ortostase ou decúbito), relação com alimentação, estresse físico ou emocional, presença de sintomas premonitórios e descrição da sua duração e característica (escurecimento visual, dor torácica, palpitação, sudorese), ocorrência de trauma, tempo de perda de consciência, presença de palidez ou cianose, tonia muscular ou flacidez, além da descrição de sintomas residuais. A história clínica relatada por testemunhas é de grande valia.
- Outros dados relevantes na anamnese: medicamentos em uso, doenças previamente existentes, principalmente cardiovasculares, e história de morte súbita em familiares.
- No exame físico é importante a aferição da pressão arterial em decúbito dorsal e ortostase (3 minutos), verificação de estigmas de doença cardiovascular, pulmonar, neurológica ou ainda outras doenças sistêmicas.
- O diagnóstico diferencial de síncope com outras causas de perda da consciência, principalmente a epilepsia, é o primeiro passo do atendimento (Tabela 1 e Figura 1).

Escores de risco cardiovascular em pacientes com síncope

- O segundo passo é a estratificação de risco de morte súbita baseada na história clínica, no exame físico, no eletrocardiograma e na seleção de exames complementares (Tabela 2).
- A história clínica da síncope é a primeira abordagem e a principal ferramenta para estratificação de risco. Se a causa é identificável, recorre-se ao tratamento direcionado. Entretanto, quando o diagnóstico etiológico é indefinido, o risco de morte súbita está diretamente relacionado com a presença de doença cardíaca subjacente. Os exames complementares e a determinação de investigação intra ou extra-hospitalar devem ser baseados nessa avaliação.

TABELA 1 Diferenciação clínica entre tipos de síncope e convulsão

Parâmetros	Neurorreflexia	Arrítmica	Convulsão
Perfil clínico	Mulheres > homens Idade < 55 anos Dois ou mais episódios Posição ortostática prolongada, calor e emoção Sem MS familiar precoce	Homem > mulheres Idade > 55 anos Poucos episódios Durante estresse, posição supina	Idade < 45 anos Sem fator desencadeante
Sintomas premonitórios	Longa duração (> 5 s) Palpitação Visão borrada Náusea Calor Sudorese Escurecimento visual	Duração rápida (< 6 segundos) Palpitação menos comum	Aura repentina (*dèjá vu*, olfatória, gustatória ou visual)
Durante a perda de consciência (pelo observador)	Palidez Sudorese Pupilas dilatadas Frequência cardíaca reduzida Pressão arterial reduzida Incontinência Movimentos clônicos fugazes	Cianose (não palidez) Incontinência Movimentos clônicos fugazes	Cianose (não palidez) Espumar a boca Duração > 5 min Mordida de língua Desvio horizontal do olhar Aumento de frequência cardíaca e de pressão Incontinência é mais frequente Movimento tônico-clônico
Sintomas residuais	Sintomas residuais comuns Fadiga residual prolongada Orientação	Sintomas residuais incomuns (com exceção de dano cerebral) Orientação	Sintomas residuais comuns Recuperação prolongada Fadiga Cefaleia Desorientação Dor muscular

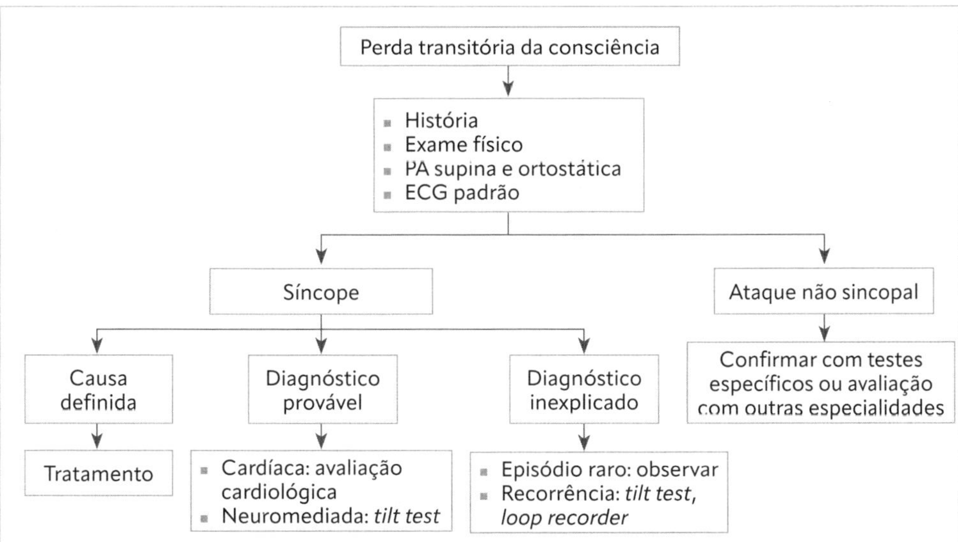

FIGURA 1 Investigação de síncope na unidade de emergência.
ECG: eletrocardiograma; PA: pressão arterial.

TABELA 2 Estratificação de risco na avaliação inicial em estudos populacionais prospectivos, com coorte de validação

Estudo	Fatores de risco	Escore	Desfechos	Resultados (coortes de validação)
S. Francisco Syncope Rule	1. ECG anormal 2. ICC 3. Dispneia 4. Hematócrito < 30% 5. PAS > 90 mmHg	Sem risco = zero pontos Com risco > 1	Eventos graves em 7 dias	Sensibilidade = 98% Especificidade = 56%
Martin et al.	1. ECG anormal 2. História de arritmia ventricular 3. História de ICC 4. Idade > 45 anos	Zero a 4 pontos (1 ponto cada)	Arritmia grave ou morte arrítmica em 1 ano	0 pontos = 0% 1 ponto = 5% 2 pontos = 16% > 3 pontos = 27%
Escore OESIL	1. ECG anormal 2. História de doença cardiovascular 3. Ausência de pródromos 4. Idade > 45 anos	Zero a 4 pontos (1 ponto cada)	Mortalidade em 1 ano	0 pontos = 0% 1 ponto = 0,6% 2 pontos = 14% 3 pontos = 29% 4 pontos = 53%
Escore EGSYS	1. Palpitação antes da síncope (+ 4 pontos) 2. ECG anormal ou doença cardíaca (+ 3 pontos) 3. Síncope durante esforço (+ 3 pontos) 4. Síncope supina (+ 2 pontos) 5. Pródromo autonômico (– 1 ponto) 6. Fatores precipitantes	Soma dos pontos	Mortalidade em 2 anos	< 3 pontos = 2% > 3 pontos = 21%
			Probabilidade de síncope cardíaca	< 3 pontos = 2% 3 pontos = 13% 4 pontos = 33% > 4 pontos = 77%

ECG: eletrocardiograma; ICC: insuficiência cardíaca congestiva; PAs: pressão arterial sistólica.

Classificação

Síncope neuromediada (ou síncope reflexa)

- A mais comum é a síncope vasovagal (SVV – 1°), desencadeada por ortostatismo prolongado, dor ou estresse emocional.
- Há outras situações que deflagram o reflexo vasovagal, como micção, tosse, punção venosa e outros (síncope situacional – 2°).
- A terceira categoria de síncope reflexa é a hipersensibilidade do seio carotídeo (HSC), que ocorre principalmente em homens idosos. É uma entidade clínica definida pela presença de sintomas ocasionados por rotação ou compressão da região cervical e reproduzidos pela massagem do seio carotídeo, pelo desencadeamento de bradicardia e/ou hipotensão inapropriadas.

Hipotensão ortostática

- Ocorre pela incapacidade de manter a pressão arterial adequada para uma boa perfusão cerebral, quando o indivíduo assume a posição ortostática.
- Na mudança postural, há perda de 500 a 1.000 mL de volume sanguíneo da região torácica para o sistema de capacitância venosa infradiafragmático. Consequentemente, há redução da pré-carga cardíaca e das pressões de enchimento ventricular, que geram o reflexo fisiológico para manutenção do débito cardíaco e da perfusão cerebral, manifestados principalmente pelo aumento

da frequência cardíaca, vasoconstrição periférica (especialmente em leito esplâncnico e em membros inferiores), ativação do sistema renina-angiotensina-aldosterona e contração miocárdica.

- As situações que comprometem essa resposta fisiológica e consequentemente reduzem o retorno venoso são hipovolemia, infecção (sepse), insuficiência cronotrópica secundária a medicações (betabloqueadores), disfunção autonômica central (ex., doença de Parkinson) ou periférica (ex., diabetes, doença renal crônica, amiloidose, neuropatia periférica autoimune, etc.) ou ainda perda de tônus muscular, que é mais comum em idosos.
- Considera-se presente a hipotensão postural quando há queda > 20 mmHg da pressão arterial sistólica ou > 10 mmHg da pressão arterial diastólica após 3 minutos da mudança de decúbito de supino para ortostático.

Arritmias cardíacas

- A hipoperfusão cerebral é consequência da redução do volume sistólico ejetado secundário aos extremos da frequência cardíaca (débito cardíaco = volume sistólico × FC).
- Deve-se considerar síncope arritmogênica quando evidenciado ao ECG: bradicardia persistente (< 40 bpm), pausas sinusais > 3s vigil, bloqueios atrioventriculares de alto grau, bloqueios de ramo alternantes (BRD ou BRE), TVNS ou TV sustentada paroxísticas ou alterações do intervalo QT.
- Quando a síncope ocorre por taquicardias em coração estruturalmente normal, também pode ser mediada pelo reflexo vasovagal decorrente da redução das pressões de enchimento intraventricular.
- A ocorrência de síncope por taquicardia ventricular no contexto da disfunção ventricular, das cardiopatias estruturais arritmogênicas (cardiopatia chagásica, displasia arritmogênica do ventrículo direito, cardiomiopatia hipertrófica) ou das canalopatias (síndrome do QT longo, síndrome de Brugada), por sua vez, é preditora de morte súbita cardíaca.

Síncope por doença grave cardiopulmonar

- Pode envolver mecanismo reflexo; entretanto, nesses casos, a causa da redução crítica do volume sistólico pode advir de evento com alta letalidade, como infarto agudo do miocárdio, dissecção de aorta, massas cardíacas (ex., mixoma), embolia pulmonar maciça ou estenose aórtica importante.

Síncope secundária a doença cerebrovascular

- Raramente causa hipoperfusão difusa cerebral, dada múltipla vascularização do polígono de Willis. Quando ocorre, deve-se considerar ataque isquêmico transitório envolvendo o sistema vertebrobasilar (sistema ativador reticular ascendente localizado no mesencéfalo) ou hemorragia subaracnoide.
- A síndrome de roubo de fluxo da subclávia pode levar à hipoperfusão cerebral, mas geralmente apresenta relação com esforço do membro onde há estenose crítica.

Perda transitória da consciência não sincopal

- Convulsão, hipoglicemia, concussão cerebral ou intoxicação não são consideradas causas de síncope, por não causarem hipoperfusão cerebral difusa e transitória.
- Pode-se suspeitar de pseudossíncope psicogênica, causa comum nessa categoria, pela descrição clínica e comprovada quando o médico presencia o episódio de colapso ou quando se documenta o episódio durante o *tilt test*.

Tratamento

- Sendo a síncope uma manifestação clínica de grande número de doenças subjacentes, o tratamento é direcionado à patologia de base.

- Desse modo, o tratamento, em algumas situações, visa a uma melhora da qualidade de vida e à diminuição das recorrências, enquanto, em outros casos, deve ser agressivo no sentido de prevenir a morte cardíaca (Tabela 3).
- Na síncope vasovagal, muitas medicações falharam em provar superioridade em relação ao tratamento não medicamentoso. Logo, tais medicações devem complementar o tratamento naqueles pacientes que mantêm sintomas, a despeito do cumprimento das orientações comportamentais.
- Existe controvérsia na indicação de marca-passo na síncope vasovagal com resposta cardioinibitória (pausa maior que 3 segundos). Recentemente publicado, o estudo ISSUE 3 (*International Study on Syncope of Uncertain Etiology*) define com maior precisão e coerência os pacientes que poderiam se beneficiar do implante de marca-passo definitivo: maiores de 40 anos, com síncopes recorrentes refratárias às medidas clínicas, e resposta cardioinibitória documentada espontaneamente, em Holter ou monitor de eventos implantável (*loop recorder*).

QUAL É A ROTINA NA EMERGÊNCIA DO INCOR?

- A particularidade do atendimento na Unidade de Emergência do InCor é que, em geral, o paciente é de alto risco por apresentar alguma cardiopatia de base.
- Em todos os casos, após avaliação inicial, aplicam-se os critérios de risco de morte súbita, relacionados na Tabela 4.
- A equipe de arritmia é então chamada e conduz a investigação, de acordo com o protocolo da unidade de síncope do serviço. O critério para a internação é a presença de um ou mais fatores de risco associados a uma anamnese não conclusiva (Tabela 4).

TABELA 3 Tratamento da síncope baseado na sua etiologia

Síndromes neuromediadas	Educação sobre a benignidade; evitar eventos precipitantes, reconhecimento dos sintomas premonitórios, manobras para abortar o episódio (p. ex., deitar-se, manobras de contrapressão). Evitar depleção volêmica, longos períodos em ortostase, ambientes fechados e quentes, punções venosas. Aumentar ingesta hidrossalina (na ausência de HAS). Exercício moderado, *tilt-training*. Drogas (recorrência frequente ou trauma associado): midodrina e/ou fludrocortisona.
Síndrome do seio carotídeo	Marca-passo cardíaco nas formas cardioinibitórias ou mistas. Para as formas vasodepressoras: tratamento semelhante ao da síncope vasovagal
Hipotensão ortostática	Evitar diuréticos, vasodilatadores e álcool. Evitar mudança brusca de postura, período prolongado em posição supina, ambientes quentes, exercício extenuante, refeições copiosas. Aumento da ingesta hidrossalina. Elevar a cabeceira da cama durante o sono. Em casos refratários: tratamento farmacológico (fludrocortisona, midodrina)
Síncope situacional	Evitar ou aliviar o evento deflagrador: tosse, defecação, micção, estresse emocional, dor intensa. Quando não é possível evitar evento deflagrador: manter volemia adequada, evitar ortostase longa.
Disfunção do nó sinusal	Marca-passo cardíaco (preferencialmente atrial ou dupla câmara)
Doença do sistema de condução atrioventricular	Marca-passo atrioventricular
Taquicardias supraventriculares ou ventriculares paroxísticas	Ablação por cateter. Drogas antiarrítmicas. Cardiodesfibrilador implantável.

HAS: hipertensão arterial sistêmica.

TABELA 4 Estratificação de risco na Unidade de Emergência do InCor. Critérios de internação ou observação por 24 horas após realização de exames complementares

Ausência de pródromos
Traumatismo associado à queda
No pico de um esforço físico
Idade superior a 65 anos
Cardiopatia estrutural e/ou eletrocardiograma alterado Síncope recente ou recorrente, na suspeita de arritmia hereditária e história de morte súbita em familiar com menos de 40 anos

- Uma vez optado pela internação, os pacientes devem ser mantidos sob monitorização contínua, por pelo menos 24 horas.
- Os exames complementares são selecionados para estratificar o risco e indicar o tratamento.
- A realização de eletrocardiograma é fundamental e deve ser o primeiro exame complementar, uma vez que situações de bradicardias ou taquicardias podem definir ou dar pistas do diagnóstico.
- A investigação laboratorial inclui a pesquisa de anemia, distúrbios eletrolíticos, que devem ser analisados como possíveis deflagradores de arritmias cardíacas, e troponina ultrassensível.
- Toda vez que houver suspeita de traumatismo cranioencefálico ou rebaixamento do nível de consciência, a tomografia de crânio sem contraste deve ser realizada.
- Se a avaliação inicial do paciente não for elucidativa, o ecocardiograma transtorácico pode ser útil para avaliar a presença de cardiopatia estrutural.
- Quando os sintomas são desencadeados pelo esforço, o teste ergométrico deve ser utilizado desde que não haja contraindicações (cardiopatias obstrutivas, evento isquêmico agudo ou suspeita de embolia pulmonar). O exame pode desencadear arritmias supra ou ventriculares, desmascarar uma doença do sistema de condução ou ainda reproduzir um reflexo vagal no período de recuperação do teste ergométrico.
- A partir da avaliação funcional, pode ser necessária angiotomografia de coronárias (baixo risco coronariano ou suspeita de coronárias anômalas) ou cineangiocoronariografia, a depender da probabilidade pré-teste de doença coronária.
- O Holter deve ser realizado quando há suspeita de síncope arritmogênica.
- Já a ressonância magnética cardíaca para pesquisa de realce tardio contribui, especialmente, quando a suspeita é taquicardia ventricular cicatricial ou quando se suspeita de cardiomiopatia inflamatória como miocardite ou sarcoidose.
- Os pacientes com síncope inexplicada e doença cardíaca estrutural têm alta mortalidade (> 30% em 1 ano), pelo maior risco de bradicardia ou taquiarritmias. Por esse motivo devem ser seguidos ambulatoriamente nos ambulatórios de especialidades do InCor mesmo que não haja diagnóstico definitivo na internação.
- Se a avaliação inicial não definir a etiologia da síncope, a investigação subsequente é feita por meio de estudo eletrofisiológico (no caso de pacientes com distúrbios de condução, ou disfunção ventricular) e por meio de monitorização prolongada (*loop recorder*) após alta, por 2 a 4 semanas ou ainda 1 a 2 anos no caso de dispositivo de monitorização implantável, com acompanhamento ambulatorial.
- O *tilt test*, em caso de síncope muito recorrente, pode ser realizado para reforço diagnóstico, quando a etiologia cardíaca foi afastada.
- Raramente, a avaliação autonômica é necessária no cenário da unidade de emergência, podendo ser solicitada em avaliação ambulatorial posterior.
- Em pacientes que já possuem dispositivos cardíacos de estimulação artificial, a equipe de marca-passo deve ser acionada para ava-

liação do sistema, podendo identificar disfunções do sistema, taquicardias mediadas ou não, ou descartá-las.

BIBLIOGRAFIA RECOMENDADA

1. Alboni P, Brignole M, Menozzi C, Raviele A, Del Rosso A, Dinelli M, et al. Diagnostic value of history in patients with syncope with or without heart disease. J Am Coll Cardiol. 2001;37:1921-8.
2. Calkins H, Zipes D. Hypotension and syncope. In: Braunwald E, Zipes D, Libby P. Heart disease: a textbook of cardiovascular medicine. 9.ed. Philadelphia: Saunders, 2011. p 885-94.
3. Calkins MD, Shyr Yu, Frumin H, Schork A, Morady F. The value of the clinical history in the differentiation of syncope due to ventricular tachycardia, atrioventricular block, and neurocardiogenic syncope. Am J Med. 1995;98:365-73.
4. Krahn A, Klein GJ, Yee R, Skanes AC. Randomized assesment of syncope trial. Convencional diagnostic testing versus a prolonged monitoring strategy. Circulation. 2001;104:46-51.
5. Macedo PG, Leite LR, Santos-Neto L, Hachul D. Tilt test: from the necessary to the indispensable. Arq Bras Cardiol. 2011;96(3):246-54.
6. Nils Edvardsson, VivekaFrykman, Rob van Mechelen, Mitro P, Mohii-Oskarsson A, Pasquié JL, et al. Use of an implantable loop recorder to increase the diagnostic yield in unexplained syncope: results from the PICTURE registry. Europace. 2010; Nov 19.
7. Puppala VK, Dickinson O, Benditt DG. Syncope: classification and risk stratification. J Cardiol. 2014;63(3):171-7.
8. Soteriades ES, Evans JC, Larson MG, Chen MH, Chen L, Benjamin EJ, et al. Incidence and prognosis of syncope. N Engl J Med. 2002;347:878-85.
9. Task Force for the Diagnosis and Management of Syncope; European Society of Cardiology (ESC); European Heart Rhythm Association (EHRA); Heart Failure Association (HFA); Heart Rhythm Society (HRS), Moya A, Sutton R, Ammirati F, Blanc JJ, Brignole M, Dahm JB, et al. Guidelines for the diagnosis and management of syncope (version 2009). Eur Heart J. 2009;30:2631-71.
10. Shen WK, Sheldon RS, Benditt DG, Cohen MI, Forman DE, Goldberger ZD, et al. 2017 ACC/AHA/HRS Guideline for the evaluation and managementof patients with syncope: a report of the American College of Cardiology/American Heart Association Task Force on Clinical Practice Guidelines, and the Heart Rhythm Society. Heart Rhythm. 2017.
11. The Task Force for the diagnosis and management of syncope of the European Society of Cardiology (ESC) Developed with the special contribution of the European Heart Rhythm Association (EHRA) Endorsed by: European Academy of Neurology (EAN), European Federation of Autonomic Societies (EFAS), European Federation of Internal Medicine (EFIM), European Union Geriatric Medicine Society (EUGMS), European Society of Emergency Medicine (EuSEM). Brignole M, Moya A, et al. 2018 ESC Guidelines for the diagnosis and management of syncope. Eur Heart J. 2018;39:1883-948.

3

Manejo das extrassístoles ventriculares na emergência

Natália Quintella Sangiorgi Olivetti
Mariana Lins Baptista Guedes Bezerra
Fernanda Farias Vianna
Alexandre de Matos Soeiro
Francisco Carlos da Costa Darrieux

OBSERVAÇÕES GERAIS BASEADAS EM EVIDÊNCIAS

Introdução

- Extrassístoles ventriculares (EEVV) são batimentos precoces reconhecidos ao eletrocardiograma (ECG) pela presença de complexo QRS prematuro, largo, usualmente de duração maior que 120 ms, com onda T oposta à deflexão do QRS e onda P dissociada do QRS (Figura 1).
- A morfologia do QRS ectópico dependerá do foco de origem: de modo geral, batimentos precoces originados no ventrículo direito terão morfologia de bloqueio de ramo esquerdo (BRE) e batimentos originados no ventrículo esquerdo terão morfologia de bloqueio de ramo direito (BRD). São exceções as extrassístoles ventriculares do trato de saída do ventrículo esquerdo, que podem ter morfologia de BRE com transição nas derivações precordiais direitas em V2 ou V3.
- As EEVV são comuns e ocorrem em um amplo espectro da população, podendo ocorrer tanto em população sem doença cardíaca estrutural quanto em pacientes com cardiopatia. A presença ocasional de extrassístole ventricular, em pessoas aparentemente saudáveis, é identificada em aproximadamente 1% no ECG de 12 derivações de rotina e em até 80% no Holter de 24 horas.
- A maior parte das EEVV é observada em pacientes com coraçao estruturalmente normal. Porém, a sua ocorrência deve desencadear uma investigação clínica direcionada pois as EEVV podem ser a primeira manifestação de uma doença cardíaca estrutural, de alguma alteração endócrina (hipotireoidismo e hipertireoidismo) ou metabólica (hipocalemia e hipomagnesemia).

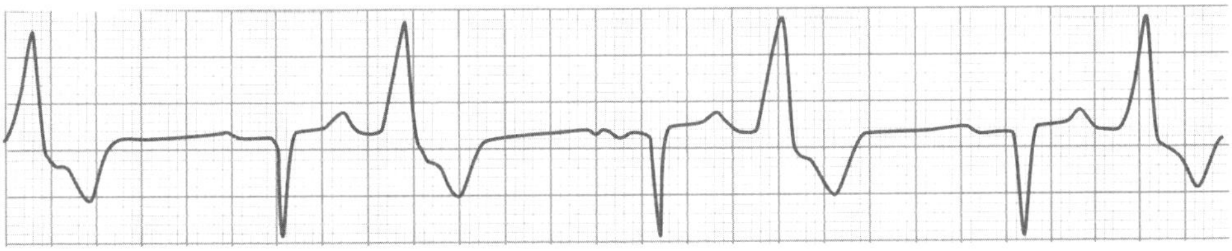

FIGURA 1 Exemplo de bigeminismo ventricular.

- As extrassístoles monomórficas idiopáticas ocorrem em indivíduos com coração normal, com origem mais frequente no trato de saída do ventrículo direito e, portanto, com morfologia de BRE com eixo inferior. Nesse grupo, o risco de evento cardiovascular é semelhante ao da população geral e as EEVV apresentam remissão espontânea em até dois terços dos casos.
- O prognóstico do paciente que apresenta arritmia ventricular está relacionado à doença de base e a necessidade de tratamento específico com antiarrítmico depende da presença de sintomas e da densidade das EEVV.
- Em pacientes com cardiopatia estrutural e EEVV, o tratamento da doença de base em si pode reduzir ou resolver as EEVV. Por exemplo, na cardiomiopatia hipertensiva, obter um bom controle da hipertensão arterial pode ser suficiente para remissão das EEVV.
- Em pacientes sem cardiopatia estrutural, que tenham arritmia ventricular idiopática, o tratamento farmacológico com antiarrítmico deve ser instituído se o paciente tiver sintomas associados às extrassístoles e com o objetivo de melhora dos mesmos.
- Considera-se um risco aumentado de taquicardiomiopatia quando a densidade das EEVV é maior que 20% e, nesses casos, recomenda-se tratamento independente da presença de sintomas.

Mecanismos

- Os mecanismos responsáveis pelas EEVV podem ser explicados principalmente por alterações na formação ou na condução do impulso.
  - Reentrada: é o mecanismo mais comum. As EV reentrantes ocorrem com atraso de condução e bloqueio unidirecional. Elas são caracteristicamente observadas em pacientes com evidência de fibrose miocárdica.
  - Automatismo aumentado: está relacionado com anormalidades eletrolíticas ou isquemia aguda e é intensificado pelo aumento de catecolaminas. Estas condições tendem a reduzir o potencial transmembrana diastólica, resultando em despolarização prematura. O principal local de origem de EEVV por automaticidade anormal é a camada das fibras de Purkinje.
  - Atividade deflagrada: ocorre por uma pós-despolarização precoce ou tardia em células de Purkinje ou no miocárdio ventricular. Tal atividade elétrica pode ocorrer em diversas condições, incluindo hipocalemia, isquemia, excesso de cálcio intracelular e toxicidade de fármacos (por exemplo digitálicos). Se o disparo repetitivo permite que essas pós-despolarizações alcancem um potencial limiar, as EV serão geradas e podem se perpetuar.

Como investigar

- É preciso realizar uma anamnese bem dirigida, procurando identificar a presença de palpitações, sintomas associados, dor torácica, dispneia, síncope, infecção recente (pensando em miocardite) e morte súbita na família.
- Avaliação detalhada do ECG pode sugerir a etiologia da cardiopatia de base, como: sinais de doença coronariana (inversão de onda T, infradesnivelamento de ST), cardiopatia hipertensiva (sobrecarga atrial ou ventricular), cardiopatia arritmogênica de ventrículo direito (onda épsilon em V1 e inversão de onda T de V1 a V3) e canalopatias específicas (intervalo QT longo, intervalo QT curto, supradesnivelamento de ST de V1-V3 com padrão de Brugada tipo 1).
- A avaliação da radiografia do tórax deve ser sempre valorizada na busca de sinais de congestão pulmonar e aumento de câmaras cardíacas que sugerem a presença de cardiopatia estrutural.
- Os pacientes devem realizar exames laboratoriais para avaliar hormônios tireoidianos,

distúrbios eletrolíticos, isquemia e intoxicação medicamentosa.

- O teste ergométrico pode ser útil para a avaliação do comportamento das EEVV ao esforço físico, auxiliando de forma simples e prática na estratificação de risco não invasiva da arritmia ventricular. O aumento de extrassístoles no pico do esforço está associado a comportamento adrenérgico e maior risco de evento cardíaco. Ao contrário, a ocorrência das EEVV em repouso com supressão no pico do esforço sugere comportamento vagal e menor risco de evento cardíaco.
- O ecocardiograma é um exame fundamental para se avaliar a presença de cardiopatia estrutural.
- Em casos selecionados, a realização de ressonância magnética cardíaca (RMC) pode permitir a avaliação de presença de realce tardio que se associa a presença de fibrose e mecanismo de reentrada para EEVV. O realce tardio e a fibrose miocárdica podem estar relacionados a cardiomiopatia isquêmica, cardiopatia chagásica, cardiomiopatia arritmogênica de ventrículo direito (CAVD), cardiomiopatia hipertrófica (CMH) e miocardite.
- Quando há dificuldades na disponibilidade da RMC, pode-se utilizar o eletrocardiograma de alta resolução (ECGAR). O ECGAR é um registro que permite a detecção de potenciais tardios que podem ser observados na porção final do QRS e que representam áreas de condução elétrica lenta e fracionada. A presença desses potenciais tardios indica substrato de reentrada.
- Exemplos de condições patológicas nas quais as EEVV são frequentemente vistas: cardiopatias valvares, cardiomiopatia hipertensiva, cardiomiopatia hipertrófica, cardiomiopatia dilatada, cardiomiopatia isquêmica, doença de Chagas com ou sem disfunção ventricular, pós-operatório tardio de tetralogia de Fallot, CAVD, síndrome de Brugada, taquicardia ventricular polimórfica catecolaminérgica (TVPC).

Tratamento das EV

Quem tratar?

- Não há evidências claras de que a supressão de EEVV melhore a sobrevida ou o risco cardiovascular e arrítmico em pacientes que não tiveram um evento arrítmico importante. Dessa forma, as indicações para o uso de fármacos antiarrítmicos para a supressão de EEVV são em pacientes sintomáticos ou para pacientes com alta densidade EEVV com risco de taquicardiomiopatia.
- Os pacientes diagnosticados com doença cardíaca estrutural subjacente deverão receber tratamento direcionado para a doença de base que, em muitos casos, também reduzirá a frequência de EEVV, como por exemplo uso dos betabloqueadores no tratamento da insuficiência cardíaca, o bom controle pressórico na cardiomiopatia hipertensiva e o tratamento da isquemia na doença arterial coronariana.

Como tratar?

- Podemos utilizar betabloqueadores, propafenona, sotalol ou mesmo amiodarona. Para casos selecionados, muito sintomáticos, refratários e com EEVV monomórficas, pode ser proposta a realização de estudo eletrofisiológico para realizar ablação por radiofrequência com objetivo de resolver as EEVV.
- De modo geral, pacientes com cardiopatia estrutural e/ou genética necessitam de acompanhamento com especialista, tratamento da doença de base, terapia antiarrítmica específica e, em alguns casos, precisam ser avaliados para consideração sobre implante de cardiodesfibrilador implantável (CDI).
- É necessário atentar para o efeito pró-arrítmico das terapias medicamentosas e para con-

traindicações específicas, conforme abordadas no capítulo de fármacos antiarrítmicos.

QUAL É A ROTINA NA EMERGÊNCIA DO INCOR?

- O atendimento de indivíduos com EEVV na Unidade de Emergência do InCor é frequente em razão da alta complexidade e prevalência de doença cardíaca estrutural nos pacientes acompanhados.
- Todos os pacientes atendidos no pronto-socorro do InCor, com sintomas possivelmente relacionados à presença de EEVV, passam por avaliação clínica. A realização de ECG é prioritária para confirmar o diagnóstico, e a presença de sintomas como dispneia, dor torácica, síncope e pré-síncope é avaliada.
- Os sinais vitais básicos como frequência cardíaca, pressão arterial, frequência respiratória, oximetria, ausculta cardíaca e pulmonar, nível de consciência e perfusão periférica devem ser obtidos na admissão. A aferição da frequência cardíaca deve ser feita também por meio da palpação do pulso arterial para se avaliar a frequência efetiva, pois não é raro que o paciente apresente frequência adequada pelo ECG ou ausculta, mas com frequência efetiva reduzida, o que justifica os sintomas relacionados. Isso ocorre porque, pela precocidade das EEVV, elas podem não resultar em contração ventricular efetiva.
- Os pacientes são submetidos à coleta de exames gerais (hemograma, sódio, potássio, ureia, creatinina, magnésio, cálcio e troponina) e radiografia de tórax. A presença de distúrbios hidroeletrolíticos ou isquemia miocárdica aguda devem guiar ao tratamento adequado para correção de eletrólitos e tratamento da isquemia coronariana. Se houver suspeita de isquemia, exames complementares como cintilografia de perfusão miocárdica (preferencialmente com teste de esforço) ou cineangiocoronariografia (conforme a estratificação clínica do paciente) deverão ser solicitados.
- Pacientes com baixa frequência de EEVV ao ECG, pulso efetivo adequado, sem sintomas de gravidade relacionados, sem suspeita de isquemia aguda e com exames gerais sem alterações podem ser encaminhados para acompanhamento e tratamento ambulatorial, sem necessidade de exames adicionais.
- Nos pacientes que permanecem internados, a realização de ecocardiograma é fundamental. Esse exame é capaz de determinar a presença de disfunção global ou segmentar, doenças cardíacas estruturais específicas e valvopatias.
- A presença de cardiomiopatias específicas, como valvopatias, cardiomiopatia hipertrófica e cardiomiopatia arritmogênica de ventrículo direito, o tratamento deve ser direcionado para cardiopatia de base.
- Se o paciente apresenta sinais e/ou sintomas de gravidade associados e não tolera o uso de medicamentos propostos e/ou a frequência de EV não melhorou após as medidas tomadas, deve-se considerar a indicação de estudo eletrofisiológico para ablação do foco arritmogênico.
- O resumo do atendimento realizado no InCor encontra-se na Figura 2.

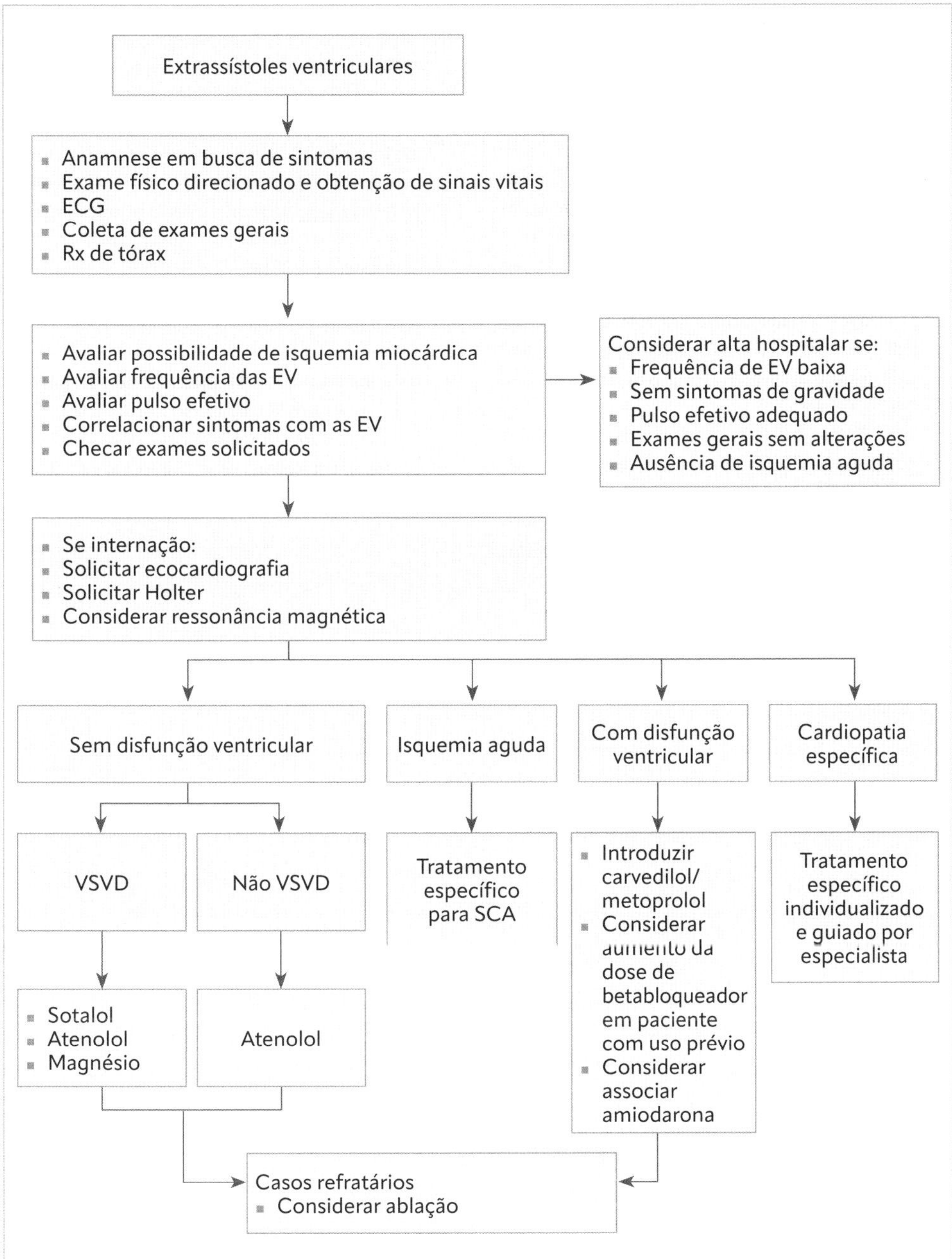

FIGURA 2 Fluxograma de atendimento de extrassístoles ventriculares no InCor.
ECG: eletrocardiograma; EV: extrassístoles ventriculares; SCA: síndrome coronária aguda; VSVD: via de saída de ventrículo direito.

BIBLIOGRAFIA RECOMENDADA

1. Braunwald, E, Libby P, Bonow RO, Mann DL, Zipes DP. Tratado de doenças cardiovasculares. 8.ed. Rio de Janeiro: Elsevier; 2010. p. 733-61.
2. Brodsky M, Wu D, Denes P, Kanakis C, Rosen KM. Arrhythmias documented by 24 hour con- tinuous electrocardiographic monitoring in 50 male medical students without apparent heart disease. Am J Cardiol. 1977;39(3):390.
3. Falco CN, Grupi C, Sosa E, Scanavacca M, Hachul D, Lara S, et al. Successful improvement of frequency and symptoms of premature complexes after oral magnesium administration. Arq Bras Cardiol. 2012;98(6):480-7.
4. Giles K, Green MS. Workup and management of patients with frequent premature ventricular contractions.Can J Cardiol. 2013;29(11):1512-5.
5. Gizzi JC, Sierra-Reyes CA. Extra-sístoles ventriculares: quando e como tratá-las. RELAMPA. 1996;9(3):136-51..
6. Gupta S, Figueredo VM. Tachycardia mediated cardiomyopathy: Pathophysiology, mechanisms, clinical features and management. Int J Cardiology. 2014;172(1):40-6.
7. Ling Z, Liu Z, Su L, Zipunnikov V,Wu J, Du H et al. Radiofrequency ablation vs. antiarrhythmic medication for treatment of ventricular premature beats from the right ventricular outflow tract: A prospective randomized study. Circ Arrhythm Electrophysiol. 2014.
8. Martinelli M, Zimerman LI. Bases fisiopatológicas das arritmias cardíacas. v. 1. São Paulo:Atheneu; 2008. p. 87-96.
9. Sobotka PA, Mayer JH, Bauernfeind RA, Kanakis C Jr, Rosen KM. Arrhythmias documented by 24-hour continuous ambulatory electrocardiographic monitoring in young women without apparent heart disease. Am Heart J. 1981;101(6):753.

4

Fibrilação atrial

João Bosco Breckenfeld
Thiago Nunes Pereira Leite
Laís de Oliveira Toledo
Francisco Carlos da Costa Darrieux

OBSERVAÇÕES GERAIS BASEADAS EM EVIDÊNCIAS

Introdução

- A fibrilação atrial (FA) é a arritmia mais comum da prática clínica, sendo caracterizada pela ausência de ondas P e intervalo irregular entre os complexos QRS no eletrocardiograma (ECG).
- Estima-se que um em cada quatro indivíduos, após os 50 anos de idade, irá desenvolver pelo menos um episódio de FA ao longo da vida.
- A prevalência aumenta de 0,1% em adultos com menos de 55 anos para 9% naqueles com 80 anos ou mais de idade. É maior em homens em relação às mulheres (1,1 *versus* 0,8%); e em brancos em relação a negros (2,2 *versus* 1,5%).
- O aumento da prevalência de FA também é atribuído à detecção mais precoce de FA silenciosa, além do aumento da longevidade e das comorbidades, como hipertensão arterial sistêmica (HAS), diabetes melito (DM) e doença coronária.
- Pode levar à redução significativa do status funcional e da qualidade de vida dos pacientes acometidos. Aumenta entre 1,5 e 1,9 vezes a mortalidade por deterioração hemodinâmica, consequente do aumento da frequência cardíaca (FC), da perda de sincronia atrioventricular (AV) e da disfunção progressiva do átrio e do ventrículo esquerdo, além de aumentar o risco de acidente vascular cerebral (AVC) e outros eventos embólicos causados por trombos atriais, incluindo aumento de distúrbios cognitivos.

Fatores de risco e doenças associadas

- HAS e doença arterial coronariana (DAC) (pós-infarto agudo do miocárdio ou cardiomiopatia isquêmica) são as comorbidades mais comuns presentes nos pacientes com FA nos países desenvolvidos.
- A FA é uma forma infrequente de manifestação de infarto agudo do miocárdio (IAM) ou isquemia na ausência de outros sinais e sintomas de DAC, porém com pior significado prognóstico.
- As lesões valvares que levam à estenose ou insuficiência significativa estão associadas ao desenvolvimento de FA, em especial as valvulopatias mitrais. Com a incorporação dos anticoagulantes orais de ação direta (DOAC) na prática clínica, o conceito atual de FA valvar inclui: estenose mitral moderada a grave e pacientes com próteses valvares.

- FA e insuficiência cardíaca (IC) frequentemente ocorrem juntas, sendo comum a relação causa e efeito entre ambas. Apresentam fatores de risco similares e compartilham de fisiopatologia comum. Quando a FA ocorre na forma persistente ou permanente, com alta resposta ventricular, pode predispor à taquicardiomiopatia. Paciente com IC e FA apresenta pior prognóstico e mortalidade tanto para fração de ejeção (FE) reduzida como para FE preservada
- Nos pacientes com cardiomiopatia hipertrófica (CMH), a FA está presente em 10 a 28%, porém sua importância prognóstica nesse contexto ainda é incerta.
- A FA também está associada a patologias pulmonares, como doença pulmonar obstrutiva crônica (DPOC) e embolia pulmonar. Nessas patologias, também é mais comum a ocorrência de flutter atrial.
- Pacientes com síndrome metabólica, obesidade, síndrome de apneia obstrutiva do sono (SAOS), DM e hipertireoidismo também são mais propensos ao desenvolvimento de FA.
- A incidência de FA pós-operatória varia de acordo com o procedimento. É pouco frequente entre as cirurgias não cardíacas, relacionando-se mais às torácicas. Entre as cirurgias cardíacas, ocorre em torno de 30 a 40% das revascularizações, 37 a 50% das cirurgias valvares e 60% das cirurgias combinadas (revascularização e valvar).
- Outros fatores de risco relacionados à FA são insuficiência renal crônica, fatores genéticos, disfunção autonômica, hipomagnesemia, consumo de álcool, medicamentos e alguns perfis de atletas de alta performance.

Patogênese

- A FA está geralmente associada a uma doença cardíaca de base em que haja aumento do átrio esquerdo, aumento da pressão intra-atrial ou inflamação atrial.
- A maioria dos episódios de FA paroxística é desencadeada por extrassístoles atriais. Os focos ectópicos estão geralmente localizados próximos das veias pulmonares, mas podem também se localizar nos átrios direito e em outras regiões do átrio esquerdo.
- As mudanças na eletrofisiologia atrial são muito importantes da patogênese da FA. Na fase paroxística predominam os "gatilhos", ao passo que nas fases persistente ou permanente ocorre o desenvolvimento de múltiplos focos de reentrada randômica e uma redução do período refratário atrial.

Classificação

- A classificação proposta pelo ACC/AHA/ESC da FA a divide em cinco subtipos:
  - FA inicialmente detectada: primeiro diagnóstico, independente de sua duração ou presença de sintomas.
  - FA paroxística: que é revertida espontaneamente ou com intervenção médica em até 7 dias de seu início.
  - FA persistente: duração superior a 7 dias.
  - FA persistente de longa duração: duração maior que 12 meses, quando se decidiu tentar controle de ritmo.
  - FA permanente: quando não há perspectiva de restabelecer o ritmo sinusal. Também conhecida como FA aceitada.
- FA subclínica (silenciosa) é um termo usado e definido por episódios assintomáticos de FA, detectados por técnicas de monitorização prolongada, em indivíduos sem diagnóstico prévio.

Quadro clínico

- Nem todos os pacientes com FA são sintomáticos e, entre os que são, há uma grande variedade de sintomas. Informações como início dos sintomas, data de descoberta, frequência e duração dos episódios e severidade dos sintomas são muito importantes na decisão terapêutica.
- Os sintomas típicos associados à FA são palpitações, taquicardia, fadiga, fraqueza, tontura,

TABELA 1 Escore de sintomas (European Heart Rhythm Association – EHRA)

EHRA	Sintomas	Descrição
I	Nenhum	Fibrilação atrial não causa sintomas
IIa	Leves	Atividades habituais não geram sintomas
IIb	Moderados	Atividades habituais não geram sintomas,mas apresenta sintomas
III	Severos	Atividades habituais geram sintomas
IV	Incapacitante	Limitado por sintomas

redução da capacidade de realização de exercício, aumento do volume urinário e dispneia.

- Sintomas mais graves são dispneia ao repouso, angina, pré-síncope, síncope (infrequente). Alguns pacientes também podem ter eventos tromboembólicos e/ou AVC como primeira apresentação.
- Os episódios podem ser precipitados por exercício, emoções ou ingestão aguda de grande quantidade de álcool. Em outros casos, podem ser precipitados durante o sono ou no período pós-prandial.

Eletrocardiograma

- Exame necessário para fazer o diagnóstico de FA.
- Caracteriza-se por ausência de onda P e irregularidade entre os complexos QRS (Figura 1).
- Outros aspectos a serem avaliados ao ECG são: critérios para sobrecarga ventricular esquerda, áreas inativas sugestivas de IAM prévio e miocardiopatia isquêmica, pré-excitação, bloqueios de ramo (doença do sistema de condução) e intervalo QT (risco potencial para terapia antiarrítmica).
- Algumas doenças mais raras podem estar associadas com FA, devendo ser pesquisados ao ECG, por exemplo, padrão de Brugada, QT curto e QT longo congênitos.

Ecocardiograma

- O ecocardiograma transtorácico é importante para avaliação do tamanho e volume dos átrios, da função sistólica dos ventrículos e da função diastólica do ventrículo esquerdo (VE), detecção de valvopatias, hipertrofia do ventrículo esquerdo, doen-

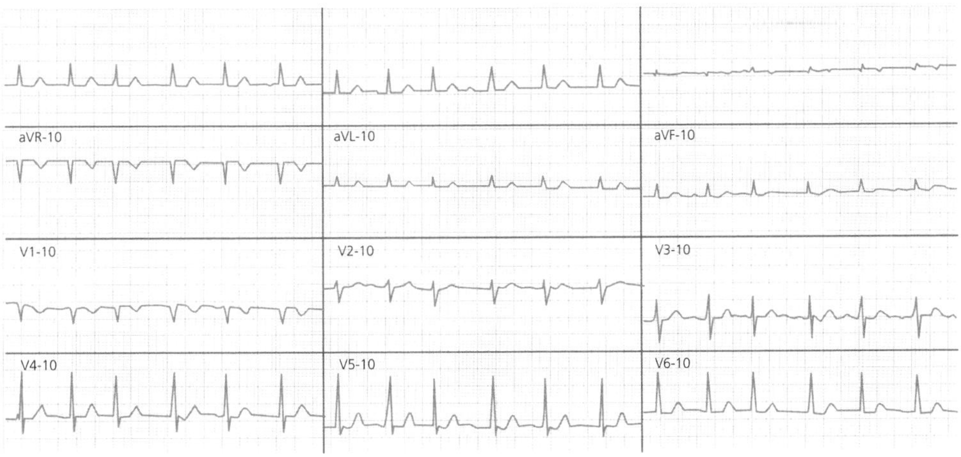

FIGURA 1 Eletrocardiograma com FA mostrando ausência de onda P e intervalo RR irregular.

ças do pericárdio e estimativa de pressões ventriculares.

- O ecocardiograma transesofágico é um exame mais sensível para identificação de trombo no átrio e apêndice atrial esquerdo e pode ser usado para otimizar a anticoagulação antes da cardioversão ao ritmo sinusal.

Exames adicionais

- Exames laboratoriais basais para avaliação da função renal, eletrólitos, investigação de diabetes e de hipertireoidismo devem ser realizados na avaliação inicial.
- Recomendam-se provas isquêmicas funcionais para pacientes com fatores de risco para DAC como guia na escolha de terapia antiarrítmica, pois alguns antiarrítmicos são contraindicados em pacientes com DAC.
- Holter de 24 horas ou gravadores de eventos como *loop recorder*, para avaliar se há FA intermitente não capturada em eletrocardiograma de rotina e para análise da resposta ventricular, especialmente em indivíduos com estratégia de controle de frequência.

Tratamento

- Existem duas questões que devem ser feitas precocemente ao se diagnosticar FA em um paciente: há necessidade da prevenção de eventos embólicos? Qual será a estratégia terapêutica: controle de frequência ou controle do ritmo?
- Todos os pacientes com FA devem ser avaliados quanto à necessidade de anticoagulação. Um dos escores de risco de AVC e tromboembolismo mais recomendado é o CHA2DS2-VASc (Tabela 2).
- Para a avaliação do risco de sangramento, o critério mais utilizado é de HAS-BLED (Tabela 3), que serve como norteador para a escolha racional e cautelosa da anticoagulação.

Prevenção de tromboembolismo

- Há duas indicações de anticoagulação na FA: em curto prazo, àqueles pacientes de baixo risco tromboembólico em que se opta pela estratégia de controle do ritmo e se realiza cardioversão ao ritmo sinusal; e, em longo prazo, naqueles que preenchem critérios para anticoagulação crônica.
- A terapia antitrombótica para prevenir tromboembolismo é recomendada para todos os pacientes com FA, exceto aqueles com FA isolada sem outros fatores de risco, e naqueles com contraindicação para a mesma.
- De acordo com as últimas diretrizes brasileiras e internacionais, a prevenção do tromboembolismo em pacientes com FA que serão submetidos à cardioversão deve

TABELA 2 Critério de CHA2DS2-VASc

	Descrição	Pontos
C	Insuficiência cardíaca	1
H	Hipertensão	1
A2	Idade (> 75 anos)	2
D	*Diabetes mellitus*	1
S2	AIT ou AVC prévio	2
V	Doença vascular (IAM prévio, doença arterial periférica ou placa aórtica)	1
A	Idade (65-74 anos)	1
Sc	Sexo (se feminino)	1

Pontuação > 2 justifica a indicação de anticoagulante oral. AIT: ataque isquêmico transitório; AVC: acidente vascular cerebral.

TABELA 3 Critério de HAS-BLED

	Fator de risco	Pontos
H	Hipertensão arterial (PAS > 160 mmHg)	1
A	Disfunção renal = ClCr < 50 mL/min ou creatinina > 2,26 mg/dL ou hemodiálise ou transplante renal	1
	Disfunção hepática = [bilirrubina > 2 X LSN + (AST ou ALT ou FALC ≥ 3 X LSN)] ou cirrose hepática	1
S	AVC prévio	1
B	Sangramento prévio ou predisposição a sangramentos	1
L	RNI lábil ou < 60% do tempo na faixa terapêutica	1
E	Idade > 65 anos	1
D	Drogas (AINE/AINH, antiplaquetários)	1
	Abuso de álcool (> 20 U por semana)	1

Pontuação > 3 indica maior cautela na decisão de anticoagulação. AINE/AINH: anti-inflamatório não esteroidal hormonal; AVC: acidente vascular cerebral; ClCr: clearance de creatinina; LSN: limite superior da normalidade; PAS: pressão arterial sistólica.

ser realizada nos pacientes com FA há mais de 48 horas ou quando a duração é incerta. Também deve ser considerada nos casos com alto escore CHA2DS2-VASc, independente do tempo de instalação da FA.

- Recomenda-se anticoagulação efetiva (manter INR entre 2,0 e 3,0 ou novo anticoagulante) por 3 semanas antes e 4 semanas após a cardioversão. Uma opção seria a realização do ecocardiograma transesofágico para pesquisa de trombos no átrio esquerdo e no apêndice atrial esquerdo. Se não houver, pode-se realizar cardioversão imediatamente após iniciar heparina parenteral. Esta deve ser mantida até ser atingido alvo de anticoagulação efetiva com varfarina, totalizando 4 semanas de anticoagulação após a cardioversão.
- Caso seja identificado trombo no átrio ou no apêndice, a cardioversão deve ser suspensa e deve-se administrar anticoagulante para realização de anticoagulação efetiva por 3 semanas antes e 4 semanas após. Nesses pacientes, é apropriado manter a anticoagulação oral por longo período mesmo após reversão a ritmo sinusal, porque o risco de tromboembolismo permanece alto.
- A seleção do agente anticoagulante deve se basear no risco absoluto de AVC e de sangramento e na relação entre risco e benefício para o paciente.
- A anticoagulação é recomendada a pacientes de alto risco de evento tromboembólico (dois ou mais fatores de risco considerando o escore CHA2DS2-VASc).
- Se o critério de CHA2DS2-VASc só pontuar pelo sexo feminino, não é obrigatória a anticoagulação oral crônica.
- Nos pacientes com próteses mecânicas, o alvo de INR varia conforme o tipo de prótese, mantendo-se INR entre 2,5 e 3,5 em posição mitral.
- Atualmente, quatro ACO de ação direta (DOAC) foram disponibilizados na prática clínica para prevenção de fenômenos tromboembólicos em pacientes portadores de FA não valvar. Trata-se dos inibidores diretos do fator Xa, como a rivaroxabana, a apixabana e a edoxabana, e o inibidor do fator IIa, dabigatrana.
- Os estudos randomizados e controlados com os DOAC são: RE-LY (dabigatrana), ROCKET-AF (rivaroxabana), ARISTOTLE (apixabana) e ENGAGE-AF (edoxabana).

- Todos estes estudos demonstraram redução de sangramento intracraniano e AVCH em relação ao comparador varfarina, com diferença estatística.
- O estudo RE-LY (dabigatrana) demonstrou que a dose de 150 mg duas vezes ao dia foi superior à varfarina na redução de AVC total e isquêmico, com taxa semelhante de eventos hemorrágicos. Já a dose de 110 mg duas vezes ao dia foi não inferior no desfecho de eficácia, porém com menor taxa de sangramentos.
- O estudo ROCKET-AF (rivaroxabana) demonstrou que o fármaco (a maioria dos pacientes com dose de 20 mg) apresentou não inferioridade em relação à varfarina na proteção de eventos tromboembólicos e em relação aos sangramentos totais. A dose de 15 mg uma vez ao dia foi preconizada nos pacientes com clearance de creatinina entre 30 e 49 mL/min.
- O estudo ARISTOTLE (apixabana) demonstrou que o fármaco foi superior na prevenção do AVC total e não inferior na prevenção do AVC isquêmico, porém com menor taxa de sangramentos maiores. A principal dose estudada foi de 5 mg a cada 12 horas, sendo a dose de 2,5 mg a cada 12 horas preconizada para os pacientes com pelo menos dois dos três fatores de risco (idade maior ou igual a 80 anos; menos de 60 kg; creatinina > 1,5 mL/dL).
- A edoxabana foi avaliada pelo estudo ENGAGE-AF (randomizado, com três braços varfarina, edoxabana alta dose e edoxabana baixa dose), demonstrando-se não inferior à varfarina, tanto no regime de alta dose (60 mg uma vez ao dia), quanto no regime de baixa dose (30 mg uma vez ao dia). A dose foi reduzida à metade da dose indicada quando presente um dos seguintes: clearance de creatinina inferior a 50 mL/min, peso inferior a 60 kg e uso concomitante de inibidores potentes da glicoproteína P, como o verapamil.
- O uso de DOAC em pacientes com programação de cardioversão eletiva é plausível, sendo atualmente mais estudados a rivaroxabana (estudo X-Vert) e a dabigatrana (subanálise de 1.989 cardioversões do RE-LY). O ecotransesofágico deve ser considerado nos casos em que existe alguma dúvida na adesão do paciente ao tratamento.
- De rotina, os DOAC são indicados em pacientes com FA, com exceção de pacientes com estenose mitral reumática ou próteses valvares metálicas. Pacientes valvares não enquadrados nesses dois grupos podem ser anticoagulados com DOAC, no entanto, essa recomendação é baseada apenas em subanálises de estudos e ainda deve ser individualizada.

Controle da frequência cardíaca versus ritmo

- O tratamento crônico da fibrilação atrial baseia-se em três pilares, sendo eles a anticoagulação, o melhor controle dos sintomas e o manejo de riscos cardiovasculares e comorbidades.
- Há duas estratégias principais para manejo dos sintomas dos pacientes com FA: controle da FC ou controle do ritmo.
- A estratégia de controle da frequência cardíaca geralmente necessita de drogas que reduzem a condução através do nó AV, como betabloqueadores, bloqueadores dos canais de cálcio não di-hidropiridínicos ou digoxina, de forma isolada ou em associação.
- A estratégia de controle do ritmo (reversão ao ritmo sinusal seguido por sua manutenção) é mantida com drogas antiarrítmicas e/ou pela ablação por cateter.
- Os resultados de dois grandes estudos multicêntricos, AFFIRM e RACE, demonstraram que ambas as estratégias de controle do ritmo e controle da frequência ventricular estão associadas a taxas similares de mortalidade.
- Geralmente, a decisão de uma ou outra estratégia leva em consideração fatores como

idade do paciente, cardiopatia de base, presença de sintomas associados à FA, experiência do centro médico e escolha do paciente.

- Um bloqueador do nó AV é geralmente iniciado antes ou simultaneamente a um antiarrítmico em pacientes que se apresentam com FA de alta resposta ventricular. Os betabloqueadores e/ou os bloqueadores de canais de cálcio geralmente são os fármacos de escolha inicial. A digoxina também pode ser usada, porém não é tão eficaz no controle da FC durante atividades físicas.
- A amiodarona pode ser usada como segunda linha para controle de frequência, em casos excepcionais.
- Quanto ao controle do ritmo, a cardioversão deve ser considerada para a maioria dos pacientes, especialmente os mais jovens, com primeiro episódio diagnosticado de FA ou naqueles em que a arritmia teve início recente e o risco de recorrência parece ser mais baixo.
- A cardioversão pode ser química (drogas antiarrítmicas) ou elétrica. Para a química, as medicações recomendadas são a propafenona e a amiodarona, sendo a primeira somente utilizada na ausência de cardiopatia estrutural.
- Em pacientes sem cardiopatia estrutural que tiveram uma reversão bem-sucedida com propafenona em ambiente hospitalar, no caso de uma recorrência sintomática da FA, pode ser oferecida a estratégia de reversão em ambiente domiciliar ("*pill in the pocket*") com propafenona 450 mg (se peso inferior a 70 kg) ou 600 mg (se peso superior ou igual a 70 kg). Nesses casos, a probabilidade de reversão da FA em até 6 horas gira em torno de 94% dos casos. Essa estratégia deve ser feita apenas nos casos de FA com poucas recorrências (até 2 a cada 6 meses).
- Antes da administração da medicação antiarrítmica, visando cardioversão química, pode ser necessário betabloqueador ou um bloqueador de canal de cálcio para alívio de sintomas e redução de efeitos pró-arrítmicos.
- Se a escolha for pela cardioversão elétrica, esta deve ser feita com a administração de choque sincronizado, em desfibrilador monofásico ou bifásico, após explicação ao paciente sobre o procedimento e sedação adequada. O uso das pás dos eletrodos na posição anteroposterior auxilia na otimização e no sucesso da CVE.
- A cardioversão deve ser obrigatoriamente elétrica e urgente nas seguintes situações: falha na cardioversão química em paciente com isquemia miocárdica, hipotensão sintomática, angina ou IC. O mesmo vale para pacientes com FA e pré-excitação com FC elevada ou instabilidade hemodinâmica.
- A administração prévia de amiodarona antes da CVE aumenta a chance de sucesso e pode prevenir a recorrência imediata da FA. Entretanto, a energia da CVE deve ser maior (a partir de 200 J).
- Antes de iniciar terapia antiarrítmica, é recomendado o tratamento dos fatores precipitantes do episódio e/ou as causas reversíveis que possam estar associadas ao desenvolvimento de FA, por exemplo, o hipertireoidismo e distúrbios hidroeletrolíticos.
- Para a manutenção do ritmo sinusal, a escolha do antiarrítmico (amiodarona, propafenona ou sotalol) vai depender das características clínicas do paciente (DAC ou cardiopatia ou HVE), da segurança do fármaco e de sua eficácia (Figura 2).
- Nos casos sem cardiopatia estrutural ou nos hipertensos sem HVE, a preferência é por propafenona ou sotalol.
- Nos pacientes com DAC sem IC, pode ser tentado o sotalol antes da amiodarona. Não está indicado o uso de propafenona.
- Nos pacientes sob uso de sotalol é necessária maior vigilância do intervalo QTc.
- Para os pacientes com IC e/ou HVE significativa (espessura do septo e parede posterior > 1,2 cm), está indicada a amiodarona, sendo contraindicados propafenona e sotalol.
- A amiodarona está associada a maiores índices de manutenção do ritmo sinusal, porém

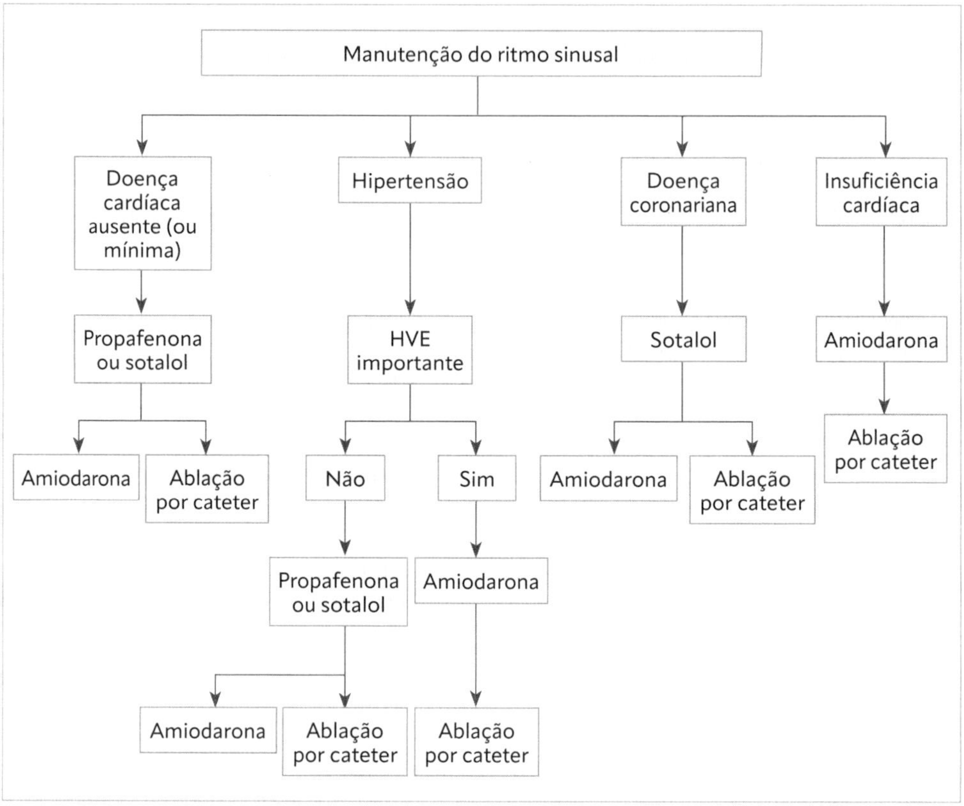

FIGURA 2 Decisão pelo antiarrítmico de acordo com o tipo de fibrilação atrial, segundo as Diretrizes Brasileiras de fibrilação atrial.
HVE: hipertrofia ventricular esquerda.

também a maior número de efeitos adversos em longo prazo, especialmente extracardíacos (hiper ou hipotireoidismo, infiltrado pulmonar, impregnação corneana, hepatite medicamentosa, polineuropatia sensitivomotora etc.).

- A ablação por radiofrequência (ARF) é útil em manter em ritmo sinusal nos pacientes sintomáticos, com FA paroxística e que tiveram falha com pelo menos um antiarrítmico.
- ARF pode ser oferecida para os pacientes com FA paroxística como primeira opção, desde que feita em centros experientes.
- A ARF também está indicada para aqueles pacientes com FA persistente e sintomática.

Situações especiais

FA no pós-operatório

- Pode ser prevenida pela administração prévia de betabloqueador ou amiodarona nos pacientes que vão se submeter à cirurgia cardíaca.
- Recomenda-se a prescrição de medicação bloqueadora do nó AV para o controle da FC.
- Recomenda-se a administração de antiarrítmicos para manutenção do ritmo sinusal em pacientes com FA recorrente ou refratária no pós-operatório.
- A indicação de início de terapia antitrombótica nesses casos segue a mesma recomenda-

ção dos pacientes que não estão em pós-operatório, porém deve ser avaliado o risco de sangramento pós-operatório para a decisão.

FA e IAM

- A cardioversão imediata é recomendada para os pacientes com comprometimento hemodinâmico, isquemia refratária ou incapacidade de controle da FC com drogas.
- Nos pacientes que não possuem sinais ou sintomas de disfunção de VE, broncoespasmo ou bloqueio AV, recomenda-se a redução da FC com betabloqueadores intravenosos. A amiodarona endovenosa pode ser uma opção para reversão ao ritmo sinusal.

Wolff-Parkinson-White

- A CVE imediata deve ser realizada em pacientes com FA pré-excitada com resposta ventricular aumentada e/ou instabilidade hemodinâmica.
- Amiodarona intravenosa é recomendada para reversão ao ritmo sinusal nos pacientes com WPW e FA sem comprometimento hemodinâmico, uma vez que a droga prévia de escolha (procainamida) não se encontra disponível.
- A ablação por cateter de radiofrequência da via acessória é recomendada em pacientes com a síndrome de Wolff-Parkinson-White (WPW) e FA.

Gravidez

- As medicações recomendadas para controle de resposta ventricular nesse contexto são os betabloqueadores (exceto atenolol) e a digoxina.
- A cardioversão está indicada se houver comprometimento hemodinâmico.
- A terapia antitrombótica está recomendada para as gestantes com FA e fatores de risco (p. ex., diabetes e hipertensão). A varfarina deve ser evitada no primeiro trimestre e no período próximo ao parto, devendo ser substituída por heparina subcutânea.

Hipertireoidismo

- Os betabloqueadores são a droga de escolha para controle de resposta ventricular em tireotoxicose. Caso contraindicados, devem-se administrar bloqueadores de canais de cálcio.
- Evitar cardioversão nos pacientes com tireotoxicose, pois geralmente são refratários.
- A anticoagulação oral está indicada até que o controle do ritmo sinusal seja alcançado, quase sempre quando se atinge o eutireoidismo.

CMH

- A anticoagulação com varfarina deve ser administrada a todos os pacientes com FA associada a CMH.
- A amiodarona é o antiarrítmico de escolha para controle do ritmo nesses pacientes.

QUAL É A ROTINA NA EMERGÊNCIA DO INCOR?

- A quase totalidade dos pacientes que procuram a emergência do InCor com FA é portadora de doença cardíaca estrutural.
- Casos de flutter atrial são manejados igualmente aos de FA.
- Já taquicardias atriais devem ser avaliadas individualmente. Quando o paciente apresentar doença cardíaca estrutural com dilatação de AE e/ou VE, opta-se de rotina por anticoagulação e controle de FC como primeira opção. Ao contrário, caso não haja cardiopatia estrutural envolvida, é realizada sua reversão quando possível sem necessidade clara de anticoagulação.
- Os pacientes admitidos com FA de resposta ventricular aumentada (FC em repouso > 110 bpm) permanecem em observação, são monitorizados, colhem exames laboratoriais gerais (hemograma, função renal, troponina, coagulograma, eletrólitos, proteína C-reativa e TSH) e realizam eletrocardiograma.
- Anamnese e exame físico direcionados devem ser realizados em todos os pacientes,

buscando sinais de instabilidade hemodinâmica (hipotensão, congestão pulmonar significativa, história de síncope, confusão mental, dor torácica anginosa), uso adequado de medicações, sinais/sintomas infecciosos, tempo de início dos sintomas, presença de alteração cardíaca estrutural (IC sistólica e/ou hipertrofia ventricular esquerda) e presença de doença arterial coronariana.

- A causa principal para a FA de alta resposta ventricular deve sempre ser avaliada, principalmente nos pacientes refratários. Quando a aderência medicamentosa for adequada, o uso de drogas ou álcool, infecções e tromboembolismo pulmonar sempre devem ser considerados. Nesses casos, todos realizam radiografia de tórax e, em mulheres e/ou diabéticos, mesmo que assintomáticos, a coleta de urina tipo I e urocultura deve ser realizada.
- Vale ter cautela no controle de FC em pacientes sépticos e/ou com disfunção ventricular.
- Se houver distúrbios hidroeletrolíticos nos exames laboratoriais colhidos à admissão, especialmente hipo ou hipercalemia e hipomagnesemia, esses são prontamente corrigidos.
- A princípio, o objetivo inicial e principal adotado na Unidade de Emergência do InCor é o controle da FC, principalmente naqueles com mais de 48 horas de sintomas, múltiplas comorbidades ou doença cardíaca estrutural (disfunção ventricular esquerda, hipertrofia de VE, AE > 50 mm). Em pacientes com disfunção ventricular, utiliza-se de rotina lanatosídeo-C 0,4 mg intravenoso (IV) (dose máxima de 0,8 mg) ou amiodarona 150 mg, IV, em 10 minutos. Já em pacientes sem disfunção ventricular, além das opções acima descritas, pode-se utilizar também metoprolol 5 mg, IV (dose máxima de 15 mg) ou esmolol IV ou diltiazem (0,25 mg/kg IV).
- A realização de sulfato de magnésio (2 g), IV, pode ser um adjuvante no controle de FC e deve ser considerado mesmo que empiricamente.
- Aqueles que apresentam sinais de instabilidade hemodinâmica à avaliação inicial (hipotensão, congestão pulmonar significativa, história de síncope, confusão mental, dor torácica anginosa – sendo estes atribuíveis à arritmia [geralmente em FC > 150 a 160 bpm]), devem ser levados à sala de emergência, onde são obtidos acesso venoso periférico e monitorização contínua, administrada oxigenoterapia sendo os pacientes prontamente submetidos à cardioversão elétrica sincronizada com 200 J, independentemente do tempo de início. É recomendada dose em bolus de 10.000 unidades de heparina não fracionada, antes da cardioversão emergencial. Nesses casos, após a reversão, sempre devem ser investigadas doenças associadas, como DAC, valvopatias e disfunção ventricular.
- Caso os sintomas tenham claramente iniciado há menos de 48 horas e o paciente não apresente comorbidades ou cardiopatia estrutural, podem ser administradas medicações bloqueadoras do nó AV como diltiazem ou metoprolol, seguido de propafenona 450 a 600 mg (de acordo com o peso), visando à reversão.
- Caso, como conduta de exceção, o doente apresente FA há mais de 48 horas e/ou cardiopatia estrutural e seja optado por reversão do ritmo, obrigatoriamente realiza-se ecocardiograma transesofágico. Na ausência de trombos, o paciente pode ser cardiovertido com terapia elétrica sincronizada ou amiodarona 150 mg, IV, em 10 minutos (até a dose máxima de 2,2 g, em 24 horas). Quando se opta pela reversão, a FC do paciente deve ser mantida preferencialmente elevada, uma vez que, após a reversão, o risco de bradicardia sinusal associado à instabilidade clínica passa a ser menor. Em casos que não respondem à terapia elétrica, pode-se realizar a administração prévia de amioda-

rona intravenosa, aumentando a efetividade posterior de uma nova tentativa de reversão. No InCor, opta-se por anticoagulação em FA somente quando CHA2DS2-VASc for ≥ 2 ou o paciente apresentar doença valvar/CMH.

- Após a reversão, o paciente deve receber alta hospitalar em uso de anticoagulação oral por no mínimo 4 semanas (a ser reavaliada ambulatoriamente de forma precoce a depender do escore CHA2DS2-VASc) e amiodarona 200 mg via oral três vezes ao dia por 2 semanas, seguido de 200 mg, duas vezes ao dia, por outras 2 semanas e, após, 200 mg/dia. Em casos de ausência de cardiopatia estrutural (isquemia miocárdica, hipertrofia de VE e valvopatias), pode-se substituir por propafenona 150 a 300 mg, a cada 12 horas. Um ECG de controle é recomendado em até 2 semanas da impregnação, em especial para prevenção de pró-arritmias.
- Se for visualizado trombo, realiza-se somente controle de FC e o paciente recebe alta em uso de anticoagulação oral para programar o procedimento após no mínimo 3 semanas via ambulatorial. A CVE pode ser realizada em uso de varfarina ou qualquer um dos DOAC.
- Quando o paciente com FA permanece internado por outro motivo, de rotina deve realizar ecocardiograma transtorácico, e o uso de varfarina é suspenso. Quando o INR estiver abaixo de 2,0, a anticoagulação deve ser iniciada com enoxaparina subcutânea 1 mg/kg a cada 12 horas ou heparina não fracionada em infusão contínua.
- Em doentes em choque hemodinâmico e FA, o controle de frequência cardíaca é individualizado. Quando houver piora hemodinâmica devido à arritmia (geralmente quando a FC ultrapassar 120 a 130 bpm) a FC deve ser preferencialmente controlada com amiodarona em dose de ataque (150 mg em 10 minutos) ou em bomba de infusão contínua (450 a 1.200 mg/dia), a depender da resposta cronotrópica do paciente. Nesses casos, na maioria das vezes, o alvo de FC permanece em torno de 100 a 120 bpm, sem prejudicar a resposta compensatória ao estado de choque.
- O fluxograma de manejo da FA de alta resposta ventricular na Unidade de Emergência do InCor encontra-se na Figura 3.

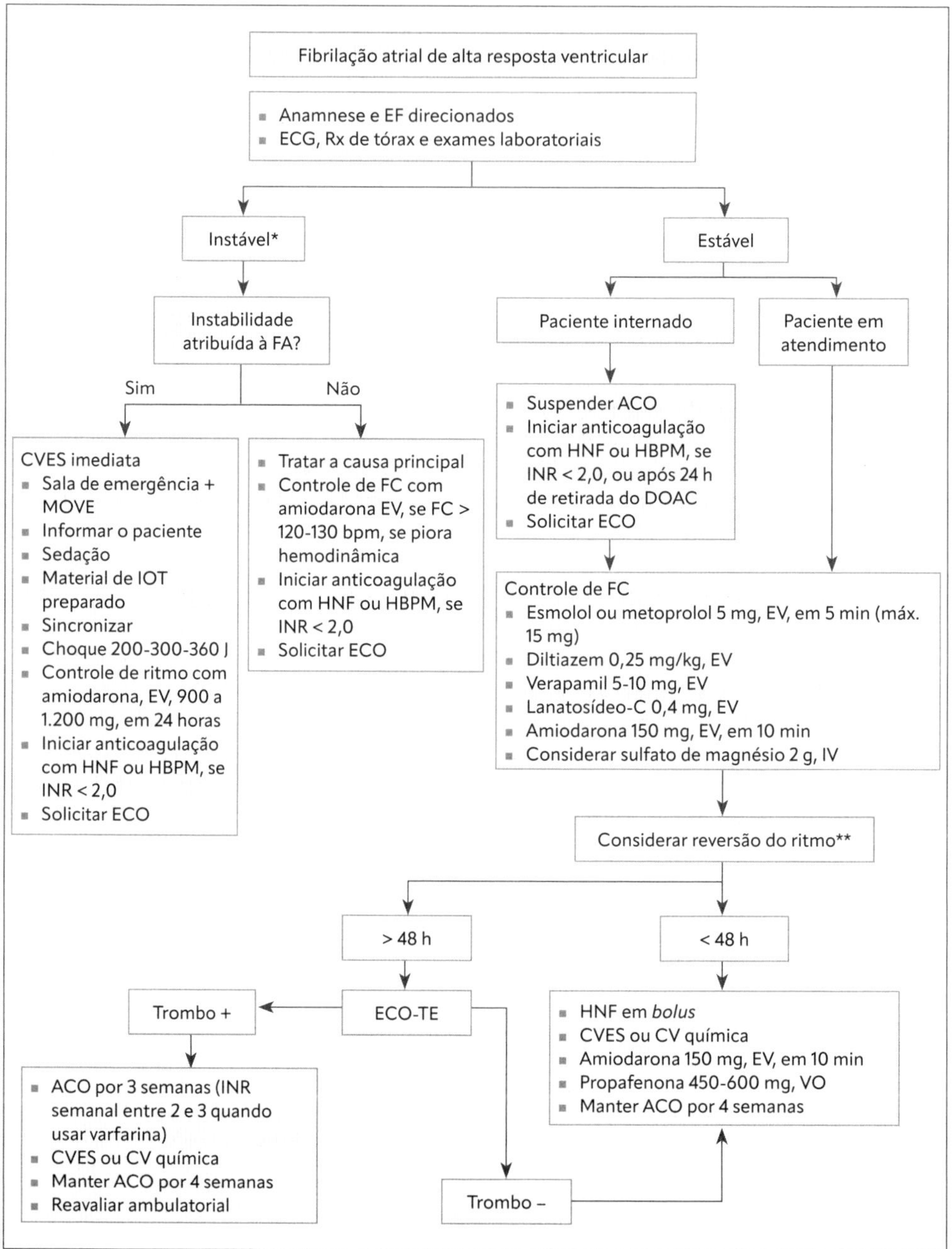

FIGURA 3 Fluxograma de manejo da FA de alta resposta ventricular na Unidade de Emergência do InCor.

ACO: anticoagulação oral; CV: cardioversão; CVES: cardioversão elétrica sincronizada; DOAC: ACO de ação direta; ECG: eletrocardiograma; ECO: ecocardiograma transtorácico; ECO-TE: ecocardiograma transesofágico; EF: exame físico; IOT: intubação orotraqueal; FA: fibrilação atrial; FC: frequência cardíaca; HBPM: heparina de baixo peso molecular; HNF: heparina não fracionada; EV: endovenoso; MOVE: monitorização, oxigenoterapia e acesso venoso; Rx: radiografia; VO: via oral. * Critérios de instabilidade: dor torácica, dispneia, síncope, hipotensão e rebaixamento do NC. ** Conduta de exceção.

BIBLIOGRAFIA RECOMENDADA

1. 2016 ESC Guidelines for the management of atrial fibrillation developed in collaboration with EACTS. Eur Heart J. 2016;37:2893-962.
2. 2014 AHA/ACC/HRS Guideline for the management of patients with atrial fibrillation: executive summary. J Am Coll Cardiol. 2014;64(21):2246-80.
3. American College of Cardiology Foundation, American Heart Association, European Society of Cardiology, et al. Management of patients with atrial fibrillation (compilation of 2006 ACCF/AHA/ESC and 2011 ACCF/AHA/HRS recommendations): a report of the American College of Cardiology/American Heart Association Task Force on practice guidelines. Circulation. 2013;127:1916.
4. Chugh SS, Blackshear JL, Shen WK, Hammill SC, Gersh BJ. Epidemiology and natural history of atrial fibrillation: clinical implications. J Am Coll Cardiol. 2001;37:371.
5. Connolly SJ, Ezekowitz MD, Yusuf S, Eikelboom J, Oldgren J, Parekh A, et al. Dabigatran versus warfarin in patients with atrial fibrillation. N Engl J Med. 2009;361:1139.
6. Friberg L, Rosenqvist M, Lip GY. Evaluation of risk stratification schemes for ischaemic stroke and bleeding in 182 678 patients with atrial fibrillation: the Swedish Atrial Fibrillation Cohort Study. Eur Heart J. 2012;33:1500.
7. Wynn GJ, Todd DM, Webber M, Bonnett L, McShane J, Kirchhof P, et al. The European Heart Rhythm Association symptom classification for atrial fibrillation: validation and improvement through a simple modification. EP Europace. 2014;16(7):965-72
8. Granger CB, Alexander JH, McMurray JJ, Lopes RD, Hylek EM, Hanna M, et al; ARISTOTLE Committees and Investigators. Apixaban versus warfarin in patients with atrial fibrillation. Neng J Med. 2012;366:88-90.
9. Heeringa J, van der Kuip DA, Hofman A, Kors JA, van Herpen G, Stricker BH, et al. Prevalence, incidence and lifetime risk of atrial fibrillation: the Rotterdam study. Eur Heart J. 2006;27:949.
10. Patel MR, Mahaffey KW, Garg J, Pan G, Singer DE, Hacke W, et al. Rivaroxaban versus warfarin in nonvalvular atrial fibrillation. N Engl J Med. 2011;365:883.
11. Van Gelder IC, Hagens VE, Bosker HA, Kingma JH, Kamp O, Kingma T, et al. A comparison of rate control and rhythm control in patients with recurrent persistent atrial fibrillation. N Engl J Med. 2002;347:1834.
12. Wann LS, Curtis AB, January CT, Ellenbogen KA, Lowe JE, Estes NA 3rd, et al. 2011 ACCF/AHA/HRS focused update on the management of patients with atrial fibrillation (updating the 2006 guideline): a report of the American College of Cardiology Foundation/American Heart Association Task Force on Practice Guidelines. J Am Coll Cardiol. 2011;57:223.
13. Wyse DG, Waldo AL, DiMarco JP, Domanski MJ, Rosenberg Y, Schron EB, et al. A comparison of rate control and rhythm control in patients with atrial fibrillation. N Engl J Med. 2002;347:1825.

5

Taquicardias supraventriculares

Patrícia Bandeira M. R. Germano
Pedro Felipe Gomes Nicz
Esteban W. Rocca Rivarola
Laís de Oliveira Toledo
Alexandre de Matos Soeiro

OBSERVAÇÕES GERAIS BASEADAS EM EVIDÊNCIAS

Introdução

- As taquicardias supraventriculares (TSV) são aquelas que envolvem estruturas atriais ou nodais atrioventriculares, ou ambas, para seu início e manutenção.
- A apresentação eletrocardiográfica é similar, caracterizando-se por apresentar complexos QRS estreitos, em geral menores de 120 ms de duração. A compreensão das estruturas envolvidas e de seu mecanismo eletrofisiológico é fundamental para o entendimento dos aspectos eletrocardiográficos das diferentes taquicardias de QRS estreito.
- As principais arritmias supraventriculares são as taquicardias por reentrada nodal ou atrioventricular, taquicardias atriais, taquicardias juncionais, fibrilação atrial e *flutter* atrial.
- A maioria delas tem QRS estreito (< 120 ms) e, com exceção da fibrilação atrial e da taquicardia atrial multifocal, são taquicardias regulares.
- Aberrâncias de condução geradas pela frequência cardíaca elevada (frequência-dependente) ou em pacientes com bloqueios de ramo prévios podem resultar em taquicardias com QRS largo.
- As manifestações são variáveis, desde casos assintomáticos, aqueles que referem palpitação ou até mais graves, como dispneia, dor torácica, tonturas e síncope.
- Dependendo de sua origem, a TSV é classificada em atrial ou atrioventricular. O mecanismo de cada uma delas é distinto. Seus mecanismos e origens são apresentados na Tabela 1.
- Automatismo é a propriedade de despolarização espontânea que algumas células cardíacas apresentam.
- Reentrada é o retorno do estímulo quando há duas vias de condução de velocidades diferentes.

Manejo clínico e diagnóstico diferencial

- O manejo das TSV no pronto-socorro tem o objetivo de abortar a crise ou controlar a frequência ventricular e prevenir agravamento do quadro e instabilidade hemodinâmica.
- Caso seja possível, dados e características da taquicardia devem ser observados objetivando o seu diagnóstico etiológico.
- Nos pacientes instáveis, independente da etiologia, deve-se realizar a cardioversão

TABELA 1 Mecanismo eletrofisiológico relacionado às arritmias supraventriculares

Arritmia	Localização	Mecanismo
Sinusal	Átrio direito	Automatismo
TA	Átrios	Automatismo, reentrada
Flutter	Átrios	Macrorreentrada
FA	Átrio esquerdo	Microrreentrada
TRN	Atrioventricular	Reentrada nodal
TAV	Atrioventricular	Reentrada atrioventricular
Juncional	Junção atrioventricular	Automatismo

TA: taquicardia atrial; FA: fibrilação atrial; TRN: taquicardia de reentrada nodal; TAV: taquicardia atrioventricular.

elétrica sincronizada sob sedação. Consideram-se critérios de instabilidade a presença de hipotensão arterial, síncope, dispneia, dor torácica e diminuição do nível de consciência.

- Em pacientes estáveis, deve-se monitorizar o paciente e realizar eletrocardiograma de 12 derivações. O eletrocardiograma com uma derivação longa (usualmente D2) pode auxiliar no diagnóstico etiológico da taquicardia.
- Visto isso, o próximo passo ao se analisar um eletrocardiograma em TSV é a regularidade ou irregularidade do intervalo RR. Isso permite que sejam classificadas as TSV em:
  - Irregulares: taquicardia atrial multifocal, fibrilação atrial, taquicardia atrial com condução atrioventricular variável e *flutter* com condução atrioventricular variável.
  - Regulares: taquicardia sinusal, taquicardia atrial, *flutter* atrial, taquicardia de reentrada nodal, taquicardia atrioventricular, taquicardia juncional.
- Após a avaliação da regularidade da arritmia, deve-se identificar as ondas Ps e sua relação com o QRS. Quando existe mais de uma P para cada QRS é restringido aos diagnósticos de *flutter* ou taquicardia atrial. Caso exista apenas uma P para cada QRS, deve-se seguir a análise.
- Após esse passo, é possível classificá-las de acordo com a medida dos intervalos RP' e P'R. O intervalo RP' é a medida do início do complexo QRS até a próxima onda P' detectada. Já o intervalo P'R é a medida da onda P' até o início do próximo complexo QRS.
- O intervalo RP' pode ser curto ou longo:
  - RP' curto: quando RP' < P'R
  - RP' longo: quando RP' > P'R
- As taquicardias de RP' curto são: taquicardia por reentrada nodal, taquicardia atrioventricular e taquicardia atrial.
- As taquicardias de RP' longo são: taquicardia sinusal, taquicardia atrial, taquicardia por reentrada nodal incomum, taquicardia de Coumel.
- O algoritmo para diagnóstico de TSV encontra-se na Figura 1.
- A primeira abordagem para as arritmias supraventriculares com RR regular é a manobra vagal. Essa manobra faz um bloqueio do nó atrioventricular, podendo lentificar a taquicardia (por vezes, permitindo o diagnóstico preciso) ou até interrompê-la (Tabela 2).
- Caso a manobra vagal não seja efetiva, a adenosina é a droga de escolha, com o mesmo objetivo. Dose adicional pode ser repetida de 12 mg por até uma a duas vezes, caso a primeira dose não tenha sido efetiva. O paciente deve ser avisado de um possível desconforto fugaz associado à administração do medicamento (Tabela 2).
- As taquicardias por reentrada usualmente são interrompidas pelo bloqueio do nó atrioventricular causado pela manobra vagal

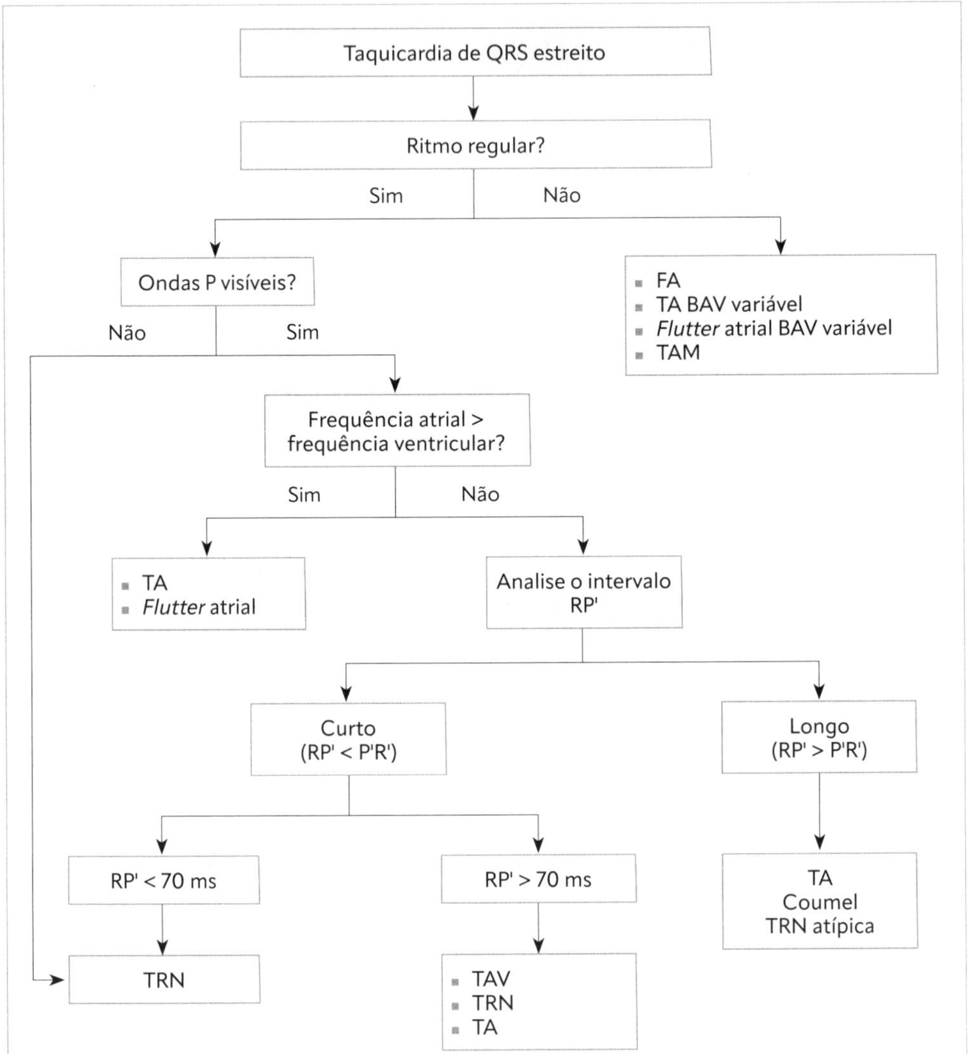

FIGURA 1 Fluxograma para diagnóstico de arritmias supraventriculares.
FA: fibrilação atrial; TA: taquicardia atrial; BAV: bloqueio atrioventricular; TAM: taquicardia atrial multifocal; TRN: taquicardia por reentrada nodal; TAV: taquicardia atrioventricular.

ou adenosina. Nas outras arritmias, a lentificação da arritmia atrial ou o aumento do grau de bloqueio atrioventricular ajuda no diagnóstico da taquiarritmia e facilita a tomada de decisões.

- Quando a reversão medicamentosa das TSV estáveis não for possível devido ao mecanismo fisiopatológico envolvido, opta-se por controle da frequência cardíaca. Para tal, utilizam-se as medicações e doses descritas na Tabela 3.

Principais taquicardias supraventriculares

Taquicardia sinusal

- Definição: ritmo sinusal acelerado – frequência cardíaca maior que 100 bpm.

TABELA 2 Peculiaridades das manobras vagais e do uso de adenosina

Manobras vagais
Várias manobras podem ser realizadas. Recomenda-se tosse, estimular reflexo de náusea, manobras de Valsalva e a compressão do seio carotídeo
Manobra de Valsalva: solicitar que o paciente faça contração abdominal prolongada ou sopre contra o dorso da mão sem que haja escape de ar, por 10 a 30 segundos, mantendo pressão de 30 a 40 mmHg Opção: soprar em uma seringa de 10 mL, o necessário para empurrar o êmbolo (40 mmHg) Manobra de Valsalva modificada: solicitar ao paciente que realize a manobra acima, sentado, logo após posicioná-lo em decúbito dorsal e realizar elevação passiva dos membros inferiores a 45 graus, por 15 segundos (taxa de sucesso 43% vs. 17% da manobra convencional)
Compressão dos seios carotídeos: pesquisar sopros carotídeos antes de realizar a manobra, especialmente em pacientes idosos. Se houver sopro, a manobra é contraindicada. Deve-se realizar a compressão de uma das carótidas na altura do ângulo da mandíbula, por 10 segundos. A manobra consiste em compressão e não massagem do seio carotídeo
Adenosina
Deve ser administrada na dose inicial de 6 mg, endovenosa, em *bolus*, seguido de 20 mL de soro fisiológico em *flush* e elevação do braço
Após 2 min, caso não haja reversão ou lentificação da arritmia, pode-se repetir o procedimento por até duas vezes, com a dose de 12 mg
A infusão de adenosina provoca mal-estar, desconforto e sensação de morte iminente no paciente. Esse sintoma deve ser comunicado ao paciente antes da infusão
Os principais efeitos colaterais são rubor facial, dispneia, dor torácica e sensação desagradável. Em pacientes com antecedente de broncoespasmo, a infusão de adenosina pode desencadear crise respiratória e o uso da medicação deve ser cauteloso

- RP' longo.
- Manobra vagal ou adenosina: lentificam a taquicardia.
- Causa: ocorre em resposta a estímulos estressores, em diversas condições clínicas (ansiedade, febre, hipertiroidismo, hipovolemia etc.), durante o uso de medicações, estimulantes ou drogas (atropina, salbutamol, cafeína, anfetamina, cocaína etc.).
- Tratamento: identificar e tratar ou remover a causa de base.

Taquicardia sinusal inapropriada

- Definição: ritmo sinusal acelerado na ausência de fatores estressores; diagnóstico de exclusão.
- Características: observa-se frequência cardíaca elevada em repouso e durante o exercício há uma resposta cronotrópica exagerada.
- Mais comum em mulheres jovens e saudáveis.
- Rara no pronto-socorro por não ser paroxística.
- Mecanismo: automatismo, hipersensibilidade do nó sinusal e/ou alterações do tônus autonômico e reentrada intranodal.
- RP' longo.
- Manobra vagal ou adenosina: sem efeito ou lentificação da taquicardia.
- Tratamento: controle de frequência cardíaca. Betabloqueadores são as drogas de escolha. Bloqueadores de canais de cálcio e ivabradina são alternativas.
- Raramente antiarrítmicos e ablação são necessários.
- O eletrocardiograma é idêntico à taquicardia sinusal fisiológica (Figura 2).

Taquicardia atrial

- Definição: originada no miocárdio atrial e a onda P tem características morfológicas diferentes da onda P sinusal.
- Taquicardia atrial pode ocorrer em pessoas com coração estruturalmente normal ou com doenças cardíacas estruturais, como cardiopatias congênitas ou doenças valvares.

TABELA 3 Drogas utilizadas em taquicardias supraventriculares – doses, modo de administração e efeitos colaterais

Fármaco	Classe	Posologia e modo de administração	Efeitos colaterais	Observações
Metoprolol	Betabloqueador	Administrar 5 mg, lentamente (1 mg/min), EV. Se necessário, repetir a administração até dose máxima total de 15 mg	Bradicardia, hipotensão, dispneia, broncoespasmo, descompensação de insuficiência cardíaca	Cautela em pacientes com DPOC, asma e insuficiência cardíaca
Verapamil	Bloqueador de canal de cálcio	Administrar 2,5 a 5 mg, EV, em 3 min. Se não houver reversão pode-se usar dose de 5 a 10 mg após 30 min	Bradicardia, hipotensão, dispneia	São contraindicados em pacientes com cardiopatia estrutural e nas taquicardias de QRS largos
Diltiazem	Bloqueador de canal de cálcio	Administrar 15 a 20 mg (0,25 mg/kg), EV, diluído em 50 a 10 mL de soro fisiológico, infusão aberta. Se necessário, repetir dose de 20 a 25 mg (0,35 mg/kg) em 15 min	Bradicardia, hipotensão	Uso cauteloso em pacientes com cardiopatia estrutural, especialmente nas cardiomiopatias
Deslanosídeo	Digitálico	Administrar 0,4 mg, EV, em *bolus*. A dose pode ser repetida após 15 min	Bradicardia, bloqueios atrioventriculares, náuseas	Atentar para possibilidade de intoxicação digitálica em pacientes sob uso crônico de digitálico
Amiodarona	Antiarrítmico classe III	Administrar 150 mg, EV, diluído em 100 mL de soro fisiológico ou glicosado, em 10 min. A dose pode ser repetida em caso de insucesso. Dependendo da arritmia em questão, pode ser necessária dose de manutenção por 24 h	Hipotensão, bradicardia, bloqueios atrioventriculares A infusão endovenosa pode causar flebite	Droga de escolha em pacientes com disfunção ventricular

EV: endovenoso; DPOC: doença pulmonar obstrutiva crônica.

- A taquicardia atrial é definida como uma TSV que não requer a participação da junção atrioventricular, vias acessórias ou tecido ventricular para o início e manutenção da taquicardia.
- As taquicardias atriais podem originar-se de um único foco (focal) ou de múltiplos focos (multifocal).
- Mecanismo: diversos mecanismos, sendo os mais comuns a reentrada e o automatismo RP' geralmente longo.
- O que é visualizado no traçado de eletrocardiograma (Figura 3) é uma taquicardia com QRS estreito, frequência ventricular entre 100 a 250 bpm, com intervalo RR geralmente regular, mas podendo tornar-se irregular na

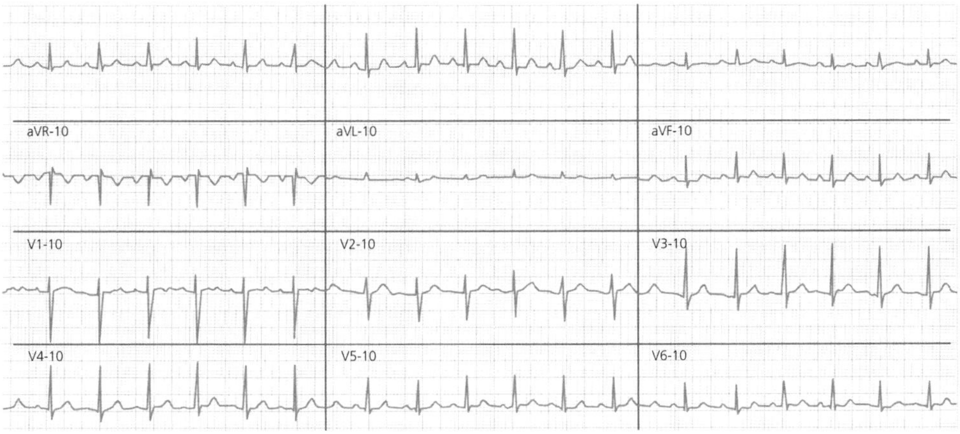

FIGURA 2 Exemplo de taquicardia sinusal. Observam-se ondas P precedendo todos os complexos QRS, de morfologia normal (positivas em DII) e frequência cardíaca de aproximadamente 100 bpm.

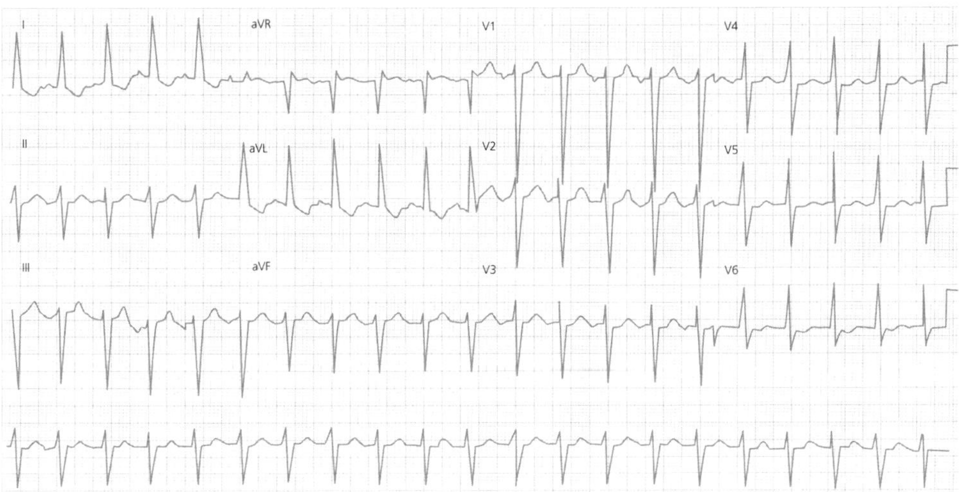

FIGURA 3 Eletrocardiograma de taquicardia atrial mostrando ondas P bifásicas na parede inferior e negativa em V1.

presença de bloqueio atrioventricular variável. O ritmo atrial geralmente é regular. As ondas P são separadas por uma linha isoelétrica (diferentemente do *flutter* atrial quando existe uma ondulação da linha de base), com morfologias distintas do ritmo sinusal.

- Para distinguir o foco da arritmia (se átrio direito ou átrio esquerdo), basta analisar a morfologia da onda P nas derivações avL e V1. Uma onda P bifásica ou positiva em avL tem sensibilidade = 88% e especificidade = 79% para átrio direito. Já uma onda P positiva em V1 tem sensibilidade = 93% e especificidade = 88% para predizer átrio esquerdo.
- Manobra vagal ou adenosina: nas automáticas pode haver lentificação da taquicar-

dia. Já nas por reentrada pode haver lentificação ou aumento do grau de bloqueio atrioventricular.

- Controle de crises: pode-se optar pelo controle de frequência cardíaca ou reversão da arritmia.
- Para o controle das crises podem ser utilizadas drogas que controlam a frequência cardíaca, principalmente pelo bloqueio do nó atrioventricular (betabloqueadores, bloqueadores de canais de cálcio e digitálicos).
- Reversão da arritmia: medicações utilizadas para controle das crises como betabloqueadores e bloqueadores de canais de cálcio endovenosos podem ser eficazes para a reversão da crise. No entanto, amiodarona endovenosa é uma alternativa de antiarrítmico nesses casos. Em casos refratários, a cardioversão elétrica sincronizada é uma alternativa.
- Manutenção de ritmo sinusal e prevenção de recorrências: tanto as drogas que bloqueiam o nó atrioventricular como os antiarrítmicos podem ser usados na prevenção de recorrências. Em pacientes refratários, a ablação do foco ectópico é uma opção.

Taquicardia atrial multifocal

- Definição: taquicardia de origem atrial com QRS estreito; o intervalo RR é irregular e a frequência ventricular é > 100 bpm. As ondas P também são separadas por uma linha isoelétrica. O que caracteriza fortemente esta arritmia é a presença de ondas P organizadas com pelo menos três morfologias diferentes na mesma derivação do eletrocardiograma (Figura 4).
- Manobra vagal ou adenosina: lentificação da taquicardia (atenção para contraindicações em pneumopatas).
- Tratamento da crise e prevenção de recorrências: tratar a doença de base. Bloqueadores de canais de cálcio são a primeira linha para tratamento. Outros antiarrítmicos podem ser usados empiricamente para contro-

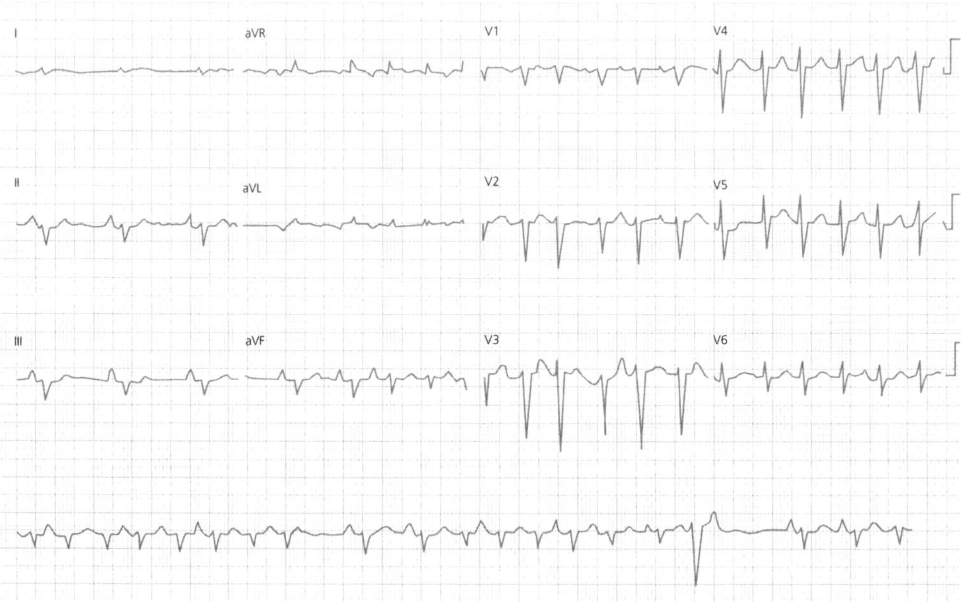

FIGURA 4 Eletrocardiograma típico de taquicardia atrial multifocal. Note a presença de ondas P com morfologias diferentes e a irregularidade dos complexos QRS.

le de crises e recorrência (atentar para contraindicações em pneumopatas).
- Geralmente, apresentam pouca resposta à cardioversão elétrica.

Flutter atrial

- Definição: taquicardia que ocorre independentemente do nó atrioventricular, envolvendo o tecido de condução atrial, principalmente do átrio direito e com mecanismo de macrorreentrada.
- Eletrocardiograma: o *flutter* se expressa por ondas serrilhadas, sem linha de base entre as ondas atriais, chamadas de ondas f. No *flutter* típico as ondas f são negativas na parede inferior (Figura 5).
- Na presença de nó atrioventricular íntegro e livre da ação de fármacos, normalmente apresentará condução atrioventricular 2:1.
- Características: a frequência cardíaca atrial é de 300 bpm e a ventricular depende do grau de bloqueio no nó atrioventricular.
- Manobra vagal ou adenosina: aumentam o grau de bloqueio atrioventricular e revela as ondas f.
- Tratamento da crise: sempre analisar o tempo de duração da crise ao se avaliar essa arritmia no pronto-socorro. Episódios com duração superior a 48 horas não devem ser revertidos, a não ser que o paciente esteja adequadamente anticoagulado há pelo menos 3 semanas ou que a avaliação de trombos seja negativa (ecocardiograma transesofágico). Nesses casos, deve-se dar preferência para o controle de frequência cardíaca. O tratamento segue as mesmas recomendações descritas no capítulo de fibrilação atrial.
- Controle de frequência cardíaca: betabloqueadores, bloqueadores de canais de cálcio e digoxina são opções.
- Reversão para ritmo sinusal: o *flutter* atrial responde muito bem à cardioversão elétrica e cargas de 50 J costumam ser efetivas, sendo essa a opção de escolha para reversão da arritmia. A amiodarona endovenosa também pode ser usada.
- Manutenção de ritmo e prevenção de recorrências: drogas antiarrítmicas são necessárias (propafenona, sotalol ou amiodarona). A ablação é uma boa opção, com boas taxas

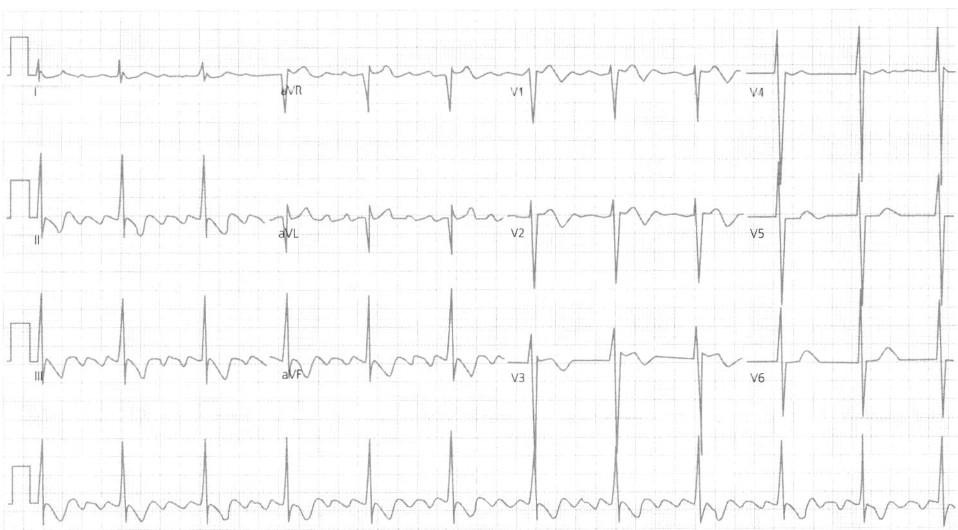

FIGURA 5 Eletrocardiograma de *flutter* atrial típico mostrando a típica configuração de serrilhado da linha de base e bloqueio atrioventricular 4:1, isto é, quatro ondas f para cada despolarização ventricular.

de sucesso e possibilidade de suspensão de antiarrítmicos e anticoagulantes.

- Anticoagulação: os mesmos critérios adotados para a fibrilação atrial devem ser avaliados em pacientes com *flutter* atrial (vide capítulo específico).

Taquicardia juncional

- Definição: ritmo regular, com QRS estreito, na ausência de onda P.
- Ao eletrocardiograma (Figura 6), observa-se uma taquicardia com QRS estreito, intervalo RR regular e presença de ondas P dissociadas ou após o complexo QRS.
- Características: situação rara, pode ser vista após isquemia miocárdica, cirurgias cardíacas, processos inflamatórios cardíacos ou intoxicação digitálica.
- Manobra vagal ou adenosina: nenhum efeito ou lentificação da taquicardia.
- Tratamento da crise e prevenção de recorrências: avaliar causas reversíveis, como a intoxicação digitálica e tratar apropriadamente.
- Tanto os betabloqueadores, os bloqueadores de canais de cálcio e os antiarrítmicos podem ser usados no controle de crise e prevenção de recorrências.
- Pacientes assintomáticos e sem causa secundária não necessitam de tratamento.

Taquicardia por reentrada nodal

- Definição: taquicardia resultante da reentrada do estímulo no nó atrioventricular e estrutura perinodal.
- Mecanismo: no nó atrioventricular existem duas vias de condução distintas: uma via de condução rápida (beta) e uma via de condução lenta (alfa). Após um deflagrador (extrassístole atrial, p. ex.), o estímulo encontra a via rápida em período refratário e desce pela via lenta. Em seguida é capaz de subir pela via rápida que já recuperou sua capacidade de condução. Dessa forma o estímulo passa a reentrar sucessivamente gerando a taquicardia (Figura 7).
- Características: início e término súbitos. Frequência cardíaca entre 150 e 250 bpm. O ritmo é regular.
- Em crianças a frequência pode ultrapassar 250 bpm e raramente é menor que 110 bpm.

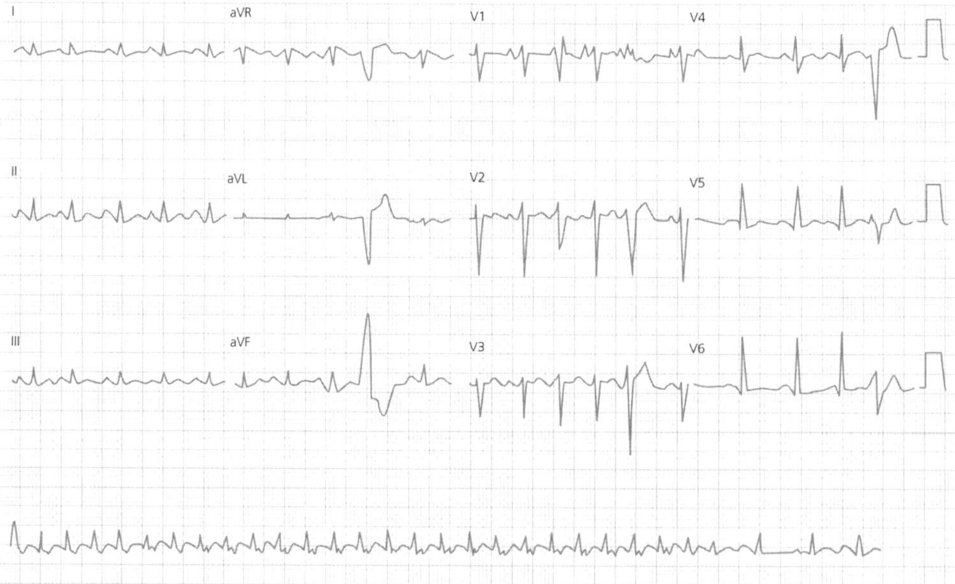

FIGURA 6 Eletrocardiograma de taquicardia juncional. Note a presença de onda P negativa após cada complexo QRS no D2 longo.

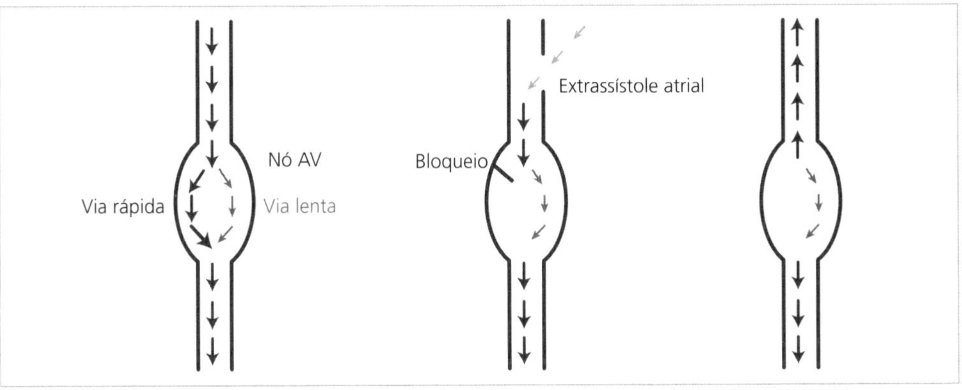

FIGURA 7 Mecanismo fisiopatológico da taquicardia por reentrada nodal. AV: atrioventricular.

- É o tipo mais comum de taquicardia paroxística supraventricular (60%) e é mais comum em mulheres jovens.
- Pode causar desconforto cervical (*Frog*) decorrente de contração atrial concomitante à ventricular e com valvas atrioventriculares fechadas.
- Ocorre geralmente em paciente com coração estruturalmente normal e se inicia na terceira ou quarta década de vida.
- RP' curto, de maneira que a onda P está concomitante ou logo após o complexo QRS, resultando em alteração sutil do mesmo comparado ao eletrocardiograma de base

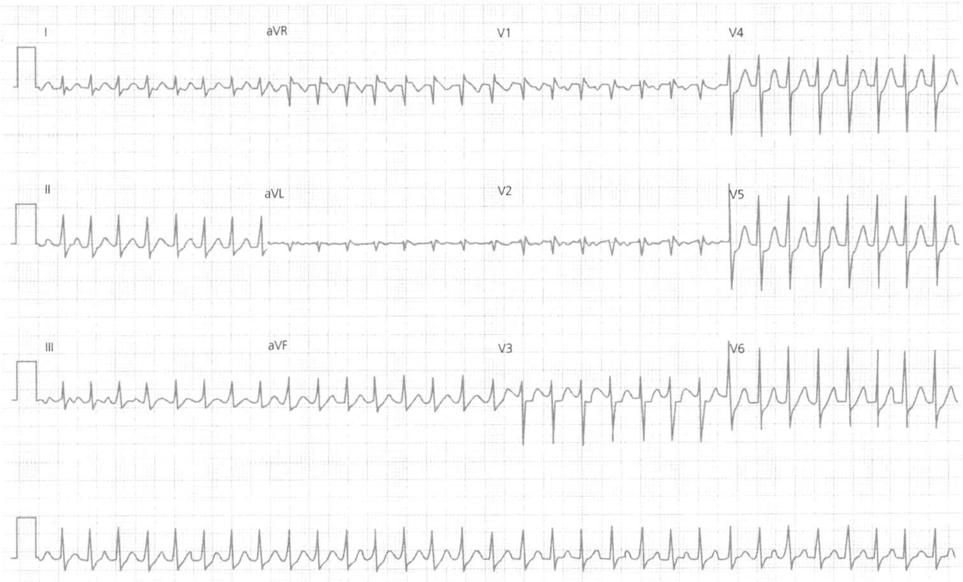

FIGURA 8 Taquicardia por reentrada nodal. Observa-se a presença de ondas P negativas logo após o QRS nas derivações inferiores, simulando uma pseudo S, e ondas P positivas após QRS em V1 simulando uma pseudo r'. O intervalo RP' é inferior a 80 ms.

(pseudo S em D2 ou pseudo r' em V1) (Figura 8).

- Manobra vagal ou adenosina: reversão da taquicardia.
- Tratamento da crise: tentativa de reversão da arritmia com manobras vagais e caso não seja possível, a droga de escolha é a adenosina.
- A adenosina reverte a crise em até 90% dos casos.
- Os betabloqueadores e bloqueadores de canais de cálcio também podem ser usados para reversão das crises. A cardioversão elétrica raramente é necessária.
- Controle de recorrências: varia conforme a frequência, duração e tolerância às crises. Em pacientes pouco sintomáticos, com crises autolimitadas ou facilmente reversíveis e esporádicas pode-se manter o paciente sem medicações.
- O tratamento curativo é a ablação da via lenta nodal que tem 95% de sucesso e baixa taxa de complicações.
- Os pacientes que não desejam ser submetidos à ablação ou que têm crises esporádicas podem ser controlados com medicações. Os betabloqueadores, bloqueadores de canais de cálcio ou digoxina são boas opções iniciais. Eventualmente, é necessário uso de antiarrítmicos das classes IA, IC ou III.

Taquicardia por reentrada atrioventricular

- Definição: taquicardia por reentrada que depende do nó atrioventricular e de via acessória que conecta o tecido atrial e ventricular.
- Eletrocardiograma: a via acessória, por não ter a característica decremental do nó atrioventricular, pode gerar um intervalo PR curto e uma ativação inicial lenta do ventrículo, traduzida como a onda delta no complexo QRS. A essas características do eletrocardiograma é dado o nome de pré-excitação ventricular (Figura 9).
- Mecanismo: um estímulo (extrassístole, p. ex.) capaz de ser conduzido pelo nó atrioventricular encontra a via acessória apta a conduzir o estímulo retrogradamente aos átrios e assim reentrar sucessivamente.
- A síndrome de Wolff-Parkinson-White é definida pela presença da via acessória, associada à taquicardia por reentrada.
- A presença ou ausência de pré-excitação, sua magnitude e a capacidade de gerar a taquicardia por reentrada é própria de cada via.

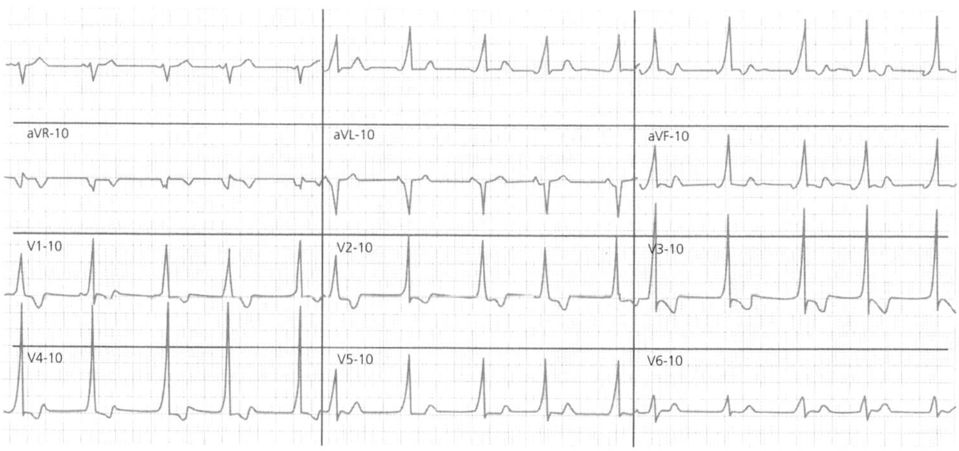

FIGURA 9 Exemplo de eletrocardiograma com pré-excitação ventricular. Observam-se PR curto, ondas delta, QRS largo e alteração de repolarização ventricular.

- A frequência cardíaca da taquicardia também sofre influência da característica da via e de seu período refratário.
- A taquicardia atrioventricular ocorre mais frequentemente no sentido ortodrômico (95% dos casos), ou seja, desce pelo nó atrio-

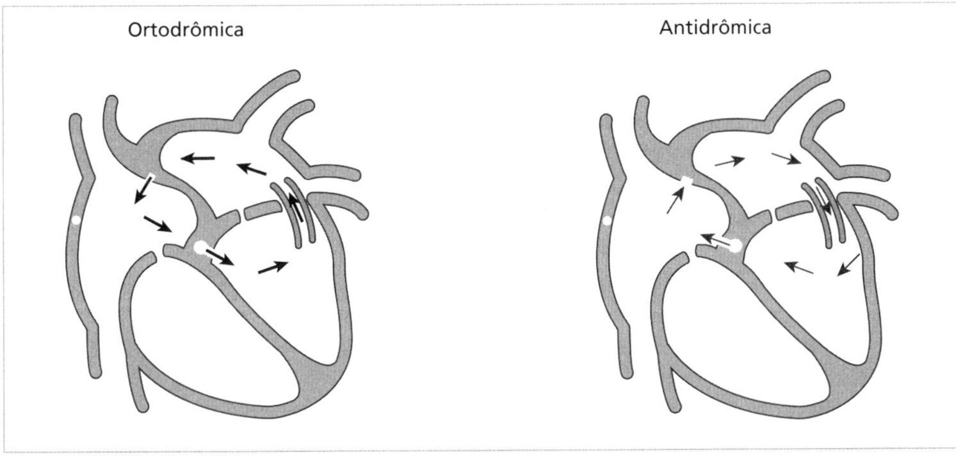

FIGURA 10 Desenho esquemático do coração mostrando os principais tipos de taquicardia atrioventricular associada à via anômala.

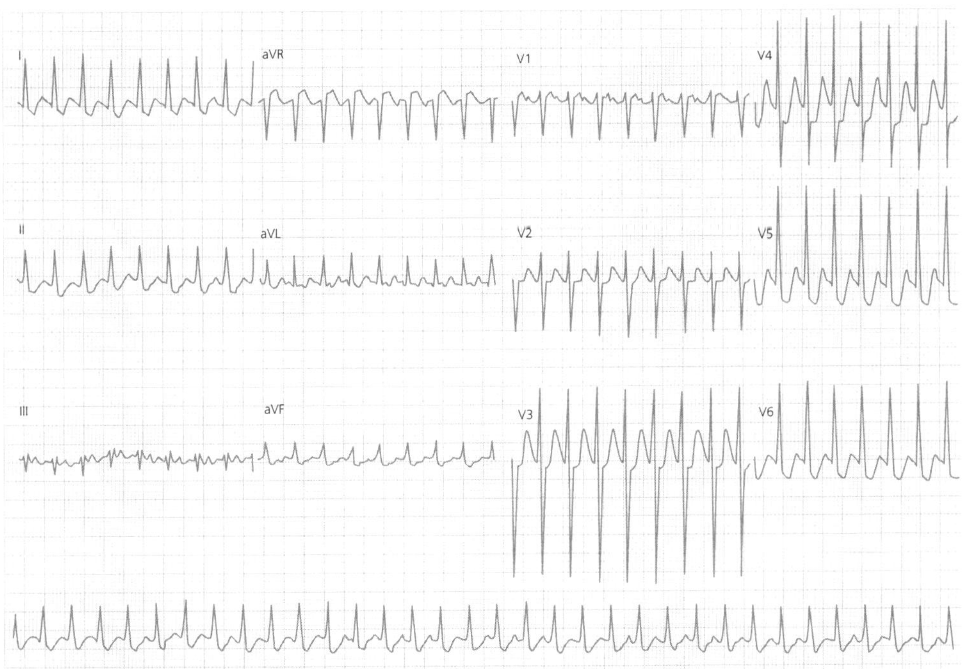

FIGURA 11 Taquicardia atrioventricular ortodrômica. Observa-se a porção negativa do segmento ST nas derivações inferiores e laterais que caracteriza a presença de onda P negativa. O intervalo RP é maior do que 80 ms.

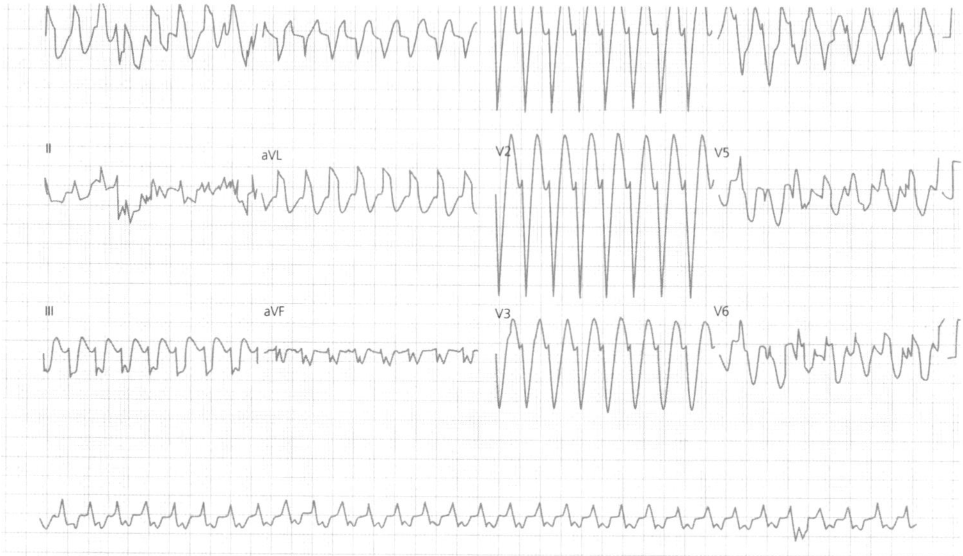

FIGURA 12 Taquicardia atrioventricular antidrômica. Observa-se a presença de QRS largo durante a taquicardia, porém com critérios diagnósticos de taquicardia TSV com aberrância, sem dissociação atrioventricular (observado em DII). Após sua reversão, o paciente apresentava eletrocardiograma com pré-excitação ventricular.

ventricular e sobe pela via acessória. Com isso, gera taquicardia com QRS estreito, e a onda P retrógrada estará concomitante ao segmento ST, podendo causar um infradesnivelamento desse segmento (Figuras 10 e 11).

- Caso ocorra a taquicardia no sentido antidrômico (5% dos casos), o QRS será alargado já que a condução para o ventrículo se dá pela via acessória (Figuras 10 e 12).
- RP' curto (porém mais longo que na TRN, entre 80 e 120 ms).
- Manobra vagal ou adenosina: reversão da arritmia.
- Risco de morte súbita: se o paciente apresentar fibrilação atrial conduzida pela via acessória para os ventrículos e isso gerar frequências cardíacas ventriculares muito altas pode existir a chance de desencadear fibrilação ventricular e morte súbita (Figura 13).
- Tratamento da crise: consiste em bloqueio do nó atrioventricular com manobras vagais ou adenosina. Em casos refratários, opta-se pela amiodarona.
- Deve-se evitar drogas que bloqueiam o nó atrioventricular e que tenham menor interferência na via acessória, como os betabloqueadores, bloqueadores de canais de cálcio e digoxina.
- No caso de fibrilação atrial conduzida pela via acessória deve considerar a cardioversão elétrica como procedimento de escolha.
- Controle de recorrências: o tratamento definitivo e de escolha é a ablação da via acessória.
- Até que o paciente seja submetido ao procedimento, ou por qualquer motivo não o realize, deve receber drogas antiarrítmicas.
- Em pacientes com pré-excitação no eletrocardiograma, deve-se optar por medicações que atuem tanto na via acessória como no nó atrioventricular (propafenona, sotalol ou amiodarona). Nesses casos, medicações

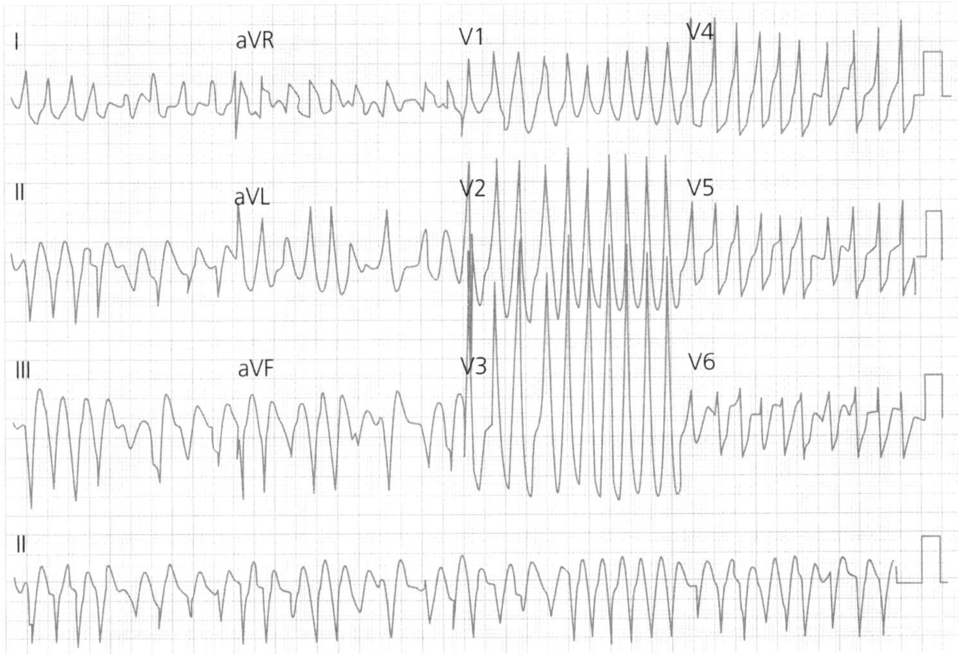

FIGURA 13 Eletrocardiograma mostrando ritmo de fibrilação atrial conduzido por via anômala. Observa-se ritmo irregular com QRS largo de morfologia alternante, pré-excitado e com frequência cardíaca extremamente elevada.Tal achado caracteriza alto risco de morte súbita.

como betabloqueadores, bloqueadores de canais de cálcio e digoxina são contraindicadas.

- Em pacientes sem pré-excitação não há restrição ao tipo de antiarrítmico.

Outras taquicardias

- Taquicardia por reentrada nodal incomum: taquicardia com condução retrógrada lenta, onda P retrógrada usualmente após o final da onda T e difícil diagnóstico diferencial com taquicardia atrial.
- Taquicardia de Coumel: taquicardia atrioventricular com condução retrógrada decremental e via acessória situada na região septal posterior. A onda P retrógrada é negativa e profunda na parede inferior. Característica incessante e por isso pode ocasionar taquicardiomiopatia.

QUAL É A ROTINA NA EMERGÊNCIA DO INCOR?

- Todos os pacientes com TSV na Unidade de Emergência do InCor devem ser atendidos na sala de emergência. De rotina, deve-se priorizar a obtenção de acesso venoso periférico, monitorização cardíaca contínua e administração de oxigênio em cateter nasal ou máscara se necessário. A ocorrência de instabilidade hemodinâmica não é comum em TSV e, quando presente, sugere a presença de disfunção ventricular, infecções etc.
- A estabilização clínica inicial é fundamental. Deve sempre ser obtida uma rápida anamnese e exame físico em sala de emergência. Os principais sinais vitais como pressão arterial, perfusão periférica, nível de consciência, auscultas cardíaca e pulmonar e oximetria devem ser obtidos imediatamente. Caso

haja hipotensão arterial, sinais de baixo débito cardíaco, dor torácica sugestiva de angina, história de síncope, congestão pulmonar significativa (associada à dispneia ou queda dos níveis de saturação arterial) ou rebaixamento do nível de consciência, o paciente deve ser submetido à cardioversão elétrica sincronizada inicialmente com 100 J (exceção para *flutter* atrial, no qual se pode iniciar com 50 J). Para tal, usa-se como sedação etomidato, em razão do menor comprometimento miocárdico e instabilidade hemodinâmica associada.

- O eletrocardiograma durante o evento e sua reversão é fundamental para observação da morfologia da TVS. Após sua reversão em ritmo sinusal, pode mostrar sinais sugestivos de pré-excitação, modificando a abordagem terapêutica específica a partir desse momento.
- Quando o paciente apresentar TVS regular sem sinais de instabilidade, como rotina tenta-se sua reversão inicialmente através de manobras vagais. Preferencialmente utiliza-se a manobra de Valsalva. Compressão de seio carotídeo somente é realizada após ausculta carotídea, em pacientes jovens (< 65 anos) e sem antecedentes de aterosclerose manifesta.
- Caso não ocorra reversão, ou não seja possível visualizar o ritmo, a medicação utilizada de escolha é a adenosina na dose de 6 mg em *bolus*, seguida de *flush* de 20 mL de solução fisiológica e elevação do membro. O paciente deve ser avisado previamente do desconforto gerado pela medicação. Caso não reverta, pode-se utilizar uma a duas doses extras de 12 mg. Caso a taquicardia seja causada por mecanismo de reentrada no nó atrioventricular (reentrada nodal ou atrioventricular), a adenosina é capaz de reverter a mesma para ritmo sinusal na grande maioria dos pacientes.
- Quando não ocorre reversão, provavelmente o mecanismo envolvido é outro (taquicardia juncional, taquicardia atrial, *flutter* atrial) e o controle da frequência cardíaca passa a ser priorizado. Nesses casos, utiliza-se de rotina lanatosídeo-C 0,4 mg endovenoso ou diltiazem 0,25 mg/kg endovenoso. Em casos de disfunção ventricular, por vezes é utilizada amiodarona 150 mg, endovenosa, em 10 minutos. O uso de metoprolol ou esmolol endovenosos pode ser considerado, no entanto, o paciente não pode apresentar sinais de insuficiência cardíaca e antecedente de broncoespasmo.
- Em casos hemodinamicamente estáveis de síndrome de Wolf-Parkinson-White com taquicardia antidrômica ou fibrilação atrial conduzida por via anômala, utiliza-se para reversão somente amiodarona 150 mg, endovenosa, em 10 minutos, podendo repetir a dose até o máximo de 2,2 g em 24 horas. Caso não haja reversão até duas a três doses consecutivas, opta-se pela cardioversão elétrica sincronizada. Nesses casos, após reversão a equipe de arritmia é chamada para avaliar possível ablação de feixe anômalo ainda na internação. Todos os pacientes passam a receber amiodarona endovenosa contínua na dose de 900 a 1.200 mg, em 24 horas.
- Como rotina, em nosso serviço todos os pacientes são submetidos à realização de eletrocardiograma de 12 derivações (quando possível), radiografia de tórax e coleta de exames gerais como hemograma, coagulograma, função renal, eletrólitos (sódio, potássio, magnésio e cálcio), marcadores de necrose miocárdica (CKMB e troponina) e TSH.
- O primeiro ponto a ser corrigido em pacientes com arritmias complexas são distúrbios hidroeletrolíticos, principalmente relacionados ao magnésio ou potássio. Quando presentes devem ser rapidamente revertidos.
- Pacientes que se apresentaram com instabilidade hemodinâmica ou apresentam alterações em exames devem permanecer internados. Já aqueles com TSV estáveis permanecem em observação por 3 a 6 horas após a reversão da arritmia e, caso não haja recorrência ou alterações em exames la-

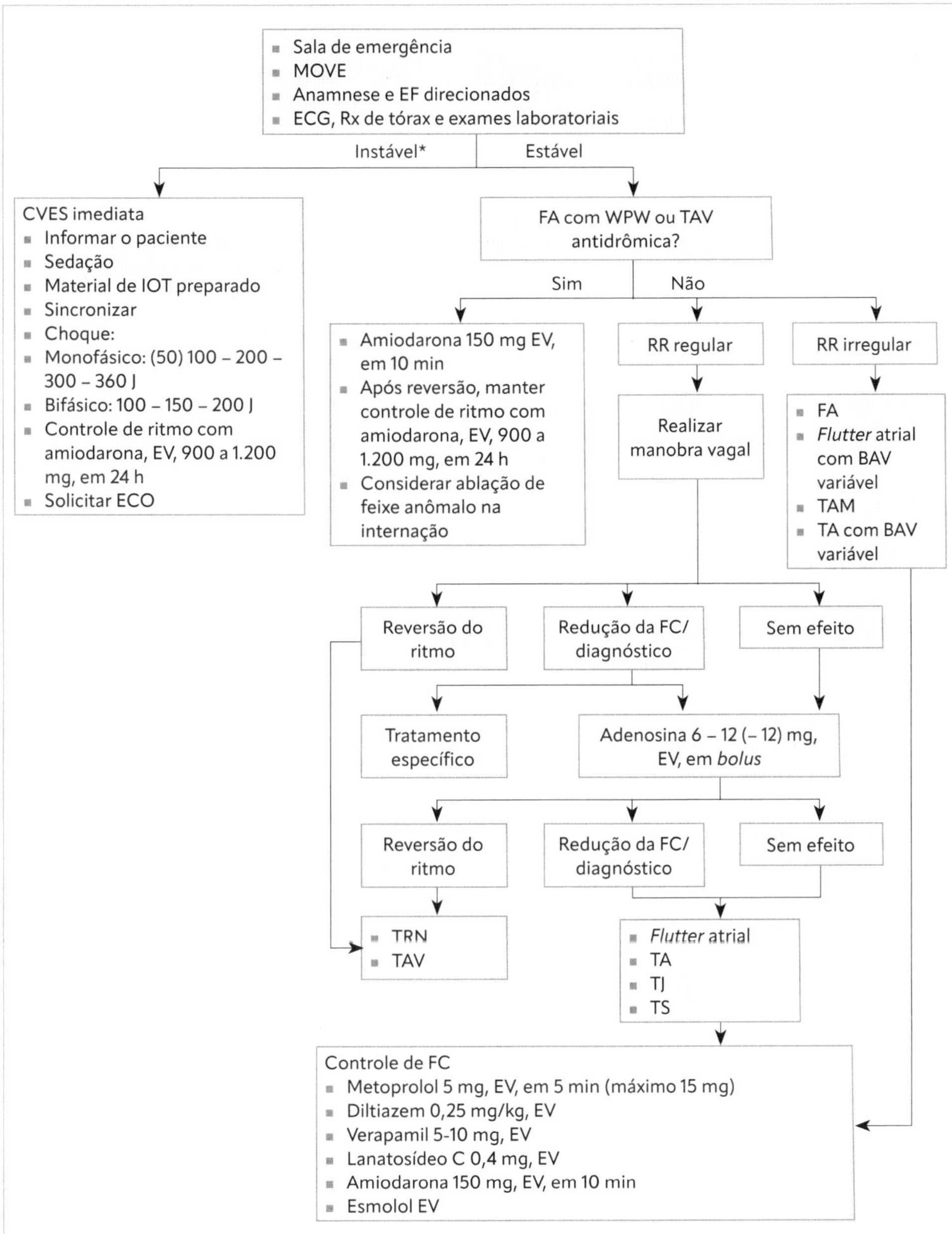

FIGURA 14 Fluxograma de atendimento de taquicardias supraventriculares na Unidade de Emergência do InCor.

MOVE: monitorização cardíaca, oxigenoterapia e acesso venoso; EF: exame físico; CVES: cardioversão elétrica sincronizada; ECG: eletrocardiograma; Rx: radiografia; IOT: intubação orotraqueal; EV: endovenoso; ECO: ecocardiograma; NC: nível de consciência; FA: fibrilação atrial; WPW: Wolf-Parkinson-White; TAV: taquicardia atrioventricular; BAV: bloqueio atrioventricular; TAM: taquicardia atrial multifocal; FC: frequência cardíaca; TRN: taquicardia por reentrada nodal; TJ: taquicardia juncional; TS: taquicardia sinusal. * Critérios de instabilidade: dor torácica, dispneia, síncope, hipotensão, rebaixamento do NC.

boratoriais, recebem alta com retorno ambulatorial precoce.

- No momento da alta hospitalar, para pacientes com sinais de pré-excitação ventricular prescreve-se amiodarona ou propafenona via oral de uso contínuo. Para todos os outros, a preferência é o uso via oral contínuo de betabloqueadores (atenolol, propranolol), bloqueadores de canais de cálcio (diltiazem) ou digoxina.
- Todos os pacientes são orientados a não ingerir cafeína, estimulantes e chá-mate.
- O fluxograma de atendimento de TSV encontra-se na Figura 14.

BIBLIOGRAFIA RECOMENDADA

1. Bonow RO, Mann DL, Zipes DP, Libby P (eds.). Braunwald's heart disease. 9.ed. v.1. New York: Elsevier, 2011.
2. Carmo AAL, Scanavacca MI. Taquiarritmias supraventriculares. In: Nicolau JC, Tarasoutchi F, Rosa LV, Machado FP. Condutas práticas em cardiologia. Barueri: Manole; 2010.
3. De Paola AAV. Revista da Sociedade de Cardiologia do Estado de São Paulo. v.18. n. 3. Julho/agosto/setembro; 2008.
4. Delacrétaz, E. Supraventricular tachycardia. NEJM. 2006;354:1039-51.
5. Fenelon G, Nascimento TA, Paola AAV. Fibrilação e flutter atrial: diagnóstico e tratamento. In:Livro-texto da Sociedade Brasileira de Cardiologia. Barueri: Manole; 2012.
6. Josephson ME, Wellens HJ. Differential diagnosis of supraventricular tachycardia. Cardiol Clin. 1990;8:411-42.
7. Kulig J, Koplan BA. Wolff-Parkinson-White syndrome and accessory pathways. Circulation. 2010; 122:e480-e483.
8. Olgin JE, Zipes DP. Specific arrhythmias: diagnosis and treatment. In: Zipes DP, Libby P, Bonow RO, Braunwald E. Braunwald's heart disease. 8.ed. St. Louis: Saunders; 2008.
9. Zimerman LI, Fenelon G, Martinelli Filho M, Grupi C, Atié J, Lorga Filho A, et al. Diretrizes brasileiras de fibrilação atrial. Sociedade Brasileira de Cardiologia. Arq Bras Cardiol. 2009;92(6 supl.1):1-39.
10. Das MK, Zipes DP (eds.). Eletrocardiography of arrhythmias. New York: Elsevier; 2012.
11. Appelboam A, Reuben A, Mann C, Gagg J, Ewings P, Barton, et al. Postural modification to the standard Valsalva manoeuvre for emergency treatment of supraventricular tachycardias (REVERT): a randomised controlled trial. Lancet. 2015;386(10005):1747-53.
12. Smith G, Boyle MJ. The 10 mL syringe is useful in generating the recommended standard of 40 mmHg intrathoracic pressure for the Valsalva manoeuvre. Emerg Med Australas. 2009;21(6):449-54.
13. Page RL, Joglar JA, Caldwell MA, Calkins H, Conti JB, Deal BJ, et al. 2015 ACC/AHA/HRS Guideline for the management of adult patients with supraventricular tachycardia: a report of the American College of Cardiology/American Heart Association Task Force on Clinical Practice Guidelines and the Heart Rhythm Society. J Am Coll Cardiol. 2016;67(13):e27-e115.
14. Wellens HJ. 25 years of insights into the mechanisms of supraven-tricular arrhythmias. Pacing Clin Electrophysiol. 2003;26:1916-22.

6

Taquicardias ventriculares

Cristiano Pisani
Mauricio Scanavacca

OBSERVAÇÕES GERAIS BASEADAS EM EVIDÊNCIAS

Introdução

- Conceitualmente, taquicardia ventricular (TV) é a sequência de três ou mais batimentos de origem ventricular com frequência cardíaca (FC) acima de 100 bpm. Quando a FC é < 100 bpm, denomina-se ritmo idioventricular acelerado (RIVA).
- Na fibrilação ventricular (FV), os complexos QRS são polimórficos e a frequência, superior a 300 bpm. Várias síndromes clínicas podem ser configuradas dependendo do tipo de TV, da repercussão hemodinâmica e dos mecanismos fisiopatológicos envolvidos.
- As TV apresentam espectro clínico bastante amplo, podem ocorrer em indivíduos sem cardiopatia estrutural e em geral apresentam evolução benigna; ou podem ser a expressão de condições fisiopatológicas graves, que dependendo das apresentações e associações podem levar à morte súbita
- São chamadas idiopáticas quando não estão associadas à cardiopatia estrutural: via de saída do ventrículo direito (VD) e ventrículo esquerdo (VE), TV fascicular e QT longo.

Epidemiologia

- Geralmente, as TV estão associadas a cardiopatia estrutural; as mais comuns são a cardiomiopatia isquêmica, cardiomiopatia chagásica, cardiopatias valvares, cardiopatia dilatada idiopática, cardiopatia arritmogênica de VD e/ou VE e nos pacientes em pós-operatório tardio de cardiopatia congênita.
- Diagnóstico diferencial: o principal diagnóstico diferencial de uma taquicardia de QRS largo está entre TV e as taquicardias supraventriculares com aberrância de condução, o que pode corresponder a 20% dos casos. Essa aberrância pode ser preexistente ou funcional induzida pela taquicardia. Quando a taquicardia apresenta QRS com duração variável e a arritmia é irregular, pode-se estar diante de FA conduzida por uma via acessória. Para o diagnóstico diferencial podem-se utilizar diversos algoritmos, destacando-se Critérios de Brugada – avaliação do plano horizontal –, Algoritmo de Vereckei – avaliação de aVR – e de Santos – avaliação de eixo de DI, DII, V1 e V6.

Classificação

- Tempo de duração da TV: não sustentadas (mais de três batimentos e duração menor que 30 segundos) e sustentadas (duração maior que 30 segundos, persistentes ou autolimitadas, ou com sintomas atribuídos à taquicardia).
- Características eletrocardiográficas: monomórficas (uma única morfologia) ou polimórficas (duas ou mais morfologias do complexo QRS durante taquicardia).

- Forma de apresentação: paroxística (esporádica ou frequente) ou incessante.
- Repercussão hemodinâmica: se bem ou mal tolerada.

Sintomas

- Os sintomas associados à TV podem ser bastante variáveis. Os pacientes podem apresentar desde parada cardíaca e síncope, porém em alguns casos, principalmente nos pacientes com TV lenta, podem se apresentar assintomáticos ou com descompensação da insuficiência cardíaca.
- O sintoma principal é a palpitação precordial, podendo estar associado a dispneia, dor precordial e escurecimento visual.
- Pacientes portadores de cardiodesfibriladores implantáveis (CDI) podem relatar choque disparado pelo aparelho.

Exame físico

- O exame físico em pacientes com queixa de palpitação deve concentrar-se na observação de sinais e sintomas de intolerância clínica ou hemodinâmica da taquicardia. Hipotensão grave ou alteração do nível de consciência, ausência de pulso central, sinais clínicos de má perfusão ou baixo débito, edema agudo de pulmão, dor precordial ou alteração do nível de consciência indicam a necessidade de reversão imediata da taquicardia.
- Após a reversão da taquicardia, devem-se buscar sinais e sintomas de cardiopatia estrutural, que podem ser sopros cardíacos, desvio do *ictus* precordial, sinais periféricos de baixo débito e congestão pulmonar.
- Entretanto, muitos podem apresentar exame físico normal após a reversão.

Exames complementares

Eletrocardiograma

- Na sala de emergência logo deve ser realizada a monitorização do paciente. Quando se evidencia presença de taquicardia com QRS alargado, em pacientes com sinais de instabilidade clínica, devem ser submetidos à cardioversão elétrica sincronizada o mais rápido possível. A estabilidade hemodinâmica é útil na decisão terapêutica, mas não define o diagnóstico diferencial da taquicardia.
- Quando a taquicardia é bem tolerada, deve-se realizar o eletrocardiograma (ECG) de 12 derivações, pois essa ferramenta é fundamental para o diagnóstico diferencial da taquicardia de QRS alargado e no planejamento dos próximos passos na terapêutica.
- A análise inicial do ECG durante a taquicardia deve avaliar a morfologia do QRS. Se o QRS for estreito (< 0,12 segundo), sugere fortemente a presença de taquicardia supraventricular; se o QRS durante taquicardia for alargado (QRS > 0,12 segundo), pode-se estar diante de uma TV ou de uma taquicardia supraventricular com aberrância de condução (bloqueio de ramo funcional ou adquirido ou manifestação de pré-excitação ventricular) (Figura 1).
- Brugada et al. elaboraram um algoritmo (Figura 2) para estabelecer o diagnóstico diferencial entre as TV e supraventriculares com condução aberrante que apresentem sensibilidade e especificidade acima de 95%. Nessa situação, são aplicadas quatro questões: Existe complexo RS em alguma das derivações do plano horizontal (V1-V6)? Se não existir o diagnóstico é de TV.
- Qual é a duração do início da onda R até a porção mais profunda da onda S? Se esse valor for maior do que 100 ms (2,5 quadradinhos) confirma o diagnóstico de TV.
- Existe dissociação AV (maior número de QRS que ondas P)? Em caso positivo, confirma-se o diagnóstico de TV.
- Os critérios morfológicos clássicos para reconhecimento das taquicardias ventriculares estão presentes? Morfologia de bloqueio de ramo direito: o padrão monofásico ou bifásico com R puro ou qR em V1 e padrão rS (onda r é menor do que onda S) em V6 suge-

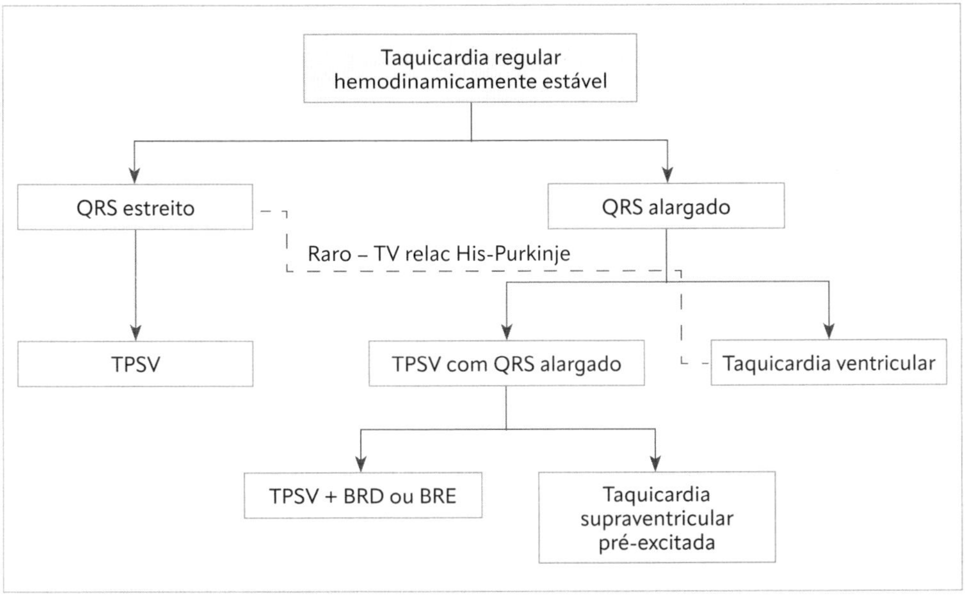

FIGURA 1 Diagnóstico diferencial de taquicardia regular.
TPSV: taquicardia paroxística supraventricular; BRD: bloqueio de ramo direito; BRE: bloqueio de ramo esquerdo.

re fortemente origem ventricular. Morfologia de bloqueio de ramo esquerdo: o padrão rS em V1 com duração da onda R maior do que 30 ms e a duração da deflexão intrínseca maior do que 60 ms, assim como quando é encontrado padrão QS em V6, sugerem fortemente o diagnóstico de TV.

- Outro algoritmo rápido e prático principalmente quando aplicado o passo inicial é o algoritmo que avalia apenas a derivação aVR. Quando se evidencia R monofásico em aVR sugere-se o diagnóstico de TV.
- No caso de não identificação de TV após o primeiro passo, podemos dar andamento aos demais, que semelhantes aos critérios de Brugada apresentam alto valor preditivo para identificação de TV (Figura 3).
- Outro algoritmo simples para a prática clínica é o descrito por Santos et al., que avalia o eixo predominente do QRS nas derivações DI, DII, V1 e V6 (Figura 4)

Radiografia de tórax

- Pode mostrar indícios de cardiopatia estrutural como área cardíaca aumentada e sinais de congestão pulmonar. Além disso, mostra a presença e posição de marca-passos e CDI, assim como a integridade do sistema.

Ecocardiograma

- É o método de imagem simples, não invasivo e de fácil acesso na avaliação dos pacientes com arritmias ventriculares. O ecocardiograma permite avaliar a presença e características da cardiopatia existente.
- A fração de ejeção diminuída é um importante fator prognóstico para maior risco de morte súbita nos pacientes com arritmias ventriculares.
- As alterações segmentares no ventrículo esquerdo podem sugerir a presença de um substrato arritmogênico (acinesia em pacientes com infarto agudo do miocárdio prévio, aneurisma apical e de parede inferior em pacientes com cardiopatia chagásica).
- O ecocardiograma é normal nos pacientes com TV idiopáticas.
- O ecocardiograma não é um método sensível para avaliação de cardiopatias arritmogênicas de VD e/ou VE.

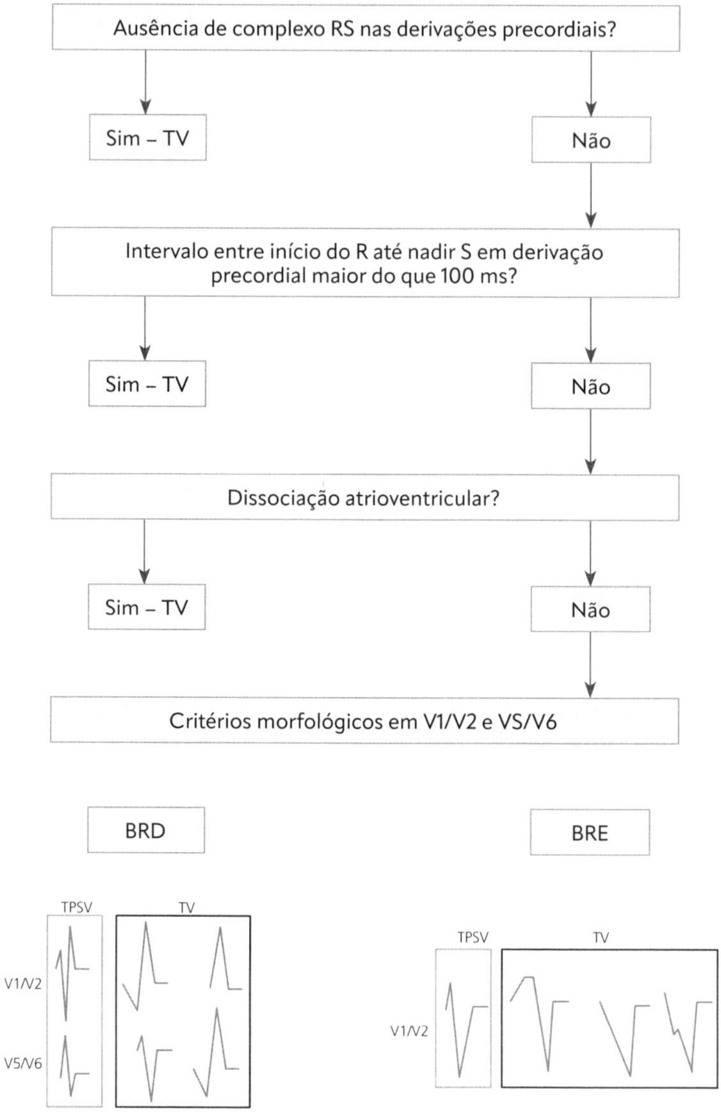

	TPSV	TV
V1/V2	rSR	R ou qR
V5/V6		
R/S	> 1	< 1
Q presente	Não	Sim

	TPSV	TV
V1/V2		R > 30 ms ou R-S > 60 ms S empastado
V5/V6		
Q presente	Não	Sim

FIGURA 2 Diagnóstico diferencial da taquicardia de QRS largo (critérios de Brugada).
TPSV: taquicardia paroxística supraventricular; BRD: bloqueio de ramo direito; BRE: bloqueio de ramo esquerdo; TV: taquicardia ventricular.

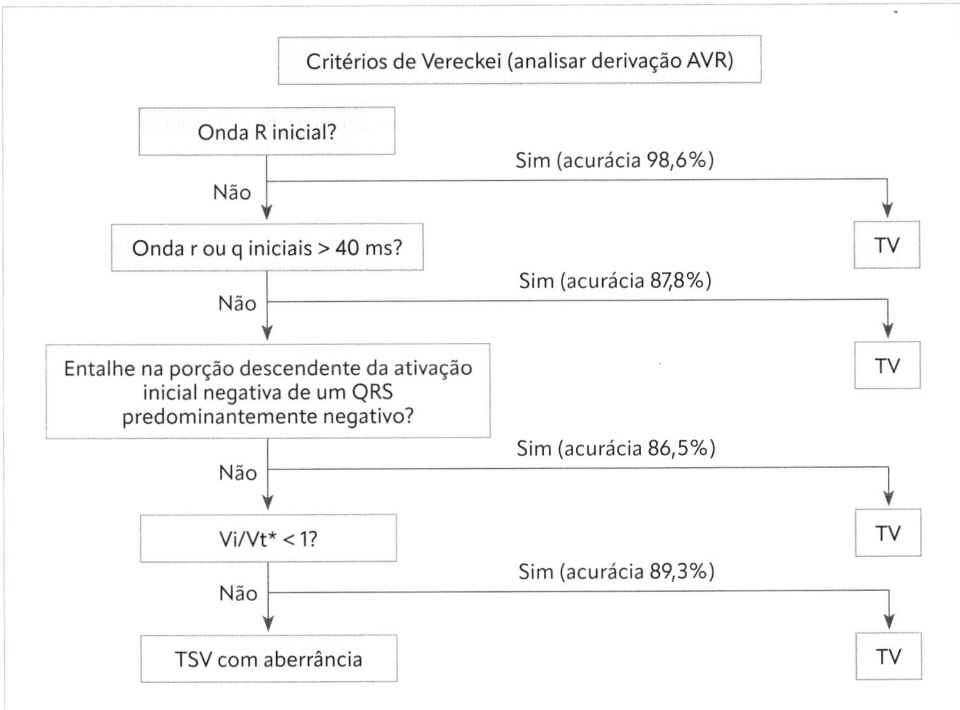

FIGURA 3 Critérios de Vereckei para identificação de arritmias ventriculares.
TSV: taquicardia supraventricular; TV: taquicardia ventricular; Vi e Vt: velocidades da ativação ventricular inicial e final.

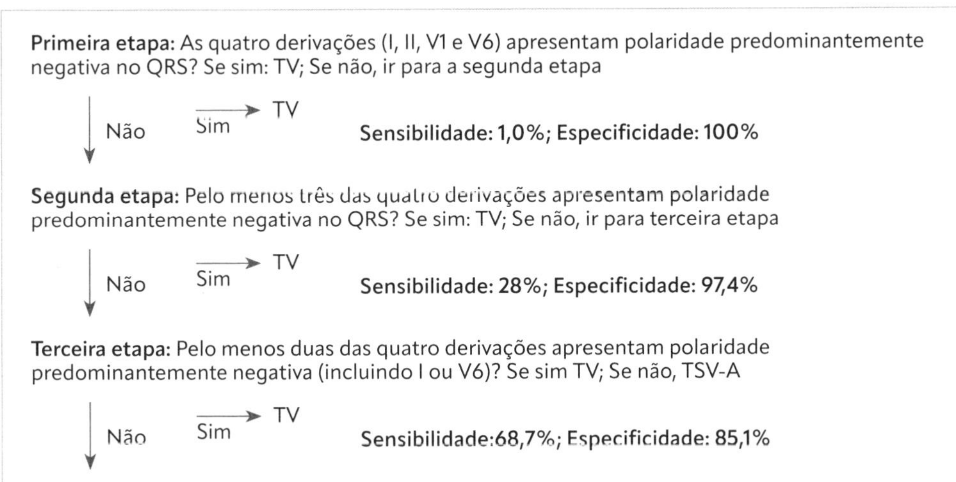

FIGURA 4 Critérios de Santos para diferenciação de arritmias ventriculares de supraventriculares com aberrância de condução.

Cineangiocoronariografia e ventriculografia

- Papel importante em estabelecer ou excluir a presença de doença coronariana obstrutiva. Pacientes com TV e coronariopatia, passível de tratamento percutâneo ou cirúrgico, devem ter a doença isquêmica tratada inicialmente, podendo ser suficiente para evitar a recorrência da TV.
- A ventriculografia nas oblíquas direita e esquerda sugere o substrato arritmogênico, sendo importante para o planejamento da ablação da TV. A aneurismectomia de VE é um dos tratamentos possíveis para a TV.
- A ventriculografia é um método sensível para avaliar presença de trombos nos ventrículos, assim como o ecocardiograma.

Ressonância magnética cardíaca (Figura 5)

- A ressonância magnética cardíaca é uma ferramenta diagnóstica que permite a identifi-

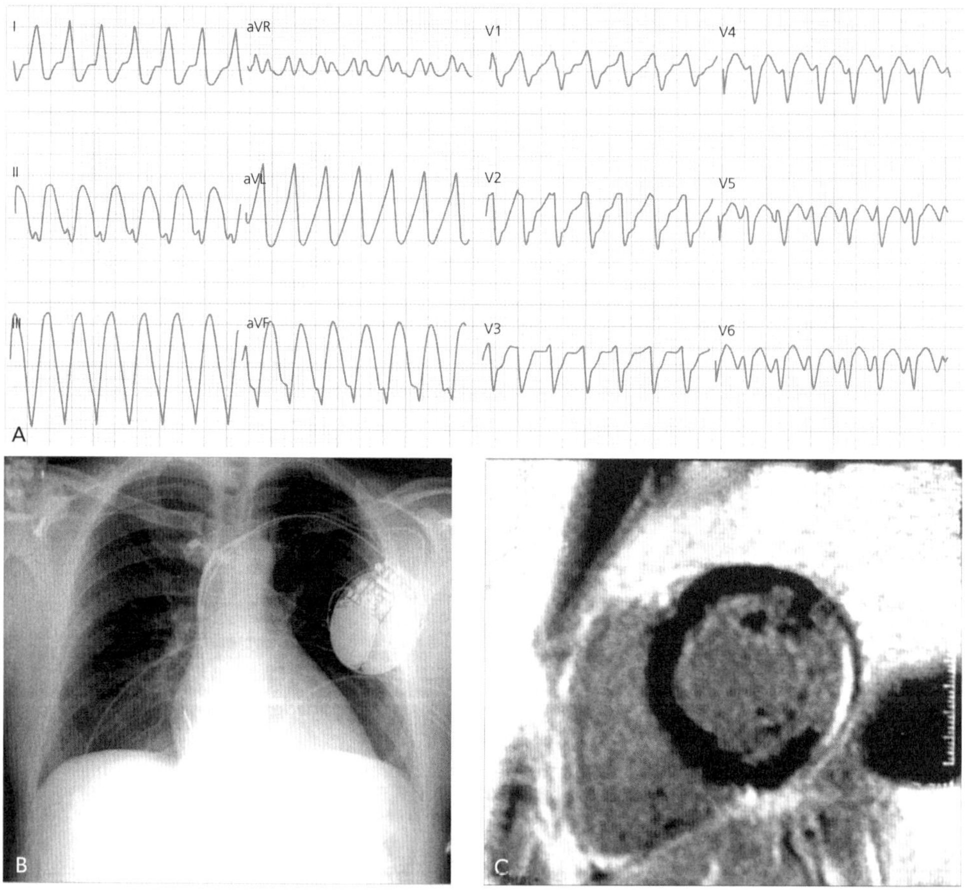

FIGURA 5 Paciente com cardiomiopatia chagásica que procura o pronto-socorro com quadro de taquicardia de QRS largo regular. A: Aplicando-se os critérios diagnósticos observa-se intervalo do início da onda R até o nadir do S maior que 100 ms e presença de onda R em aVR que sugerem tratar-se de TV. B: Paciente já era portador de CDI evidenciado em radiografia de tórax realizada na Unidade de Emergência. C: Após revisão dos exames, o mesmo paciente tinha sido submetido à ressonância cardíaca com realce tardio que evidencia cicatriz inferolaterobasal.

cação de uma série de alterações miocárdicas que estão envolvidas na fisiopatologia da TV.

- Permite a quantificação precisa dos volumes, massa e fração de ejeção dos ventrículos, bem como permite identificar a presença, extensão, localização e transmuralidade da cicatriz pela técnica de realce tardio
- Em casos em que se observa cicatriz predominantemente epicárdica pela ressonância, pode-se planejar uma abordagem epicárdica inicial. Outra potencial aplicação da ressonância cardíaca é na avaliação da espessura da gordura epicárdica, nos casos em que é planejada ablação por cateter.
- Outra aplicação da ressonância cardíaca tem relação com a avaliação do risco de morte súbita em pacientes com cardiopatia. A presença de cicatriz extensa (> 5%) avaliada pela técnica do realce tardio está associada a risco maior de morte súbita mesmo naqueles pacientes com fração de ejeção de VE > 30%.
- A ressonância magnética cardíaca é um método sensível para a detecção de cardiopatias arritmogênicas de VD e/ou VE, sendo um dos critérios diagnósticos para cardiopatia arritmogênica de VD a dilatação do VD e a presença de discinesia ou contração assíncrona do VD.

Tratamento na Unidade de Emergência (Tabela 1)

- Se a TV for mal tolerada (pressão arterial sistêmica [PAS] < 90 mmHg, nível de consciência diminuído, cianose, pulso fino, sinais de má perfusão periférica) deve-se realizar cardioversão elétrica sincronizada imediatamente.
- Se a TV for bem tolerada, após o registro do ECG de 12 derivações, deve-se iniciar tratamento com drogas antiarrítmicas ou proceder a cardioversão elétrica. O tratamento consiste na administração de:
  - Amiodarona – 300 mg, EV, em 30 minutos (ampola = 150 mg). Taxa de reversão entre 30 e 50%. Principais efeitos colaterais: hipotensão arterial, bradicardia sinusal e *torsades de pointes* (raro).
  - Lidocaína (2%) – 1 mg/kg, IV – infusão rápida. A taxa de reversão é baixa (20 a 30%), mas é útil por seu efeito ser rápido e por não provocar distúrbio hemodinâmico. Cardioversão elétrica sincronizada (CVE). Caso não haja reversão com um dos esquemas anteriores pode-se realizar a CVE sincronizada após a adequada sedação do paciente. Nos pacientes que estiverem em jejum há algum tempo, a cardioversão elétrica pode ser a primei-

TABELA 1 Medidas antiarrítmicas utilizadas para o tratamento da TV na sala de emergência

Droga	Dose de ataque	Observações	Efeitos adversos
Amiodarona	300 mg, EV, em 30 min (ampola = 150 mg)	Taxa de reversão entre 30 e 50%	Hipotensão arterial, bradicardia sinusal e *torsades de pointes* (raro)
Lidocaína (2%)	1 mg/kg, EV, infusão rápida	Taxa de reversão é baixa (20 a 30%), mas é útil por seu efeito ser rápido e por não provocar distúrbio hemodinâmico	Neuropatia
Cardioversão elétrica	Choque 200-360 J (monofásico) ou 100-200 J (bifásico) sincronizado após sedação	Alto índice de reversão	Requer sedação e jejum

EV: endovenoso.

ra opção porque é uma maneira rápida e segura de reverter arritmia.

- Em pacientes com CDI, algumas vezes as taquicardias ventriculares lentas podem estar abaixo da faixa de detecção, podendo ser utilizado esse dispositivo para a reversão da TV com pace antitaquicardia (ATP) que interrompe a arritmia por sobre-estimulação.

Tratamento a longo prazo

- O tratamento de longo prazo da TV baseia-se em dois pontos principais: evitar a recorrência sintomática da TV e evitar a morte súbita.
- Após a reversão da taquicardia deve-se realizar investigação diagnóstica focada na investigação de cardiopatia associada. Se presença de cardiopatia isquêmica, deve-se descartar a presença de isquemia. Pacientes com insuficiência cardíaca descompensada devem ter seu tratamento otimizado.
- Para evitar a recorrência sintomática das TV habitualmente se utiliza uma estratégia com terapia híbrida, com a combinação do tratamento farmacológico e não farmacológico.

Tratamento farmacológico

Amiodarona

- A amiodarona tem um papel importante no manejo da TV, principalmente nos pacientes com disfunção ventricular. Após a reversão da TV, deve-se utilizar amiodarona por via endovenosa (600 a 1.800 mg/dia), principalmente naqueles pacientes que não utilizavam essa droga previamente. Após impregnação, a dose de manutenção utilizada é de 200 a 600 mg, por via oral. Alguns estudos e uma metanálise mostraram que a amiodarona mostrou redução na morte súbita em pacientes com cardiomiopatia isquêmica e não isquêmica. Entretanto, no estudo multicêntrico SCD-HeFT, essa droga não foi superior ao placebo na prevenção da morte súbita. A principal limitação para o uso prolongado da amiodarona são seus efeitos extracardíacos. Alterações na tireoide e hiperpigmentação cutânea são os efeitos colaterais mais comuns e toxicidade pulmonar, embora rara, requer a interrupção do uso.
- Pacientes com cardiopatia chagásica e história de TV sustentada apresentam evolução favorável (< 30% recorrência de TV) com o uso de amiodarona, desde que estejam compensados da insuficiência cardíaca.

Betabloqueadores

- Os betabloqueadores têm um efeito antiarrítmico principalmente naquelas arritmias que são desencadeadas pelo esforço, como as TV automáticas idiopáticas induzidas pelo esforço. Além disso, as drogas dessa classe são capazes de reduzir a mortalidade na fase aguda do infarto do miocárdio.
- Nos pacientes com insuficiência cardíaca, que são um grupo com alto risco de apresentar TV, o uso dos betabloqueadores deve ser considerado em todos os pacientes que não apresentem contraindicação à droga, sendo que um importante benefício dessa classe de droga nos pacientes com insuficiência cardíaca foi a redução da morte súbita.
- As drogas mais utilizadas são: atenolol (25 a 100 mg, uma a duas vezes ao dia) em pacientes sem cardiopatia e metoprolol succinato (25 a 100 mg, uma a duas vezes ao dia) ou carvedilol (3,125 a 25 mg, duas vezes ao dia) nos pacientes com cardiomiopatia.
- A principal contraindicação para o uso dos betabloqueadores é a presença de asma brônquica. Em pacientes com QT longo e *torsades de pointes* o uso dos betabloqueadores associados ou não a marca-passo previne a ocorrência dessa arritmia.
- A associação de betabloqueadores com amiodarona apresentou redução de choques apropriados e inapropriados de CDI (OPTIC *Trial*).

Sotalol

- É uma droga efetiva na supressão das TV. Entretanto, os efeitos pró-arrítmicos (prolongamento do intervalo QT) são uma preocupação constante nos pacientes que utilizam essa medicação. Não devem ser utilizados em pacientes com insuficiência cardíaca.

Tratamento não farmacológico

CDI

- Indicado em pacientes com TV sustentada espontânea, disfunção ventricular grave (fração de ejeção de VE < 35% para portadores de sarcoidose ou portadores de cardiopatias congênitas, < 40% em isquêmicos com tratamento otimizado, < 50% em portadores de cardiomiopatia hipertrófica, e em miocardite aguda independente de fração de ejeção) e expectativa de vida de pelo menos 1 ano.
- Possivelmente indicado em pacientes com TV sustentada espontânea refratárias a outras terapêuticas e expectativa de vida de pelo menos 1 ano.
- Pacientes com TV sustentada espontânea, portadores de canalopatias e com expectativa de vida de pelo menos 1 ano, também podem ter indicação.
- Um dos principais desafios na prática clínica em pacientes com TV e portadores de CDI são as chamadas "tempestades elétricas" com choques frequentes. Nessas situações, deve-se utilizar as terapias híbridas com associação de drogas antiarrítmicas (amiodarona e lidocaína, amiodarona e betabloqueador) e ablação por cateter da TV.
- O CDI deve ser evitado, sendo considerado classe III nos pacientes com TV incessante, devendo ser realizado controle com drogas ou ablação antes do seu implante.
- O CDI deve ser evitado em pacientes com expectativa de vida menor do que 1 ano devido a outras comorbidades.

Ablação por cateter (Tabela 2)

- A ablação por cateter faz parte de um tratamento híbrido adicionado às drogas antiarrítmicas que buscam a prevenção da recorrência da TV.
- A indicação clássica de ablação por cateter é para aqueles casos de TV sustentada monomórfica, incluindo as TV interrompidas por choque do CDI que recorrem apesar da terapia antiarrítmica e a ablação em caráter de urgência é indicada para aqueles casos de tempestade elétrica que não são controlados com drogas antiarrítmicas.
- Está indicada em pacientes com TV monomórfica refratária ou que não toleram drogas antiarrítmicas e têm baixo risco de morte súbita (ausência de disfunção de VE). Pacientes portadores de CDI que estão recebendo múltiplos choques a despeito da mudança ou do aumento de terapia antiarrítmica devem ser referenciados para ablação de TV.
- A ablação também pode ser indicada após episódio inicial, principalmente naqueles pacientes que serão submetidos a implante do CDI buscando a redução das terapias e evitando o possível dano miocárdico gerado pelo choque.
- A seleção de pacientes candidatos à ablação por cateter de TV deve considerar riscos e benefícios do procedimento, que são determinados pelas características de cada paciente e pelas condições técnicas disponíveis e experiência dos operadores em determinado laboratório de eletrofisiologia.
- O objetivo da ablação é destruir o tecido miocárdico viável junto à cicatriz que é responsável pelo circuito de reentrada e para a identificação são utilizadas técnicas diferentes de mapeamento.
- A maioria dos pacientes com cardiomiopatia não isquêmica, especialmente a chagásica, e alguns pacientes com antecedente de infarto do miocárdio inferior apresenta circuitos epicárdicos associados à TV, beneficiando-se da abordagem epicárdica percutânea.

Taquicardias ventriculares idiopáticas

- Definidas como TV na ausência de cardiopatia estrutural. Podem ser mono ou polimórficas.

TABELA 2 Indicações para a ablação por cateter das taquicardias ventriculares

Indicações para a ablação por cateter das TV	Pacientes com cardiopatia estrutural (incluindo IAM prévio, cardiomiopatia dilatada e displasia arritmogênica do VD
Ablação por cateter de TV é recomendada	TV sustentada monomórfica sintomática, incluindo TV interrompidas por CDI, que recorrem apesar de terapia antiarrítmica ou quando as drogas antiarrítmicas não são toleradas ou não são desejadas (recomendação independente de TV ser estável ou instável ou se múltiplas TV)
	Para controle de TV incessante monomórfica ou tempestade elétrica que não está relacionada à causa reversível
	Pacientes com extrassístoles monomórficas frequentes e TV não sustentada ou TV sustentada que presumivelmente causem disfunção ventricular
	TV por reentrada ramo a ramo ou interfascicular
	TV polimórfica recorrente sustentada e FC refratárias às drogas antiarrítmicas quando se suspeita de ser originada por um gatilho que pode ser alvo de ablação
Ablação por cateter pode ser considerada	Em pacientes com um ou mais episódios de TV monomórfica sustentada apesar de terapia com droga da classe I ou III
	Pacientes com TV monomórfica sustentada devido a IAM prévio que tem FEVE maior do que 30% e expectativa de vida de pelo menos 1 ano, sendo uma alternativa aceitável para terapia com amiodarona
	Em pacientes com TV monomórfica sustentada e hemodinamicamente tolerada devido a IAM prévio com FE preservada (> 35%) mesmo que não tenham apresentado falha na terapia antiarrítmica
Ablação por cateter de TV é contraindicada	Presença de trombo móvel no ventrículo (nesse caso a ablação epicárdica pode ser considerada)
	Extrassístoles ou TV não sustentada assintomáticas que presumivelmente não causam ou contribuem para disfunção ventricular
	TV devido a causas transitórias ou reversíveis, como isquemia aguda, hipercalemia e *torsades de pointes* induzida por drogas

Adaptado do Consenso de Experts (EHRA/HRS) para Ablação por Cateter de Arritmias Ventriculares. IAM: infarto agudo do miocárdio; VD: ventrículo direito; TV: taquicardia ventricular; CDI: cardiodesfibrilador implantável; FC: frequência cardíaca; FE: fração de ejeção; VE: ventrículo esquerdo.

- Na maioria dos pacientes com TV idiopáticas o prognóstico é excelente, entretanto, em alguns casos pode estar relacionado à mortalidade considerável.
- As TV idiopáticas monomórficas mais comuns são: a de via de saída do VD e do VE, TV fascicular e TV monomórfica adrenérgica.
- As polimórficas podem estar associadas à repolarização normal (TV polimórfica catecolaminérgica e extrassístoles ventriculares de acoplamento ultracurto) ou repolarização anormal (síndrome de Brugada e síndrome do QT longo).

Taquicardias ventriculares idiopáticas monomórficas

- Via de saída do VD e VE: ECG: morfologia de BRE (VD) com eixo inferior. A decisão do tratamento baseia-se na frequência e na gravidade dos sintomas. As drogas de primeira escolha são os betabloqueadores e bloqueadores dos canais de cálcio que são efetivos em 20 a 50% pacientes. Na falha, pode-se utilizar a amiodarona e sotalol. A ablação de cateter pode ser bastante efetiva nesses pacientes, entretanto, em alguns casos, dependendo da localização (VE) ou da origem epicárdica, pode ter sucesso menor ou estar associada a maior risco do procedimento (para-hissianas). Geralmente, os pacientes com TV de via de saída apresentam extrassístoles com mesma morfologia que a TV, podendo essa extrassístole ser o alvo da ablação.

- TV fascicular: ECG: a morfologia mais comum é BRD com desvio do eixo para a esquerda e para cima (fascículo posteroinferior) com início de ativação do QRS rápido. Logo após a reversão da taquicardia a morfologia do QRS é normal, mas pode ocorrer inversão da onda T nas derivações inferiores (efeito de memória). O prognóstico é favorável. Durante a crise a reversão pode ser realizada com verapamil ou amiodarona, por via endovenosa. Pacientes com sintomas moderados podem ser tratados com verapamil ou amiodarona. A ablação por cateter é uma conduta apropriada em pacientes com sintomas graves ou intolerância ao tratamento clínico.

Taquicardias ventriculares idiopáticas polimórficas

- Caso o paciente com TV polimórfica apresente-se sem pulso ou com instabilidade hemodinâmica (alteração do nível de consciência, hipotensão, edema pulmonar grave, má perfusão periférica), deve-se realizar desfibrilação imediata.
- As TV polimórficas apresentam-se em surtos recorrentes ou incessantes.
- O tratamento farmacológico da TV polimórfica recorrente é determinado pela presença ou ausência de QT longo durante ritmo sinusal, que caso observada durante o ritmo sinusal (neste caso a TV é denominada de *torsades de pointes*), a primeira conduta consiste em suspender todas as medicações que conhecidamente prolonguem o intervalo QT. Também se deve corrigir eventual distúrbio hidroeletrolítico e outros fatores precipitantes (hipocalemia, bradicardia excessiva). O uso de isoproterenol, ou a estimulação ventricular, pode ser efetivo para interromper a *torsades de pointes* associada com bradicardia ou drogas que aumentem o intervalo QT. Outra medida eficaz consiste na infusão endovenosa de magnésio.
- Já nos pacientes com TV polimórfica sem intervalo QT longo, deve-se considerar o uso de amiodarona endovenosa.
- Nos pacientes com síndrome do intervalo QT longo congênito (caracterizado por ausência de agentes causais, história de morte súbita familiar ou de síncope recorrente), o fator desencadeante pode variar dependendo da variante genética envolvida: a): KCNQ1 a descarga adrenérgica consiste no principal deflagrador dos episódios; b) KCNH2 barulhos, sustos, despertares abruptos, período do puerpério e distrúbios em potássio são agentes mais associados; c) SCN5A a ação vagal é um *trigger* mais importante. A sedação e os betabloqueadores são as medidas mais importantes para controle das crises. As drogas antiarrítmicas são mais restritas aos betabloqueadores de ação central (nadolol ou propranolol), associação de mexiletina em casos mais refratários, assim como o controle de distúrbios hidroeletrolíticos. A lidocaína pode ser efetiva em casos especiais.
- Os pacientes com síndrome de Brugada que apresentem choques repetidos do CDI podem ser tratados com quinidina.

QUAL É A ROTINA NA EMERGÊNCIA DO INCOR?

- O atendimento de pacientes com TV ou arritmias com risco potencial de vida é sempre realizado em sala de emergência, onde permanecem monitorados continuadamente e é obtido acesso venoso periférico.
- No InCor, diariamente se lida com elevado número de pacientes que chegam em TV, principalmente devido ao grande número de indivíduos com doença cardíaca estrutural que faz acompanhamento no serviço.
- Em casos que envolvem TV ou arritmias complexas, a Unidade de Emergência do In-

Cor trabalha em conjunto com os grupos de arritmia e marca-passo, e todo o processo de avaliação do paciente e programação de conduta definitiva é realizado em conjunto.

- Pacientes que já estão em uso de medicações antiarrítmicas e apresentam taquicardias ventriculares geralmente são encaminhados para ablação por cateter.
- A realização de ablação não interfere diretamente na decisão de implante de CDI, que deve ser realizado de acordo com outros critérios, principalmente em TV mal toleradas e na ausência de isquemia miocárdica aguda.
- Em pacientes com marca-passo ou quando o paciente apresenta CDI e foi submetido à terapia elétrica, conforme comentado em capítulos destinados aos assuntos, a equipe de marca-passo é prontamente chamada para verificar o aparelho e realizar nova programação se necessário. Isso fornece informações adicionais sobre a quantidade de eventos que ocorreram nos últimos dias, frequência e duração, inferindo a gravidade do caso avaliado.
- A estabilização clínica inicial é fundamental. Deve sempre ser obtida uma rápida anamnese e exame físico em sala de emergência. Os principais sinais vitais, como pressão arterial, perfusão periférica, nível de consciência, auscultas cardíaca e pulmonar e oximetria devem ser obtidos imediatamente. Caso haja hipotensão arterial, sinais de baixo débito cardíaco, dor torácica sugestiva de angina, história de síncope, congestão pulmonar significativa (associada à dispneia ou queda dos níveis de saturação arterial) ou rebaixamento do nível de consciência, o paciente deve ser submetido à CVE sincronizada inicialmente com 100-200 J em casos de TV monomórfica ou desfibrilação com carga máxima quando for TV polimórfica. Para tal, usa-se como sedação midazolam ou etomidato (em razão do menor comprometimento miocárdico e instabilidade hemodinâmica associada).
- Em pacientes com CDI e taquicardia ventricular lenta e incessante, quando possível, a equipe de marca-passo é imediatamente acionada para que possa ser realizada a tentativa de reversão com ATP.
- Quando o paciente apresentar TV sem sinais de instabilidade, como rotina é tentada a reversão com medicações endovenosas. A medicação utilizada de escolha em casos de TV é a amiodarona na dose de 300 mg (em torno de 6 mg/kg), em ataque e manutenção de 900 a 1.200 mg, administrados ao longo de 24 horas, por 1 a 2 dias consecutivos. A maioria dos pacientes responde bem à terapia farmacológica.
- O intervalo QT deve ser monitorado diariamente.
- Caso o paciente apresente recorrência da arritmia ventricular (ou entre em tempestade elétrica) ou ocorra aumento de QT, está indicada a associação de lidocaína. Utiliza-se uma dose de ataque de 1 mg/kg, administrada em aproximadamente 30 minutos e colocada em manutenção de 1 a 4 mg/min. Como última linha terapêutica, em casos específicos, utiliza-se em conjunto sulfato de magnésio, com infusão de 1 a 2 g de ataque, em 15 minutos, e manutenção em bomba de infusão contínua na dose de 1 a 2 g/h.
- Como rotina, no InCor, todos os pacientes realizam ECG de 12 derivações (quando possível), radiografia de tórax e coleta de exames gerais, como hemograma, coagulograma, função renal, eletrólitos (sódio, potássio, magnésio e cálcio) e marcadores de necrose miocárdica (CKMB e troponina).
- O ECG durante o evento é fundamental para observação da morfologia da TV. Após sua reversão em ritmo sinusal, pode mostrar sinais sugestivos de isquemia aguda e/ou QT longo, modificando a abordagem terapêutica específica.
- O primeiro ponto a ser corrigido em pacientes com arritmias complexas são distúrbios hidroeletrolíticos, principalmente relacionados ao magnésio ou potássio. Quando presentes devem ser rapidamente revertidos. Como rotina do setor, em pacientes nessa

situação clínica, mantêm-se sempre potássio acima de 4,0 mEq/L e magnésio acima de 2,0 mg/dL.

- Assim que possível, todos os pacientes realizam ecocardiograma transtorácico ainda na sala de emergência. A obtenção de dados referentes à presença de valvopatias e disfunções de VE globais ou segmentares pode sugerir a etiologia da TV e alterar a terapêutica proposta. Além disso, a avaliação da função ventricular é fundamental, permitindo o ajuste de drogas vasoativas e antiarrítmicas quando necessárias no manejo hemodinâmico.
- Em pacientes com TV e história prévia de doença arterial coronariana, ECG sugestivo de síndrome coronariana aguda, presença de dor torácica ou elevação de marcadores de necrose miocárdica, a realização de cineangiocoronariografia torna-se preferência, e deve ser realizada o mais brevemente possível. Em casos de tempestade elétrica, a realização do exame deve ser de urgência. Já quando a suspeita de doença arterial coronariana for pequena, a realização de exames não invasivos (como ressonância, cintilografia miocárdica de perfusão ou mesmo angiotomografia de coronária) tem sido rotina. Em todos os casos nos quais o diagnóstico de síndrome coronariana aguda foi suspeito, o tratamento com antiagregantes e anticoagulantes deve ser prontamente iniciado considerando-se sempre um paciente de alto risco.
- Em todos os casos de TV em pacientes com disfunção ventricular não associados à isquemia aguda, considera-se a realização de ablação. Nesse contexto, é sempre importante reavaliar as medicações antiarrítmicas já previamente utilizadas pelo paciente. Aqueles que já utilizam betabloqueadores e amiodarona têm na ablação por cateter uma fundamental ferramenta no intuito de extinguir o foco arritmogênico, uma vez que a terapêutica farmacológica não foi efetiva.
- Em pacientes nos quais todas as medidas já foram tomadas e continuam a apresentar episódios de TV, a ablação de emergência é indicada como tentativa de salvamento. Simultaneamente, esse paciente deve começar a ser considerado, quando possível, para avaliação de transplante cardíaco.
- Pacientes com qualquer tipo de arritmia aguardando EEF e que tenham fibrilação atrial são mantidos em anticoagulação e como rotina realiza-se ecocardiograma transesofágico antes do procedimento para avaliar a presença de trombos. Caso documentem-se trombos, o exame não é realizado pelo método endocárdico.
- Quando possível, também como rotina, todos os pacientes submetidos a EEF realizam ressonância magnética cardíaca. Tal exame permite avaliar com detalhes o tecido miocárdico e localizar áreas de fibrose, facilitando a abordagem no procedimento.
- Quando a arritmia ventricular for bradicardia-dependente ou nos casos de TV lenta incessante que é revertida por *overdrive stimulation* opta-se por passagem precoce de marca-passo transvenoso.
- Em pacientes em baixo débito após a reversão da arritmia, a estabilização clínica com drogas vasoativas, como dobutamina ou noradrenalina, deve ser priorizada. Apesar do potencial arritmogênico associado às medicações, a própria condição de má perfusão miocárdica pode desencadear novos eventos arritmogênicos. Cuidados devem ser tomados para o ajuste ideal da dose a ser administrada, evitando excesso da medicação.
- Caso o paciente apresente alguma doença específica (TV catecolaminérgica, síndrome do QT longo, síndrome de Brugada, TV fascicular, cardiomiopatia hipertrófica, cardiopatia arritmogênica do VE e/ou VDD), o tratamento é realizado de acordo com o diagnóstico encontrado.
- O fluxograma de atendimento do InCor encontra-se na Figura 6.

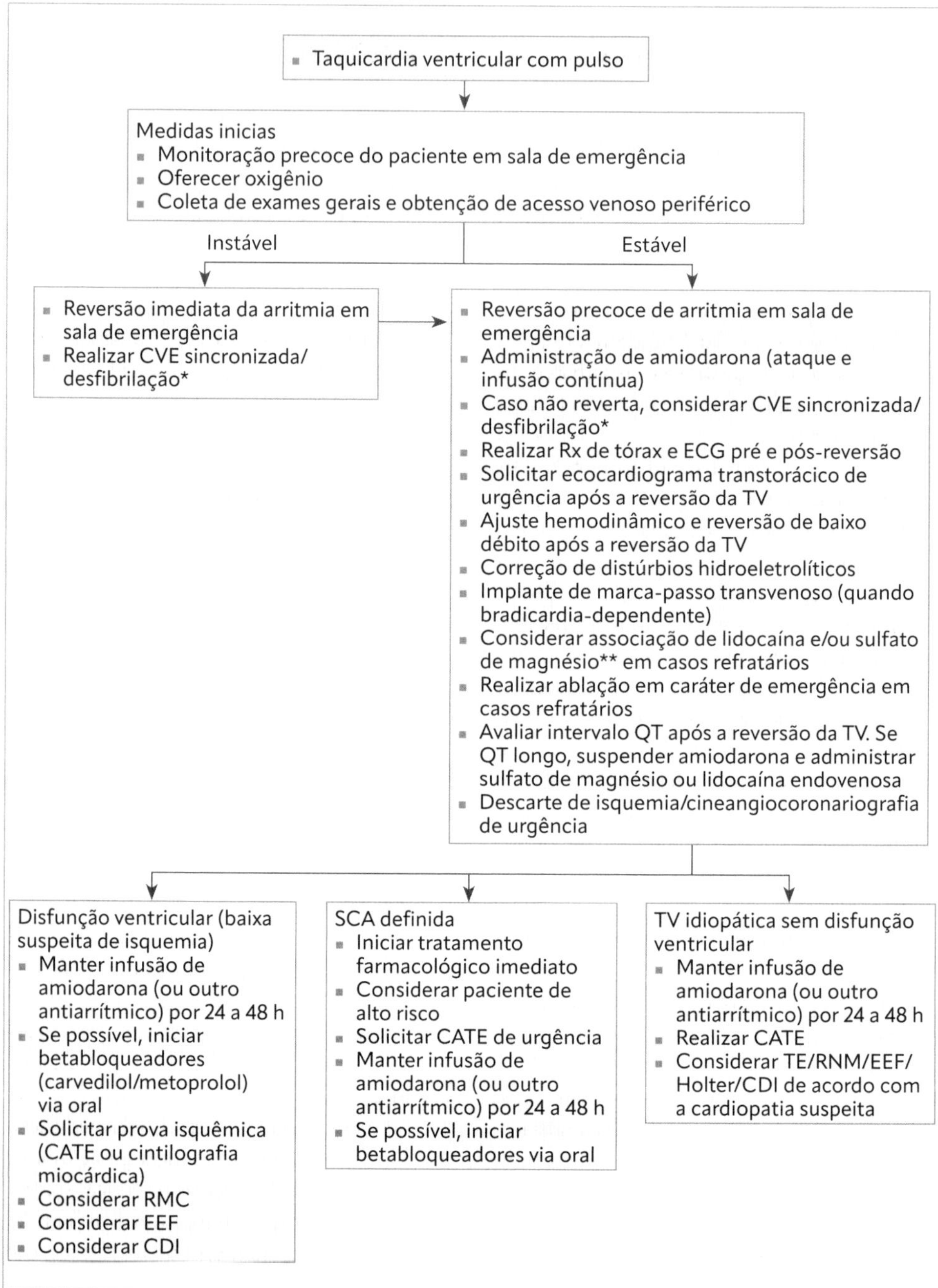

FIGURA 6 Fluxograma de atendimento de taquicardia ventricular da Unidade de Emergência do InCor.

*Em caso de TV polimórfica. **Considerar como primeira opção em *torsades de pointes*. CVE: cardioversão elétrica; Rx: radiografia; ECG: eletrocardiograma; TV: taquicardia ventricular; CATE: cateterismo cardíaco; RMC: ressonância magnética cardíaca; EEF: estudo eletrofisiológico; CDI: cardiodesfibrilador implantável; SCA: síndrome coronariana aguda; TE: teste de esforço.

BIBLIOGRAFIA RECOMENDADA

1. Aliot EM, Stevenson WG, Almendral-Garrote JM, Bogun F, Calkins CH, Delacretaz E, et al. EHRA/HRS Expert Consensus on Catheter Ablation of Ventricular Arrhythmias: developed in a partnership with the European Heart Rhythm Association (EHRA), a Registered Branch of the European Society of Cardiology (ESC), and the Heart Rhythm Society (HRS); in collaboration with the American College of Cardiology (ACC) and the American Heart Association (AHA). Heart Rhythm. 2009;6(6):886-933.
2. Brugada P, Brugada J, Mont L, Smeets J, Andries EW. A new approach to the differential diagnosis of a regular tachycardia with a wide QRS complex. Circulation. 1991;83(5):1649-59.
3. Filho MM, Zimerman LI, Lorga AM, Vasconcelos JTMd, RassiJr A. Diretrizes brasileiras de dispositivos cardíacos eletrônicos implantáveis (DCEI). Arq Bras Cardiol. 2007;89(6):e210-e38.
4. Hoffmayer KS, Gerstenfeld EP. Diagnosis and management of idiopathic ventricular tachycardia. Curr Probl Cardiol. 2013;38(4):131-58.
5. Natale A, Raviele A, Al-Ahmad A, Alfieri O, Aliot E, Almendral J, et al. Venice Chart International Consensus document on ventricular tachycardia/ventricular fibrillation ablation. J Cardiovasc Electrophysiol. 2010;21(3):339-79.
6. Neumar RW, Otto CW, Link MS, Kronick SL, Shuster M, Callaway CW, et al. Part 8: adult advanced cardiovascular life support: 2010 American Heart Association Guidelines for cardiopulmonary resuscitation and emergency cardiovascular care. Circulation. 2010;122(18 Suppl 3):S729-67.
7. Reddy VY, Reynolds MR, Neuzil P, Richardson AW, Taborsky M, Jongnarangsin K, et al. Prophylactic catheter ablation for the prevention of defibrillator therapy. N Engl J Med. 2007;357(26):2657-65.
8. Scanavacca MI, de Brito FS, Maia I, Hachul D, Gizzi J, Lorga A, et al. Diretrizes para avaliação e tratamento de pacientes com arritmias cardíacas. Arq Bras Cardiol. 2002;79(Suppl 5):1-50.
9. Stevenson WG, Wilber DJ, Natale A, Jackman WM, Marchlinski FE, Talbert T, et al. Irrigated radiofrequency catheter ablation guided by electroanatomic mapping for recurrent ventricular tachycardia after myocardial infarction: the multicenter thermocool ventricular tachycardia ablation trial. Circulation. 2008;118(25):2773-82.
10. Vereckei A, Duray G, Szenasi G, Altemose GT, Miller JM. New algorithm using only lead aVR for differential diagnosis of wide QRS complex tachycardia. Heart Rhythm. 2008;5(1):89-98.
11. Sapp JL, Wells GA, Parkash R, Stevenson WG, Blier L, Sarrazin JF, et al. Ventricular tachycardia ablation versus escalation of antiarrhythmic drugs. N Engl J Med. 2016;375:111-21.
12. Priori SG, Blomstrom-Lundqvist C, Mazzanti A, Blom N, Borggrefe M, Camm J, et al. 2015 ESC Guidelines for the management of patients with ventricular arrhythmias and the prevention of sudden cardiac death: The Task Force for the Management of Patients with Ventricular Arrhythmias and the Prevention of Sudden Cardiac Death of the European Society of Cardiology (ESC) Endorsed by: Association for European Paediatric and Congenital Cardiology (AEPC). Eur Heart J. 2015;36:2793-867.
13. Marcus FI, McKenna WJ, Sherrill D, Basso C, Bauce B, Bluemke DA, et al. Diagnosis of arrhythmogenic right ventricular cardiomyopathy/dysplasia: proposed modification of the Task Force Criteria. Eur Heart J. 2010;31:806-14.
14. Gorenek B, Lundqvist CB, Terradellas JB, Camm AJ, Hindricks G, Huber K, et al.; European Heart Rhythm A; Acute Cardiovascular Care A; European Association of Percutaneous Cardiovascular I. Cardiac arrhythmias in acute coronary syndromes: position paper from the joint. EHRA, ACCA, and EAPCI Task Force. Europace. 2014;16:1655-73.
15. Santos neto F, Pisani CF, Darrieux FCC, Cirino CMF, Hachul DT, Santos AM, et al. Validação de um algoritmo simples para detecção de taquicardia ventricular no eletrocardiograma. Arq Bras Cardiol. 2021;116(3):454-63.
16. Zeppenfeld K, Tfelt-Hansen J, de Riva M, Winkel BG, Behr EH, Blom NA, et al.; ESC Scientific Document Group. 2022 ESC Guidelines for the management of patients with ventricular arrhythmias and the prevention of sudden cardiac death: Developed by the task force for the management of patients with ventricular arrhythmias and the prevention of sudden cardiac death of the European Society of Cardiology (ESC) Endorsed by the Association for European Paediatric and Congenital Cardiology (AEPC), Eur Heart J. 2022;ehac262.
17. Wilde AAM, Semsarian C, Márquez MF, Shamloo AS, Ackerman MJ, Ashley EA, et al.; Developed in partnership with and endorsed by the European Heart Rhythm Association (EHRA), a branch of the European Society of Cardiology (ESC), the Heart Rhythm Society (HRS), the Asia Pacific Heart Rhythm Society (APHRS), and the Latin American Heart

Rhythm Society (LAHRS).. European Heart Rhythm Association (EHRA)/Heart Rhythm Society (HRS)/ Asia Pacific Heart Rhythm Society (APHRS)/Latin American Heart Rhythm Society (LAHRS) Expert Consensus Statement on the state of genetic testing for cardiac diseases. Europace. 2022;24(8):1307-67. Erratum in: Europace. 2022 Aug 30.

7

Bradicardias

Leonardo Jorge Cordeiro de Paula
Cynthia Aparecida da Silva Rocha

OBSERVAÇÕES GERAIS BASEADAS EM EVIDÊNCIAS

Introdução

- As bradicardias ou bradiarritmias são alterações de ritmo e/ou frequência cardíaca (FC) caracterizadas por baixa FC. Quando esta é inferior a 60 bpm, denomina-se bradicardia absoluta. A bradicardia pode ainda ser relativa, quando a FC é superior a 60 bpm, porém inferior à esperada para a situação clínica do paciente, como em um paciente com choque hipovolêmico e FC de 70 bpm.
- Nem toda bradicardia é patológica. Pacientes com bom preparo físico (atletas) podem ter FC de repouso ao redor de 50 bpm sem qualquer repercussão para o organismo. Para a bradicardia ser considerada sintomática, é necessário haver correlação direta entre o sintoma e o sinal clínico apresentado e o quadro arrítmico, ou seja, os sintomas são decorrentes do baixo débito ocasionado pela bradicardia.
- São sintomas de bradicardia: angina, dispneia, sonolência, tontura, síncope, pré-síncope, cansaço e intolerância ao exercício.
- São sinais de bradicardia: hipotensão arterial, choque, congestão pulmonar, insuficiência cardíaca, rebaixamento do nível de consciência e infarto agudo do miocárdio.

Fisiopatologia

- Todas as células do coração apresentam capacidade de se despolarizar espontaneamente e assumir o comando da estimulação cardíaca (automatismo). No entanto, são as células do sistema de condução que possuem o maior automatismo, e este é maior quanto mais próximo ao nó sinoatrial.
- As células do nó sinoatrial (NSA) têm maior automatismo que as do nó atrioventricular (NAV). Estas, por sua vez, têm maior automatismo em relação às células do sistema His-Purkinje.
- Nas doenças com acometimento de células com maior automatismo, assume a despolarização cardíaca a região seguinte, e assim sucessivamente. Por isso, quanto mais distante do NSA a lesão, mais acentuada deverá ser a bradicardia.
- Os bloqueios atrioventriculares (BAV) podem estar no nível do NAV (os chamados bloqueios altos ou supra-hissianos) ou podem estar no feixe de His (bloqueios infra-hissianos, de alto grau ou avançados). Em geral:

- BAV de primeiro grau e segundo grau Mobitz I apresentam melhor prognóstico e com maior probabilidade de causa extrínseca;
- BAV de segundo grau Mobitz II e BAV de terceiro grau são geralmente avançados, com acometimento intrínseco do sistema de condução e prognóstico de recuperação espontânea muito baixa.

Bradicardia sinusal

- A bradicardia tem origem no nó sinusal quando a onda P tem orientação habitual (+30° a +90°) e ocorre antes de cada complexo QRS (Figura 1).
- A bradicardia sinusal é frequente em adultos jovens e atletas, sendo considerada nesses casos como fisiológica. Muitas vezes, é acompanhada por arritmia sinusal. Durante o sono, principalmente em adolescentes e adultos jovens, a FC pode atingir níveis de 35 a 40 bpm, produzindo, em alguns casos, pausas superiores a 2 segundos.
- A bradicardia sinusal é considerada patológica se persistente, inexplicada e inapropriada para circunstâncias fisiológicas, ocasionando sintomas clínicos, que podem ocorrer por aumento do tônus vagal ou diminuição no tônus simpático, como durante vômitos ou quadros vasovagais.
- Pode ocorrer por efeito de drogas, por alterações anatômicas no nó sinusal ou por condições sistêmicas diversas, como cirurgia ocular, meningite, tumores intracranianos, aumento da pressão intracraniana, mixedema e hipotermia.
- Arritmia sinusal: pode ou não ter relação com a respiração, sendo chamada de arritmia sinusal fásica ou não fásica, respectivamente. A arritmia sinusal não fásica pode ser acentuada pelo uso de agentes vagotônicos, como digitálicos e morfina; é mais comum em idosos e correlaciona-se com cardiopatia, porém a presença de arritmia não é um marcador de doença cardíaca estrutural.
- Pausa sinusal: período em que o NSA deixa de estimular o coração, durante vigência de ritmo sinusal. O intervalo P-P da pausa não é igual a nenhum dos múltiplos do intervalo P-P de base (o que diferencia a pausa do bloqueio sinoatrial tipo 2). Quando a pausa sinusal é longa, ela pode ser interrompida por um batimento de escape.
- São causas de pausa sinusal: infarto agudo do miocárdio (especialmente de parede inferior), doença do nó sinusal, hipersensibilidade do seio carotídeo, intoxicação digitálica, tônus vagal excessivo e apneia do sono.
- Na doença do nó sinusal, os sintomas de baixo débito são decorrentes de um espectro de manifestações eletrocardiográficas, como bradicardia sinusal, parada sinusal e bloqueio sinoatrial. Estas podem alternar com períodos de taquiarritmias paroxísticas supraventriculares (síndrome bradi-taqui). A doença de Chagas é uma etiologia frequente de doença do nó sinusal em nosso meio.

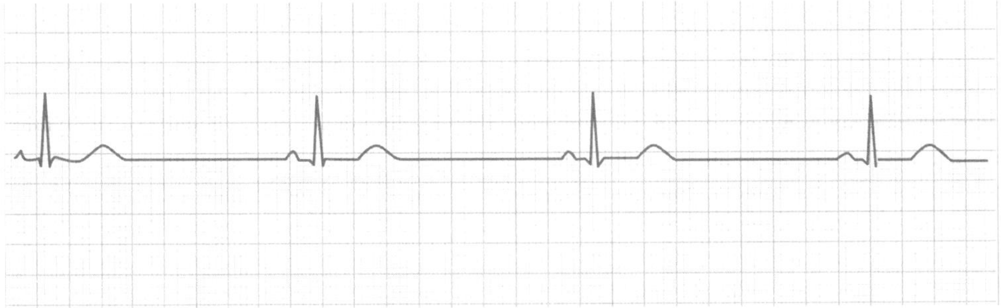

FIGURA 1 Exemplo de bradicardia sinusal.

Bloqueio sinoatrial

- O estímulo formado no NSA é bloqueado próximo a sua origem, em sua condução para os átrios a para os ventrículos, não havendo despolarização das câmaras cardíacas. No eletrocardiograma (ECG), caracteriza-se por períodos sem a onda P. Os bloqueios de primeiro e terceiro grau são de difícil reconhecimento e pouco diagnosticados.
- No bloqueio sinoatrial de segundo grau tipo I, os intervalos P-P apresentam uma diminuição progressiva até haver falha na despolarização atrial (fenômeno de Weckenbach). A duração da pausa é inferior a dois intervalos P-P (Figura 2).
- No bloqueio sinoatrial de segundo grau tipo II, há uma falha súbita na despolarização atrial, observada ao ECG como intervalos sem a onda P, em intervalos que são o dobro ou múltiplos do intervalo P-P basal (Figura 3).

Bloqueios atrioventriculares

- São distúrbios caracterizados por falha da condução elétrica do estímulo durante sua passagem pelo NAV, pelo feixe de His e/ou pelos ramos interventriculares. Essa falha pode se caracterizar por atraso na condução do estímulo, falha contínua ou intermitente, ou mesmo interrupção total da condução AV. Podem ser temporários ou permanentes. Para sua avaliação, deve-se observar a relação entre a onda P e o complexo QRS e o intervalo PR.
- BAV de primeiro grau: caracteriza-se por intervalo PR superior a 200 ms em indivíduo com FC normal. O intervalo PR é mantido e geralmente está associado a um atraso de condução no NAV (intervalo A-H no estudo eletrofisiológico), embora raramente possa estar associado a um atraso no sistema His-Purkinje (intervalo H-V), ou de ambos (Figura 4).

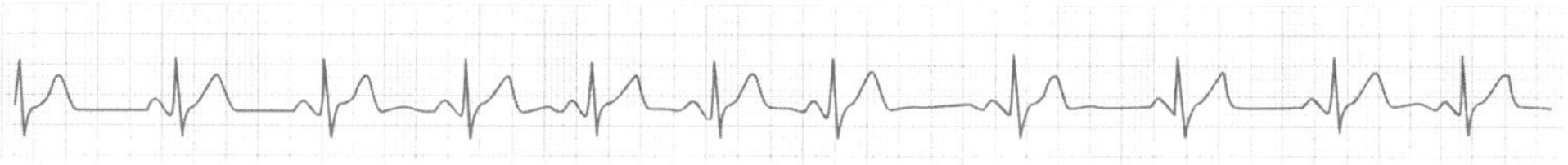

FIGURA 2 Bloqueio sinoatrial de segundo grau tipo I.

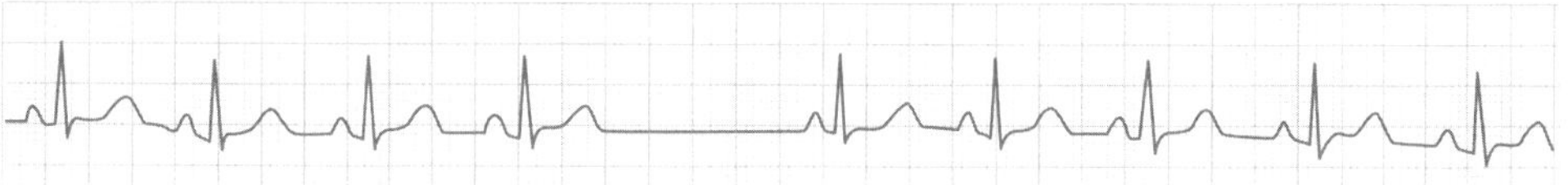

FIGURA 3 Bloqueio sinoatrial de segundo grau tipo II.

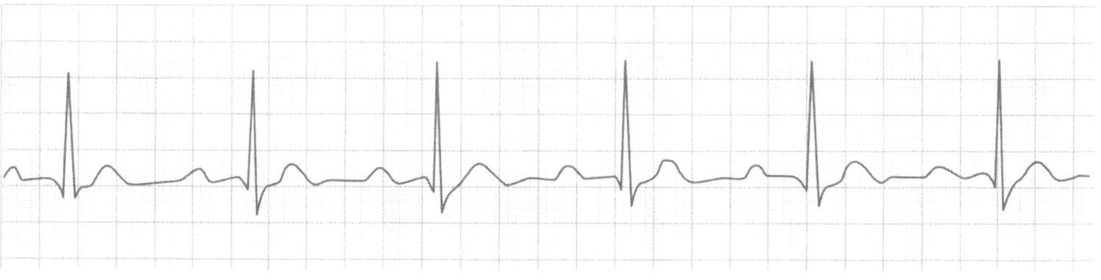

FIGURA 4 Exemplo de BAV de primeiro grau.

- BAV de segundo grau Mobitz I: caracteriza-se por aumento progressivo do intervalo PR até ocorrer a falha total da estimulação ventricular (ausência do complexo QRS), fenômeno conhecido como Weckenbach. Geralmente ocorre por retardo na condução nodal. Tende a ser benigno e raramente evolui para formas de bloqueio mais avançadas. Pode acontecer em crianças saudáveis, em indivíduos vagotônicos e de forma transitória no infarto agudo do miocárdio de parede inferior com acometimento do ventrículo direito (Figura 5).
- BAV de segundo grau Mobitz II: interrupção súbita da estimulação atrioventricular, não precedida por aumento do intervalo PR. Geralmente associada a déficits na condução infranodal (sistema His-Purkinje) e com grande chance de evolução para bloqueio total e instabilidade hemodinâmica (Figura 6).
- BAV de terceiro grau ou BAV total: ocorre quando há uma completa dissociação atrioventricular, com ritmo ventricular de escape normalmente menor que o ritmo de despolarização atrial. Os intervalos P-P e R-R são mantidos, porém sem manter qualquer relação entre si (Figura 7). O ritmo de despolarização atrial pode ainda não ser sinusal, mas uma fibrilação atrial, flutter ou um ritmo atrial ectópico.
- A duração do QRS varia com a origem do local do estímulo. Em geral, o QRS é estreito quando a despolarização ventricular ocorre próximo à junção AV (nesses casos, a frequência de escape oscila por volta de 40 a 60 bpm). Já o QRS é alargado (> 120 ms)

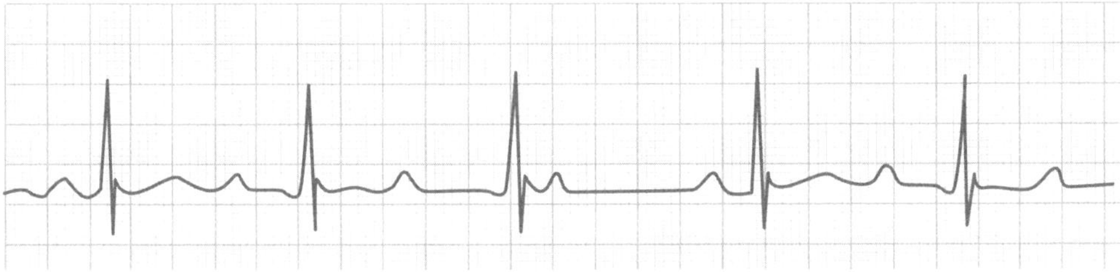

FIGURA 5 Bloqueio atrioventricular de segundo grau tipo Mobitz I.

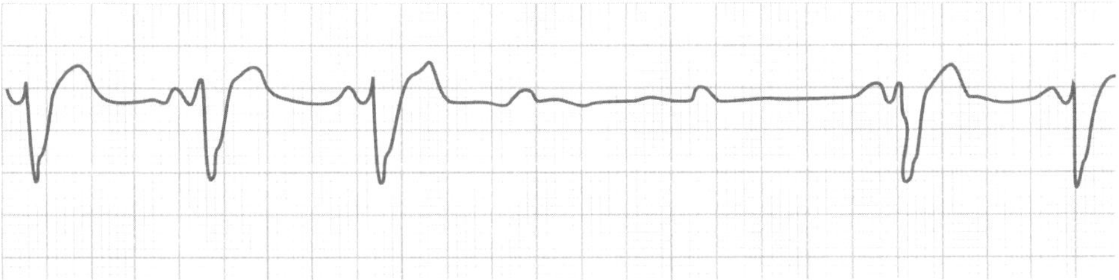

FIGURA 6 Bloqueio atrioventricular de segundo grau tipo Mobitz II.

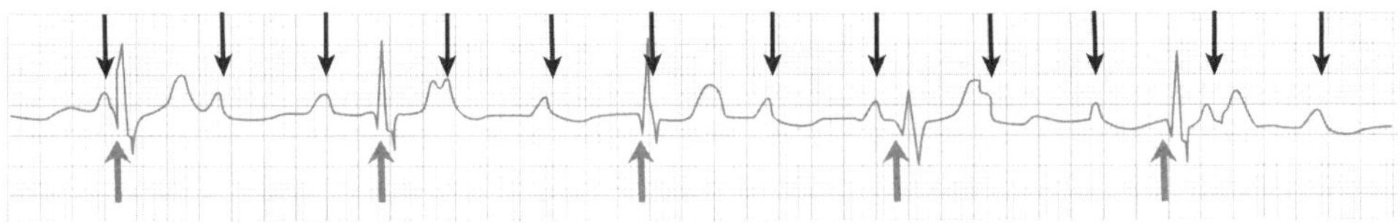

FIGURA 7 Exemplo de bloqueio atrioventricular total. Setas pretas apontam as ondas P dissociadas dos complexos QRS.

quando a despolarização tem origem no sistema His-Purkinje (associa-se a FC inferior a 40 bpm).

- São situações associadas ao BAV total: doença arterial coronária, doença valvar, status pós-cirúrgico, miocardiopatia chagásica, colagenoses, doenças infiltrativas, doenças neuromusculares, efeitos de agentes cronotrópicos negativos. Em crianças, a principal causa de BAV total é congênita.

DIAGNÓSTICO DIFERENCIAL

- É importante a pesquisa e o tratamento de fatores etiológicos e condições clínicas que possam gerar ou agravar a bradicardia.
- Entre os medicamentos envolvidos com as bradiarritmias, podemos citar: digoxina, betabloqueadores, bloqueadores de canais de cálcio, lítio, amiodarona, propafenona, procainamida.
- O teste de atropina pode ajudar na suspeita de intoxicação medicamentosa. A atropina é administrada na dose intravenosa de 0,04 mg/kg em bolus (máximo de 2 mg). O teste é positivo quando reverte a bradiarritmia, ainda que temporariamente.
- O teste positivo tem valor preditivo de prognóstico de reversão da arritmia com a retirada do medicamento. Quando o teste é negativo, mesmo com quadro típico de intoxicação, sugere presença de lesão intrínseca associada do sistema de condução.
- Distúrbios hidroeletrolíticos e do equilíbrio acidobásico devem ser descartados como causas da bradicardia, especialmente em pacientes com disfunção renal ou em uso de fármacos que possam levar a essas alterações.
- Na isquemia, a bradicardia sinusal é a arritmia mais frequente. É ocasionada pelo reflexo vagal e normalmente não gera repercussão clínica. Já o BAV agudo no infarto de parede anterior geralmente se correlaciona com acometimento miocárdico extenso, com alta mortalidade. No IAM inferior, o BAV ocorre na fase aguda por isquemia do sistema de condução e é revertido espontaneamente em até 15 dias em 90% das vezes.

TRATAMENTO

- O tratamento inicial dos pacientes com bradicardia sintomática deve ser focado em suporte de via aérea e ventilação (oxigênio suplementar, monitorização, avaliação dos sinais vitais – pressão arterial e FC – e saturação de oxigênio) e deve-se estabelecer acesso intravenoso. Em cada etapa do atendimento, avalia-se o nível de consciência e os sinais de perfusão periférica do paciente.
- A história e o exame físico devem ser direcionados para possíveis causas reversíveis, cujo tratamento pode reverter a arritmia. Deve-se interrogar sobre medicamentos em uso, com atenção especial para os com efeito cronotrópico negativo. Também é preciso identificar se existem outros fatores agravantes (hipoxemia, infarto, choque) que devem receber tratamento específico.
- Obtém-se ECG de doze derivações para melhor definição do ritmo cardíaco.
- Outros exames, como marcadores de necrose miocárdica, eletrólitos, gasometria arterial, função renal, hemograma, perfil toxicológico, dosagem de digoxina, entre outros, podem ser necessários.
- Em casos de instabilidade (rebaixamento do nível de consciência, angina, insuficiência cardíaca, hipotensão, síncope ou outros sinais de choque), o marca-passo transcutâneo deve ser providenciado. A administração de atropina está indicada como opção ou enquanto se aguarda o marca-passo transcutâneo.
- Especialmente em bloqueios avançados (BAV de segundo grau Mobitz II e BAV total), o marca-passo transcutâneo (MPTC) deve ser prontamente instalado, após sedação e analgesia adequadas. Três parâmetros de estimulação devem ser controlados durante estímulo pelo MPTC:

- Frequência de disparo: iniciar com aproximadamente 70 pulsos por minuto.
- Energia aplicada (30 a 200 mA): em geral, inicia-se com 30 mA e aumenta-se gradualmente, até que cada disparo do MPTC corresponda a um complexo QRS, com pulso palpável. Deve-se palpar o pulso nas artérias femorais devido à interferência das contrações musculares induzidas pelo MPTC no pulso carotídeo. O menor nível de energia que conduz todos os pulsos do MPTC é denominado limiar de estimulação. Deve-se manter um nível de energia acima do limiar para que o paciente não perca abruptamente o comando do MPTC.
- Modo de estimulação (demanda ou fixo).

- O marca-passo transcutâneo é contraindicado para pacientes com hipotermia e não é recomendado para tratamento de assistolia.
- Logo após instalação do MPTC, o marca-passo transvenoso (MPTV) deve ser providenciado.
- A atropina é a primeira medicação a ser administrada, na dose de 1 mg intravenoso em bolus, a cada 3 a 5 minutos, até dose máxima de 3 mg. Essa medicação diminui o período refratário do nó AV, melhorando, portanto, a frequência nas bradiarritmias cujo bloqueio atua nesse nível do sistema de condução. A atropina deve ser evitada em casos de bloqueios avançados, com QRS largo e FC muito baixa, situações em que pode mesmo agravar a bradicardia.
- Se a atropina não for eficaz para a melhora clínica, deve-se considerar a infusão dos agonistas beta-adrenérgicos (dopamina, adrenalina) em bomba de infusão contínua (Tabela 1).
- O atendimento deve ser rápido e organizado, e reavaliações clínicas sucessivas são importantes, inclusive para rápida detecção e tratamento em caso de evolução para parada cardíaca.

QUAL É A ROTINA NA EMERGÊNCIA DO INCOR?

- Em todos os pacientes com bradicardias atendidos na Unidade de Emergência do InCor, a estabilização clínica inicial é fundamental. Sempre se devem obter anamnese e exame físico direcionados, buscando o uso de medicamentos cronotrópicos negativos, doenças cardíacas estruturais e sinais/sintomas possivelmente relacionados, como síncope, dispneia, hipotensão arterial, rebaixamento do nível de consciência e dor torácica anginosa. Os principais sinais vitais, como pressão arterial, perfusão periférica e nível de consciência, auscultas cardíaca e pulmonar e oximetria devem ser obtidos imediatamente.
- O ECG deve ser priorizado nesses casos, podendo informar o diagnóstico preciso.
- Todos os pacientes devem realizar radiografia de tórax e exames laboratoriais, como hemograma completo, função renal, eletrólitos

TABELA 1 Medicamentos utilizados no tratamento da bradicardia sintomática

Medicamento	Dose administrada	Efeitos adversos
Atropina	1 mg IV, em *bolus*, repetir a cada 3 a 5 min (dose máxima recomendada: 3 mg)	Boca seca, constipação, rubor facial
Dopamina	Iniciar com 2 µg/kg/min, IV, e aumentar progressivamente até 20 µg/kg/min, IV, (bomba de infusão contínua)	Náuseas, vômitos, taquicardia, dispneia, angina
Epinefrina	Iniciar com 2 µg/min, IV, e aumentar progressivamente até 10 µg/min, IV (bomba de infusão contínua)	Arritmia, dor torácica, cefaleia, tontura

IV: intravenoso.

e coagulograma. A coleta de marcadores de necrose miocárdica também é recomendada nesses casos, principalmente em pacientes com antecedente de coronariopatia. TSH também deve ser solicitado de rotina para avaliação da função tireoidiana. Para os pacientes que fazem uso da medicação, a digoxinemia também é inclusa.

- A correção de distúrbios hidroeletrolíticos e isquemia deve ser priorizada sempre.
- Quando o paciente apresentar sinais de instabilidade clínica/hemodinâmica (hipotensão arterial, sinais de baixo débito cardíaco, dor torácica sugestiva de angina, congestão pulmonar significativa – associada a dispneia ou queda dos níveis de saturação arterial – ou rebaixamento do nível de consciência), o mesmo deve ser imediatamente levado à sala de emergência, onde se obtêm acesso venoso periférico, monitorização cardíaca contínua e administração de oxigenoterapia se necessário. Nesses casos, a primeira droga a ser administrada é a atropina na dose de 1 mg, intravenosa, em *bolus* (até o máximo de 3 mg). Ao mesmo tempo, providencia-se a colocação de MPTC (de rotina, utiliza-se morfina 2 a 4 mg intravenosa para sedação leve) ou drogas vasoativas em bomba de infusão contínua (dopamina ou adrenalina ou dobutamina). Após a estabilização inicial, deve-se considerar a passagem de marca-passo transvenoso (Figura 8).

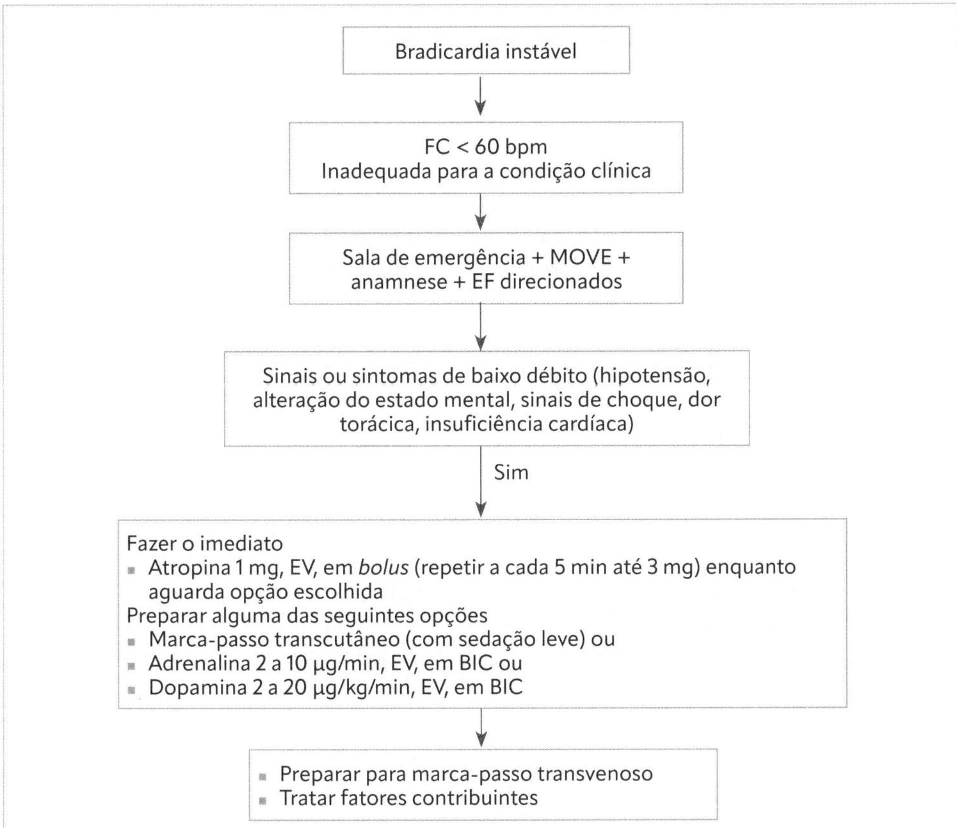

FIGURA 8 Fluxograma de atendimento de bradicardias instáveis.
BIC: bomba de infusão contínua; EF: exame físico; EV: endovenoso; FC: frequência cardíaca; MOVE: monitorização, oxigenoterapia e acesso venoso; MP: marca-passo.

- Quando o paciente não apresentar sinais de instabilidade clínica/hemodinâmica, deve ser avaliado de acordo com o potencial de reversão da bradicardia, com o tipo de bradicardia encontrada e com a presença ou não de disfunção ventricular. As condutas acima descritas não devem ser realizadas nesses casos.
- A primeira abordagem a ser realizada é avaliar o potencial de reversão da bradicardia ou de resposta cronotrópica, principalmente quando associada a medicações cronotrópicas negativas ou BAV 2:1. Para tal, realiza-se teste de atropina, nesses casos, com administração de atropina intravenosa em *bolus* na dose de 1 a 2 mg e observa-se durante 5 minutos se ocorre reversão na bradicardia ou normalização da condução atrioventricular. Quando ocorre, infere-se que existe potencial de reversão, que parte do mecanismo de bradicardia e está relacionada à ação de drogas ou o bloqueio é supra-hissiano (de melhor prognóstico). Nesses casos, se necessário, o uso de dopamina ou dobutamina em bomba de infusão contínua deve ser efetivo em garantir elevação da FC. Já em casos em que não há resposta à atropina, o raciocínio torna-se oposto, e a passagem de marca-passo transvenoso pode ser necessária, assim como a indicação de marca-passo definitivo muitas vezes é concretizada.
- No caso de uso de medicações, quando ocorrer resposta ao uso de atropina, aguarda-se o *washout* das drogas para nova avaliação sobre a indicação de marca-passo definitivo. No caso de betabloqueadores, o tempo médio é de 48 horas; bloqueadores de canais de cálcio, em torno de 72 horas; digitálico, de 7 a 14 dias; e amiodarona, em torno de 30 a 60 dias. No caso específico da digoxina, sua dosagem sérica pode ser obtida e, quando for terapêutica ou acima do valor recomendado, significa ação plena da medicação e potencial de reversão presente. Já quando estiver subterapêutica, considera-se que a bradicardia não tem relação com o uso do medicamento.
- Caso haja reversão do ritmo em decorrência da relação direta com uso de medicações, após passado o período de *washout*, realiza-se Holter de 24 horas antes da alta hospitalar.
- A realização de ecocardiograma transtorácico em casos de bradicardia é fundamental. Quando houver disfunção ventricular e/ou doença arterial coronária e necessidade de uso de betabloqueadores, o implante de marca-passo definitivo deve ser indicado para suporte terapêutico.
- Em geral, pacientes com distúrbios de condução do NSA apresentam menor potencial de gravidade comparativamente a pacientes com BAV avançados. Porém, independentemente do ritmo, utilizam-se quatro critérios para avaliação de gravidade nesses casos e, quando algum desses critérios está presente, indica-se de imediato a passagem de marca-passo transvenoso. Os critérios são:
  - Presença de sintomas – principalmente síncope ou hipotensão postural.
  - FC < 40 bpm.
  - QRS > 120 ms.
  - Presença de QT longo.
- Em alguns casos específicos de doenças do NSA, indica-se a realização de tilt-test e/ou teste ergométrico, principalmente para avaliação de presença de hipersensibilidade do seio carotídeo e disfunção cronotrópica.
- Quando houver suspeita de doença coronária crônica, após implante de MP definitivo, deve-se realizar teste não invasivo, preferencialmente cintilografia miocárdica de esforço e repouso com sestamibi e dipiridamol.
- Em vigência de síndrome coronária aguda, se necessário, o paciente deve ser submetido à passagem de MP transvenoso. É indicada revascularização precoce e ele é reavaliado posteriormente quanto à necessidade de MP definitivo.
- Todos os casos são acompanhados em conjunto pela equipe de marca-passo.
- O fluxograma de avaliação de bradicardias estáveis ou após estabilização clínica encontra-se na Figura 9.

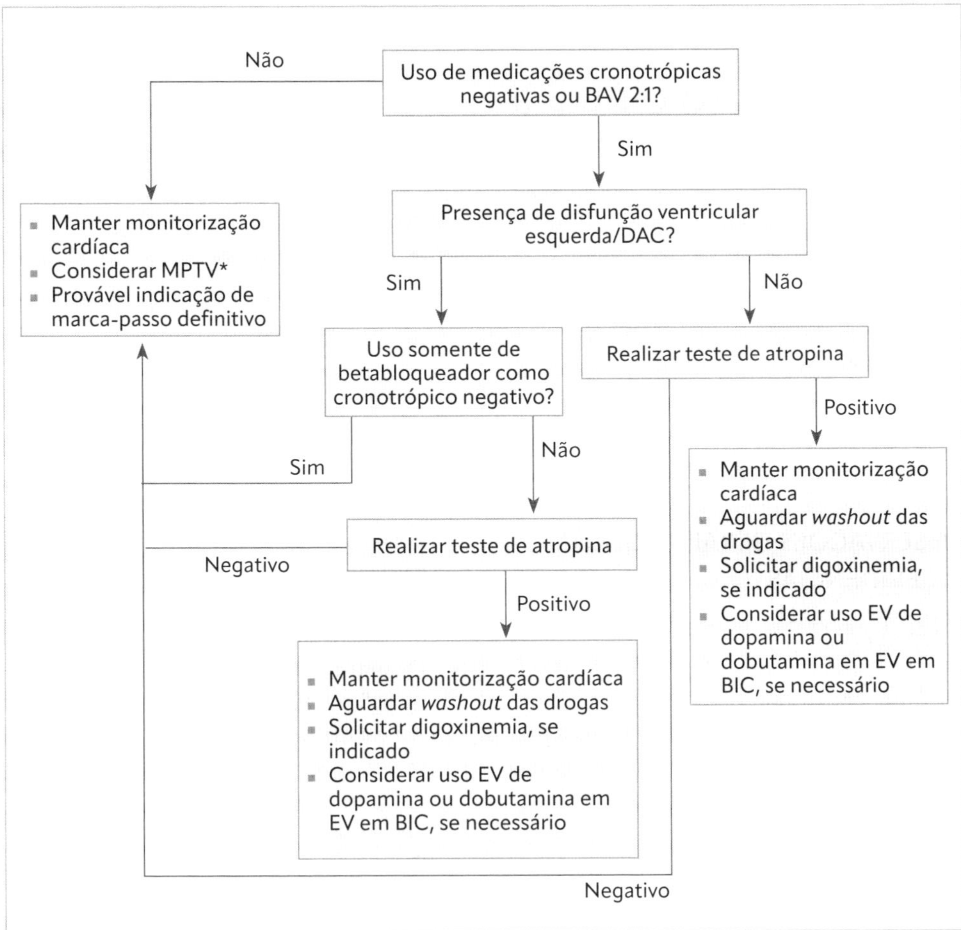

FIGURA 9 Fluxograma de avaliação de bradicardias estáveis ou após estabilização clínica na Unidade de Emergência do InCor.

BAV: bloqueio atrioventricular; BIC: bomba de infusão contínua; EV: endovenoso; FC: frequência cardíaca; MP: marca-passo; MPTV: marca-passo transvenoso. * Se estiverem presentes: FC < 40 bpm, QT longo, QRS > 120 ms, sintomas.

BIBLIOGRAFIA RECOMENDADA

1. Bonow RO, Mann DL, Zipes DP, Libby P. Braumwald's heart disease: a textbook of cardiovascular medicine. 9th. Philadelphia: Elsevier; 2011.
2. Issa AF, Miller JM, Zipes DP. Clinical arrhythmology and eletrophysiology. 2. ed. Philadelphia: Elsevier, 2012.
3. Panchal AR, Bartos JA, Cabañas JG, Donnino MW, Drennan IR et al; Part 3: Adult Basic and Advanced Life Support: 2020 American Heart Association Guidelines for Cardiopulmonary Resuscitation and Emergency Cardiovascular Care. Circulation. 2020;142(16_suppl_2):S366-S468.
4. Mangrum JM, DiMarco JP. The evaluation and management of bradycardia. N Engl J Med. 2000;342:703-9.
5. Durham D, Worthley IG. Cardiac arrhythmias: diagnosis and management. The Bradycardias. Crit Care Resusc. 2002;4:54-60.

8

Cardioversão elétrica sincronizada

Alexandre de Matos Soeiro
Diogo Arantes B. Pereira Luz
Aline Siqueira Bossa
Sérgio Jallad
Victor Arrais

OBSERVAÇÕES GERAIS BASEADAS EM EVIDÊNCIAS

Introdução

- A presença de uma taquiarritmia no pronto-socorro é uma emergência médica prevalente que deve ser tratada com prontidão em razão do risco de evolução para óbito.
- Existe grande confusão acerca dos diagnósticos de taquiarritmias pelo clínico. O intuito deste capítulo é padronizar a realização de cardioversão elétrica sincronizada (CVES) diante de uma situação de emergência ou não.
- A CVES é uma terapêutica diferente da desfibrilação elétrica com indicações específicas e precisas, que serão discutidas adiante.

Conceito

- A CVES é a aplicação do choque sincronizado com o complexo QRS sobre o tórax para reversão de arritmias cardíacas. Essa sincronização evita a aplicação do choque durante o período refratário relativo do ciclo cardíaco, quando um choque pode deflagrar uma fibrilação ventricular.
- O mecanismo de ação consiste em interromper o circuito de reentrada por uma despolarização de todo o miocárdio excitável e estabelecer a homogeneidade elétrica. A energia utilizada é, em geral, mais baixa do que a para desfibrilação (não sincronizada).
- Quanto ao fluxo de corrente, a CVES pode ser aplicada por aparelho monofásico (a corrente apresenta um só sentido, da pá positiva para a negativa, sem mudança de polaridade) ou bifásico (a corrente é liberada em um sentido e, após um período, muda em direção oposta).
- Recomenda-se sua aplicação para tratar taquicardia supraventricular, fibrilação atrial (FA) ou *flutter* atrial e taquicardia ventricular monomórfica, todas consequentes a um mecanismo de reentrada.
- A CVES não será eficaz no tratamento da taquicardia juncional, da taquicardia atrial multifocal ou da taquicardia sinusal, pois esses ritmos têm um foco automático.
- Fatores que podem alterar a efetividade da CVES: impedância transtorácica, tipo de arritmia (organizadas e não organizadas), duração da arritmia e uso de drogas antiarrítmicas.
- Além disso, distúrbios metabólicos (tireotoxicose, intoxicação digitálica, hipóxia, anemia e distúrbios do potássio, do cálcio e do magnésio) devem ser afastados, pois reduzem a efetividade do choque e podem induzir a arritmias principalmente por automatismo.

- Não é utilizada para o tratamento da fibrilação ventricular, da taquicardia ventricular sem pulso ou da taquicardia ventricular polimórfica (irregular). Nesses ritmos, deve ser realizada a desfibrilação elétrica.

Doses de energia

- Atualmente, existem no mercado diversos desfibriladores com cargas máximas variando de 120 a 360 J com diversas modalidades de fluxo de corrente e velocidade de queda de onda.
- Desfibriladores bifásicos são mais eficientes e usam energias menores que os monofásicos, mas não há clara superioridade em eficácia nos desfechos clínicos.
- Alguns estudos recentes sugerem uso de carga máxima como medida inicial para FA e duplo choque em sequência em pacientes com fibrilação atrial refratária, entretanto, de acordo com o último *guideline* da American Heart Association (AHA), as doses de energia preconizadas são:
  - Fibrilação atrial: inicial 120-200 J (bifásico) ou 200 J (monofásico).
    - Doses adicionais: monofásico: 300-360 J; bifásico: 200 J.
  - Taquicardia ventricular: inicial 100 J.
    - Doses adicionais: bifásico: 150-200 J; monofásico: 200 J - 300 J - 360 J.
  - Taquicardia supraventricular: inicial 50-100 J.
    - Doses adicionais: bifásico: 100 J - 150 J - 200 J; monofásico: 100 J - 200 J - 300 J - 360 J.
  - *Flutter* atrial: inicial 50-100 J.
    - Doses adicionais: bifásico: 100 J - 150 J - 200 J; monofásico: 100 J - 200 J - 300 J - 360 J.

INDICAÇÕES DE EMERGÊNCIA

- A CVES deve ser iniciada em caráter emergencial sempre que um paciente apresentar algum dos sinais de gravidade (cinco "D"), e ele for atribuído diretamente à arritmia em questão.
- As indicações de CVES de urgência contempladas pela AHA são:
  - Dispneia intensa.
  - Dor torácica (tipo anginosa).
  - Diminuição de nível de consciência.
  - Diminuição de pressão arterial (geralmente, pressão arterial sistólica menor que 90 mmHg) ou sinais de choque.
  - Desmaio (síncope).

OUTRAS INDICAÇÕES

- Taquicardia ventricular, supraventricular, *flutter* e fibrilação atrial em que optou-se por controle de ritmo em pacientes hemodinamicamente estáveis que não retornam ao ritmo sinusal com drogas antiarrítmicas ou em que a CVES é considerada primeira linha de tratamento.

Técnica para o procedimento

- O posicionamento das pás pode ser anteroapicala ou anterolateral. Uma pá-eletrodo é aplicada na borda superior direita do esterno, abaixo da clavícula (segundo ou terceiro espaço intercostal); a segunda, à esquerda do mamilo, com o centro do eletrodo no nível da linha medioclavicular esquerda.
- Outra localização possível é a anteroposterior, que possui a vantagem de diminuir a impedância transtorácica. O eletrodo anterior é posicionado na mesma localização infraclavicular direita descrita anteriormente; já o segundo, na face posterior do hemitórax esquerdo, abaixo do ângulo da escápula esquerda. Para portadores de marca-passo definitivo, outra opção de aplicação caracteriza-se pela colocação do primeiro eletrodo no ápex do coração e o segundo, posteriormente abaixo do ângulo da escápula.
- Em alguns pacientes, determinado posicionamento pode ser mais efetivo que outro. Por isso, caso não se tenha sucesso em cardio-

versão inicial, os eletrodos podem ser realocados para novas tentativas.
- O operador deve aplicar firmemente as pás (pressão de aproximadamente 10 kg) para reduzir a resistência transtorácica.
- Pás parecem ser mais eficientes em pacientes com fibrilação atrial persistente, mas não há grandes estudos comparando uso de eletrodos adesivos em outras arritmias, como TRN ou *flutter*.
- A técnica completa consiste em:
  - Explicar o procedimento ao paciente.
  - Ligar o aparelho.
  - Posicionar o paciente em decúbito horizontal.
  - Fazer a monitorização do ritmo cardíaco por meio dos eletrodos, complementada por oximetria de pulso e pressão arterial não invasiva.
  - Obter acesso venoso periférico e administrar oxigênio se necessário até que o cenário esteja pronto. No momento do choque, a fonte de oxigênio deve ser retirada.
  - Retirar qualquer substância combustível das proximidades.
  - Providenciar de prontidão bolsa-valva-máscara e material de entubação orotraqueal.
  - Solicitar medicação anestésica e realizá-la.
  - Observar se o paciente encontra-se sedado e, se necessário, administrar ventilação.
  - Reduzir a resistência transtorácica por meio da aplicação de gel ou creme condutor nas pás-eletrodo; jamais utilizar álcool (condutor).
  - Posicionamento adequado das pás-eletrodo sobre o tórax.
  - Não tocar no paciente ou no leito durante o procedimento e afastar quem estiver ao redor.
  - Selecionar a carga.
  - Sincronizar o aparelho com o ritmo do paciente.
  - Aplicar o choque.
- Sempre que o choque é aplicado, deve-se manter as pás posicionadas no tórax do paciente e reavaliar o ritmo. Caso não tenha ocorrido reversão, o aparelho deve ser sincronizado novamente e a carga deve ser aumentada para que se realize o próximo choque.
- Caso haja degeneração para FV/TV sem pulso, prosseguir com a desfibrilação. Em caso de fibrilação ventricular refratária ao procedimento padrão, estudo recente publicado no NEJM sugere aplicação de duplo choque sequencial.
- Quando se realiza cardioversão ou desfibrilação em pacientes com marca-passo permanente ou cardioversor desfibrilador implantável (CDI), os eletrodos não devem ser posicionados sobre o dispositivo gerador ou próximos a ele, pois a desfibrilação pode comprometer o funcionamento do marca-passo. Esses aparelhos devem ser reavaliados sempre após o paciente ter recebido o choque.
- Depois da reversão da arritmia, todos os sinais vitais do paciente devem ser reavaliados. É necessário que o médico responsável permaneça ao redor e somente retire-se do local após recuperação completa dos parâmetros hemodinâmicos e ventilatórios (observar até que o paciente acorde). É comum a ocorrência de hipotensão arterial como efeito das medicações sedativas.

Doses de drogas sedativas para o procedimento

- As doses recomendadas das drogas encontram-se na Tabela 1.

Complicações

- Arritmias e alterações de condução são frequentes após cardioversão elétrica. Na maioria dos casos, há ocorrência de arritmias benignas, como bradicardia sinusal e TVNS,

TABELA 1 Doses de medicações utilizadas para sedação e realização de CVES

Droga utilizada	Dose	Apresentação farmacêutica	Início de ação	Duração do efeito
Midazolam	0,10 mg/kg	5 mg/mL	15 min	20-60 min
Fentanil	2 μg/kg	50 μg/mL	2-3 min	30 min
Etomidato	0,1 mg/kg	2 mg/mL	10 s	5 min
Propofol	0,5 mg/kg	10 mg/mL	30 s	2-4 min

mas deve-se atentar à ocorrência de arritmias com comprometimento clínico/hemodinâmico, como TV sustentada.

- Alterações na onda T e segmento ST são comuns imediatamente após cardioversão e geralmente inespecíficas, com resolução espontânea em poucos minutos. Elevação de segmento ST não é específica e não deve ser usada, isoladamente, para associação de isquemia como causa da arritmia.
- Tromboembolismo pode ocorrer após retorno da contração atrial sincrônica em paciente com FA
- Necrose miocárdica pode ocorrer como resultado de choque com alta carga de energia. Geralmente assintomática com elevação discreta de marcadores de necrose.
- Hipotensão pode persistir por várias horas após cardioversão, tanto por mecanismos de vasodilatação quanto por efeito de sedativos.
- Queimaduras cutâneas podem ocorrer em até 25% das cardioversões, geralmente associadas a erros de técnica e disposição dos eletrodos.

QUAL É A ROTINA NA EMERGÊNCIA DO INCOR?

- Os pacientes com taquiarritmias que serão submetidos à CVES são sempre levados à sala de emergência e mantidos sob monitorização cardíaca contínua.
- Todos os pacientes são submetidos a exames laboratoriais gerais e marcadores de necrose miocárdica.
- Há um algoritmo mnemônico para a técnica de cardioversão utilizado no pronto-socorro do InCor (OSASCO):
- O – orientar o paciente sobre o procedimento (riscos/benefícios).
- S – sedação.
- A – via aérea ("ambuzar") – ventilar paciente com bolsa-valva-máscara.
- S – sincronizar o aparelho (tecla *sync*).
- C – CVES.
- O – observação do paciente após o procedimento (reavaliação).
- Em pacientes com disfunção ventricular, etomidato é o sedativo de escolha pela menor instabilidade hemodinâmica associada a sua administração. Outra opção é o midazolam devido à sua possibilidade de reversão imediata com uso de antídoto após a CVES.
- Já em pacientes sem disfunção ventricular ou cardiopatia grave, propofol é ministrado como rotina, em virtude de seu período de ação curto. No entanto, atenta-se ao fato de poder cursar com instabilidade hemodinâmica (hipotensão arterial) significativa, que deve ser rapidamente revertida com expansão volêmica.
- Quando se opta eletivamente por CVES, evita-se a administração de medicações cronotrópicas negativas antes do procedimento. Isso evita que o paciente apresente bradicardia sinusal sintomática após a reversão.
- As condutas específicas para cada arritmia serão discutidas em capítulos à parte.

BIBLIOGRAFIA RECOMENDADA

1. 2020 American Heart Association guidelines for cardiopulmonary resuscitation and emergency cardiovascular care. Circulation. 2020;142(16 Suppl 2).
2. Hindricks G, et al. 2020 ESC Guidelines for the diagnosis and management of atrial fibrillation developed in collaboration with the European Association of

Cardio-Thoracic Surgery (EACTS): The Task Force for the diagnosis and management of atrial fibrillation of the European Society of Cardiology (ESC) Developed with the special contribution of the European Heart Rhythm Association (EHRA) of the ESC. Eur Heart J. 2020;ehaa612.

3. 2019 ESC Guidelines for the management of patients with supraventricular tachycardia. The Task Force for the management of supraventricular tachycardia of the European Society of Cardiology (ESC). Eur Heart J. 2020;41:655-720.
4. Link MS, Atkins DL, Passman RS, Halperin HR, Samson RA, White RD, et al. Part 6: Electrical therapies: automated external defibrillators, defibrillation, cardioversion, and pacing. 2010 American Heart Association guidelines for cardiopulmonary resuscitation and emergency cardiovascular care. Circulation. 2010;122:S706-19.
5. Timerman S, Gonzalez MM, Ramires JA. Ressuscitação e emergências cardiovasculares. Barueri: Manole; 2007.
6. I Diretriz de ressuscitação cardiopulmonar e cuidados cardiovasculares de emergência da Sociedade Brasileira de Cardiologia. Sociedade Brasileira de Cardiologia. 2013;101(2 Suppl 3).
7. Link MS, Berkow LC, Kudenchuk PJ, Halperin HR, Hess EP, Moitra VK, et al. Part 7: adult advanced cardiovascular life support: 2015 American Heart Association Guidelines Update for Cardiopulmonary Resuscitation and Emergency Cardiovascular Care. Circulation. 2015;132(suppl 2):S444–S464.
8. Cheskes S, Verbeek PR, Drennan IR, et al. Defibrillation strategies for refractory ventricular fibrillation. N Engl J Med. 2022.
9. Schmidt AS, Lauridsen KG, Torp P, Bach LF, Rickers H, Løfgren B. Maximum-fixed energy shocks for cardioverting atrial fibrillation. Eur Heart J. 2020;41:626-31.
10. Eysmann SB, Marchlinski FE, Buxton AE, Josephson ME. Electrocardiographic changes after cardioversion of ventricular arrhythmias. Circulation. 1986;73:73.
11. Chun PK, Davia JE, Donohue DJ. ST-segment elevation with elective DC cardioversion. Circulation. 1981;63:220.
12. Bjerkelund CJ, Orning OM. The efficacy of anticoagulant therapy in preventing embolism related to D.C. electrical conversion of atrial fibrillation. Am J Cardiol. 1969;23:208.

9

Indicação de ablação de emergência

Rachel Bragato Pardini
Esteban W. Rocca Rivarola

OBSERVAÇÕES GERAIS BASEADAS EM EVIDÊNCIAS

Introdução

- A ablação por radiofrequência (RF) é uma modalidade terapêutica de grande importância. É amplamente utilizada para tratamento de arritmias ventriculares e supraventriculares em pacientes com cardiopatia estrutural e naqueles com coração estruturalmente normal. No cenário da unidade de emergência, seu papel é mais restrito e é indicada exclusivamente em situações de insucesso do tratamento clínico e com risco de deterioração hemodinâmica. A RF desempenha um papel importante nos pacientes com arritmias ventriculares idiopáticas e naqueles com taquicardia ventricular (TV) secundária à cardiopatia congênita ou à adquirida.
- As situações mais comuns para indicação de ablação de emergência estão relacionadas a pacientes portadores de cardiopatia estrutural (frequentemente, portadores de cardiopatia isquêmica e chagásica) que apresentam arritmias ventriculares monomórficas sustentadas e a pacientes portadores de cardioversor desfibrilador implantável (CDI) com arritmias incessantes e terapias apropriadas repetidas (Figura 1).
- O estudo eletrofisiológico (EEF) é recomendação precisa para os pacientes que recebem choques dos CDI, em particular para aqueles com taquicardias incessantes acompanhadas de função ventricular em franca deterioração.
- Uma forma específica de arritmia supraventricular também exige a permanência do paciente em ambiente monitorizado até a realização da ablação. Trata-se dos casos de fibrilação atrial (FA) conduzida por via anômala, situação clínica de alto risco de deterioração hemodinâmica e morte súbita (MS), que pode ser tratada definitivamente ao eliminar-se a condução pela via anômala com pulsos de radiofrequência.
- As técnicas de ablação atuais utilizam materiais e métodos de mapeamento que aumentam a eficácia e a segurança do procedimento. No entanto, os índices de sucesso e o risco de complicação dependem da arritmia a ser tratada, do quadro clínico e das características do paciente. Arritmias ventriculares complexas, presença de múltiplos circuitos de reentrada (p. ex., observados frequentemente em portadores de cardiopatia chagásica), presença de comorbidades, ida-

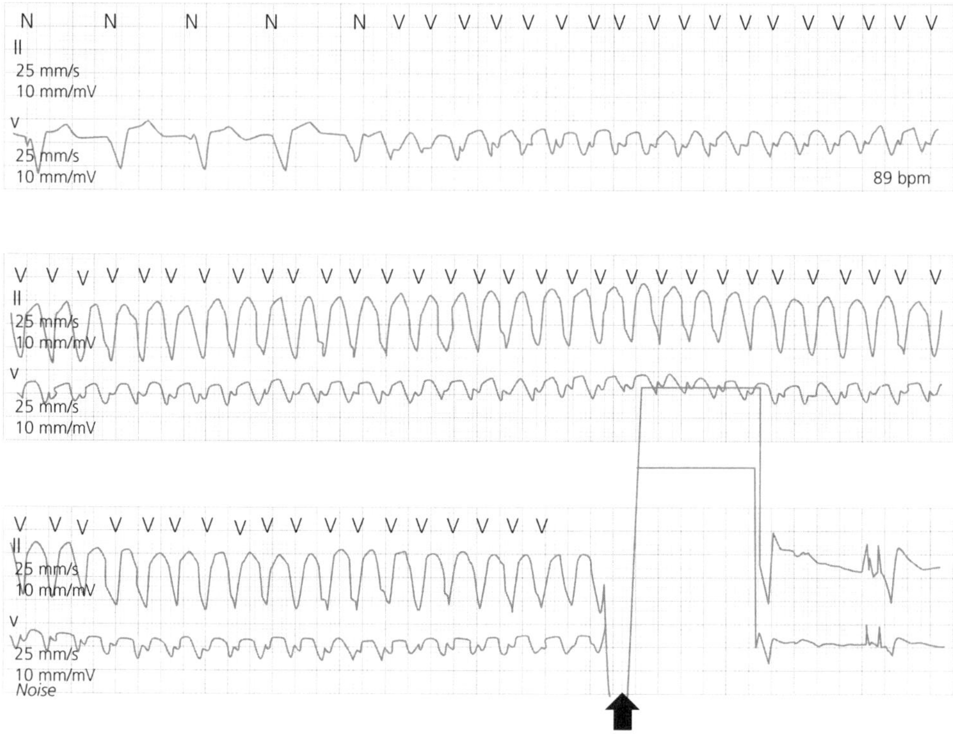

FIGURA 1 Traçado de derivação única endocárdica evidenciando taquicardia ventricular monomórfica interrompida com terapia apropriada de CDI.

de avançada e disfunção sistólica de ventrículo esquerdo (VE) são fatores que elevam o risco de complicações e de recorrência.

Ablação de taquicardias ventriculares em pacientes com cardiopatias estruturais

- A ocorrência de TV em pacientes com cardiopatia estrutural é um importante fator de risco para MS, em particular quando há grave disfunção da fração de ejeção do VE (FEVE < 30%). Nessa condição, a intervenção terapêutica mais importante é o implante de CDI para prevenção de MS. O papel da ablação com RF nessas situações é melhorar a qualidade de vida e, com isso, diminuir os choques do CDI e o número de internações hospitalares.
- O sucesso da ablação por cateter da TV depende das características do substrato de sustentação da taquicardia, do grau de acometimento estrutural provocado pela doença, da tolerabilidade da arritmia induzida e da experiência do grupo responsável pela realização do procedimento. De maneira geral, o sucesso da ablação varia de 40 a 80%. O procedimento pode ser de alto risco quando o paciente se encontra em condição clínica desfavorável por TV sustentada (TVS) incessante, tendo levado a múltiplos choques e com grave disfunção ventricular.

Ablação por cateter na cardiopatia chagásica

- A reentrada é o principal mecanismo da TVS na cardiopatia chagásica crônica. O circuito pode envolver fibras subendocárdicas, intramiocárdicas e subepicárdicas, localizadas predominantemente nas cicatrizes inferolateral e basal do VE (70%), menos frequentes na região apical e raramente na via de saída do ventrículo direito. A abordagem endocárdica com acesso transaórtico ou transeptal é utilizada para atingir a área da cicatriz no VE. Entretanto, em alguns pacientes, a lesão segmentar é intramural e o circuito é mantido predominantemente por fibras subepicárdicas. Um exemplo pode ser observado na Figura 2.

- A prevalência do circuito epicárdico parece ser maior em pacientes chagásicos quando comparada com outras cardiopatias. Em estudo realizado com 257 pacientes no InCor, circuitos epicárdicos foram encontrados em 37% dos pacientes com doença de Chagas, 28% em pacientes pós-infarto do miocárdio e 24% em pacientes com cardiomiopatia dilatada idiopática. Por esse motivo, há recorrência de TVS em um número substancial de pacientes, mesmo após ablação endocárdica e epicárdica, seja por limitações encontradas durante o procedimento, seja pela própria evolução da doença. Há um grupo específico de pacientes, entretanto, nos quais a ablação por cateter apresenta benefícios indiscutíveis: pacientes com CDI recebendo múltiplos choques, apesar da terapia adjuvante com fármacos antiarrítmicos.

Ablação por cateter na cardiopatia isquêmica

- O mecanismo das arritmias ventriculares mais comum é a reentrada através de circuitos gerados pelo processo de cicatrização do infarto. Isso se deve à persistência de tecido miocárdico viável dentro da área de fibrose. O substrato eletrofisiológico se desenvolve gradualmente dentro das duas primeiras semanas de cicatrização do infarto, podendo a

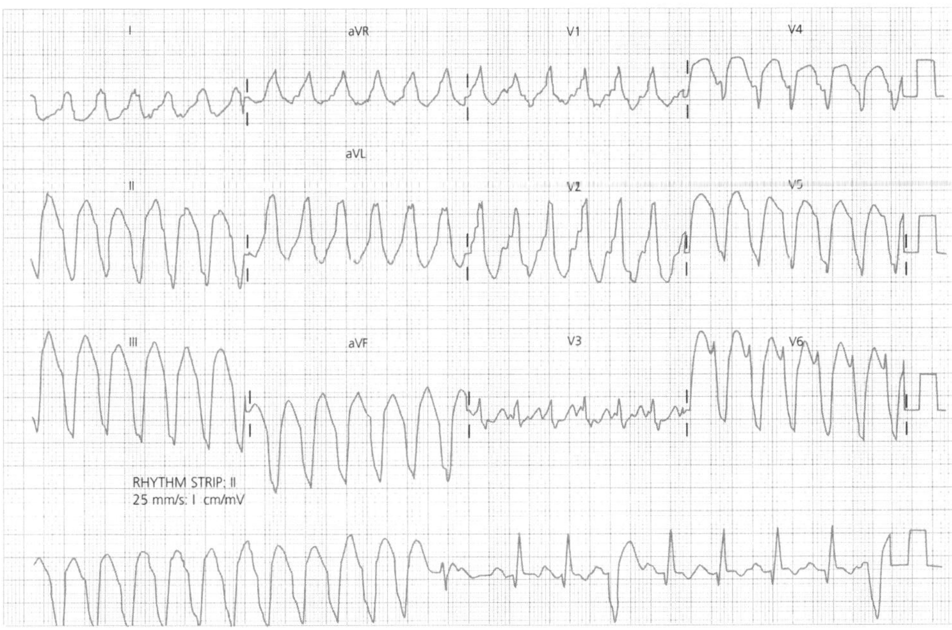

FIGURA 2 Taquicardia ventricular em paciente com cardiopatia chagásica. Morfologia evidencia origem do circuito na porção inferior (DII, DIII e aVF negativos) do VE (morfologia de bloqueio de ramo direito).

arritmia aparecer muitos anos após o dano tecidual em algumas situações.

- Em estudo realizado por oito centros europeus, a ablação de TV foi analisada em pacientes com infarto do miocárdio prévio. A FEVE média foi de 13 a 30%, sendo identificadas, em média, três morfologias diferentes de TV por paciente. Quatorze pacientes (22%) apresentavam TV incessante. A ablação foi bem-sucedida em 81% dos pacientes, sem óbitos durante ou nos primeiros 30 dias após o procedimento.
- Outro grande estudo (Vanish trial), multicêntrico, randomizado e controlado incluiu 259 pacientes de 22 centros de referência terciária (Canadá, Europa, Estados Unidos e Austrália). O estudo comparou o tratamento de ablação por cateter com a terapia antiarrítmica escalonada em pacientes com cardiomiopatia isquêmica em uso de CDI e TV recorrente. O desfecho primário, composto de morte por qualquer causa, tempestade elétrica ou choque do CDI após 30 dias, foi menor no grupo de ablação por cateter do que no grupo que recebeu terapia antiarrítmica. O desfecho primário ocorreu em 78 (59,1%) pacientes do grupo ablação e em 87 (68,5%) do grupo de terapia medicamentosa. O benefício observado nos pacientes do grupo ablação ocorreu às custas de menores taxas de tempestade arrítmica e de choques de CDI.
- Com base nestas informações, a recomendação dos membros da task force para tratamento de arritmias ventriculares é a de indicar precocemente a ablação de TV nos pacientes com cardiopatia isquêmica, antes do aparecimento de múltiplas recorrências.

Tempestade elétrica

- Com o aumento dos índices de implantes de CDI, a admissão de pacientes com TV recorrente e terapias apropriadas de repetição está se tornando mais frequente, caracterizando um quadro clínico conhecido como "tempestade elétrica". A ablação bem-sucedida foi associada a uma redução significativa na recorrência da TV e tempestade elétrica com melhora da sobrevida.
- A tempestade elétrica refere-se a uma situação em que há dois ou mais episódios de TV hemodinamicamente estáveis reentrantes dentro de 24 horas ou, em pacientes com CDI, três ou mais terapias apropriadas para TV, incluindo estimulação antitaquicardia ou choques. A tempestade elétrica ocorre em 10 a 20% dos pacientes com CDI, podendo ser responsável por choques sucessivos, degeneração hemodinâmica e descarga rápida da bateria do dispositivo (Figura 3).
- A avaliação inicial nos pacientes com TVS reentrante consiste em verificar causas secundárias e possíveis tratamentos. Pela possibilidade de distúrbio hidroeletrolítico, intoxicação com drogas ou isquemia miocárdica, devem-se realizar exames laboratoriais.
- A droga de escolha para manejo inicial é a amiodarona, por ser segura em pacientes com insuficiência cardíaca e disfunção ventricular esquerda severa.
- Betabloqueadores orais ou intravenosos também são utilizados, pois o bloqueio simpático pode reduzir os episódios de arritmias ventriculares.
- O uso de propofol para sedação também é efetivo no manejo dos pacientes.
- Nos pacientes em que o controle farmacológico não é alcançado ou nos que permanecem em TV incessante, a ablação por cateter torna-se a terapia de escolha.
- Em estudo em que a ablação por cateter foi realizada em 95 pacientes com tempestade elétrica refratária ao tratamento com drogas antiarrítmicas, obteve-se controle agudo da TV em todos os casos. Ao final do acompanhamento de 22 meses, 93% dos pacientes estavam livres de novos episódios de tempestade elétrica e 66%, de recorrência de TV.

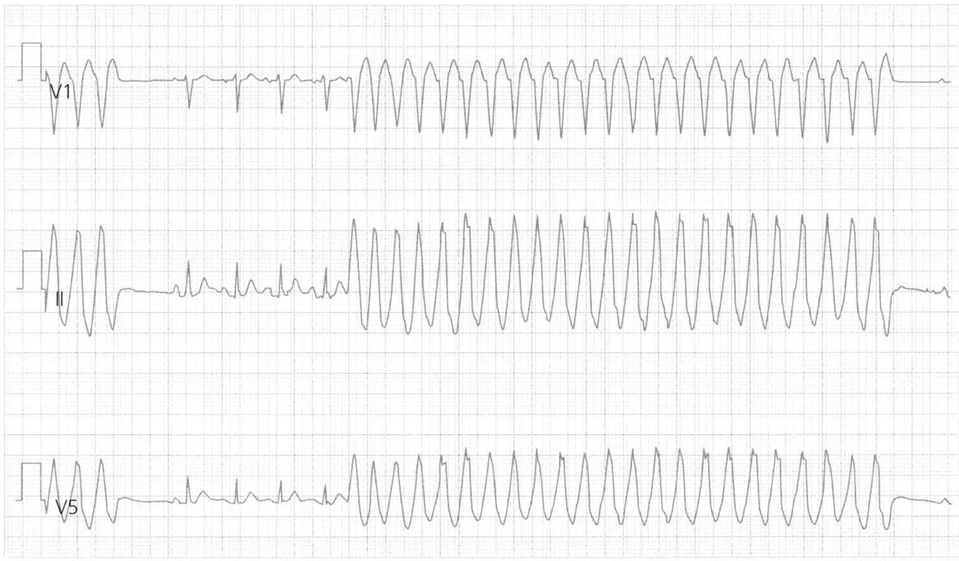

FIGURA 3 ECG: Taquicardia ventricular incessante em paciente portador de cardiopatia isquêmica. Quadro de tempestade elétrica, levando a repetidas terapias do CDI. Nessa situação, otimização do tratamento clínico, cancelamento das terapias do CDI e indicação de ablação de emergência se impõem.

Fibrilação atrial e síndrome de Wolff-Parkinson-White

- A FA ocorre em até 30% dos pacientes com síndrome de Wolff-Parkinson-White (WPW), um fenômeno com fisiopatologia ainda não totalmente compreendida, visto que a maioria dos pacientes não apresentam cicatrizes ou dilatações atriais significativas. Sabe-se, no entanto, que a FA ocorre mais frequentemente em pacientes que apresentam clinicamente a forma de reentrada atrioventricular.
- A importância da FA em pacientes com pré-excitação ventricular está na relação entre as altas frequências de pré-excitação ventricular e a indução de fibrilação ventricular, com risco de MS. Fisiologicamente, a condução anterógrada pelo nó AV age como filtro, limitando as frequências ventriculares em 180 a 200 bpm. A condução por via anômala pode permitir frequências ventriculares de até 350 bpm, com risco de instabilidade hemodinâmica.
- Apesar da fisiopatologia desconhecida, sabe-se que a grande maioria dos pacientes deixa de apresentar episódios de FA após a ablação da via anômala (Figura 4).

QUAL É A ROTINA NA EMERGÊNCIA DO INCOR?

- O atendimento de pacientes com TV ou arritmias com risco potencial de vida é sempre realizado em sala de emergência. O manejo das arritmias está descrito em capítulos à parte.
- No InCor, diariamente, lida-se com pacientes com indicação de realização de EFF e ablação por RF na internação, principalmente em razão do grande número de indivíduos com doença cardíaca estrutural que fazem acompanhamento no instituto.
- Em casos que envolvem TVS ou arritmias complexas, a Unidade de Emergência do InCor trabalha com os grupos de arritmia e marca-passo, e todo o processo de avaliação

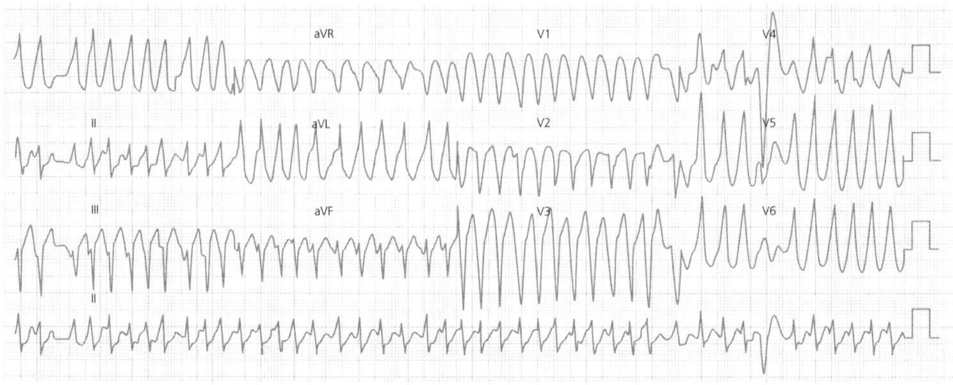

FIGURA 4 Eletrocardiograma de doze derivações mostrando ritmo de FA pré-excitada por via anômala mediosseptal direita. Observam-se diversos graus de pré-excitação, o que caracteriza fenômeno de fusão. Esse quadro clínico constitui emergência com potencial risco de degeneração hemodinâmica e MS. Interrupção imediata com cardioversão elétrica e indicação de ablação na mesma internação são preconizadas.

do paciente e programação de conduta definitiva é realizado em conjunto. Como rotina, a maioria dos casos de TVS é submetida ao EEF. Em casos de FA com WPW, todos os pacientes permanecem internados e a ablação é realizada como prioridade.

- A realização de ablação não interfere diretamente na decisão de implante de CDI, que deve ser considerada baseando-se em outros critérios.
- Em paciente com marca-passo ou que apresente CDI e foi submetido à terapia elétrica, conforme comentado em capítulos destinados aos assuntos, a equipe de marca-passo é prontamente chamada para interrogar sobre o aparelho e realizar nova programação se necessário. Isso fornece informações adicionais sobre a quantidade de eventos que ocorreram nos dias anteriores, sua frequência e duração, inferindo a gravidade do caso avaliado. Se o evento inicial for fibrilação ventricular, o EEF com o intuito de realizar ablação fica prejudicado por não existir um foco isolado de arritmia ventricular e os pacientes não são candidatos a ele na maioria das vezes.
- Como rotina, no serviço do InCor, todos os pacientes são submetidos à realização de eletrocardiograma (ECG) de doze derivações (quando possível) e coleta de exames gerais como hemograma, coagulograma, função renal, eletrólitos (sódio, potássio, magnésio e cálcio) e marcadores de necrose miocárdica (CKMB e troponina).
- A estabilização clínica inicial é fundamental. Em pacientes em baixo débito, após a reversão da arritmia, a estabilização clínica com drogas vasoativas como dobutamina ou noradrenalina deve ser priorizada. Apesar do potencial arritmogênico associado a essas medicações, a própria condição de má perfusão miocárdica pode desencadear novos eventos arritmogênicos. Cuidados devem ser tomados para o ajuste ideal da dose a ser administrada, evitando excesso da medicação.
- O primeiro ponto a ser corrigido em pacientes com arritmias complexas são distúrbios hidroeletrolíticos, principalmente os relacionados ao magnésio ou ao potássio. Quando presentes, devem ser rapidamente revertidos. Como rotina do setor, em pacientes nessa situação clínica, mantêm-se sempre potássio acima de 4,0 mEq/L e magnésio, de 2,0 mg/dL.
- Em pacientes com TVS e história prévia de doença arterial coronária, presença de dor

torácica ou elevação de marcadores de necrose miocárdica, a realização de cineangiocoronariografia é preferencial e deve ser realizada o mais rapidamente possível. Em casos de tempestade elétrica, a realização do exame deve ser de urgência. Já quando a suspeita de doença arterial coronária for pequena, a realização de exames não invasivos (como ressonância ou cintilografia miocárdica de perfusão) tem sido rotina.

- A medicação utilizada de rotina em casos de TVS é a amiodarona na dose de 300 mg (em torno de 6 mg/kg) em ataque e manutenção de 900 a 1.200 mg administrados ao longo de 24 horas por 1 a 2 dias consecutivos. A maioria dos pacientes responde bem à terapia farmacológica.
- O intervalo QT deve ser monitorizado diariamente.
- Caso o paciente apresente recorrência da arritmia ventricular (ou entre em tempestade elétrica) ou ocorra aumento de QT, associa-se ou substitui-se, respectivamente, lidocaína por amiodarona. Ministra-se uma dose de ataque de 1,0 mg/kg administrada em aproximadamente 30 minutos, com manutenção de 1 a 4 mg/min. Como última linha terapêutica, em casos específicos, utiliza-se em conjunto sulfato de magnésio, com infusão de 1 a 2 g de ataque em 15 minutos, e manutenção em bomba de infusão contínua na dose de 1 a 2 g/h.
- Quando a arritmia ventricular é bradicardia-dependente, opta-se por passagem precoce de marca-passo transvenoso.
- Em casos nos quais todas as medidas já foram tomadas, mas há recorrência de episódios de TVS, a ablação de emergência é indicada como tentativa de salvamento. Simultaneamente, o paciente deve começar a ser considerado, quando possível, para avaliação de transplante cardíaco (Figura 5).

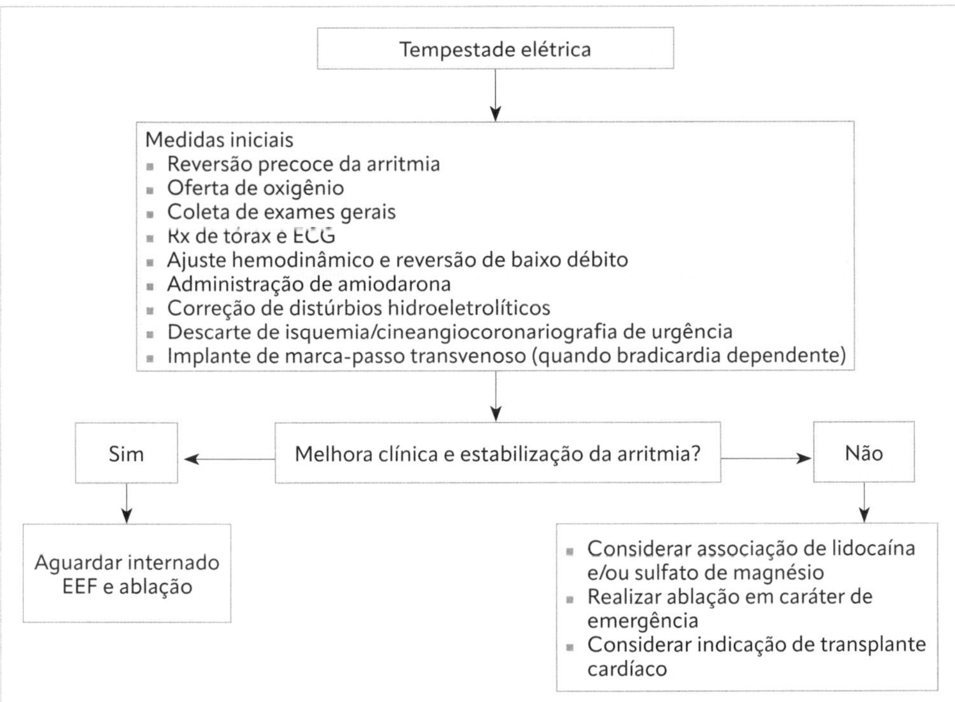

FIGURA 5 Fluxograma de tratamento de pacientes com arritmia ventricular complexa. Rx: radiografia; ECG: eletrocardiograma; EEF: estudo eletrofisiológico.

- Pacientes com qualquer tipo de arritmia aguardando EEF que tenham FA são mantidos em anticoagulação e, como rotina, são examinados com ecocardiograma transesofágico antes do procedimento, a fim de se avaliar a presença de trombos. Caso estes sejam identificados, o exame não deve ser realizado.
- Por último, quando se trata de FA com WPW, medicações que interferem na condução atrioventricular, como digital, betabloqueador e bloqueador de canal de cálcio, devem ser automaticamente suspensas. A preferência de administração é a amiodarona, e o paciente é priorizado para realização do EEF e tentativa de ablação do feixe anômalo.

BIBLIOGRAFIA RECOMENDADA

1. Arenal A, Glez-Torrecilla E, Ortiz M, Villacastín J, Fdez-Portales J, Sousa E, et al. Ablation of electrogram with an isolated, delayed component as treatment of unmappablemonomorphicventricular tachycardias in patients with structural heart disease. J Am Coll Cardiol. 2003;41(1):81-92.
2. Burjorjee JE, Milne B. Propofol for electrical storm: a case report of cardioversion and suppression of ventricular tachycardia by propofol. Can J Anaesth. 2002;49:973-7.
3. Carbucicchio C, Santamaria M, Trevisi N, Maccabelli G, Giraldi F, Fassini G, et al. Catheter ablation for the treatment of electrical storm in patients with implantable cardioverter-defibrillators: short - and long-term outcomes in a prospective single-center study. Circulation. 2008;117:462-9.
4. Dandamudi G, Ghumman WS, Das MK, Miller JM. Endocardial catheter ablation of ventricular tachycardia in patients with ventricular assist devices. Heart Rhythm. 2007;4:1165-9.
5. Haissaguerre M, Shoda M, Jais P, Nogami A, Shah DC, Kautzner J, et al. Mappingand ablation of idiopathic ventricular fibrillation. Circulation. 2002;106:962-7.
6. Izquierdo M, Ruiz-Granell R, Ferrero A, Martínez A, Sánchez-Gomez J, Bonanad C, et al. Ablation or conservative management of electrical storm due to monomorphic ventricular tachycardia: differences in outcome. Europace. 2012;14(12):1734-9.
7. Mahajan A, Moore J, Cesario DA, Shivkumar K. Use of thoracic epidural anesthesia for management of electrical storm: a case report. Heart Rhythm. 2005;2:1359-62.
8. Prystkowsky EN, Klein GJ. Cardiac arrhythmias: an integrated approach for the clinician. New York: McGraw-Hill; 1994.
9. Prystkowsky EN. Tachycardia induced tachycardia: a mechanism of induced atrial fibrillation. In: DiMarco JP, Prystkowsky EN. Atrial arrhytmias: state of the art. Armonk: Futura; 1995. p. 81.
10. Scanavaca M, Sosa E. Epicardial ablation of ventricular tachycardia in Chagas heart disease. Card Electrophysiol Clin. 2010;2(1):55-67.
11. Sosa E, Scanavacca M. Epicardial mapping and ablation techniques to control ventricular tachycardia. J Cardiovasc Electrophysiol. 2005;16(4):449-52.
12. Stevenson WG, Wilber DJ, Natale A, Jackman WM, Marchlinski FE, Talbert T, et al. Multicenter thermocool VT ablation trial investigators. Irrigated radiofrequency catheter ablation guided by electroanatomic mapping for recurrent ventricular tachycardia after myocardial infarction: the multicenter ThermoCool ventricular tachycardia ablation trial. Circulation. 2008;118 (25):2773 - - 82.
13. Szumowski L, Sanders P, Walczak F, Hocini M, Jais P, Kepski R, et al. Mapping andablation of polymorphic ventricular tachycardia after myocardial infarction. J Am Coll Cardiol. 2004;44:1700-6.
14. Sapp JL, Wells GA, Parkash R, Stevenson WG, Blier L, Sarrazin JF, et al. Ventricular tachycardia ablation versus escalation of antiarrhythmic drugs. N Engl J Med. 2016;375;2.
15. Vergara P, Tung R, Vaseghi M, Brombin C, Frankel D, Biase L, et al. Successful ventricular tachycardia ablation in patients with electrical storm reduces recurrences and improves survival. Heart Rhythm. 2018;15:48-55.

Seção IV

Marca-passo

1

Avaliação inicial do paciente com marca-passo definitivo na emergência

Tairon Said Batista Leite
Glaucylara Reis Geovanini

OBSERVAÇÕES GERAIS BASEADAS EM EVIDÊNCIAS

Introdução

- O primeiro marca-passo (MP) do mundo foi construído em 1932, nos Estados Unidos, por Albert Hyman. O aparelho era composto por um gerador de pulsos movido a manivela e um cabo-eletrodo bipolar que era introduzido diretamente no tórax e promovia a estimulação cardíaca. Assim se estabeleceu o conceito de PACE e teve início a estimulação cardíaca artificial.
- As principais indicações de MP são:
  - Bloqueio atrioventricular total (BAVT).
  - Bloqueios atrioventriculares avançados.
  - Bloqueio de ramo alternante.
  - Doença do nó sinusal.
  - Fibrilação atrial (FA) com baixa resposta ventricular.
  - Síndrome bradicardia-taquicardia que não responde a outros tratamentos.
- Na presença de bradicardias sintomáticas irreversíveis, em situações em que ocorre a incapacidade de manter um débito cardíaco adequado, a necessidade de uma estimulação externa se faz mandatória. Nesse contexto, atualmente o MP torna-se a ferramenta de eleição para correção do distúrbio.

Modos de estimulação

- O MP é um dispositivo eletrônico implantável que estimula os batimentos cardíacos por meio da emissão de energia elétrica (espículas) em uma frequência programável. O sistema é composto por um gerador de pulsos conectado a um ou mais eletrodos, em que as extremidades distais desses cabos-eletrodos são fixadas no endocárdio (pelas vias venosas cefálica, subclávia, jugular ou femoral) ou no epicárdio (via epimiocárdica: toracotomia).
- A via endocárdica é a preferida para o implante do MP definitivo e deve ser realizada em ambiente hospitalar com sala asséptica.
- O MP é constituído de uma fonte de energia (gerador de pulsos geralmente de lítio) e cabos-eletrodos (condutor metálico e material isolante de silicone e poliuretano), que transmitem a energia até o coração e permitem a condução muscular do estímulo, uma vez que as células cardíacas têm natureza sincicial. Isso significa que, quando um estímulo é aplicado no miocárdio, ele se propaga para todas as outras células em razão da existência dos discos intercalares, constituindo "sinapses" elétricas eficazes.
- Assim, quando se tem apenas um cabo-eletrodo numa cavidade cardíaca (átrio ou ven-

trículo), os MP são ditos unicamerais; quando dois cabos-eletrodos estão presentes e um encontra-se no átrio e outro no ventrículo, são ditos bicamerais; atualmente, já existem os multicamerais, com estimulação atriobiventricular (p. ex., ressincronizadores).

- Além disso, os MP podem ser classificados de acordo com o número de polos em contato com o coração, sendo unipolares (um polo está em contato com o coração) ou bipolares (os dois polos estão em contato).
- Também podem ser de demanda ou "não competitivos", isto é, por meio de um sistema de sensibilidade, respeitam o ritmo próprio do paciente, ou podem ser assíncronos ou "competitivos", quando estimulam de forma independente e permanente.
- Mesmo depois de implantados, visto o sistema de telemetria, os MP podem ser programáveis. Entre os parâmetros programáveis, destacam-se:
  - Frequência.
  - Energia de pulso.
  - Sensibilidade.
  - Períodos refratários.
  - Modo de estimulação.
  - Histerese.
- Em razão da variedade de modelos de MP, criou-se um código internacional de cinco letras pelo NASPE (North American Society of Pacing and Eletrophysiology), conforme apresentado na Tabela 1.
- Dessa forma, têm-se os seguintes modos de estimulação:
  - VVIOO = VVI: estimulação ventricular e inibição por evento ventricular sentido (Figura 1).

TABELA 1 Código internacional de estimulação de MP

Primeira letra	Câmara estimulada	**A** (átrio)	**V** (ventrículo)	**D** (átrio e ventrículo)	**O** (nenhuma)
Segunda letra	Câmara sentida	**A** (átrio)	**V** (ventrículo)	**D** (átrio e ventrículo)	**O** (nenhuma)
Terceira letra	A resposta do MP à detecção de um sinal natural	**T** (deflagração)	**I** (inibição)	**D** (deflagração e inibição)	**O** (sem resposta)
Quarta letra	Capacidade de programabilidade e resposta de frequência	–	–	**R** (com resposta de frequência)	**O** (nenhuma)
Quinta letra	Presença de estimulação multissítio, ou seja, em mais de um ponto	–	**A** (átrio)	**V** (ventrículo)	**O** (nenhuma)

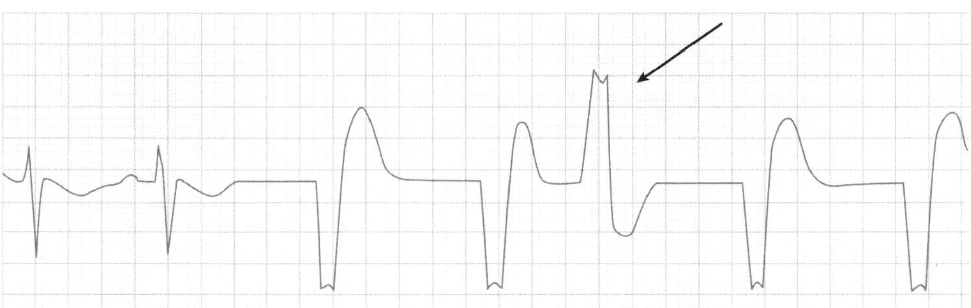

FIGURA 1 Modo VVI, com inibição normal frente a um estímulo espontâneo (seta), ou seja, um QRS intrínseco inibe a estimulação ventricular.

- VVIRO = VVIR: estimulação ventricular e inibição por evento ventricular sentido, com resposta de frequência por sensor (Figura 2).
- AAIOO = AAI: estimulação atrial e inibição por evento atrial sentido (Figura 3).
- DDDOO = DDD: estimulação atrioventricular sincronizada inibe canal atrial e ventricular por eventos espontâneos, deflagra o ventrículo por evento atrial sentido e a resposta de frequência por sensor está desativada (Figura 4).
- DDDRV: as mesmas ações anteriores, do DDDR, com o acréscimo de estimulação biventricular, podendo ser nos dois ventrículos ou multissítio em um ventrículo (Figura 5).
- VVTO = VVT: estimula o ventrículo, sente o ventrículo e deflagra uma espícula sobre cada QRS. A vantagem desse modo é a ausência de inibição por interferências ou miopotenciais.
- VOOOO = VOO: modo assíncrono, que emite espículas sem respeitar a atividade intrínseca do paciente (Figura 6). Garante estimulação contínua e sem inibição. Portanto, é selecionado em situações como intraoperatório e na utilização de bisturi elétrico para impedir a inibição anormal do MP durante o uso do bisturi.

Conceitos básicos de eletrocardiografia dos marca-passos

- A espícula é o artefato elétrico originado pelo estímulo do marca-passo e deve ser seguida

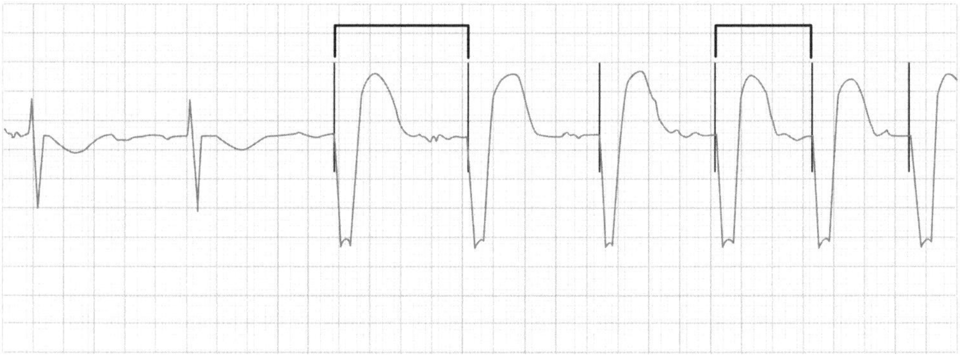

FIGURA 2 VVIR, ritmo de fibrilação atrial com MP responsivo a frequência. Percebam que o intervalo entre as espículas é variável.

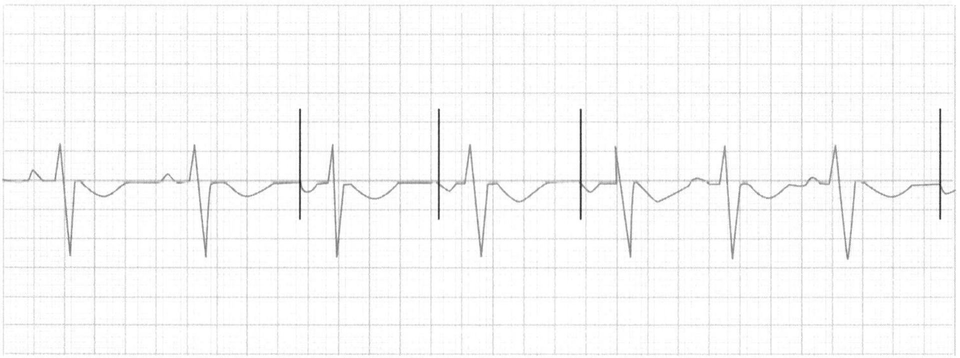

FIGURA 3 AAI com períodos de sensibilidade atrial. A onda P intrínseca inibe a estimulação atrial.

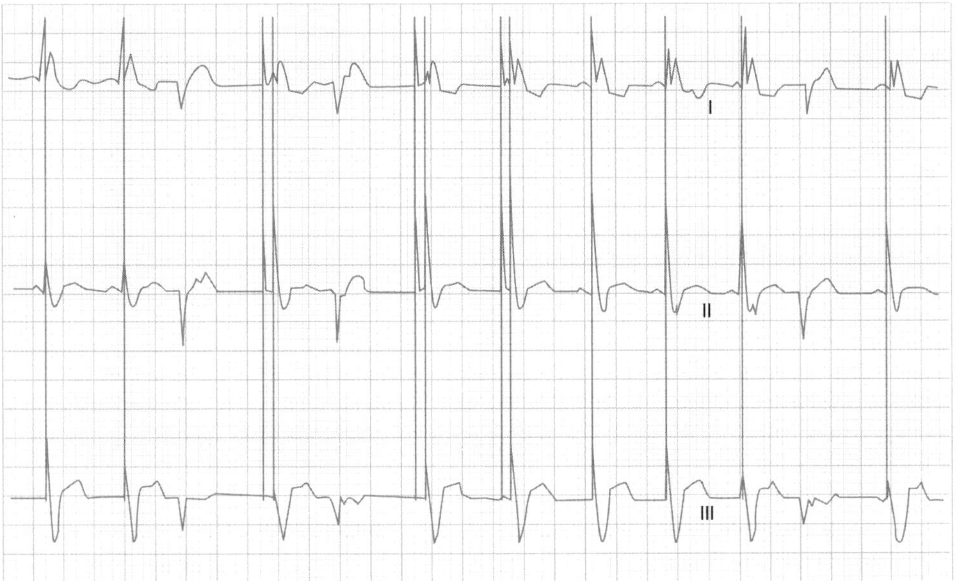

FIGURA 4 Marca-passo AV operando em DDD. Os dois primeiros batimentos correspondem à onda P sinusal trigando estimulação ventricular (opera em VAT). Após extrassístole ventricular no terceiro batimento, ocorre *reset* do sistema, iniciando a contagem do intervalo VA. No quarto batimento, há captura atrioventricular.

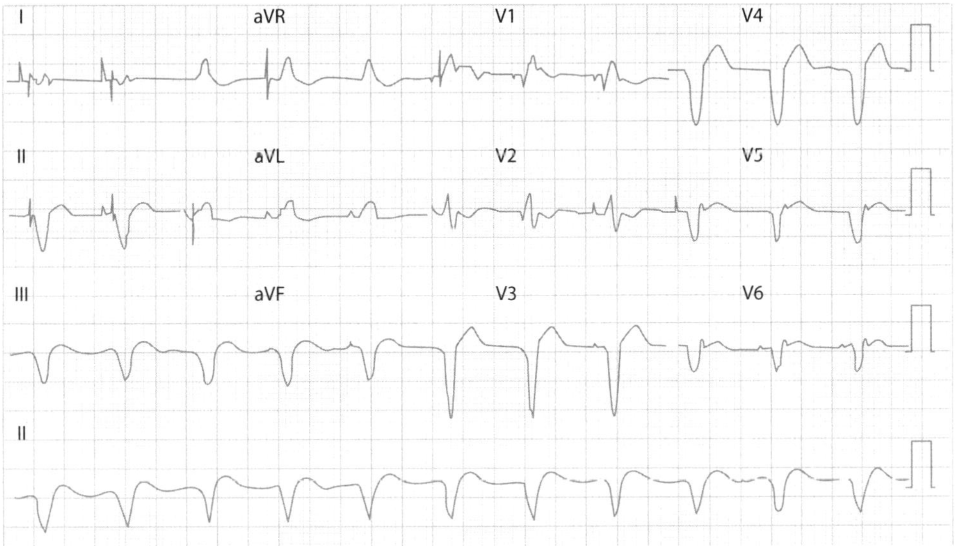

FIGURA 5 Ressincronizador cardíaco operando em DDD. Há estimulação átrio-biventricular. Note que a morfologia do QRS é de BRD e que há onda q inicial em DI, correspondendo à ativação da parede lateral do VE (o eletrodo VE é implantado na parede lateral do VE através do seio coronário até atingir alguma veia marginal). Com relação à ativação biventricular, ela pode ser simultânea ou com intervalo interventricular de no máximo 100 ms.

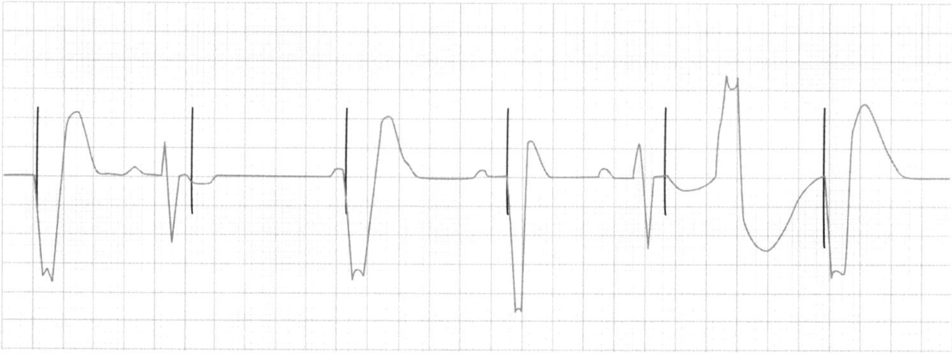

FIGURA 6 Modo de programação VOO-assíncrono, ou seja, não sente estímulo intrínseco. É seguro durante procedimentos intraoperatórios, todavia não deve ser um modo contínuo de programação, visto o risco de deflagrar taquicardia ventricular com efeito de R sobre T.

de despolarização do miocárdio da câmara estimulada (átrio ou ventrículo).

- A despolarização ventricular geralmente é constituída por um QRS largo (120 ms), já que se propaga pelo miocárdio sem percorrer o sistema normal de condução cardíaca. Sua morfologia depende da posição do eletrodo, assim os eletrodos implantados no ventrículo direito (VD) resultam em morfologia de bloqueio de ramo esquerdo (BRE), os implantados no ventrículo esquerdo (VE) resultam em morfologia de bloqueio de ramo direito (BRD) e os implantados no His ou no ramo esquerdo resultam em QRS mais estreito (opção mais fisiológica) – Figura 7.
- Além disso, o tamanho da espícula está relacionado à polaridade do eletrodo, ou seja, eletrodos unipolares (o polo negativo é a ponta do eletrodo e o positivo é a cápsula do gerador) geram uma espícula de grande amplitude; por outro lado, a espícula do bipolar (o polo negativo é a ponta do eletrodo e o polo positivo é o anel do eletrodo) é de pequena amplitude e, às vezes, até "invisível" em algumas derivações.
- Definições de conceitos básicos:
  - Intervalo de pulso: é o intervalo de tempo (ms) entre duas espículas consecutivas da mesma câmara e corresponde à frequência de estimulação programada.
  - Intervalo AV é o intervalo entre a espícula atrial e a ventricular no mesmo ciclo. Só existe em MP bicamerais.
  - Histerese: é o intervalo de tempo superior à frequência de estimulação programada. É acionado pela presença de batimentos espontâneos, sendo um intervalo de frequência de histerese programado. Foi elaborado com a finalidade de permitir que o ritmo intrínseco do paciente assuma, acarretando um caráter mais fisiológico à estimulação cardíaca (Figura 8).
- Fusão: quando o MP estimula ao mesmo tempo que ocorre uma despolarização natural. No entanto, a morfologia do batimento apresenta uma soma das morfologias, e a espícula é seguida de comando (Figura 9).
- Pseudofusão: quando o MP estimula imediatamente após uma despolarização natural e surge uma espícula sem efeito. A morfologia do QRS é semelhante à morfologia do batimento espontâneo (Figura 9).
- Limiar de estimulação: é a mínima energia capaz de despolarizar o miocárdio.
- Desgaste da bateria: o estado da bateria corresponde à carga elétrica armazenada, que é avaliada pela telemetria. Classifica-se, em situações de carga insuficiente, como ERI (indicação de troca eletiva), o que permi-

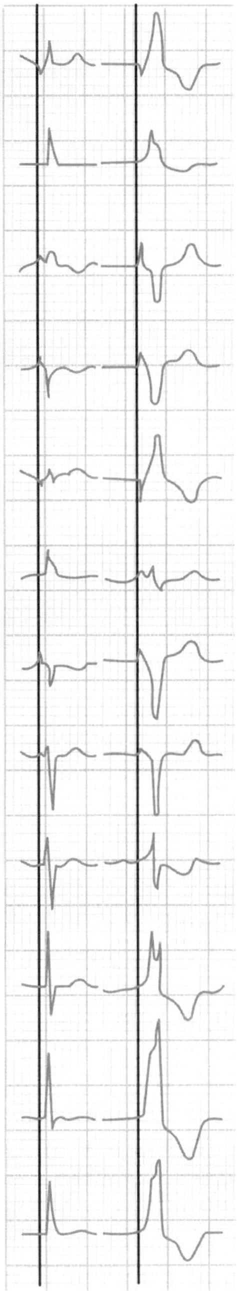

FIGURA 7 À esquerda, há estimulação pelo His. Note a presença de QRS mais estreito e de linha isoelétrica após a emissão da espícula. À direita, há estimulação do VD gerando BRE com QRS mais largo e sem a presença de linha isoelétrica após emissão da espícula.

te uma programação segura e eletiva para a troca do gerador; ou EOL (fim de vida), indicando a troca imediata.

- Telemetria: é a avaliação das funções do marca-passo, além da possibilidade de reprogramação dessas funções por meio de programador e *software* específicos de acordo com a marca do gerador. Atualmente, já está disponível por sinal wi-fi e também a distância, por sinal telefônico – o *home monitoring*, em que o paciente, de sua própria casa, pode enviar os dados do MP a uma central, e um médico irá interpretar e orientar em caso de alterações ou até detecção de arritmias.
- Loja do marca-passo: é o espaço confeccionado para a colocação do gerador, podendo ser subcutâneo, acima do músculo peitoral, nos pacientes que apresentam um tecido subcutâneo adequado, sendo mais frequente; ou submuscular, abaixo da musculatura peitoral, nos pacientes com escasso tecido subcutâneo. A inspeção da loja do MP é mandatória em toda consulta, visto que pode ser foco de hematoma, infecção e até extrusão do gerador.

Complicações relacionadas ao MP

Complicações precoces

- Geralmente, sao as complicações que ocorrem nos primeiros 30 dias do implante e que podem levar o paciente ao departamento de emergência, visto que ainda não ocorreu consulta ambulatorial de retorno na maioria dos casos.
- São elas:
  - Pneumotórax/hemotórax.
  - Hematoma na loja/infecção.
  - Perfuração de câmaras atriais ou ventriculares.
  - Tamponamento cardíaco.
  - Deslocamento dos eletrodos.
  - Falhas de comando ou sensibilidade.
  - Estimulação extracardíaca.
    - Estimulação do nervo frênico pelo cabo eletrodo atrial ou pelo despo-

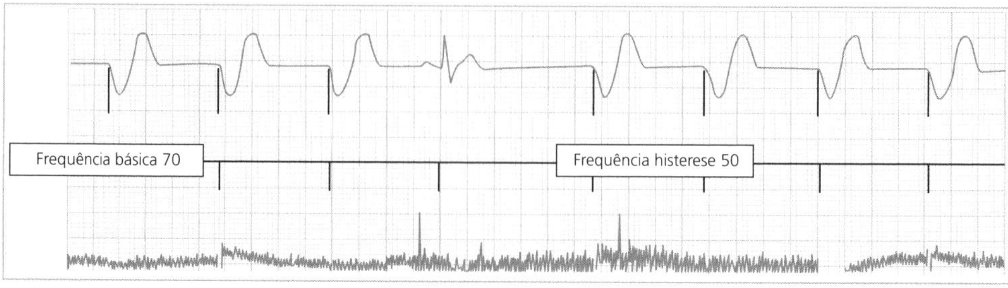

FIGURA 8 Exemplo de histerese em que o intervalo é maior do que o intervalo da frequência básica programada (70 pulsos por minuto – ppm). A histerese foi acionada pela presença de um batimento espontâneo.

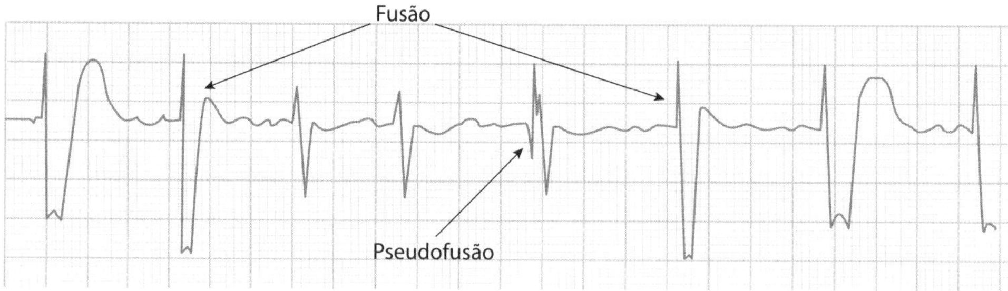

FIGURA 9 Fusão e pseudofusão. No segundo e sexto batimentos, há morfologia intermediária entre o QRS intrínseco do paciente e o QRS estimulado, configurando fusão. No quinto batimento, há espícula emitida, porém, com morfologia do QRS idêntica à do QRS intrínseco, configurando pseudofusão.

sicionamento do cabo eletrodo ventricular.
- Estimulação diafragmática por perfuração do VD pelo cabo eletrodo ventricular (Figura 10).

- Estimulação da loja do MP por ruptura do isolamento ou colocação do gerador de cabeça para baixo na loja.

Complicações tardias

- Ocorrem após 30 dias do implante e incluem:
  - Perda de captura.
    - Perda de captura: incapacidade da espícula para provocar despolarização tecidual. Assim, tem-se a espícula, mas sem comando (Figura 11). Suas causas podem ser desposicionamento do eletrodo, tempo de implante do eletrodo (fase aguda da maturação do cabo eletrodo), má conexão do eletrodo ao bloco conector do gerador, defeito do eletrodo (fratura parcial do fio condutor – Figura 12), baixa energia de estimulação (programação inadequada da energia de saída), esgotamento da bateria, condições que aumentam o limiar de captura (alterações eletrolíticas, fármacos antiarrítmicos, áreas de fibrose como no infarto do miocárdio). Outra causa menos comum é a síndrome de Twiddler (a manipulação frequente do gerador do marca-passo pelo paciente leva a torção do eletrodo, ocorrendo geralmente em paciente portador de distúrbio psiquiátrico) – Figura 13.

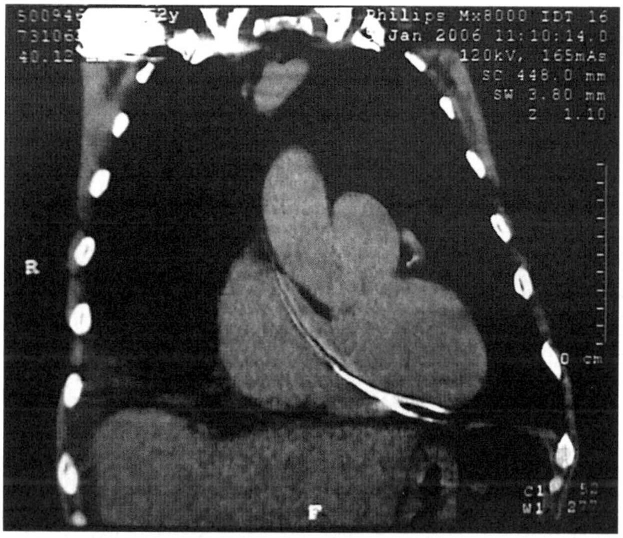

FIGURA 10 Tomografia de tórax demonstrando perfuração do ventrículo direito e o cabo eletrodo ventricular transfixando a parede do miocárdio ventricular.

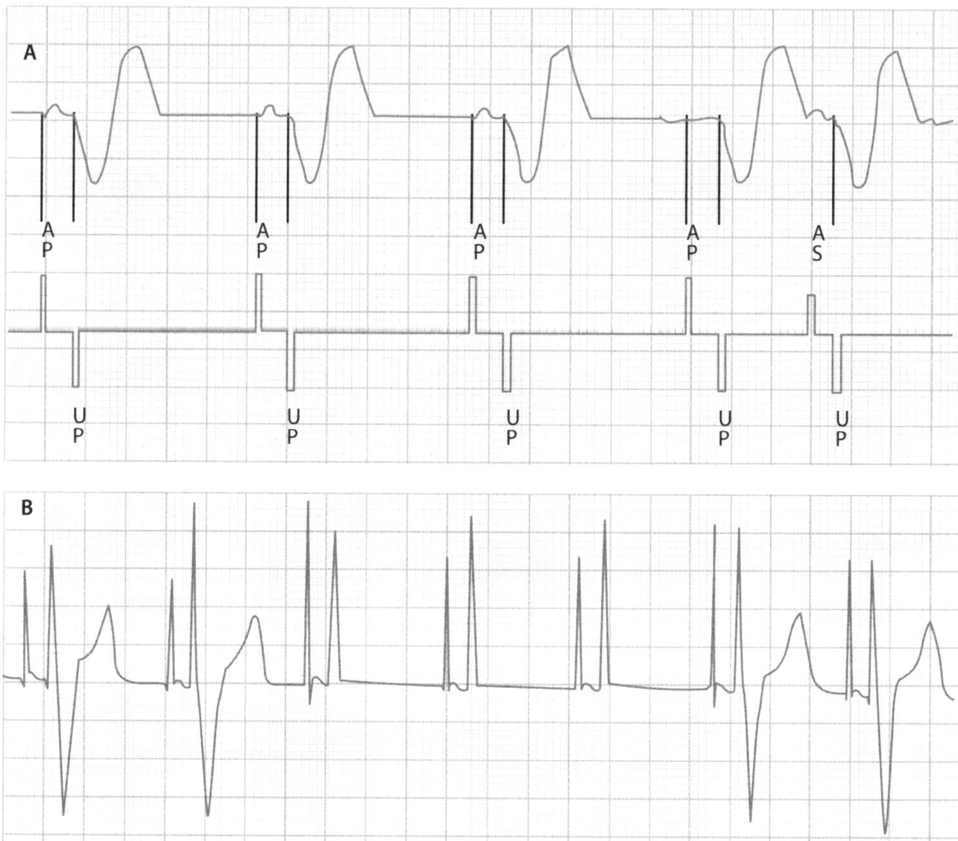

FIGURA 11 A: Perda de captura atrial (quarto batimento do traçado). B: Perda de captura ventricular.

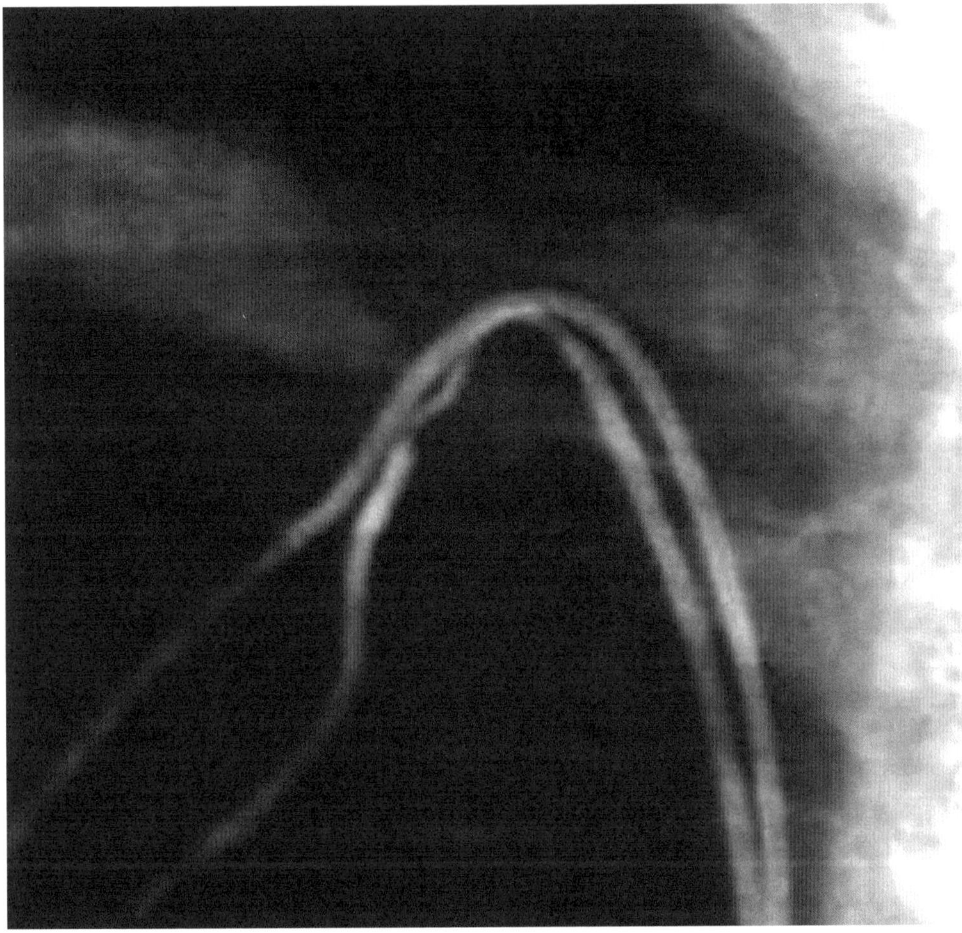

FIGURA 12 Fratura parcial de cabo eletrodo devido a ponto de estresse com artéria subclávia e primeira costela.

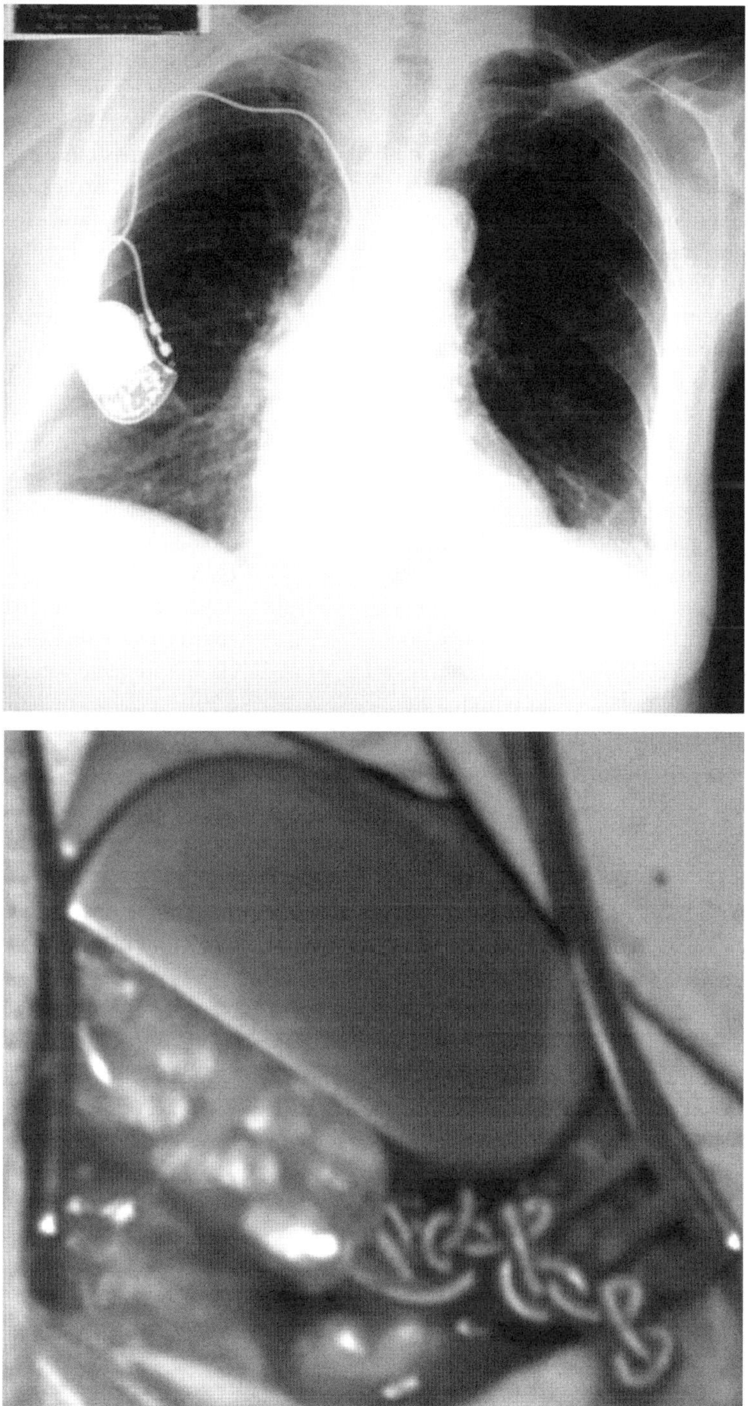

FIGURA 13 Síndrome de Twiddler. Há torção do cabo eletrodo pela rotação frequente do gerador por parte do paciente.

- Ausência de espícula (Figura 14). Suas causas são má conexão do eletrodo ao bloco conector do gerador, presença de ar na loja do MP, deslocamento do eletrodo (Figura 15), fratura completa do eletrodo (Figura 16), falência do circuito, esgotamento da bateria, baixa energia de estimulação (programação inadequada da energia de saída), ruptura do isolamento do gerador, condições que aumentam o limiar de captura (alterações eletrolíticas, fármacos antiarrítmicos, áreas de fibrose como no infarto do miocárdio).
- Falha de sensibilidade.
  - *Oversensing*: sensibilidade exagerada (geralmente por interferências externas, como miopotenciais) que inibe a estimulação artificial com a ausência da espícula (Figura 17). Outras causas podem ser interferências eletromagnéticas (choque elétrico em casa sem aterramento, uso de eletrocautério, exposição a campos magnéticos), programação inadequada da sensibilidade, defeitos do eletrodo (microfraturas gerando ruídos nos canais), má conexão ao bloco conector do gerador e *crosstalk*, que corresponde a inibição de uma câmara em decorrência da estimulação na câmara oposta (Figura 18). A assistolia é a consequência mais temível nos casos de *oversensing*. A reprogramação do eletrodo para bipolar pode ajudar em situações de inibição por miopotenciais, mas, se for por microfratura, a lesão do condutor é mais provável e a reprogramação deve ser para unipolar, embora a troca do cabo-eletrodo seja mais recomendada. Geralmente, a lesão por microfratura do cabo-eletrodo não é visível radiologicamente.
  - *Undersensing*: incapacidade de reconhecer despolarização espontânea, com a emissão da espícula na vigência do batimento natural (Figuras 19 e 20). As causas podem ser programação inadequada da sensibilidade, posição inadequada do cabo eletrodo, desposicionamento do cabo eletrodo, ruptura do isolamento do eletrodo, fratura do eletrodo, desgaste do eletrodo com o tempo, mudança

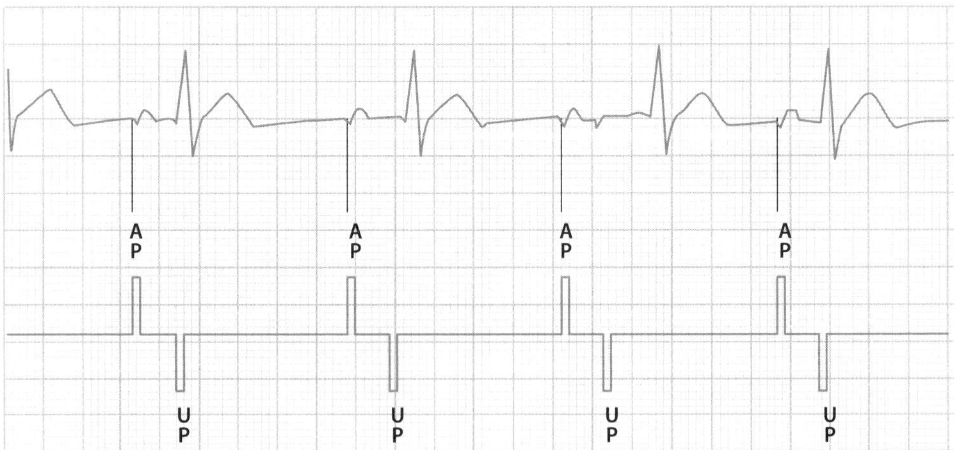

FIGURA 14 No canal de marcas ventricular, há energia emitida pelo gerador, porém, não há evidência de espícula no traçado.

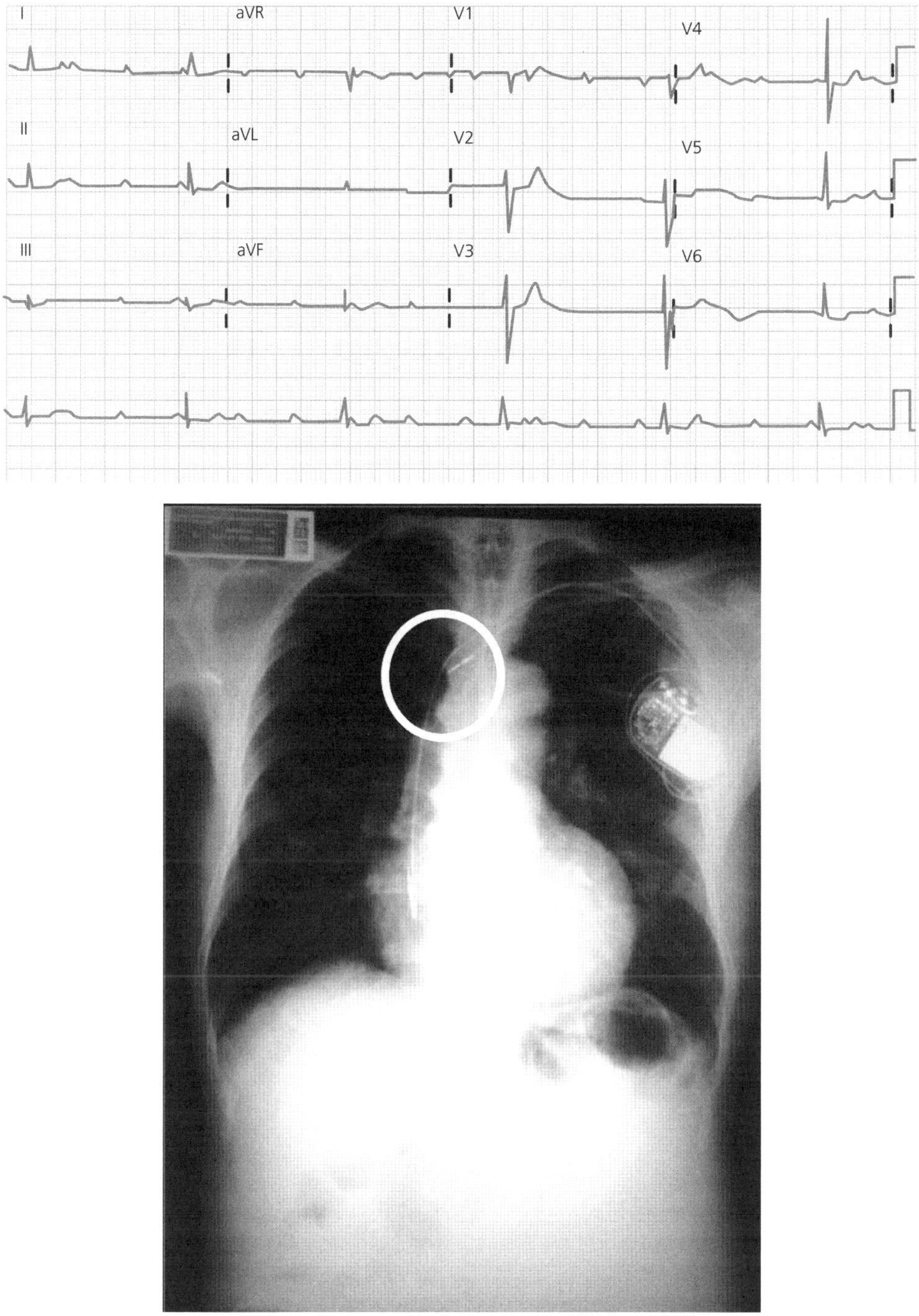

FIGURA 15 O eletrocardiograma mostra ritmo de bloqueio atrioventricular total em paciente portador de marca-passo definitivo. Não há espícula ventricular. A radiografia de tórax mostra deslocamento do cabo-eletrodo do VD. Deve-se providenciar o reposicionamento do cabo-eletrodo o mais rápido possível.

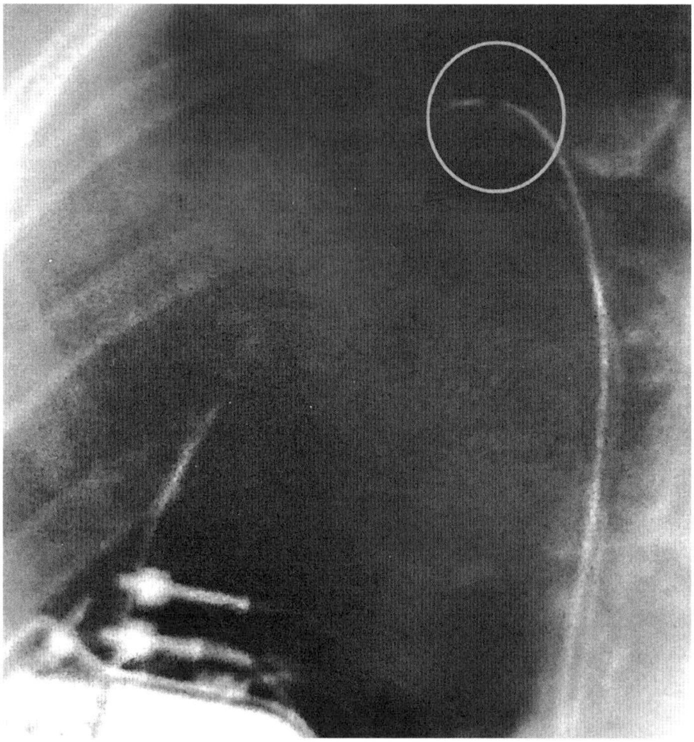

FIGURA 16 Fratura completa do cabo eletrodo.

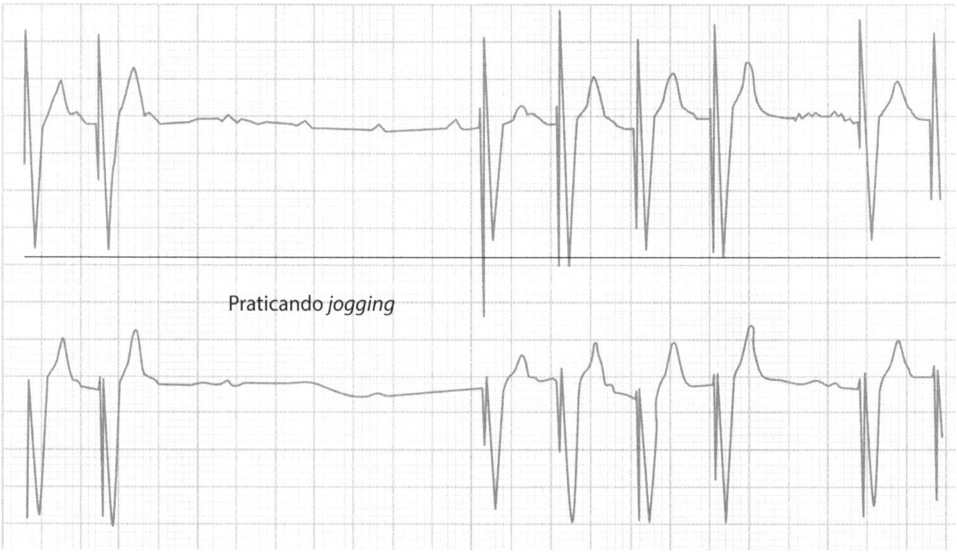

FIGURA 17 *Oversensing* ventricular com ausência da espícula do marca-passo, mas sem ritmo espontâneo do paciente. Neste caso, a causa da inibição foi a interferência por miopotenciais (ocorreu durante a prática de atividade física). A reprogramação da sensibilidade para bipolar pode ser a solução.

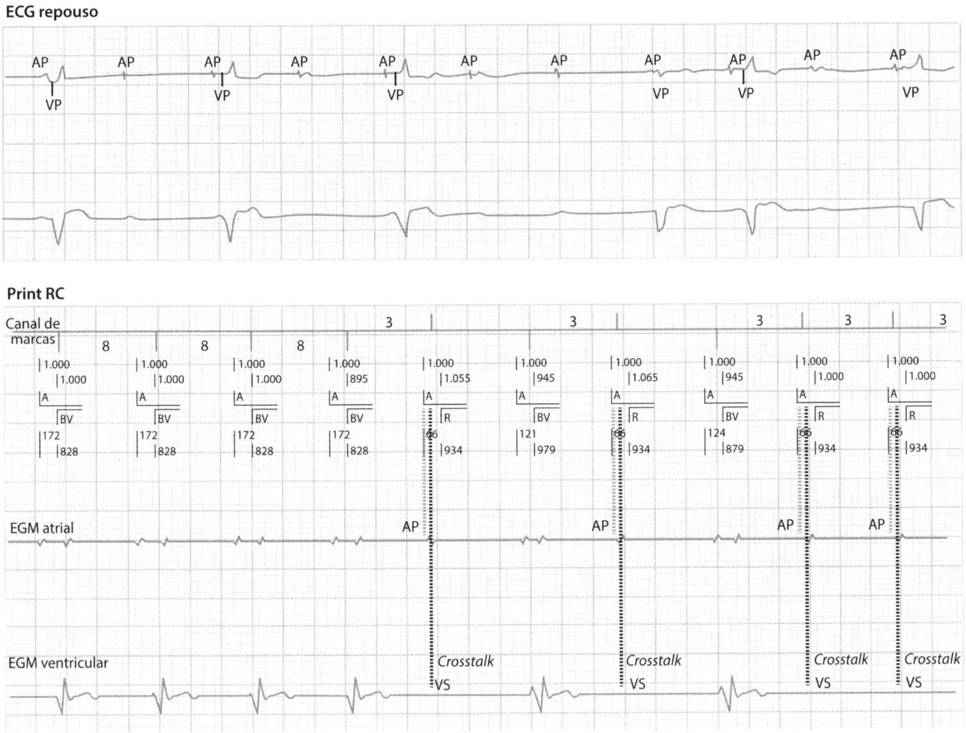

FIGURA 18 *Crosstalk* – as causas mais comuns são sistemas unipolares, desposicionamento do eletrodo ventricular para o átrio, alta energia de estimulação atrial, sensibilidade ventricular elevada e período de *blanking* ventricular muito curto. O tratamento inclui a diminuição da saída de estimulação atrial, redução da largura de pulso atrial e aumento do valor da sensibilidade ventricular (tornar o canal ventricular menos sensível), aumento do período de supressão ventricular, ativação da estimulação ventricular de segurança (*ventricular safety standby*).

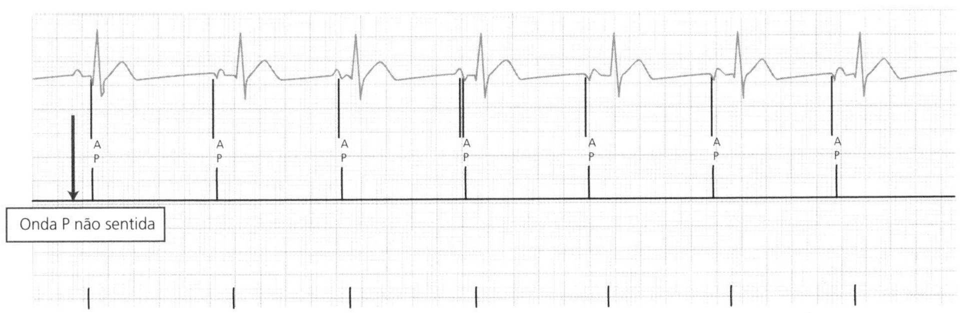

FIGURA 19 Marca-passo em AAI com *undersensing* atrial intermitente, ou seja, onda P não sentida de forma intermitente, de forma que a espícula de baixa amplitude foi emitida no início do QRS (primeiro batimento do traçado) e logo após a onda P (terceiro e quarto batimentos do traçado). No canal de marcas atrial, pode-se confirmar este achado, pois cada espícula corresponde ao *atrial pace*. O correto é fazer teste de sensibilidade e reprogramar a sensibilidade atrial. Microfratura de cabo-eletrodo também pode ser causa de *undersensing* atrial.

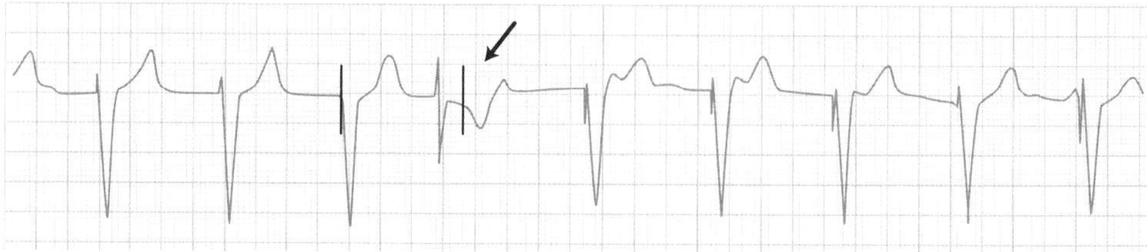

FIGURA 20 *Undersensing* ventricular, ou seja, o marca-passo não sentiu o estímulo espontâneo e enviou uma espícula (seta) sobre o QRS próprio do paciente. Fratura e microfratura de cabo-eletrodo são causas de *undersensing* ventricular. Outras causas como distúrbios eletrolíticos, isquemia e drogas antiarrítmicas também podem alterar a sensibilidade. Assim, a correção de fatores secundários e a reprogramação do valor da sensibilidade são necessárias.

na morfologia do sinal intracardíaco intrínseco, distúrbios eletrolíticos.

- Trombose venosa.
- Endocardite infecciosa.
- Infecção (Figura 21).
- Piora da síndrome de insuficiência cardíaca por dissincronia interventricular induzida pela estimulação frequente do ventrículo direito (BRE induzido).
- Síndrome do marca-passo.
  - Na síndrome do marca-passo, a perda da contribuição atrial ao enchimento ventricular gera sintomas de baixo débito (pré-síncope, síncope, confusão mental, letargia, hipotensão, sudorese, aumento do tempo de enchimento capilar), de insuficiência cardíaca (dispneia, ortopneia, dispneia paroxística noturna e edema de membros inferiores) e sensação de pulsação em região cervical, asfixia, dor na mandíbula, cefaleia e dor no quadrante superior direito do abdome. Tais sintomas ocorrem principalmente em pacientes com disfunção diastólica (cardiomiopatias hipertensiva, hipertrófica, restritiva, além de idosos), os quais são mais sensíveis a perda da contribuição da contração atrial para o enchimento ventricular. Tal perda de sincronia entre átrio e ventrículo também é vista quando há contração atrial simultaneamente ao fechamento da valva tricúspide (ex.: BAVT, estimulação artificial em VVI em paciente que apresenta ritmo sinusal, taquicardia por reentrada nodal – *frog* – e taquicardia mediada pelo marca-passo nos sistemas bicamerais).
  - Outros mecanismos fisiopatológicos envolvidos nesta síndrome são a diminuição do volume sistólico, do débito cardíaco e do esvaziamento do átrio esquerdo associado com a estimulação ventricular.
- Arritmias induzidas, conduzidas ou mediadas pelo marca-passo (Figuras 22 e 23).
- A taquicardia mediada pelo marca-passo (TMP) é uma arritmia por mecanismo de reentrada anatômica (Figura 24) que pode ocorrer em pacientes portadores de marca-passo bicamerais e que apresentam condução ventrículo-atrial (VA) preservada. Cerca de 20 a 30% dos pacientes portadores de BAVT possuem condução VA intacta ou intermitente. É necessário que estejam com programação em DDD ou VAT (não DDI).
- Fisiologicamente, a condução do estímulo no marca-passo dupla câmara ocorre de forma anterógrada (do átrio para o ventrículo). Caso apareça uma extrassístole ventricular (Figura 25), pode haver condução retrógrada da frente de onda

através do nó atrioventricular do paciente (ou via acessória, se houver), atingindo os átrios. Se a ativação atrial ocorrer após o período refratário atrial pós ventricular (PVARP) programado, mas antes do próximo evento atrial, a estimulação ventricular será acionada após um intervalo de tempo correspondente ao intervalo AV programado ou a um intervalo AV maior que o programado, respeitan-

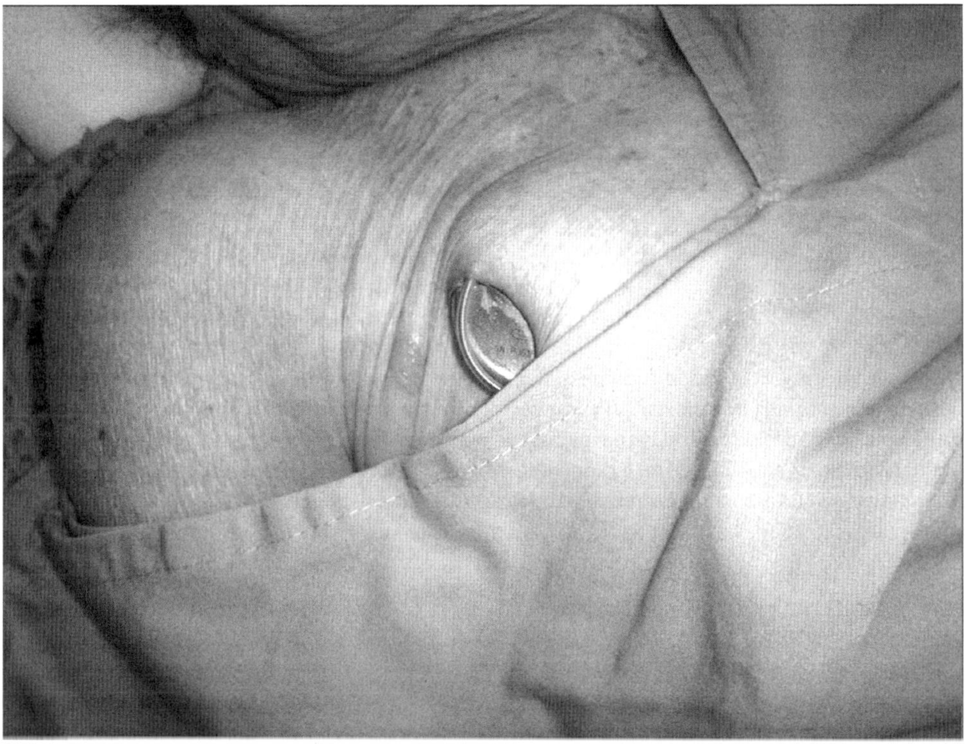

FIGURA 21 Extrusão do gerador. Em situações em que o tecido subcutâneo é escasso e o paciente é muito magro, pode ocorrer isquemia da loja do MP com consequente extrusão do gerador. Avaliação clínica, coleta de sangue periférico e culturas e antibioticoterapia com cobertura para bactérias de pele são as primeiras condutas. A remoção do cabo-eletrodo com explante do sistema deve ser realizada na presença de endocardite infecciosa comprovada, mas a situação deve ser individualizada. Para se evitar isquemia de loja e extrusão do gerador, o implante submuscular é o mais recomendado em pacientes magros, com escasso tecido subcutâneo.

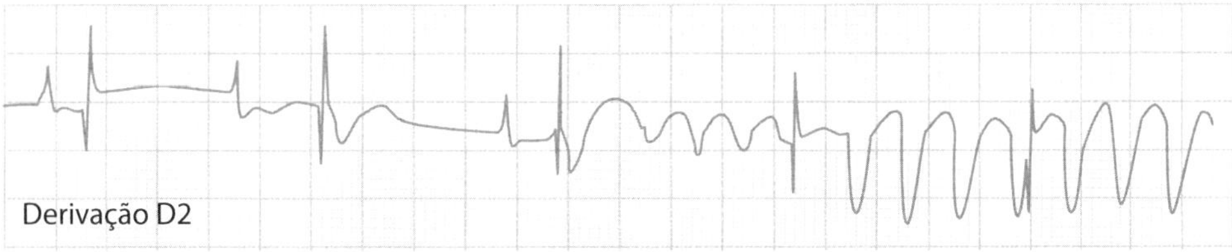

FIGURA 22 Taquiarritmia induzida pelo marca-passo. A estimulação ventricular em modo assíncrono pode propiciar a liberação de espícula durante período vulnerável da repolarização (fase ascendente da onda T), provocando o fenômeno R sobre T.

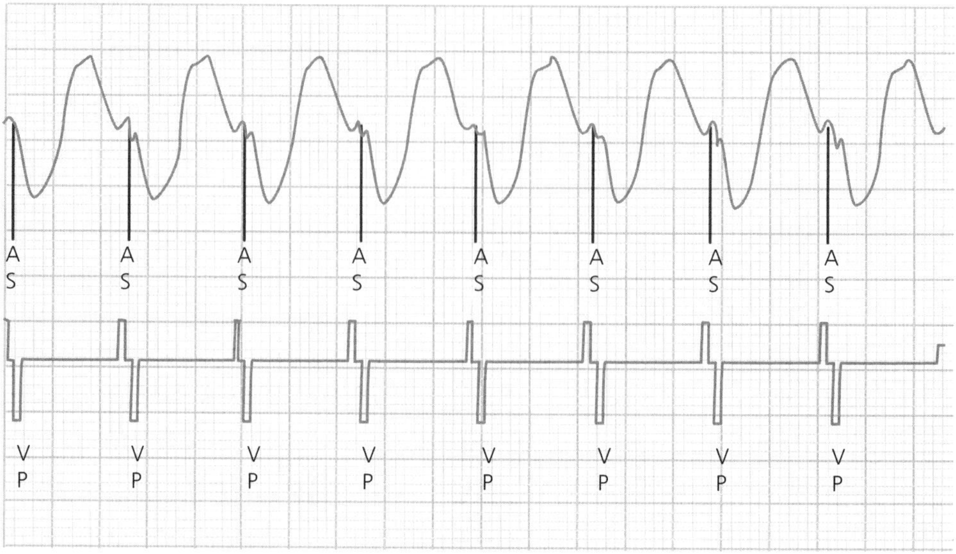

FIGURA 23 Arritmia atrial conduzida pelo marca-passo (MP). Percebe-se que a onda P sentida (AS) deflagra um estímulo ventricular (VP), logo só ocorre em sistemas bicamerais. Assim, uma forma de evitar a condução da arritmia atrial para os ventrículos é reprogramar para VVI ou acionar modo assíncrono bicameral (DDI), que é o que ocorre com o *mode switch* quando se detecta alta frequência atrial. Nota-se que o tratamento da taquiarritmia é clínico-farmacológico, enquanto a reprogramação apenas evita a condução para o ventrículo.

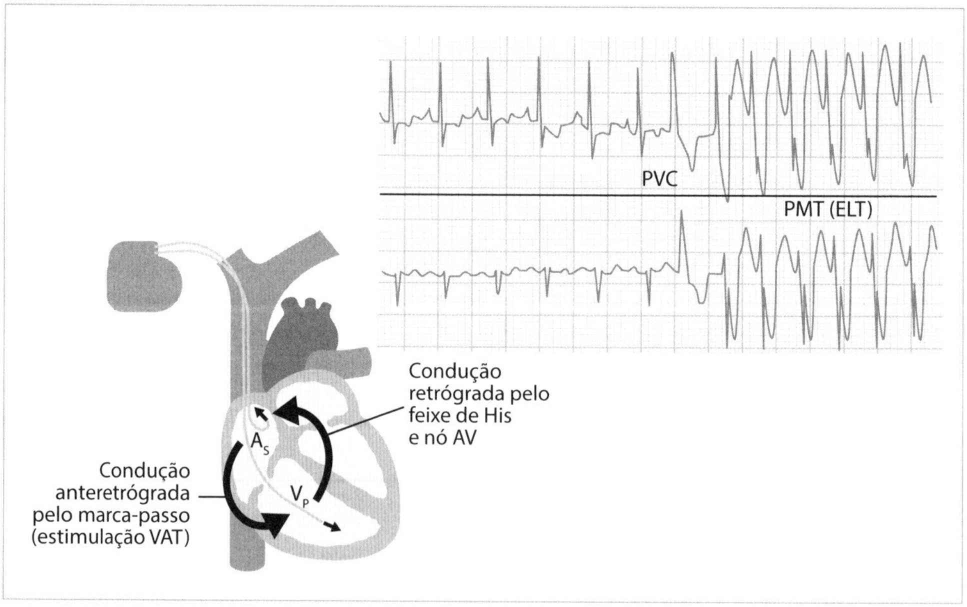

FIGURA 24 Mecanismo de reentrada anatômica na taquicardia mediada pelo marca-passo (TMP). O estímulo desce pelo cabo-eletrodo e sobe pelo nó atrioventricular de forma retrógrada.

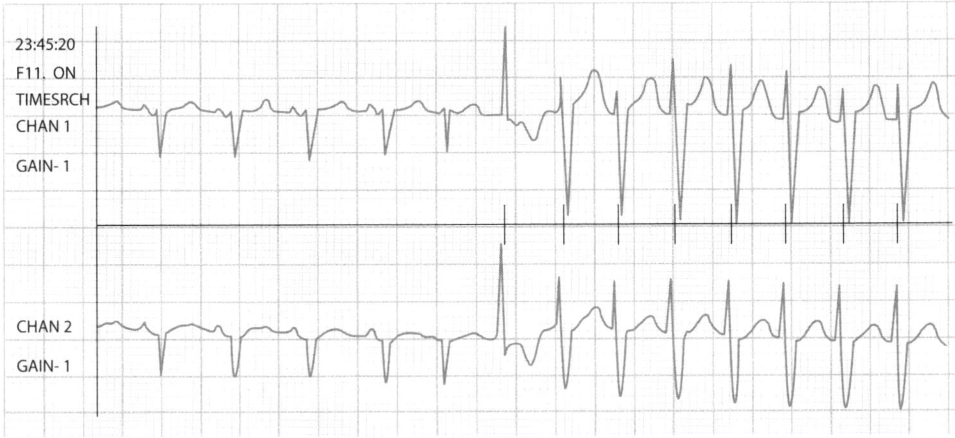

FIGURA 25 Taquiarritmia mediada pelo marca-passo. A extrassístole ventricular permitiu que a frente de despolarização atingisse os átrios de forma retrógrada. Assim, a onda P retrógrada inicia o intervalo AV e deflagra a estimulação ventricular. A reprogramação para não sentir a P retrógrada é mandatória, e deve-se aumentar o período refratário atrial pós-ventricular (PVARP) para interromper o ciclo.

do o tempo determinado pelo canal limitador de frequência (*maximum tracking rate* – MTR). Portanto, a taquicardia mediada pelo marca-passo tende a ocorrer perto ou no limite superior da frequência máxima programada e depende do intervalo AV e do PVARP programados.

- Outros deflagradores da taquicardia mediada pelo marca-passo podem ser *undersensing* atrial com estimulação ventricular sequencial (após o intervalo AV programado) e *oversensing* atrial (Figuras 26 e 27).

Orientações gerais na avaliação de pacientes com MP (dez passos)

1. Solicitar eletrocardiograma e radiografia de tórax (PA, perfil e oblíquas) de todo paciente com MP definitivo e queixas específicas com prováveis complicações precoces ou tardias.
2. Inspeção da loja do MP com pesquisa de presença de hematoma ou infecção, procurando por edema local, calor, rubor e saída de secreção purulenta, ou seja, sinais flogísticos.
3. Avaliar se a frequência de estímulo na avaliação do eletrocardiograma é a mesma do pulso do paciente, pensando em falhas de comando.
4. Perguntar o tempo de implante do MP e se já foi feita troca do gerador visto que, atualmente, com *softwares* complexos e novas funções, a longevidade da bateria é menor, em torno de 5 a 7 anos. Assim, uma possível complicação da sintomatologia vigente pode decorrer do desgaste da bateria.
5. Todo paciente portador de MP tem uma carteirinha com descrição do gerador (modelo e ano de implante) e eletrodos (modelo e ano de implante). Portanto, ao chamar a equipe do MP para avaliação do aparelho, procure saber a marca e o modelo do gerador, facilitando um atendimento rápido com o programador específico para a telemetria, ou seja, a leitura dos dados do paciente.
6. Como interferências eletromagnéticas podem causar alterações de comando e sensibilidade do MP, uma anamnese dirigida para

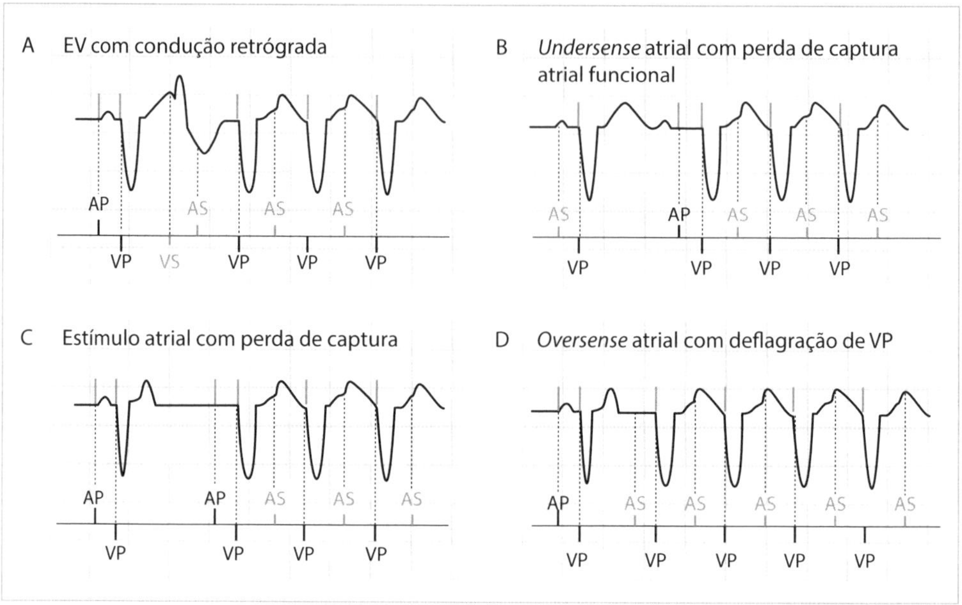

FIGURA 26 Mecanismos para taquicardia mediada pelo marca-passo (TMP). Em A, há extrassístole ventricular com condução retrógrada. Em B, ocorre *undersense* atrial com estimulação ventricular sequencial (após o intervalo atrioventricular programado) e despolarização atrial retrógrada. Em C, ocorre perda de captura atrial, estimulação ventricular sequencial (após o intervalo atrioventricular programado) e despolarização atrial retrógrada. Em D, ocorre *oversense* atrial por ruído no canal atrial, o qual serve como *trigger* para o canal ventricular. A partir daí, ocorre despolarização atrial retrógrada.

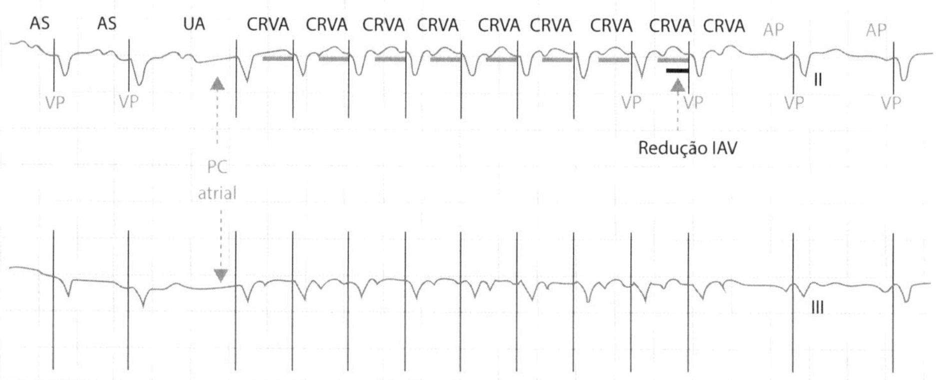

FIGURA 27 No terceiro batimento do traçado, há *undersense* atrial (UA), estimulação ventricular sequencial após o intervalo AV programado, com consequente despolarização atrial retrógrada (CRVA – condução retrógrada ventrículo-atrial). A partir daí, como a onda P retrógrada está fora do PVARP, a taquicardia mediada pelo marca-passo (TMP) se mantém por mais oito capturas ventriculares, todas deflagradas pela onda P retrógrada. A TMP termina pela extensão automática do PVARP.

exposição e contato com esses materiais (como portas magnéticas, exames de ressonância magnética etc.) deve ser sempre investigada.

7. Traumas locais, com contato direto com a loja do MP, ou exercício físico repetitivo e extenuante com o membro superior ipsilateral à loja do MP também são questionamentos que fazem parte da anamnese, visto que deslocamento dos eletrodos, falha na conexão com o gerador ou até fratura do cabo-eletrodo devem ser investigados. Muitas vezes, o exame direto da loja ou a avaliação da radiografia de tórax são suficientes para comprovar essas situações.
8. Em caso de hematoma ou suspeita de infecção da loja do MP, nunca se deve puncionar ou drenar o local. A abordagem deve ser sempre realizada em centro cirúrgico e sala asséptica. Ultrassonografia com Doppler de partes moles, coleta de sangue periférico com culturas e avaliação clínica devem ser realizadas de forma não invasiva na emergência. Se necessário, em caso de falha de comando, a passagem de um MP temporário transvenoso em sítio venoso distante da loja está indicada. Mas é preciso sempre evitar a manipulação da loja em ambiente não estéril.
9. Em situações em que o paciente informar que possui um cardiodesfibrilador implantável, deve-se manter o paciente em observação médica e próximo ao desfibrilador externo até que seja feita a avaliação do dispositivo e se detecte a presença de choque apropriado ou não. Sendo assim, em caso de choque apropriado, o paciente deve permanecer internado; mas, se o choque for inapropriado, a reprogramação deve ser realizada pela equipe de avaliação e o paciente pode receber alta do setor de emergência para reavaliação ambulatorial.
10. Uma avaliação básica de telemetria deve sempre informar:
    - Condições da bateria (principalmente se ERI ou EOL, que representam desgaste da bateria).
    - Energia de estímulo que está programada e teste de limiar (testar a menor energia necessária para estimular, ou seja, produzir captura com comando tecidual). Situações que aumentam o limiar, como distúrbios hidroeletrolíticos, uso de antiarrítmicos e isquemia miocárdica, podem levar a falha de comando por energia programada insuficiente.
    - Modo de programação (DDD ou VVI etc.) para analisar a presença de espículas e a relação com as câmaras comandadas.
    - Frequências básica e máxima de estímulo (60, 70 ou 80 ppm) para uma avaliação da relação da frequência do comando, visto que, se o paciente apresenta ritmo de escape com frequência maior do que a programada, o MP pode estar inibido, mas de forma adequada, e não por disfunção. Além disso, a frequência máxima de comando também deve ser interpretada. Por exemplo, se a frequência de estímulo (FE) básica está programada em 50 ppm e a FE máxima estiver em 110 ppm e o paciente estiver a uma frequência espontânea de 120 bpm, isso significa que não há disfunção em caso de não ocorrer espícula do MP.
    - Avaliação da sensibilidade dos eletrodos atrial e ventricular para interpretação dos valores programados e da presença de *undersensing* ou *oversensing* por erro de programação.
    - Presença de arritmias detectáveis, visto que os MP atuais têm Holter para leitura e armazenamento de informações das arritmias, além de detectar funções de programação para mudança de modo de estimulação (p. ex., DDD para VVI) em situação de arritmias atriais com frequência elevada para evitar condução da taquiarritmia atrial para o ventrículo.
    - Sempre verificar se há programação de intervalo de histerese, pois, em presença de estímulo espontâneo, esse intervalo é acionado e ocorre intervalo de tempo

superior entre duas espículas ao intervalo básico programado. Assim, isso não significa inibição anormal da espícula do MP, e sim ativação de uma função com o intuito de preservar ritmo próprio espontâneo do paciente, portanto, maior longevidade da bateria do MP.

QUAL É A ROTINA NA EMERGÊNCIA DO INCOR?

- Todo paciente sintomático com dispositivo de estimulação elétrica cardíaca artificial atendido na Unidade de Emergência do InCor deve ser avaliado pela equipe de marca-passo em conjunto. A avaliação eletrônica permite checar problemas no gerador, *over* ou *undersensing*, falhas de capturas e arritmias (através da gravação de eventos do próprio aparelho), além de, provisoriamente ou de forma definitiva, poder realizar ajustes de condução e sensibilidade.
- A marca do aparelho deve sempre ser checada para que seja avaliado pelo programador adequado.
- A anamnese deve incluir o questionamento sobre traumas locais, última troca de gerador, percepção de sinais sonoros ou vibratórios emitidos pelo sistema e, nos casos de cardiodesfibriladores, terapias administradas. A visualização da loja também é importante, permitindo avaliar hematomas ou prováveis focos de infecção.
- Eletrocardiograma deve ser imediatamente solicitado em caso de qualquer queixa. Ele pode detectar falhas de programação, *over* ou *undersensing*, arritmias e falhas de captura.
- Radiografia de tórax (incidências PA, perfil e oblíquas) também deve ser feita, pois permite observar deslocamento de cabos-eletrodos e fraturas, além do número de cabos-eletrodos e suas posições.
- Exames gerais, como eletrólitos, função renal, hemograma, coagulograma e proteína C-reativa são solicitados em todos os pacientes.
- Na suspeita de infecção da loja de MP, solicita-se ultrassonografia do local e, se necessário, introduz-se antibioticoterapia intravenosa (IV) com vancomicina 1 g a cada 12 horas, e ciprofloxacino 400 mg a cada 12 horas (ler capítulo específico).
- Em pacientes críticos com choque hemodinâmico e uso de drogas vasoativas, a equipe de marca-passo é acionada para ajuste de frequência cardíaca de estimulação, sendo a mesma elevada para em torno de 90 ppm.
- Quando o paciente com MP necessitar ser submetido a um procedimento cirúrgico, o MP precisa ser reprogramado em modo assíncrono para não interferir no bisturi elétrico. Caso o paciente possua um cardiodesfibrilador implantável, o ajuste é realizado e colocam-se as pás de MP transcutâneo para monitorização contínua e possibilidade de desfibrilação no procedimento caso seja necessário. Após a cirurgia, novo ajuste deve ser realizado.
- Como rotina, em todos os pacientes com dispositivos de estimulação cardíaca artificial que serão submetidos a procedimentos com biópsia (como endoscopia, broncoscopia ou colonoscopia) ou cirurgias, realiza-se profilaxia para endocardite infecciosa com vancomicina 1 g, IV + gentamicina 1,5 mg/kg, IV, ambos 1 hora antes do procedimento.
- Todos os pacientes devem ser questionados quanto à presença de febre e calafrios. Em caso positivo, o paciente deve ser investigado até a exclusão definitiva da possibilidade de endocardite infecciosa e, a depender da condição clínica e dos exames iniciais, deve-se iniciar a antibioticoterapia empírica, além da coleta de três pares de hemoculturas. De preferência, é feito ecocardiograma transesofágico.
- Nos modelos mais recentes de dispositivos, já é possível submeter o paciente a exames como ressonância magnética. No entanto, precisa ser programada antes e após o exame.
- O fluxograma de avaliação de pacientes com MP encontra-se na Figura 28.

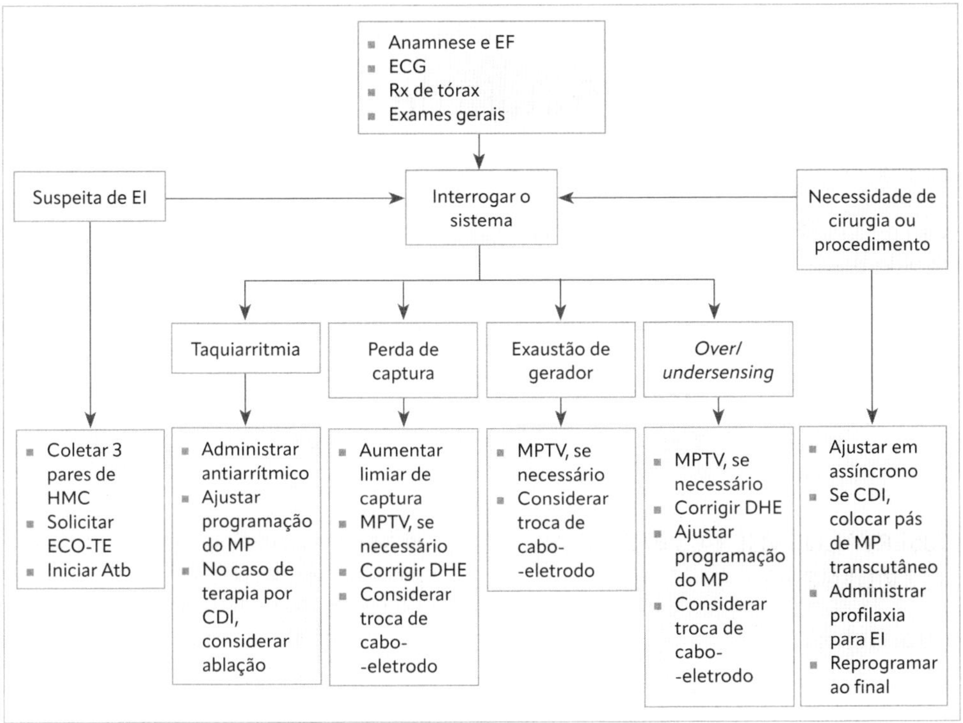

FIGURA 28 Fluxograma de atendimento de pacientes com dispositivo de estimulação elétrica cardíaca artificial na Unidade de Emergência do InCor.

Atb: antibioticoterapia; CDI: cardiodesfibrilador implantável; DHE: distúrbios hidroeletrolíticos; ECG: eletrocardiograma; ECO-TE: ecocardiograma transesofágico; EF: exame físico; EI: endocardite infecciosa; HMC: hemocultura; MP: marca-passo; MPTV: marca-passo transvenoso.

BIBLIOGRAFIA RECOMENDADA

1. Calfee RV. Pacemaker-mediated tachycardia: engineering solutions. PACE. 1988;11:1917-28.
2. Cardall Ty, Chan TC, Brady WJ, Perry JC, Vilke GM, Rosen P. Permanent cardiac pacemakers: issues relevant to the emergency physician. Part 1.J Emerg Med. 1999;17:479-89.
3. Martinelli Filho M. Atlas de marcapasso: a função através do eletrocardiograma. 2. ed. São Paulo: Atheneu; 2012.
4. Pastore CA, Grupi CJ, Moffa PJ. Eletrocardiologia atual: curso do serviço de eletrocardiologia do InCor. São Paulo: Atheneu; 2006.
5. Salgado de Melo C. Temas de marcapasso. 2.ed. Celso Salgado de Melo. São Paulo: Lemos Editorial; 2004.
6. Sarko JA, Tiffany BR. Cardiac pacemakers: evaluation and management of malfunctions. Am J Emerg Med. 2000;18(4):435-40.
7. Wald DA. Therapeutic procedures in the emergency department patient with acute myocardial infarction. Emerg Med Clin North Am. 2001;19(2):451-67.
8. Birkhahn RH, Gaeta TJ, Tloczkowski J, Mundy T, Sharma M, Bove J, et al. Emergency medicine-trained physicians are proficient in the insertion of transvenous pacemakers. Ann Emerg Med. 2004;43(4):469-74.
9. Nishioka ADS. Avaliação e programação dos marcapassos SJM: abordagem clínica e técnica. Rio de Janeiro: Atheneu; 2017.
10. 2021 ESC Guidelines on cardiac pacing and cardiac resynchronization therapy. Eur Heart J. 2021;00:1-94.

2

Deslocamento e fratura de eletrodo de marca-passo

Luiz Fernando Fagundes de Gouvêa Filho
Haroldo Heitor Ribeiro Filho
Tatiana de Carvalho Andreucci Torres Leal

OBSERVAÇÕES GERAIS BASEADAS EM EVIDÊNCIAS

Introdução

- Estima-se que a prevalência de pacientes portadores de sistema de estimulação cardíaca artificial (ECA) no Brasil tenha aumentado significativamente nas últimas décadas.
- No InCor, a população em acompanhamento no ambulatório do marca-passo portadora de algum dispositivo de estimulação cardíaca – marca-passo, ressincronizador (RC), cardiodesfibrilador (CDI) e cardiodesfibrilador com ressincronizador (CDI-RC) – é de aproximadamente 15.000 pessoas.
- As ocorrências de disfunções do sistema de ECA têm um pico de incidência nos primeiros meses após o implante (em geral, relacionado ao procedimento cirúrgico) e outro pico com o decorrer dos anos e o desgaste do sistema de estimulação.
- As taxas de complicações variam de < 1% a 6%, de acordo com a técnica e o material utilizados. A incidência global de fratura do eletrodo, com todos os tipos de cabos-eletrodos, varia de 1,2 a 5%.
- Pacientes portadores de dispositivos de ECA, em geral são orientados sobre os cuidados inerentes aos dispositivos, como evitar traumas locais e manter distâncias mínimas recomendadas de aparelhos eletrônicos ou eletromagnéticos capazes de danificar o sistema de ECA.
- As diferentes origens de disfunção do sistema de ECA orientam a respeito da necessidade de considerar algumas possibilidades:
  - Fatores relacionados ao sistema de estimulação cardíaca por uso inadequado (não cumprimento das orientações), fatores relacionados aos procedimentos cirúrgicos (implantes, reimplantes, upgrades e trocas de geradores) e desgaste natural do sistema.
  - Fatores relacionados ao próprio paciente, como alguma condição clínica que possa levar a alterações de impedância e aumento de limiares, como distúrbios metabólicos graves ou infarto do miocárdio na parede relacionada à interface eletrodo-endocárdio.
  - Fatores externos, como grandes traumas com lesão de eletrodo e/ou do gerador.
- Independentemente dos fatores causais, as vias finais comuns das disfunções são as falhas de comando do sistema de ECA.

Definição

- Podemos dividir etiologicamente as disfunções relacionadas à falha de comando do sistema de ECA em problemas relacionados ao gerador de pulsos, ao cabo-eletrodo e à interface ECA-coração.

- Em geral, todos os sítios de disfunções são de especial atenção, dada a gravidade da não captura do estímulo cardíaco pelo sistema de ECA.
- Nas disfunções relacionadas ao gerador de pulsos, é preciso considerar o esgotamento da bateria, a programação inadequada e as falhas dos componentes do circuito do gerador.
- Nas alterações relacionadas à interface sistema ECA-coração, devem ser consideradas as seguintes situações: deslocamento ou microdeslocamento do cabo-eletrodo, mais frequente no pós-operatório precoce; aumento do limiar de comando (agudo ou crônico), relacionado a reação inflamatória excessiva na interface; perfuração do miocárdio; inflamação na junção eletrodo-coração; reação por corpo estranho; infarto ou fibrose da região do implante; dano local da interface por uso de bisturi elétrico, cardioversão ou desfibrilação.
- Por estar sujeito a mecânica repetitiva de cada ciclo cardíaco e se encontrar em contato direto com a dinâmica da cintura escapular, o cabo-eletrodo é o componente do marca-passo mais comum a sofrer danos.
- Quanto aos problemas relacionados ao cabo-eletrodo, deverão ser considerados defeitos de isolamento do condutor, fratura completa ou incompleta do condutor, uso de adaptadores inadequados e má conexão do cabo ao gerador.

Problemas do cabo-eletrodo

- Defeito do isolamento: complicação não rara, pode surgir em 2 a 5% dos eletrodos e está diretamente relacionada ao tempo de uso do eletrodo. Assim, eletrodos mais antigos estão mais propensos a essa alteração. São fatores relacionados o tipo de material do eletrodo, a via de acesso e a técnica cirúrgica. Os dois últimos aspectos podem promover um estresse em determinado ponto do eletrodo. Os achados do eletrocardiograma (ECG) são espículas de amplitudes variáveis e sem comando, pois uma parte da corrente enviada pelo gerador se perde na solução de continuidade e não chega à interface eletrodo-endocárdio. Na avaliação eletrônica do marca-passo, os achados são redução nos valores de impedância (queda superior a 20% do basal, em geral abaixo de 200 Ω) e aumento dos limiares de estimulação.
- As fraturas do condutor metálico do eletrodo podem ser completas e incompletas. Normalmente resultam em ruídos não fisiológicos causados por ele próprio. Ocasionalmente, limiares e impedâncias podem aumentar gradualmente ao longo de meses, sem que haja sinal de fratura. Em fraturas incompletas, tem-se ainda a espícula evidenciada no ECG, porém sem estímulo do coração pelo fato de a energia entregue ser subliminar em razão do aumento da resistência à passagem de corrente elétrica (Figura 1). Na avaliação eletrônica, serão observados valores elevados de impedância (Figura 2). Em eletrodos bipolares, a fratura pode ocorrer em apenas um dos condutores coaxiais. Assim, o estímulo normal em unipolar ainda é possível por esse sistema ainda estar íntegro. Alguns marca-passos possuem programação de mudança automática da polaridade quando há aumento acentuado da impedância, podendo o transtorno ser corrigido prontamente sem prejuízo à condução do coração. Já nas fraturas completas do eletrodo, ocorre uma abertura do circuito elétrico que impede a entrega do estímulo ao miocárdio. Essa alteração apresenta-se clinicamente com ausência de espículas ao ECG. Nesse caso, a energia não atravessa a solução de continuidade dos dois polos do condutor, resultando na ausência de espículas ao ECG em aumento da impedância para o infinito (> 9.999 Ω). Na ava-

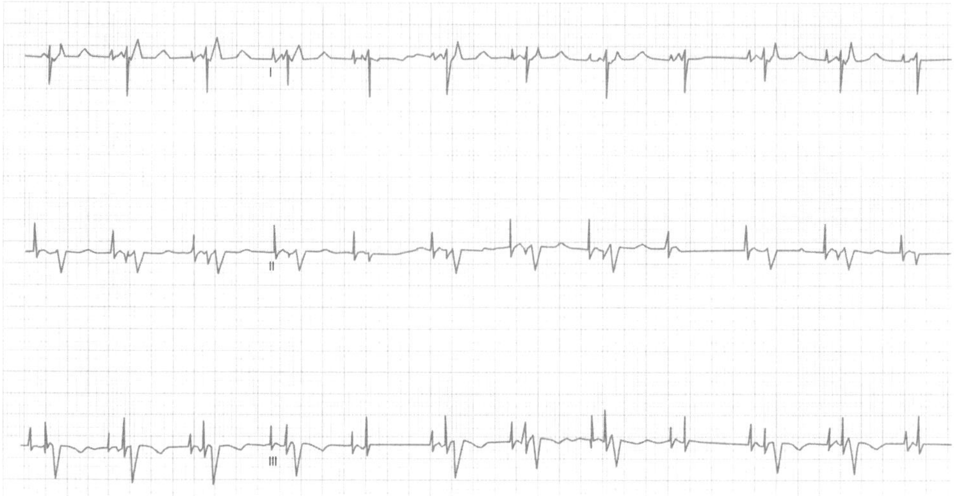

FIGURA 1 Traçado eletrocardiográfico gentilmente cedido pelo Prof. Martino Martinelli demonstrando (da esquerda para a direita) quatro capturas atrioventriculares (AV), seguidas por captura atrial e perda de captura ventricular. Observa-se também a ocorrência do fenômeno de forma intermitente.

liação eletrônica, ainda é possível observar a indicação da liberação da energia do gerador pelo canal de marcas, sem correspondência com espícula ao ECG de superfície.

- Nesses casos de fraturas, a radiografia de tórax também pode evidenciar o ponto de solução de continuidade do eletrodo (Figura 3).

Diagnóstico diferencial

- Diante de mau funcionamento do sistema de ECA, devem-se considerar também as alterações que não apresentam espículas ao ECG de superfície, assim como ocorre com uma fratura completa do eletrodo. As causas mais comuns de ocorrência desse fenômeno são:

1. "*Oversensing*" (detecção exagerada do sinal elétrico): suas causas mais comuns são:
   - Miopotenciais: estímulos de outros músculos são sentidos e inibem o marca-passo. Isso pode ser corrigido com alteração da programação eletrônica do marca-passo, trocando o modo de estimulação unipolar para bipolar quando possível, programando uma menor sensibilidade ou mudando o modo DDD/VVI para DOO/VOO ou VVT.
   - Detecção inapropriada às ondas T e pós-potenciais: o sistema interpreta a onda T e/ou pós-potencial associada à carga residual, que permanece após um estímulo, como um estímulo próprio do paciente, inibindo o marca-passo. Pode ser resolvida com mudança na programação eletrônica de redução da sensibilidade do canal ventricular ou prolongamento do período de cegueira do marca-passo (período refratário).
   - *Cross-talk*: é a interpretação de um estímulo de uma câmara em outra. Pode ser evitado com a extensão do "*blanking*" ventricular pós-atrial, com a mudança do modo de estimulação para VVI/VDD ou com a redução da largura de pulso ou amplitude do estímulo atrial. É prudente checar por esta alteração no momento do implante do dispositivo naqueles

FastPath™ Summary — 2 Alerts — Page

Battery
Longevity: 10,5-12,1 yrs
-ERI >5yrs

Implant Date:	21 August 2013
Voltage	3,04 V
Magnet Rate	100,0 ppm
Battery Current	10 uA
Remaining Capacity to ERI	> 95%

Test Results 10 Feb 2014 — Ⓐ Automatic

	Capture	Sense	Lead Impendance
A	Not Performed 0,375V @ 0,5 ms (Bi)	Not Performed 2,3 mV (Bi)	Not Performed 560 Ω (Bi)
V	Not Performed 1,125V @ 0,5 ms (Uni)	Not Performed 4,5 mV (Bi)	> 3000 Ω (Bi) No previous results

Parameters

Mode	DDD
Base Rate	70 min-1
Max Track Rate	130 min-1
Paced AV Delay	200 ms
Sensed AV Delay	180 ms

Capture & Sense	A	
ACap Confirm/V. AutoCapture	On	Off
Pulse Amplitude	1,375 V Ⓐ	2,25 V
Pulse Width	0,5 ms	0,5 ms
AutoSense	On	Off
Sensibity	Auto Ⓐ	2,0 mV

Diagnostics Summary	Since 10 Feb 2014
AP	35%
VP	43%
AT/AF Burden	<1%

Episodes Summary Since 10 Feb 2014	Counts	EGMs
AT/AF Detection	1	1
High Ventricular Rate	0	0
Consecutive PVCs	2	1
PMT	0	0
Noise Reversion	1	0

Alerts
Ventricular Noise reversion
V. Lead Impendance greater than upper limit

FIGURA 2 Avaliação eletrônica de marca-passo demonstrando aumento de impedância do eletrodo (*lead impedance*) ventricular (> 3.000 Ω; VR: 200 a 2.000 Ω) em destaque na imagem acima, o que sugere fratura de eletrodo ventricular.

pacientes totalmente dependentes de marca-passo.

- Interferências eletromagnéticas provenientes do uso de bisturi elétrico, aparelhos elétricos em geral, detector de metais e ressonância magnética, por exemplo, também podem inibir o estímulo do marca-passo.

2. Circuito aberto: mecanismo que ocorre na fratura completa de eletrodo.
3. Alteração da conexão do gerador ao eletrodo por má parafusação ou por desalinhamento das estruturas. Outra possibilidade é ar na loja dos geradores unipolares, ou mesmo na conexão do eletrodo com o gerador (este podendo ocorrer também com

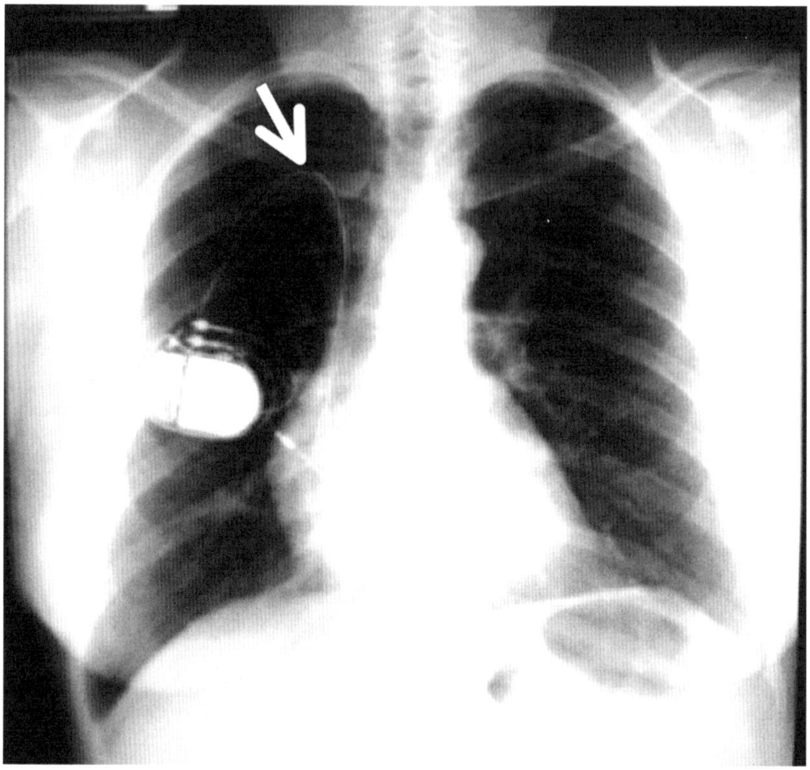

FIGURA 3 Imagem gentilmente cedida pela Dra. Silvana Nishioka. Radiografia de tórax de paciente com marca-passo dupla-câmara e evidência radiológica (ponta da seta) de ponto de secção do eletrodo, provavelmente associado ao estresse gerado sobre o cabo ao ser introduzido pela veia subclávia, que é curva.

outras sujidades), que atua como isolante. Todas essas têm ocorrência rara e habitualmente no pós-operatório precoce.

4. Histerese (funcionamento normal programável): função para detecção de estímulos cardíacos intrínsecos, em que ocorrem intervalos de escape mais longos que a regulação basal na tentativa de busca do estímulo próprio do paciente.
5. Programação de redução de frequência no sono (funcionamento normal).
6. Síndrome de Twiddler (rara): ocorre em pacientes que manipulam o gerador de marca-passo no subcutâneo. Isso origina um enrolamento do eletrodo que resulta em seu deslocamento ou fratura.

- Uma grande parte das alterações que envolvem sensibilidade pode ser resolvida de forma emergencial, com a colocação de um ímã sobre o gerador. Com isso, a programação do marca-passo automaticamente o reverte para o modo assíncrono (D00, V00), com frequência basal predeterminada.

Abordagem do paciente

- Na abordagem inicial do paciente com suspeita de fratura do cabo-eletrodo do marca-passo, o primeiro passo é tentar extrair o máximo de informações direcionadas e relevantes.

- O paciente deverá ser perguntado sobre síncopes ou pré-síncopes, palpitações, frequência de pulso acelerada ou lenta, dor ou eritema próximo ao local de implante do marca-passo, febre, calafrios, sudorese noturna e estimulação extracardíaca. Também devem ser incluídos no questionário indicação do marca-passo, dados do implante, modelo do dispositivo e números de série dos componentes do sistema de ECA.
- Também é importante prestar especial atenção a diagnósticos prévios cardíacos e não cardíacos do paciente, exposição a condições ambientais extremas e/ou traumas e a fontes de interferência eletromagnética e mudanças de programação eletrônica realizadas por profissional que desconhece diagnósticos do paciente.
- Adicionalmente, deve-se providenciar, o quanto antes, a avaliação eletrônica do marca-passo.

Investigação complementar

- Em geral, três métodos são utilizados para o diagnóstico das disfunções do sistema da ECA: o ECG, a radiografia de tórax e a avaliação eletrônica do dispositivo. Outros testes, como telemetria, Holter, monitor de eventos e fluoroscopia, também poderão ser necessários se as disfunções não forem evidenciadas na investigação inicial.
- No ECG, deverão ser observadas a espícula gerada pelo sistema da ECA ou sua ausência e a correlação com o registro eletrocardiográfico do estímulo cardíaco.
- A radiografia de tórax deverá ser obtida em duas diferentes posições (PA e perfil) ou preferencialmente em três posições (PA, perfil e oblíqua esquerda) para avaliação espacial dos eletrodos em relação ao coração.
- Por fim, a avaliação eletrônica, que possibilita a obtenção de dados do gerador, como nível de bateria, programação e registro de arritmias, e dados dos eletrodos, como impedâncias e limiares de estimulação.
- Cada fabricante possui um programador específico que pode ser obtido por uma carteira de identificação, que deve estar sempre com o paciente, pela avaliação da frequência magnética com colocação de um ímã sobre o gerador e correlação em tabelas específicas, ou mesmo perguntado para o paciente. Atualmente, encontram-se quatro marcas à disposição no mercado brasileiro: Biotronik, Boston Scientific, Medtronic e St. Jude Medical. É possível que nos próximos anos outras marcas também estejam circulando no mercado brasileiro.

Tratamento

- A resolução das disfunções do sistema depende da origem do problema.
- Programação eletrônica:
  - A avaliação eletrônica é de extremo valor na interpretação das disfunções do sistema de ECA, e pode diagnosticar disfunções isoladamente ou em conjunto com outros métodos complementares e, por vezes, solucioná-las.
  - De acordo com a origem do problema, ele poderá ser resolvido com um ajuste eletrônico do gerador por meio dos programadores específicos de cada um dos fabricantes.
  - Conforme visto anteriormente, por vezes, mudanças no modo de programação podem corrigir falhas de captura, como ocorre nas fraturas que envolvem apenas o componente coaxial bipolar do sistema, em que o estímulo pode ser modificado para unipolar. Outro exemplo de ajuste da programação eletrônica é o aumento da energia de estimulação, que pode solucionar a falha de captura do estímulo cardíaco causado por fraturas incompletas.
- Colocação de ímã sobre o gerador:
  - A colocação de ímã sobre o gerador de pulsos, em geral, reverte o modo de estimulação provisoriamente para assíncro-

no (DOO, VOO ou AOO) e operando com frequência magnética (determinada e padronizada pelo fabricante). É um método de resolução rápida de disfunções em que há inibição das espículas por *oversensing*, além de interromper episódios de taquicardia mediada pelo marca-passo.
  - A interpretação do traçado de ECG com e sem ímã também pode diagnosticar a disfunção do sistema e corrigir os problemas de alteração de sensibilidade.
- Colocação de marca-passo provisório transcutâneo:
  - Deverá ser disponível na sala de emergência de todos os serviços. Na impossibilidade de resolução imediata da disfunção e de acordo com a apresentação clínica do paciente, o procedimento deverá ser prontamente utilizado como modo provisório de estimulação cardíaca artificial. Consiste na colocação de pás adesivas sobre o tórax com o cuidado de não as aplicar exatamente sobre o gerador do marca-passo, distando dele ao menos 2 cm.
  - Nesses casos, considerar analgesia e sedação leve em pacientes conscientes e buscar, assim que possível, outro método de resolução da disfunção.
- Implante de marca-passo provisório transvenoso:
  - Poderá ser prontamente realizado na sala de emergência ou sob fluoroscopia em laboratórios ou salas cirúrgicas específicas após obtenção de estabilidade clínica e hemodinâmica mínima. Esse procedimento proporciona melhor controle do ritmo cardíaco, bem como maior segurança e conforto para o paciente em comparação com o marca-passo transcutâneo.
- Reabordagem cirúrgica para troca ou novo implante de eletrodo definitivo.
  - Após estabilização clínica e investigação diagnóstica complementar, trocar ou implantar novo eletrodo de estimulação, substituindo aquele com disfunção.

QUAL É A ROTINA NA EMERGÊNCIA DO INCOR?

- O InCor possui um grande número de portadores de dispositivo de ECA em acompanhamento e, consequentemente, muitos pacientes que apresentam disfunção do sistema de estimulação que são admitidos no setor de emergência diariamente.
- Pacientes triados como instáveis são imediatamente admitidos na sala de emergência e sua monitorização completa é providenciada conforme a necessidade.
- Para todos os pacientes são solicitados exames gerais, como hemograma, coagulograma, eletrólitos, função renal e marcadores de necrose miocárdica.
- Se houver sinais de perda de captura do marca-passo visualizados na monitorização dos batimentos cardíacos ou mesmo no exame físico, mesmo antes do ECG de doze derivações deverá ser providenciada imediatamente a instalação de um marca-passo provisório transcutâneo.
- A perda de captura pode colocar em risco a vida do paciente, uma vez que aqueles dependentes de estimulação artificial por longos períodos geralmente não possuem ritmo de escape ventricular adequado ou fazem períodos longos de assistolia até restaurarem seus batimentos cardíacos próprios.
- Após estabilização clínica e hemodinâmica, deve-se tentar elucidar o diagnóstico com ECG de doze derivações e radiografia de tórax. A presença de espícula do marca-passo ao ECG sem devida captura elétrica do coração ou a ausência de espícula do marca-passo na ausência de ritmo próprio do paciente deverá levantar suspeita para possibilidade de fratura do eletrodo do marca-passo (Figura 4).
- O grupo de estimulação cardíaca artificial deverá, então, ser chamado para realização de uma avaliação eletrônica do dispositivo na busca do diagnóstico ou até mesmo da resolução da disfunção.

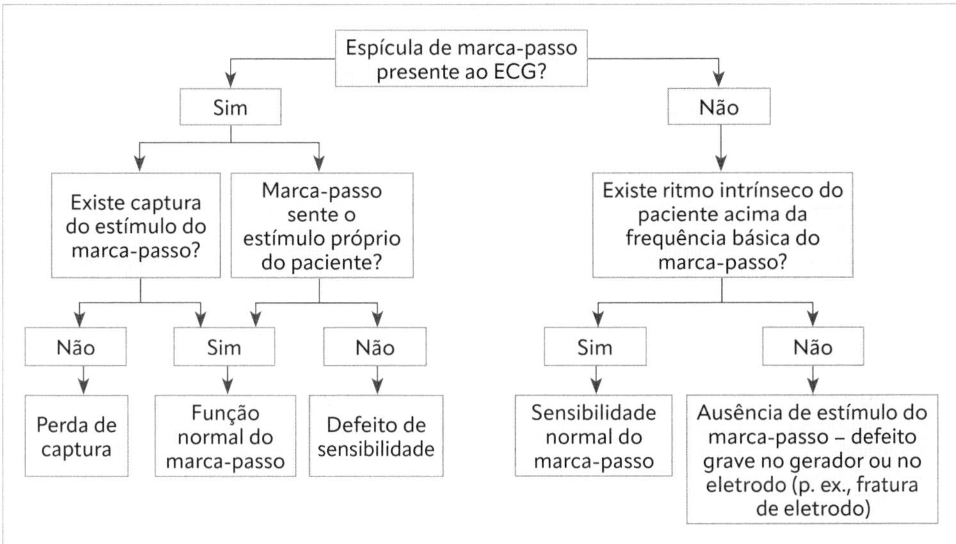

FIGURA 4 Fluxograma de diagnóstico das disfunções dos marca-passos baseado em ECG.

- Quando possível, é elevada a energia de estimulação ventricular e a sensibilidade é desligada. Em grande parte das vezes, essa estratégia é capaz de reparar problemas e manter a condução adequada até a resolução definitiva do problema.
- Se confirmada alguma alteração eletrônica irreparável no marca-passo – portanto sem possibilidade de correção imediata a depender da presença de instabilidade hemodinâmica e/ou ritmo de bradicardia significativa de escape basal do paciente (geralmente, frequência cardíaca menor que 40 bpm em bloqueios atrioventriculares avançados) –, deverá ser providenciada a instalação de marca-passo provisório transvenoso, preferencialmente sob visualização fluoroscópica.
- Após completa estabilização clínica, hemodinâmica e elétrica do paciente, este poderá, então, ser transferido para uma unidade de internação com monitorização cardíaca (unidades de terapia intensiva, semi-intensivas ou mesmo leitos com telemetria, equipe de enfermagem treinada e presença de time de resposta rápida a emergências). A equipe de estimulação cardíaca artificial fará, então, a programação para solução definitiva do problema.
- Geralmente, é necessária a realização de flebografia ou angiotomografia venosa de tórax pré-operatória para programar a passagem de novos cabos-eletrodos, uma vez que a presença de sistema de estimulação antigo pode estar correlacionada com trombose do sistema venoso.
- O resumo da abordagem de pacientes com disfunções de cabo-eletrodo encontra-se na Figura 5.

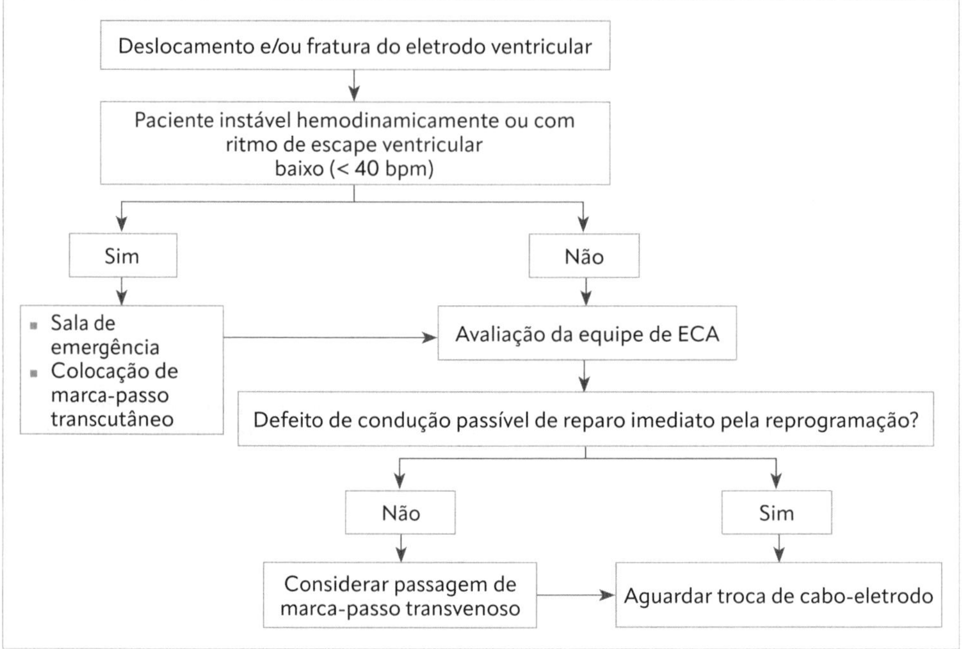

FIGURA 5 Sequência de ações na sala de emergência na presença de perda de captura do sistema de estimulação cardíaca artificial (ECA).

BIBLIOGRAFIA RECOMENDADA

1. Ellenbogen KA, Kay GN, Lau CP, Wilkoff BL. Clinical cardiac pacing, defibrillation, and resynchronization therapy. 4.ed. Philadelphia: WB Saunders; 2011.
2. Martinelli Filho M (ed.). Diretrizes brasileiras de dispositivos cardíacos implantáveis (DCEI). Arq Bras Cardiol. 2007;89(6):e210-e237.
3. Martinelli M, Nishioka SA, Siqueira SF. Atlas de marcapasso: a função através do eletrocardiograma. 2.ed. São Paulo: Atheneu; 2012.
4. Melo CS. Temas de marcapasso. 3.ed. São Paulo: Lemos; 2007.
5. Mulpuru SK, Madhavan M, McLeod CJ, Cha YM, Friedman PA. Cardiac pacemakers: function, troubleshooting, and management. J Am Coll Cardiol. 2017;69(2).
6. Registro do levantamento diário de prontuários do Ambulatório do Marca-passo do Instituto do Coração (InCor). São Paulo: InCor. 2017.

3

Exaustão de bateria do gerador do marca-passo

Thiago Ovanessian Hueb
Cinthya Ibrahim Guirao
Martino Martinelli Filho

OBSERVAÇÕES GERAIS BASEADAS EM EVIDÊNCIAS

Introdução

- O marca-passo (MP) cardíaco, o cardiodesfibrilador implantável (CDI) e o ressincronizador cardíaco (RC) são alguns dos mais notáveis avanços tecnológicos na área da cardiologia na atualidade.
- O marca-passo se popularizou como recurso indispensável nas bradiarritmias sintomáticas, principalmente na geração ou na condução do impulso elétrico pelas fibras cardíacas.
- Entre as indicações, destacam-se os marca-passos atrioventriculares implantados nos bloqueios atrioventriculares avançados e em algumas formas da doença do nó sinusal.
- No cenário de dispositivos cardíacos implantáveis, o CDI é indicado para casos de morte súbita cardíaca abortada ou na sua profilaxia primária. Nessas condições, o CDI tem aceitação incontestável, pois possui a propriedade de identificar e interromper arritmias ventriculares potencialmente letais.

Avaliação da carga eletromagnética do marca-passo

- Funcionando por meio de carga eletromagnética, os dispositivos de estimulação cardíaca artificial (DCEI) têm sua energia alojada em baterias cuja função é tornar o aparelho capaz de produzir artificialmente os "pulsos". Essa energia é consumida de acordo com a programação, e sua longevidade está relacionada ao tempo de uso do aparelho. As baterias dos geradores artificiais de pulso têm uma vida média de 6 a 8 anos, dependendo também do tipo do aparelho.
- Já os CDI têm autonomia mais reduzida e a sua vida média, que varia com o número de choques administrados, é próxima de 4 a 5 anos. Entretanto, há relatos de aparelhos com duração 20 anos.
- Em relação ao RC, a autonomia do aparelho e depende do estímulo cardíaco. A vida útil desse tipo de dispositivo é de aproximadamente 6 a 7 anos.
- De maneira geral, por um lado, a diminuição da geração de energia durante o funcionamento do aparelho resulta na queda do grau de amplitude, em volts (V), e inversamente no aumento da resistência à condução do estímulo elétrico, isto é, da impedância, em ohms (Ω).
- Por outro lado, à medida que a energia atinge um limite de tensão, alguns dispositivos mais modernos possuem mecanismos que fazem o aparelho operar em um modo de estimulação mais simplificado, desligando automaticamente várias funções para melhor aproveitamento

da energia sem prejuízo da eficiência cardíaca. O exemplo mais frequente é observado na alteração do modo MP bicameral para MP unicameral ventricular. O aparelho tem um mecanismo conversor de DDD para VVI.

- Aparelhos mais sofisticados, além de alternar o modo de estimulação, têm a propriedade de desligar funções mais complexas e aproveitar a energia convertendo frequências cardíacas para 50 ou 55 bpm. Esse mecanismo de segurança é acionado quando o MP atinge a energia de reserva e oferece o estímulo elétrico mínimo até a troca do gerador. A esse mecanismo dá-se o nome *elective replacement indication* (ERI).
- A maioria dos geradores atinge a fase do ERI quando a energia é inferior ou igual a 2,46 V e a impedância é superior ou igual a 20 kΩ. Todavia, esse valor não é fixo, pois sintomas como piora da classe funcional de insuficiência cardíaca, pré-síncope ou mesmo síncope podem ocorrer com carga maior e impedância menor. Nessa condição, algumas vezes, a troca de gerador é imperativa mesmo antes de o paciente chegar à fase do ERI. Isso evitaria dessincronia cardíaca com consequente baixo débito cardíaco.
- Os pacientes em ERI podem apresentar-se na unidade de emergência com bradicardia sintomática, queixando-se de piora da dispneia, mal-estar geral ou mesmo síncope. Na maioria das vezes, o paciente deve ser avaliado pela equipe de marca-passo ou já é portador de um impresso do gerador avaliado. No caso de falência do dispositivo, o laudo do DCEI acusa ERI (Figura 1).
- Estágios mais avançados de perda de autonomia do dispositivo são conhecidos como *end of life* ou *end of service* (EOL ou EOS). Normalmente, o impresso se apresenta com energia inferior a 2,35 V. Nesse estágio, o MP já perdeu a reserva de segurança e o desligamento do aparelho pode ocorrer a qualquer momento. Assim, recomenda-se a troca imediata do dispositivo. Mesmo quando se usa um dispositivo provisório objetivando prevenir desligamento repentino, o paciente pode evoluir em assistolia.
- Alguns MP podem apresentar esgotamento precoce da bateria causado por falha no

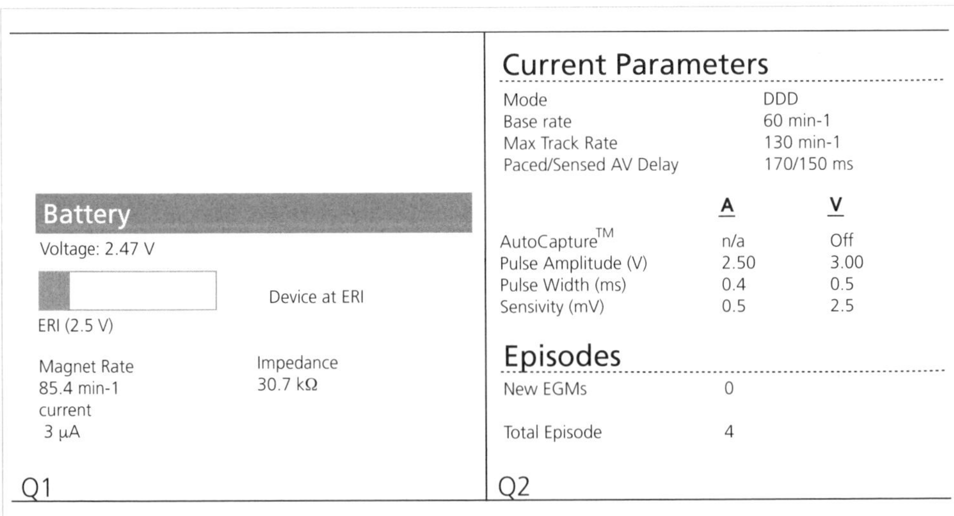

FIGURA 1 Exemplo de marca-passo em ERI em que se observa baixa voltagem em volts e impedância alta medida em kΩ, refletindo a exaustão elétrica do gerador. Q1: estado da bateria – voltagem baixa (2,47 V) e impedância alta 30,7 kΩ; Q2: modo de estimulação programado.

aparelho. O mau funcionamento do MP de dupla câmara pode estar relacionado com o "vazamento" de energia pelo circuito. Essa condição está sendo corrigida com o surgimento de eletrodos de alta tecnologia.

- Em alguns pacientes em EOL, o nível da carga da bateria pode encontrar-se tão baixo que não lhe permita a avaliação eletrônica do DCEI. A avaliação provoca o aumento da frequência magnética que, na maioria das vezes, é maior que a programada. Isso, além do aumento do gasto de energia, acaba forçando a bateria a processar várias informações, contribuindo para seu desgaste precoce. Essa intercorrência no teste do MP é conhecida como *battery stress test*. Assim, nas vezes em que o dispositivo alcança a fase de EOL da bateria, o gerador não permite que o programador faça a interrogação do gerador por risco de perda da função de estimulação cardíaca.
- Ainda que essa condição possa ser observada em pacientes assintomáticos, a ocorrência de sintomas de síncope com ou sem traumas físicos é muito frequente. Com isso, é imperativo fazer o diagnóstico de assistolia temporária por perda intermitente de captura. Essa perda é reconhecida ao eletrocardiograma como bradicardia acentuada ou até perda do complexo QRS pós-espículas rítmicas. Nessas condições, é indicado MP provisório emergencial transvenoso.

Avaliação clínica

- Admitindo que pacientes portadores de MP sejam, em sua maioria, idosos e estes, por sua vez, portadores de morbidades próprias da idade, os sintomas são inespecíficos e podem mascarar uma falência de bateria. Por isso, a abordagem clínica desses pacientes na sala de emergência deve envolver a avaliação diferencial criteriosa.
- A exaustão da bateria deve sempre fazer parte de diagnóstico diferencial. Portanto, todo paciente portador de MP e sintomático na unidade de emergência deve idealmente ter seu DCEI interrogado pela equipe de marca-passo responsável no serviço.
- Todo paciente com exaustão de gerador, mesmo que assintomático, deve ser considerado para internação e troca do dispositivo, em razão dos potenciais riscos e dos sintomas associados à situação.
- Pacientes portadores de disfunção do MP geralmente são admitidos com sinais e sintomas mostrados no Quadro 1.

QUADRO 1 Sinais e sintomas de pacientes com marca-passo em ERI/EOL

ECG com falha de captura
Bradicardia (< 40 bpm), com complexos largos e falhas de captura (morfologia diferente daquela estimulada)
Frequência cardíaca fixa de 50-70 bpm com congestão pulmonar
Extrassístoles com piora da dispneia, independentemente de atividade física
Aviso sonoro ou vibratório do dispositivo (fabricantes: Saint Jude e Medtronic)
Pré-síncope, síncope, piora do sensório, choque cardiogênico ou parada cardíaca por assistolia

ECG: eletrocardiograma.

QUAL É A ROTINA NA EMERGÊNCIA DO INCOR?

- Uma vez que o atendimento emergencial relacionado à falência aguda do sistema tem pouca divulgação acadêmica, são escassas as estatísticas dedicadas a esse procedimento. No InCor, estima-se que anualmente 20% das intervenções sejam realizadas de maneira emergencial. A Tabela 1 exibe esses números.
- Todo paciente com MP é avaliado na Unidade de Emergência do InCor quanto aos seus sinais vitais e às principais queixas envolvidas e com a realização de eletrocardiograma de doze derivações.
- A partir desse ponto, caso haja queixas cardiológicas envolvidas ou achados eletrocardiográficos sugestivos de disfunção do DCEI

TABELA 1 Troca média anual de geradores de maneira emergencial no InCor

Procedimentos (trocas)	N° de pacientes
Gerador de MP	371
Gerador de CDI	61
Gerador de RC	35
Conjunto gerador/eletrodo	20

CDI: cardioversor desfibrilador implantável; MP: marca-passo cardíaco; RC: ressincronizador.

(Tabela 1), a equipe de marca-passo é imediatamente acionada para realização de interrogação eletrônica do aparelho em questão.

- Especificamente em situações de exaustão do gerador de MP (principalmente em EOL), a informação sobre o ritmo de base ou a indicação primária do implante do DCEI é fundamental. Caso o aparelho apresente falhas de condução, pacientes cujo dispositivo foi indicado por bloqueio atrioventricular avançado tendem a apresentar quadro mais grave. Este, geralmente, caracteriza-se por períodos de assistolia ou frequência de escape ventricular muito reduzida e mal tolerada, inclusive com risco de morte súbita. Já naqueles com indicação por doença do nó sinusal, por exemplo, a falha de captura é, em geral, mais bem tolerada.
- Caso se constate que o MP encontra-se em ERI o paciente de rotina permanece internado, idealmente monitorizado, para abordagem e troca do gerador. Na maioria das vezes, esses pacientes não relatam queixas após a internação, uma vez que o MCP em ERI consegue manter frequência mínima de estimulação sem maiores riscos naquele momento e o aumento fisiológico de frequência cardíaca é solicitado na situação de repouso apenas excepcionalmente.
- Já para o tratamento de pacientes em EOL, que devem também ser internados e monitorizados do ponto de vista cardíaco, há algumas recomendações e observações específicas. Nesses casos, como o desligamento do MP já ocorreu ou está em vias de acontecer, o risco associado ao paciente é muito maior. Caso o MP já esteja desligado ou com falhas de captura, em pacientes com ritmo de base associado a bloqueio atrioventricular avançado ou que estejam apresentando frequência cardíaca muito reduzida (< 40 bpm) ou mal tolerada pelo paciente, é realizada passagem de marca-passo transvenoso em caráter de urgência. Por vezes, antes desse procedimento, a utilização de marca-passo transcutâneo de forma temporária pode ser necessária.
- Pacientes com exaustão de CDI também permanecem internados no setor de emergência até a troca do gerador. Eles devem ser monitorizados, uma vez que, caso apresentem arritmias ventriculares, a terapia elétrica do DCEI não estará disponível e a arritmia deverá ser abordada manualmente.
- Já os pacientes com RC devem ser avaliados caso a caso. Quando há sintomas provavelmente relacionados à exaustão da bateria ou o indivíduo é dependente da estimulação elétrica artificial (pacientes com ritmo de base de bradicardia intensa base ou bloqueios atrioventriculares avançados), o paciente deve permanecer internado até a correção e a troca do gerador sob monitorização contínua.
- Lembramos que, no caso de troca de cabo-eletrodo em conjunto, deve-se solicitar sempre flebografia ou ultrassonografia de membros superiores antes do procedimento.
- O fluxograma exibido na Figura 2 orienta as principais tomadas de posição no atendimento do paciente com suspeita de falência de DCEI.

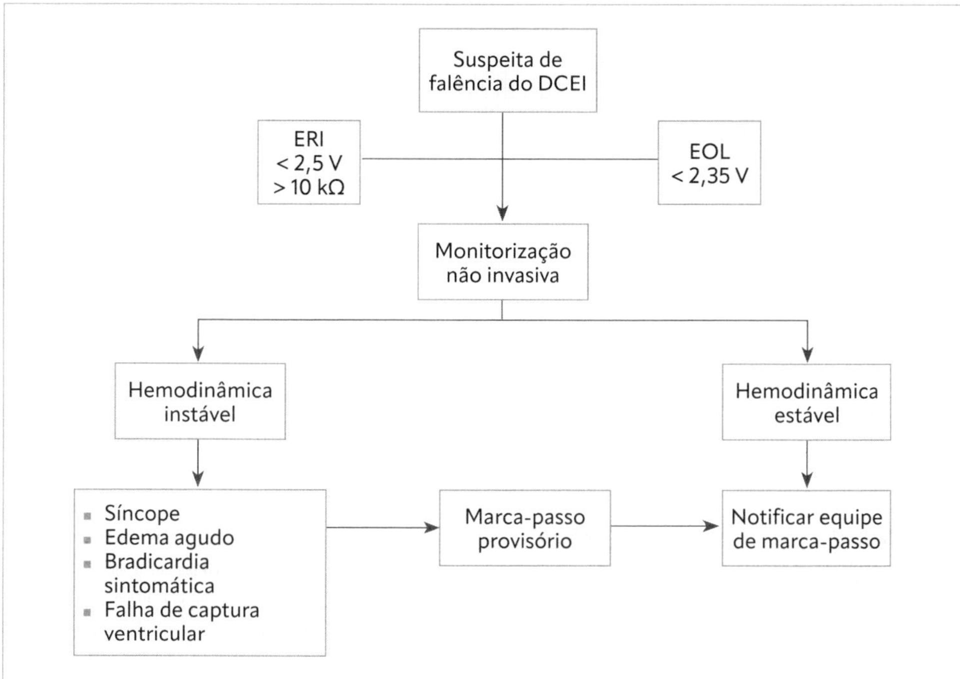

FIGURA 2 Manejo de pacientes com suspeita de falência de dispositivo cardíaco eletrônico implantável (DCEI). ERI: *elective replacement indication*; EOL: *end of life*.

BIBLIOGRAFIA RECOMENDADA

1. Epstein AE, Dimarco JP, Ellenbogen KA, Estes NA 3rd, Freedman RA, Gettes LS, et al. ACC/AHA/HRS 2008 guidelines for Device-Based Therapy of Cardiac Rhythm Abnormalities: executive summary. American College of Cardiology/American Heart Association Task Force on Practice; American Association for Thoracic Surgery; Society of Thoracic Surgeons. Heart Rhythm. 2008;5(6):934-55.
2. Alpert MA, Curtis JJ, Sanfelippo JF, Flaker GC, Walls JT, Mukerji V, et al. Comparative survival following permanent ventricular and dual-chamber pacing for patients with chronic symptomatic sinus node dysfunction with and without congestive heart failure. Am Heart J. 1987;113:958.
3. Bristow MR, Saxon LA, Botteron G, et al., for the COMPANION investigators. Cardiac resynchronization Therapy (CRT) reducces hospitalizations, and CRT + implantable defibrillator (CRT+D), reduces mortality in chronic heart failure: results of the COMPANION trial. Retrieved August. 29, 2003.
4. Fleck T, Khazen C, Wolner E, Grabenwoger M. The incidence of reoperations in pacemaker recipients. Heart Surg Forum. 2006;9(5):E779-82.
5. Maisel WH, Moynahan M, Zuckerman BD, Gross TP, Tovar OH, Tillman DB, et al. Pacemaker and ICD generator malfunctions: analysis of Food and Drug Administration annual reports. JAMA. 2006;295(16):1901-6.
6. Martinelli M, Costa R, Siqueira SF, Ramires JA. COMBAT – conventional versus multisite pacing for bradyarrhythmia therapy: rationale of a prospective randomized multicenter study. Eur J Heart Fail. 2005;7(2):219-24.
7. Martinelli Filho M, Zimerman LI, Lorga AM. Diretrizes Brasileiras de Dispositivos Cardíacos Eletrônicos Implantáveis. Arq Bras Cardiol. 2007;89(6):e210-37.

4

Abordagem do paciente com cardiodesfibrilador implantável

Sérgio Augusto Mezzalira Martins
Martino Martinelli Filho

OBSERVAÇÕES GERAIS BASEADAS EM EVIDÊNCIAS

Introdução

- O cardiodesfibrilador implantável (CDI) é um dispositivo eletrônico atualmente considerado essencial no tratamento da taquiarritmia ventricular que representa ameaça à vida. Desde sua introdução nos anos de 1980, a tecnologia aplicada ao CDI avançou rapidamente, e sua indicação tem sido ampliada gradativamente. As taxas de implante cresceram de modo marcante em todo o mundo, não sendo diferente no Brasil, seja na rede pública ou privada.
- Esse cenário fez com que a presença do portador de CDI se tornasse cada vez mais comum nas salas de emergência, onde médicos não especialistas são responsáveis pela primeira abordagem.
- Os pacientes podem dar entrada na sala de emergência por eventos cardiovasculares maiores, como acidente vascular cerebral (AVC), insuficiência cardíaca congestiva (ICC) ou síndrome coronariana aguda (SCA), assim como por ocorrência de choques ou problemas funcionais mecânicos e infecciosos relacionados ao dispositivo eletrônico.
- O CDI é um dispositivo eletrônico composto por um gerador de pulsos elétricos ou choques e um ou mais cabos-eletrodos.
- O gerador contém uma bateria e um sofisticado sistema eletrônico que opera por meio de inúmeros algoritmos matemáticos. Os cabos-eletrodos têm a função de obter sinais da atividade elétrica cardíaca e transmitir impulsos elétricos ou choques.
- Basicamente, do ponto de vista funcional, o CDI tem a capacidade de tratar não apenas as taquiarritmias ameaçadoras à vida, mas também as bradiarritmias. Nele estão incluídos os mesmos recursos diagnósticos e terapêuticos contidos nos mais modernos marca-passos convencionais. O CDI também pode estar contido nos sistemas de terapia de ressincronização cardíaca, isto é, pode atuar como coadjuvante terapêutico na prevenção de morte súbita cardíaca de pacientes com ICC avançada e dessincronia cardíaca. Atualmente contamos com CDI trancutâneos, que são implantados de forma menos invasiva.
- Resumidamente, as operações do CDI con sistem em:
  - Monitorar continuamente o ritmo cardíaco próprio do paciente.
  - Reconhecer a ocorrência de bradicardia e intervir emitindo impulsos elétricos (estimulação antibradicardia).

- Reconhecer a ocorrência de taquiarritmia ventricular e confirmar o diagnóstico.
- Discriminar a taquiarritmia, isto é, utilizar algoritmos para reconhecer a taquicardia supraventricular e não intervir.
- Intervir quando a taquicardia ventricular (TV) for confirmada por meio dos seguintes mecanismos:
  - *Antitachycardia pacing* (ATP): medida indolor acionada automaticamente que tem como base a emissão de uma sequência de pulsos elétricos programáveis, com frequência superior à da TV, que pode interromper o evento.
  - Choque: medida, em geral, desconfortável que consiste na liberação de descarga elétrica semelhante à da cardioversão/desfibrilação externa. A configuração e intensidade podem ser programadas.

- O CDI conta também com recursos diagnósticos e terapêuticos muito úteis no manuseio clínico e na manutenção das condições ótimas do dispositivo:
  - Memória e eletrograma: função com capacidade de armazenamento de informações e traçados do ritmo cardíaco. Opera nos moldes do Looper, relatando e documentando a ocorrência de extrassístole atrial, extrassístole ventricular da TV não sustentada e fibrilação atrial, assim como o percentual de estimulação cardíaca artificial.
  - Medida da impedância torácica para avaliação de congestão pulmonar: parte do princípio de que sangue e fluidos torácicos são bons condutores elétricos, portanto fornecem menor resistência à passagem de corrente elétrica. Os cabos-eletrodos do CDI podem medir a impedância elétrica torácica e armazenar essa informação. Quando ocorre aumento dos fluidos intratorácicos do paciente, há queda da resistência elétrica do tórax e consequente queda da impedância, que é percebida pelo sistema.
  - Monitorização remoto por meio de telemetria com aparelho receptor específico: processamento de informações de integridade do sistema e alarmes clínicos, que são transmitidos on-line para o médico-assistente.
  - Proteção para uso de ressonância magnética (RM): a maioria dos sistemas de CDI sofre interferência do campo eletromagnético provocado pela RM. Podem ocorrer modificações da programação ou distúrbios de sensibilidade, além de aquecimento do sistema e fulguração do músculo cardíaco. Os sistemas atuais estão mais protegidos contra essas interferências, e a realização da RM é possível seguindo protocolos específicos. Também estão disponíveis CDI denominados "condicionados à RM", que permitem a RM de qualquer parte do corpo, com maior segurança bem definida, porém ainda se avalia a qualidade da imagem do exame para as áreas próximas às estruturas do CDI, ex.: RM de coração. Porém, a realização do exame deve passar pela avaliação do médico arritmologista ou da clínica de avaliação eletrônica.
  - Monitoramento de segmento ST através de algoritmos que analisam alterações dinâmicas do segmento ST, inclusive com a capacidade de antecipar a ocorrência do evento coronariano.

Manuseio do portador de CDI

- Inicialmente, é importante colher informações sobre as características do dispositivo, como nome do fabricante, marca, modelo, tipo (avaliação eletrônica), e a data do implante concomitantemente à anamnese dirigida. Em seguida, procede-se às abordagens diagnóstica e terapêutica.

Abordagem diagnóstica

- A abordagem diagnóstica do portador de CDI envolve a avaliação da cardiopatia de base e suas complicações, assim como avaliação dos problemas e das complicações relacionadas ao CDI.
- O exame físico convencional deve ser acrescido da verificação de dados específicos, como o resultado da avaliação das condições da loja do gerador, procurando a presença de sinais flogísticos, erosões ou secreção.
- Os exames laboratoriais mais relevantes são:
  - Laboratório bioquímico como coadjuvante na pesquisa das arritmias: hemograma, dosagem de eletrólitos ou enzimas cardíacas, além de marcadores inflamatórios e hemocultura, se necessário.
  - Radiografia de tórax (frente e lateral) para identificação de fraturas ou desposicionamento de cabos-eletrodos (Figura 1). Além disso, o reconhecimento do CDI na radiografia é realizado pela presença dos coils, de onde se cria a diferença de potencial responsável pelo choque elétrico.
- Eletrocardiograma (ECG) de doze derivações: além de avaliar o ritmo cardíaco vigente e o modo de operação do sistema, pode detectar a presença de disfunções de sensibilidade e de estimulação do aparelho (Figura 2).
- Os eventos mais comuns na emergência são síncope, palpitações, choque do CDI e infecção do sistema. Eles devem ser investigados pelo socorrista, mas exigem invariavelmente a intervenção do médico especialista.

Síncope

- Síncope em portadores de CDI pode ter múltiplas causas. A mais comum é a presença de arritmia ventricular com instabilidade hemodinâmica cuja terapia não foi "percebida" pelo paciente ou não foi detectada pelo

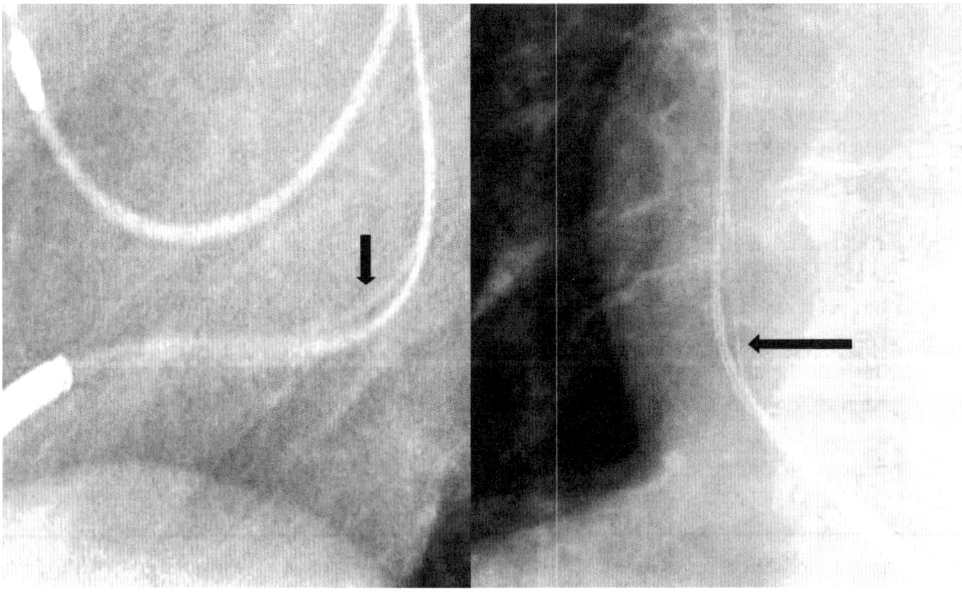

FIGURA 1 A: A radiografia de tórax ampliada de paciente portador de CDI dupla-câmara; B. radiografia de tórax ampliada de paciente portador de cardiodesfibrilador implantável (CDI) unicameral. Setas evidenciam lesão de isolante com exposição do cabo-eletrodo do CDI. Tal ocorrência favorece fenômenos de *oversensing* (ruídos) e aumentam o risco de choque inapropriado ou assistolia (dependentes de estimulação).

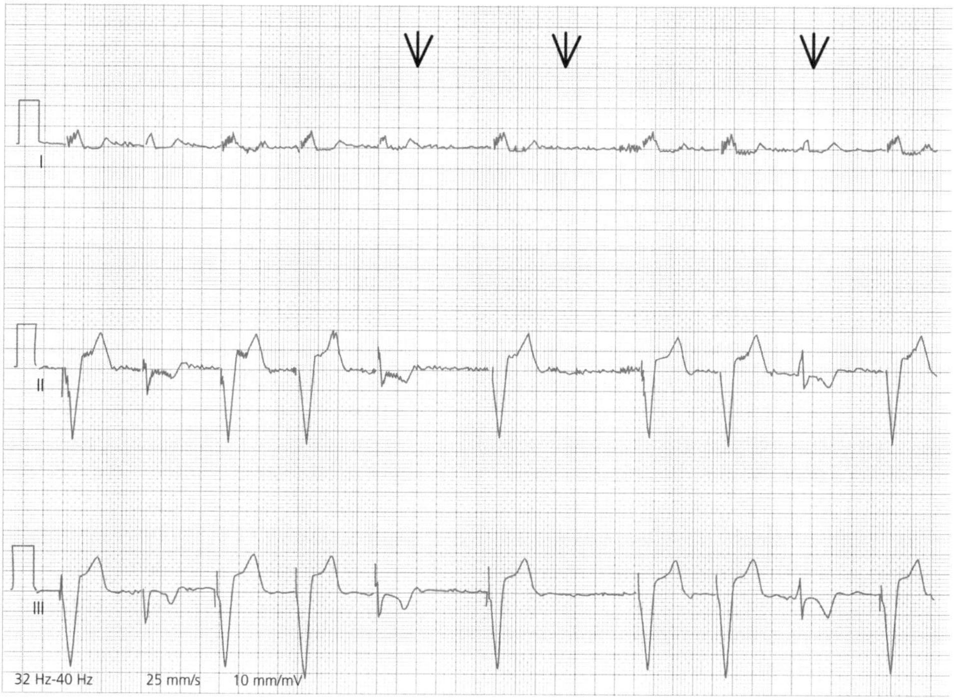

FIGURA 2 Eletrocardiograma de três derivações, no portador de cardiodesfibrilador implantável (CDI), operando em VVI. Setas indicam momento em que há o *oversensing* ventricular. O sistema de CDI sente atividades elétricas que não são o QRS (provavelmente ruídos) e não emite estímulos elétricos.

CDI. O evento mais frequente é TV sustentada com frequência inferior à programada para detecção da arritmia. Não é incomum em pacientes que fazem uso de elevadas doses de betabloqueador e antiarrítmico.

- Em pacientes dependentes de estimulação cardíaca, ou seja, que utilizam a função antibradicardia do CDI, a síncope pode ser causada pela não emissão do estímulo elétrico pelo sistema devido a exaustão da bateria ou disfunção da sensibilidade do sistema (*oversensing*). Os eventos mais comuns são contagem da onda T como batimento cardíaco, presença de ruídos provocados por fraturas de cabo-eletrodo e miopotenciais esqueléticos (contrações musculares) causando assistolia.
- Excluídas as causas de síncope acima referidas, deve-se direcionar a investigação utilizando protocolos clássicos dos serviços de emergência (avaliação de SCA, disautonomia, causas neurológicas, entre outros).

Palpitações

- Costumam estar relacionadas à presença de extrassístoles não tratadas pelo CDI ou à taquicardia mediada pelo CDI. Trata-se da ocorrência de reentrada eletrônica desencadeada por extrassístole ventricular. Ela gera uma onda p retrógrada sentida por um sistema DDD ou VDD, que dispara um estímulo ventricular. Este, por sua vez, gera outra p retrógrada, e assim por diante. Essa taquicardia é limitada pela frequência máxima programada e geralmente não é pronunciada. A taquicardia conduzida pelo CDI ocorre quando uma arritmia atrial de alta frequência é sentida pelo sistema que despolariza o ventrículo, na tentativa de seguir o átrio.

Choques do CDI

- Os choques do CDI são classificados em: apropriados, se ocorrem na presença de TV sustentada ou fibrilação ventricular (FV); eficazes, quando interrompem a arritmia, e ineficazes, na persistência da TV sustentada; e inapropriados, na presença de outra taquicardia que não seja TV sustentada (supraventricular com alta resposta) ou de interferência, como *oversensing*.
- É importante destacar que a recorrência de três ou mais episódios distintos de choque de CDI por TV/FV em 24 horas caracteriza a tempestade elétrica e tem terapêutica emergencial. Destaca-se também que, depois de presenciar choque do CDI, é frequente a queixa de sensação de choques "fantasmas" (inexistentes), decorrentes de distúrbios psicológicos.
- Esse assunto será destacado em outro capítulo.

Infecção

- É diagnosticada pelo socorrista por meio da avaliação dos sinais clínicos e da inspeção da loja do gerador: sinais flogísticos, presença de erosões ou saída de secreção na região da loja são bem evidentes. A endocardite provocada pela presença de cabo-eletrodo é mais difícil de ser diagnosticada, mas deve ser sempre abordada por meio de ecocardiograma transesofágico (suspeição na presença de vegetações aderidas ao cabo-eletrodo) e hemoculturas. Destaca-se que estafilococos são responsáveis por mais de 70% dessas infecções. Esse assunto será abordado em outro capítulo.

SCA em portador de CDI

- Pacientes com CDI, não dependentes de estimulação ventricular e sem bloqueio de ramo esquerdo (BRE), podem apresentar alterações eletrocardiográficas de SCA como supra ou infradesnível de segmento ST ou inversões de onda T sem dificuldade de serem visualizadas no ECG.
- Por outro lado, portadores de CDI dependentes da estimulação ventricular apresentam BRE induzido pela estimulação cardíaca, tornando difícil o diagnóstico eletrocardiográfico. Até o momento, não há nenhum algoritmo eletrocardiográfico que ajude no diagnóstico de SCA.
- Vale lembrar que os critérios de Sgarbossa não estão validados para portadores de marca-passo e CDI. O manejo desses pacientes, portanto, deve ser dirigido aos protocolos clássicos de estratificação de risco de dor torácica e enzimas cardíacas.
- Destaca-se que em pacientes com CDI dotados de monitorização de segmento ST, pode-se obter informações que auxiliem a abordagem.

Insuficiência cardíaca em portador de cardiodesfibrilador implantável

- Dispositivos dotados de mensuração da impedância torácica podem detectar o aumento da congestão pulmonar antes da manifestação de sintomas de descompensação da ICC. Estudos revelam que a sensibilidade desse método varia de 60 a 77%, o que torna o método útil na diferenciação das causas de dispneia na sala de emergência.
- Importante a avaliação da necessidade de "*upgrade*" para CDI atriobiventricular em casos de paciente com BRE nativo ou induzido por estimulação ventricular.

Abordagem terapêutica

Choque do cardiodesfibrilador implantável

- Nos casos de choque único do CDI sem sinais de instabilidade hemodinâmica em geral, os pacientes são orientados a procurar serviço ambulatorial de uma unidade de avaliação de estimulação cardíaca artificial. Dois choques no mesmo dia, no paciente estável, este deve ser avaliado pelo especialista para verificar se a terapia foi apropriada ou não, com ajuste dos algoritmos de detecção e terapia do CDI e otimização de antiarrítmicos.

- Nos casos de tempestade elétrica, o tratamento deve ser agressivo. As terapias de taquiarritmia do CDI devem ser imediatamente desativadas e o paciente, levado ao laboratório de eletrofisiologia para tentativa de ablação por cateter da taquicardia. Quando não houver infraestrutura disponível, deve-se administrar amiodarona por via intravenosa e/ou lidocaína.
- Caso ocorra episódio de terapia do CDI na sala de emergência, com documentação eletrocardiográfica de choque inapropriado, deve-se manter a monitorização cardíaca e inibir as terapias do CDI por meio da colocação de imã sobre a loja do CDI até a chegada do médico arritmologista.

Taquiarritmias

- Pacientes com fibrilação atrial/*flutter* atrial cujo objetivo terapêutico é a reversão para ritmo sinusal podem ser submetidos a cardioversão elétrica, preferencialmente na presença de médico especialista. Para isso, o CDI deve ser programado em assíncrono e o choque deve ser sempre externo. Destaca-se que alguns modelos de CDI dupla-câmara dispõem de programação de estimulação atrial rápida para interromper a taquiarritmia supraventricular.
- TV estável e lenta que não foi detectada pelo algoritmo do CDI pode ser tratada com ATP programados manualmente durante a análise do CDI. Reforça-se também a recomendação do choque externo quando necessário.
- Independentemente da opção do tipo de cardioversão, atrial ou ventricular, é necessário sedação do paciente. Isso porque, mesmo na opção por estimulação rápida, podem-se induzir taquicardias instáveis com necessidade de desfibrilação imediata.
- Para terapêutica de taquicardias mediadas, o próprio CDI possui algoritmos de prevenção e tratamento. Porém, na emergência, pode ser revertida com a colocação de um imã, que deixa o sistema operando em forma assíncrona, interrompendo a reentrada eletrônica até que o paciente seja avaliado por médico especialista. Enquanto se permanecer com o imã colocado sobre a loja do CDI, a monitorização cardíaca é essencial, pois o imã também pode desabilitar as terapias do CDI. Na terapêutica da taquicardia conduzida, deve-se tentar diminuir a resposta atrial com betabloqueador, lanatosídeo ou amiodarona até a avaliação do sistema. Alguns dispositivos são dotados de programas que detectam a taquiarritmia atrial e automaticamente convertem a programação do CDI (modo DDD ou VDD para DDI ou VVI), interrompendo o processo.

Ressuscitação cardiopulmonar no portador de CDI

- O atendimento deve ser baseado nos algoritmos do ACLS. Durante as compressões torácicas, mantém-se um imã sobre a loja do CDI para evitar que choques do dispositivo sejam desencadeados e transmitidos aos socorristas. Ao checar o ritmo e observar TV/FV, basta retirar o imã (socorristas afastados) para que o sistema entregue a terapia (ATP/choque). Porém, recomenda-se que a terapia elétrica seja preferencialmente realizada por meio de desfibrilador/cardioversor externo, o que promove melhor controle da segurança dos socorristas e evita gasto adicional da bateria do CDI.
- Convém destacar que a colocação de pás externas no portador de CDI deve respeitar um princípio básico de proteção essencial ao aparelho: o vetor elétrico entre as pás deve ser posicionado de modo perpendicular ao sistema de CDI para diminuir o impacto de interferências elétricas. Quando o sistema está em região subclavicular esquerda, a posição habitual das pás deve ser mantida; se está na região subclavicular direita, posicionam-se as pás na região laterolateral

ou anterolateral direita, de modo a evitar o local onde está a loja do CDI.
- Após estabilização do paciente, avalia-se o sistema para buscar informações diagnósticas, de integridade do sistema (limiar de estimulação e sensibilidade) e ajustes de frequência para melhora hemodinâmica, se necessário.

Infecção do sistema de cardiodesfibrilador implantável

- Nos quadros infecciosos, o tratamento definitivo inclui remoção completa do sistema de CDI associado a antibioticoterapia por duas semanas nas infecções/erosões de loja e quatro a seis semanas nos casos de endocardite, conforme discutido em outro capítulo.

Síndromes de baixo débito cardíaco

- O incremento da frequência mínima programada do CDI, de geralmente 80 a 90 bpm, é um procedimento muito útil para os portadores de CDI com síndrome de baixo débito cardíaco no auxílio da melhora hemodinâmica.
- Nesse sentido, dependendo do estado clínico do paciente, pode-se indicar a otimização da programação de intervalos básicos da estimulação AV dirigida por ecocardiograma ou dispositivos de medida de cardioimpedância.

Pré-operatório de cirurgia geral

- Portadores de CDI podem dar entrada na sala de emergência com indicação de cirurgia geral de urgência/emergência. Porém, antes de serem operados, o sistema de CDI deve ser reprogramado, pois o eletrocautério pode interferir na sensibilidade do dispositivo, gerando *oversensing* e, consequentemente, choques inapropriados e inibição de espículas de estimulação ventricular com assistolia nos dependentes de estimulação cardíaca.
- O médico especialista deverá desabilitar as terapias do CDI para taquiarritmia e deixar o sistema em assíncrono (sem sensibilidade).
- O paciente permanece monitorizado todo o tempo e, caso ocorra TV/FV, deve receber choque com cardioversor/desfibrilador externo.
- Após o procedimento, realiza-se nova avaliação para restabelecer a programação habitual.
- A colocação de imã sobre o gerador para a realização do procedimento cirúrgico só deve ser indicada quando há impossibilidade absoluta de contar com reprogramação do CDI. Isto porque há risco de choques inapropriados ou assistolia durante o uso do eletrocautério.
- Atualmente algumas empresas orientam não mais programar em assíncrono para endoscopia e colonoscopia, desde que o bisturi elétrico não fique em distância menor que 15 cm do CDI.

QUAL É A ROTINA NA EMERGÊNCIA DO INCOR?

- Em razão da complexidade dos pacientes no InCor, atendem-se diariamente pacientes com CDI na Unidade de Emergência. Eles são encarados como casos de maior gravidade em razão de seu antecedente provável de morte súbita abortada ou TV mal tolerada.
- Em todos os casos, a anamnese direcionada e o exame físico são passos fundamentais. Quando observados sinais de instabilidade hemodinâmica ou queixa de terapia elétrica, o paciente deve ser conduzido à sala de emergência para monitorização e obtenção de acesso venoso periférico imediatamente. Após estabilização clínica, a equipe de marca-passo é chamada para avaliação do aparelho (Figura 3).
- Todos os pacientes, independentemente da queixa, são submetidos à realização de eletrocardiograma de doze derivações. Esse exame possibilita a averiguação de possíveis arritmias, o modo provável de programação e falhas de condução do CDI (se o paciente é dependente da estimulação). De

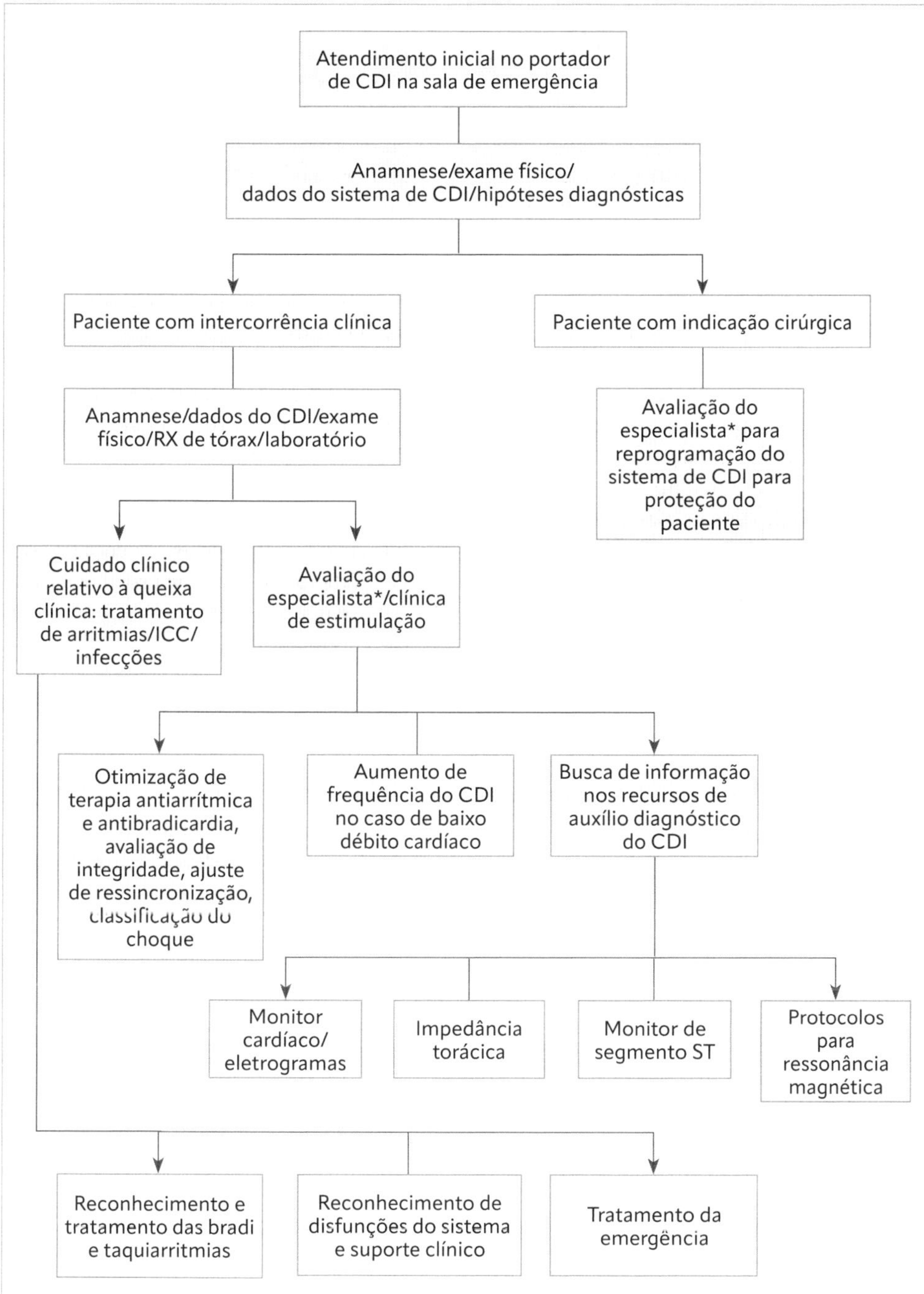

FIGURA 3 Fluxograma de atendimento do portador de CDI na sala de emergência do InCor.
CDI: cardiodesfibrilador implantável; ICC: insuficiência cardíaca congestiva; Rx: radiografia. *Corresponde ao arritmologista, com ênfase em dispositivos cardíacos eletrônicos implantáveis.

maneira semelhante, a radiografia de tórax torna-se obrigatória, permitindo visualizar os cabos e sua integridade.

- A depender da queixa, a coleta de exames laboratoriais, principalmente eletrólitos (cálcio, magnésio e potássio) e marcadores de necrose miocárdica, também é fundamental. De rotina, os níveis séricos de potássio são sempre mantidos acima de 4 mEq/L e o magnésio, acima de 2 mg/dL nesses pacientes.
- Em pacientes com suspeita de SCA, é necessário avaliar a dependência de estimulação cardíaca vinculada ao CDI. Quando este não determina a estimulação de ritmo, é possível a avaliação do segmento ST sem prejudicar o diagnóstico. Entretanto, quando há dependência de estimulação de rotina utilizam-se marcadores de necrose miocárdica e, caso ocorra instabilidade hemodinâmica ou angina refratária, o paciente é levado imediatamente ao cateterismo cardíaco.
- Quando ocorre parada cardiorrespiratória ou é necessária a realização de cardioversão elétrica, o processo se dá normalmente, sem que o CDI interfira nas condutas de emergência. O único cuidado adotado no InCor é a colocação das pás em posições afastadas ou do lado inverso ao do gerador do CDI. Após resolução do quadro clínico, a equipe de marca-passo é imediatamente chamada para ajuste do aparelho.
- Pacientes com palpitações, síncope ou dispneia devem ser avaliados também pela equipe de marca-passo. Isso possibilita identificar exaustão de bateria, fratura de cabos-eletrodos e arritmias, e é adotado tratamento específico em cada caso, além do ajuste adequado do estímulo.
- Quando o paciente apresenta choque hemodinâmico e é dependente da estimulação cardíaca do aparelho, de rotina o CDI é regulado em frequências 90 de bpm.
- Se o diagnóstico de exaustão de bateria do CDI é estabelecido, o paciente permanece em repouso absoluto e é monitorizado. Isso porque, em caso de arritmia ventricular, a terapia pode não ser aplicada em razão da baixa carga do aparelho, sendo necessária a cardioversão externa.
- Na ocorrência de terapias elétricas do CDI, apropriadas ou não, o paciente é mantido monitorizado em sala de emergência e o tratamento deve ser direcionado conforme será apresentado em outro capítulo. O uso de imãs é incomum no InCor graças à disponibilidade da avaliação eletrônica pela equipe responsável, mas pode ser usado como alternativa em terapias inapropriadas para desabilitar a função de choque.
- A presença de infecção em loja ou cabos-eletrodos também segue a rotina aplicada em marca-passos comuns, conforme discutido em outro capítulo. A diferença é o risco de morte súbita maior no explante do aparelho, o que torna necessária a monitorização contínua.
- Por último, conforme comentado anteriormente, em pacientes que serão submetidos à cirurgia, o CDI deve ser ajustado, sendo colocado em assíncrono e sem a função de choque. Colocam-se pás de marca-passo transcutâneo no paciente e ele é mantido monitorizado, sendo levado à cirurgia nessa condição. Novamente, se não houver tempo para ajuste do CDI devido à urgência cirúrgica, pode-se utilizar um imã com a mesma função, apesar de não ser ideal.

BIBLIOGRAFIA RECOMENDADA

1. DATASUS. Ministério da Saúde. Brasil. Disponível em http://tabnet.datasus.gov.br/cgi/tabcgi.exe?sih/cnv/qruf.def. Acesso em: 31.01.2014.
2. Neuenschwander JF. Cardiac devices in emergency department heart failure patients. Heart Failure Clin. 2009;5:63-73.
3. McMullan J, Valento M, Attari M, Venkat A. Care of the pacemaker/implantable cardioveter defibrillator patient in the ED. Am J Emerg Med. 2007;25(7):812-22.
4. Stevenson WG, Chaitman BR, Ellenbogen KA, Epstein AE, Gross WL, Hayes DL, et al. Clinical assessment and management of patient with implanted

cardioverter-defibillators presenting to nonelectrophysiologists. Circulation. 2004;110:3866-9.

5. Teixera RA, et al. Síncope no portador de dispositivo cardíaco eletrônico implantável. Rev Soc Cardiol do Estado de São Paulo. 2012;22(3):68-74.
6. Wang L. Fundamentals of intrathoracic impedance monitoring in heart failure. Am J Cardiol. 2007;99(10A):3G-10G.
7. Yamokoski LM, Haas GJ, Gans B, Abraham WT. Optivol fluid status monitoring with an implantable cardiac device: a heart failure management system. Expert Rev Med Devices. 2007;4(6):775-80.
8. Sgarbossa EB, Pinski SL, Barbagelata A, Underwood DA, Gates KB, Topol EJ, et al. Electrocardiographic diagnosis of evolving acute myocardial infarction in the presence of the left bundle-branch block. GUSTO-1 (Global Utilizacion of Streptokinase and Tissue Plasminogen Activator for Occlued Coronary Arteries) Investigators. N Engl J Med. 1996;334(8):481-7.
9. Fischell TA, Fischell DR, Avezum A, John MS, Holmes D, Foster M 3rd, et al. Initial clinical results using intracardiac electrogram monitoring to detect and alert patients during coronary plaque rupture and ischemia. JACC. 2010,56(14):1089-98.
10. Beinart R, Nazarian S. MRI condictional cardiac electronic devices: wath news and wath can we expect in the future. Curr Treat Options Cardiovasc Med. 2012;14(5):558-64.

5

Avaliação e tratamento do paciente com cardiodesfibrilador implantável submetido à terapia elétrica

Marco Alexander V. Akamine
Thiago de Arruda Caria

OBSERVAÇÕES GERAIS BASEADAS EM EVIDÊNCIAS

Introdução

- Cardiodesfibriladores implantáveis (CDI) são indicados em pacientes recuperados de parada cardiorrespiratória por taquicardia ventricular sustentada (TVS), fibrilação ventricular (FV) e/ou com alto risco de arritmias ventriculares fatais, como pacientes com canalopatias ou cardiomiopatias nos quais outro tipo de intervenção ou terapias seriam ineficazes. Existem diretrizes nacionais e internacionais que norteiam a indicação de seu implante.
- Pacientes portadores de CDI estão sujeitos a terapias elétricas, sejam elas apropriadas e/ou inapropriadas. Choques são altamente efetivos para tratar TVS/FV, porém muito dolorosos e provocam piora da qualidade de vida.
- A taxa de choques inapropriados varia de 14 a 17% na maioria das séries.
- Choques fantasmas (falsos choques) podem ocorrer em até um quinto dos pacientes portadores de CDI, e têm como causa o medo, sensação de morte, ansiedade ou dor.
- O uso criterioso de antiarrítmicos em forma isolada ou em associação, diminui a ocorrência de arritmias passíveis de terapias e choques pelo CDI, sejam choques apropriados e inapropriados.
- Nesse contexto, acompanhamento regular com cardiologista e especialista em estimulação cardíaca artificial contribui não só para evitar terapias apropriadas e inapropriadas, mas também para tratar a cardiopatia de base. Otimizar o tratamento e a medicação na cardiopatia de base e realizar programação adequada do CDI são medidas que diminuem a probabilidade de terapia elétrica.
- A orientação do paciente sobre as situações que podem provocar interferência no CDI também ajuda a evitar terapias inapropriadas.

Terapias elétricas apropriadas administradas pelo CDI

- Os CDI possuem dois tipos de terapias: antibradicardia e antitaquicardia.
- A terapia antitaquicardia serve para tratar especificamente as TV/FV, enquanto a terapia antibradicardia é equivalente à função de um marca-passo comum.
- As taquicardias são classificadas principalmente por zonas de frequência cardíaca (FC) independente se a origem é ventricular ou não, apesar de existirem algoritmos discriminatórios que identificam se uma arritmia

é supraventricular ou ventricular. Uma vez detectada arritmia dependendo da zona classificada as terapias vão ser aplicadas conforme o CDI foi programado.

- Existem dois tipos de terapias antitaquicardia disponíveis nos CDI:
  - Antitaquicardia *pacing* (ATP) (Figura 1): uma forma de sobre-estimulação liberada pelo CDI. Em torno de 90% das TV lentas (FC < 188 bpm) são revertidas por ATP. As TV rápidas (FC entre 188 e 250 bpm) também respondem bem a ATP (até 72% dos episódios). Em 2-4% dos casos, existe risco de aceleração da TV induzido pelo ATP.
  - Choques de alta energia (cardioversão/desfibrilação) (Figura 2): as taquicardias que estão na zona de TV são tratadas com cardioversão elétrica e as classificadas como FV recebem terapia de desfibrilação. No entanto, algoritmos disponíveis nos CDI permitem liberar ATP durante a carga, havendo chance de reversão em alguns casos, sem necessidade de choque. O choque também é disparado após tentativas de ATP ineficazes, a depender da programação prévia do CDI.

Terapias elétricas inapropriadas administradas pelo CDI

- Existem dois tipos de terapias consideradas inapropriadas:
  - Terapia de taquicardias supraventriculares.
  - Terapia em razão da detecção equívoca de sinais intracardíacos e/ou extracardíacos que são interpretados de forma inadequada pelo CDI.
- As taquicardias supraventriculares são a causa principal de terapias inapropriadas interpretadas como TV pelo CDI. Em alguns casos a taquicardia supraventricular pode se situar dentro da zona de FV, sobretudo quando a FC programada nesta zona é menor que 200 bpm. Nos CDI existem vários critérios de discriminação para diferenciar as taquicardias supraventriculares das TV, mas nem sempre são 100% efetivos.
- *Oversensing* de onda T ou dupla contagem da onda R também podem provocar terapias inapropriadas.
- Os ruídos são sinais extracardíacos que também podem deflagrar terapias pelo CDI (Figura 3). Podem ser consequência de fratura

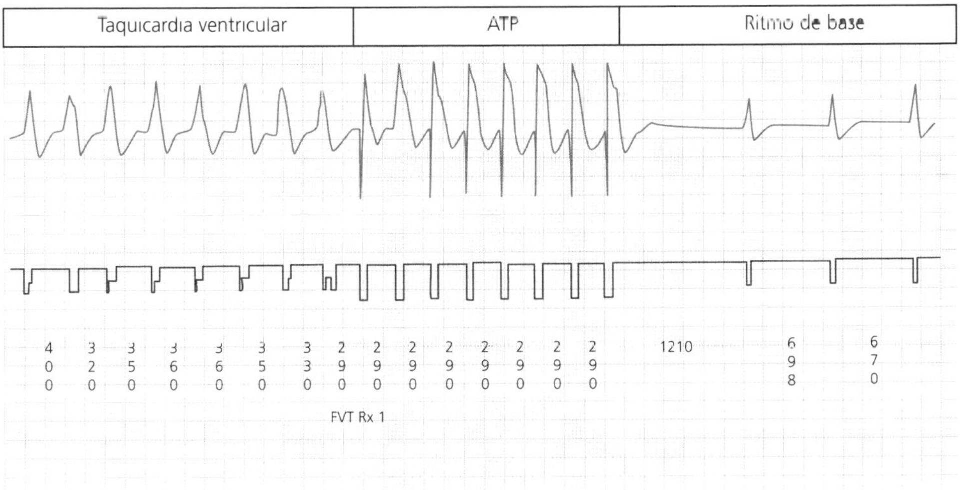

FIGURA 1 Antitaquicardia *pacing* (ATP) com sucesso na reversão de uma taquicardia ventricular.

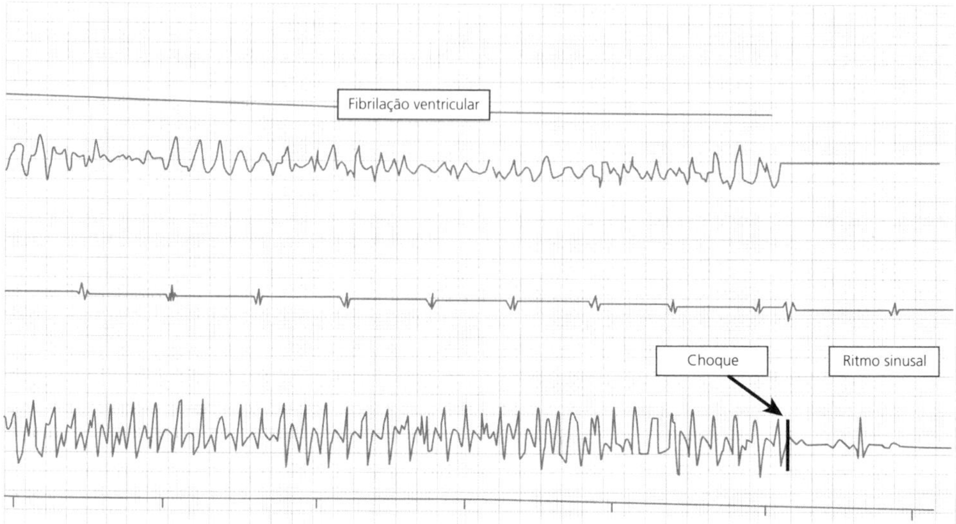

FIGURA 2 Terapia apropriada de fibrilação ventricular com choque pelo cardiodesfibrilador implantável.

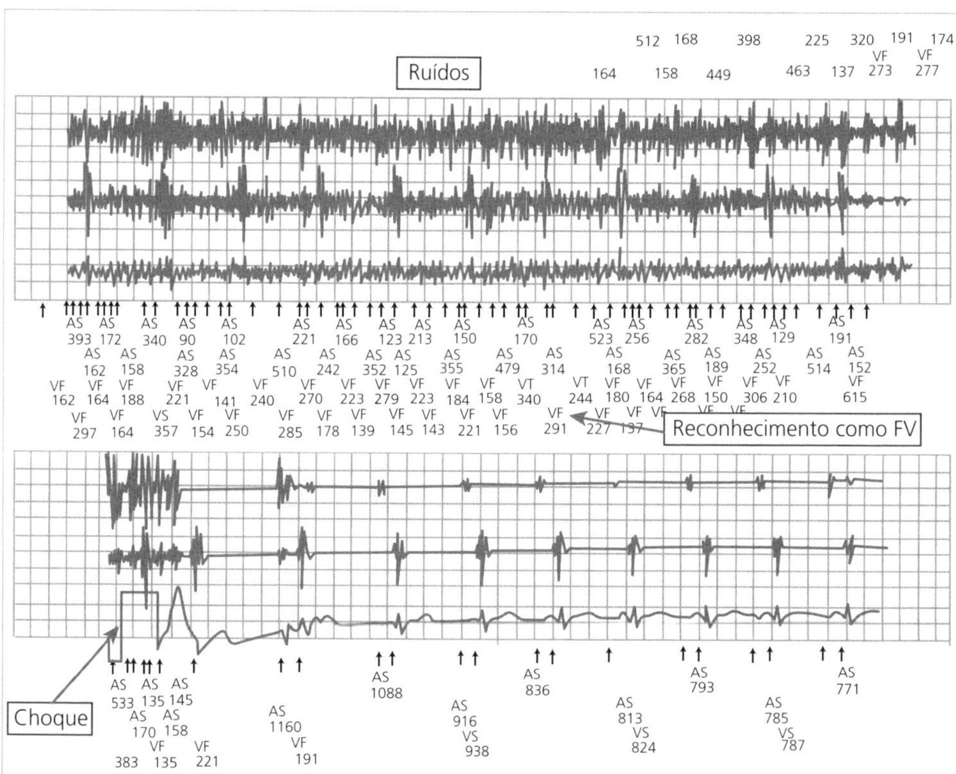

FIGURA 3 Terapia inapropriada devido a ruído interpretado como fibrilação ventricular.

ou microfratura do eletrodo, ou provenientes de interferência eletromagnética externa causada por alguns equipamentos eletrônicos, corrente alterna, bisturi elétrico, *oversensing* de miopotências, alteração no conector do CDI com os eletrodos. Os ambientes hospitalares possuem uma rica fonte de interferência eletromagnética que pode afetar os CDI.

- A fratura ou disfunção de eletrodo pode originar sinais de alta frequência interpretados como FV e deflagrar terapia de choque.
- Durante o implante do CDI é importante fazer uma avaliação cuidadosa para avaliar os sinais elétricos que o CDI está reconhecendo. Em caso de troca do gerador, a avaliação pré e intraoperatória do estado dos eletrodos é obrigatória, já que os mesmos podem apresentar disfunção, sendo então indicado também a sua troca durante o mesmo procedimento.
- Na síndrome de Brugada, o sinal de onda T pode apresentar *oversensing*, em razão da amplitude da onda, podendo ser interpretada como outro evento ventricular e classificada com TV.
- Em alguns casos, o eletrodo de choque tem que ser implantado em localizações diferentes do habitual, inclusive epicárdica para evitar terapias inapropriadas devido a dupla contagem.

Estudos clínicos

- Vários estudos clínicos ajudaram a otimizar a programação do CDI, diminuindo assim terapias inapropriadas.
- O estudo *PainFree I*, o qual envolveu 220 pacientes com indicação formal de CDI, permitiu empiricamente programar 2 ATP com oito pulsos por sequência e 88% de acoplamento, em pacientes com TV entre 188 e 250 bpm (ciclo de 320 a 240 ms). Em caso de não reversão, o paciente recebia choque. Os pacientes com TV entre 188 e 214 obtiveram sucesso de reversão com ATP em até 89%, e em até 69 %, quando a FC entre 214 e 250 bpm. Não houve grupo controle neste estudo.
- Já o estudo *PainFree II*, foi um ensaio randomizado que comparou as duas estratégias de terapia elétrica (ATP × choque) em paciente com TV até 250 bpm. Foram 634 pacientes divididos em dois grupos. Os CDI foram programados com três zonas de terapia: TV lenta (< 188 bpm), TV rápida (FC 188-250 bpm) e FV (FC > 250 bpm). A randomização de ATP ou choque só foi aplicada para zona de TV rápida. Foi programado um só ATP de oito pulsos e 88% de acoplamento e em caso de não reversão da arritmia, era aplicado choque com energia de 10 J acima do limiar de desfibrilação (aferido no momento da cirurgia). Foram implantados desfibriladores que podiam ser programados para detecção de TV rápida via FV, ou seja, se na zona de TV rápida um dos últimos oito intervalos R-R fosse > de 250 bpm, o diagnóstico era de FV, sendo aplicado choque como terapia inicial. As TV com FC entre 167 e 188 bpm recebiam três sequências de ATP sem choque e FV (FC > 250 bpm) só recebia terapia de choque. Os critérios de discriminação de taquicardia supraventricular/TV foram ligados. Os objetivos do estudo foram: avaliar se a terapia de ATP na zona de TV rápida não era maior que 6 segundos em relação à terapia de choque; qualidade de vida; eficácia ou aceleração da arritmia; e síncope. Foram 1.342 episódios de TV detectadas em 98 pacientes, sendo destas 431 TV rápidas e 134 FV. A média de duração da TV rápida no grupo ATP foi de 12,7 segundos, e no grupo choque foi de 9,7 (diferença menor do que 6 segundos). A qualidade de vida no grupo ATP melhorou em cinco de oito subescalas em relação ao basal, enquanto o grupo choque só demonstrou melhora em uma subescala. A eficácia da sobre-estimulação no braço ATP foi de até 72%. Dois pacientes apresentaram síncope no grupo ATP e um no grupo choque (Figura 4).

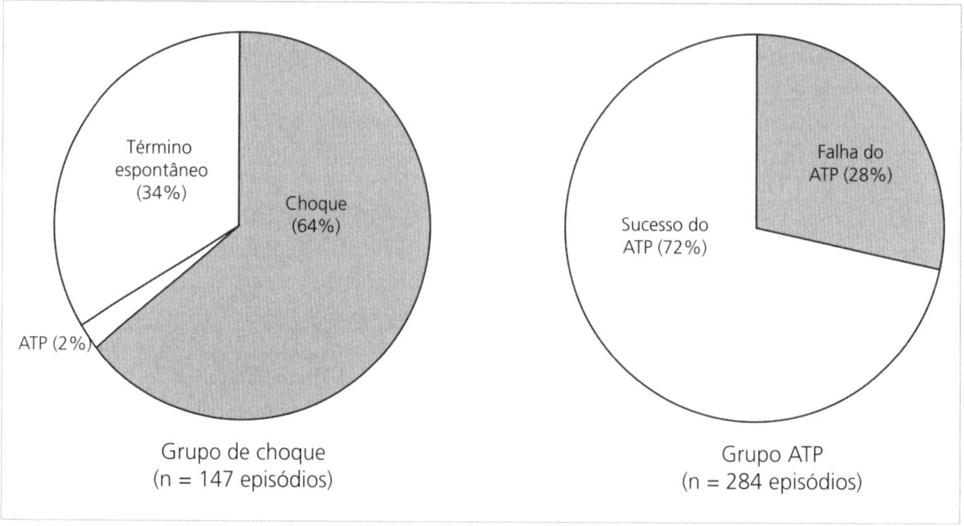

FIGURA 4 *PainFree II Trial* – sucesso da terapia adotada em cada grupo. ATP: antitaquicardia *pacing*.

- Esse estudo mudou o conceito na forma de programar os desfibriladores. Antes eram utilizados critérios mais agressivos: FV era classificada com FC menor e o choque aplicado como primeira terapia.

QUAL É A ROTINA NA EMERGÊNCIA DO INCOR?

- Paciente que recebe terapia de choque pelo CDI deve procurar o pronto-socorro cardiológico com urgência para avaliação.
- Em virtude da complexidade dos pacientes no InCor, atende-se diariamente pacientes com CDI na unidade de emergência. Esse doente é visto como alguém de maior gravidade em razão de seu antecedente provável de morte súbita abortada ou TV mal tolerada. Na ocorrência de terapias elétricas do CDI, apropriadas ou não, o paciente é mantido monitorizado em sala de emergência e o tratamento deve ser direcionado.
- Em todos os casos, a anamnese direcionada e o exame físico são passos fundamentais. É importante questionar se a terapia foi desencadeada em repouso ou com esforço, o uso correto de medicações antiarrítmicas e se existiram pródromos como palpitação ou perda da consciência antes da terapia, sugerindo arritmia. Quando o paciente permanece completamente assintomático antes da terapia de choque, a hipótese de choque inapropriado é provável, sugerindo disfunção do eletrodo.
- Quando observados sinais de instabilidade hemodinâmica o paciente deve ser conduzido à sala de emergência, sendo monitorizado e obtido acesso venoso periférico para estabilização clínica.
- A monitorização cardíaca imediata para avaliar ritmo na chegada do paciente ao hospital é fundamental e pode por vezes documentar a presença de arritmias específicas como deflagradoras da terapia.
- Todos os pacientes, independente da queixa, são submetidos à realização de eletrocardiograma de 12 derivações, possibilitando visualizar possíveis arritmias, o modo provável de programação e falhas de captura do CDI (quando o paciente for dependente da estimulação), ou falha de sensibilidade. De maneira semelhante, a radiografia de tórax torna-se obrigatória, permitindo visualizar os cabos e sua integridade.

- Em todas as situações de terapia elétrica os pacientes devem ser avaliados pela equipe de estimulação cardíaca artificial para avaliação eletrônica do CDI.
- A coleta de exames laboratoriais também é fundamental, principalmente eletrólitos (cálcio, magnésio e potássio) e marcadores de necrose miocárdica. De rotina, são mantidos sempre níveis séricos de potássio acima de 4,0 mEq/L e magnésio acima de 2,0 mg/dL nesses pacientes.
- Nos casos de tempestade elétrica, o tratamento deve ser agressivo. Deve-se administrar amiodarona endovenosa e/ou lidocaína, seguindo as orientações habituais de tratamento de TV, conforme mencionado em outro capítulo.
- Em alguns pacientes, observam-se TV de FC lenta (principalmente devido ao uso crônico de medicações cronotrópicas negativas), muitas vezes, não reconhecidas pelo CDI e, portanto, não desencadeiam terapias. Quando o paciente encontra-se nesta situação e instável hemodinamicamente com sinais de baixo débito cardíaco, a desfibrilação/cardioversão externa deve ser administrada rapidamente de acordo com as recomendações estabelecidas em diretrizes internacionais de suporte avançado de vida.
- No InCor, em virtude da disponibilidade de avaliação rápida da equipe de estimulação cardíaca artificial, em situações de TV lenta não reconhecida pelo CDI, de preferência solicita-se a avaliação eletrônica em caráter de urgência e, nesses casos, opta-se inicialmente por realização de ATP por meio do CDI. Caso não responda, o próprio CDI pode desencadear o choque, sem riscos de desconfiguração ou danos ao aparelho. Para tal procedimento, o paciente deve permanecer sedado e, em seguida, o CDI deve ser reajustado para reconhecimento adequado da arritmia.
- Em casos refratários, pode ser considerado desativar as terapias do CDI, o paciente é tratado de forma agressiva com associação de antiarrítmicos, sedação e IOT e deve ser levado ao laboratório de eletrofisiologia para tentativa ablação por cateter da taquicardia.
- Em pacientes com suspeita de SCA, é necessário avaliar a dependência de estimulação cardíaca vinculada ao CDI. Quando o CDI não determinar a estimulação de ritmo, é possível a avaliação do segmento ST sem prejudicar o diagnóstico. Já quando há dependência de estimulação, de rotina seriamos marcadores de necrose miocárdica e, caso ocorra instabilidade hemodinâmica ou angina refratária, o paciente é levado imediatamente ao cateterismo cardíaco.
- De rotina, todo o paciente sem avaliação recente de isquemia miocárdica que apresente TV/FV deve realizar alguma forma de estratificação. Quando não há antecedente de coronariopatia, sem queixas de dor torácica ou de alteração eletrocardiográfica e sem elevação de marcadores de necrose miocárdica, é solicitado cintilografia de perfusão miocárdica ou angiotomografia coronária. Já em casos de pacientes sabidamente coronarianos, com elevação significativa de marcadores de necrose miocárdica, alterações eletrocardiográficas sugestivas e/ou queixa de dor torácica, a realização de cateterismo cardíaco assim que possível torna-se fundamental.
- Caso ocorra episódio de terapia do CDI na sala de emergência, com documentação eletrocardiográfica de choque inapropriado (p. ex., o paciente foi submetido à terapia em vigência de taquicardia supraventricular ou sem alteração do ritmo cardíaco no monitor o que sugere ruído), deve-se manter a monitorização cardíaca e inibir as terapias do CDI por meio da colocação de ímã sobre a sua loja do CDI até a chegada da equipe de estimulação cardíaca artificial. O uso de ímãs é incomum no InCor em virtude da disponibilidade da avaliação eletrônica pela equipe responsável, mas pode ser usado como alternativa em terapias inapropriadas para desabilitar a função de choque de forma rápida. Em casos de taquicardias supraventri-

culares, o ajuste do CDI deve ser realizado e o paciente na maioria dos casos recebe alta hospitalar após controle do fator deflagrador. Quando houver fratura ou disfunção de eletrodo, a troca, por vezes, está indicada na mesma internação. Quando as terapias permanecem recorrentes e sem possibilidade de ajuste do CDI, a terapia de choque pode ser desligada por meio da avaliação eletrônica com o programador de marca-passo, desde que o paciente permaneça sob monitorização cardíaca contínua.

- Caso a possível arritmia não seja observada à chegada do paciente, a avaliação do CDI pela equipe de estimulação cardíaca artificial, na maior parte dos casos dá o diagnóstico definitivo e se a terapia foi apropriada ou inapropriada. Ao mesmo tempo, o especialista em estimulação cardíaca pode otimizar a programação do CDI conforme cada caso, resolver o problema e rever a carga do gerador.
- A programação dos CDI deve considerar a cardiopatia de base, a FC das taquicardias ventriculares que motivaram o implante, a idade e atividade do paciente e o tipo de antiarrítmico que está usando. Por exemplo, os CDI de pacientes jovens, devem ser programados com FC de corte maior para FV ou TV, devido ao *driving* adrenérgico mais elevado neste grupo. Pacientes com síndrome de QT longo, síndrome de Brugada e outras canalopatias devem ter seus CDI programados com uma zona de terapia específica, para evitar choques inapropriados.
- Quando for constatado que a terapia elétrica foi devido a FV, o tratamento inicial deve contemplar ajuste de antiarrítmicos como betabloqueadores e amiodarona, com incremento/introdução de dose. A possibilidade de ablação do foco arritmogênico nesses casos é mínima. Se o paciente já utilizar cronicamente altas doses de antiarrítmicos, a possibilidade inclusão em lista de transplante cardíaco deve ser considerada (Figura 5).
- Já quando for observado que o choque foi desencadeado por TV, quando o paciente não estiver otimizado em relação à dose de antiarrítmicos, o incremento/introdução de dose dele deve ser realizado. Porém, em casos nos quais o paciente já utilize doses efetivas, a ablação por cateter deve ser considerada. Indicação de transplante cardíaco fica reservada somente para casos refratários (Figura 5).
- Caso o paciente seja submetido à cardioversão externa com desfibriladores convencionais, o CDI deve ser sempre reprogramado, e respeitado o eixo perpendicular das pás em relação aos eletrodos para, assim, minimizar possível dano ao aparelho.
- Após múltiplas terapias do CDI, a avaliação da carga do gerador é sempre importante, uma vez que choques recorrentes podem descarregar a bateria do aparelho. Nessa situação, o paciente fica impossibilitado de receber novas terapias em caso de TV ou FV e deve ser mantido sob monitorização contínua. A troca do gerador deve ser realizada na mesma internação.

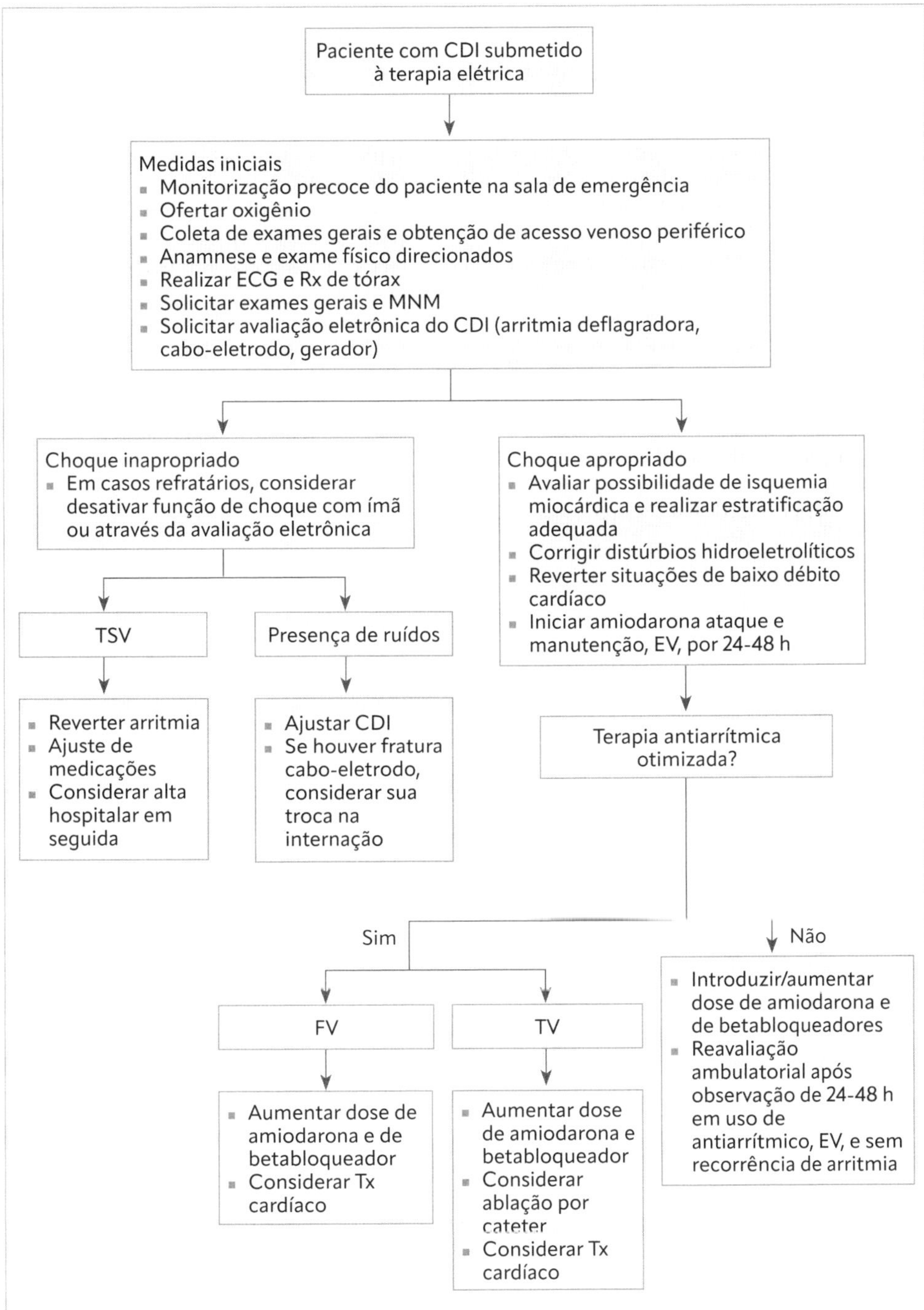

FIGURA 5 Fluxograma de avaliação e atendimento de pacientes com CDI submetidos à terapia elétrica na Unidade de Emergência do InCor. ECG: eletrocardiograma; Rx: radiografia; MNM: marcadores de necrose miocárdica; CDI: cardiodesfibrilador implantável; EV: endovenoso; FV: fibrilação ventricular; TV: taquicardia ventricular; Tx: transplante.

BIBLIOGRAFIA RECOMENDADA

1. Ellenbogen KA, Wilkoff BL, Kay GN, Lau CP. Clinical cardiac pacing, defibrillation and resyncronization therapy, 4.ed. Philadelphia: Saunders; 2011.
2. Hayes DL, Friedaman PA, Lloyd M. Cardiac pacing and defibrillation: a clinical approach. New York: Blackwell; 2000. pp.347-451; 519-39. Koneru JN, Swerdlow CD, Wood MA, Ellenbogen KA. Minimizing inappropriate or unnecessary implantable cardioverter-defibrillator shocks: appropriate programming. Circulation. 2011;4:778-90.
3. Martinelli Filho M, Zimerman LI, Lorga AM, Vasconcelos JTM, Rassi A Jr. Diretrizes brasileiras de dispositivos cardíacos eletrônicos implantáveis (DCEI). Arq Bras Cardiol. 2007;89(6):e210-e238.
4. Sweeney MO, Wathen MS, Volosin K, Abdalla I, DeGroot PJ, Otterness MF, et al. Appropriate and inappropriate ventricular therapies, quality of life, and mortality among primary and secondary prevention implantable cardioverter defibrillator patients: results from the Pacing Fast VT Reduces Shock Therapies (Pain FREE Rx II) Trial. Circulation. 2005;111:2898-905.
5. Wathen MS, DeGroot PJ, Sweeney MO, Stark AJ, Otterness MF, Adkisson WO, et al. Prospective randomized multicenter trial of empirical antitachycardia pacing versus shocks for spontaneous rapid ventricular tachycardia in patients with implantable cardioverter-defibrillators: Pacing Fast Ventricular Tachycardia Reduces Shock Therapies (PainFREE Rx II) trial results. Circulation. 2004;110:2591-6.
6. Wathen MS, Sweeney MO, DeGroot PJ, Stark AJ, Koehler JL, Chisner MB, et al. Shock reduction using antitachycardia pacing for spontaneous rapid ventricular tachycardia in patients with coronary artery disease. Circulation. 2001;104(7):796-801.

6

Infecções de dispositivos cardíacos eletrônicos implantáveis

Roberto Costa
Caio Marcos de Moraes Albertini
Miguel Nassif Junior
Elizabeth Sartori Crevelari
Kátia Regina da Silva

OBSERVAÇÕES GERAIS BASEADAS EM EVIDÊNCIAS

Introdução

- Nos últimos anos, a utilização dos dispositivos cardíacos eletrônicos implantáveis (DCEI), nome genérico dado aos marca-passos cardíacos, aos cardioversores-desfibriladores implantáveis (CDI) e aos ressincronizadores cardíacos, tem apresentado crescimento progressivo. Paralelamente, o aumento da longevidade dos pacientes tem implicado modificações no perfil dos portadores de DCEI, tornando-se cada vez mais comum a presença de comorbidades que aumentam o risco de complicações pós-operatórias precoces e tardias.
- Dentre as complicações relacionadas aos DCEI, os processos infecciosos são os de maior gravidade e de mais difícil tratamento. A taxa média de infecções relacionadas a esses dispositivos cardíacos relatada na literatura pode variar de 1,0 a 7,0% e resultam em importante impacto na morbimortalidade.
- Atualmente, tem sido observado o aumento da ocorrência de infecções em portadores de DCEI. Esse aumento, entretanto, é maior do que o crescimento da taxa de novos implantes de DCEI. Acredita-se que as justificativas para essa discrepância envolvam o envelhecimento da população, o aumento na incidência de comorbidades e o número crescente de centros de implante de dispositivos com pouca experiência.
- Dentre as diversas implicações associadas ao tratamento das infecções em DCEI, é importante destacar a alta taxa de mortalidade, o tempo prolongado de hospitalização e o custo elevado do tratamento. Nos Estados Unidos, a estimativa média de custo é de 25 mil dólares para o tratamento de infecções em portadores de marca-passos e de 50 mil dólares para os com desfibriladores implantáveis.
- O conhecimento das manifestações clínicas e dos primeiros passos para o diagnóstico, assim como o início da terapia em tempo adequado, são fatores fundamentais para o sucesso do tratamento. Tendo-se em vista a raridade desses casos e também que, em geral, o primeiro atendimento a esses pacientes é feito pelos residentes ou médicos plantonistas dos serviços de pronto-atendimento, a padronização de condutas é fundamental para a diminuição da mortalidade e remissão da infecção.

Patogenia e fatores de risco

- A compreensão das manifestações clínicas dos processos infecciosos em portadores de DCEI pode ser facilitada pelo conhecimento da patogenia desse processo.
- Os fatores que contribuem para seu aparecimento podem estar associados aos cuidados dispensados no período perioperatório; à técnica operatória empregada ou a fatores intrínsecos do paciente, embora, algumas vezes, possa haver uma combinação desses fatores.
- Independentemente do tipo de procedimento realizado, implante inicial, troca eletiva de gerador de pulsos ou outro tipo de reoperação, vários fatores têm sido associados a maior risco de infecção pós-operatória.
- De uma maneira geral, considera-se que processos infecciosos detectados até 6 meses após um procedimento cirúrgico podem ter sido causados por essa operação.
- A reabordagem cirúrgica precoce, ainda durante o processo de reparação dos tecidos, para drenagem de hematoma, reposicionamento de cabos-eletrodos ou correção de outras complicações cirúrgicas aumenta significativamente o risco de infecção, assim como a não utilização de antibioticoterapia profilática.
- Outros fatores de risco já definidos incluem o uso de marca-passo transvenoso temporário previamente ao implante de um dispositivo definitivo, o tempo cirúrgico elevado, a formação de hematoma de loja e, obviamente, a deiscência de ferida operatória.
- Acredita-se que, em geral, operações de maior complexidade estão associadas a maior risco de infecção. Tem-se observado, entretanto, quc o principal fator relacionado a essa ocorrência é a experiência do serviço e dos profissionais que realizam os procedimentos cirúrgicos: quanto maior é o número de procedimentos realizados anualmente, menor o número relativo de casos de infecção em um serviço. É muito importante ressaltar que defeitos associados à loja do gerador de pulsos, principalmente após procedimentos de troca de gerador de pulsos ou outras reoperações, constituem a principal causa de necrose da pele e de exposição do dispositivo cardíaco, com sua consequente contaminação.
- Existem doenças e condições associadas ao paciente que facilitam a disseminação hematogênica dos agentes patogênicos, não havendo, na maioria das vezes, relação temporal entre o procedimento cirúrgico e o início do processo infeccioso. Dentre essas condições, destacam-se o *diabetes mellitus*, a insuficiência renal crônica, a diminuição da imunidade e processos infecciosos em outros sítios como pneumonias, infecções do trato urinário e lesões crônicas da pele. O uso de cateteres venosos centrais de longa permanência e, em especial, cateteres percutâneos para hemodiálise dobram o risco de complicações infecciosas.
- A deposição proteica sobre as colônias de microrganismos que se instalam na superfície dos geradores de pulsos e dos cabos-eletrodos, conhecida como biofilme, dificulta a ação dos agentes antimicrobianos e, na maioria dos casos, impede a resolução da infecção em portadores de DCEI somente com o tratamento medicamentoso, tornando obrigatória a remoção completa do sistema de estimulação cardíaca artificial para que se obtenha a cura e se evite a recidiva do processo.

Microbiologia

- Muitas vezes, as condições clínicas do paciente exigem o início rápido do tratamento com prescrição empírica de antibióticos. Para tanto, é importante o conhecimento da flora bacteriana mais comumente relacionada aos DCEI.
- Os principais microrganismos associados a processos infecciosos em portadores de DCEI são os Staphylococcus aureus ou coa-

gulase-negativo, tanto nos quadros associados ao procedimento cirúrgico ou nos casos de ocorrência tardia. De acordo com as taxas médias reportadas, mais de 50% são resistentes à oxacilina, o que justifica a escolha do uso da vancomicina até o resultado definitivo do antibiograma.

- As bactérias Gram-negativas e as floras mistas são menos comuns, mas devem ser cobertas empiricamente nos pacientes com sinais de infecção com comprometimento sistêmico.
- Fungos e micobactérias são achados excepcionalmente, geralmente, em pacientes imunocomprometidos.

Formas de apresentação

- As apresentações clínicas podem ser subdivididas, didaticamente, em dois grupos principais: infecções restritas à loja do gerador de pulsos e infecções intravasculares com ou sem comprometimento da loja do gerador de pulsos. É importante ressaltar, entretanto, que o comprometimento sistêmico é muito frequente em infecções que se iniciam na loja do gerador de pulsos.
- Na maioria dos pacientes que se apresentam com infecção na loja do gerador de pulsos, é possível observar sinais de processo inflamatório local, que se manifesta com dor, eritema, tumefação ou mesmo com drenagem de material serossanguinolento ou purulento (Figura 1).
- Ocasionalmente, o exame do paciente mostra apenas erosão de loja, por adelgaçamento ou isquemia da pele, com exteriorização parcial do gerador ou de cabo-eletrodo (Figuras 2 e 3). Apesar da aparente benignidade desses processos, entretanto, este tipo de apresentação também deve ser tratado como infecção de DCEI, em função da colonização do dispositivo por microrganismos. Nesses casos, o tratamento também implicará remoção completa do sistema.
- O comprometimento sistêmico com febre, queda do estado geral e inapetência é frequente nas infecções que envolvem os DCEI. Quando se apresentam de forma isolada, sem o comprometimento inicial da loja do gerador de pulsos, essas infecções são, em geral, tardias e não relacionadas a procedimentos cirúrgicos recentes. Podem estar ligadas a outras infecções preexistentes como

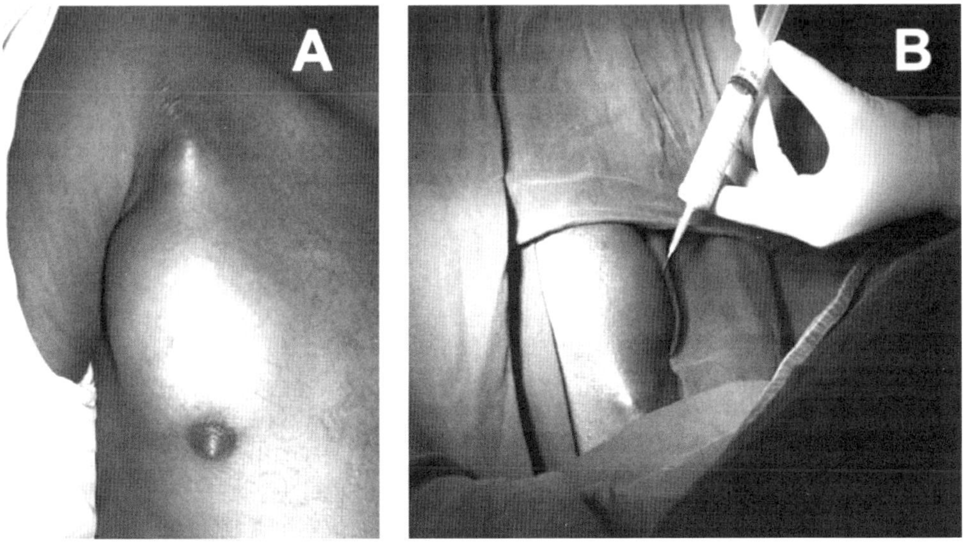

FIGURA 1 A: Abcesso em loja de gerador de pulsos. B: Punção diagnóstica em centro cirúrgico.

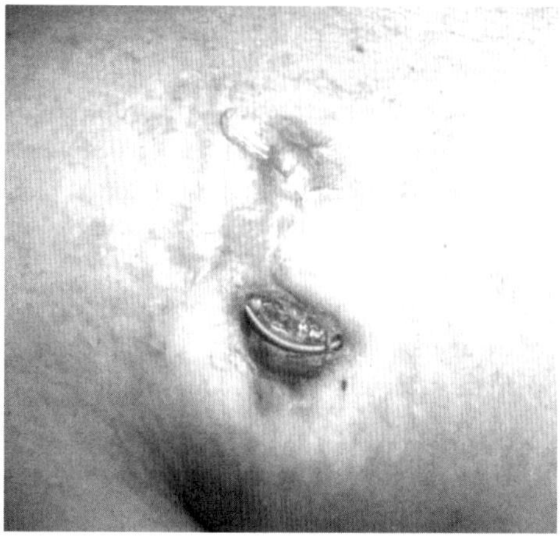

FIGURA 2 Extrusão de cabo-eletrodo abandonado na loja do gerador de pulsos.

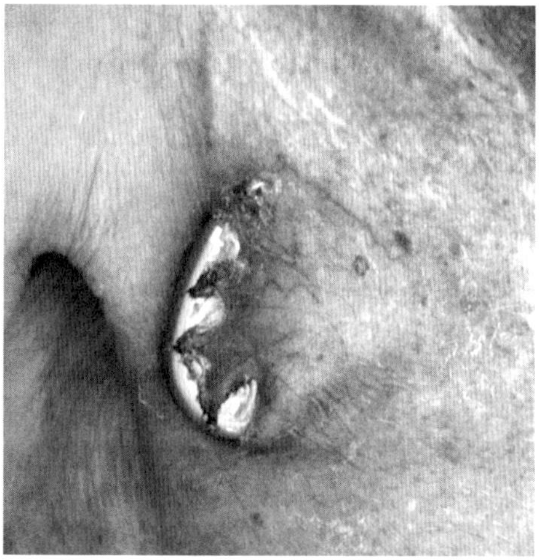

FIGURA 3 Isquemia de pele com exteriorização do gerador de pulsos.

pneumonias, infecções de pele, ou colonização de cateteres venosos centrais ou de diálise. Também podem ocorrer após bacteremia em procedimentos invasivos, não relacionados com o dispositivo, como colonoscopias, cirurgias urológicas ou do trato gastrointestinal. Comumente, é possível identificar-se o agente etiológico em hemoculturas, habitualmente bactérias Gram-positivas. Quando o tratamento antibiótico já foi iniciado previamente, entretanto, as hemoculturas podem ser negativas, dificultando a condução terapêutica.

- A presença de vegetações em cabos-eletrodos, ou na valva tricúspide, aumenta a gravidade do caso e deve ser levada em conta para a decisão da duração do tratamento antibiótico, da técnica operatória para remoção do dispositivo, assim como do melhor momento para se indicar a remoção.

Abordagem diagnóstica

- O diagnóstico clínico de infecção na loja gerador de pulsos é, na maioria das vezes, simples. A diferenciação com hematoma na loja do gerador, entretanto, pelo uso cada vez mais frequente de fármacos anticoagulantes e de antiagregantes plaquetários, tem se tornado um achado muito comum no período pós-operatório e por vezes difícil. Dessa forma, a avaliação cuidadosa e, se necessária, a punção diagnóstica são fundamentais para a confirmação da infecção de loja. Todo o cuidado deve ser tomado no sentido de se evitar a remoção do dispositivo ou uso desnecessário de antibióticos.
- Por outro lado, o diagnóstico de infecção endovascular que acomete o dispositivo em pacientes com a loja intacta é um desafio frequente. O ecocardiograma pode ajudar muito nessa situação quando visualizados sinais de acometimento do dispositivo, mas, quando este exame é inconclusivo o diagnóstico se torna mais difícil.
- Pacientes com suspeita de infecção no dispositivo devem ser submetidos à avaliação laboratorial, incluindo hemograma completo, eletrólitos, avaliação da função renal e de marcadores inflamatórios, incluindo-se a dosagem de proteína C-reativa. A coleta de três pares (aeróbio/anaeróbio) de hemocultura é fundamental antes do início da antibioticoterapia empírica.
- A Figura 4 apresenta de maneira esquemática como deve ser a abordagem inicial dos processos infecciosos em portadores de DCEI.

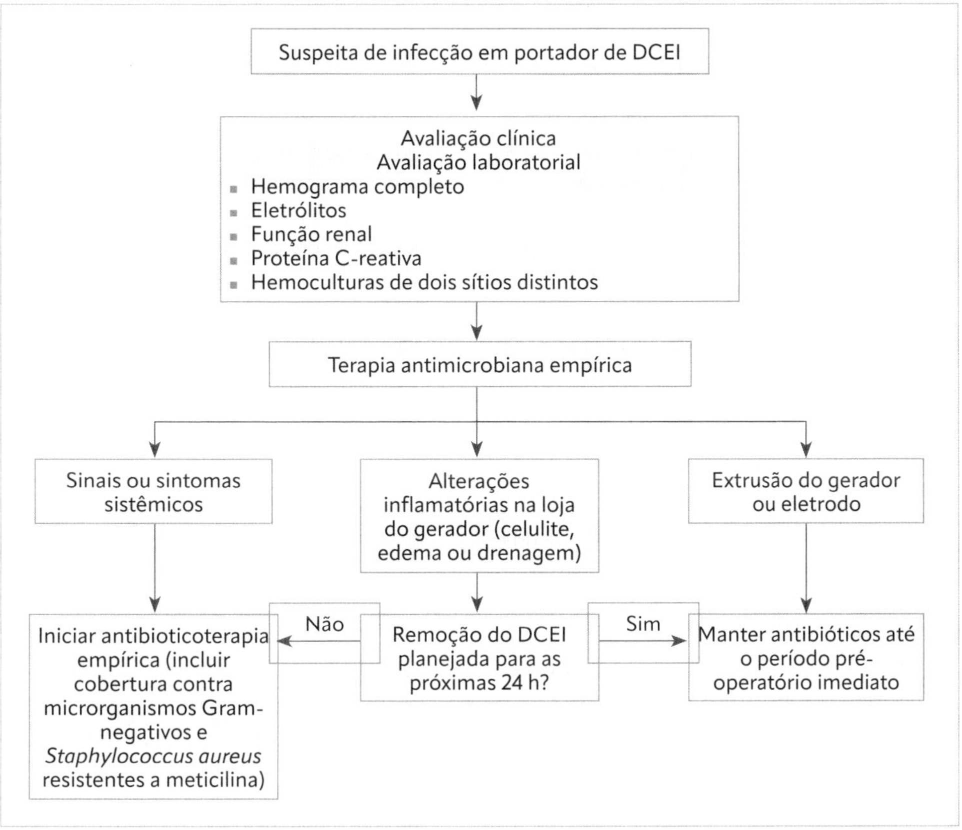

FIGURA 4 Abordagem inicial dos processos infecciosos em portadores de dispositivos cardíacos eletrônicos implantáveis (DCEI).

- Quando existir drenagem de secreção purulenta na loja do gerador, o material deve ser enviado para cultura, com máximo rigor na assepsia durante o procedimento de coleta do material. Em caso de necessidade de punção diagnóstica em loja fechada, entretanto, a aspiração com agulha na região da loja, fora do centro cirúrgico, deve ser desencorajada, para se evitar a introdução de microrganismos no caso de hematomas ou de seromas sem infecção.
- A hemocultura é um dos pilares do diagnóstico e servirá como guia na escolha do antibiótico e do tempo de tratamento. Todo o cuidado com assepsia na coleta deve ser tomado, portanto, para se evitar a contaminação das amostras. Para diminuir a chance de erro diagnóstico pela contaminação, coletas de sangue devem ser realizadas em sítios periféricos distintos.
- O ecocardiograma transesofágico (ETE) é o outro pilar do diagnóstico, e tem muita importância para a condução terapêutica. O ETE é extremamente útil nos pacientes com sinais sistêmicos de infecção (febre, calafrios, prostração, hipotensão) ou em situações em que os exames de laboratório (leucocitose, elevação de marcadores inflamatórios) e/ou imagem apontem para esse diagnóstico, mesmo estando as hemoculturas negativas. Sua realização, porém, também é indispensável nos pacientes com hemocul-

turas positivas, para a pesquisa de sinais de acometimento infeccioso nas válvulas cardíacas e nos cabos-eletrodos. Sua sensibilidade para a detecção de vegetações é maior que a do exame transtorácico e, também, é muito útil para visualização das valvas cardíacas esquerdas.

- A ecocardiografia transtorácica (ETT), por sua fácil realização, tem muito valor quando consegue detectar vegetações em cabos-eletrodos ou nas valvas cardíacas. Por sua menor sensibilidade na detecção de vegetações, entretanto, não é o exame mais adequado para afastar a possibilidade de infecção relacionada ao dispositivo.
- Nos casos em que o dispositivo é removido por suspeita de infecção, as pontas dos cabos-eletrodos que ficam em contato com o coração, assim como o tecido da loja do gerador de pulsos, devem ser enviados para cultura e bacterioscopia. Em alguns casos específicos, a solicitação de culturas para fungos e micobactérias deve ser considerada, principalmente, no caso de pacientes imunodeprimidos.
- Quando portadores de dispositivos cardíacos apresentam bacteremia sem outro foco de infecção evidente, principalmente nos três primeiros meses que se seguem às manipulações cirúrgicas, o diagnóstico de infecção relacionada ao dispositivo deve ser considerado, mesmo quando o ecocardiograma não consiga comprovar esse diagnóstico. Nos casos em que há bacteremia com duração superior a 24 horas ou com crescimento de *Staphylococcus aureus* ou coagulase-negativo na hemocultura, essa hipótese diagnóstica torna-se ainda mais importante. Bactérias Gram-negativas raramente estão relacionadas a infecções do dispositivo.
- Nos últimos anos passou-se a considerar a utilidade do uso da tomografia computadorizada por emissão de pósitrons (PET-CT) marcada com 18F-fluoro-2-deoxiglicose (FDG) para auxiliar no diagnóstico de infecções em dispositivos implantáveis. Por sua capacidade de captar a atividade glicolítica, esse exame tem se mostrado de grande valia para a localização de focos infecciosos, principalmente quando as hemoculturas já identificaram o crescimento de microrganismos patogênicos e o ecocardiograma é inconclusivo. O PET-CT com FDG também é útil na identificação de possíveis focos de embolia séptica pulmonar. Esse exame também permite a exclusão do diagnóstico de infecção em DCEI quando localiza processos infecciosos em outros focos que não o dispositivo. Como a atividade glicolítica é identificada também em outras condições inflamatórias, entretanto, a utilidade para esse tipo de exame em pacientes que estejam em período pós-operatório recente é controversa (Figura 5).

Abordagem terapêutica

Terapia antimicrobiana

- A antibioticoterapia, sempre que possível, deve ser iniciada somente após a definição do microrganismo pelas culturas. Quando há sinais de infecção sistêmica, ou quando o retardo do início do tratamento pode trazer risco à vida do paciente (sepse grave), entretanto, deve-se iniciá-la, de forma empírica, logo após a coleta das hemoculturas, conforme detalhado anteriormente neste capítulo.
- Por outro lado, quando não há sinais de sepse, ou quando a infecção parece estar limitada à loja do dispositivo, o uso de antibióticos deve ser postergado para que seja orientado pelo resultado das hemoculturas.
- Ao se optar pelo tratamento empírico, a escolha do antibiótico deve considerar, sempre, a cobertura dos *Staphylococcus aureus* e coagulase-negativo, dada a alta prevalência desses microrganismos nas infecções relacionadas a dispositivos implantáveis. Nesse sentido, os glicopeptídeos (vancomicina ou teicoplamina) são a primeira escolha por possuírem atividade antimicrobiana contra cepas resistentes à oxacilina, condição relativamente comum nos três primeiros meses após implan-

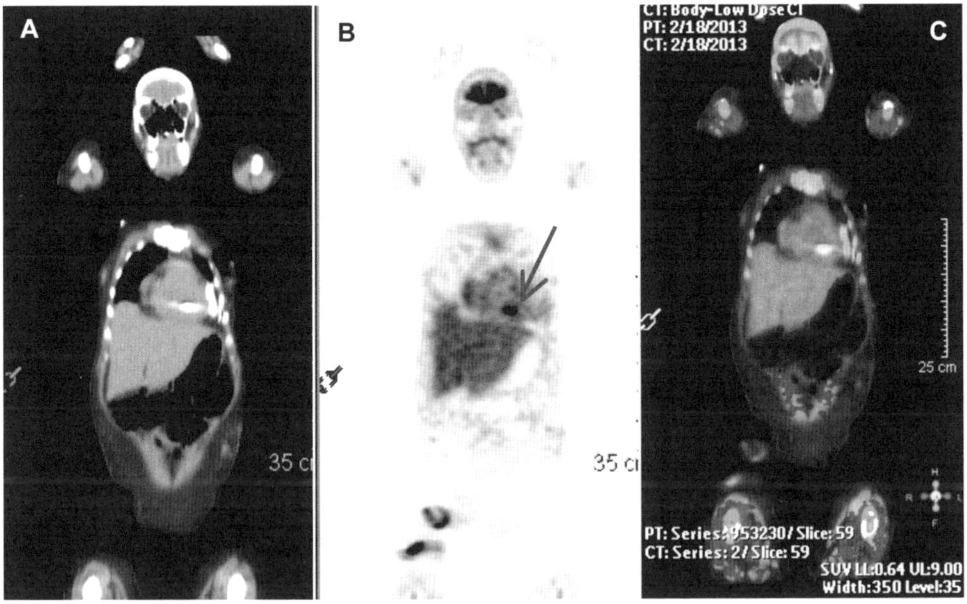

FIGURA 5 Tomografia por emissão de pósitrons (PET) com estudo do metabolismo da glicose utilizando-se o 18F-fluorodesoxiglicose (18F-FDG) na avaliação de processos infecciosos em portadores de DCEI.

te do dispositivo. Para os pacientes alérgicos à vancomicina, sugere-se o uso de daptomicina (8-10 mg/kg) empiricamente.

- No caso de pacientes considerados em estado grave, a antibioticoterapia empírica deve cobrir, também, microrganismos Gram-negativos, a despeito da menor prevalência destes agentes em infecções relacionada a DCEI. Com este objetivo, ciprofloxacino, cefepima ou piperacilina/tazobactam podem ser utilizados em associação aos glicopeptídeos.
- A duração do tratamento varia em função do tipo de acometimento. Nas infecções restritas à loja do gerador de pulsos, o usual é manter-se o uso de antibióticos por 2 semanas. Quando há infecção endovascular sem documentação de vegetações ou outras complicações, deve-se manter a administração do antibiótico por 3 a 4 semanas. Se houver sinais de endocardite, embolia séptica ou osteomielite, entretanto, a duração da terapia antimicrobiana deve ser prolongada, e nunca menos do que 4 a 6 semanas (Figura 6).
- Pelo potencial de complicações, principalmente de embolia séptica, o paciente deve ser mantido sob regime hospitalar e os antibióticos administrados por via parenteral.
- Em condições especiais, entretanto, após o desaparecimento dos sinais inflamatórios e a conclusão do tratamento cirúrgico, a continuidade do tratamento em regime domiciliar pode ser considerada, desde que as condições socioeconômicas e culturais do paciente permitam. Essa prática, contudo, requer acompanhamento médico constante e fácil acesso a hospitalização, no caso de piora do quadro clínico. Embora existam protocolos específicos para essa prática, seu uso é ainda pouco comum no nosso meio.

Remoção do dispositivo cardíaco eletrônico implantável

- Infecções superficiais e restritas à incisão cirúrgica, que ocorram logo após um procedimento cirúrgico para implante inicial ou

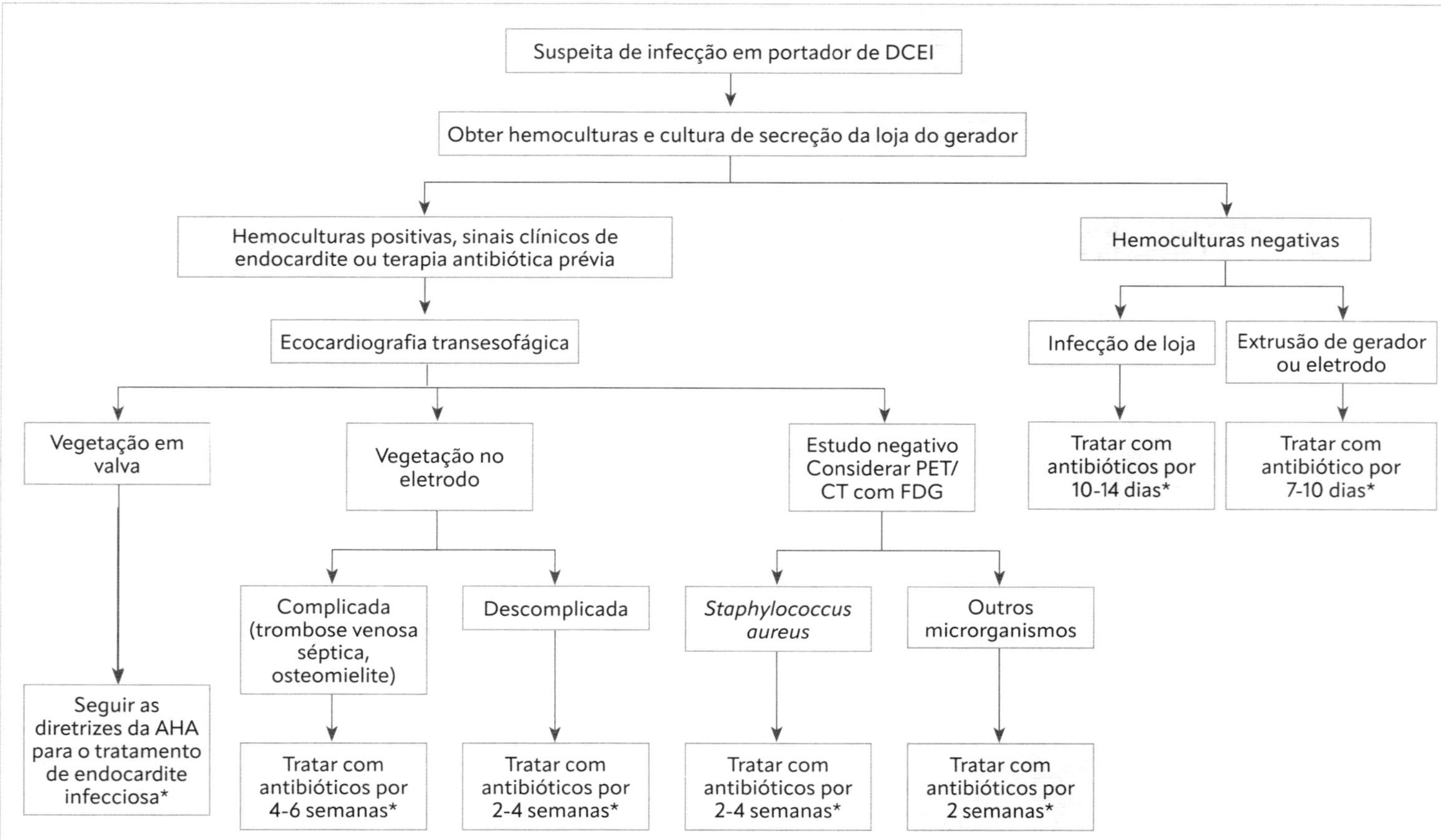

FIGURA 6 Como determinar a duração da terapia antimicrobiana nos processos infecciosos em portadores de DCEI.
DCEI: dispositivo cardíacc eletrônico implantável; AHA: American Heart Association. * A duração da terapia antimicrobiana deve ser considerada a partir do dia da remoção do dispositivo.

para manutenção de dispositivo implantado, podem ser tratadas com curativos, com ou sem antibioticoterapia oral. Nesse caso, em geral, não existe a necessidade de remoção do dispositivo.

- Quando houver a contaminação do gerador de pulsos ou de um cabo-eletrodo, entretanto, a remoção completa do dispositivo é fortemente recomendada. A remoção incompleta do dispositivo está associada a infecção persistente ou recorrente e, portanto, deve ser desencorajada.
- Em algumas situações específicas, o tratamento conservador, utilizando-se apenas antibióticos, pode ser uma conduta empregada, como no caso de pacientes com prognóstico reservado ou que se neguem a ser submetidos a extração de cabos-eletrodos. Essa conduta também pode ser considerada para pacientes com risco cirúrgico muito elevado, mas sempre deve ser considerada de exceção.
- De uma maneira geral, a remoção completa do dispositivo é fundamental para a resolução do quadro infeccioso. A via de acesso para a remoção dos cabos-eletrodos, entretanto, varia em função do tempo em que os cabos-eletrodos estão implantados, da presença e do tamanho das vegetações e da experiência da equipe cirúrgica.
- Por ser um procedimento menos invasivo, a extraçao transvenosa é sempre a primeira opção, ficando a retirada por toracotomia, com ou sem o auxílio de circulação extracorpórea, reservada para situações específicas: quando há falha na extração transvenosa; quando ocorrem complicações graves durante a extração transvenosa ou quando as vegetações são maiores do que 2,5 cm, face ao risco de embolia de fragmentos das vegetações para as artérias pulmonares. A extração por toracotomia com circulação extracorpórea também é recomendada quando há evidências de abscesso ou acometimento valvar grave.
- De qualquer forma, pela multiplicidade de apresentações das complicações infecciosas, as condutas de extração devem ser individualizadas e o procedimento de extração realizado por equipe com experiência em extração e tratamento de infecções em dispositivos. Pelo potencial de complicações graves, como tamponamento cardíaco e laceração vascular, recomenda-se que esses procedimentos sejam realizados em ambiente de centro cirúrgico com condições ideais de monitoração, cuidados anestésicos e fácil acesso à cirurgia cardíaca a céu aberto em caso de complicações.

Reimplante do dispositivo cardíaco eletrônico implantável

- Infelizmente, processos infecciosos relacionados a dispositivos cardíacos implantáveis são mais frequentes após o manuseio do paciente por equipes com menor experiência. Dessa forma, após a resolução do processo infeccioso, o primeiro passo a ser seguido é reavaliar a real necessidade de se reimplantar um novo dispositivo.
- O implante do novo dispositivo requer que não existam sinais de infecção na antiga loja do gerador de pulsos e que as hemoculturas estejam negativas e o paciente esteja sem febre há pelo menos 5 a 7 dias.
- Recomenda-se que o reimplante seja realizado em outro local e, se for realizado por via endocárdica clássica, que seja feito, preferencialmente, em região contralateral à do dispositivo retirado (Figura 7).
- Nos pacientes em que houve acometimento valvar pela infecção, orienta-se que se aguarde, no mínimo, 14 dias após a última hemocultura negativa para a realização do novo implante.

Prognóstico

- A despeito dos cuidados dispensados ao paciente, a morbimortalidade dos processos

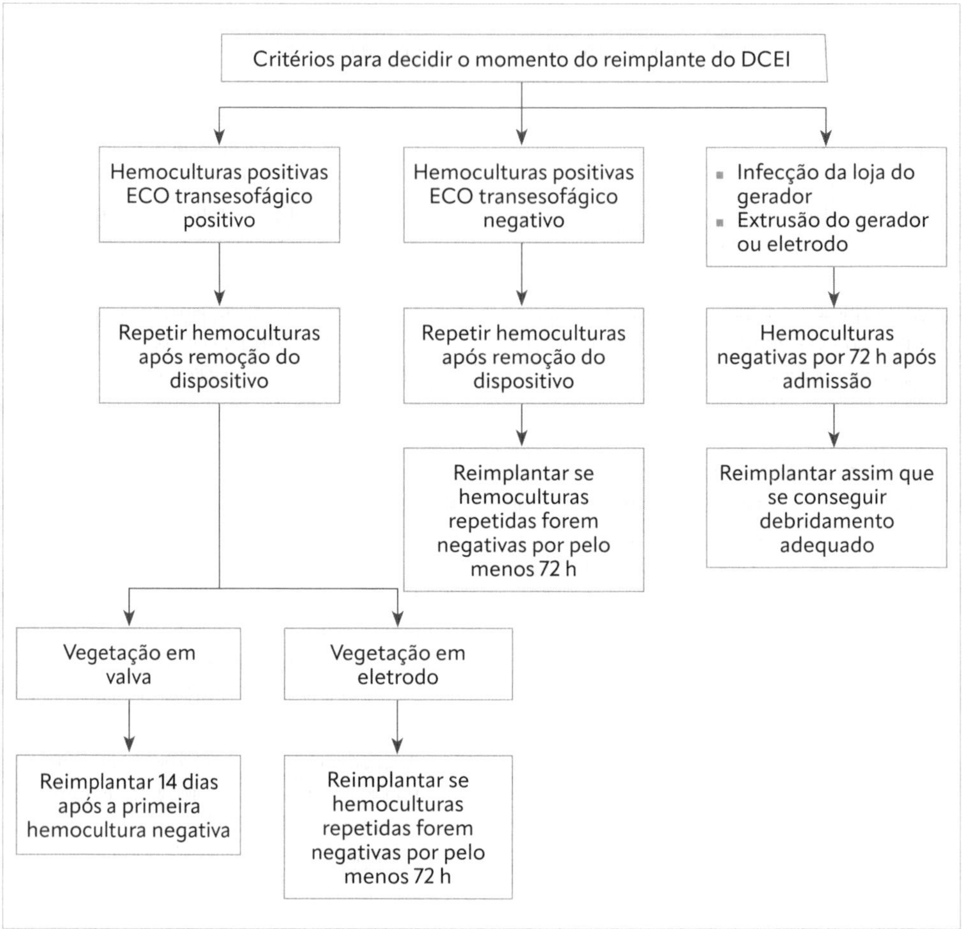

FIGURA 7 Recomendações para decidir o momento mais oportuno para o reimplante do DCEI. DCEI: dispositivo cardíaco eletrônico implantável; ECO: ecocardiograma.

infecciosos relacionados aos DCEI é alta e está fortemente associada à forma de apresentação e às condições clínicas do paciente. A mortalidade de pacientes com infecção de loja é de aproximadamente 5%, subindo para 20% quando há envolvimento endovascular.

- Outros fatores associados ao pior prognóstico são: embolização séptica, endocardite, osteomielite e necessidade de toracotomia para extração.

Estratégias profiláticas

- Existem fortes evidências de que a antibioticoterapia profilática deve ser usada nos implantes iniciais e nas reoperações para manutenção ou tratamento de complicações de dispositivos cardíacos implantáveis.
- O uso da cefazolina, ou de outra cefalosporina de terceira geração, 30 minutos antes da incisão na pele, é a principal recomen-

dação. Em alguns centros, onde a incidência de *Staphylococcus* oxacilina-resistente é alta, o uso profilático da vancomicina tem sido reportado.

- No caso de pacientes já colonizados por S. aureus resistentes à oxacilina, a descolonização nasal com mupirocina tem sido reportado com resultados positivos.
- Tendo-se em vista os fatores de risco mais frequentemente envolvidos nos processos infecciosos em DCEI, algumas recomendações devem ser feitas:
  1. Reoperações precoces em loja do gerador de pulsos devem ser evitadas e limitadas a situações em que haja risco à vida do paciente, como no caso de perda do comando do marca-passo por deslocamento de cabo-eletrodo ventricular ou perfuração de câmara cardíaca pelo cabo-eletrodo, e aos casos de hematomas grandes em que há o risco de drenagem espontânea com exposição do sistema de estimulação.
  2. O implante transvenoso de cateteres para estimulação cardíaca artificial temporária deve ser feito em ambiente adequado, dando-se prioridade à estimulação transcutânea para as situações emergenciais.
  3. Punções diagnósticas ou esvaziadoras devem ser evitadas e, quando necessárias, devem ser realizadas em ambiente de centro cirúrgico.
  4. Pacientes que apresentam febre ou processos infecciosos detectados antes de procedimentos de estimulação cardíaca definitiva devem ser tratados com antibióticos por tempo compatível com o processo infeccioso identificado.
  5. Pacientes com insuficiência renal crônica em programa de hemodiálise devem ser submetidos, preferencialmente, a implante de sistemas epicárdicos.

QUAL É A ROTINA NA EMERGÊNCIA DO INCOR?

- Todos os pacientes que se apresentam na Unidade de Emergência do InCor com suspeita de infecção no DCEI são avaliados por equipe multidisciplinar, incluindo: médicos da equipe de emergência, médicos da unidade de controle de infecção hospitalar e médicos da unidade de estimulação cardíaca artificial, constituída pela equipe clínica e cirúrgica. Essa abordagem multidisciplinar visa acelerar a tomada de decisões, evitando-se o agravamento do quadro.
- Semelhantemente ao que ocorre em pacientes com cardiopatia valvar, até que seja provado o contrário, todo paciente com DCEI e febre e/ou calafrios deve ser diagnosticado com provável infecção do dispositivo. Todos os pacientes com alta suspeita são internados. Em casos nos quais, após adequada investigação, outro foco infeccioso seja claramente definido, o diagnóstico pode ser desconsiderado.
- A avaliação clínica é fundamental. Orienta-se sempre atentar à loja do DCEI, a novos sopros de insuficiência valvar e à presença de embolizações periféricas e petéquias em conjuntiva. Dados vitais, como perfusão periférica, nível de consciência, oximetria, frequência respiratória, ausculta cardíaca e pulmonar, frequência cardíaca e pressão arterial, devem ser rapidamente avaliados à chegada.
- Caso haja algum critério de instabilidade hemodinâmica (sepse grave/choque séptico), o paciente deve imediatamente ser levado à sala de emergência sendo realizada monitorização contínua, administração de oxigênio em cateter ou máscara e obtido acesso venoso periférico. A administração de expansão volêmica com solução fisiológica deve ser rapidamente iniciada, desde que o paciente não possua congestão pul-

monar. Nesses casos, a associação de drogas vasoativas (noradrenalina e/ou dobutamina) torna-se prioridade.

- Em todos os pacientes, são coletados exames laboratoriais gerais como hemograma, coagulograma, eletrólitos, função renal e marcadores inflamatórios (proteína C-reativa e VHS). A realização de radiografia de tórax também é obrigatória, permitindo avaliar focos de embolização ou infecção pulmonar e a presença de congestão.
- Em todos os pacientes, são coletados três pares de hemoculturas de sítios diferentes antes do início dos antibióticos. Em casos graves, a coleta não deve atrasar o início da terapia. Em casos de infecções de loja de DCEI, a coleta de material para cultura por punção também deve ser realizada sempre que possível.
- Em todos os casos é solicitado ETE. Além disso, o uso de PET-CT com FDG tem se tornado rotina em nosso meio profissional e complementa a avaliação diagnóstica.
- Quando houver abscesso em loja de DCEI, a realização de ultrassonografia ou tomografia computadorizada pode auxiliar a avaliação, mostrando sua extensão e a característica do conteúdo, devendo sempre ser considerada.
- Ao se optar pelo tratamento empírico, a escolha do antibiótico deve considerar, sempre, a cobertura dos *Staphylococcus aureus* e coagulase-negativo, dada a alta prevalência desses microrganismos nas infecções relacionadas a dispositivos implantáveis. Nesse sentido, a vancomicina é a primeira escolha, por cobrir cepas resistentes à oxacilina, que são relativamente comuns nesses casos.
- No caso de pacientes com sepse grave, a antibioticoterapia empírica deve cobrir, também, microrganismos Gram negativos, a despeito da menor prevalência desses agentes em infecções relacionada ao DCEI.
- A escolha do antimicrobiano, assim como a duração do tratamento, deverá ser ajustada de acordo com os resultados das hemoculturas e do ecocardiograma transesofágico, idade do paciente e função renal, seguindo as orientações vigentes em diretrizes (Figura 6).
- De rotina, na Unidade de Emergência do InCor, sempre que confirmada a infecção de DCEI, o mesmo deve ser extraído o mais breve possível, desde que as condições clínicas do paciente o permitam. Em relação à antibioticoterapia, utiliza-se (Figura 6):
  - Infecções intravasculares de cabo-eletrodos precoces (< 3 meses do implante) ou em pacientes em sepse grave/choque séptico: vancomicina 1 g, endovenosa, de 12 em 12 horas + ciprofloxacino 400 mg, endovenoso, de 12 em 12 horas ou piperacilina-tazobactam 4,5 g, endovenoso, de 8 em 8 horas por 4 a 6 semanas a partir da retirada do sistema.
  - Infecções intravasculares de cabo-eletrodo tardias (> 3 meses do implante): oxacilina 2 g, endovenosa, de 4 em 4 horas + ceftriaxone 1 g, endovenoso, de 12 em 12 horas por 4 a 6 semanas a partir da retirada do sistema.
  - Infecções em loja de geradores de pulsos: vancomicina 1 g, endovenosa, de 12 em 12 horas + ciprofloxacino 400 mg, endovenoso, de 12 em 12 horas por 10 a 14 dias a partir da retirada do sistema.
- A extração do sistema deve ser preferencialmente transvenosa, exceto quando há falha ou complicações na tentativa de extração, quando as vegetações são maiores do que 2,5 cm ou quando há evidências de abscesso ou acometimento valvar grave.
- Em pacientes com bloqueios atrioventriculares avançados e/ou bradicardias associadas à instabilidade hemodinâmica que dependem do DCEI para manutenção de frequência cardíaca adequada, antes da retirada do sistema deve-se realizar a passagem de marca-passo transvenoso. No caso de pacientes com CDI, após sua extração, o mesmo deve ser mantido monitorizado preferencialmente em ambiente de terapia intensiva devido ao risco de arritmias ventriculares malignas.

- O momento do reimplante é considerado de acordo com o que foi exposto na Figura 7.

BIBLIOGRAFIA RECOMENDADA

1. Baddour LM, Cha YM, Wilson WR. Clinical practice. Infections of cardiovascular implantable electronic devices. N Engl J Med. 2012;367(9):842-9.
2. Baddour LM, Epstein AE, Erickson CC, Knight BP, Levison ME, Lockhart PB, et al. Update on cardiovascular implantable electronic device infections and their management: a scientific statement from the American Heart Association. Circulation. 2010;121:458-77.
3. De Oliveira JC, Martinelli M, Nishioka SA, Varejão T, Uipe D, Pedrosa AA, et al. Efficacy of antibiotic prophylaxis before the implantation of pacemakers and cardioverter-defibrillators: results of a large, prospective, randomized, double- blinded, placebo-controlled trial. Circ Arrhythm Electrophysiol. 2009;2(1):29-34.
4. Klug D, Balde M, Pavin D, Hidden-Lucet F, Clementy J, Sadoul N, et al.; PEOPLE Study Group. Risk factors related to infections of implanted pacemakers and cardioverter-defibrillators: results of a large prospective study. Circulation. 2007;116(12):1349-55.
5. Millar BC, Prendergast BD, Alavi A, Moore JE. 18FDG-positron emission tomography (PET) has a role to play in the diagnosis and therapy of infective endocarditis and cardiac device infection. Int J Cardiol. 2013;167(5):1724-36.
6. Sohail MR, Uslan DZ, Khan AH, Friedman PA, Hayes DL, Wilson WR, et al. Risk factor analysis of permanent pacemaker infection. Clin Infect Dis. 2007;45(2):166-73.
7. Sohail MR, Uslan DZ, Khan AH, Friedman PA, Hayes DL, Wilson WR, et al. Infective endocarditis complicating permanent pacemaker and implantable cardioverter-defibrillator infection. Mayo Clin Proc. 2008;83(1):46-53.
8. Uslan DZ, Dowsley TF, Sohail MR, Hayes DL, Friedman PA, Wilson WR, et al. Cardiovascular implantable electronic device infection in patients with Staphylococcus aureus bacteremia. Pacing Clin Electrophysiol. 2010;33(4):407-13.
9. Habib G, Lancellotti P, Antunes MJ, Bongiorni MG, Casalta JP, Del Zotti F, et al. 2015 ESC Guidelines for the management of infective endocarditis: The Task Force for the Management of Infective Endocarditis of the European Society of Cardiology (ESC). Endorsed by: European Association for Cardio-Thoracic Surgery (EACTS), the European Association of Nuclear Medicine (EANM). Eur Heart J. 2015;36(44):3075-128.
10. Amraoui S, Tlili G, Sohal M, Berte B, Hindié E, Ritter P, et al. Contribution of PET imaging to the diagnosis of septic embolism in patients with pacing lead rndocarditis. JACC Cardiovasc Imaging. 2016;9(3):283-90.
11. Gomes A, Glaudemans AW, Touw DJ, van Melle JP, Willems TP, Maass AH, et al. Diagnostic value of imaging in infective endocarditis: a systematic review. Lancet Infect Dis. 2017;17(1):e1-e14.
12. Traykov V, Bongiorni MG, Boriani G, Burri H, Costa R, Dagres N, et al. Clinical practice and implementation of guidelines for the prevention, diagnosis and management of cardiac implantable electronic device infections: results of a worldwide survey under the auspices of the European Heart Rhythm Association. Europace. 2019;21:1270-9.
13. Bongiorni MG, Burri H, Deharo JC, Starck C, Kennergren C, Saghy L, et al. 2018 EHRA expert consensus statement on lead extraction: recommendations on definitions, endpoints, research trial design, and data collection requirements for clinical scientific studies and registries: endorsed by APHRS/HRS/LAHRS. Europace. 2018;20:1217.
14. Blomström-Lundqvist C, Traykov V, Erba PA, Burri H, Nielsen JC, Bongiorni MG. EHRA International consensus document on how to prevent, diagnose, and treat cardiac implantable electronic device infections. Eur J Cardiothorac Surg. 2020;57(1):e1-e31.

7

Utilização de marca-passo transcutâneo

Fernanda Gonçalves de Mateo
Patrícia Oliveira Guimarães
Rony Lopes Lage
Alexandre de Matos Soeiro

OBSERVAÇÕES GERAIS BASEADAS EM EVIDÊNCIAS

Introdução

- As bradiarritmias são afecções comuns em sala de emergência, principalmente em pacientes com cardiopatia conhecida, infarto agudo do miocárdio e em uso de medicações com efeito cronotrópico negativo.
- Geralmente, para manejo do paciente sintomático, é definida como frequência cardíaca menor do que 50 batimentos por minuto.
- Em casos associados à instabilidade hemodinâmica, a estimulação elétrica artificial pode ser feita por meio de marca-passos provisórios (transcutâneo e transvenoso), que são utilizados à beira-leito em situações de urgência e, posteriormente, marca-passos definitivos, implantados em centro cirúrgico, se a causa da bradiarritmia for irreversível.
- De maneira geral, o marca-passo provisório visa comandar o ritmo cardíaco por meio de impulsos elétricos. Estes promovem a contração miocárdica após despolarização efetiva, restabelecendo a frequência cardíaca adequada e proporcionando consequente melhora do débito cardíaco.
- Entre todas as modalidades de estimulação cardíaca temporária, o método transcutâneo é o mais fácil de ser utilizado, podendo ser adequadamente empregado em sala de emergência com treinamento simples e rápido.

Indicações, limitações e contraindicações do uso de marca-passo transcutâneo

- Deve haver fácil acesso ao marca-passo transcutâneo em salas de emergência. Ele está indicado como primeira abordagem em pacientes que se apresentam com bradiarritmias e sinais de instabilidade hemodinâmica, como hipotensão arterial, confusão mental, dor torácica, dispneia e má perfusão periférica. Apesar de não poder ser encarado como regra, esse quadro clínico é visto principalmente em pacientes com bloqueio atrioventricular Mobitz II e bloqueio atrioventricular total. Na maioria dos casos em que o eletrocardiograma do paciente mostra bradicardia sinusal ou bloqueio atrioventricular Mobitz I, não será necessário colocação de marca-passo transcutâneo, pois os pacientes apresentam-se oligossintomáticos.
- Em situações de bradicardia sintomática com pulso, o marca-passo transcutâneo também deve ser considerado em pacientes que não respondem à atropina. Trata-se de medida provisória até que a colocação de um marca-

-passo transvenoso seja providenciada, visto que a estimulação do tórax causa desconforto ao paciente, sendo necessário manter analgesia adequada.

- Já em casos de pacientes que apresentem bradicardias sintomáticas associadas ao uso de medicações (betabloqueador, bloqueador de canal de cálcio, amiodarona, digital, quinidina, disopiramida, propafenona, procainamida), frequentemente o efeito atropínico ou a suspensão da medicação leva ao restabelecimento do ritmo próprio do paciente. Assim, o marca-passo, na maioria das vezes, passa a ser utilizado apenas de forma temporária, enquanto se aguarda o término do efeito dos medicamentos.
- As limitações desta técnica se devem principalmente a maior energia necessária para que haja estimulação cardíaca e consequentemente desconforto do paciente por estimulação de musculatura torácica.
- Marca-passos não são recomendados em casos de parada cardiorrespiratória em assistolia. Estudos randomizados e controlados não demonstraram melhora de sobrevida em pacientes que utilizaram a variedade transcutânea em assistolia.
- Esta modalidade também é contraindicada nos casos de hipotermia grave.
- O sistema de marca-passo transcutâneo, além da função de estimulação elétrica, promove a monitorização do paciente e pode ser usado para desfibrilação se necessário.

Indicações do uso de marca-passo transcutâneo na sala de emergência em pacientes com síndrome coronária aguda

- A síndrome coronária aguda é considerada a maior responsável por distúrbios graves do sistema de condução, implicando diversas vezes o implante de marca-passo provisório em situações de emergência. A incidência aproximada de bloqueio atrioventricular de primeiro grau é de 8,5%; de segundo grau, 4,8%; e em bloqueio atrioventricular total, de 7,1%, independentemente do local de acometimento.
- Entre os pacientes que evoluem com este último tipo, 40% se instalam até a admissão; 20% nas primeiras 24 horas de internação; e o restante, até o quinto dia de evolução. Bloqueio atrioventricular associado à lesão da artéria descendente anterior geralmente apresenta pior prognóstico, com menor possibilidade de reversão por estar associado à necrose do feixe de condução e do sistema His-Purkinje. Já bloqueios relacionados à lesão da artéria coronária direita podem apresentar reversão completa após reperfusão, uma vez que se associam à isquemia do nó atrioventricular, em razão do acometimento da irrigação do ramo do nó atrioventricular ou ao reflexo vagal de Bezold-Jarisch.
- O marca-passo transcutâneo, em um cenário de síndrome coronariana aguda, deve ser utilizado de maneira profilática para pacientes que correm o risco de desenvolver bloqueio atrioventricular total. A indicação de um marca-passo cardíaco provisório existe quando ocorre uma bradicardia sintomática, de qualquer etiologia (sinusal ou bloqueio atrioventricular), independentemente da localização do infarto agudo do miocárdio e do caráter do distúrbio da condução atrioventricular (nodal ou infranodal), que não responde à atropina nos casos de alteração nodal. Na bradicardia assintomática, mas com bloqueio atrioventricular de localização infranodal, como o bloqueio atrioventricular de segundo grau tipo II e o bloqueio atrioventricular total com complexos QRS largos, a indicação do marca-passo provisório é imperativa (Tabela 1).
- Nesses casos, deve se colocar as pás sobre o paciente e o aparelho deve ser deixado em modo de espera. Também pode ser usado quando a punção venosa acarreta riscos ao paciente, como após terapia trombolítica.
- Nos pacientes com SCA, a estimulação deve ser realizada com frequência cardíaca míni-

TABELA 1 **Principais indicações relacionadas ao uso de marca-passo transcutâneo em pacientes com síndrome coronária aguda**

Bradicardia sinusal sintomática não responsiva às medicações
Bloqueio atrioventricular de segundo grau tipo Mobitz I, II, 2:1 fixo ou total
Bloqueio de ramo alternante (bloqueio de ramo esquerdo alternando com bloqueio de ramo direito, ou bloqueio de ramo direito fixo e bloqueio divisional anterossuperior esquerdo alternando com bloqueio divisional posteroinferior esquerdo)
Aparecimento de bloqueio bifascicular

ma que permita estabilidade clínica, visto que frequências mais elevadas aumentam a demanda miocárdica e pioram a isquemia.

- Cabe ressaltar que, em todos os casos em que se necessita de marca-passo transcutâneo no contexto de uma síndrome coronária aguda, o paciente deve ser considerado de alto risco e levado à cineangiocoronariografia de urgência. A desobstrução coronária pode, na maior parte das vezes, levar a reversão do distúrbio de condução. Além disso, o marca-passo transvenoso pode ser implantado no mesmo procedimento.

Técnicas para implante e utilização do marca-passo transcutâneo

Material necessário

- Desfibrilador com módulo de marca-passo.
- Cabo de conexão das placas ao aparelho gerador.
- Placas adesivas.
- Eletrodos e monitor de eletrocardiograma com cabos.
- Drogas analgésicas e sedativos intravenosos.

Técnica

- Ligar o desfibrilador.
- Aplicar os eletrodos do eletrocardiograma (ECG) e ligá-los ao cabo do ECG.
- Ajustar o tamanho do ECG e a derivação para obter uma boa representação visual da forma da onda. Verificar a detecção adequada do complexo QRS.
- Aplicar as pás do marca-passo: a negativa (anterior) no ápice cardíaco e a positiva (posterior) no dorso (alternativamente na região torácica direita superior, porém com maiores limiares de estimulação) (Figura 1).
- Conectar os cabos ao desfibrilador.
- Mudar ou ativar o modo de estimulação.
- Ajustar a frequência cardíaca para um valor acima da frequência do paciente. Geralmente entre 60 e 80 batimentos por minuto.
- Ajustar o modo de estimulação. O sistema pode ser colocado em modo "demanda", no qual o estímulo somente será disparado se o paciente apresentar frequência cardíaca abaixo do valor previamente selecionado; ou em modo "fixo", no qual, independentemente da frequência do paciente, o estímulo será liberado.
- Realizar sedação e explicar possível desconforto.
- Ajustar a voltagem com o aparecimento de espículas no monitor. Iniciar com a corrente mínima e aumentar entre 5 e 10 mA até a captura ventricular adequada (limiar de captura).
- Avaliar a captura mecânica preferencialmente por meio do pulso femoral. O pulso carotídeo não deve ser utilizado para confirmar a captura mecânica pois a estimulação elétrica provoca reflexo muscular que pode mimetizar o pulso carotídeo. Caso a frequência do pulso esteja menor do que a estimulação elétrica, o limiar de captura deverá ser elevado até o ajuste adequado de captura elétrica + mecânica.
- Deixar a corrente de estimulação entre 5 e 10 mA acima do limiar de captura elétrica e mecânico.

Complicações

- As principais complicações do marca-passo transcutâneo estão relacionadas à dor e ao desconforto do paciente, já que pode ocorrer contração muscular esquelética. Assim, é

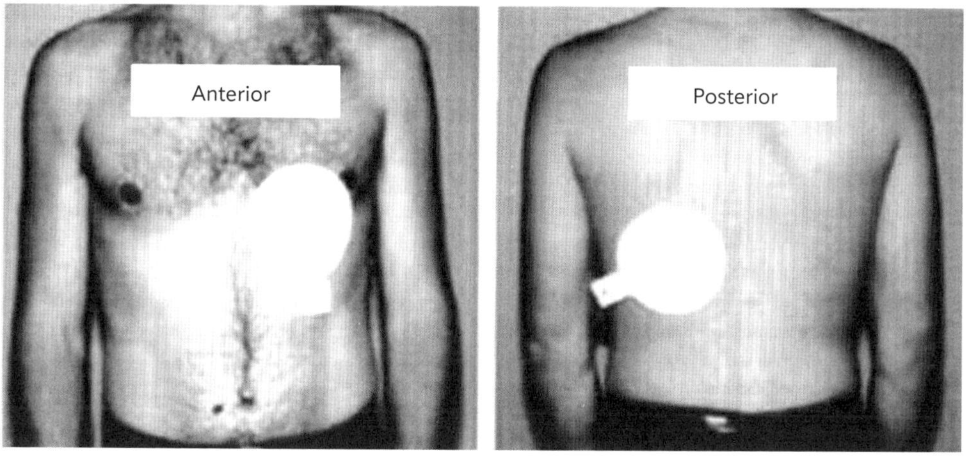

FIGURA 1 Posicionamento correto das placas do marca-passo transcutâneo.

de fundamental importância a manutenção de analgesia adequada. Além disso, falha de captura pode ocorrer devido a posição incorreta das pás, mau contato dos cabos, bateria com desgaste, aumento de ar intratorácico, derrame pericárdico, cirurgia torácica recente e limiar de estimulação elevado. Podem surgir irritação da pele e queimaduras, em casos de uso prolongado.

QUAL É A ROTINA NA EMERGÊNCIA DO INCOR?

- O marca-passo transcutâneo, na Unidade de Emergência do InCor, é colocado em todos os casos de bradicardia com instabilidade hemodinâmica e em pacientes que estão evoluindo para deterioração clínica com risco de desenvolver bloqueio atrioventricular avançado.
- É uma medida provisória, ou seja, após início do funcionamento do marca-passo e estabilização clínica, deve ser providenciada imediatamente a colocação de marca-passo transvenoso, evitando a estimulação transcutânea prolongada.
- Antes de iniciar a colocação do marca-passo transcutâneo, é necessário explicar ao paciente o procedimento e comunicar-lhe sobre a possibilidade de desconforto com o início da estimulação.
- A analgesia é feita usualmente com opioides como morfina (dose de 2 a 4 mg em bolus) e fentanil. Múltiplas doses podem ser necessárias a depender do tempo de uso do marca-passo. Evitam-se doses excessivas, de modo que o paciente não apresente rebaixamento do nível de consciência. Toda a estimulação é realizada preferencialmente com o paciente acordado.
- Em casos de uso profilático (como em síndromes coronárias agudas), deve-se manter o aparelho em modo de demanda, respeitando a frequência cardíaca do paciente. O estímulo somente será propagado caso a frequência atinja um limite mínimo determinado (em torno de 40 a 50 bpm).
- Nas bradiarritmias sintomáticas, estabelece-se uma frequência cardíaca mínima para estimulação (geralmente 60 a 80 bpm) a depender do caso clínico. Avalia-se o limiar de captura, acima do qual mantém-se a corrente elétrica em 5 a 10 mA. Em casos de uso prolongado, o limiar deve ser testado diariamente.
- Recomenda-se monitorização eletrocardiográfica contínua para verificação do funcionamento correto do marca-passo e detecção de eventuais falhas de captura.

BIBLIOGRAFIA RECOMENDADA

1. Mark S. Link, Dianne L. Atkins, Rod S. Passman, et al. Part 6: Electrical Therapies: Automated External Defibrillators, Defibrillation, Cardioversion, and Pacing: 2010 American Heart Association Guidelines for Cardiopulmonary Resuscitation and Emergency Cardiovascular Care. Circulation. 2010;122:S706-S719.
2. Nicolau JC, Tarasoutchi F, Rosa LV, Machado FP. Condutas práticas em cardiologia. São Paulo: Manole; 2010.
3. Piegas LS, Timerman A, Feitosa GS, Nicolau JC, Mattos LAP, Andrade MD, et al. V Diretriz da Sociedade Brasileira de Cardiologia sobre Tratamento do Infarto Agudo do Miocárdio com Su-pradesnível do Segmento ST. Arq Bras Cardiol. 2015;105(2):1-105.
4. Timerman S, Gonzalez MM, Ramires JA. Ressuscitação e emergências cardiovasculares. Barueri: Manole, 2007.
5. Link MS, Berkow LC, Kudenchuk PJ, Halperin HR, Hess EP, Moitra VK, et al. Part 7: adult advanced cardiovascular life support: 2015 American Heart Association Guidelines Update for Cardiopulmonary Resuscitation and Emergency Cardiovascular Care. Circulation. 2015;132(suppl 2):S444–S464.
6. Panchal AR, Bartos JA, Cabañas JG, Donnino MW, Drennan IR, Hirsch KG, et. al. and on behalf of the Adult Basic and Advanced Life Support Writing Group. Part 3: Adult Basic and Advanced Life Support: 2020 American Heart Association Guidelines for Cardiopulmonary Resuscitation and Emergency Cardiovascular Care. Circulation. 2020;142(16Suppl2):S366-S468.

8

Implante de marca-passo transvenoso

Vinícius Machado Correia
Alexandre de Matos Soeiro

OBSERVAÇÕES GERAIS BASEADAS EM EVIDÊNCIAS

Introdução

- Atualmente, a estimulação artificial é considerada um procedimento indispensável nos serviços de emergência, de terapias intensivas e nos pós-operatórios.
- Fundamenta-se na utilização de estímulos elétricos que provocam despolarização das células musculares cardíacas, de forma semelhante ao que acontece em condições fisiológicas.
- A estimulação cardíaca com marca-passo transvenoso é feita com os eletrodos em contato com o endocárdio, nos quais pulsos de corrente elétrica são deflagrados por um gerador externo. Os cabos-eletrodos são bipolares e bastante flexíveis, e sua passagem deve ser feita com orientação fluoroscópica sempre que possível. Atualmente, as vias mais utilizadas são as veias jugular interna, subclávia, femoral e braquial.
- É considerado o tipo mais seguro e eficiente de marca-passo temporário.
- Neste capítulo, serão citadas as aplicações mais frequentes na unidade de emergência, enfatizando o implante provisório do marca-passo por via endovenosa, que é uma das técnicas mais difundidas.

Indicações de uso de marca-passo transvenoso

- Os marca-passos temporários são utilizados na emergência, principalmente no contexto de bradiarritmias instáveis ou quando uma bradiarritmia é antecipada (ex.: após cirurgia cardíaca de risco).
- Os principais tipos de marca-passos temporários são: transvenoso, transcutâneo e epicárdico. O transvenoso é recomendado em casos de bradiarritmias instáveis e causadas por causas reversíveis, como isquemia miocárdica, medicações cronotrópicas negativas (betabloqueadores, bloqueadores do canal de cálcio, digitálicos, amiodarona), distúrbios hidroeletrolíticos, tóxicos, miocardite e após cirurgia cardíaca. Deve ser utilizado também como ponte para o marca-passo definitivo, quando há uma indicação para tal (Figura 1) e quando este não está prontamente disponível.
- O transcutâneo é um método rápido e não invasivo, porém menos estável que o transvenoso, além de necessitar de sedação contínua, sendo restrito apenas no contexto de bradiarritmias instáveis na emergência, como meio de estabilização rápida antes do implante do marca-passo transvenoso.

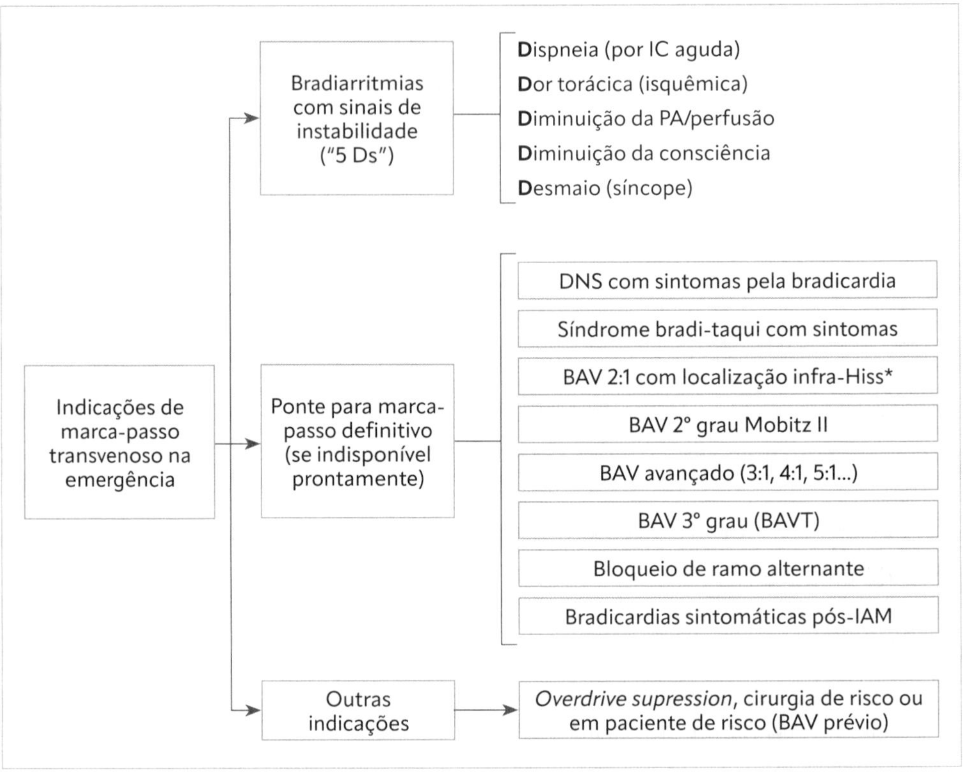

FIGURA 1 Indicações de marca-passo transvenoso na emergência.
BAV: bloqueio atrioventricular; DNS: doença do nó sinusal; IAM: infarto agudo do miocárdio; PA: pressão arterial;. *O BAV 2:1 pode ser tanto um BAV 2° grau Mobitz I (supra-hissiano), quanto um BAV 2° grau Mobitz II (infra-hissiano). O BAV infra-hissiano geralmente não responde ao teste da atropina (2 mg, EV) e possui pior prognóstico, evoluindo com necessidade de marca-passo definitivo.

- O epicárdico é utilizado em cardiopatias congênitas complexas, falência de acesso venoso e, principalmente, em cirurgias cardíacas.
- É importante ressaltar que os marca-passos provisórios não são recomendados em casos de parada cardiorrespiratória em assistolia.

Indicações do uso de marca-passo transvenoso em pacientes com síndrome coronariana aguda na sala de emergência

- A mortalidade nas primeiras horas do infarto do miocárdio se deve em grande parte às taquiarritmias. Estas, em razão da instabilidade elétrica desse momento, podem evoluir para fibrilação ventricular ou falência de bomba. Ao mesmo tempo, a síndrome coronariana aguda é considerada a maior responsável pelos distúrbios graves de condução que exigem implante de marca-passo.
- Aproximadamente 10% dos pacientes com síndromes coronárias agudas podem apresentar bradicardias sintomáticas, necessitando de passagem de marca-passo transvenoso. Há 3 mecanismos principais de bradicardias neste cenário: (1) infarto de coronária direita, responsável por irrigar o nó AV em 90% dos casos, podendo levar a BAV supra ou infra-hissianos; (2) infarto de descendente anterior, que geralmente não cursa com BAV, exceto se apresentar isquemia

septal extensa, sendo associado a BAV infra-hissianos e de pior prognóstico; (3) reflexo vagal de Bezold-Jarisch por infarto de parede inferior, cursando com BAV supra-hissiano de melhor prognóstico, com boa resposta à atropina.

- Os bloqueios atrioventriculares (BAV) no contexto de síndrome coronariana aguda requerem marca-passo transvenoso se apresentarem sinais de instabilidade hemodinâmica ou sintomas refratários ao tratamento medicamentoso.
- Em situações de bloqueios fasciculares de ramos com elevada probabilidade de evolução para bloqueios avançados, o marca-passo transvenoso pode ser utilizado apenas no modo de demanda como *back-up*, até que a fase aguda do quadro se encerre.
- A maioria dos BAV pós infarto resolve espontaneamente dentro de alguns dias, sem necessidade de marca-passo definitivo. Se não resolver espontaneamente dentro de 5 a 10 dias, o marca-passo definitivo deve ser implantado. Em alguns cenários de mau prognóstico, este tempo de espera até o implante do marca-passo definitivo pode ser reduzido para 5 dias, como no infarto anterior extenso, piora do bloqueio durante o período de observação, revascularização tardia, bloqueio bifascicular ou BAV antes do infarto.
- As principais indicações para implante de marca-passo transvenoso em pacientes com síndromes coronárias agudas encontram-se no Quadro 1.

QUADRO 1 Principais indicações relacionadas ao uso de marca-passo transvenoso em pacientes com síndrome coronária aguda

Bradicardia sinusal sintomática não responsiva às medicações
Bloqueio atrioventricular de segundo grau tipo Mobitz I, II, 2:1 fixo ou total
Bloqueio de ramo alternante (bloqueio de ramo esquerdo alternando com bloqueio de ramo direito, ou bloqueio de ramo direito fixo e bloqueio divisional anterossuperior esquerdo alternando com bloqueio divisional posteroinferior esquerdo)
Aparecimento de bloqueio bifascicular
Taquicardia ventricular incessante para *overdrive* atrial ou ventricular

Técnicas para implante e utilização do marca-passo transvenoso

Material necessário (Figura 2)

1. Cabo-eletrodo de marca-passo transvenoso flexível (5 a 6 french de diâmetro).
2. Gerador de marca-passo (Figura 3)
3. Bateria extra para o gerador.
4. Fios para conexão.
5. Fio de sutura.
6. Anestésicos locais.
7. Roupa estéril, máscara, gorro e luvas estéreis.
8. Material para assepsia e antissepsia.
9. Gaze e fita adesiva.
10. Monitor cardíaco.
11. Material para ventilação adequada.
12. Desfibrilador e drogas para reanimação.

Técnica com auxílio da radioscopia

1. Informar o paciente sobre o procedimento.
2. Colocar o paciente em posição supina com monitorização contínua.
3. Fazer assepsia e antissepsia da pele e vestir roupa e luvas estéreis.
4. Colocar campos estéreis e vestir a camisinha do ultrassom.
5. Realizar anestesia no local da punção.
6. Obter acesso venoso, de preferência guiado por ultrassom. Geralmente, utiliza-se a veia jugular interna direita ou a subclávia direita. A veia femoral também pode ser utilizada, porém em situações de emergência.
7. Inserir o conjunto dilatador + introdutor por técnica de Seldinger. Em seguida, retirar o dilatador e manter o introdutor valvulado na veia puncionada.
8. Moldar a ponta do cateter do marca-passo com 20° a 30° para melhor posicionamento.

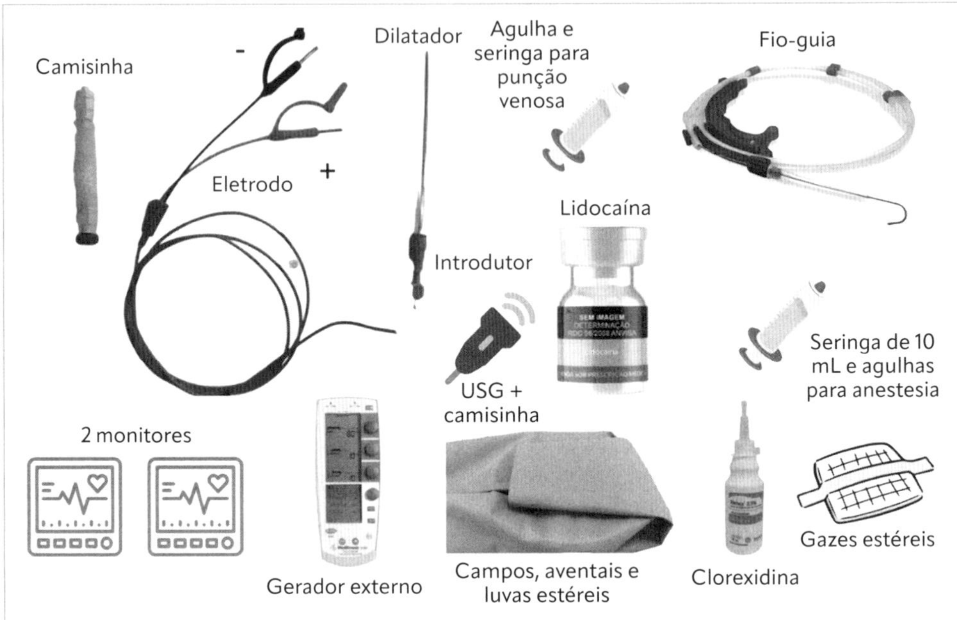

FIGURA 2 Materiais necessários para o implante de marca-passo transvenoso.

9. Avançar o cateter sob visualização direta por radioscopia ou por meio da monitorização eletrocardiográfica até alcançar o átrio direito, com a ponta do instrumento direcionada para a parede livre do lado direito.
10. Girar o cateter, direcionando sua ponta para o lado esquerdo e avançá-lo através da valva tricúspide até o ápice do ventrículo direito.
11. Com o cateter posicionado no ventrículo direito, conectar o eletrodo no gerador e iniciar a estimulação, ajustando os parâmetros até uma boa captura ventricular.
12. Se não houver captura, tracionar o cateter até o átrio direito e repetir o procedimento.
13. Quando se considerar que o cabo está bem posicionado, testar sua estabilidade no local impactado. Deixar a energia 1 mA acima do limiar de estimulação encontrado e pedir ao paciente que simule uma tosse e faça movimentos de expiração e inspiração profundos. Se não houver perda de captura, considerar que o local de implante está estável.
14. Deve-se pesquisar a presença de estimulação frênica, aplicando-se energia máxima e avaliando-se por meio de palpação do tórax ou sob visão direta na radioscopia. Se ela for detectada, o cabo deve ser reposicionado.
15. Ajustar os parâmetros do gerador. Em geral, deixa-se a frequência cardíaca em torno de 70 bpm. Reduzir o limiar de captura até que ocorra falha na condução do estímulo, determinando-se o limiar de estimulação. Deixar o limiar em três a cinco vezes o valor obtido. Em seguida, deve-se testar a sensibilidade.
16. Para testar a sensibilidade, deve-se diminuir gradualmente a frequência da estimulação até que o ritmo próprio do paciente assuma o comando. Checar se ocorre inibição do marca-passo. Em pacientes com bradicardia importante persistente, pode-se configurar o dispositivo para o modo assíncrono. No entanto, nos casos em que o modo demanda é mais adequado, deve-se programar a sensibilidade em torno de 25-50% do valor limiar que permite a visualização do estímulo próprio do paciente.

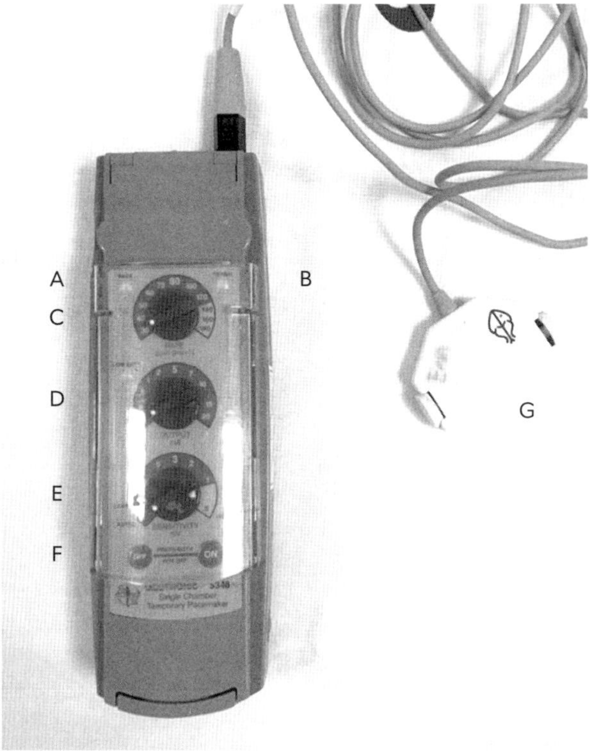

FIGURA 3 Gerador externo de marcapasso transvenoso provisório. A: indicador de *pacing*; B: indicador de *sensing*; C: botão de controle de frequência cardíaca; D: botão de controle de *output*; E: botão de controle de sensibilidade; F: botão de liga/desliga; G: conector aos polos positivo e negativo do eletrodo do marca-passo.
Fonte: Harrigan et al., 2007.

17. Retirar o introdutor e fixar o marca-passo através de pontos de sutura na pele.
18. Solicitar ECG e observar morfologia de bloqueio de ramo esquerdo.
19. Realizar radiografia de tórax para checar o posicionamento correto do eletrodo (Figura 4) e se há complicações.

Técnica guiada pelo eletrocardiograma endocavitário

1. Informar o paciente sobre o procedimento.
2. Colocar o paciente em posição supina com monitorização contínua (conectá-lo ao primeiro monitor).
3. Colocar campos estéreis e vestir a camisinha do ultrassom.
4. Realizar anestesia no local da punção.
5. Obter acesso venoso, de preferência guiado por ultrassom. Geralmente, utiliza-se a veia jugular interna direita ou a subclávia direita. A veia femoral também pode ser utilizada, porém em situações de emergência.
6. Inserir o conjunto dilatador + introdutor por técnica de Seldinger. Em seguida, retirar o dilatador e manter o introdutor valvulado na veia puncionada.
7. Conectar os polos positivo e negativo do marca-passo a um segundo monitor, conforme representado pela Figura 5. Este ainda não é o momento de ligar no gerador para não introduzirmos o marca-passo estimulando.

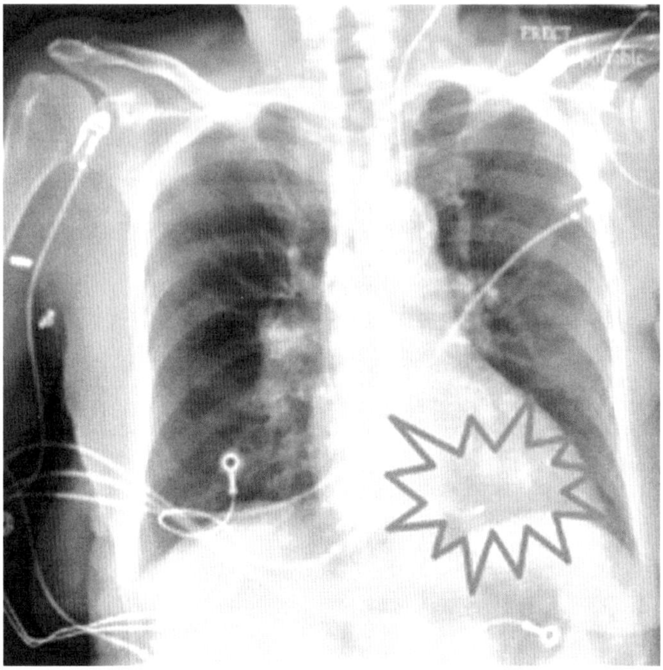

FIGURA 4 Radiografia de tórax demonstrando posicionamento correto do eletrodo em ápice de ventrículo direito.

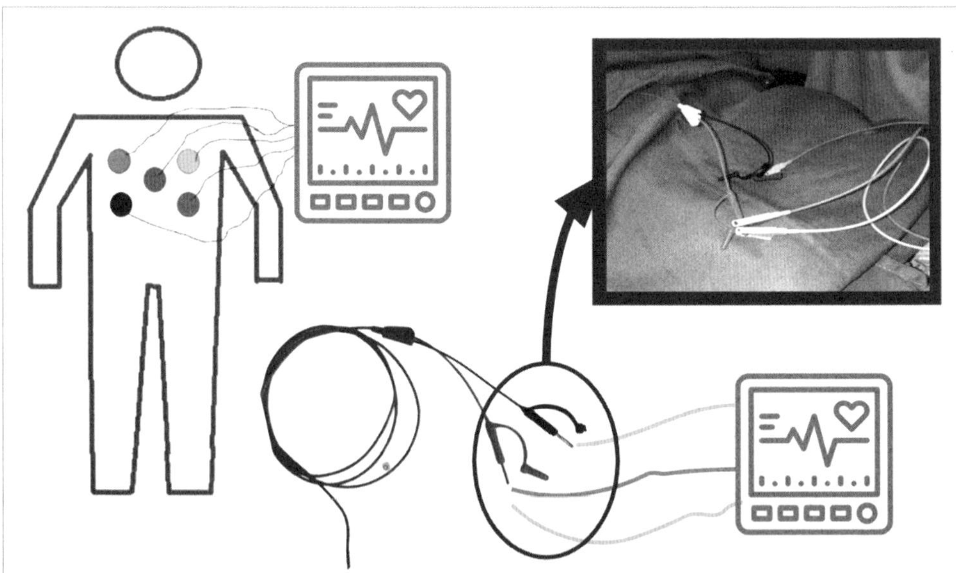

FIGURA 5 Representação esquemática das conexões do marca-passo. O primeiro monitor está conectado no paciente, ao passo que o segundo conectamos ao marca-passo. Eletrodo verde ligado ao polo negativo (preto) do marca-passo e os eletrodos vermelho e amarelo ligados ao polo positivo (vermelho) do marca-passo.

8. Ligar o segundo monitor na derivação V1.
9. Moldar a ponta do cateter do marca-passo com 20° a 30° para melhor posicionamento.
10. Introduzir o cateter e avançar cerca de 10-15 cm (Figura 6). A partir de então, dar prosseguimento à operação lentamente e observar o monitor.
11. De acordo com o local em que a ponta do marca-passo se encontra, observamos um padrão característico no segundo monitor, conforme representado pela Figura 7. Na veia jugular ou subclávia, a onda P e o QRS são pequenos e invertidos. Na veia cava superior, a onda P aumenta de amplitude. No átrio direito, a onda P fica grande e o complexo QRS, pequeno. Avançando o cateter, a onda P vai ficando menor e o complexo QRS aumenta.
12. Quando se alcança a via de saída do ventrículo direito, os QRS são amplos e positivos. À medida que se progride o cabo do marca-passo e se alcança a ponta do ventrículo direito, o QRS fica negativo quando visualizado em derivações inferiores (DII ou DIII), indicando seu bom posicionamento.
13. Avançar o cateter até aparecer um supradesnivelamento do segmento ST, mostrando que o cabo deve estar impactado na parede do ventrículo.
14. Podem ocorrer erros no percurso da introdução do eletrodo. Ele pode ser direcionado à veia cava inferior, onde observamos ondas P e QRS de pequena amplitude, ou para a artéria pulmonar, onde observamos onda P invertida e QRS menor que o do VD, porém maior que o do AD. Nessas circunstâncias, devemos recolher o eletrodo até 10-15 cm e reintroduzir novamente, mudando a angulação.
15. Após a impactação do eletrodo no VD, se disponível prontamente, devemos conferir o posicionamento com o ecocardiograma à beira-leito (Figura 8).
16. Desconectar os polos do marca-passo do segundo monitor e conectar no gerador (Figura 9).
17. Ligue o marcapasso e realize os ajustes, conforme explicados acima.
18. Retirar o introdutor e fixar o marca-passo através de pontos de sutura na pele.
19. Solicitar ECG e observar morfologia de bloqueio de ramo esquerdo (Figura 10).
20. Realizar radiografia de tórax para checar o posicionamento correto do eletrodo (Figura 4) e se há complicações.

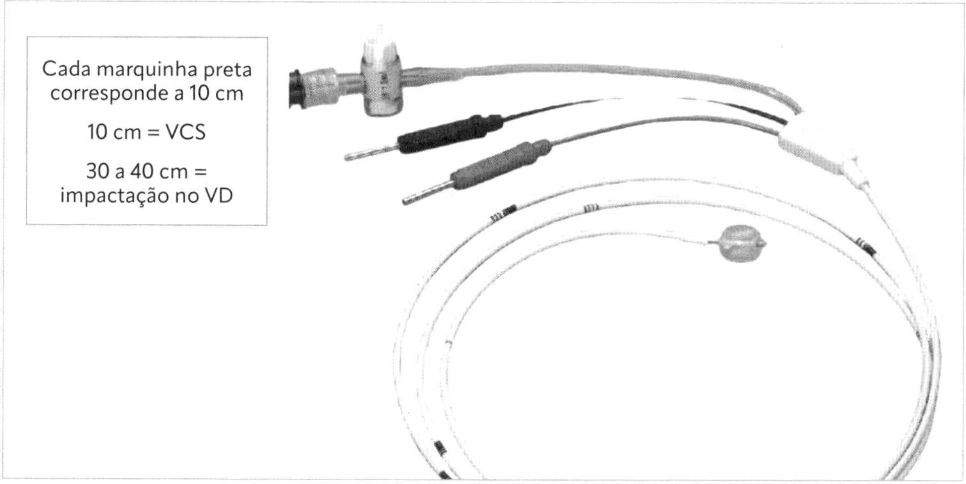

FIGURA 6 Marcadores da extensão do marca-passo. VCS: veia cava superior; VD: ventrículo direito.

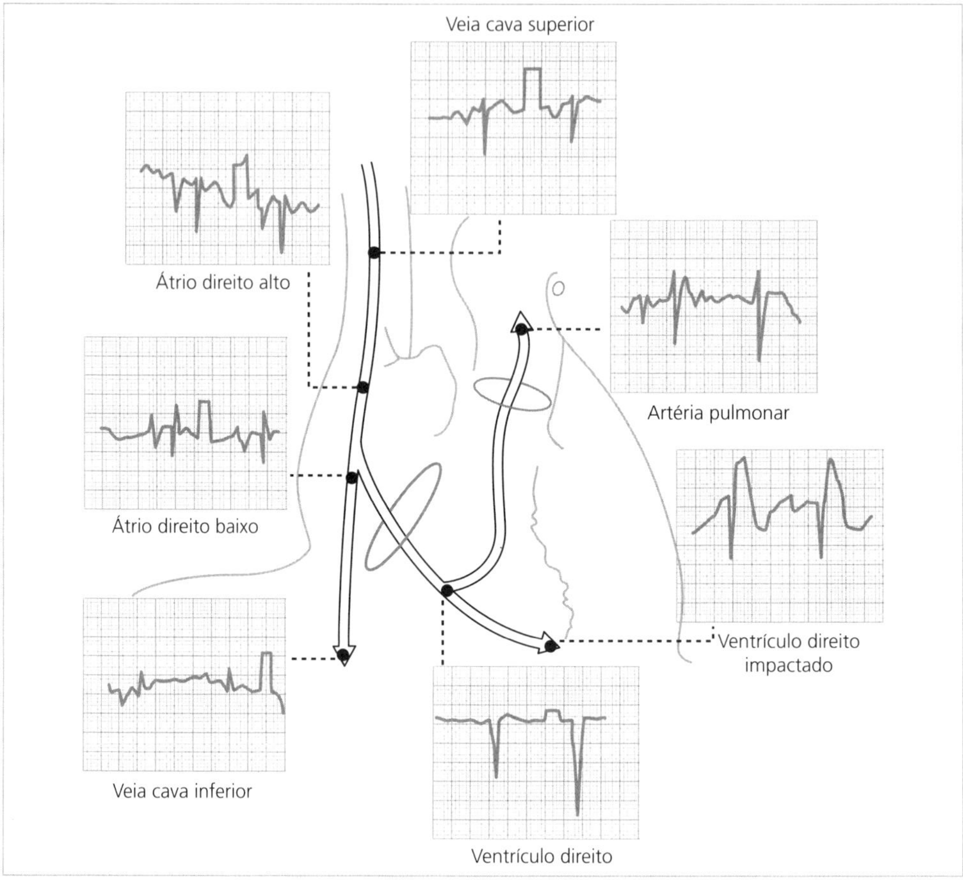

FIGURA 7 Traçados eletrocardiográficos representativos da passagem do eletrodo pelas diferentes câmaras cardíacas correspondentes.

Complicações

- Arritmias são, frequentemente, observadas durante a introdução do cabo. Além disso, podem ocorrer perfuração do septo (morfologia do QRS passa a ser de BRD, devido à estimulação de ventrículo esquerdo) ou da parede livre do ventrículo direito, estimulação frênica e trombose. Também é importante citar complicações relacionadas à passagem de acesso venoso central, como sangramento, pneumotórax e infecção.

Cuidados com o portador de marca-passo provisório

- É necessário acompanhamento rigoroso em razão de complicações ou disfunções causadas por manuseio inadequado do sistema gerador e cabo-eletrodo. Os limiares de sensibilidade e comando devem ser verificados pelo menos duas vezes ao dia, assim como a condição da bateria. Devem-se fazer curativos no local de implante diariamente, evitando-se dessa forma infecção no nível do

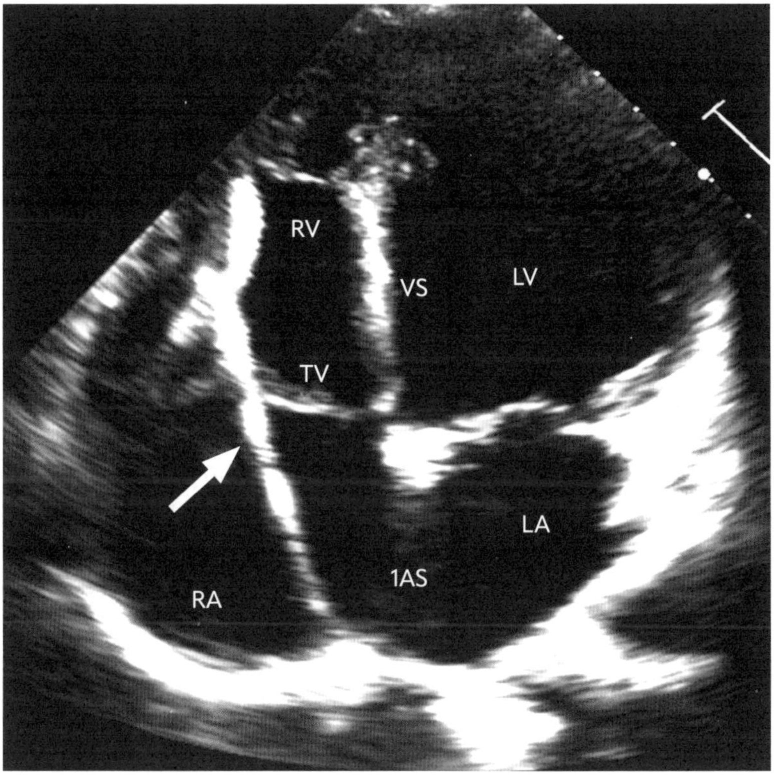

FIGURA 8 Eletrodo de marca-passo impactado no ventrículo direito.

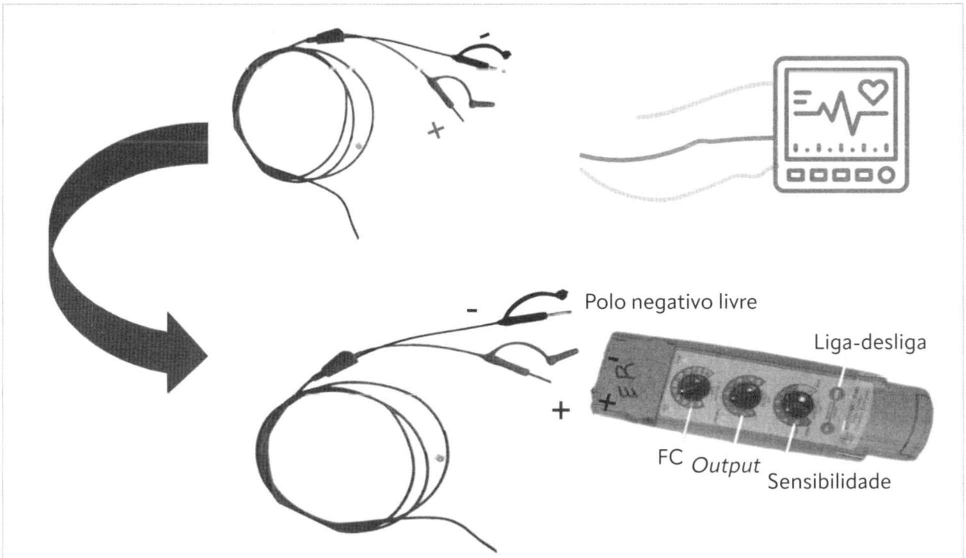

FIGURA 9 Conexão do eletrodo ao gerador do marca-passo.

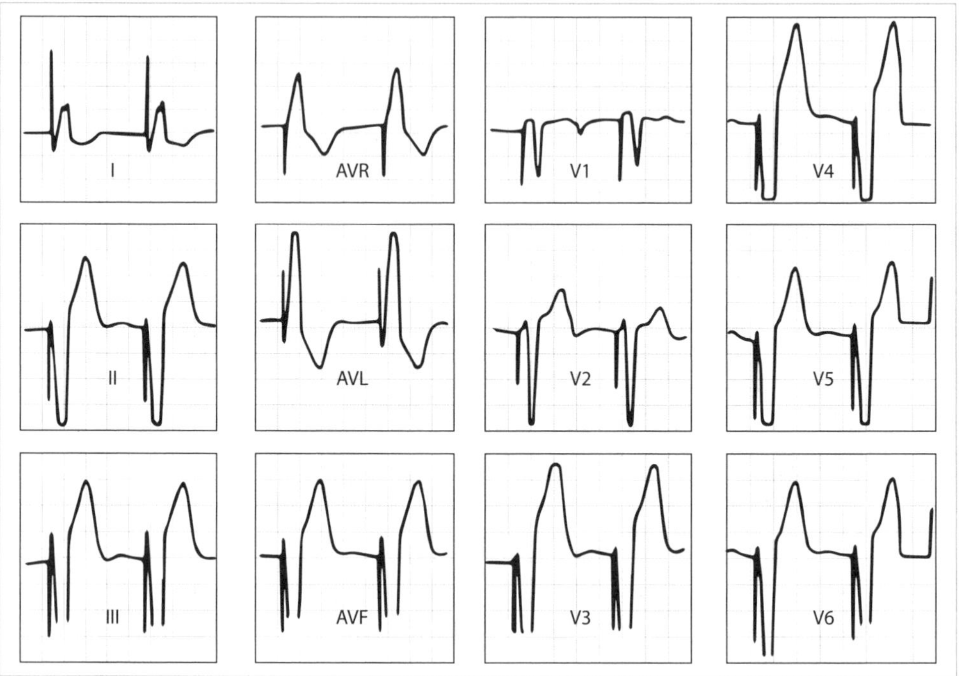

FIGURA 10 Eletrocardiograma evidenciando ritmo de marca-passo normofuncionante, com cada espícula gerando um complexo QRS com morfologia de bloqueio de ramo esquerdo.

cabo-eletrodo. Repouso relativo, com o gerador fixado próximo ao local do implante, e monitorização cardíaca contínua são fundamentais.

QUAL É A ROTINA NA EMERGÊNCIA DO INCOR?

- A Unidade de Emergência do InCor lida, diariamente, com grande número de pacientes necessitando de estimulação cardíaca por meio de marca-passo transvenoso.
- Todos os pacientes submetidos a implante de marca-passo transvenoso são mantidos sob monitorização cardíaca contínua e permanecem restritos ao leito.
- O implante do marca-passo transvenoso é realizado preferencialmente no centro cirúrgico pelos médicos da equipe de estimulação cardíaca artificial nos casos de pacientes que chegam ao pronto-socorro durante o horário comercial e estáveis hemodinamicamente. Estes já recebem o implante do dispositivo definitivo, evitando-se as complicações associadas ao marca-passo provisório.
- Em plantões noturnos ou em finais de semana, a passagem é realizada pelo médico plantonista da emergência, que encaminha o paciente ao setor da hemodinâmica. O procedimento é guiado por fluoroscopia.
- Realiza-se o procedimento no leito guiado pelo ECG endocavitário somente em casos de urgência em que não há possibilidade de transporte do paciente por causa de instabilidade hemodinâmica ou não há disponibilidade de fluoroscopia. Nesses casos, geralmente, utilizamos o traçado de fita do monitor como guia da posição durante o implante ou o eletrocardiograma em V1.
- A equipe de marca-passo comparece diariamente à Unidade de Emergência para realizar avaliação conjunta dos casos e progra-

mar o implante de marca-passo definitivo em pacientes em que julgarem necessário.

- Em todos os pacientes submetidos a implante de marca-passo, a radiografia de tórax é realizada logo após o procedimento com o intuito de descartar principalmente complicações associadas à punção.
- Todos os dias, testes de limiares de estimulação diafragmática, captura e sensibilidade são realizados. A frequência basal de estimulação é regulada em torno de 60 a 70 bpm. De modo geral, considera-se limiar de captura o último limiar no qual o estímulo é conduzido de maneira adequada e sem falhas. Como rotina, deixa-se o limiar de captura em 3 a 5 vezes acima do valor encontrado. Em relação à sensibilidade, o limiar é colocado em 25 a 50% do valor encontrado, porém nunca em valores muito reduzidos, evitando-se que estímulos externos sejam interpretados como ritmo próprio do paciente. Em pacientes com escape ventricular inferior a 30 bpm, em geral deixa-se a sensibilidade em modo assíncrono.
- O local de punção deve ser visualizado diariamente em busca de sinais de infecção. Em casos de secreção/hiperemia presente ao redor do cabo sem sinais clínicos associados, este deve ser trocado o mais rapidamente possível sendo passado em outro sítio. Se o paciente apresentar sinais de sepse, como alterações laboratoriais ou febre, o cabo deverá ser sacado imediatamente. Caso os sinais persistam após a troca/retirada ou o paciente apresente choque séptico (instabilidade hemodinâmica), devem-se coletar dois pares de hemoculturas, rastrear infecções de outras origens e iniciar tratamento com vancomicina por período mínimo de 7 dias, aguardando resolução do quadro e hemoculturas negativas para implante do marca-passo definitivo.
- Quando há suspeita de síndrome coronária aguda, o paciente é levado com urgência ao setor de hemodinâmica e o marca-passo transvenoso é passado durante a realização da cineangiocoronariografia.
- Em casos de suspeita de perfuração de septo ou parede livre de ventrículo, pode haver perda do limiar de captura. O ECG pode mostrar morfologia de estimulação em ventrículo esquerdo (bloqueio de ramo direito) associada à corrente de lesão significativa induzida pela estimulação elétrica. O ecocardiograma deve ser solicitado com urgência com o intuito de confirmar o diagnóstico e avaliar a presença de derrame pericárdico e/ou tamponamento cardíaco. Se persistir dúvida, a realização de uma tomografia computadorizada de tórax pode auxiliar. Confirmando-se a complicação, a equipe de cirurgia cardíaca deve ser acionada imediatamente para acompanhamento do caso.
- Quando ocorre estimulação frênica, deve-se tentar regular o limiar de captura o mais baixo possível. Caso a estimulação se mantenha, opta-se por realizar analgesia. Se mesmo nessas circunstâncias o desconforto permanecer, deve ser realizada troca ou relocação do cabo.
- Em casos específicos de tempestade elétrica refratária ao tratamento clínico habitual ou bradicardia-dependente, opta-se pela passagem de marca-passo transvenoso urgentemente com o intuito de inibir novos eventos arrítmicos e eventualmente realizar *overdrive suppression*.
- Em pacientes com marca-passo transvenoso que evoluem com instabilidade hemodinâmica, necessitando de altas doses de drogas vasoativas, é rotina regular a frequência do dispositivo em torno de 90 bpm, visando aumentar o débito cardíaco do paciente diante da condição clínica presente.

BIBLIOGRAFIA RECOMENDADA

1. Glikson M, Nielsen JC, Kronborg MB et al. 2021 ESC guidelines on cardiac pacing and cardiac resynchronization therapy: developed by the task force on cardiac pacing and cardiac resynchronization therapy

of the European society of cardiology (ESC) with the special contribution of the European Heart Rhythm Association (EHRA). Eur Heart J. 2021;42:3427-520.
2. Tjong FVY, de Ruijter UW, Beurskens NEG, Knops RE. A comprehensive scoping review on transvenous temporary pacing therapy. Neth Heart J. 2019;27(10):462-73.
3. Link MS, Berkow LC, Kudenchuk PJ, Halperin HR, Hess EP, Moitra VK, et al. Part 7: adult advanced cardiovascular life support: 2015 American Heart Association Guidelines Update for Cardiopulmonary Resuscitation and Emergency Cardiovascular Care. Circulation. 2015;132(suppl 2):S444-S464.
4. Link MS, Atkins DL, Passman RS, Halperin HR, Samson RA, White RD, et al. Part 6: Electrical therapies: automated external defibrillators, defibrillation, cardioversion, and pacing: 2010 American Heart Association Guidelines for Cardiopulmonary Resuscitation and Emergency Cardiovascular Care. Circulation. 2010;122:S706-S719.
5. Nicolau JC, Tarasoutchi F, Rosa LV, Machado FP. Condutas práticas em cardiologia. Barueri: Manole; 2010.
6. Piegas LS, Timerman A, Feitosa GS, Nicolau JC, Mattos LAP, Andrade MD, et al. V Diretriz da Sociedade Brasileira de Cardiologia sobre Tratamento do Infarto Agudo do Miocárdio com Supradesnível do Segmento ST. Arq Bras Cardiol. 2015;105(2):1-105.
7. Harrigan RA, Chan TC, Moonblatt S, Vilke GM, Ufberg JW. Temporary transvenous pacemaker placement in the emergency department. J Emerg Med. 2007;32(1):105-11.
8. Timerman S, Gonzalez MM, Ramires JA. Ressuscitação e emergências cardiovasculares. Barueri: Manole; 2007.
9. Shilling E. Nursing management of the patient with a pacemaker cardiac pacing. A concise guide to clinical practice. Philadelphia: Lea e Febiger; 1979.
10. Zoll PM. Resuscitation of the heart in ventricular standstill by external electrical stimulation. N Engl J Med. 1952;248:768.

Seção V

Insuficiência cardíaca

1

Abordagem inicial do paciente com insuficiência cardíaca

Danielle Menosi Gualandro
Múcio Tavares de Oliveira Jr.

OBSERVAÇÕES GERAIS BASEADAS EM EVIDÊNCIAS

Introdução

- Com o aumento da expectativa de vida e a melhora no tratamento de doenças crônicas, o número de pacientes com insuficiência cardíaca (IC) está aumentando, assim como tende a aumentar o número de internações por IC aguda (ICA).
- Aproximadamente 3 milhões de brasileiros têm IC diagnosticada, mas estima-se que esse número seja o dobro se incluirmos aqueles ainda sem diagnóstico, sendo que a IC descompensada é a terceira causa de internação de pacientes acima de 60 anos.
- A mortalidade e a taxa de reinternação de pacientes com IC descompensada ainda é alta, sendo atualmente de 18% em 30 dias e de 35% em 90 dias. Por isso, o rápido diagnóstico e a correta abordagem inicial do paciente com ICA que procura o serviço de emergência é essencial para melhorar a qualidade do atendimento e a sobrevida desses pacientes.
- Quando a abordagem do paciente é feita de maneira sistematizada os resultados esperados e o tempo de internação podem ser reduzidos.

SISTEMATIZAÇÃO DA ABORDAGEM DA IC DESCOMPENSADA

- A sistematização do atendimento do curso suporte avançado de vida em insuficiência cardíaca (SAVIC) deve ser feita na abordagem inicial dos pacientes com ICA para que todos os aspectos do seu tratamento sejam lembrados utilizando o processo mnemônico ABCDEFGH (Tabela 1).

A – Avaliação clínica/hemodinâmica

- Diante de um paciente com IC descompensada, a primeira conduta é determinar o per-

TABELA 1 Processo mnemônico do suporte avançado de vida em insuficiência cardíaca (SAVIC)

A	Avaliação clínica/hemodinâmica
B	Boa ventilação/respiração
C	Causas da descompensação – avaliar isquemia, infecção, arritmias
D	Diuréticos
E	Eletrocardiograma
F	Frequência cardíaca
G	Garantir a não suspensão rotineira de medicações
H	Heparina (profilaxia de TEV)

TEV: tromboembolismo venoso.

fil clínico/hemodinâmico. A classificação do perfil clínico/hemodinâmico permite uma abordagem diagnóstica e terapêutica simples do doente, utilizando mínimos recursos, por meio da observação da perfusão periférica e do grau de congestão por meio do exame físico (Tabela 2).

- O perfil hemodinâmico tem implicação prognóstica, e pacientes com perfil C têm pior prognóstico em longo prazo.
- Os sintomas e sinais de congestão são: dispneia, ortopneia, dispneia paroxística noturna (DPN), estertores pulmonares, estase jugular, refluxo hepatojugular, ascite e hepatomegalia.
- A presença de ortopneia confere a sensibilidade de 90% para o diagnóstico de IC e a estase jugular apresenta a especificidade de 80%. Outros sinais como edema de membros inferiores e ascite têm menor acurácia no diagnóstico porque podem ocorrer em outras doenças, como hepatopatias ou insuficiência venosa. A dispneia está presente na maior parte dos casos, mas deve-se considerar possíveis diagnósticos diferenciais, como asma, doença pulmonar obstrutiva crônica, pneumonia ou pneumotórax.
- Os sintomas e sinais de baixo débito cardíaco são: extremidades frias, alteração da consciência, redução do débito urinário, tempo de enchimento capilar lento (> 3 s), pulso fino, redução da pressão arterial, relação entre a pressão de pulso (sistólica/diastólica) e a pressão sistólica menor do que 25% (sugerindo IC < 2,2 L/min/m^2), diminuição da diurese e da pressão arterial (PA).
- Embora a PA baixa possa ser um sinal de baixo débito, ela é apenas um dos componentes da síndrome. PA sistólica menor do que 90 mmHg não necessariamente precisa estar presente para caracterização de baixo débito. Da mesma forma, PA abaixo de 90 mmHg isoladamente não significa que o paciente tenha baixo débito e, por isso, o valor da PA não deve ser utilizado isoladamente para o diagnóstico do baixo débito. Como já comentado, após a anamnese e o exame físico, o perfil clínico/hemodinâmico deve ser determinado (A, B, C ou L [Tabela 1]). O perfil dos pacientes pode mudar durante a internação e deve ser reavaliado constantemente.

TABELA 2 Perfil clínico-hemodinâmico

Sinais de má perfusão	Sinais de congestão	
	Ausentes	Presentes
Ausentes	Perfil A (quente e seco)	Perfil B (quente e úmido)
Presentes	Perfil L (frio e seco)	Perfil C (frio e úmido)

B – Boa ventilação e respiração

- O desconforto respiratório deve ser avaliado e a saturação de oxigênio deve ser medida em todos os pacientes, que deve ser oferecido para manter uma boa oxigenação. Nessa etapa, avalia-se a necessidade de cateter de O_2, máscara de O_2 ou ventilação não invasiva (CPAP), conforme o grau de hipoxemia e desconforto respiratório.

C – Causas da descompensação

- Entre as causas que podem levar o paciente a descompensar sua IC crônica ou desencadear o aparecimento de sintomas de uma IC nova a má adesão está em primeiro lugar. Mas para fins práticos de manejo do paciente, 3 causas merecem estar em destaque pois mudam a conduta e requerem abordagem específica no manejo da ICA: isquemia, arritmias e infecção. Estas três condições mudam o manejo inicial e impõem que medidas adicionais devam ser tomadas visando o controle e o tratamento de cada uma delas.

D – Diuréticos

- Os diuréticos estão indicados nos pacientes que tenham sinais de congestão, isto é, nos perfis B e C.

- A furosemida endovenosa é o diurético de escolha e deve ser feita na dose de 0,5 a 1 mg/kg e repetida conforme a necessidade.
- No paciente descompensado, os diuréticos devem ser administrados sempre por via endovenosa, porque esses pacientes em geral têm edema de alças intestinais com baixa absorção do diurético via oral.
- Os diuréticos tiazídicos (hidroclorotiazida ou clortalidona) e os inibidores da anidrase carbônica (acetazolamida) associados aos diuréticos de alça em casos de pacientes muito congestos (Tabela 3).

TABELA 3 Posologia dos principais diuréticos

Diuréticos	Dose
Furosemida	20 a 240 mg, EV/dia
Hidroclorotiazida	25 a 50 mg, VO/dia
Clortalidona	25 a 50 mg, VO/dia
Espironolactona	25 mg, VO/dia
Acetazolamida	150 a 300 mg, VO/dia

EV: endovenoso; VO: via oral.

E – Eletrocardiograma

- O eletrocardiograma (ECG) deve ser realizado em todos os pacientes com ICA para pesquisa de possíveis causas da descompensação.
- A avaliação deve ser objetiva buscando sinais de isquemias, arritmias ou bloqueios atrioventriculares.

F – Frequência cardíaca

- A frequência cardíaca (FC) deve ser avaliada também na busca da causa da agudização. Se diagnosticadas taqui – ou bradiarritmias devem ser prontamente tratadas e FC elevadas podem requerer tratamento específico, especialmente se estiver acima de 130 bpm. Nesse caso o uso de digitálicos ou antiarrítmicos são a droga de escolha. A ivabradina não foi testada neste contexto.
- Na maioria das vezes, a FC de pacientes com ICA está aumentada, mas o próprio tratamento da IC melhora a FC, não havendo necessidade de medicações específicas para redução da FC em pacientes em ritmo sinusal.

G – Garantir a não suspensão rotineira de medicações

- Os betabloqueadores (BB), os inibidores da enzima de conversão da angiotensina (IECA) ou os bloqueadores dos receptores da angiotensina (BRA), ou o INRA (sacubitril/valsartana), os inibidores do cotransportador de sódio-glicose (iSGLT2) e os antagonistas de receptores de mineralocorticoides (ARM) são medicações fundamentais na redução da mortalidade e estabilização clínica e remodelamento reverso em pacientes com IC crônica e seu efeito ajuda na compensação do quadro agudo, além de ser maléfica a suspensão de alguns deles. Portanto, não devem ser suspensos na IC descompensada a não ser que haja indicação específica, mas a regra é manter todos.
- Os IECA, BRA ou INRA e os ARM só devem ser suspensos em casos de potássio acima de 5,5 mEq/L ou insuficiência renal importante (como taxa de filtração glomerular abaixo de 20).
- Lembrar que a função renal do paciente na admissão está alterada, mas muitas vezes não reflete e função renal basal do paciente e melhora com o tratamento.
- Os betabloqueadores (BB) só devem ser suspensos em casos de bradicardia importante ou graus avançados de bloqueio AV. Em pacientes com IC perfil C e PA sistólica abaixo de 90 mmHg com necessidade de inotrópico beta-agonista (dobutamina ou noradrenalina), o betabloqueador deve ter sua dose reduzida pela metade.
- A suspensão do BB em pacientes com IC descompensada está associada a maior mortalidade em longo prazo.
- A posologia das drogas de uso crônico e que mudam a história natural da doença (IECA/

BRA/INRA, BB, ARM e iSGLT2 podem ser consultadas na Tabela 4.

H – Heparina

- Todos os pacientes internados por IC descompensada têm alto risco de tromboembolismo venoso (TEV) e devem receber profilaxia farmacológica com heparina não fracionada (HNF) ou heparina de baixo peso molecular (HBPM).
- A HNF tem eliminação hepática e deve ser preferida em casos de insuficiência renal grave, uma vez que as HBPM têm eliminação renal.
- Os anticoagulantes orais (dabigatrana, rivaroxabana e apixabana) não devem ser usados na profilaxia de TEV em pacientes clínicos.
- As principais medicações com suas doses estão descritas na Tabela 5.

TABELA 4 Posologia das drogas que modificam o prognóstico na insuficiência cardíaca

Classe	Droga	Dose-alvo
IECA	Captopril	50 mg, 3 x/dia
	Enalapril	10 a 20 mg, 2 x/dia
	Ramipril	5 mg, 2 x/dia
	Lisinopril	30 mg/dia
BRA	Losartana	50 mg, 2 x/dia
	Valsartana	80 a 160 mg/dia
	Candesartana	16 a 32 mg/dia
	Irbesartana	150 a 300 mg/dia
INRA	Sacubitril/ valsartana	100 a 400 mg, 2 vezes ao dia
ARM	Espironolactona	25 a 50 mg/dia
	Eplerenona	25 a 50 mg/dia
iSGLT2	Dapagliflozina	5-10 mg/dia
	Empagliflozina	10-25 mg/dia

Betabloqueador	Dose-alvo
Bisoprolol	10 mg/dia
Carvedilol	25 mg, 2 x/dia
Metoprolol (succinato)	200 mg/dia
Nebivolol	10 mg/dia

TABELA 5 Medicações utilizadas na profilaxia do tromboembolismo venoso

Profilaxia para tromboembolismo venoso	
Heparina não fracionada	Heparina 5.000 UI, SC, 8/8 h
Heparinas de baixo peso molecular	Enoxaparina 40 mg, SC, 1 x/d
	Nadroparina 2.850-5.700 UI, SC, 1 x/d
	Dalteparina 5.000 UI, SC, 1 x/d

SC: subcutâneo.

Identificação dos fatores precipitantes

- Após a estabilização clínica e o tratamento inicial, a identificação da causa da descompensação da IC é fundamental na avaliação clínica e no planejamento terapêutico, porque essa causa pode ser potencialmente reversível.
- O principal fator precipitante, que deve ser reavaliado continuamente, é a falha na adesão ao tratamento, tanto do excesso de líquidos e sal, quanto da não utilização dos medicamentos.
- Outras causas são: infecções, síndromes coronarianas agudas, tromboembolismo pulmonar, miocardite, disfunção valvar aguda, emergência hipertensiva, bradi – e taquiarritmias, tamponamento cardíaco, anemia, hidratação pós-operatória excessiva, anemia, hipertireoidismo, uso de anti-inflamatórios. Exames complementares
- Em pacientes com IC descompensada, deve-se solicitar na admissão: hemograma, ureia, creatinina, sódio, potássio, magnésio e coagulograma. Naqueles com manifestações clínicas de IC direita, devem-se acrescentar transaminases, fosfatase alcali na, gama-GT e bilirrubinas para avaliação de congestão hepática.
- Além disso, devem-se solicitar radiografia de tórax e eletrocardiograma.
- O ecocardiograma deve ser solicitado nas seguintes situações: pacientes que nunca o

realizaram, pacientes com ecocardiograma prévio com fração de ejeção do ventrículo esquerdo (FEVE) preservada, suspeita de valvopatias novas ou piora de valvopatias preexistentes (pacientes com próteses valvares, p. ex.) e presença de novo sopro.

- Os pacientes que já estão em acompanhamento de cardiomiopatia dilatada de etiologia conhecida com FEVE reduzida, na maioria das vezes, não precisam de novo ecocardiograma durante a internação.

QUAL É A ROTINA NA EMERGÊNCIA DO INCOR?

- O perfil mais frequente no serviço de emergência é o quente e úmido (B). Nos pacientes admitidos para internação na Unidade de Emergência do InCor, 47,3% encontram-se no perfil B, 41,8% no perfil C e 10,8% no perfil L. Esse número elevado de pacientes em perfil C pode ser atribuído ao grande número de pacientes chagásicos atendidos nessa instituição, uma vez que, nesses pacientes, o perfil C é mais frequente do que o B. Além disso, alguns pacientes em perfil B podem ser tratados em hospital-dia, enquanto todos os pacientes em perfil C devem ser internados para tratamento. O fluxograma de atendimento de paciente com IC descompensada no InCor encontra-se na Figura 1.
- Todos os pacientes com IC devem ter anamnese e exame físico detalhados, incluindo a

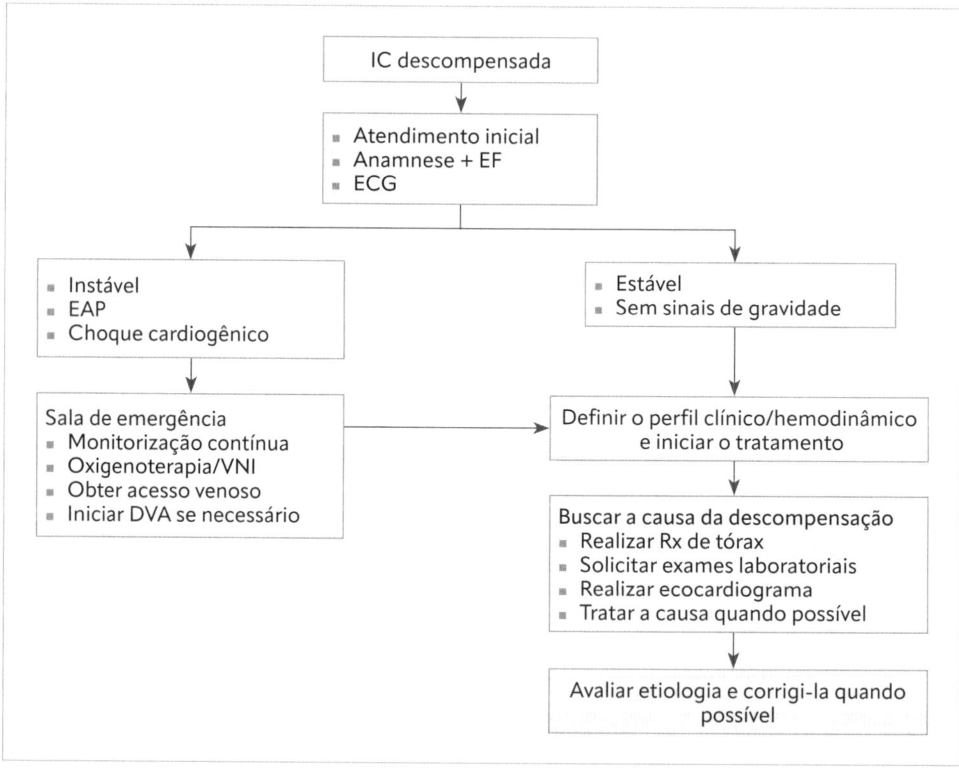

FIGURA 1 Fluxograma de atendimento de pacientes com IC descompensada na Unidade de Emergência do InCor.

EF: exame físico; ECG: eletrocardiograma; EAP: edema agudo de pulmão; VNI: ventilação não invasiva; DVA: droga vasoativa; Rx: radiografia.

cidade de origem, uso de drogas, adesão ao tratamento, abuso de água e sal, febre, presença de dor torácica e palpitações, história de síncope e graduação da dispneia. A identificação de sinais de hipervolemia, desvio de ictus ou sopros podem não somente corroborar a hipótese, mas auxiliar no esclarecimento da etiologia.

- Caso haja sinais de instabilidade hemodinâmica ou hipoxemia, o paciente deve ser levado imediatamente à sala de emergência, sendo obtido acesso venoso periférico, monitoração cardíaca contínua e administração de oxigênio suplementar.
- Idealmente, em todos os pacientes com IC descompensada, deve-se buscar uma causa para a piora clínica evidente.
- São realizados ECG e radiografia de tórax de rotina.
- Além disso, são coletados exames gerais como hemograma, função renal, eletrólitos, transaminases, enzimas canaliculares hepáticas, bilirrubinas, coagulograma e proteína C-reativa. A coleta de marcadores de necrose miocárdica é restrita a pacientes com doença arterial coronariana ou naqueles com dor torácica associada ao quadro. Já a solicitação de urina tipo I é indicada para pacientes com disfunção renal, sintomas urinários (disúria, polaciúria, urgência miccional) ou quadro infeccioso a esclarecer.
- Em casos duvidosos quanto à etiologia da dispneia, a dosagem do peptídeo natriurético cerebral (BNP ou NT-proBNP) pode ajudar. Quando o BNP for maior do que 400 pg/mL, indica a presença de congestão pulmonar e se estiver menor do que 100 pg/mL, afasta essa possibilidade. Valores entre 100 pg/mL e 400 pg/mL devem ser avaliados individualmente. No caso do NT-proBNP valores abaixo de 300 afastam ICA e valores acima de 900 ou 1.800 (aqui para pacientes com mais de 75 anos) apontam para ICA. Valores intermediários também devem ser avaliados individualmente
- De forma semelhante, sempre se deve buscar a etiologia da IC. Isso ajuda no ajuste da terapêutica do paciente, confere prognóstico e pode proporcionar um tratamento definitivo, por exemplo, a realização de troca valvar em paciente valvopata, revascularização miocárdica em paciente isquêmico etc.
- O ecocardiograma transtorácico é realizado de rotina em todos os pacientes que não o possuem. Além disso, todas as ICA em perfil C ou IC valvares em qualquer perfil também realizam o exame em caráter de urgência.
- Em casos de IC de início recente, por vezes, é indicada a realização de ressonância magnética cardíaca, com intuito de diagnosticar possíveis casos de miocardites. Naqueles com ventrículo esquerdo de dimensões normais e função deprimida, presença ou suspeita de doenças inflamatórias sistêmicas (artrite reumatoide, lúpus eritematoso sistêmico etc.), refratários ao tratamento clínico ou com arritmias ventriculares frequentes, a suspeita de miocardite aumenta e sua investigação torna-se obrigatória.
- Quando o paciente se encontra em edema agudo de pulmão, a oxigenoterapia deve ser administrada na forma de ventilação não invasiva (CPAP). Iniciada usualmente com pressão de 10 cmH_2O.
- Se o paciente se encontra hipervolêmico é mantido em dieta com restrição de líquidos em 1.000 mL/dia. De maneira semelhante, quando o sódio sérico for maior que 130 mEq/L, a dieta deve ser hipossódica.
- Em todos os pacientes é utilizada a profilaxia para TEV. De rotina utiliza-se enoxaparina subcutânea, 40 mg/dia em pacientes sem insuficiência renal grave. Quando o *clearance* de creatina for menor do que 30 mL/min, é utilizada HNF 5.000 UI, subcutânea, de 8 em 8 horas.
- Em todos os pacientes hipervolêmicos, administra-se furosemida endovenosa, em dose inicial de 0,5 a 1,0 mg/kg, devendo ser ajustada de acordo com a diurese diária. Mesmo naqueles com piora da função renal, a fu-

rosemida deve ser administrada de rotina. Em casos refratários ou que necessitem de altas doses diárias, por vezes se utiliza furosemida em bomba de infusão contínua até a dose máxima de 50 mg/h.

- Em pacientes com PA sistólica acima de 90 mmHg e sem evidência de infecção, a administração de vasodilatadores via oral deve ser precoce. Quando há dificuldade de manejo do paciente, pode-se tentar o uso de vasodilatadores inicialmente por via oral ou em casos refratários ou paciente sem condições de receber medicação VO, por via endovenosa (nitroglicerina ou nitroprussiato de sódio), ambos em bomba de infusão contínua e sob monitorização. Em pacientes infectados com inflamação sistêmica significativa, o uso de vasodilatadores deve ser evitado, independentemente do perfil hemodinâmico.
- Em pacientes em perfil B, a dose de betabloqueadores deve ser mantida. Em pacientes em perfil C ou L, opta-se normalmente por reduzir a dose pela metade ou suspender.
- No InCor, a droga inotrópica vasoativa preferencialmente utilizada em IC é a dobutamina.

ABORDAGEM DE ACORDO COM O PERFIL CLÍNICO/HEMODINÂMICO

Perfil A

- O paciente está bem perfundido e sem congestão (quente e seco), logo está compensado e deve receber alta do pronto-socorro sem modificações.

Perfil B

- A primeira medida no perfil B é a administração de furosemida endovenosa. Se não houver melhora, a conduta é aumentar a dose de furosemida e associar um diurético tiazídico e/ou acetazolamida. Se ainda assim o paciente não melhorar, deve-se avaliar infusão de furosemida contínua e, menos eficaz, aumentar a dose dos vasodilatadores (IECA ou BRA) ou associar hidralazina (dose-alvo 100 mg, 3 vezes ao dia) e nitratos. Pode-se também considerar a administração de vasodilatadores endovenosos (nitroglicerina ou nitroprussiato) e nos casos refratários, dobutamina endovenosa.

Perfil C

- A primeira medida no perfil C também é a administração de furosemida endovenosa. Em seguida deve-se iniciar preferencialmente dobutamina e reduzir dose de betabloqueadores pela metade.
- Caso a PA sistólica seja ≥ 90 mmHg e o paciente utilize betabloqueador, pode-se optar pela utilização de inotrópicos não beta-adrenérgicos (levosimendana ou milrinona) e manter a dose dos betabloqueadores. Além disso, nesses casos, pode-se também considerar a utilização de vasodilatadores endovenosos.
- A posologia e a diluição dos inotrópicos podem ser consultadas no capítulo específico de manejo de inotrópicos.

Perfil L

- A prioridade no perfil L é a administração de soro fisiológico a 0,9% até que melhorem os sinais de baixo débito ou até o paciente exibir sinais de congestão. Após a reposição de volume, o paciente pode evoluir para perfil A, B ou C e deve ser tratado como tal.

BIBLIOGRAFIA RECOMENDADA

1. Böhm M, Link A, Cai D, Nieminen MS, Filippatos GS, Salem R, et al. Beneficial association of b-blocker therapy on recovery from severe acute heart failure treatment: data from the Survival of Patients With Acute Heart Failure in Need of Intravenous Inotropic Support Trial. Crit Care Med. 2011;39:940-4.

2. Canesin MF, Oliveira Jr MT, Pereira-Barreto AC, eds. Suporte avançado de vida em cardiologia (SAVIC). 4. ed. Santana de Parnaíba: Manole; 2021.
3. Felker GM, Lee KL, Bull DA, Redfield MM, Stevenson LW, Goldsmith SR, et al.; NHLBI Heart Failure Clinical Research Network. Diuretic strategies in patients with acute decompensated heart failure. N Engl J Med. 2011;364:797-805.
4. Fonarow GC, Abraham WT, Albert NM, Stough WG, Gheorghiade M, Greenberg BH, et al.; OPTIMIZE-HF Investigators and Coordinators. Influence of beta-blocker continuation or withdrawal on outcomes in patients hospitalized with heart failure: findings from the OPTIMIZE-HF program. J Am Coll Cardiol. 2008;52:190-9.
5. Givertz MM, Teerlink JR, Albert NM, Westlake Canary CA, Collins SP, et al. Acute decompensated heart failure: update on new and emerging evidence and directions for future research. J Card Fail. 2013;19:371-89.
6. McDonagh TA, Metra M, Adamo M, Gardner RS, Baumbach A, Böhm M, et al.; ESC Scientific Document Group. 2021 ESC Guidelines for the diagnosis and treatment of acute and chronic heart failure. Eur Heart J. 2021;42(36):3599-726.
7. Heidenreich PA, Bozkurt B, Aguilar D, Allen LA, Byun JJ, Colvin MM, et al. 2022 AHA/ACC/HFSA Guideline for the management of heart failure: executive summary: a report of the American College of Cardiology/American Heart Association Joint Committee on Clinical Practice Guidelines. Circulation. 2022;145(18):e876-e894.
8. Nohria A, Tsang SW, Fang JC, Lewis EF, Jarcho JA, Mudge GH, Stevenson LW. Clinical assessment identifies hemodynamic profiles that predict outcomes in patients admitted with heart failure. J Am Coll Cardiol. 2003;41:1797-804.
9. Summers RL, Sterling S. Early emergency management of acute decompensated heart failure. Curr Opin Crit Care. 2012;18:301-7.
10. Wong YW, Fonarow GC, Mi X, Peacock WF 4th, Mills RM, Curtis LH, et al. Early intravenous heart failure therapy and outcomes among older patients hospitalized for acute decompensated heart failure: findings from the Acute Decompensated Heart Failure Registry Emergency Module (ADHERE-EM). Am Heart J. 2013;166:349-56.
11. Khan MS, Sreenivasan J, Lateef N, Abougergi MS, Greene SJ, Ahmad T, et al. Trends in 30 – and 90-day readmission rates for heart failure. Circ Heart Fail. 2021;14(4):e008335.

2

Drogas endovenosas utilizadas em pacientes com insuficiência cardíaca

Luciana Dornfeld Bichuette
Juliano Sabino de Matos
Germano Emílio Conceição Souza
Fabio Grunspun Pitta
Antonio Carlos Pereira Barretto

OBSERVAÇÕES GERAIS BASEADAS EM EVIDÊNCIAS

Introdução

- A insuficiência cardíaca (IC) é uma síndrome clínica caracterizada pela incapacidade do coração de atuar de forma adequada como bomba para atender as necessidades metabólicas dos tecidos. É uma patologia que afeta mais de 23 milhões de pessoas no mundo e, apesar dos avanços no tratamento, ainda apresenta elevada mortalidade. Sua descompensação é uma das principais causas de internação hospitalar no Brasil e no mundo, constituindo grave problema de saúde pública, com custos elevados para o sistema de saúde. A etiologia isquêmica é a principal causa de insuficiência cardíaca, enquanto a má adesão à terapêutica básica representa a principal causa de hospitalização.
- A IC descompensada pode ser classificada de acordo com o tempo de evolução (aguda ou crônica agudizada), tipo de disfunção ventricular (fração de ejeção reduzida: FE ≤ 40%; fração de ejeção levemente reduzida: FE 41-49%; e fração de ejeção preservada: FE ≥ 50%) e perfil clínico-hemodinâmico baseado na presença ou não de sinais de congestão e baixo débito (perfil A: quente e seco, se sem baixo débito ou congestão; perfil B: quente e congesto, se sem baixo débito com congestão; perfil C: frio e congesto, se baixo débito e congestão; frio e seco, se com baixo débito e sem congestão).

Pilares do manejo da insuficiência cardíaca descompensada

- Pesquisa de fatores descompensadores: cerca de metade dos pacientes apresenta um fator clínico responsável pela descompensação da insuficiência cardíaca, e sua identificação precoce e correção são fundamentais para garantir boa resposta ao tratamento clínico.
- Diminuição das pressões de enchimento: pressões de enchimento excessivamente elevadas são responsáveis por sinais e sintomas de congestão, bem como pela diminuição do inotropismo ventricular, prejudicando ainda mais o débito cardíaco. A contratilidade miocárdica aumenta paralelamente com o aumento da pressão diastólica final (Lei de Frank-Starling), entretanto, em pacientes com insuficiência cardíaca descompensada, essa pressão extremamente ele-

vada ultrapassa o limiar de trabalho ótimo do ventrículo, com perda da contratilidade miocárdica e, consequentemente, diminuição do débito cardíaco.

- Redução da resistência vascular sistêmica: pacientes com insuficiência cardíaca descompensada frequentemente apresentam resistência vascular sistêmica elevada, reflexo da hiperatividade adrenérgica e hiperativação do sistema renina-angiotensina-aldosterona. Esse aumento de resistência leva à elevação da pós-carga ventricular, com consequente aumento do trabalho miocárdico e do consumo de oxigênio, bem como redução do débito cardíaco.
- Aumento do débito cardíaco: os inotrópicos têm como objetivo a melhora do débito cardíaco e da perfusão orgânica, estando indicados na presença de choque cardiogênico.

Terapias farmacológicas

Diuréticos

- O principal alvo terapêutico na insuficiência cardíaca descompensada é o controle da congestão, presente na maior parte dos pacientes, sendo a furosemida o diurético mais comumente utilizado. Seu mecanismo de ação consiste no bloqueio seletivo do cotransportador $Na^+/K^+/2Cl^-$ na membrana luminal da porção ascendente espessa da alça de Henle. Ao diminuir a concentração de soluto dentro do interstício medular, reduz a força que redireciona a reabsorção de água no ducto coletor, levando a uma perda de água superior à perda de sódio, tornando a urina hipotônica.
- A furosemida em pacientes descompensados deve ser utilizada por via endovenosa, e a dose inicial recomendada em pacientes virgens da medicação é de 20 a 40 mg, enquanto naqueles que faziam uso prévio da medicação via oral, a dose deve ser de 1 a 2 vezes a habitualmente utilizada. O alvo terapêutico consiste em melhora sintomática e diurese superior a 150 mL/h; quando não atingido em 2 horas, deve-se dobrar a dose.
- Pacientes que estejam sob terapia com furosemida devem ser monitorizados de forma regular. Distúrbios hidreletrolíticos como depleção de potássio e magnésio, alcalose metabólica, depleção de volume associado a agravamento da azotemia e ototoxicidade estão entre seus principais efeitos adversos.
- Os diuréticos de alça, ao atuarem na alça de Henle, aumentam a concentração luminal de NaCl no túbulo contorcido distal. Embora esse aumento estimule a reabsorção de NaCl à jusante, em condições normais, esse fenômeno é relativamente modesto. No entanto, o uso crônico dessas medicações está associado a uma hipertrofia do túbulo contorcido distal, com aumento da capacidade desse túbulo de reabsorver NaCl, levando ao declínio da natriurese e, consequentemente, à resistência à furosemida. A infusão contínua de furosemida permanece como alternativa em casos refratários, apesar do estudo DOSE não ter demonstrado benefício adicional dessa estratégia quando comparada à administração em *bolus*. A combinação de diurético de alça, tiazídico e antagonista da aldosterona pode promover o bloqueio sequencial do néfron, potencializando o efeito diurético, antagonizando a hipertrofia do túbulo distal e prevenindo a hipocalemia. Por fim, diálise, visando a ultrafiltração, deve ser considerada em pacientes com hipervolemia refratária e/ou insuficiência renal aguda.

Vasodilatadores

- Os vasodilatadores endovenosos na IC descompensada atuam na redução da pré-carga e das pressões de enchimento ventricular esquerdo, bem como melhorando o débito cardíaco e a perfusão renal, com aumento do débito urinário. Estão indicados nos pacientes com perfil hemodinâmico quente e congesto, na ausência de hipotensão arterial ou choque cardiogênico, hipovolemia ou comorbidades como sepse.

Nitroprussiato de sódio

- O nitroprussiato de sódio é um potente vasodilatador, com efeito balanceado arterial e venoso, reduzindo as pressões de enchimento do ventrículo esquerdo, bem como a resistência vascular sistêmica e pós-carga. Atua como uma pró-droga que é rapidamente metabolizada em óxido nítrico e cianeto.
- Seu uso requer monitorização contínua de pressão arterial, preferencialmente de forma invasiva, sendo a dose inicial de 0,3 mcg/kg/min, titulada a cada 3 a 5 minutos, até o efeito hemodinâmico esperado. Doses acima de 400 mcg/min geralmente não proporcionam maior benefício e podem aumentar o risco de toxicidade.
- O uso de nitroprussiato de sódio por tempo prolongado e especialmente em infusões maiores que 2 mcg/kg/min pode levar a um acúmulo de cianeto e se manifestar com náusea, acidose metabólica, dispneia, confusão mental e até morte. Uma alternativa, particularmente importante em pacientes hepatopatas e nefropatas, nos quais a metabolização e a excreção do cianeto estão prejudicadas, é a administração concomitante de tiossulfato de sódio, que aumenta a capacidade orgânica de eliminar íons cianeto. Outro risco potencial é a vasoconstrição de rebote após a descontinuação da medicação.

Nitroglicerina

- Vasodilatador endovenoso de infusão contínua, com efeito predominantemente venoso, a nitroglicerina é uma das medicações mais seguras e versáteis no manejo da IC descompensada.
- Recomenda-se uma dose inicial de 5 a 10 mcg/min, com incrementos de 5 a 10 mcg/min a cada 3 a 5 minutos, conforme necessário e tolerado, com dose máxima de 200 mcg/min. A taquifilaxia se desenvolve dentro de 24 a 48 horas após a administração contínua de nitroglicerina, e a vasodilatação após esse período é alcançada pela transição para terapia oral em longo prazo para a insuficiência cardíaca.
- Os efeitos adversos potenciais da nitroglicerina incluem hipotensão e cefaleia, que pode ser tratada com analgésicos simples e melhora com a descontinuação da medicação. Seu uso é contraindicado em pacientes que fizeram uso recente de inibidores da PDE-5, como o sildenafila.

Inotrópicos

- Os inotrópicos são medicações capazes de aumentar o débito cardíaco em decorrência do aumento direto na contratilidade miocárdica e devem ser reservados para pacientes com disfunção sistólica do ventrículo esquerdo e baixo débito cardíaco, resultando em má perfusão de órgãos vitais.

Dobutamina

- A dobutamina é o principal agente inotrópico utilizado no Brasil, e sua atividade primária resulta da estimulação de receptores beta-1 do coração, com aumento do inotropismo. Seus efeitos mínimos nos receptores

TABELA 1 Efeitos hemodinâmicos e posologia dos vasodilatadores endovenosos

Vasodilatador	DC	PCP	PA	FC	Efeito arterial – venoso	Posologia
Nitroprussiato de sódio	↑↑↑	↓↓↓	↓↓↓	↑	Balanceado	Início: 0,3 mcg/kg/min Máximo: 5 mcg/kg/min
Nitroglicerina	↑	↓↓↓	↓↓	↑	6 vezes mais venosa	Início: 10-20 mcg/ min Máximo: 200 mcg/min

Fonte: adaptada da Diretriz Brasileira de Insuficiência Cardíaca Crônica e Aguda.
DC: débito cardíaco; FC: frequência cardíaca; PA: pressão arterial; PCP: pressão capilar pulmonar.

adrenérgicos alfa e beta-2 resultam em discreta vasodilatação.

- É utilizada em infusão contínua, com dose inicial de 2,5 a 5 mcg/kg/min, podendo chegar a 20 mcg/kg/min, de acordo com a resposta hemodinâmica obtida.
- Apresenta como fatores limitantes seu potencial arritmogênico, a redução de sua ação com o uso prolongado e em pacientes em uso de betabloqueador. Apesar de raro, seu uso prolongado está associado à miocardite eosinofílica.

Dopamina

- A dopamina é uma catecolamina endógena precursora da noradrenalina. Em baixas doses (< 2 mcg/kg/min), estimula receptores dopaminérgicos, induzindo vasodilatação esplâncnica. Em doses de 2 a 10 mcg/kg/min, predomina seu efeito beta-adrenérgico, aumentando a contratilidade e a frequência cardíaca e induzindo aumento no débito cardíaco. Em doses maiores (> 10 mcg/kg/min), tem efeito predominante em receptores alfa-adrenérgicos, com aumento da resistência vascular sistêmica, atuando principalmente como vasopressor.
- É uma medicação, em geral, pouco utilizada como inotrópico na IC descompensada.

Inibidores da fosfodiesterase 3

- Os inibidores da fosfodiesterase 3, como milrinona, diminuem a taxa de degradação do monofosfato de adenosina cíclico (AMP). O consequente aumento na concentração de AMP cíclico leva a um aumento do influxo de cálcio na célula, aumento da concentração de cálcio celular e aumento da contratilidade. Possuem também efeito vasodilatador periférico e pulmonar, por meio da produção de óxido nítrico.
- O milrinona é a medicação da classe mais comumente utilizada e deve ser administrado em infusão contínua de 0,375-0,75 mcg/kg/min. Possui uma meia-vida de eliminação de 2,5 horas e por possuir excreção renal, necessita de ajuste de dose na presença de disfunção renal.
- Estudo que comparou o uso de milrinona *versus* dobutamina em pacientes com choque cardiogênico não demonstrou diferença em relação à eficácia e à segurança, de forma que a escolha do inotrópico pode ser feita de acordo com a preferência do médico assistente.
- Entre seus efeitos colaterais, destacam-se principalmente a hipotensão e seu potencial arritmogênico, com arritmias de origem tanto ventricular como supraventricular, principalmente em pacientes isquêmicos.

Sensibilizadores de cálcio

- Os agentes sensibilizadores de cálcio atuam aumentando a sensibilidade do aparelho contrátil do miocárdio ao cálcio, causando aumento na contratilidade. Possuem também efeito vasodilatador, por meio da abertura dos canais de potássio sensíveis à ATP na musculatura lisa vascular, levando ao relaxamento da musculatura lisa.
- A medicação utilizada no Brasil é a levosimendana e deve ser administrada em infusão contínua de 0,05 a 0,2 mcg/kg/min por 24 horas. Possui um metabólito ativo, acetilado com meia-vida superior a 80 horas, permitindo que tenha efeitos hemodinâmicos por até duas semanas após descontinuada sua infusão.
- A levosimendana tem demonstrado aumento significativo do débito cardíaco, redução da pressão capilar pulmonar e pós-carga e melhora da dispneia. Porém, a evidência disponível não suporta claramente um benefício clínico em comparação com a terapia com dobutamina, e suas limitações incluem seu efeito hipotensor e arritmogênico.

Vasopressores

- Entre as medicações com efeito vasoconstritor arterial periférico, a noradrenalina deve ser preferida e está indicada em pacientes com hipotensão arterial importante ou choque cardiogênico, bem como na pre-

TABELA 2 Efeitos hemodinâmicos dos inotrópicos e dos vasopressores

	Dose	DC	FC	RVS	RVP
Agonistas adrenérgicos					
Dobutamina	2,5-20 mcg/kg/min	↑	↑	↔	↔
Dopamina	5-10 mcg/kg/min	↑	↑	↔	↔
	10-15 mcg/kg/min	↑	↑	↑	↔
Inibidor de fosfodiesterase 3					
Milrinona	0,125-0,75 mcg/kg/min	↑	↑	↓	↓
Sensibilizadores de cálcio					
Levosimendana	0,05-0,2 mcg/kg/min	↑	↑	↓	↓
Vasopressores					
Noradrenalina	0,5-30 mcg/kg/min	↔	↑	↑↑	↔
Adrenalina	5-15 mcg/min	↑	↑	↑	↔
	15-20 mcg/min	↑	↑↑	↑↑	↔

Fonte: adaptada da Diretriz Brasileira de Insuficiência Cardíaca Crônica e Aguda.
DC: débito cardíaco; FC: frequência cardíaca; RVP: resistência vascular pulmonar; RVS: resistência vascular sistêmica.

sença de inflamação sistêmica associada ao quadro de IC descompensada.

- Possui importante ação vasoconstritora com sustentação da pressão arterial, além de modulação da vasoplegia e redistribuição do fluxo. Importante ressaltar que esses efeitos se dão às custas de aumento da pós-carga do ventrículo esquerdo, devendo ser descontinuada assim que possível.

QUAL É A ROTINA NA EMERGÊNCIA DO INCOR?

- No InCor, o diurético de escolha na insuficiência cardíaca descompensada é a furosemida, na dose inicial de 0,5 a 1 mg/kg, via endovenosa. Em pacientes recebendo elevadas doses de furosemida, por vezes, opta-se pela associação de hidroclorotiazida e espironolactona, com o intuito de realizar o bloqueio sequencial de néfrons, potencializando o efeito diurético.
- O vasodilatador endovenoso mais utilizado na IC descompensada é o nitroprussiato de sódio, exceto se evidência de isquemia miocárdica aguda, em que se opta pela nitroglicerina. A diluição padrão é de 1 ampola de nitroprussiato (50 mg) + 250 mL de solução glicosada a 5% (total de 0,2 mg de nitroglicerina/mL de solução) em bomba de infusão contínua.
- O inotrópico habitualmente utilizado em pacientes em baixo débito cardíaco é a dobutamina, na dose inicial de 5 mcg/kg/min. Caso sejam necessárias doses maiores, priorizam-se a obtenção de acesso venoso central e a avaliação conjunta de parâmetros de micro-hemodinâmica, como saturação venosa de oxigênio, lactato arterial e excesso de bases, podendo atingir a dose máxima de 20 mcg/kg/min. A diluição padrão é realizada com quatro ampolas de dobutamina (1.000 mg) em 170 mL de solução glicosada a 5% (total dc 250 mL, sendo 4 mg de dobutamina/mL de solução) em bomba de infusão contínua.
- A levosimendana é uma medicação pouco utilizada e somente deve ser aplicada em pacientes com pressão arterial sistólica acima de 85 mmHg. Quando utilizada, não se administra

a dose de ataque. Por vezes, pode ser utilizada no auxílio ao desmame de dobutamina.

- Em casos de choque cardiogênico com necessidade de vasopressor associado ao inotrópico, opta-se pela noradrenalina. De rotina, dilui-se a dose de 4 ampolas (16 mg de norepinefrina) + 234 mL de solução glicosada a 5% (total de 250 mL, sendo uma diluição de 0,064 mg de norepinefrina/mL de solução) em bomba de infusão contínua.

BIBLIOGRAFIA RECOMENDADA

1. Comitê Coordenador da Diretriz de Insuficiência Cardíaca. Diretriz Brasileira de Insuficiência Cardíaca Crônica e Aguda. Arq Bras Cardiol. 2018;111(3):436-539.
2. McDonagh TA, Metra M, Adamo M, Gardner RS, Baumbach A, Böhm M, et al. 2021 ESC Guidelines for the diagnosis and treatment of acute and chronic heart failure. Eur Heart J. 2021;42:3599-726.
3. Heidenreich PA, Bozkurt B, Aguilar D, Allen LA, Byun JJ, Colvin MM, et al. 2022 AHA/ACC/HFSA guideline for the management of heart failure: a report of the American College of Cardiology/American Heart Association Joint Committee on Clinical Practice Guidelines. Circulation. 2022;145:e895-e1032.
4. Felker GM, Ellison DH, Mullens W, Cox ZL, Testani JM. Diuretic therapy for patients with heart failure: JACC State-of-the-Art Review. J Am Coll Cardiol. 2020;75(10):1178-95.

3

Miocardites agudas

Sandrigo Mangini
Fábio Fernandes
Charles Mady

OBSERVAÇÕES GERAIS BASEADAS EM EVIDÊNCIAS

Introdução

- A miocardite é clínica e patologicamente definida como inflamação do miocárdio. Caracteriza-se por infiltrado inflamatório do miocárdio, com necrose ou degeneração de miócitos, na ausência de isquemia.
- Uma ampla gama de agentes infecciosos e não infecciosos podem estar relacionados nos pacientes com miocardite. Dentre estes se destacam vírus, bactérias, protozoários, fungos, toxinas, fármacos e doenças sistêmicas. Qualquer processo viral pode desencadear miocardite. Os vírus cardiotróficos mais prevalentes são adenovírus, enterovírus, parvovírus-B19, herpes simples, herpes vírus 6 (HHV6), vírus da hepatite C (HCV), citomegalovírus (CMV) e Epstein-Barr (EBV) e SARS-CoV2 .
- Estima-se nos indivíduos entre 35-39 anos uma prevalência de 6,1 casos de miocardite para cada 100.000 pacientes do sexo masculino e 4,4 casos de miocardite para cada 100.000 pacientes do sexo feminino.
- No registro de miocardite aguda da Lombardia, os eventos adversos graves gerais foram menores do que os relatados anteriormente. No entanto, pacientes com fração de ejeção ventricular esquerda < 50%, arritmias ventriculares ou síndrome de baixo débito cardíaco na apresentação apresentaram maior risco de mortalidade. A mortalidade cardíaca e o risco de transplante cardíaco hospitalar foi de 11,9%) e longo prazo (18,0% no acompanhamento de 5 anos) ocorreram exclusivamente em pacientes com miocardite aguda complicada.

Manifestações clínicas

- A apresentação clínica da miocardite é variável, podendo ocorrer casos subclínicos, outros com clínica exuberante e progressiva, e até morte súbita, como única manifestação. Crianças apresentam uma apresentação mais fulminante do que adultos e pacientes do sexo masculino apresentam maior dano do que o feminino.
- Os sintomas prodrômicos variam desde febre à presença de infecções não específicas do trato respiratório ou gastrointestinal. A apresentação clínica da miocardite é heterogênea, devendo haver sempre alto grau de suspeição em diferentes condições clínicas. A manifestação clínica mais comum é a insuficiência cardíaca, porém arritmias podem

ser as únicas manifestações de miocardite, com ou sem dilatação das câmaras cardíacas.

- Outra sintomatologia que faz os pacientes procurarem o pronto-socorro é a dor precordial. Esta pode simular insuficiência coronariana aguda, com alterações eletrocardiográficas, quando o epicárdio e o pericárdio adjacente estiverem inflamados.

Avaliação diagnóstica

Eletrocardiograma

- As alterações eletrocardiográficas mais comum são as alterações não específicas da onda T, podendo simular infarto agudo do miocárdio ou pericardite com elevação do segmento ST. São descritos também depressão do segmento ST, infradesnível do segmento PR e ondas Q patológicas.

Radiografia de tórax

- Na radiografia do tórax, a silhueta cardíaca apresenta-se normal ou aumentada, em consequência da dilatação das câmaras cardíacas. Podem estar presentes congestão pulmonar e derrame pleural ou pericárdico.

Marcadores séricos

- Anormalidades enzimáticas sugerem necrose miocárdica, estando presentes leucocitose e velocidade de hemossedimentação elevada.
- A troponina I tem especificidade de 89% porém sensibilidade de 34% para o diagnóstico de miocardite. Troponinas estão comumente mais elevadas do que a CKMB em adultos e crianças com miocardite. O aumento de enzima CKMB esteve relacionado apenas a elevações do segmento ST durante o curso de miocardite.
- A pesquisa de sorologias virais possui baixa sensibilidade e especificidade, apresentando uma correlação de somente 4% da sorologia com a infecção viral miocárdica. Esse dado demonstra que a sorologia viral não deve ser utilizada de forma rotineira para a investigação diagnóstica da miocardite.

Ecocardiograma

- O ecocardiograma pode detectar disfunção sistólica com diminuição da fração de ejeção do ventrículo esquerdo (VE), dilatação de câmaras ventriculares e atriais, insuficiência mitral (IMi) e insuficiência tricúspide secundárias e, eventualmente, disfunção diastólica e derrame pericárdico.
- As alterações segmentares podem simular infarto do miocárdio.
- A disfunção ventricular direita é incomum.

Ressonância magnética

- A análise pela ressonância magnética (RM) cardíaca traz informações precisas sobre as funções global e segmentar de ambos os ventrículos e sobre a caracterização tecidual do miocárdio.
- A presença de edema, hiperemia e fibrose podem sugerir o diagnóstico de miocardite. As três principais técnicas de ressonância comumente utilizadas na caracterização de miocardite são: as sequências ponderadas em T2 (T2 *imaging*), o realce miocárdico global precoce e a técnica do realce tardio.
- A presença de realce tardio é técnica de escolha para avaliação de fibrose. O aspecto do realce tardio na miocardite ao contrário daquele observado na doença arterial coronária é na região mesocárdica e epicárdica, poupando o endocárdio
- A presença de realce tardio é um marcador prognóstico. Nos pacientes que não apresentavam realce tardio nenhum caso de morte súbita foi relatado, já a presença de realce tardio levava a aumento do risco relativo de 8,4 para mortalidade total e 12,8 para mortalidade cardíaca, independente dos sintomas clínicos.

PET cardíaco

- Fluorodexiglicose é um análogo de glucose, sendo útil na diferenciação entre lesões inflamatórias normais e ativas. O uso do tomografia por emissão de pósitrons (PET) estaria indicado nas suspeitas clínicas de sarcoidose cardíaca para definir atividade de doença e orientar no acompanhamento e duração do tratamento.

Biópsia endomiocárdica

- A miocardite é uma doença inflamatória do miocárdio caracterizada por critérios histológicos, imunológicos e imuno-histoquímicos.
- O diagnóstico baseia-se nos critérios histológico e imuno-histoquímicos. As indicações de biópsia encontram-se na Tabela 1. A miocardite ativa caracteriza-se por um infiltrado inflamatório celular com presença de necrose de miócitos. Já a miocardite *borderline* é caracterizada por um infiltrado celular inflamatório sem evidência de lesão miocárdica. O infiltrado inflamatório pode ser linfocítico, eosinofílico e granulomatoso. Na maioria dos casos de miocardite aguda o padrão histológico é de infiltrado linfocitário, com exceção dos casos de miocardite por SARS-CoV2 que o infiltrado predominante é de macrófagos.
- Considera-se para diagnóstico de miocardite um número de 14 leucócitos/mm^2 com a presença de linfócitos T (7 células/mm^2). Pode-se também detectar antígenos de histocompatibilidade (HLA) do tipo I e II nas células endoteliais ou intersticiais dos cardiomiócitos ou perivasculares e da expressão de receptores na superfície celular para a adesão das células inflamatórias (ICAM).
- A miocardite autoimune é definida quando nenhum agente é identificado ou outra causa excluída. A miocardite autoimune pode ocorrer apenas no coração ou estar presente em uma doença sistêmica.
- As técnicas de biologia molecular, tais como a extração de DNA-RNA e amplificação do genoma por PCR, permitem o diagnóstico do genoma de agentes infecciosos e tem sido utilizada de forma mais frequente para documentação da presença de microrganismos no tecido miocárdico. Outras técnicas como a imuno-histoquímica, hibridização *in situ* e microscopia eletrônica também podem ser empregadas para estudo de agentes infecciosos no miocárdio.
- Para a análise da biópsia, deve-se retirar no mínimo três fragmentos de 1-2 mm de tamanho e fixar em formol a 10% a temperatura ambiente para microscopia ótica, amostras adicionais devem ser congeladas em nitrogênio líquido a -80ºC para PCR viral, glutaraldeído a 3% para microscopia eletrônica.
- Assim, a biópsia endomiocárdica tem sido de fundamental importância como método complementar na caracterização de inflamação cardíaca, no entanto, a documentação de microrganismos no miocárdio tem sido questionada como causa direta de miocardiopatia.

TABELA 1 Recomendações para a utilização de biópsia endomiocárdica (BEM)

Indicações	Classe
IC de início recente (< 2 semanas), sem causa definida, não responsiva ao tratamento usual e com deterioração hemodinâmica	I
IC e início recente (2 semanas a 3 meses), sem causa definida e associada a arritmias ventriculares ou bloqueios atrioventriculares de segundo ou terceiro grau	I
Na presença de suspeita clínica de miocardite linfocítica grave, miocardite de células gigantes, miocardite eosinofílica necrosante	I
IC com início > 3 meses e < 12 meses, sem causa definida, não responsiva à terapia-padrão	IIa
IC decorrente de cardiomiopatia dilatada de qualquer duração, com suspeita de reação alérgica e/ou eosinofilia	IIa
Arritmias ventriculares frequentes na presença ou não de sintomas, sem causa definida	IIb
Suspeita clínica apoiada por métodos diagnósticos não invasivos de miocardite	IIb

IC: insuficiência cardíaca.

- Tese de doutoramento apresentada no InCor-HCFMUSP demonstrou a presença de microrganismos no miocárdio de pacientes com miocardiopatia dilatada idiopática mas também em diferentes etiologias e doadores de coração, reforçando a dúvida em relação ao papel de agentes infecciosos no desenvolvimento de miocardiopatia/miocardite.

Tratamento da miocardite aguda

- Conforme discussão prévia, a biópsia endomiocárdica está indicada nos casos de IC de início recente (até 3 meses de início dos sintomas) e piora hemodinâmica progressiva.
- Suporte clínico, incluindo tratamento convencional de IC com diuréticos, IECA/BRA, betabloqueadores e antagonistas de aldosterona ou quando na presença de choque cardiogênico, uso de inotrópicos, de vasodilatadores e de dispositivos de assistência circulatória deve ser a conduta padrão, uma vez que a maioria dos casos costuma apresentar melhora progressiva.

Imunossupressão

- Quando a biópsia endomiocárdica define a presença de miocardite de células gigantes ou miocardite eosinofílica necrotizante, apesar da baixa incidência de ambas as entidades, a imunossupressão está indicada por estar relacionada à melhor evolução.
- No estudo MTT, que incluiu pacientes com miocardite diagnosticada pelos critérios de Dallas associada à presença de disfunção ventricular, o uso de imunossupressão por 6 meses não demonstrou superioridade na melhora da função ventricular e de sobrevida em relação ao tratamento convencional, apesar de não ter realizado pesquisa de microrganismos.
- Pelo risco presumido de intensificação da proliferação de microrganismos, o uso de imunossupressão na miocardite aguda não está indicado, sem a biópsia endomiocárdica e a pesquisa de agentes infecciosos.
- O estudo TIMIC demonstrou melhora da função ventricular com imunossupressão em pacientes com miocardite à biópsia, mais de 6 meses de IC e ausência de genoma viral. Apesar de momento evolutivo diferente em relação à miocardite aguda, este estudo demonstrou o potencial benefício da imunossupressão na ausência de microrganismos no miocárdio.
- No entanto, devido à escassez de estudos confirmando o mesmo achado, além de elevada frequência de agentes infecciosos em biópsia endomiocárdica de miocardite, miocardiopatia dilatada idiopática, miocardiopatias específicas, doadores e até mesmo em indivíduos normais, o uso de imunossupressão em miocardite linfocitária aguda não está referendado.

Imunoglobulina

- O estudo IMAC, que randomizou o uso de imunoglobulina intravenosa (IV-Ig) versus placebo em pacientes com miocardiopatia (fração de ejeção < 40%) e menos de 6 meses de sintomas de IC, não demonstrou benefício desta estratégia, sendo observada melhora da função ventricular em ambos os grupos. Vale ressaltar que não houve neste estudo a pesquisa de agentes infecciosos e o diagnóstico de inflamação pelos critérios de Dallas esteve presente em apenas 16%, o que dificultou a interpretação em relação à influência da IV-Ig como agente imunomodulador, com atuação sobre inflamação e microrganismos.
- Pequenas séries de casos em miocardite sugerem benefício de melhora evolutiva com IV-Ig.
- A diretriz brasileira também referenda seu uso quando se demonstra inflamação na presença de agentes infecciosos, apesar da evidência limitada, alto custo e possíveis efeitos adversos.

QUAL A ROTINA NA EMERGÊNCIA DO INCOR?

- Todos os pacientes atendidos na Unidade de Emergência do InCor com IC de início recente devem ser avaliados como potenciais portadores de miocardite aguda. Naqueles com ventrículo esquerdo de dimensões normais e função deprimida, presença ou suspeita de doenças inflamatórias sistêmicas (artrite reumatoide, lúpus eritematoso sistêmico etc.), refratários ao tratamento clínico ou com arritmias ventriculares frequentes, a suspeita de miocardite aumenta e sua investigação torna-se obrigatória.
- Independente da apresentação, todo paciente com suspeita miocadite aguda em nosso serviço, além de exames laboratoriais gerais, obrigatoriamente coleta urina tipo I, eletroforese de proteínas, complemento (C3 e C4), FAN, FR e sorologias (HIV, hepatites B e C, EBV, CMV, parvovírus B19).
- Velocidade de hemossedimentação (VHS) e proteína C-reativa (PCR) devem ser solicitados em todos os casos.
- A dosagem de marcadores de necrose miocárdica (CKMB e troponina) também deve ser solicitada. Na maioria dos casos de miocardite encontram-se negativos. No entanto, quando presentes são inespecíficos apesar de correlacionarem-se a pior prognóstico.
- Todos os pacientes devem realizar eletrocardiograma e radiografia de tórax à entrada.
- O ecocardiograma transtorácico é considerado exame obrigatório em nosso serviço, devendo ser realizado com a maior brevidade possível.
- Antes mesmo da confirmação de miocardite aguda, caso haja disfunção ventricular associada, o tratamento deve ser instituído com inibidores da enzima conversora da angiotensina, betabloqueadores e diuréticos, conforme necessidade e na ausência de contraindicações. Quando necessário introduzimos dobutamina endovenosa em casos de choque cardiogênico.
- Quando houver suspeita de doença arterial coronária (alterações de eletrocardiograma, disfunção segmentar ao ecocardiograma, elevação significativa de marcadores de necrose miocárdica com curva, presença de múltiplos fatores de risco) o paciente deve ser submetido ao cateterismo cardíaco. Em todos os casos de diagnóstico de infarto agudo do miocárdico cujo cateterismo apresenta coronárias sem lesões obstrutivas, a realização de RM cardíaca em nosso serviço torna-se obrigatória e a suspeita de miocardite deve ser sempre considerada.
- Em casos de baixa suspeita de doença coronária, temos optado pela realização de angiotomografia de artérias coronárias.
- Tem-se adotado a conduta de realização de RM cardíaca em todos os casos de suspeita de miocardite aguda (Figura 1). Esse exame tem se mostrado de grande auxílio no esclarecimento do quadro e na avaliação da extensão do acometimento cardíaco.
- Em casos em que a RM cardíaca confirmar miocardite, somente indicamos biópsia endomiocárdica respeitando as indicações estabelecidas na Tabela 1.
- O uso de imunoglobulina somente é empregado após biópsia endomiocárdica que confirme miocardite e exclua a presença de doenças inflamatórias sistêmicas. Sua melhor indicação refere-se aos casos de miocardite viral (por adenovírus, enterovírus, CMV, EBV ou parvovírus B19) ou idiopática (em que não se encontrou o agente envolvido por meio da biópsia) confirmada pela histopatologia e associada à disfunção ventricular.
- O uso de corticosteroides não é indicado de rotina em casos confirmados de miocardite. Somente utilizamos em casos específicos de miocardite associada a doenças inflamatórias sistêmicas (lúpica, reumática, sarcoidose, células gigantes e eosinofílica). Nesses casos o tratamento inicial faz-se com prednisona 1 mg/kg/dia via oral. Em casos de choque cardiogênico ou edema agudo de pulmão pode-se considerar pulsoterapia endovenosa.

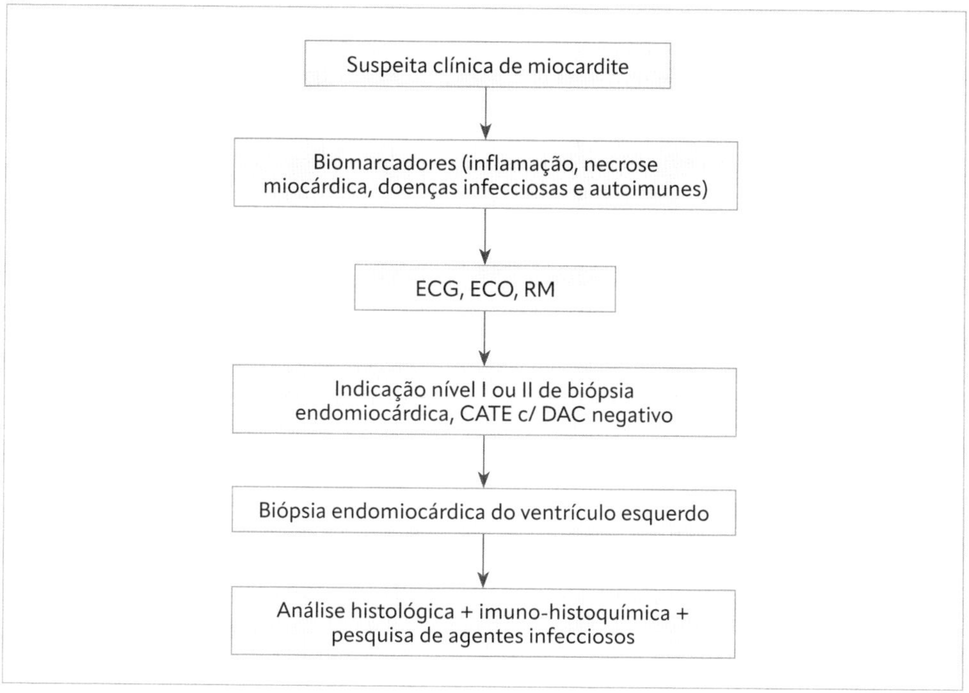

FIGURA 1 Fluxograma de pesquisa em pacientes com suspeita de miocardite aguda.
ECG: eletrocardiograma; ECO: ecocardiograma; RM: ressonância magnética; CATE: cateterismo cardíaco; DAC: doença arterial coronariana.

Normalmente, associa-se outro imunossupressor como azatioprina ou ciclofosfamida por período mínimo de 6 meses.

- Antes do início da pulsoterapia, administramos em todos os pacientes ivermectina 0,2 mg/kg via oral.
- Arritmias cardíacas são tratadas como de rotina, sem modificações em relação a outras patologias.
- Os casos de miocardite recebem alta hospitalar caso haja normalização dos marcadores de necrose miocárdica, que normalmente ocorre após redução dos marcadores inflamatórios (PCR e VHS) e após estabilização clínica. Além disso, somente são liberados após completa avaliação da necessidade de biópsia endomiocárdica e imunoglobulina, que devem ser realizados neste momento caso haja indicação.
- Após a alta hospitalar, todos os pacientes são orientados a não praticar atividade física por período mínimo de 6 meses.

BIBLIOGRAFIA RECOMENDADA

1. Desmond B, Benson L. Diagnosis and management of pediatric myocarditis. Pediatric Drugs. 2002;4(3):171-81.
2. Blauwet LA, Cooper LT. Myocarditis. Prog Cardiovasc Dis. 2010;52:274-88.
3. Grün S, Schumm J, Greulich S, Wagner A, Schneider S, Bruder O, et al. Long-term follow-up of biopsy-proven viral myocarditis: predictors of mortality and incomplete recovery. J Am Coll Cardiol. 2012;59(18):1604-15.
4. Amabile N, Fraisse A, Bouvenot J, Chetaille P, Ovaert C. Outcome of acute fulminant myocarditis in children. Heart. 2006;92:1269–1273.
5. Schultheiss HP, Kühl U, Cooper LT. The management of myocarditis. Eur Heart J. 2011;32(21):2616-25.

6. Montera MW, Mesquita ET, Colafranceschi AS, de Oliveira AC Jr, Rabischoffsky A, Ianni BM, et al. I Brazilian guidelines on myocarditis and pericarditis. Arq Bras Cardiol. 2013;100(4 Suppl 1):1-36.
7. Mangini S. Agentes infecciosos e inflamação em miocárdio de pacientes com micardiopatia dilatada. 2013. f 152. Tese de Doutorado em Cardiologia – InCor-HC-FMUSP, São Paulo, SP.
8. Caforio AL, Pankuweit S, Arbustini E, Basso C, Gimeno-Blanes J, Felix SB, et al.; European Society of Cardiology Working Group on Myocardial and Pericardial Diseases. Current state of knowledge on aetiology, diagnosis, management, and therapy of myocarditis: a position statement of the European Society of Cardiology Working Group on Myocardial and Pericardial Diseases. Eur Heart J. 2013; 34(33):2636-48.
9. Cooper LT Jr, Menon S, Deng M, Mullin GM, Starling R, Jaski B, et al. Usefulness of immunosuppression for giant cell myocarditis. Am J Cardiol. 2008;102:1535-9.
10. Mason JW, O'Connell JB, Herskowitz A, Rose NR, McManus BM, Billingham ME, et al. A clinical trial of immunosuppressive therapy for myocarditis. The Myocarditis Treatment Trial Investigators. N Engl J Med. 1995;333(5):269-75.
11. Frustaci A, Russo MA, Chimenti C. Randomized study on the efficacy of immunosuppressive therapy in patients with virus-negative inflammatory cardiomyopathy: the TIMIC study. Eur Heart J. 2009;30:1995-2002.
12. McNamara DM, Holubkov R, Starling RC, Dec GW, Loh E, Torre-Amione G, et al. Controlled trial of intravenous immune globulin in recent-onset dilated cardiomyopathy. Circulation. 2001; 103(18):2254-9.
13. Goland S, Czer LSC, Siegel RJ, Tabak S, Jordan S, Luthringer D, et al. Intravenous immunoglobulin treatment for acute fulminant inflammatory cardiomyopathy: series of six patients and review of literature. Can J Cardiol. 2008;24(7):571-4.
14. Adler Y, Charron P, Imazio M, Badano L, n-Esquivias GB, Bogaert J, et al. 2015 ESC Guidelines for the diagnosis and management of pericardial diseases. The Task Force for the Diagnosis and Management of Pericardial Diseases of the European Society of Cardiology (ESC). Eur Heart J. 2015;36:2921-64.
15. Ammirati E, Cipriani M, Moro C, Raineri C, Pini D, Sormani P, et al.; Registro Lombardo delle Miocarditi. Clinical presentation and outcome in a contemporary cohort of patients with acute myocarditis: Multicenter Lombardy Registry. Circulation. 2018;138(11):1088-99.
16. Montera MW, Marcondes-Braga FG, Simões MV, Moura LAZ, Fernandes F, Mangine S, et al. Diretriz de Miocardites da Sociedade Brasileira de Cardiologia – 2022. Arq Bras Cardiol. 2022;119(1):143-211.

4

Insuficiência cardíaca com fração de ejeção reduzida descompensada

Bruno Biselli
Deborah de Sá Pereira Belfort
Múcio Tavares de Oliveira Jr.

OBSERVAÇÕES GERAIS BASEADAS EM EVIDÊNCIAS

Introdução

- A insuficiência cardíaca (IC) é uma síndrome clínica resultante de anormalidade funcional e estrutural cardíaca que leva ao débito cardíaco inadequado para as necessidades metabólicas orgânicas ou mantém débito cardíaco adequado às custas de pressões de enchimento ventriculares elevadas.
- Quando os sintomas motivam a procura de atenção médica imediata, é caracterizada a IC aguda. Cerca de 80% dos casos são pacientes com doença cardíaca conhecida preexistente descompensada, enquanto apenas 20% são casos de IC aguda "de novo". Os mecanismos fisiopatológicos envolvem a desregulação de fatores como pré e pós-carga, inotropismo cardíaco e sinalização neuro-hormonal, resultando em quadros caracterizados por congestão sistêmica e/ou pulmonar, bem como de baixo débito cardíaco.
- A IC aguda é a principal causa de internação por doenças cardiovasculares no Brasil e no mundo, levando à alta morbidade mortalidade e elevados custos em saúde. No Brasil, o registro BREATHE mostrou mortalidade intra-hospitalar de 12,6%. Além disso, a taxa de reinternação é elevada, chegando a 33% em 3 meses e até 50% em 6 meses, com mortalidade de 24,5% em 1 ano na América Latina.
- Diante da elevada morbidade e mortalidade, é fundamental o adequado reconhecimento da IC aguda e de seus perfis hemodinâmicos para manejo apropriado. O objetivo deste capítulo é abordar o correto diagnóstico e classificação dos pacientes com IC com fração de ejeção reduzida (ICFEr) e a abordagem inicial desses pacientes.

Avaliação clínica

- Na avaliação inicial do paciente com IC descompensada, é necessária a identificação de sinais e sintomas de congestão e/ou de baixo débito para a correta caracterização do paciente em um dos seguintes perfis hemodinâmicos (Figura 1): quente e seco (A), quente e úmido (B), frio e úmido (C) e frio e seco (L). Essa classificação tem implicação não só no manejo clínico, mas também no prognóstico, sendo o paciente em perfil C o de maior mortalidade.
- O perfil B é a apresentação clínica mais comum, compondo 67,4% dos casos no registro BREATHE, enquanto 17,8% encontram-

TABELA 1 Perfis hemodinâmicos da insuficiência cardíaca descompensada

Sinais de má perfusão	Sinais de congestão	
	Ausentes	Presentes
Ausentes	Perfil A (quente e seco)	Perfil B (quente e úmido)
Presentes	Perfil L (frio e seco)	Perfil C (frio e úmido)

IC: insuficiência cardíaca.

-se em perfil C. Apesar de o exame físico por vezes ser limitado para identificar congestão, apenas cerca de 5% dos pacientes estão em perfil L, e habitualmente há algum fator descompensador evidente causando hipovolemia, como excesso de diuréticos, diarreia volumosa ou sangramento agudo.

- Uma outra classificação menos utilizada leva em consideração a fisiopatologia do quadro: IC aguda hipertensiva (em que predomina aumento agudo de pós-carga) – abordado em outro capítulo, IC aguda hipervolêmica, IC aguda com hipotensão e por outras causas.
- Os principais sintomas da IC descompensada são dispneia e fadiga, frequentemente acompanhado de outros sintomas de congestão como dispneia paroxística noturna, ortopneia, edema de membros inferiores, aumento do volume abdominal e, menos frequentemente, sintomas de baixo débito como confusão mental, redução do volume urinário, náuseas e vômitos.
- No exame físico, estão presentes habitualmente sinais de congestão como a presença de estase jugular, estertores pulmonares, terceira bulha (B3), hepatomegalia dolorosa, ascite, refluxo hepatojugular e edema de membros inferiores. Em algumas situações, no entanto, os sinais de congestão muitas vezes não são evidentes. A presença de estertores pulmonares, por exemplo, está presente em apenas 20% dos pacientes, especialmente os quadros crônicos agudizados em razão de um aumento compensatório da drenagem linfática pulmonar, e sua ausência, portanto, não exclui congestão pulmonar. Vários pacientes hipervolêmicos não apresentam edema periférico nem outros sinais de congestão sistêmica. Em contrapartida, a presença de estase jugular a 45° é o achado mais acurado para estimar as pressões de enchimento ventriculares, mas em muitas situações sua avaliação é limitada. Apesar da limitação do exame físico, conforme já citado, a maioria dos pacientes tem pressões de enchimento elevadas.
- Os sinais de baixo débito no exame físico têm acurácia ainda mais limitada. A presença de extremidades frias, por exemplo, tem sensibilidade de apenas 20%, e a presença de pulsos finos, tempo de enchimento capilar prolongado e hipotensão sugerem baixo débito, mas frequentemente não estão presentes. Um achado útil é a presença de pressão proporcional de pulso ([pressão arterial sistólica – pressão arterial diastólica] / [pressão arterial sistólica]) < 25%, que sugere índice cardíaco < 2,2 L/min/m^2.

Exames complementares

- Apesar de o diagnóstico da IC aguda ser predominantemente clínico, os exames complementares são fundamentais na avaliação prognóstica, de funções orgânicas, e na pesquisa do fator descompensador, bem como auxiliam em casos de diagnóstico incerto.
- O eletrocardiograma de 12 derivações pode mostrar alterações sugestivas de cardiopatia estrutural como sobrecarga de câmaras e bloqueios de ramo, mas podem também revelar o fator causador ou descompensador da IC: taquiarritmias ou bradiarritmias podem estar presentes, bem como alterações isquêmi-

cas como supra ou infra de ST. A radiografia de tórax também auxilia, evidenciando sinais de congestão, mas também possibilitando a identificação de possível processo infeccioso subjacente ou ainda revelando alguma comorbidade pulmonar associada.

- O ecocardiograma transtorácico traz informações como fração de ejeção, sinais de aumento das pressões de enchimento, hipertensão pulmonar, alterações segmentares que sugiram isquemia subjacente, presença de derrame pericárdico ou ainda a presença de valvopatia anatomicamente importante que em muitos casos é a causa da insuficiência cardíaca e requer conduta específica.
- A coleta de peptídeos natriuréticos (BNP e NT-proBNP) auxilia no diagnóstico diferencial de dispneia em casos duvidosos. Valores baixos (BNP < 100 pg/mL e NT-proBNP < 300 pg/mL) praticamente excluem IC como causa da dispneia, enquanto valores elevados (BNP > 400 pg/mL e NT-proBNP > 900 pg/mL) corroboram o diagnóstico. Os peptídeos natriuréticos têm também valor prognóstico, com níveis mais altos sendo associado a piores desfechos.
- Exames laboratoriais gerais auxiliam na identificação de disfunção renal, hepática, injúria miocárdica, anemia, infecções, distúrbios hidreletrolíticos ou alteração tireoidiana. Em casos duvidosos quanto à perfusão, é recomendada a coleta de gasometria arterial com lactato.
- Por fim, o ultrassom de tórax tem ganhado espaço como ferramenta prática e não invasiva para a avaliação de congestão. A visualização de linhas B em campos pulmonares e o diâmetro e a variação com respiração da veia cava inferior auxiliam na identificação da congestão e da resposta terapêutica após as medidas instituídas.

Abordagem inicial

- É fundamental a identificação precoce de condições que necessitam de terapia imediata. Dessa forma, um exame físico direcionado em conjunto com o eletrocardiograma já possibilita o diagnóstico de infarto agudo do miocárdio com supra de ST com necessidade de terapia de reperfusão imediata, taquiarritmias instáveis com necessidade de cardioversão, bradiarritmias instáveis requerendo marca-passo provisório, edema agudo de pulmão com insuficiência respiratória e necessidade de suporte ventilatório imediato, choque cardiogênico exigindo drogas vasoativas, entre outros.
- Após a avaliação inicial, é possível na maioria dos casos definir o perfil hemodinâmico, para a partir daí traçar estratégias terapêuticas para controle volêmico e melhora do débito cardíaco. Também é possível na maioria das vezes identificar o fator descompensador da insuficiência cardíaca. No registro BREATHE, má aderência medicamentosa foi responsável pela descompensação clínica em 29,9% dos casos, seguido de infecção em 22,7% dos casos. Arritmias, síndrome coronariana aguda, embolia pulmonar, anemia, alterações tireoidianas e aumento da ingestão de sódio e água são outras causas frequentes de descompensação.

Oxigenioterapia e ventilação não invasiva

- Os pacientes em perfil B e C habitualmente apresentam congestão pulmonar e, em muitos casos, hipoxemia associada, sendo necessário fornecer oxigenioterapia por meio de cateter nasal de oxigênio ou máscara se saturação arterial de O_2 < 90%. Em pacientes em edema agudo de pulmão (EAP), o uso de ventilação não invasiva (VNI) mostrou redução de mortalidade e de evolução para intubação orotraqueal, sendo esta a primeira medida terapêutica a ser instituída nesses casos. Além de melhorar o padrão respiratório, o uso de pressão positiva leva à redução da pré-carga aos ventrículos direito e esquerdo, além de reduzir a pós-carga do ventrículo esquerdo e, em última análise, melhorar o débito cardíaco.

Diureticoterapia

- A maioria dos pacientes com IC aguda apresenta congestão, o que, além dos sintomas, pode levar a síndrome cardiorrenal e alteração da função hepática. Os diuréticos de alça são a classe medicamentosa fundamental no manejo volêmico desses pacientes, promovendo alívio sintomático, melhora de função renal e redução de tempo de internação e índice de re-hospitalização, apesar de não ter estudos mostrando impacto em mortalidade.
- A dose inicial de diurético de alça endovenoso foi avaliada no estudo DOSE *Trial*, que não mostrou diferença na infusão intermitente x *bolus* de furosemida, nem do uso de baixa dose (dose de uso ambulatorial diária do paciente) x alta dose (2,5 vezes a dose ambulatorial diária do paciente) nos desfechos primários de efetividade (percepção do paciente da melhora dos sintomas em 72 horas) e segurança (variação da creatinina em 72 horas). No entanto, altas doses mostraram maior alívio da dispneia, maior perda de peso e maior balanço hídrico negativo, além de uma tendência na melhora dos sintomas em geral. É indicado então dose inicial de furosemida IV equivalente a 1 a 2,5 vezes a dose diária ambulatorial do paciente ou, se a dose é desconhecida, 0,5 a 1 mg/kg IV em *bolus*. Se o paciente nunca fez uso de diurético de alça, pode ser iniciada a dose de 20 a 40 mg IV em *bolus*.
- A resposta esperada é diurese de 1 L nas primeiras 6 horas, em um ritmo de 1,5 a 2,5 mL/kg/h, ausência de ortopneia e esforço respiratório em 24 horas e ausência de dispneia aos mínimos esforços em 72 horas, além de estabilização de sinais vitais com melhora de taquicardia, saturação e hiper ou hipotensão.
- Se o paciente não apresenta resposta adequada nas primeiras 6 horas, deve ser administrada duas vezes a dose de furosemida endovenosa inicialmente administrada. Pacientes que fazem uso de diureticoterapia de alça ambulatorial em altas doses costumam evoluir com resistência diurética, necessitando de doses cada vez maiores da medicação em razão de hipertrofia do túbulo contorcido distal do néfron. Nesse cenário, o uso de diuréticos tiazídicos (hidroclorotiazida 25 a 100 mg/dia) tem importante papel, bloqueando justamente o túbulo distal e o mecanismo compensatório de reabsorção de sódio. O uso de antagonistas mineralocorticoides (espironolactona 25 a 50 mg/dia) faz parte da terapia-padrão da IC com fração de ejeção reduzida e tem grau de recomendação menor na IC com fração de ejeção preservada, mas no contexto de IC aguda, pode ser utilizado, mas sem evidências robustas. O estudo Athena-HF avaliou o uso de dose habitual (25 mg/dia) de espironolactona *versus* 100 mg/dia, sem diferença entre os grupos.
- A associação de tiazídico, diurético de alça e antagonista mineralocorticoide é chamada triplo bloqueio do néfron e, apesar de carecer de estudos randomizados comprovando eficácia, é recomendada nas diretrizes para casos de congestão refratária baseada em estudos observacionais e de pequeno porte.
- Apesar de não ter diferença no estudo DOSE, o uso de furosemida em infusão contínua pode ser avaliado em pacientes selecionados refratários ao triplo bloqueio, com dose de 10 a 50 mg/h. Em casos refratários a todas as terapias citadas, a ultrafiltração pode ser considerada.
- O uso dos inibidores da SGLT2 também foi recentemente estudado no contexto de IC aguda. O estudo EMPULSE avaliou o uso da empagliflozina em pacientes com IC aguda independente da FE (mediana da FE: 31%). Foram incluídos pacientes sem inotrópicos há 24 horas, sem vasodilatadores IV nas últimas 6 horas e sem aumento de dose de diuréticos, ou seja, pacientes que se encontra-

vam estáveis, e houve melhora no desfecho composto de morte, primeiro evento de IC e mudança em questionário de qualidade de vida em 90 dias. Já o inibidor da SGLT1 e 2 sotagliflozina foi avaliado no SOLOIST-WHF quando iniciado em até 3 dias após a alta hospitalar de IC descompensada e demonstrou redução de 33% no risco relativo de morte cardiovascular (CV) e hospitalização ou visitas urgentes por IC. Ainda não há recomendação por diretrizes do uso dessa classe de medicações no uso da IC aguda, mas novos estudos estão em andamento sobre o tema.

- Deve ser lembrado também que alguns pacientes que inicialmente pareciam estar em perfil B não respondem adequadamente à terapia diurética agressiva e na realidade se encontram em baixo débito, sendo necessário o início de inotrópico em baixa dose. As doses dos diuréticos estão descritas na Tabela 2.

Vasodilatadores

- A terapia vasodilatadora tem o racional de diminuir a pós-carga ventricular, melhorando o débito cardíaco e, consequentemente, a perfusão orgânica. Os vasodilatadores endovenosos utilizados na prática clínica são o nitroprussiato de sódio e a nitroglicerina.
- O nitroprussiato tem potente ação vasodilatadora arterial, promovendo redução da resistência vascular periférica, melhora do índice cardíaco, redução da pressão capilar pulmonar e melhora da diurese, sendo o vasodilatador venoso de escolha na IC aguda. Deve ser usado preferencialmente com pressão arterial invasiva, especialmente em pacientes com pressão arterial limítrofe.
- A nitroglicerina, por sua vez, em baixas doses tem maior efeito venodilatador que vasodilatador arterial, melhorando a pré-carga e reduzindo a pressão capilar pulmonar. Em doses elevadas (200 mcg/min), promove dilatação arteriolar, mas leva à cefaleia como efeito colateral em 20% dos casos. Além disso, a depleção de radicais sulfidrila na parede vascular leva à tolerância farmacológica em 24 horas. Apesar dos benefícios hemodinâmicos, há poucos estudos sobre o tema que não mostram redução de mortalidade ou taxas de reinternação em IC aguda.
- Os vasodilatadores orais como inibidores da enzima conversora de angiotensina, bloquea-

TABELA 2 Dose de diuréticos no contexto da insuficiência cardíaca aguda

Diurético	Via	Dose inicial	Dose máxima
Diuréticos de alça			
Furosemida	Endovenosa	20-40 mg	240 mg
Tiazídicos			
Hidroclorotiazida	Via oral	25 mg	100 mg
Clortalidona	Via oral	12,5 mg	50 mg
Poupadores de potássio			
Espironolactona	Via oral	25 mg	50 mg

Adaptada da Diretriz Brasileira de Insuficiência Cardíaca Aguda e Crônica, SBC, 2018.

TABELA 3 Posologia dos vasodilatadores endovenosos

Vasodilatador	Dose inicial	Dose máxima
Nitroprussiato de sódio	0,3 mcg/kg/min	5 mcg/kg/min
Nitroglicerina	10-20 mcg/min	200 mcg/min

Adaptada da Diretriz Brasileira de Insuficiência Cardíaca Aguda e Crônica, SBC, 2018.

dores do receptor da angiotensina e hidralazina costumam ser iniciados em pacientes estáveis sem infecção associada, usualmente após a estabilização clínica na transição dos vasodilatadores endovenosos e inotrópicos.

Inotrópicos

- Na presença de choque cardiogênico, o uso de inotrópicos se faz necessário, levando à melhora do débito cardíaco e dos sinais de hipoperfusão. O inotrópico mais utilizada em nosso meio é a dobutamina, agonista B1 e B2 adrenérgico, que em baixas doses também leva à discreta vasodilatação sistêmica. Por agir em betarreceptores, pacientes em uso de betabloqueador frequentemente necessitam de doses maiores para efeito terapêutico. Em relação à dopamina, têm menor incidência de arritmias, de aumento da frequência cardíaca e de vasoconstricção.
- A milrinona é um inotrópico inibidor da fosfodiesterase 3 que também leva ao aumento do débito cardíaco, mas tem maior efeito vasodilatador sistêmico e pulmonar, o que pode em alguns casos levar à hipotensão. Além disso, tem necessidade de ajuste de dose para a função renal e maior custo, não sendo medicação de escolha em nosso meio. Por não atuar no betarreceptor, pode ser mantido o uso do betabloqueador. Estudo recente não mostrou diferença em desfechos clínicos comparando dobutamina e milrinona no choque cardiogênico.
- A levosimendana é um sensibilizador do canal de cálcio intracelular, que também leva à vasodilatação sistêmica associada ao efeito inotrópico. Também pode levar à hipotensão. Sua infusão é feita em 6 a 24 horas, e o efeito pode permanecer até duas semanas e pode ser uma alternativa interessante em pacientes com dificuldade de desmame de inotrópicos e necessidade de desospitalização. Também pode ser mantido o uso do betabloqueador. Em comparação com dobutamina, não houve superioridade em desfechos clínicos.
- As doses das medicações inotrópicas estão descritas na Tabela 4.

Betabloqueadores

- O uso de betabloqueadores não deve ser iniciado no contexto de IC descompensada. No entanto, pacientes que já fazem uso da medicação devem mantê-la na mesma dose nos casos de IC perfil B. O estudo B-convinced mostrou que manter o betabloqueador em IC perfil B não prejudicou o tempo de internação e a taxa de melhora clínica, e ainda teve associação com maior prevalência de uso da medicação após 3 meses da alta hospitalar.
- No caso de pacientes em choque cardiogênico, a medicação deve ser suspensa. No entanto, se o paciente se encontra com sinais de hipoperfusão, mas sem hipotensão, com necessidade de inotrópico, o uso de betabloqueadores pode ser suspenso ou mantido

TABELA 4 Posologia dos inotrópicos

Inotrópico	Dose inicial	Dose máxima
Dobutamina	2,5 mcg/kg/min	20 mcg/kg/min
Milrinona	0,375 mcg/kg/min	0,75 mcg/kg/min 0,5 mcg/kg/min*
Levosimendana**	0,05 mcg/kg/min	0,2 mcg/kg/min

* Na presença de insuficiência renal aguda. ** Infusão por 24 horas.
Adaptada da Diretriz Brasileira de Insuficiência Cardíaca Aguda e Crônica, SBC, 2018.

com 50% da dose de uso ambulatorial, mas ainda não há estudos avaliando essa conduta.

QUAL É A ROTINA NA EMERGÊNCIA DO INCOR?

- Considera-se como IC aguda ou IC descompensada quadro de insuficiência cardíaca que leve à procura por atendimento médico de urgência.
- Caso haja dúvidas quanto ao diagnóstico da dispneia, além da avaliação clínica, dos exames laboratoriais gerais e da radiografia de tórax, realiza-se de rotina a dosagem de BNP. Quando maior que 400 pg/mL, corrobora o diagnóstico de IC e quando menor que 100 pg/mL, torna o diagnóstico pouco provável.
- Em casos definidos como perfil A, não há necessidade de permanência do paciente na unidade de emergência. Para esses pacientes, as medicações via oral devem ser ajustadas, com encaminhamento para antecipar consulta com reavaliação ambulatorial.
- Em todos os pacientes hipervolêmicos, administra-se furosemida endovenosa em dose inicial de 1 a 2,5 vezes o equivalente da dose diária de uso ambulatorial, ou 0,5 a 1 mg/kg quando a dose é desconhecida, devendo ser ajustada de acordo com a resposta inicial. Mesmo naqueles com piora da função renal, a furosemida deve ser administrada de rotina. Se o potássio permitir, a espironolactona 25-50 mg/dia deve ser mantida ou iniciada. Em casos refratários ou que necessitem de altas doses de furosemida, associa-se hidroclorotiazida 25-100 mg/dia, e, se não houver resposta, considera-se a furosemida em bomba de infusão contínua até a dose máxima de 50 mg/h.
- Os pacientes que se encontram em perfil B são inicialmente mantidos em observação, com reavaliação clínica periódica após a administração de diurético endovenoso e, se não houver suspeita de infecção, ajusta-se a dose de vasodilatador oral (IECA ou hidralazina + nitrato), com especial atenção para o surgimento de sinais de má perfusão (evolução para perfil C) e pesquisa de fatores de descompensação. Caso ocorra melhora clínica, o paciente é reavaliado para alta hospitalar com ajustes de medicação e tratamento de fatores desencadeantes reversíveis, além de retorno precoce ambulatorial. É possível também o encaminhamento para diureticoterapia endovenosa intermitente no hospital-dia, com excelentes respostas. Caso mantenha quadro clínico apesar das medidas ou evolua para IC perfil C, opta-se pela internação para ajuste de vasodilatadores endovenosos ou orais, redução de hipervolemia de forma intensiva e uso de inotrópicos se necessário.
- Para os pacientes que se apresentam em perfil C na chegada, realiza-se sempre a internação hospitalar. Na escolha do melhor agente, deve-se sempre levar em consideração a pressão arterial do paciente e o uso prévio dos betabloqueadores. No entanto, na Unidade de Emergência do InCor, é dada preferência à dobutamina.
- Dessa forma, inicia-se a rotina dobutamina endovenosa em bomba de infusão contínua, reduzindo a dose pela metade ou suspendendo o betabloqueador, e reavaliando a PA e a perfusão periférica para introdução de vasodilatadores.
- Em pacientes com IC perfil C e pressão arterial sistólica (PAS) < 90 mmHg, a dobutamina também é a droga de escolha e deve ser utilizada independentemente do uso de betabloqueadores, exceto se suspeita ou evidência clínica de componente séptico ou outros mecanismos vasoplégicos associados. Normalmente, começamos com 5 mcg/kg/min. Porém, em pacientes em uso de betabloqueadores, opta-se por iniciar a dobutamina em uma dose mais alta (em torno de 10 mcg/kg/min).
- Em pacientes com IC perfil C e PAS ≥ 90 mmHg, se o paciente usa betabloqueador, pode-se optar por um inotrópico não beta-adrenérgico (levosimendana ou milrinona)

e manter a mesma dose do betabloqueador. Pode-se considerar também a utilização de vasodilatadores endovenosos.

- A resposta ao inotrópico é observada principalmente baseada em parâmetros clínicos e laboratoriais como perfusão periférica, PA, diurese, lactato arterial, excesso de bases, função renal e nível de consciência.
- Quando baixas doses de dobutamina (até 10 mcg/kg/min) são suficientes, por vezes seu uso em acesso venoso periférico é mantido. Já em pacientes que evoluem sem melhora clínica evidente ou com necessidade de doses mais elevadas de dobutamina, a passagem de acesso venoso central é fundamental, podendo fornecer dados mais consistentes de micro-hemodinâmica (principalmente saturação venosa central de oxigênio e lactato).
- Em pacientes sépticos, o uso de betabloqueadores é sempre suspenso independente do perfil clínico-hemodinâmico.
- Em pacientes em perfil B, a dose de betabloqueadores deve ser mantida. Em pacientes em perfil C ou L, pode-se manter 50% da dose de uso ambulatorial, desde que paciente não apresente hipotensão.
- Em pacientes com PAS > 90 mmHg e sem evidência de infecção após a avaliação clínica e laboratorial, a administração de vasodilatadores via oral deve ser precoce. Quando há dificuldade de manejo de vasodilatadores em razão de valores limítrofes de PA, por vezes opta-se por seu uso inicial endovenoso por meio do nitroprussiato de sódio e por passagem de pressão arterial invasiva para melhor manejo hemodinâmico ou, em alguns casos, nitroglicerina, ambos em bomba de infusão contínua.
- Em alguns pacientes, por vezes, a diferenciação clínica entre IC perfil B e perfil C é difícil. Nesses casos, reavaliações constantes, sintomas de baixo débito (náuseas, vômitos, dor abdominal, sonolência) e exames laboratoriais (excesso de bases, lactato arterial, bicarbonato, função renal) podem auxiliar.
- Os pacientes em perfil L são incomuns, e seu diagnóstico somente deve ser pensado naqueles em uso de altas doses de diuréticos, com diarreia profusa, entre outros, e que não possuam nenhum sinal claro de hipervolemia pulmonar e/ou sistêmica. Nos pacientes que se apresentam com perfil L, inicia-se reposição volêmica com alíquotas de soro fisiológico (SF) 0,9% 250 mL, pesquisa de fatores de descompensação e reavaliação quanto à piora do perfil hemodinâmico ou aparecimento de congestão. Caso haja melhora clínica, o paciente recebe alta hospitalar com ajuste de medicações e controles de fatores desencadeantes, com retorno ambulatorial precoce. Caso haja piora do perfil hemodinâmico, o paciente é internado para introdução de inotrópicos endovenosos.
- Todos os pacientes em perfil C, com múltiplas internações e/ou dificuldade de manejo e desmame de inotrópicos, devem ser avaliados pela equipe de transplante cardíaco.
- As indicações de implante de dispositivos de assistência circulatória, incluindo balão intra-aórtico (BIA) e ECMO, são discutidas em outro capítulo.
- Pacientes em IC perfil C com idade superior a 75 anos de idade são sempre acompanhados pela equipe de cuidados paliativos em razão do prognóstico reservado.
- A Figura 1 apresenta o fluxograma de atendimento de pacientes com ICFEr descompensada no InCor.

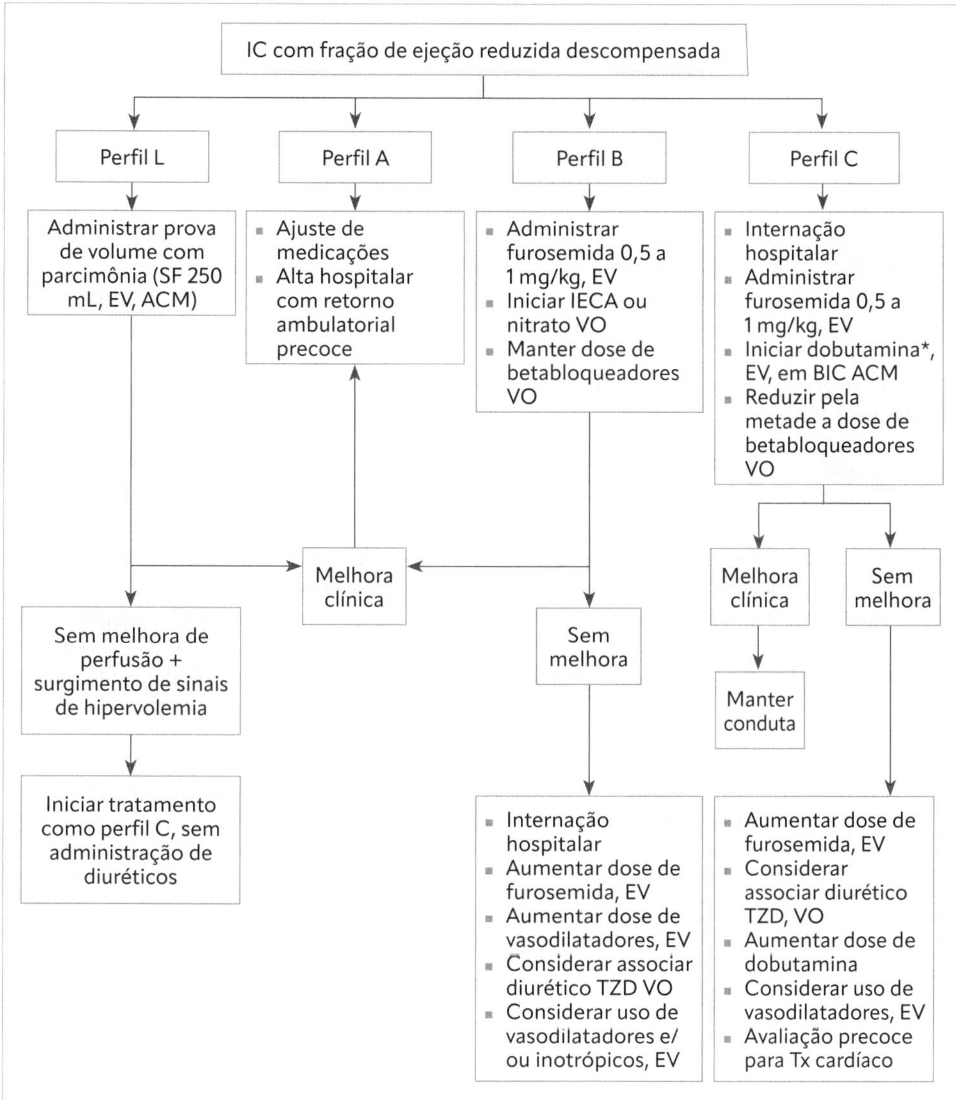

FIGURA 1 Fluxograma de atendimento de pacientes com insuficiência cardíaca com fração de ejeção reduzida na Unidade de Emergência do InCor.

ACM: a critério médico; BIC: bomba de infusão contínua; IC: insuficiência cardíaca; EV: endovenoso; IECA: inibidores da enzima conversora de angiotensina; SF: soro fisiológico; VO: via oral; Tx: transplante; TZD: tiazídico; . * Considerar milrinona ou levosimendana se uso de betabloqueadores e PAS > 90 mmHg.

BIBLIOGRAFIA RECOMENDADA

1. Comitê Coordenador da Diretriz de Insuficiência Cardíaca. Diretriz Brasileira de Insuficiência Cardíaca Crônica e Aguda. Arq Bras Cardiol. 2018;111(3): 436-539.
2. Ciapponi A, Alcaraz A, Calderón M, Matta MG, Chaparro M, Soto N, et al. Burden of heart failure in Latin America: a systematic review and meta-analysis. Rev Esp Cardiol (Engl Ed). 2016;69(11):1051-60.
3. Albuquerque DC, Souza Neto JD, Bacal F, Rohde LEP, Bernardez-Pereira S, Berwanger O, et al. I Brazilian Registry of Heart Failure – clinical aspects, care quality and hospitalization outcomes. Arq Bras Cardiol. 2015;104(6):433-42.
4. Thibodeau JT, Drazner MH. The role of the clinical examination in patients with heart failure. JACC Heart Fail. 2018;6(7):543-51.
5. Gargani L, Frassi F, Soldati G, Tesorio P, Gheorghiade M, Picano E. Ultrasound lung comets for the differential diagnosis of acute cardiogenic dyspnoea: a comparison with natriuretic peptides. Eur J Heart Fail. 2008;10(1):70-7.
6. Socesp. Suporte avançado de vida em insuficiência cardíaca (SAVIC). 5.ed. Santana de Parnaíba: Manole; 2021.
7. Masip J, Roque M, Sánchez B, Fernández R, Subirana M, Expósito JA. Noninvasive ventilation in acute cardiogenic pulmonary edema. JAMA. 2005;294(24):3124.
8. Mullens W, Damman K, Harjola VP, Mebazaa A, Brunner-La Rocaa HP, Martens P, et al. The use of diuretics in heart failure with congestion – a position statement from the Heart Failure Association of the European Society of Cardiology. Eur J Heart Fail. 2019;21(2):137-55.
9. Felker GM, Lee KL, Bull DA, Redfield MM, Stevenson LW, Goldsmith SR, et al. Diuretic strategies in patients with acute decompensated heart failure. N Engl J Med. 2011;364(9):797-805.
10. Voors AA, Angermann CE, Teerlink JR, Collins SP, Kosiborod M, Biegus J, et al. The SGLT2 inhibitor empagliflozin in patients hospitalized for acute heart failure: a multinational randomized trial. Nat Med. 2022;28(3):568-74.
11. Francis GS, Sharma B, Hodges M. Comparative hemodynamic effects of dopamine and dobutamine in patients with acute cardiogenic circulatory collapse. Am Heart J. 1982;103(6):995-1000.
12. Francis GS, Bartos JA, Adatya S. Inotropes. J Am Coll Cardiol. 2014;63(20):2069-78.
13. Mathew R, Di Santo P, Jung RG, Marbach JA, Hutson J, Simard T, et al. Milrinone as compared with dobutamine in the treatment of cardiogenic shock. N Engl J Med. 2021;385(6):516-25.
14. Cuffe MS. Short-term intravenous milrinone for acute exacerbation of chronic heart failure: a randomized controlled trial. JAMA. 2002;287(12):1541.
15. Mebazaa A, Nieminen MS, Packer M, Cohen-Solal A, Kleber FX, Pocock SJ, et al. Levosimendan vs dobutamine for patients with acute decompensated heart failure. JAMA. 2007;297(17):1883.
16. Singh A, Laribi S, Teerlink JR, Mebazaa A. Agents with vasodilator properties in acute heart failure. Eur Heart J. 2016;38(5):317-25.
17. Ho EC, Parker JD, Austin PC, Tu JV, Wang X, Lee DS. Impact of nitrate use on survival in acute heart failure: a propensity-matched analysis. J Am Heart Assoc. 2016;5(2).
18. Jondeau G, Neuder Y, Eicher J-C, Jourdain P, Fauveau E, Galinier M, et al. B-CONVINCED: Beta-blocker CONtinuation Vs. INterruption in patients with Congestive heart failure hospitalizED for a decompensation episode. Eur Heart J. 2009;30(18):2186-92.

5

Insuficiência cardíaca com fração de ejeção preservada descompensada

Sílvia Moreira Ayub Ferreira
Brenno Rizerio Gomes
Marina Hoff de Lima Tonin
Cíntia Gonçalves Fontes Lima

OBSERVAÇÕES GERAIS BASEADAS EM EVIDÊNCIAS

Introdução

- A insuficiência cardíaca com fração de ejeção preservada (ICFEp), antes chamada de insuficiência cardíaca diastólica, é uma entidade clínica prevalente e que representa, aproximadamente, cerca de 50% das síndromes clínicas de insuficiência cardíaca em atendimentos ambulatoriais e de pronto atendimento.
- Em estudos observacionais, as taxas de hospitalização e morte entre os pacientes que apresentam ICFEp se aproximam dos pacientes com insuficiência cardíaca com fração de ejeção reduzida (ICFEr), mas na população dos estudos clínicos, os desfechos são melhores nos pacientes com ICFEp. Morte de causa não cardiovascular é mais comum nos pacientes com ICFEp do que nos pacientes com ICFEr.
- O diagnóstico de ICFEp é mais desafiador do que o diagnóstico de ICFEr. Os critérios diagnósticos propostos são: sinais e sintomas de insuficiência cardíaca, evidência de fração de ejeção do ventrículo esquerdo preservada (FE > 50%), ausência de dilatação do ventrículo esquerdo (VE), em geral associado a aumento na espessura da parede do VE e/ou aumento do tamanho do átrio esquerdo (AE), como sinal do aumento das pressões de enchimento. A maioria tem evidência adicional de disfunção diastólica. O cateterismo de câmaras cardíacas com as medidas das pressões ventriculares, atrial esquerda e de capilares pulmonares é o método padrão-ouro para o diagnóstico da ICFEp. No entanto, o ecocardiograma Doppler transtorácico é o exame de imagem de escolha por sua praticidade e fácil aplicabilidade clínica. Alguns escores podem ser utilizados para auxiliar no diagnóstico, como o HFA-PEFF e o H_2FPEF.
- Nos estudos clínicos, pacientes com FE entre 40-49% arbitrariamente eram considerados como ICFEp; contudo esses pacientes de acordo com as novas diretrizes devem ser nomeados com a nova terminologia de IC de fração de ejeção levemente reduzida (ICFElr).
- A ICFEp é uma entidade mais prevalente em mulheres idosas, acima de 75 anos e com antecedente de hipertensão arterial sistêmica.
- Obesidade, diabetes, doença arterial coronariana, dislipidemia e fibrilação atrial são comorbidades também prevalentes nessa população.
- A hipertensão arterial sistêmica é a causa mais importante de ICFEp, e sua prevalência varia de 60 a 89% entre os diversos estudos.

- Outras etiologias menos frequentes são as miocardiopatias restritivas, a miocardiopatia hipertrófica e as pericardiopatias.

Fisiopatologia

- A ICFEp descompensada deve-se a uma série de mecanismos, como a redução dos índices de contratilidade do eixo longitudinal do VE, apesar de fração de ejeção normal.
- O átrio esquerdo (AE), frente ao aumento da rigidez do VE, aumenta seu volume e sua capacidade contrátil até um certo limite. A partir daí, a pressão média do AE aumenta e se transmite para veias e capilares pulmonares.
- A presença de estresse agudo como uma emergência hipertensiva gera hipervolemia, venoconstricção, aumento do retorno venoso sistêmico para o ventrículo direito, ocasionando um aumento do débito sanguíneo para o lado esquerdo do coração. Esse volume pode não ser adequadamente acomodado pelo VE com disfunção diastólica, promovendo, assim, congestão pulmonar e ativação neuro-humoral como mecanismo compensatório inicial (Figura 1).
- A intensa ativação neuro-humoral leva ao aumento da reabsorção de sódio e água pelos rins, o que ocasiona o aumento da volemia e do retorno venoso para o coração direito e esquerdo. Consequentemente, ocorre o aumento das pressões de enchimento do VE, configurando assim um ciclo que se retroalimenta.
- O aumento da resistência vascular pulmonar, decorrente da hipertensão venocapilar, ocasiona sobrecarga do ventrículo direito e agravamento da regurgitação tricúspide. O aumento das pressões de enchimento do ventrículo e do átrio direito pode promover o aparecimento dos sinais de congestão sistêmica, como distensão venosa jugular, hepatomegalia, ascite e edema de membros inferiores. No entanto, esses sinais podem não estar presentes nos casos de ICFEp descompensada, principalmente na descompensação inicial.

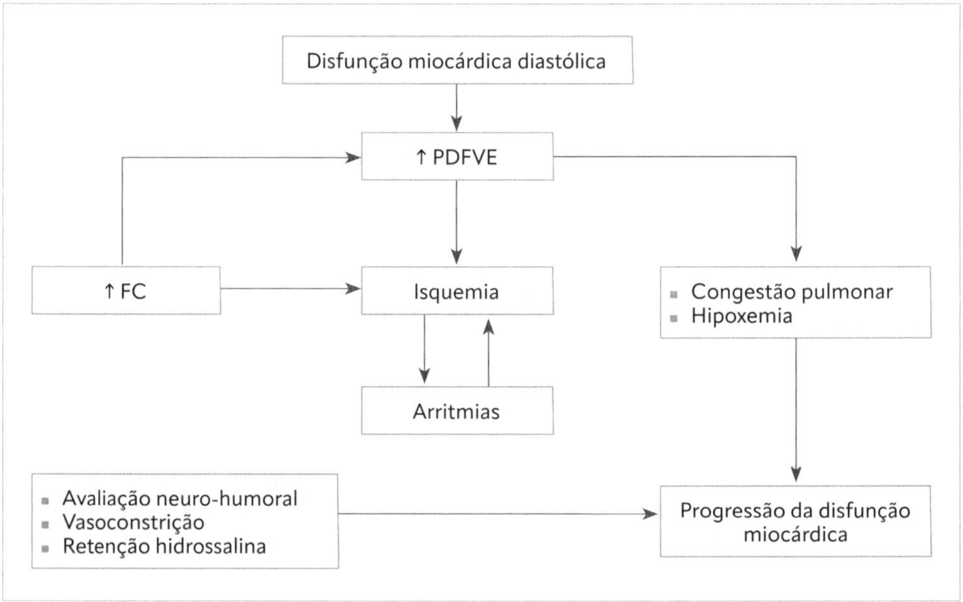

FIGURA 1 Sequência de anormalidades fisiopatológicas da disfunção cardíaca diastólica aguda.
FC: frequência cardíaca; PDFVE: pressão diastólica final do ventrículo esquerdo.

Diagnóstico

- O diagnóstico na sala de emergência deve ser baseado na anamnese, exame físico e em exames complementares (principalmente radiografia de tórax e eletrocardiograma de 12 derivações).
- Dosagem de marcadores de necrose miocárdica para afastar síndrome coronariana aguda, avaliação da função renal, dosagem de eletrólitos e hemograma completo devem ser considerados no atendimento inicial, pois ajudam a identificar os fatores precipitantes da descompensação. Em casos selecionados, deve-se ainda dosar a função tireoidiana e hepática.
- A dosagem do peptídeo natriurético cerebral (BNP) ou do fragmento N-terminal do peptídeo natriurético cerebral (NT-proBNP) deve ser reservada para casos de dúvida diagnóstica e avaliação prognóstica. Sua elevação não é tão importante como nos casos de ICFEr e deve ser reservada para os casos em que há dúvida se a dispneia é de etiologia pulmonar (p. ex., DPOC exacerbado, infecções pulmonares) ou cardíaca.
- Apesar de a confirmação diagnóstica ser realizada com auxílio de exames laboratoriais e de imagem, a suspeita diagnóstica da ICFEp descompensada é clínica e devem-se utilizar os critérios de Framingham ou de Boston. Esses escores não foram validados no cenário da insuficiência cardíaca aguda, porém sua utilização é recomendada.
- Diante de um paciente com quadro de ICFEp descompensada, é preciso questionar se está diante da primeira manifestação clínica ou se o paciente tem diagnóstico prévio e a descompensação atual deve-se a fatores precipitantes, como taquiarritmias ou bradiarritmias, síndrome coronariana aguda, emergência hipertensiva, tromboembolismo pulmonar, tamponamento cardíaco, anemia, disfunção renal, má aderência ao tratamento medicamentoso, hipotireoidismo ou hipertireoidismo, uso de drogas ilícitas ou ingesta abusiva de bebidas alcoólicas e infecções sistêmicas.
- A classificação clínica/hemodinâmica é muito útil na sala de emergência e pode ser aplicada a pacientes em sua primeira descompensação cardíaca e em pacientes com descompensação de doença previamente conhecida. Além disso, permite definir melhor o correto tratamento do paciente. Essa classificação é utilizada no pronto-socorro do InCor, uma vez que permite a abordagem diagnóstica e terapêutica simplificada, utilizando mínimos recursos por meio da observação da perfusão periférica do doente e do grau de congestão por meio do exame físico.
- O perfil hemodinâmico mais prevalente nos pacientes com ICFEp descompensada na sala de emergência é o perfil B, no qual o paciente não apresenta má perfusão ou sinais de baixo débito cardíaco e pode apresentar ou não os sinais de congestão ao exame físico.
- A dispneia é o principal sintoma encontrado nesses pacientes e reflete o aumento das pressões pulmonares. Sudorese, taquicardia e ansiedade são sintomas também frequentes e associados ao estado hiperadrenérgico da descompensação da ICFEp.
- Os principais fatores precipitantes na ICFEp são fibrilação atrial, emergência hipertensiva e isquemia miocárdica.

Fibrilação atrial

- Pacientes com ICFEp apresentam uma prevalência maior de fibrilação atrial (FA) do que a população geral na mesma faixa etária e tais pacientes são hemodinamicamente mais sensíveis à perda do enchimento atrial e ao aumento da frequência cardíaca (FC). Isso leva à piora da função diastólica e à ativação do sistema neuro-humoral e da vasoconstrição periférica.
- O tratamento da arritmia consiste em corrigir as causas precipitantes (distúrbios hidroeletrolíticos, hipervolemia) e otimizar o

tratamento da ICFEp, além de avaliar se há indicação de cardioversão química/elétrica ou se está indicado apenas o controle da FC; e associar a anticoagulação nos pacientes com indicação de acordo com os escores de risco (Figura 2).

Emergência hipertensiva

- O aumento da pressão arterial promove crescimento da impedância e diminuição do relaxamento do VE, o que pode reduzir o fluxo coronariano pela compressão dos vasos intramiocárdicos. Quando associado ao aumento do consumo do oxigênio, pode causar piora progressiva da função diastólica secundária a isquemia. Além disso, a elevação da pressão arterial pode conduzir ao aumento da pressão de enchimento e do tônus simpático. Isso resulta na redistribuição dos fluidos da circulação sistêmica para a pulmonar, sem aumento significativo do volume sanguíneo corporal total. Há também aumento da ativação neuro-humoral e da pós-carga do VE, com deterioração da função cardíaca.
- A estenose de artéria renal bilateral é descrita como um mecanismo capaz de promover episódios recorrentes de edema agudo de pulmão hipertensivo.

Isquemia miocárdica

- Afastar uma síndrome coronariana aguda é mandatório na abordagem do paciente com ICFEp descompensada admitido no pronto-socorro. A realização de eletrocardiogramas seriados e a dosagem de marcadores de necrose em tempo hábil podem confirmar a suspeita diagnóstica.
- A disfunção diastólica pode ser a manifestação inicial da isquemia miocárdica. Quando a alteração de relaxamento ventricular é atribuída à presença de isquemia miocárdica, o tratamento percutâneo ou a revascularização cirúrgica devem ser discutidos e considerados.

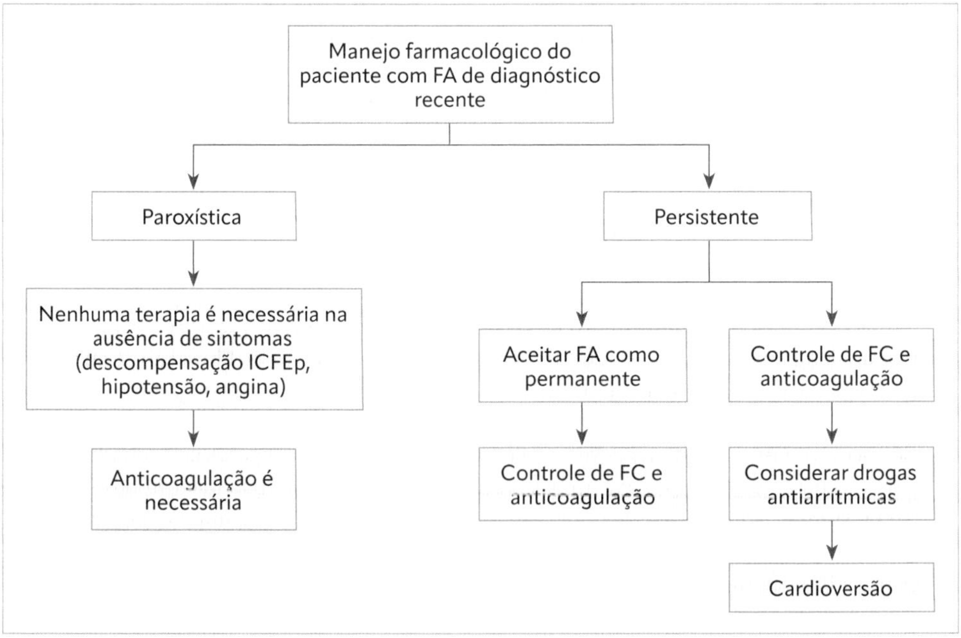

FIGURA 2 Manejo farmacológico de fibrilação atrial em pacientes com diagnóstico recente.
FA: fibrilação atrial; FC: frequência cardíaca; ICFEp: insuficiência cardíaca com fração de ejeção preservada.

Tratamento da ICFEp descompensada

- Até o momento, nenhum tratamento para ICFEp mostrou redução de mortalidade de forma consistente, porém recentemente os inibidores do cotransportador de sódio-glicose 2 (iSGLT2) demonstraram redução de hospitalização por IC nesta população.
- Os principais estudos até o presente momento foram:
  - CHARM-*Preserved* (candesartan na ICFEp: análise de redução de morbidade e mortalidade), com 3.023 pacientes avaliados. Não houve redução do desfecho primário combinado (morte cardiovascular ou internação hospitalar por insuficiência cardíaca descompensada).
  - PEP-CHF (uso do peridopril em idosos com ICFEp), com 850 pacientes avaliados. Não houve redução do desfecho primário combinado (morte cardiovascular ou internação hospitalar por insuficiência cardíaca descompensada).
  - I-Preserve (uso do ibesartan na ICFEp), com 4.128 pacientes avaliados. Não houve redução do desfecho primário combinado (morte cardiovascular ou internação hospitalar por insuficiência cardíaca descompensada).
  - TOPCAT (uso da espironolactona na ICFEp), com 3.445 pacientes avaliados. Não houve redução no desfecho primário combinado (morte cardiovascular, morte abortada ou internação por insuficiência cardíaca descompensada).
  - NHLBI *Heart Failure Clinical Research Network* (uso de isossorbida em pacientes com ICFEp), com 110 pacientes avaliados, demostrou menor tolerância às atividades físicas e não houve incremento na qualidade de vida, com o uso de nitrato.
  - PARAGON (uso do sacubitril-valsartana em pacientes com ICFEp), com 4.822 pacientes avaliados, não houve diferença no desfecho primário combinado de morte por causas cardiovasculares ou hospitalização por IC.
  - EMPEROR-PRESERVED (uso da empagliflozina na ICFEp), com 5988 pacientes avaliados, demonstrou redução do desfecho combinado de morte cardiovascular e hospitalização por insuficiência cardíaca, embora a redução de morte cardiovascular isoladamente não tenha sido significante.
  - DELIVER (uso da dapagliflozina na ICFEp), com 6.263 pacientes, demonstrou redução do desfecho combinado de morte cardiovascular e piora da insuficiência cardíaca, embora a redução de morte cardiovascular isoladamente não tenha sido significante.
- Fármacos com efeitos biológicos bem estabelecidos, como o controle da frequência cardíaca e o tratamento da isquemia miocárdica pelos betabloqueadores ou, ainda, o remodelamento ventricular reverso pelo uso dos inibidores da enzima conversora de angiotensina e a redução da apoptose celular atribuída à aldosterona, podem ser utilizados no tratamento da ICFEp.
- Na Tabela 1, observa-se a correlação entre a base fisiopatológica e a terapia sugerida.
- Portanto, o tratamento inicial da ICFEp descompensada visa ao controle dos sinais e sintomas de congestão e à redução das pressões pulmonares. Os diuréticos são os medicamentos de escolha.
- O edema agudo de pulmão com ou sem sinais de congestão venosa deve ser tratado com oxigenoterapia, morfina, diuréticos e nitrato via oral e intravenoso (Figura 3).
- Nos casos em que a hipertensão persiste e não responde ao uso de nitrato via oral, é necessária a administração de nitratos por via parenteral. O nitroprussiato de sódio é a medicação de escolha na ausência de síndrome coronariana aguda. Na vigência de isquemia, a medicação vasodilatadora de escolha é a nitroglicerina.

TABELA 1 Correlação entre fisiopatologia e terapia proposta na insuficiência cardíaca com fração de ejeção preservada

Base fisiopatológica	Terapia
Redução da sobrecarga volêmica	Diuréticos Restrição hídrica Diálise
Controle de FC, aumento do tempo diastólico final	Bloqueio beta-adrenérgico Bloqueio dos canais de cálcio (verapamil ou diltiazem)
Restauração da contração atrial (FA)	Considerar digoxina Agentes antiarrítmicos Cardioversão elétrica
Bloqueio do sistema renina-angiotensina	Inibidores da enzima de conversão da angiotensina
Bloqueio da ação da aldosterona	Antagonistas dos receptores da aldosterona Espironolactona
Controle pressórico	Investigar causas secundárias e agravantes Otimizar tratamento farmacológico
Tratamento da isquemia	Revascularização miocárdica

FA: fibrilação atrial; FC: frequência cardíaca.

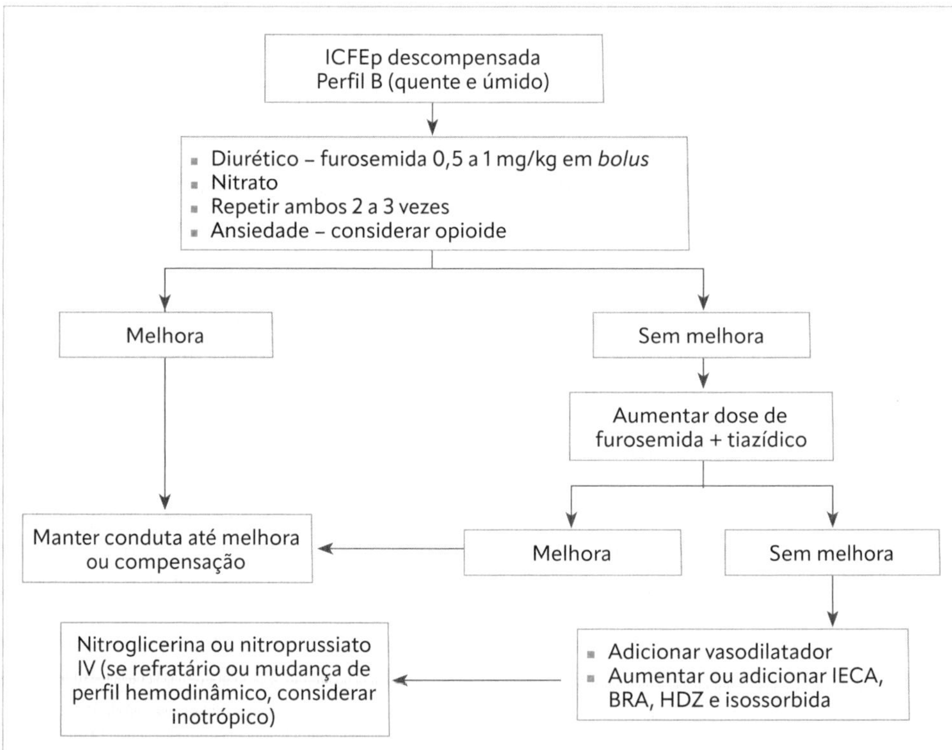

FIGURA 3 Fluxograma da insuficiência cardíaca de fração de ejeção preservada descompensada perfil B.

BRA: bloqueador do receptor da angiotensina; HDZ: hidralazina; ICFEp: insuficiência cardíaca de fração de ejeção preservada; IECA: inibidor da enzima conversora da angiotensina.

QUAL É A ROTINA NA EMERGÊNCIA DO INCOR?

- O número de pacientes com ICFEp descompensada na Unidade de Emergência do InCor é menor comparativamente aos pacientes com ICFEr. Na maioria dos casos, tratam-se de pacientes idosos, pacientes com *diabetes mellitus*, obesos e hipertensos.
- Como poucos estudos foram realizados especificamente nessa população, direciona-se o tratamento da ICFEp baseando-se em recomendações de diretrizes e fisiopatologia.
- Na maioria dos pacientes com ICFEp, sinais clássicos da descompensação, como hepatomegalia, ascite ou estase jugular, são menos observados. Em alguns pacientes, pode ser auscultada a quarta bulha.
- A classificação do perfil clínico/hemodinâmico é realizada na chegada do paciente ao setor de emergência do Incor. Sua realização é baseada em parâmetros clínicos, é de fácil execução e orienta o manejo terapêutico. No caso de ICFEp, os pacientes chegam, quase que na totalidade, em perfil B. A ocorrência de perfil C não é frequente nesses pacientes, uma vez que a função ventricular está preservada, não ocorrendo, portanto, síndrome de baixo débito.
- Todos os pacientes realizam radiografia de tórax (geralmente com área cardíaca dentro do limite da normalidade), eletrocardiograma de 12 derivações, exames laboratoriais (p. ex., marcadores de necrose miocárdica, dosagem de função renal, eletrólitos, hemograma completo). Pacientes com suspeita de descompensação associada a tireoidopatias devem ter sua função tireoidiana acessada.
- Em casos duvidosos, solicita-se a dosagem de BNP, com validade semelhante à dos pacientes com ICFEr, porém com valores geralmente menores.
- O diagnóstico é clínico, mas deve ser confirmado por meio de ecocardiograma transtorácico nos pacientes sem estudos de imagem realizados previamente. Além de mostrar a função ventricular preservada (fração de ejeção > 50%), características como espessamento de parede posterior e septo, índice de massa de ventrículo esquerdo elevado, avaliação da função diastólica pelo Doppler e, principalmente, o aumento do AE são achados que corroboram o diagnóstico. Fatores mecânicos possivelmente precipitantes, como tamponamento cardíaco e pericardiopatias, também podem ser sugeridos por esse método e devem ser descartados.
- Todos os pacientes com diagnóstico de ICFEp descompensada no setor de emergência do InCor investigam os principais fatores precipitantes de descompensação, como hipertensão arterial sistêmica não controlada, FA sistêmica de início recente ou de alta resposta ventricular e presença de isquemia miocárdica.
- Todos os pacientes com ICFEp descompensada perfil B recebem furosemida intravenosa (IV) na dose de 0,5 a 1,0 mg/kg, devendo ser novamente administrada se necessário.
- Em casos em que haja edema agudo de pulmão, o paciente deve ser imediatamente levado à sala de emergência, sendo realizada monitorização cardíaca contínua, obtenção de acesso venoso periférico e oferta de oxigênio suplementar com uso de ventilação não invasiva (CPAP). Quando for hipertensivo ou se a função ventricular não for conhecida, o manejo segue as mesmas orientações apresentadas em capítulo específico com uso de vasodilatadores IV.
- Em presença de FA de alta resposta ventricular, o controle da frequência cardíaca é fundamental e deve ser feito com medicações cronotrópicas negativas IV (metoprolol 5 mg [dose máxima de 15 mg] e/ou diltiazem 0,25 mg/kg [podendo ser repetida a dose de 0,35 mg/kg]). A reversão da FA no pronto-socorro é considerada conduta de exceção e julgada individualmente.
- Idealmente, todos os pacientes com ICFEp que permanecem internados e não caracterizem síndrome coronária aguda devem ser

investigados quanto à isquemia miocárdica de forma não invasiva.

- Nos casos de síndrome coronária aguda confirmada, a revascularização miocárdica percutânea ou cirúrgica deve ser realizada na mesma internação, porém após a compensação clínica inicial. Exceções são os pacientes que se apresentam à emergência com supradesnivelamento do segmento ST. Nesses casos, a angioplastia primária deve ser indicada prontamente, assim como o tratamento antiagregante plaquetário e anticoagulante habitual.
- Pacientes com ICFEp não se beneficiam clinicamente do uso de inotrópicos e estes devem ser evitados. Seu uso deve ser restrito a pacientes que evoluem com deterioração hemodinâmica por outros motivos.
- Após a compensação clínica inicial, o tratamento da ICFEp é otimizado, e o fator precipitante é tratado para evitar as reinternações hospitalares. O ajuste medicamentoso é realizado com base nos eventos fisiopatológicos que envolvem essa entidade clínica conforme demonstrado na Tabela 1.
- Em casos específicos de cardiomiopatia hipertrófica, além da compensação clínica, os pacientes devem ser avaliados também quanto à indicação de cardiodesfibrilador implantável e à necessidade de procedimentos intervencionistas (p. ex., alcoolização septal ou miectomia septal cirúrgica).
- Quando observados piora progressiva da função renal, proteinúria, febre, aumento atrial significativo (por vezes maior que o dos ventrículos), redução das cavidades ventriculares, restrição ventricular importante e aspecto de hiperecogenicidade/granulação ao ecocardiograma, doenças como amiloidose cardíaca e endomiocardiofibrose devem ser investigadas. Nesses casos, a solicitação de ressonância magnética cardíaca é fundamental e, no caso de amiloidose, realiza-se biópsia de gordura abdominal. Se necessário, utiliza-se a biópsia endomiocárdica, que é o padrão-ouro no diagnóstico.
- O resumo da estratégia adotada na Unidade de Emergência do InCor no tratamento de ICFEp encontra-se na Figura 4.

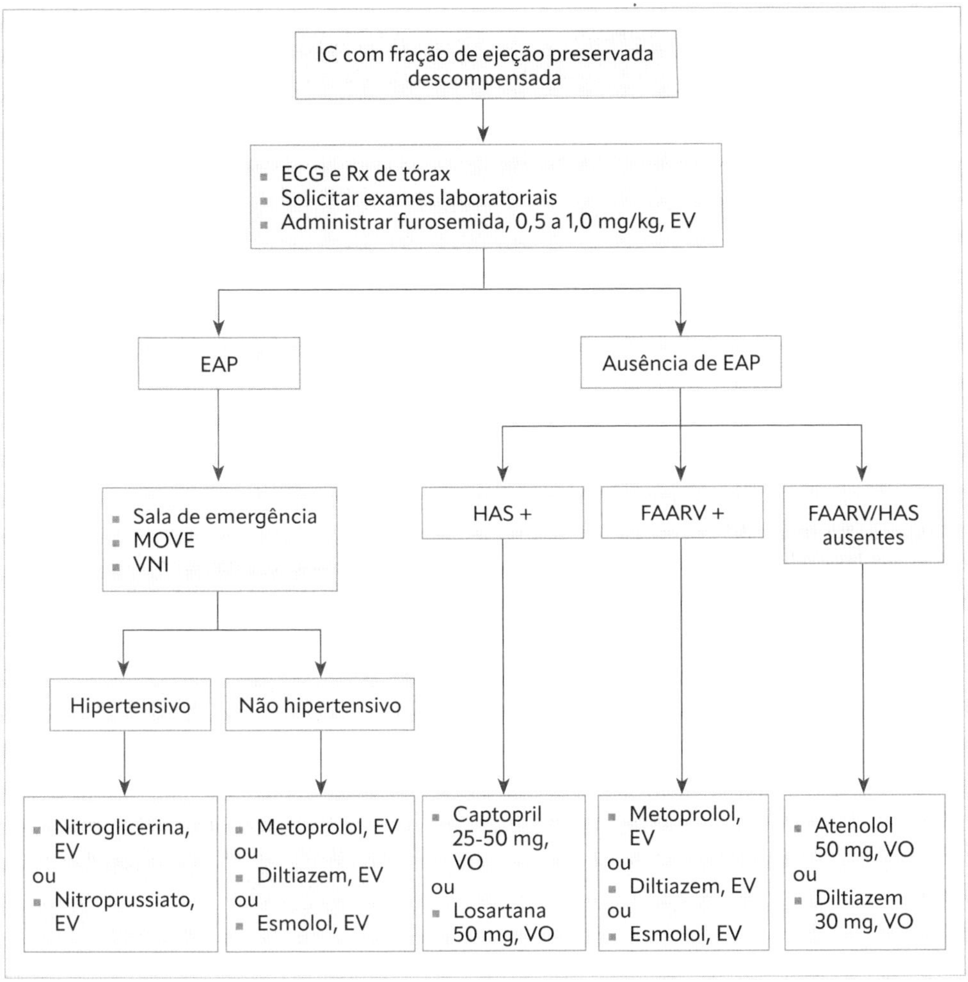

FIGURA 4 Tratamento realizado em IC de fração de ejeção preservada na Unidade de Emergência do InCor.

EAP: edema agudo de pulmão; ECG: eletrocardiograma; FAARV: fibrilação atrial de alta resposta ventricular; FE: fração de ejeção; HAS: hipertensão arterial sistêmica; IC: insuficiência cardíaca; EV: endovenoso; MOVE: monitorização cardíaca, oxigenoterapia e acesso venoso; Rx: radiografia; VNI: ventilação não invasiva; VO: via oral; +: presente.

BIBLIOGRAFIA RECOMENDADA

1. Gladden JD, Linke WA, Redfield MM. Heart failure with preserved ejection fraction. Pflugers Arch. 2014;466:1037-53.
2. Campbell RT, Jhund PS, Castagno D, Hawkins NM, Petrie MC, McMurray JJ. What have we learned about patients with heart failure and preserved ejection fraction from DIG-PEF, CHARM-preserved, and I-PRESERVE?. J Am Coll Cardiol. 2012;60:2349-56.
3. Chan MM, Lam CS. How do patients with heart failure with preserved ejection fraction die? Eur J Heart Fail. 2013;15:604-13.
4. Angeja BG, Grossman W. Evaluation and management of diastolic heart failure. Circulation. 2003;107:659-63.
5. Aurigemma GP, Gaasch WH. Diastolic heart failure. N Engl J Med. 2004;351:1097-105.
6. Canesin MF, Tavares M, Pereira-Barreto AC. Suporte avançado de vida em insuficiência cardíaca. 3.ed. Barueri: Manole; 2014.
7. 1Solomon SD, Zile M, Pieske B, Voors A, Shah A, Kraigher-Krainer E, et al. The angiotensin receptor neprilysin inhibitor LCZ696 in heart failure with preserved ejection fraction: a phase 2 double-blind randomized controlled trial. Lancet. 2012;380:1387-95.
8. Solomon SD, McMurray JJ, Anand IS, Ge J, Lam CS, Maggioni AP, et al. Angiotensin-neprilysin inhibition in heart failure with preserved ejection fraction. N Engl J Med. 2019;381(17):1609-20.
9. Solomon SD, McMurray JJ, Claggett B, de Boer RA, DeMets D, Hernandez AF, et al. Dapagliflozin in heart failure with mildly reduced or preserved ejection fraction. N Engl J Med. 2022;387(12):1089-98.
10. Anker SD, Butler J, Filippatos G, Ferreira JP, Bocchi E, Böhm M, et al. Empagliflozin in heart failure with a preserved ejection fraction. N Engl J Med. 2021;385(16):1451-61.
11. Cardíaca CCdDdI. Diretriz brasileira de insuficiência cardíaca crônica e aguda. Arq Bras Cardiol. 2018;111(3):436-539.
12. Marcondes-Braga FG, Moura LAZ, Issa VS, Vieira JL, Rohde LE, Simões MV, et al. Atualização de Tópicos Emergentes da Diretriz Brasileira de Insuficiência Cardíaca–2021. Arq Bras Cardiol. 2021;116:1174-212.
13. McDonagh TA, Metra M, Adamo M, Gardner RS, Baumbach A, Böhm M, et al. 2021 ESC Guidelines for the diagnosis and treatment of acute and chronic heart failure: developed by the Task Force for the diagnosis and treatment of acute and chronic heart failure of the European Society of Cardiology (ESC) With the special contribution of the Heart Failure Association (HFA) of the ESC. Eur Heart J. 2021;42(36):3599-726.
14. Heidenreich PA, Bozkurt B, Aguilar D, Allen LA, Byun JJ, Colvin MM, et al. 2022 AHA/ACC/HFSA guideline for the management of heart failure: a report of the American College of Cardiology/American Heart Association Joint Committee on Clinical Practice Guidelines. J Am Coll Cardiol. 2022;79(17):e263-e421.

6

Manejo e desmame de inotrópicos

Rafael Cavalcanti Tourinho Dantas
Danielle Menosi Gualandro
Luis Fernando Bernal da Costa Seguro
Múcio Tavares de Oliveira Jr.

OBSERVAÇÕES GERAIS BASEADAS EM EVIDÊNCIAS

Introdução

- A insuficiência cardíaca (IC) aguda, definida como a apresentação ou o agravamento súbito dos sintomas de IC, é uma condição de elevada morbidade e mortalidade.
- O tratamento é baseado no perfil hemodinâmico que o paciente se apresenta e no controle do fator descompensador. Esse tratamento engloba desde medidas gerais, como suporte ventilatório, otimização de pré e pós-carga, até medidas específicas como início de inotrópico.
- O uso de drogas inotrópicas está indicado nos pacientes com sinais de hipoperfusão tecidual, principalmente se refratários às medidas iniciais e ao ajuste de volemia e vasodilatação. Seu início precoce deve ser considerado nos pacientes que se apresentam com graves sinais de baixo débito.
- É importante ressaltar que o início precoce do uso de droga vasoativa, quando indicado, está associado a uma menor mortalidade intra-hospitalar e a menor tempo de internação hospitalar.
- O benefício do inotrópico na melhora de parâmetros hemodinâmicos vem atrelado a efeitos colaterais que devem sempre ser considerados em seu uso, como aumento do risco de arritmias e, em alguns casos, piora de isquemia miocárdica por aumento de gasto energético.
- As classes de drogas utilizadas são: agonistas beta-adrenérgicos (dobutamina, adrenalina), inibidores de fosfodiesterase e sensibilizadores de cálcio (Tabela 1).
- Não existem protocolos bem estabelecidos na literatura sobre o desmame de inotrópicos; cada serviço segue sua rotina baseada em experiência local.

Agonistas beta-adrenérgicos

- Os agonistas beta-adrenérgicos, ao se ligarem aos receptores beta da parede celular, induzem o aumento de atividade da adenilciclase, promovendo maior transformação do ATP em AMP ou GMP cíclico. Essa maior disponibilidade de energia, atuando na bomba de cálcio, promove aumento do influxo de cálcio e consequente aumento da contratilidade.
- São eficazes e com excelente padrão dose-resposta ao iniciar a infusão, porém todos têm meia-vida plasmática muito curta e necessitam, portanto, de infusão contínua. Aumentam o débito cardíaco, promovem re-

TABELA 1 Principais agentes inotrópicos e suas diluições utilizados em pacientes com insuficiência na Unidade de Emergência do InCor

Medicamento	Sugestão de diluição	Dose
Dobutamina	4 ampolas (1.000 mg) em 170 mL de soro fisiológico ou glicosado	2-20 mcg/kg/min
Epinefrina	10 ampolas em 90 mL de soro glicosado	0,1-2,0 mcg/kg/min
Milrinona	2 ampolas (20 mg) em 80 mL de soro fisiológico ou glicosado	0,500 μg/kg/min Pode ser reduzido para 0,375 μg/kg/min ou aumentado para 0,750 mg/kg/min Em pacientes com *clearance* de creatinina < 10 mL/min a dose é de 0,230 μg/kg/min
Levosimendana	1 ampola de 10 mL (25 mg) em 500 mL de soro glicosado	0,1 μg/kg/min por 24 horas Pode ser reduzido para 0,05 μg/kg/min ou aumentado até 0,2 μg/kg/min de acordo com a resposta Não deve ser usado se *clearance* de creatinina < 30 mL/min

dução na pressão capilar pulmonar e têm efeito variado sobre a resistência vascular periférica.

Dobutamina

- É o protótipo dos agentes inotrópicos, sendo o mais utilizado na prática clínica, tem ação predominante nos receptores beta1, levando a aumento do débito cardíaco e redução das pressões de enchimento, com efeito variável e dose-dependente na resistência vascular periférica. Além disso, tem efeito crono e dromotrópico positivo, podendo causar taquicardia e arritmias em alguns pacientes.
- A dose utilizada é de 2 a 20 mcg/kg/min. Os inotrópicos beta-agonistas induzem taquifilaxia ou tolerância, pelo *downregulation* dos receptores beta com o tempo. Como sua ação pode diminuir com o tempo, é necessário aumento progressivo da dose para que se tenha o mesmo efeito. Esse mecanismo em algumas situações pode ser o responsável pela dificuldade de desmame da droga.
- Nos pacientes em uso de betabloqueador, o efeito dos agonistas beta-adrenérgicos pode ser menor e, portanto, é preciso estar ciente de que podem ser necessárias doses maiores para conseguir o efeito desejado.
- Efeitos colaterais: taquiarritmias, hipotensão, cefaleia, eosinofilia, miocardite eosinofílica (rara).

Adrenalina (epinefrina)

- A epinefrina é agonista total dos receptores beta e alfa-adrenérgico, levando a aumento da resistência vascular, da contratilidade e da frequência cardíaca. Não é utilizada de rotina, porém seu uso pode ser considerado em casos refratários.

Inibidores de fosfodiesterase (milrinona)

- O efeito inotrópico dos inibidores de fosfodiesterase ocorre pela inibição da degradação do AMP-cíclico, aumentando sua disponibilidade e consequentemente sua ação na bomba de cálcio, levando a maior influxo de cálcio para a célula miocárdica e, com isso, aumento da contratilidade. Possuem também efeito vasodilatador periférico e pulmonar, atuando sobre as células musculares lisas.
- Seu efeito é independente dos receptores beta1, não levando à tolerância e à interação com os usuários de betabloqueador. Nos pacientes em uso de betabloqueador que

recebem milrinona, notam-se aumento no débito cardíaco e queda na pressão capilar e arterial pulmonar significativamente maiores que nos pacientes que fazem uso de dobutamina.

- A milrinona é utilizada em infusão contínua de 0,5 mcg/kg/min, podendo variar de 0,375 a 0,750 mcg/kg/min. A dose de ataque não é mais utilizada. É excretada por via renal, necessitando de ajuste da dose em caso de disfunção ou troca por outro agente.
- Atenção por depender da inibição de enzima intracelular, o efeito pleno da droga pode demorar até 2 horas para ocorrer. Além disso não deve ser administrado na mesma via que a furosemida pela possibilidade de interação com formação de precipitado.
- Os principais efeitos colaterais das drogas são cefaleia, hipotensão e arritmias atriais e ventriculares.
- Estudo recente comparando milrinona e dobutamina não encontrou diferença de eficácia nem de efeitos adversos entres elas. Na prática do InCor, considera-se seu uso em pacientes refratários ao uso da dobutamina, choque de ventrículo direito e presença de hipertensão pulmonar. Seu uso deve ser desencorajado em pacientes com coronariopatia aguda, presença de arritmias e hipotensão [pressao arterial sistólica (PAS) < 85 mmHg].

Sensibilizadores de cálcio (levosimendana)

- Os sensibilizadores de cálcio agem aumentando a sensibilidade da troponina C ao cálcio já disponível no citoplasma, sem sobrecarga adicional, nem incremento de consumo de oxigênio.
- Aumentam a contratilidade miocárdica em grau comparável aos outros inotrópicos e possuem ação vasodilatadora por ativação de canais de potássio ATP-dependentes. Além disso, por não aumentarem o influxo de cálcio, possuem menor potencial arritmogênico.
- A levosimendana deve ser administrada em infusão contínua por 24 horas de 0,1 mcg/kg/min, variando de 0,05 a 0,2 mcg/kg/min. A meia-vida plasmática é de 1 hora, porém o metabólito derivado da droga tem efeito farmacológico idêntico e meia-vida de cerca de 80 horas, conferindo um efeito clínico de até 7 dias. Não deve ser usada na presença de hipotensão (PAS < 85 mmHg) ou quando o *clearance* de creatinina for menor que 30 mL/min.
- Assim como a milrinona, o mecanismo de ação da levosimendana é independente dos receptores beta, tendo um possível benefício nos usuários crônicos de betabloqueador e não induzindo taquifilaxia.
- Na prática do InCor, seu uso mais frequente se dá no intuito de desospitalização precoce dos pacientes em cuidados paliativos ou sem perspectivas de terapia avançada, existindo ainda a possibIlidade de aplicação em hospital-dia para evitar novas internações. Os efeitos colaterais mais comuns são hipotensão, hipocalemia, cefaleia e arritmias.

QUAL É A ROTINA NA EMERGÊNCIA DO INCOR?

Manejo de inotrópicos (baseado no perfil hemodinâmico)

- Como já mencionado, o início do inotrópico está indicado para pacientes com sinais e sintomas de baixo débito.
- O inotrópico de preferência, na Unidade de Emergência do InCor, é a dobutamina. O uso dos demais é resguardado para situações específicas: milrinona – choque de ventrículo direito e associado a dobutamina nos casos refratários sem hipotensão; levosimedana – desospitalização de pacientes em cuidados paliativos ou sem proposta de terapia definitiva; epinefrina – associado com dobutamina nos casos refratários com hipotensão.
- A dobutamina deve ser utilizada independentemente do uso de betabloqueadores, em

geral, na dose inicial de 5 mcg/kg/min. Porém, em pacientes em uso de betabloqueadores, deve-se estar preparado para utilizar doses mais altas (7-10 mcg/kg/min).

- A resposta ao inotrópico deve ser monitorizada por parâmetros macro-hemodinâmicos (diurese, pressão arterial, nível de consciência, perfusão periférica) e micro-hemodinâmicos (*base excess*, lactato arterial, *gap* CO_2, saturação venosa central, transaminases, função renal).
- Quando baixas doses de dobutamina (até 10 mcg/kg/min) são suficientes, por vezes mantém-se seu uso em acesso venoso periférico. Já em pacientes que evoluem sem melhora clínica evidente ou com necessidade de doses mais elevadas, a passagem de acesso venoso central é fundamental, podendo fornecer dados mais consistentes de micro-hemodinâmica (principalmente saturação venosa central de oxigênio).
- O uso de vasodilatadores, venoso ou arterial, deve ser iniciado o quanto antes, se tolerado. Em caso de infecção não tratada ou na presença de mecanismo inflamatório da descompensação, deverá ser postergado até reversão ou controle do quadro.

Desmame de inotrópicos

- Uma vez iniciada a dobutamina, o momento de iniciar o desmame depende das condições clínicas do paciente e se ele já está com a vasodilatação máxima tolerada.
- Deve-se considerar alguns pré-requisitos antes de iniciar o desmame, para reduzir o risco de o paciente voltar a apresentar sinais de baixo débito:
  - O motivo da descompensação deve ter sido resolvido. Caso haja infecção em conjunto, ela deve estar em franca resolução, permitindo a vasodilatação com segurança.
  - O paciente deve ter melhorado dos sinais de congestão (de preferência, de volta a seu peso seco). Evitar hipovolemia.
  - Parâmetros macro-hemodinâmicos, como perfusão, diurese e pressão arterial, devem estar normais.
  - A função renal, o lactato e as transaminases devem ter retornado a seus valores basais, bem como distúrbios hidreletrolíticos e ácido-básicos devem ter sido corrigidos.
  - Paciente deve estar em vasodilatação na dose-alvo. Isto é, os inibidores da enzima conversora da angiotensina (IECA), de preferência captopril pela meia-vida mais curta ou hidralazina e nitrato (em pacientes com contraindicação aos IECA/BRA), devem estar em dose plena ou máxima tolerada pelos pacientes. Quando a vasodilatação via oral for difícil de ser realizada por causa dos valores limítrofes de PA, pode-se iniciar nitroprussiato de sódio endovenosos em bomba de infusão contínua com monitorização invasiva da PA, permitindo manejo mais cuidadoso da hemodinâmica do paciente.
- Se essas condições estiverem adequadas, pode-se iniciar o desmame da dobutamina lentamente, 2-3 mcg (reduzir a dose na bomba de infusão no máximo a cada 12 horas, reavaliando sempre parâmetros macro e micro-hemodinâmicos) até que a droga seja suspensa.
- Deve-se lembrar de que pequenas doses podem fazer muita diferença para o paciente com cardiomiopatia grave, por isso o desmame deve ser lento.
- Se houver "falha" no desmame da dobutamina, isto é, quando a dose é reduzida e o paciente apresentar sinais de baixo débito que melhoram com o novo aumento da dose, tem-se algumas alternativas. Em primeiro lugar, deve-se avaliar possíveis fatores de falha do desmame (infecção, hipo ou hipervolemia, taquiarritmias, distúrbios hidreletrolíticos) e controlar eles antes da próxima tentativa. Em segundo, deve-se reavaliar se o paciente está em vasodi-

latação máxima, podendo aumentar mais a dose do IECA ou, caso este já esteja em dose máxima, associar hidralazina e nitrato, seguido de nova tentativa de redução da dobutamina. Outra opção é associar levosimendana e então retirar a dobutamina. A levosimendana deve ser infundida por 24 horas e desligada.

- Cuidado, a saturação venosa central como parâmetro isolado não deve ser utilizada ou levada em consideração, avaliar a tendência do exame em relação ao basal caso o paciente apresente sinais de baixo débito durante o desmame do inotrópico.
- Por fim, sempre existe a opção de diluir mais a solução da dobutamina e reduzir mais lentamente (menos mcg/kg/min/dia).
- Na maioria dos pacientes, com o manejo adequado dos vasodilatadores, a retirada do inotrópico é bem-sucedida.
- Nos pacientes já com múltiplas falhas de desmame ou com outros sinais de IC avançada, convocar grupo da insuficiência cardíaca e transplante para avaliação de terapia avançada/cuidados paliativos.
- Na Figura 1, é apresentada uma sugestão de protocolo de desmame de dobutamina, adotada na Unidade de Emergência do InCor.

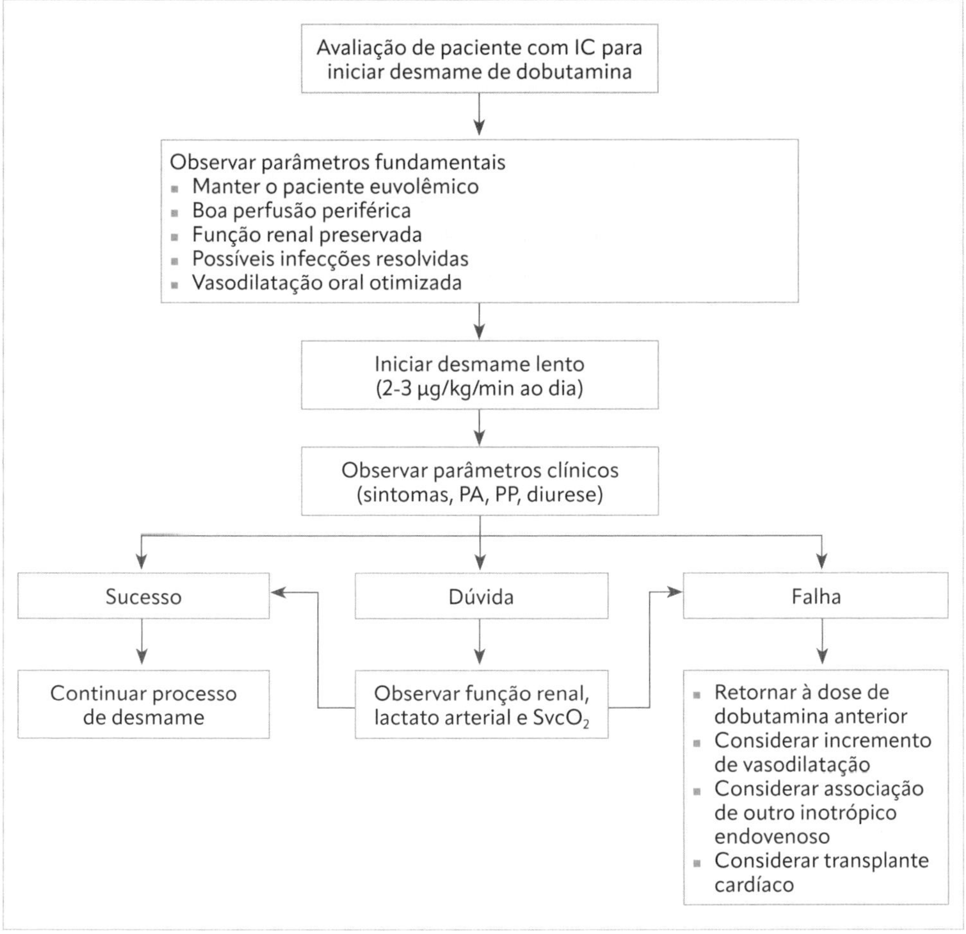

FIGURA 1 Rotina de desmame de dobutamina realizado na Unidade de Emergência do InCor.
IC: insuficiência cardíaca; PA: pressão arterial; PP: perfusão periférica; $SvcO_2$: saturação venosa central de oxigênio.

BIBLIOGRAFIA RECOMENDADA

1. Bistola V, Arfaras-Melainis A, Polyzogopoulou E, Ikonomidis I, Parissis J. Inotropes in acute heart failure: from guidelines to practical use: therapeutic options and clinical practice. Card Fail Rev. 2019;5(3):133-9.
2. Felker GM, Mann DL. Heart failure: a companion to Braunwald heart disease. 4.ed. Philadelphia: Elsevier; 2020. p.501-18.
3. Heidenreich PA, Bozkurt B, Aguilar D, Allen LA, Byun JJ, Colvin MM, et al. 2022 AHA/ACC/HFSA guideline for the management of heart failure: a report of the American College of Cardiology/ American Heart Association Joint Committee on Clinical Practice Guidelines. Circulation. 2022;145:e895-e1032.
4. Mann DL, Felker GM. Braunwald: tratado de medicina cardiovascular. 10.ed. Rio de Janeiro: Elsevier: 2018. p.1253-320.
5. Mathew R, Di Santo P, Jung RG, Marbach JA, Hutson J, Simard T, et al. Milrinone as compared with dobutamine in the treatment of cardiogenic shock. N Engl J Med. 2021;385(6):516-25.
6. McDonagh TA, Metra M, Adamo M, Gardner RS, Baumbach A, Böhm M, et al.; ESC Scientific Document Group. 2021 ESC Guidelines for the diagnosis and treatment of acute and chronic heart failure. Eur Heart J. 2021;42(36):3599-3726.
7. Rohde LEP et al. Diretriz Brasileira de Insuficiência Cardíaca Crônica e Aguda. Arq Bras Cardiol. 2018;111(3):436-539.

7

Paciente chagásico na emergência

Fábio Fumagalli Garcia
Bárbara Maria Ianni
Paulo Vinicius Ramos Souza

OBSERVAÇÕES GERAIS BASEADAS EM EVIDÊNCIAS

Introdução

- Existem ainda no Brasil 4,6 milhões de pessoas infectadas pelo *Trypanosoma cruzi*, apesar da melhora do controle epidemiológico.
- A doença tem uma fase aguda, subdiagnosticada pela frequente inespecificidade dos sintomas, e uma fase crônica, que inclui as formas indeterminada e com alterações eletrocardiográficas, que podem ou não ser acompanhadas de disfunção ventricular sistólica ao ecocardiograma.
- Entre 60 e 70% dos pacientes são portadores da forma indeterminada, isto é, têm reações sorológicas positivas para a doença, mas são assintomáticos e têm eletrocardiograma (ECG), radiografia de tórax e exames contrastados de esôfago e cólon normais. A sobrevida desse grupo de pacientes é igual à de indivíduos com reações sorológicas negativas.
- 10% dos infectados desenvolvem cardiopatia grave. O quadro clínico surge em média 20 anos após a infecção, com insuficiência cardíaca, arritmias e/ou tromboembolismos, em variadas combinações.
- A insuficiência cardíaca é causa de 3% das internações pelo SUS e gera um custo anual aproximado de R$ 2 milhões. A disfunção é biventricular. Associa-se a arritmias ventriculares e atriais, além de distúrbios de condução atrioventriculares e intraventriculares.
- O tromboembolismo pode ser a manifestação clínica inicial da doença e aneurismas de ponta são fontes para embolização sistêmica e pulmonar. Além disso, acidentes vasculares encefálicos são mais comuns em pacientes com insuficiência cardíaca de etiologia chagásica do que em outras etiologias.

Tratamento da fase aguda de infecção

- A fase aguda é diagnosticada mais frequentemente em crianças e, se o tratamento não for instituído, a mortalidade é de 5 a 10% quando há sintomas.
- O quadro clínico pode ser de insuficiência cardíaca ou de meningoencefalite, mais frequente na contaminação congênita.
- Além da vetorial e congênita, há risco de contaminação oral e por acidente de laboratório. Em 2006, o Brasil recebeu da Organização Mundial da Saúde o certificado de eliminação da transmissão pelo vetor *Tria-*

toma infestans apesar de alguns surtos isolados. Desta maneira, a transmissão por via oral se tornou predominante.

- O tratamento tripanossomicida deve ser instituído o mais breve possível em todos os casos de infecção aguda, independentemente da via de transmissão, exceto em presença de gravidez.
- Dose de benzonidazol: adultos 5 mg/kg/dia divididos a cada 12 horas por 60 dias; crianças 5 a 10 mg/kg/dia divididos da mesma forma e com a mesma duração de tratamento. O comprimido contém 100 mg da substância ativa. A dose máxima recomendada é de 300 mg/dia, sendo que, para adultos com mais de 60 kg, o tempo de tratamento (dias) deve ser prolongado pelo mesmo número de quilos (máximo de 80 dias), mas não com doses mais elevadas, a fim de diminuir os efeitos colaterais (dermatite, polineuropatia periférica e depressão da medula óssea).

Contaminação acidental

- A medida inicial deve ser a caracterização do nível de risco de transmissão da infecção, como no caso de acidentes com material perfurocortante ou contato com mucosas, durante a manipulação de material contendo parasitas vivos, o que é considerado de alto risco.
- Dose de benzonidazol: 7 a 10 mg/kg por no mínimo 10 dias. Se houver evidências de alta carga parasitária, o tratamento deverá ser prolongado por 30 dias. O contato com sangue de paciente crônico caracteriza baixo risco e a profilaxia medicamentosa não está indicada, recomendando-se monitorização sorológica.

Reativação

- Ocorre em pacientes imunossuprimidos farmacologicamente ou em pacientes infectados pelo vírus HIV.
- Na coinfeção por HIV: 20% apresentam reativação. Manifestações mais frequentes: meningoencefalite, abscessos cerebrais e miocardite aguda.
- Manifestações menos comuns: lesões cutâneas e invasão parasitária do peritônio, estômago ou intestino.
- Pacientes portadores de cardiopatia chagásica submetidos a transplante cardíaco apresentam sobrevida igual ou maior do que aqueles com cardiopatia idiopática ou isquêmica. Nesses pacientes transplantados, a reativação deve ser considerada diagnóstico diferencial em episódios febris, crises de rejeição e paniculite.
- Envolvimento do sistema nervoso central é muito menos frequente na reativação dos receptores de transplante do que entre os pacientes coinfectados com HIV.
- O tratamento é o mesmo que nos casos de infecção aguda.

Fase crônica tardia e forma indeterminada

- Estudos randomizados em crianças (alterando favoravelmente desfechos substitutos) e em indivíduos jovens embasam o tratamento visando prevenir a instalação de cardiopatia (Tabela 1).
- Em pacientes adultos com cardiopatia chagásica crônica estabelecida o tratamento etiológico do parasita não é recomendado.
- O estudo BENEFIT analisou o papel da terapia tripanocida em pacientes com cardiopatia chagásica estabelecida. Este estudo era multicêntrico, prospectivo e randomizado com 2.854 pacientes com idade entre 18 e 75 anos que foram acompanhados por 5,4 anos após um grupo receber benzonidazol por 80 dias e o outro placebo. O desfecho primário era o primeiro evento de qualquer componente do desfecho composto por morte, parada cardíaca ressuscitada, taquicardia ventricular sustentada, implante de marca-passo ou cardiodesfibrilador, trans-

TABELA 1 Recomendações para o tratamento etiológico da doença de Chagas

Recomendação	Situação clínica	Nível de evidência
I	Fase aguda	B
I	Fase crônica em crianças	B
I	Contaminação acidental	C
I	Reativação na fase crônica	C
III	Forma cardíaca crônica avançada	C

plante cardíaco, nova insuficiência cardíaca, acidente vascular cerebral ou outro evento tromboembólico. Concluiu-se que o tratamento com benzonidazol em pacientes com cardiopatia chagásica estabelecida não impede a deterioração clínica ao longo de 5 anos de acompanhamento.

- Dessa forma, o tratamento da fase crônica em pacientes adultos não difere de outras cardiopatias. Ressalta-se o fato de que grandes estudos multicêntricos não incluíram pacientes chagásicos, uma vez que a doença é considerada incomum na Europa e nos Estados Unidos.
- Com a progressiva piora da capacidade funcional e a refratariedade ao tratamento clínico, as indicações de transplante cardíaco devem sempre ser lembradas quando se deparar com esse tipo de paciente.

Tratamento farmacológico das arritmias na cardiomiopatia chagásica

- O uso de antiarrítmicos controla os sintomas sem evidência de prevenção de morte súbita.
- As arritmias ventriculares mais frequentes são as ectopias ventriculares (isoladas ou repetitivas). A presença dessas arritmias em pacientes assintomáticos com função ventricular preservada dispensa tratamento antiarrítmico.
- Amiodarona é o antiarrítmico mais eficiente nesse grupo de pacientes. Nas doses de 200 a 400 mg/dia, pode ser associada a betabloqueadores para redução de eventos arrítmicos graves.
- Não usar sotalol e fármacos do grupo I (propafenona, mexiletine, disopiramida e procainamida) na presença de disfunção de ventrículo esquerdo devido ao maior risco de pró-arritmias.
- Em pacientes com taquicardia ventricular sustentada bem-tolerada e função ventricular preservada, amiodarona e ablação por cateter podem ser consideradas, apesar de o cardiodesfibrilador implantável (CDI) ser a opção mais segura (Figura 1).
- Foco arritmogênico geralmente é relacionado a lesão segmentar cicatricial endocárdica, epicárdica ou intramiocárdica. Além disso, pode ser originada de múltiplos locais e, portanto, de difícil abordagem intervencionista.
- A ablação de taquicardias ventriculares é capaz de reduzir o número de choques nos portadores de CDI e do número de internações hospitalares, além de melhorar a qualidade de vida.
- Cerca de 50% dos pacientes apresentam recorrência clínica de taquicardia ventricular em longo prazo, justificando a manutenção de antiarrítmicos e/ou instalação de CDI.

Bradiarritmias e indicação de marca-passo

- O paciente chagásico apresenta disfunção sinusal ou do nó atrioventricular secundária a danos em todo o sistema excitocondutor do coração (especialmente no nó sinusal e no sistema His-Purkinje).
- Ocorrem cronicamente infiltrado inflamatório, substituição do tecido normal por fibro-

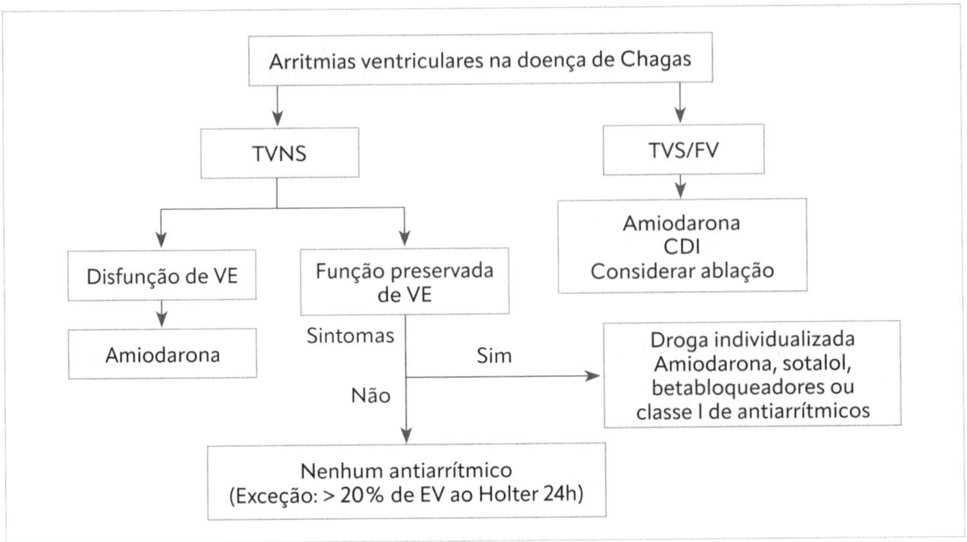

FIGURA 1 Abordagem do paciente chagásico com arritmia ventricular.
CDI: cardiodesfibrilador implantável; EV: extrassístoles ventriculares; FV: fibrilação ventricular; TVNS: taquicardia ventricular não sustentada; TVS: taquicardia ventricular sustentada; VE: ventrículo esquerdo.

se e, possivelmente, denervação autonômica causada por substâncias liberadas a partir da interação com parasitas vivos ou mortos.

- Bloqueios intraventriculares também são frequentes nos pacientes com cardiopatia chagásica, em especial o bloqueio do ramo direito associado ao bloqueio da divisão anterossuperior do ramo esquerdo.
- Indicações de marca-passos cardíacos em pacientes com cardiopatia chagásica seguem as mesmas de outras cardiopatias.
- Já em relação ao CDI, evidências científicas se restringem a publicações de série de casos, coortes retrospectivas ou registros. Nenhum estudo clínico randomizado com grande número de pacientes comparando a eficácia do CDI com fármaco ativo ou placebo na cardiopatia chagásica foi realizado.
- Até o momento, não há evidência científica que sustente a indicação de CDI na prevenção primária de morte súbita cardíaca no paciente chagásico.

Prevenção de eventos tromboembólicos

- Já em relação ao CDI, evidências científicas se restringem a publicações de série de casos, coortes retrospectivas ou registros. Aguardamos os resultados do estudo CHAGASICS que comparou o implante de CDI *versus* o uso de amiodarona na prevenção primária de morte súbita nos pacientes chagásicos com taquicardia ventricular não sustentada.
- Estima-se que ocorra 1 a 2% ao ano de fenômenos tromboembólicos em pacientes portadores de cardiopatia chagásica crônica, sendo 60% no subgrupo com insuficiência cardíaca.
- A prevalência de trombose de câmaras direitas (53%) supera a das câmaras esquerdas (43%). O tromboembolismo pulmonar é raramente visto em pacientes sem insuficiência cardíaca manifestada. Em 85% dos casos, associa-se à trombose mural das câmaras cardíacas direitas.

TABELA 2 Recomendações para anticoagulação plena na doença de Chagas

Recomendação	Situação clínica	Nível de evidência
I	Fibrilação atrial com disfunção sistólica com CHADS2 > 2	C
I	Trombose mural	C
I	Acidente vascular encefálico prévio	C
IIb	Aneurisma de ponta de VE	C

VE: ventrículo esquerdo.

- O cérebro é o alvo mais afetado pelo tromboembolismo sistêmico.
- Presença de insuficiência cardíaca, arritmias no eletrocardiograma, gênero feminino e aneurisma da ponta do ventrículo esquerdo são considerados fatores de risco independentes de tromboembolismo sistêmico na cardiopatia chagásica.
- As indicações de anticoagulação plena em paciente com doença de Chagas encontram-se na Tabela 2.

Tratamento farmacológico da cardiomiopatia chagásica crônica

- De maneira geral, o manejo dos pacientes chagásicos que desenvolvem insuficiência cardíaca não se diferencia do tratamento dos pacientes com cardiomiopatias de outras etiologias.
- Todavia, uma análise exploratória *post hoc* do efeito do sacubitril/valsartana em pacientes com cardiomiopatia chagásica crônica que participaram do estudo PARADIGM-HF mostrou que de um total de 113 pacientes, 58 foram randomizados para sacubitril/valsartana e 55 para enalapril. Os dois grupos de tratamento foram semelhantes em termos de demografia, comorbidade e gravidade da insuficiência cardíaca (IC). Pacientes com cardiomiopatia chagásica crônica tratados com sacubitril/valsartana, em comparação com enalapril, apresentaram menor risco de morte cardiovascular ou internação por IC, desfecho primário composto e cada um de seus componentes. A estimativa pontual para redução de risco foi comparável ou maior do que a observada com a droga *versus* enalapril em toda a população do estudo.
- Para avaliar se de fato esta hipótese é verdadeira, dois estudos estão em andamento ANSWER-HF e PARACHUTE-HF. Ambos comparam o sacubitril valsartana *versus* enalapril nos pacientes com cardiomiopatia chagásica crônica e fração de ejeção menor que 40%.

QUAL É A ROTINA NA EMERGÊNCIA DO INCOR?

- O InCor atende grande número de pacientes com doença de Chagas, provenientes de todo o país. O motivo dos atendimentos é variado, mas as causas mais comuns são insuficiência cardíaca descompensada e arritmias cardíacas. De forma geral, não há diferenças entre o atendimento do paciente com cardiopatia chagásica e o de pacientes com outras cardiopatias.
- Não há descrições recentes de atendimento de casos de doença de Chagas em sua forma aguda, uma vez que nas proximidades do InCor a chance de sua ocorrência é pequena. As formas agudas observadas no InCor são relacionadas à reativação pós-transplante cardíaco em paciente em vigência de imunossupressão. Nessas circunstâncias, o tratamento com benzonidazol está indicado.

- Eventos embólicos são comuns e sua anticoagulação nos pacientes internados na unidade de emergência segue as recomendações previamente mencionadas. Enquanto internados, caso haja indicação, os pacientes recebem enoxaparina subcutânea na dose de 1 mg/kg a cada 12 horas, salvo em contraindicações, em que a heparina não fracionada pode ser utilizada em bomba de infusão contínua.
- Geralmente, a insuficiência cardíaca avançada nesses pacientes é de difícil manejo. Apesar de não existir uma casuística formal do fato, notadamente o paciente chagásico apresenta maior número de descompensações em perfil clínico-hemodinâmico C (frio e úmido). Em razão da presença de disfunção biventricular, a maioria desses pacientes possui valores de pressão arterial limítrofes e exuberância de sinais sistêmicos de insuficiência cardíaca direita, como ascite, edema e estase jugular.
- A introdução de vasodilatadores deve ser criteriosa, levando em conta o maior risco de hipotensão. Além disso, o desmame de inotrópicos intravenosos geralmente torna-se trabalhoso em razão da dificuldade de sua substituição por vasodilatadores, da disfunção predominante de ventrículo direito e da baixa reserva inotrópica ventricular esquerda desses pacientes.
- Como grande parte dos pacientes é jovem, no InCor é rotina esses pacientes serem acompanhados em conjunto pela equipe de transplante cardíaco. Caso haja indicação do procedimento, além da rotina geral da instituição, deve-se descartar comprometimento relacionado a megaesôfago e/ou megacólon, que em casos avançados pode contraindicar o transplante.
- A ocorrência de bradiarritmias é comum. Na presença de bloqueios atrioventriculares avançados a indicação de marca-passo segue as orientações gerais de outras cardiopatias.
- Em relação a pacientes com taquicardias ventriculares, a preferência é o uso de amiodarona, idem ao descrito no capítulo específico do assunto. Geralmente, os pacientes com taquicardia ventricular bem tolerada respondem de forma positiva à amiodarona e são bons candidatos à ablação em estudo eletrofisiológico. Nesses casos, a indicação de CDI é individualizada e realizada em conjunto com a equipe de marca-passo.
- Já em pacientes com taquicardia ventricular com instabilidade hemodinâmica ou fibrilação ventricular, além de reversão do ritmo e tratamento com amiodarona, a indicação de CDI torna-se formal. Nesses casos ou quando a disfunção ventricular é muito grave, por vezes, contraindica-se a realização de ablação por risco associado de nova instabilidade hemodinâmica durante o procedimento. Ademais, a dificuldade técnica é grande em isolar um foco arritmogênico, uma vez que existem múltiplas áreas de fibrose em diferentes pontos do tecido cardíaco.

BIBLIOGRAFIA RECOMENDADA

1. Andrade JP, Marin-Neto JA, Paola AAV, Vilas-Boas F, Oliveira GMM, Bacal F, et al; Sociedade Brasileira de Cardiologia. I Diretriz latino americana para o diagnóstico e tratamento da cardiopatia chagásica. Arq Bras Cardiol. 2011;97(2Suppl.1):1-48.
2. Bardy GH, Lee KL, Mark DB, Poole JE, Packer DL, Boineau R, et al; the Sudden Cardiac Death in Heart Failure Trial (SCD-HeFT) Investigators. Amiodarone or an implantable cardioverter-defibrillator for congestive heart failure. N Engl J Med. 2005;352:225-37.
3. Canesin MF, Júnior MTO, Pereira-Barreto AC. Suporte avançado de vida em insuficiência cardíaca. 3. ed. Rio de Janeiro: Med Line; 2011.
4. de March Ronsoni R, Feijó RV Jr, Melo LH, Schwingel FL, Filho WJ, de Albernaz Muniz RZ, et al. The use of levosimendan for myocardiopathy due to acute Chagas' disease. Int J Cardiol. 2009:136(2):233-5.
5. Martinelli Filho M, Zimerman LI, Vasconcelos JTM; Sociedade Brasileira de Cardiologia. Diretrizes brasileiras de dispositivos eletrônicos implantáveis (DCEI). Arq Bras Cardiol. 2007;89(6):210-37.
6. Sousa AS, Xavier SS, Freitas GR, Hasslocher-Moreno A. Prevention strategies of cardioembolic ischemic stroke in Chagas' disease. Arq Bras Cardiol. 2008;91(5):306-10.

7. Shikanai-Yasuda MA, Carvalho NB. Oral transmission of Chagas disease. Clin Infect Dis. 2012; 54(6):854-52.
8. Sartori AM, Ibrahim KY, Nunes Westphalen EV, Braz LM, Oliveira OC Jr, Gakiya E, et al. Manifestations of Chagas disease (American trypanosomiasis) in patients with HIV/AIDS. Ann Trop Med Parasitol. 2007;101:31-50.
9. Morillo CA, Marin-Neto JA, Avezum A, Sosa-Estani S, Rassi A Jr, Rosas F, et al.; BENEFIT Investigators. Randomized trial of benznidazole for chronic Chagas' cardiomyopathy. N Engl J Med. 2015;373(14): 1295-306.
10. Bern C. Chagas' disease. N Engl J Med. 2015;373: 456-66.
11. Souza D dos S, Povoa RM. Aspectos epidemiológicos e clínicos da doença de Chagas aguda no Brasil e na América Latina. Rev Soc Cardiol Estado de São Paulo. 2016;26(4):222-9.
12. Ramires FJA, Martinez F, Gómez EA, Demacq C, Gimpelewicz CR, Rouleau JL, et al. Post hoc analyses of SHIFT and PARADIGM-HF highlight the importance of chronic Chagas' cardiomyopathy Comment on: "Safety profile and efficacy of ivabradine in heart failure due to Chagas heart disease: a post hoc analysis of the SHIFT trial" by Bocchi et al. ESC Heart Fail. 2018;5(6):1069-71.
13. Martinelli M, Rassi A Jr, Marin-Neto JA, de Paola AA, Berwanger O, Scanavacca MI, et al. Chronic use of amiodarone against implantable cardioverter-defibrillator therapy for primary prevention of death in patients with Chagas cardiomyopathy study: rationale and design of a randomized clinical trial. Am Heart J. 2013;166(6):976-982.e4.

8

Assistência circulatória mecânica na emergência

Bruno Biselli
Deborah de Sá Pereira Belfort
Mariana Pinto Wetten
Ludhmila Abrahão Hajjar

OBSERVAÇÕES GERAIS BASEADAS EM EVIDÊNCIAS

Introdução

- A assistência circulatória mecânica (ACM) se tornou um componente essencial no arsenal terapêutico da prática clínica cardiovascular nos últimos 20 anos.
- Em unidades de emergência, os dispositivos percutâneos de assistência circulatória possibilitam rapidamente o suporte cardíaco e sistêmico de pacientes com choque cardiogênico refratário às medidas iniciais com uso de fármacos vasoativos.
- Quando indicados de forma correta, o uso dos dispositivos de ACM na unidade de emergência está relacionado com diminuição de mortalidade e morbidade em pacientes selecionados de alto risco, além de resultar em benefício hemodinâmico, por meio de:
- Manutenção de perfusão de órgãos vitais.
- Redução de pressões de enchimento ventricular, reduzindo congestão pulmonar.
- Diminuição do consumo miocárdico de oxigênio e trabalho cardíaco.
- Aumento de perfusão coronariana.
- Diminuição de tamanho do infarto miocárdico.
- Historicamente, a ACM na emergência foi por muito tempo limitada ao uso do balão intra-aórtico (BIA). Entretanto, apesar da sua grande disponibilidade e facilidade de implante, o ganho hemodinâmico é modesto, resultando em ganho do débito cardíaco em torno de 20% e não possibilitando assistência respiratória. Assim, outros dispositivos de suporte circulatório percutâneos, como a oxigenação por membrana extracorpórea (ECMO), vêm ganhando espaço nas unidades de emergências.

INDICAÇÕES DE SUPORTE CIRCULATÓRIO NA EMERGÊNCIA

- De forma geral, os dispositivos de ACM nas unidades de emergência têm como objetivo o resgate e suporte circulatório rápido em pacientes com choque cardiogênico refratário. As principais indicações de suporte circulatório na emergência estão descritas no Quadro 1.
- Apesar de não haver critérios hemodinâmicos específicos para o implante de ACM, pacientes com índice cardíaco < 2,0 L/min/m^2, persistência de sinais de baixo débito cardíaco ou integral da velocidade (VTI) aórtica ao ecocardiograma menor que 10 cm,

QUADRO 1 Indicações de suporte circulatório na emergência
Choque cardiogênico associado a infarto agudo do miocárdio
Insuficiência cardíaca sistólica crônica descompensada com choque cardiogênico refratário ao uso inicial de drogas vasoativas (inotrópicos, vasodilatadores, vasopressores)
Choque cardiogênico agudo (p. ex., miocardites fulminantes, pós-parada cardiorrespiratória, cardiopatia adrenérgica – síndrome de Takotsubo)
Insuficiência mitral aguda ou comunicação intraventricular após infarto do miocárdio
Arritmias ventriculares refratárias
Procedimentos percutâneos coronarianos ou valvares de alto risco
Durante parada cardiorrespiratória (PCR) em pacientes selecionados

apesar do uso de inotrópicos e vasopressores após a ressuscitação volêmica, devem ser considerados para o suporte mecânico prontamente.

- Outros parâmetros, como piora clínica hemodinâmica, necessidade de aumento de doses de inotrópicos ou necessidade de vasopressores para manter pressão arterial em pacientes com IC avançada, são importantes para uma decisão rápida em relação ao implante de uma ACM percutânea.
- Para pacientes com IC avançada, a *Interagency Registry for Mechanically Assisted Circulatory Support* (INTERMACS) propôs uma classificação hemodinâmica com sete perfis clínicos. Pacientes em choque cardiogênico são identificados como perfis 1 e 2 (choque cardiogênico refratário e piora hemodinâmica apesar de tratamento com inotrópicos respectivamente). Pacientes nesses perfis hemodinâmicos 1 e 2 devem ser considerados para implante de ACM com objetivo de estabilização hemodinâmica, como ponte para transplante cardíaco, ponte para recuperação ou ponte para dispositivos de assistência ventricular de longa permanência.
- A classificação de perfis hemodinâmicos INTERMACS e o tempo em que a intervenção deve ser indicada estão descritos no Quadro 2.
- Em geral, as contraindicações para o implante de ACM percutâneos na emergência incluem condições extracardíacas que limitam o prognóstico do indivíduo como neoplasias com expectativa de vida curta, doença hepática ou pulmonar crônicas irreversíveis, doenças neurológicas crônicas, presença de insuficiência arterial periférica significativa e falência orgânica múltipla.

Abordagem de pacientes candidatos a ACM

- Pacientes com choque cardiogênico, pós-parada cardiorrespiratória (PCR) ou candidatos a procedimentos percutâneos de alto risco representam um espectro grande de apresentações e necessitam de terapias farmacológicas individualizadas com o objetivo de otimização hemodinâmica. O reconhecimento desses indivíduos é essencial na abordagem inicial de possíveis candidatos a ACM.
- O próximo passo após esse reconhecimento é identificar a gravidade do choque cardiogênico ou o risco de um procedimento percutâneo com objetivo de definir o melhor dispositivo de suporte circulatório.
- Em cenários de choque cardiogênico grave com hipotensão refratária e disfunção orgânica múltipla, é menos provável que o BIA forneça suporte hemodinâmico necessário, devendo-se considerar rapidamente a instalação de outros dispositivos circulatórios percutâneos que permitem maiores fluxos (p. ex., Impella® ou ECMO).
- Uma vez identificado um indivíduo potencialmente candidato a ACM, deve-se acionar

QUADRO 2 Classificação INTERMACS

Perfil	Descrição	Estado hemodinâmico	Tempo para intervenção
1	Choque cardiogênico grave	Hipotensão persistente apesar do uso de inotrópicos e BIA associada à disfunção orgânica	Horas – indicação de ACM
2	Declínio progressivo apesar do uso de inotrópico	Declínio da função renal, hepática, nutricional e lactatemia a despeito do uso de agentes inotrópicos em doses otimizadas	Horas/dias – indicação de ACM
3	Estável às custas de inotrópico	Estabilidade clínica em vigência de terapia inotrópica, mas com histórico de falência do desmame	Semanas
4	Sintomas ao repouso	Sinais de retenção hídrica ao desmame inotrópico	Semanas a meses
5	Em casa, intolerante aos esforços	Limitação marcante para atividades, porém confortável ao repouso a despeito de retenção hídrica	Urgência variável, dependente do estado nutricional e grau de disfunção orgânica
6	Limitação aos esforços	Limitação moderada aos esforços, ausência de sinais de hipervolemia	Urgência variável, dependente do estado nutricional e grau de disfunção orgânica
7	NYHA III	Estabilidade hemodinâmica e ausência da hipervolemia	Sem indicação

ACM: assistência circulatória mecânica; BIA: balão intra-aórtico; NYHA: classificação de insuficiência cardíaca da New York Heart Association.

equipes institucionais envolvidas na indicação, implante e cuidados pré e pós-implante. Nos últimos anos, tem crescido o interesse por uma abordagem sistematizada dos pacientes em choque cardiogênico visando avaliação e indicação precoce de ACM por meio de um *shock team*, que seria um time composto por intensivistas, hemodinamicistas, cirurgiões cardíacos e especialistas em insuficiência cardíaca. A abordagem baseada no *shock team* tem mostrado em estudos retrospectivos de vários centros americanos e europeus melhora expressiva na sobrevida de pacientes em choque cardiogênico.

TIPOS DE DISPOSITIVOS

- Os dispositivos de ACM na emergência devem ser de implante percutâneo por ser mais acessível, com tempo de implante curto e facilidade no manejo. No Brasil, os dispositivos disponíveis com essas características são o BIA, a ECMO e o Impella® CP.
- Enquanto o BIA e a ECMO podem ser implantados a beira do leito em salas de emergência e ser mais disponíveis, o implante do Impella® deve ser realizado em salas de hemodinâmica para o correto posicionamento.
- As principais características comparativas desses dispositivos estão no Quadro 3. O fluxograma para escolha do dispositivo encontra-se na Figura 1.

Balão intra-aórtico

- O BIA é o dispositivo de ACM mais disponível e utilizado no nosso meio. É composto por dois componentes principais: um cateter-balão de polietileno de funcionamento pneumático e um console para controle do balão. O gás hélio é utilizado para insuflar o balão por causa de sua baixa viscosidade que facilita a transferência de entrada e saída do balão e se houver uma ruptura do balão o gás é rapidamente absorvido no sangue, evitando embolizações gasosas.

QUADRO 3 Características dos dispositivos percutâneos

Tipos de dispositivos	Balão intra-aórtico	ECMO	Impella® (Impella 2.5[a], Impella CP[b], Impella 5[c])
Mecanismo	Pneumático	Centrífugo	Axial
Via de acesso	Percutâneo – artéria femoral	Percutâneo ou dissecção – artéria femoral e veia femoral ou jugular	Percutâneoa,[b] ou dissecção[c] – artéria femoral
Suporte hemodinâmico	0,5-1,0 L/min	> 4,5 L/min	2,5 L/min[a], 4,0 L/min[b], 5,0 L/min[c]
Tempo de implante	+	++	++ [a,b] ++++ c
Pós-carga	↓	↑↑↑	↓
Débito cardíaco	↑	↑↑	↑↑↑
PCP	↓	↓↓	↔
Pré-carga VE	---	↓↓	↓
Perfusão coronária	↑	↑	---
Suporte respiratório	---	+	---

PCP: pressão capilar pulmonar; VE: ventrículo esquerdo.

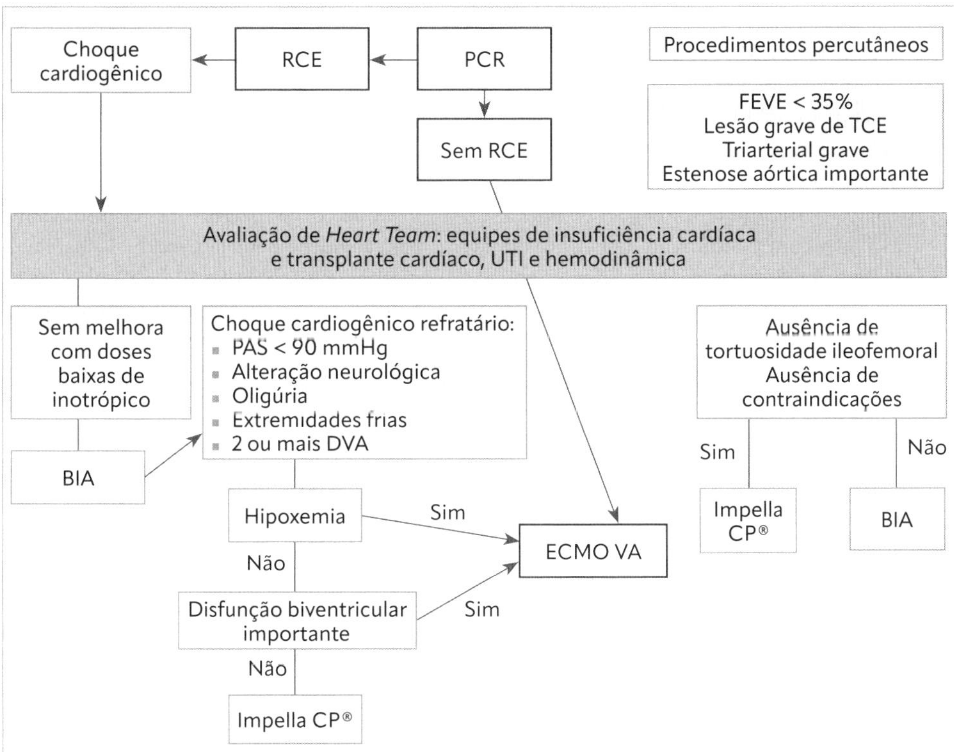

FIGURA 1 Fluxograma de avaliação para seleção do dispositivo de assistência circulatória.
BIA: balão intra-aórtico; DVA: drogas vasoativas; ECMO V-A: oxigenação por membrana extracorpórea venoarterial; FEVE: fração de ejeção do ventrículo esquerdo; PAS: pressão arterial sistólica; PCR: parada cardiorrespiratória; RCE: recuperação de circulação espontânea; TCE: tronco de coronária esquerda.

- O BIA é geralmente inserido por punção da artéria femoral e posicionado na aorta torácica descendente, imediatamente distal à origem da artéria subclávia esquerda. O mecanismo de ação do BIA é a contrapulsação aórtica sincronizada pelo eletrocardiograma ou por pressão arterial. A insuflação do balão aumenta a pressão diastólica em raiz de aorta, aumentando a perfusão coronariana. Além disso, promove diminuição de pós-carga ventricular e diminuição de pressão de ventrículo esquerdo (VE), porém o aumento de débito cardíaco é discreto – em torno de 0,5-1,0 L/min.
- Nos últimos anos, vários estudos falharam em mostrar benefício clínico do uso de BIA no contexto de choque cardiogênico relacionado a infarto agudo do miocárdio (IAM). Entretanto, no nosso meio, o BIA continua sendo a ACM mais acessível e de fácil implante, devendo ser considerado tanto em casos de choque cardiogênico em situações agudas (p. ex., IAM, miocardite fulminante) como em pacientes com IC avançada descompensada.
- Além disso, mesmo em situações de maior gravidade, com a indicação de ECMO ou Impella®, à primeira instância, recomendamos a passagem do BIA para o suporte do paciente até permitir a logística adequada para o implante dos outros dispositivos. Em caso de ECMO periférica, recomendamos a passagem concomitante do BIA ou sua manutenção, para auxiliar na perfusão coronária e na redução da pós-carga, reduzindo edema pulmonar.
- As principais contraindicações para o implante de BIA são: insuficiência aórtica importante, insuficiência arterial periférica significativa e doenças da aorta.

ECMO venoarterial – oxigenação por membrana extracorpórea

- A ECMO venoarterial promove, além da oxigenação sanguínea por membrana extracorpórea, a extração de CO_2 e o suporte circulatório biventricular. As principais indicações em unidade de emergência para implante de ECMO são:
- Choque cardiogênico refratário a drogas vasoativas e BIA.
- Miocardite fulminante.
- Disfunção aguda de enxerto em pacientes transplantados cardíacos.
- Pós-PCR.
- Choque cardiogênico refratário após IAM.
- Insuficiência respiratória aguda refratária associada a disfunção ventricular.
- O implante é feito por meio de canulação por punção ou dissecção cirúrgica. O sangue venoso é drenado pela canulação de veias de grande calibre (veia jugular direita ou femorais) para a bomba centrífuga, que impulsiona o sangue para a membrana de oxigenação. Esse sangue oxigenado é devolvido ao sistema arterial pela cânula inserida na artéria de grande calibre (mais habitualmente utilizamos a artéria femoral).
- Imediatamente após a inserção da ECMO venoarterial é assegurado ao paciente um débito cardíaco, na maioria das vezes suficiente para atender a demanda tecidual – habitualmente em torno de 4 a 6 L/min/m², além de oxigenação e ventilação suficientes. Assim, com a adequação do débito cardíaco e o suporte ventilatório adequado com a ECMO, recomenda-se que o paciente seja avaliado continuadamente em sua nova condição hemodinâmica, agora representada pela interação coração-vasos-dispositivo.
- A ECMO com canulação periférica aumenta a pós-carga, as pressões de enchimento ventricular e o consumo de oxigênio pelo miocárdio, o que pode levar a congestão pulmonar significativa. Dessa forma, devem ser realizadas estratégias para diminuir a pós-carga como: a manutenção do BIA, uso de inotrópicos em dose baixa a moderada e vasodilatador endovenoso como nitroprussiato se a condição hemodinâmica permitir.

- Em pacientes suportados por essa modalidade de ACM, caso não haja recuperação ventricular após cerca de 7 dias de suporte, deve-se considerar a mudança para dispositivos de maior durabilidade ou modificar a estratégia de suporte circulatório.
- As principais contraindicações para o implante de ECMO são: contraindicação para anticoagulação, insuficiência aórtica importante e insuficiência arterial periférica significativa.
- A anticoagulação com heparina é recomendada após o implante de ECMO, pois a interação entre sangue e superfície não endotelizada pode gerar trombogênese. Sugere-se a utilização de heparina intravenosa com o objetivo de alcançar níveis de TTPA (tempo de tromboplastina parcial ativado) em torno de 1,5 a 2,5 *versus* o valor de referência. Durante a manutenção do paciente em ECMO, a propedêutica adequada clínica deve ser realizada diariamente em busca de complicações trombóticas e hemorrágicas, assim como deve ser feita reavaliação clínica seriada para adequação das condições hemodinâmicas e respiratórias, visando ao funcionamento adequado do dispositivo e à possibilidade de desmame ou escalonamento de terapia de acordo com a evolução do paciente. Também deve haver atenção especial em relação à perfusão do membro que recebe a cânula arterial, pela possibilidade de isquemia.

Impella®

- O Impella® é um dispositivo axial de fluxo contínuo de assistência ventricular esquerda implantado de forma percutânea (Impella 2.5® ou Impella CP®) ou por dissecção cirúrgica (Impella 5.0®). O modelo disponível no Brasil é o Impella CP®, que fornece débito de até 4,0 L/min.
- É implantado no centro de hemodinâmica para correto posicionamento do dispositivo por fluoroscopia. Esse dispositivo fica posicionado com extremidade distal em *pigtail* dentro do ventrículo esquerdo, de onde aspira sangue, e extremidade proximal na aorta ascendente, onde devolve o sangue, levando a melhora do débito cardíaco e redução da pressão diastólica final ventricular esquerda.
- O Impella® pode ser usado em cenários de choque cardiogênico por infarto agudo do miocárdio ou IC crônica agudizada e em procedimentos percutâneos de alto risco, mas apesar de melhorar o débito cardíaco, não parece haver benefícios em termos de sobrevida.
- Complicações possíveis são hemólise, complicações vasculares, trombose do dispositivo, tamponamento cardíaco, entre outros.
- Devido a custos, ainda não é amplamente utilizado no Brasil e não está disponível no Sistema Único de Saúde (SUS).

QUAL É A ROTINA NA EMERGÊNCIA DO INCOR?

- No InCor, por se tratar de centro de referência terciário em cardiologia, o uso de dispositivos de ACM em caráter de emergência é rotineiro.
- Na Unidade de Emergência a maior aplicabilidade de ACM refere-se a pacientes em choque cardiogênico refratários ao uso de drogas vasoativas ou naqueles em choque cardiogênico pós-infarto agudo do miocárdio.
- Pacientes nos quais se opta por utilizar algum dispositivo de ACM tornam-se prioridade máxima para transferência à unidade de terapia intensiva. É importante que sua indicação seja precoce, antes de o paciente entrar em disfunção orgânica múltipla.
- O dispositivo mais comumente implantado é o BIA, em razão de seu fácil manejo e disponibilidade beira-leito. Quando ECMO é necessária, o paciente é transferido à hemodinâmica ou terapia intensiva em caráter de emergência e sua passagem é realizada nesses setores.

- De maneira geral, o InCor segue o fluxograma estabelecido na Figura 1 e a classificação INTERMACS para indicação e definição entre BIA e ECMO.

BIBLIOGRAFIA RECOMENDADA

1. Ayub-Ferreira SM, Souza Neto JD, Almeida DR, Biselli B, Avila MS, Colafranceschi AS, et al. Diretriz de Assistência Circulatória Mecânica da Sociedade Brasileira de Cardiologia. Arq Bras Cardiol. 2016;107(2 Supl. 2):1-33.
2. Rihal CS, Naidu SS, Givertz MM, Szeto WY, Burke JA, Kapur NK. Clinical expert consensus statement on the use of percutaneous mechanical circulatory support devices in cardiovascular care. J Am Coll Cardiol. 2015;65:e7-e26.
3. Atkinson TM, Ohman EM, O'Neill WW, Rab T, Cigarroa JE. A practical approach to mechanical circulatory support in patients undergoing percutaneous coronary intervention. J Am Coll Cardiol Intv. 2016;9(9):871-883.
4. Ouweneel DM, Claessen BE, Sjauw KD, Henriques JPS. The role of percutaneous haemodynamic support in high-risk percutaneous coronary intervention and cardiogenic shock. Interventional Cardiology Review. 2015;10(1):39-44.
5. Rozencwajg S, Pilcher D, Combes A, Schmidt M. Outcomes and survival prediction models for severe adult acute respiratory distress syndrome treated with extracorporeal membrane oxygenation. Crit Care. 2016;20(1):392. Review.
6. Levy B, Bastien O, Karim B, Cariou A, Chouihed T, Combes A, et al. Experts' recommendations for the management of adult patients with cardiogenic shock. Ann Intensive Care. 2015;5(1):52.
7. Moghaddam N, van Diepen S, So D, Lawler PR, Fordyce CB. Cardiogenic shock teams and centres: a contemporary review of multidisciplinary care for cardiogenic shock. ESC Heart Fail. 2021;8(2):988-98.

Seção VI

Doenças do pericárdio

1

Pericardites agudas

Lígia Sayuri
Dirceu Thiago Pessoa de Melo
Fábio Fernandes

OBSERVAÇÕES GERAIS BASEADAS EM EVIDÊNCIAS

Introdução

- A pericardite aguda é uma doença comum causada pela inflamação do pericárdio e representa 5% de todas as causas de dor torácica na sala de emergência. Sua principal origem está nas infecções virais, que representam entre 85 e 90% dos casos. Entretanto, esta também pode ser secundária a afecções sistêmicas e infecções não virais (Tabela 1).
- O quadro clínico é variável e depende da etiologia. Os virais/idiopáticos habitualmente são compostos por pródromo viral com febre, mialgia e sintomas de vias aéreas superiores ou trato gastrointestinal. A seguir, surge dor torácica com característica pleurítica, início súbito, de forte intensidade, que piora com a inspiração profunda e irradia para o pescoço e membros superiores. A irradiação para o músculo trapézio é bastante sugestiva do diagnóstico e se deve à íntima relação do nervo frênico (que inerva o trapézio) com o pericárdio. Frequentemente, a dor tem caráter postural, isto é, piora em decúbito dorsal e melhora ao sentar.
- O exame físico pode revelar paciente febril, com toxemia, taquicardia e propedêutica pulmonar sugestiva de derrame pleural. O atrito pericárdico está presente em 85% dos casos e caracteriza-se por som rude, irregular, sisto-diastólico, mais bem audível na borda esternal esquerda. Pode possuir caráter intermitente.

Diagnóstico e tratamento

- O diagnóstico é realizado na presença de dois dos seguintes critérios:
  1. Dor torácica sugestiva (90-95% dos casos).
  2. Atrito pericárdico (30%).
  3. Alterações eletrocardiográficas sugestivas (60%).
  4. Derrame pericárdico novo ou aumento do preexistente (60%).
- As alterações típicas do eletrocardiograma incluem supradesnivelamento do segmento ST com concavidade para cima (achado mais sensível) e infradesnivelamento de PR (achado mais específico). Tipicamente, há envolvimento mais frequente das derivações DI, DII, aVF e V3-V6. Na evolução natural, quatro estágios são descritos:
  - Estágio I (80% dos casos): supra de ST anterior e inferior com concavidade para cima. Desvio do segmento PR com polaridade oposta à da onda P.

TABELA 1 Principais causas de pericardites agudas

Causas infecciosas	Causas não infecciosas
Viral Coxsakie, Epstein-Barr, citomegalovírus, parvovírus B19, HIV, herpes-vírus tipo VI	Processo autoimune Síndrome pós-pericardiotomia Pericardite pós-infarto do miocárdio Pericardite pós-trauma
Bacteriana *Micobacterium tuberculosis*, *Coxiella burnetii*, *Chlamydia pneumoniae*, *Micoplasma pneumoniae*, *Streptococcus pneumoniae*, *Meningococcus*, *Haemophilus* spp., *Legionella* spp.	Doença autoimune Lúpus eritematoso sistêmico Artrite reumatoide Síndrome de Sjögren Esclerodermia Doença de Behçet Sarcoidose Febre familiar do mediterrâneo
Fúngica (rara, mais comum em imunocomprometidos) *Candida* spp., *Histoplasma* spp., aspergilose, blastomicose	Neoplasia Primária (muito raro) Mesotelioma, fibrossarcomas, linfangiomas, teratomas, hemangiomas e lipomas. Metástases (comum) Mama, pulmão, linfoma, TGI
Parasitária *Toxoplasma*, *Echinococcus*	Metabólica Uremia, mixedema
	Traumática/iatrogênica Trauma Drogas (hidralazina com síndrome *lupus-like*, isoniazida, doxorrubicina, daunorrubicina) Complicação de ablação por radiofrequência, cateterismo ou implante de marca-passo

HIV: vírus da imunodeficiência humana; TGI: trato gastrointestinal.

- Estágio II precoce: reversão das alterações do segmento ST, segmento PR desviado.
- Estágio II tardio: progressivo achatamento e inversão de onda T.
- Estágio III: inversão de T generalizada.
- Estágio IV: eletrocardiograma retorna ao traçado basal.

- Os exames laboratoriais geralmente apresentam leucocitose, elevação de proteína C-reativa (PCR) e velocidade de hemossedimentação (VHS). A alteração dos marcadores de necrose miocárdica (CKMB e troponina) pode ocorrer por comprometimento miocárdico e deve sugerir o diagnóstico de miopericardite.
- A realização rotineira de sorologias virais e cultura para vírus tem baixa sensibilidade diagnóstica e as provas de atividade reumatológica, como FAN e fator reumatoide (FR), devem ser guiadas pela suspeita clínica de doença autoimune.
- A radiografia de tórax é normal na maioria dos pacientes, entretanto o aumento da área cardíaca pode ocorrer na presença de derrame pericárdico que supere 200 mL ou nos casos de miopericardite com insuficiência cardíaca aguda e dilatação de câmaras cardíacas. Nos pacientes com pericardite bacteriana, pode revelar infiltrados sugestivos de pneumonia, abscesso ou derrame pleural. Já nas pericardites neoplásicas, pode mostrar nódulos/massas pulmonares.
- O ecocardiograma transtorácico constitui exame fundamental para detectar a presença de derrame pericárdico, espessamento pericárdico, sinais de tamponamento ou alterações de contratilidade sugestivas de lesão

miocárdica concomitante. Está indicado em todos os casos. É o exame de escolha em presença de instabilidade hemodinâmica.

- A ressonância magnética cardíaca é o exame não invasivo padrão-ouro para o diagnóstico de pericardite aguda. Ela avalia a espessura e o grau de inflamação do pericárdio, bem como o comprometimento do miocárdio. Está indicada em todos os casos com dúvida diagnóstica.
- A presença de realce tardio e edema pela ressonância são altamente sugestivos de processo inflamatório em atividade, apresentando boa correlação com provas de atividade inflamatória (PCR e VHS). Além disso, a ressonância é útil para definir prognóstico e controle de tratamento. Pacientes com realce tardio de grande extensão e longa permanência apresentam maior risco de recorrência.
- A angiotomografia de coronárias pode ser útil nos casos em que há dúvida em relação ao diagnóstico diferencial com as síndromes coronárias agudas.
- Geralmente, pericardites agudas secundárias a infecções virais não levam a acometimento sistêmico importante (toxemia) ou a derrame pericárdico significativo. Quando tais achados estiverem presentes, outras causas devem ser consideradas.
- A base do tratamento de pericardites agudas virais é o uso de anti-inflamatórios não hormonais. Eles agem como sintomáticos e aliviam a dor.
- Em um estudo (*A randomized trial of colchichine for acute pericarditis*), Imazio et al. demonstraram a eficácia da colchicina na pericardite aguda. Trata-se de ensaio clínico randomizado, duplo-cego e placebo-controlado que selecionou 240 pacientes com primeiro episódio de pericardite aguda divididos em dois grupos de tratamento por 3 meses: AAS/ibuprofeno + colchicina por 3 meses; e AAS/ibuprofeno + placebo. No grupo com colchicina houve redução dos sintomas nas primeiras 72 horas (19,2 versus 40,0%; P < 0,001) e menor taxa de pericardite incessante/recorrente em 18 meses (16,7 *versus* 37,5%; P < 0,001).
- Já o uso de corticoides deve ser reservado apenas a casos específicos (doenças autoimunes, contraindicação ao uso AINH, pericardite recorrente/incessante). No estudo COPE *Trial*, o uso de prednisona aumentou em quatro vezes a chance de recidiva em relação ao grupo sem corticoide.

Causas específicas de pericardite

Pericardite tuberculosa

- Causa comum de pericardite em países em desenvolvimento. Comumente associada a estados de imunossupressão (HIV, uso de corticoides, etilismo, uso de drogas), apresenta mortalidade de 85% quando não tratada e evolução para constrição em 30 a 50% dos casos.
- A apresentação clínica é variável e pode incluir sinais de pericardite aguda, derrame pericárdico, constrição ou tamponamento. O diagnóstico é feito pela identificação do *Mycobacterium tuberculosis* no tecido ou líquido pericárdico em associação com granulomas caseosos na análise histológica. Em muitos casos, a identificação do agente não é possível e os sinais de tuberculose extracardíaca são usados para diagnóstico presuntivo. O teste de reação cutânea (PPD) possui taxa de falso-negativo de 25 a 33% e falso-positivo de 30 a 40% em estudos no hemisfério norte. A pericardiocentese, em geral, revela líquido pericárdico com alto teor de proteínas e leucócitos. A dosagem no líquido da adenosina deaminase (ADA) tem sensibilidade de 83% e especificidade de 78% para o diagnóstico, enquanto o PCR para Micobacterium tuberculosis tem 75 e 100%, respectivamente. A biópsia pericárdica tem baixo rendimento e recomenda-se que seja realizada sob videopericardioscopia sempre que possível.
- O tratamento deve ser realizado, segundo as recomendações do Ministério da Saúde,

com as drogas rifampicina, isoniazida, pirazinamida e etambutol (RHZE) pelo período de 6 meses.

- O uso de corticoides na pericardite tuberculosa foi testado em *trial* recente (IMPI *trial*) e não reduziu mortalidade. Por outro lado, reduziu a incidência de hospitalizações e pericardite constritiva, às custas do aumento de neoplasias associadas ao HIV. A principal limitação desse estudo, aliás, está no fato de apresentar 67% da população HIV positivo. A droga utilizada foi a prednisolona, iniciando com 120 mg/dia e com redução progressiva ao longo de 6 semanas.

Pericardite associada à insuficiência renal

- A pericardite e o derrame pericárdico estão presentes em até 20% dos pacientes com insuficiência renal avançada. Existem dois tipos básicos: a pericardite urêmica, associada a inflamação do pericárdio secundária a azotemia em pacientes pré-diálise; e a pericardite associada à diálise, que tem prevalência de 13% em pacientes em programa regular de diálise. Está relacionada a hipervolemia e diálise ineficaz.
- Os achados clínicos de pericardite aguda (febre, dor torácica, atrito pericárdico, alterações eletrocardiográficas) não são frequentes e muitos pacientes são assintomáticos devido à baixa intensidade do processo inflamatório. Comumente, o diagnóstico é feito pelo achado de derrame pericárdico em exames de imagem.
- Nos casos de pericardite urêmica, a maioria dos pacientes responde à diálise em 1 a 2 semanas, com resolução do atrito e dor torácica. Nesses casos, recomenda-se a hemodiálise sem heparina devido ao risco de hemopericárdio e tamponamento. Nos casos de derrame pericárdico volumoso, deve-se evitar a hipovolemia, que pode precipitar o surgimento de tamponamento.
- Nos pacientes com sinais de tamponamento ou naqueles que não respondem após 7 a 14 dias de diálise efetiva, a pericardiocentese pode ser indicada. Nesse contexto, o uso de anti-inflamatórios e corticoides sistêmicos têm pouca eficácia e uso limitado devido a importantes efeitos colaterais em pacientes com disfunção renal.
- Em pacientes com pericardite recorrente, a instilação de corticoide (triancinolona) no espaço pericárdico após pericardiocentese tem sido relatada com sucesso. Em casos refratários, com sintomas limitantes e risco de tamponamento, a pericardiectomia pode ser indicada.

Pericardite associada a neoplasias

- Os tumores primários do pericárdio são raros. Os principais são: mesotelioma, fibrossarcomas, linfangiomas, teratomas, hemangiomas e lipomas. Entretanto, o acometimento do pericárdio por metástases tumorais é frequente, sendo causa importante de derrame pericárdico e a principal de tamponamento cardíaco em países desenvolvidos. Metástases pericárdicas são encontradas em 15 a 30% das autópsias de pacientes com doenças neoplásicas. O carcinoma de pulmão é responsável por 40% dos derrames neoplásicos; já câncer de mama e linfoma determinam outros 40%. Os tumores do trato gastrintestinal, melanoma e sarcoma, são menos frequentes. Em pacientes com HIV positivo, o sarcoma de Kaposi tem incidência aumentada.
- Os pacientes são assintomáticos na maioria dos casos, embora possa ocorrer dispneia, tosse, dor torácica, atrito pericárdico e sinais de tamponamento ou de síndrome constritiva. O diagnóstico é feito por meio da confirmação de células neoplásicas em líquido ou tecido pericárdico. A tomografia e a ressonância magnética cardíaca podem revelar massas mediastinais, derrame pericárdico e pleural.
- O tratamento da pericardite neoplásica depende do quadro clínico, do tipo histológico do tumor e do prognóstico da doença de

base do paciente. Nos pacientes com derrame leve a moderado e estabilidade hemodinâmica, recomenda-se como primeira opção o tratamento da neoplasia de base com quimioterápicos/radioterapia, o que pode reduzir a taxa de recidiva em até 67%.

- Para os pacientes com derrames volumosos (maiores do 20 mm), deve ser considerada a drenagem cirúrgica ou percutânea pelo alto risco de tamponamento.
- Nos pacientes com derrames recorrentes e sem resposta ao tratamento da doença de base, as seguintes opções terapêuticas podem ser consideradas: instilação intrapericárdica de agentes citostáticos, esclerosantes ou imunomoduladores; colocação de cateter intrapericárdico para drenagem permanente; e pericardiectomia.

Pericardite bacteriana

- A pericardite bacteriana é doença rara, embora com alta taxa de mortalidade em pacientes tratados (40%). As principais complicações incluem tamponamento e constrição. Em geral, o processo ocorre por disseminação hematogênica de focos infecciosos não cardíacos e em pacientes com doenças crônicas, imunossuprimidos ou em pós-operatório de cirurgia cardíaca.
- O quadro clínico, em geral, revela pacientes em estado grave, com sinais de sepse e instabilidade hemodinâmica. O tratamento é baseado na drenagem cirúrgica e no uso de antibióticos guiado pela cultura e análise do líquido pericárdico. Nos pacientes com derrame purulento, pericárdio espessado, infecção persistente, tamponamento recorrente ou sinais de constrição, a pericardiectomia está indicada com elevada mortalidade operatória.

Pericardite recorrente

- A pericardite recorrente se caracteriza por episódios repetidos de pericardite, com caráter contínuo ou intermitente, em um processo de provável etiologia autoimune. A sua incidência varia de acordo com a etiologia da pericardite, ocorrendo em média em 24% dos pacientes entre o 18º e o 20º mês após o evento inicial. As principais causas de pericardite recorrente são pericardite viral, síndrome pós-pericardiotomia, pós-infarto agudo do miocárdio e pericardites tratadas com corticoides. A tuberculose e as neoplasias são causas infrequentes da doença. Derrame pericárdico, tamponamento e pericardite constritiva são complicações raras.
- O estudo CORP *trial* (*colchichine for recurrent pericarditis: a randomized trial*) foi um estudo randomizado e duplo-cego que selecionou 120 pacientes com pericardite recorrente divididos em dois grupos de tratamento: o primeiro com AAS/ibuprofeno + colchicina por 6 meses; e o segundo, AAS/ibuprofeno + placebo. No grupo com colchicina, foi observada redução dos sintomas nas primeiras 72 horas e menor taxa de recidiva em 18 meses (24 *versus* 55%; $p < 0,03$).
- Alguns casos de pericardite recorrente são de difícil controle. Na ausência de resposta à associação de AINH + colchicina, podem ser consideradas as seguintes opções: corticoides, imunossupressores e imunoglobulina. Estudos recentes têm apontado resultados promissores com uso de anakinra, um antagonista dos receptores da interleucina 1 (IL-1), em casos de pericardite recorrente.
- A pericardiectomia deve ser considerada com cautela, pois existem relatos de recidiva após o procedimento, isto porque raramente é realizada ressecção completa dos tecidos pericárdicos visceral e parietal.

QUAL É A ROTINA NA EMERGÊNCIA DO INCOR?

- A maioria dos casos de pericardite aguda viral ou idiopática apresenta bom prognóstico, com curso autolimitado. Nessas situações, a investigação etiológica não é obrigatória e o tratamento é baseado no controle dos sintomas, como será descrito a seguir.

- Entretanto, é importante estar atento para os sinais de alto risco de complicações e para as evidências clínicas de etiologia não viral, que apresentam evolução e tratamento específicos (Figura 1). Nos pacientes com sinais de alto risco ou necessidade de investigação etiológica, está indicada a internação hospitalar (Figura 2).

Sinais de alto risco de complicações
- Sinal de Kussmaul
- Pulso paradoxal
- Derrame pericárdico moderado a importante
- Imunossupressão
- Uso de anticoagulante oral
- Trauma torácico recente
- Pericardite recorrente
- Falha terapêutica após 7 dias de tratamento

Sinais sugestivos de etiologia não viral
- Emagrecimento
- Anemia
- Sudorese noturna
- Pneumonia bacteriana em tratamento
- Imunossupressão
- IAM recente
- Neoplasia prévia
- Tuberculose prévia
- Doenças autoimunes
- Cirurgia cardíaca
- Radioterapia

FIGURA 1 Sinais de alto risco de complicações ou sugestivos de etiologia não viral.
IAM: infarto agudo do miocárdio.

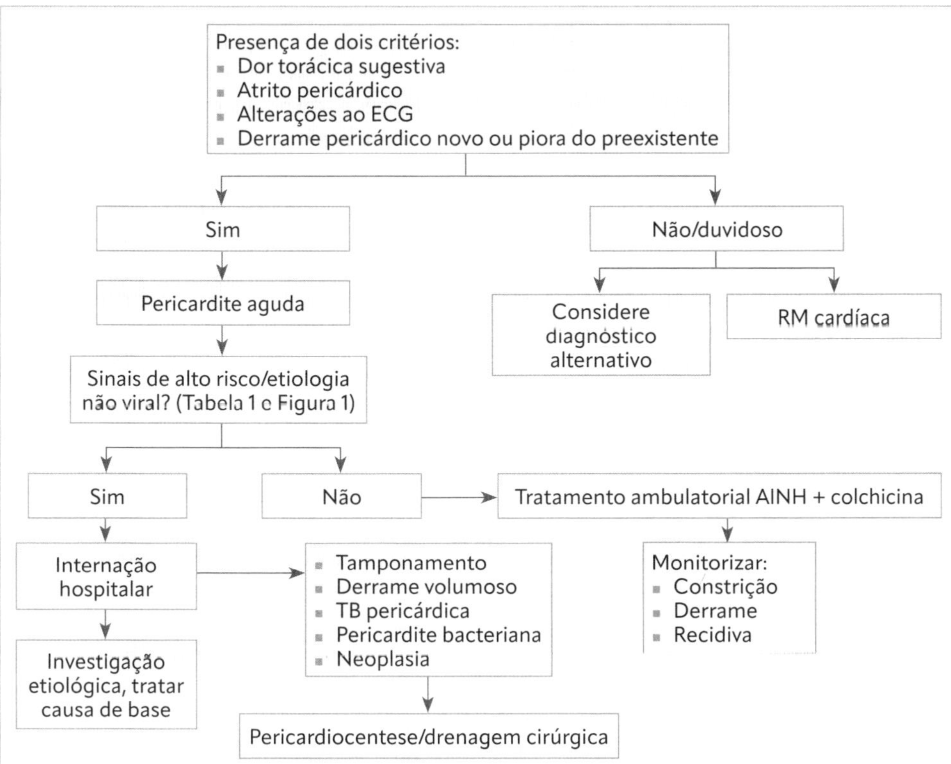

FIGURA 2 Fluxograma para diagnóstico e tratamento da pericardite aguda (adaptada de Khandaker et al. *Mayo Clinic Proceedings*; 2010).
AINH: anti-inflamatórios não hormonais; ECG: eletrocardiograma; RM: ressonância magnética; TB: tuberculose.

- De maneira geral, pacientes com toxemia, elevação de marcadores de necrose miocárdica, derrame pericárdico moderado/importante, tamponamento cardíaco, disfunção ventricular associada, imunossuprimidos ou com suspeita de outra causa secundária devem permanecer internados até esclarecimento do quadro e tratamento adequado.
- Independentemente da apresentação, todo paciente com suspeita pericardite aguda no InCor, além de exames laboratoriais gerais, coleta obrigatoriamente urina tipo I, eletroforese de proteínas, complemento (C3 e C4), FAN, FR e sorologias (HIV, hepatites B e C). A maior parte dos resultados desses exames pode ser checada ambulatorialmente.
- No InCor, o ecocardiograma transtorácico é considerado exame obrigatório, devendo ser realizado com a maior brevidade possível.
- Tem-se adotado a conduta de realização de ressonância magnética cardíaca em todos os casos de pericardite aguda. Esse exame tem se mostrado de grande auxílio no esclarecimento da etiologia e na avaliação da extensão do acometimento cardíaco.
- Pacientes que apresentam derrame pericárdico importante (maior do que 20 mm) ou sinais de tamponamento cardíaco são imediatamente mantidos em jejum e avaliados pela equipe de cirurgia cardíaca. Em todos os casos, indica-se a realização de janela pericárdica em centro cirúrgico com retirada de líquido para análise e biópsia de pericárdio.
- Quando o derrame pericárdico for moderado (10 a 20 mm) ao ecocardiograma, de rotina mantém-se o paciente internado e complementa-se a investigação diagnóstica aguardando os exames já citados acima, solicitando sempre ressonância magnética cardíaca para auxiliar em sua quantificação.
- Quando a pericardite é considerada de etiologia viral, o tratamento é baseado no uso de anti-inflamatórios não hormonais, colchicina e, em casos específicos, corticoides.
- Anti-inflamatórios não hormonais têm como objetivo o alívio dos sintomas e alteram a história natural da doença. O agente de escolha no InCor é o ibuprofeno na dose de 600 mg, três vezes ao dia, por 7 a 14 dias, com redução gradual da dose apenas após melhora dos sintomas e normalização da PCR. Esse agente tem bom perfil de segurança com poucos efeitos colaterais e efeito favorável no fluxo coronariano.
- Em pacientes com IAM recente, o ácido acetilsalicílico (AAS) é o agente de escolha na dose de 500 mg, de três a quatro vezes por dia.
- A proteção gástrica com inibidores de bomba de prótons está indicada para todos os pacientes.
- Como rotina na Unidade de Emergência do InCor, utiliza-se colchicina 0,5 mg, duas vezes ao dia, por 3 meses, sem realização de dose de ataque. Deve ser administrada metade da dose em idosos e pessoas com menos de 70 kg. Diarreia é o efeito colateral mais frequente (8% dos casos). Recomenda-se uso cauteloso em pacientes com insuficiência renal ou hepática, discrasias sanguíneas, distúrbios da motilidade gastrintestinal e uso de drogas metabolizadas pelo citocromo P450.
- Corticoides estão associados a melhora rápida dos sintomas, porém à custa de aumento das taxas de recidiva. Portanto, seu uso precoce na pericardite aguda viral ou idiopática deve ser evitado. Está indicado nos casos de pericardite secundária a tuberculose, doenças autoimunes ou processos autoimunes (pós-IAM, pericardite autorreativa). Pode também ser considerado nos casos de pericardite viral ou idiopática com falha terapêutica ao uso de anti-inflamatórios não hormonais e colchicina. A droga de escolha é a prednisona na dose de 0,2-0,5 mg/kg por 4 semanas com redução semanal de 1-2 mg.
- Os pacientes com miocardite associada (elevação da troponina, alteração da contratilidade segmentar) foram excluídos dos principais estudos avaliando a colchicina e anti-inflamatórios. Portanto, não há evidência que justifique seu uso nessa popula-

ção. Independentemente disso, no InCor, utilizam-se medicações para alívio dos sintomas como descrito anteriormente, porém pesando-se o risco/benefício. Pacientes nessa situação somente recebem alta hospitalar caso haja normalização dos marcadores de necrose miocárdica, que normalmente ocorre após redução dos marcadores inflamatórios (PCR e VHS). Caso apresentem disfunção ventricular associada, esta deve ser tratada com inibidores da enzima conversora de angiotensina, betabloqueadores e diuréticos (se necessário).

- Os pacientes que apresentam resolução dos sintomas devem ser monitorizados quanto ao surgimento de derrame pericárdico, recidiva ou constrição pericárdica.
- O prognóstico da pericardite depende essencialmente da etiologia. No interessante estudo de Sigvardt et al., uma série dinamarquesa com 7.988 casos de pericardite idiopática ou possivelmente viral, os autores identificaram aumento de mortalidade em 5 anos de acompanhamento, bem como maior incidência de neoplasias e doença cardiovascular quando comparados a indivíduos da mesma faixa etária sem pericardite. Esses resultados sugerem que a pericardite pode ser uma manifestação precoce de quadro inflamatório ou doença sistêmica. Portanto, é importante a avaliação clínica minuciosa e o monitoramento desses pacientes.
- Nos pacientes em uso de anticoagulante, recomenda-se a retirada da medicação. Quando não for possível, sugere-se troca para heparina não fracionada com controle rigoroso de TTPA devido ao risco aumentado de hemopericárdio e tamponamento. Caso haja derrame pericárdico moderado/importante, a correção do distúrbio de coagulação deve ser imediata com o uso de hemoderivados, se necessário.
- Pacientes com pericardite tuberculosa, neoplásica ou bacteriana com derrame pericárdico moderado/importante devem ser considerados para pericardiocentese, pelo alto risco de tamponamento.
- Quando houver suspeita de pericardite bacteriana, a antibioticoterapia deve ter início precoce. Em todos os casos, orienta-se a coleta de dois pares de hemoculturas. Se não houver história de internação recente ou procedimento invasivo, a escolha do serviço é oxacilina (2 g a cada 4 horas por via intravenosa – IV) e ceftriaxona (1 g a cada 12 horas IV). Quando a suspeita for nosocomial, opta-se por vancomicina (1 g a cada 12 horas IV) e piperacilina-tazobactan (4,5 g a cada 6 horas IV). Em todos os casos, a avaliação da equipe de cirurgia cardíaca para abordagem de urgência deve ser prioridade.
- Em pacientes que desenvolvem quadro de insuficiência cardíaca com predomínio à direita, deve ser considerado o diagnóstico de pericardite constritiva, em que o pericárdio espessado restringe o enchimento ventricular. Nesses casos, é mandatória a realização da ressonância cardíaca com pesquisa de realce tardio. Nos casos sugestivos de inflamação do pericárdio, com espessamento, edema e realce tardio após injeção de gadolínio, o tratamento com anti-inflamatórios e colchicina deve ser considerado como primeira opção, pois há chance de reversão completa do quadro. Na ausência desses achados e principalmente quando houver calcificação do pericárdio, a pericardiectomia deve ser considerada.
- O tratamento da pericardite recorrente visa ao alívio dos sintomas, melhora da qualidade de vida e prevenção de complicações. Recomenda-se a investigação etiológica em busca de causas potencialmente reversíveis de agressão pericárdica. Os pacientes devem evitar a prática de atividades físicas e manter uso regular de colchicina (6 meses) e anti-inflamatórios (1 a 2 semanas). O uso de corticoides deve ser reservado para os pacientes refratários ao tratamento convencional ou para os que possuam pericardiopatia

de etiologia autoimune ou reumatológica. O corticoide deve ser introduzido na dose de 0,2-0,5 mg/kg com lenta redução da dose ao longo de meses (1 a 2 mg por semana). Em caso de falha terapêutica, o uso de ciclosporina ou azatioprina pode ser considerado (além de outros imunossupressores poupadores de corticoide, como anakinra e imunoglobulina). Para pacientes refratários ao tratamento medicamentoso ou com sucessivas falhas de desmame, a pericardiectomia pode ser considerada.

BIBLIOGRAFIA RECOMENDADA

1. Imazio M, Bobbio M, Cecchi E, Demarie D, Demichelis B, Pomari F, et al. Colchicine in addition to conventional therapy for acute pericarditis: results of the COPE trial. Circulation. 2005;112(13):2012-6.
2. Imazio M, Brucato A, Cemin R, Ferrua S, Belli R, Maestroni S, et al. Colchichine for recurrent pericarditis (CORP): a randomized trial. Ann Intern Med. 2011;155(7):409-14.
3. Imazio M, Brucato A, Cemin R, Ferrua S, Maggiolini S, Beqaraj F, et al. A randomized trial of colchichine for acute pericarditis. N Engl J Med. 2013;369:1522-8.
4. Imazio M. Contemporary management of pericardial disease. Curr Opin Cardiol. 2012;27:308-17.
5. Khandaker, Espinosa RE, Nishimura RA, Sinak LJ, Hayes SN, Melduni RM, et al. Pericardial disease: diagnosis and management. Mayo Clinic Proceedings. 2010;85(6):572-93.
6. Adler Y, Charron P, Imazio M, Badano L, Barón-Esquivias G, Bogaert J, et al. 2015 ESC Guidelines for the diagnosis and management of pericardial diseases: The Task Force for the Diagnosis and Management of Pericardial Diseases of the European Society of Cardiology (ESC) Endorsed by: The European Association of Cardio-Thoracic Surgery (EACTS). Eur Heart J. 2015;36(42):2921-64.
7. Montera MW, Mesquita ET, Colafranceschi AS, Oliveira Junior AM, Rabischoffsky A, Ianni BM, et al. Sociedade Brasileira de Cardiologia. I Diretriz Brasileira de Miocardites e Pericardites. Arq Bras Cardiol. 2013;100(4 Suppl. 1):1-36.
8. Mayosi BM, Ntsekhe M, Bosch J, Pandie S, Jung H, Gumedze F, et al.; IMPI Trial Investiga-tors. Prednisolone and Mycobacterium indicus pranii in tuberculous pericarditis. N Engl J Med. 2014;371(12):1121-30.
9. Sigvardt FL, Hansen ML, Kristensen SL, Gustafsson F, Ghanizada M, Schou M, et al. Risk factors for morbidity and mortality following hospitalization for pericarditis. J Am Coll Cardiol. 2020;76(22):2623-31.

2

Tamponamento cardíaco

Guilherme Casale
Ruth Carolina Nascimento Lima Barroso
Victor Sarli Issa
Marcelo Luiz Campos Vieira

OBSERVAÇÕES GERAIS BASEADAS EM EVIDÊNCIAS

Introdução

- O tamponamento cardíaco é o acúmulo de líquido no espaço pericárdico, levando à diminuição do débito cardíaco, hipotensão e hipoperfusão sistêmica. É uma condição ameaçadora da vida que necessita de intervenção imediata.
- As manifestações clínicas e anormalidades hemodinâmicas dependem da taxa de acúmulo de fluidos e do volume pericárdico, da distensibilidade do pericárdio e da pressão de enchimento e complacência das câmaras cardíacas.
- O pericárdio é composto por duas membranas (visceral e parietal) de componente fibroelástico, cuja elasticidade é pequena, contém de 5-10 mL de fluido e suporta até 50 mL em seu interior sem que ocorra aumento de pressão diastólica nas cavidades.
- A membrana pericárdica possui diversas funções, como fixar o coração no mediastino, fornecer proteção contra infecção e prover lubrificação para reduzir a fricção com as estruturas ao redor durante a contração, rotação e translação do coração. Além disso, fornece proteção, principalmente das cavidades direitas, em caso de aumento súbito de pressão e volume.
- Possui também resposta imunológica a trauma, infecções, tumores e autoimunidade, o que leva ao aumento de produção de líquido e, a depender da etiologia, a espessamento das suas membranas.
- A etiologia do tamponamento cardíaco é diversa e está relacionada às doenças do pericárdio. Cerca de metade dos casos é idiopática, sendo outras causas: neoplásicas, principalmente câncer de pulmão e de mama, inflamatória, infecciosa, traumática, autoimune e relacionada ao infarto agudo do miocárdio.
- Vale ressaltar que, com o aumento da incidência de procedimentos invasivos, como troca de valva aórtica percutânea e ablação de arritmias, o número de complicações iatrogênicas, secundárias aos procedimentos, aumentou significativamente, ocupando, em alguns estudos, o segundo lugar nas causas de tamponamento cardíaco. Entretanto, diferentemente das causas neoplásicas e pós-infarto do miocárdio, essas causas apresentam bom prognóstico.

Fisiopatologia

- Na fisiologia normal, a inspiração provoca pressão negativa intratorácica, enchimento diastólico das câmaras direitas e, subsequentemente, das câmaras esquerdas pelas veias pulmonares. As câmaras esquerdas, em condições normais, são pouco influenciadas pelas variações respiratórias.

- A fisiopatologia do tamponamento cardíaco consiste no aumento da pressão intrapericárdica, devido ao acúmulo de fluidos, levando ao aumento das pressões de enchimento das cavidades direitas, desvio do septo interventricular em direção ao ventrículo esquerdo na inspiração e posterior impedimento ao enchimento diastólico das cavidades esquerdas. Na expiração, ocorre deslocamento do septo interventricular para a direita, reduzindo o volume de enchimento diastólico das câmaras direitas. Essa também é a fisiopatologia da interdependência entre os ventrículos direito e esquerdo que leva, consequentemente, à redução do débito cardíaco.
- O derrame pericárdico pode ser quantificado em:
  - Mínimo: quando a maior quantidade de líquido na diástole mede menos que 10 mm; localizado (podendo ser fisiológico).
  - Discreto: lâmina de 10-15 mm (< 300 mL) ocupando toda a circunferência cardíaca.
  - Moderado: 15-20 mm (300-600 mL).
  - Importante: > 20 mm (> 600 mL).
- O tamponamento cardíaco pode ser subdividido em: agudo, < 1 semana; subagudo, entre 1 semana e 3 meses; e crônico, > 3 meses, associado a baixas pressões e maior tolerância clínica pelo paciente.

Apresentação clínica

- Os achados clínicos do tamponamento cardíaco são diversos e dependem da quantidade de líquido intrapericárdico, da velocidade do acúmulo e da presença ou não de fatores como espessamento pericárdico associado. A tríade clássica (tríade de Beck) é composta por hipotensão arterial, estase jugular e abafamento de bulhas, ocorre apenas em 10% dos casos, sendo mais importante a avaliação do conjunto das outras manifestações clínicas. Podemos dividir o tamponamento em:
  - Agudo: ocorre de forma súbita, geralmente é acompanhado de dor torácica, taquicardia, dispneia e taquipneia, estase jugular, hipotensão e sinais de choque obstrutivo e necessita de pronto-tratamento – redução da pressão intrapericárdica.
  - Subagudo: inicialmente pode ser assintomático ou oligossintomático, evoluindo com dispneia e cansaço, desconforto retrosternal, sensação de plenitude gástrica e, ao exame físico, redução de pressão de pulso, pulso paradoxal (queda de mais de 10 mmHg na pressão arterial sistólica durante a inspiração profunda) e sinais de congestão sistêmica (edema periférico, hepatomegalia, estase de jugular) secundária à pressão de enchimento elevada.
  - Associado a baixo débito cardíaco: ocorre em pacientes com hipovolemia extrema – ultrafiltrados, excesso de diureticoterapia, choque hipovolêmico. Nesses casos, os sinais de tamponamento são "mascarados". Há sinais clássicos de restrição ao enchimento ventricular ao ecocardiograma e, após prova volêmica com um litro de salina isotônica e reanimação volêmica, apresentam os sinais clínicos clássicos de tamponamento cardíaco.
  - Localizado ou loculado: ocorre restrição ao enchimento de um dos ventrículos pela presença de líquido, hematoma ou coágulos. Geralmente está associado a cirurgias cardíacas (pericardiotomia) ou infarto agudo do miocárdio. Os sinais clínicos clássicos geralmente não estão presentes e há suspeita diagnóstica pela história associada à instabilidade hemodinâmica, que deve ser complementada por exames de imagem.

Diagnóstico

- O diagnóstico do tamponamento cardíaco, embora seja clínico, necessita da comprovação por meio de exame de imagem e da posterior melhora após alívio das pressões intrapericárdicas.
- O eletrocardiograma pode estar normal, ser típico da comorbidade que levou ao tamponamento cardíaco (pericardite aguda – supradesnivelamento difuso do segmento ST, infarto agudo do miocárdio – área eletricamente inativa; hipotireoidismo/mixedema – bradicardia sinusal) ou demonstrar alterações específicas – redução difusa das forças vetoriais e alternância elétrica, que são efeitos do amortecimento da voltagem pelo excesso de líquido pericárdio e do *swingging heart*, que é a movimentação desordenada do coração dentro do saco pericárdico, respectivamente (Figuras 1 e 2).
- A radiografia de tórax pode mostrar aumento difuso da área cardíaca e congestão pulmonar (Figura 3).
- O ecocardiograma transtorácico (ETT) é fundamental no diagnóstico pela demonstração da existência de derrame pericárdico, quantificação (Figura 4), caracterização

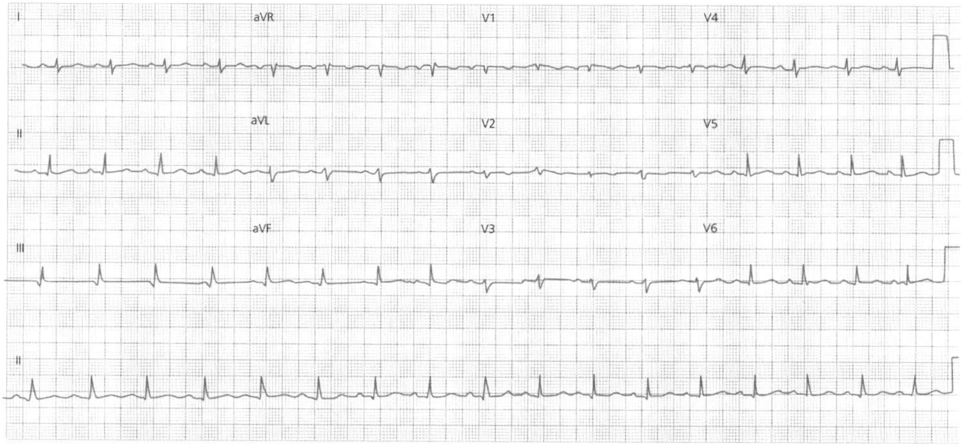

FIGURA 1 Eletrocardiograma mostrando diminuição difusa de amplitude dos complexos QRS e taquicardia sinusal em paciente com tamponamento cardíaco secundário à neoplasia de pulmão.

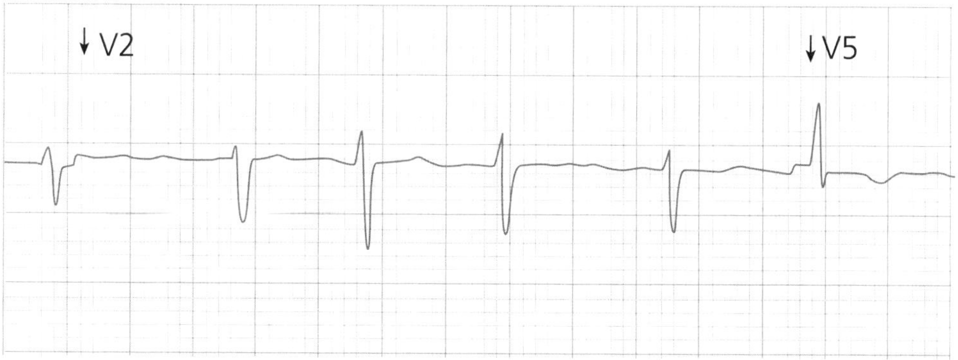

FIGURA 2 Eletrocardiograma mostrando alternância elétrica, com variação de amplitude dos complexos QRS em paciente com tamponamento cardíaco.

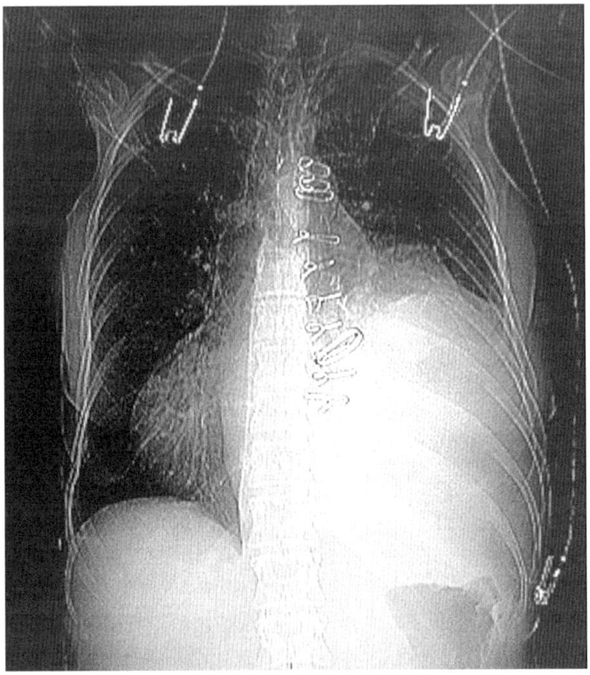

FIGURA 3 Radiografia de tórax mostrando importante cardiomegalia às custas de derrame pericárdico importante. As modificações da silhueta cardíaca inferem o aspecto de coração em "moringa".

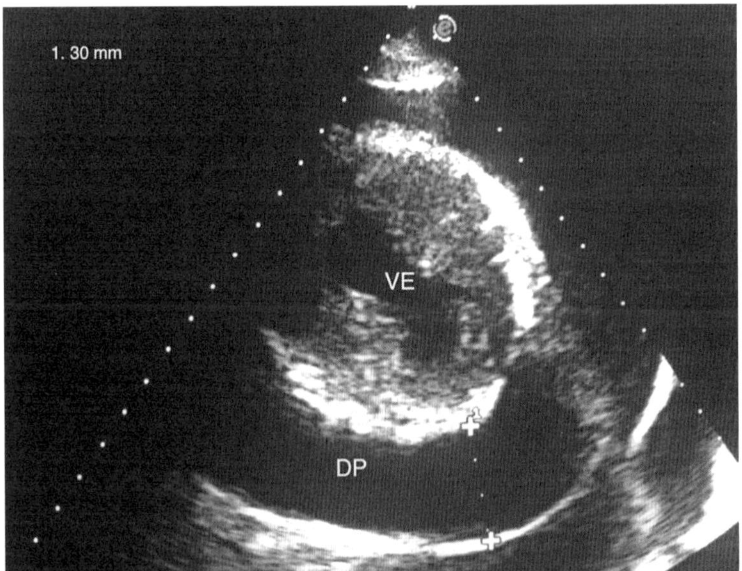

FIGURA 4 Janela ecocardiográfica com ventrículo esquerdo em diástole e derrame pericárdico importante.

DP: derrame pericárdico; VE: ventrículo esquerdo.

do líquido, além das alterações clássicas e evidências ecocardiográficas de restrição ao enchimento ventricular direito e esquerdo: aumento da variação respiratória do fluxo transvalvar mitral, tricúspide e aórtica; colapso diastólico atrial (Figura 5) e ventriculares direitos; *swingging heart*; redução da variação respiratória do diâmetro da veia cava inferior e dilatação da veia supra-hepática; "*shift*" do septo interventricular. A medida do pericárdio pelo ETT é imprecisa e não possui correlação com os outros métodos de imagem. O ETT é fundamental no diagnóstico diferencial de tamponamento cardíaco e também na pericardiocentese, a fim de diminuir os riscos do procedimento.

- Já o ecocardiograma transesofágico (ETE) está indicado em casos de tamponamento cardíaco associado à síndrome pós-pericardiectomia, pós-operatório imediato em decorrência da limitação da janela ecocardiográfica, associação com dissecção aguda da aorta em pacientes instáveis hemodinamicamente.
- Tomografia computadorizada de tórax e ressonância magnética cardíaca: não se justifica em qualquer caso a solicitação de um desses exames e retardo no tratamento de pacientes

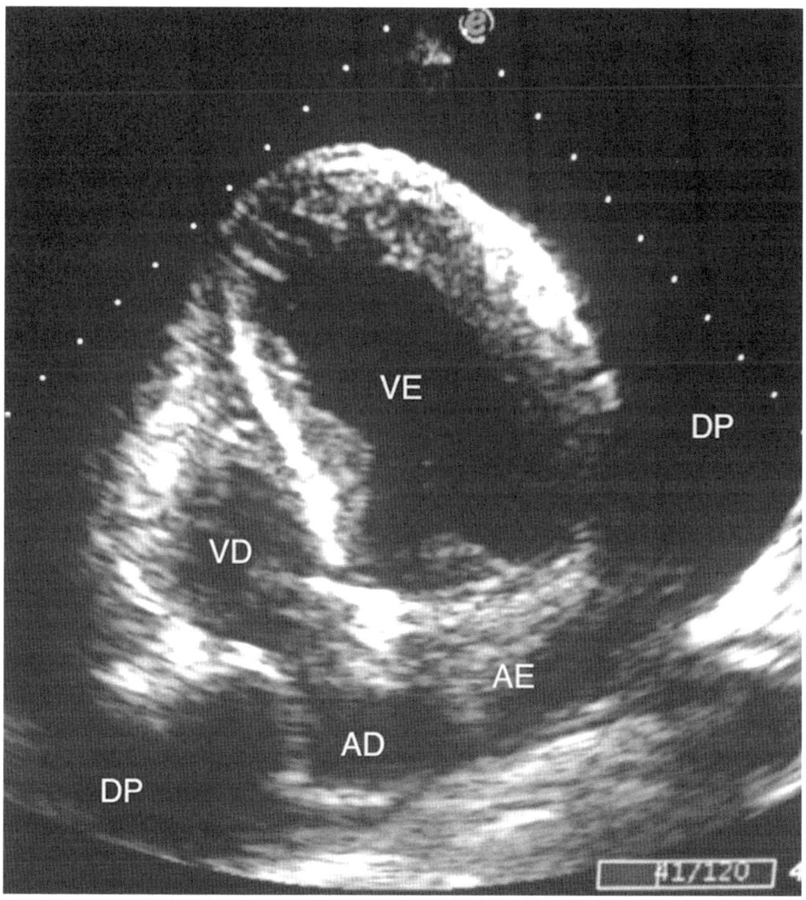

FIGURA 5 Janela ecocardiográfica de quatro câmaras demonstrando o colapso diastólico atrial. AD: átrio direito; AE: átrio esquerdo; DP: derrame pericárdico; VD: ventrículo direito; VE: ventrículo esquerdo.

com tamponamento cardíaco e instabilidade hemodinâmica com risco iminente de morte. Podem ser solicitadas em casos de tamponamento cardíaco subagudo ou crônico em pacientes que suportem o decúbito horizontal e pausas respiratórias, em casos de suspeita de tamponamento localizado, derrame pericárdico septado, tamponamento associado a tumores/neoplasia, trauma associado ou suspeita de dissecção aguda de aorta ou de complicações relacionadas a doenças do pericárdio.

- A análise do líquido intrapericárdico deve ser sempre realizada, com dosagem de glicose, proteínas totais, albumina, análise celular, microbiologia e cultura e adenosina deaminase (ADA).
- Já a biópsia do pericárdio deve ser solicitada quando há espessamento pericárdico associado com suspeita de constrição, infiltração pericárdica, invasão neoplásica ou quando a abordagem for realizada por janela pericárdica ou toracoscopia.
- Os principais diagnósticos diferenciais são: infarto agudo do miocárdio do ventrículo direito, embolia pulmonar maciça, derrame pleural maciço com repercussão hemodinâmica e tamponamento.

Tratamento

- A redução inicial da pressão intrapericárdica é o suficiente para o retorno à estabilidade hemodinâmica. Portanto, a pericardiocentese está indicada em caso de instabilidade hemodinâmica e deve ser guiada por ecocardiograma transtorácico. Esse procedimento possui relatos na literatura de 92% de sucesso e menos de 5% de complicações.
- A escolha entre o método de drenagem pericárdica (pericardiocentese, cirúrgico com janela torácica, subxifoide ou videotoracoscopia) é controversa e não possui conformidade nos estudos.
- Em casos subagudos ou crônicos, a abordagem cirúrgica traz o benefício de realização de diagnóstico adicional. Porém, não deve ser retardada a abordagem terapêutica, uma vez que os casos de derrame pericárdico importante com sinais insipientes de restrição ao enchimento ventricular podem cursar com tamponamento e morte súbita.
- A pericardiocentese deve ser realizada em ambiente de sala de emergência, guiada por ETT, com assepsia adequada, monitorização hemodinâmica e do ritmo cardíaco.
- Após realização da pericardiocentese, deve ser avaliada a necessidade de conduta cirúrgica adicional, mesmo em casos sem complicações.
- As contraindicações à pericardiocentese são: coagulopatia, trauma torácico e suspeita de dissecção aórtica. No entanto, em casos de risco iminente de morte, se for considerada medida salvadora, deve ser realizada com encaminhamento do paciente para centro cirúrgico após a abordagem inicial.

QUAL É A ROTINA NA EMERGÊNCIA DO INCOR?

- Em todos os casos de tamponamento cardíaco, o paciente é considerado de alto risco e permanece em jejum e em sala de emergência sob monitorização contínua e repouso absoluto.
- Além disso, são coletados exames gerais como hemograma, eletrólitos, função renal, coagulograma completo, marcadores de necrose miocárdica e são realizados eletrocardiograma e radiografia de tórax no leito.
- A equipe de cirurgia cardíaca é prontamente avisada e deve comparecer ao setor de forma imediata. A abordagem cirúrgica deve ocorrer o mais breve possível.
- São realizados exames complementares de diagnóstico da causa do derrame conforme comentado no capítulo de pericardites agudas.
- O ETT deve ser realizado de urgência o mais breve possível para confirmar o diagnóstico. Por vezes, em pacientes com pressões

de enchimento elevadas em câmaras direitas não se observa colapso de átrio ou ventrículo direito mesmo em vigência de tamponamento cardíaco.

- Em casos de instabilidade hemodinâmica, preferencialmente utiliza-se noradrenalina em bomba de infusão contínua até que o procedimento cirúrgico possa ser realizado.
- A abordagem preferencial é sempre em centro cirúrgico com realização de janela pericárdica, seguida de passagem de dreno tubular, retirada de líquido para análise e realização de biópsia pericárdica.
- A realização de pericardiocentese com punção de Marfan em sala de emergência na Unidade de Emergência do InCor é considerada conduta de exceção. Somente é realizada durante parada cardiorrespiratória com alta suspeita de tamponamento cardíaco ou casos em que a instabilidade hemodinâmica do paciente, mesmo após a utilização de drogas vasoativas, não permita seu transporte ao centro cirúrgico. Quando considerada, preferencialmente o cirurgião cardíaco deve realizá-la. Sempre que o ecocardiograma estiver disponível, o cirurgião é obrigatoriamente chamado para complementação do procedimento.
- Em casos de parada cardiorrespiratória, a punção de Marfan é realizada com modificações em relação à técnica originalmente descrita. A colocação de campos estéreis torna-se difícil. Além disso, quando não se dispõe de um cateter de duplo lúmen, a punção pode ser realizada utilizando-se um jelco acoplado a uma seringa.
- Em todos os casos em que a punção de Marfan é realizada em sala de emergência, ao término do procedimento o paciente deve ser imediatamente encaminhado ao centro cirúrgico para complementação com janela cirúrgica e colocação de dreno tubular.
- Quando realizada a abordagem pericárdica, são solicitados exames complementares como culturas do líquido, exame bacterioscópico, proteínas totais, albumina, desidrogenase láctica, citologia oncótica e ADA. Os critérios de exsudato ou transudato são os mesmos utilizados em relação ao derrame pleural.
- Em casos com derrame pericárdico discreto/moderado, a abordagem do líquido é controversa e geralmente não traz informações complementares para o diagnóstico.

BIBLIOGRAFIA RECOMENDADA

1. Abrão FC, Bibas BJ, Pêgo-Fernandes PM, Jatene FB. Utilidade da pericardioscopia no diagnóstico de derrame pericárdico. Arq Bras Cardiol. 2010;94(5).
2. Himelman RB, Kircher B, Rockey DC, Schiller NB. Inferior vena cava plethora with blunted respiratory response: a sensitive echocardio- graphic sign of cardiac tamponade. J Am Coll Cardiol. 1988;12:1470-7.
3. Klein AL, Abbara S, Agler DA, Appleton CP, Asher CR, Hoit B, et al. American Society of Echocardiography clinical recommendations for multimodality cardiovascular imaging of patients with pericardial disease: endorsed by the Society for Cardiovascular Magnetic Resonance and Society of Cardiovascular Computed Tomography. J Am Soc Echocardiogr. 2013;26(9):965-1012.
4. Rachid A, Caum LC, Trentini AP, Fischer CA, Antonelli DA, Hagemann RP. Derrame pericárdico com tamponamento cardíaco como forma de apresentacão de hipotireoidismo primário. Arq Bras Cardiol. 2002;78(6):580-2.
5. Tsang TS, Enriquez-Sarano M, Freeman WK, Barnes ME, Sinak LJ, Gersh BJ, et al. Consecutive 1127 therapeutic echocardiographically guided pericardiocenteses: clinical profile, practice patterns, and outcomes spanning 21 years. Mayo Clin Proc. 2002;77:429-36.
6. Orbach A, Schliamser JE, Flugelman MY, Zafrir B. Contemporary evaluation of the causes of cardiac tamponade: acute and long-term outcomes. Cardiol J. 2016;23:1.
7. Enrique CS, Gil IJN, Tejedor AV, Agustín A, Vivas D, Rubio JP, et al. Cause and long-term outcome of cardiac tamponade. Am J Cardiol. 2016;117:664e669.
8. Adler Y, Charron P, Imazio M, Badano L, Esquivias GB, Bogaert J, et al. ESC Guidelines for the diagnosis and management of pericardial diseases. Eur Heart J. 2015;36:2921-64.
9. Imazio M, Adler Y. Management of pericardial effusion. Eur Heart J. 2013;34:1186-97.

3

Pericardiocentese na emergência

Luís Roberto Palma Dallan
Luís Augusto Palma Dallan
Luís Alberto Oliveira Dallan

OBSERVAÇÕES GERAIS BASEADAS EM EVIDÊNCIAS

Introdução

- O coração é envolto por um saco pericárdico que possui um líquido lubrificante de aspecto citrino em uma quantidade média de 50 mL. Aumento no volume desse líquido pode ser causado por processos inflamatórios e infecciosos nos casos dos exsudatos. Esse aumento pode ser causado pela redução da reabsorção do líquido causada por hipertensão venosa nos casos de insuficiência cardíaca e hipertensão pulmonar (transudato).
- O derrame pericárdico é um achado frequente na prática médica, principalmente em pacientes cardiopatas. Ele pode estar associado tanto com a descompensação de doenças cardíacas de base como com a manifestação de doenças sistêmicas.
- Em geral, os derrames pericárdicos pequenos e moderados constituem um achado incidental no ecocardiograma, mesmo em pacientes que estão assintomáticos. Já derrames importantes e principalmente o tamponamento cardíaco são, geralmente, acompanhados de dispneia e hipotensão arterial.
- Na atual diretriz europeia de doenças do pericárdio, a quantificação dos derrames pelo ecocardiograma são: pequenos < 10 mm , moderados 10-20 mm, graves > 20 mm, sendo que apenas os moderados e graves apresentam sintomas.
- Exceto no tamponamento de baixa pressão, as pressões diastólicas em todo o coração geralmente estão na faixa de 15 a 30 mmHg.
- O tamponamento cardíaco é uma condição clínica grave, que se não tratada pode levar o paciente rapidamente a choque cardiogênico, seguido de óbito por baixo débito cardíaco. Nessa situação, o acúmulo progressivo e rápido de sangue no saco pericárdico, geralmente a partir de 150 a 200 mL, determina aumento de pressão intrapericárdica, resultando em redução do débito cardíaco e colapso hemodinâmico.
- O mecanismo fisiológico de instalação do derrame pericárdico é uma característica importante a ser considerada. Derrames de instalação lenta, como os observados nas doenças como tuberculose, insuficiência cardíaca, neoplasias e processos inflamatórios geralmente demoram para cursar com tamponamento, chegando o pericárdio a tolerar 2 litros ou mais de acúmulo de volume.
- Por sua vez, os derrames de instalação rápida, como nos casos de traumatismo cardíaco ou sangramento agudo em pós-operatório,

mais frequentemente levam ao tamponamento em um curto intervalo de tempo.

- Isso decorre da elasticidade característica do tecido pericárdico, que consegue se distender ao longo do tempo. Nos derrames crônicos, ele vai se dilatando e dessa maneira acomodando grande quantidade de volume conforme aumenta o derrame. Quando a distensão do pericárdio atinge seu limite máximo de reserva, o coração passa a trabalhar em uma cavidade menor, diminuindo sua complacência diastólica e, consequentemente, diminuindo o seu volume de enchimento. Com isso, a pressão diastólica do ventrículo direito se iguala à pressão intrapericárdica e o tamponamento se instala.
- Já nos eventos agudos, o pericárdio não tem tempo suficiente para se dilatar. Nesses casos, a capacidade de reserva é baixa e mesmo um pequeno volume pode gerar repercussões hemodinâmicas, como pode ser observado na Figura 1.
- Em raros casos, o derrame pericárdico pode ocorrer de forma recorrente. Nesses casos, em que o paciente já foi submetido a mais de uma drenagem pericárdica e o tratamento da causa de base não foi resolutivo, uma opção terapêutica é realizar uma janela entre o pericárdio e o peritônio, ou uma janela entre o pericárdio e a pleura. Isso evita novos episódios de tamponamento e permite um tratamento clínico mais otimizado.

QUADRO CLÍNICO E EXAME FÍSICO

- De maneira geral, os sintomas não são específicos e devem ser avaliados em conjunto com a queixa do paciente, com as suas comorbidades e seus antecedentes pessoais.
- O diagnóstico é clínico e confirmado por exame ecocardiográfico.
- Nos casos de tamponamento agudo, o exame físico pode revelar na ausculta cardíaca o abafamento de bulhas, turgência jugular e hipotensão arterial, caracterizando a famosa tríade de Beck, descrita em 1935 e encontrada em cerca de 10-30% dos pacientes.
- Outros sinais são: pulso paradoxal (queda da pressão arterial sistólica de mais de 10 mmHg durante a inspiração), agitação psi-

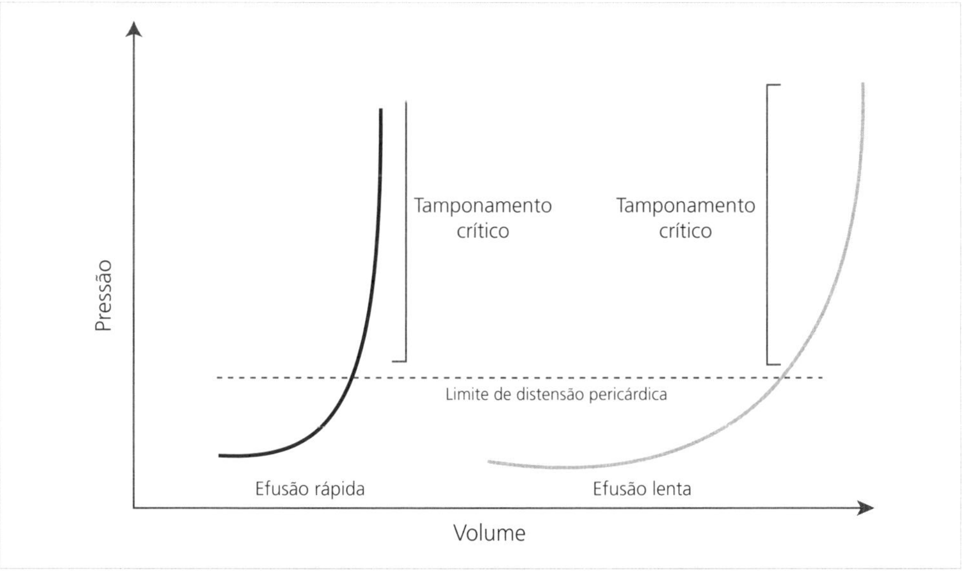

FIGURA 1 Correlação entre o acúmulo de volume pericárdico e a pressão intrapericárdica, tanto no acúmulo agudo (linha contínua) quanto no crônico (linha cinza).

comotora, sudorese fria, cianose e choque refratário à reposição volêmica vigorosa.

- Nos derrames crônicos, podem aparecer sintomas vagos, como anorexia, disfagia, tosse, rouquidão e palpitações. Já em casos mais avançados, o primeiro sinal observado no paciente pode ser uma complicação do derrame, como insuficiência renal.
- A febre também pode estar presente nesses pacientes relacionada a causas infecciosas ou inflamatórias do derrame.
- As principais recomendações e respectivos níveis de evidência para a abordagem do tamponamento cardíaco estão descritos na Tabela 1.

EXAMES COMPLEMENTARES

Eletrocardiograma

- Em geral apresentam alterações inespecíficas, como por exemplo a diminuição da amplitude do QRS em todas as derivações.

Ecocardiograma

- Ao ecocardiograma pode-se confirmar a presença do derrame pericárdico e observar o colapso das câmaras cardíacas, especialmente restrição de enchimento do átrio e do ventrículo direito, e o colabamento da veia cava superior.
- O colapso do AD é um sinal mais sensível de tamponamento, ao passo que o do VD, quando dura mais de 1/3 da diástole, é mais específico. Ao Doppler podemos observar aumento do fluxo tricúspide e redução do fluxo mitral na inspiração, e na expiração, um aumento no fluxo mitral de até 25% e redução do tricúspide. Os achados ao Doppler ecocardiograma nada mais são do que a expressão ecocardiográfica do pulso paradoxal.
- É o exame mais realizado para complementação diagnóstica. Isso decorre de sua rápida realização à beira-leito, baixo custo comparado a outros exames de imagem e frequentemente disponível em qualquer instituição.

Tomografia computadorizada e ressonância magnética

- Permitem observar a dimensão do derrame pericárdico, além de avaliar as características de densidade e homogeneidade do derrame mostrando, por exemplo, se ele é septado ou se está restrito à porção posterior do coração. Possibilita também, avaliar a espessura pericárdica e se há presença de pontos de calcificação no pericárdio, especialmente por meio

TABELA 1 Recomendações sobre o tamponamento cardíaco

Recomendações	Classe de recomendação	Nível de evidência
Em um doente com suspeita clínica de tamponamento cardíaco, é recomendada a ecocardiografia como técnica de imagem de primeira linha para avaliar a dimensão, a localização e o grau de impacto hemodinâmico do derrame pericárdico	I	C
A pericardiocentese urgente ou a cirurgia cardíaca são recomendadas para tratar o tamponamento cardíaco	I	C
Uma avaliação clínica criteriosa incluindo achados ecocardiográficos é recomendada para orientar o momento da pericardiocentese	I	C
Pode ser considerado um sistema de triagem para orientar o momento da pericardiocentese	IIb	C
Os vasodilatadores e os diuréticos não são recomendados na presença de tamponamento cardíaco	III	C

da tomografia. Outra vantagem é permitir a avaliação das estruturas adjacentes ao coração e a função cardíaca, no caso da ressonância magnética. Ressaltamos, entretanto, que esses exames são restritos aos pacientes que estão estáveis clinicamente, dificilmente podendo ser realizados naqueles que se encontram em um quadro emergencial, como no tamponamento cardíaco instalado.

Etiologia

- As causas mais comuns de derrame pericárdico estão relacionadas na Tabela 2.

TRATAMENTO

- O tratamento dos pacientes com tamponamento cardíaco consiste na drenagem imediata do derrame pericárdico por meio da punção de Marfan ou de realização de uma janela pericárdica cirúrgica.
- A drenagem por punção à beira-leito fica restrita aos pacientes que se encontram com tamponamento cardíaco, com estado clínico crítico, em iminência de colapso hemodinâmico, ou já em parada cardíaca em AESP, na qual a principal hipótese diagnóstica é o tamponamento.
- Nos pacientes com derrame pericárdico importante com estabilidade hemodinamicamente e mesmo nos casos de tamponamento cardíaco, mas responsivos a drogas vasoativas, a abordagem cirúrgica é a via de escolha.
- Tanto a diretriz brasileira quanto a europeia recomendam o tratamento da causa de base dos derrames crônicos. Nos casos em que a hipótese está relacionada a quadros inflamatórios, o tratamento se baseia no uso de anti-inflamatórios não esteroidais, colchicina e corticoesteroides (a depender da etiologia).
- A Sociedade Europeia de Cardiologia (ESC), em 2015, definiu as diretrizes para o tratamento do tamponamento cardíaco e das doenças do pericárdio. A indicação classe I corrobora o já exposto.
- A pericardiocentese ou a cirurgia cardíaca estão indicadas no tamponamento cardíaco ou em derrames pericárdicos sintomáticos moderados a graves sem reação à terapêutica médica, e na suspeita de etiologia bacteriana ou neoplásica desconhecidas (classe de recomendação I; nível de evidência C).

Procedimentos recomendados no InCor

Drenagem pericárdica por punção – punção de Marfan

- Essa drenagem é feita na emergência, geralmente no próprio pronto-socorro, à beira-leito.
- O procedimento ideal consiste na punção pericárdica guiada por ecocardiograma, que, além de orientar o exato local de punção no saco pericárdico, esse método auxilia na prevenção de possíveis lesões iatrogênicas, como a perfuração do ventrículo do pacien-

TABELA 2 Principais causas de derrame pericárdico

Tuberculose: em nosso meio ainda é a principal causa
Pericardite bacteriana ou viral, especialmente Coxsackie
Traumatismo torácico
Pós-infarto agudo do miocárdio
Pós-cirurgia cardíaca
Doença autoimune, principalmente o lúpus eritematoso sistêmico
Neoplasias secundárias, principalmente pulmonares, de mama, linfomas e melanoma. Os tumores primários são raros

te pela agulha. Entretanto, muitas vezes o estado crítico do paciente não permite demoras no procedimento.

- Outro parâmetro a ser seguido durante a punção é o eletrocardiograma do monitor cardíaco, que pode evidenciar complexos QRS com morfologia alargada quando a ponta da agulha tocar o miocárdio, e nesse momento sabe-se que a agulha deve ter penetrado o pericárdio e não deve mais ser avançada.

Técnica cirúrgica

- Manter o paciente sentado em ângulo de 45° (lembrar que esses pacientes não toleram o decúbito dorsal), exceto em situações de parada cardiorrespiratória.
- Expor todo o tórax e a região abdominal superior.
- Realizar a tricotomia se necessário.
- Promover a adequada paramentação com gorro, máscara e colocação de avental e luvas estéreis após a lavagem das mãos.
- Fazer assepsia com clorexidina alcoólica e colocação de campos estéreis deixando exposta principalmente a região do apêndice xifoide. Deve-se dar preferência à utilização de um campo oftálmico que possui um orifício no meio do tecido.
- Abrir o material em uma mesa acessória. No InCor utiliza-se o cateter de duplo-lúmen ou cateter monolúmen (tradicional "intracath"). Pode-se em alguns casos utilizar também o cateter "*pigtail*".
- Realizar um botão anestésico com xilocaína 2% sem vasoconstritor no local a ser realizada a punção.
- Caso haja ecocardiograma disponível nesse momento, este deve ser utilizado para guiar a agulha na direção e profundidade corretas.
- Inserir a agulha acoplada a uma seringa na região subxifóidea paraesternal esquerda, dirigindo-se em direção ao ombro (acrômio) esquerdo, em um ângulo de 45° com a pele, até que o líquido pericárdico seja aspirado por ela, como pode ser observado na Figura 2.
- Nesse momento deve-se retirar a seringa e passar o fio guia por dentro da agulha.

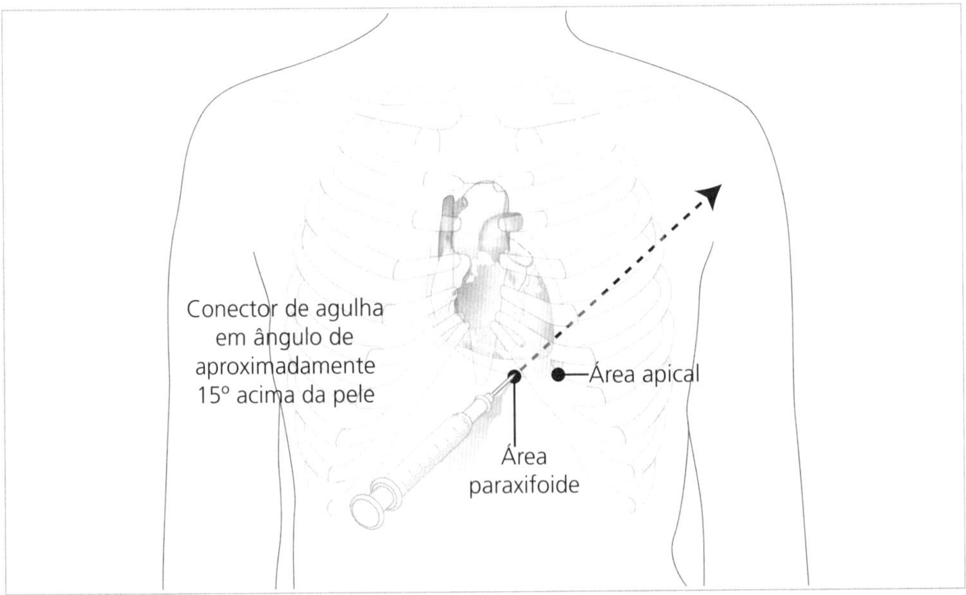

FIGURA 2 Posicionamento correto e direcionamento da agulha na pericardiocentese.

- Se foi utilizado o cateter tipo duplo-lúmen, deve-se passar o dilatador e a seguir introduzir o cateter propriamente dito. Se for optado pelo *intracath*, basta retirar o fio guia que está em seu interior que a drenagem começará espontaneamente.
- Fixar esse cateter à pele com fio de *nylon* 3,0.
- Habitualmente aspiração de 50 mL já é suficiente para que ocorra uma melhora visível do estado hemodinâmico do paciente.
- Deve-se manter a drenagem aberta até que o débito seja inferior a 50 mL/dia.

Observações importantes

- Muitas vezes o líquido aspirado durante a punção tem aspecto sero-hemorrágico e pode deixar o médico na dúvida se a agulha parcialmente penetrou na cavidade cardíaca. Isso reforça a importância do ecocardiograma durante a punção. Contudo, nos derrames pericárdicos importantes a distância entre o pericárdio e o coração é maior, permitindo mais segurança no procedimento.
- Existe o risco de que a agulha possa penetrar tanto na região abdominal quanto na região pleural. Por isso, é importante que seja realizado um exame físico completo após o procedimento para avaliar possíveis complicações.
- É obrigatória a realização de uma radiografia de tórax após o procedimento. Isso permite avaliar a posição do cateter, além de verificar a eventual presença de pneumotórax.

Análise do líquido pericárdico

- As amostras do líquido obtido devem ser enviadas para a investigação laboratorial, pois com frequência auxiliam no diagnóstico. Os exames devem ser solicitados com base na suspeita clínica da causa do tamponamento.
- As análises mais solicitadas podem ser observadas na Tabela 3.

QUAL É A ROTINA NA EMERGÊNCIA DO INCOR?

- A realização de pericardiocentese com punção de Marfan em sala de emergência na Unidade de Emergência do InCor é considerada conduta de exceção. Somente é realizada durante parada cardiorrespiratória com alta suspeita de tamponamento cardíaco ou casos em que a instabilidade hemodinâmica do paciente, mesmo após utilização de drogas vasoativas, não permita seu transporte ao centro cirúrgico (Figura 3).
- Quando considerada, preferencialmente o cirurgião cardíaco deve realizá-la.
- Sempre que o ecocardiograma está disponível, este é obrigatoriamente chamado para complementação do procedimento.
- A abordagem preferencial é sempre em centro cirúrgico com realização de janela pericárdica, seguida de passagem de dreno tubular, retirada de líquido para análise e realização de biópsia pericárdica.
- Em todos os casos de tamponamento cardíaco, o paciente é considerado de alto risco e per-

TABELA 3 Principais análises solicitadas do líquido pericárdico

Proteínas totais e frações
DHL (desidrogenase láctica)
Glicemia, quando baixa sugere infecção
BAAR e ADA na suspeita de tuberculose
Citologia oncótica e marcadores tumorais se houver suspeita de neoplasia
Proteína > 3,0 g/dL, relação fluido/soro > 0,5; DHL > 200 mg/dL; relação fluido/soro > 0,6 (sugerem exsudato).

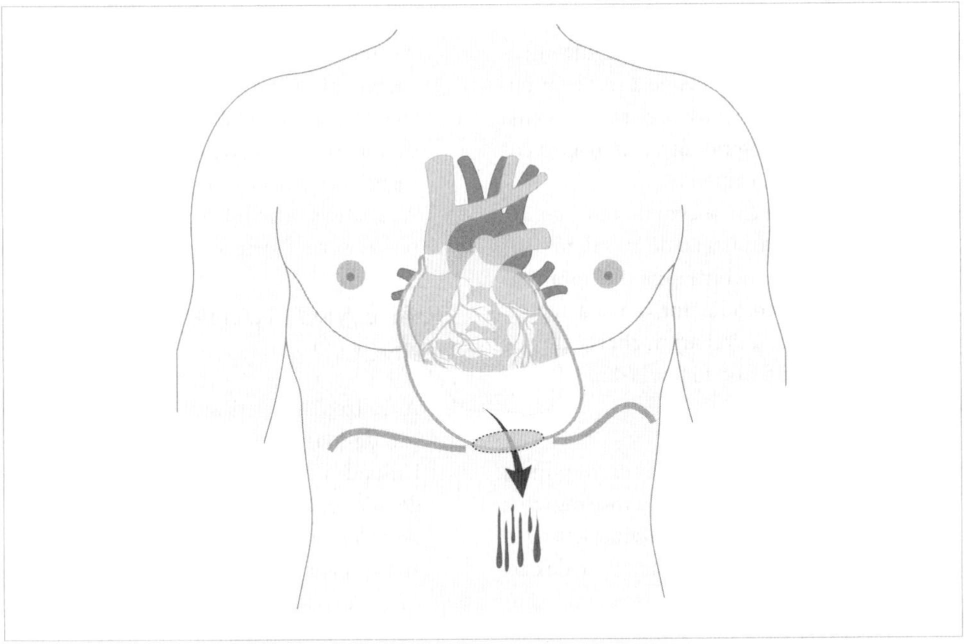

FIGURA 3 Figura esquemática da janela criada entre os tecidos das cavidades pericárdica e peritoneal.

manece em jejum e em sala de emergência sob monitorização contínua e repouso absoluto.

- São realizados exames complementares de diagnóstico da causa do derrame pericárdico.
- Além disso, são coletados exames gerais como hemograma, eletrólitos, função renal, coagulograma completo, marcadores de necrose miocárdica e realizados eletrocardiograma e radiografia de tórax no leito.
- A equipe de cirurgia cardíaca é prontamente avisada e deve comparecer ao setor de forma imediata.
- A abordagem cirúrgica deve ocorrer o mais breve possível.
- Em casos de instabilidade hemodinâmica, preferencialmente utilizamos noradrenalina em bomba de infusão contínua até que o procedimento cirúrgico possa ser realizado.
- Em casos de parada cardiorrespiratória, a punção de Marfan é realizada com modificações em relação à técnica originalmente descrita. A colocação de campos estéreis torna-se difícil. Além disso, quando não se dispõe de um cateter de duplo-lúmen, a punção pode ser realizada utilizando-se um jelco acoplado a uma seringa.
- Em todos os casos em que a punção de Marfan é realizada em sala de emergência, ao término do procedimento o paciente deve ser imediatamente encaminhado ao centro cirúrgico para complementação com janela cirúrgica e colocação de dreno tubular.

BIBLIOGRAFIA RECOMENDADA

1. Spodick DH. Acute cardiac tamponade. N Engl J Med. 2003;349:684-90.
2. Imazio M, Adler Y. Management of pericardial effusion. Eur Heart J.2013;34,1186-97.
3. Reddy PS, Curtiss EI, O'Toole JD, Shaver JA. Cardiac tamponade: hemodynamic observations in man. Circulation. 1978;58:265-72.
4. Spodick DH. Pericardial diseases. In: Braunwald E, Zipes DP, Libby P, eds. Heart disease: a textbook of cardiovascular medicine. 6.ed. v.2. Philadelphia: W.B. Saunders; 2001, p. 1823-76.

5. Kirklin/Barratt-Boyes. Pericardial disease. In:, Kouchoukos NT, Blackstone E, Hanley FL, Kirklin J, eds. Kirklin/Barratt-Boyes cardiac surgery: morphology, diagnostic criteria, natural history, techniques, results and indications. 4.ed. v.1. Philadelphia: Elsevier; 2013. p. 900-15.
6. European Society of Cardiology (ESC). ESC Guidelines for the diagnosis and management of pericardial diseases: The Task Force for the Diagnosis and Management of Pericardial Diseases. Eur Heart J. 2015;36(42):2921-64.
7. Dallan LRP, Dallan LAO, Mejía OV, Dallan LAP, Lisboa LAF, Jatene FB. Pericardial-peritoneal window as an alternative treatment for large and recurrent pericardial effusion post-pericardiotomy. Braz J Cardiovasc Surg. 2021;36(4):581-3.
8. Montera MW, Mesquita ET, Colafranceschi AS, Oliveira AC Jr, Rabischoffsky A, Ianni BM, et al.; Sociedade Brasileira de Cardiologia. I Brazilian guidelines on myocarditis and pericarditis. Arq Bras Cardiol. 2013;100(4 Suppl1):1-36.

Seção VII

Doenças da aorta

1

Dissecção aguda de aorta

Vagner Madrini Jr.
José Augusto Duncan Santiago
Ricardo Ribeiro Dias

OBSERVAÇÕES GERAIS BASEADAS EM EVIDÊNCIAS

Introdução

- A dissecção aguda de aorta (DAA) é uma emergência médica que se destaca pela alta taxa de mortalidade (1 a 2% por hora nas primeiras 24 a 48 horas).
- Essa grave doença caracteriza-se pela delaminação da camada média da aorta a partir da ruptura da íntima. Tipicamente, uma ou mais perfurações permitem a livre comunicação entre dois lumens: o verdadeiro e o recém-formado falso lúmen (Figura 1).
- O hematoma intramural e a úlcera aterosclerótica penetrante caracterizam-se como dissecções atípicas da aorta e devem ser abordadas à semelhança das dissecções típicas.
- Estudos populacionais sugerem que a incidência de DAA seja de 2 a 3,5 casos por 100.000 pessoas a cada ano. Em revisão de

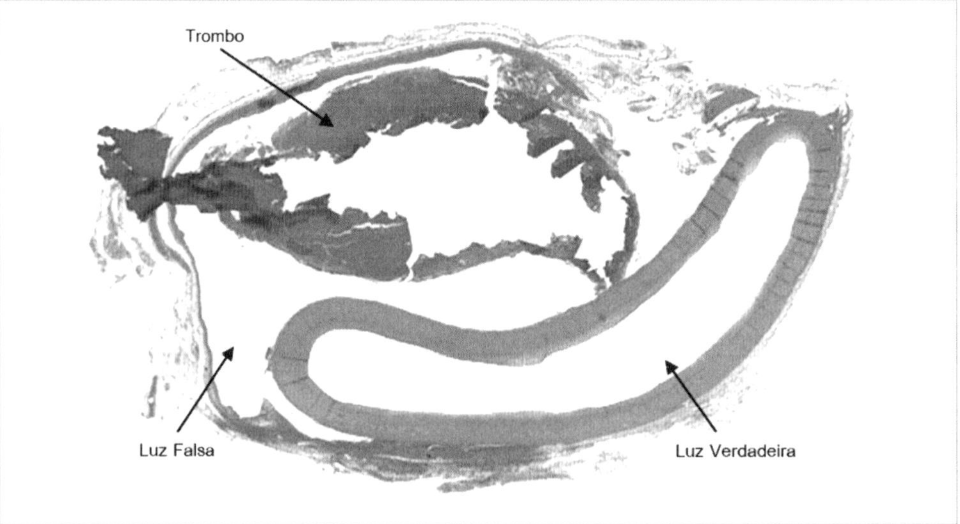

FIGURA 1 Aspecto histológico da dissecção aguda de aorta (DAA). Observar como a falsa luz é maior que a luz verdadeira.

464 pacientes, o Registro Internacional de Dissecções Agudas da Aorta (IRAD) relatou idade média de apresentação de 61,9 anos, com predominância significativa do sexo masculino (65%).

- O fator etiológico que determina essa patologia é desconhecido, apesar de a maioria dos pacientes apresentar hipertensão arterial essencial ou anormalidades estruturais da parede arterial (Quadro 1). O fator de risco mais associado a sua apresentação é a hipertensão arterial sistêmica, presente em 72% dos pacientes, seguida por aterosclerose (31%), tabagismo, trauma, uso de drogas ilícitas (cocaína e anfetaminas), história de cirurgia cardíaca e síndromes de Marfan e iatrogênica.

QUADRO 1 Fatores de risco para o desenvolvimento da dissecção aguda de aorta

Aumento da tensão na parede da aorta
Aneurisma de aorta
Hipertensão arterial (principalmente quando não controlada)
Feocromocitoma
Cocaína ou outras substâncias estimulantes
Levantamento de peso ou manobra de Valsalva
Trauma com alta energia cinética
Coarctação aórtica
Alterações da camada média da aorta
Síndrome de Marfan
Síndrome de Ehlers-Danlos (forma vascular)
Valva aórtica bicúspide
Síndrome de Loeys-Dietz
Vasculites inflamatórias
Arterite de Takayasu
Arterite de células gigantes
Doença de Behçet
Outros
Gravidez
Doença renal policística
Administração crônica de corticosteroides
Infecções que envolvem a parede da aorta

Apresentação clínica

- A manifestação clínica clássica da dissecção aórtica é a dor torácica intensa de início súbito (máxima intensidade no início e presente em 84% dos casos) e migratória, preferencialmente para região dorsal. O local da dor está relacionado ao ponto de início da dissecção e sua progressão, à extensão da doença ao longo do vaso.
- Outras características presentes na avaliação inicial que ocorrem na vigência ou não da dor torácica são insuficiência da valva aórtica (superior a 50%), insuficiência cardíaca congestiva (7%), síncope (9%), acidente vascular cerebral agudo (6%), infarto agudo do miocárdio (IAM) (inferior a 5%), neuropatia isquêmica periférica, tamponamento cardíaco e óbito.
- Os sintomas da DAA podem mimetizar as mais variáveis condições clínicas. Portanto, enfatiza-se a alta importância da suspeita clínica.
- Os eventuais achados no exame físico demonstram assimetria de pulsos arteriais (inferior a 30% dos casos), hipertensão arterial sistêmica (na eventualidade de tamponamento cardíaco, hipotensão), sinais de regurgitação aórtica e acometimento neurológico ou visceral.
- O tamponamento cardíaco ocorre em 19% dos pacientes com dissecção do tipo A. Configura-se, assim, como um dos mecanismos mais comuns de morte nessa situação ou frequentemente como forma de apresentação na emergência.

Diagnóstico

- Mesmo com todos os avanços diagnósticos, a identificação precoce da DAA ainda é um desafio. Durante a avaliação inicial, o diagnóstico correto de dissecção aórtica é feito em apenas 15 a 43% dos pacientes.
- O principal fator que impede o diagnóstico preciso é a ocorrência relativamente rara

quando comparada com a de outras principais causas de dor torácica-como as síndromes coronarianas. Assim, não é comum que o médico da unidade de emergência pense nessa doença entre outras mais prevalentes.

- Diferentemente de outras doenças cardiovasculares, a DAA pode ocorrer em pacientes jovens, o que dificulta seu diagnóstico. Além disso, os sinais e os sintomas da DAA são pouco específicos, tornando a suspeita clínica um elemento fundamental para o diagnóstico.

Biomarcadores

- Não existe nenhum biomarcador específico de DAA. No entanto, biomarcadores como CKMB, troponina e dímero-D são elementos valiosos na avaliação do paciente com dor torácica.
- CKMB e troponina podem evidenciar ou afastar a possibilidade de evento isquêmico miocárdico em razão do seu alto valor preditivo de infarto agudo do miocárdio. Geralmente, a troponina apresenta-se negativa por não haver acometimento miocárdico e pela precocidade da apresentação do quadro clínico.
- O dímero-D apresenta-se significativamente elevado em pacientes com DAA. No contexto de dor torácica, dímero-D superior a 500 ng/L demonstrou ter sensibilidade em torno de 100% e especificidade de 54% no diagnóstico de DAA. Quando associado a valores de pressão arterial sistólica superiores ou iguais a 180 mmHg, a sensibilidade diminui para 40%, porém sua especificidade chega a 96%. Outros marcadores, como derivados de elastina ou miosinas presentes no músculo liso, vêm sendo testados, porém ainda com pouca utilidade prática.

Eletrocardiograma

- Apesar da baixa sensibilidade e especificidade, a redução da amplitude do QRS ou a mudança do eixo elétrico podem sugerir dissecção. Além disso, o exame é sem dúvida muito útil no diagnóstico diferencial da principal patologia que leva à dor torácica: o IAM.
- Em 75% dos casos, o eletrocardiograma (ECG) mostra apenas alterações da onda T. O achado mais comum é a sobrecarga de câmaras esquerdas (25%). Em apenas 5% dos casos, pode-se observar supradesnivelamento de ST em parede inferior, representando IAM concomitante por acometimento do óstio da coronária direita.

Radiografia de tórax

- Os achados na radiografia de tórax são inespecíficos, sujeitos à variabilidade e, em muitos casos, apresentam-se normais (10 a 20%). A anormalidade mais comum observada é um contorno atípico ou um alargamento da silhueta aórtica. A comparação de uma radiografia de tórax recente com um estudo anterior pode revelar alterações agudas. Os derrames pleurais são relatados em aproximadamente 20% das dissecções.

Ecocardiograma

- O diagnóstico ecocardiográfico de DAA caracteriza-se pela presença de um *flap* ondulante na camada média da aorta que separa a luz verdadeira da falsa luz.
- É possível a identificação do orifício de entrada, a visualização da aorta ascendente e descendente e a presença de insuficiência aórtica ou derrame pericárdico.
- Principalmente o método transesofágico apresenta altas especificidade (77 a 100%) e sensibilidade (97 a 100%), além de permitir a confirmação diagnóstica em pacientes com elevada instabilidade hemodinâmica. A maior limitação é a dificuldade de visualizar os segmentos abdominais.

Angiotomografia computadorizada de aorta

- É o exame de escolha e o mais utilizado na avaliação da DAA, com sensibilidade de 94% e especificidade de 87%. Trata-se de exame rápido e de grande disponibilidade nos serviços médicos.

- A presença de dois lumens com *flap* visível na camada média caracteriza o diagnóstico de dissecção. Permite visualizar também o derrame pericárdico e/ou pleural, as artérias coronárias proximais, a extensão e o envolvimento dos ramos da aorta. As limitações estão relacionadas ao uso de contraste endovenoso e em pacientes instáveis (Figura 2).

Angiorressonância nuclear magnética

- A angiorressonância, assim como a angiotomografia, tem excelente acurácia no diagnóstico, com sensibilidade e especificidade próximas de 100%.
- A disponibilidade do método é limitada, e o tempo para realização da ressonância magnética é longo. Isso a torna inadequada, particularmente nas situações de emergência. O exame fornece excelente imagem das dissecções e pode identificar precisamente formações de tombos e orifícios de entrada.

Aortografia

- Com a evolução dos métodos de imagem, a aortografia é raramente utilizada para o diagnóstico de doenças da aorta.
- Antes diagnóstico, o método hoje é utilizado, para as DAA, nos procedimentos endovasculares com fins terapêuticos.

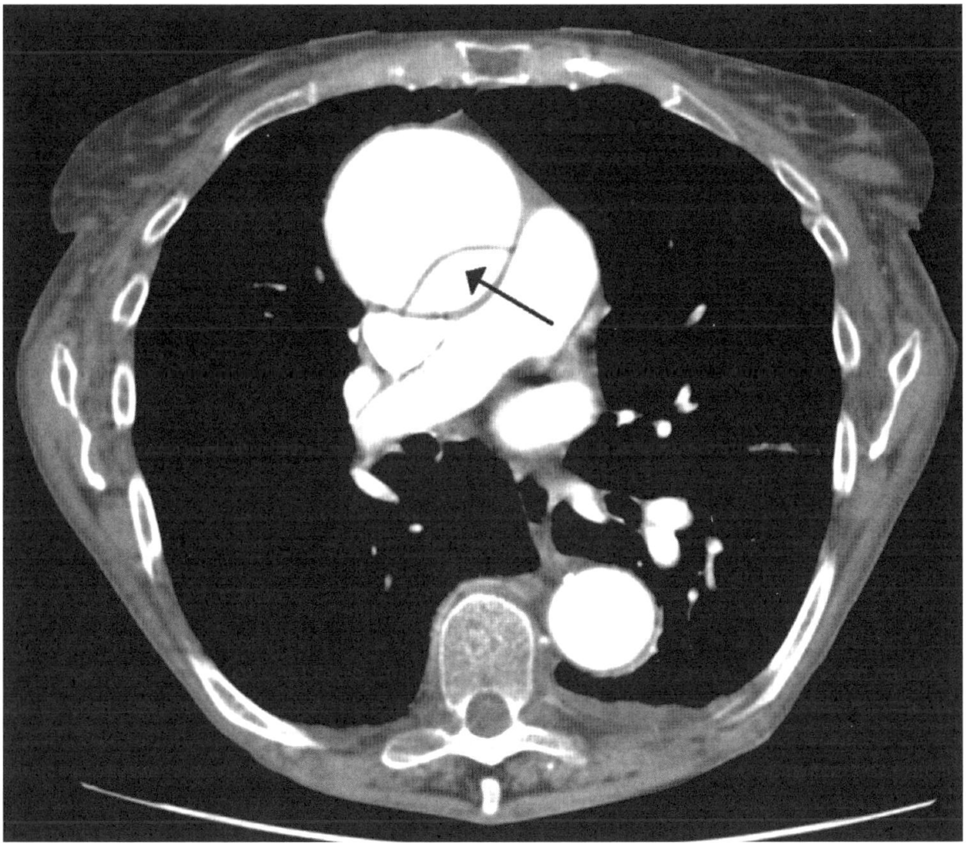

FIGURA 2 Angiotomografia computadorizada de aorta torácica evidenciando linha de dissecção na aorta ascendente.

Classificação

- A classificação é de extrema importância, pois definirá o tratamento a ser empregado, em função da diferença de comportamento da moléstia conforme sua localização e tempo de acometimento.
- Na primeira classificação proposta por DeBakey et al., a dissecção é do tipo I quando há acometimento da aorta ascendente com a delaminação estendendo-se distalmente; tipo II ocorre quando a delaminação se restringe à aorta ascendente; tipo III quando a delaminação se estende a partir da artéria subclávia esquerda em direção ao diafragma (IIIa) ou avançando até o abdome (IIIb).
- Outra conhecida classificação foi proposta por Daily et al. Ela define como Stanford tipo A a ocorrência do comprometimento da aorta ascendente e chama de Stanford tipo B o acometimento a partir da artéria subclávia esquerda. Quando a delaminação acomete o arco aórtico, sem o comprometimento da aorta ascendente, classifica-se como Stanford tipo B (Figura 3).
- Em relação ao tempo de início dos sintomas, a dissecção é definida como aguda quando a dor ocorreu há 14 dias ou menos e crônica quando a dor ocorreu há mais de 14 dias.

Tratamento

Abordagem e terapêutica inicial

- A DAA é uma doença letal. Nas dissecções agudas proximais, mais de 25% dos indivíduos não tratados morrem nas primeiras 24 horas, perfazendo mais de 75% de mortes no primeiro mês.
- Os objetivos do tratamento medicamentoso em emergência são estabilizar o paciente, controlar a dor, ajustar a pressão arterial e reduzir a frequência cardíaca. Essas me-

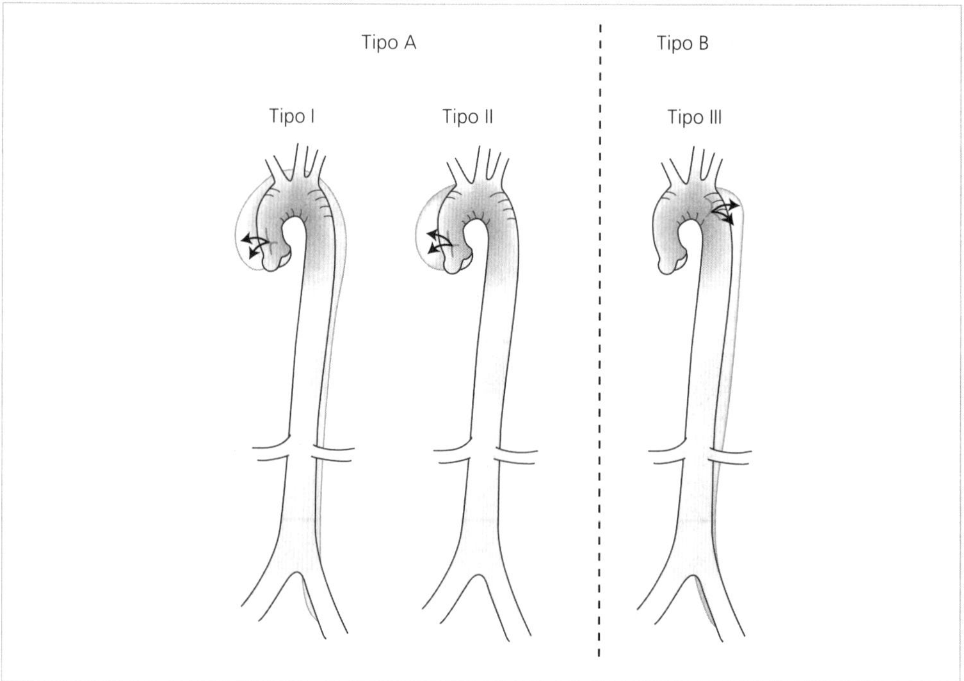

FIGURA 3 Classificação da dissecção aguda de aorta (DAA) conforme DeBakey e Stanford.

didas devem ser realizadas imediatamente, enquanto o paciente está passando pela avaliação diagnóstica.

- Medicações betabloqueadoras devem ser administradas com o objetivo de diminuir a frequência cardíaca (60 bpm ou menos, desde que não haja insuficiência importante da valva aórtica).
- Após controle da frequência cardíaca, a pressão arterial sistólica deve ser reduzida para 100 ou 120 mmHg ou até níveis mais baixos, desde que permitam a adequada perfusão visceral.
- O nitroprussiato de sódio leva à rápida redução da pressão sanguínea. Porém, quando utilizado sozinho, pode resultar no aumento da impedância do ventrículo esquerdo, piorando a dissecção do vaso. Por isso, deve ser usado após a infusão do betabloqueador.
- O controle da dor é essencial para o adequado manuseio do paciente com dissecção, pois a dor leva a aumento de liberação de catecolaminas endógenas, com repercussão direta no ritmo cardíaco e na pressão arterial.
- O uso adequado de analgésicos opioides por via endovenosa auxilia no controle hemodinâmico e diminui a necessidade de agentes vasodilatadores.
- A avaliação cirúrgica de emergência é recomendada para todos os pacientes com diagnóstico de DAA, independentemente da localização anatômica da dissecção.

Tratamento da dissecção tipo A

- A terapia definitiva na fase aguda é a cirurgia de emergência para todos os pacientes considerados candidatos. Pacientes com DAA estão em risco de progressão da doença, que pode se traduzir em ruptura aórtica, regurgitação da valva aórtica com insuficiência cardíaca, acidente vascular cerebral e tamponamento cardíaco (Figura 4).
- Em comparação com a terapêutica clínica, a intervenção cirúrgica melhora a sobrevida. No estudo IRAD, a taxa de mortalidade dos pacientes com dissecção tipo A submetidos à cirurgia foi de 26%, contra 58% daqueles submetidos ao tratamento clínico.

Tratamento da dissecção tipo B

- Pacientes com DAA tipo B têm menor risco de morte do que aqueles com DAA tipo A.
- Em geral, os pacientes estáveis devem ser mantidos inicialmente em tratamento medicamentoso otimizado, visando a manutenção da estabilidade hemodinâmica para posterior intervenção endovascular ainda na mesma internação quando com anatomia favorável (melhora do remodelamento vascular em 2 anos e da sobrevida em 5 anos de acompanhamento).
- A taxa de mortalidade dos pacientes com DAA do tipo B tratados clinicamente é de 10,7%. No entanto, a maioria das séries de DAA descendente relatou uma taxa de mor-

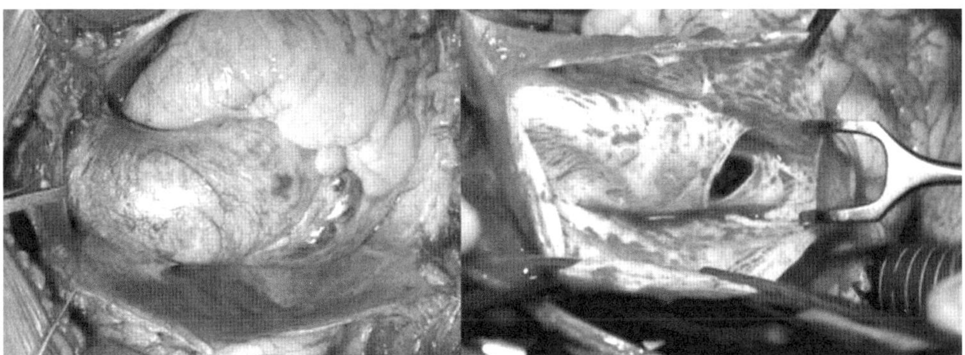

FIGURA 4 Imagem intraoperatória de uma dissecção aguda de aorta (DAA) ascendente.

talidade de 25 a 50% para aqueles que necessitaram de cirurgia (dissecções tipo B complicadas).

- A DAA tipo B complicada é caracterizada por ruptura contida da aorta, dor ou hipertensão arterial refratárias, rápida expansão, e/ou ainda isquemia visceral resultante do envolvimento dos ramos da aorta. Pacientes com essas características requerem intervenção cirúrgica imediata. As técnicas endovasculares têm sido cada vez mais utilizadas para tratar essa população de pacientes, com melhora significativa dos resultados.

QUAL É A ROTINA NA EMERGÊNCIA DO INCOR?

- Na Unidade de Emergência do InCor, todo paciente com dor torácica de forte intensidade cujos sinais e sintomas indiquem DAA é imediatamente levado à sala de emergência, onde permanece monitorizado continuamente e tem o acesso venoso periférico obtido.
- Realizam-se rápida história clínica com anamnese dirigida, avaliação de sinais vitais e pesquisa de alterações sugestivas de dissecção de aorta, como assimetria de pulsos ou pressão arterial e ausculta cardíaca com sopro de insuficiência aórtica ou abafamento de bulhas.
- Todos os pacientes com suspeita de dissecção de aorta devem permanecer em jejum, pois a DDA é uma doença de altíssima gravidade e mortalidade e tem elevado potencial cirúrgico de emergência.
- O repouso absoluto é obrigatório, assim como a monitorização contínua do ritmo cardíaco, pressão arterial e oximetria de pulso em razão da gravidade da doença e do potencial de rápida deterioração clínica.
- O ECG deve ser realizado em 10 minutos. Ele permite avaliar a presença de alterações isquêmicas agudas. Em casos de suspeita de dissecção de aorta com supradesnivelamento do segmento ST ao ECG, o paciente não recebe nenhum tipo de antiplaquetário ou anticoagulante e é transferido imediatamente ao setor de hemodinâmica para realização de cateterismo cardíaco. O tratamento passa a ser direcionado após o exame.
- A radiografia de tórax torna-se exame fundamental e deve ser realizada em todo paciente de maneira precoce na sala de emergência.
- Em todos os pacientes com suspeita de dissecção de aorta, são coletados exames gerais, como hemograma, função renal, eletrólitos, transaminases, enzimas canaliculares hepáticas, bilirrubinas, coagulograma, CPK, marcadores de necrose miocárdica e dímero-D.
- O uso de betabloqueadores é o tratamento de primeira linha. Deve-se reduzir o mais rápido possível a pressão arterial sistólica do paciente para 100 a 120 mmHg e a frequência cardíaca, para próxima de 60 bpm, mantendo adequada perfusão cerebral, coronária e renal. Isso evita, em parte, a progressão da dissecção e a ocorrência de ruptura, por diminuir a tensão sobre a parede do vaso. O metoprolol é o betabloqueador endovenoso mais comumente disponível. Deve ser administrado na dose de 5 mg, em 5 minutos, e pode ser repetido até a dose máxima de 15 mg. Atualmente no InCor temos utilizado o esmolol endovenoso em bomba de infusão contínua como medicamento de escolha. O uso de betabloqueadores está contraindicado em casos de hipotensão, insuficiência aórtica importante, ou antecedentes de broncoespasmo, quando pode ser substituído por diltiazem ou verapamil endovenosos.
- Somente quando o controle de frequência cardíaca é alcançado, considera-se o uso de nitroprussiato de sódio endovenoso em bomba de infusão contínua. Ele não deve ser utilizado como primeira medicação, pois pode levar à taquicardia reflexa e aumentar exponencialmente a tensão sobre a parede da aorta. Deve ser diluído em 250 mL de soro glicosado a 5% e administrado na dose inicial de 0,5 µg/kg/min.

- A utilização de morfina é útil para a melhora da dor e a redução da resposta adrenérgica associada, sendo auxiliar no controle de taquicardia e hipertensão. A dose utilizada é de 2 a 4 mg, podendo ser repetida se necessário, atentando-se para efeitos colaterais, como vômitos, insuficiência respiratória e rebaixamento do nível de consciência.
- Após estabilização clínica inicial, caso haja condição de transporte, o paciente é levado com urgência para a realização de angiotomografia de aorta torácica e abdominal, que é o exame de escolha no InCor.
- Em todos os pacientes, o ecocardiograma transtorácico é solicitado em caráter emergencial, sendo considerado exame fundamental por ser de rápida execução e fornecer dados importantes, como tamponamento cardíaco e acometimento valvar aórtico. Porém, em casos de dúvida diagnóstica ou impossibilidade de mobilizar o paciente para realização de tomografia, o ecocardiograma transesofágico torna-se uma opção na emergência.
- Toda DAA é prontamente avaliada pela equipe de cirurgia cardíaca. A princípio, todas as DAA DeBakey I ou II/Stanford A têm indicação de cirurgia de emergência. As DAA DeBakey III/Stanford B podem, inicialmente, ser consideradas apenas de tratamento clínico. Nesses casos, no InCor, somente se indica cirurgia de emergência em casos com evidência de ruptura aórtica, isquemia de membros/órgãos, dor torácica ou hipertensão refratárias e rápida expansão (Figura 5).
- Como rotina, não é necessária a realização de cateterismo cardíaco antes da cirurgia de correção da aorta.
- No InCor, todas as dissecções de aorta são avaliadas pela equipe de cirurgia cardiovascular.

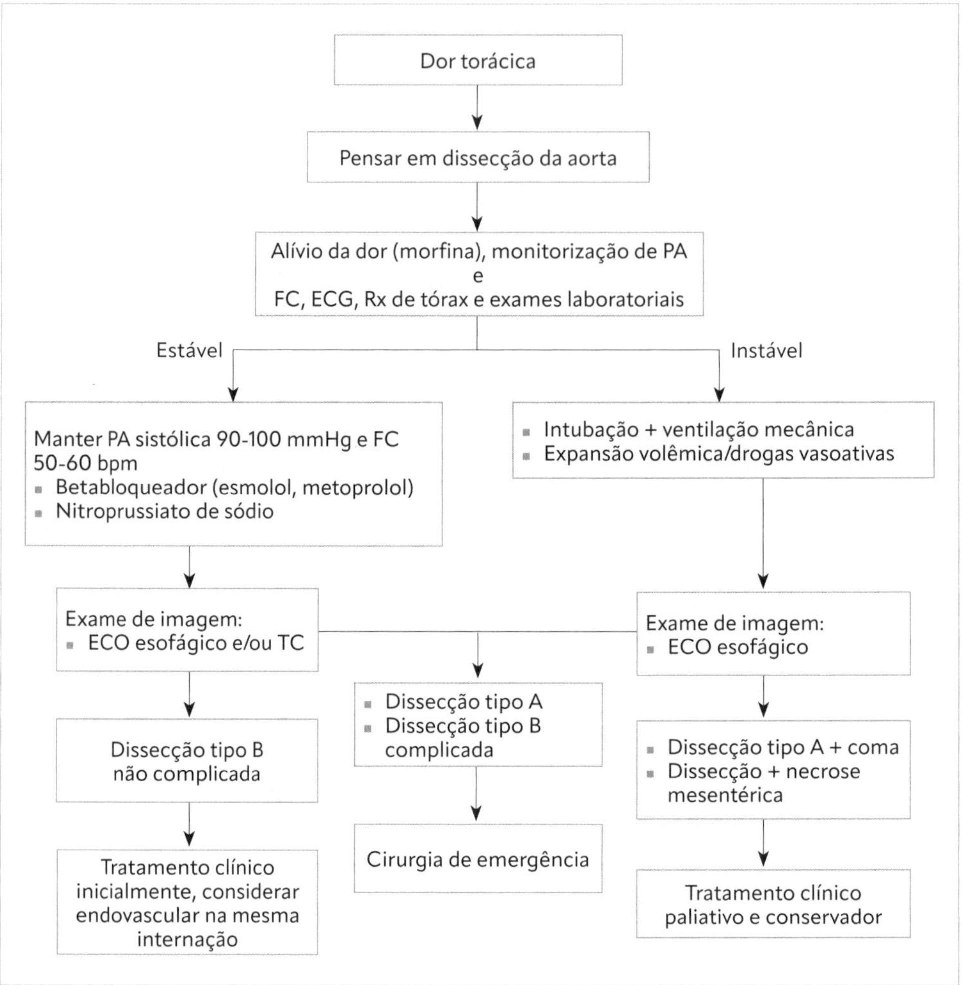

FIGURA 5 Fluxograma do tratamento de dissecção de aorta.

PA: pressão arterial; FC: frequência cardíaca; ECG: eletrocardiograma; Rx: radiografia; ECO: ecocardiograma; TC: tomografia computadorizada.

BIBLIOGRAFIA RECOMENDADA

1. Daily PO, Trueblood W, Stinson EB, Wuerflein RD, Shumway NE. Management of acute aortic dissections. Ann Thorac Surg. 1970;10:237-47.
2. DeBakey ME, Henley WS, Cooley DA, Morris GC Jr, Crawford ES, Beall AC Jr. Surgical management of dissecting aneurysms of the aorta. J Thorac Cardiovasc Surg. 1965;49:130-49.
3. Dias RR, Mejia OA, Fernandes F, Ramires FJ, Mady C, Stolf NA, et al. Mortality impact of thoracic aortic disease in São Paulo state from 1998 to 2008. Arq Bras Cardiol. 2013;101(6):536-44.
4. Eggebrecht H, Thompson M, Rousseau H, Czerny M, Lönn L, Mehta RH, et al. Retrograde ascending aortic dissection during or after thoracic aortic stent-graft placement: insight from the European registry on endovascular aortic repair complications. Circulation. 2009;120(Suppl):S276.
5. Gilon D, Mehta RH, Oh JK, Januzzi JL Jr, Bossone E, Cooper JV, et al. Characteristics and in-hospital outcomes of patients with cardiac tamponade complicating type A acute aortic dissection. Am J Cardiol. 2009;103:1029.
6. Hirst AE Jr, Johns VJ Jr, Kime SW Jr. Dissecting aneurysm of the aorta: a review of 505 cases. Medicine (Baltimore). 1958;37:217.
7. Hiratzka LF, Bakris GL, Beckman JA, Bersin RM, Carr VF, Casey DE Jr, et al. 2010 ACCF/AHA/AATS/ACR/ASA/SCA/SCAI/SIR/ STS/SVM Guidelines for the diagnosis and management of patients with thoracic aortic Disease. JACC. 2010;55(14):e27-129.
8. Pape LA, Tsai TT, Isselbacher EM, Oh JK, O'gara PT, Evangelista A, et al. Aortic diameter > or = 5.5 cm is not a good predictor of type A aortic dissection: observations from the International Registry of Acute Aortic Dissection (IRAD). Circulation. 2007;116:1120-7.
9. Trimarchi S, Nienaber CA, Rampoldi V, Myrmel T, Suzuki T, Mehta RH, et al. Contemporary results of surgery in acute type A aortic dissection: the international registry of acute aortic dissection experience. J Thorac Cardiovasc Surg. 2005;129:112.
10. Tsai TT, Trimarchi, Neinaber CA. Acute aortic dissection: perspectives from the international registry of acute aortic dissection (IRAD). Eur J Vasc Endovasc Surg. 2009;37:149.
11. Erbel R, Aboyans V, Boileau C, Bossone E, Bartolomeo RD, Eggebrecht H, et al. 2014 ESC Guidelines on the diagnosis and treatment of aortic diseases: document covering acute and chronic aortic diseases of the thoracic and abdominal aorta of the adult. The Task Force for the Diagnosis and Treatment of Aortic Diseases of the European Society of Cardiology (ESC). Eur Heart J. 2014;35:2873-926.
12. Malaisrie SC, Szeto WY, Halas M, Girardi LN, Coselli JS, Sundt TM, et al. 2021 The American Association for Thoracic Surgery expert consensus document: Surgical treatment of acute type A aortic dissection. J Thoracic and Cardiovascular Surg. 2021;162(3):735-58.e2.
13. MacGillivray TE, Gleason TG, Patel HJ, Aldea GS, Bavaria JE, Beaver TM, et al. The Society of Thoracic Surgeons/American Association for Thoracic Surgery clinical practice guidelines on the management of type B aortic dissection. The J Thor Cardiovasc Surg. 2022;163(4):1231-49.
14. Benedetto U, Dimagli A, Kaura A, Sinha S, Mariscalco G, Krasopoulos G, et al.; on the behalf of UK Aortic group, Determinants of outcomes following surgery for type A acute aortic dissection: the UK National Adult Cardiac Surgical Audit. Eur Heart J. 2022;43(1):44-52
15. Isselbacher E, Preventza O, et al. 2022 ACC/AHA Guideline for the diagnosis and management of aortic disease. J Am Coll Cardiol. 2022;80(24):e223-e393.

2

Pacientes com aneurisma de aorta

Vagner Madrini Jr.
José Augusto Duncan Santiago
Carlos Manuel de Almeida Brandão
Ricardo Ribeiro Dias

OBSERVAÇÕES GERAIS BASEADAS EM EVIDÊNCIAS

Introdução

- As doenças da aorta apresentam elevada morbimortalidade. Geralmente é o clínico geral ou o cardiologista o responsável por fazer o diagnóstico em um paciente que, na maioria das vezes, é assintomático.
- Nos últimos anos, devido ao desenvolvimento dos métodos de diagnósticos complementares, houve aumento da identificação das diversas doenças da aorta, o que possibilitou maior número de diagnósticos.
- Define-se por aneurisma de aorta uma dilatação irreversível que supera em 50% o diâmetro normal esperado. Com o aumento gradual, a parede do vaso se enfraquece, possibilitando a ocorrência de dissecção e/ou ruptura.
- Os diâmetros da aorta aumentam com a idade e variam de acordo com o sexo. O diâmetro (D) aproximado da ascendente pode ser estimado pela fórmula D (mm) = 31 + 0,16 3 idade (anos) e da descendente pela fórmula D (mm) = 21 + 0,16 3 idade (anos) (Figura 1).
- Os aneurismas são descritos conforme sua localização anatômica, sendo os aneurismas da aorta torácica aqueles envolvendo as porções ascendente, arco, descendente e toracoabdominal quando se estender para a porção abdominal.
- Aneurisma fusiforme é aquele em que toda a circunferência da aorta se encontra comprometida e dilatada. No aneurisma sacular, a dilatação é restrita a uma porção da parede, estando o restante da circunferência normal.
- Os indivíduos com aneurisma da aorta apresentam, frequentemente, comorbidades como hipertensão, coronariopatia, doença pulmonar obstrutiva crônica e insuficiência cardíaca.

Epidemiologia

- A incidência dessa doença é estimada em 5,9 casos por 100.000 habitantes a cada ano. A idade média por ocasião do diagnóstico varia de 59 a 69 anos, com predominância de homens em relação a mulheres na razão de 2:1 a 4:1.
- Cerca de 50 a 60% dos aneurismas de aorta torácica comprometem a aorta ascendente; 30 a 40%, a descendente; 10%, o arco; e 10% apresentam comprometimento da porção toracoabdominal.
- Vários são os fatores predisponentes para os aneurismas da aorta: tabagismo, hiper-

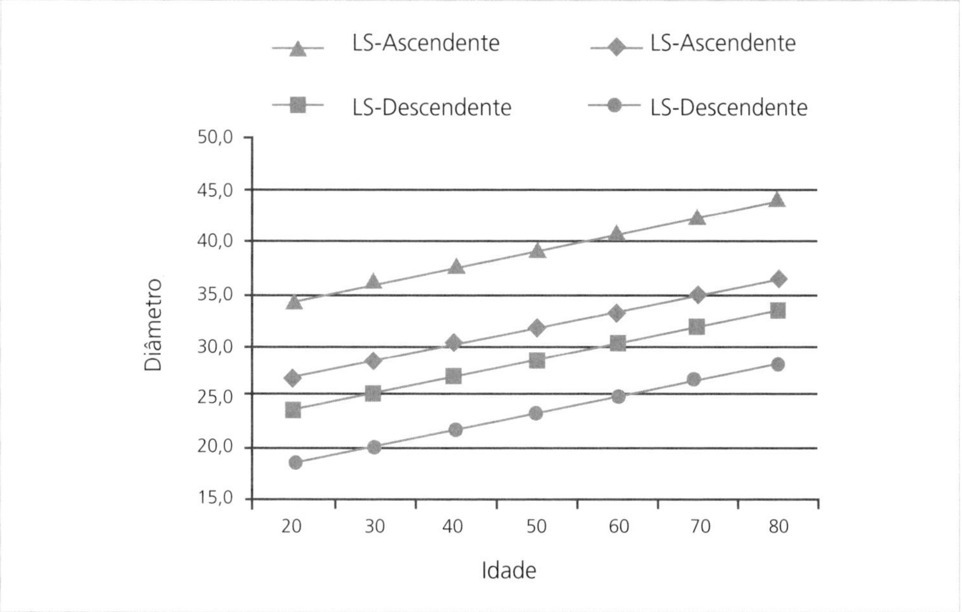

FIGURA 1 Diâmetro normal e limite superior (LS) da normalidade para a aorta ascendente e a descendente conforme idade.

tensão, aterosclerose, desordens genéticas (síndrome de Marfan e Ehlers-Danlos), infecciosas (sífilis) e congênitas (valva aórtica bivalvulada).

História natural

- A história natural dos aneurismas da aorta torácica (AAT) é bastante variada, refletindo um amplo espectro de etiologias. Grande parte das evidências disponíveis sobre razões de crescimento e fatores de risco deriva de estudos sobre aneurismas da aorta abdominal (AAA), sendo que as evidências sobre os AAT não apresentam a mesma consistência.
- A velocidade média de crescimento dos aneurismas da aorta ascendente é de 0,07 cm/ano. Já os segmentos de aorta descendente e toracoabdominais apresentam velocidade média mais acelerada, de 0,19 cm/ano.
- Em estudo sobre a história natural dos AAT, a sobrevida global em 1 e 5 anos foi respectivamente de 85 e 64%. Os pacientes com aneurisma da aorta torácica descendente tiveram menor sobrevida no longo prazo (89% em 1 ano; 39% em 5 anos) em relação àqueles que tinham aneurisma da aorta ascendente (87% em 1 ano; 77% em 5 anos).
- Nos pacientes assintomáticos com aneurisma de aorta ascendente igual ou superior a 6 cm, o risco de complicação letal é de 34% (Figura 2). Já nos pacientes com aneurisma de aorta descendente igual ou superior a 7 cm, o risco de dissecção ou ruptura da aorta é de 43% (Figura 3).
- Os pacientes com síndrome de Marfan que possuem aneurismas iguais ou maiores do que 5 cm na aorta ascendente possuem risco 50% maior de evoluir com alguma complicação letal.
- Nos pacientes com valva aórtica bivalvulada e aneurisma de aorta ascendente igual ou maior do que 4,5 cm, há um aumento de uma vez e meia no risco de complicação letal.

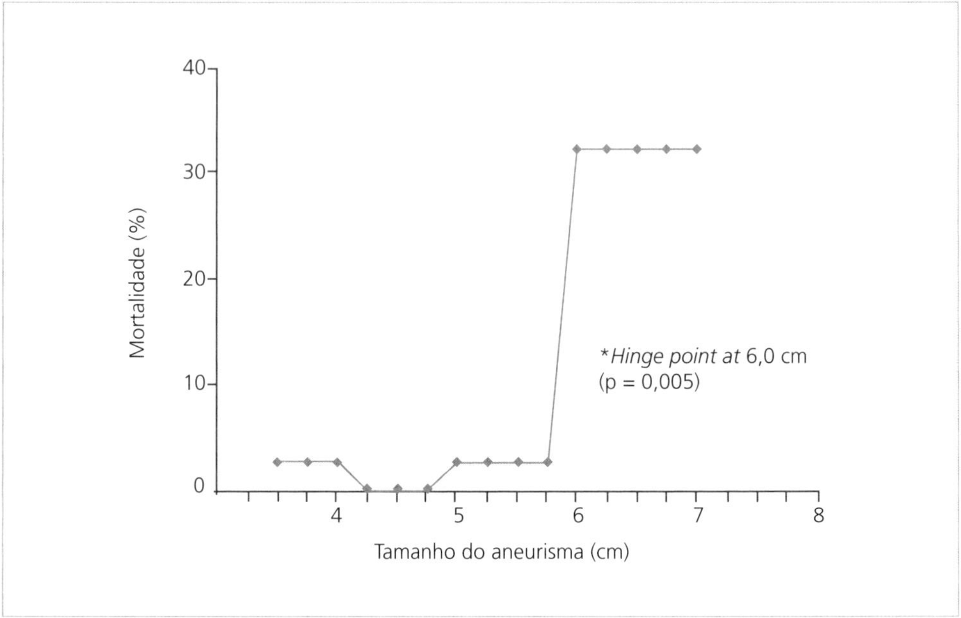

FIGURA 2 Risco de complicação (%) X diâmetro (cm) dos aneurismas da aorta torácica (AAT) ascendentes.

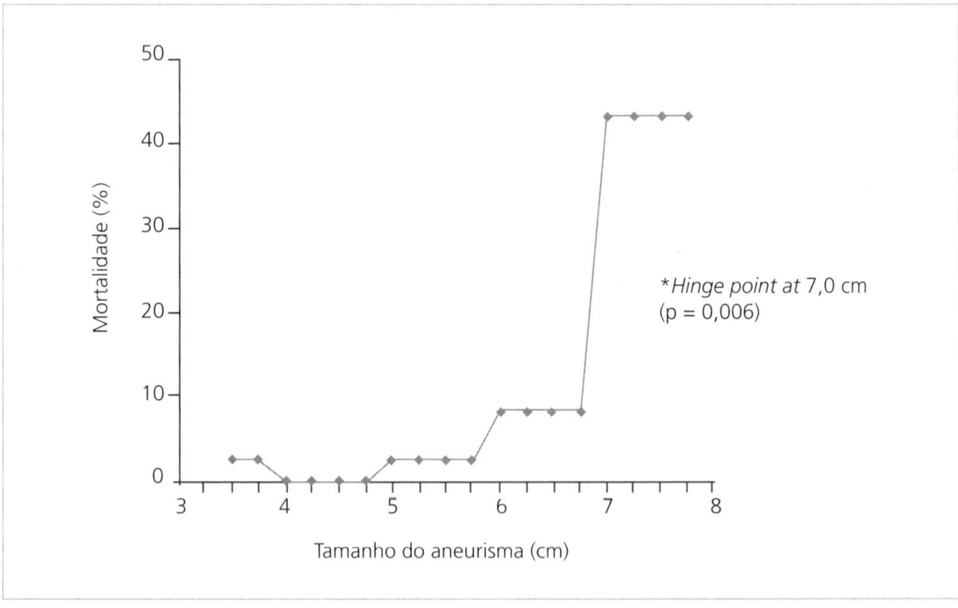

FIGURA 3 Risco de complicação (%) X diâmetro (cm) dos aneurismas da aorta torácica (AAT) descendentes.

Sinais e sintomas

- A maioria dos pacientes com aneurisma de aorta torácica é assintomática, e seu diagnóstico ocorre, muitas vezes, durante investigação clínica de outras doenças.
- Os sintomas relacionados a aneurisma geralmente se desenvolvem tardiamente, no curso do aumento do diâmetro da aorta, como consequência da compressão do aneurisma às estruturas adjacentes.
- É comum, em pacientes com aneurisma da aorta ascendente, a apresentação de dor torácica, principalmente em região anterior, podendo ou não ter irradiação para fúrcula e pescoço ou mesmo para região interescapular.
- Pacientes com aneurisma do arco aórtico podem apresentar dor no pescoço e mandíbula; estridor, pela compressão da traqueia; disfagia, pela compressão do esôfago; dispneia, pela compressão do parênquima pulmonar; disfonia, por estiramento do nervo laríngeo recorrente e pletora e/ou edema em face ou membros superiores, podendo apresentar trombose venosa profunda, pela compressão da veia cava superior.
- Pacientes com aneurisma da aorta torácica descendente podem relatar dor na região interescapular e dor pleurítica do lado esquerdo.
- Sinais físicos diretos da presença de um aneurisma da aorta torácica são incomuns. Em tempos remotos, uma massa pulsátil na região anterior do tórax era a primeira evidência da presença de aneurisma da aorta ascendente e, não raramente, promovia erosão do esterno e/ou arcos costais e ruptura.
- Sinais de insuficiência da valva aórtica também podem estar presentes nas dilatações da raiz da aorta. A própria dilatação do anel aórtico e da junção sinotubular são os principais mecanismos no estabelecimento dessa disfunção valvar.
- Evidências de embolização de fragmentos de placas de ateroma ou trombos do interior de um aneurisma para as extremidades inferiores podem ocasionalmente ser a primeira manifestação de doença aórtica grave.

Diagnóstico

- O paciente com aneurisma de aorta assintomático não apresenta alterações de biomarcadores (CKMB, troponina e dímeroD). Quando alterações estiverem presentes em vigência de dor torácica, devese desconfiar de diagnósticos diferenciais como infarto agudo do miocárdio ou complicação do próprio aneurisma, como dissecção de aorta.
- Para o diagnóstico, são utilizados os métodos de avaliação semelhantes aos que foram comentados no capítulo sobre dissecção aguda de aorta.

Tratamento clínico

- Todo paciente com aneurisma de aorta deve ser tratado ambulatorialmente com o objetivo de manter frequência cardíaca de aproximadamente 60 bpm e pressão arterial sistólica inferior a 120 mmHg.
- A primeira opção é o uso de betabloqueadores com atenolol ou propranolol. Esses são relativamente contraindicados na presença de insuficiência da valva aórtica, devendo ser considerados com cautela devido à possibilidade da piora da congestão.
- O uso de vasodilatadores ou medicações hipotensoras segue o emprego dos betabloqueadores quando estes não conseguiram obter o controle adequado da pressão arterial.
- Além disso, ainda do ponto de vista ambulatorial, busca-se controle rigoroso de fatores de risco como dislipidemia, tabagismo, obesidade e diabetes mellitus.

Tratamento cirúrgico

- O aneurisma da aorta torácica é uma doença que, em geral, exige tratamento cirúrgico, devido ao risco de dissecção e/ou ruptura (principais causas de morte dessa doença).

- Três dos maiores estudos com pacientes portadores de aneurisma da aorta torácica acompanharam mais de 264 pacientes que não foram submetidos ao tratamento cirúrgico na ocasião do diagnóstico. Eles evoluíram com óbito por ruptura do aneurisma em 42% a 70% do total dos pacientes. A sobrevida em 5 anos variou de 13% até 39%.
- Em pacientes assintomáticos, a cirurgia para correção do aneurisma da aorta ascendente é indicada quando o maior diâmetro atinge 5,0 cm em centros especializados, ou quando a velocidade de crescimento é maior ou igual a 0,5 cm por ano ou maior ou igual a 0,3 cm por ano por 2 anos consecutivos.
- Nos pacientes portadores da síndrome de Marfan, a abordagem deve ser mais precoce e o acompanhamento, mais rigoroso. A cirurgia estará indicada para diâmetros maiores do que 5,0 cm. Quando houver história familiar de complicação por dissecção ou ruptura da aorta torácica, considera-se a cirurgia em diâmetros iguais ou maiores do que 4,5 cm.
- Em paciente com valva aórtica bivalvulada, a indicação cirúrgica está indicada em pacientes com diâmetros maiores que 5,5 cm. Na presença de fatores de risco como história familiar de dissecção de aorta, presença de coartação de aorta ou fenótipo com dilatação da raiz da aorta além de velocidade de crescimento maior ou igual a 0,3 cm/ano, a abordagem cirúrgica pode ser considerada mais precocemente, com diâmetros entre 5,0 e 5,4 cm.
- Tanto para os pacientes com síndrome de Marfan como para os portadores de valva aórtica bivalvulada, na tentativa de individualizar essa indicação e ajustá-la à superfície corpórea, propôs-se a indicação de cirurgia quando a razão entre raio ao quadrado no maior diâmetro da aorta vezes uma constante (π) dividido pela altura (em metros) fosse maior ou igual a 10, devendo-se operar pelo risco aumentado de complicação letal (πr^2/altura $\geq$ 10).
- Pacientes que serão submetidos a cirurgia cardiovascular aberta possuem indicação de correção concomitante do aneurisma de aorta ascendente quando este for maior que 4,5 cm.
- Em pacientes com dor torácica em que outras causas já foram descartadas (exemplo: coronariopatias, dor osteomuscular), a cirurgia para correção do aneurisma está indicada independente de seu tamanho.
- A estratégia de tratamento adotada na Unidade de Miocardiopatias e Doenças da Aorta do InCor segue o algoritmo da Figura 4.

QUAL É A ROTINA NA EMERGÊNCIA DO INCOR?

- Pacientes com aneurisma de aorta, porém sem queixas relacionadas, são orientados quanto à doença e encaminhados para avaliação e acompanhamento ambulatorial.
- Quando o paciente não refere dor, porém se encontra hipertenso, no InCor é considerado como urgência hipertensiva e deve ser tratado com medicações por via oral (VO), sendo mantido em observação até que a pressão arterial esteja em torno de 140 x 90 mmHg. Nessa situação, o paciente recebe alta com ajuste da medicação ambulatorial e orientação sobre ingesta de sal, sendo também encaminhado à consulta de rotina.
- Na Unidade de Emergência do InCor, deve-se suspeitar de dissecção aguda de aorta em todo paciente com dor de forte intensidade e diagnóstico prévio de aneurisma de aorta. Nesses casos, ele deve ser encaminhado imediatamente à sala de emergência, onde permanece monitorizado continuadamente e acesso venoso periférico é obtido. Toda a abordagem inicial clínica, diagnóstica e terapêutica é igual ao que foi previamente apresentado no capítulo sobre dissecção aguda de aorta.
- Todos os pacientes com aneurisma de aorta e suspeita de complicação devem ser prontamente avaliados pela equipe de cirurgia cardíaca.

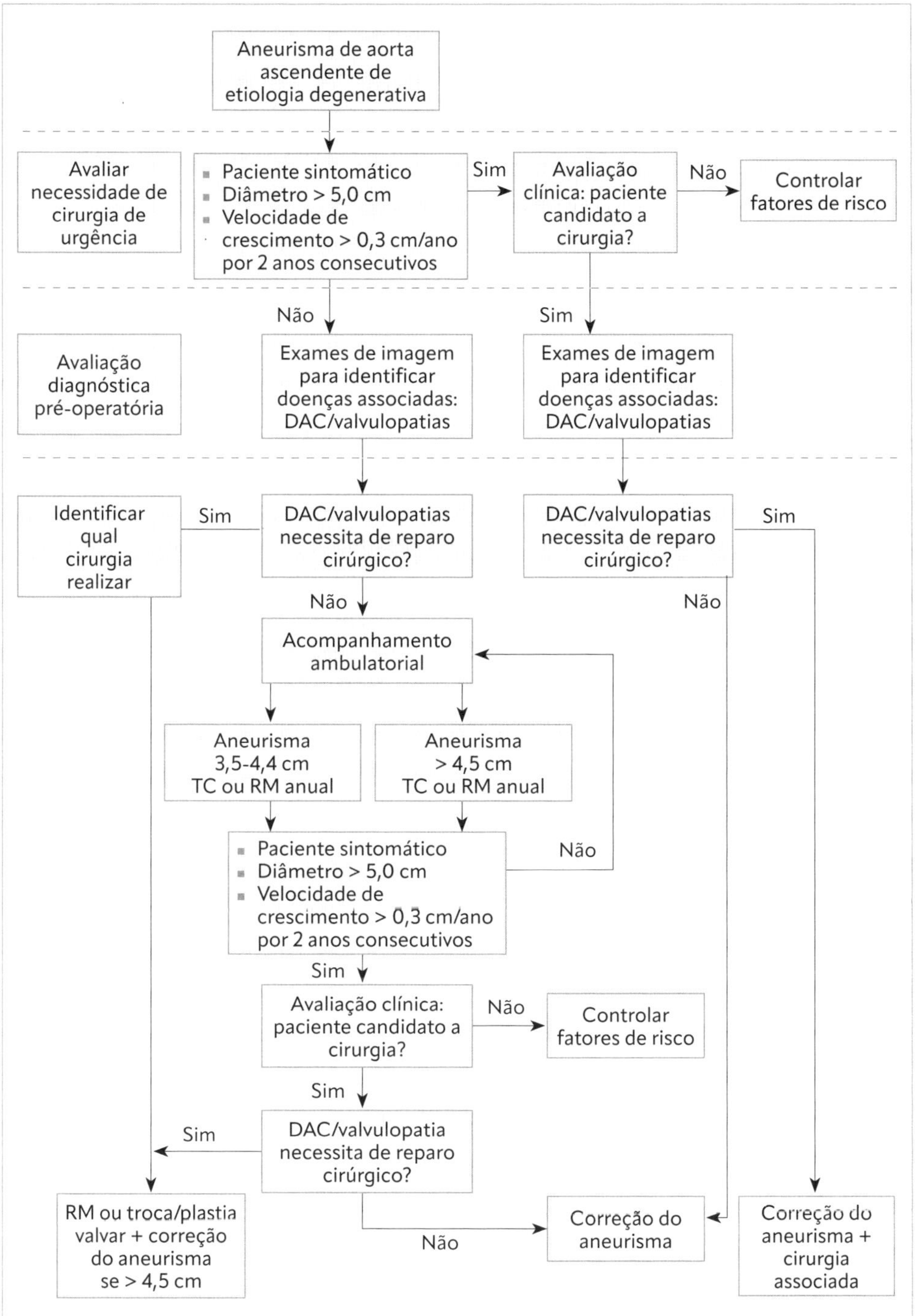

FIGURA 4 Fluxograma de avaliação e tratamento de aneurismas de aorta de etiologia degenerativa. DAC: doença arterial coronária; RM: revascularização miocárdica; RNM: ressonância magnética; TC: tomografia computadorizada.

- Quando os exames confirmam dissecção aguda de aorta, o paciente deve ser tratado como descrito no capítulo anterior sobre o tema.
- Quando a dor é proveniente do aneurisma, porém não se observou dissecção aguda de aorta ou sinais de rotura, o paciente deve ser mantido no setor de emergência e, inicialmente, seguir tratamento clínico. De acordo com a avaliação da equipe de cirurgia cardíaca, em pacientes com aneurismas acima do limite recomendado para abordagem cirúrgica ou com dor refratária mesmo após ajuste dos valores de frequência cardíaca e pressão arterial, a intervenção cirúrgica deve ser priorizada na internação. O procedimento, em geral, pode ser programado, não necessitando de intervenção imediata na maioria dos casos.
- De rotina, realiza-se cateterismo cardíaco antes da cirurgia de correção da aorta com o intuito de diagnosticar lesões coronárias significativas e programar abordagem conjunta.
- No InCor, na maioria das vezes, aneurismas de aorta ascendente são tratados pela equipe de cirurgia cardíaca e aneurisma de aorta torácica descendente ou abdominal pela cirurgia vascular.
- Nos pacientes portadores da síndrome de Marfan e valva aórtica bivalvulada, a abordagem deve ser mais precoce e o acompanhamento, mais rigoroso. A cirurgia estará indicada para diâmetros maiores do que 5,0 cm. Quando houver história familiar de complicação por dissecção ou ruptura da aorta torácica, considera-se a cirurgia em diâmetros iguais ou maiores do que 4,5 cm. Na tentativa de individualizar essa indicação e ajustá-la à superfície corpórea, propôs-se a indicação de cirurgia quando a razão entre raio ao quadrado no maior diâmetro da aorta vezes uma constante (π) dividido pela altura (em metros) fosse maior ou igual a 10, devendo-se operar pelo risco aumentado de complicação letal (πr^2/altura $\geq$ 10).

BIBLIOGRAFIA RECOMENDADA

1. Coady MA, Rizzo JA, Hammond GL, Mandapati D, Darr U, Kopf GS, et al. What is the appropriate size criterion for resection of thoracic aortic aneurysms? J Thorac Surg. 1997;113(3):476-91.
2. Coselli JS, de Figueiredo LF. Natural history of descending and thoracoabdominal aortic aneurysms. J Card Surg. 1997;12(2 Suppl.):322-5.
3. Westaby S, Bertoni GB. Fifty years of thoracic aorta surgery: lessons learned and future directions. Ann Thorac Surg. 2007;83(2):S832-4.
4. Della Corte A, Bancone C, Quatro C, Dialetto G, Covino FE, Scardone M, et al. Predictors of ascending aortic dilatation with bicuspid aortic valve: a wide spectrum of disease expression. Eur J Cardiothorac Surg. 2007;31(3):397-404.
5. Dias RR, Mejia OA, Fernandes F, Ramires FJ, Mady C, Stolf NA, et al. Mortality impact of thoracic aortic disease in Sao Paulo state from 1998 to 2008. Arq Bras Cardiol. 2013;101(6):536-44.
6. Hiratzka LF, Bakris GL, Beckman JA, Bersin RM, Carr VF, Casey DE, et al. Guidelines on thoracic aortic disease. JACC. 2010;55(14):e27-129.
7. Erbel R, Aboyans V, Boileau C, Bossone E, Bartolomeo RD, Eggebrecht H, et al. 2014 ESC Guidelines on the diagnosis and treatment of aortic diseases: document covering acute and chronic aortic diseases of the thoracic and abdominal aorta of the adult. The Task Force for the Diagnosis and Treatment of Aortic Diseases of the European Society of Cardiology (ESC). Eur Heart J. 2014;35:2873-926.
8. MacGillivray TE, Gleason TG, Patel HJ, Aldea GS, Bavaria JE, Beaver TM, et al. The Society of Thoracic Surgeons/American Association for Thoracic Surgery clinical practice guidelines on the management of type B aortic dissection. J Thorac Cardiovasc Surg. 2022;163(4):1231-49.
9. Isselbacher E, Preventza O, et al. 2022 ACC/AHA Guideline for the diagnosis and management of aortic disease. J Am Coll Cardiol. 2022;80 (24)e223-e393.

Seção VIII

Geral

1

Ressuscitação cardiopulmonar

Vinícius Machado Correia
Luís Augusto Palma Dallan
Luís Roberto Palma Dallan

OBSERVAÇÕES GERAIS BASEADAS EM EVIDÊNCIAS

Introdução

- A parada cardiorrespiratória (PCR) é uma das situações clínicas de maior emergência na medicina. A rapidez e a eficácia das intervenções adotadas são fundamentais e interferem diretamente no prognóstico da vítima.
- Dos adultos vítimas de PCR extra-hospitalar (PCREH), grande parte apresenta fibrilação ventricular como ritmo inicial e, apesar dos avanços recentes nos Estados Unidos, menos de 40% dos adultos recebem RCP iniciada por leigo e menos de 12% têm um desfibrilador externo automático (DEA) aplicado antes da chegada ao serviço médico de emergência.
- Assim, infelizmente, a maioria das tentativas de ressuscitação termina com morte ou perda importante da capacidade funcional cerebral. Os dados da literatura mostram taxas de sobrevida que variam de 3,3 a 20,7%.
- Aproximadamente 1,2% dos adultos internados nos hospitais dos Estados Unidos sofre PCR intra-hospitalar (PCRIH). Os resultados da PCRIH são significativamente melhores que os resultados da PCREH e continuam a melhorar.
- Um ponto fundamental para a melhora do atendimento dos pacientes vítimas de PCR foi a introdução de diretrizes e o emprego de protocolos internacionais, como o BLS, o ACLS e o PALS, com o apoio de organizações como a American Heart Association (AHA), que permitiu a padronização e a organização desse tipo de assistência médica. Houve algumas modificações nas recomendações da "Atualização das Diretrizes da AHA 2020 para RCP e ACE" que serão descritas no capítulo.
- As cadeias de sobrevivência da PCREH e PCRIH sofreram algumas modificações em relação à última *guideline* e estão representadas na Figura 1.

Manobras de suporte básico de vida

- Essas manobras visam à manutenção da oxigenação e da perfusão cerebral, a fim de preservar as diversas funções neurológicas.
- A sequência de atendimento a ser seguida é conhecida como CABD primário e está resumida na Figura 2.

1. Verificar a segurança do local para evitar acidentes secundários:
   - Sinalize a área.
   - Se necessário, retire a vítima da zona de perigo.

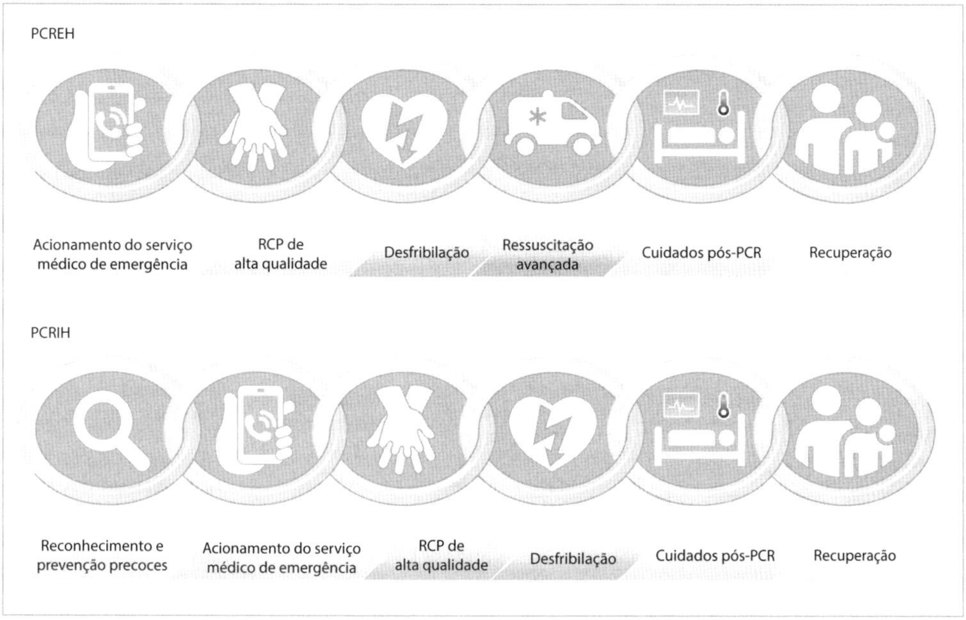
PCREH
Acionamento do serviço médico de emergência
RCP de alta qualidade
Desfribilação
Ressuscitação avançada
Cuidados pós-PCR
Recuperação
PCRIH
Reconhecimento e prevenção precoces
Acionamento do serviço médico de emergência
RCP de alta qualidade
Desfribilação
Cuidados pós-PCR
Recuperação

FIGURA 1 Cadeia de sobrevivência do adulto.
PCR: parada cardiorrespiratória; PCREH: parada cardiorrespiratória extra-hospitalar; PCRIH: parada cardiorrespiratória intra-hospitalar; RCP: ressuscitação cardiopulmonar.

2. Reconhecimento de PCR e responsividade:
   - O reconhecimento do evento é o passo mais importante para o manejo da PCR.
   - A vítima deverá ser estimulada em busca de indícios da presença ou não de consciência. Na ausência de resposta ou *gasping*, deve ser solicitada ajuda imediatamente.
3. Acionamento do serviço médico de emergência (Figura 3):
   - Pedir ajuda significa a necessidade de um DEA e acionar o sistema médico de emergência (ligar para 192, número do serviço médico de emergência no Brasil).
   - O socorrista pode ativar o serviço médico de emergência via celular sem sair do lado da vítima.
   - Nos casos de parada cardíaca intra-hospitalar, deve-se solicitar que o carrinho de parada seja trazido o mais rapidamente possível. Ele é composto de desfibrilador e de todos os dispositivos e medicamentos que poderão ser necessários durante a PCR.
4. Verificar pulso central e respiração simultaneamente:
   - A respiração deve ser checada simultaneamente ao pulso.
   - Observar o tórax tangencialmente, à procura de movimentos respiratórios. Não é mais indicada a estratégia "ver, ouvir e sentir".
   - Checar o pulso carotídeo: os socorristas treinados são encorajados a verificar se há pulso. Essa etapa não deve ser realizada por leigos.
   - Ambos os processos devem durar no máximo 10 segundos.
5. Iniciar manobras de RCP:
   - Para iniciar a RCP, deve-se posicionar a vítima para resgate adequado em decúbito dorsal horizontal sobre superfície rígida, em virtude da realização de compressões torácicas.

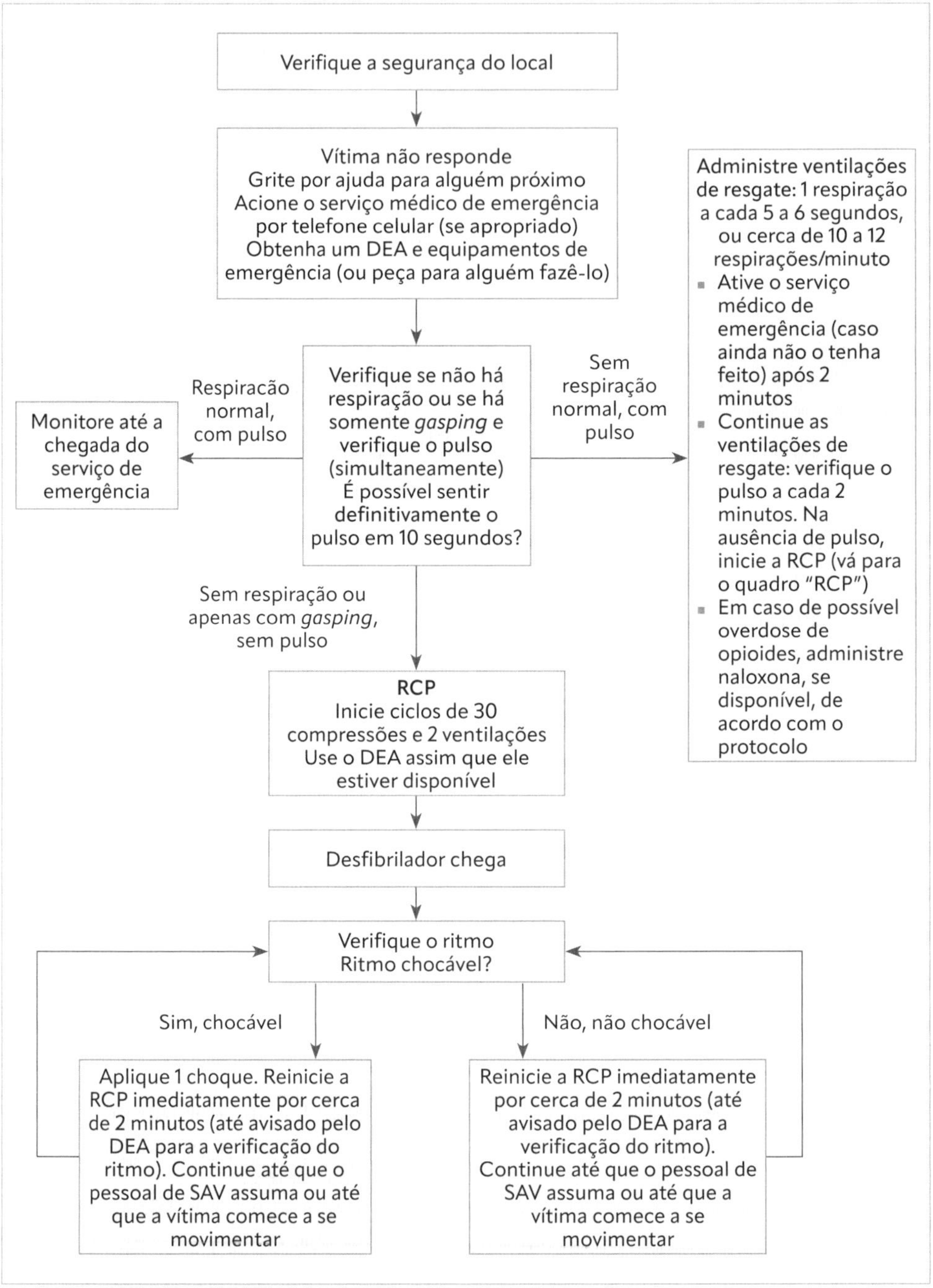

FIGURA 2 Fluxograma do suporte básico de vida.

DEA: desfibrilador externo automático; RCP: ressuscitação cardiopulmonar; SAV: suporte avançado de vida. Adaptada da American Heart Association.

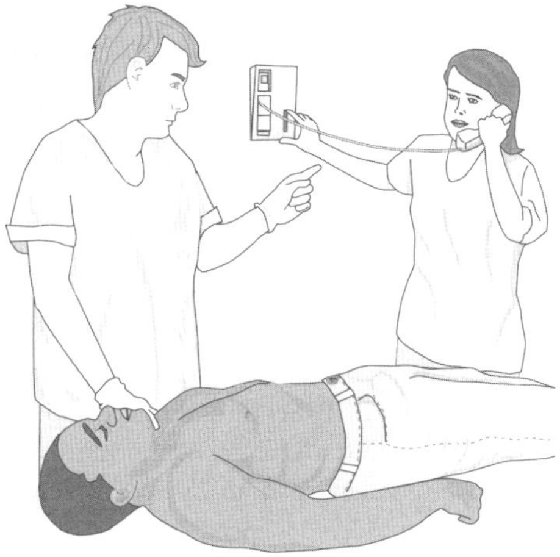

FIGURA 3 Solicitar ajuda assim que verificar ausência de responsividade da vítima.

- Deve-se, então, iniciar a sequência de compressões torácicas alternadas com ventilações: aplica-se a sequência de 30 compressões torácicas, seguidas de 2 ventilações assistidas.
- As compressões devem ser fortes e rápidas, ou seja, devem atingir uma frequência de 100 a 120 compressões por minuto, com força suficiente para deprimir o tórax em pelo menos 5 cm e não ultrapassar 6 cm em adultos, permitindo o completo retorno da parede torácica (Figura 4).
- O completo retorno do tórax ajuda a gerar pressão negativa intratorácica e cria um gradiente de pressão que propicia maior retorno venoso, maior enchimento cardíaco e aumento do volume de sangue ejetado na próxima compressão.
- Se disponível, pode-se usar dispositivos de *feedback* audiovisual durante a RCP para otimização em tempo real do desempenho da RCP. Um ensaio clínico randomizado controlado relatou aumento de 25% na sobrevivência depois da alta hospitalar após PCRIH com *feedback* de audiovisual avaliando a profundidade da compressão e o retorno do tórax.
- Após 30 compressões, deve-se realizar a abertura das vias aéreas com inclinação da cabeça e elevação do queixo (manobra de *chin lift*) ou com tracionamento dos ângulos da mandíbula (manobra de *jaw thrust*). Em seguida, devem-se realizar 2 ventilações, com duração de 1 segundo cada, observando a elevação do tórax. Podem ser realizadas respirações boca a boca, boca a dispositivo de bar-

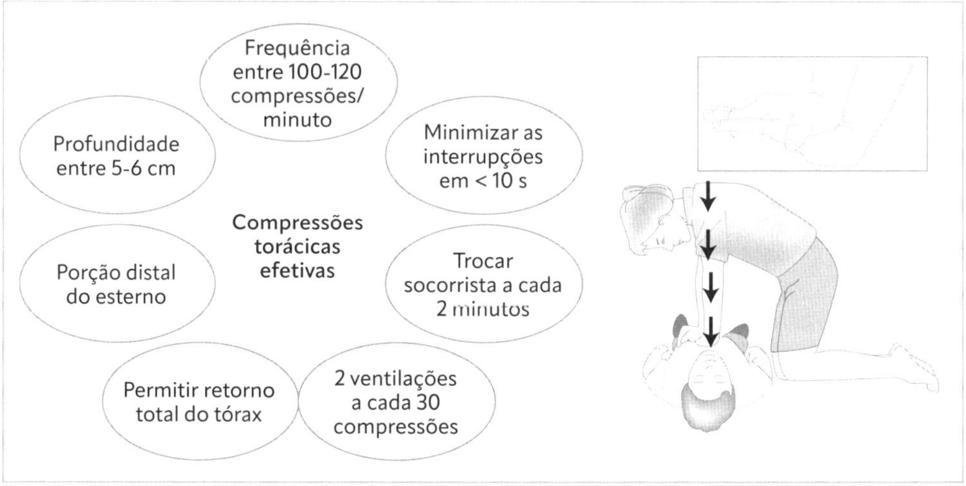

FIGURA 4 Pontos de performance fundamentais para compressões torácicas efetivas.

reira, boca-máscara ou com dispositivo bolsa-valva-máscara.

- É importante ressaltar que na ausência de máscara, o profissional não é obrigado a realizar a respiração boca a boca e, nesse cenário, pode permanecer apenas nas compressões torácicas até a chegada do serviço médico de emergência.
- Sempre que possível, devem-se alternar os socorristas que realizam as compressões a cada cinco ciclos, ou cerca de 2 minutos de RCP. Essa troca deve ser realizada em menos de 5 segundos.
- As interrupções devem ser mínimas. Os leigos são estimulados a realizar apenas compressões torácicas, sem nem mesmo checar o pulso carotídeo, até a chegada do DEA ou profissionais do serviço médico avançado.
- Novas evidências mostram que o risco de danos à vítima que recebe as compressões torácicas quando não está em PCR é baixo. Os socorristas leigos não conseguem determinar com precisão se uma vítima tem pulso e o risco de esperar para realizar a RCP em uma vítima sem pulso é maior que o dano por compressões torácicas desnecessárias.
- As evidências não demonstraram nenhum benefício no uso de dispositivos mecânicos com pistão para compressões torácicas em comparação com as compressões torácicas manuais em pacientes com PCR. Sendo assim, as compressões manuais torácicas continuam sendo o tratamento-padrão. Esses dispositivos são considerados apenas em situações em que as compressões manuais de qualidade não são possíveis ou perigosas para o profissional de saúde.

6. Desfibrilação elétrica (Figuras 5 e 6):
   - Realizar a desfibrilação elétrica o mais rápido possível, caso esteja indicada (Figura 6): quanto mais precoce for a desfibrilação, melhores serão os resultados na sobrevida.

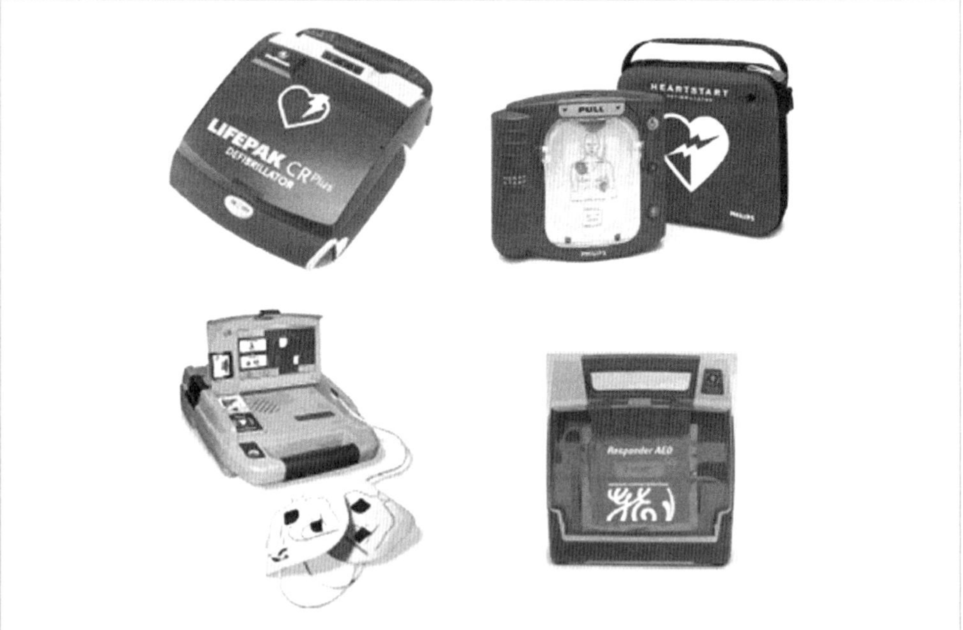

FIGURA 5 Diferentes modelos de desfibriladores externos automáticos (DEA).

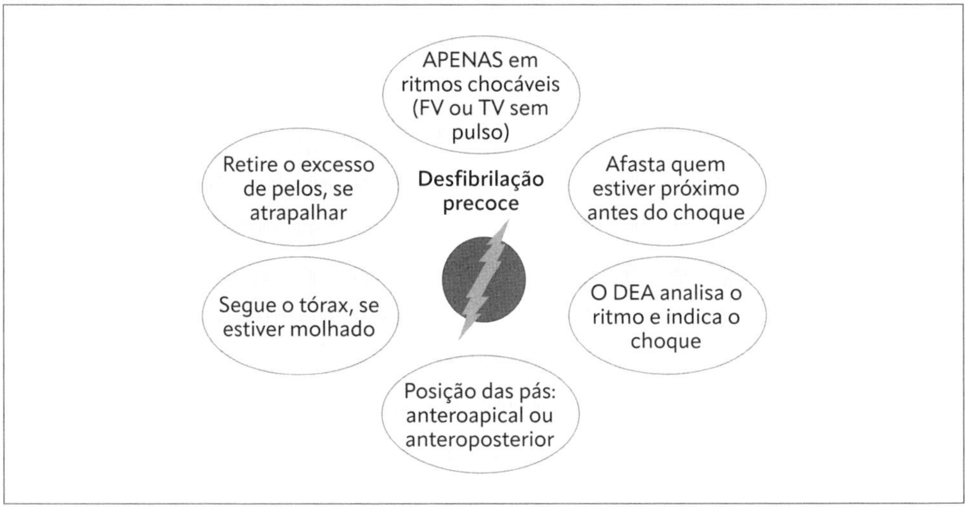

FIGURA 6 Pontos de performance fundamentais para desfibrilação elétrica efetiva.
DEA: desfibrilador externo automático; FV: fibrilação ventricular; TV: taquicardia ventricular.

- Recomenda-se a utilização de energia do tipo bifásica, pois ela favorece o prognóstico neurológico, além do sucesso de resolução no primeiro choque ser maior quando comparado ao de aparelhos monofásicos.
- O choque inicial, caso o aparelho seja do tipo bifásico, deverá ser de 200 J. Os choques subsequentes devem ter energia igual ou superior à inicial. Se for monofásico, os choques deverão ser de 360 J.
- No momento do choque, o socorrista deve se certificar de que ninguém está em contato com a vítima. A posição de colocação das pás pode ser anterolateral ou anteroposterior.
- Os desfibriladores externos automáticos (DEA) são dispositivos portáteis que identificam a presença de fibrilação ventricular (FV) ou taquicardia ventricular (TV) ao serem colocados em vítimas não responsivas e que não respiram – caracterizadas, portanto, pelos socorristas leigos como em PCR –, e indicam a realização do choque.
- Por meio de mensagens sonoras, os DEA ajudam na condução do atendimento da parada, lembrando ao socorrista menos treinado os passos fundamentais a serem seguidos.
- Após a aplicação do choque, o socorrista deve retomar imediatamente a RCP, iniciando pelas compressões torácicas sem checar pulso ou ritmo. A nova checagem do ritmo deve ser feita após cinco ciclos de 30 compressões e 2 ventilações, ou seja, após cerca de 2 minutos de RCP. A desfibrilação sequencial dupla é a prática de aplicar choques quase simultâneos usando dois desfibriladores. Embora alguns relatos de casos tenham mostrado bons resultados, uma revisão sistemática do ILCOR 2020 não descobriu evidências para corroborar a desfibrilação sequencial dupla.
- Um ensaio clínico randomizado sugere que a modificação no direcionamento da corrente de desfibrilação por meio do reposicionamento das pás pode ser tão eficaz quando a desfibrilação sequencial dupla, evitando, ao mesmo tempo, os riscos de danos pelo aumento de energia ao paciente e aos desfibriladores. Com base nas evidências atuais, não se reco-

nhece a desfibrilação sequencial dupla como benéfica.
- Se houver reversão da PCR, o paciente deve ser mantido sob assistência ventilatória (frequência de 1 ventilação a cada 6 segundos) até recobrar espontaneamente a ventilação ou até o suporte avançado chegar ao local. Se a vítima estiver respirando adequadamente, deve-se colocá-la em posição de recuperação (decúbito lateral).
- Se o paciente se mantiver em PCR, deve-se continuar a RCP com ciclos de 30 compressões para 2 ventilações e, a cada cinco ciclos, reavaliar o ritmo e fornecer desfibrilação se houver indicação até o suporte avançado estar disponível, quando se dá início ao suporte avançado de vida.

Manobras de suporte avançado de vida

A: assegurar a via aérea

- Cada vez mais, o estabelecimento de uma via aérea definitiva vem sendo postergado no ABCD secundário. A interrupção das compressões torácicas por motivo da intubação orotraqueal (IOT) deverá ser minimizada ao extremo, e a intubação deverá ser realizada somente em momento oportuno, quando não for atrapalhar as outras manobras de ressuscitação.
- Tanto a ventilação com bolsa-máscara quanto uma estratégia avançada de via aérea podem ser consideradas durante a RCP em adultos, em qualquer ambiente, dependendo da situação e do conjunto de habilidades do profissional de saúde. Um grande ensaio clínico randomizado (ECR) em PCREH comparou a ventilação com bolsa-máscara com IOT e não mostrou diferença estatística em termos de sobrevida em 28 dias e prognóstico neurológico favorável.
- Se uma via aérea avançada for indicada durante a PCR, não há preferências entre via aérea supraglótica ou IOT (Figura 7), tanto no contexto de PCREH, quanto no contexto de PCRIH, mesmo na presença de profissionais treinados em via aérea. Se a equipe é pouco treinada para IOT, a escolha é a passagem de dispositivo supraglótico (Figura 8).
- Um ECR em PCREH comparou dispositivo supraglótico (iGel) com IOT em um sistema móvel de emergência não baseado em médico (sucesso da IOT: 69%) e não encontrou diferença na sobrevida e no prognóstico neurológico favorável na alta hospitalar.
- Um segundo ECR em PCREH comparou dispositivo supraglótico (tubo laríngeo) com IOT em um sistema móvel de emergência não baseado em médico (sucesso da IOT: 52%) e encontrou melhor sobrevida até a alta hospitalar e melhor prognóstico neurológico nos pacientes tratados com tubo laríngeo.

B: boa ventilação

- Após a instalação do tubo orotraqueal, é necessário checar se seu posicionamento está correto. Isso é feito pela avaliação clínica, que pode ser complementada com a utilização de capnografia quantitativa.
- Deve-se, então, confirmar o posicionamento do tubo, fixá-lo e realizar uma ventilação a cada 6 segundos (Figura 9). Deve-se proceder a ventilação de maneira assíncrona às compressões torácicas até que o paciente seja acoplado ao ventilador mecânico.
- A avaliação clínica inclui visualização da expansão torácica, condensação do tubo durante a ventilação e ausculta dos cinco pontos: epigástrio, hemitórax esquerdo, hemitórax direito, ápice esquerdo e ápice direito.
- Sempre que disponível, a capnografia com onda contínua quantitativa é recomendada para pacientes intubados ao longo do período peri-PCR. Ela permite, além da confirmação do correto posicionamento do tubo orotraqueal, o controle da qualidade da RCP e da avaliação do retorno da circulação espontânea (RCE) baseada nos valores da detecção de dióxido de carbono ($PetCO_2$) ao fi-

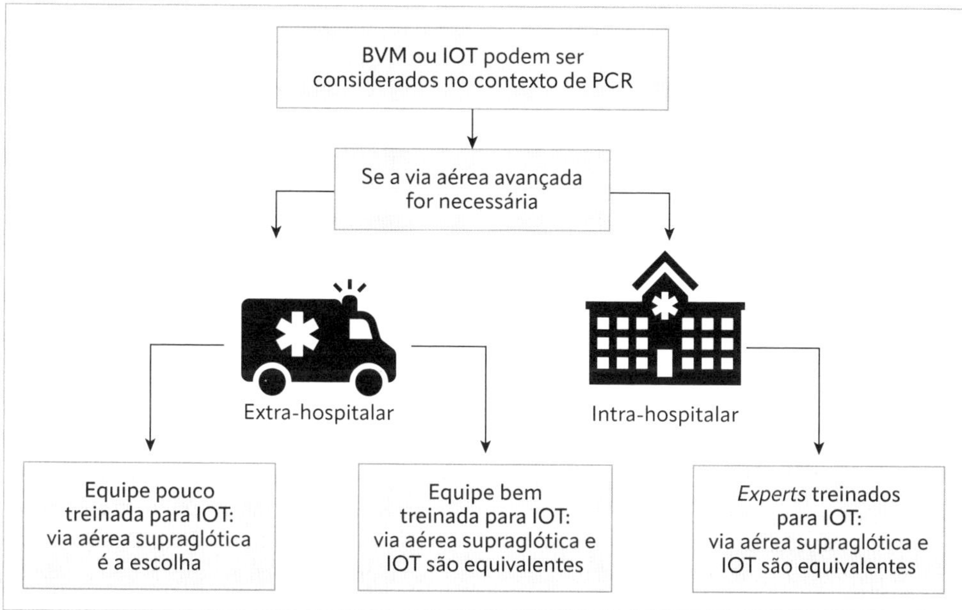

FIGURA 7 Manejo da via aérea durante a parada cardiorrespiratória (PCR).
BVM: bolsa-válvula-máscara; IOT: intubação orotraqueal.

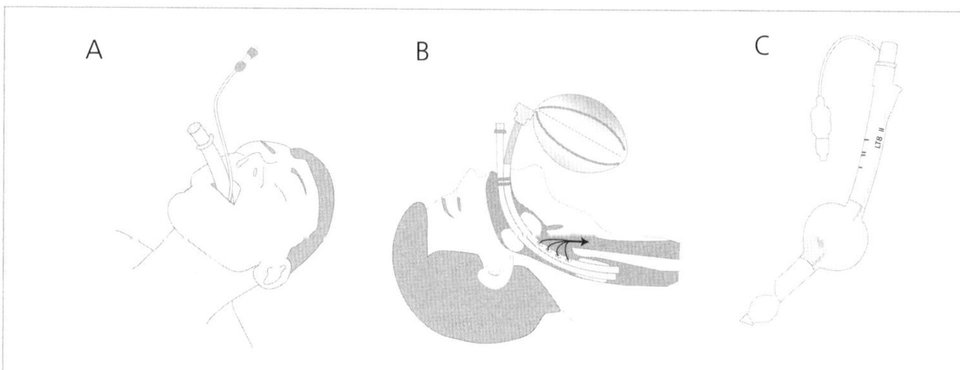

FIGURA 8 Dispositivos supraglóticos: máscara laríngea (A), o Combitube (B) e o tubo laríngeo (C).

nal da expiração. É considerado ideal o valor acima de 10 mmHg durante as compressões, refletindo sua efetividade. Aumento abrupto e sustentado acima de 35-40 mmHg indicam RCE.

C: circulação

- Prontamente deve-se obter acesso intravenoso (IV) para a administração de drogas durante as manobras de RCP, evitando interrupções das compressões torácicas.
- Uma revisão sistemática do ILCOR de 2020 comparando a administração de medicamentos IV *versus* intraóssea (IO) (principalmente instalado em região pré-tibial) durante a PCR descobriu que a via IV foi associada a melhores resultados clínicos em cinco estudos retrospectivos.

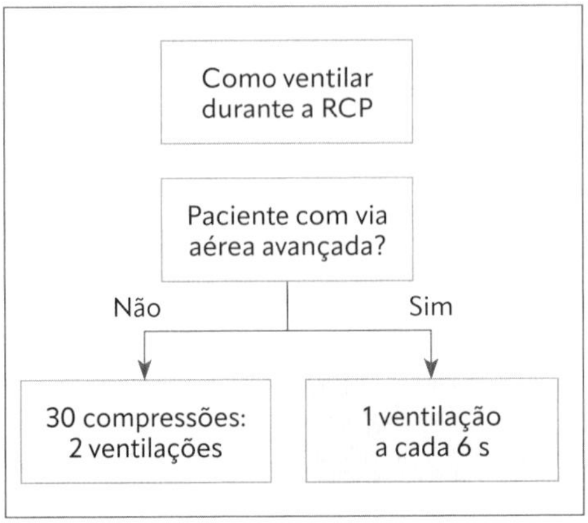

FIGURA 9 Ventilação durante a ressuscitação cardiopulmonar (RCP).

- A primeira escolha, portanto, é o acesso venoso periférico, com preferência à localização nos membros superiores (veia antecubital). O acesso periférico é de fácil obtenção, de aprendizado rápido, apresenta menor risco de complicações e não necessita de interrupção das manobras de RCP.
- Recomenda-se, após a administração (em *bolus*) de cada droga por uma veia periférica, infusão em *bolus* de 20 mL de solução salina e elevação do membro por 10 a 20 segundos.
- Se não for possível estabelecer acesso IV, a via IO pode ser utilizada e é preferível à via endotraqueal (ET). As drogas também podem ser administradas via tubo ET, mas as concentrações plasmáticas alcançadas são variáveis e substancialmente mais baixas que as alcançadas quando o mesmo agente é administrado por via IV ou IO.
- Os medicamentos que podem ser administrados pelo tubo ET são epinefrina, lidocaína e atropina, normalmente em uma dose de 2 a 2,5 vezes a dose IV, diluída em 20 mL de água destilada ou soro fisiológico (SF). Com a colocação dos eletrodos, é possível a monitoração do ritmo de parada – fibrilação ventricular, taquicardia ventricular sem pulso, assistolia e atividade elétrica sem pulso.
- A primeira medicação a ser utilizada em qualquer modalidade de PCR é a epinefrina, tão logo possível nos ritmos não chocáveis e após o 2º choque em ritmos chocáveis. Recomenda-se a dose de 1 mg a cada 3 a 5 minutos, em *bolus*, EV rápido, seguido de 10 a 20 mL de SF e elevação do membro. Para facilitar, ela pode ser administrada no seguinte esquema: "ciclo sim, ciclo não".
- Não há dose máxima de epinefrina, que deverá ser mantida enquanto durarem as tentativas de ressuscitação.
- Em pacientes com PCR, com ritmo não chocável e que de alguma forma estejam recebendo epinefrina, sugere-se um rápido provisionamento de dose adicional de epinefrina.
- O uso da vasopressina é citado como alternativa à epinefrina, porém com grau de recomendação menor (2bC). O motivo disso é que a epinefrina e a vasopressina são equivalentes no manejo da PCR, mas a vasopressina é mais cara e menos disponível. Assim, para facilitar o algoritmo do ACLS, a AHA optou por retirar a vasopressina do algoritmo principal.
- Especificamente quando o paciente apresentar fibrilação ventricular ou taquicardia ventricular, ele deverá receber uma dose inicial de amiodarona de 300 mg IV em *bolus* (após o terceiro choque), seguida de mais uma dose adicional de 150 mg após 3 a 5 minutos. Uma alternativa equivalente é a lidocaína, dose inicial de 1-1,5 mg/kg EV e dose adicional de 0,5-0,75 mg/kg após 3 a 5 minutos.
- A cada 2 minutos, o ritmo deve ser avaliado após a parada completa das compressões torácicas. Caso haja fibrilação/taquicardia ventricular, o paciente deve prontamente ser submetido à desfibrilação com carga máxima e um novo ciclo de compressões deve ser iniciado imediatamente. Quando o ritmo for organizado e passível de pulso, o médico deverá checá-lo por 5 a 10 segundos. Caso não haja pulso, devem-se retomar as compressões o mais rápido possível.
- Por último, quando for observada uma linha isoelétrica, deve-se prestar atenção na po-

sição e na colocação correta dos cabos, aumentar o ganho/a sensibilidade do aparelho e realizar a troca de derivações. Caso se confirme a assistolia, de forma semelhante à atividade elétrica sem pulso, as compressões devem ser reiniciadas.

- Nesse momento da checagem do ritmo, os membros que estão se revezando nas compressões deverão realizar a troca, que é feita a cada 2 minutos.
- É importante ressaltar que a atropina não é mais recomendada para o tratamento da assistolia ou da atividade elétrica sem pulso.
- Toda essa sequência de atendimento descrita está resumida na Figura 10, que separa a abordagem da PCR em ritmos chocáveis e não chocáveis. A partir do momento em que se define isso, o atendimento segue caminhos diferentes. Importante ressaltar que o indivíduo pode migrar de ritmo chocável para não chocável e vice-versa.

D: diagnóstico diferencial

- Durante a tentativa de ressuscitação, o socorrista deve procurar identificar as possíveis causas da PCR.
- Ao examinar o paciente ou ao conversar com os familiares, deve-se tentar obter dados que permitam definir a possível causa e a estratégia terapêutica, particularmente para as causas reversíveis de PCR.
- A maioria das causas de PCR pode ser resumida pelo conhecido mnemônico "5 Hs e 5 Ts". A Tabela 1 resume essas causas com as respectivas condutas que se deve tomar ao suspeitar de cada uma delas. Lembrando que muitas vezes há mais de uma causa levando à PCR.

Cuidados após o retorno da circulação espontânea

- A nova *guideline* de 2020 do ACLS da AHA elabora um novo fluxograma, destinado apenas aos cuidados pós-parada (Figura 11).
- A abordagem dos cuidados após o RCE pode ser sistematizada em "ABCDE".

A: via aérea (*airway*)

- A primeira abordagem ao paciente que retorna de PCR deve ser a avaliação da patência da via aérea.
- Se o paciente ainda não foi intubado durante a PCR e encontra-se inconsciente, sem proteção de via aérea, deve-se garantir uma via aérea definitiva.
- Se já foi intubado durante a PCR, deve-se checar o posicionamento do tubo orotraqueal, por meio da capnografia e da ausculta pulmonar. O tubo pode ser deslocado durante a RCP.

B: ventilação (*breathing*)

- Após o retorno da circulação espontânea, deve-se monitorar a saturação arterial de oxigênio e titular a oferta de oxigênio para manter a saturação entre 92 e 98%, aproximadamente.
- Este é o momento para ligar o paciente à ventilação mecânica e realizar os ajustes iniciais. Não se deve hiperventilar o paciente e, em casos de disponibilidade de capnografia, deve-se tentar ajustar o volume-minuto para manter $PetCO_2$ expiratória entre 35 e 40 mmHg.

C: circulação

- Deve-se prontamente avaliar dados vitais, como perfusão periférica, saturação de oxigênio, pressão arterial, nível de consciência, frequências cardíaca e respiratória, auscultas cardíaca e pulmonar.
- Baseado em achados simples de exame físico e história clínica, quando o paciente estiver instável hemodinamicamente (PAS < 90 mmHg e/ou PAM < 65 mmHg), deve-se optar por expansão volêmica ou introduçao de drogas vasoativas se indicado. Independentemente da escolha, uma nova reavaliação completa deve ser realizada após 5 minutos até que a situação esteja resolvida.
- Acessos centrais com cateteres, drogas vasoativas e outras medicações devem ser in-

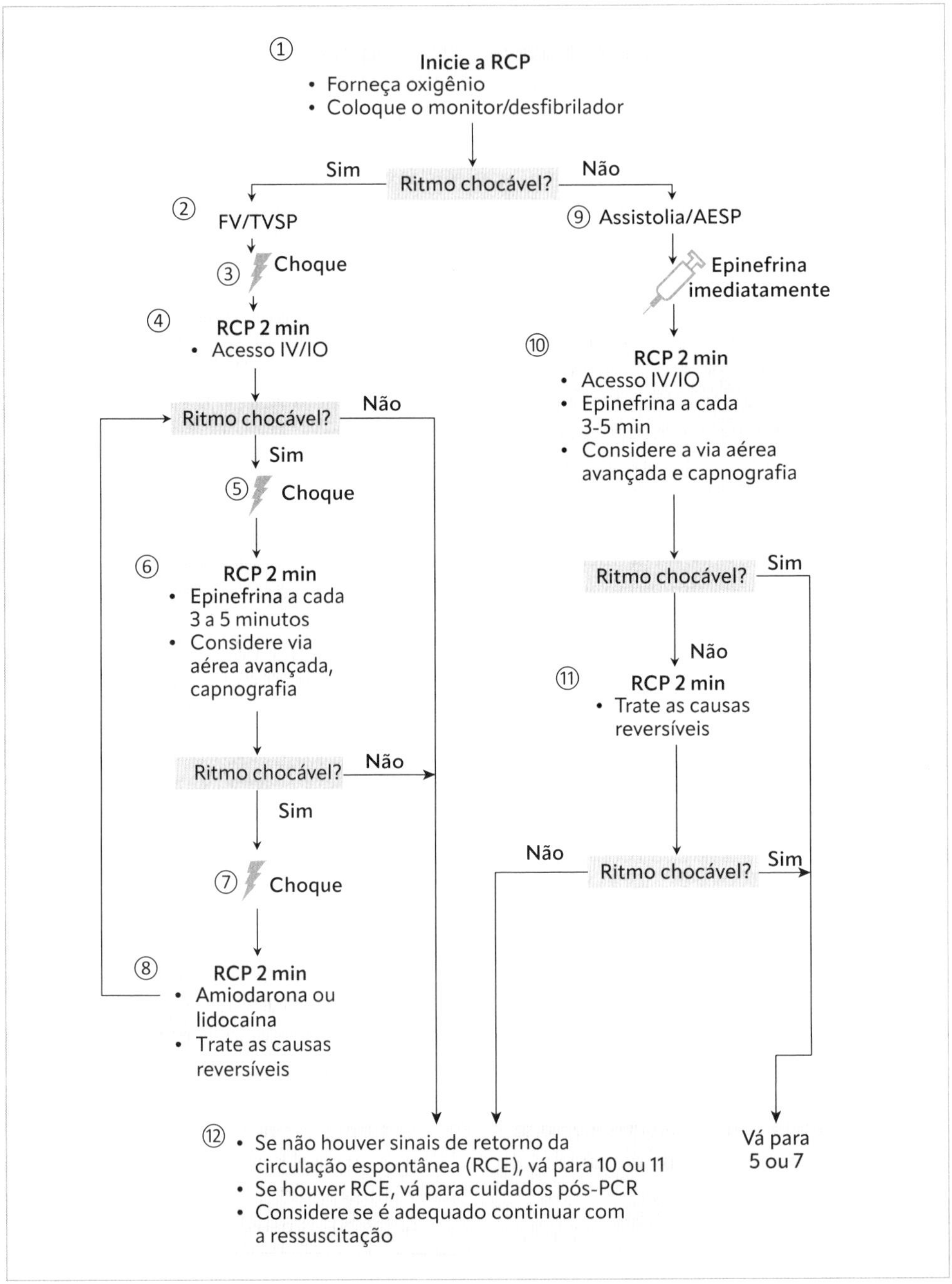

(continua)

FIGURA 10 Fluxograma do suporte avançado de vida da American Heart Association (AHA) – 2020.
AESP: atividade elétrica sem pulso; ET: endotraqueal; FV/TVSP: fibrilação ventricular e taquicardia ventricular sem pulso; IV/IO: intravenoso/intraósseo; $PETCO_2$: pressão expiratória final de dióxido de carbono; RCP: ressuscitação cardiopulmonar.

Qualidade da RCP

- Comprima com força (pelo menos 5 cm) e rápido (100 a 120/min) e aguarde o retorno total do tórax.
- Minimize interrupções nas compressões.
- Evite ventilação excessiva.
- Alterne os responsáveis pelas compressões a cada 2 minutos ou antes, se houver cansaço.
- Sem via aérea avançada, relação compressão-ventilação de 30:2.
- Capnografia quantitativa com forma de onda.
- Se $PETCO_2$ estiver baixo ou caindo, reavalie a qualidade da RCP.

Carga de choque para desfibrilação

- **Bifásica:** recomendação do fabricante (p.ex., dose inicial de 120 a 200 J); se desconhecido, usar o máximo disponível. A segunda dose e as subsequentes devem ser equivalentes, podendo ser consideradas doses mais altas.
- **Monofásica:** 360 J

Tratamento medicamentoso

- **Dose IV/IO de epinefrina:** 1 mg a cada 3 a 5 minutos
- **Dose IV/IO de amiodarona:**
  Primeira dose: *bolus* de 300 mg.
  Segunda dose: 150 mg
  Ou
- **Dose IV/IO de lidocaína:**
  Primeira dose: 1 a 1,5 mg/kg.
  Segunda dose: 0,5 a 0,75 mg/kg.

Via aérea avançada

- Intubação endotraqueal ou via aérea extraglótica avançada
- Capnografia com forma de onda ou capnometria para confirmar e monitorar o posicionamento do tubo ET
- Quando houver uma via aérea avançada, administre 1 ventilação a cada 6 segundos (10 ventilações/min) com compressões torácicas contínuas

Retorno da circulação espontânea (RCE)

- Pulso e pressão arterial
- Aumento abrupto prolongado na $PETCO_2$ (tipicamente $\geq$ 40 mmHg)
- Ondas de pressão arterial espontânea com monitoramento intra-arterial

Causas reversíveis

- Hipovolemia
- Hipóxia
- Hidrogênio (acidemia)
- Hipo/hipercalemia
- Hipotermia
- Tensão do tórax por pneumotórax
- Tamponamento cardíaco
- Toxinas
- Trombose coronária
- Trombose pulmonar

FIGURA 10 (*continuação*) Fluxograma do suporte avançado de vida da American Heart Association (AHA) – 2020.

AESP: atividade elétrica sem pulso; ET: endotraqueal; FV/TVSP: fibrilação ventricular e taquicardia ventricular sem pulso; IV/IO: intravenoso/intraósseo; $PETCO_2$: pressão expiratória final de dióxido de carbono; RCP: ressuscitação cardiopulmonar.

TABELA 1 Causas reversíveis da parada cardiorrespiratória (PCR) e as condutas esperadas para cada caso

Hs/Ts – Causa	Conduta esperada
Hipovolemia	Ressuscitação volêmica com cristaloides ou concentrado de hemácias (se sangramento)
Hipóxia	Ventilação adequada, priorizando via aérea definitiva (se possível)
Hipercalemia	Bicarbonato de sódio 8,4%, 1 mL/kg, EV, gluconato de cálcio 10%, 15-30 mL, EV, em 2-5 min
Hipocalemia	KCl 19,1%, 1 amp. + SF 0,9%, 500 mL, EV lento (AHA não recomenda fazer em *bolus*)
H+ (acidose)	Bicarbonato de sódio 8,4% endovenoso, 1 mL/kg
Hipotermia	Cristaloides aquecidos, mantas térmicas e outras medidas de reaquecimento
Trombose coronária (IAM)	Medidas habituais de RCP, não realizar trombólise durante a PCR
Trombose pulmonar (TEP)	Considerar trombolítico na PCR: alteplase 0,6 mg/kg (máx. 50 mg) em 15 minutos EV
Tamponamento	Pericardiocentese
Toxinas	Antídoto, quando disponível
Tensão no tórax (pneumotórax)	Toracocentese

AHA: American Heart Association; EV: endovenoso; IAM: infarto agudo do miocárdio; PCR: parada cardiopulmonar; RCP: ressuscitação cardiopulmonar; TEP: tromboembolismo pulmonar.

dividualizados de acordo com a causa da PCR e com o estado do paciente.

- O uso de amiodarona de manutenção após PCR por FV/TV sem pulso não é consenso e há estudos pequenos que mostram aumento de arritmias com essa conduta.

D: neurológico (*disability*)

- Realizar controle direcionado de temperatura (T 32-36ºC) em pacientes que permanecem comatosos após o RCE, independentemente do ritmo da PCR, visando neuroproteção.
- É razoável manter o controle direcionado de temperatura (CDT) por, pelo menos, 24 horas após atingir a temperatura-alvo e, principalmente, evitar a hipertermia.
- As principais contraindicações de manter a temperatura mais próxima do nível inferior da faixa recomendada são nível de consciência preservado, gravidez (absoluta), instabilidade hemodinâmica refratária (com necessidade de aumento contínuo de drogas vasoativas) e coagulopatia (relativa). Trombólise não é contraindicação. As principais complicações são arritmias, infecção, coagulopatia, *status* epiléptico e hipertermia rebote.
- Crises epilépticas são comuns após a PCR e deve-se realizar um eletroencefalograma para seu diagnóstico, com pronta interpretação o mais breve possível e monitorização frequente ou contínua em pacientes comatosos após o RCE.
- Pacientes com crises manifestas ou em estado de mal não convulsivo devem ser tratados com anticonvulsivantes, mas esses não devem ser instituídos de maneira profilática após o RCE.
- A encefalopatia hipóxico-isquêmica é a principal causa de morbidade e mortalidade em sobreviventes de PCREH e é responsável por uma parcela menor, mas significativa, de desfechos ruins após a ressuscitação da PCRIH.
- A maioria das mortes atribuíveis à lesão cerebral pós-parada deve-se à retirada ativa do tratamento de manutenção da vida com

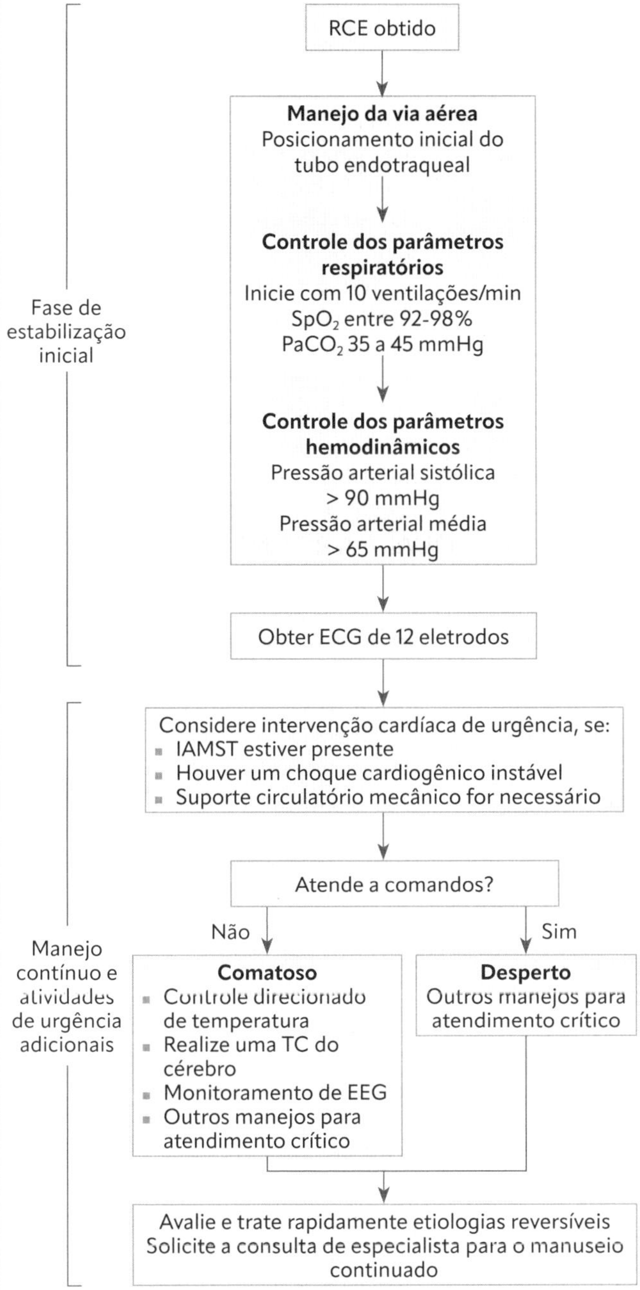

Fase de estabilização inicial

A ressuscitação é contínua durante a fase pós-RCE e muitas dessas atividades podem ocorrer ao mesmo tempo. No entanto, se a priorização for necessária, siga estas etapas:

- Manejo da via aérea: capnografia com forma de onda ou capnografia para confirmar e monitorar o posicionamento do tubo endotraqueal
- Controle dos parâmetros respiratórios: titule FiO_2 para SpO_2 de 92 a 98%; inicie em 10 ventilações/min; titule para $PaCO_2$ de 35 a 45 mmHg
- Controle de parâmetros hemodinâmicos: administre cristaloides e/ou vasopressores ou inotrópicos, visando uma pressão arterial sistólica > 90 mmHg ou pressão arterial média > 65 mmHg

Manejo contínuo e atividades de urgência adicionais

Estas avaliações devem ser realizadas ao mesmo tempo, para que as decisões sobre o controle direcionado da temperatura recebam alta prioridade como intervenções cardíacas.

- Intervenção cardíaca de urgência: avaliação inicial de ECG de 12 eletrodos; considere a hemodinâmica para tomar decisões em intervenções cardíacas
- Controle direcionado de temperatura: se o paciente não estiver atendendo a comandos, inicie o controle direcionado de temperatura assim que possível; comece entre 32 e 36 °C durante 24 horas usando um dispositivo de resfriamento com *loop* de *feedback*
- Outros manejos para atendimento crítico:
  - Monitoramento contínuo da temperatura central (esofágica, retal, bexiga)
  - Manutenção de normoxia, normocapnia e euglicemia.
  - Monitoramento contínuo ou intermitente por EEG.
  - Ventilação mecânica protetora dos pulmões.

FIGURA 11 Fluxograma de cuidados pós-parada da American Heart Association 2020.
ECG: eletrocardiograma; EEG: eletroencefalograma; IAMST: infarto agudo do miocárdio com supradesnivelamento de ST; $PaCO_2$: pressão arterial de CO_2; RCE: retorno à circulação espontânea; SpO_2: saturação arterial de oxigênio; TC: tomografia computadorizada.

base em um prognóstico neurológico ruim. O prognóstico neurológico preciso é importante para evitar a retirada inapropriada do tratamento de manutenção da vida em pacientes que de outra forma podem alcançar uma recuperação neurológica significativa, bem como para evitar o tratamento ineficaz quando o resultado ruim é inevitável.

- O neuroprognóstico que usa testes multimodais é considerado melhor na previsão de resultados do que confiar nos resultados de um único teste para prever um prognóstico ruim, já que os resultados de um único teste são limitados individualmente.
- Sedativos e bloqueadores neuromusculares podem ser metabolizados mais lentamente em pacientes pós-parada cardíaca, e o tecido cerebral lesionado pode ser mais sensível aos efeitos depressores de vários medicamentos. A sedação ou a paralisia residual pode confundir a precisão dos exames clínicos.
- Operacionalmente, o tempo para o prognóstico neurológico é tipicamente de, pelo menos, 5 dias após o RCE para pacientes tratados com CDT (que é cerca de 72 horas após a normotermia) e deve ser realizado em condições que minimizem os efeitos de confusão dos medicamentos sedativos.
- As modalidades de teste individuais podem ser obtidas mais precocemente, e os resultados integrados à avaliação multimodal sintetizados pelo menos 72 horas após a normotermia (Figura 12). Em alguns casos, o prognóstico e a retirada do suporte de vida podem ocorrer mais cedo em razão de doenças graves não neurológicas, herniação cerebral, objetivos e desejos do paciente ou situações claramente incompatíveis com a vida.

E: exames e encaminhamento

- Avaliação laboratorial completa, bem como ecocardiograma (ECG), radiografia (Rx) de tórax e demais exames de imagem pertinentes devem ser solicitados.
- Após o RCE, o paciente deve ser encaminhado para uma unidade de terapia intensiva para que seja monitorizado de forma contínua e exames subsidiários necessários sejam solicitados.
- Pacientes com suspeita de síndromes coronarianas agudas (SCA) devem ser triados para uma instituição com recursos de angiografia coronária e intervenção coronária percutânea primária. Vale ressaltar que diante de SCA com supra-ST, os pacientes devem ir imediatamente para o cateterismo após o RCE. Já no contexto de SCA sem supra-ST, os pacientes não necessitam ir diretamente para o cateterismo após o RCE, podendo ser estratificados posteriormente, conforme demonstrado pelo estudo TOMAHAWK.

QUAL É A ROTINA NA EMERGÊNCIA DO INCOR?

- Todas as vítimas de PCR são levadas imediatamente à sala de emergência. Nesse momento, toda a equipe médica e de enfermagem disponível concentra-se no atendimento do paciente em questão.
- De maneira geral, a rotina na Unidade de Emergência do InCor segue as recomendações estabelecidas pela AHA, conforme apresentado anteriormente.
- Os desfibriladores utilizados são todos bifásicos, e a carga máxima disponível no aparelho é empregada.
- A cada ano, a instituição disponibiliza gratuitamente cursos de ACLS a toda a equipe médica e de enfermagem, com o intuito de manter todos em treinamento constante.
- O InCor possui um sistema de prontuário eletrônico que permite visualizar dados do paciente de forma rápida, permitindo estabelecer em algumas vezes a causa principal da PCR.
- Após a estabilização clínica, para todos os pacientes, é solicitada vaga em unidades de terapia intensiva. Aqueles com suspeita de SCA são imediatamente levados à cineangiocoronariografia, sobretudo se houver pre-

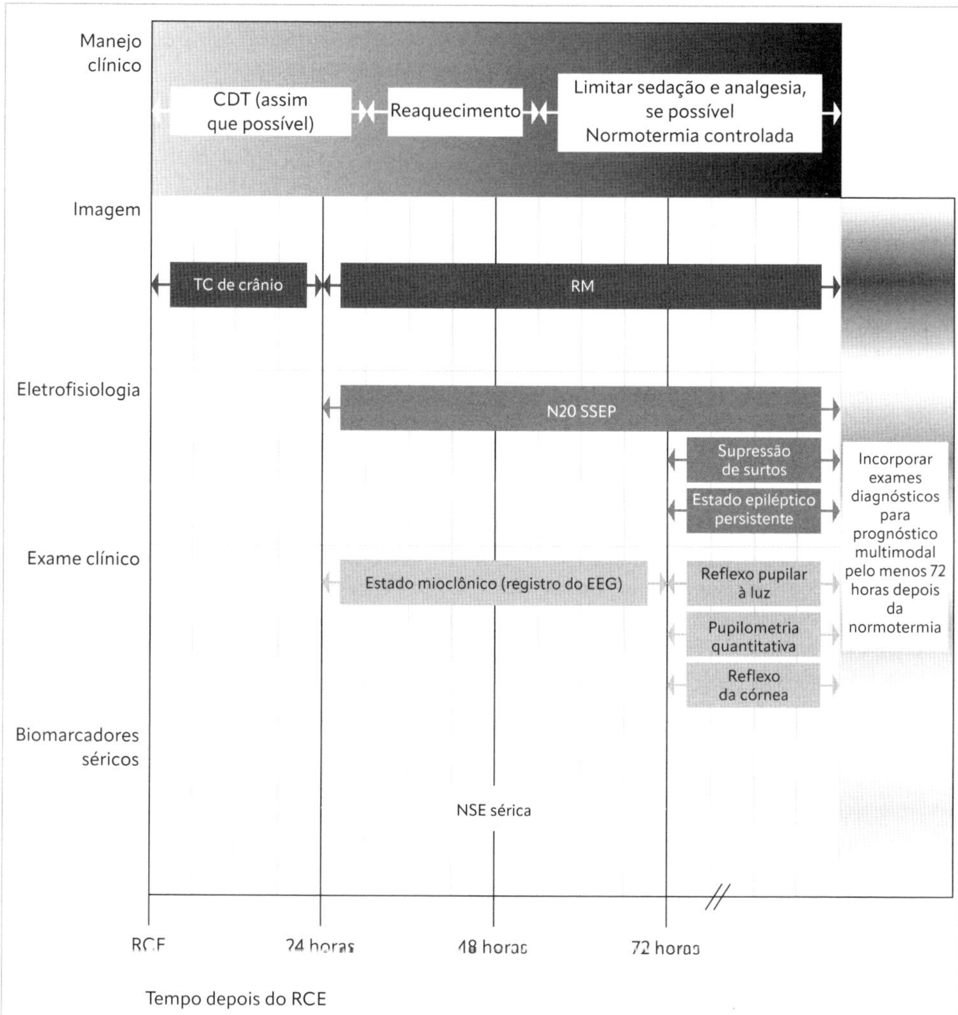

FIGURA 12 Neuroprognóstico multimodal após retorno da circulação espontânea (RCE) em adultos.

CDT: controle direcionado de temperatura; EEG: eletroencefalograma; N20 SSEP: *median nerve somatosensory evoked potential with N20 cortical responses*; NSE: enolase específica neuronal; RM: ressonância magnética; TC: tomografia computadorizada.

sença de supradesnivelamento do segmento ST no ECG pós-parada.

- Quando há indicação, os pacientes são submetidos ao controle direcionado de temperatura em ambiente de terapia intensiva, após sua estabilização clínica no setor de pronto-socorro.

BIBLIOGRAFIA RECOMENDADA

1. Desch S, Freund A, Akin I, Behnes M, Preusch MR, Zelniker TA, et al.; TOMAHAWK Investigators. Angiography after out-of-hospital cardiac arrest without ST-segment elevation. N Engl J Med. 2021;385(27):2544-53.
2. Panchal AR, Bartos JA, Cabañas JG, Donnino MW, Drennan IR, Hirsch KG, et al.; Adult Basic and Ad-

vanced Life Support Writing Group. Part 3: Adult Basic and Advanced Life Support: 2020 American Heart Association Guidelines for Cardiopulmonary Resuscitation and Emergency Cardiovascular Care. Circulation. 2020;142(16 suppl. 2):S366-S468.
3. Lee BK, Youn CS, Kim YJ, Ryoo SM, Lim KS, Nam GB, et al. Effect of prophylactic amiodarone infusion on the recurrence of ventricular arrhythmias in out-of-hospital cardiac arrest survivors: a propensity-matched analysis. J Clin Med. 2019;8(2):244.
4. Jabre P, Penaloza A, Pinero D, Duchateau FX, Borron SW, Javaudin F, et al. Effect of bag-mask ventilation vs endotracheal intubation during cardiopulmonary resuscitation on neurological outcome after out-of-hospital cardiorespiratory arrest: a randomized clinical trial. JAMA. 2018;319:779-87.
5. Benger JR, Kirby K, Black S, Brett SJ, Clout M, Lazaroo MJ, et al. Effect of a strategy of a supraglottic airway device vs tracheal intubation during out-of-hospital cardiac arrest on functional outcome: the AIRWAYS-2 randomized clinical trial. JAMA. 2018;320:779-91.
6. Wang HE, Schmicker RH, Daya MR, Stephens SW, Idris AH, Carlson JN, et al. Effect of a strategy of initial laryngeal tube insertion vs endotracheal intubation on 72-hour survival in adults with out-of-hospital cardiac arrest: a randomized clinical trial. JAMA. 2018;320:769-78.
7. Neumar RW, Shuster M, Callaway CW, Gent LM, Atkins DL, Bhanji F, et al. Parte 1: sumário executive: 2015 American Heart Association guidelines update for cardiopulmonary resuscitation and emergency cardiovascular care. Circulation. 2015;132(18 Suppl. 2):S315-67.
8. Nolan JP, Hazinski MF, Aickin R, Bhanji F, Billi JE, Callaway CW, et al. Parte 1: sumário executive: 2015 International consensus on cardiopulmonary resuscitation and emergency cardiovascular care science with treatment recommendations. Resuscitation. 2015;95:e1-31.
9. American Heart Association. Guidelines for cardiopulmonary resuscitation and emergency cardiovascular care. Circulation. 2010;122(18 Suppl. 3).
10. Caffrey SL, Willoughby PJ, Pepe PE, Becker LB. Public use of automated external defibrillators. N Engl J Med. 2002;347:1242-7.
11. Cobb LA, Fahrenbruch CE, Olsufka M, Copass MK. Changing incidence of out-of-hospital ventricular fibrillation, 1980-2000. JAMA. 2002;288:3008-13.
12. Gonzalez MMG, Timerman S, Gianotto-Oliveira R, Polastri TF, Canesin MF, Lage SG, et al. Sociedade Brasileira de Cardiologia. I Diretriz de ressuscitação cardiopulmonar e cuidados cardiovasculares de emergência da Sociedade Brasileira de Cardiologia. Arq Bras Cardiol. 2013;101(2 Suppl. 3):1-221.
13. Grmec S. Comparison of three different methods to confirm tracheal tube placement in emergency intubation. Intensive Care Med. 2002;28:701-4.
14. Shuster M, Nolan J, Barnes TA. Airway and ventilation management. Cardiol Clin. 2002;20:23-35.
15. Tanigawa K, Takeda T, Goto E, Tanaka K. The efficacy of esophageal detector devices in verifying tracheal tube placement: a randomized cross-over study of out-of-hospital cardiac arrest patients. Anesth Analg. 2001;92:375-8.
16. Tasota FJ, Hoffman LA, Zullo TG, Jamison G. Evaluation of two methods used to stabilize oral endotracheal tubes. Heart Lung. 1987;16:140-6.
17. Valenzuela TD, Roe DJ, Nichol G, Clark LL, Spaite DW, Hardman RG. Outcomes of rapid defibrillation by security officers after cardiac arrest in casinos. N Engl J Med. 2000;343:1206-9.
18. Wenzel V, Krismer AC, Arntz HR, Sitter H, Stadlbauer KH, Lindner KH. A comparison of vasopressin and epinephrine for out-of-hospital cardiopulmonary resuscitation. N Engl J Med. 2004;350:105-13.
19. Yannopoulos D, McKnite S, Aufderheide TP, Sigurdsson G, Pirrallo RG, Benditt D, et al. Effects of incomplete chest wall decompression during cardiopulmonary resuscitation on coronary and cerebral perfusion pressures in a porcine model of cardiac arrest. Resuscitation. 2005;64:363-72.

2

Edema agudo de pulmão

Priscila Gherardi Goldstein
Múcio Tavares de Oliveira Jr.

OBSERVAÇÕES GERAIS BASEADAS EM EVIDÊNCIAS

Introdução

- Edema agudo pulmonar (EAP) é uma condição clínica comum na emergência e potencialmente fatal se não tratada e, por isso, deve ser identificada e abordada o mais rápido possível.
- A literatura descreve dois tipos de EAP: o cardiogênico (foco deste capítulo), que é muito mais frequente na prática clínica; e o não cardiogênico, conhecido como síndrome da angústia respiratória aguda do adulto (SARA).
- A mortalidade intra-hospitalar é de 15 a 20% e pode ser ainda maior se estiver relacionada ao infarto agudo do miocárdio ou disfunção valvar aguda.
- A maioria do EAP não ocorre em razão do acúmulo agudo de volume, mas da distribuição inapropriada para os pulmões.
- Nos pacientes sem valvopatia, a disfunção diastólica do ventrículo esquerdo (VE) tende a ser o mecanismo mais comumente relacionado à sua ocorrência, seja por hipertensão arterial sistêmica (HAS) ou isquemia.

Fisiopatologia

- EAP pode ser definido como aumento agudo do fluido no pulmão causado por extravasamento de fluido da vasculatura pulmonar para dentro do interstício e dos alvéolos. Pode ser decorrente de disfunção sistólica ou diastólica do VE ou ambas, doença valvar importante, crise hipertensiva ou aumento do líquido corporal por dificuldade de excreção, como na insuficiência renal.
- O aumento da pressão hidrostática se transmite aos vasos pulmonares e leva a edema perimicrovascular e intersticial, e quando a pressão atrial aumenta (> 25 mmHg), o fluido do edema atravessa o epitélio pulmonar, inundando o alvéolo com fluido pobre em proteína.
- O fluido começa a se acumular no interstício, e o ciclo vicioso de eventos se perpetua: diminuição de troca gasosa e hipóxia, aumentando a produção de catecolaminas, aumento da resistência vascular sistêmica e aumento da pressão arterial. Com isso, há o aumento da tensão da parede miocárdica e aumento da demanda de oxigênio, levando à isquemia miocárdica e à disfunção sistólica e/ou diastólica, com diminuição do débito cardíaco e aumento da

pressão diastólica final. Portanto, há mais extravasamento do fluido pulmonar no interstício e no alvéolo pulmonar.

- Durante esse ciclo, ocorre a ativação do sistema renina-angiotensina-aldosterona como resultado da elevação da pressão diastólica final e resulta em aumento ainda maior do tônus simpático. A hipóxia e o aumento do trabalho respiratório resultam em ansiedade e aumento adicional de catecolaminas.
- Enquanto isso, o lado direito do coração continua com elevada pré-carga, resultando em aumento maior ainda do fluido intersticial e alveolar, resultando em mais edema pulmonar, hipóxia e falência respiratória e circulatória, a não ser que o ciclo seja interrompido.
- O objetivo do tratamento do EAP é quebrar esse ciclo vicioso através da diminuição da pré-carga e da pós-carga e com diurese (Figura 1).

Fatores desencadeantes

- As causas mais comuns estão na Tabela 1.
  - Insuficiência cardíaca (disfunção sistólica, diastólica ou ambas).
  - Síndrome coronariana aguda.
  - Hipertensão arterial.
  - Insuficiência renal com sobrecarga de volume.
  - Valvopatia mitral ou aórtica: insuficiência aórtica aguda (dissecção de aorta ou endocardite infecciosa), insuficiência mitral aguda (rotura de cordoalha tendínea, ruptura de músculo papilar no infarto agudo do miocárdio, endocardite

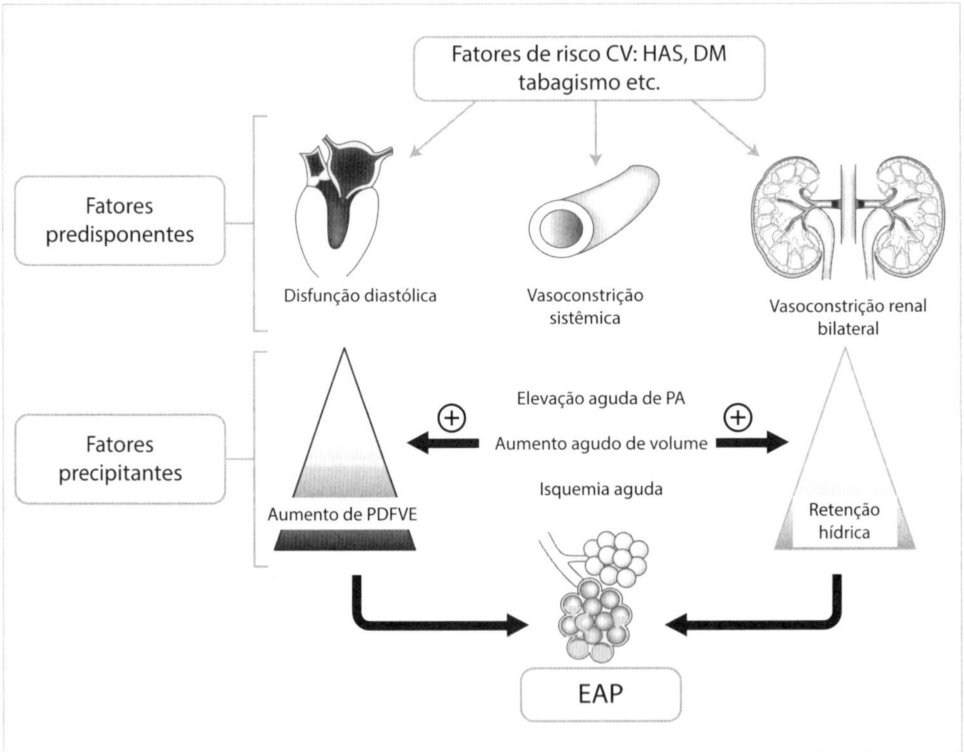

FIGURA 1 Fatores desencadeantes e cadeia de eventos fisiopatológicos do edema agudo pulmonar. CV: cardiovasculares; HAS: hipertensão arterial sistêmica; DM: *diabetes mellitus*; PDFVE: pressão diastólica final de ventrículo esquerdo; PA: pressão arterial; EAP: edema agudo de pulmão.

TABELA 1 Fatores desencadeantes mais comuns do edema agudo pulmonar

Doença arterial coronária	51%
Infarto agudo do miocárdio	15%
Arritmias (principalmente FA)	31%
PAS elevada (> 180 mmHg)	29%
Infecção	18%
Anemia	12%
Alta ingestão de sal	8%
Possível interrupção de drogas	8%
Outras e desconhecido	10%

FA: fibrilação atrial; PAS: pressão arterial sistólica.

infecciosa), estenose aórtica grave, estenose mitral grave.
- Taquiarritmia ou bradiarritmia.
- Hipotireoidismo ou hipertireoidismo.

Quadro clínico

- Geralmente, os sintomas têm início há dias e pioram em horas ou minutos.
- A maioria dos pacientes têm história prévia de insuficiência cardíaca.
- Os principais sintomas são:
  - Dispneia progressiva.
  - Tosse seca ou com expectoração espumosa de cor rósea (fluido do edema pulmonar).
  - Ortopneia.
- Os principais sinais são:
  - Taquipneia (FR > 25 /min) / aumento do esforço respiratório
  - Diaforese.
  - Taquicardia ou bradicardia.
  - Agitação psicomotora.
  - Estertores crepitantes em ambos os hemitórax.
  - Sibilos podem estar presentes.
  - Terceira bulha (B3).
  - Estase jugular, hepatomegalia, refluxo hepatojugular e edema de membros inferiores podem estar presentes.
  - Hipertensão arterial é mais prevalente, mas o paciente pode estar hipotenso.
  - Hipoxemia arterial (saturação de oxigênio < 90%).
  - Cianose.
  - Extremidades frias e má perfusão se houver baixo débito.
- Pacientes com fração de ejeção de VE preservada tendem a ser mais hipertensos, com volemia sistêmica mais adequada e quadros clínicos mais agudos (EAP hipertensivo).
- Sempre perguntar ao paciente sobre informações a respeito dos fatores desencadeantes, por exemplo:
  - Dor torácica.
  - Medicações de uso habitual.
  - Palpitações.
  - Insuficiência cardíaca crônica.
  - Insuficiência renal (pode ser necessária dose maior de diurético).
  - Valvopatia conhecida.

Diagnóstico e exames complementares

- O diagnóstico é essencialmente clínico e baseado na anamnese e no exame físico.
- A realização de exames subsidiários ajuda a confirmar o diagnóstico, principalmente em casos duvidosos, e a investigação do fator precipitante.

Eletrocardiograma

- Todo paciente com EAP deve ter eletrocardiograma (ECG) de 12 derivações realizado imediatamente na chegada à emergência.
- O ECG pode fazer o diagnóstico de síndrome coronária aguda, apresentando alterações sugestivas como supradesnivelamento ou infradesnivelamento do segmento ST ou inversão de onda T.
- Além disso, é capaz de auxiliar no diagnóstico de taquiarritmias ou bradiarritmias, que devem ser tratadas prontamente.

Radiografia de tórax

- De maneira semelhante, deve ser realizada o mais rápido possível e nunca depois de 1 hora da chegada.
- Alterações técnicas reduzem a sensibilidade e especificidade, incluindo: rotação, inspiração, ventilação com pressão positiva, penetração do filme a mais ou a menos, paciente obeso ou com doença pulmonar obstrutiva crônica, além de existir variabilidade interobservador.
- Alterações no EAP mais comuns: cardiomegalia (quando houver insuficiência cardíaca sistólica), redistribuição vascular com cefalização da trama vascular, linhas B de Kerley, edema alveolar, derrame pleural, infiltrado bilateral (Figura 2).
- Esses achados nem sempre são encontrados no início da apresentação clínica, pois o EAP pode não ser visível até o acúmulo de líquido aumentar em 30%, podendo ser necessárias até 12 horas entre o início dos sintomas e o desenvolvimento significativo de achados.

PoCUS

- A presença de dispneia é um dos sintomas mais frequentes na emergência e o *point of care* (PoCUS) mostrou resultados promisso-

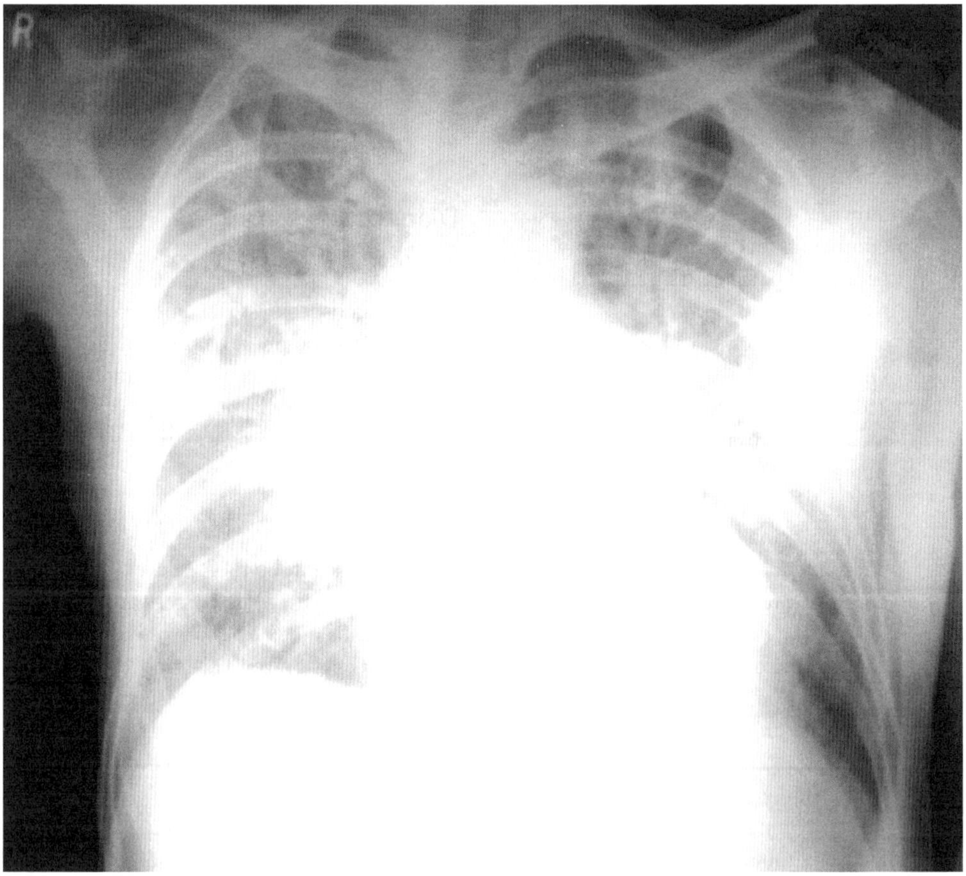

FIGURA 2 Radiografia de tórax de paciente em edema agudo pulmonar. Nota-se a congestão intensa bilateral e difusa de ambos os pulmões, com aumento da vascularização peri-hilar, cefalização de trama e infiltrado alveolar.

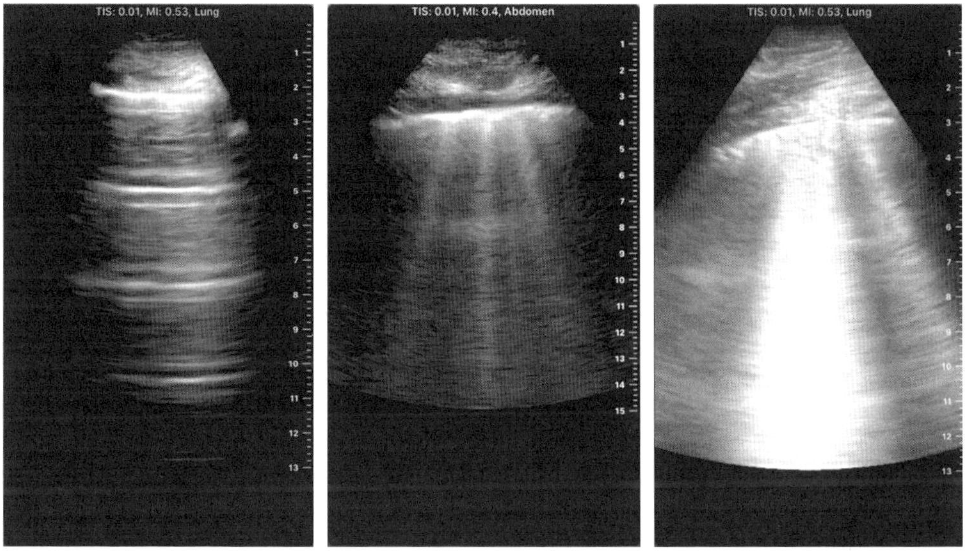

FIGURA 3 Ultrassonografia pulmonar.

res na acurácia diagnóstica, tornando-se uma ferramenta popular na sala de emergência, ao mesmo tempo que é de uso rápido e seguro.

- O uso do PoCUS mostrou ter alta sensibilidade e especificidade para o diagnóstico de EAP.
- O uso habitual do PoCUS na sala de emergência auxilia no reconhecimento rápido do EAP, na avaliação pulmonar, cardíaca e da veia cava inferior.
- A sequência padrão é a seguinte: USG pulmonar, ecocardiograma transtorácico e avaliação da veia cava inferior

Ultrassonografia pulmonar

- A sensibilidade do uso do USG pulmonar no diagnóstico de EAP foi de 97% e a especificidade de 98%.
- É um exame cuja acurácia sugere que o USG pulmonar avaliando a presença de linhas B é uma ferramenta útil e confiável para pacientes críticos com EAP.
- É um exame de imagem não invasivo que auxilia o diagnóstico de EAP.
- A qualidade do USG pulmonar frequentemente é adequada com uma janela acústica boa.
- A aquisição da imagem pelo USG é rápida com duração menor que um minuto, com duas principais avaliações como derrame pleural e congestão pulmonar (múltiplas linhas B).
- Permite um diagnóstico acurado de congestão pulmonar, com baixo custo, portátil, em tempo real e sem radiação.
- O USG pulmonar resulta em diagnóstico rápido, preciso e resulta em início de tratamento precoce para o EAP.
- O USG pulmonar normal tem o padrão de linhas A, que demonstra linhas horizontais múltiplas, que diminuem de intensidade com o aumento da profundidade.
- O USG pulmonar congesto demonstra linhas B, que são linhas verticais que se estendem a partir da linha da pleura até o fim do campo do USG.
- Também pode ocorrer linhas B confluentes, que são linhas B hiperecoicas a partir da li-

nha da pleura que se estendem até o fim do campo do USG.

Ecocardiograma

- Ecocardiograma transtorácico, quando disponível, deve ser realizado no leito da emergência o mais precoce possível.
- Avalia se há disfunção segmentar do VE, função sistólica e diastólica, anatomia e função valvar e pericárdio. Dessa forma, pode identificar a causa do EAP e auxiliar no tratamento inicial e definitivo.
- É considerado o padrão-ouro para avaliar função cardíaca nessas situações.

Ultrassonografia de veia cava inferior

- O diâmetro máximo e mínimo da VCI e a sua colapsibilidade são medidos na janela subcostal em modo M a 2 cm da junção atrial direita.
- É considerada colapsibilidade diminuída se está < 50%, normal ou aumentada se maior que 50%.

Exames laboratorias

- Deve-se avaliar sempre marcadores de necrose miocárdica como troponina e CKMB.
- Além disso, a solicitação de eletrólitos, função renal e hemograma (para detecção de anemia ou leucocitose) também é fundamental.
- A coleta de gasometria arterial é recomendada devido à apresentação em forma de insuficiência respiratória aguda. A maioria dos pacientes apresenta hipóxia com discreto aumento do pH e queda da pCO_2 devido à hiperventilação. Quando há acidose, com queda do pH por retenção de CO_2 (acidose respiratória), já há falência respiratória grave e a intubação com ventilação mecânica deve ser considerada.
- A coleta de lactato arterial permite avaliar a microperfusão tecidual e só se eleva nos casos de baixo débito.
- BNP e NT-proBNP: são ferramentas úteis para diagnóstico da causa da dispneia e ajudam no diagnóstico diferencial da insuficiência respiratória entre causa pulmonar e causa não pulmonar e no EAP cardiogênico do não cardiogênico, entretanto seu valor ainda não foi demonstrado no EAP, pois a elevação demora entre 1 e 2 horas para acontecer. Dessa forma, dependendo do tempo de instalação do EAP, ele pode não refletir o real estado clínico do paciente. Caso a instalação seja com tempo > 2 horas, o valor de BNP < 100 pg/mL ou NT-proBNP < 300 pg/mL afasta a causa cardíaca e BNP > 400 pg/mL ou NT-proBNP > 900 pg/mL (< 75 anos) ou > 1.800 pg/mL (> 75 anos) confirmam causa cardíada do EAP.
- No EAP secundário a valvopatias, o BNP e NT-proBNP não devem ser considerados.

Tratamento

- O objetivo do tratamento é redistribuir o excesso de fluido intersticial e alveolar para a circulação sistêmica com medidas para diminuição da pré-carga (diurético e nitratos) e da pós-carga (vasodilatadores) e também para a diminuição da volemia corpórea (diuréticos).
- Deve incluir o tratamento da causa subjacente que descompensou o paciente, por exemplo, síndrome coronariana aguda.
- Após medidas iniciais, realizar avaliações clínicas periódicas frequentes com ajustes de doses de medicações, por exemplo, a nitroglicerina endovenosa, repetir o diurético ou repetir a ventilação não invasiva (VNI) se necessário.
- Todos os casos devem ser considerados de alta gravidade e o paciente deve ser transferido à unidade de terapia intensiva assim que disponível, principalmente quando não houver resposta clínica e hemodinâmica evidente a todas as medidas terapêuticas.

Medidas gerais

- Todo paciente com EAP deve ser levado imediatamente à sala de emergência e colocado sob monitorização cardíaca e oximetria contínua.

- O fator desencadeante deve ser investigado desde o início, ao mesmo tempo em que é tratado o próprio EAP.
- Enquanto isso, realizar uma anamnese objetiva buscando dados pontuais, exame físico e avaliação de parâmetros vitais como pressão arterial, frequência cardíaca, frequência respiratória, ausculta pulmonar e cardíaca, perfusão periférica, nível de consciência (escala de coma de Glasgow), saturação de O_2 por oximetria e temperatura.
- Puncionar acesso venoso periférico calibroso e aproveitar para coleta de exames laboratoriais.
- Manter o paciente sentado na maca, de preferência com os membros inferiores pendentes para diminuir o retorno venoso.
- Oxigenoterapia: administrar preferencialmente ventilação não invasiva (VNI) com pressão positiva (CPAP/ BIPAP). Na sua ausência, usar alto fluxo de oxigênio, com máscara de oxigênio ou venturi/reservatório mantendo saturação acima de 90%.

Diureticoterapia

- O uso de diuréticos promove a diurese e natriurese, melhorando congestão venosa pulmonar e edema, levando à melhora dos sintomas relacionados à sobrecarga de volume.
- Furosemida é o diurético de escolha, pela sua ação rápida e potente na dose inicial de 1 mg/kg. O objetivo é obter uma boa resposta diurética e aumentar a dose quando for insuficiente.
- Possui um efeito venodilatador precoce (5 a 30 minutos após infusão) levando à redução da pressão em átrio direito e capilar pulmonar.
- Deve-se quantificar a diurese para ter parâmetro da eficácia do tratamento.
- Caso seja necessário, pode-se repetir a dose duplicada (2 mg/kg), ou adicionar outros diuréticos como hidroclorotiazida e espironolactona.
- Obrigatoriamente deve-se monitorizar os eletrólitos (potássio, cálcio e magnésio) após o uso dos diuréticos em doses elevadas, devido a maior risco de redução de seus níveis séricos.

Nitrato sublingual

- De rotina, não deve ser utilizado em pacientes hipotensos (pressão arterial sistólica menor que 110 mmHg).
- Tem a vantagem de ser administrado rapidamente, com obtenção de ação veno e arteriodilatadora, antes mesmo de se obter acesso venoso periférico.
- Usar isossorbida 5 mg sublingual, repetir a cada 5 minutos até total de 15 mg.

Nitroglicerina

- É um vasodilatador endovenoso, diminui principalmente a pré-carga, reduzindo a resistência vascular periférica, a congestão pulmonar e melhorando o débito cardíaco.
- Também atua aumentando o fluxo coronariano, o que é muito útil em pacientes em vigência de síndromes coronárias agudas.
- De rotina, não deve ser utilizado em pacientes hipotensos (pressão arterial sistólica menor que 90 mmHg).
- Por ter meia-vida curta, se o paciente desenvolve hipotensão, após sua suspensão a pressão arterial retorna ao seu valor basal em 5 a 10 minutos.
- Dose recomendada: 10 a 20 μg/min, endovenoso, com aumento em 5 a 10 μg/min a cada 5 minutos até no máximo 100 μg/min.
- Diluição: 25 mg diluídos em 250 mL de solução fisiológica 0,9% ou solução glicosada a 5%.
- Seu uso por vários dias não é recomendado pelo desenvolvimento de tolerância.
- Evitar seu uso em paciente com estenose aórtica importante, uso recente de inibidores de fosfodiesterase-5, cardiomiopatia hipertrófica, infarto de ventrículo direito e choque cardiogênico.

Nitroprussiato de sódio

- É um potente vasodilatador arterial de uso endovenoso muito útil no EAP de origem hipertensiva.

- De rotina, não deve ser utilizado em pacientes hipotensos (pressão arterial sistólica menor que 90 mmHg).
- Iniciar a infusão na dose de 0,2 μg/kg/min, com aumentos progressivos a cada 3 a 5 minutos, até o efeito desejado, podendo-se chegar a doses em torno de 10 μg/kg/min.
- Devido ao seu potente efeito hipotensor, deve ser utilizado de preferência sob o uso de monitorização invasiva de pressão arterial, o que limita o seu uso na emergência.
- É sensível à luz e o frasco e o equipo devem ser cobertos.
- Deve ser utilizado com cautela em pacientes com insuficiência renal e/ou hepática, pelo risco de intoxicação por cianeto.
- Evitar nitroprussiato em paciente com estenose aórtica importante, cardiomiopatia hipertrófica, infarto de ventrículo direito e choque cardiogênico.

Morfina

- Opiáceos aliviam dispneia e ansiedade. Podem ser utilizados como sedativos durante a VNI para otimizar a adaptação do paciente.
- Os efeitos colaterais dos opiáceos são dose-dependente e incluem náusea, hipotensão, bradicardia e depressão respiratória.
- Estudos mais recentes sugerem que a administração de morfina está associada ao aumento de ventilação mecânica, hospitalização prolongada, mais admissões em UTI e aumento da mortalidade.
- Portanto, o uso de opioides não é recomendado de forma rotineira, a não ser em casos selecionados, principalmente dor ou ansiedade graves.
- Não utilizar se há hipotensão ou choque cardiogênico.
- Inicialmente recomenda-se a dose de 2 a 4 mg, a cada 5 a 30 minutos, observando o possível nível de consciência e a depressão respiratória.
- Efeitos colaterais comuns: náusea, vômito, prurido, rash cutâneo, urticária.

Inotrópicos

- Somente estão indicados se há sinais claros de baixo débito.
- O mais utilizado é a dobutamina. No entanto, em pacientes com a pressão arterial sistólica ≥ 90 mmHg, podem ser usadas a milrinona e a levosimendana.
- Dose da dobutamina: 2 a 20 μg/kg/min (4 ampolas, em 170 mL de solução fisiológica 0,9% ou solução glicosada a 5%). Inicia-se com 5 a 10 μg/kg/min.
- Efeitos colaterais comuns da dobutamina: taquicardia, arritmia e taquifilaxia.
- Dose da milrinona: 0,375 a 0,750 μg/kg/min (2 ampolas em 80 mL de solução fisiológica 0,9% ou solução glicosada a 5%). Inicia-se sem dose de ataque com 0,5 μg/kg/min, se houver hipotensão diminui-se para 0,375. Se não houver melhora, aumenta-se para 0,750 μg/kg/min.
- Dose da levosimendana: 0,5 a 2 μg/kg/min (1 ampola em 500 mL de solução glicosada a 5%). Inicia-se com 0,1 μg/kg/min. Se houver hipotensão diminui-se para 0,05 μg/kg/min. Caso não haja melhora, aumenta-se para 0,2 μg/kg/min.
- O efeito colateral mais comum da milrinona e da levosimendana é a hipotensão.

Ventilação não invasiva

- Alivia sintoma de dispneia, exaustão respiratória e aumenta a saturação de oxigênio.
- O uso da ventilação não invasiva (VNI) aumenta a complacência pulmonar, o recrutamento alveolar e o volume corrente, diminui necessidade de intubação em 60% e a mortalidade em 47% no paciente com EAP cardiogênico.
- Há duas modalidades de VNI: CPAP e BIPAP. O CPAP (*continuous positive airway pressure*) é simples e pode ser feito com fonte de oxigênio conectado à máscara com valva expiratória, que mantém pressão intratorácica constante, tanto na inspiração como na expiração. Recomenda-se uso inicial com pressão de 10 cmH_2O.

- BIPAP (*bilevel positive airway pressure*) é mais complexo, requer ventilador que provém dois níveis de pressão, um em assistir o paciente na pressão positiva inspiratória (IPAP) e outro como no CPAP, na manutenção da pressão positiva expiratória (EPAP). Recomenda-se uso inicial de IPAP de 15 cmH_2O e EPAP de 5 a 8 cmH_2O.
- Não há grande diferença de resultados entre o uso de CPAP ou BIPAP em EAP.
- Contraindicações comuns ao uso da VNI: hipotensão (pressão arterial sistólica < 85 mmHg), vômito, pneumotórax e diminuição do nível de consciência.

Intubação orotraqueal (IOT)

- IOT e ventilação mecânica permitem máxima oxigenação e ventilação.
- Em casos de EAP deve ser evitada devido ao rápido potencial de reversão do quadro clínico.
- Indicação: rebaixamento do nível de consciência, instabilidade hemodinâmica significativa, inabilidade de proteger a via aérea, falência da VNI, falência respiratória levando à hipoxemia refratária, hipercapnia, acidose ou exaustão física.

QUAL É A ROTINA NA EMERGÊNCIA DO INCOR?

- O diagnóstico de EAP é clínico e todo paciente em provável EAP no InCor deve ser considerado grave e levado para atendimento prioritário em sala de emergência. Preferencialmente, mantém-se o paciente sentado e com pernas pendentes. Esses pacientes devem ser mantidos em monitorização cardíaca contínua em sala de emergência, com acesso venoso periférico e suporte de oxigênio o mais breve possível.
- A anamnese e o exame físico devem ser minuciosos e direcionados buscando assimetrias de pressão entre membros, sopros cardíacos e abdominais, sinais neurológicos, aderência a medicamentos, uso de drogas ilícitas, dor torácica, dispneia, síncope, valor da pressão arterial, auscultas cardíaca e pulmonar, frequência cardíaca, edema, cardiopatia estrutural conhecida etc.
- Todos os pacientes atendidos no InCor realizam eletrocardiograma, exames laboratoriais (hemograma completo, função renal, eletrólitos, coagulograma, urina tipo I, troponina e CKMB), radiografia de tórax no leito e o PoCUS. Além disso, a coleta de gasometria arterial com lactato também é obrigatória à chegada dos pacientes em EAP.
- Idealmente, todos os pacientes com crises hipertensivas devem realizar fundo de olho em caráter de urgência. No InCor, normalmente, solicita-se sua realização à equipe de oftalmologia.
- A solicitação de BNP fica restrita a casos duvidosos em relação ao diagnóstico inicial em sua apresentação clínica.
- Assim que possível, em todos os pacientes em EAP o ecocardiograma transtorácico deve ser realizado de urgência.
- Oxigenoterapia é administrada na forma de CPAP com pressão inicial de 10 cmH2O. Maiores detalhes de seu manejo estão descritos no capítulo específico de VNI. A reavaliação deve ser constante e caso haja sinais de falha em seu uso, a IOT deve ser priorizada.
- Todos os pacientes recebem uma dose inicial de furosemida de 1 mg/kg, endovenosa. Após 1 hora, caso não haja diurese efetiva, uma nova dose de 1 a 2 mg/kg é normalmente repetida. Como uma parte dos pacientes com EAP, principalmente hipertensivos, pode estar euvolêmica, deve-se avaliar o estado volêmico após uma ou duas doses de furosemida e considerar a suspensão da medicação quando possível.
- O uso de nitrato sublingual pode ser adotado em pacientes hipertensos à apresentação, porém normalmente não é necessário na rotina de atendimento do InCor, devido à rápida disponibilidade da preparação de vasodilatadores endovenosos.

- O uso de morfina não é mais recomendado no uso rotineiro devido à sua correlação a complicadores, como por exemplo aumento de ventilação mecânica, hospitalização prolongada, mais admissões em UTI e aumento da mortalidade.
- Não existe um valor específico relacionado ao aparecimento de sintomas associados à hipertensão arterial sistêmica. No entanto, considera-se que pacientes com pressão arterial acima de 180 X 110 mmHg apresentam EAP hipertensivo, ao passo que pacientes com pressão arterial abaixo desses valores apresentam EAP não hipertensivo.
- Em EAP hipertensivo, o tratamento inicial consiste na maioria das situações em reduzir a pressão arterial sistólica em 25% na primeira hora com uso de nitroprussiato de sódio endovenoso em bomba de infusão contínua, sendo titulado a cada 5 minutos se necessário.
- Em casos de síndrome coronária aguda e eclâmpsia, a opção inicial é por nitroglicerina endovenosa em bomba de infusão contínua, devido à possibilidade de roubo de fluxo coronário ou placentário com uso de nitroprussiato.
- Em pacientes com EAP hipertensivo internados na Unidade de Emergência do InCor, o controle de PA deve ser cauteloso. Reduções precoces e abruptas podem levar a hipofluxo renal e cerebral, resultando em insuficiência renal aguda e sonolência/letargia. Nesses casos, opta-se por manter a PA em torno de 140 × 90 mmHg, caso seja possível tal abordagem.
- Após resolução do quadro, os pacientes que apresentaram EAP hipertensivo devem ser investigados em relação à possibilidade de hipertensão secundária (cortisol sérico, TSH, dosagem de hormônio do crescimento, aldosterona sérica, atividade de renina plasmática, ultrassonografia renal com Doppler, urina tipo I, catecolaminas urinárias). Quando a cineangiocoronariografia for necessária, a realização de angiografia renal deve ser conjunta.
- Já em pacientes com EAP não hipertensivo, os diagnósticos diferenciais relacionados a síndrome coronária aguda, valvopatias, arritmias, insuficiência cardíaca e insuficiência renal passam a ser considerados de maneira mais significativa, uma vez que o mecanismo relacionado à hipertensão não está presente. Desde que a pressão arterial sistólica esteja acima de 90 mmHg, é utilizada a nitroglicerina ou nitroprussiato endovenosos em bomba de infusão contínua como medicações de escolha. Já em pacientes com sinais de baixo débito e/ou hipotensão, dá-se preferência ao uso de dobutamina endovenosa em bomba de infusão contínua.
- Pacientes com valvopatias em EAP não hipertensivo devem ser considerados para cirurgia de emergência caso não apresentem melhora rápida do quadro. Já naqueles com síndrome coronária aguda associada, opta-se por IOT para realização de cineangiocoronariografia de urgência, uma vez que o paciente não é capaz de tolerar decúbito horizontal para realizar o exame. Quando há a presença de taquiarritmias ou bradiarritmias, por vezes, também deve-se realizar a IOT antes de procedimentos como cardioversão elétrica e/ou passagem de marca-passo transvenoso. Já em pacientes dialíticos ou com insuficiência renal aguda, a realização de diálise deve ser considerada em caráter de urgência. A abordagem específica de cada um desses temas será detalhada em capítulos específicos.
- Em pacientes com função ventricular preservada (fração de ejeção de VE > 50%) e com EAP não hipertensivo, sem evidências de síndrome coronária aguda e/ou bradiarritmias, pode-se considerar o uso de medicações cronotrópicas negativas endovenosas (metoprolol 5 mg [dose máxima de 15 mg] e/ou diltiazem 0,25 mg/kg [podendo ser repetida a dose de 0,35 mg/kg]) e/ou

esmolol com intuito de reduzir a frequência cardíaca e aumentar o período de diástole, com melhora da pressão diastólica final e da congestão pulmonar retrógrada. Tal abordagem é preferencialmente utilizada em EAP relacionado à estenose valvar mitral e em pacientes com EAP associado a taquicardias supraventriculares (quando não se optar pela cardioversão elétrica imediata).

- Preferencialmente, após a abordagem inicial, pacientes com EAP são levados à unidade de terapia intensiva, onde obtém-se uma pressão arterial invasiva para melhor controle hemodinâmico.
- A introdução de vasodilatadores orais deve ser gradual e ao longo da internação, conforme a compensação clínica do paciente.
- O fluxograma de atendimento de pacientes com EAP na Unidade de Emergência do InCor encontra-se na Figura 4.

BIBLIOGRAFIA RECOMENDADA

1. Cotter G, Moshkovitz Y, Milovanov O, Salah A, Blatt A, Krakover R, et al. Acute heart failure: a novel approach to its pathogenesis and treatment. Eur J Heart Fail. 2002;4:227-34.
2. Fiutowski M, Waszyrowski T, Krzeminska-Pakula M, Kasprzak JD. Pulmonary edema prognostic score predicts in-hospital mortality risk in patients with acute cardiogenic pulmonary edema. Heart Lung. 2008;37:46-53.
3. Gray A, Goodacre S, Newby DE, Masson MM, Sampson FM, Nicholl JM; the 3CPO Trialists. Noninvasive ventilation in acute cardiogenic pulmonary edema. N Engl J Med. 2008;359:142-51.
4. Hochman JS, Ingbar DH. Cardiogenic shock and pulmonary edema. In: Fauci AS, Braunwald E, Kasper DL, Hauser SL, Longo DL, Jameson JL, Loscalzo J. Harrison's principles of internal medicine. 18.ed. Philadelphia: Elsevier; 2010. Disponível em: http://www.accessmedicine.com/content.aspx?aID=9106087.
5. Januzzi JL Jr, Camargo CA, Anwaruddin S, Baggish AL, Chen AA, Krauser DG, et al. The N-terminal Pro-BNP investigation of dyspnea in the emergency department (PRIDE) study. Am J Cardiol. 2005;95:948-54.
6. Karmpaliotis D, Kirtane AJ, Ruisi CP, Polonsky T, Malhotra A, Talmor D, et al. Diagnostic and prognostic utility of brain natriuretic peptide in subjects admitted to the ICU with hypoxic respiratory failure due to noncardiogenic and cardiogenic pulmonary edema. Chest. 2007;131:964-71.
7. Levitt JE, Vinayak AG, Gehlbach BK, Pohlman A, Van Cleve W, Hall JB, et al. Diagnostic utility of B-type natriuretic peptide in critically ill patients with pulmonary edema: a prospective cohort study. Crit Care. 2008;12(1):R3.
8. Liesching T, Nelson DL, Cormier KL, Sucov A, Short K, Warburton R, et al. Randomized trial of bilevel versus continuous positive airway pressure for acute pulmonary edema. J Emerg Med. 2014;46(1):130-40.
9. McCullough PA, Nowak RM, McCord J, Hollander JE, Herrmann HC, Steg PG, et al. B-type natriuretic peptide and clinical judgment in emergency diagnosis of heart failure: analysis from Breathing Not Properly (BNP) Multinational Study. Circulation. 2002;106:416-22.
10. Ozsancak Ugurlu A, Sidhom SS, Khodabandeh A, Ieong M, Mohr C, Lin DY, et al. Use and outcomes of noninvasive positive pressure ventilation in acute care hospitals in Massachusetts. Chest. 2014;145(5):964-71.
11. Passarini JN, Zambon L, Morcillo AM, Kosour C, Saad IA. Use of non-invasive ventilation in acute pulmonary edema and chronic obstructive pulmonary disease exacerbation in emergency medicine: predictors of failure. Rev Bras Ter Intensiva. 2012;24(3):278-83.
12. Peter JV, Moran JL, Phillips-Hughes J, Graham P, Bersten AD. Effect of non-invasive positive pressure ventilation (NIPPV) on mortality in patients with acute cardiogenic pulmonary edema: a meta-analysis. Lancet. 2006;367(9517):1155-63.
13. Pirracchio R, Resche Rigon M, Mebazaa A, Zannad F, Alla F, Chevret S.Continuous positive airway pressure (CPAP) may not reduce short-term mortality in cardiogenic pulmonary edema: a propensity-based analysis. J Card Fail. 2013;19(2):108-1a16.
14. Rana R, Vlahakis NE, Daniels CE, Jaffe AS, Klee GG, Hubmayr RD, et al. B-type natriuretic peptide in the assessment of acute lung injury and cardiogenic pulmonary edema. Crit Care Med. 2006;34:1941-6.
15. Roguin A, Behar DM, Ami HB, Reisner SA, Edelsteina S, Linn S, et al. Long-term prognosis of acute pulmonary edema - an ominous outcome. Eur J Heart Fail. 2000;2:137-44.
16. Schnell D, Timsit JF, Darmon M, Vesin A, Goldgran-Toledano D, Dumenil AS, et al. Noninvasive mechanical ventilation in acute respiratory failure:

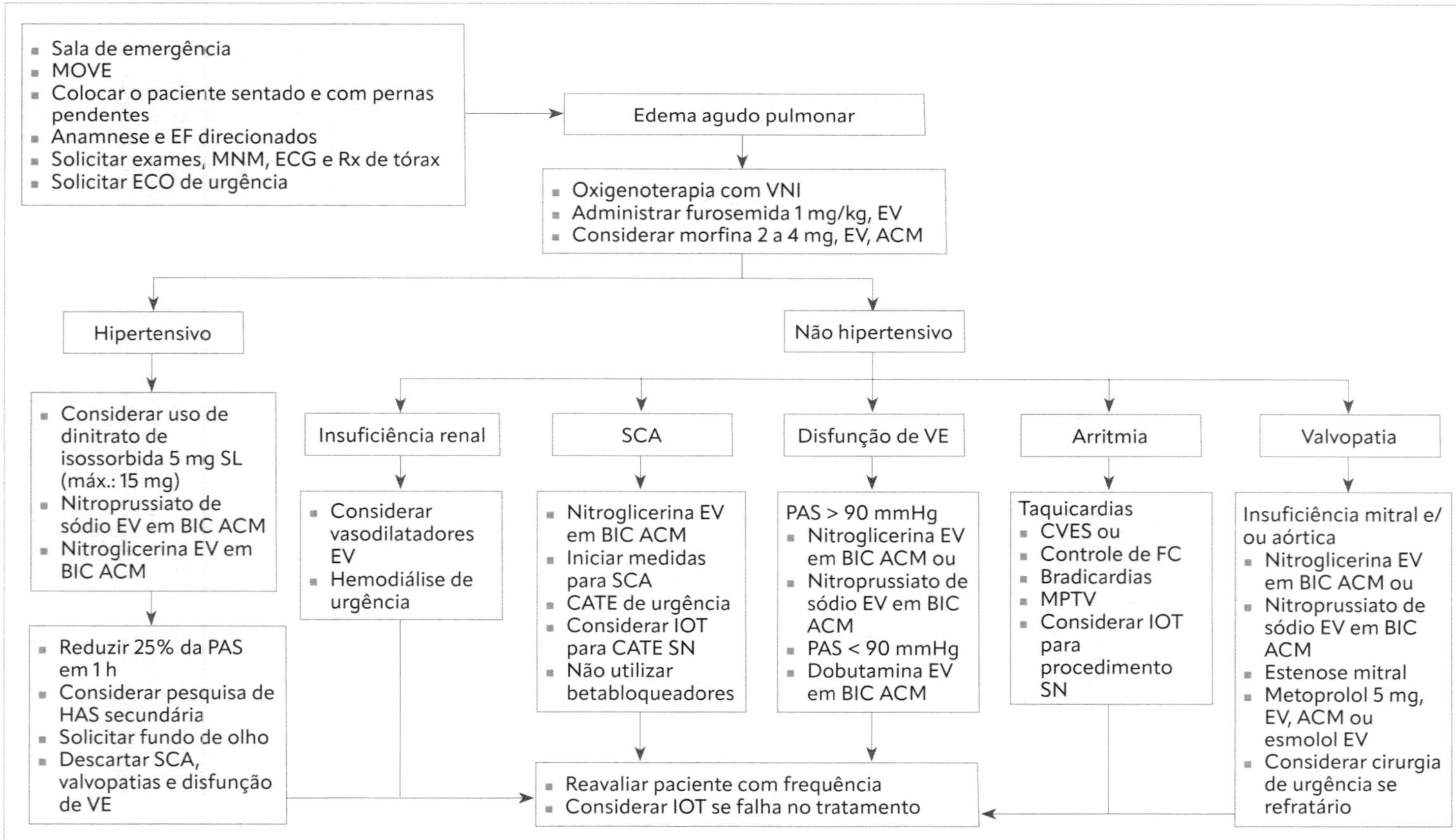

FIGURA 4 Fluxograma de atendimento de pacientes em edema agudo de pulmão na Unidade de Emergência do InCor.
MOVE: monitorização, oxigenoterapia e acesso venoso; EF: exame físico; MNM: marcadores de necrose miocárdica; ECG: eletrocardiograma; Rx: radiografia; ECO: ecocardiograma; VNI: ventilação não invasiva; EV: endovenoso; ACM: a critério médico; SL: sublingual; BIC: bomba de infusão contínua; PAS: pressão arterial sistólica; HAS: hipertensão arterial sistêmica; SCA: síndrome coronária aguda; VE: ventrículo esquerdo; CATE; cateterismo cardíaco; SN: se necessário; CVES: cardioversão elétrica sincronizada; FC: frequência cardíaca; MPTV: marca-passo transvenoso; IOT: intubação orotraqueal.

trends in use and outcomes. Intensive Care Med. 2014;40(4):582-91.

17. Parissis J, Nikolaou M, Mebazaa A, Ikonomidis I, Delgado J, Vilas-Boas F, et al. Acute pulmonary oedema: clinical characteristics, prognostic factors, andin-hospital management. Eur J Heart Failure. 2010;12:1193-202.
18. Henri C, Rouleau J. Acute pulmonary edema and acute coronary syndrome: mostly a trigger or an associated phenomenon? Can J Cardiol. 2016;32:1200-2.
19. McDonagh TA, Metra M, Adamo M, Gardner RS, Baumbach A, Böhm M, et al. 2021 ESC Guidelines for the diagnosis and treatment of acute and chronic heart failure. Eur Heart J. 2021;42:35993726.
20. Witharana TN, Baral R, Vassiliou VS. Impact of morphine use in acute cardiogenic pulmonary oedema on mortality outcomes: a systematic review and meta-analysis. Ther Adv Cardiovasc Dis. 2022;16:17539447221087587.
21. Wang Y, Shen Z, Lu X, Zhen Y, Li H. Sensitivity and specificity of ultrasound for the diagnosis of acute pulmonary edema: a systematic review and meta-analysis. Med Ultrason. 2018;20(1):32-6.
22. Reisinger N, Koratala A. Quantitative lung ultrasonography for the nephrologist: applications in dialysis and heart failure. Kidney360. 2021;3(1):176-84.
23. Montera MW, Almeida DR, Tinoco EM, Rocha RM, Moura LA, Réa-Neto Á, et al. II Diretriz Brasileira de Insuficiência Cardíaca Aguda. Arq Bras Cardiol. 2009;93(3supl.3):1-65.
24. Picano E, Scali MC, Ciampi Q, Lichtenstein D. Lung ultrasound for the cardiologist. J Am Coll Cardiol Img. 2018;11(11):1692-705.
25. Gray A, Goodacre S, Newby DE, Masson M, Sampson F, Nicholl J; 3CPO Trialists. Noninvasive ventilation in acute cardiogenic pulmonary edema. N Engl J Med. 2008;359:142-51.
26. Goodacre S, Bradburn M, Fitzgerald P, Cross E, Collinson P, Gray A, et al. The RATPAC (Randomised Assessment of Treatment using Panel Assay of Cardiac markers) trial: a randomised controlled trial of point-of-care cardiac markers in the emergency department. Health Technology Assessment. 2011;15:(23):iii-xi, 1-102.
27. Kimura BJ, Nayak KR. "Asymptomatic" flash pulmonary edema by point-of-care ultrasound a novel bedside finding of transient global ischemia. JACC Case Rep. 2020;2(10):1545-9.
28. Baid H, Vempalli N, Kumar S, Arora P, Walia R, Chauhan U, et al. Point of care ultrasound as initial diagnostic tool in acute dyspnea patients in the emergency department of a tertiary care center: diagnostic accuracy study. Int J Emerg Med. 2022;15:27.
29. Gray A, Goodacre S, Newby DE, Masson M, Sampson F, Nicholl J; 3CPO Trialists. Noninvasive ventilation in acute cardiogenic pulmonary edema. N Engl J Med. 2008;359(2):142-51.

3

Monitorização hemodinâmica

Jackson Simomura
Milena Frota Macatrão-Costa
Leonardo Nicolau Geisler Daud Lopes
Silvia H. G. Lage

OBSERVAÇÕES GERAIS BASEADAS EM EVIDÊNCIAS

Introdução

- Dentre os pacientes admitidos em uma unidade de emergência, é de fundamental importância que sejam identificados aqueles com quadro clínico mais grave ou com maior potencial de complicação e, portanto, sob risco de desenvolver condições críticas como o estado de choque.
- Os estados de choque – tradicionalmente classificados como cardiogênico, hipovolêmico, obstrutivo e distributivo – ou a síndrome de baixo débito cardíaco podem ser definidos como a condição clínica em que a perfusão tecidual encontra-se insuficiente ou inadequada para suprir as necessidades metabólicas celulares.
- Nestas condições, a monitorização hemodinâmica é uma ferramenta indispensável para o manuseio do paciente. Para isto, dispõe-se de métodos não invasivos ou invasivos, que devem ser utilizados de acordo com as necessidades individuais do doente, levando-se em conta a relação risco-benefício e a disponibilidade de equipamentos.

Monitorização hemodinâmica

- A avaliação da perfusão tecidual inicia-se pelo exame físico. A observação do nível de consciência e das características da pele, que pode estar quente e com sinais de vasodilatação no choque séptico, ou fria e úmida no choque cardiogênico. A monitorização do ritmo de diurese expressa de forma significativa o grau de perfusão renal.
- A avaliação dos pulsos periféricos, enchimento capilar, frequência cardíaca e pressão arterial sistêmica também são de grande importância no exame clínico admissional e evolutivo dos pacientes.
- Na sequência, introduzem-se os exames clínicos, laboratoriais e metodologia não invasiva e invasiva mais utilizados na monitorização hemodinâmica em emergência e/ou na terapia intensiva.

Enchimento capilar

- A medida do tempo de enchimento capilar é um parâmetro clínico muito utilizado para avaliação da perfusão periférica, simples e de fácil execução no reconhecimento de pacientes críticos em unidades de emergência.

A manobra consiste em realizar uma dígito-pressão à falange distal do dedo indicador durante 5 segundos, com registro do tempo decorrido após a descompressão, para retorno da coloração normal da pele. Um tempo de enchimento capilar maior do que 2 segundos é considerado alterado.

- Nos estados de choque, o fluxo sanguíneo para a pele diminui para preservar a perfusão de órgãos vitais. Clinicamente, o paciente pode apresentar-se com a pele fria e pegajosa, pálida e até mesmo com presença de *livedo reticularis*.
- Uma variante desse exame, o gradiente de temperatura central-artelho, tem sido utilizada para tornar essa avaliação mais objetiva. Como a vasoconstrição da pele reduz a perda de calor corporal, a diferença entre a temperatura central e a temperatura da pele tem sido utilizada para diagnosticar e tratar pacientes com anormalidades da perfusão global. O inconveniente dessa técnica é a necessidade de aferir a temperatura central (p. ex., termômetro esofágico, cateter de artéria pulmonar). Um gradiente de temperatura central-artelho maior do que 7°C está relacionado à má perfusão periférica.
- Nos estados hiperdinâmicos, como no choque séptico, a hipoperfusão tecidual pode existir, mesmo com tempo de enchimento capilar adequado.

Pressão arterial média

- Um dos principais objetivos durante o suporte hemodinâmico é manter um nível de pressão arterial média (PAM) suficiente para garantir adequada perfusão tecidual. Abaixo de 60 mmHg, há perda da autorregulação renal, coronariana e do sistema nervoso central. Pacientes com choque, drogas vasoativas ou necessidade de mais de quatro gasometrias arteriais por dia devem receber monitorização de pressão arterial invasiva (PAI). A medida de pressão não invasiva é geralmente imprecisa não deve ser utilizada nestas situações.
- O local de primeira escolha para punção da PAI é a artéria radial e a segunda, a artéria femoral. A PAI garante a medida da pressão intra-arterial, a análise da curva e o estudo da variação de pressão de pulso no ciclo respiratório (deltaPP).
- Estudos mostram que o delta-PP maior do que 13% é um indicador confiável de resposta positiva ao volume. No entanto, para isso devem-se respeitar algumas condições: paciente sedado/curarizado; sem apresentar ciclos assistidos/espontâneos; volume corrente de 8 a 10 mL/kg e ausência de arritmias. Diante das atuais recomendações quanto à sedação e à ventilação mecânica protetora, esse índice tem utilidade prática muito limitada.

Pressão venosa central

- A pressão venosa central (PVC) mede diretamente a pressão nas grandes veias torácicas assim que o sangue venoso retorna ao coração.
- Geralmente, a PVC oscila em concordância com as variações do retorno venoso. Nos pacientes com ausência de obstrução da válvula tricúspide, a PVC e a pressão de átrio direito (PAD) são iguais à pressão diastólica final de ventrículo direito, e representam a pressão de enchimento ventricular direito. Essa correlação é possível porque, quando a válvula tricúspide está aberta, o átrio e o ventrículo direitos se comunicam abertamente, e as pressões se equilibram no final da diástole.
- Os valores normais de PVC, considerando-se a linha axilar média como o zero do transdutor, variam de 0 a 8 mmHg.
- A mensuração da PVC é de fácil obtenção e frequentemente utilizada em pacientes graves das unidades de emergência e terapia intensiva. No entanto, tem sido consenso que mensurações isoladas de variáveis estáticas de avaliação de pré-carga (p. ex., PVC e pressão de oclusão da artéria pulmonar) não são

adequadas para avaliar o estado hemodinâmico e orientar reposição volêmica.

- O uso apropriado da PVC requer um bom entendimento das técnicas básicas de mensuração e interpretação das formas de ondas. Se os devidos cuidados não forem tomados com a nivelação do transdutor (nível zero de referência) e considerações não forem feitas em relação à influência da pressão transtorácica, serão cometidos erros na aplicação clínica de seus valores.
- Além das informações obtidas na relação entre as variações da PVC e variações do débito cardíaco, também há muitas informações advindas do exame cuidadoso dos traçados de ondas da PVC, como as alterações induzidas por arritmias, regurgitação tricúspide, tamponamento cardíaco, doenças cardíacas restritivas, diminuição da complacência torácica, aumento da pressão intra-abdominal, entre outras.
- Considerando-se a variação da PVC (delta-PVC) em pacientes respirando espontaneamente e de forma tranquila, a diminuição ≥ 1 mmHg na PVC durante a inspiração é indicativo de resposta positiva à expansão volêmica. No entanto, esse índice também tem uso limitado em pacientes com padrão respiratório rápido e superficial, como no desconforto respiratório, acidose metabólica ou mesmo ansiedade.

Saturação venosa de oxigênio

- A saturação venosa de oxigênio central ($SvcO_2$) , obtida de cateter posicionado na veia cava superior ou átrio direito, assim como a saturação venosa de oxigênio mista (SvO_2), obtida de cateter posicionado na artéria pulmonar, refletem indiretamente a somatória do consumo global de oxigênio, com valores de normalidade de 70 e 65%, respectivamente.
- Em condições em que o conteúdo arterial de oxigênio é normal, a saturação venosa de oxigênio baixa expressa maior taxa de extração de oxigênio do leito arterial para suprir a demanda aumentada e manter a homeostase celular. A saturação venosa de oxigênio é um marcador indireto de fluxo. Esse parâmetro diminui quando a oferta de oxigênio (DO2) está reduzida (por redução do conteúdo arterial de oxigênio ou do débito cardíaco) ou quando a demanda sistêmica se eleva, excedendo a oferta.
- Para correta interpretação da SvO2, como indicador de consumo global de oxigênio, sempre devem ser lembrados os fatores que interferem na oferta: débito cardíaco, concentração de hemoglobina e saturação arterial de oxigênio.
- A seguinte fórmula expressa essa relação:

$$vO_2 = SaO_2 - VO_2/(1{,}36 \times Hb \times DC)$$

SvO_2: saturação venosa de oxigênio; SaO_2: saturação arterial de oxigênio; VO_2: consumo global de oxigênio; Hb: hemoglobina; DC: débito cardíaco.

- Nos cardiopatas crônicos, os valores de normalidade da SvO_2 podem variar entre 50 e 60% devido ao aumento da taxa de extração pelos tecidos, sem representar hipoperfusão tecidual. Portanto, para a adequada interpretação da SvO_2 é necessária a complementação da análise metabólica com lactato sérico e déficit de bases. Dessa forma, a medida isolada de SvO_2 não é validada para uso na monitorização ou como base para intervenções de paciente com insuficiência cardíaca congestiva, mas quanto menor seu valor, maior a probabilidade de hiperlactatemia.
- A principal utilidade prática, bem validada, para uso da SvO_2 é para guiar a ressuscitação hemodinâmica de pacientes com sepse grave ou choque séptico. Nesse grupo, a estratégia de ressuscitação precoce guiada por metas, incluindo busca de SvO_2, acima de 70% nas primeiras 6 horas, é associada à importante redução de mortalidade intra-hospitalar. Também há evidências de melhor evolução de pacientes em pós-operatório imediato de cirurgia cardíaca que tenham hemodinâmica

otimizada com alvo de SvO_2 acima de 70% e lactato sérico menor do que 2 mmol/L.

Lactato

- O lactato é produzido durante a glicólise anaeróbia, a partir do piruvato, em reação mediada pela enzima piruvato desidrogenase. O lactato dosado em amostra arterial ou venosa central resulta do equilíbrio entre produção e degradação. Em condições fisiológicas, os principais responsáveis pela produção são: músculo (25%), pele (25%), cérebro (20%), intestino (10%) e hemácias (20%). Sua degradação é principalmente hepática (60%), com participação renal e muscular. Tanto o metabolismo anaeróbio quanto a disfunção mitocondrial que prejudique o metabolismo oxidativo são responsáveis pela hiperlactatemia.
- Inúmeras situações podem cursar com aumento do lactato sérico. A principal causa de elevação é a hipóxia tecidual, pelo incremento da glicólise anaeróbia, com o intuito de manter a produção energética celular próxima do normal. Na sepse, tanto a hipóxia tecidual (principal mecanismo) quanto a inibição da enzima piruvato desidrogenase e a glicólise aumentada (aumento da demanda metabólica) são responsáveis pela hiperlactatemia nessa síndrome.
- A deficiência de tiamina pode ser acompanhada de hiperlactatemia, já que essa vitamina serve como cofator para a piruvato desidrogenase.
- Como a depuração do lactato depende principalmente do fígado e dos rins, a insuficiência destes órgãos é responsável pelo aumento do seu nível sérico.
- A infusão de catecolaminas, alcalose intracelular e intoxicação por nitroprussiato também são causas de hiperlactatemia.
- Considera-se normal nível de lactato sérico inferior a 2,0 mmol/L (18 mg/dL), em repouso, e 5 mmol/L (45 mg/dL) durante exercício. A hiperlactatemia deve ser interpretada dentro do contexto clínico do paciente.
- Considera-se o lactato um importante índice prognóstico, sendo o aumento do nível sérico preditor independente de prognóstico, com aumento de mortalidade.
- Nos pacientes com sepse grave e choque séptico, um clearance de lactato acima de 10% em 6 horas é associado a melhor prognóstico.

Excesso de bases

- O excesso de bases-padrão (BE *standard*) fornece informações do equilíbrio ácido básico. O desenvolvimento de acidose metabólica é muito comum na prática clínica diária de pacientes que cursam com doenças graves.
- Nos quadros de choque, torna-se necessária a detecção de acidose metabólica como consequência do acúmulo de lactato e outros ácidos orgânicos produzidos durante o metabolismo anaeróbio.
- O diagnóstico de acidose metabólica pode ser realizado pela medida do déficit de base (DB), que se refere à quantidade de bases em milimoles necessárias para titular 1 L de sangue corporal ao pH de 7,40, estando a amostra totalmente saturada de oxigênio à temperatura de 37°C e com PCO_2 de 40 mmHg.
- Na vigência de função renal normal e excluídos fatores perturbadores desse equilíbrio, a ocorrência de negativação progressiva do excesso de bases sugere hipoperfusão tissular e consequente metabolismo anaeróbico. Pacientes internados em UTI com DB menor do que 4 mmol/L apresentam pior prognóstico, principalmente quando associado à dosagem de lactato sérico maior do que 1,5 mmol/L.

Débito cardíaco

- A forma utilizada classicamente para medida do débito cardíaco, considerada padrão-ouro, é a termodiluição pelo cateter de artéria pulmonar (CAP) também conhecido como cateter pulmonar fluxo-dirigido ou cateter de Swan-Ganz em referência a seus idealizadores.

Cateter de artéria pulmonar

- Consiste em cateter de três vias: proximal (átrio direito), distal (artéria pulmonar) e via dirigida para um balonete de látex na extremidade distal, com capacidade volumétrica de 1,5 mL quando insuflado completamente, que possibilita a condução guiada pelo fluxo sanguíneo nas câmaras direitas até atingir e ocluir um ramo da artéria pulmonar, fornecendo medida direta de pressão capilar pulmonar (PCP ou pressão de artéria pulmonar ocluída), que reflete as pressões de enchimento de átrio e ventrículo esquerdos.
- A inserção do cateter pode ser realizada por punção percutânea (técnica de Seldinger) ou flebotomia, através das veias antecubitais, subclávias, jugulares internas e externas, além das femorais. Toda a introdução é guiada pelo monitor que mostra as curvas de pressão de cada cavidade por onde o cateter passa (Figura 1).
- Em posição de decúbito dorsal, deve-se considerar que o pulmão é dividido em três regiões, conforme a relação entre pressão arterial, pressão venosa e pressão alveolar, chamadas de zonas de West. Para adequada medida da pressão intravascular com estimativa das pressões de enchimento de câmaras esquerdas, o cateter deve estar em região com pressões arterial e venosa maiores do que a pressão alveolar, isto é, na zona III de West. Na prática, a ponta do cateter fica localizada inferiormente ao átrio esquerdo.
- Após o término do procedimento, deve-se realizar uma radiografia de tórax para verificação do adequado posicionamento do cateter (zona III de West) e avaliar possíveis complicações da punção venosa.

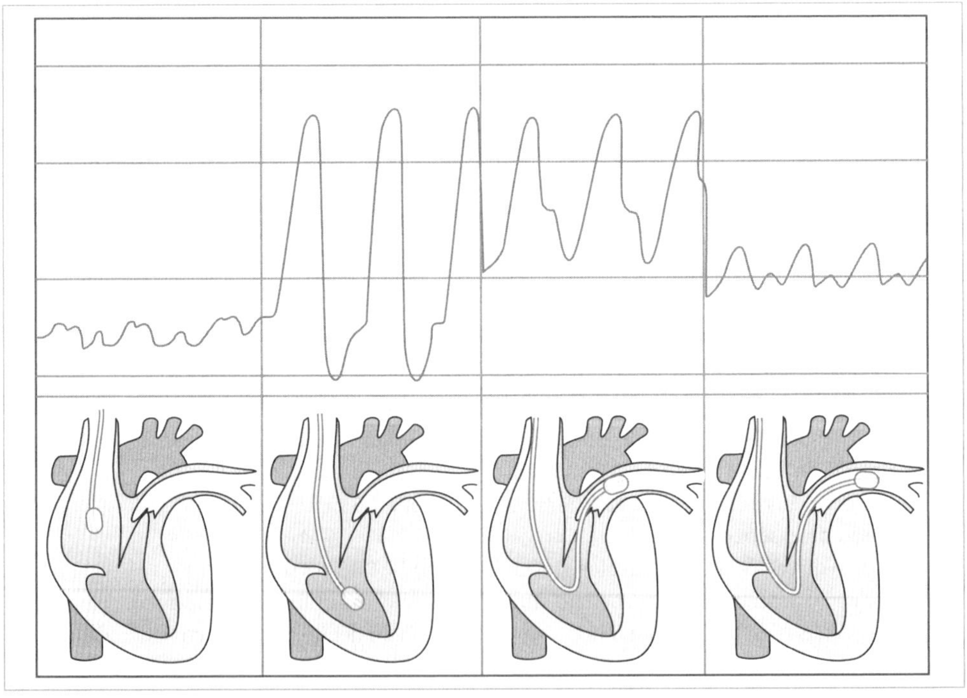

FIGURA 1 Representação esquemática da progressão do cateter de artéria pulmonar com balão insuflado ao longo do átrio direito, ventrículo direito e artéria pulmonar, respectivamente, nos três quadros à esquerda. Encunhamento da ponta do cateter na artéria pulmonar no quadro à direita. Acima estão representadas as curvas de pressão.

- As principais complicações do CAP podem estar relacionadas com o próprio acesso venoso central (punção arterial, pneumotórax/hemotórax, embolia gasosa, déficit neurológico), com a passagem do cateter (arritmias sem repercussão, taquicardia ventricular/fibrilação ventricular, bloqueio de ramo direito e bloqueio atrioventricular total em casos de bloqueio de ramo esquerdo prévio) e com a permanência do cateter (rotura da artéria pulmonar distal, trombose e/ou infarto pulmonar, infecção relacionada ao cateter, endocardite infecciosa/vegetações valvulares).
- Além das medidas de pressão, através de um termistor em sua extremidade distal, o CAP faz medida direta do débito cardíaco pela variação na temperatura do sangue aferida na artéria pulmonar após infusão de soro fisiológico preferencialmente gelado no átrio direito.
- Os sistemas Vigilance™ e OptiQ™ possibilitam a medida contínua da tendência do débito cardíaco, cujos valores representam uma média dos últimos 10 minutos. Tem a vantagem de eliminar a variabilidade na presença de arritmias, porém constituem limitação na monitorização de débito em pacientes instáveis, já que tais valores não se referem ao tempo real.
- O "escape trial", um estudo clínico randomizado, multicêntrico, não mostrou diferença na mortalidade ao final de 30 dias e após 6 meses, nos 433 pacientes com insuficiência cardíaca grave randomizados para estratégia guiada pela cateterização da artéria pulmonar ou guiada apenas pelos dados clínicos. Em pacientes com choque cardiogênico, estudos observacionais não têm demonstrado benefício de redução de mortalidade com o uso do CAP.
- Nos últimos anos, o CAP vem caindo em desuso pela falta de evidências mostrando benefícios em desfechos clínicos (tanto em pacientes de terapia intensiva quanto nas cirurgias de alto risco), além do surgimento de novos métodos menos invasivos para monitorização hemodinâmica.
- Apesar das controvérsias, deve-se lembrar que o CAP é um instrumento de monitorização, não terapêutico, que ajuda no diagnóstico diferencial do choque e no manejo de pacientes selecionados, desde que utilizado no momento adequado por profissional habilitado.
- Na UTI do InCor, a monitorização com CAP é utilizada em casos de choque e cardiopatias graves em que se observa dificuldade no manejo com as medidas de monitorização menos invasivas e para a avaliação à beira-leito da condição da circulação pulmonar de paciente com insuficiência cardíaca, visando à indicação ou à contraindicação a transplante cardíaco.

Ecocardiograma

- O ecocardiograma é um instrumento de fácil e rápida aplicação, além de não invasivo para realizar a monitorização hemodinâmica de pacientes críticos em unidades de emergência. Há evidências crescentes de resultados comparáveis entre esse método e medidas invasivas por meio de CAP.
- Na monitorização hemodinâmica, o ecocardiograma proporciona medida do débito cardíaco de forma não invasiva, além de possibilitar a análise de alguns de seus principais determinantes, como pré-carga de câmaras direitas e esquerdas, função de ventrículo direito e contratilidade global e segmentar de ventrículo esquerdo.
- Além de estimar o débito, também pode ser usado para a avaliação global da função cardíaca, visualização de suas câmaras, valvas e pericárdio. Por isso, é considerado um exame fundamental no diagnóstico diferencial de causas para instabilidade hemodinâmica, possibilitando diagnóstico ou inferindo hipóteses, como infarto agudo do miocárdio e suas complicações mecânicas, tamponamento cardíaco, endocardite infecciosa,

doença valvar, dissecção de aorta e tromboembolismo pulmonar. Em alguns casos, como no tamponamento cardíaco, pode ser usado para guiar a terapêutica (pericardiocentese guiada por ultrassom).

- O volume sistólico, usado para medida do débito cardíaco, é calculado a partir da área da via de saída de ventrículo esquerdo e da curva de velocidade de fluxo através da aorta. A pré-carga é estimada pelas variações respiratórias das veias cavas superior e inferior, caracterizando os índices de colapsabilidade e distensibilidade.
- Pela obtenção desses dados, o ecocardiograma pode ser usado para predizer responsividade a volume. Em pacientes sob ventilação mecânica, com ecocardiograma transesofágico demonstrando o colapso de veia cava superior a 36% ou com ecocardiograma transtorácico caracterizando a distensão de veia cava inferior acima de 12 a 18% na inspiração sob pressão positiva está associada com responsividade a volume.
- O exame também pode ser realizado antes e após provas de volume para confirmar melhora de débito cardíaco nos pacientes respondedores.
- O ecocardiograma apresenta limitações, como dificuldade para posicionamento adequado do paciente crítico, disponibilidade do método, necessidade de treinamento específico, resultado operador-dependente, bem como o fato de ser um método não contínuo de monitorização. Em pacientes com obesidade, tórax hiperinsuflado, sob ventilação mecânica, a dificuldade quanto a janelas e posicionamento pode ser superada com a realização de ecocardiograma transesofágico.
- O exame transesofágico deve ser realizado apcnas por profissional treinado e habilitado. Para prevenção de aspiração, orienta-se jejum de pelo menos 4 horas, anestesia local orofaríngea e sedação com benzodiazepínicos, se necessário. Em pacientes inconscientes, a via aérea deve estar devidamente protegida.
- O Doppler transesofágico também estima débito cardíaco pela análise da velocidade de fluxo e da área de secção da aorta. Evidências sugerem benefícios principalmente na otimização volêmica de pacientes submetidos a cirurgias de alto risco.

Diluição transpulmonar

- Os dispositivos que avaliam o débito cardíaco pela diluição transpulmonar funcionam de maneira análoga ao cateter de artéria pulmonar. O PiCCO® e o VolumeView™ utilizam injeções de fluido intravenoso gelado como indicador, para medir variações de temperatura na circulação arterial e estimar o débito cardíaco. Embora menos invasivo do que o CAP, necessita de um acesso venoso central e um cateter arterial, preferencialmente femoral. O LiDCO™ funciona de forma similar, com infusão de pequenas quantidades de lítio em vez de fluido gelado (Figura 2).
- Esses métodos se correlacionam bem com medidas obtidas pelo cateter de artéria pulmonar, e podem apresentar menos variação dependente de fase do ciclo respiratório. Entretanto, necessitam de calibrações frequentes em pacientes com alteração de complacência vascular, como na situação de perda rápida de volemia ou grandes mudanças em doses de drogas vasoativas.

Análise de contorno e intensidade de pulso

- Os sistemas PiCCO® e LiDCO™ que realizam medidas intermitentes de débito cardíaco por diluição transpulmonar, também permitem estimativa contínua por análise de contorno de pulso, no caso do primeiro, e análise de intensidade de pulso, no segundo.
- Além desses métodos, os sistemas Vigileo™ e MostCare™ utilizam o método de análise do registro pressórico para estimar o débito cardíaco de forma contínua sem necessidade de calibração externa (Figura 3).

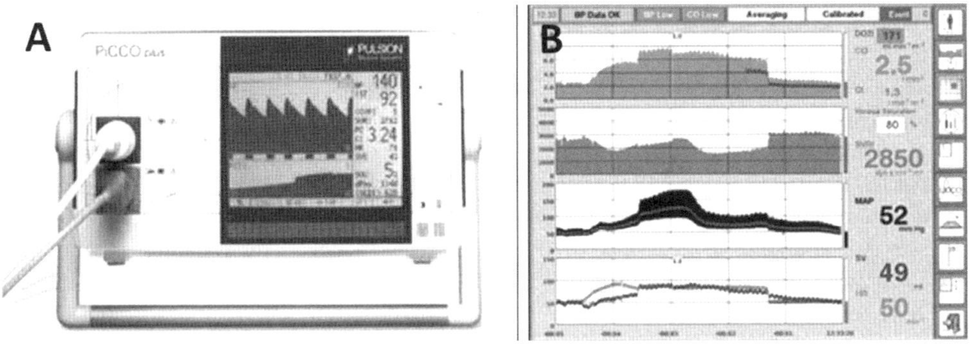

FIGURA 2 (A) Sistema PiCCO; (B) Monitor de interpretação do sistema LiDCO.

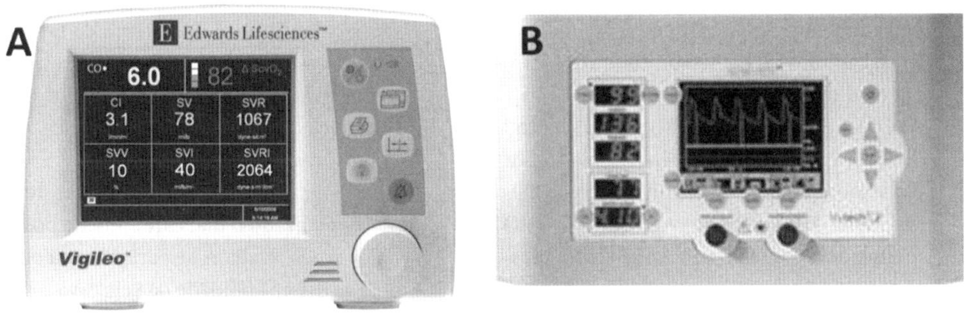

FIGURA 3 Sistemas Vigileo™ (A) e MostCare™ (B).

- Apesar da vantagem de serem menos invasivos do que o CAP, esses dispositivos perdem acurácia quando há alterações significativas de complacência vascular, quando as curvas de pressão arterial estão sub ou superestimadas ou em condições como insuficiência da valva aórtica.

QUAL É A ROTINA NA EMERGÊNCIA DO INCOR?

- Pacientes com sinais de choque hemodinâmico devem preferencialmente ser levados à sala de emergência, obtendo-se acesso venoso periférico, monitorização contínua e suporte de oxigênio, quando necessário. Dados diretos como pressão arterial, amplitude de pulso, frequência cardíaca, perfusão periférica (tempo de enchimento capilar), diurese e oximetria arterial devem ser imediatamente observados. Além disso, sinais de hipervolemia, como estase jugular, hepatomegalia, refluxo hepatojugular, edema e congestão pulmonar, devem constar na avaliação.
- Quando não houver sinais de hipervolemia sistêmica, a primeira medida deve ser de expansão volêmica com ringer lactato ou soro fisiológico, seguida de nova avaliação. O uso de PVC ou delta-PP em cardiopatas não é um parâmetro com boa validação em literatura e não é utilizado de rotina no serviço. Na presença de sinais claros de hipervolemia, preferencialmente associam-se drogas vasoativas (noradrenalina e/ou dobutamina e/ou dopamina), a depender da situação clínica.

- Em casos duvidosos quanto ao status volêmico, a realização de provas de volume com alíquotas de 250 a 500 mL de solução fisiológica pode ser realizada. Caso haja melhora hemodinâmica, a conduta deve ser repetida. Já quando a resposta for ausente, devem-se associar drogas vasoativas. A dosagem de *brain natriuretic peptide* (BNP) e a realização de ecocardiograma podem auxiliar nesses casos.
- Em pacientes com disfunção ventricular grave usualmente, utiliza-se precocemente dobutamina endovenosa em bomba de infusão contínua, baseados inicialmente apenas em dados de perfusão periférica. Já em pacientes com sepse, o manejo está descrito no capítulo específico de choque séptico em cardiopatas.
- Assim que possível, o acesso venoso central deve ser obtido, de preferência guiado por ultrassonografia para administração de medicamentos de coleta de saturação $SvcO_2$. O mesmo deve ser realizado em relação à pressão arterial invasiva.
- Exames iniciais devem ser solicitados, como hemograma completo, coagulograma, função renal, transaminases, lipase, amilase, bilirrubinas, enzimas colestáticas, eletrólitos, proteína C-reativa, gasometria arterial com lactato e dois pares de hemoculturas periféricas. Todos os pacientes devem realizar radiografia de tórax e eletrocardiograma.
- Valores de lactato arterial, excesso de bases e $SvcO_2$ devem ser avaliados e podem corroborar a presença de choque. O clareamento do lactato sérico é utilizado amplamente no serviço como critério de resposta clínica adequada. Já a $SvcO_2$ deve ser individualizada e avaliada em conjunto com outros dados e sintomas, apresentando boa validação apenas na abordagem do *early-goal* da sepse.
- Deve-se identificar o uso prévio de fármacos que possam comprometer uma resposta hemodinâmica adequada. Na vigência de choque, suspender todas as medicações hipotensoras.
- Ecocardiograma transtorácico à beira-leito deve ser realizado o mais brevemente possível. Por vezes, avaliam-se parâmetros como índice de distensibilidade da veia cava e distensão de câmaras esquerdas e direitas como método complementar (Figura 4).

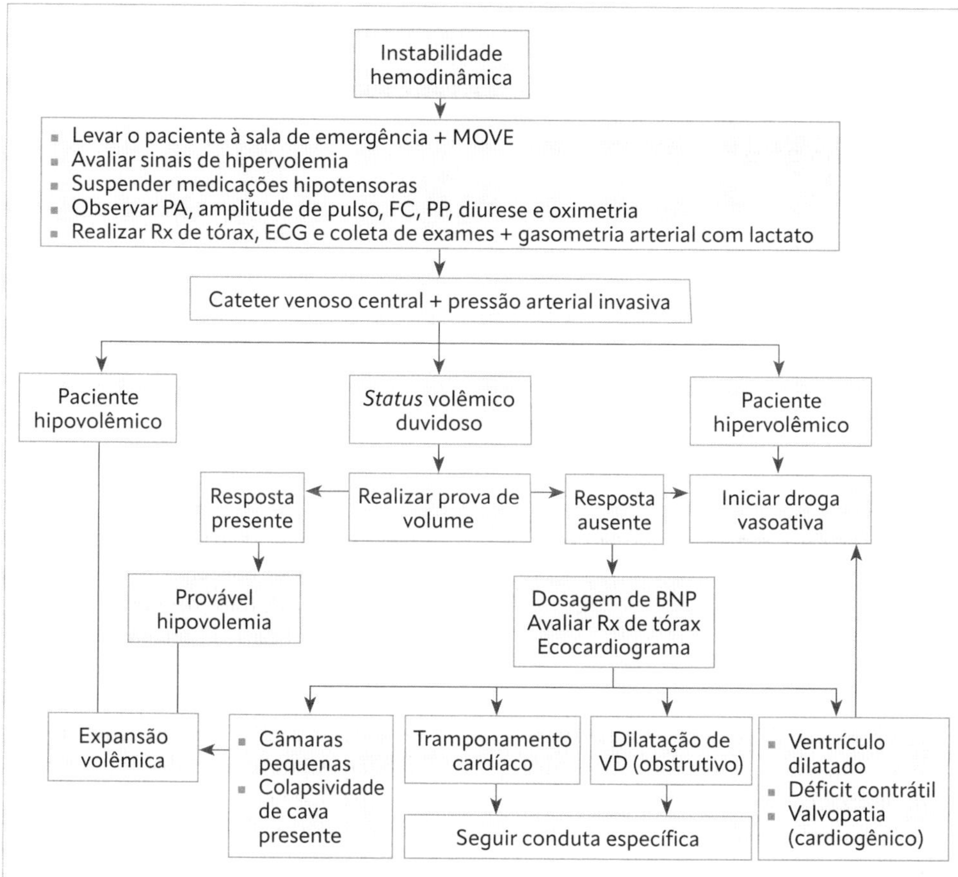

FIGURA 4 Avaliação e ajuste de *status* hemodinâmico realizado na Unidade de Emergência do InCor.

MOVE: monitorização, oxigenioterapia e acesso venoso; PA: pressão arterial; FC: frequência cardíaca; PP: perfusão periférica; Rx: radiografia; ECG: eletrocardiograma; VD: ventrículo direito.

BIBLIOGRAFIA RECOMENDADA

1. Marik PE, Bellomo R. Lactate clearance as a target of therapy in sepsis: a flawed paradigm. OA Critical Care. 2013;1(1):3.
2. Marik PE. Obituary: pulmonary artery catheter 1970 to 2013. Ann Int Care. 2013;3:38.
3. Noritomi DT, Vieira MLC, Mohovic T, Bastos JF, Cordioli RL, Akamine N, Fischer CH. Echocardiography for hemodynamic evaluation in the intensive care unit. Shock. 2010;34:59- -62.
4. Ramsingh D, Alexander B, Cannesson M. Clinical review: Does it matter which hemodynamic monitoring system is used? Crit Care. 2012;17:208.
5. Shah MR, O'Connor CM, Sopko G, Hasselblad V, Califf RM, Stevenson LW. Evaluation Study of Congestive Heart Failure and Pulmonary Arthery Catheterization Effectivenesss (ESCAPE): design and rationale. Am Heart J. 2001;141:528-35.
6. Vincent JL, Rhodes A, Perel A, Martin GS, Della Rocca G, Vallet B, et al. Clinical review: Update on hemodynamic monitoring - a consensus of 16. Crit Care. 2011;15:229.

4

Choque séptico em paciente cardiopata

Bruna Romanelli Scarpa Matuck
Ximena Ferrugem Rosa
Claudia Yanet San Martin Bernoche

OBSERVAÇÕES GERAIS BASEADAS EM EVIDÊNCIAS

Introdução

- Infecção é uma das principais causas de descompensação de pacientes cardiopatas. A sepse, entendida como infecção associada à disfunção orgânica, pode precipitar sintomas de baixo débito cardíaco, angina por aumento de consumo ou desencadear arritmias.
- Apesar do progresso de métodos diagnósticos e terapêuticos, a mortalidade por sepse permanece elevada nas últimas décadas, chegando a 40% em algumas coortes, sendo maior no grupo de pacientes idosos e com doenças crônicas.
- No Brasil, os estados infecciosos são as principais patologias geradoras de custos, tanto no setor público quanto no privado, ocupando cerca de um quarto do número total de leitos das unidades de terapia intensiva (UTI).
- O espectro da doença infecciosa é amplo e compreende desde manifestações sistêmicas inflamatórias, até disfunções de múltiplos órgãos. Vale ressaltar que a cada órgão insuficiente há um acréscimo de 15 a 20% na mortalidade, enquanto o diagnóstico e o tratamento precoces da sepse reduzem de 10 a 15% o risco de morte.
- A prevalência de infecções por sítios é apresentada na Tabela 1, no entanto, em até 30% dos casos o foco infeccioso não é encontrado.
- Outros sítios infecciosos devem ser considerados em cardiopatas, tais como dispositivos de estimulação cardíaca (p. ex., marca-passo, cardiodesfibrilador implantável), valvas disfuncionantes e próteses valvares.
- Indicadores de mau prognóstico devem ser considerados no manejo e evolução, como: extremos de idade, doenças crônicas, pós-operatório recente, estado nutricional, neoplasias, estilos de vida e imunossupressão. Deve-se atentar também à incapacidade de apresentar febre, presença de leucopenia, agente etiológico agressivo (*Staphylococcus aureus*, cândidas e outros fungos), infecções

TABELA 1 Sítios prevalentes de infecção

Sítio da infecção	Porcentagem (%)
Pulmonar	65,6
Trato urinário	5,6
Abdominal/ferida operatória	4,9
Corrente sanguínea	2,5
Desconhecido	21,4

por múltiplos germes, bem como episódio novo de fibrilação atrial.

- A abordagem inicial do cardiopata séptico segue as mesmas prioridades de tratamento do paciente clínico, porém deve-se considerar a afecção cardíaca preexistente, estado atual da doença e uso de medicamentos que possam comprometer o manejo.
- O ensaio publicado por Rivers et al. demonstrou a importância da intervenção rápida na sepse, visando o restabelecimento da perfusão tecidual por meio da reanimação volêmica, o uso de vasopressores e antibioticoterapia precoce. Para padronizar o controle hemodinâmico, criou-se a terapia guiada por metas (*early goal directed therapy* – EGDT), na qual os alvos principais eram: adequação da pressão venosa central (PVC), pressão arterial média (PAM), saturação venosa central de oxigênio ($SvcO_2$), déficit de base e o lactato arterial. O risco de morte foi 42% menor no grupo submetido ao EGDT.
- Estudos posteriores representados pelo ProCESS (1.341 pacientes nos Estados Unidos), ARISE (1600 pacientes na Austrália e Nova Zelândia), ProMISE (1.200 pacientes em 56 hospitais na Inglaterra) compararam a terapia guiada pelo EGDT versus tratamento convencional e não houve diferença significativa de mortalidade em 60, 90 ou 360 dias entre os grupos.
- Vale ressaltar que no estudo ProMISE o grupo EGDT apresentou maior uso de fluidos intravenosos, drogas vasoativas e transfusões sanguíneas, necessitou de maior tempo de suporte cardiovascular e de permanência em UTI, sem diferença nos escores de qualidade de vida ou eventos adversos. Contudo, é importante observar que esses trabalhos foram feitos já sob a perspectiva atual de reconhecimento e tratamento rápido da sepse, com reanimação volêmica e monitorização clínica adequadas.

Depressão miocárdica associada à sepse

- Disfunção miocárdica associada à sepse é bem documentada, podendo vir a comprometer a reserva contrátil.
- A depressão miocárdica está presente em até 40% dos pacientes sépticos, sendo que até 20% dos que evoluem com hipotensão refratária apresentam baixo débito secundário à disfunção miocárdica.
- A fisiopatologia envolve a liberação de mediadores inflamatórios (TNF-alfa, IL-1-beta, interferon-gama, entre outros), óxido nítrico (NO), substâncias depressoras do miocárdio como as caspases e proteases (ativam a cascata inflamatória e promovem apoptose) e a ação direta de bactérias.
- No início da sepse, a depressão miocárdica é de difícil reconhecimento devido à redução da pós-carga e ao aumento da atividade simpática, que facilitam um estado hiperdinâmico. O débito cardíaco pode se apresentar normal ou elevado. Sendo assim, a avaliação ventricular é mais fidedigna pelo ecocardiograma, embora a fração de ejeção normal não exclua comprometimento miocárdico.
- A perda de função e a dilatação biventricular ocorrem após 24 a 48 horas da instalação da sepse, sendo observada reversão, dentre os sobreviventes, em 5 a 10 dias.
- A troponina I é um indicador altamente específico de lesão miocárdica e pode estar elevada em mais de 50% dos casos, sugerindo a presença de agressão, mesmo que leve e sem relação com a diminuição do débito cardíaco.

Definições

- Sepse: de acordo com Sepsis-3, publicado em 2016, passa a ser definida como: disfunção orgânica ameaçadora à vida causada por resposta desregulada do hospedeiro à infecção. Fica extinto o termo "sepse grave", já que está implícita infecção associada a disfunção orgânica quando falamos em sepse.

- A avaliação de disfunção orgânica pode ser quantificada usando o critério SOFA (Tabela 2).
- Critérios diagnósticos:
  - Sepse: suspeita ou certeza de infecção e um aumento agudo de 2 ou mais pontos no SOFA
  - Choque séptico: sepse com necessidade de vasopressor para manter PAM maior ou igual a 65 mmHg e lactato maior que 2 mmol/L (18 mg/dL) na ausência de hipovolemia.

Abordagem inicial

- Para todos os pacientes do setor de emergência nos quais houver suspeita clínica de infecção é imprescindível identificar na anamnese os possíveis focos infecciosos, questionando ativamente sobre sintomas e avaliando sinais clínicos
- O exame físico deve ser direcionado para acessar a gravidade do paciente. Assim, é preciso sistematizar o atendimento, de modo a estabelecer prioridades.

Via aérea

- Pacientes cardiopatas sépticos podem apresentar comprometimento respiratório por múltiplos motivos. O grau de hipoxemia pode estar relacionado diretamente com a patologia desencadeante e/ou por descompensação da cardiopatia de base.
- Naqueles com saturação de oxigênio reduzida, deve-se ofertar oxigênio podendo variar de cateter nasal à ventilação mecânica invasiva. É importante o cuidado com as drogas escolhidas para a sedação no momento da intubação orotraqueal e na manutenção da ventilação. Assim, drogas com maior risco de hipotensão (p. ex., midazolam e propofol) e inotrópicas negativas devem ser, sempre que possível, evitadas. Na suspeita de síndrome do desconforto respiratório agudo, recomenda-se ventilação mecânica protetora: volume corrente de 6 mL/kg, pressão de platô menor que 30 mmHg, pressão de distensão (*driving pressure*) menor que 15 mmHg e correção de assincronias.

TABELA 2 *Sequential organ failure assessment* (SOFA)

Variáveis	0	1	2	3	4
Respiratório PaO_2/FiO_2 mmHg	> 400	< 400	< 300	< 200*	< 100*
Coagulação Plaquetas x 10^3 µL	> 150	< 150	< 100	< 50	< 20
Fígado Bilirrubina mg/dL	< 1,2	1,2-1,9	2,0-5,9	6,0-11,9	> 12
Cardiovascular Hipotensão	Sem hipotensão	PA média < 70 mmHg	Dopamina < 5 ou dobutamina (qualquer dose)	Dopamina > 5 Epinefrina < 0,1 ou norepinefrina < 0,1#	Dopamina > 5 Epinefrina < 0,1 ou norepinefrina < 0,1#
SNC Glasgow	15	13-14	10-12	6-9	< 6
Renal Creatinina mg/dL Diurese mL/dL	< 1,2	1,2-1,9	2,0-3,4	3,5-4,9 < 500	> 5,0 < 200

SNC: sistema nervoso central. * Valores com suporte ventilatório. # Agentes adrenérgicos iniciados há, pelo menos, 1 hora.

Circulação

- A sepse leva à insuficiência circulatória por hipovolemia, depressão miocárdica, aumento da taxa metabólica e anormalidades vasorreguladoras da perfusão, gerando desbalanço entre a oferta e a demanda tecidual de oxigênio.

Macro-hemodinâmica

- O sinal mais evidente de hipoperfusão é a hipotensão. Contudo, esta muitas vezes é tardia e não deve ser o único indicador de perfusão avaliado. É importante atentar para a sudorese, pele fria, enchimento capilar lentificado, estado mental (agitação ou letargia) e oligúria (débito urinário < 0,5 mL/kg/h).
- Pacientes hipertensos podem apresentar hipoperfusão tecidual com níveis pressóricos mais altos do que normotensos, o que é chamado hipotensão relativa.
- Um fator confundidor na avaliação do cardiopata é a perfusão periférica, que pode se apresentar como "fria" devido à intensa vasoconstrição periférica. Neste momento, a anamnese e os demais elementos do exame físico apontarão a possibilidade de infecção associada.
- Com relação à frequência cardíaca (FC), é importante lembrar que muitos cardiopatas utilizam drogas cronotrópicas negativas (p. ex., betabloqueadores, inibidores dos canais de cálcio não diidropiridínicos, digoxina, amiodarona etc.) e poderão não apresentar taquicardia compensatória.

Micro-hemodinâmica

- O lactato arterial tem alta sensibilidade para déficit perfusional precoce e evidencia a gravidade clínica. Estudos demonstram que o aumento maior ou igual a quatro vezes o valor de referência é preditor isolado de mortalidade, mesmo na ausência de hipotensão arterial.
- Na sala de emergência, o parâmetro mais utilizado é a $SvcO_2$, obtida pela gasometria venosa coletada pelo cateter venoso central, cuja ponta deve estar localizada na veia cava superior ou na entrada do átrio direito. Seu valor de referência varia de 65 a 75%. Há ainda a saturação venosa mista, coletada na artéria pulmonar através do cateter de Swan-Ganz, cujo valor normal é de aproximadamente 5 a 7% maior do que a $SvcO_2$, podendo esta diferença estar aumentada no choque séptico. A $SvcO_2$ reflete a extração periférica de oxigênio pelos tecidos e, indiretamente, a oferta de oxigênio. Demonstra, assim, a capacidade do débito cardíaco e do transporte de oxigênio (hemoglobina) em suprir a demanda metabólica.
- Na avaliação evolutiva da curva de $SvcO_2$ deve-se considerar a possibilidade de valores cronicamente baixos, a depender da cardiopatia de base.
- Na sepse tardia, níveis mais altos de $SvcO_2$ podem ser sinal de disfunção mitocondrial e *shunt* arteriovenoso.
- A PVC é outro dado hemodinâmico fornecido pelo cateter venoso central posicionado na junção da veia cava superior com o átrio direito. Afere a pressão no átrio direito e, por isso, estimaria a pré-carga e o status intravascular de fluidos, sendo que disfunção ventricular, menor complacência ventricular direita e hipertensão pulmonar elevam a PVC.
- Inúmeros trabalhos questionam a sua capacidade de predição da condição volêmica, sendo ainda mais dúbia entre os cardiopatas. Dessa maneira, a PVC como meta de ressuscitação não é recomendada.

Abordagem hemodinâmica

- A primeira medida de ressuscitação hemodinâmica para o paciente séptico com sinais de hipoperfusão ou choque séptico, sempre que possível, é a administração de volume: 30 mL/kg de cristaloides balanceados nas primeiras 3 horas. Contudo, nos portadores de disfunção ventricular com sinais de hipervolemia, é preciso cautela. Assim, recomenda-se a prescrição de uma quantidade menor de fluidos, reavaliações frequentes e realização de medidas dinâmicas de responsividade a volume, preferencialmente às estáticas.

- Não há um fluido ideal para ressuscitação; todos podem promover edema intersticial. Deve ser feita preferencialmente com cristaloides balanceados, uma vez que não há vantagens hemodinâmicas, de mortalidade ou custos com o uso dos coloides.
- Coloides (como o hidroxietilamido – HES) estão associados a aumento na necessidade de terapia de substituição renal, além de outros efeitos adversos como o prurido, não sendo recomendado como fluido de primeira escolha na sepse. Da mesma forma, não se recomenda o uso de soluções gelatinosas.
- A albumina humana 4 a 5% se mostrou segura no estudo SAFE, exceto para os pacientes com trauma cranioencefálico. Porém, na população geral não apresenta diferença na mortalidade ou na resposta hemodinâmica comparada ao soro fisiológico. No subgrupo de pacientes com sepse do SAFE, aqueles que utilizaram albumina tiveram menor risco de morte ajustado em 28 dias. Na prática, a albumina tem maior custo, não sendo usada de rotina, mas pode ser considerada nos pacientes que requerem grande quantidade de volume.
- Dentre as soluções cristaloides, o soro fisiológico já foi associado ao desenvolvimento de acidose metabólica hiperclorêmica, vasoconstrição renal, aumento de citocinas e possível aumento nas taxas de lesão renal aguda. No estudo SPLIT com 2.278 pacientes críticos (apenas 4% sépticos), o uso de solução salina comparado à solução cristaloide balanceada não promoveu diferença em disfunção renal ou necessidade de diálise. Por outro lado, as soluções balanceadas que tentam se assemelhar mais ao fluido extracelular, como o Ringer lactato, podem resultar em hiperlactatemia, alcalose metabólica e hipotonicidade. Há ainda como representantes desse grupo o Ringer-acetato e o Plasma-Lyte®, que é uma solução salina balanceada livre de cálcio. Alguns estudos observacionais evidenciaram menor índice de complicações (lesão renal aguda e terapia de substituição renal) com o uso das soluções balanceadas quando comparado ao soro fisiológico. E no subgrupo de pacientes sépticos do estudo SMART houve redução da mortalidade em 30 dias nos pacientes que usaram soluções balanceadas (porém foi um estudo unicêntrico e não cego). O *guideline* do *Surviving Sepsis* publicado em 2021 sugere o uso de cristaloides balanceados ao invés de solução salina, embora com baixa evidência.
- O uso de drogas vasoativas no grupo de cardiopatas, em geral, tem início mais precoce devido a menor reserva fisiológica para ajuste hemodinâmico, bem como à menor tolerância a infusão de volume.
- Se, após alcançar a volemia adequada, o paciente permanecer hipotenso e com sinais de má perfusão, devem ser empregados vasopressores. A medicação de escolha é a noradrenalina, visto que a dopamina, principalmente para os cardiopatas, é mais pró-arritmogênica. A associação de vasopressina é recomendada se PAM permanecer inadequada apesar de noradrenalina na dose de 0,25-0,5 mcg/kg/min.
- Da mesma forma que na população geral, devem ser objetivados parâmetros de efetividade da ressuscitação: redução do lactato, melhora no tempo de enchimento capilar periférico, recuperação do nível de consciência, débito urinário adequado e PAM > 65 mmHg. Este último deve ser individualizado, levando em consideração os efeitos benéficos da redução da pós-carga.
- Em paciente com obstrução de via de saída com pós-carga fixa elevada o débito cardíaco pode estar reduzido pela vasoconstrição secundária ao uso de noradrenalina.
- Idealmente, todos os pacientes que recebem vasopressor devem ser submetidos à cate-

terização arterial para aferição invasiva da pressão arterial.

- O uso de inotrópicos deve ser considerado para os pacientes sépticos na presença de disfunção miocárdica nova ou não, quando persistem sinais de hipoperfusão apesar de pressão arterial e *status* volêmico adequados. Podem ser usadas dobutamina ou adrenalina.
- O inotrópico mais habitualmente usado em cardiopatas é a dobutamina, nas doses de 5 a 20 µg/kg/min. Não devem ser usados levosimedan ou milrinone, uma vez que podem levar a vasodilatação e hipotensão.
- Na sepse há ocorrência de insuficiência adrenal relativa, ou seja, a quantidade de cortisol circulante pode ser insuficiente para suprir a maior demanda. Vários trabalhos foram realizados desde 1950 para testar a hipótese de melhora do choque e da mortalidade com o uso do corticoide com resultados conflitantes. O ensaio clínico CORTICUS randomizou pacientes em choque séptico, porém não necessariamente refratário. O resultado do estudo não evidenciou redução na mortalidade ou na taxa de reversão do choque com o corticosteroide, tanto nos pacientes com teste do ACTH positivo quanto negativo, não havendo evidência que suporte a realização do teste de estimulação com ACTH para indicar o uso do corticosteroide. Metanálises recentes evidenciam que, de modo geral, não houve diferença na mortalidade com o uso do corticosteroide, mas houve maior reversão do choque, principalmente entre os pacientes refratários.
- Em resumo, o uso de corticosteroide na sepse é indicado para os pacientes com necessidade de doses ≥ 0,25 mcg/kg/min de noradrenalina para manter PAM > 65 mmHg. Recomenda-se o uso de hidrocortisona, na dose diária de 200 mg, mantida até a resolução do choque, com retirada gradual.
- Anemia pode limitar a recuperação por comprometimento no transporte de oxigênio aos tecidos. Assim, se houver repercussão clínica, o uso de transfusão deve ser ponderado.
- Nas diretrizes atuais da *Surviving sepsis campaign* (2021), a recomendação é de transfusão apenas em níveis de hemoglobina menores que 7,0 g/dL (a decisão deve ser individualizada em casos de hemorragia aguda, isquemia miocárdica ou hipoxemia grave). O estudo TRISS realizado em 2014 comparou a transfusão de hemácias em pacientes sépticos guiada por uma meta menor ou igual a 9 ou 7 g/dL. Não houve diferença de mortalidade, eventos isquêmicos ou necessidade de terapia de suporte de vida em 90 dias. O estudo TRACS, realizado no InCor com pacientes em pós-operatório de cirurgia cardíaca, também evidenciou que medidas restritivas de transfusão sanguínea são equivalentes a terapêuticas mais liberais, porém o número de transfusões foi um fator independente de mortalidade e complicações clínicas em 30 dias.

FOCO INFECCIOSO

- Na suspeita de sepse, deve-se sempre coletar culturas guiadas para o provável foco infeccioso, além de dois pares (aeróbio e anaeróbio) de hemoculturas de punções venosas distintas, preferencialmente antes da primeira dose do antibiótico, desde que não atrase o início do mesmo.
- É bem estabelecido que pacientes em choque séptico devem receber a antibioticoterapia por via endovenosa, na primeira hora do diagnóstico. Uma coorte retrospectiva com 2.731 pacientes admitidos na UTI, nos Estados Unidos e no Canadá, evidenciou aumento de mortalidade de 7,6% a cada hora de atraso, após a primeira hora, na administração de antibióticos.
- Visando evitar o uso excessivo de antimicrobianos, em pacientes com diagnóstico possível de sepse (mas não confirmado) e sem necessidade de droga vasoativa (sem

choque), é recomendada uma avaliação rápida dos diferenciais clínicos, tolerando até 3 horas para a decisão sobre o início de antibióticos.

- A antibioticoterapia empírica deve ser guiada pelo foco infeccioso provável e perfil de sensibilidade da flora local, levando em conta o risco de infecção por microrganismos multirresistentes (internação ou uso de antibióticos nos últimos 3 meses e imunossupressão). A escolha adequada reduz a mortalidade em cerca de 50%.
- O regime antimicrobiano deve ser ajustado e descalonado caso o agente causador da infecção seja isolado e/ou haja melhora clínica do paciente.
- O tempo geral de tratamento será de 7 a 10 dias, devendo se estender de acordo com o diagnóstico e a evolução.
- Nas infecções associadas a dispositivos, por exemplo, cateter venoso central e eletrodos de marca-passo, os mesmos devem ser retirados assim que possível.

QUAL É A ROTINA NA EMERGÊNCIA DO INCOR?

- Reconhecer já na triagem os critérios de gravidade e o potencial de complicação da sepse em todos os cardiopatas que compareçam ao InCor.
- Deve-se identificar foco infeccioso e sinais de gravidade por meio das queixas do paciente, antecedentes pessoais, exame físico, emprego adequado de recursos laboratoriais e de imagem e do prontuário eletrônico.
- O início da antibioticoterapia deve ser precoce (idealmente em menos de 1 hora) e, caso o foco infeccioso seja isolado posteriormente, a terapia deve ser reajustada.
- A avaliação inicial do cardiopata pode enganar o médico responsável pelo atendimento. Conforme já descrito, o uso de medicações cronotrópicas negativas pode retardar o surgimento de taquicardia. Além disso, em indivíduos com disfunção ventricular grave, a presença de perfusão periférica lentificada não exclui a associação à causa infecciosa e, caso haja alguma evidência clínica, deve ser tratada precocemente.
- Infecções associadas ao sistema de saúde devem ser consideradas nos pacientes que chegam ao Incor, facilitadas por atendimentos e reinternações em diferentes serviços, incluindo neste grupo pós-operatórios recentes.
- Caso haja sinais de instabilidade hemodinâmica em decorrência da sepse, o atendimento deve ser priorizado em sala de emergência, com a obtenção de acesso venoso periférico e monitorização contínua. Exames iniciais devem ser solicitados: hemograma completo, função renal, transaminases, bilirrubinas, coagulograma, eletrólitos, proteína C-reativa, gasometria arterial com lactato, dois pares de hemoculturas periféricas, urina tipo I e urocultura, radiografia de tórax e eletrocardiograma.
- Identificar o uso prévio de fármacos que possam comprometer uma resposta hemodinâmica adequada. Na vigência de choque, suspender todas as medicações hipotensoras.
- Um recurso disponível na estimulação cardíaca artificial é a reprogramação, otimizando frequência cardíaca e sincronismo para melhora do débito cardíaco.
- Caso seja necessária a introdução de drogas vasoativas, inicia-se em acesso periférico até a passagem do acesso venoso central e pressão arterial invasiva.
- Pacientes cardiopatas devem ser monitorizados quanto à reposição volêmica por exame físico e parâmetros de microcirculação, de maneira individualizada e cautelosa. Em geral, pacientes com valvopatias importantes e/ou disfunção ventricular grave apresentam-se à emergência com sinais claros de hipervolemia (estase jugular, hepatomegalia, edema, anasarca, congestão pulmonar), sendo mais cautelosa, nessas situações, a administração de volume. O uso de PVC em

cardiopatas não é um parâmetro com boa validação em literatura e não é utilizado de rotina no serviço.

- A associação de dobutamina no tratamento do choque séptico em pacientes com disfunção ventricular usualmente é mais precoce e baseada apenas em dados de perfusão periférica. Quando possível, a coleta de $SvcO_2$ deve ser realizada, porém sem postergar o uso do inotrópico em situações claras de baixo débito cardíaco. Após as 6 horas iniciais do atendimento do choque séptico, o uso da $SvcO_2$ deve ser criterioso e analisado em conjunto com outros dados de macro e micro-hemodinâmica.
- Congestão pulmonar e infecção podem ser fatores confundidores, sendo recomendada a realização da radiografia de tórax e *brain natriuretic peptideo* (BNP).
- Nos portadores de doenças estruturais cardíacas (sequela de febre reumática, doença valvar operada ou não, cardiopatia congênita), e de dispositivos (próteses endovasculares, eletrodos de marca-passo, cateter de diálise) deve-se reconhecer estas condições como facilitadoras de endocardite infecciosa. Até que seja claramente documentado outro foco de infecção, o paciente deve ser tratado com cobertura microbiana direcionada e devem ser solicitados três pares de hemoculturas e ecocardiograma transesofágico.
- O surgimento de taquicardias e aceleração de arritmias prévias é esperado com o uso e associação de drogas vasoativas. O benefício do controle da FC com o uso de antiarrítimicos nesta fase deve ser individualizado. Portadores de fibrilação atrial crônica geralmente toleram bem aumentos de FC entre 130 a 140 bpm, sem maiores repercussões hemodinâmicas e deve ser encarada como resposta fisiológica à sepse. Quando necessário, utiliza-se amiodarona endovenosa, em ataque de 150 mg em 10 minutos e/ou em infusão contínua ao longo de 24 horas, com o objetivo de redução de FC e não de reversão da arritmia.
- As principais recomendações associadas a pacientes com cardiopatia e choque séptico encontram-se no Quadro 1.

QUADRO 1 **Principais recomendações utilizadas na Unidade de Emergência do InCor no manejo de pacientes com cardiopatia estrutural e choque séptico**

Todo paciente cardiopata que comparece ao InCor com sinais de descompensação da cardiopatia deve ser investigado ativamente quanto à presença de infecção
O início da antibioticoterapia deve ser precoce e agressivo (idealmente em menos de 1 h)
Pacientes em uso de medicações cronotrópicas negativas podem não apresentar taquicardia
Na vigência de choque, suspender todas as medicações hipotensoras
Em geral, pacientes com valvopatias importantes com disfunção ventricular grave apresentam-se à emergência com sinais claros de hipervolemia (estase jugular, hepatomegalia, edema, anasarca, congestão pulmonar), sendo contraindicada nessas situações a administração de volume
A associação de dobutamina no tratamento do choque séptico em pacientes com disfunção ventricular usualmente é mais precoce e baseada apenas em dados de perfusão periférica. Quando possível, a coleta de $SvcO_2$ deve ser realizada, porém sem postergar o uso do inotrópico em situações claras de baixo débito cardíaco
Os portadores de sequela de febre reumática, de doença valvar operada ou não, cardiopatia congênita, próteses endovasculares, dispositivos de estimulação cardíaca, devem ser tratados com cobertura antimicrobiana para endocardite associada aos sítios endovasculares, até que seja claramente documentado outro foco de infecção, e devem ser solicitados 3 pares de hemoculturas e ecocardiograma transesofágico
A congestão pulmonar é um fator confundidor na suspeita clínica de infecções pulmonares
O controle da FC em pacientes com fibrilação atrial crônica deve ser realizado somente se houver taquicardia extrema (maior do que 130 bpm) e deve ser individualizado

BIBLIOGRAFIA RECOMENDADA

1. Evans L, Rhodes A, Alhazzani W, Antonelli M, et al. Surviving Sepsis Campaign: International Guidelines for Management of Sepsis and Septic Shock 2021. Crit Care Med. 2021;49(11):e1063-e1143.
2. Singer M, Deutschman CS, Seymour CW, Shankar-hari M, Annane D, Angus DC, et al. The Third International Consensus Definitions for Sepsis and Septic Shock (Sepsis-3). JAMA. 2016; 315(8):801-10.
3. Rohde LEP, Montera MW, Bocchi EA, Clausell NO, Albuquerque DC, Rassi S, et al. Diretriz Brasileira de Insuficiência Cardíaca Crônica e Aguda. Arq. Bras. Cardiol. 2018;111(3):436-59.
4. Silva E, Pedro Mde A, Sogayar AC, Mohovic T, Silva CL, Janiszewski M, et al.; Brazilian Sepsis Epidemiological Study (BASES study). Critical Care. 2004;(4):R251-60.
5. Rivers E, Nguyen B, Havstad S, Ressler J, Muzzin A, Knoblich B, et al. Early goal-directed therapy in the treatment of severe sepsis and septic shock. N Engl J Med. 2001;345:1368-77.
6. Yealy DM, Kellum JA, Huang DT, Barnato AE, Weissfeld LA, Pike F. A randomized trial of protocol-based care for early septic shock. N Engl J Med. 2014;370:1683-93.
7. Peake SL, Delaney A, Bailey M, Bellomo R, Cameron PA, DJ, Higgins AM, et al. Goal-directed resuscitation for patients with early septic shock. N Engl J Med. 2014;371(16):1496-506.
8. Mouncey PR, Osborn TM, Power GS, Harrison DA, Sadique MZ, Grieve RD, et al.Trial of early, goal-directed resuscitation for septic shock. N Engl J Med. 2015;372(14):1301-11.
9. Hajjar LA, Fernandes Jr. CJ, Mercon ES, Gois AFT, Knobel E, Kopel L, et al. Disfunção miocárdica na sepse. Rev Bras Ter Int. 2004;16(4)185-91.
10. Fernandes Jr CJ, Iervolino M, Neves RA, Sampaio EL, Knobel E, Sustovich DR. The myocardium in sepsis: anathomo-pathologic aspects. Arq Bras Cardiol. 1988;50(3):175-8.
11. Turner A, Tsamitros M, Bellomo R. Myocardial cell injury in septic shock. Crit Care Med, 1999; 27:1775-80.
12. Myburgh JA, Mythen MG. Resuscitation fluids. N Engl J Med. 2013;369:1243-51.
13. Finfer S, Bellomo R, Boyce N, French J, Myburgh J, Norton R. A comparison of albumin and saline for fluid resuscitation in the intensive care unit. N Engl J Med. 2004;350(22):2247-56.
14. Young P, Bailey M, Beasley R, Henderson S, Mackle D, McArthur C, et al. Effect of a buffered crystalloid solution vs saline on acute kidney injury among patients in the intensive care unitthe split randomized clinical trial JAMA. 2015;314(16):1701-10.
15. Semler MW, Self WH, Wanderer JP, et al; SMART Investigators and the Pragmatic Critical Care Research Group: Balanced crystalloids versus saline in critically ill adults. N Engl J Med. 2018;378:829-39.
16. Sprung CL, Annane D, Keh D, Moreno R, Singer M, Freivogel K, et al. Hydrocortisone therapy for patients with septic shock. N Engl J Med. 2008;358(2):111-24.
17. Holst LB, Haase N, Wetterslev J, Wernerman J, Guttormsen AB, Karlsson S, et al. Lower versus higher hemoglobin threshold for transfusion in septic shock; N Engl J Med. 2014;371(15):1381-91.
18. Hajjar LA, Vincent JL, Galas FRBG, Nakamura RE, Silva CMP, Santos MH, et al. Transfusion requirements after cardiac surgery: the TRACS randomized controlled trial. JAMA. 2010;304:1559-67.

5

Ventilação não invasiva na unidade de emergência

Graziela dos Santos Rocha Ferreira
Filomena Regina Barbosa Gomes Galas
Olívia Meira Dias

OBSERVAÇÕES GERAIS BASEADAS EM EVIDÊNCIAS

Introdução

- A ventilação mecânica invasiva consagrou-se há décadas como método de suporte ventilatório para pacientes em insuficiência respiratória aguda ou crônica agudizada.
- Entretanto, não é um método inócuo, podendo predispor o paciente a uma série de complicações, principalmente relacionadas a infecções e pneumonias, ao aumento da necessidade de sedação com maior duração do tempo de ventilação, complicações de vias aéreas superiores pela interposição de um tubo endotraqueal, além de internações prolongadas e custos hospitalares.
- A ventilação não invasiva (VNI) apresenta os mesmos benefícios, propiciando alívio sintomático da dispneia, melhora das trocas gasosas e diminuição do trabalho respiratório, mas utilizando uma interface externa (máscara facial ou cateter nasal) para este fim.
- Na insuficiência respiratória aguda hipoxêmica (ou tipo I), o objetivo da VNI consiste em garantir oxigenação adequada até que a causa de base seja resolvida. Seu uso é consagrado em casos de edema agudo de pulmão (EAP) e insuficiência cardíaca congestiva. Na insuficiência respiratória aguda hipercápnica (ou tipo II), os benefícios clínicos são traduzidos na redução da pressão arterial de CO_2 ($PaCO_2$) pela diminuição do trabalho dos músculos ventilatórios e pelo aumento da ventilação alveolar, resultado do aumento da capacidade residual funcional, especialmente em pacientes com exacerbação aguda do DPOC, doenças neuromusculares, deformidades de caixa torácica e hipoventilação da obesidade. Além dessas indicações clássicas, a eficácia da VNI também foi comprovada nestes cenários:
  - Profilaxia de insuficiência respiratória pós-extubação em pacientes de alto risco (o uso da VNI em pacientes com falência respiratória estabelecida pós-extubação aumenta a mortalidade).
  - Suporte ventilatório precoce em pacientes imunossuprimidos com infiltrados pulmonares (há redução da mortalidade, redução do número de intubações, e diminuição do número de infecções pulmonares potenciais pelo uso da ventilação invasiva).
  - Extubação precoce de pacientes intubados com DPOC e com insuficiência respiratória hipoxêmica não hipercápnica.

- Insuficiência respiratória aguda secundária a trauma torácico com fratura de múltiplos arcos costais.
- Alívio da dispneia em pacientes sob cuidados paliativos.

- Recentemente, uma nova modalidade de ventilação não invasiva, a cânula nasal de alto fluxo (em inglês, *high flow nasal cannula*) tem se mostrado uma alternativa de suporte ventilatório em pacientes com insuficiência respiratória aguda hipoxêmica. Seu uso se popularizou nos últimos anos, principalmente no contexto da pandemia por SARS-CoV-2. Entretanto, critérios de resposta clínica e falha terapêutica (visando evitar intubação tardia) precisam ser melhor estabelecidos. Adicionalmente, estudos mais robustos mostrando redução nas taxas de intubação e mortalidade com o uso do cateter nasal de alto fluxo precisam ser publicados.

Mecanismos fisiológicos da ventilação não invasiva

- Os efeitos hemodinâmicos da VNI incluem aumento do débito cardíaco pelo aumento da pressão transmural do ventrículo esquerdo proporcionado pela pressurização do tórax, redução do retorno venoso com diminuição das pressões de enchimento ventricular direito e esquerdo, e redução da pós-carga ventricular esquerda.
- Em pacientes com edema pulmonar, há redução do gasto energético muscular na inspiração e melhora da complacência pulmonar pelo recrutamento de regiões pulmonares previamente colapsadas por edema alveolar.
- Os efeitos da VNI sobre a ventilação estão relacionados ao aumento da capacidade residual funcional, à melhora da mecânica respiratória, ao aumento da oferta de oxigênio e à redução do trabalho dos músculos respiratórios.
- Em pacientes com DPOC, a adição de pressão final expiratória (PEEP ou EPAP) externa pode sobrepor os efeitos deletérios da PEEP intrínseca (ou auto-PEEP) em pacientes com doenças obstrutivas e com hiperinsuflação dinâmica, garantindo otimização dos fluxos expiratórios e melhora substancial da mecânica ventilatória.

Indicações de ventilação não invasiva

- As principais indicações da VNI estão sumarizadas no Quadro 1. De uma forma geral, a VNI é indicada em pacientes com insuficiência respiratória aguda ou crônica agudizada ($PaCO_2 > 45$ mmHg, pH < 7,35), dispneia moderada a acentuada, e com sinais de aumento do trabalho respiratório, uso de musculatura acessória e respiração paradoxal.
- Em indivíduos com doenças respiratórias obstrutivas, o limiar de frequência respiratória para indicação do método é acima de 20-24 incursões respiratórias por minuto (irpm); em pacientes com doenças pulmonares restritivas, o valor é acima de 30 irpm.
- Vale ressaltar a cautela de indicação da VNI em pacientes muito hipoxêmicos, especialmente naqueles em que a relação entre a pressão arterial de oxigênio sobre a fração inspirada de oxigênio (PaO_2/FIO_2) for abaixo de 200, dada a alta taxa de insucesso da VNI nessas situações. Alguns trabalhos mostraram desfechos favoráveis em pacientes com pneumonia capazes de manejar adequadamente secreções em vias aéreas, e em pacientes asmáticos com exacerbação grave sem resposta adequada a broncodilatadores e sem indicações imediatas de intubação orotraqueal (IOT).
- É fundamental que o paciente se apresente cooperativo, estável hemodinamicamente, com capacidade de proteger as vias aéreas e de se adaptar à interface. Em pacientes com DPOC e rebaixamento de nível de consciência devido à hipercapnia, a VNI pode ser utilizada, mas a melhora do nível de consciência deve ser evidente em 1 a 2 horas após o início da VNI.

QUADRO 1 Indicações ao uso da ventilação não invasiva

Edema pulmonar cardiogênico
Exacerbação aguda em pacientes com DPOC
Desmame de ventilação mecânica em pacientes com DPOC
Imunossuprimidos
Cuidados paliativos
Pneumonia em pacientes com DPOC
Prevenção de falha de extubação em pacientes com EAP/DPOC
Trauma torácico com fratura de arcos costais e insuficiência respiratória aguda
Asmáticos (cautela)
Hipoventilação da obesidade (insuficiência respiratória hipercápnica agudizada)

DPOC: doença pulmonar obstrutiva crônica; EAP: edema agudo de pulmão.

- Na hipoventilação da obesidade, trabalhos indicam a eficácia tanto do CPAP quanto do BIPAP no tratamento da insuficiência respiratória crônica. Apesar do CPAP não reduzir o trabalho respiratório aumentado nestes pacientes devido à diminuição da complacência pela obesidade, e tampouco não aumentar o volume corrente por não oferecer uma pressão inspiratória, estudos apontam eficácia em seu uso devido ao alívio da obstrução das vias aéreas superiores durante o sono, especialmente com pacientes que apresentam associação com a síndrome da apneia obstrutiva do sono (SAOS). Cabe ressaltar entretanto que, em situações de insuficiência respiratória crônica agudizada, principalmente com níveis de pH < 7,30 e alteração do nível de consciência, o BIPAP é a terapia de escolha por ser mais eficaz na redução da $PaCO_2$, evitando a necessidade de intubação orotraqueal e ventilação mecânica. Os objetivos do tratamento são a melhora da ventilação alveolar, o alívio da obstrução das vias aéreas superiores e a correção da hipoxemia. Os pacientes mais propensos a desenvolver insuficiência respiratória hipercápnica aguda são pacientes de meia-idade (50 anos), obesos mórbidos, com hipercapnia diurna, hipoxemia, e níveis baixos de pH.
- Com o emprego da VNI, o sucesso estimado em pacientes com hipercapnia é de 75%, enquanto em pacientes hipoxêmicos, cerca de 50% respondem ao seu uso.

Contraindicações ao uso da VNI

- As principais contraindicações à VNI encontram-se sumarizadas na Tabela 1.

TABELA 1 Contraindicações ao uso da ventilação não invasiva

Absolutas	Parada respiratória franca ou iminente
	Incapacidade de ajuste da interface
Relativas	Rebaixamento do nível de consciência
	Instabilidade cardiovascular (choque, arritmias graves, isquemia e outras), sangramento de trato gastrointestinal
	Inabilidade de proteção à via aérea
	Dificuldade de deglutição
	Excesso de secreções ou tosse ineficaz
	Paciente agitado ou não colaborativo
	Trauma, queimadura ou cirurgia facial
	Cirurgia torácica ou abdominal recente
	Obstrução de vias aéreas

CPAP ou BIPAP: qual método utilizar?

- A VNI pode ser realizada por meio da aplicação de uma pressão expiratória final contínua nas vias aéreas (CPAP ou *continuous positive airway pressure*), em que a ventilação é feita de forma totalmente espontânea e dependente do esforço respiratório do paciente; ou pelo modo BPAP (*bilevel positive air-*

way pressure), em que além de uma pressão contínua na expiração (EPAP e/ou PEEP), o paciente também conta com um auxílio de pressão na inspiração (IPAP e/ou PSV).

- Comparando-se as duas modalidades, ambas são superiores ao tratamento medicamentoso convencional em pacientes com DPOC agudizado e EAP em relação à diminuição de taxas de intubação orotraqueal e ventilação mecânica, não diferindo entre si em relação aos principais desfechos. Uma metanálise mostrou redução da mortalidade com o uso do CPAP em pacientes com EAP e tendência a redução da mortalidade com o uso do BPAP.
- Estudos já demonstram que o emprego do CPAP melhora a oxigenação, reduz o trabalho respiratório e aumenta o débito cardíaco em pacientes com edema pulmonar cardiogênico. Entretanto, já houve questionamentos sobre possíveis associações entre o uso de BPAP e maior incidência de isquemia miocárdica, dado que não comprovado posteriormente em revisões sistemáticas. As evidências atuais demonstram que a VNI, seja na forma de CPAP ou de BPAP, é benéfica e segura no manejo de pacientes com EAP no departamento de emergência.
- Do ponto de vista prático, CPAP e BPAP têm eficácias muito próximas no tratamento do EAP, eventualmente com melhora mais rápida da hipercapnia com o BPAP. A preferência recai sobre o BPAP nesse grupo de pacientes e naqueles que não melhoraram inicialmente com o CPAP, devido ao maior conforto respiratório e melhora da ventilação alveolar pelo auxílio pressórico na inspiração.

Tipos de máscaras

- Diferentes interfaces podem ser utilizadas para prover assistência ventilatória contínua.
- É fundamental que o ajuste seja realizado visando a evitar fugas, mas sem fixar a máscara de forma muito rígida sob o rosto do paciente – pode haver redução de fluxo sanguíneo secundária a fixações muito apertadas, com ferimentos e desconforto ao paciente.
- As máscaras nasais raramente são utilizadas no contexto de atendimentos de emergência, visto que pacientes dispneicos tendem a assumir um padrão de respiração mais bucal.
- Máscaras oronasais (faciais ou *full face*) podem ser utilizadas nos casos de insuficiência respiratória aguda leve e moderada.
- Selecionar o tamanho ideal para o paciente e proteger pontos de maior contato com coxins, adesivos ou cremes de barreira. Pacientes com fuga aérea pela boca podem precisar de um sistema que segure o queixo para evitar vazamentos (Figura 1).

Máscara facial total (*total face*)

- Em casos de insuficiência respiratória hipoxêmica mais grave, tem a vantagem de permitir maior pressurização das vias aéreas com menor fuga aérea, e maior distribuição da pressão da máscara sob o rosto do paciente, evitando pressão excessiva em torno do nariz e reduzindo o risco de lesões cutâneas.
- O paciente pode respirar pelo nariz ou pela boca.
- Apresenta como desvantagens maior espaço morto e risco de aspiração (Figura 2).
- Interfaces nasais ou capacete também podem ser utilizados, mas não são facilmente disponíveis.

Cânula nasal de alto fluxo

- Sistemas de cânulas nasais de alto fluxo têm se mostrado uma alternativa de suporte ventilatório em pacientes com insuficiência respiratória aguda hipoxêmica não hipercápnica, onde a oxigenioterapia convencional com baixos fluxos é insuficiente para corrigir a hipoxemia de pacientes mais graves. Consiste em um sistema de umidificação e aquecimento de uma mistura contendo ar comprimido e oxigênio (em concentrações de 0,21 até 1,0), oferecida ao paciente em altos

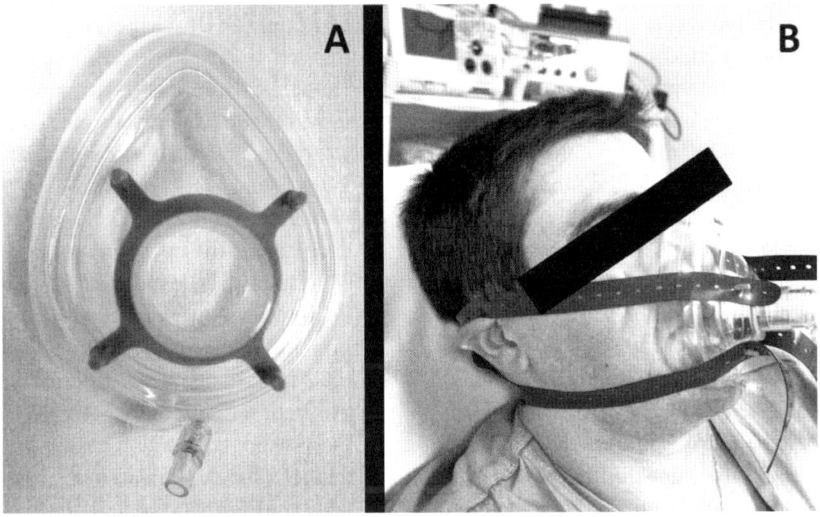

FIGURA 1 A: Máscara oronasal. B: Demonstração da fixação da máscara no paciente.

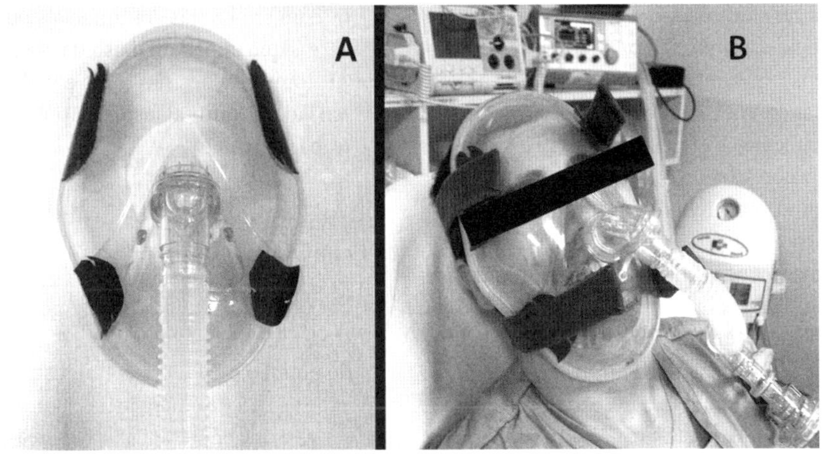

FIGURA 2 A: Máscara facial total. B: Exemplo de uso no paciente. A fita atua como um dispositivo de segurança para que o paciente solte o sistema de fixação se houver secreções, tosse ou êmese.

fluxos (30 a 60 L/min) através de um cateter nasal de silicone fabricado para este fim.

- Idealmente, o cateter nasal de alto fluxo (CNAF) deve ser utilizado em uma unidade com monitorização do paciente, como uma unidade de terapia intensiva ou unidade de emergência. O fluxo deve ser o primeiro parâmetro ajustado, inicialmente entre 20 e 35L/min. A fração inspirada de oxigênio (FiO_2) é o próximo parâmetro a ser ajustado, visando o alvo de oxigenação periférica desejado. Ajustes adicionais de ambos os parâmetros dependem da resposta clínica inicial. O cateter pode ser utilizado por períodos prolongados, e pode ser desmamado para sistemas convencionais de oxigenioterapia de baixo fluxo uma vez que o fluxo seja < 20 L/min e a FiO_2 abaixo de 50%.

- Apesar das indicações ainda não serem bem estabelecidas em consensos, o CNAF tem sua indicação em pacientes com insuficiência respiratória hipoxêmica grave (relação $PaO_2/FiO_2 < 300$ mmHg) como alternativa a outros sistemas de alto fluxo (ex., Venturi) ou VNI. Diversos trabalhos mostram resultados positivos na melhora da oxigenação, na redução da sensação de dispneia e do trabalho respiratório, e na diminuição do volume-minuto para remoção dos níveis arteriais de CO_2.
- Presume-se que dentre os mecanismos fisiológicos, o fluxo contínuo de ar na nasofaringe propicia uma diminuição da resistência inspiratória e uma remoção contínua de CO_2 do ar exalado, reduzindo o espaço morto anatômico e garantindo um reservatório de ar constantemente renovado e com maiores concentrações de oxigênio.
- O fluxo contínuo também geraria uma pequena pressão positiva nas vias aéreas, simulando um CPAP, o que poderia gerar recrutamento alveolar em alguns casos, apesar dos valores serem modestos.
- Há ainda uma redução da diluição de oxigênio com o ar do ambiente externo, um problema frequentemente encontrado quando se administra oxigênio por cateteres nasais convencionais, onde a oferta de oxigênio pode ser inconstante e imprecisa.
- Por fim, os efeitos hemodinâmicos causados pelos sistemas convencionais de VNI sobre o retorno venoso são minimizados, e a umidificação contínua do ar reduz a sensação de dispneia, melhora o *clearance* mucociliar e aumenta a tolerância e o conforto com a interface.
- Diversos estudos foram publicados com o uso da técnica como auxílio na intubação orotraqueal ou como suporte de oxigênio em procedimentos invasivos (p. ex., broncoscopia), no pós-operatório de cirurgia cardíaca, em pacientes com insuficiência respiratória aguda hipoxêmica não hipercápnica (especialmente pacientes com edema agudo de pulmão e pacientes em suporte paliativo sem indicação de ventilação invasiva), em pacientes com falha de extubação e de forma anedótica em pacientes com insuficiência respiratória hipercápnica, com resultados favoráveis. Entretanto, até o presente momento, não há evidências de superioridade do método em comparação à ventilação não invasiva em desfechos como taxas de intubação ou mortalidade. Estudos delimitando critérios de inclusão e exclusão mais precisos para uso do método ainda precisam ser publicados.
- Deve-se ter cautela com pacientes com indicação clara de ventilação invasiva ou com falha com a cânula nasal de alto fluxo, onde o atraso na intubação orotraqueal pode piorar o prognóstico do paciente. Pacientes com contraindicação ao uso do CNAF incluem os com anomalias craniofaciais ou de vias aéreas que impedem o uso da cânula nasal. As complicações são raras e incluem distensão abdominal, aspiração e, raramente, barotrauma.

QUAL É A ROTINA NA EMERGÊNCIA DO INCOR?

- Na Unidade Clínica de Emergência do InCor, todos os pacientes em edema agudo de pulmão e DPOC são imediatamente levados à sala de emergência e administra-se sempre oxigenoterapia através de VNI com CPAP ou BPAP.
- Na sequência, observam-se os 10 passos fundamentais adotados para o manejo de VNI no pronto-socorro do InCor.

Os 10 passos para o manejo da ventilação não invasiva no PS do InCor

1. Explicar para o paciente o procedimento a ser efetuado, quando possível. Pacientes em insuficiência respiratória geralmente estão ansiosos, desconfortáveis e a interposição

da interface da VNI pode piorar a sensação do desconforto por gerar uma impressão subjetiva de claustrofobia. Quando possível, permitir que o paciente sinta a máscara apoiada sob a face por alguns minutos, se acomode à interface, antes de fixá-la. Posicionar o paciente sentado ou em decúbito elevado a 30-45°.

2. Escolher a interface correta e o tamanho adequado para o paciente; dar preferência a interfaces oronasais ou máscaras faciais totais. O paciente dispneico é um respirador bucal – orientar o paciente a respirar preferencialmente pelo nariz para evitar aerofagia, distensão gástrica e risco de aspiração. Iniciar a VNI com baixas pressões:
   - CPAP/EPAP inicial entre 4 e 5 cmH_2O.
   - IPAP em 8 a 12 cmH_2O.

* a diferença entre IPAP e EPAP será o delta de pressão, determinando diretamente o volume corrente ofertado.

3. Escolher uma frequência respiratória de *backup* entre 8 e 12 respirações por minuto, garantindo uma frequência respiratória mínima caso o paciente hipoventile.
4. Fixação da máscara:
   - Fixar de forma a evitar vazamentos (aceitável até 80 L/min), evitar escape aéreo para a região dos olhos.
   - Evitar ajuste muito fixo (a fixação com o cabresto deve permitir uma "folga" com dois dedos).
   - Proteger regiões de maior pressão com coxins, adesivos ou cremes de barreira para evitar lesões na pele.
   - Sempre utilizar sistema de umidificação se o tempo de VNI for superior a 6 horas (filtros trocadores de calor e umidade [HME] ou sistemas de umidificação ativa).
5. Ajustar FiO_2 no ventilador ou adicionar fluxo adicional ao circuito, objetivando manter a $SpO_2 > 90\%$.
6. Ajustar os alarmes da VNI (quando possível): manter o nível de alarme de pressão sempre acima do EPAP, fixar valores de frequência respiratória mínima quando o paciente estiver em ventilação espontânea.
7. Considerar sedação leve caso paciente esteja agitado: morfina em pequenas alíquotas (2 a 5 mg, endovenosa), sempre com cautela para não haver rebaixamento do nível de consciência pelo opioide. Uma alternativa é o uso de dexmedetomidina, com atenção à hipotensão e bradicardia.
8. Monitorizar conforto, sincronia paciente--ventilador, escape aéreo, dispneia, pressão arterial, frequência respiratória e cardíaca e SpO_2 a cada 30 minutos após instalação do método. É altamente recomendada a coleta da gasometria arterial no início e após 30 a 60 minutos do início da VNI. Um paciente que provavelmente terá sucesso com o método mantém sincronia com o aparelho, reduz o uso da musculatura acessória e apresenta melhora dos valores gasométricos.
9. Realizar ajustes adicionais na ventilação:
   - Aumentar a pressão (IPAP) de forma gradativa (até 20 cmH_2O) para garantir um volume corrente (V_T) expiratório > 6 mL/kg peso ideal do paciente.
   - Ajustar o EPAP (PEEP), até 10 cmH_2O, para garantir $SpO_2 > 90\%$.
   - Em insuficiências respiratórias predominantemente hipoxêmicas (tipo I), o fornecimento de oxigênio aumenta com o aumento da FiO_2 e dos níveis de EPAP.
   - Em insuficiências respiratórias hipercápnicas (tipo II), é possível aumentar a remoção do CO_2 aumentando-se a ventilação alveolar, com o aumento da frequência respiratória e dos valores de IPAP (aumento do delta de pressão).
10. Estar preparado para falhas da VNI: deixar à beira-leito ventilador mecânico e materiais de intubação e para aspiração. Pacientes que apresentam falência com o método são os que apresentam intolerância à máscara, dispneia persistente, instabilidade hemodinâmica, flutuação do nível de consciência e ausência de melhora clínica e gasométrica nos primeiros minutos.

Quando descontinuar a VNI

- Os pacientes em uso de VNI devem ser monitorizados e acompanhados intensivamente, principalmente nas primeiras 2 horas.
- O tempo de permanência do paciente em VNI deve ser individualizado – pacientes com edema agudo cardiogênico tendem a responder mais rapidamente ao tratamento, principalmente quando medidas farmacológicas (diuréticos, vasodilatadores) são empregados conjuntamente.
- Pacientes com outras indicações de uso da VNI tendem a permanecer pressurizados por mais tempo.
- O desmame da VNI pode ser realizado diminuindo progressivamente o tempo de uso da ventilação e diminuindo as pressões ajustadas.

BIBLIOGRAFIA RECOMENDADA

1. BaHammam A. Acute ventilatory failure complicating obesity hypoventilation: update on a "critical care syndrome". Curr Opin Pulm Med. 2010;16(6):543-51.
2. Barbas CSVB, Ísola A, Farias AMC, Cavalcanti AB, Gama AM, Duarte AC, et al. Diretrizes brasileiras de ventilação mecânica 2013 (Consenso AMIB/SBPT). Rev Bras Ter Intensiva. 2014;26(2):89-121.
3. Collins SP, Mielniczuk LM, Whittingham HA, Boseley ME, Schramm DR, Storrow AB. The use of noninvasive ventilation in emergency department patients with acute cardiogenic pulmonary edema: a systematic review. Ann Emerg Med. 2006;48(3):260-9.
4. Corredor C, Jaggar SI. Ventilator management in the cardiac intensive care unit. Cardiol Clin. 2013;31: 619-36.
5. Fraser JF, Spooner AJ, Dunster KR, Anstey CM, Corley A. Nasal high flow oxygen therapy in patients with COPD reduces respiratory rate and tissue carbon dioxide while increasing tidal and end-expiratory lung volumes: a randomised crossover trial. Thorax. 2016;71(8):759-61.
6. Frat JP, Thille AW, Mercat A, Girault C, Ragot S, Perbet S, et al. High-flow oxygen through nasal cannula in acute hypoxemic respiratory failure. N Engl J Med. 2015;372(23):2185-96.
7. Gonzalez MM, Timerman S, Gianotto-Oliveira R, Polastri TF, Canesin MF, Schimidt A, et al. I Diretriz de ressuscitação cardiopulmonar e cuidados cardiovasculares de emergência da Sociedade Brasileira de Cardiologia. Arq Bras Cardiol. 2013;101(2 Suppl 3):1-221.
8. Howard ME, Piper AJ, Stevens B, Holland AE, Yee BJ, Dabscheck E, et al. A randomised controlled trial of CPAP versus non-invasive ventilation for initial treatment of obesity hypoventilation syndrome. Thorax. 2017;72(5):437-44.
9. Klein T, Ramani G. Assessment and management of cardiogenic shock in the emergency department. Cardiol Clin. 2012;30:651-64.
10. Li H, Hu C, Xia J, Li X, Wei H, Zeng X, et al. A comparison of bilevel and continuous positive airway pressure non invasive ventilation in acute cardiogenic pulmonary edema. Am J Emerg Medicine. 2013;31:1322-7.
11. Masclans JR, Pérez-Terán P, Roca O. The role of high flow oxygen therapy in acute respiratory failure. Med Intensiva. 2015;39(8):505-15.
12. Masip J, Roque M, Sanchez B, Fernandez R, Subirana M, Exposito JA. Noninvasive ventilation in acute cardiogenic pulmonary edema: systematic review and meta-analysis. JAMA. 2005; 294(24):3124-30.
13. Nava S, Hill N. Non-invasive ventilation in acute respiratory failure. Lancet. 2009;374(9685):250-9.
14. Nishimura M. High-flow nasal cannula oxygen therapy in adults: physiological benefits, indication, clinical benefits, and adverse effects. Respir Care. 2016;61(4):529-41.
15. Peter JV, Moran JL, Philips-Hughes J, Graham P, Bersten AD. Effect of non-invasive positive pressure ventilation (NIPPV) on mortality in patients with cardiogenic pulmonar oedema: a meta-analysis. Lancet. 2006; 367(9517):1155-63.
16. Semler MW, Janz DR, Lentz RJ, Matthews DT, Norman BC, Assad TR, et al. Randomized trial of apneic oxygenation during endotracheal intubation of the critically ill. Am J Respir Crit Care Med. 2016;193(3):273-80.
17. Seupaul RA. Should I consider treating patients with acute cardiogenic pulmonary edema with noninvasive positive-pressure ventilation? Ann Emerg Med. 2010;55:299-300.
18. Silvers SM, Howell JM, Kosowsky JM, Rokos IC, Jagoda AS. Critical issues in the evaluation and management of adult patients presenting to the emergency department with acute heart failure syndromes. Ann Emerg Med. 2007;49:627-69.
19. Spoletini G, Alotaibi M, Blasi F, Hill NS. Heated humidified high-flow nasal oxygen in adults: me-

chanisms of action and clinical implications. Chest. 2015;148(1):253-61.

20. Stéphan F, Barrucand B, Petit P, Rézaiguia-Delclaux S, Médard A, Delannoy B, et al. High-flow nasal oxygen vs noninvasive positive airway pressure in hypoxemic patients after cardiothoracic surgery: a randomized clinical trial. JAMA. 2015;313(23):2331-9.
21. Young J, Couper K, Ryan EG, Gates S, Hart N, Perkins GD. Non-invasive ventilation as a strategy for weaning from invasive mechanical ventilation: a systematic review and Bayesian meta-analysis. Intensive Care Med. 2018; 44:2192-204.
22. Osadnik CR, Tee VS, Carson-Chahhoud KV, Picot J, Wedzicha JA, Smith BJ. Non-invasive ventilation for the management of acute hypercapnic respiratory failure due to exacerbation of chronic obstructive pulmonary disease. Cochrane Database Syst Rev. 2017;13;7(7):CD004104.
23. Vaschetto R, Pecere A, Perkins GD, Mistry D, Cammarota G, Longhini F, et al. Effects of early extubation followed by noninvasive ventilation versus standard extubation on the duration of invasive mechanical ventilation in hypoxemic non-hypercapnic patients: a systematic review and individual patient data meta-analysis of randomized controlled trials. Crit Care. 2021;1;25(1):189.
24. Rochwerg B, Brochard L, Elliott MW, Hess D, Hill NS, Nava S, et al. Official ERS/ATS clinical practice guidelines: noninvasive ventilation for acute respiratory failure. Eur Respir J. 2017;50:1602426.
25. MacIntyre NR. Physiologic effects of noninvasive ventilation. Respir Care .2019;64(6):617-28
26. Piraino T. Noninvasive respiratory support in acute hypoxemic respiratory failure. Respir Care. 2019;64(6):638-46.

6

Distúrbios hidroeletrolíticos no paciente cardiopata

Arthur Cicupira Rodrigues de Assis
Helena de Almeida Martins de Souza
Marcus Vinicius Burato Gaz
Alexandre de Matos Soeiro

OBSERVAÇÕES GERAIS BASEADAS EM EVIDÊNCIAS

Introdução

- Os pacientes portadores de cardiopatia descompensada que procuram o departamento de emergência frequentemente apresentam distúrbios hidroeletrolíticos. A abordagem nesses casos deve incluir o diagnóstico etiológico e tratamento rápido desses distúrbios, a fim de prevenir eventos graves, como arritmias cardíacas e morte súbita.
- A presença de alterações no balanço dos eletrólitos e de água pode ser um marcador de gravidade ou um fator complicador de pacientes em vigência de um infarto agudo do miocárdio (IAM), insuficiência cardíaca (IC) descompensada, arritmias ou alterações eletrocardiográficas agudas de origem indeterminada.
- Os principais eletrólitos envolvidos na despolarização da célula cardíaca são sódio, cálcio e potássio. Além disso, o magnésio exerce função moduladora em canais dos três íons supracitados. Portanto, é biologicamente plausível a ideia de que distúrbios que abalem a homeostase desses eletrólitos (tanto no meio intra quanto extracelular) possam alterar gradientes transmembrana e potencialmente promover desarranjo do aparato celular e acarretar implicações prognósticas, que devem ser buscadas e corrigidas quando necessário. As principais causas de distúrbios eletrolíticos no cardiopata envolvem o uso contínuo de diuréticos, a piora progressiva ou aguda da função renal, o uso de medicações que atuam no sistema renina-angiotensina-aldosterona, idade avançada, uso de outras medicações, como hipoglicemiantes e antidepressivos, além de estados inerentes à própria cardiopatia, como hiponatremia associada à hipervolemia secundária à IC avançada.
- As situações que exigem atenção e tratamento imediato por risco de morte incluem hipercalemia, hiponatremia associada à hipervolemia e hipomagnesemia, especialmente em pacientes na vigência de síndrome coronariana aguda (SCA) ou de uma descompensação da IC.

Abordagem inicial

- O atendimento inicial do paciente cardiopata na emergência deve conter sempre a solicitação de exames laboratoriais que incluam função renal, dosagem sérica de sódio, potássio, magnésio e cálcio ionizado. A avaliação clínica inicial deve incluir também o conhecimento de todas as medicações em uso pelo paciente, bem como de suas comorbidades prévias, o que pode auxiliar no diagnóstico de possíveis distúrbios eletrolíticos; são exemplos: pacientes em uso de diuréticos, em tratamento com restrição de água e sal, uso de vasodilatadores diretos (como a hidralazina, que podem aumentar a retenção hidrossalina), uso de suplementos de potássio ou de magnésio, uso de antidepressivos com potenciais efeitos especialmente em distúrbios do sódio e a presença de comorbidades como doença renal crônica.

- O eletrocardiograma de 12 derivações também deve ser solicitado com o intuito de descartar possíveis complicações causadas ou potencializadas pelos distúrbios eletrolíticos, como bradi ou taquiarritmias ameaçadoras à vida. Além disso, a análise de ritmo, mensuração dos intervalos PR e QT corrigido, assim como de possíveis distúrbios de condução intraventricular e de repolarização ventricular, podem revelar implicações tanto diagnósticas quanto prognósticas.
- A determinação do estado volêmico do paciente, rotineiramente feita no departamento de emergência por meio do exame físico (presença de turgência jugular, refluxo hepatojugular, hepatoesplenomegalia, ausculta pulmonar, edemas e ascite – como alguns exemplos) é determinante para o tratamento dos distúrbios do sódio, por exemplo. A avaliação deve classificar o paciente como eu, hipo ou hipervolêmico. A ultrassonografia beira-leito para análise de distensão da veia cava inferior, sinais de congestão pulmonar (análise das linhas B pulmonares) e outras funções pode auxiliar nessa avaliação e é ferramenta cada vez mais utilizada no atendimento do paciente em unidades de emergência.

Distúrbios do potássio e do magnésio

- As principais situações de risco para distúrbios de magnésio e potássio incluem o IAM, a IC descompensada e a presença de arritmias cardíacas, como fibrilação atrial, taquicardias ventriculares e *torsades de pointes*.
- Na hipocalemia, a onda P pode simular sinal de sobrecarga atrial direita, devido a sua alta amplitude, com pico mais agudo e base alargada; consequentemente, pode também apresentar aumento do intervalo PR. Além disso, o paciente com hipocalemia pode apresentar alterações eletrocardiográficas marcantes, como ondas T profundas e de duração prolongada (intervalo QT longo) associadas a infradesnivelamento do segmento ST e, por vezes, seguidas de onda U (Figura 1). O magnésio é o segundo íon intracelular mais abundante (o primeiro é o potássio), porém, o significado de desordens relacionadas aos níveis séricos de magnésio e alterações eletrocardiográficas pronunciadas ainda são controversas devido a sua frequente associação com outros distúrbios eletrolíticos.
- Hipocalemia refratária deve suscitar a hipótese de hipomagnesemia, pois pode haver relação de causalidade, já que a presença de baixos níveis séricos de magnésio aumenta a perda de potássio via renal.
- A presença de hipocalemia após um IAM pode dobrar a chance de morte por fibrilação ventricular, como visto no estudo GISSI-2. Assim, recomenda-se manter a concentração sérica de potássio acima de 4 mEq/L, a fim de reduzir a chance de morte súbita.
- A hipomagnesemia é um fator de risco para o aparecimento de arritmias como fibrilação ventricular e taquicardia ventricular, na vigência de uma SCA. No entanto, não se deve administrar magnésio endovenoso rotineiramente em pacientes após um IAM, devendo-se manter o nível de magnésio acima de 2 mg/dL e administrando-se a reposição endovenosa apenas quando necessária.
- Em pacientes portadores de fibrilação atrial aguda, a reposição de magnésio endovenoso para se obter níveis séricos acima de 2 mg/dL também pode ajudar no controle da frequên-

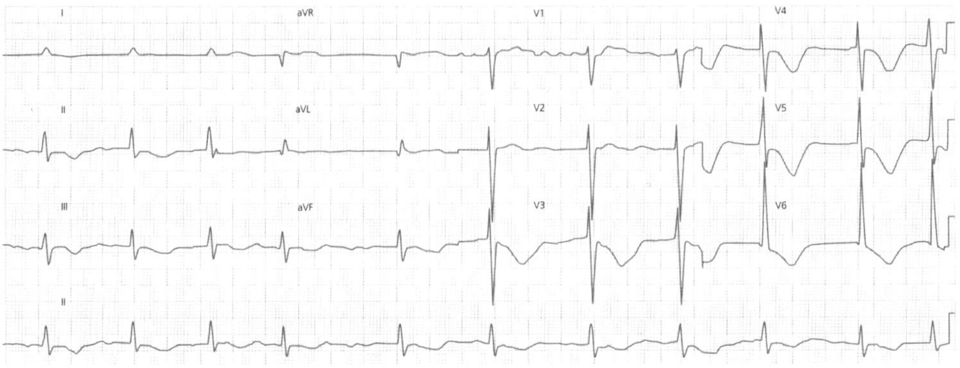

FIGURA 1 Eletrocardiograma de paciente com desidratação por diarreia mostrando ritmo de fibrilação atrial com presença de QT longo, ondas T invertidas e infradesnivelamento do segmento ST de V3 a V6. Solicitados exames que mostraram potássio de 2,1 mEq/L e magnésio de 1,2 mg/dL. Após reposição, observou-se reversão completa da alteração no segmento ST.

cia cardíaca, na reversão para ritmo sinusal ou na redução da recorrência da arritmia.

- Pacientes portadores de IC quase sempre necessitam de diuréticos de uso contínuo para o manejo. Essas medicações promovem a perda renal de magnésio e potássio, além do próprio sódio e cálcio. Apesar da carência de evidências científicas robustas, na vigência de um quadro de IC descompensada, é recomendável manter níveis de magnésio acima de 2 mg/dL e potássio acima de 4 mEq/L, possivelmente prevenindo o aparecimento de arritmias que possam agravar ainda mais o quadro clínico.
- Em pacientes com um tipo específico de taquicardia ventricular polimórfica denominada *torsades de pointes* (Figura 2), normalmente associada ao prolongamento do intervalo QT, a reposição de magnésio é essencial e terapêutica e sua administração deve ser feita de forma endovenosa rápida (5 a 60 minutos), e antes de se obter a dosagem sérica do magnésio, ou seja, empiricamente como tratamento adicional dessa arritmia.
- A hipercalemia afeta mais de 8% dos pacientes internados, especialmente aqueles que possuem disfunção renal. Alterações eletrocardiográficas incluem, sequencialmente e de acordo com o nível sérico de potássio: onda T apiculada e simétrica, achatamento de onda P, alargamento de PR, alargamento de QRS, desaparecimento de onda P, ritmo sinusoidal e fibrilação ventricular (Figuras 3 e 4). Entretanto, apesar dessa sequência bem estabelecida de acordo com o nível sérico do potássio, arritmias como parada sinusal, bradicardia juncional, bloqueios atrioventriculares e fibrilação ventricular também podem ocorrer em níveis séricos considerados não tão elevados, de maneira que se torna im-

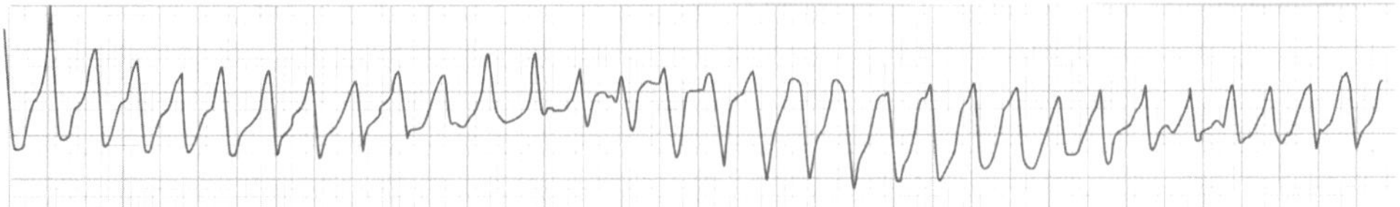

FIGURA 2 Exemplo de *torsades de pointes* em paciente com magnésio sérico de 1,0 mg/dL. Observa-se a inversão da polaridade do QRS ao longo do traçado.

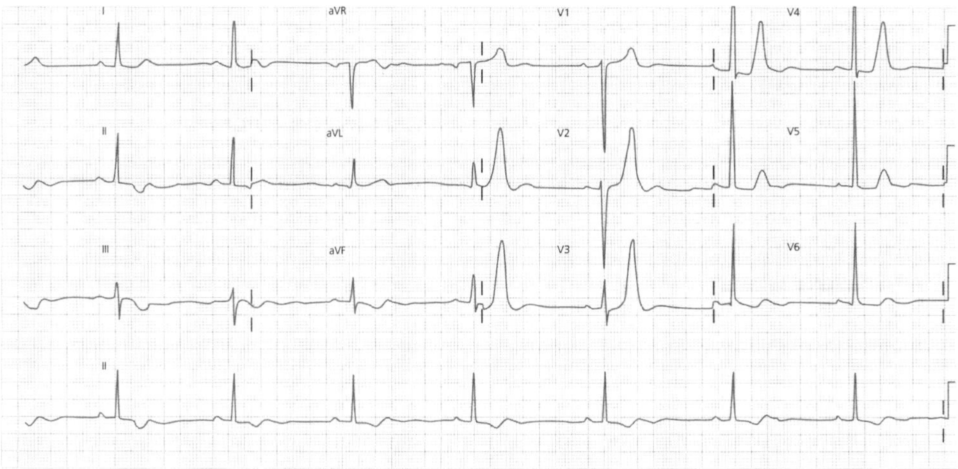

FIGURA 3 Presença de onda T apiculada em paciente com potássio sérico de 6,6 mEq/L.

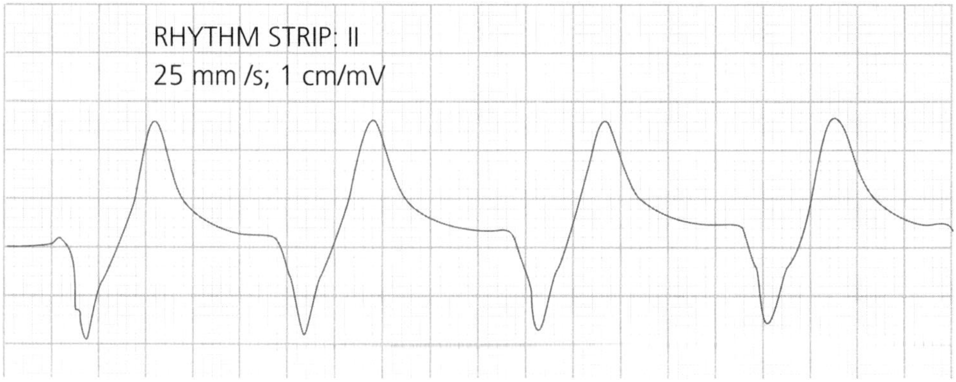

FIGURA 4 Hipercalemia com potássio sérico de 8,9 mEq/L. Observa-se eletrocardiograma sem ondas P, com QRS alargado e em ritmo sinusoidal.

previsível a ocorrência de eventos arrítmicos graves. Portanto, o tratamento deve ser rápido e incluir o uso do gluconato de cálcio a 10% para aqueles pacientes com alterações eletrocardiográficas e medidas para reduzir a concentração sérica do potássio do meio extracelular. Pode-se prescrever uma ampola de 10 mL, endovenosa, em *bolus*, com a dose repetida até normalização das alterações no eletrocardiograma.

Distúrbios do sódio

- O principal distúrbio do sódio no cardiopata é a hiponatremia associada à hipervolemia, que ocorre devido à retenção crônica de água provocada pela secreção inadequada de hormônios antidiuréticos e ativação contínua do sistema renina-angiotensina--aldosterona. No estudo OPTIME-CHF, a presença de hiponatremia com concentração de sódio abaixo de 134 mEq/L foi um importante marcador de mau prognóstico e mortalidade.

- As alterações de sódio isoladamente não trazem grandes alterações eletrocardiográficas. No entanto, em casos extremos, devido à hipervolemia e ao edema de parede torácica pode ocorrer baixa amplitude de espículas no eletrocardiograma.
- A maioria dos cardiopatas não apresenta manifestações clínicas típicas da hiponatremia, uma vez que o quadro é lento e insidioso. O sintoma mais marcante é a congestão sistêmica e pulmonar, provocada pela IC e hipervolemia. Sintomas neurológicos como rebaixamento de nível de consciência e convulsões são mais raros nesses pacientes.
- A reposição de sódio intravenosa quase nunca é necessária, exceto em casos mais graves com sintomas neurológicos e níveis séricos de sódio abaixo de 120 mEq/L.
- O tratamento de escolha para a maioria dos pacientes deve incluir restrição hídrica e uso de diuréticos, preferencialmente de alça, para redução do volume intravascular. A suspensão de tiazídicos, como a hidroclorotiazida, naqueles pacientes em uso crônico, também pode ajudar a reduzir a perda renal de sódio e o agravamento da hiponatremia.
- Outra situação possível é a hipernatremia hipovolêmica, que também pode estar presente em pacientes portadores de IC que se apresentam no departamento de emergência, especialmente nos idosos em tratamento com diuréticos e sem acesso a água (mobilidade reduzida, cognição comprometida, fragilidade). Esses pacientes apresentam redução da volemia, com desidratação e sintomas de IC descompensada, devido à piora da perfusão periférica pela redução do débito cardíaco (perfil L). Esses pacientes, além do uso de droga inotrópica (como a dobutamina, se em vigência de baixo débito), devem ser tratados com reposição cuidadosa de volume, preferencialmente pela administração de água livre, por via oral, ou administração de fluidos isotônicos, por via endovenosa, conforme a avaliação clínica.

Distúrbios do cálcio

- O uso de diuréticos nos cardiopatas, como visto, leva à hipomagnesemia que é associada à perda renal de cálcio provocada e pode acarretar diminuição da concentração sérica de cálcio, sendo a hipocalcemia definida como a concentração de cálcio ionizado sérico menor do que 1,15 mmol/L.
- Além dos sintomas mais comuns como cãimbras e tetania, os pacientes cardiopatas portadores de hipocalcemia podem apresentar diminuição do débito cardíaco e da pressão arterial, por diminuição do inotropismo cardíaco. Nesses pacientes, podem ser observadas também alterações eletrocardiográficas, como o alargamento do intervalo QT e do QRS, predispondo ao surgimento de arritmias potencialmente fatais.
- Os pacientes cardiopatas devem manter um nível normal de cálcio ionizado sérico, sendo a reposição indicada, preferencialmente, por via endovenosa para todos os indivíduos com níveis séricos de cálcio ionizado abaixo do limite inferior do método utilizado.

QUAL É A ROTINA NA EMERGÊNCIA DO INCOR?

- Em todos os pacientes admitidos ou na maioria daqueles que procuram a Unidade de Emergência do InCor solicitam-se exames referentes à função renal e eletrólitos (sódio, potássio, magnésio e cálcio iônico) no primeiro atendimento. Para todos esses pacientes pesquisam-se sinais de congestão pulmonar e sistêmica para determinação do estado volêmico e realiza-se eletrocardiograma de 12 derivações em busca de alterações significativas associadas a distúrbios metabólicos.
- Caso observem-se sinais de instabilidade hemodinâmica ou alterações eletrocardiográ-

ficas sugestivas de hipercalemia, o paciente deve ser levado imediatamente à sala de emergência onde se deve monitorizá-lo, obter acesso venoso periférico e administrar oxigenoterapia, se necessário. Nesses casos, medidas rápidas de estabilização clínica devem ser adotadas a depender do contexto.

- Para todos os outros, assim que disponíveis os resultados, procede-se com as reposições dos eletrólitos.
- A anamnese dirigida deve sempre ser realizada buscando dados referentes a medicações em uso (principalmente diuréticos e inibidores do sistema renina-angiotensina-aldosterona), insuficiência renal crônica e piora recente da congestão pulmonar ou sistêmica.
- Em pacientes em uso de altas doses de diuréticos, normalmente encontram-se hipocalemia, hipomagnesemia e hipocalcemia associadas, sendo frequente a reposição por vezes diária desses eletrólitos.
- A reposição de eletrólitos é realizada de maneira empírica. Após cada reposição, uma nova dosagem deve ser solicitada até que os níveis adequados tenham sido alcançados. De maneira semelhante, caso o eletrocardiograma inicial apresente alterações, um novo exame deve ser realizado após a reposição eletrolítica.
- Devido à presença de cardiopatia estrutural grave em grande parte dos pacientes admitidos no InCor, normalmente opta-se por administrar as reposições em alíquotas pequenas de volume. Para reposições de magnésio (ampola com 10 mL de sulfato de magnésio a 10%) e cálcio (ampola com 10 mL de gluconato de cálcio a 10%), diluída em ampola em 100 mL de solução fisiológica, e administrada em 30 minutos. Já em relação ao potássio, normalmente administra-se cada ampola (ampola com 10 mL de cloreto de potássio 19,1%) diluída em 200 mL de solução fisiológica em 2 a 3 horas. Quando o paciente possui acesso venoso central, a concentração administrada pode ser ainda mais concentrada, mas o tempo deve ser o mesmo. Essas diluições ultrapassam as recomendações usuais de 40 mEq/L de potássio em acesso venoso periférico ou 60 mEq/L de potássio em acesso venoso central, porém são rotineiramente utilizadas em acessos periféricos e geralmente bem toleradas quanto à ocorrência de flebite. Em casos de hipocalemias graves (< 2,5 mEq/L), associadas a arritmias ventriculares, a administração de cada ampola deve ser realizada em 1 hora.
- O tratamento de pacientes portadores de IC e de distúrbios do sódio leva em conta o estado volêmico; para aqueles pacientes hipervolêmicos institui-se restrição hídrica em torno de 1.000 mL de água total ao dia, além do uso de furosemida endovenosa para aumentar a eliminação de água e melhora da congestão. Devido ao caráter crônico da hipernatremia, os pacientes com IC avançada toleram baixos valores de sódio, raramente apresentando algum sintoma neurológico associado (rebaixamento do nível de consciência ou convulsões).
- Quando hiponatremia com sódio sérico maior do que 130 mEq/L, deve-se optar por dieta hipossódica. Já naqueles pacientes com sódio menor do que 130 mEq/L a restrição geralmente não é realizada.
- Os pacientes com hiponatremia sintomática e grave, abaixo de 120 mEq/L, recebem reposição de sódio endovenosa somente se estiverem eu- ou hipovolêmicos. Em pacientes hipervolêmicos, mesmo nesses extremos da hiponatremia, a menos que existam sintomas neurológicos associados, o tratamento inicial deve incluir a diureticoterapia.
- Todos os pacientes com IC descompensada, arritmias ventriculares ou supraventriculares e SCA devem ser mantidos com níveis séricos de potássio acima de 4,0 mEq/L e magnésio acima de 2 mg/dL para prevenção primária de arritmias e morte súbita cardíaca.
- Pacientes com IC perfil L recebem reposição endovenosa de solução fisiológica em

alíquotas de 250 mL, sendo imediatamente reavaliados após a infusão volêmica.

- Quando houver alterações eletrocardiográficas suspeitas de hipercalemia, deve-se administrar imediatamente gluconato de cálcio endovenoso, e repetir o eletrocardiograma após a infusão. A função do gluconato é de estabilizar a membrana miocárdica, com efeito duradouro de até 40 a 60 minutos. Caso as alterações não tenham desaparecido, pode-se repetir a dose até que o efeito seja alcançado.
- Ainda referente à hipercalemia, após a infusão de gluconato de cálcio, devem ser realizadas medidas para redução do nível sérico de potássio. Uma das mais efetivas é a administração de bicarbonato de sódio, que pode ser complementada por solução polarizante (contém 1 unidade de insulina regular para cada 5 g de glicose), sorcal (poliestirenossulfonato de cálcio), inalação com B2-agonista e diuréticos. Em casos refratários, deve-se considerar diálise de urgência (Figura 5).
- No InCor, opta-se sempre pela dosagem de cálcio iônico, reposto de acordo com os valores de referência do laboratório.

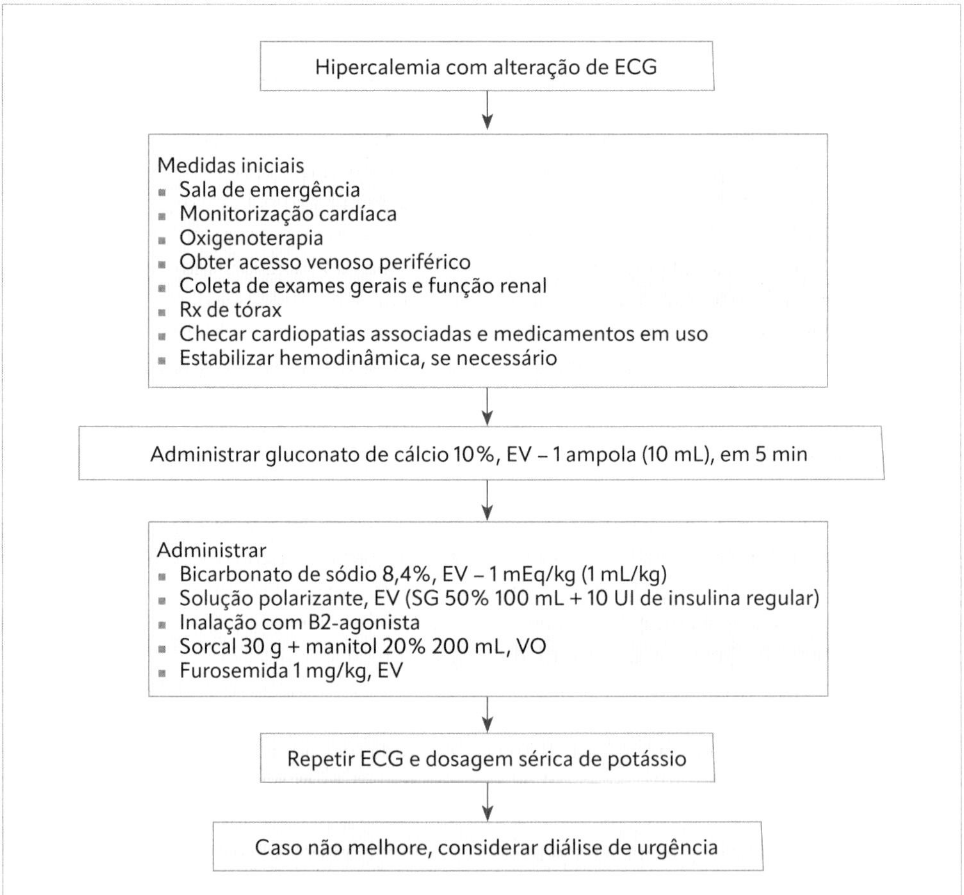

FIGURA 5 Fluxograma de atendimento de hipercalemia grave (com alteração de eletrocardiograma) na Unidade de Emergência do InCor.
ECG: eletrocardiograma; Rx: radiografia; EV: endovenoso; VO: via oral.

BIBLIOGRAFIA RECOMENDADA

1. Baker SB, Worthley IG. The essentials of calcium, magnesium and metabolism: Part II. Disorders. Crit Care Resusc. 2002;4(4):307-15.
2. Bonow RO, Mann DL, Zipes DP, Libby P (eds.). Braunwald's heart disease: a textbook of cardiovascular medicine. 9.ed. Elsevier; 2011.
3. Franzosi MG, Mauri F, Pampallona S, Bossi M, Matta F, Farina ML, et al. The GISSI study: further analysis. Circulation. 1987;76(2):11-56.
4. Klein L, O'Connor CM, Leimberger JD, Gattis-Stough W, Piña IL, Felker GM, et al.; OPTIME-CHF Investigators. Lower serum sodium is associated with increased short-term mortality in hospitalized patients with worsening heart failure: results from the outcomes of a prospective Trial of intravenous milrinone for exacerbations of chronic heart failure (OPTIME-CHF) Study. Circulation. 2005;111(19):2454-60.
5. Martins HS, Brandão Neto RA, Scalabrini Neto A, Velasco IT, editors. Emergências clínicas. 9.ed. Barueri: Manole; 2014.
6. O'Gara PT, Frederick G. Kushner FG, Ascheim DD, Casey DE, Chung MK, et al. 2013 ACCF/AHA Guideline for the Management of ST-Elevation Myocardial Infarction. J Am Coll Cardiol. 2013;61(4):78-140.
7. Spasovski G, Vanholder R, Allolio B, Annane D, Ball S, Bichet D, et al. Hyponatraemia Guideline Development Group. Clinical practice guideline on diagnosis and treatment of hyponatraemia. Euro J Endocrinol. 2014;170(3):1-47.
8. Nabil El-Sherif, Gioia Turitto. Electrolyte disorders and arrhythmogenesis. Cardiol J. 2011;18(3):233-45.

7

Intoxicação cumarínica

Natalia Bressiani Amstalden
Alex Tadeu Ribeiro Borges
Bianca Stefanello
Maria Antonieta A. A. de Medeiros Lopes
Cyrillo Cavalheiro Filho

OBSERVAÇÕES GERAIS BASEADAS EM EVIDÊNCIAS

Introdução

- Aproximadamente 1 a 2% da população mundial está em uso de anticoagulação oral crônica em diferentes cenários clínicos. Apesar do surgimento recente de novas alternativas terapêuticas, como os anticoagulantes diretos, os antagonistas de vitamina K (AVK), representados pela varfarina, ainda são muito utilizados. Não obstante o surgimento dos anticoagulantes novos nas últimas décadas, com melhores perfis de segurança, aderência e facilidade de tratamento, um problema persiste nos dias atuais: a intoxicação por cumarínicos. Na realidade dos serviços de saúde brasileiros, seja por questão econômica, seja pela grande incidência de pacientes portadores de valvopatias, nos deparamos diariamente com esse problema recorrente.
- A varfarina é um antagonista da vitamina K usado como anticoagulante para tratamento e prevenção de uma variedade de distúrbios, coagulopatias e tromboembólicos. A meia-vida da varfarina é de 36 a 42 horas, com tempo até o pico do efeito de 36-72 horas e duração de 2-5 dias após a interrupção da droga.
- A monitorização da anticoagulação com AVK é feita por meio da relação normatizada internacional (RNI) do tempo de protrombina. A faixa terapêutica varia conforme a indicação da anticoagulação.
- Apesar da ser conhecida a eficácia da anticoagulação na prevenção e no tratamento de eventos trombóticos arteriais e venosos, efeitos colaterais como sangramento ainda são complicações comuns e potencialmente graves dessa terapia.
- Com frequência, pacientes em uso de AVK apresentam RNI supraterapêutico, mesmo após período de estabilidade, o que aumenta o risco de sangramento.
- A superdosagem ou toxicidade não intencional pode ocorrer por vários mecanismos, como durante a fase inicial de dosagem, mudança na dieta, interação com outros medicamentos e até mesmo secundária a doença hepática metastática.

Fisiopatologia

- A varfarina é antagonista da vitamina K que atua principalmente por meio da inibição da 2,3 vitamina K epóxido-redutase e causam deficiência de vitamina K ativa.
- Após a ingestão oral, a varfarina é rapidamente absorvida pelo trato gastrointestinal

(concentração máxima ~ 90 minutos após a ingestão).

- Como a varfarina é metabolizada no fígado pelo sistema citocromo C-450, os pacientes com insuficiência renal não são considerados com maior risco de toxicidade do que a população padrão. No entanto, pacientes com insuficiência renal necessitam de doses mais baixas do que a população geral para atingir RNI terapêuticos.
- Ao contrário dos pacientes com insuficiência renal, os pacientes com potencial disfunção hepática podem ter um curso clínico imprevisível. Embora a varfarina tenha uma meia-vida de 36 a 42 horas, esses números podem ser muito afetados por doença hepática ou uso de álcool. Pacientes com algum grau de disfunção hepática terão taxas variadas de metabolismo de varfarina, bem como respostas à administração de vitamina K.

RNI supraterapêutico

- A conduta diante de um paciente com RNI supraterapêutico depende de seu grau de elevação e da presença de sangramento. Deve-se questionar sobre o uso de medicações novas, como antibióticos, anti-inflamatórios, antiplaquetários ou outros fármacos, bem como sobre alterações dietéticas, que podem aumentar a ação do anticoagulante, e avaliar se houve aderência e uso correto da medicação.

Pacientes sem sangramento

- O manejo desse grupo de pacientes está descrito na Tabela 1.
- De maneira geral, em casos sem sangramento pode haver manejo ambulatorial. Nos casos de RNI superior a 10, a decisão quanto ao local de atendimento – se ambulatorial ou em pronto-socorro – deve levar em consideração fatores relacionados ao paciente (comorbidades, risco de sangramento, questões sociais) e ao serviço de anticoagulação

TABELA 1 Manejo do RNI supraterapêutico em pacientes sem sangramento

RNI	Conduta
> terapêutico – 4,5	Suspensão varfarina 0-1 dia ± redução da dose (10-15% da dose semanal)
4,5 – 10	Suspensão varfarina 1-2 dias + redução da dose (10-15% da dose semanal) Vitamina K, dose baixa (2,5-5 mg), via oral é opcional Monitorização frequente de RNI e sinais de sangramento
>10	Suspensão varfarina 2-3 dias + redução da dose (10-15% da dose semanal) Vitamina K, dose baixa (2,5-5 mg), via oral Monitorização frequente de RNI e de sinais de sangramento (24-48 horas)

RNI: relação normatizada internacional.

(capacidade de acolhimento, estrutura para avaliações mais frequentes, equipe treinada e disponível). É importante que esse paciente possa ser reavaliado em até 2 a 4 dias, conforme julgamento clínico.

- Pacientes com RNI até 0,5 acima da faixa terapêutica não requerem ajuste de dose caso se trate de evento isolado.
- As diretrizes do American College of Chest Physicians de 2012 e as diretrizes da Sociedade Americana de Hematologia (ASH) de 2018 sugerem a não utilização da vitamina K em pacientes com RNI entre 4,5 e 10, sem sangramentos, embora a diretriz do ACCP de 2012 ofereça baixa dose oral de vitamina K como opção.
- Pacientes sem sangramento não devem receber concentrado de complexo de protrombina (CCP) ou PFC apenas para corrigir um RNI supraterapêutico, pois esses produtos têm riscos associados (por exemplo, trombose, reações transfusionais) e não há evidências claras de benefício. Para pacientes sem sangramento, não há benefício claro em administrar doses maiores de vitamina K ou administrar vitamina K por via intra-

venosa (a menos que o paciente não possa tomar medicação oral), pois podem ter um período prolongado em que o RNI não pode ser elevado, e a administração intravenosa está associada a um pequeno risco de anafilaxia, especialmente quando administrada rapidamente.

Pacientes com sangramento

- Deve-se avaliar o tipo de sangramento e qual sua repercussão clínica. A classificação será em sangramento menor (ou não grave) e maior (ou grave). Recomenda- -se avaliação padronizada dos pacientes, conforme sugerido na Tabela 2.
- A abordagem de pacientes com sangramento menor ainda depende muito do julgamento clínico, que leva em consideração grau de elevação do RNI, gravidade do sangramento, seu risco de piora e tempo em que o RNI permaneceu supraterapêutico nos meses anteriores. Em geral, os pacientes são mantidos em observação até a resolução do quadro.

TABELA 2 Avaliação geral de pacientes com sangramento associado ao uso de anticoagulante

Suspensão temporária do anticoagulante
Considerar antídoto (vitamina K)
Oferecer tratamento de suporte conforme necessidade (p. ex., reposição volêmica, droga vasoativa)
Hemostasia local ou cirúrgica (compressão, antifibrinolíticos tópicos)
Avaliar a necessidade de transfusão (concentrados de hemácias, concentrados de complexo protrombínico, plasma fresco congelado ou plaquetas)
Investigar causa do sangramento

- Sangramento maior envolve os casos fatais ou potencialmente fatais ou que podem gerar sequelas importantes, como perda de algum membro, e que, portanto, demandam reversão da anticoagulação em caráter de emergência em até 6 horas.
- De acordo com a Sociedade Internacional de Trombose e Hemostasia (ISTH), objetivamente define-se sangramento maior como:
  - Sangramento fatal.
  - Sangramento sintomático em região ou órgão crítico (p. ex., sangramento intracraniano, retroperitoneal, intraocular, intra-articular, pericárdico ou intramuscular com síndrome compartimental).
  - Sangramento associado a queda superior a 2 g/Hb ou que suscita a transfusão de dois ou mais concentrados de hemácias.
- Pacientes que se apresentam com sangramento maior deverão ser avaliados prontamente em serviço de pronto-socorro. Seu tratamento envolve, além do suporte clínico adequado e da hemostasia local, a suspensão do anticoagulante, o uso da vitamina K e a reposição de fatores da coagulação com concentrado de complexo protrombínico (CCP) ou com plasma fresco congelado (PFC), conforme a Tabela 3.
- É importante ressaltar que, na ocorrência de sangramento maior, a anticoagulação também deve ser urgentemente revertida mesmo se RNI estiver terapêutico.
- O risco de sangramento maior relacionado a AVK varia de 1 a 3% ao ano nos estudos clínicos (atingindo até 12% em estudos de uso habitual, não associados a protocolos clínicos) e o risco de sangramento intracraniano, uma das complicações mais temidas, varia de 0,33 a 0,8% ao ano. A hemorragia intracraniana no paciente excessivamente anticoagulado está associada a maiores morbidade e mortalidade e seu tratamento requer medidas rápidas e eficazes para reversão da anticoagulação.
- A indicação para reversão urgente de anticoagulação, além de sangramento maior, envolve também necessidade de procedimento cirúrgico de urgência (ou seja, que deve ser realizado em até 6 horas). Para cirurgias que possam aguardar entre 6 e 12 horas, recomenda-se utilizar somente 5 mg de vita-

TABELA 3 Reversão da anticoagulação em pacientes com sangramento

Sangramento menor	Suspensão da varfarina Hemostasia mecânica/tópica Vitamina K 2,5-5 mg VO. Reavaliar em 24 horas e administrar dose adicional, se a correção for incompleta Reintrodução de dose reduzida após cessação do sangramento e RNI terapêutico
Sangramento maior	Suspensão da varfarina Hemostasia mecânica/tópica Reposição de fatores de coagulação com CCP (preferencialmente) ou PFC ▪ RNI < 4,5: CCP 25 UI/kg ▪ RNI > 4,5: CCP 35 UI/kg ▪ PFC 15-30 mL/kg Vitamina K, 10 mg, EV, em infusão lenta

CCP: concentrado de complexo protrombínico; IV: intravenoso; PFC: plasma fresco congelado; RNI: relação normatizada internacional; VO: via oral.

mina K intravenosa (IV), com reavaliação do RNI em 6 horas. Se este se mantiver superior a 1,5 e houver necessidade de cirurgia urgente, podem ser utilizadas 500 UI de concentrado de complexo protrombínico. O CCP não deve ser utilizado para permitir cirurgias eletivas ou não urgentes.

Investigação da causa de sangramento

- Nos casos de sangramento associado a anticoagulação, é importante sua investigação etiológica. O uso do anticoagulante pode exacerbar hemorragia por lesão preexistente.
- A ocorrência de hematúria pode estar associada ao uso de anticoagulantes e de antiplaquetários. Sua incidência aumenta com o aumento do RNI. Entretanto, estudos mostram que cerca de 10 a 30% dos pacientes com hematúria em terapia antitrombótica com AVK apresentavam alguma causa secundária para o sangramento (p. ex., tumores do trato urinário). Portanto, recomenda-se investigação da causa da hematúria, mesmo em pacientes com RNI supraterapêutico.
- Nos casos em que há sangramento gastrointestinal, é fundamental investigação com endoscopia e/ou colonoscopia, conforme a manifestação clínica. No estudo retrospectivo de Hashash et al., 10% de 100 pacientes com sangramento intestinal baixo em uso de AVK apresentavam câncer de cólon versus 3,2 % de 62 pacientes com sangramento, porém sem uso de AVK.

Agentes hemostáticos

Vitamina K

- A administração intravenosa lenta (em 25 a 50 mL de solução salina normal durante 15 a 30 minutos) produz uma redução mais previsível e rápida do RNI (4 a 6 horas) em comparação com a oral (18 a 24 horas) ou subcutânea (imprevisível e não recomendada) administração.
- A vitamina K, nesse contexto, atua na reversão da anticoagulação por oferecer o substrato para gamacarboxilação de seus fatores dependentes (II, VII, IX, X, proteínas C e S). Portanto, seu efeito dependerá da síntese de novos fatores da coagulação.
- A vitamina K para uso terapêutico está disponível no Brasil apenas em apresentação para uso parenteral. Em geral, usa-se por via oral (VO) o conteúdo da ampola destinada para uso intravenoso (IV) ou intramuscular (IM). Sugere-se, quando possível, ingestão com suco de laranja devido ao sabor desagradável. A vitamina K por via IM ou subcutânea (SC) não é recomendada devido às suas absorção e biodisponibilidade erráticas e ao risco da formação de hematoma local.
- O efeito da vitamina K é geralmente obtido dentro de 4-6 horas. Seu efeito é duradouro na reversão da anticoagulação, diferentemente do efeito dos fatores infundidos, devido à sua meia-vida mais curta (p. ex., fator VII tem meia vida de 6 horas).

- Apresentação: vitamina K1 (fitomenadiona), natural, lipossolúvel; ou K3 (menadiona), sintética, hidrossolúvel. A apresentação preferida para uso é a vitamina K1.
- Efeitos colaterais: reação anafilactoide, relacionada principalmente a administração IV e IM. Pode ocorrer mesmo na primeira utilização. Recomenda-se sempre infusão lenta, inferior a 1 mg/min. Superdosagem pode levar a disfunção hepática.

Concentrado de complexo protrombínico

- O CCP é um componente derivado de plasma liofilizado que contém, em média, uma concentração 25 vezes maior de fatores da coagulação em relação a PFC.
- Apenas os CCP são licenciados para reversão rápida de AVK. Não requerem compatibilidade ABO e podem ser armazenados à temperatura ambiente como pó liofilizado; portanto, eles podem ser rapidamente reconstituídos e infundidos.
- A dose ideal para reversão de AVK ainda não foi estabelecida e varia de 25 a 50 UI/Kg, com dose máxima de 5.000 UI limitada a 100 kg de peso corporal. Por unidade de volume, os CCP contêm aproximadamente 25 vezes (25 U/mL) a concentração de fatores dependentes de vitamina K em comparação com o plasma (1 U/mL). Portanto, o CCP pode ser administrado em um volume muito menor a uma taxa de infusão muito mais rápida (8×) em comparação com o plasma e é preferível.
- Os efeitos adversos da transfusão de plasma incluem sobrecarga de volume circulatório, reações alérgicas e risco de lesão pulmonar aguda relacionada à transfusão. Esses efeitos não são observados com o CCP, devendo, portanto, ser preferido, especialmente em pacientes sensíveis ao volume.
- Em recente estudo de Sarode et al., 62,2% dos pacientes que receberam CCP atingiram RNI inferior a 1,5 após 30 minutos do término da infusão, enquanto apenas 10% dos pacientes que receberam PFC obtiveram o mesmo resultado. Após 1 hora do início da infusão, nenhum dos pacientes que receberam PFC apresentou RNI inferior a 1,3, frente a 69% no grupo do CCP.
- Apesar da falta de evidências robustas que correlacionem a reversão com CCP para melhor desfecho clínico, suas muitas vantagens fazem com que ele seja o agente de escolha para o tratamento de sangramento maior associado a anticoagulação com AVK, conforme a recomendação de importantes diretrizes.
- Após 10 minutos da infusão, já se espera início da ação, com a maioria dos pacientes apresentando normalização do RNI após 3 horas.
- Os CCP disponíveis no Brasil contêm os fatores II, IX, X e VII de coagulação. O CCP de 4 fatores é preferido para a reversão aguda da anticoagulação com varfarina.
- Os principais riscos associados ao uso de CCP são relacionados a eventos tromboembólicos, com incidência de 0,8 a 1,4%, e surgimento de coagulação intravascular disseminada.
- Essas complicações têm correlação com a dose e, provavelmente, com o próprio perfil protrombótico do paciente e podem ser minimizadas com o uso de produtos que contenham heparina e proteínas C e S. Outros eventos adversos são reações alérgicas, plaquetopenia induzida por heparina (quando há presença de heparina na sua constituição), surgimento de inibidores de fatores da coagulação e, raramente, infecção associada a transfusão.
- É obrigatória a administração conjunta de vitamina K intravenosa, uma vez que a meia-vida do FVII é de cerca de 6-8h, evitando-se assim novo aumento do RNI 12-24h. O tratamento repetido com o complexo protrombínico normalmente não é necessário quando a vitamina K tiver sido administrada.

- Todos os centros que tratam pacientes com sangramento associado à varfarina devem estocar frascos de concentrado de complexo de protrombina (CCP) para reversão rápida quando necessário.
- No entanto, os produtos de CCP podem estar indisponíveis em algumas instituições e seu alto custo representa uma séria barreira ao seu uso.

Plasma fresco congelado

- Trata-se de hemocomponente obtido a partir da centrifugação de sangue total, com volume final de 200 a 250 mL, e que contém os fatores da coagulação. Por muito tempo, o PFC foi utilizado como primeira escolha para reversão da anticoagulação em situações emergenciais.
- Desvantagens como maior tempo para preparo e maior incidência de reações transfusionais (anafilaxia e TRALI) o tornam atualmente a segunda escolha para essa finalidade. O PFC permanece, entretanto, como a alternativa mais disponível.
- O tempo até realização de tipagem sanguínea e preparo do hemocomponente (descongelamento) é de, em média, 1 hora.
- Principais eventos adversos: reações transfusionais urticariforme, anafilática, inflamatória e infecciosa, sobrecarga volêmica e TRALI.
- Dose recomendada: 15 a 30 mL/kg. Repetir conforme a necessidade.

Fator VII ativado

- O fator VII (rFVII) recombinante humano ativa a coagulação através da via extrínseca. Seu uso para reversão da anticoagulação com AVK não está indicado pelo fabricante.
- Os poucos estudos retrospectivos que avaliaram sua eficácia demonstraram que o RNI é rapidamente corrigido. Entretanto, esse parâmetro laboratorial não esteve associado a melhora de desfecho clínico e, in vitro, associou-se a piores parâmetros de tromboelastrografia em relação ao CCP.
- Além de não comprovada melhor eficácia, seu uso está associado a maior potencial trombogênico, especialmente de tromboses arteriais (p. ex., infarto agudo do miocárdio e acidente vascular encefálico), e apresenta custo muito elevado. A medicação não está recomendada, portanto, para essa finalidade.

RETOMADA DA ANTICOAGULAÇÃO APÓS O SANGRAMENTO

- Após atingida a hemostasia, o tempo necessário para reintrodução da anticoagulação dependerá do tipo de sangramento.
- A decisão de retomar a anticoagulação depende do risco tromboembólico subjacente do paciente e do risco estimado de ressangramento. Como exemplo, uma causa claramente reversível que provavelmente não se repetirá (por exemplo, trauma) pode favorecer a retomada da varfarina. Em contraste, uma variabilidade inexplicável do INR em um paciente que toma varfarina adequadamente pode favorecer a mudança para outro anticoagulante oral, e uma nova comorbidade ou incapacidade de tomar um anticoagulante oral adequadamente pode favorecer a descontinuação permanente.

QUAL É A ROTINA NA EMERGÊNCIA DO INCOR?

- Por se tratar de hospital especializado em cardiologia, há um número expressivo de pacientes em uso de anticoagulantes e antiplaquetários em associação, o que aumenta o risco de sangramento. Por outro lado, são pacientes que frequentemente têm elevado risco trombótico, seja pelas comorbidade ou pela doença cardiológica de base. O manejo correto das intercorrências e a otimização da anticoagulação ambulatorial evitam interrupções desnecessárias do tratamento e reduzem a incidência de complicações hemorrágicas.

- Em geral, os pacientes buscam a Unidade de Emergência devido a sangramento espontaneamente ou são encaminhados após consulta ambulatorial.
- À chegada, todos os pacientes são submetidos à coleta de exames gerais como hemograma, eletrólitos, função renal e coagulograma completo, para avaliação da gravidade do quadro e estimativa de perda sanguínea.
- Considerando-se o perfil dos pacientes e a estrutura ambulatorial de atendimento e de coleta de exames, os pacientes com RNI superior a 10 sem sangramento, receberão vitamina K oral ambulatorialmente. Pode-se optar por administrar vitamina K também para pacientes com RNI inferior a 10 mas alto risco hemorrágico.
- Em pacientes com RNI supraterapêutico sem sangramentos, são considerados de alto risco hemorrágico aqueles com idade superior a 65 anos, acidente vascular cerebral prévio, hemorragia digestiva alta prévia, anemia, insuficiência renal e uso de anti-inflamatórios e antiplaquetários.
- O trato gastrintestinal está envolvido entre 30 e 60% dos eventos hemorrágicos graves. Sangramentos do tipo melena costumam exigir internação e investigação com endoscopia digestiva alta/colonoscopia. Habitualmente são avaliados e acompanhados pela equipe da cirurgia geral.
- Sangramentos do tipo hematúria geralmente não exigem internação. Habitualmente enquanto realizamos a reversão da anticoagulação, o paciente permanece em observação até a reversão do quadro. Em casos de hematúria mais importante, pode ser necessária a sondagem vesical com irrigação vesical com solução de soro fisiológico, para evitar obstrução das vias urinárias. Em decorrência da frequente presença de lesões em vias urinárias associadas à hematúria, é bastante interessante a investigação com ultrassonografia de rins e vias urinárias.
- Pacientes com sangramento e RNI inferior a 4,5 apresentam, até que se prove o contrário, algum tipo de lesão estrutural que tenha precipitado a hemorragia. Já quando o RNI for superior 4,5, a pesquisa do foco de sangramento segue a mesma rotina, no entanto considera-se que o sangramento possa ser espontâneo.
- Pacientes com RNI entre 4,5 e 10, sem sangramento maior e/ou necessidade de cirurgia de urgência têm medicação suspensa por 1 a 2 dias e novo ajuste ambulatorial precoce. Vitamina K oral pode ser considerada se alto risco de sangramento.
- Quando o RNI encontra-se entre 10 e 16, sem sangramento maior e/ou necessidade de cirurgia de urgência, os pacientes recebem vitamina K 2,5 a 5 mg, VO. Além disso, suspende-se a medicação anticoagulante e é realizada nova avaliação laboratorial em 2 dias.
- Já quando o RNI encontra-se superior a 16 (ou incoagulável) e com sangramento maior e/ou necessidade de cirurgia de urgência, de acordo com a rotina da Unidade de Emergência do InCor, os pacientes recebem vitamina K 10 mg, IV, e CCP 35 UI/kg.
- Em pacientes com sangramentos menores sem complicações, normalmente suspende-se a medicação anticoagulante, administra-se vitamina K 2,5 a 5 mg,VO, mantém-se o paciente em observação e, se possível, busca-se o controle adequado da hemostasia. Doses adicionais de vitamina K podem ser necessárias, e a coleta de hemoglobina/hematócrito e coagulograma deve ocorrer no mínimo a cada 12 horas.
- Caso haja instabilidade hemodinâmica associada (na maioria das vezes representada por hipotensão arterial) ou o sangramento seja considerado maior, o paciente é levado imediatamente à sala de emergência. Nesse caso, ele deve ser mantido em jejum e repouso absoluto e sob monitorização cardíaca contínua.
- Em situações de maior gravidade, a primeira linha de tratamento é restabelecer os parâmetros hemodinâmicos adequa-

dos de perfusão. Expansão volêmica com soluções fisiológicas é utilizada como primeira escolha. Em pacientes que não respondem, utilizamos drogas vasoativas (preferencialmente noradrenalina em infusão contínua). Se choque hemorrágico, solicitar transfusão de concentrado de hemácias em caráter de urgência ou extrema urgência. O controle de hemostasia deve ser realizado através da infusão de CCP ou PFC 10 a 30 mL/kg, de acordo com a disponibilidade no serviço.

- Em casos de hemorragia digestiva alta com instabilidade hemodinâmica, o serviço de endoscopia é acionado em caráter de urgência independentemente do horário. Além disso, os pacientes recebem omeprazol, IV, na dose de 40 mg, a cada 12 horas.
- Quando a suspeita é de sangramento retroperitoneal, a equipe de cirurgia vascular é acionada imediatamente e, após estabilização clínica, o paciente é levado à tomografia computadorizada de abdome e pelve para confirmação do quadro.
- Em pacientes anticoagulados com politrauma grave ou pacientes com sangramentos muito volumosos, seguir protocolo de transfusão maciça. Solicitar Hb/Ht, contagem plaquetária, TP, TTPa e fibrinogênio na urgência para guiar o uso de hemocomponentes após transfusão inicial de concentrado de hemácias e PFC.
- Nos casos de alteração quantitativa ou qualitativa da consciência (seja rebaixamento do nível de consciência, agitação ou confusão mental) e/ou déficits focais, após proteção adequada de via aérea (muitas vezes necessitando de entubação orotraqueal), o paciente deve ser levado à tomografia computadorizada de crânio e, se confirmado sangramento intracraniano, a equipe de neurocirurgia é imediatamente acionada. Eventos hemorrágicos em sistema nervoso central (SNC) correspondem até 30% dos casos de sangramentos graves. O prognóstico das hemorragias em SNC é bastante ruim, estando associado à mortalidade de até 50% em 1 mês.
- Quando a suspeita é de tamponamento cardíaco de caráter hemorrágico, além das medidas gerais de estabilização hemodinâmica e reversão da anticoagulação, a realização de ecocardiograma de urgência é primordial e a equipe de cirurgia cardíaca é imediatamente avisada.
- Em casos de sangramento maior (intracraniano, ocular, retroperitoneal, pericárdico ou intra-articular) sem acometimento de órgãos críticos e sem instabilidade hemodinâmica, é tolerado um limite para transfusão de concentrado de hemácias no valor de hemoglobina próximo a 7,0 mg/dL.
- Em todos os casos de maior gravidade, o valor da hemoglobina/hematócrito deve ser seriado ao menos a cada 6 horas.
- Dispõe-se de uma cota de CCP para o manejo de pacientes em uso de AVK com sangramento maior ou com instabilidade hemodinâmica. Portanto, este é o tratamento de escolha no InCor. Utiliza-se a dose de 25 UI/kg se RNI estiver inferior a 4,5 e 35 UI/kg se o RNI for superior a 4,5, conforme o manual de transfusão da instituição. Na indisponibilidade de CCP, usa-se o PFC.

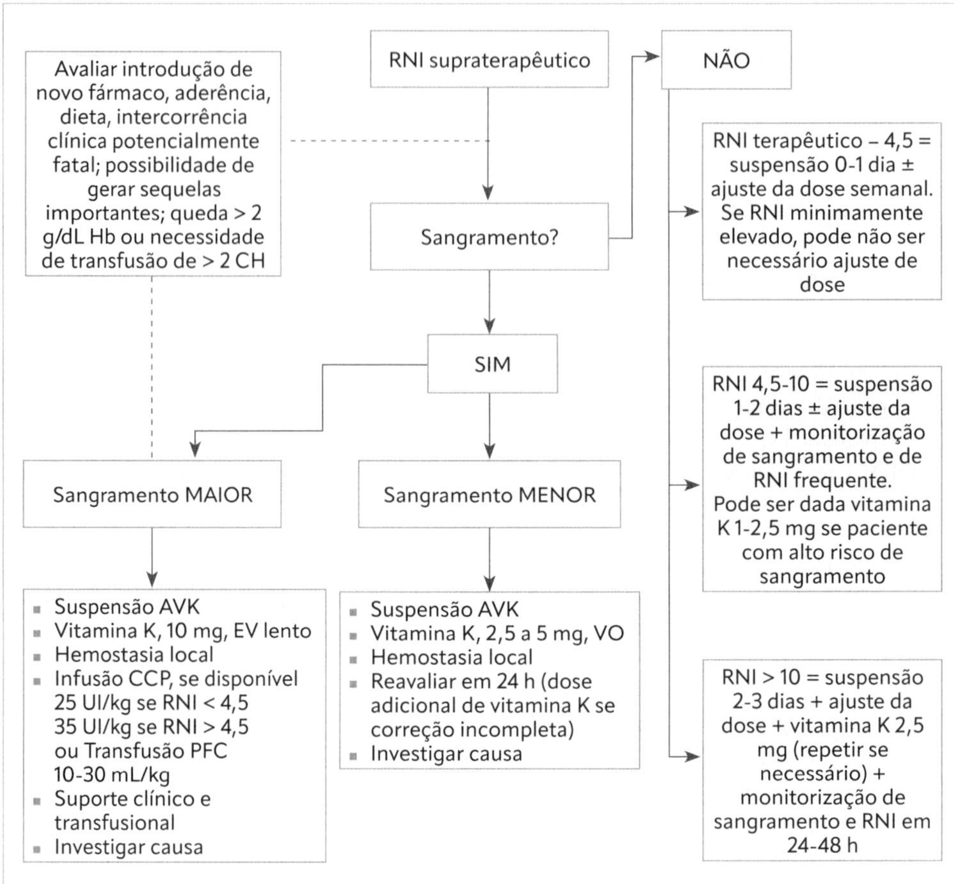

FIGURA 1 Fluxograma para atendimento de pacientes em uso de AVK com RNI supraterapêutico. AVK: antagonista da vitamina K; CCP: concentrado de complexo protrombínico; CH: concentrado de hemácias; Hb: hemoglobina; PFC: plasma fresco congelado; RNI: relação normatizada internacional.

BIBLIOGRAFIA RECOMENDADA

1. Comitê Transfusional Multidisciplinar. Manual de Transfusão do HC-FMUSP. Disponível em: http://www.hcnet.usp.br/adm/dc/cacmt/manual_transfusional_2.pdf.
2. Hickey M, Gatien M, Taljaard M, Aujnarain A, Giulivi A, Perry JJ. Outcomes of urgent warfarin reversal with frozen plasma versus prothrombin complex concentrate in the emergency department. Circulation. 2013;128(4):360-4.
3. Ferreira J, DeLosSantos M. The clinical use of prothrombin complex concentrate. J Emerg Med. 2013;44(6):1201-10.
4. Holbrook A, Schulman S, Witt DM, Vandvik PO, Fish J, Kovacs MJ, et al. Evidence-based management of anticoagulant therapy: antithrombotic therapy and prevention of thrombosis. 9th ed. American College of Chest Physicians Evidence-Based Clinical Practice Guidelines. Chest. 2012;141(2 Suppl.):e152S-84S.
5. Keeling D, Baglin T, Tait C, Watson H, Perry D, Baglin C, et al. Guidelines on oral anticoagulation with warfarin. 4th ed. Br J Haematol. 2011;154(3):311-24.
6. Linkins LA. Bleeding risks associated with vitamin K antagonists. Blood Rev. 2013;27(3):111-18.
7. Patriquin C, Crowther M. Treatment of warfarin-associated coagulopathy with vitamin K. Expert Rev Hematol. 2011;4(6):657-65; quiz 666-657.

8. Sarode R, Milling TJ Jr., Refaai MA, Mangione A, Schneider A, Durn BL, et al. Efficacy and safety of a 4-factor prothrombin complex concentrate in patients on vitamin K antagonists presenting with major bleeding: a randomized, plasma-controlled, phase IIIb study. Circulation. 2013;128(11):1234-43.
9. Schulman S, Kearon C. Definition of major bleeding in clinical investigations of antihemostatic medicinal products in non-surgical patients. J Thromb Haemost. 2005;3(4):692-4.
10. Carpenter M, Berry H, Pelletier AL. clinically relevant drug interactions in primary care. Am Fam Doctor. 2019;99(9):558-64.
11. Schwalfenberg GK. Vitamins K1 and K2: the emerging group of vitamins needed for human health. J Nutri Metab. 2017;2017:6254836.
12. Vu TT, Gooderham M. Adverse drug reactions and cutaneous manifestations associated with anticoagulation. J Cutan Med Surg. 2017;21(6):540-50.
13. Crowther MA, Ageno W, Garcia D, et al. Oral vitamin K versus placebo to correct excessive anticoagulation in patients receiving warfarin: a randomized trial. Ann Intern Med. 2009;150(5):293.
14. Witt DM, Nieuwlaat R, Clark NP, et al. American Society of Hematology 2018 guidelines for management of venous thromboembolism: optimal management of anticoagulation therapy. Blood Adv. 2018;2:3257.
15. Crowther MA, Julian J, McCarty D, et al. Treatment of warfarin-associated coagulopathy with oral vitamin K: a randomized controlled trial. Lancet. 2000;356:1551.
16. Wilson SE, Watson HG, Crowther MA. Low-dose oral vitamin K therapy for the management of asymptomatic patients with high international normalized ratios: a brief review. CMAJ. 2004;170:821.
17. Britt RB e Brown JN. Characterizing severe parenteral vitamin K1 reactions. Clin Appl Thromb Hemost. 2016;1076029616674825.

8

Manejo de pacientes em uso de novos anticoagulantes orais na emergência

Lucas Faria Teixeira
So Pei Yeu
George Barreto Miranda
Eberth Alves Machado Neto
Alexandre de Matos Soeiro

OBSERVAÇÕES GERAIS BASEADAS EM EVIDÊNCIAS

Introdução

- Os NOAC (*non-vitamin K antagonist oral anticoagulants*) ou DOAC (*direct oral anticoagulants*), como foram mais recentemente denominados, são um grupo de fármacos que têm como alvo de ação a inibição direta e reversível da trombina (fator IIa) ou do fator Xa.
- São considerados pelas diretrizes atuais como drogas de eleição para prevenção de eventos tromboembólicos em pacientes com fibrilação atrial.
- Figuram como boa alternativa terapêutica à varfarina em múltiplos cenários clínicos, contudo, permanecem como contraindicações a seu uso: prótese mecânica, estenose mitral reumática moderada/ importante (o que foi corroborado pelo INVICTUS *trial*), gestação, síndrome do anticorpo antifosfolípides, cirrose (Child C) e disfunção renal avançada (*clearance* de creatinina < 15 mL/mL ou terapia de substituição renal).
- Essas drogas apresentam rápido início de ação e meia-vida que permite sua administração de 1 a 2 vezes ao dia (Tabela 1).
- São atraentes pela facilidade do uso e pela conveniência de não requererem monitorização laboratorial rotineira.
- Grandes estudos mostraram que os novos anticoagulantes apresentam inclusive superioridade comparados à varfarina na prevenção de acidente vascular encefálico (AVE) ou embolia sistêmica, além de reduzirem a mortalidade geral.
- É fundamental a observância das doses adequadas, conforme testadas nos grandes *trials*, para garantir tanto a eficácia como a segurança das medicações (Tabela 2).

TABELA 1 Aspectos do metabolismo e biodisponibilidade dos novos anticoagulantes

	Dabigatrana	Rivaroxabana	Apixabana	Edoxabana
Biodisponibilidade	6%	66-80%	50%	62%
Metabolismo hepático	20%	65%	73%	50%
Metabolismo renal	80%	35%	27%	50%
Meia-vida	12-17h	5-13h	9-14h	10-14h
Ligação à proteína (plasma)	35%	92-95%	~87%	55%

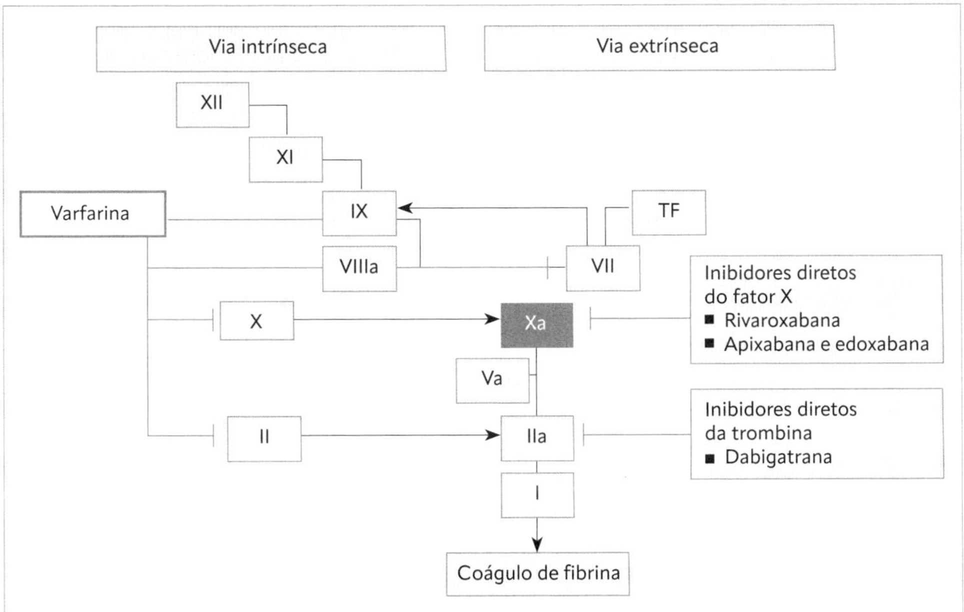

FIGURA 1 Pontos de ação dos novos anticoagulantes na cascata de coagulação.

TABELA 2 Doses para prevenção de acidente vascular encefálico na fibrilação atrial

	Padrão	Reduzida	Critério para redução
Apixabana	5 mg, 2 vezes/dia	2,5 mg, 2 vezes/dia	Na presença de pelo menos 2 de 3 critérios: ▪ Idade ≥ 80 anos ▪ Peso ≤ 60 kg ▪ Creatinina ≥ 1,5 mg/dL Ou ClCr entre 15-29 mL/min
Dabigatrana	150 mg, 2 vezes/dia	110 mg, 2 vezes/dia	Considerar redução se idade > 80 anos, uso concomitante de verapamil e risco aumentado de sangramento gastrointestinal * Critérios não pré-especificados em estudo da fase III
Edoxabana	60 mg, 1 vez/dia	30 mg, 1 vez/dia	Na presença de pelo menos um critério: ▪ ClCr entre 30-50 mL/min ▪ Peso ≤ 60 kg ▪ Uso concomitante de dronaderona, ciclosporina, eritromicina ou cetoconazol
Rivaroxabana	20 mg	15 mg, 2 vezes/dia	ClCr 15-49 mL/min

AVE: acidente vascular encefálico; ClCr: *clearance* de creatinina.

DOAC e risco hemorrágico

- Os novos anticoagulantes quando comparados aos cumarínicos reduzem a incidência de sangramento intracraniano e de sangramento potencialmente fatal. Quanto ao sangramento gastrointestinal, não parece existir claro benefício.
- O risco de sangramento é maior no início do tratamento e em uso de dose excessiva,

porém pode ocorrer em qualquer momento e em vigência de posologia adequada.

- Inúmeras comorbidades elevam o risco de sangramento como hipertensão, disfunção renal e hepática, câncer ativo, hemorragia prévia, bem como coagulopatias. Portanto, faz-se necessária uma anamnese ampla para uma predição eficaz do potencial efeito adverso da terapia anticoagulante.
- Diversos escores foram validados para acessar o risco de sangramento (p. ex., HAS-BLED). Não devem ser empregados para contraindicar a anticoagulação, nem em substituição ao julgamento clínico. São úteis para ressaltar fatores de risco potencialmente modificáveis.
- Via de regra os pacientes com maior risco hemorrágico são também aqueles que apresentam o maior risco trombótico.
- Pacientes de maior risco de sangramento devem ser acompanhados com maior frequência. Em cada oportunidade, recomenda-se reacessar aderência, dose, comorbidades e medicamentos associados.
- Bom controle pressórico, prevenção de quedas, tratamento do etilismo, além da prescrição de inibidores de bomba de prótons são intervenções clínicas com potencial de mitigar o risco hemorrágico.
- A lista de interações medicamentosas dos novos anticoagulantes é extensa, particular de cada fármaco do grupo e não completamente elucidada. Especial atenção deve ser dada aos inibidores da glicoproteína P e do citocromo CYP3A4. Anti-inflamatórios não hormonais, antiplaquetários, bloqueadores de canais de cálcio, amiodarona, antifúngicos, macrolídeos, antiepilépticos e inibidores de protease são exemplos de drogas com interações bem estabelecidas.
- Reforça-se a necessidade de ajuste de dose conforme critérios estabelecidos pelos estudos de fase III (Tabela 2).
- Recentemente foram desenvolvidos antídotos específicos, a saber: idarucizumabe (dabigatrana) e andexanet alfa (inibidores diretos do fator Xa). O primeiro já é comercializado no Brasil, enquanto o segundo segue indisponível.
- A avaliação de níveis séricos pode ser empregada em contexto clínicos específicos, porém raramente está disponível e não foi validada por ensaios randomizados.

Dabigatrana

- É uma pró-droga cujo metabólito ativo causa inibição direta, competitiva, específica e reversível da trombina livre e trombina ligada à fibrina cujo pico de concentração ocorre entre 30 minutos e 2 horas de sua administração.
- Sua meia-vida varia entre 12 e 17 horas, e a excreção é predominante (80%) por via renal, e a meia-vida do fármaco pode estar aumentada em pacientes com disfunção renal.
- A dabigatrana é indicada na prevenção de AVE e embolia sistêmica em portadores de fibrilação atrial, inclusive em pacientes oncológicos, tratamento de trombose venosa profunda e embolia de pulmão, além de prevenção de eventos tromboembólicos após artroplastia de quadril ou fêmur.
- No estudo RELY, a taxa anual de AVE ou embolia sistêmica foi de 1,71% para a varfarina e 1,54% para a dabigatrana 110 mg, duas vezes ao dia (risco relativo 0,90; IC 95% 0,74-1,10) e 1,11% para dose de 150 mg, duas vezes ao dia (risco relativo 0,65; IC 95% 0,52-0,81); a taxa de AVE hemorrágico foi mais baixa com as duas doses da dabigatrana, 150 mg, duas vezes ao dia (0,1%) e 110 mg, duas vezes ao dia (0,12%) comparado com o uso da varfarina (0,38%) ($p < 0,001$ para ambas as doses); a taxa de sangramento maior foi de 3,57% com a varfarina, comparada a 2,8% com dabigatrana 110 mg, duas vezes ao dia (p: 0,003) e 3,22% com 150 mg, duas vezes ao dia (p: 0,31).
- Os pacientes em uso da dabigatrana não necessitam de monitorização laboratorial da anticoagulação durante o tratamento clíni-

co. No entanto, sabe-se que pode haver alteração do tempo de tromboplastina parcial ativada (TTPa), do tempo de trombina (TT) e do teste de coagulação com ecarina. Entre esses, o mais sensível é o TT, e uma medida de TT normal indica que não há efeito anticoagulante clinicamente relevante da dabigatrana (Tabela 3). O valor do resultado não tem relação com o grau do efeito da medicação e não deve ser monitorizado de rotina.

- Um TTPa superior a 80 segundos ou o prolongamento de cerca de 2 a 3 vezes do valor normal está associado com maior risco de sangramento.
- O tempo de protrombina (TP) não é suficientemente sensível para a avaliação da atividade anticoagulante da dabigatrana, e em alguns casos a medição do TP apresenta valores falsamente elevados.
- Para monitorar a eliminação sérica da dabigatrana, pode-se realizar mensurações seriadas dos testes para a avaliação de coagulação. No entanto, sabe-se que o TTPa pode se manter alargado apesar do uso de concentrado de complexo protrombínico.

Rivaroxabana

- Trata-se de um inibidor direto, seletivo e reversível do fator Xa, impedindo a formação da trombina tanto na forma livre como em trombos já formados.
- Apresenta biodisponibilidade de 80%, pico de concentração entre 2 e 4 horas, meia-vida de 5 a 9 horas (em jovens) e 11 a 13 horas (em idosos), metabolização hepática e excreção renal (cerca de 35%). Deve ser ingerido com alimentos para aumento de biodisponibilidade.
- É indicada na prevenção de AVE e embolia sistêmica em portadores de fibrilação atrial, inclusive em pacientes oncológicos, tratamento de trombose venosa profunda e embolia de pulmão, além de prevenção de eventos tromboembólicos após artroplastia de quadril ou fêmur.
- No estudo ROCKET-AF, a droga foi não inferior à varfarina na prevenção de embolia sistêmica. A ocorrência de sangramentos maiores foi semelhante em ambos os grupos, contudo houve redução significativa de hemorragia intracraniana.
- No estudo PIONNER, a dose de rivaroxabana em associação ao inibidor de P2Y12 após a síndrome coronariana aguda (SCA) foi de 15 mg (padrão) ou 10 mg (*clearance* entre 15-49 mL/min), diferindo das doses do estudo ROCKET-AF.
- Não é necessária monitorização durante o tratamento clínico. Pode haver alteração do TP, do TTPa e da atividade do fator anti-Xa, sendo essa alteração dose-dependente (Tabela 3).

Apixabana

- Inibidor oral, reversível, direto e altamente seletivo do fator Xa.
- É indicada na prevenção de AVE e embolia sistêmica em portadores de fibrilação atrial; tratamento de trombose venosa profunda e embolia de pulmão, além de prevenção de eventos tromboembólicos após artroplastia de quadril ou fêmur.
- Alcança concentração máxima 3 a 4 horas após a ingestão do comprimido. A ingestão com alimentos não afeta sua ação.
- Em pacientes com insuficiência renal leve, moderada e grave, as concentrações plasmáticas da apixabana aumentaram 16, 29 e 44%, respectivamente, em comparação com as pessoas com *clearance* de creatinina normal.
- Não recomendado para pacientes dialíticos ou com *clearance* de creatinina inferior a 15 mL/min.
- No estudo ARISTOTLE com mais de 23.500 pacientes, a apixabana mostrou-se superior à varfarina em relação à prevenção de AVE e embolia sistêmica. A apixabana também foi superior à varfarina na redução de sangramento maior (sangramento clinicamente relevante acompanhado de queda na hemoglobina de, pelo menos, 2 g/dL ou com

TABELA 3 Aspectos relacionados a testes de anticoagulação em pacientes em uso de novos anticoagulantes orais

	Dabigatrana	Rivaroxabana	Apixabana	Edoxabana
Pico plasmático	3 h após ingestão	2-4 h após ingestão	3 h após ingestão	1-2 h após ingestão
Nível plasmático efetivo	12-24 h	16-24 h	12-24 h	NA
TP	NA	Se prolongado pode indicar risco de sangramento elevado	NA	NA
TTPa	Se > 2,0 o LSN pode indicar risco de sangramento elevado	NA	Pode aumentar	NA
TT	Se > 65 s, pode indicar risco de sangramento elevado	NA	NA	NA
Anti-Xa	NA	Pode ser aferido, mas sem relação estabelecida com risco de trombose ou sangramento	Pode ser aferido, mas sem relação estabelecida com risco de trombose ou sangramento	Pode ser aferido, mas sem relação estabelecida com risco de trombose ou sangramento

LSN: limite superior da normalidade; NA: não aplicável; TP: tempo de protrombina; TT: tempo de trombina; TTPa: tempo de tromboplastina parcial ativada.

transfusão de, pelo menos, duas unidades de concentrados de hemácia ou sangramento em local crítico ou que resultou em morte).

Edoxabana

- É o terceiro inibidor direto do fator Xa.
- É indicada na prevenção de AVE e embolia sistêmica em portadores de fibrilação atrial, inclusive em pacientes oncológicos, tratamento de trombose venosa profunda e embolia de pulmão.
- No estudo ENGAGE AF – TIMI 48 com 21.105 pacientes, a edoxabana demonstrou não inferioridade à varfarina em relação à prevenção de eventos tromboembólicos, contudo no grupo de baixa dose houve aumento significativo de AVE isquêmicos. A edoxabana foi superior à varfarina na redução de sangramento maior e AVE hemorrágico.
- Não está indicado o uso da edoxabana para pacientes com *clearance* > 95 mL/min, pois no estudo ENGAGE AF – TIMI 48 evidenciou incidência maior de AVE isquêmico em relação à varfarina.

Mudança de esquema de anticoagulação

- Pode ser necessária ao longo do acompanhamento e diante de intercorrências na conversão entre um novo anticoagulante, varfarina e heparina parenteral (Tabela 4).

Manejo de sangramentos relacionados aos novos anticoagulantes orais

Classificação

Pode ser baseada no julgamento clínico ou em definições oficiais empregadas em ensaios clínicos (Tabela 5).

Sangramentos menores

- Quando um paciente em uso de novos anticoagulantes orais chega à emergência com

TABELA 4 Mudança de esquema de anticoagulação

Mudança proposta	Conduta
Varfarina para DOAC	▪ INR < 2: início imediato do DOAC ▪ INR entre 2-2,5: início no próximo dia ▪ INR > 2,5: rechecar INR em 1-3 dias
DOAC para varfarina	▪ Tratamento conjunto até INR > 2. Repetir INR 1 dia após a suspensão de DOAC
Heparina não fracionada para DOAC	▪ Iniciar DOAC 2-4 horas após a suspensão de heparina
DOAC para heparina não fracionada/ heparina de baixo peso molecular	▪ Iniciar quando a próxima dose de DOAC estava prevista
Heparina de baixo peso para DOAC	▪ Iniciar quando a próxima dose de heparina estava prevista
DOAC para outro DOAC	▪ Iniciar quando a próxima dose do DOAC estava prevista

DOAC: *direct oral anticoagulants*; INR: *international normalized ratio.*

TABELA 5 Classificação

	TIMI		GUSTO
Mínimo	Queda de Hb < 3 g/dL ou de hematócrito < 9%	Leve	Não preenche critérios para moderado ou severo
Minor	Sangramento visível: Queda de Hb > 3 g/dL ou de hematócrito > 10% Sangramento oculto: Queda de Hb > 4 g/dL ou de hematócrito > 12%	Moderado	Sangramento com necessidade de transfusão, porém sem repercussão hemodinâmica
Major	Sistema nervoso central Queda de Hb > 5 g/dL ou de hematócrito > 15%	Severo	Sistema nervoso central Sangramento que causa comprometimento hemodinâmico e necessita de intervenção

Hb: hemoglobina.

sangramento, deve-se suspender o medicamento, investigar a fonte de sangramento, questionar a dose e o horário da última ingestão, checar as outras medicações em uso e solicitar exames como hemograma, coagulograma e função renal e hepática.

- Na maioria dos sangramentos menores, a suspensão de rivaroxabana, apixabana ou edoxabana por 12 a 24 horas é capaz de controlar o problema. No caso da dabigatrana, o tempo depende da função renal do paciente (Tabela 6).
- Na maior parte dos casos, a reintrodução precoce dos DOAC é segura, especialmente nos casos em que há uma causa secundária ou reversível para o sangramento. Pode-se considerar o implante percutâneo ou cirúrgico de um oclusor de apêndice atrial esquerdo, principalmente, após sangramento maior.

Sangramentos maiores não ameaçadores a vida

- O paciente deve receber expansão volêmica com solução cristaloide, associado à transfusão de concentrados de hemácias conforme a necessidade/indicação clínica.
- A hemostasia adequada do local deve ser realizada o mais precocemente possível, e a estratégia depende do sítio de sangramento (mecânica, endoscópica ou cirúrgica).
- A administração de ácido tranexâmico 15-30 mg/kg deve ser considerada um adjuvante.
- Carvão ativado via oral 1 g/kg pode ser administrado nas primeiras 2 horas após a in-

TABELA 6 Tempo de ação dos anticoagulantes de acordo com a função renal

	Dabigatrana	Rivaroxabana	Apixabana	Edoxabana
ClCr ≥ 60 mL/min	14 h	8,5 h	ND	ND
ClCr entre 30 e 60 mL/min	18 h	9 h	ND	ND
ClCr entre 15 e 30 mL/min	28 h	9,5 h	ND	ND
ClCr ≤ 15 mL/min	ND	ND	ND	ND

ClCr: *clearance* de creatinina; ND: dado não disponível.

gestão de quaisquer um dos novos anticoagulantes orais.

- No caso específico da dabigatrana, pode-se considerar idarucizumabe (2,5 g, EV, em duas doses com 15 minutos de intervalo) e diálise. Os inibidores do fator Xa (rivaroxabana, apixabana e edoxabana) não são dialisáveis pela elevada ligação às proteínas plasmáticas.
- Não há indicação de uso rotineiro de plasma fresco congelado e vitamina K dada a ausência de eficácia. Fator VIIa deve ser evitado por causa do efeito pró-coagulante intenso e ausência de estudos respaldando sua segurança/eficácia.
- A administração indiscriminada de concentrado de plaquetas para pacientes em uso conjunto de antiagregantes não é recomendada, uma vez que há estudo sugerindo piora de desfechos com essa conduta. Considerar em casos refratários as demais medidas propostas.

Sangramentos maiores ameaçadores a vida ou em sítio crítico

- Para o tratamento adequado, devem-se considerar todas as medidas anteriormente relatadas, além do que será descrito adiante.
- Administrar antídoto específico, se disponível. Para dabigatrana: idarucizumabe (2,5 g, EV, em duas doses com 15 minutos de intervalo).
- Para os demais inibidores do fator Xa (menor evidência para edoxabana): andexanet alpha (Tabela 7) – indisponível no Brasil.
  - Baixa dose: *bolus* 400 mg (30 mg/min) seguido de 480 mg (4 mg/min durante 120 minutos).
  - Alta dose: *bolus* 800 mg (30 mg/min) seguido de 960 mg (8 mg/min durante 120 minutos).
- Em caso de indisponibilidade dos antídotos, deve-se considerar concentrado de complexo protrombínico 50 UI/kg (pode ser repetido 25 UI/kg, se necessário) ou concentrado de complexo protrombínico ativado 50 UI/kg (máximo de 200 UI/kg/dia).

Suspensão do anticoagulante para procedimentos invasivos

- Pacientes que tem indicação de procedimento de emergência devem ter o efeito anticoagulante revertido com o uso de idaru-

TABELA 7

	Tempo do último DOAC	
Último DOAC	< 8 horas	≥ 8 horas
Apixabana ≤ 5 mg Rivaroxabana ≤ 10 mg Edoxabana ≤ 30 mg	Baixo dose	Baixo dose
Apixabana > 5 mg Rivaroxabana > 10 mg Edoxabana > 30 mg	Alta dose	Baixa dose

DOAC: *direct oral anticoagulants*.

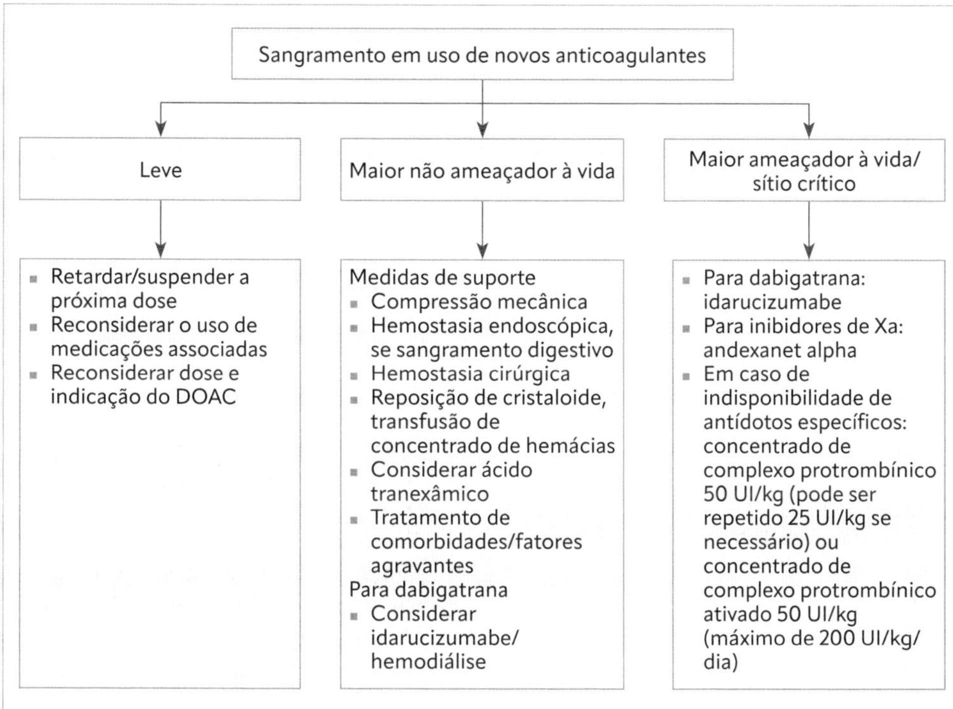

FIGURA 2 Fluxograma de tratamento de pacientes com sangramentos em uso de novos anticoagulantes.

cizumabe/concentrado protrombínico. O emprego de andexanet alpha não está aprovado nesse contexto.

- Em pacientes que serão submetidos a procedimentos urgentes, esses anticoagulantes devem ser postergados por 12-24 horas, se seguro. Um perfil geral de coagulação e testes específicos, se disponíveis, podem ser úteis para estimar o efeito residual dos DOAC.
- Pacientes que serão submetidos a procedimentos cirúrgicos eletivos devem suspender o anticoagulante antes do procedimento.
- O tempo ideal relacionado a cada anticoagulante encontra-se nas Tabelas 8 e 9. Para procedimento de mínimo risco, pode-se suprimir a última dose do anticoagulante.
- Não há indicação rotineira de realização de ponte com anticoagulantes parenterais.

Mínimo risco

- Extração dentária (1-3 dentes), cirurgia periodontal ou implante.
- Catarata ou glaucoma.
- Endoscopia sem biópsia ou ressecção.
- Cirurgia de pele.
- Implante de marca-passo.
- EEF e ablação (exceto procedimentos complexos).
- Angioplastia eletiva simples ou angioplastia periférica.
- Injeção intramuscular

Baixo risco

- Procedimento dentário complexo.
- Endoscopia com biópsia simples.
- Procedimentos ortopédicos menores (pé, mão e artroscopia).

TABELA 8 Tempo ideal de suspensão dos novos anticoagulantes orais antes de procedimentos cirúrgicos de acordo com o procedimento e a função renal

	Dabigatrana		Rivaroxabana/apixabana/ edoxabana	
Função renal/procedimento	Baixo risco	Alto risco	Baixo risco	Alto risco
ClCr > 80 mL/min	≥ 24 h	≥ 48 h	≥ 24 h	≥ 48 h
ClCr entre 50 e 80 mL/min	≥ 36 h	≥ 72 h	≥ 24 h	≥ 48 h
ClCr entre 30 e 50 mL/min	≥ 48 h	≥ 96 h	≥ 24 h	≥ 48 h
ClCr entre 15 e 30 mL/min	NI	NI	≥ 36 h	≥ 48 h
ClCr < 15 mL/min	NI	NI	NI	NI

ClCr: *clearance* de creatinina; NI: uso não indicado.

TABELA 9 Tipo de procedimento cirúrgico de acordo com o risco de sangramento

Mínimo risco – não é necessária a suspensão do ACO
Procedimentos dentários
Cirurgia de catarata ou glaucoma
EDA sem biópsia
Cirurgia dermatológica
ClCr ≤ 15 mL/min
Procedimentos de baixo risco
EDA com biópsia
Biópsia de próstata ou bexiga
Implante de MP
EEF com ablação de taquicardia supraventricular
CATE / angiografia
Procedimentos de alto risco
EEF com ablação de FA ou TV
Anestesia epidural ou punção de LCR
Cirurgias abdominais, torácicas ou ortopédicas
Biópsia hepática ou renal
RTU

ACO: anticoagulante oral; CATE: cateterismo cardíaco; ClCr: *clearance* de creatinina; EDA: endoscopia digestiva alta; EEF: estudo eletrofisiológico; FA: fibrilação atrial; LCR: liquor cefalorraquidiano; MP: marca-passo; RTU: ressecção transuretral de próstata; TV: taquicardia ventricular.

Alto risco

- Cirurgia cardíaca.
- Revascularização periférica cirúrgica.
- Extração de eletrodos de marca-passo.
- Angioplastia coronariana de oclusão total.
- Ablação epicárdica de taquicardia ventricular.
- Neurocirurgia.
- Punção lombar ou anestesia epidural.
- Cirurgias torácicas, abdominais e ortopédicas maiores.
- Cirurgias urológicas ou biópsia renal e de próstata.
- Litotripsia extracorpórea.

Cenários específicos

Ablação de fibrilação atrial

- Em linhas gerais, recomenda-se o procedimento em vigência de anticoagulação. Para rivaroxabana e apixabana, recomenda-se que a última dose seja na tarde anterior, enquanto a apixabana e a edoxabana devem ser administradas na manhã da ablação.

Fibrilação atrial e síndrome coronariana aguda

- Pacientes já em uso de DOAC que sofrem uma SCA devem ser manejados conforme a Figura 3.
- Quatro *trials* (REDUAL, PIONNER, AUGUSTUS, ENTRUST-AF) e uma metanálise recente sugerem que a conduta padrão após uma SCA em paciente com indicação de anticoagulação em razão da fibrilação atrial deve se basear em um curto período de tripla terapia (DOAC, associado ao ácido ace-

tilsalicílico e clopidogrel), seguido de dupla terapia (DOAC associado à clopidogrel) durante o primeiro ano do evento (Figura 4).

- A estratégia dupla baseada em DOAC e clopidogrel (o inibidor de P2Y12 majoritariamente empregado) reduziu consistentemente o risco de sangramento, sem aparente perda de proteção para eventos isquêmicos (estudos sem poder suficiente para avaliar esses desfechos).
- O tempo da estratégia tripla inicial deve ser ponderado de acordo com o risco trombótico/hemorrágico de cada paciente. Em geral, a estratégia é adotada por 7 a 30 dias.
- Prescrição de um inibidor de bomba de prótons é indicada para todos os pacientes em uso combinado de antiagregante e anticoagulante oral.
- Em portadores de fibrilação atrial após o primeiro ano de uma SCA ou em um contexto de síndrome coronariana crônica, recomenda-se monoterapia com um novo anticoagulante.

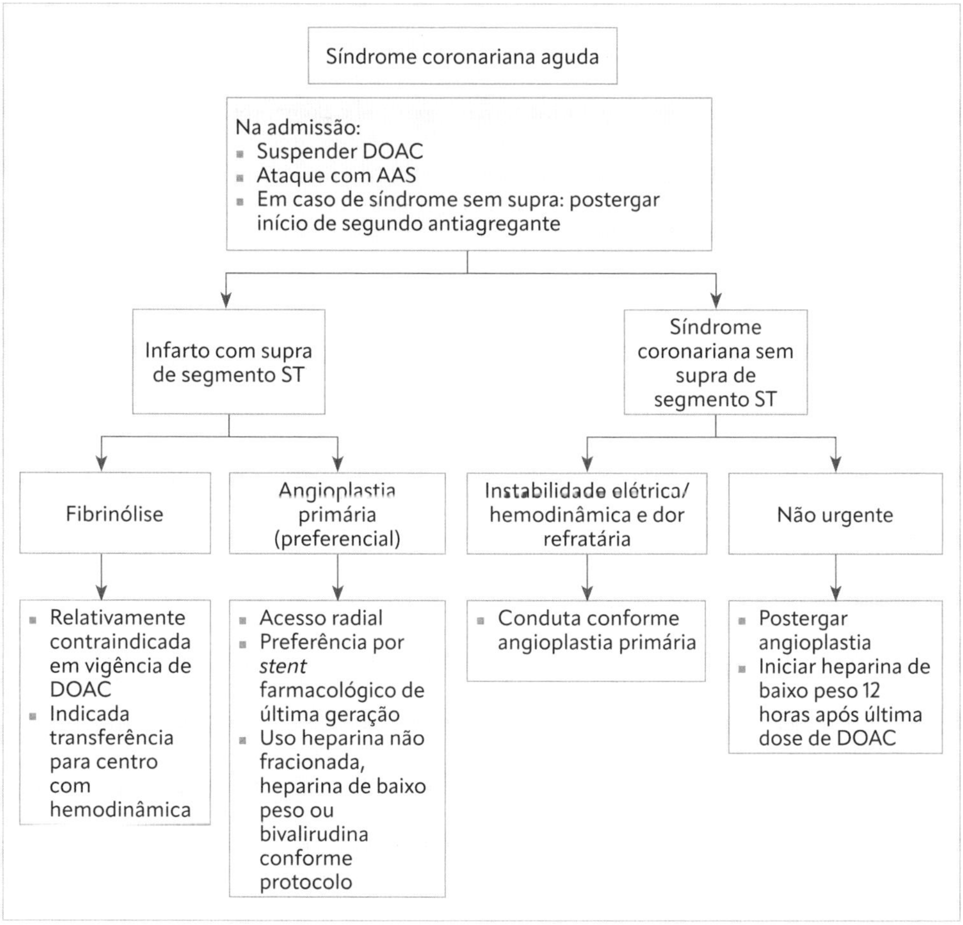

FIGURA 3 Manejo de pacientes já em uso de DOAC que sofrem de síndrome coronariana aguda.
AAS: ácido acetilsalicílico: DOAC: *direct oral anticoagulants*.

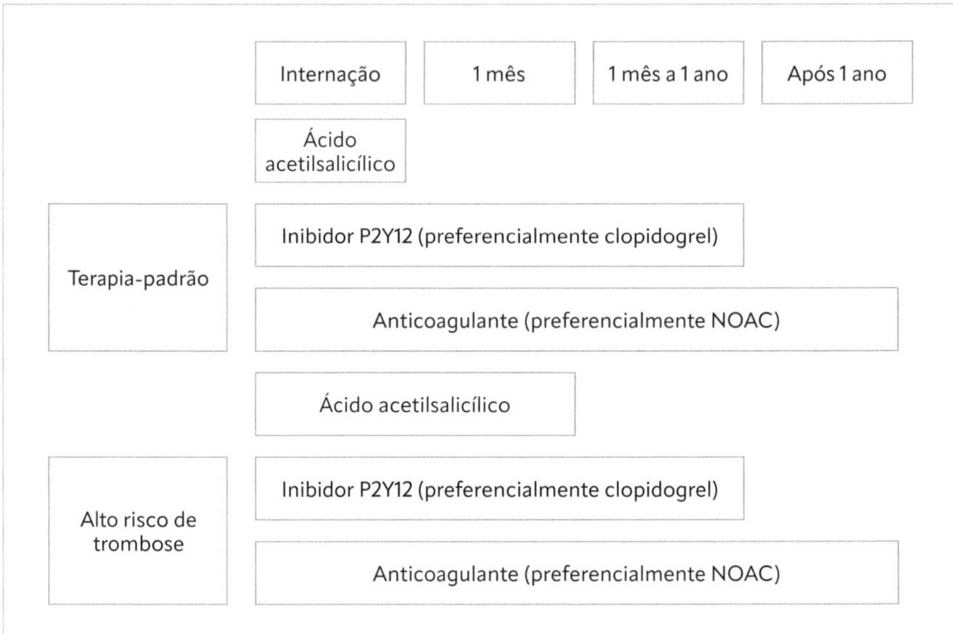

FIGURA 4 Conduta padrão após síndrome coronariana aguda em paciente com indicação de anticoagulação em razão da fibrilação atrial.
NOAC: *non-vitamin K antagonist oral anticoagulants*.

Novos anticoagulantes e acidente vascular encefálico

- A anticoagulação com DOAC é uma contraindicação relativa para trombólise intravenosa em um cenário de acidente vascular encefálico isquêmico. Considerar administração de alteplase, se: última dose há mais de 48 horas em pacientes com função renal normal, nível sérico abaixo do limite de detecção e disponibilidade de idarucizumabe em caso de uso de dabigatrana.
- O tempo para introdução de um novo anticoagulante em pacientes com fibrilação atrial após acidente vascular encefálico isquêmico ainda não foi estabelecido pela literatura. Na maior parte das vezes, a introdução ocorre entre 4 e 14 dias do início de sintomas.
- Para acidentes vasculares hemorrágicos em pacientes anticoagulados, seguir fluxograma de sangramento em sítios críticos.

Emprego de DOAC na cardioversão da fibrilação atrial

- Os DOAC (maior evidência para rivaroxabana pelo estudo X-VeRT e para dabigatrana pela subanálise do RE-LY) são uma alternativa às heparinas parenterais em pacientes não anticoagulados antecedendo a cardioversão elétrica ou farmacológica. Essas medicações devem ser administradas 2-4 horas antes do procedimento.
- Pacientes com fibrilação atrial de instalação há menos de 48 horas podem ser submetidos a estratégia de cardioversão precoce, dispensando anticoagulação por 3 semanas ou ecocardiograma transesofágico negativo para pesquisa de trombos. Os melhores candidatos para a cardioversão precoce são aqueles com instalação da arritmia há menos de 12 horas sem eventos tromboembólicos prévios ou com instalação entre 12-

48 horas com risco baixo (CHA2DS2-VASc de 0 a 1 para homens; 0 a 2 para mulheres).

- Caso a apresentação da arritmia tenha mais de 48 horas ou seja incerta, são necessários a anticoagulação por 3 semanas ou o ecocardiograma transesofágico antecedendo a cardioversão.
- Após a cardioversão, os novos anticoagulantes devem ser mantidos indefinidamente se CHA2DS2-VASc ≥ 1 para homens e ≥ 2 mulheres ou por 4 semanas se o episódio de fibrilação atrial foi > 48 horas e o CHA2DS2-VASc = 0 para homens e = 1 para mulheres. É incerto se pacientes com instalação há menos de 48 horas e sem indicação de anticoagulação em longo prazo se beneficiam com DOAC por 4 semanas.

QUAL É A ROTINA NA EMERGÊNCIA DO INCOR?

- Até o momento, o InCor recebeu poucos casos relacionados a sangramentos com o uso de novos anticoagulantes.
- No entanto, a instituição dispõe de complexo protrombínico como tentativa de reversão do efeito associado a medidas de suporte hemodinâmico e ácido tranexâmico se necessário.
- O complexo protrombínico deve ser administrado na dose de 50 UI/kg, à velocidade de 200 UI/min.
- De rotina, a conduta da Unidade de Emergência do InCor segue orientações encontradas em literatura conforme exposto em Figura 2.
- Para a cineangiocoronariografia ou procedimentos cirúrgicos, seguem-se as orientações expostas na Tabela 8 e na Figura 3.
- O uso de plasma fresco congelado como expansor volêmico não é utilizado em nossa instituição.

BIBLIOGRAFIA RECOMENDADA

1. RO Bonow, DL Mann, DP Zipes, P Libby. Braunwald's heart disease: a textbook of cardiovascular medicine. 9.ed. Philadelphia: Elsevier; 2011.
2. Connolly SJ, Ezekowitz MD, Yusuf S, Eikelboom J, Oldgren J, Parekh A, et al. RE-LY Steering Committee and Investigators. Dabigatran versus warfarin in patients with atrial fibrillation. N Engl J Med. 2009;361:1139-51.
3. Granger CB, Alexander JH, McMurray JJ, Lopes RD, Hylek EM, Hanna M, et al. ARISTOTLE Committees and Investigators. Apixaban versus warfarinin patients with atrial fibrillation. N Engl J Med. 2011;365:981-92.
4. Heidbuchel H, Verhamme P, Alings M, Antz M, Hacke W, Oldgren J, et al. EHRA Practical Guide on the use of new oral anticoagulants in patients with non-valvular atrial fibrillation: executive summary. Europace. 2013;15:625-51.
5. Patel MR, Mahaffey KW, Garg J, Pan G, Singer DE, Hacke W, et al. ROCKET AF Investigators.Rivaroxaban versus warfarin in nonvalvularatrial fibrillation. N Engl J Med. 2011;365:883-91.
6. Schulman S, Kearon C, Kakkar AK, Mismetti P, Schellong S, Eriksson H, et al. RE-COVER Study-Group. Dabigatran versus warfarin in the treatment of acute venous thromboembolism. N Engl J Med. 2009;361:2342-52.
7. Raval AN, Cigarroa JE, Chung MK, Diaz-Sandoval LJ, Diercks D, Piccini JP, et al. Management of patients on non-vitamin K antagonist oral anticoagulants in the acute care and periprocedural setting. Circulation. 2017;135:e604-33.
8. Kirchhof P, Benussi S, Kotecha D, Ahlsson A, Atar D, Casadei B, et al. 2016 ESC Guidelines for the management of atrial fibrillation developed in collaboration with EACTS. Eur Heart J. 2016;37:2893-962.
9. Giugliano RP, Ruff CT, Braunwald E, Murphy SA, Wiviott SD, Halperin JL, et al. Edoxaban versus warfarin in patients with atrial fibrillation. N Engl J Med. 2013;369(22):2093-104.
10. Steffel J, Collins R, Antz M, Cornu P, Desteghe L, Haeusler KG, et al. 2021 European Heart Rhythm Association Practical Guide on the Use of Non-Vitamin K Antagonist Oral Anticoagulants in Patients with Atrial Fibrillation. Europace. 2021; 23(10):1612-76.

11. Hindricks G, Potpara T, Dagres N, Arbelo E, Bax JJ, Blomström-Lundqvist C, et al.; ESC Scientific Document Group. 2020 ESC Guidelines for the diagnosis and management of atrial fibrillation developed in collaboration with the European Association for Cardio-Thoracic Surgery (EACTS): The Task Force for the diagnosis and management of atrial fibrillation of the European Society of Cardiology (ESC) Developed with the special contribution of the European Heart Rhythm Association (EHRA) of the ESC. Eur Heart J. 2021;42(5):373-498.
12. Gimbel ME, Minderhoud SCS, Ten Berg JM. A practical guide on how to handle patients with bleeding events while on oral antithrombotic treatment. Neth Heart J. 2018;26(6):341-51.
13. Gibson CM, Mehran R, Bode C, Halpecin J, Verheugt FW, Goose P. Prevention of bleeding in patients with atrial fibrillation undergoing PCI. N Engl J Med. 2016;375(25):2423-34.
14. Cannon CP, Bhatt DL, Oldgren J, Thomas L, Ansell J, Fonarow GC, et al. Dual antithrombotic therapy with dabigatran after PCI in atrial fibrillation. N Engl J Med. 2017;377(25):1513-24.
15. Lopes RD, Heizer G, Aronson R, Vora AN, Massaro T, Mehran R, et al Antithrombotic therapy after acute coronary syndrome or PCI in atrial fibrillation. N Engl J Med. 2019;380(16):1509-24.
16. Vranckx P, Valgimigli M, Eckardt L, Tijsssen J, Lewatter T, Gargiuo G, et al. Edoxaban-based Versus Vitamin K Antagonist-Based Antithrombotic Regimen After Successful Coronary Stenting in Patients With Atrial Fibrillation (ENTRUST-AF PCI): a randomised, open-label, phase 3b trial. Lancet. 2019;394(10206):1335-43.
17. Lopes RD, Hong H, Harskamp RE, Bhatt DL, Mehran R, Cannon CP, et al. Optimal antithrombotic regimens for patients with atrial fibrillation undergoing percutaneous coronary intervention: an updated network meta-analysis. JAMA Cardiol. 2020;5(5):582-9.
18. Cappato R, Ezekowitz MD, Klein AL, Camm AJ, Ma CS, Le Heuzey JY, et al.; X-VeRT Investigators. Rivaroxaban vs. vitamin K antagonists for cardioversion in atrial fibrillation. Eur Heart J. 2014;35(47):3346-55.
19. Nicolau JC, Feitosa-Filho G, Petriz JL, Furtado RHM, Précoma DB, Lemke W, et al. Diretrizes da Sociedade Brasileira de Cardiologia sobre Angina Instável e Infarto Agudo do Miocárdio sem Supradesnível do Segmento ST – 2021. Arq Bras Cardiol. 2021;117(1):181-264.

9

Dor abdominal no cardiopata

Felipe Kfouri
Eduardo Rissi Silva
Renato Silveira Leal
Masahiko Akamine
Edivaldo M. Utiyama

OBSERVAÇÕES GERAIS BASEADAS EM EVIDÊNCIAS

Introdução

- Dor abdominal é uma causa comum e desafiadora de procura ao serviço de emergência, tanto no serviço primário como no especializado. O grande desafio é diferenciar as dores benignas com etiologias funcionais das dores agudas que colocam em risco a vida do paciente.
- A dor abdominal, que leva o paciente ao pronto-socorro, conceitualmente chamada de abdome agudo, pode ser de tratamento clínico, cirúrgico ou, em alguns casos, poder ser avaliada em ambiente ambulatorial. Mais importante do que o diagnóstico definitivo é a conduta a ser tomada nesses casos.
- A abordagem do paciente cardiopata com dor abdominal difere-se um pouco do paciente comum, apresentando algumas particularidades que serão comentadas neste capítulo.
- Nesses pacientes, a origem da dor pode ser tanto por uma descompensação da doença de base (insuficiência cardíaca descompensada com hepatomegalia dolorosa por congestão), quanto por uma doença sistêmica, como na aterosclerose, com manifestação abdominal (angina mesentérica) ou por uma afecção abdominal comum ao resto da população (apendicite).
- Da grande variedade de casos que procuram o pronto-socorro, o clínico tem a responsabilidade de triar e avaliar quais deles podem ser observados ou tratados com sintomáticos e quais necessitam de investigação e avaliação especializada. Objetivo deste capítulo é orientar a triagem, a investigação, formular hipóteses diagnósticas e a necessidade de avaliação do especialista caso a caso.

Etiologia e tipos de dor abdominal

- As principais causas de dor abdominal e suas características encontram-se nas Tabelas 1 e 2.
- Existem vários tipos de dores abdominais, sendo elas: dor visceral, parietal, referida, neurogênica e psicogênica.
- **Dor visceral**: a inervação aferente sensitiva visceral acompanha a irrigação arterial esplâncnica e reflete a embriologia do intestino primitivo anterior, médio e posterior. Classicamente, o estímulo álgico mais comum é a distensão da víscera. Entretanto, sua compressão, torção ou necrose também podem causar dor. A dor é vaga e sua localização corresponde ao glânglio pré-ver-

TABELA 1 Causas agudas de dor abdominal

Clínicas	Cirúrgicas
Gastroenterocolite aguda Cólica nefrética Dismenorreia Ovulação Hepatite/hepatomegalia dolorosa Gastrite Pneumonia Distensão funcional do cólon (Ogilvie) Angina mesentérica Síndrome coronariana Hematomas espontâneos por anticoagulação	Apendicite aguda Colecistite aguda Diverticulite aguda perfurada Obstrução intestinal mecânica Hérnias encarceradas Úlcera perfurada Necrose/isquemia intestinal Perfuração por corpo estranho Gravidez ectópica rota Aneurisma de aorta roto Hematomas com complicações: hematomas de alça intestinal, retroperitôneo e parede (com instabilidade, obstrução ou infecção)

TABELA 2 Comparação das causas mais comuns de abdome agudo

Causa	Início	Localização	Características	Tipo	Irradiação	Intensidade
Apendicite	Gradual	Periumbilical - > FID	Início dfiusa Localizada após	Dor	Nenhuma	++
Colecistetite	Agudo	HCD	Localizada	Cólica, aperto	Escápula	++
Pancreatite	Agudo	Faixa, epigástrio, dorso	Localizada	Blunt	Dorso	++ a +++
Diverticulite	Gradual	FIE	Localizada	Dor	Nenhuma	
Úlcera perfurada	Súbito	Epigástrica	Difusa	Queimação	Nenhuma	+++
Obstrução de delgado	Gradual	Periumbilical	Difusa	Cólica	Nenhuma	+++
Aneurisma roto	Súbito	Abdominal, dorso, flancos	Difusa	Rasgando/ facada	Nenhuma	+++
Isquemia mesentérica	Súbito	Periumbilical	Difusa	Pontada	Nenhuma	+++
GECA	Gradual	Periumbilical	Difusa	Cólicas	Nenhuma	+ a +++
Inflamação pélvica	Gradual	Abdome inferior, pélvica	Localizada	Blunt	Coxa	++
Ectópica rota	Súbito	Abdome inferior, pélvica	Localizada	Pontada	Nenhuma	++

FID: fossa ilíaca direita; HCD: hipocôndrio direito; FIE: fossa ilíaca esquerda; GECA: gastroenterocolite aguda.

tebral estimulado. Afecções que acometem desde a porção do esôfago distal até a primeira porção duonenal, incluindo vesícula biliar e pâncreas, são irrigados pelo tronco celíaco e se manifestam com dor epigástrica. O comprometimento da segunda porção do duodeno até a metade do cólon transverso se apresenta como dor periumbilical. Por sua vez, em afecções da segunda metade do cólon transverso até o cólon sigmoide, a dor manifestada é em hipogastro. Foge a regra a porção mais distal do sigmoide e reto que tem inervação pelo plexo sacral.

- **Dor parietal**: a inervação do peritônio parietal deriva dos últimos nervos intercostais e primeiros nervos lombares, resultando em uma densa rede nervosa cujos estímulos nociceptivos resultam em uma dor bem localizada e aguda. A descompressão brusca dolorosa normalmente é localizada sobre a área afetada e a movimentação brusca também gera dor, por vezes levando o paciente a ficar imóvel em posição antálgica.
- **Dor referida**: a dor referida é aquela descrita como dor em localização distante a do processo inicial e resulta do processo de transbordamento de estímulos entre vias nervosas próximas ou mesmo irritação direta de fibras nervosas. Exemplos clássicos incluem a irritação ou distensão do diafragma, ativando fibras sensitivas do nervo frênico produzindo dor no ombro ipsilateral (sinal de Kehr) e a irritação do nervo obturatório nas hérnias obturatórias, produzindo dor na face medial da coxa e joelho (sinal de Howship-Romberg).
- **Dor neurogênica**: normalmente, trata-se de uma sensação de queimação que ocorre ao longo da distribuição neural. Entre as causas comuns, podem ser citadas o herpes-zóster e neuropatias periféricas com resultado de cirurgia prévia. Não tem associação com movimentação visceral ou alimentação.
- **Dor psicogênica**: Pode ser difícil diferenciá-la de outros tipos de dor. Em geral, não é explicada por nenhum mecanismo autonômico ou fisiológico. Pode representar uma resposta fisiológica ao estresse ou ocorre em razão de um quadro conversivo.

Insuficiência cardíaca e o trato gastrointestinal

- A relação entre o trato gastrointestinal e a cardiopatia é pouco valorizada na avaliação clínica, porém essa interação é importante tanto para o entendimento das dores abdominais desses pacientes como para a melhor elucidação do quadro clínico global.
- Em decorrência de sua grande complacência, o sistema venoso esplâncnico serve como um grande reservatório. Pacientes com insuficiência cardíaca, apresentam maior ativação do sistema nervoso simpático, levando a uma diminuição da complacência dos vasos esplânicos, aumentando o volume circulatório efetivo e a pré-carga, sem alteração no volume total circulante. Desconforto abdominal, náuseas e constipação podem ser manifestações deste mecanismo.
- Paralelamente, a elevação da pressão venosa central é diretamente transmitida para o leito sinusoidal hepático, levando a congestão, edema, exsudação e diminuição da oxigenação dos hepatócitos, podendo cronicamente evoluir para fibrose. A mais comum manifestação clínica deste fenômeno é o desconforto e dor abdominal no quadrante superior direito, que pode vir acompanhada de náuseas e algum grau de disfunção hepática e icterícia.
- Mais além, com a progressão da doença, o edema e consequente aumento da permeabilidade intestinal podem levar a translocação bacteriana e liberação de citocinas pró-inflamatórias, favorecendo episódios de descompensação clínica.

Avaliação inicial

- É muito importante ressaltar a necessidade de uma avaliação inicial e triagem dos pacientes que se apresentam ao setor de emergência com dor abdominal aguda, uma vez que muitos deles frequentemente necessitam de condutas de urgência.
- O atendimento deve-se iniciar com avaliação ventilatória e cardiovascular, seguido por analgesia, medidas iniciais para sepse e ressuscitação volêmica e hemodinâmica se

necessário. Vale ressaltar que se pode utilizar de analgesia precoce em dores abdominais inespecíficas, pois já foi demonstrado que o uso da analgesia nesses casos não altera o diagnóstico. O que não se deve fazer é instituir tratamento desnecessário e empírico com antibióticos sem um diagnóstico preciso.

Anamnese e exame físico

- A anamnese e o exame físico são de extrema importância para diferenciar a etiologia da dor e classificá-la em seus possíveis quadros sindrômicos, orientando assim a investigação e conduta terapêutica.
- Ao obter a história do paciente, é preciso atentar a dados como a característica da dor, alteração do hábito intestinal, presença de náuseas e vômitos, febre, doenças de base e o uso de anticoagulantes e antiagregantes plaquetários.
- Características da dor: localização, início, tipo, padrão e oscilação, duração, fatores de melhora e piora, antecedentes de episódios semelhantes.
- Ao exame físico: deve avaliar inicialmente os sinais sistêmicos do paciente como nível de consciência, estado geral, sinais vitais, presença de icterícia, anemia e sinais de desidratação.
- O exame abdominal pode ser dividido em:
  - Inspeção: plano, globoso, escavado, cicatrizes, abaulamentos, hérnias, equimoses (sinal de Cullen – pancreatite necro-hemorrágica), peristaltismo visível e sinais de punções abdominais ou vasculares (inguinais).
  - Ausculta: ruídos hidroaéreos, ruídos metálicos, silêncio abdominal, sopros.
  - Percussão: timpanismo, sinais de ascite (macicez móvel).
  - Palpação superficial: flácido, defesa ou contratura involuntária, dor a percussão (Figura 1).
  - Palpação profunda: massas palpáveis, fígado, baço, aneurisma, dor a descompressão brusca.
  - Sinais especiais: Murphy, Blumberg, Rovsing, Giordano, Psoas, entre outros
- É importante ressaltar que o toque retal é parte integrante do exame físico, principalmente se tratando de quadros obstrutivos ou hemorrágicos, e deve ser realizado sempre que necessário. A presença de fezes, melena, sangue ou massas palpáveis é essencial na triagem inicial desses pacientes.

Causas de dor abdominal aguda que podem levar o paciente ao pronto-socorro

- As dores abdominais agudas, que levam o paciente a procurar o serviço de emergência podem ser de tratamento clínico ou cirúrgico. Embora a classificação sindrômica não apresente grande utilidade clínica, pode ser usada pedagogicamente para orientar a discussão inicial de acordo com os quadros mais comuns: inflamatório, perfurativo, obstrutivo, vascular e hemorrágico (Tabelas 1 e 2).

Abdome agudo inflamatório

- As principais causas são apendicite, colecistite, diverticulite e pancreatite. Na população do InCor, o diagnóstico mais frequente é a colecistite aguda, talvez pela prevalência de colelitíase na faixa etária mais idosa.
- Nos quadros inflamatórios, a dor no início é difusa, com padrão de dor visceral, evoluindo para uma dor localizada, de padrão parietal normalmente de 1 a 2 dias. Normalmente, tem repercussão sistêmica com sinais de sepse. A irritação peritoneal pode produzir náuseas e vômitos, e o exame físico abdominal pode apresentar dor e defesa localizada, evoluindo em quadros mais avançados, para peritonite difusa.
- Colecistite alitiásica é uma condição rara que atinge predominantemente pacientes

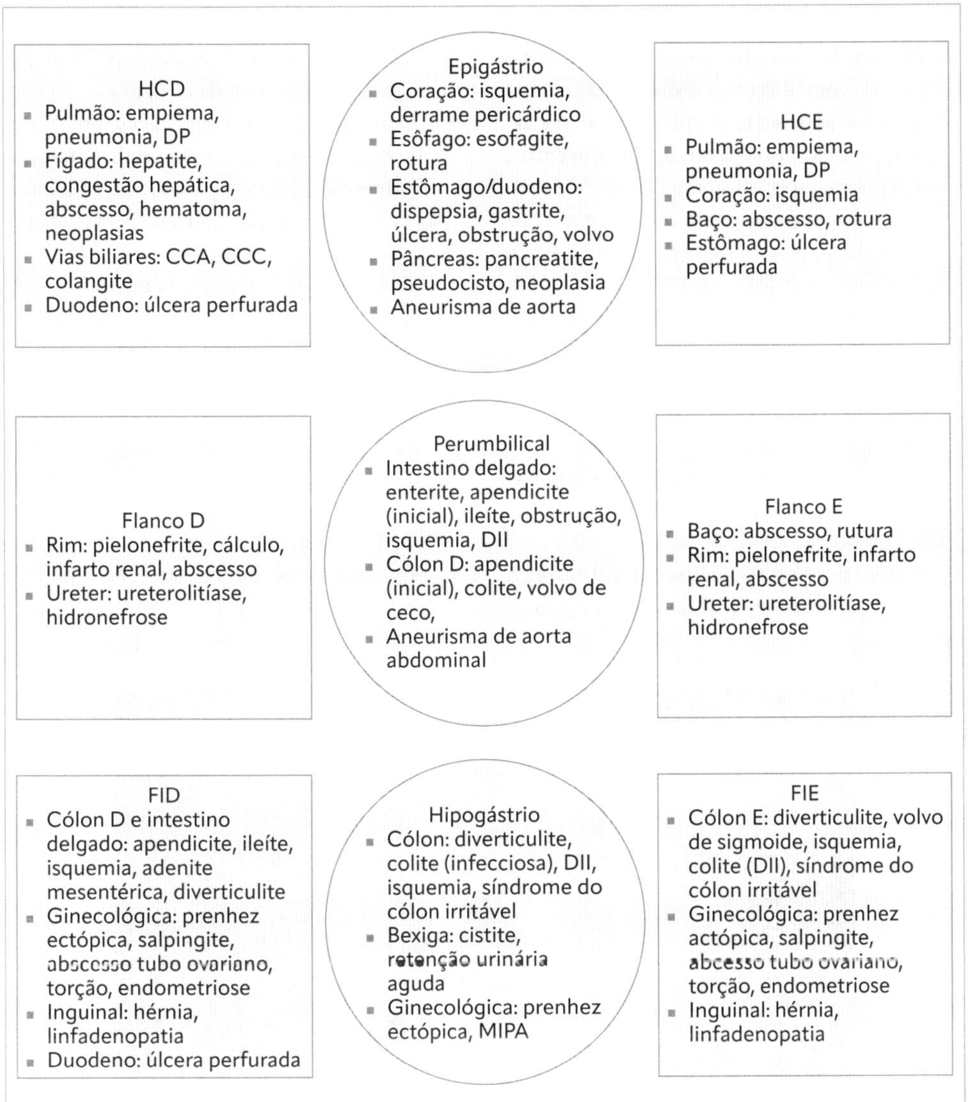

FIGURA 1 Sumário dos diferentes diagnósticos de dor abdominal pela localização.
HCD: hipocôndrio direito; HCE: hipocôndrio esquerdo; FID: fossa ilíaca direita; FIE: fossa ilíaca esquerda; DII: doença inflamatória intestinal; CCA: colecistite calculosa aguda; CCC: colecistite calculosa crônica; DP: derrame pleural; D: direita; E: esquerda; MIPA: moléstia inflamatória pélvica aguda.

críticos. Há um processo necroinflamatório da vesícula biliar gerado por estase venosa, isquemia visceral, e, na grande maioria das vezes, em pacientes cardiopatas, é ocasionado por baixo débito cardíaco. Frequentemente a realização de ultrassonografia não confirma o diagnóstico, uma vez que o espessamento da parede vesicular pode ser um achado relacionado a descompensação da insuficiência cardíaca e congestão sistêmica. Dessa forma, a realização de cintilografia hepatobiliar com radiofármaco ácido 2,6-di-isopropil-iminodiacético (DISIDA) marcado com tecnécio 99 auxilia na definição diagnóstica. Como a maioria dos portadores de colecistite alitiásica são doentes graves, com alto risco cirúrgico, a colecistostomia pode ser uma opção ao tratamento, associado à antibioticoterapia endovenosa.

- Em grupos especiais, como diabéticos e imunossuprimidos (incluindo os pacientes transplantados), podem estar ausentes os sinais clássicos como dor abdominal com sinais de peritonite ou febre. Apenas se mostra presente os sinais de descompensação da doença de base ou algum quadro infeccioso inespecífico. Nesses grupos, a morbimortalidade é mais alta, assim o tratamento deve ser agressivo e instituído o mais precocemente.

Abdome agudo obstrutivo

- A obstrução ou suboclusão intestinal está associado a distensão abdominal, parada de eliminação de gases e fezes, e pode apresentar vômitos, até mesmo fecaloides em quadros de obstrução baixa (Figura 2).
- A dor inicialmente é em cólicas com ruídos hidroaéreos aumentados e metálicos nos primeiros dias, podendo evoluir para peritonite difusa quando complicada pela isquemia e perfuração de alça.
- No exame físico, é importante avaliar também a presença de cicatrizes prévias, hérnias ventrais ou inguinais e realizar o toque retal para avaliar a presença de gás e fezes na ampola retal, fecalomas. Vale lembrar a alta prevalência de doença de Chagas na nossa população cardiopata, com a possibilidade de acometimento intestinal, com ocorrência de megacólon.
- As causas mais comuns são bridas, hérnias encarceradas e neoplasias obstrutivas (como

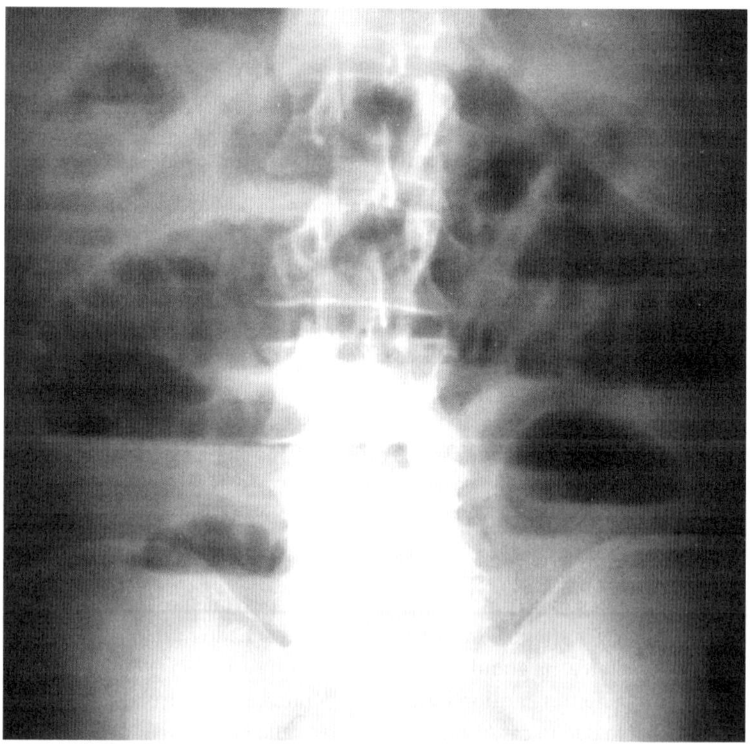

FIGURA 2 Radiogafia de abdome mostrando distensão de delgado, ausência de gás na ampola retal, sinal de empilhamento de moedas (válvulas coniventes).

tumor de cólon ou implantes peritoneais). Naqueles pacientes em uso de anticoagulação ou uso de antiagregantes plaquetários, deve-se lembrar dos hematomas de alça como causa da suboclusão.

- É muito comum nos pacientes cardiopatas as pseudo-obstruções funcionais, também conhecidas como síndrome de Ogilvie. Nesses casos, há uma incoordenação entre o sistema nervoso simpático e parassimpático, que regula a peristalse, levando a uma atonia intestinal. Podem ser desencadeados por descompensações cardiológicas, distúrbios hidroeletrolíticos e quadros infecciosos extra-abdominais. O tratamento envolve a descompressão do cólon para evitar perfuração espontânea e isquemia intestinal. Os pacientes devem ser mantidos em jejum oral, com sonda nasogástrica aberta, sem laxativos, e com medidas para controle da doença de base (controle da volemia e dos distúrbios hidroeletrolíticos e com drogas vasoativas se necessário). Quando não há resposta adequada com 12 horas, ou há sinais incipientes de rotura do ceco (diâmetro maior que 12 cm), considera-se o uso de neostigmine (levando-se em consideração seus efeitos colinérgicos colaterais) e realização de colonoscopia descompressiva.

Abdome agudo perfurativo

- As principais causas são úlcera péptica, úlceras intestinais (por citomegalovirose ou tuberculose intestinal nos indivíduos imunosuprimidos) e colite tóxica perfuradas.
- Normalmente gera um quadro de dor aguda, de início súbito e de evolução rápida para peritonite difusa com defesa abdominal, abdome em tábua, sinal de Jobert (percussão timpânica em hipocôndrio direito sinalizando pneumoperitôneo) e o paciente se apresenta em posição antálgica.
- A radiografia de abdome pode mostrar gás entre o fígado e diafragma (Figura 3).

Abdome agudo hemorrágico

- Causas mais comuns são aneurisma de aorta roto, sangramento de neoplasias hepáticas, sangramentos espontâneos em pacientes com intoxicação cumarínica, cisto de ovário hemorrágico, gravidez ectópica rota e rotura espontânea de baço.
- Deve-se lembrar também das causas associadas a procedimentos invasivos arteriais. Complicações de punção da artéria femoral pós-cateterismo cardíaco podem induzir pseudoaneurismas ou sangramentos retrógrados para a cavidade peritoneal.
- Podem estar associadas ao quadro de choque hemorrágico aumento da frequência cardíaca (o que por vezes não ocorre em pacientes betabloqueados), hipotensão, extremidades mal perfundidas, palidez cutânea e extremidades frias. O abdome pode ser distendido, flácido, com dor localizada na área de sangramento ou difusa quando associada a sangramento importante.
- Embora não sejam classificados dentro do grupo do abdome agudo hemorrágico, os hematomas de parede abdominal e de musculatura lombar também são frequentes causas de dor abdominal em pacientes anticoagulados. Seu tratamento é na maioria das vezes conservador, com analgesia, reposição de hemocomponentes quando necessário e reversão temporária da anticoagulação. Quando visualizado sangramento ativo na tomografia pode ser considerada a angioembolização. Da mesma maneira, outros hematomas intra-abdominais podem ser encontrados.

Abdome agudo vascular

- Quadro mais prevalente na amostragem do InCor do que na população em geral dado a maior prevalência de pacientes vasculopatas e com arritmias.
- As causas mais comuns são embolia para artéria mesentérica superior, trombose da artéria mesentérica superior, isquemia mesentérica não obstrutiva (causada por hipo-

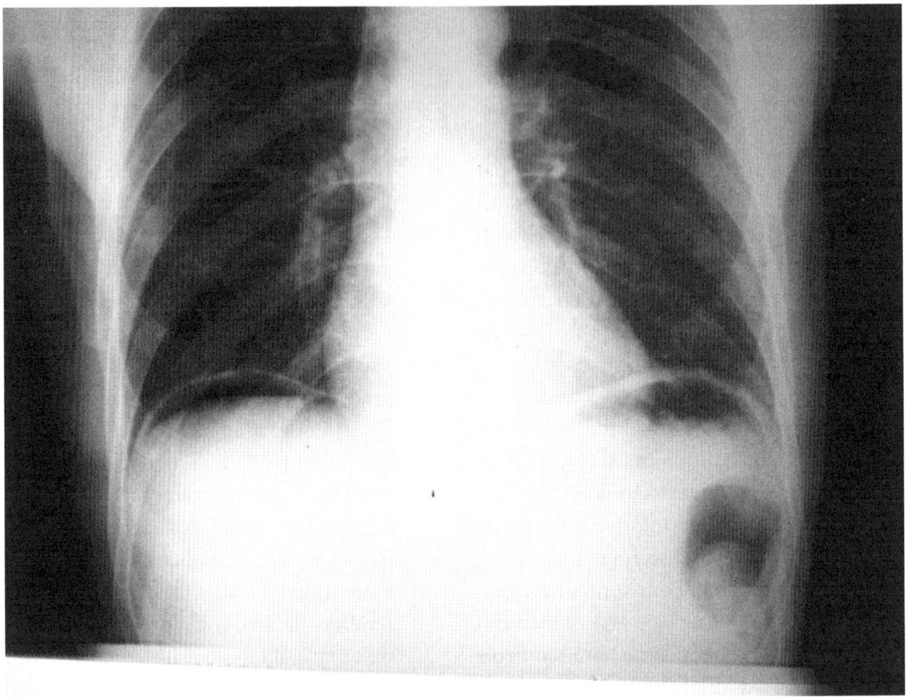

FIGURA 3 Radiografia de abdome com gás entre o fígado e diafragma, diagnosticando pneumoperitôneo.

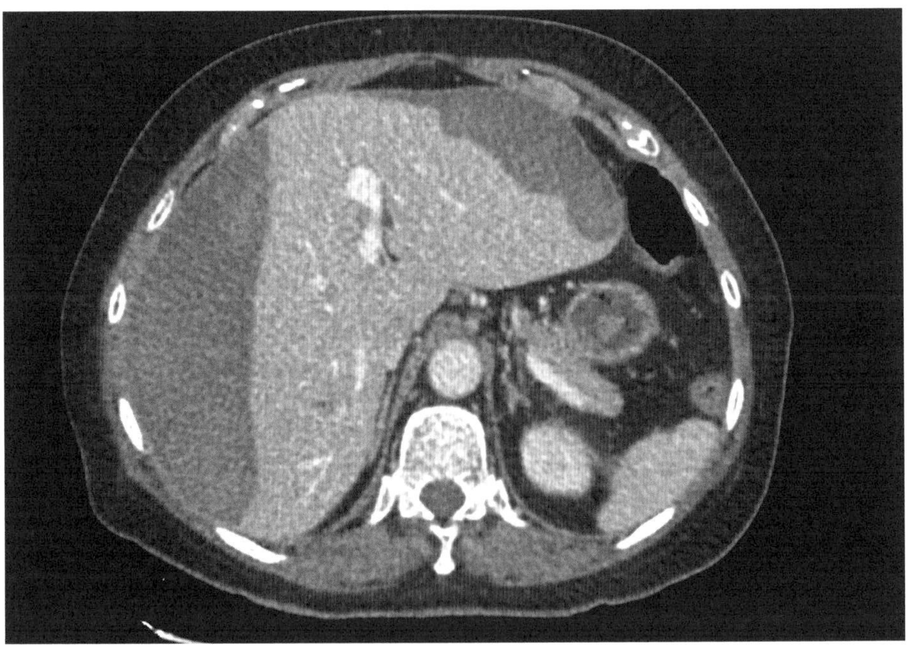

FIGURA 4 Hematomas hepáticos pós-trombólise por infarto agudo do miocárdio.

perfusão visceral por vasoconstrição), trombose venosa mesentérica e arterites. Com exceção à trombose venosa, as oclusões artérias em geral causam muita dor e são de inicio súbito.

- Nas fases iniciais, o exame físico pode ser próximo do normal, visto que a necrose e perfuração da víscera ainda não ocorreram. A evolução do quadro isquêmico levará à peritonite, mas neste momento não sobra muita opção ao cirurgião senão o controle da contaminação e a ressecção do conteúdo necrótico. Por isso, havendo a suspeita de isquemia pela história clínica e fatores de risco, a avaliação do cirurgião se impõe com certa rapidez. Em alguns casos, pode-se indicar laparotomia mesmo antes dos exames de imagem.
- O achado de oclusão da artéria mesentérica (Figura 5) ou seus ramos pela angiotomografia confirma o diagnóstico, entretanto na maior parte das vezes deve-se basear na história clínica, fatores de risco e achados indiretos de sofrimento de vísceras ocas nos exames, como pneumatose intestinal, gás na veia porta ou mesentérica (aeroportia como mostra a Figura 6), perda de haustrações.

Investigação diagnóstica

- A melhor chance de se fazer o diagnóstico correto é com uma boa história e um exa-

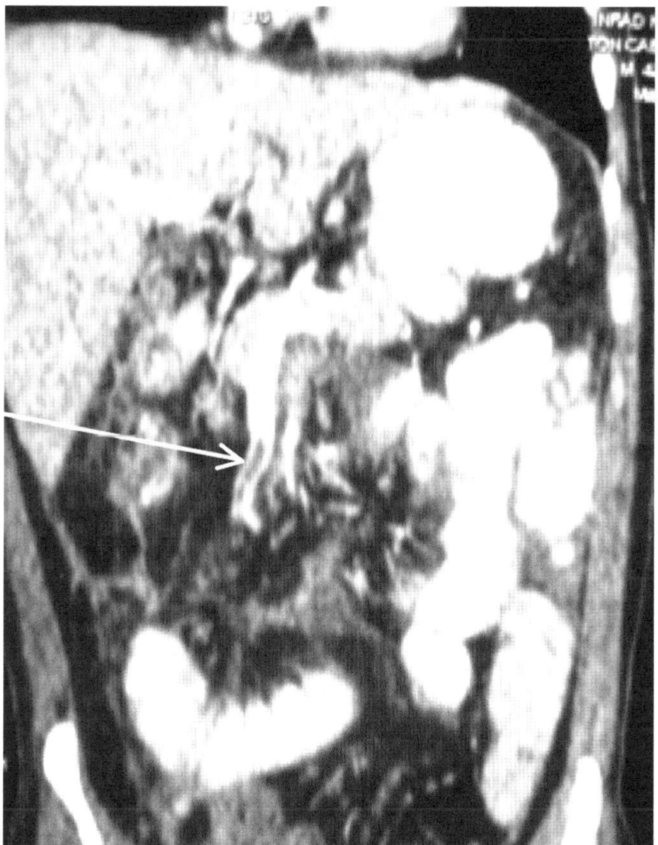

FIGURA 5 Trombo na artéria mesentérica superior (seta).

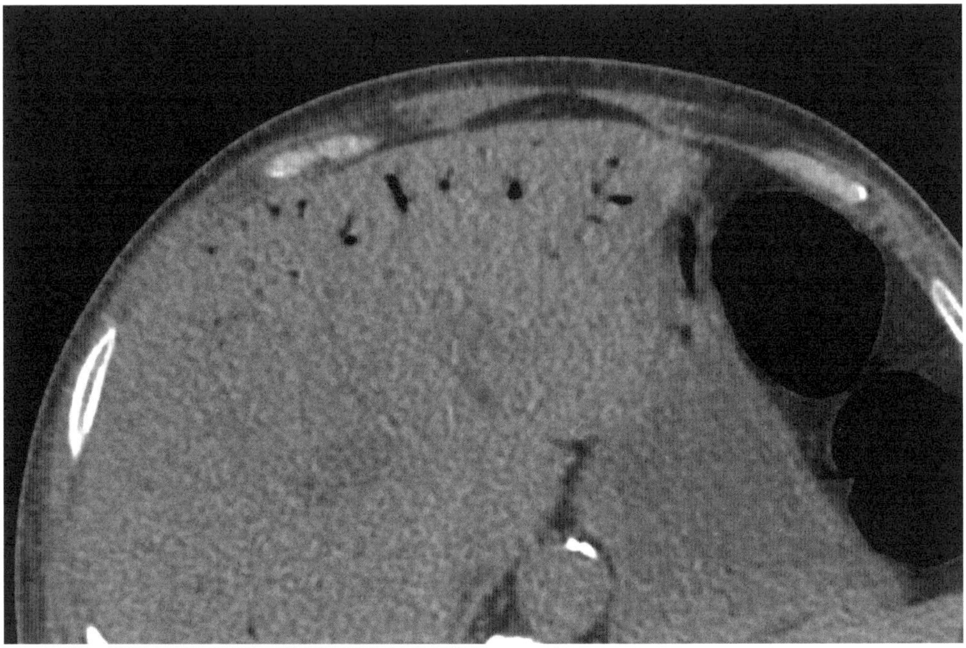

FIGURA 6 Aeroportia visível em corte tomográfico de abdome superior.

me físico adequado, uma vez que os exames complementares são realizados para confirmar as hipóteses realizadas.

- Definir a conduta adequada é de extrema importância, mesmo quando não se tem o diagnóstico definitivo.
- Na fase inicial, o diagnóstico é, em geral, mais difícil, mas o tratamento normalmente está associado a menor morbidade e recuperação mais rápida. Já em fase mais tardia, o diagnóstico e a conduta se tornam mais fáceis, porém as repercussões sistêmicas do quadro são maiores, acarretando maior morbimortalidade ao paciente.
- Os exames complementares mais comuns são:
  - Radiografia de abdome: muito úteis em quadros de suspeita de perfuração (visualização do pneumoperitôneo) e em quadros obstrutivos (distensão de alças, empilhamento de moedas, distensão de cólon).
  - Ultrassonografia de abdome: é útil para quadros inflamatórios com história que favoreça afecções biliopancreáticas. Pode ser feito à beira do leito, sendo útil em pacientes graves que não tem condições de realizar tomografia. Achados incomuns como gás na veia porta pode sugerir diagnóstico de isquemia intestinal, como já comentado (Figura 7).
  - A ultrassonografia *point of care* tem ganhado crescente relevância clínica. Diversas técnicas simples e a beira leito são descritas como a identificação de líquido intraperitoneal, pneumoperitôneo, dilatação do sistema pielocalicinal, entre outras. Com a miniaturização e o barateamento dos equipamentos, a tendência é seu uso ser progressivamente mais abrangente.
- Tomografia/angiotomografia de abdome: exame padrão-ouro para vários diagnósticos inflamatórios e vasculares (Figuras 8 e 9). Entretanto, seu uso depende da utilização de contrastes nefrotóxicos. O uso de contraste potencializa grandemente a capa-

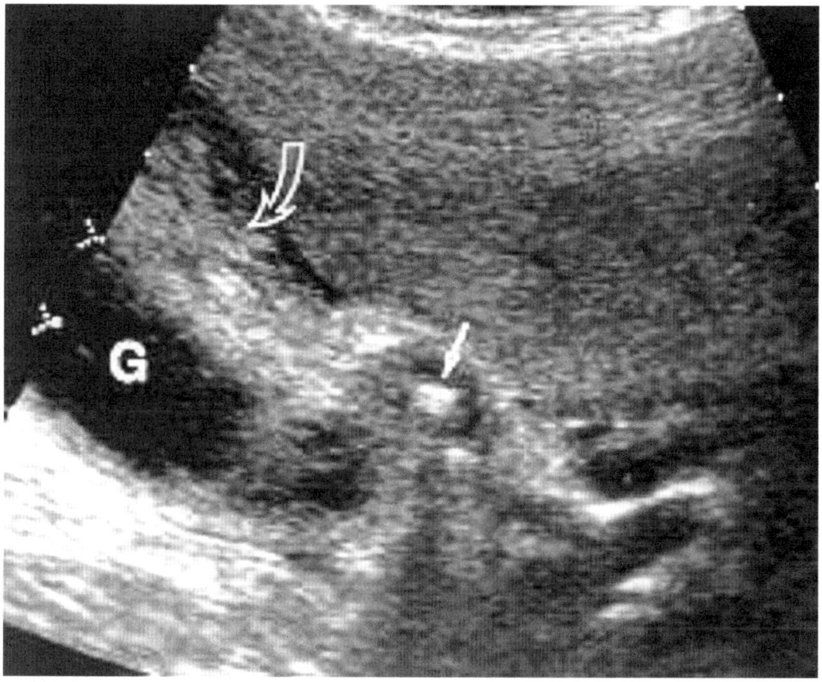

FIGURA 7 Ultrassonografia de abdome mostrando cálculo impactado no infundíbulo da vesícula, distensão e espessamento de suas paredes, caracterizando colecistite aguda.

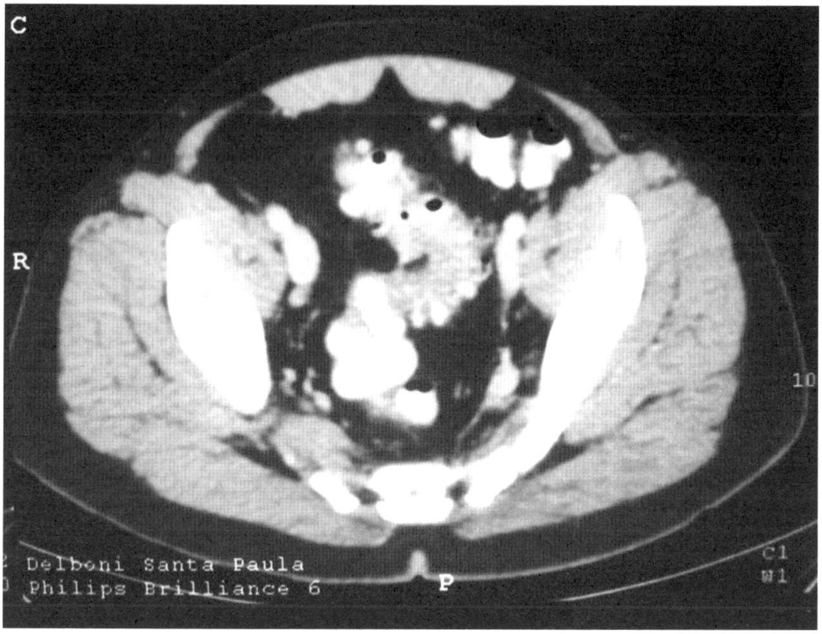

FIGURA 8 Tomografia de abdome revelando espessamento de sigmoide associado a múltiplos divertículos, compatível com diverticulite aguda.

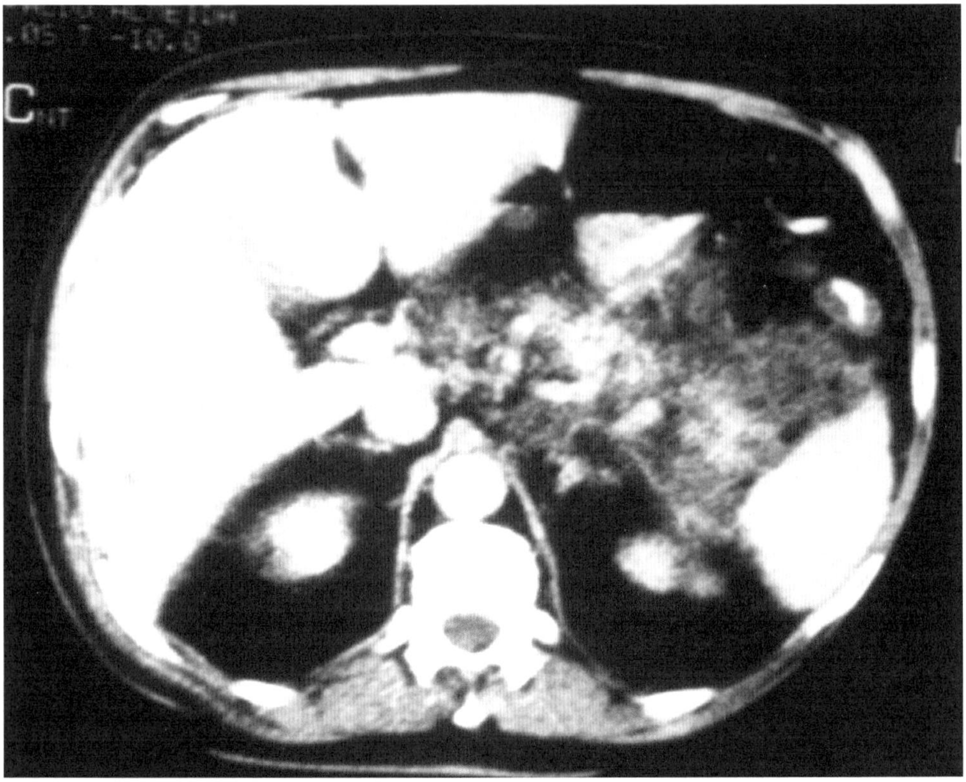

FIGURA 9 Tomografia de abdome mostrando necrose e borramento do tecido pancreático, sugestivo de pancreatite aguda.

cidade diagnóstica do método. Classicamente associado a nefrotoxicidade, evidências mais recentes têm colocado em discussão a dimensão deste efeito. Portanto, embora sua prescrição deva sempre ser tomada com cautela e se considerando seus efeitos deletérios, a discussão caso a caso deve levar em conta as novas evidências.

- Na maioria dos casos, o clínico-cardiologista é responsável pela avaliação inicial, mas o cirurgião deve ser parceiro na condução dos casos, auxiliando na discussão do manejo, complementação diagnóstica e identificação das situações potencialmente cirúrgicas.

QUAL É A ROTINA NA EMERGÊNCIA DO INCOR?

- Em razão da população de alto risco, todo paciente que chega à Unidade de Emergência do InCor com queixa de dor abdominal, com localização epigástrica ou supraumbilical, é submetido a um eletrocardiograma para descartar alterações sugestivas de isquemia, que motivariam a conduta direcionada para síndrome coronariana aguda.
- Quando a apresentação da dor é abdominal, o cardiologista faz o atendimento inicial, objetivando realizar uma anamnese e exame clínico objetivo para a formulação de hipóteses.

- No cardiopata, a maioria dos casos de dor abdominal está relacionada à distensão de cápsula hepática em razão da congestão e/ou hepatopatia isquêmica em pacientes com insuficiência cardíaca perfil C. A avaliação completa deve ser realizada como de rotina, no entanto, a introdução de inotrópicos e furosemida, na maioria das vezes, é capaz de regredir os sintomas. Nesses casos, a elevação de enzimas hepáticas e/ou canaliculares é considerada sinal de mau prognóstico associado.
- Deve-se sempre levar em consideração a existência de sinais de alerta (descompressão brusca, febre, toxemia), assim como particularidades dos fatores de riscos existentes e achados de gravidade no exame físico e sinais de instabilidade hemodinâmica. Dessa forma, na presença desses, o cirurgião é contatado para discussão da conduta e acompanhamento conjunto do caso, estando disponível 24 horas. A avaliação do cirurgião é importante em casos graves para definição de abordagem cirúrgica de emergência ou acompanhamento com investigação diagnóstica.
- Todo paciente deve ser mantido em jejum até segunda ordem.
- Devem ser colhidos exames laboratoriais gerais incluindo perfil hepático, amilase e lipase, desidrogenase láctica, gasometria venosa e arterial, lactato arterial, proteína C-reativa, hemograma completo, função renal e eletrólitos, além de urina tipo 1, hemoculturas e urocultura. A coleta de marcadores de necrose miocárdica deve ser realizada somente em casos selecionados.
- A realização de exames de imagem deve ser feita de acordo com a hipótese diagnóstica, sendo os mais importantes a ultrassonografia de abdome total, na suspeita de afecções biliopancreáticas, radiografia de abdome em três incidências nas suspeitas de perfuração e tomografia de abdome e pelve com contraste para as demais suspeitas (salvo pacientes em piora importante da função renal ou alérgicos a iodo, sendo esta realizada sem contraste).
- Na suspeita de abdome agudo com sepse instalada, opta-se por iniciar com precocidade antibioticoterapia endovenosa, dando-se preferência para ceftriaxone 2 g e metronidazol (na dose de 500 mg, a cada 8 horas), ambos sem necessidade de correção de acordo com o clearance de creatinina.
- Na presença de distensão abdominal com ou sem vômitos, deve ser realizada a sondagem nasogástrica descompressiva com sonda preferencialmente calibrosa.
- Em pacientes com insuficiência cardíaca descompensada, a possibilidade de doenças abdominais, como colecistite alitiásica e embolia mesentérica, sempre deve ser considerada, necessitando na maioria das vezes de rápida abordagem e realização de angiotomografia abdominal.
- Raciocínio semelhante deve ser feito em pacientes com antecedente pessoal de aterosclerose manifesta, nos quais o diagnóstico de angina mesentérica também deve ser levantado.
- Nos casos de pacientes valvares ou com fibrilação atrial, o diagnóstico de embolia mesentérica também deve ser considerado sempre, novamente necessitando realizar, em alguns casos, a angiotomografia abdominal.
- Pacientes transplantados cardíacos devem ser avaliados levando-se em consideração a hipótese de infecções oportunistas associadas, principalmente por CMV. Tal abordagem deve ser feita em conjunto com a equipe de transplante e conforme descrito em capítulo específico.
- Especificamente em pacientes com doença de Chagas, não se pode esquecer da possibilidade de abdome obstrutivo devido volvo ou fecaloma relacionado ao megacolon chagásico.
- Quando o paciente possuir algum dispositivo eletrônico implantável é necessário ajustar o aparelho haja necessidade de intervenção cirúrgica.

- Pacientes valvares ou com dispositivos eletrônicos implantáveis necessitam de antibioticoterapia profilática pré-operatória, em caso de intervenção operatória.
- Em pacientes anticoagulados com heparina, varfarina ou novos anticoagulantes, sempre se deve lembrar a possibilidade de abdome hemorrágico. A coleta de hemograma e coagulograma deve ser priorizada.
- Quando surgir dor abdominal após realização de cateterismo cardíaco, as hipóteses de hematoma de punção, hematoma retroabdo-

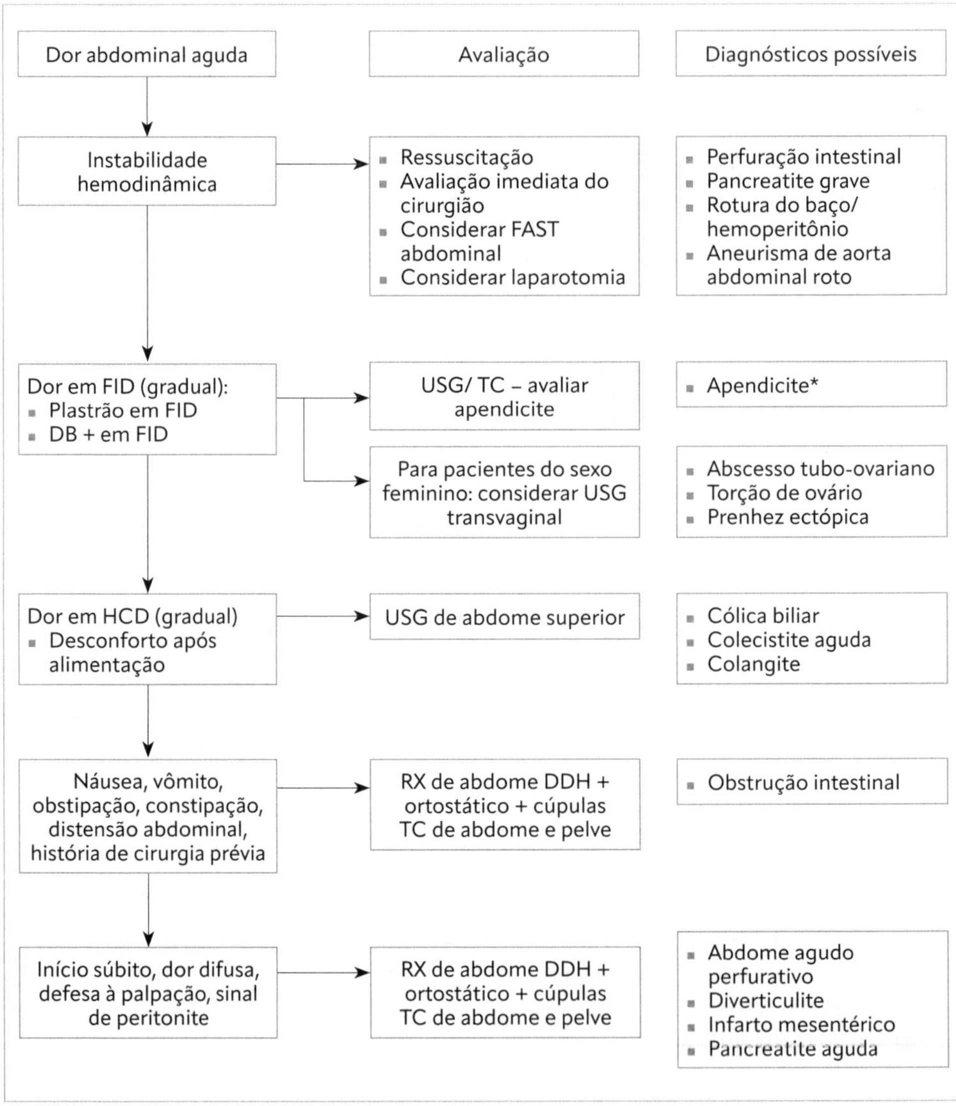

FIGURA 10 Fluxograma para avaliação e investigação de pacientes com dor abdominal.
ABC: A – vias aéreas; B – respiração; C – circulação. TC: tomografia computadorizada; USG: ultrassonografia; FAST: ultrassonografia abdominal focado para o trauma; DB: descompressão brusca; FID: fossa ilíaca direita; HCD: hipocôndrio direito; DDH: decúbito dorsal horizontal; Rx: radiografia. * se a dor for em fossa ilíaca esquerda, o diagnóstico provável é de diverticulite.

minal e dissecção de aorta devem ser aventadas e investigação direcionada deve ser iniciada se necessário.

- Apesar de alto risco cirúrgico associado aos pacientes com cardiopatia estrutural, caso a indicação cirúrgica seja de urgência, o procedimento deve ser realizado o mais breve possível, com decisão conjunto entre equipe clínica e cirúrgica.
- O fluxograma da Figura 10 facilita o raciocínio clínico no ambiente de pronto-socorro, incluindo o tipo de dor, seus sintomas associados, o exame físico e a condição clínica do paciente, assim como as melhores hipóteses diagnósticas, os exames e/ou condutas a serem tomadas.

BIBLIOGRAFIA RECOMENDADA

1. Abdullah M, Firmansyah MA. Diagnostic approach and management of acute abdominal pain. Acta MedIndones. 2012;44(4):344-50.
2. Bates CM, Plevris JN. Clinical evaluation of abdominal pain in adults. Medicine J. 2013;41:81-86.
3. Macaluso CR, McNamara RM. Evaluation and management of acute abdominal pain in the emergency department. Int J Gen Med. 2012;5:789-97.
4. Pavan MV, Mehta G, Thillainayagam AV. The clinical evaluation of abdominal pain in adults. Medicine J. 2009;37:11-116
5. Utiyama EM, Steinman E, Birolini D. Cirurgia de emergência. 2.ed. São Paulo: Atheneu; 2011.
6. Davenport MS, Use of intravenous iodinated contrast media in patients with kidney disease: consensus statements from the American College of Radiology and the National Kidney Foundation. Radiology. 2020;294(3):660-8.
7. Sundaram V, Fang JC. Gastrointestinal and liver issues in heart failure. Circulation. 2016;133(17):1696-703.
8. Struller F, Frank-Jürgen W, Horvath P, Kokkalis MK, Beckert S, Königsrainer A, et al. Peritoneal innervation: embryology and functional anatomy. Pleura Peritoneum. 2017;2(4):153-61.
9. Utiyama E, Rasslan S, Birolini D. Atualização em cirurgia geral, emergência e trauma. Cirurgião ano 12. Santana de Parnaíba: Manole; 2022.
10. Sbeit W, Kadah A, Mahamid M, Mari A, Khoury T. The interplay between gastrointestinal and cardiovascular diseases: a narrative review focusing on the clinical perspective. Eur J Gastroenterol Hepatol. 2020;32(2):132-9.

10

Cardiopata gestante

Jéssica Sol Santos Brugnara
Walkiria Samuel Ávila
Tatiana de Carvalho Andreucci Torres Leal

OBSERVAÇÕES GERAIS BASEADAS EM EVIDÊNCIAS

Fisiologia cardiovascular na gestação e no puerpério

- A gravidez e o puerpério são caracterizados por mudanças cardiovasculares que podem agravar as condições hemodinâmicas de pacientes cardiopatas:
  - O débito cardíaco aumenta em torno de 40 a 50% e atinge seu máximo no terceiro trimestre. A elevação do volume plasmático é a maior responsável pelo aumento do débito cardíaco na primeira metade da gestação. A partir de então, o aumento gradual da frequência cardíaca desempenha papel nesse incremento até o parto.
  - A pressão arterial sistólica diminui desde o início até a metade da gestação pela redução da resistência vascular periférica. Além disso, pode ocorrer hipotensão ortostática secundária à redução do retorno venoso.
  - Durante o trabalho de parto normal a pré-carga aumenta em cerca de 500 mL de sangue a cada contração uterina, com aumento do débito cardíaco e da pressão arterial. Após o período expulsivo, ocorre aumento súbito do retorno venoso, o que representa alto risco de congestão pulmonar nas primeiras 24 a 72 horas após o parto.
  - Durante a gravidez e o puerpério, ocorre a ativação dos fatores de coagulação, causando um quadro de hipercoagulabilidade com predisposição ao tromboembolismo.
  - A ausculta cardíaca pode identificar desdobramentos das bulhas (B1 e B2), surgimento de terceira bulha (B3) e sopros fisiológicos característicos de fluxo sanguíneo aumentado. Sopros diastólicos geralmente não são fisiológicos.
  - Eletrocardiograma: discreto desvio do eixo elétrico para a esquerda, inversão de onda T nas derivações DIII, V1, V2 e V3; onda "q" proeminente das paredes inferior e anterolateral.

Gestação na cardiopata

- Cardiopatia é a principal causa obstétrica indireta de morte materna no período gravídico e puerperal.
- O cuidado com a gestante cardiopata deve incluir um acompanhamento conjunto multidisciplinar. São cruciais o diagnóstico e o manejo adequados das emergências cardio-

vasculares com uma equipe especializada e capacitada em atender esse grupo de gestantes de alto risco.

- A estratificação do risco das cardiopatias para a gravidez deve ser apoiada na classificação da Organização Mundial da Saúde (OMS), considerada a mais adequada e aceita pela literatura mundial (Tabela 1).
- Um dos princípios fundamentais no tratamento e na prevenção das complicações cardiovasculares durante a gravidez é conhecer as propriedades farmacológicas dos medicamentos e seus efeitos sobre a mãe, o feto, o trabalho de parto e a amamentação, assim como os ajustes necessários de acordo com a idade gestacional.
- A classificação da FDA (US Food and Drug Administration) que organizava os medicamentos em cinco categorias (A, B, C, D e X) foi substituída pela denominada *Pregnancy and Lactation Labelling Rule* (PLLR), que atualmente tem sido mais aceita. Ela fornece um resumo descritivo e informações detalhadas sobre estudos em animais e ensaios clínicos. Ao longo do capítulo, serão expostas as considerações e as particularidades sobre as medicações cardiovasculares.

TABELA 1 Classificação de risco à gravidez em portadoras de cardiopatias

WHO I – risco não aumentado de morte e baixa morbidade Estenose pulmonar moderada, lesões simples operadas com sucesso (comunicação interatrial, comunicação interventricular, persistência do canal arterial, drenagem anômala de veias pulmonares) e arritmias (extrassistolia atrial ou ventricular isolada), prolapso da valva mitral
WHO II – risco pouco aumentado e moderada morbidade Comunicação interatrial e comunicação interventricular não operadas, tetralogia de Fallot operada, arritmias sem complexidade, disfunção ventricular (fração de ejeção < 50 a 30%), cardiomiopatia hipertrófica, prótese valvar biológica, coarctação de aorta operada, síndrome de Marfan (aorta < 40 mm sem dissecção) e valva aórtica bicúspide (aorta < 45 mm)
WHO III – risco significativo e morbidade importante Cardiopatias congênitas complexas com ventrículo direito sistêmico (cirurgias de Mustard, Senning, Jatene), pós-cirurgia de Fontan, cardiopatias congênitas não operadas, cardiopatias congênitas complexas, valva aórtica bicúspide (45 < aorta < 50 mm) e síndrome de Marfan (40 < aorta < 45 mm), próteses mecânicas
WHO IV – risco extremo de morte e de morbidade Obstrução grave do coração esquerdo, valva aórtica bicúspide (aorta > 50 mm), síndrome de Marfan (aorta > 45 mm), disfunção sistólica do ventrículo esquerdo (fração de ejeção < 30%), insuficiência cardíaca descompensada, coarctação de aorta grave, hipertensão de artéria pulmonar de qualquer causa, cardiomiopatia periparto com disfunção

Estenose valvar mitral

- No Brasil, é a doença valvar mais frequente na gestação.
- O aumento fisiológico da volemia e da frequência cardíaca provoca aumento do gradiente transvalvar mitral com piora de capacidade funcional.
- Os riscos para o feto incluem prematuridade, restrição do crescimento intrauterino e morte fetal.
- Em paciente com estenose mitral moderada e importante que evoluem para congestão pulmonar, a conduta inicial é hospitalização, restrição hidrossalina, uso de diuréticos com parcimônia e controle da frequência cardíaca com betabloqueadores (metoprolol e propranolol).
- O edema agudo de pulmão é a principal complicação determinante de óbito nas gestantes portadoras de estenose mitral.
- Em pacientes com estenose mitral grave, sintomáticas, sem resposta à terapêutica farmacológica inicial, é indicada a intervenção percutânea ou cirúrgica.
- A valvoplastia mitral percutânea por cateter-balão tem proporcionado o controle da congestão pulmonar na grande maioria dos casos que não respondem à terapêutica me-

dicamentosa. Nesse cenário, quando possível, há preferência em se realizar o procedimento no segundo trimestre da gestação, com o intuito de se evitar a radiação na embriogênese e os efeitos cardiocirculatórios por compressão do útero gravídico após as 28 semanas de gestação.

- Há quem considere que o escore ecocardiográfico de Wilkins-Block possa ser ampliado até 9 a 10 para viabilizar a valvoplastia. De toda forma, as contraindicações ao procedimento são: insuficiência mitral moderada a importante associada, presença de trombo intracavitário e presença de calcificação excessiva do aparato valvar pelo risco de fenômenos tromboembólicos.
- O tratamento cirúrgico com a comissurotomia mitral ou a troca valvar cirúrgica ficam restritos às pacientes com contraindicação à modalidade percutânea.

Insuficiência valvar mitral e aórtica

- Geralmente são mais bem toleradas no período gestacional, porque a queda da resistência vascular periférica na gestação provoca redução do volume regurgitante por meio da valva insuficiente. Entretanto, os sintomas podem se intensificar por causa da sobrecarga hemodinâmica da gestação.
- Na presença de disfunção ventricular esquerda, a sobrecarga de volume da gravidez pode induzir sintomas congestivos. Nesses casos, recomendam-se repouso, restrição salina e terapêutica farmacológica incluindo diuréticos, betabloqueadores e/ou vasodilatadores quando necessários. Os diuréticos (furosemida) e vasodilatadores (hidralazina e nitratos) devem ser usados com cautela porque podem levar à queda do fluxo uteroplacentário.
- A indicação cirúrgica de troca valvar deve ser restrita às pacientes sintomáticas em classe funcional IV sem resposta ao tratamento clínico e com risco de morte materna.

Estenose valvar aórtica

- A estenose aórtica pode representar alto risco materno e fetal.
- Quando a estenose aórtica é de grau leve com função ventricular preservada, a gravidez é bem tolerada sem complicações para o feto.
- Gestantes com estenose aórtica grave são propensas à insuficiência cardíaca, partos prematuros, restrição de crescimento intrauterino e perdas fetais. Nesses casos, recomendam-se restrições das atividades físicas e hidrossalina, desde o início da gestação.
- Em pacientes sintomáticas com estenose aórtica grave, deve-se indicar a intervenção, seja por meio da valvoplastia aórtica percutânea por cateter-balão seja pela troca valvar cirúrgica. Essa decisão será creditada ao *Heart Team.*
- Nos casos de estenose aórtica grave e sintomática, o parto cesárea é a melhor escolha.
- No planejamento familiar, os casos que já apresentam indicação de intervenção devem ser realizados antes da concepção.

Próteses valvares

- As próteses valvares sejam mecânicas (PM) sejam biológicas (PB) permitem o desenvolvimento da gestação, contudo apresentam particularidades a serem consideradas.
- As PB não necessitam de anticoagulação e têm aspectos favoráveis à gestação, por isso são consideradas risco II (OMS). No entanto, a disfunção de PB por causa da calcificação acarreta congestão pulmonar e baixo débito cardíaco, na maioria das vezes refratários ao tratamento clínico. Além do alto risco de morte súbita cardíaca.
- A gestação em portadora de prótese mecânica é considerada risco III (OMS). O risco de trombose por causa da hipercoagulabilidade materna e da dificuldade de anticoagulação eficaz está associado a acidentes embólicos, abortamento espontâneo, embriopatia var-

farínica e fenômenos hemorrágicos maternos e neonatais.

- Portadoras de PM apresentam risco estimado de 5% de trombose valvar durante a gestação, e a mortalidade materna varia entre 9 e 20%, em razão de complicações tromboembólicas.
- O diagnóstico da trombose de prótese valvar deve ser considerado em gestantes que apresentam dispneia, dor torácica e sintomas de hipotensão. O ecocardiograma transesofágico é o exame padrão-ouro para definir o diagnóstico.
- As recomendações das diretrizes internacionais são um pouco divergentes pela carência de estudos apropriados.
- Na trombose de prótese sem instabilidade hemodinâmica ou obstrução ao fluxo valvar identificado no ecocardiograma, estão indicadas anticoagulação oral e monitorização ambulatorial com exames de imagem. No caso de trombo grande (> 8 mm) e/ou móvel, estão indicadas internação hospitalar e anticoagulação parenteral. Não havendo resolução ou redução do trombo em exames de imagem realizados a cada 5 a 7 dias, pode ser considerada fibrinólise e/ou cirurgia. Nos casos sintomáticos com comprometimento hemodinâmico significativo, deve ser indicada a terapêutica fibrinolítica ou a cirurgia valvar. Decisão a ser creditada para o *Heart Team*.
- Para a prevenção da trombose de prótese e para a anticoagulação adequada, recomenda-se o fluxograma sugerido pelo *Posicionamento sobre Cardiopatia e Gravidez da SBC* (Figura 1).

Síndrome coronariana aguda

- A gestação está associada a um aumento do risco de infarto agudo em 3 a 4 vezes quando comparado a mulheres não grávidas da mesma idade. A etiologia difere da população geral, pois os mecanismos não ateroscleróticos são a maioria, incluindo a dissecção espontânea de coronárias (43%), coronárias angiograficamente normais (18%) e trombose coronariana (17%).
- Os fatores de risco para IAM incluem hipertensão arterial, tabagismo, idade acima de 35 anos, uso prévio de anticoncepcional combinado oral, *diabetes mellitus*, história familiar de doença arterial coronária precoce, dislipidemia familiar, multiparidade e pré-eclâmpsia.
- Na vigência de IAM com supra do segmento ST, o tratamento é a reperfusão coronariana, de modo preferencial pela angioplastia primária. A trombólise é relativamente contraindicada pelo risco de hemorragia placentária, além de ser contraindicada na dissecção espontânea de coronária. Ainda existem controvérsias sobre a seleção dos *stents* convencionais ou farmacológicos a depender da idade gestacional e do quadro clínico.
- A estratificação de risco para pacientes com síndrome coronariana aguda sem supra de ST é semelhante à população geral. Em gestantes de baixo risco, sem sinais de insuficiência cardíaca, dor refratária ou instabilidade elétrica, o tratamento clínico é indicado.
- O ácido acetilsalicílico (AAS, aspirina) em baixas doses (100-200 mg/dia) é seguro durante a gestação, enquanto o clopidogrel pode ser usado, pelo menor tempo necessário, e deve ser suspenso sete dias antes do parto. Heparina não fracionada e heparina de baixo peso molecular são empregadas de acordo com a indicação e ambas não têm contraindicação em qualquer idade gestacional.
- Os betabloqueadores e os vasodilatadores podem ser utilizados, respeitando suas particularidades já comentadas. Os IECA/BRA e espironolactona são contraindicados pelo risco fetal.
- Estudos recentes demonstram que o uso das estatinas possa ser considerado em situações de alto risco cardiovascular e profilaxia secundária como na síndrome coronariana aguda, pois os possíveis efeitos

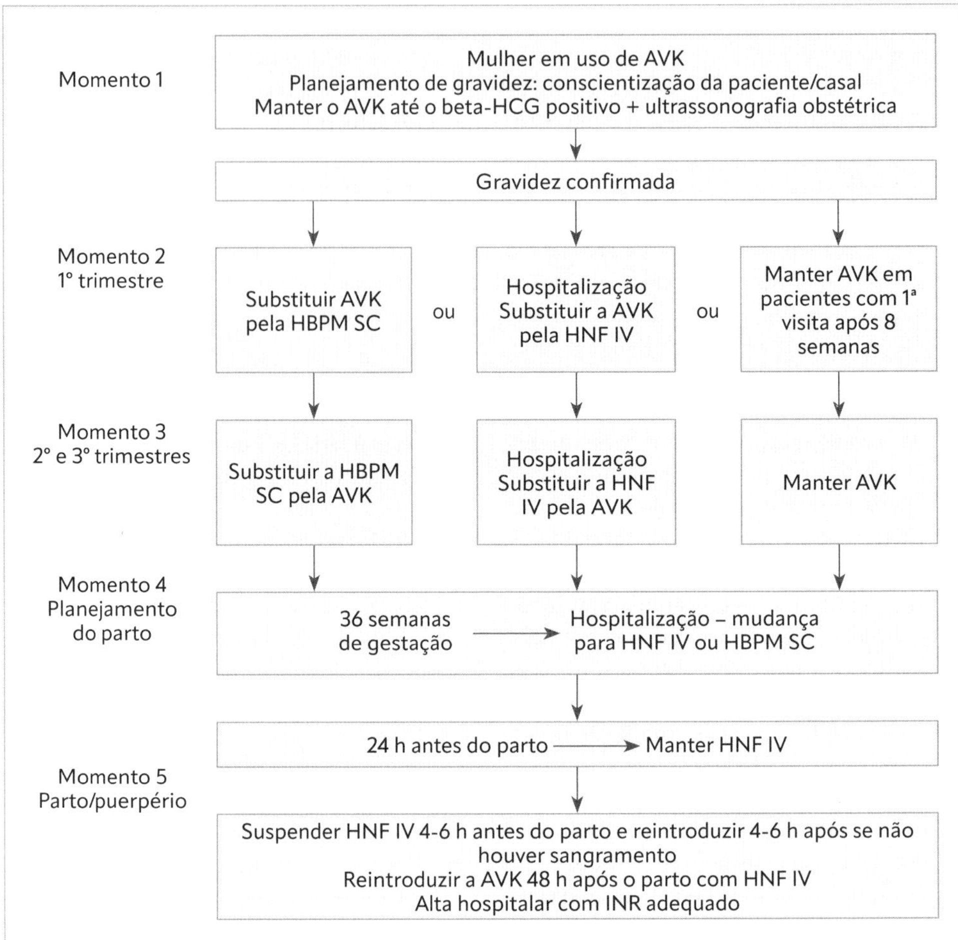

FIGURA 1 Recomendações para a anticoagulação em prótese valvar mecânica durante a gestação.
Adaptada de *Posicionamento da Sociedade Brasileira de Cardiologia para Gravidez e Planejamento Familiar na Mulher Portadora de Cardiopatia* – 2020.
AVK: antagonistas da vitamina K; HBPM SC: heparina de baixo peso molecular via subcutânea; HCG: hormônio gonadotrofina coriônica; HNF IV: heparina não fracionada via intravenosa; TTPA: tempo de tromboplastina parcial ativado. HBPM SC a cada 12 h = 1 mg/kg/dose; HNF IV = 18 UI/kg/h. Controle de dose e metas: HBPM SC = fator antiXa entre 0,6 e 1,2 U/mL semanal; HNF IV TTPA: 2 vezes o valor normal/diário; AVK = INR 2,5 a 3,5 quinzenal.

teratogênicos da medicação não foram reproduzidos (Tabela 2).

- Em relação a dissecção espontânea de coronária, mais de 2/3 dos casos ocorrem no puerpério e a descendente anterior é a artéria mais envolvida. A conduta em gestantes segue as recomendações convencionais, sendo o tratamento conservador preferível na maioria das pacientes. Gestantes tendem a um desfecho mais grave, por isso se deve enfatizar as precauções durante a cineangiocoronariografia pelo risco de propagação da dissecção.

TABELA 2 Medicações utilizadas na síndrome coronariana aguda durante a gestação e a lactação

Medicação	Uso na gestação	Uso na lactação	Efeitos adversos
Ácido acetilsalicílico	Antiplaquetário de escolha	Compatível	Sem efeitos teratogênicos
Clopidogrel	Compatível. Suspender 7 dias antes do parto	Compatível	Risco de sangramento
Prasugrel/ticagrelor	Poucos dados na literatura. Não recomendado	Provavelmente compatível	Sem evidências em humanos
Betabloqueadores	Preferência pelo metoprolol	Compatível, mas com cautela	Atenolol é contraindicado
Nitratos	Compatível	Compatível	Cefaleia, hipotensão
IECA/BRA	Contraindicado	Compatível	Displasia renal, oligoidrâmnio, retardo no crescimento, aborto espontâneo
Estatina	Não é contraindicado. Pesar risco cardiovascular e indicação	Controverso	Controvérsia sobre os efeitos teratogênicos
Fibratos	Não recomendado	Não	Teratogênico em animais, sem evidência em humanos
Ezetimibe	Não recomendado	Não	Baixo risco em animais, evidências atuais não apoiam o uso na gestação
Colestiramina	Pode ser utilizado	Provavelmente compatível	Risco de hemorragia
Heparina de baixo peso molecular	Seguro	Compatível	Risco de sangramento materno
Heparina não fracionada	Seguro	Compatível	Risco de sangramento materno
Varfarina	Evitar – risco teratogênico no primeiro trimestre	Compatível	Síndrome varfarínica no primeiro trimestre, outras anomalias congênitas e neurológicas nos demais

BRA: bloqueadores de receptores da angiotensina; IECA: inibidores da enzima conversora da angiotensina.

Dissecção aórtica

- A dissecção aórtica em gestantes é rara, porém apresenta alta mortalidade (cerca de 53%). A aorta ascendente é a mais acometida (79% das dissecções). As alterações vasculares secundárias à interferência hormonal associadas ao estresse hemodinâmico próprio do ciclo gravídico-puerperal contribuem para o maior risco de dissecção.
- O período de maior risco é o pós-parto ou próximo ao parto, quando o débito cardíaco e o volume plasmático estão mais elevados. Os fatores de risco incluem idade avançada, hipertensão, pré-eclâmpsia, doenças do tecido conectivo, coarctação aórtica e valva aórtica bicúspide.
- O diagnóstico deve ser considerado em pacientes com dor torácica, dor irradiada para dorso ou instabilidade hemodinâmica. Dian-

te da suspeita clínica, é necessária a confirmação com exame de imagem, seja pela angiotomografia de aorta seja pelo ecocardiograma transesofágico.

- Nos casos de dissecção aórtica tipo B não complicada, é indicada terapia conservadora com controle restrito de pressão arterial e frequência cardíaca.
- Na presença de dissecção aórtica aguda tipo A, é necessária cirurgia de urgência, com parto cesárea de urgência (se o feto for viável).

Arritmias na gestação

- As arritmias são frequentes durante a gestação, estando associadas ou não às cardiopatias. A presença de lesão cardíaca estrutural (congênita ou valvar) ou disfunção ventricular eleva o risco de complicações materna e fetais.
- Fibrilação atrial, taquicardia supraventricular paroxística e extrassístoles são as arritmias mais frequentes.
- O tratamento das arritmias na gestante é semelhante ao realizado fora do período gestacional e deve ser individualizado. Cardioversão elétrica (CVE), manobra vagal, fármacos antiarrítmicos, implante de dispositivos (marca-passo, cardioversor elétrico implantável, ressincronizador cardíaco) e ablação por cateter podem ser empregados quando houver indicação. A Tabela 3 aborda os principais antiarrítmicos.

Arritmias supraventriculares

- Estima-se que 20% das pacientes com taquicardia supraventricular (TSV) prévia apresentam piora na gestação, sendo a taquicardia por reentrada nodal a mais comum seguida da taquicardia atrioventricular. Em pacientes estáveis, opta-se pela manobra vagal como tratamento inicial, seguida do uso de adenosina em *bolus* (6 mg ou 12 mg se houver persistência). Caso haja recorrência (na ausência de pré-excitação ou em história de síndrome de Wolf-Parkinson-White), a primeira linha são os betabloqueadores associados ou não à digoxina. Os bloqueadores de canal de cálcio podem ser usados como segunda opção (verapamil).
- Em pacientes com TSV e instabilidade hemodinâmica, está indicada a cardioversão elétrica sincronizada com a mesma carga de pacientes não gestantes. A posição anterolateral das pás deve ser a escolhida, com a pá lateral abaixo do seio materno esquerdo e monitoramento do ritmo fetal durante ou imediatamente após o procedimento.
- *Flutter* atrial e fibrilação atrial: geralmente está associado à lesão estrutural (doença valvar ou cardiopatia congênita). Em todas as pacientes, deve-se afastar a concomitância de infecção, anemia e distúrbios da tireoide. Para o controle da frequência cardíaca em pacientes com alta resposta ventricular, opta-se pelo uso do betabloqueador; digoxina e verapamil podem ser utilizados se necessário. Para o controle de ritmo, sotalol e propafenona podem ser considerados. Na vigência de instabilidade hemodinâmica, a cardioversão elétrica sincronizada está indicada.
- Em pacientes hemodinamicamente estáveis, a conduta inicial envolve o controle da frequência cardíaca. A indicação de anticoagulação deve seguir as mesmas recomendações da população geral.

Arritmias ventriculares

- A taquicardia ventricular (TV) é relativamente rara na gestação e geralmente está associada às cardiomiopatias, situação clínica que aumenta a mortalidade materna.
- Na presença de instabilidade hemodinâmica, a cardioversão elétrica deve ser indicada de forma emergencial.
- Caso haja estabilidade hemodinâmica, a lidocaína deve ser a primeira opção; amiodarona pode ser utilizada em situações especiais quando outros fármacos falharem

(lembrando dos riscos fetais associados ao uso dessa medicação).

- Na presença de *Torsade de pointes* ou TV polimórfica, está indicado o uso de magnésio (1-2 g intravenoso).
- Betabloqueadores (propranolol e metoprolol) são recomendados como primeira opção para evitar recorrência; sotalol também pode ser utilizado. Na presença de TV fascicular, o verapamil é recomendado no tratamento agudo e para evitar recorrência.
- Em pacientes com indicação de cardiodesfibrilador implantável, seu implante está liberado durante a gravidez com melhora do prognóstico para o parto e o puerpério.
- Em casos selecionados, é possível indicar a ablação de algumas arritmias ventriculares ou supraventriculares com mapeamento eletromecânico sem radiação, minimizando os efeitos deletérios da radiação sobre o feto.

Bloqueios atrioventriculares

- São infrequentes na gestação. Na grande maioria das vezes, têm relação com o uso abusivo de medicações cronotrópicas negativas. Entretanto, na vigência de bloqueio atrioventricular total, deve-se indicar o implante de marca-passo provisório, seguido do definitivo. O implante do dispositivo cardioeletrônico pode ser realizado com segurança.

Hipertensão na gestação

- Os distúrbios hipertensivos são considerados a primeira causa obstétrica direta de morte materna com prevalência de 5 a 10% e são classificados em quatro formas de acordo com sua manifestação clínica (Tabela 4).
- A elevação da pressão arterial sistólica em valores ≥ 160 mmHg ou pressão arterial diastólica ≥ 110 mmHg e persistente por 15 minutos é considerada uma emergência hipertensiva obstétrica e requer tratamento imediato (dentro de 30 a 60 minutos) com uso de fármacos anti-hipertensivos. O objetivo é atingir níveis entre 140-150/90-100 mmHg ou a redução de 15 a 25% na medida da pressão artéria inicial.
- A paciente deve ser posicionada em posição sentada ou semirreclinável, com as costas apoiadas.

TABELA 3 Uso de antiarrítmicos durante a gestação

Fármaco	Uso na gestação	Efeitos materno-fetais
Lidocaína	Seguro	Sem efeitos adversos significativos
Adenosina	Seguro	Sem efeitos adversos significativos
Digoxina	Seguro	Sem efeitos adversos significativos
Sotalol	Seguro	Sem efeito teratogênico, risco de bradicardia e hipoglicemia
Propranolol Metaprolol Carvedilol	Seguro	Risco baixo de restrição do crescimento, hipoglicemia e bradicardia (dose-dependente)
Verapamil	Seguro	Bradicardia, tendências a restrição de crescimento
Propafenona	Uso com cautela	Poucos dados na literatura
Diltiazem	Não recomendado	Restrição de crescimento, anomalias
Atenolol	Não recomendado	Alto risco de restrição de crescimento intrauterino e bradicardia
Amiodarona	Não recomendado	Hipoglicemia, restrição de crescimento, prematuridade, hipo ou hipertireoidismo
Ivabradina	Não recomendado	Teratogênico, retardo de crescimento

TABELA 4 Classificação da hipertensão na gestação

Classificação	Características
Hipertensão crônica	Hipertensão arterial (PA 140 x 90 mmHg em duas medidas distintas) presente antes da gravidez ou antes da 20ª semana de gestação
Hipertensão gestacional	Nova hipertensão surgindo após a 20ª semana de gestação, ausência de proteinúria, normalização da PA após a 12ª semana pós-parto
Hipertensão crônica com pré-eclâmpsia sobreposta	Elevação da PA acima dos valores basais da paciente, presença de proteinúria ou sinais de disfunção orgânica
Pré-eclâmpsia/eclâmpsia	Nova hipertensão acompanhada de proteinúria (> 300 mg/24 h ou 2+/4+ em duas amostras isoladas). Na ausência de proteinúria, a suspeita é feita pela presença de elevação da PA acompanhada de cefaleia, borramento visual, dor abdominal, plaquetopenia, elevação de DHL e enzimas hepáticas. A eclâmpsia é caracterizada pela presença de convulsões em pacientes portadoras de pré-eclâmpsia sem causa identificável

DHL: desidrogenase láctica; PA: pressão arterial.

- Labetalol e hidralazina intravenosos são considerados medicamentos de primeira linha para o tratamento da hipertensão grave de início agudo em gestantes e mulheres no período pós-parto. O labetalol não está disponível no Brasil.
- O nifedipino oral de liberação imediata também pode ser considerado terapia de primeira linha, principalmente quando o acesso endovenoso não estiver disponível.
- O sulfato de magnésio é droga de escolha para prevenção e tratamento de convulsões em mulheres com hipertensão gestacional e pré-eclâmpsia com características graves ou iminência de eclâmpsia.
- Informações práticas para a utilização dos anti-hipertensivos:
  - Nifedipino: os comprimidos não devem ser mastigados, e as formulações não devem ser utilizadas via sublingual.
  - Hidralazina: diluir uma ampola (1 mL) em 19 mL de água destilada, assim, obtém-se a concentração de 1 mg/mL. O início de ação é dentro de 10 a 30 mi nutos e dura de 2 a 4 horas. A hidralazina parenteral pode aumentar o risco de hipotensão materna.
- Nas raras circunstâncias em que o *bolus* de hidralazina ou nifedipino oral administrados em doses apropriadas e sucessivas não controlarem os níveis tensionais, recomenda-se o uso de fármacos de segunda linha como explicado a seguir:
  - Nitroglicerina: considerar medicamento de escolha na pré eclâmpsia associada com o edema agudo de pulmão (infusão intravenosa de 5 mg/min, aumentando gradualmente a cada 3 a 5 minutos na dose máxima de 100 mg/min).
  - Nitroprussiato de sódio: opção preferencial para controle da pressão arterial

QUADRO 1 Prevenção das convulsões com sulfato de magnésio ($MgSO_4 7H_2O$)

Dose de ataque: 4 g de $MgSO_4$ (8 mL de $MgSO_4$ 7 H_2O a 50% diluído em 12 mL de água destilada) IV em 5-10 minutos
Dose de manutenção IV: 0,6-2 g/h IV (diluir 10 mL de $MgSO_4 7 H_2O$ a 50% em 240 mL de soro fisiológico e infundir em bomba na velocidade de 50 mL/h (1 g/h) ou 100 mL/h (2 g/h) continuamente. A cada 120 minutos, verificar se a diurese está preservada (> 23 mL/h) e se os reflexos tendinosos estão presentes.
Dose de manutenção IM*: 10 mL a 50% no quadrante superior externo da nádega a cada 4 horas (alternando as nádegas). Avaliar a diurese (> 25 mL/h) e os reflexos patelares antes de cada aplicação.

IM: intramuscular; IV: intravenoso; $MgSO_4 7 H_2O$: sulfato de magnésio. * Esquema alternativo de manutenção.

TABELA 5 Tratamento da emergência hipertensiva

Medicação		Doses adicionais	Dose máxima
Hidralazina (ampola de 20 mg/mL)	5 mg intravenosa	5 mg a cada 20 minutos	45 mg
Nifedipino (comprimido de 10 mg/mL)	10 mg via oral	10 mg a cada 20-30 minutos	30 mg
Nitroprussiato de sódio (ampola de 50 mg/2 mL)	0,25 a 4 mcg/kg/min intravenosa contínua		

em situações excepcionais, como hipertensão refratária ou hipertensão grave com risco de morte. O uso prolongado está associado a risco fetal por intoxicação pelo cianeto, produto metabólico do nitroprussiato de sódio; por isso não deve exceder quatro horas de infusão contínua.

Cardiomiopatia periparto

- A cardiomiopatia periparto (CMPP) é uma doença global com prevalência variada de acordo com a região e de etiopatogenia não bem definida. Manifesta-se pela disfunção sistólica do ventrículo esquerdo, com FEVE (< 45%), que ocorre no final da gravidez ou nos meses que transcorrem após o parto ou o abortamento, quando nenhuma outra causa de IC tenha sido encontrada.
- Trata-se de um diagnóstico de exclusão das demais causas de dispneia aguda na gestação, sendo necessário excluir outras causas de disfunção ventricular, assim como mostra a Figura 2 (como embolia pulmonar e infarto do miocárdio).
- Acredita-se que a causa seja multifatorial, relacionada diretamente a fatores genéticos, estado nutricional, infecções virais e alterações autoimunes, desequilíbrio hormonal, relacionado diretamente a efeitos da prolactina, além de manifestações antiangiogênicas, pró-apoptóticas e inflamatórias que geram remodelamento e dilatação ventricular.
- O tratamento precoce tem relação direta com o prognóstico e a recuperação da função ventricular. As medidas utilizadas são as mesmas preconizadas para insuficiência cardíaca com considerações especiais relacionadas aos efeitos das medicações sobre o desenvolvimento fetal e a amamentação.
- O tratamento farmacológico da CMPP segue as diretrizes convencionais de IC com fração de ejeção reduzida. Os betabloqueadores, de preferência beta-1-seletivos (carvedilol e metoprolol), são indicados em doses inicialmente baixas, associados aos diuréticos de alça (se sintomas congestivos); a digoxina pode ser considerada no controle da frequência cardíaca.

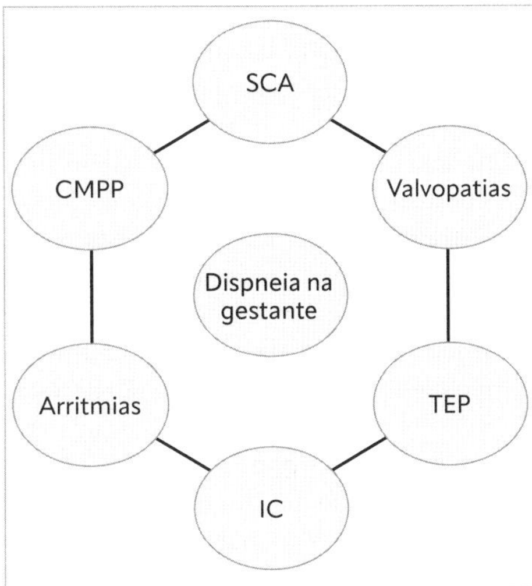

FIGURA 2 Diagnósticos diferenciais na presença de dispneia em gestantes.
CMPP: cardiomiopatia periparto; IC: insuficiência cardíaca em cardiopatia preexistente; SCA: síndrome coronariana aguda; TEP: tromboembolismo pulmonar.

- IECA, BRA, sacubitril/valsartana, ivabradina, espironolactona e os novos anticoagulantes orais são contraindicados na gestação.
- Recomenda-se anticoagulação com heparina para evitar complicações cardioembólicas em pacientes com FEVE ≤ 35% com HBPM ou anticoagulação oral pelo menos em dose profilática.
- Pacientes com insuficiência cardíaca grave descompensada podem se beneficiar de vasodilatores venosos (preferência pelo uso de nitroglicerina), assim como inotrópicos (dobutamina, levosimedana e milrinona).
- Em pacientes com cardiomiopatia periparto aguda grave, o uso da bromocriptina tem sido associado à terapêutica-padrão do manejo da IC e parece melhorar o desfecho clínico e a recuperação do ventrículo esquerdo em longo prazo. Os dados de eficácia e segurança do uso da bromocriptina ainda são limitados e novos estudos são necessários. Até o momento, pode-se considerar o uso da bromocriptina oral na dose de 2,5 mg uma vez ao dia, durante uma semana, pelo menos, nos casos não complicados. O tratamento prolongado na dose de 2,5 mg duas vezes ao dia por 6 semanas pode ser considerado em pacientes mais graves com disfunção ventricular e fração de ejeção reduzida abaixo de 25% e/ou choque cardiogênico. O tratamento com bromocriptina deve ser sempre acompanhado de anticoagulação com heparina, pelo menos em doses profiláticas.
- Quando tratada adequadamente, cerca de 50 a 70% das mulheres recuperam a função ventricular. Fatores de pior prognóstico incluem: FEVE < 30%, presença de trombo no VE, disfunção ventricular direita e obesidade.

Tromboembolismo pulmonar

- Os sinais e os sintomas de TEP na gestante são os mesmos da população geral (dispneia, dor torácica, taquicardia, hemoptise e síncope). No entanto, os algoritmos diagnósticos não são amplamente validados para esse grupo. Na suspeita de TEP, está indicado a radiografia de tórax, que fornece informações sobre diagnósticos diferenciais e interfere na escolha de exames adicionais.
- Os níveis séricos de dímero D elevam-se fisiologicamente a cada trimestre. Portanto, quando o dímero D encontra-se elevado, não necessariamente é indicativo de TEP; já quando em concentrações normais (< 500 ng/mL) ele tem alto valor preditivo negativo.
- Nas pacientes com alto risco e alta suspeita de TEP, mas com sinais clínicos de trombose venosa profunda, prioriza-se a ultrassonografia venosa com Doppler de membros inferiores. Caso positivo, indica-se a anticoagulação com heparina de baixo peso molecular. Caso negativo, prossegue-se a investigação com exames complementares de imagem.
- Naquelas pacientes com suspeita de TEP em que a radiografia de tórax é normal, é sugerida a cintilografia pulmonar de ventilação e perfusão (V/Q) na sequência. Caso esse exame não esteja disponível, seja indeterminado ou a radiografia de tórax esteja alterada, é indicada a angiotomografia das artérias pulmonares. Em geral, os riscos da exposição fetal à radiação e ao contrate iodado são baixos.
- O ecocardiograma transtorácico permite avaliar sinais indiretos de TEP, como aumento das câmaras direitas, disfunção aguda do ventrículo direito e aumento da pressão sistólica da artéria pulmonar. Achados que, quando presentes, indicam pior prognóstico.
- Em pacientes com TEP maciço ou instabilidade hemodinâmica importante, a trombólise pode ser considerada.

Parada cardiorrespiratória em gestantes

- A parada cardiorrespiratória (PCR) em gestantes é uma das situações mais dramáticas e desafiadoras em uma emergência. Seu atendimento resume-se às mesmas etapas da ressuscitação cardiopulmonar do protocolo convencional utilizado em adultos e orientado pelo Suporte Avançado de Vida em Cardiologia (ACLS, *Advanced Cardiac Life Support*), entretanto, há detalhes que merecem ser enfatizados neste capítulo.

- Vale lembrar de que muitos episódios de PCR são precedidos por sinais de instabilidade clínica e hemodinâmica, assim as equipes responsáveis pelo cuidado a gestante devem ser treinadas a reconhecer de forma mais prontamente ativa e precoce os achados sugestivos de deteriorização clínica, que costumam ser intensificados pelas próprias modificações fisiológicas causadas pela gestação.
- A Tabela 6 resume as causas mais frequentes de PCR em gestantes.
- Durante o atendimento de uma PCR, as compressões torácicas em gestantes devem manter os cuidados habituais preconizados

TABELA 6 Principais causas de parada cardiorrespiratória em gestantes e mortalidade materna

Letra	Causas	Etiologia
A	Acidentes complicações anestésicas	Bloqueio neuroaxial mais alto Hipotensão Broncoaspiração Depressão respiratória Obstrução de via respiratória
		Trauma Suicídio
B	Sangramento (*bleeding*)	Coagulopatia Atonia uterina Placenta acreta Placenta prévia Rotura uterina Descolamento prematuro de placenta Reação transfusional Retenção de produtos da concepção
C	Causas cardiovasculares	Infarto agudo Dissecção de aorta Cardiomiopatia Arritmias Doença valvar Doença cardíaca congênita
D	Substâncias (*drugs*)	Ocitocina Magnésio Drogas ilícitas Opioides Insulina
E	Causas embólicas	Embolia amniótica Embolia pulmonar Evento cerebrovascular
F	Febre	Infecção Sepse
G	Geral	Hs (hipovolemia, hipóxia, hipoglicemia, hipocalemia, hipercalemia, hipotermia) Ts (pneumotórax, tamponamento cardíaco, toxicidade, infarto e tromboembolia pulmonar)
H	Hipertensão	Pré-eclâmpsia Eclâmpsia Síndrome HELLP Sangramento intraparenquimatoso

pelos protocolos atuais em adultos. Entretanto, na tentativa de reduzir a compressão aortocaval induzida pelo útero gravídico, deve-se manter o tracionamento do útero à esquerda durante todo o atendimento e cuidados pós-RCP. Também por esse motivo, deve-se priorizar os acessos venosos acima do diafragma.

- Vale relembrar que no cenário de atendimento de PCR em gestantes, a prioridade é a sobrevida materna e, dessa forma, não se deve questionar os potenciais efeitos teratogênicos das medicações utilizadas, uma vez que todos os esforços visam a reversão do quadro. O monitoramento fetal, quando existente, também pode ser descontinuado.
- Tão prontamente ocorre uma PCR em gestantes, deve-se considerar a cesárea *perimortem* naquelas mulheres com útero acima da cicatriz umbilical. O parto durante as manobras de RCP visa a liberação completa da compressão aortocaval provocada pelo útero gravídico, assim como minimizar o tempo que o feto está exposto à anóxia e, portanto, reduzir as sequelas neurológicas. A decisão pela cesárea *perimortem* deve ocorrer dentro dos primeiros 4 minutos das medidas de RCP.

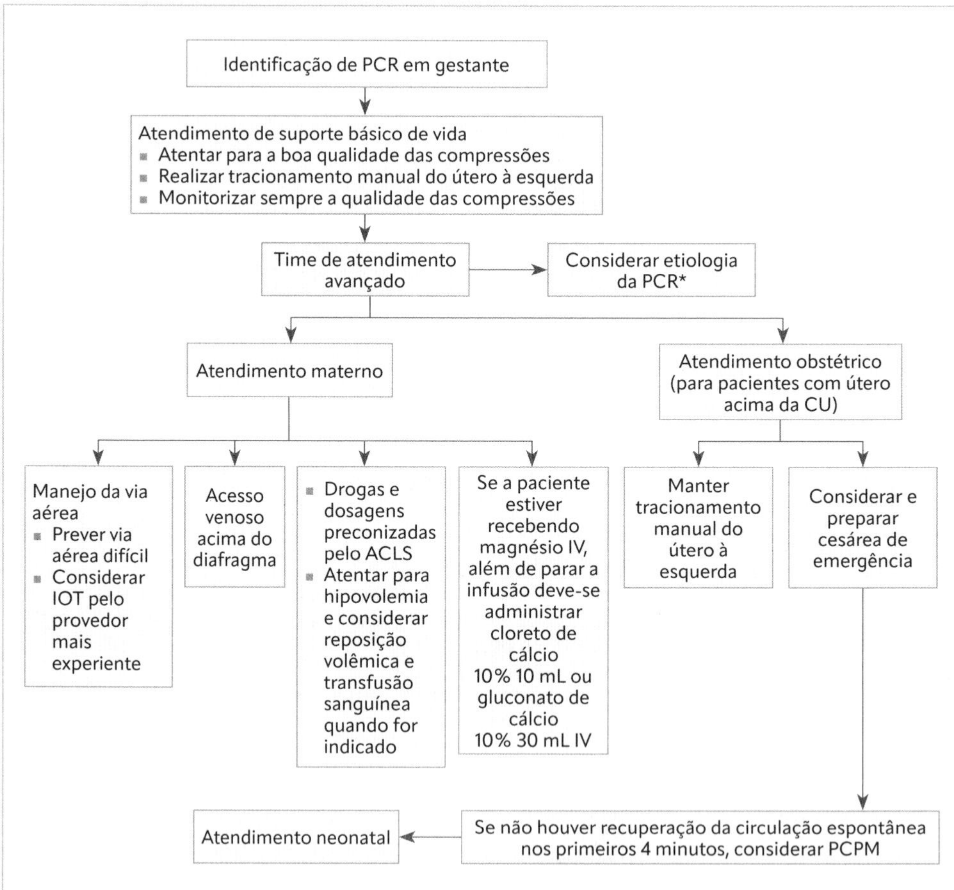

FIGURA 3 Condutas na parada cardiorrespiratória na gestação.
ACLS: *Advanced Cardiac Life Support* (Suporte Avançado de Vida em Cardiologia); CU: cicatriz uterina; IOT: intubação orotraqueal; IV: intravenoso; PCPM: parto cesárea *perimortem*; PCR: parada cardiorrespiratória. * Ver Tabela 6.

QUAL É A ROTINA NA EMERGÊNCIA DO INCOR?

- A ampla diversidade das situações clínicas atendidas no Setor de Emergência em conjunto com o Setor de Cardiopatia e Gravidez e demais unidades especializadas do InCor resultaram na elaboração de protocolos e estratégias terapêuticas que contribuíram para a expressiva redução da mortalidade materna. Vale salientar que a assistência multidisciplinar com obstetras, ginecologistas, pediatras e anestesistas contribuíram para decisões terapêuticas durante a gravidez, o parto e o puerpério.
- A presença de sintomas não muito específicos, como cansaço aos esforços, dor no peito ou fadiga, que costumam ocorrer no final da gravidez e no pós-parto, contribui para o retardo no diagnóstico da CMPP e de outras cardiopatias.
- Diante de gestantes com sinais e sintomas clínicos de insuficiência cardíaca, devem ser solicitados exames laboratoriais para avaliação das possíveis causas de descompensação, como dosagem de eletrólitos, marcadores de insuficiência cardíaca (peptídeo natriurético), função renal, marcadores de necrose miocárdica, além de eletrocardiograma de 12 derivações e ecocardiograma transtorácico.
- O aumento do peptídeo natriurético (BNP) circulante também pode auxiliar no diagnóstico de dispneia cardiogênica aguda. Os níveis de BNP em mulheres saudáveis aumentam aproximadamente duas vezes durante a gravidez, mas são inferiores aos níveis observados em pacientes com insuficiência cardíaca. Portanto, níveis normais de BNP ($\leq$ 100 pg/mL) podem ser úteis para excluir descompensação cardíaca na gestação.
- A cardioversão elétrica sincronizada é segura em todas as etapas da gestação; a carga elétrica é a mesma usada em pacientes não gestantes. A posição anterolateral das pás deve ser a escolhida, com a colocação da pá lateral abaixo do seio materno esquerdo e monitoramento do ritmo fetal.
- Para as pacientes que se apresentam estáveis com taquicardia supraventricular com QRS estreito, opta-se inicialmente pela tentativa de manobra vagal. Se a medida for incapaz de recuperar o ritmo, é permitido o uso de adenosina na dose de 6 mg, em *bolus*, seguido de 12 mg, em caso de persistência da taquiarritmia.
- Pacientes estáveis com taquicardia ventricular podem ser submetidas à cardioversão química com lidocaína, evitando-se o uso da amiodarona potencialmente prejudicial ao feto.
- Pacientes com estenose mitral ou aórtica toleram menos a gravidez e apresentam risco de descompensação cardíaca. Inicialmente, opta-se por controle clínico, com dieta hipossalina e restrição hídrica, hospitalização e monitorização frequente do feto.
- Na insuficiência cardíaca provocada pela estenose aórtica, o uso de diuréticos é contraindicado pelo risco de baixo débito, síncope e morte fetal. Em pacientes sintomáticas, considera-se a valvoplastia por cateter-balão que pode ser realizada como transição para o tratamento definitivo a depender da idade gestacional. Decisão a ser tomada pelo *Heart Team*.
- Na estenose mitral, por meio de medidas clínicas rigorosas que incluem controle do balanço hídrico, da frequência cardíaca por meio do uso de betabloqueadores (propranolol ou metoprolol) e o uso de diuréticos com muito critério, obtém-se sucesso em 85% dos casos que apresentam congestão pulmonar. Entretanto, em pacientes que não respondem ao tratamento, deve-se considerar correção percutânea pela valvoplastia percutânea com cateter-balão.
- A cirurgia cardíaca durante a gravidez deve ser indicada nas condições clínicas em que não haja outras opções terapêuticas para a sobrevida materna.

- A via de parto é de indicação obstétrica, e a decisão sobre interromper a gestação nesse grupo de pacientes deve ser realizada com equipe multidisciplinar. Indicações maternas ao parto cesárea abrangem situações clínicas muito específicas, como: trabalho de parto em pacientes sob anticoagulação oral, doenças com diâmetros de aorta aumentados (risco III/IV-OMS), coarctação de aorta grave, dissecção de aorta, IC aguda, congestão pulmonar em cardiopatia preexistente, cardiomiopatia periparto com IC grave ou outras situações clínicas em que a condição materna seja crítica.

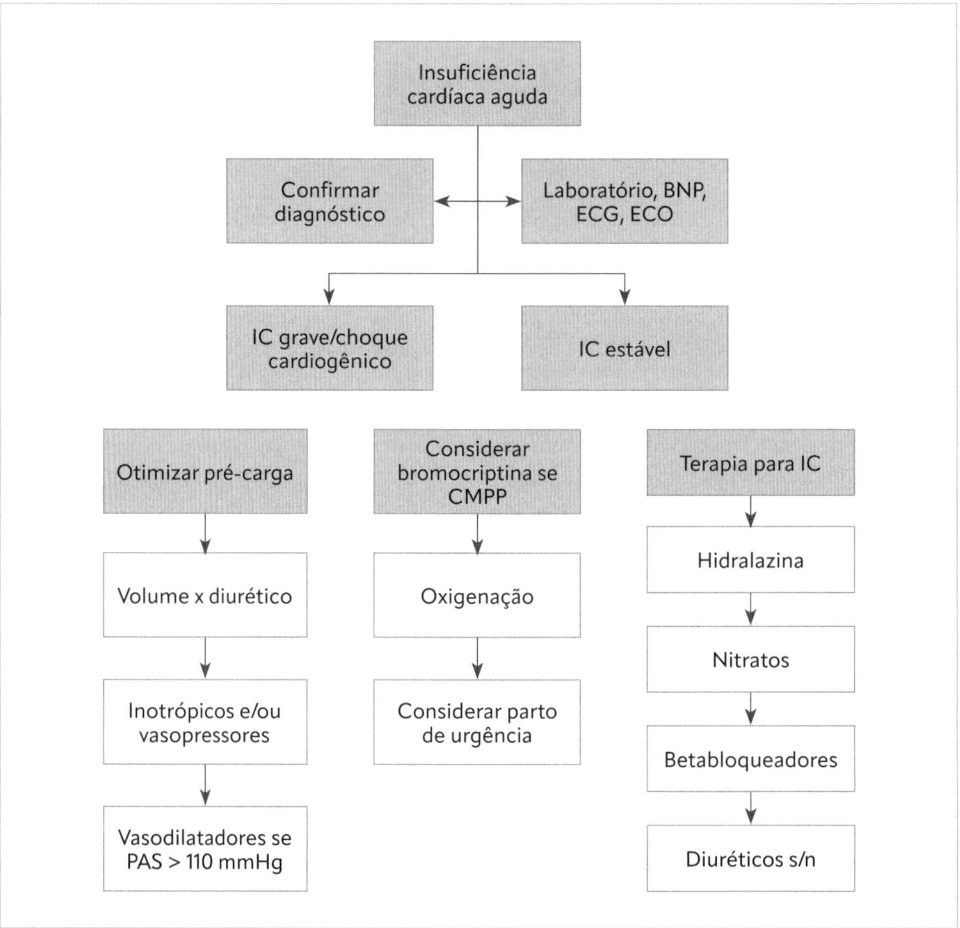

FIGURA 4 Manejo da insuficiência cardíaca aguda em gestantes.
BNP: peptídeo natriurético; CCPM: cardiomiopatia periparto; ECG: eletrocardiograma; ECO: ecocardiograma transtorácico; IC: insuficiência cardíaca; PAS: pressão arterial sistólica.

BIBLIOGRAFIA RECOMENDADA

1. Tamirisa KP, Elkayam U, Briller JE, Mason PK, Pillarisetti J, Merchant FM, et al. Arrhythmias in pregnancy. State-of-the-art-review. JACC. 2022;8:120-35.
2. Mauricio R, Khera A. Statin use in pregnancy is it time for a paradigm shift? Circulation. 2022;145: 496-8.
3. US Food and Drug Administration. FDA requests removal of strongest warning against using cholesterol-lowering statins during pregnancy; still advises most pregnant patients should stop taking statins. 2022. Disponível em: https://www.fda.gov/drugs/fda-drug-safety-podcasts/fda-requests-removal-strongest-warning-against-using-cholesterol=-lowering-statins-during-pregnancy#:~:text-On%20July%2020%2C%202021%2C%20 FDA,they%20learn%20they%20are%20pregnant. Acesso em: 11 maio 2023.
4. Halpern DG, Weinberg CR, Pinnelas R, Mehta-Lee S, Economy KE, Valente AM. Use of medication for cardiovascular disease during pregnancy. J Am Coll Cardiol. 2019;73(4):457-76.
5. Park K, Merz CNB, Bello NA, Davis M, Duvernoy C, Elgendy IY, et al. Management of women with acquired cardiovascular disease from pre-conception through pregnancy and postpartum. J Am Coll Cardiol. 2021;77(14):1799-812.
6. Tarasoutchi F, Montera MW, Ramos AIO, Sampaio RO, Rosa VEE, Accorsi TAD, et al. Atualização das Diretrizes Brasileiras de Valvopatias – 2020. Arq Bras Cardiol. 2020;115(4):720-75.
7. Mehta LS, Warnes CA, Bradley E, Burton T, Economy K, Mehran R, et al. Cardiovascular considerations in caring for pregnant patients: a scientific statement from the American Heart Association. Circulation. 2020;141:e884-e903.
8. Davis MB, Arany Z, McNamara DM, Goland S, Elkayam U. Peripartum cardiomyopathy. JACC state-of--the-art review. J Am Coll Cardiol. 2020; 75:207-21.
9. ACOG Committee Opinion n. 767: emergent therapy for acute-onset, severe hypertension during pregnancy and the postpartum period. Obstet Gynecol. 2019;133:e174-e180.
10. Park K, Merz CNB, Bello NA, Davis M, Duvernoy C, Elgendy IY, et al. Management of women with acquired cardiovascular disease from pre-conception through pregnancy and postpartum. J Am Coll Cardiol. 2021;77(14):1799-812.
11. Regitz-Zagrosek V, Roos-Hesselink JW, Bauersachs J, Blomström-Lundqvist C, Cífková R, De Bonis M, et al. 2018 ESC guidelines for the management of cardiovascular diseases during pregnancy. Eur Heart J. 2018;39:3165-241.
12. Avila WS, Alexandre ERG, Castro ML, Lucena AJG, Marques-Santo C, Freire CMV, et. al. Posicionamento da Sociedade Brasileira de Cardiologia para Gravidez e Planejamento Familiar na Mulher Portadora de Cardiopatia – 2020. Arq Bras Cardiol. 2020;114(5).
13. Hayes SN, Tweet MS, Adlam D, Kim ESH, Gulati R, Price JE, et al. Spontaneous coronary artery dissection: JACC State-of-the-A Review. J Am Coll Cardiol. 2020;76:961-84.
14. Canobbio MM, Warnes CA, Aboulhosn J, Connoly HM, Khanna A, Koos BJ, et al. Management of pregnancy in patients with complex congenital heart disease. A scientific statement for healthcare professional from American Heart Association. Circulation. 2017;135:e1-e38.
15. Revel MP, Cohen S, Sanchez O, Collignon MA, Thiam R, Redheuil A, et al. Pulmonary embolism during pregnancy: diagnosis with lung scintigraphy or CT angiography? Radiology. 2011;258(2):590.

11

Infecções de ferida operatória em cirurgias cardiovasculares

Milena Ribeiro Paixão
Rinaldo Focaccia Siciliano

OBSERVAÇÕES GERAIS BASEADAS EM EVIDÊNCIAS

Introdução

- As infecções de ferida operatória (FO) mantêm-se como fator relevante no aumento de custos, morbidade, tempo de internação hospitalar e mortalidade.
- Ocorrem em 2 a 5% de todos os procedimentos cirúrgicos, correspondendo de 14 a 31% de todas as infecções hospitalares.
- Nas cirurgias cardíacas, as infecções que acometem pele, subcutâneo e fáscia do músculo peitoral ocorrem em 0,5 a 8% de todos os procedimentos; as que acometem o esterno e o mediastino ocorrem em 0,2 a 3%. Apesar da baixa incidência, as infecções ósseas e de mediastino podem ter consequências catastróficas.
- Embora seja inegável o aprimoramento das técnicas cirúrgicas e cuidados perioperatórios, o número de indivíduos com complicações infecciosas pós-operatórias manteve-se estável em relação às décadas de 1980 e 1990. Isso porque os avanços permitiram que indivíduos com mais comorbidades e idade mais avançada, anteriormente submetidos a tratamento clínico exclusivo, pudessem ser operados.

Fatores de risco para o desenvolvimento de infecções

- Entre os fatores individuais que predispõem a ocorrência de infecção da FO, o principal é o diabetes melito. Outras comorbidades que contribuem de forma significativa são: obesidade, desnutrição, tabagismo, imunossupressão, doença pulmonar obstrutiva crônica, infarto do miocárdio prévio e insuficiência cardíaca. A idade avançada é também importante fator predisponente, sendo a fragilidade e a redução da funcionalidade elementos que se acumulam de forma independente.
- Visto que a padronização de cuidados com assepsia e antissepsia reduziu amplamente a ocorrência de infecção de FO relacionada ao procedimento cirúrgico, os principais fatores de risco atualmente são: cirurgia de emergência, tempo cirúrgico prolongado, tempo prolongado de intubação orotraqueal, alta complexidade cirúrgica e estadia intra-hospitalar prolongada antes da realização do procedimento.
- Nas cirurgias cardiovasculares, a necessidade de re-exploração por sangramento está relacionada a maiores índices de infecção de FO. Sugere-se que, além do risco ser mais elevado por tratar-se de um

procedimento cirúrgico adicional, a perda sanguínea pode reduzir o débito cardíaco e também a perfusão tecidual. Além disso, podem ser necessárias transfusões de hemocomponentes, claramente relacionados a maior risco de infecção.

- As cirurgias de revascularização do miocárdio apresentam maior índice de infecção de FO quando comparadas às cirurgias valvares. Aparentemente, o aumento de risco nas revascularizações está relacionado em parte ao uso da artéria torácica interna (ATI) como enxerto vascular coronariano, já que isso implica na redução da vascularização do esterno (90% menor na região ipsilateral à artéria desviada em modelos experimentais). Há controvérsias sobre o impacto no aumento de risco de infecção quando são utilizados enxertos de ambas as ATI. Nos casos em que são confeccionados apenas enxertos venosos, o risco de infecção de FO tende a ser inferior ao risco com uso da ATI. De modo geral, os benefícios do uso da ATI relacionados à patência do enxerto de longo prazo tendem a suplantar o risco de infecção de FO.

Classificação das infecções de feridas operatórias

- As infecções de FO são classificadas de acordo com a localização anatômica em superficial, profunda e órgão/espaço (Tabela 1).

TABELA 1 Classificação das infecções operatórias

Infecções superficiais	Ocorrem em até 30 dias após o procedimento cirúrgico, acometem apenas pele e subcutâneo e apresentam pelo menos uma das seguintes características	Drenagem purulenta pela incisão superficial Organismos isolados em cultura obtida de forma asséptica de fluido ou tecido da ferida Ferida superficial intencionalmente aberta por cirurgião ou outro médico; com cultura positiva ou sem cultura colhida; e que apresente pelo menos um dos seguintes sinais ou sintomas: presença de dor ou hipersensibilidade, eritema, edema ou calor na FO
Infecções profundas	Ocorrem em até 30 dias após o procedimento cirúrgico se não houver nenhum implante de prótese ou dispositivo, ou em até um ano se houver implante e a infecção presumidamente estiver relacionada à cirurgia; envolvem tecidos profundos, como fáscia e músculo; e apresentam pelo menos uma das seguintes características	Drenagem purulenta de planos profundos, mas não dos componentes órgão/espaço do sítio cirúrgico Deiscência espontânea da ferida ou aberta pelo cirurgião ou outro médico; com cultura positiva ou sem cultura colhida; e que apresente pelo menos um dos seguintes sinais ou sintomas: febre (> 38°C), dor localizada ou hipersensibilidade Abscesso ou outra evidência de infecção profunda detectados no exame clínico, durante procedimento invasivo ou confirmado por exames histopatológicos ou radiológicos
Infecções de órgão/espaço	Ocorrem em até 30 dias após o procedimento cirúrgico se não houver nenhum implante ou em até um ano se houver implante de prótese ou dispositivo e a infecção presumidamente estiver relacionada à cirurgia; envolvem estruturas anatômicas manipuladas durante a cirurgia além pele, fáscia e músculo; e apresentam pelo menos uma das seguintes características	Drenagem purulenta através de dreno posicionado em um órgão/espaço Organismos isolados em cultura obtida de forma asséptica de fluido ou tecido de órgão/espaço Abscesso ou outra evidência de infecção envolvendo órgão/espaço detectados no exame clínico, durante procedimento invasivo ou confirmado por exames histopatológicos ou radiológicos

Infecções de ferida operatória em local de safenectomia

- As infecções na região de safenectomia ocorrem em cerca de 1 a 18% das cirurgias de revascularização do miocárdio. O acometimento habitualmente é apenas superficial e raramente é necessário tratamento cirúrgico.
- O diagnóstico etiológico é de grande importância para o ajuste da terapêutica antimicrobiana, sendo fundamental a coleta de cultura por aspirado ou punção no pronto-socorro, preferencialmente antes do início da antibioticoterapia.
- A escolha do esquema antimicrobiano empírico deverá levar em consideração o perfil de sensibilidade vigente na instituição e a gravidade do quadro infeccioso.
- Nos casos em que há sinais sistêmicos de inflamação (febre, alteração dos leucócitos e/ou elevação de provas de atividade inflamatória), além da coleta de cultura da ferida, também devem ser colhidas hemoculturas, procedida internação hospitalar e antibioticoterapia parenteral.
- A equipe cirúrgica deve ser acionada nos casos em que ocorre má evolução, uma vez que pode ser necessário debridamento, realização de enxertos de pele, revascularização do membro, fasciotomia e até mesmo amputação.

Infecções de ferida operatória torácica

- As infecções na região de toracotomia ocorrem em 0,5 a 5% das cirurgias cardíacas, de forma semelhante nas incisões medianas e transversas.
- Nas infecções de FO superficiais, deve ser coletada secreção de forma asséptica por aspirado ou punção preferencialmente antes do início da antibioticoterapia.
- Nos casos em que haja sinais de inflamação sistêmica ou infecção profunda, além da coleta de cultura da ferida, também devem ser colhidas hemoculturas. Deve-se proceder com internação para tratamento com antibioticoterapia parenteral.
- A presença de dor torácica importante, sepse grave, deiscência profunda, infecção estendendo-se por toda FO, saída de secreção purulenta em grande quantidade, exposição óssea ou instabilidade do esterno sugerem mediastinite. Nesses casos, deve ser realizada tomografia de tórax e o paciente deve ser submetido à exploração e ao debridamento da FO em centro cirúrgico.

Mediastinite

- Os casos de mediastinite correspondem a apenas 0,2 a 3% das infecções relacionadas às toracotomias. Apesar da baixa incidência, trata-se de uma complicação com alta mortalidade (45%). Os critérios diagnósticos encontram-se na Tabela 2.
- A presença de coleção retroesternal como achado tomográfico tem baixas sensibilidade e especificidade para o diagnóstico de mediastinite. Os dados de maior especificidade (93%) são diástase de esterno e reabsorção óssea, porém a sensibilidade desses achados é baixa.
- A antibioticoterapia empírica inicial é fundamental e deve ser priorizada. O tempo de tratamento em geral é de quatro semanas, podendo ser prolongado para seis semanas nos casos em que a resposta terapêutica for mais lenta ou quando o tratamento cirúrgico for realizado tardiamente.
- Tratando-se de uma infecção de foco fechado, a abordagem cirúrgica é indispensável. A estratégia mais antiga contempla o debridamento cirúrgico, com fechamento primário e irrigação contínua por diversos dias. Já há muitos anos, a maior parte dos centros prioriza uma segunda técnica: após o debridamento são realizados procedimentos de reconstrução com retalhos do músculo peitoral maior, do reto abdominal ou do omento, obtendo-se, em geral, melhores resultados em relação à técnica anterior.

TABELA 2 Critérios diagnósticos de mediastinite

Pelo menos um dos seguintes	Cultura positiva de mediastino colhida de tecido ou secreção durante procedimento invasivo	
	Evidência de mediastinite observada durante ato cirúrgico ou exame histopatológico	
	Pelo menos um dos seguintes sinais ou sintomas: febre (> 38°C), dor torácica* ou instabilidade de esterno* e pelo menos um dos seguintes	Drenagem purulenta do mediastino Hemocultura ou cultura de secreção mediastinal positiva Alargamento do mediastino em exame de imagem

* Sem outra causa conhecida.

- Nos últimos anos, a estratégia que tem se tornado popular é o fechamento da ferida a vácuo ou VAC (*vacuum-assisted closure*). A técnica se inicia pelo debridamento seguido da colocação de uma espuma na qual se aplica pressão negativa subatmosférica de forma contínua ou intermitente. Esse método permite a estabilização do esterno nas toracotomias, elimina o excesso de secreção, diminui a resposta inflamatória, diminui o acúmulo de bactérias e aumenta o fluxo sanguíneo, facilitando a cicatrização. Após alguns dias, opta-se por fechamento primário ou por meio de retalho. O mesmo processo pode ser aplicado às infecções de safenectomia ou torácicas profundas complicadas.

Osteomielite

- A osteomielite pós-toracotomia ocorre em 1 a 3% dos casos, apresentando elevada morbimortalidade. Deve ser suspeitada sempre que houver infecção profunda e/ou mediastinite. No nosso serviço, está correlacionada com mediastinite em 53% dos casos e a mortalidade intra-hopitalar é de 34%. Os critérios diagnósticos encontram-se na Tabela 3.
- O exame de imagem mais utilizado na investigação é a tomografia de tórax, haja vista que é altamente disponível. Os principais sinais sugestivos de osteomielite são: diástase de esterno e reabsorção óssea. Ambos os sinais são pouco sensíveis, porém altamente específicos.
- É indispensável a investigação da etiologia por meio de culturas de secreção da ferida, hemoculturas e biópsia e cultura de osso durante o debridamento cirúrgico.
- O tratamento inicial deve ocorrer por no mínimo 6 semanas. O tempo de antibioticoterapia requerido pode ser superior nestas infecções, uma vez que a absorção óssea destas medicações pode ser errática. Modelos experimentais sugerem que algumas bactérias, como o *Staphylococcus aureus*, se mantêm vivas no interior de osteoblastos, perpetuando o processo infeccioso.

TABELA 3 Critérios diagnósticos de osteomielite

Pelo menos um dos seguintes	Microrganismo isolado em cultura do osso	
	Evidência de osteomielite observada durante ato cirúrgico ou exame histopatológico	
	Pelo menos um dos seguintes sinais ou sintomas: febre (> 38°C), eritema*, hipersensibilidade*, calor* ou drenagem de secreção no sítio suspeito de infecção óssea* e pelo menos um dos seguintes	Hemocultura positiva Evidência de infecção em exames de imagem (p. ex., alterações na radiografia, tomografia computadorizada, ressonância magnética ou cintilografia)

* Sem outra causa conhecida.

Prevenção

- Múltiplos cuidados devem ser tomados como forma de evitar as infecções de FO. No preparo do paciente, deve-se evitar internação pré-operatória prolongada e nenhum indivíduo deve ser submetido à cirurgia na vigência de infecção, exceto no caso da cirurgia ser necessária para o tratamento desta ou quando se tratar de emergência.
- Deve-se proceder à higiene corporal com solução antisséptica degermante na noite anterior e na manhã do dia da cirurgia após a tricotomia. A solução de escolha é o digluconato de clorexidina 2% ou, no caso de alergia a este produto, solução degermante de PVPI 10%.
- A tricotomia deve ser realizada com o cuidado de evitar lesões na pele e sem deixá-la úmida (tricotomizador elétrico); deve ter a extensão mínima necessária para visualização do campo operatório e para realização de curativo e a colocação de eletrodos; deve ser realizada imediatamente antes ou até 2 horas antes do ato cirúrgico.
- Tendo em vista que a maior parte das infecções de FO são causadas por bactérias Gram-positivas, a antibioticoterapia profilática perioperatória preconizada no InCor é a cefuroxima. As doses são de 1.500 mg, na indução anestésica (infusão com duração de 30 minutos a ser iniciada 60 minutos antes da incisão na pele), repetir 750 mg, a casa 4 horas, no intraoperatório e manter 750 mg, a cada 6 horas, após o término da cirurgia até completar 24 horas de pós-operatório. Estender a antibioticoterapia após esse período não oferece benefícios clínicos, além de aumentar o risco de colonização por germes multirresistentes.
- O controle de glicemia capilar é indispensável no perioperatório dos indivíduos diabéticos. A meta de glicemia são valores abaixo de 200 mg/dL, preferível a um controle muito restritivo. Nesses pacientes, a insulinoterapia contínua em bomba de infusão comprovou ser mais efetiva no controle glicêmico, reduzindo em 66% a incidência de infecção de FO nesta população.

QUAL É A ROTINA NA EMERGÊNCIA DO INCOR?

- Na suspeita de infecções de ferida operatória, os pacientes são mantidos em observação e são solicitados exames gerais como hemograma, coagulograma, eletrólitos, função renal e provas de atividade inflamatória (proteína C-reativa).
- São pesquisados sinais de gravidade: hipotensão, febre, toxemia, instabilidade e/ou dor intensa à palpação do esterno, saída de grande quantidade de secreção, exposição óssea e elevação significativa de leucograma e/ou proteína C-reativa.
- Quando há instabilidade hemodinâmica, o paciente é levado imediatamente à sala de emergência e são iniciadas medidas de suporte: expansão volêmica e, se necessário, administração de drogas vasoativas. Nesses casos, a antibioticoterapia deve ser priorizada logo após a coleta de culturas.
- A coleta de cultura de secreção da FO é considerada fundamental e na maioria dos casos guia o tratamento antibiótico.
- No que diz respeito aos casos de mediastinite, no InCor-HCFMUSP, dos 276 pacientes atendidos entre os anos de 2000 e 2011, houve identificação do microrganismo por cultura de FO em 89% dos casos, dos quais 46% apresentaram hemocultura positiva. Os principais microrganismos identificados na mediastinite estão representados na Figura 1.
- No InCor, dos 136 pacientes com osteomielite entre os anos de 2000 e 2011, houve identificação do microrganismo por cultura de FO em 59% dos casos, dos quais 31% apresentaram hemocultura positiva. Os principais microrganismos identificados estão representados na Figura 2.
- No pós-operatório de cirurgias valvares, caso haja crescimento de algum microrganismo em hemoculturas, sugere-se a realização de

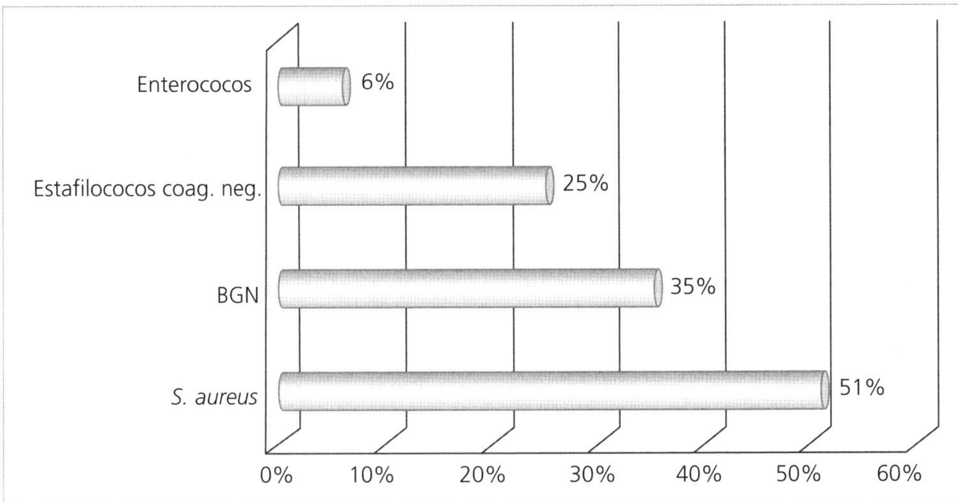

FIGURA 1 Prevalência dos microrganismos identificados em pacientes com mediastinite atendidos no InCor.
Coag neg: coagulase negativo; BGN: bacilo Gram-negativo

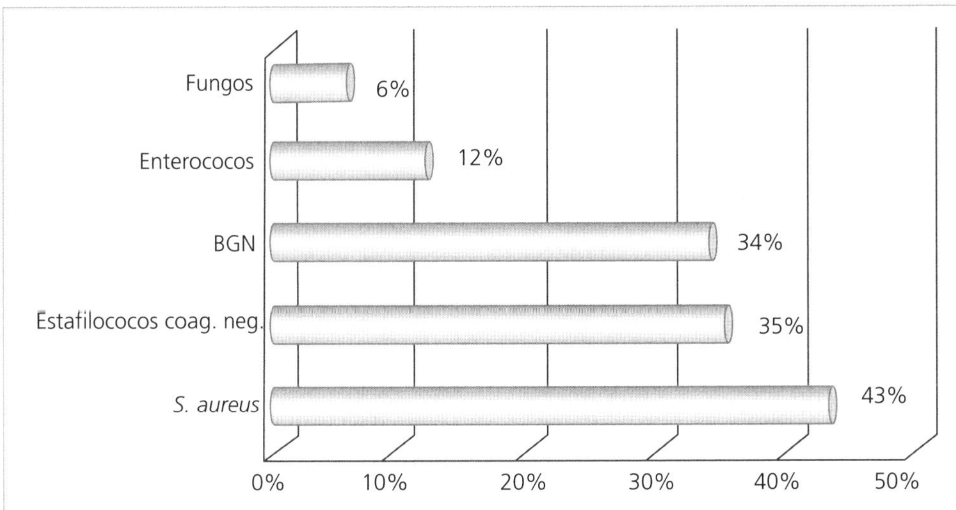

FIGURA 2 Prevalência dos microrganismos identificados em pacientes com osteomielite atendidos no InCor.
Coag neg: coagulase negativo; BGN: bacilo Gram-negativo

ecocardiograma transesofágico para investigar endocardite infecciosa.

- Os indivíduos com infecções de safenectomia e toracotomia superficiais atendidos no pronto-socorro do InCor que se apresentam clinicamente bem são tratados em domicílio. Após coleta de dois pares de hemoculturas e cultura da FO (sempre que possível), o paciente recebe alta com ciprofloxacino 500 mg, via oral, a cada 12 horas por 14 dias. A reavaliação é feita no ambulatório de curativos.

- As infecções de safenectomia ou toracotomia com sinais de gravidade, mediastinite e osteomielite são tratadas em regime hospitalar com ciprofloxacino, 400 mg, endovenoso, a cada 12 horas e vancomicina, 500 mg, endovenosa, a cada 6 horas. As infecções suspeitas de mediastinite podem receber cobertura para bacilos Gram-negativos com piperacilina/tazobactam ou meropenem em substituição ao ciprofloxacino dada a maior letalidade. O tempo de tratamento inicialmente é de 14 dias nas infecções de safenectomia e toracotomia, 4 a 6 semanas na mediastinite e 6 semanas na osteomielite. Estes períodos podem ser prolongados a depender da resposta terapêutica do paciente.
- Tem-se como rotina a realização de tomografia computadoriza de tórax nas infecções pós-toracotomia. A identificação de coleção retroesternal tem baixas sensibilidade e especificidade para diagnóstico de mediastinite. Os achados de maior especificidade são diástase de esterno, reabsorção óssea e derrame pleural bilateral, embora tenha baixa sensibilidade. Pode-se realizar ultrassom de tórax para identificar coleção de subcutâneo e orientar punção para diagnóstico.
- Em todas as infecções profundas, a equipe de cirurgia cardíaca acompanha os casos. No caso da mediastinite, tratando-se de uma infecção de foco fechado, a abordagem cirúrgica precoce é indispensável.
- A equipe de cirurgia plástica acompanha conjuntamente a maior parte dos indivíduos com necessidade de abordagem cirúrgica, com bons resultados com uso de VAC.
- O fluxograma com a rotina adotada na unidade é apresentado na Figura 3.

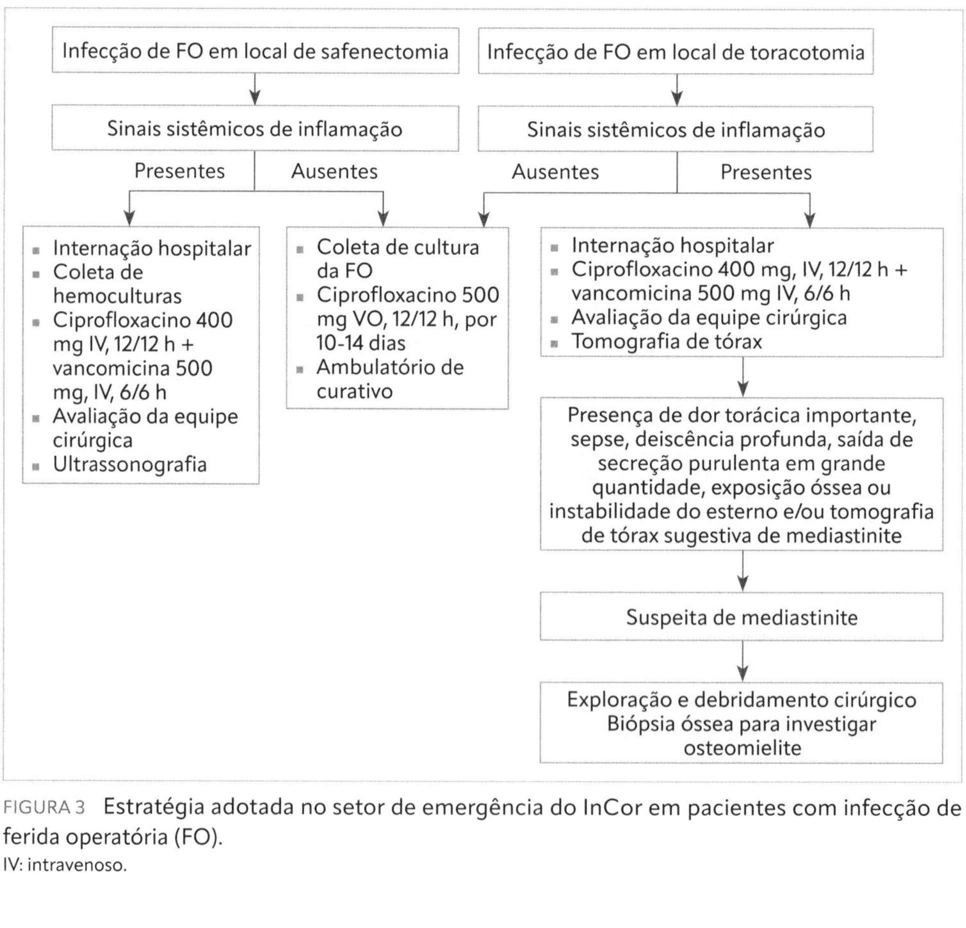

FIGURA 3 Estratégia adotada no setor de emergência do InCor em pacientes com infecção de ferida operatória (FO).
IV: intravenoso.

BIBLIOGRAFIA RECOMENDADA

1. Anderson DJ, Kaye KS, Classen D, Arias KM, Podgorny K, Burstin H, et al. Strategies to prevent surgical site infections in acute care hospitals. Infect Control Hosp Epidemiol. 2008;29(Suppl 1):S51-61.
2. Cove ME, Spelman DW, MacLaren G. Infectious complications of cardiac surgery: a clinical review. J Cardiothorac Vasc Anesth. 2012;26(6):1094-100.
3. deMestral C, Nathens AB. Prevention, diagnosis, and management of surgical site infections: relevant considerations for critical care medicine. Crit Care Clin. 2013;29(4):887-94.
4. Filsoufi F, Castillo JG, Rahmanian PB, Broumand SR, Silvay G, Carpentier A, et al. Epidemiology of deep sternal wound infection in cardiac surgery. J Cardiothorac Vasc Anesthesia. 2009;23(4):488-94.
5. Horan TC, Gaynes RP, Martone WJ, Jarvis WR, Emori TG. CDC definitions of nosocomial surgical site infections: A modification of CDC definitions of surgical wound infections. Infection Control and Hospital Epidemiology 1992;13(10):606-8.
6. Korol E, Johnston K, Waser N, Sifakis F, Jafri HS, Lo M, et al. A systematic review of risk factors associated with surgical site infections among surgical patients. PLoS ONE. 2013;8(12):e83743.
7. Mangram AJ, Horan TC, Pearson ML, Silver LC, Jarvis WR. Guideline for prevention of surgical site infection. Centers for Disease Control and Prevention (CDC) Hospital Infection Control Practices Advisory Committee. Am J Infect Control. 1999;2(2)7:97-132.
8. Mauermann WJ, Sampathkumar P, Thompson RL. Sternal wound infections. Best Practi Res Clin Anaesthesiology. 2008;22(3):423-36.
9. Siciliano RF, Arias V, Mariano RF, et al. Fatores prognósticos nas osteomielites agudas após toracotomia. In: XVII Congresso Brasileiro de Infectologia, 2011, Brasília, DF. Braz J Infect Dis. 2011;15:5.
10. Siciliano RF, Arias V, Santos MVB, et al. Acurácia da tomografia de tórax para diagnóstico de mediastinite e osteomielite após cirurgia cardíaca. In: XVII Congresso Brasileiro de Infectologia, 2011, Brasília, DF. The Braz J Infect Dis. 2011;15:6-7.

12

Cardiopatias congênitas no adulto

Samia Medeiros Barbar
Ana Cristina Sayuri Tanaka
Leína Zorzanelli
Nana Miura

OBSERVAÇÕES GERAIS BASEADAS EM EVIDÊNCIAS

Introdução

- A cardiopatia congênita (CC) é a malformação mais frequente entre as apresentadas pelos neonatos com incidência aproximada de 0,8% dos nascidos vivos. Destes, atualmente, cerca de 90% sobrevivem até a idade adulta graças ao progresso alcançado nos campos dos tratamentos medicamentoso, cirúrgico e de cateterismo cardíaco intervencionista.
- Assim, a prevalência de CC na população adulta atinge três pacientes para cada 1.000 adultos. Adolescentes e adultos com cardiopatias congênitas são mundialmente conhecidos pela sigla GUCH (*growing up congenital heart disease*).
- A apresentação clínica é variável e depende da sua história natural, da cirurgia cardíaca corretiva ou paliativa realizada ou de suas complicações/lesões residuais.
- Doenças associadas: pode se associar a doença aterosclerótica, obesidade, diabetes melito, dislipidemia, hipertensão arterial sistêmica, insuficiência renal e outras, o que pode dificultar a abordagem terapêutica dos pacientes com CC.
- Complicações: aproximadamente 80% dos óbitos nos pacientes adultos com CC estão associados a insuficiência cardíaca, morte súbita, arritmias e complicações vasculares. A insuficiência cardíaca pode ocorrer com função sistólica normal ou não. Cerca de 50% dos casos de arritmia atrial se devem à atriotomia prévia. As complicações vasculares são devidas ao desenvolvimento de hipertensão arterial pulmonar, dilatação de raiz da aorta ou formação de aneurisma e insuficiência venosa. Outros achados clínicos são alteração de função renal, complicações neurológicas e endocardite infecciosa, acrescidos de problemas psicológicos decorrentes de uma doença crônica.
- Orientações gerais: contracepção, gestação e parto, cirurgias não cardíacas e, eventualmente, tratamento de complicações como endocardite, fenômenos tromboembólicos, entre outros.
- Classificação das cardiopatias congênitas encontradas no adulto:
  - Acianogênicas: *shunt* esquerdo-direito (comunicação interatrial, comunicação interventricular, defeito do septo atrioventricular, persistência do canal arterial), obstrutivas do lado direito (estenoses pulmonares valvar, sub e supravalvar) e obstrutivas do lado esquerdo

(valva aórtica bivalvular, estenoses aórticas valvar, sub e supravalvar, coarctação de aorta).
  - Cianogênicas: tetralogia de Fallot, transposição das grandes artérias, transposição corrigida das grandes artérias, anomalia de Ebstein, corações univentriculares.
- No contexto da medicina de emergência, o cuidado do paciente adulto com cardiopatia congênita é delicado e requer uma equipe altamente treinada para oferecer um cuidado de excelência. As principais causas de admissão são arritmias, insuficiência cardíaca, endocardite e tromboembolismo. A gravidade da cardiopatia congênita também parece influenciar no motivo da busca do atendimento de emergência, sendo que pacientes com cardiopatias simples se apresentam com queixas de dor torácica, arritmias e têm maior associação com síndromes coronarianas agudas, enquanto pacientes com cardiopatias complexas têm maior apresentação inicial com distúrbios respiratórios, insuficiência cardíaca congestiva e cardiomiopatias.
- Estudos recentes mostram que cerca de um quarto das admissões hospitalares de adultos com cardiopatia congênita acontece de forma não planejada, no contexto da emergência. A mortalidade deste grupo é alta, com estudos mostrando 20% de mortalidade ou transplante em 3 anos.

Comunicação interatrial (CIA)

- Cardiopatia congênita de maior apresentação inicial na idade adulta.
- Cerca de 40% das cardiopatias congênitas acianogênicas diagnosticadas na idade adulta são CIA.
- Classificação: *ostium secundum* (região da fossa oval), seio venoso superior (associação com drenagem anômala parcial de veias pulmonares), seio venoso inferior, seio coronário e *ostium primum* (presente no defeito do septo atrioventricular). Destas o predomínio é do tipo fossa oval (70%).
- Fisiopatologia: os sintomas correlacionam-se ao aumento progressivo do desvio de sangue da esquerda para a direita, à redução da complacência do ventrículo esquerdo (VE) em relação ao direito, ou, ainda, com a elevação da pressão atrial esquerda (valvopatia mitral e aórtica, hipertensão arterial sistêmica, doença isquêmica). A sobrecarga de volume das cavidades direitas geralmente é bem tolerada por anos. O desenvolvimento de hipertensão arterial pulmonar é altamente variável e depende não somente do tamanho e da duração do desvio de sangue, mas de fatores individuais ainda não conhecidos. Após a 4ª década é comum o aparecimento de arritmias supraventriculares, em especial a fibrilação atrial (FA).
- Quadro clínico: geralmente os pacientes tornam-se sintomáticos quando a relação fluxo pulmonar (Qp)/fluxo sistêmico (Qs) é maior que 2:1. Dispneia aos esforços é o sintoma inicial na maioria dos casos, bem como fadiga e intolerância a exercícios. Palpitações são frequentes, particularmente acima dos 40 anos, quando aumenta a incidência de *flutter* e fibrilação atrial. Alguns pacientes podem desenvolver gradualmente hipertensão arterial pulmonar e sinais de insuficiência cardíaca direita. A gestação é geralmente bem tolerada, embora haja um risco pequeno de arritmias, insuficiência cardíaca e embolia paradoxal.
- Exame físico: presença de impulsões sistólicas na borda esternal esquerda (aumento do ventrículo direito); tronco pulmonar dilatado pode ser palpável na área pulmonar; segunda bulha com desdobramento amplo e constante na área pulmonar (em razão do aumento do volume ejetado pelo ventrículo direito); sopro sistólico em ejeção audível na área pulmonar (aumento de fluxo através da valva pulmonar); pode haver um sopro mesodiastólico na área tricúspide (aumento do fluxo através da valva tricúspide).

- Radiografia de tórax: em pacientes com CIA grande, há aumento da área cardíaca às custas de câmaras direitas, dilatação da artéria pulmonar e aumento da trama vascular pulmonar.
- Eletrocardiograma (ECG): padrão na derivação V1 tipo rsR' ou RSR' relacionado com a sobrecarga de volume do ventrículo direito.
- Ecocardiograma: permite a adequada visualização do septo atrial, caracterizando a topografia, o número, o diâmetro e a repercussão do defeito nas cavidades direitas. Em adultos, pode haver dificuldade do diagnóstico de CIA *ostium secundum* e seio venoso em aproximadamente 30% dos casos, sendo necessária a modalidade transesofágica. Além disso, o método é obrigatório para selecionar os defeitos com características adequadas à oclusão percutânea do defeito. A ecocardiografia transesofágica assume importante papel no diagnóstico desses pacientes.
- Estudo hemodinâmico: indicado para os casos em que há dúvida sobre a resistência vascular pulmonar ou para a exclusão de doença coronária em pacientes com idade superior a 40 anos, além do fechamento por via percutânea, conforme os seguintes critérios:
  - Diâmetro do defeito maior que 10 mm, desvio de sangue da esquerda para a direita e relação Qp/Qs maior que 1,5:1,0, dilatação das cavidades direitas e ausência de hipertensão pulmonar significativa. Quando disponível, a oclusão por prótese pelo cateterismo cardíaco deve ser considerada para defeitos tipo *ostium secundum*. É indispensável que o defeito tenha bordas adequadas para permitir a fixação da prótese.
- No Quadro 1 estão listadas as indicações de fechamento da CIA.
- Correção cirúrgica: demais casos com mortalidade inferior a 1% e excelente evolução. Pacientes submetidos à oclusão do defeito abaixo de 25 anos de idade têm sobrevida em longo prazo semelhante à população normal. Arritmias podem ocorrer na evolução tardia, incluindo taquicardia por reentrada intra-atrial, *flutter* atrial e disfunção do nó sinusal. O risco de arritmias persistentes é maior para pacientes operados após os 40 anos de idade. Com a idade, o remodelamento arteriolar pode levar a um aumento da resistência vascular pulmonar; entretanto, apresentação como síndrome de Eisenmenger é rara. Estudos recentes demonstraram o benefício da oclusão do defeito em pacientes acima de 60 anos, com poucos óbitos e complicações maiores, tanto após fechamento percutâneo quanto cirúrgico.

QUADRO 1 **Principais indicações de fechamento de comunicação interatrial**

Pacientes com sinais de sobrecarga volêmica de câmaras direitas, sem evidência de sinais de hipertensão arterial pulmonar (PVR < 3 WU) ou alterações ventriculares à esquerda, independente de sintomas (IB).
Fechamento por dispositivo via hemodinâmica deve ser sempre a primeira escolha, quando anatomicamente possível (IC).
Em pacientes com doença ventricular esquerda, deve-se realizar o teste de oclusão com balão, avaliando o benefício de eliminar o *shunt* E → D que pode causar aumento das pressões de enchimento à esquerda. Considerar possibilidade de fechamento parcial (IC).
Pacientes com embolia paradoxal documentada, independentemente do tamanho do defeito, desde que se exclua hipertensão arterial pulmonar e doença ventricular esquerda (com aumento de pressões de enchimento à esquerda) (IIa C).
Pacientes com RVP 3-5 UW podem ter o fechamento indicado se mantiverem *shunt* E→D significativo (Qp:Qs > 1,5) (IIa C).
Pacientes com RVP ≥ 5UW, que apresentem resposta após tratamento com vasodilatador pulmonar (RVP < 5 UW e Qp:Qs > 1,5), podem ser considerados para o fechamento parcial do defeito (IIb C).
Pacientes com síndrome de Eisenmenger, com RVP ≥ 5 UW mesmo após terapia vasodilatadora pulmonar têm contraindicação ao fechamento do defeito (III C).

D: direita; E: esquerda; RVP: resistência vascular pulmonar; UW: unidades Wood; Qp: fluxo pulmonar; Qs: fluxo sistêmico.

- Embora a indicação de fechamento dos defeitos com repercussão deva ser feita na infância, adultos com idade inferior a 25 anos têm um bom prognóstico. Pacientes com *flutter* ou fibrilação atrial devem realizar ablação concomitante.
- Evolução natural: os pacientes podem desenvolver insuficiência cardíaca direita, insuficiência tricúspide, arritmias e hipertensão pulmonar, além de apresentarem menor sobrevida quando comparados à população normal.

Forame oval patente (FOP)

- É um forame que está coberto pelo septo primo, mas não está completamente fechado e ocorre em aproximadamente 20 a 30% da população adulta.
- Pode permitir um desvio de sangue do átrio direito para o esquerdo e, em raros casos, embolia paradoxal e, consequentemente, eventos neurológicos como o acidente vascular cerebral isquêmico (AVCI), transitório ou não. Isso ocorre quando a pressão atrial direita excede a esquerda, favorecendo o fluxo de sangue da direita para a esquerda em situações como tosse, espirro ou após a manobra de Valsalva.
- A avaliação anatômica e funcional, realizada por meio da ecocardiografia transesofágica, é importante na tentativa de identificar características de alto risco para ocorrência de embolia paradoxal. Dentre essas características, destacam-se: presença de túnel ≥ 10 mm, hipermobilidade do septo interatrial, *shunt* importante D → E durante manobra de Valsava, entre outros.
- Estudos mais recentes parecem mostrar superioridade do fechamento em relação ao tratamento medicamentoso (antiagregação ou anticoagulação), quando considerado pacientes jovens (< 60 anos), sem outros fatores potencialmente modificáveis, com FOP com características de alto risco. Apesar de serem estudos favoráveis ao fechamento, devido à baixa taxa de recorrência de evento, o número necessário para tratar (NNT) é elevado, o que mantém em discussão o benefício populacional dessa conduta.

Comunicação interventricular (CIV)

- Com exceção da valva aórtica bivalvular, a qual apresenta incidência de 2% na população geral, a CIV representa a cardiopatia congênita mais frequente. Por apresentar um sopro exuberante, são em geral diagnosticadas na infância e tratadas quando necessário, salientando-se a possibilidade de fechamento espontâneo.
- Os casos que chegam à idade adulta podem ser subdivididos e manejados de acordo com o Quadro 2.

Persistência do canal arterial

- Excepcionalmente diagnosticado na idade adulta em razão da precocidade dos seus sintomas e da intensidade de sopro.
- Os casos operados não costumam exibir sequelas.

Obstruções na via de saída do ventrículo direito (VSVD)

- As obstruções na VSVD são subdivididas em valvares (80% dos casos), subvalvares e supravalvares.
- O acompanhamento desses pacientes deve ser realizado com ecocardiografia (avaliação do local de obstrução, avaliação anatômica e funcional do ventrículo direito, avaliação das artérias pulmonares e gradiente estimado). Angiorressonância ou angiotomografia contribuem na investigação, com melhor avaliação da volumetria e função do ventrículo direito, assim como melhor avaliação de estenoses periféricas pulmonares.
- Atualmente, a valvoplastia percutânea é o método de escolha nas obstruções valvares, sempre que tecnicamente possível.

QUADRO 2 Tipos de comunicação interventricular na fase adulta e seu manejo
Pacientes com sinais de sobrecarga volêmica, com dilatação de câmaras esquerdas sem hipertensão arterial pulmonar (avaliado por métodos não invasivos ou com RVP < 3 UW, avaliado por estudo hemodinâmico), têm indicação de fechamento da CIV, independente da presença de sintomas. (IC)
Em pacientes sem sintomas e sem dilatação de câmaras esquerdas, mas com história de endocardite infecciosa E/OU prolapso de cúspide da válvula aórtica secundário ao fluxo da CIV que gere insuficiência aórtica progressiva, deve-se considerar o fechamento da CIV. (IIa C)
Em pacientes com aumento da resistência vascular pulmonar (3-5 UW) avaliada por via hemodinâmica, mas que mantenham *shunt* E → D importante (Qp: Qs > 1,5), deve-se considerar o fechamento da CIV. (IIa C)
Em pacientes com aumento da resistência vascular pulmonar (≥ 5 UW) avaliada por via hemodinâmica, mas que mantenham *shunt* E → D importante (Qp: Qs >1,5), o fechamento da CIV pode ser ponderado. Nesses casos, avaliação individualizada em centros de referência para atendimentos de adultos com cardiopatia congênita é fortemente recomendado. (IIb C)
Pacientes com fisiologia de Eisenmenger OU com hipertensão arterial pulmonar (RVP ≥ 5 UW) e dessaturação no exercício têm contraindicação ao fechamento da CIV. (III C)

RVP: resistência vascular pulmonar; CIV: comunicação interventricular; UW: unidades Wood; D: direita; E: esquerda; Qp: fluxo pulmonar; Qs: fluxo sistêmico.

- Existe indicação de abordagem quando o gradiente de pico avaliado pelo Doppler é maior que 64 mmHg, independente da presença de sintomas, caso não seja necessário implante de prótese valvar pulmonar.
- Se for necessário implante de prótese valvar pulmonar, está indicada nos pacientes sintomáticos e com estenose severa (gradiente > 64 mmHg) OU em pacientes assintomáticos que apresentem pelo menos um dos seguintes:
  1. Piora da capacidade de exercício;
  2. Perda de função do ventrículo direito e/ou insuficiência tricúspide pelo menos moderada;
  3. Pressão sistólica do ventrículo direito > 80 mmHg;
  4. *Shunt* direita → esquerda na presença de CIA ou CIV.
- Nos pacientes em que o gradiente estimado é menor que 64 mmHg, a abordagem pode ser considerada se o paciente apresentar:
  1. Sintomas atribuíveis a estenose pulmonar;
  2. Perda de função do ventrículo direito e/ou insuficiência tricúspide pelo menos moderada;
  3. *Shunt* direita → esquerda na presença de CIA ou CIV.
- Estenoses periféricas devem ser abordadas se o estreitamento for > 50% do diâmetro da artéria pulmonar, se a pressão sistólica do ventrículo direito for > 50 mmHg ou se

QUADRO 3 Persistência do canal arterial na fase adulta e seu manejo
Em pacientes com dilatação de câmaras esquerdas, sem sinais de HAP (avaliação não invasiva ou RVP < 3 UW mensurada por via hemodinâmica), recomenda-se o fechamento do CA, mesmo na ausência de sintomas. (IC)
O fechamento via percutânea é o método de escolha, sempre que tecnicamente possível. (IC)
Em pacientes com aumento da resistência vascular pulmonar (3-5 UW) avaliada por via hemodinâmica, mas que mantenham *shunt* E → D importante (Qp: Qs > 1,5), deve-se considerar o fechamento do CA. (IIa C)
Em pacientes com aumento da resistência vascular pulmonar (≥ 5 UW) avaliada por via hemodinâmica, mas que mantenham *shunt* E → D importante (Qp: Qs > 1,5), o fechamento do CA pode ser ponderado. Nesses casos, avaliação individualizada em centros de referência para atendimentos de adultos com cardiopatia congênita é fortemente recomendado. (IIb C)
Pacientes com fisiologia de Eisenmenger OU com hipertensão arterial pulmonar (RVP ≥ 5 UW) e dessaturação no exercício têm contraindicação ao fechamento do CA. (III C)

HAP: hipertensão arterial pulmonar; RVP: resistência vascular pulmonar; CA: canal arterial; UW: unidades Wood; D: direita; E: esquerda; Qp: fluxo pulmonar; Qs: fluxo sistêmico.

houver sinais de redução da perfusão pulmonar, mesmo na ausência de sintomas.

Obstruções na via de saída de ventrículo esquerdo (VSVE)

Valva aórtica bivalvular (VAoB)

- Malformação congênita mais comum, presente em 1-2% da população geral. Pode levar a graus variáveis de estenose e/ou insuficiência aórtica e associar-se à necrose cística da camada média aórtica, com aneurisma da aorta ascendente.
- Malformações associadas: coarctação da aorta (até 80% dos casos), comunicação interventricular e interrupção do arco aórtico.
- Evolução: estenose ou insuficiência valvar por degeneração da função valvar. Há risco maior do desenvolvimento de aneurismas e dissecção da aorta. Podem ser assintomáticas por longo período de tempo, sendo necessário seu acompanhamento tanto do ponto de vista clínico como com exames de imagem.
- No geral, o tratamento clínico-cirúrgico do adulto com estenose e/ou insuficiência valvar aórtica não difere daqueles com outras valvopatias aórticas. Uma única consideração deve ser feita a respeito de pacientes com válvula aórtica bicúspide, com dilatação da aorta ascendente ≥ 50 mm e coarctação de aorta, em que a indicação cirúrgica já se faz presente.

Estenose aórtica supravalvar

- Apresentação rara, podendo ocorrer como uma membrana fibrosa distal aos óstios das artérias coronárias ou, mais comumente, como um estreitamento em forma de ampulheta.
- Malformações associadas: síndrome de Williams-Beuren, associada à estenose de artérias pulmonares, hipoplasia de outros segmentos aórticos e estenoses de artérias renais.
- Também pode acontecer no contexto de hipercolesterolemia familiar homozigótica.
- A apresentação clínica ocorre já na infância e progressão da estenose durante a vida adulta é rara. Apesar disso, esses pacientes mantêm risco aumentado para complicações. Em especial, pacientes com síndrome de Williams-Beuren e estenose pulmonar periférica ou doença coronariana, têm risco aumentado para morte súbita, particularmente durante procedimentos anestésicos.
- Tratamento cirúrgico: é a escolha nesses pacientes, com mortalidade aproximada de 5%. As indicações de abordagem são bastante similares às indicações de abordagem da estenose valvar aórtica, porém faz-se uma ressalva ao regime de alta pressão que as coronárias estão submetidas, o que sugere que a abordagem das estenoses supra valvares seja considerada de forma mais precoce. Quando o reparo é bem-sucedido, a evolução é muito favorável. Cerca de 25% apresenta insuficiência aórtica, mas ela raramente é progressiva após abordagem bem-sucedida da estenose supravalvar.

Estenose aórtica subvalvar

- Excluir a cardiomiopatia hipertrófica.
- Caracteriza-se como tecido fibroso, formando uma membrana na via de saída de ventrículo esquerdo, próxima à valva aórtica, ou como um túnel fibromuscular.
- Malformações associadas: pode fazer parte da síndrome de Shone, associada à valva aórtica bivalvular e/ou coarctação de aorta e/ou valva mitral em paraquedas.
- Seu diagnóstico pode ser tardio. Sendo assim, tem maior recidiva, sendo cerca de 30% em 5 anos de pós-operatório. Pode surgir também em longo prazo após correções cirúrgicas de comunicações interventriculares e defeitos do septo atrioventricular. A presença de estenose aórtica subvalvar pode levar a graus variáveis de insuficiência valvar aórtica por lesão de jato.
- Os critérios de intervenção na estenose aórtica subvalvar encontram-se no Quadro 4.

QUADRO 4 **Critérios para intervenção na estenose aórtica subvalvar**

Pacientes sintomáticos (em repouso ou no exercício) com gradiente médio pelo Doppler ≥ 40 mmHg ou insuficiência aórtica grave têm indicação cirúrgica. (IC)
Pacientes assintomáticos podem ter indicação cirúrgica se apresentaram pelo menos um dos seguintes: 1) Gradiente médio ≤ 40mmHg na presença de disfunção ventricular esquerda (FEVE < 50%); 2) Insuficiência aórtica grave e diâmetro sistólico final do VE > 50 mm e/ou disfunção ventricular esquerda (FEVE < 50%); 3) Gradiente médio estimado pelo Doppler ≥ 40 mmHg e hipertrofia ventricular esquerda importante; 4) Gradiente médio estimado pelo Doppler ≥ 40 mmHg com queda na pressão arterial no exercício. (IIa C)
Pacientes assintomáticos podem ter indicação cirúrgica se apresentaram pelo menos um dos seguintes: 1) Gradiente médio ≥ 40 mmHg com função ventricular normal e sem hipertrofia ventricular significativa, que não apresentem alteração no teste de esforço e tenham risco cirúrgico baixo; 2) Insuficiência aórtica progressiva, pelo menos moderada (evitar progressão). (IIbC)

FEVE: fração de ejeção do ventrículo esquerdo; VE: ventrículo esquerdo.

Coarctação da aorta (CoAo)

- Caracteriza-se por um estreitamento localizado na região distal da aorta torácica, geralmente próximo à emergência da artéria subclávia esquerda, adjacente ao canal arterial ou ao ligamento arterioso.
- Adolescentes e adultos geralmente não apresentam sintomas.
- Quadro clínico: suspeitada pelo exame físico com pulsos ausentes ou diminuídos em membros inferiores, hipertensão arterial de membros superiores, com diferença de pressão maior de 20 mmHg em relação aos membros inferiores ou em presença de hipertensão arterial sistêmica refratária ao tratamento medicamentoso. Epistaxes, cefaleia e claudicação em membros inferiores podem fazer parte do quadro.
- Se não tratada, menos de 20% dos pacientes sobrevivem até a idade adulta.
- Malformações associadas: VAo bivalvular (70%), CIV, PCA e lesões obstrutivas da via de saída do ventrículo esquerdo. Na associação com a VAo bivalvular, a parede da aorta pode apresentar necrose cística da camada média, levando à formação de aneurismas. Apresentam propensão para a formação de aneurismas longe do local da obstrução pela presença de arteriopatia difusa, sendo importante citar aneurismas de sistema nervoso central, na região do polígono de Willis.
- Radiografia de tórax: área cardíaca normal associada ao sinal do "3 invertido" (parede da aorta no local da coarctação, com dilatação proximal e distal à obstrução), presença de erosões de costela (sinal de Röesler) por conta da circulação colateral bem desenvolvida (vasos colaterais e ramos das artérias mamárias e intercostais dilatados) levando à erosão das bordas inferiores das costelas.
- ECG: normal ou com sobrecarga ventricular esquerda.
- Ecocardiograma bidimensional: define o diagnóstico anatômico, o grau de obstrução e a presença de defeitos associados.
- Ressonância magnética e a angiotomografia: importantes no detalhamento anatômico e acompanhamento após o tratamento cirúrgico ou intervencionista.
- Indicações de intervenção (cirúrgica ou percutânea) encontram-se no Quadro 5.
- Complicações: mesmo após intervenção bem-sucedida, é comum a elevação mantida dos níveis pressóricos. por conta da reatividade vascular alterada mesmo em pacientes operados na infância. Por esse motivo, esses pacientes podem ter risco aumentado para doença coronariana precoce, disfunção ventricular, rotura de aneurismas aórticos ou cerebrais.
- Outras complicações incluem: recoarctação de aorta, estenose e/ou insuficiência aórtica

QUADRO 5 Indicações de intervenção na coarctação de aorta

Pacientes com coarctação de aorta, seja ela nativa ou re-coarctação, com hipertensão arterial e gradiente pico a pico ≥ 20mmHg (IC) ou com estreitamento ≥ 50% do diâmetro aórtico à nível diafragmático (IIa C) têm indicação de intervenção.
Pacientes com coarctação de aorta, seja ela nativa ou recoarctação, normotensos, mas gradiente pico a pico ≥ 20 mmHg (IIa C) ou com estreitamento ≥ 50% do diâmetro aórtico à nível diafragmático (IIb C) têm indicação de intervenção.
Em pacientes adultos, independentemente se coarctação nativa ou recoarctação, a abordagem percutânea com implante de *stent* deve ser a primeira escolha de abordagem, sempre que tecnicamente possível. (IIb)

(em especial na presença de valva aórtica bivalvular), endocardite/endarterite, aneurisma aórtico, dissecção aórtica e ruptura de aneurismas cerebrais saculares.

- Tratamento cirúrgico: atualmente, reservado aos casos quando não for possível pelo cateterismo intervencionista, como recoarctação de segmento longo ou presença de hipoplasia do arco aórtico concomitante.
- Acompanhamento clínico: todos os pacientes, clínicos, pós-cirúrgicos ou tratados por via percutânea, para avaliação de níveis pressóricos (com medida pressórica em membro superior e inferior). Exames de imagem periódicos (ecocardiograma, ressonância magnética ou angiotomografia computadorizada) são necessários para avaliação de recoarctações ou aneurisma de aorta, avaliação de disfunção valvar aórtica (valva aórtica bivalvular) e função ventricular.
- Exercícios físicos e prática esportiva: se não houver obstrução residual e pacientes forem normotensos ao repouso e durante o exercício, pode-se liberá-los à prática de exercícios físicos sem restrições, com exceção de esportes com alto componente estático. Pacientes hipertensos ou com outras complicações devem ter sua prática orientada de forma individualizada.
- Gestação: aumenta o risco de aneurismas, dissecção e hemorragia intracraniana tanto em mulheres submetidas como não submetidas ao tratamento da CoAo. Há também o risco de pré-eclâmpsia, prematuridade e hipertensão arterial sistêmica materna, comparadas com a população obstétrica em geral, sobretudo nas gestantes não tratadas. Intervenção medicamentosa ou mesmo percutânea podem ser requeridas para melhor controle pressórico.

Defeito do septo atrioventricular

- Caracteriza-se pela ausência do septo atrioventricular, o que deixa as valvas atrioventriculares no mesmo plano e com um único anel. É frequente na síndrome de Down.
- Tipos: forma parcial (dois orifícios valvares atrioventriculares) e forma total (valva atrioventricular única).
- Forma total: quadro clínico de aparecimento precoce exigindo abordagem cirúrgica. Os casos não operados geralmente evoluem com hipertensão arterial pulmonar (HAP) importante (síndrome de Eisenmenger).
- Forma parcial: pacientes que possuem CIA *ostium primum*, com ou sem *cleft* da valva mitral, podem apresentar sobrevida até a idade adulta e ter sua indicação cirúrgica nessa faixa etária.
- As indicações de abordagem de pacientes adultos seguem as mesmas considerações expostas no manejo da CIA e CIV.
- As principais complicações nos pacientes operados na infância incluem: 1) *shunt* residual, 2) lesão residual das valvas atrioventriculares, em especial à esquerda. 3) dilatação e disfunção ventricular; 4) elevação da pressão arterial pulmonar, em especial nos pacientes sindrômicos e com correção tardia; 5) obstrução na via de saída ventricular esquerda; 6) arritmias.

Tetralogia de Fallot (T4F)

- Cardiopatia congênita cianótica mais comum após o primeiro ano de vida, com uma incidência aproximada de 10% entre todas as cardiopatias congênitas.
- Caracteriza-se pelo desvio anterior do septo infundibular em relação ao septo interventricular, que resulta no estreitamento da via de saída do ventrículo direito (estenose pulmonar infundíbulo-valvar), na presença de CIV perimembranosa e, como consequência desses defeitos, na dextroposição da aorta, que cavalga o septo interventricular em até 50%, e na hipertrofia miocárdica do ventrículo direito.
- Quadro clínico: depende da variabilidade anatômica relacionada ao grau de obstrução ao fluxo pulmonar efetivo, determinando maior ou menor grau de hipoxemia. Alguns pacientes podem alcançar a idade adulta sem tratamento cirúrgico da malformação em razão de uma situação anatômica mais favorável com estenose pulmonar moderada e discreta dextroposição da aorta, permitindo fluxo pulmonar balanceado.
- História natural: mortalidade de 50% até os 3 anos de idade e de 89% até os 20 anos de idade. A grande maioria dos casos que chegam à idade adulta já passaram por operação.
- Tratamento cirúrgico: fechamento da CIV com *patch*, alinhando a aorta com o VE, e ampliação da VSVD. Essa ampliação ocorre em diversos níveis a depender das variações anatômicas, sendo comum o uso de *patch* transanular (com ou sem monocúspide) para ampliação do anel pulmonar. Pode ser necessária a abordagem do tronco e das artérias pulmonares, dependendo da anatomia prévia.
- Malformações associadas: pacientes com atresia pulmonar e múltiplas colaterais sistêmico-pulmonares podem também chegar à idade adulta sem nenhuma intervenção ou com algum procedimento paliativo, cirúrgico ou percutâneo. Os procedimentos percutâneos podem ser dilatações (estenose de colaterais) e embolizações (colaterais com hiperfluxo). Alguns pacientes podem desenvolver hipertensão arterial pulmonar irreversível (síndrome de Eisenmenger) e serão inoperáveis.
- Complicações: insuficiência cardíaca congestiva e disfunção sistólica do ventrículo direito, secundárias à sobrecarga de volume pelas colaterais ou, ainda, sintomas relacionados à hipertensão pulmonar. Pode ainda ocorrer policitemia secundária à hipoxemia crônica, hiperviscosidade sanguínea, eventos trombóticos e abscesso cerebral. Pacientes com hipóxia grave podem ter hemoptise em decorrência da rotura de vasos colaterais sistêmico-pulmonares com sobrevida limitada. A endocardite infecciosa, a disfunção ventricular e as arritmias cardíacas são outras complicações que podem ocorrer em pacientes com evolução natural. Outras complicações e defeitos residuais incluem: aneurisma na via de saída do ventrículo direito, comunicação interventricular, insuficiência da valva aórtica secundária à dilatação da raiz aórtica, disfunção ventricular esquerda e endocardite.
- Acompanhamento: regular no pós-operatório com atenção ao grau de insuficiência e/ou estenose pulmonar residual, à dilatação e função do ventrículo direito com estratificação de risco para arritmias graves e morte súbita.
- A insuficiência pulmonar residual pode cursar sem sintomas, mas exames de rotina devem ser realizados para a identificação de dilatação do ventrículo direito e de insuficiência pulmonar. Esta decorre da colocação do *patch* transanular na VSVD. A sobrecarga volumétrica do VD, em longo prazo, é deletéria e relaciona-se a arritmias graves, necessitando de reintervenção cirúrgica precoce. A insuficiência tricúspide secundária, a disfunção sistólica do VD, as arritmias atriais, o prolongamento da condução intraventricular e a presença de circuitos de reentrada

favorecem o aparecimento de taquicardia ventricular e morte súbita. Quando os sintomas de insuficiência cardíaca aparecem, geralmente há disfunção sistólica estabelecida e que pode ser irreversível.

- A taxa de intervenções pós-operatórias relatada varia de 20 a 30% dos pacientes. O risco tardio de morte é baixo, em torno de 0,5% ao ano, mas aumenta progressivamente, ao redor de 0,1% por década.
- As indicações para reintervenção no pós-operatório estão descritas no Quadro 6.

QUADRO 6 Indicações para reintervenção no pós-operatório de tetralogia de Fallot
Pacientes sintomáticos, com insuficiência pulmonar importante e/ou obstrução pelo menos moderada na VSVD têm indicação de troca valvar pulmonar. (IC)
Pacientes que têm via de saída ventricular direita nativa, deve-se priorizar abordagem percutânea quando anatomicamente factível. (IC)
Em pacientes assintomáticos, com insuficiência pulmonar importante e/ou obstrução na VSVD devem ser abordados se apresentarem pelo menos um dos seguintes: (IIa C) ▪ Piora na capacidade de exercício; ▪ Dilatação progressiva do VD, com DSFVDi ≥ 80 mL/m² ou DDFVDi ≥ 160 mL/m² e/ou insuficiência tricúspide pelo menos moderada; ▪ Disfunção ventricular direita; ▪ Obstrução na VSVD com pressão sistólica no VD > 80 mmHg.
Pacientes com CIV residual devem ser abordados se causarem sobrecarga volêmica com dilatação de câmaras esquerdas OU se o paciente for submetido à abordagem cirúrgica da valva pulmonar, por oportunidade cirúrgica. (IIa C)

CIV: comunicação interventricular; D: direita; E: esquerda; VD: ventrículo direito; VE: ventrículo esquerdo; VSVD: via de saída do ventrículo direito.

- Alguns aspectos adicionais também devem ser considerados na decisão cirúrgica, tais como presença de áreas acinéticas, áreas de fibrose e cicatrizes, possibilidade de implante valvar percutâneo, relações dos volumes sistólicos finais indexados do VD em relação ao VE, disfunção autonômica do sistema nervoso e ativações neuro-hormonais.
- Outro ponto de atenção no manejo desses pacientes é o manejo de arritmias e estratificação de risco para morte súbita. O Quadro 7 resume as principais recomendações para investigação e manejo de arritmias nesses pacientes.

QUADRO 7 Recomendações para avaliação e manejo de arritmias em pacientes com tetralogia de Fallot
Pacientes com fatores de risco para MS (disfunção ventricular direita OU esquerda; TVNS, QRS ≥ 180 ms, fibrose extensa no VD pela RM) devem ser submetidos a EEF para estratificação de risco. (IIa C)
Pacientes com antecedente de TV, que serão submetidos a abordagem da valva pulmonar (cirúrgica ou percutânea), devem ser submetidos a mapeamento e ablação dos circuitos arritmogênicos (durante EEF ou no momento da cirurgia). (IIa C)
Pacientes com múltiplos fatores de risco para MS (disfunção ventricular esquerda; TVNS sintomática, QRS≥ 180 ms, fibrose extensa no VD pela RM e TV induzida durante EEF) devem ser considerados para implante de CDI. (IIa C)
Ablação percutânea ou cirúrgica para TV monomórfica sustentada, em pacientes sem disfunção ventricular, pode ser considerada alternativa ao implante de CDI, desde que realizada em centros com grande experiência e com sucesso no procedimento (TV não induzível, bloqueio na condução nas linhas de ablação). (IIb C)

MS: morte súbita, TVNS: taquicardia ventricular não sustentada, VD: ventrículo direito; RM: ressonância magnética; EEF: estudo eletrofisiológico; CDI: cardiodesfibrilador implantável.

- Radiografia do tórax: cardiomegalia às custas de câmaras direitas e, eventualmente, dilatação da aorta ascendente.
- ECG: bloqueio de ramo direito praticamente em todos os pacientes, sobretudo os com ventriculotomia prévia. Duração do QRS superior a 0,18 segundos é considerada um marcador de risco para o desenvolvimento de arritmias graves e morte súbita.
- Ecocardiograma: importante na quantificação das lesões residuais, na avaliação das di-

mensões e função ventricular direita, avaliação da dimensão da raiz aórtica e grau de insuficiência aórtica.

- Ressonância magnética: padrão ouro na avaliação pós-operatória tardia com mensuração das consequências funcionais da insuficiência pulmonar residual no ventrículo direito (volume diastólico final indexado pela superfície corpórea) para orientação do momento da intervenção cirúrgica. Atualmente, a substituição da valva pulmonar tem sido indicada quando o volume diastólico final do ventrículo direito for igual ou superior a 150 mL/m^2 de superfície corpórea e volume sistólico final de 85 mL/m^2.
- Ergoespirometria: é importante na detecção precoce de deterioração da função ventricular direita.
- Profilaxia para endocardite infecciosa: realizar em pacientes de alto risco apenas.
- Exercícios físicos: pacientes sem lesões residuais significativas não têm restrição para realização de atividades físicas. Apenas pacientes com alto risco para MS, com disfunção ventricular ou dilatação aórtica significativa devem ter orientação para limitar atividade física, evitando exercícios isométricos e mantendo baixa intensidade.
- Prognóstico: bom, com sobrevida dos pacientes submetidos à correção cirúrgica na infância maior que 90%, em 30 anos. As principais causas de óbito em pacientes operados são arritmia e falência cardíaca.

Anomalia de Ebstein da valva tricúspide

- Doença relativamente rara (1% das cardiopatias congênitas) caracterizada por um megafolheto anterior, por malformação e acolamento dos folhetos septal e posterior no endocárdio do VD, de forma que o anel tricuspídeo encontra-se em sua posição normal e sua abertura deslocada em direção à ponta do ventrículo direito, criando uma porção fina e dilatada dele, denominada porção atrializada. Como consequência, há uma porção do VD que assume função de átrio direito e ocorre insuficiência valvar tricúspide. Existe um espectro de variações anatômicas e funcionais da valva tricúspide nessa malformação.
- História natural: cerca de 50% dos pacientes atingem 30 anos de idade e 5%, 50 anos. Arritmias são frequentes. Pode ocorrer embolia paradoxal na presença de CIA ou FOP.
- Malformações associadas: CIA, FOP e outros defeitos, como estenose ou atresia da valva pulmonar. Cerca de um quarto dos pacientes apresenta vias de condução acessórias (síndrome de Wolff-Parkinson-White).
- Quadro clínico: muito variável, dependendo da gravidade das alterações anatômicas e dos defeitos associados. Recém-nascidos sintomáticos têm apresentação grave. Malformações discretas geralmente causam pouco ou nenhum sintoma. Algumas vezes, o diagnóstico é feito na adolescência ou na idade adulta por investigação de arritmia cardíaca. Os sintomas mais frequentes são dispneia, fadiga, limitação a esforços físicos, dor torácica, palpitações ou síncope. Aqueles com alterações severas apresentam shunt direita-esquerda pela CIA ou pelo FOP, e, consequentemente, cianose.
- Exame físico: sopro holossistólico audível na borda esternal esquerda baixa, que aumenta com a inspiração. Primeira e/ou segunda bulhas desdobradas podem estar presentes, além de terceira ou quarta bulhas. Hepatomegalia também pode estar presente, bem como sinais de baixo débito sistêmico, como pulso fino e cianose periférica ou cianose central decorrente de *shunt* direita-esquerda pela CIA ou forame oval.
- ECG: presença de intervalo PR aumentado, sobrecarga atrial direita e bloqueio de ramo direito, com baixa voltagem do QRS nas derivações direitas podem estar presentes, bem como ondas Q profundas em DII, DIII e aVF e V1 a V4. Pré-excitação pode estar evidente.
- Radiografia de tórax: avalia a repercussão da malformação. Nos casos leves, a área cardíaca pode ser normal ou discretamente au-

mentada, enquanto nos casos graves há grande cardiomegalia com diminuição da trama vascular pulmonar. Há aumento importante do átrio direito, com formato globoso do coração.

- Ecocardiograma: confirma o diagnóstico e permite a definição anatômica e funcional dos defeitos, além de demonstrar outras malformações associadas.
- Ressonância magnética do coração: realizada no pré-operatório, detalha melhor a valva tricúspide, o ventrículo direito e a função ventricular.
- Complicações: insuficiência tricúspide importante, disfunção ventricular direita, abscesso cerebral, embolia paradoxal, embolia pulmonar e taquiarritmias.
- Tratamento medicamentoso: diuréticos em insuficiência cardíaca direita, controle das anormalidades do ritmo cardíaco e para pacientes com disfunção sistólica ventricular esquerda.
- Tratamento cirúrgico indicado nas condições descritas no Quadro 8. A abordagem cirúrgica deve ser feita idealmente por um cirurgião cardíaco congênito, com experiência nesse procedimento.

QUADRO 8 Indicações de tratamento cirúrgico

Abordagem cirúrgica da valva tricúspide está indicada em pacientes sintomáticos ou com piora da capacidade de exercício, que tenham IT importante. (IC)
Se houver indicação de abordagem da VT, o fechamento da CIA ou FOP é recomendado pela oportunidade cirúrgica, desde que não gere desbalanço hemodinâmico. (IC).
Em pacientes assintomáticos mas com dilatação de câmaras direitas ou comprometimento da função sistólica do VD, deve-se considerar a abordagem cirúrgica da VT. (IIa C)

IT: insuficiência tricúspide; CIA: comunicação interatrial; FOP: forame oval patente; VD: ventrículo direito.

- Quando indicado o tratamento cirúrgico, sempre que possível, a valva deve ser preservada e os defeitos associados corrigidos. Atualmente, a reconstrução da valva tricúspide com a técnica do cone vem sendo utilizada com bons resultados a curto, médio e longo prazos, com baixa mortalidade hospitalar, restaurando a área funcional do ventrículo direito e permitindo remodelamento reverso do coração, além da melhora clínica do paciente. Essa técnica também tem sido empregada em caso de reoperações da valva tricúspide, com bons resultados a curto prazo. Nos casos em que a plástica ou a reconstrução da valva não for possível, procede-se com a substituição valvar.
- Outro ponto de atenção nesses pacientes é o manejo de arritmias. Existe forte associação entre anomalia de Ebstein e presença de vias acessórias atrioventriculares. Pacientes que tenham queixas de palpitação ou taquicardia, ou mesmo assintomáticos, mas com presença de pré-excitação no ECG, devem ser submetidos a EEF e ablação da via acessória se anatomicamente possível. (IC)
- Exercícios físicos: pacientes sem lesão residual podem ser liberados para atividades não competitivas. Aqueles com IT residual, disfunção ventricular, cianose ou arritmia devem evitar exercícios isométricos pesados.
- Gestação: mulheres assintomáticas e acianóticas geralmente toleram a gestaçao, desde que o ritmo sinusal seja mantido. Apresentarão maior risco os casos com cianose, arritmia grave ou disfunção do ventrículo direito.
- Prognóstico: depende da severidade da malformação da valva tricúspide. A forma discreta pode ser detectada em adultos, que podem permanecer assintomáticos por décadas.

Transposição das grandes artérias (TGA)

- Caracteriza-se pela discordância ventrículo-arterial, ou seja, o VD dá origem à aorta e o VE à artéria pulmonar.
- História natural: 95% de mortalidade no primeiro ano de vida, na dependência dos de-

feitos associados para manutenção da oxigenação sanguínea.

- Adultos com TGA costumam ser pós-operatórios; a evolução tardia depende das variações anatômicas inerentes à doença (defeitos associados) e das técnicas cirúrgicas adotadas.

Cirurgia em plano atrial

- Tipos: cirurgias de Senning (1958) ou de Mustard (1964), com redirecionamento dos fluxos sanguíneos no nível atrial, de modo que o sangue oxigenado, que chega ao átrio esquerdo (AE), dirija-se para VT, VD e aorta, e o sangue venoso, que chega ao átrio direito (AD), dirija-se para a valva mitral (VM), VE e artéria pulmonar.
- Sobrevida: 60-75% até a quarta década de vida, porém com apenas 20% mostrando-se sem complicações ou eventos.
- Complicações: disfunção e falência do VD, que funciona como ventrículo sistêmico; IT secundária e progressiva, já que funciona como valva atrioventricular sistêmica; taquicardias supraventriculares, principalmente as associadas ao eixo cavo-tricuspídeo; bradicardia secundária a doença do nó sinusal; arritmias ventriculares; estenose ou vazamento dos túneis venosos; obstrução da via de saída ventricular esquerda; hipertensão arterial pulmonar, geralmente por componente pós-capilar; risco aumentado de MS, geralmente associado a evento arritmogênico.
- As principais indicações de abordagem na vida adulta resultam da obstrução ou *leaking* dos túneis venosos, principalmente do túnel que direciona o fluxo pulmonar para o VE. Sempre que possível anatomicamente, a via percutânea é a de primeira escolha. Além disso, a abordagem da VT pode ser necessária quando a insuficiência valvar for importante, mesmo em pacientes assintomáticos.

Cirurgia de Jatene

- Realizada inicialmente em 1975 e conhecida também como *switch* arterial ou correção no plano arterial, consiste na translocação da aorta e do tronco pulmonar acima do plano das coronárias, com o objetivo de restabelecer as conexões anatômicas normais e a fisiologia normal do coração.
- Sobrevida: 90% até a terceira década de vida, com 60-80% dessa população sem eventos e em classe funcional I.
- Complicações: dilatação da neoaorta (antiga valva e tronco pulmonar), podendo causar insuficiência aórtica; estenose supravalvar pulmonar e estenose de ramos pulmonares; disfunção ventricular esquerda e arritmias ventriculares (associadas a alterações e dificuldades na transposição das coronárias); angulação do arco aórtico, podendo levar a obstrução funcional e hipertensão.
- As principais indicações de abordagem incluem: abordagem de estenoses pulmonares que cursem com mais de 50% de redução no diâmetro do vaso ou aumento da PSVD > 50 mmHg; abordagem de lesões coronarianas que causem isquemia; dilatação da neoaorta > 55 mm.

Cirurgia de Rastelli

- É indicada nos casos de TGA com CIV e estenose pulmonar (EP).
- Consiste no direcionamento intracardíaco do fluxo do VE para a aorta pela CIV, com a colocação de um *patch* e da conexão do VD para o tronco pulmonar (TP) através de um tubo extracardíaco.
- Sobrevida: poucos estudos, mas a taxa de sobrevida em 20 anos é de 60%, com apenas 20-30% dessa população sem nenhum evento cardiovascular.
- As complicações mais comuns: estenose ou insuficiência do tubo VD-TP, obstrução da via de saída ventricular esquerda, CIV residual, regurgitação tricúspide, regurgitação aórtica, disfunção ventricular, arritmias supraventriculares e ventriculares.
- O manejo dessas complicações deve ser individualizado. A indicação mais comum de abordagem é a estenose ou insuficiência do tubo VD-TP.

Transposição corrigida das grandes artérias (TCGA)

- É rara, constituindo menos de 1% das cardiopatias congênitas.
- Caracteriza-se pela presença de dupla discordância: atrioventricular e ventrículo-arterial. Nessa malformação, o átrio direito está conectado ao ventrículo morfológico esquerdo, de onde emerge a artéria pulmonar; o átrio esquerdo conecta-se ao ventrículo morfologicamente direito que dá origem à aorta, quase sempre situada anteriormente e à esquerda da artéria pulmonar. Assim, o sangue venoso chega ao AD conectado ao VE e este ao TP; o sangue oxigenado chega ao AE conectado ao VD e este à aorta. O fluxo sanguíneo é, portanto, fisiológico e naturalmente corrigido. Essa anomalia pode estar associada a posições anormais do coração.
- Malformações associadas: comunicação interventricular (70%), graus variados de obstrução da via de saída do VE (40%) e alterações da valva tricúspide, com características de Ebstein, ou ainda, associação entre eles. Raramente (1% dos casos), pode não haver defeito cardíaco associado. Além disso, o nó atrioventricular e o feixe de His têm uma posição anômala, podendo desenvolver fibrose com o passar do tempo e, consequentemente, bloqueio atrioventricular total, com frequência ao redor de 2% ao ano.
- História natural e quadro clínico: dependem das lesões associadas. Em geral, quando há comunicação interventricular, sintomas de insuficiência cardíaca já aparecem na infância. Quando há comunicação interventricular e estenose pulmonar, há graus variados de cianose. Nos casos de TCGA isolada, não há repercussão clínica na infância e idade adulta precoce. Os pacientes são assintomáticos e o diagnóstico é feito por alterações encontradas em exames de radiografia de tórax e eletrocardiograma, realizados de rotina. Disfunção do ventrículo sistêmico (VD), com insuficiência da valva atrioventricular esquerda (especialmente tipo Ebstein), podem causar dispneia e intolerância ao exercício por volta da quarta ou quinta décadas de vida. Há uma tendência progressiva a distúrbios de condução atrioventricular, culminando com o bloqueio atrioventricular total. Palpitações secundárias a arritmias supraventriculares são comuns em torno da quinta e sexta décadas de vida.
- Complicações: quando o VD entra em falência por funcionar como ventrículo sistêmico ao longo do tempo, pode ocorrer insuficiência cardíaca, além da ocorrência de graus variáveis de bloqueios atrioventriculares, inclusive bloqueio atrioventricular total, diante da anatomia alterada do sistema de condução.
- ECG: ondas Q nas derivações precordiais direitas e ausentes nas precordiais esquerdas (ativação septal ocorre da direita para a esquerda pela inversão ventricular), podendo ser interpretada com infarto do miocárdio. O intervalo PR pode estar prolongado e pode haver bloqueio atrioventricular total.
- Radiografia de tórax: pedículo vascular retificado; a aorta ascendente não é visível à direita; convexidades correspondentes ao botão aórtico e tronco pulmonar ausentes à esquerda. O contorno do ventrículo esquerdo encontra-se mais verticalizado que o normal.
- Ecocardiograma: confirma o diagnóstico, mostrando a discordância atrioventricular e ventrículo-arterial, presença de lesões associadas, grau de regurgitação da valva atrioventricular esquerda e a função ventricular.
- Ressonância magnética: confirma a anatomia, além de avaliar funcionalmente os ventrículos em relação a massa, volume e fração de ejeção.
- Holter: em pacientes com maior risco de arritmia.
- Tratamento cirúrgico: depende dos defeitos associados e da repercussão hemodinâmica. Alguns pacientes têm indicação para implante de marca-passo.
- A indicação de tratamento cirúrgico na TCGA está descrita no Quadro 9.

QUADRO 9 **Indicação de tratamento cirúrgico na transposição corrigida das grandes artérias (TCGA)**

Em pacientes sintomáticos com IT importante e sem disfunção ventricular significativa (FE > 40%), está indicado abordagem da VT. (IC)
Em pacientes assintomáticos com IT importante, mas com dilatação progressiva do VD e/ou disfunção discreta do VD (FE > 40%), abordagem da VT pode ser indicada. (IIa C)
Em pacientes sintomáticos com IT importante, mas com disfunção do VD pelo menos moderada (FE ≤ 40%), abordagem da VT pode ser considerada. (IIb C)

IT: insuficiência tricúspide; FE: fração de ejeção; VT: válvula tricúspide; VD: ventrículo direito.

- Acompanhamento: avaliação de distúrbios do ritmo e função ventricular (IC), com realização de ecocardiograma e/ou ressonância magnética (IC).
- Exercícios físicos: evitar atividades estáticas e competitivas. Pacientes com lesões associadas ou disfunção ventricular devem ser restritos a atividades de baixa intensidade.
- Gestação: depende da classe funcional, da função ventricular e da presença de arritmias (IC).

Cirurgia de Fontan

- Técnica cirúrgica realizada desde 1968, modificada ao longo dos anos.
- Indicação: pacientes com ventrículos funcionalmente únicos, com ausência ou hipoplasia de uma das câmaras ventriculares, ausência ou hipoplasia de uma das valvas atrioventriculares e outros casos complexos, sem possibilidade de correção intracardíaca ou biventricular. São exemplos: a síndrome de hipoplasia do coração esquerdo, a atresia tricúspide, a atresia pulmonar com septo interventricular íntegro, a dupla via de entrada de ventrículo esquerdo e o defeito atrioventricular desbalanceado.
- Desenvolvida para desviar o retorno venoso sistêmico para os pulmões em pacientes com ventrículo único. Para essa circulação ser efetiva, os pacientes necessitam que a resistência vascular pulmonar seja baixa, que as funções sistólica e diastólica do ventrículo único sejam normais, bem como uma árvore arterial pulmonar adequada.
- Tipos: conexão atriopulmonar (técnica inicial) e cavopulmonar. A forma cavopulmonar com conduto extracardíaco tem sido a técnica de escolha desde o ano 2000. Também é indicada nos casos em que há necessidade de conversão da conexão atriopulmonar com arritmias refratárias sintomáticas, obstrução das anastomoses e nos pacientes com intolerância aos exercícios e cianose.
- Atualmente, essa cirurgia consiste na anastomose da veia cava superior (VCS), desconectada do AD, com a artéria pulmonar (essa etapa denomina-se cirurgia de Glenn bidirecional) e colocação de um tubo extracardíaco conectando a veia cava inferior (VCI) à artéria pulmonar. Com isso, todo o sangue venoso sistêmico chega diretamente aos pulmões, e o coração passa a funcionar apenas como bomba sistêmica.
- Complicações: insuficiência cardíaca, arritmias atriais, cianose, desordens funcionais e de desenvolvimento, disfunção ventricular, insuficiência valvar atrioventricular, doença renal, fístulas venovenosas, eventos tromboembólicos, enteropatia perdedora de proteínas, doença hepática, doença pulmonar (bronquite plástica) e insuficiência venosa.
- Em pacientes com piora clínica (edema, piora na capacidade de exercício, arritmias de início recente, cianose ou hemoptise) sem etiologia clara, recomenda-se realizar estudo hemodinâmico para investigação.
- Anticoagulação oral: recomendado o uso da varfarina para todos os pacientes com história prévia de tromboembolismo, trombo em átrio direito, estase de sangue em átrio direito, presença de fenestração, arritmias atriais e pacientes com fração de ejeção ventricular menor que 40%.
- Ainda no manejo do risco tromboembólico, deve-se manter o ritmo sinusal e tratar

eventuais estenoses das anastomoses, quando identificadas.

- Arritmias atriais são comuns e normalmente mal toleradas. O tratamento deve ser instituído rapidamente, seja por cardioversão elétrica ou medicamentosa, assim como programação de EEF com ablação quando possível. Além disso, deve-se procurar fatores etiológicos potencialmente corrigíveis para evitar sua recorrência.
- O uso de vasodilatadores pulmonares pode ser considerado em pacientes com elevação da pressão e resistência vascular pulmonar, na ausência de elevação de pressões de enchimento ventricular.
- Enteropatia perdedora de proteína: pode estar presente de semanas a anos após o procedimento cirúrgico. A sobrevida de 5 anos após seu diagnóstico é ao redor de 50%. Seu manejo deve excluir causas mecânicas reversíveis que acarretem elevação da pressão venosa central, utilizar terapia medicamentosa e, em casos selecionados, intervenção percutânea (oclusão de conexões venovenosas) ou cirúrgica.
- Doença hepática: incidência desconhecida. Sugerem-se exames de rotina de imagem como ressonância magnética ou tomografia computadorizada a cada 3-5 anos em todos os pacientes com 5 anos ou mais de cirurgia de Fontan. Os pacientes com características sugestivas de cirrose hepática necessitam de acompanhamento mais rigoroso por conta do alto risco de desenvolvimento de carcinoma hepatocelular.
- Prognóstico: sobrevida de 15 a 20 anos após o procedimento varia de 60 a 85%. Estima-se que 87% dos pacientes estejam vivos em 15 anos, 83% em 20 anos e 70% em 23 anos.

Síndrome de Eisenmenger

- A prevalência de hipertensão arterial pulmonar associada à cardiopatia congênita (HAP-CC) é estimada em 1,6-12,5 casos por um milhão de adultos, com 25-50% desses pacientes exibindo a síndrome de Eisenmenger. Essa síndrome representa a forma mais séria e avançada da HAP-CC e é caracterizada pelo fluxo bidirecional ou direita-esquerda por meio das comunicações e cianose crônica.
- Adultos com HAP-CC têm um prognóstico melhor quando comparados com aqueles portadores de HAP idiopática. A progressão da HAP idiopática é rápida e a sobrevida pode ser limitada a poucos anos após o diagnóstico, enquanto a progressão da HAP-CC é mais lenta e os pacientes podem sobreviver por décadas após o diagnóstico.
- História natural: a probabilidade de desenvolver HAP depende principalmente do defeito relacionado, além também do tamanho e localização da comunicação. Em pacientes com grandes comunicações interventriculares ou grandes canais arteriais (defeitos pós-tricuspídeos) a incidência chega a 50-70% e próximo a 100% em adultos com *truncus arteriosus* ou transposição das grandes artérias com comunicação interventricular (cardiopatias complexas). O grau de comprometimento é maior e a sobrevida menor quanto mais complexo for o defeito.
- Quadro clínico e sintomas: a síndrome de Eisenmenger deveria ser vista como uma doença multissistêmica. Múltiplos sistemas orgânicos são afetados como resultado da hipóxia crônica, eritrocitose e insuficiência cardíaca. Complicações infecciosas, tais como endocardite e abscesso cerebral, são comuns. O sintoma mais encontrado é a intolerância ao exercício. Outros sintomas comuns incluem: dispneia, síncope, dor precordial, cianose e hemoptise. Cianose é comum nos pacientes com síndrome de Eisenmenger e geralmente é acompanhada por policitemia secundária, visto que há um aumento na produção de células vermelhas como tentativa de compensar a hipoxemia. As complicações secundárias à cianose são: eventos isquêmicos e trombóticos, sangramentos, predisposição à trombose, tromboembolismo pulmonar, manifestações hematológicas,

infecciosas, disfunção ventricular direita, arritmias, morte súbita, disfunção hepática ou renal, acne e doenças esqueléticas.

- Abordagem: até o presente momento, o manejo clínico compreende a prevenção da HAP em pacientes com cardiopatia congênita (através do reparo cirúrgico das comunicações, antes do desenvolvimento da doença vascular pulmonar) e o tratamento da HAP já existente (por meio de cirurgia ou tratamento medicamentoso). A única opção de cura para a doença em estágio avançado é o transplante. Abaixo encontram-se alguns aspectos da doença que devem sem ressaltados:
  - Profilaxia para endocardite e cuidados com a higiene dentária são fundamentais.
  - A hemodiluição de rotina geralmente piora a deficiência de ferro e está associada com aumento do risco de acidente vascular cerebral e redução da tolerância ao exercício. Deve ser reservada para o alívio dos sintomas, decorrentes da hiperviscosidade, que ocorrem geralmente quando o hematócrito excede 65% (visão turva, cefaleia, artralgia, tontura e piora da dispneia). Deve ser realizada com a retirada de 250 a 500 mL de sangue, com uma reposição adequada do volume. Hemodiluições de repetição devem ser evitadas (IB).
  - A anticoagulação de rotina em pacientes com síndrome de Eisenmenger é controversa. Hiperviscosidade significativa, tomografia de tórax alterada sugerindo trombose arterial pulmonar e *flutter* atrial ou fibrilação atrial crônicas são achados que podem indicar a necessidade de anticoagulação. Entretanto, a anticoagulação crônica deve ser evitada se a monitorização adequada não é possível (IIbC).
  - O uso rotineiro de terapia de longa duração com oxigênio não pode ser recomendado. Entretanto, pacientes selecionados com patologia pulmonar associada podem se beneficiar com o uso de oxigênio (IIbB).
  - Tratamento medicamentoso: as terapias disponíveis atualmente para a hipertensão arterial pulmonar têm sido avaliadas principalmente em pacientes com a forma idiopática ou no contexto de doenças do tecido conectivo ou uso de anorexígenos. Extrapolar os achados para as outras formas da doença deve ser feito com cautela (IA). Inibidores da fosfodiesterase tipo-5, tais como a sildenafila e a tadalafila, e antagonistas do receptor da endotelina, como a bosentana, fazem parte do arsenal terapêutico direcionado para a doença-alvo, ou seja, estratégias que visam aos mecanismos patológicos que levam à HAP. Destes, a bosentana tem o mais forte conjunto de dados de suporte para terapia da HAP-CC, entre todas as disponíveis. A bosentana pode ser usada em pacientes com síndrome de Eisenmenger em classe funcional III para melhorar a capacidade ao exercício e a hemodinâmica. Os benefícios em longo prazo de quaisquer drogas nessa síndrome devem ser avaliados com base em um longo período de acompanhamento (IB).
  - O transplante, seja cardiopulmonar ou pulmonar associado a cirurgia cardíaca corretiva, é a única opção potencial de cura para a HAP-CC. A sobrevida em 10 anos de um transplante cardiopulmonar é de aproximadamente 30-40%, considerada baixa se comparada com a expectativa de vida dos pacientes com síndrome de Eisenmenger.
- Gravidez e contracepção: a gravidez está associada com uma alta mortalidade materna e fetal. A gravidez deve ser evitada. Caso ocorra, sua interrupção precoce é recomendada. Monitorização cuidadosa e um acompanhamento especializado são recomendados em uma gravidez inevitável, em casos selecionados (IC).

- Em adultos, evidências clínicas de falência ventricular direita, progressão dos sintomas, classe funcional III e IV e níveis elevados de BNP estão associados com um risco maior de óbito.

QUAL É A ROTINA NA EMERGÊNCIA DO INCOR?

- Todos os casos de CC em adultos atendidos na Unidade de Emergência do InCor são discutidos e conduzidos sob supervisão de um médico especialista na área. Pacientes com CC pouco complexas (CIA/CIV corrigidas e sem cardiopatia estrutural residual ou CIA/CIV sem repercussão hemodinâmica) geralmente são conduzidos pela equipe de cardiologia clínica de adultos. Já o restante dos pacientes com CC é conduzido pela equipe de cardiopatias congênitas, com auxílio da equipe clínica de adultos.
- Pacientes considerados graves, em franca insuficiência respiratória aguda, com hipotensão arterial e/ou rebaixamento do nível de consciência são imediatamente levados à sala de emergência, sendo instituídos oxigenoterapia, coleta de exames, monitorização contínua e acesso venoso periférico.
- Em todos os casos são realizados eletrocardiograma, radiografia de tórax e são coletados exames laboratoriais como hemograma, coagulograma, eletrólitos e função renal. Gasometria arterial com lactato é solicitada quando há insuficiência respiratória aguda, sempre associada a lactato.
- Pacientes sem sinais de gravidade permanecem em observação, sendo medicados e coletados exames (quando necessário) para posterior reavaliação.
- O ecocardiograma nesses casos de CC é realizado pela equipe de ecocardiografia congênita, fornecendo maior detalhamento das alterações anatômicas específicas.
- Importante sempre buscar possíveis motivos que estejam relacionados à descompensação clínica e possam ter trazido o paciente à emergência. Destacam-se os seguintes fatores: infecções, arritmias supraventriculares (p. ex.: taquicardia atrioventricular em anomalia de Ebstein), taquicardias ventriculares (p. ex.: comum em T4F corrigida), isquemia, hiperviscosidade, embolia pulmonar, anemia relativa (apesar de hemoglobina em valores normais, é comum observar-se ferropenia em pacientes cianóticos), endocardite (comum em pacientes com comunicações entre câmaras e presença de *patchs* de correção) e abscessos cerebrais em pacientes cianogênicos.
- Endocardite sempre deve ser lembrada em pacientes com CC e suspeita de quadro infeccioso. Dessa forma, havendo suspeita, em todos os pacientes são solicitados três pares de hemoculturas e ecocardiograma transesofágico.
- Em pacientes adultos com CC, na presença de hipervolemia a furosemida é o diurético de eleição na dose inicial de 1 mg/kg endovenoso.
- Cada tipo de CC é conduzido posteriormente de acordo com sua anatomia específica e condição clínica do paciente, seguindo as orientações descritas no texto anteriormente.

BIBLIOGRAFIA RECOMENDADA

1. Koh AS, Yap BY, Tan JL. Emergency admissions in Asians with adult congenital heart disease. Int J Cardiol. 2011;151(1):54-7.
2. Agarwal S, et al. Burden of ACHD in US EDs. Clin Cardiol. 2016;39(7):391-8.
3. Kaemmerer H, et al. Emergency hospital admissions and three-year survival of adults with and without cardiovascular surgery for congenital cardiac disease. J Thorac Cardiovasc Surg. 2003;126(4):1048-52.
4. ESC Scientific Document Group. 2020 ESC Guidelines for the management of adult congenital heart disease: The Task Force for the management of adult congenital heart disease of the European Society of Cardiology (ESC). Endorsed by: Association for European Paediatric and Congenital Cardiology (AEPC), International Society for Adult Congenital Heart Disease (ISACHD). Eur Heart J. 2021;42(6,7):563- 645.

5. Avila P, Mercier DA, Dore A, Marcotte F, Mongeon FP. Adult congenital heart disease: a growing epidemic. Can J Cardiol. 2014;30:S410-S419.
6. Bhatt AB, Foster E, Kuehl K, Alpert J, Brabeck S, Crumb S, et al. Congenital heart disease on the older adult. A scientific statement from the American Heart Association. Circulation. 2015;131:1884-931.
7. Bedard E, Shore DF, Gatzoulis MA. Adult congenital heart disease: a 2008 overview. Br Med Bull. 2008;85:151-80.
8. Webb G, Gatzoulis MA. Atrial septal defects in the adult: recent progress and overview. Circulation. 2006;114(5):1645-53.
9. Warnes CA. The adult with congenital heart disease: born to be bad? JACC. 2005;46(1):1-8.
10. Hanninen M, Kmet A, Taylor DA, Ross DB, Rebeyka I, Vonder Muhll IF. Atrial septal defect closure in the elderly is associated with excelent quality of life, functional improvement and ventricular remodeling. Can J Cardiol. 2011;27:698-704.
11. Riaz IB, Dhoble A, Mizyed A. Transcatheter patente foramen ovale closure versus medical therapy for cryptogenic stroke: a meta-analysis of randomized clinical trials. BMC Cardiovasc Disord. 2013;13:116.
12. Carroll JD, Saver JI, Thaler DE, Smalling RW, Berry S, MacDonald LA, et al. Closure of patent foramen ovale versus medical therapy after cryptogenic stroke. N Engl J Med. 2013;368:1092-100.
13. Tobis J, Shenoda M. Percutaneous treatment of patent foramen ovale and atrial septal defects. JACC. 2012;60:1722-32.
14. Handke M, Harloff A, Bode C, Geibel A. Patent foramen ovale and cryptogenic stroke: a matter of age? Semin Thromb Hemost. 2009;35:505-14.
15. Rohrhof JP, Vavalle JP, Halim S, Kiefer TL. Current status of percutaneous PFO closure. Cur Cardiol Rep. 2014;15:477.
16. Adamo L, Braverman AC. Surgical threshold for bicuspid aortic valve aneurysm: a case for individual decision-making. Heart. 2015;0:1-7.
17. Warnes CA. Bicuspid aortic valve and coarctation: two villains part of a diffuse problem. Heart. 2003;89:965-6.
18. Baumgartner H. ESC Guidelines for the management of grown-up congenital heart disease. Eur Heart J. 2010;31:2915-57.
19. Niwa K. Aortopathy in congenital heart disease in adults: aortic dilatation with decreased aortic elasticity that impacts negatively on left ventricular function. Korean Circ J. 2013;43(4):215-20.
20. Takken T, Giardini A, Reybrouck T, Fewillin M, Hövels-Gürich HH, Longmuir PE. Recommendations for physical activity, recreation sport, and exercise training in paediatric patients with congenital heart disease: a report from the Exercise, Basic & Translational Research Section of the European Association of Cardiovascular Prevention and Rehabilitation the European Congenital Heart and Lung Exercise Group, and the Association for European Paediatric Cardiology. Eur J Cardiovasc Prev Rehabil. 2012;19:1034.
21. Martinez M, Ringewald JM, Fontanet HL, Quinessenza JA, Jacobs JP. Management of adults with tetralogy of Fallot. Cardiology in the Young. 2013;23:921-32.
22. Villafane J, Feinetein JA, Jenkins KL. Hot topics in tetralogy of Fallot. JACC. 2013;62(23):2155-66.
23. Davlouros PA, Karatza AA, Gatzoulis MA, Shore DF. Timing and type of surgery for severe pulmonar regurgitation after repair of tetralogy of Fallot. Int J Cardiol. 2004;97(Supp 1):91-101.
24. Therrien J, Provost Y, Merchant N, Williams W, Colman J, Webb G. Optimal timing for pulmonar valve replacement in adults after tetralogy of Fallot repair. Am J Cardiol. 2005;95(6):779-82.
25. Khairy P, Aboulhosn J, Gurvitz MZ. Arrhythmia burden in adults with surgically repaired tetralogy of Fallot: a multi-institutional study. Circulation. 2010;122:868-75.
26. Hickey EJ, Veldtman G, Bradley TJ, Gengsakul A, Manlhiot C, Williams WG, et al. Late risk of outcomes for adults with repaired tetralogy of Fallot from an inception cohort spanning four decades. Europ J Cardioth Surg. 2009;35:156-66.
27. Kathryn W, Holmes de Faria D, King ME. Congenital heart disease in the adults: what should the adult cardiologist know? Curr Cardiol Rep. 2015;17:25.
28. O'Leary PW. Diseases of the tricuspid valve. In: Anderson RH, Baker EJ, Penny D, Redington A, Rigby ML, Wenovsky G, editors. Paediatric cardiology. 3.ed. Philadelphia: Churchill-Livingstone; 2010. p. 713.
29. Da Silva JP, Silva LF, Moreira LF, Lopez LM, Franchi SM, Lianza AC, et al. Cone reconstruction in Ebstein's anomaly repair: early and long-term results. Arq Bras Cardiol. 2011;97(3):199-208.
30. Da Silva JP, Silva LF. Ebstein's anomaly of the tricuspid valve. The cone repair. Semin Thorac Cardiovasc Surg Pediatr Card Surg Ann. 2012;15:38-45.
31. Hornung TS, Calder L. Congenitally corrected transposition of the great arteries. Heart. 2010;96(14):1154-61.
32. Silversides CK, Salehian O, Oechslin E, Schwezmann M, Vonder Muhll I, Khairy P, et al. Canadian Cardiovascular Society 2009 Consensus Conference on the management of adults with congenital heart

disease: complex congenital cardiac lesions. Can J Cardiol. 2010;26(3):e98-e117.

33. Galie N, Manes A, Palazzini M, Negro L, Marinelli A, Gambetti S, et al. Management of pulmonar arterial hypertension associated with congenital systemic-to-pulmonary shunts and Eisenmenger's syndrome. Drugs. 2008;68:1049-66.
34. Gatzoulis MA, Alonso-Gonzalez R, Beghetti M. Pulmonary arterial hypertension in paediatric and adult patients with congenital heart disease. Eur Respir Rev. 2009;18:113, 154-61.
35. McLaughlin VV, Presberg KW, Doyle RL, Abman SH, McCrory DC, Fortin T, et al. Prognosis of pulmonar arterial hypertension: ACCP evidence-based clinical practice guidelines. Chest 2004;126(Suppl.1):78S-92S.
36. Dimopoulos K, Giannakoulas G, Wort SJ, Gatzoulis MA. Pulmonary arterial hypertension in adults with congenital heart disease: distinct diferences from other causes of pulmonar arterial hypertension and management implications. Curr Opin Cardiol. 2008;23:545-54.
37. Diller GP, Dimopoulos K, Okonko D, Li W, Babu-Narayan SV, Broberg CS. Exercise intolerance in adult congenital heart disease: comparative severity, correlates, and prognostic implication. Circulation. 2005;112:828-35.
38. Engelfriet PM, Duffels MG, Möller T, Boersma E, Tijssen JG, Thaulow E. Pulmonary arterial hypertension in adults born with a heart septal defect: the Euro Heart Survey on adult congenital heart disease. Heart. 2007;93:682-7.
39. Engelfriet P, Boersma E, Oechslin E, Tijssen J, Gatzoulis MA, Thilén U, et al. The spectrum of adult congenital heart disease in Europe: morbidity an mortality in a 5 year follow-up period. The Euro Heart Survey on adult congenital heart disease. Eur Heart J. 2005;26:2325-33.
40. Ivy DD, Abman SH, Barst RJ, Berger RMF, Bonnet D, Fleming TR, et al. Pediatric pulmonary hypertension. JACC. 2013;62(25):D117-26.
41. Beghetti M, Galiè N. Eisenmenger syndrome a clinical perspective in a new therapeutic era of pulmonary arterial hypertension. J Am Coll Cardiol. 2009;53:733-40.
42. Suesaowalak M, Cleary JP, Chang AC. Advances in diagnosis and treatment of pulmonar arterial hypertension in neonates and chilren with congenital heart disease. World J Pediatr. 2010;6:13-31.
43. Diller GP, Gatzoulis MA. Pulmonary vascular disease in adults with congenital heart disease. Circulation. 2007;115:1039-50.
44. Broberg CS, Bax BE, Okonko DO, Rampling MW, Bayne S, Harries C. Blood viscosity an its relationship to iron deficiency, symptoms, and exercise capacity in adults with cyanotic congenital heart disease. J Am Coll Cardiol. 2006;48:356-65.
45. Galiè N, Beghetti M, Gatzoulis M, Granton J, Berger RM, Lauer A. Bosentan therapy in patients with Eisenmenger syndrome: a multicenter, double blind, randomized, placebo-controlled study. Circulation. 2006;114:48-54.

13

Disfunção e choque do ventrículo direito

Caio de Assis Moura Tavares
Daniel Valente Batista
Alexandre de Matos Soeiro

OBSERVAÇÕES GERAIS BASEADAS EM EVIDÊNCIAS

Introdução

- De maneira objetiva podemos dizer que o sistema cardiovascular é composto por uma bomba (coração) e um circuito (sistema arterial, venoso e capilares). Assumindo que, em estado de equilíbrio, o fluxo deve ser o mesmo ao longo de diferentes pontos deste circuito percebemos a extrema relevância que o ventrículo direito (VD) tem para o funcionamento do sistema. Sua função primordial é a de ejetar todo sangue que recebe (retorno venoso) a cada batimento sem elevar a pressão no átrio direito. Por muitas décadas a função VD foi representada como uma bomba de baixa potência mas com funcionamento similar ao ventrículo esquerdo (VE), no entanto, hoje sabe-se que por diferenças anatômicas e fisiológicas o VD funciona diferentemente do VE.

Questões anatômicas relevantes

- O VE tem um formato elíptico e é formado por quatro paredes (anterior, septal, lateral e inferior), ao passo que o VD constitui-se de uma parede livre fina que fica presa a uma porção muscular do septo interatrial (formando uma cavidade triangular quando vista de lado e uma crescente em secção transversal). A espessura diastólica da parede livre do VD é de 2-3 mm e a do VE é de 8-11 mm, o que torna o VD mais complacente que o VE (o VD varia proporcionalmente mais o seu volume proporcionalmente para o mesmo aumento de pressão do que o VE).
- Também, no VD o encurtamento longitudinal das fibras musculares é mais relevante para o volume sistólico do que o encurtamento circunferencial. A contratilidade do septo interventricular exerce papel importante na sua contratilidade.
- A inserção das fibras musculares do VD faz com que a sua contração ocorra de maneira peristáltica: contração da porção da via de entrada do VD, seguida da porção média do VD e da via de saída (infundíbulo) com intervalo de 25-50 milissegundos entre os segmentos. O VE contrai de maneira circunferencial e com mecanismo de "torção".

Questões fisiológicas relevantes

- A perfusão da parede livre do VD pela coronária direita ocorre tanto na sístole como na diástole, pois a pressão sistêmica em condições normais sempre é maior que a pressão do VD. Ressalta-se que o VE é apenas perfundido durante a diástole ventricular.

- A circulação pulmonar, ao contrário da sistêmica, é um ambiente de baixa pressão. Mesmo durante momento de aumento do débito cardíaco, não há grande aumento de valores das pressões em território de artéria pulmonar devido a grande capacidade do pulmão em recrutar vasos que estão colapsados ou subutilizados, além de o tônus vascular da circulação pulmonar ser menor que o da circulação sistêmica.
- A resistência vascular pulmonar (RVP) total se modifica ao longo do ciclo respiratório: a resistência total é a soma da resistência dos vasos alveolares e extra-alveolares. Em volumes pulmonares baixos a resistência dos vasos extra-alveolares é alta (pois com o colabamento de alvéolos estes vasos acabam comprimidos); em volumes pulmonares altos a resistência dos vasos alveolares é alta (a distensão da parede alveolar causa colabamento dos vasos alveolares) mas a resistência dos vasos extra-alveolares é baixa (com a insuflação aumenta-se a força radial do interstício pulmonar). Deste modo o gráfico da RVP total 3 volume pulmonar tem formato em "U" (Figura 1).
- Por razões ainda não bem elucidadas, o VD depende muito mais do que o VE da sincronia de contração atrioventricular para seu enchimento diastólico

A relação entre VD e VE

- A interdependência ventricular pode sofrer modificações durante o choque do VD. O VE depende da ejeção do VD para obter sua pré-carga, de tal modo que no caso de uma disfunção aguda do VD o VE fica com seu enchimento prejudicado e consequente-

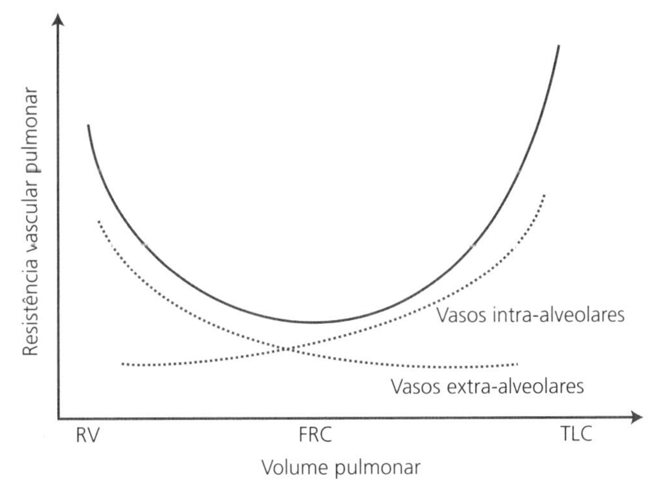

FIGURA 1 A resistência vascular pulmonar (RVP) total é a soma da resistência intra-alveolar e extra-alveolar com formato em "U". Com o aumento do volume pulmonar, a resistência dos vasos intra-alveolares aumenta enquanto a resistência dos vasos extra-alveolares diminui. Por razões ainda não bem elucidadas, o ventrículo direito (VD) depende muito mais do que do ventrículo esquerdo (VE) da sincronia de contração atrioventricular para seu enchimento diastólico.
Fonte: Hamzaoui et al., 2013.

mente não consegue ejetar sangue suficiente para perfusão dos tecidos.

- Além disso duas estruturas anatômicas delimitam a interação entre o VD e o VD: o septo interventricular e o pericárdio.

Septo interventricular

- Em caso de aumento da pós-carga, o VD se dilata e essa dilatação acaba por rechaçar o septo interventricular em direção ao VE e, assim, acaba atrapalhando o enchimento ventricular esquerdo (por diminuir seu volume e consequentemente a complacência), levando a uma redução do débito cardíaco. O aspecto rechaçado acaba gerando um formato típico de "D", quando o coração é visualizado em um corte paraesternal do eixo curto, em uma visão transversal. O grau do desvio septal irá depender do gradiente entre a pressão diastólica final do VD 3 VE (Figura 2).

Espaço pericárdico

- O espaço pericárdico envolve tanto o VD como o VE. Em casos de aumento dos diâmetros do VD por sobrecarga pressórica pode-se aumentar a pressão no espaço pericárdico e este aumento pressórico pode impedir o enchimento adequado do VE durante a sístole, novamente afetando o débito cardíaco e a perfusão sistêmica.
- O resumo das principais diferenças entre VD e VE encontram-se na Tabela 1.

PRINCIPAIS ETIOLOGIAS DO CHOQUE DE VENTRÍCULO DIREITO

- A etiologia do choque do VD ocorre secundário a algum dos seguintes mecanismos fisiopatológicos:
  - Sobrecarga de pressão: insuficiência ventricular esquerda, tromboembolismo pulmonar (TEP), pneumonia, hipertensão pulmonar (HP), grupos 1 a 5, estenose da valva pulmonar, após cirurgia cardíaca, síndrome torácica aguda.
  - Sobrecarga de volume: insuficiência tricúspide, insuficiência da valva pulmonar, cardiopatias congênitas (comunicação interatrial, comunicação interventricular, drenagem anômala das veias pulmonares, fístula arteriovenosa).
  - Doença muscular intrínseca do VD: infarto agudo do miocárdio (IAM) do VD, displasia arritmogênica do VD, cardiomiopatia infiltrativa (amiloidose, sarcoidose), sepse (miocardiopatia induzida por citocinas inflamatórias).

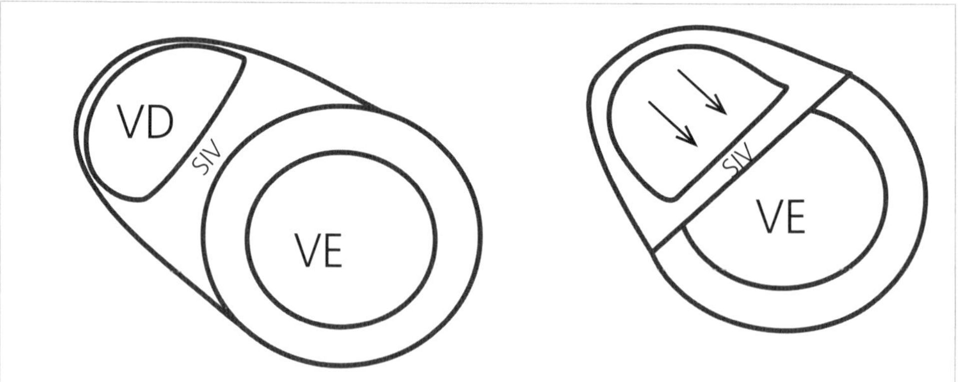

FIGURA 2 Modelo exemplificando a interpelação entre ventrículo direito (VD) e ventrículo esquerdo (VE) e o desvio possível do septo interventricular com redução da cavidade de VE.
SIV: septo interventricular.

TABELA 1 Resumo das principais diferenças entre VD e VE

	VD	VE
VDF (mL/m2)	~75	~65
Massa (g/m2)	~30	~90
Espessura de parede livre (mm)	2-5	7-11
Pressão (mmHg)	24 × 4	130 × 8
Resposta a sobrecarga	Melhor resposta a sobrecarga volêmica	Melhor resposta a sobrecarga pressórica
Perfusão	Sístole/diástole	Diástole
Contração das fibras	Longitudinal	Circunferencial

VD: ventrículo direito; VE: ventrículo esquerdo; VDF: volume diastólico final.

- Falha de enchimento do VD: choque hipovolêmico, síndrome da veia cava superior, estenose tricúspide, tamponamento cardíaco, pericardite constritiva, ventilação mecânica (ex.: PEEP elevada).

- Após implante de dispositivo de assistência circulatória mecânica: aproximadamente 20% dos pacientes submetidos a implante de dispositivos de assistência circulatória mecânica evoluem com disfunção aguda do VD. A fisiopatologia da disfunção do VD neste cenário é complexa (potencialmente relacionada ao aumento abrupto da pré-carga do VD, gerando alterações geométricas no VD, deslocamento do SIV para esquerda, insuficiência tricúspide e redução do volume sistólico do VD, e também possivelmente por alteração contrátil relacionada ao ancoramento do dispositivo no ápice do VE).

QUADRO CLÍNICO

- A apresentação clínica do choque de VD dependerá muito da etiologia do choque – sobretudo em pacientes com TEP e IAM do VD cujos sintomas e sinais estão detalhados em outros capítulos deste livro.
- Na unidade de emergência a hipótese de falência de VD usualmente acontece em pacientes hipoxêmicos, com sinais de congestão sistêmica (distensão venosa jugular, refluxo hepatojugular, edema periférico, hepatoesplenomegalia congestiva, ascite e anasarca) associados a um estado de baixo débito cardíaco (hipotensão, taquicardia, extremidades frias, rebaixamento do nível de consciência e oligúria). A avaliação de congestão pulmonar é extremamente relevante, pois, se presente, não é consistente com choque isolado do VD, e sugere disfunção biventricular ou disfunção de VD secundária ao VE.

EXAME FÍSICO E EXAMES COMPLEMENTARES

- O exame físico e exames de propedêutica armada são fundamentais tanto para identificar a disfunção ventricular direita como para a identificação etiológica do choque do VD.

Exame físico

- Nos pacientes com choque de VD as alterações de exame físico são secundárias ao aumento das pressões de enchimento das câmaras direitas: distensão venosa jugular (com elevação da pressão venosa jugular examinada a 45º, avaliação da onda de pulso venosa jugular com onda V proeminente), hepatomegalia, ascite e edema periférico.
- A dilatação do VD pode causar o desdobramento fixo da segunda bulha (B2) e gerar um sopro de insuficiência tricúspide secundário a dilatação do VD.

- Outras alterações de exame físico podem ajudar a elucidar a etiologia do choque de VD (ex.: trombose venosa profunda – TEP; abafamento de bulhas e sinal de Kussmaul – tamponamento cardíaco).
- O diagnóstico de choque de VD em pacientes sem elevação da pressão em câmaras direitas necessita de alta suspeita clínica e usualmente do auxílio de exames complementares.

Exames complementares

- Os principais exames complementares, amplamente disponíveis e de fácil acesso, são: radiografia de tórax, eletrocardiograma (ECG), biomarcadores (BNP/troponina), tomografia de tórax e ecocardiograma transtorácico.

Radiografia de tórax

- A radiografia de tórax auxilia na exclusão de diagnósticos diferenciais do choque do VD (atelectasia, derrame pleural, congestão pulmonar e pneumotórax) e pode identificar a causa da disfunção do VD, p. ex. sinais de hipertensão pulmonar crônica com aumento do tronco da artéria pulmonar; alterações sugestivas de TEP (sinal de Palla, Westermark e Hampton) (Figura 3).

Eletrocardiograma

- O ECG pode evidenciar sinais de sobrecarga do VD (Figura 4).
- O padrão do QRS em V1 de Qr sugere disfunção ventricular direita, em paciente com padrão de bloqueio de ramo direito a duração da onda R em V1 além de 100 mseg também prediz disfunção do VD. A inversão da onda T de V1 a V4 sugere strain de VD.
- O ECG também pode fornecer informações da causa etiológica do choque do VD (taquicardia sinusal, S1Q3T3 e inversão do segmento ST em pré-cordiais direitas em casos de TEP, supradesnivelamento do segmento ST em casos de infarto agudo do miocárdio).

Ecocardiograma transtorácico

- O ecocardiograma é um exame de baixo custo e capaz de ser realizado a beira-leito, muitas vezes pelo próprio emergencista,

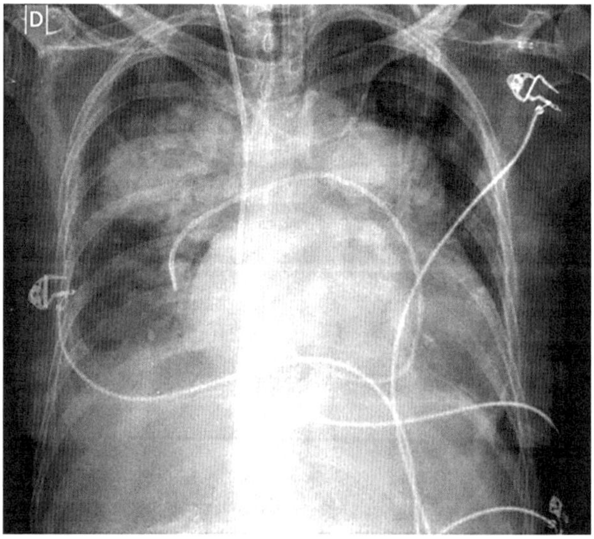

FIGURA 3 Radiografia de tórax de paciente com quadro de hipertensão pulmonar crônica descompensada internada por falência de ventrículo direito. Observa-se tamanho exuberante dos hilos pulmonares, abaulamento do arco pulmonar e dilatação de ventrículo direito.

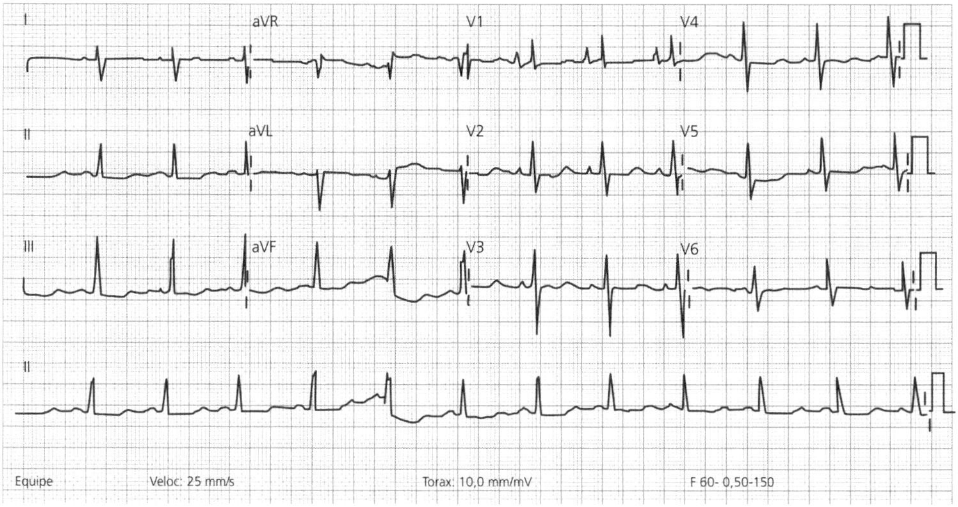

FIGURA 4 Eletrocardiograma mostrando desvio do eixo para a direita e para a frente, ondas S profundas em V5 e V6M – típico de sobrecarga de ventrículo direito.

sem a necessidade de deslocamento do paciente do local onde se encontra, otimizando o fluxo diagnóstico e agilizando as condutas terapêuticas.

- O treinamento em ultrassonografia *point-of-care* é fundamental e tem uma curva de aprendizado relativamente rápida no tocante à observação de mudanças anatômicas/fisiológicas importantes nos casos de disfunção do ventrículo direito.
- O exame consegue quantificar o tamanho e a função do VD, auxilia no diagnóstico diferencial com outras condições e nos fornece estimativas da pressão no território da artéria pulmonar (por exemplo, por meio do refluxo tricúspide podemos estimar a pressão sistólica na artéria pulmonar (PSAP) e por meio do jato de refluxo pulmonar, podemos estimar a pressão média e diastólica da artéria pulmonar (PMAP e PDAP) , busca presença de sinais indiretos de HP (abaulamento do tronco da pulmonar, abaulamento do septo interventricular) e na busca de disfunção do VE concomitante. Além disso, em algumas situações é possível até mesmo visualizar a presença de trombos em cavidade direitas e seu movimento em direção a artéria pulmonar ("*clot in transit*"). Enumeramos a seguir alguns parâmetros comumente utilizados para estimar a função do VD (Figura 5):
  - TAPSE (excursão sistólica do ânulo da valva tricúspide): em um corte apical de quatro câmaras, mede-se a distância percorrida pelo ânulo da tricúspide em direção ao ápice cardíaco. Valores menores que 17 mm no modo M indicam disfunção do VD.
  - Medida do S': em um corte apical de quatro câmaras, avalia-se, por meio do Doppler tecidual (ou tissular) a medida da velocidade da porção basal do ventrículo direito na sua excursão sistólica. Valores menores que 9,5 cm/s indicam disfunção do VD.
  - FAC (mudança de fração da área do VD): em um corte apical de quatro câmaras, calcula-se a área do VD na sístole e na diástole. Uma variação menor do que 35% indica disfunção do VD.
  - Diâmetro basal do VD > 41 mm, relação dos diâmetros finais do VD/VE > 1 e impressão global de dilatação ventricular.

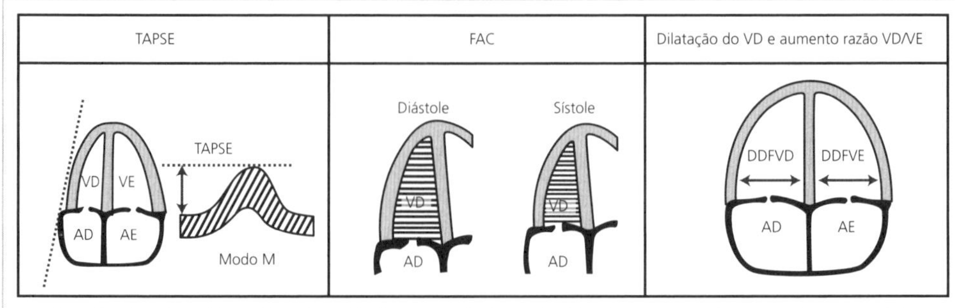

FIGURA 5 Achados ecocardiográficos que demonstram disfunção do ventrículo direito.
FAC: mudança de fração da área do VD; TAPSE: excursão sistólica do ânulo da valva tricúspide; AD: átrio direito; AE: átrio esquerdo; DDFVD: diâmetro diastólico final do ventrículo direito; DDFVE: diâmetro diastólico final do ventrículo esquerdo; VD: ventrículo direito; VE: ventrículo esquerdo.

- Podemos observar também sinais venosos indiretos de disfunção do ventrículo direito, como a presença de veia cava inferior dilatada e com variabilidade respiratória diminuída (<50%) e dilatação das veias supra-hepáticas, sobretudo na janela subcostal.
- Em pacientes com HP, são considerados sinais de mau prognóstico e pior mortalidade: aumento do átrio direito, derrame pleural, TAPSE baixo e abaulamento septal (Figura 6).

Tomografia de tórax

- A tomografia de tórax deverá ser solicitada em casos em que o choque do VD não está bem elucidado e principalmente em casos de suspeita de TEP (por meio da angiotomografia). Neste contexto pode confirmar a etiologia do choque do VD, além de determinar sinais indiretos de disfunção ventricular direita e de hipertensão da artéria pulmonar.

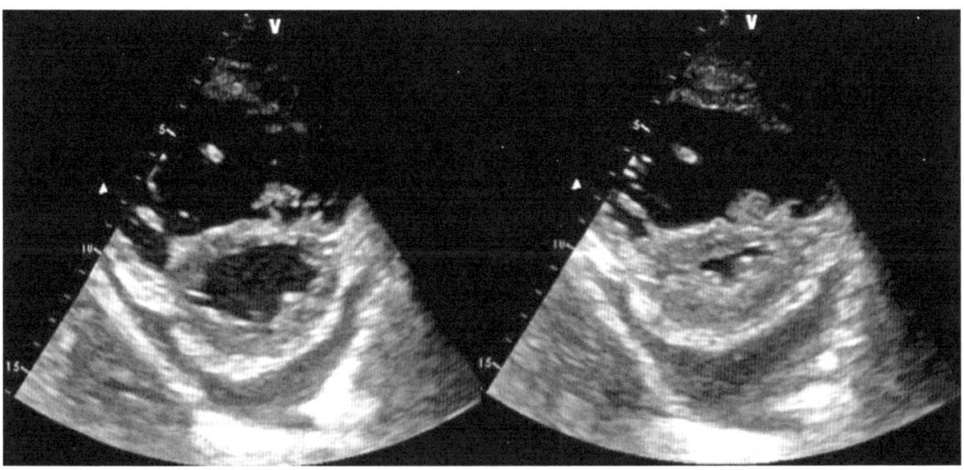

FIGURA 6 Corte paraesternal do eixo curto. Observe como o ventrículo direito (VD) (mais próximo do transdutor) está aumentado de tamanho e abaula o septo interventricular em direção ao ventrículo esquerdo (VE). À esquerda durante a diástole e à direita durante a sístole. O paciente ilustrado internou-se com choque do VD em contexto de tromboembolismo pulmonar (TEP) crônico com hipertensão pulmonar (HP) e novo evento embólico a despeito de anticoagulação.

- A tomografia avalia o parênquima pulmonar, o pericárdio, detecta e quantifica derrames nos espaços pericárdico e pleural. Quando da repercussão de quadro de embolia pulmonar no sistema cardiovascular podemos observar os seguintes parâmetros: relação dos diâmetros VD/VE > 1,0 ou dos volumes VD/VE > 1,2 e sinais indiretos de HP, como ectasia do tronco da pulmonar (> 29 mm), dilatação do VD e das VCI e das veias supra-hepáticas (Figura 7).

Biomarcadores

- Não há nenhum biomarcador específico para o VD, de tal modo que a utilização rotineira de biomarcadores não está indicada.
- No caso do choque de VD secundário a TEP o uso da dosagem de BNP/NT-pro-BNP e de troponina se mostra útil como marcadores de pior prognóstico.

MANEJO DA DISFUNÇÃO AGUDA DO VENTRÍCULO DIREITO

- O tratamento do choque do VD depende da otimização de diversos fatores que afetam o débito cardíaco, além de ser fundamental a identificação do fator etiológico da disfunção do VD (IAM, arritmias, TEP, sepse) e seu imediato tratamento.
- Objetivamente devemos sempre avaliar:
  - Pré-carga.
  - Pós-carga.
  - Ritmo e frequência cardíaca.
  - Contratilidade miocárdica.
  - Suporte ventilatório.

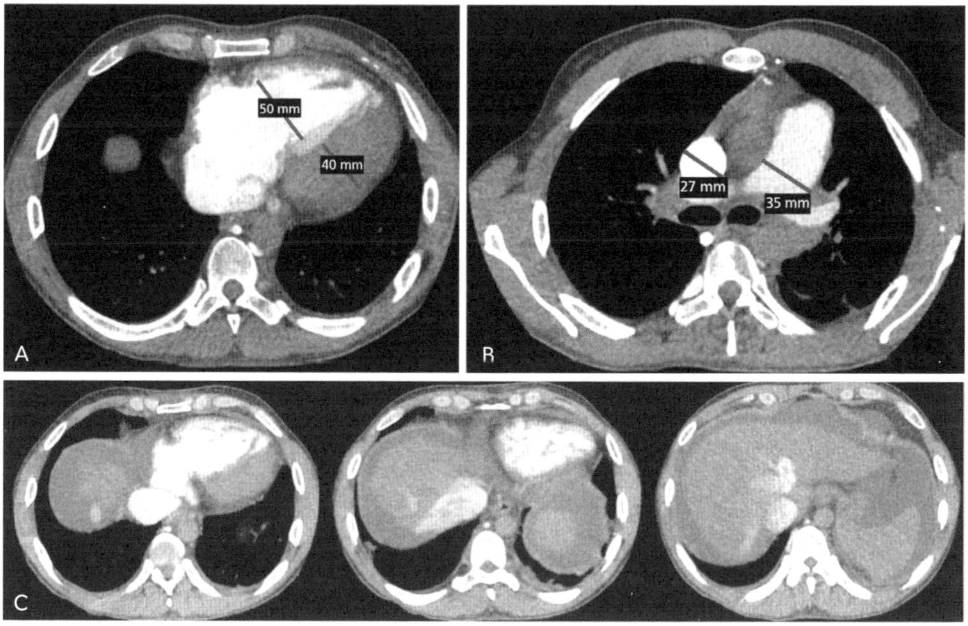

FIGURA 7 Tomografia de tórax de um paciente portador de tromboembolismo pulmonar (TEP) crônico com descompensação do ventrículo direito (VD), em quadro de choque. Há sinais clássicos de hipertensão pulmonar avançada com disfunção de VD. Em A, observa-se dilatação do tronco da pulmonar (35 mm), que fica mais nítida quando se compara ao diâmetro da aorta no mesmo plano (27 mm); em B nota-se a razão do diâmetro do VD (50 mm) pelo do VE (40 mm) com valor maior que 1. Em C, note a dilatação importante de veia cava inferior e supra-hepática.

QUADRO 1 Biomarcadores e seus significados indiretos na disfunção do ventrículo direito

Biomarcador	Significado
Lactato	Utilização tissular inadequada de oxigênio
BNP/NT-pro-BNP	Aumento das pressões em VD ou VE
Troponina	Injúria miocárdica
Alteração de bioquímica hepática	Congestão e/ou isquemia hepática

VD: ventrículo direito; VE: ventrículo esquerdo.

- Tratamento específico (quando aplicável).

Pré-carga

- A otimização da pré-carga deve ser o passo inicial no manejo do choque do VD. Embora pacientes com disfunção de VD usualmente sejam mais dependentes da pré-carga para manter débito cardíaco efetivo, a sobrecarga volêmica também é extremamente deletéria para o VD e sua interação com VE.
- Deve-se basear a otimização volêmica na resposta clínica as medidas instituídas ou por meio de monitores contínuos do débito cardíaco – para guiar o manejo volêmico. Alvos de pressão de enchimento costumam variar em pacientes diferentes, mas em geral um alvo de pressão atrial direita/pressão venosa central entre 12-15 mmHg geralmente é suficiente para enchimento adequado do VD sem causar efeitos adversos relacionados a sobrecarga volêmica. Lembre-se que este valor pode variar muito na prática clínica dependendo da etiologia do choque além do tempo de evolução da disfunção do VD (aguda, subaguda ou crônica).
- A pressão de enchimento ventricular varia muito entre pacientes diferentes, por isso a utilização da avaliação clínica seriada da perfusão sistêmica auxiliada pelo uso de monitorização hemodinâmica concomitante constitui a melhor ferramenta para manejo volêmico e auxilia a decisão individualizada sobre a pressão ótima no átrio direito/volemia.
- Deve-se buscar sinais de hipovolemia (sangramento, uso de sedativos, perdas de líquido insensíveis etc.) ou diminuição do tônus vascular (uso excessivo de sedativos/opioides) que possam estar contribuindo para inadequação da pré-carga.
- Uma vez detectados sinais de hipovolemia, proceda à reposição volêmica com alíquotas cautelosas de volume, fazendo reavaliações frequentes da volemia e da perfusão periférica. Se disponível pode-se guiar a reposição terapêutica por meio de monitores de débito cardíaco contínuo e/ou da pressão venosa central.
- O valor pontual da pressão venosa central (PVC) não deve ser utilizado para guiar reposição volêmica, no entanto, uma elevação excessiva da PVC após a reposição volêmica indica uma iminente falência de VD e que se deve suspender a administração de volume.
- Em paciente com sinais de hipervolemia na avaliação inicial deve-se iniciar prontamente diurético endovenoso já que um excesso de pré-carga pode causar redução do débito cardíaco de ambos os ventrículos, além de aumentar o consumo de oxigênio do VD. Em geral, para pressões no AD acima de 15 mmHg a redução da volemia será benéfica para o paciente, por restaurar condições de enchimento favoráveis e normalizar o impacto da interdependência ventricular no débito cardíaco.
- Em casos de difícil otimização volêmica ou casos refratários à terapêutica inicial, a passagem do cateter de artéria pulmonar (Swan-

-Ganz) ou outros dispositivos para monitorização contínua do débito cardíaco podem auxiliar no manejo de terapias.

Pós-carga

- Não existem ensaios clínicos randomizados comparando terapias neste cenário, e seu é baseado em resultados de estudos observacionais, sendo a escolha de medicação baseada na combinação da experiência da equipe com estes fármacos e em opinião de especialistas,
- O aumento da pós-carga é muito prevalente nos quadros de choque do VD e, por isso, as tentativas de sua diminuição usualmente auxiliam no manejo dessa situação.
- O combate agressivo a condições que aumentam a resistência vascular pulmonar deve ser tentado. Por isso, monitorize e corrija hipoxemia, hipercapnia, acidemia e volumes correntes altos. Meta de saturação de $O_2 > 92\%$ e PCO_2/pH próximos ao normal.
- Se após a correção de pré-carga e de fatores que resultam em vasoconstrição o paciente permanecer com sinais de disfunção do VD, considere o uso de vasodilatadores pulmonares, preferencialmente por via inalatória na tentativa de mitigar efeitos sistêmicos dessas medicações. Infelizmente, dependendo da etiologia da HP algumas vezes o uso de fármacos e de óxido nítrico será ineficaz.
- O óxido nítrico (NO) é um vasodilatador pulmonar importante de ação rápida, com possibilidade de administração inalatória e meia-vida curta (segundos), sendo uma opção bastante atrativa para essa situação. Em estudos de pacientes com SARA, esse fármaco tem mostrado melhora da FE do VD, da pressão de enchimento do VD e de parâmetros de saturação venosa mista. O NO inalatório além de reduzir a RVP age aumentando a perfusão em áreas ventiladas, melhorando a relação de ventilação/perfusão pulmonar.
- Além do NO, outras classes de medicações vêm ganhando destaque, sobretudo os antagonistas de receptor da endotelina (ambrisentana, bosentana, macitentan), os inibidores da fosfodiesterase-5 (iPDE5) (sildenafil e tadalafil), os derivados da prostaciclina (epoprostenol, treprostinil, iloprost) e os estimuladores da guanilato ciclase (riociguat e o próprio NO) (Tabela 2).
- Os iPDE5 têm meia-vida muito longa, além de efeitos sistêmicos hipotensivos importantes, não sendo passíveis de uso inalatório. Por isso, devem ser utilizados com muita cautela.
- Indivíduos que estejam na vigência de tratamento para HP com vasodilatadores pulmonares devem continuar a recebê-los durante a descompensação, uma vez que sua suspensão pode causar efeito rebote e piorar ainda mais a situação clínica do doente. Se for o caso, deve-se trocar a via de administração.

Ritmo e frequência cardíaca

- Alterações do ritmo elétrico podem causar efeitos deletérios na função e no padrão hemodinâmico do VD. A manutenção do ritmo sinusal é fundamental para manter a pré-carga do VD e evitar elevações de pressões no VD, mantendo a sincronia de funcionamento atrioventricular.
- No choque do VD a frequência cardíaca usualmente deve estar elevada (acima de 80 bpm), pois a disfunção do VD é usualmente acompanhada de regurgitação tricúspide. Com a frequência cardíaca elevada reduz-se a distensão do VD e consequentemente o volume regurgitante.
- Deve-se, portanto, considerar um controle rígido da frequência cardíaca, inclusive considerando as estratégias de química ou elétrica sincronizada (CVES) precocemente em episódios de taquiarritmias e o implante de marca-passo atrial em bradiarritmias causadas por bloqueios atrioventriculares.

TABELA 2 Vasodilatadores pulmonares

Nome	Classe	Ação	Via de uso	Meia-vida
Ambrisentana	Antagonista do receptor da endotelina	Bloqueia o receptor A da endotelina	Oral	15 horas
Bosentana	Antagonista do receptor da endotelina	Bloqueia o receptor A e B da endotelina	Oral	5 horas
Macitentan	Antagonista do receptor da endotelina	Bloqueia o receptor A da endotelina	Oral	14-18 horas
Sildenafila	Inibidor da fosfodiesterase 5	Diminui o metabolismo do cGMP intracelular	Oral ou IV	4 horas
Tadalafila	Inibidor da fosfodiesterase 5	Diminui o metabolismo do cGMP intracelular	Oral	17,5 horas
Epoprostenol	Prostaciclina	Aumento o cAMP intracelular	IV ou inalado	< 6 minutos
Treprostinil	Derivado de prostaciclina	Aumento o cAMP intracelular	IV, SC, inalado ou VO	4 horas
Iloprost	Derivado de prostaciclina	Aumento o cAMP intracelular	Inalado	20-30 segundos
Óxido nítrico	Estimulador solúvel da guanilato ciclase	Aumento o cAMP intracelular	Inalado	Segundos
Riociguat	Estimulador solúvel da guanilato ciclase	Aumento o cAMP intracelular	Oral	7-12 horas

IV: endovenoso; SC: subcutâneo; VO: via oral.

Contratilidade miocárdica

- Três principais fatores influenciam a diminuição da contratilidade do VD: 1) hiperdistensão da parede livre; 2) desarranjo do metabolismo celular; 3) diminuição do aporte de oxigênio devido a diminuição da perfusão coronária.
- O excesso de pré-carga, como já mencionado acima, é um dos principais fatores na hiperdistensão da parede.
- Hipoxemia, distúrbios ácido-base, hidroeletrolíticos, outras condições ativas (p. ex., quadro séptico) são as principais variáveis atrapalhando o metabolismo celular.
- A perfusão da parede livre do VD (PPLVD) resulta da diferença entre a pressão de perfusão coronária (PPC) e a tensão da parede. Sendo assim, durante a sístole ventricular, em que há aumento de tensão da parede, ocorre uma diminuição da PPLVD e isso também irá ocorrer em casos de hipotensão sistêmica, uma vez que a PPC depende da pressão arterial sistêmica.
- O conhecimento dessa nuance fisiopatológica fundamenta a razão de se manter uma pressão arterial sistêmica acima ou no mesmo nível das pressões pulmonares em território de artéria pulmonar.

Suporte ventilatório

- A intubação orotraqueal e ventilação mecânica (VM) devem ser evitadas. A vasodilatação sistêmica e diminuição de pré-carga que se segue após o uso de drogas sedativas associadas a aumento da pressão intratorácica (e consequentemente, o aumento da pós-carga do VD pela intubação + VM) podem causar grave piora já no momento da indução para o procedimento.
- Se a VM é inevitável, deve-se combater de maneira agressiva a hipotensão e tentar prevenir a perda de contratilidade do VD. Para

isso: corrija hipoxemia, não tolere hipercapnia, tente manter PEEPs < 10 cmH20 e evite volumes correntes altos ou baixo, com uso de ventilação protetora se possível.

- Pode-se usar o NO inalatório em pacientes com SARA grave com hipertensão pulmonar aguda e falência de VD, monitorizando-se a resposta e titulando a dosagem de partes por milhão (ppm).

Tratamento específico – formas agudas de disfunção do VD

- No caso da falência do VD secundária ao infarto agudo do miocárdio (IAM) com supradesnivelamento do ST deve-se prontamente encaminhar o paciente para a hemodinâmica para tentativa de desobstrução coronariana ou uso de fibrinolítico (vide capítulo de IAMCST).
- Em pacientes com disfunção de VD secundárias a TEP, deve-se considerar o uso de fibrinolítico. Quando o paciente encontra-se em franco choque cardiogênico, não há muita dúvida da sua indicação. Em outros pacientes, considerados de risco intermediário, pode-se aventar o uso do fibrinolítico (vide capítulo de tromboembolismo pulmonar).
- Em casos de síndrome de baixo débito ocasionada por derrame pericárdico/tamponamento, a drenagem pericárdica está indicada. Por exemplo, em situações de pós-operatório de cirurgia cardíaca podemos ter derrames "loculados" acometendo de maneira assimétrica os ventrículos, podendo resultar em compressão e disfunção isolada de VD.
- Algumas causas específicas de miocardite – por exemplo, miocardite de células gigantes, miocardite eosinofílica – há de se considerar terapia imunossupressora.

USO DE INOTRÓPICOS E VASOPRESSORES DA DISFUNÇÃO DE VD

- O uso de vasopressores é fundamental no atendimento do paciente com choque do VD. A droga ideal deveria ser capaz de aumentar a pressão sistêmica, ao passo que diminui a pulmonar e melhora a performance de VD.
- O fármaco mais utilizado é a norepinefrina. Ela possui ação predominantemente em receptores alfa-1 e, por isso, causa vasoconstrição periférica com pouco efeito beta-1. Muitas vezes é usada em combinação com inotrópicos para manter uma pressão sistêmica maior do que os valores pulmonares e, assim, garantir a perfusão do VD. Também pelo efeito alfa-1 a norepinefrina aumenta a RVP, mas por muitas vezes seu uso é necessário para elevar-se a pressão arterial média e mantê-la acima da pressão arterial pulmonar média, mantendo a perfusão do VD.
- A vasopressina tem como potencial benefício o fato de não elevar a RVP. No entanto, a segurança de doses mais elevadas – já descritas em outros tipos de choque (0,04 UI/min chegando a até 0,06 UI/min) ainda não está bem estabelecida para o choque do VD. Por isso, a vasopressina é usualmente utilizada quando associada a norepinefrina.
- Deve-se evitar o uso da fenilefrina, uma vez que ela aumenta os valores de resistência vascular pulmonar.
- Quanto aos inotrópicos, as opções mais comumente disponíveis são: dopamina, dobutamina e milrinone.
- Dobutamina age por meio do estímulo direto beta-1 adrenérgico, mas também tem algum efeito vasodilatador em receptores beta-2. A dose habitualmente utilizada fica entre 5-10 mcg/kg/min, uma vez que nesses valores parece ocorrer uma certa diminuição da pressão arterial pulmonar e melhora da resposta hemodinâmica em pacientes com hipertensão pulmonar. Doses maiores (10-20 mcg/kg/min) devem ser utilizadas com cuidado, sobretudo pelo risco de hipotensão e de efeito taquicardizante.
- Milrinone pertence à classe dos fármacos inibidores da protaglandina E-3, que diminui o metabolismo intracelular do AMP cíclico. Por ter efeito de inotropismo ventricu-

lar aliado a vasodilatação pulmonar seu uso acaba tornando-se bastante atrativo quando a disfunção grave do VD é associada a hipertensão pulmonar concomitante. Além disso, tem menos efeito taquicardizante que a dobutamina. A comparação de milrinone *versus* dobutamina em estudos comparativos resultou em desfechos clínicos e hemodinâmicos semelhantes, assim como no risco de efeitos adversos.

- É muito comum a associação da noradrenalina com inotrópicos para tratamento de hipotensão.

Assistência circulatória mecânica

- Quando houver falha na estabilização hemodinâmica (usualmente definida como hipotensão, hipoxemia ou lesão tissular progressiva) por meio das medidas clínicas iniciais, deve-se considerar a possibilidade do uso de dispositivos de assistência ventricular. A decisão tem de ser feita em tempo hábil, de maneira a evitar que a disfunção orgânica múltipla irreversível tenha se instalado e, assim, o esforço empregado seja fútil.
- A designação de centros quaternários de atendimento, com expertise de profissionais no uso desses equipamentos é fundamental.
- As evidências científicas que embasam o uso dos dispositivos no cenário do choque do VD isolado são muito restritas (estudos observacionais, com inclusão de um espectro heterogêneo de etiologias do choque).
- Deve-se definir qual tempo de duração que se espera para cada caso: curta ou longa duração, bem como a necessidade de oxigenação concomitante.
- O uso de balão intra-aórtico pode ser considerado, apesar de pouca evidência em casos de disfunção de VD. No entanto, devido à interdependência entre VD e VE, em casos de disfunção concomitante de VE e/ou IAM, seu uso pode trazer algum benefício adicional.
- A oxigenação por membrana extracorpórea (ECMO) é o dispositivo atual que vem ganhando maior destaque. Embora seus primeiros protótipos tenham descrição na década de 1950, nos últimos 10-15 anos seu emprego tem ficado mais comum. Seu uso habitualmente é programado para um curto período (< 14 dias) e, decorrido esse tempo, deve-se tomar uma decisão a respeito da possibilidade de desmame da terapia ou da progressão por alguma ferramenta de mais longo prazo. Contudo, não é incomum que, com o cuidado adequado, pacientes fiquem em uso de ECMO por um maior período de tempo (> 30 dias) até que conseguissem uma recuperação da contratilidade ventricular. A instalação do equipamento pode ser feita a beira-leito, sem necessidade de transferência para centro cirúrgico.
- Há duas modalidade do uso da ECMO: veno-venosa e veno-arterial. O uso desse dispositivo atua em várias frentes: reduz a pré-carga, diminui a tensão na parede do ventrículo direito e provê sangue oxigenado em direção aos órgãos e sistemas, restaurando a perfusão por meio de uma readequação do débito cardíaco. Em geral, para assistência ventricular direita, há de se utilizar a modalidade veno-arterial, ou seja, uma cânula posicionada no sistema "venoso" do paciente coletando o fluxo e direcionando o mesmo para a membrana (cânula de drenagem ou influxo) e a outra cânula que retorna o sangue oxigenado em território arterial (p. ex., a artéria femoral) (cânula de efluxo ou retorno).
- Complicações possíveis desse método terapêutico são: infecção, formação de trombo, chicoteamento do sistema, isquemia do membro e sangramentos. Por isso, para o correto sucesso na terapia há de se ter experiência de toda equipe multiprofissional por meio de um TIME de ECMO. A epidemia de Covid-19 acabou por aumentar a familiaridade das UTI em todo o país com o uso de ECMO para casos de insuficiên-

cia respiratória (na sua maioria veno-venosa para assistência exclusiva pulmonar, mas em casos selecionados, veno-arterial, muito comumente utilizados para pacientes com disfunção ventricular direita por casos de TEP maciço).

- Dispositivos de assistência ventricular direita podem ser implementados de maneira percutânea ou cirúrgica. Assistência paracorpórea pode ser usada por semanas a meses, mas a experiência ainda está ganhando corpo em cenário internacional. No Brasil, é ainda algo raro.
- Transplante cardíaco isolado ou combinado (coração + pulmão) é uma opção a ser aventada em casos refratários, mas apenas em locais onde haja equipe preparada para esse procedimento, o que é bastante difícil em nossa realidade nacional.

QUAL A ROTINA NA EMERGÊNCIA DO INCOR?

- Pacientes com sinais de choque hemodinâmico devem preferencialmente ser levados à sala de emergência, obtendo-se acesso venoso periférico, monitorização contínua e suporte de oxigênio, quando necessário. Dados diretos como pressão arterial, amplitude de pulso, frequência cardíaca, perfusão periférica (tempo de enchimento capilar), diurese e oximetria arterial devem ser imediatamente observados. Além disso, sinais de hipervolemia, como estase jugular, hepatomegalia, refluxo hepatojugular, edema e congestão pulmonar, devem constar na avaliação.
- Deve ser realizado eletrocardiograma de 12 derivações, coleta de exames laboratoriais gerais (inclusive biomarcadores como troponina e BNP), assim como gasometria arterial e lactato arterial para melhor avaliação da micro-hemodinâmica.
- O manejo dos pacientes portadores de cardiopatia congênita será abordada em outro capítulo.
- Como comentado, choque de VD é suspeitado na presença de hipoxemia importante acompanhado de sinais de congestão sistêmica e baixo débito cardíaco. Todo paciente valvar, principalmente de origem mitral, ou naqueles com histórico de TEP crônico ou doenças pulmonares, o diagnóstico deve ser aventado.
- Na presença de choque causado por IAM de VD, deve-se evitar o uso de nitratos e morfina que podem gerar piora hemodinâmica importante. Caso haja hipotensão, deve-se realizar ressuscitação volêmica vigorosa conforme discutido em capítulo a parte. Deve-se priorizar a reperfusão coronariana por angioplastia coronária percutânea; na indisponibilidade, a trombólise é mandatória.
- Ecocardiograma transtorácico a beira-leito deve ser realizado o mais brevemente possível. É possível avaliar o grau de disfunção do VD e/ou sinais indiretos de HP. Na vigência de alterações novas da função do VD e elevação aguda da PSAP, deve-se considerar a hipótese de TEP.
- Na presença de TEP com choque hemodinâmico e a depender do risco de sangramento, discute-se a realização de trombólise sempre em conjunto com a equipe da pneumologia.
- A avaliação volêmica deve ser muito criteriosa. Na presença de sinais de hipovolemia, pequenas alíquotas de soro fisiológico (250 mL) são realizadas com parcimônia até ajuste adequado, guiado pelo exame físico. Na presença de congestão sistêmica, indica-se o uso de diureticoterapia (furosemida 1-2 mg/kg) para reduzir o abaulamento do septo interventricular sobre o VE, o que poderia corroborar para o choque.
- Em pacientes com disfunção de VD isolada, deve-se evitar o uso de vasodilatadores sistêmicos ou coronarianos. A hipotensão é prejudicial e pode comprometer a perfusão do VD, como explicado anteriormente, piorando o estado de choque. A única situação em que o uso de vasodilatadores sistêmicos

é permitido seria em casos com disfunção de VE conjunta.

- Da mesma forma, o controle de frequência cardíaca medicamentoso não é realizado em pacientes em choque de VD. Na presença de bradicardias, a passagem de marca-passo transvenoso temporário pode ser necessária para correção do distúrbio e melhora do débito cardíaco. Quando o paciente apresentar alguma taquiarritmia que comprometa seu status hemodinâmico, a realização de CVES também se torna mandatória.
- Na vigência de hipotensão, vasopressores são indicados e damos preferência inicial para norepinefrina, seguida de vasopressina caso haja refratariedade.
- Dentre os inotrópicos, o milrinone além de efeito inotrópico positivo tem capacidade de promover certa vasodilatação pulmonar e é preferencial na grande maioria das vezes em comparação à dobutamina.
- Não devem ser suspensos vasodilatadores pulmonares orais em pacientes portadores de HP prévia na vigência de choque de VD, evitando-se assim um efeito rebote de aumento da pós-carga à direita.
- Evita-se ao máximo a ventilação mecânica, uma vez que o aumento da pressão intratorácica pode piorar o colapso do VD. É importante manter sempre oximetria adequada a todos os pacientes, uma vez que isso reduz a RVP.
- Na emergência do InCor, até o momento, não disponibilizamos de uso de NO inalatório. Quando necessário, o paciente é transferido à unidade de terapia intensiva.
- Na presença de infecção associada, dispositivos intracavitários ou intravenosos, próteses valvares, cardiopatias congênitas corrigidas ou não, deve-se considerar o diagnóstico de endocardite.
- O uso de dispositivos de assistência circulatória em pacientes com disfunção isolada de VD não é usual. Nos casos associados à disfunção de VE e/ou pós-IAM, o uso de balão intra-aórtico tem sido a primeira opção.
- O fluxograma de avaliação de pacientes com disfunção e choque de VD encontra-se na Figura 8.

BIBLIOGRAFIA RECOMENDADA

1. Grant Jr C, Richards JB, Frakes M, Wilcox SR. ECMO and right ventricular failure: review of the literature. J Intens Care Med. 2021;36(3):352-60.
2. Vashi M, Parikh R, Kalra D, Tandon R. In acute right ventricular failure, what are the effects of preload and afterload? Clinical Pulmonary Medicine. 2017;24(1):1-5.
3. Hrymak C, Strumpher J, Jacobsohn E, Acute RV. Failure in ICU: assessment and management. Canad J Cardiol. 2016.
4. Harjola VP, Mebazaa A, Celutkien J, Bettex D, Bueno H, Chioncel O. Contemporary management of acute right ventricular failure: a statement from the Heart Failure Association and the Working Group on Pulmonary Circulation and Right Ventricular Function of the European Society of Cardiology. Eur J Heart Failure. 2016;18:226-41.
5. Pinsky MR. The right ventricle: interaction with the pulmonary circulation. Critical Care. 2016;20:266.
6. Wilcox SR, Kabrhel C, Channick RN. Pulmonary hypertension and right ventricular failure in emergency medicine. Ann Emerg Med. 2015;66(6):619-28.
7. Doan H, de Roos A, Geleijins J, Huisman MV, Kroft LJ, et al. The role of computed tomography in the diagnosis of acute and chronic pulmonary embolism. Diagn Interv Radiol. 2015;21:307-16.
8. Ventetuolo CE, Klinger JR. Management of acute right ventricular failure in the intensive care unit. Ann Am Thorac Soc. 2014;11(5):811-22.
9. Zochios V, Jones N. Review article: acute right heart syndrome in the critically ill patient. Heart, Lung and Vessels. 2014;6(3):157-70.
10. Walker LA, Buttrick PM. The right ventricle: biologic insights and response to disease: updated. Current Cardiology Reviews. 2013;9(1).
11. Inohara T, Kohsaka S, Fukuda K, Menon V. The challenges in the management of right ventricular infarction. Eur Heart J Acute Cardiovasc Care. 2013;2(3):226-34.
12. Lahm T, McCaslin CA, Wozniak TC, Ghumman W, Fadl YY, Obeidat OS, et al. Medical and surgical treatment of acute right failure. ACC. 2010;56(18):1435-46.
13. Voelkel NF, Quaife RA, Leinwand LA, Barst RJ, McGoon MD, Meldrum DR, et al. Right ventricular

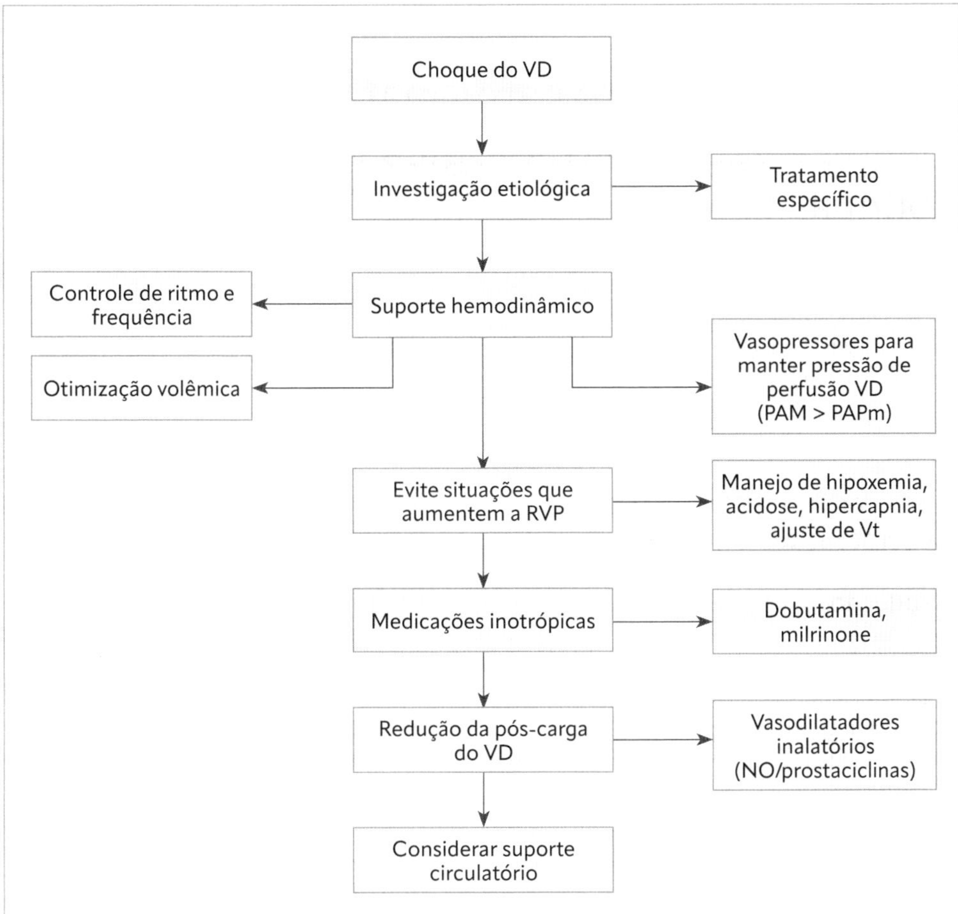

FIGURA 8 Fluxograma proposto para manejo do choque do ventrículo direito.
NO: óxido nítrico; PAM: pressão arterial média; PAPm: pressão média da artéria pulmonar; RVP: resistência vascular pulmonar; Vt: volume corrente.

function and failure. Report of a National Heart, Lung, and Blood Institute Working Group on Cellular and Molecular Mechanisms of Right Heart Failure. Circulation. 2006;114:1883-91.

14. Hamzaoui O, Monnet X, Teboul JL. Pulsus paradoxus. Eur Respir J. 2013;42:1696-705.
15. Haddad F, Hunt SA, Rosenthal DN, Murphy DJ. Right ventricular function in cardiovascular disease, part I: Anatomy, physiology, aging, and functional assessment of the right ventricle. Circulation. 2008;117(11):1436-48.
16. Haddad F, Doyle R, Murphy DJ, Hunt AS. Right ventricular function in cardiovascular disease, part II: pathophysiology, clinical importance, and management of right ventricular failure. Circulation. 2008;117(13):1717-31.
17. Konstam MA, Kiernan MS, Bernstein D, et al. Evaluation and management of right-sided heart failure: a scientific statement from the American Heart Association. Circulation. 2018;137(20):e578-e622.

14

Covid no paciente cardiopata e manifestações cardiológicas da doença

Lucas Lentini Herling de Oliveira
Vinícius Machado Correia
Alexandre de Matos Soeiro
Tatiana de Carvalho Andreucci Torres Leal

OBSERVAÇÕES GERAIS BASEADAS EM EVIDÊNCIAS

Introdução

- Durante a pandemia de covid, o cardiologista assumiu papel fundamental no cuidado dos doentes. Tanto pela maior morbidade e mortalidade da doença em pacientes com cardiopatia prévia como por manifestações cardiovasculares em pacientes com e sem doença cardíaca conhecida. Neste capítulo serão abordadas essas questões.

Fisiopatologia

- A relação entre a covid e o coração é complexa e ainda não é plenamente entendida. Existem diversas hipóteses que surgiram na tentativa de descrever os fenômenos que ocorrem nesse binômio. Como possíveis causas de injúria miocárdica associada ao SARS-CoV-2 citam-se lesão secundária a citocinas inflamatórias, lesão direta ao cardiomiócito, hipoxemia e ações sobre o sistema renina-angiotensina-aldosterona.

Diagnóstico

- A suspeita diagnóstica deve ocorrer em pacientes com síndrome gripal ou em pacientes com insuficiência respiratória e quadro compatível com infecção pulmonar, principalmente em pacientes com achados de imagem compatíveis (p. ex., vidro fosco difuso, periférico, bilateral).
- Uma vez feita a suspeita, um teste confirmatório deve ser realizado. Os principais testes disponíveis são o RT-PCR para detecção de RNA do SARS-CoV-2 e o teste antigênico, que identifica proteínas virais. Quando positivos, o diagnóstico é confirmado. Quando negativos, os resultados devem ser interpretados com cautela, a depender da probabilidade pré-teste de covid. Ambos são coletados do trato respiratório (p. ex., *swab* nasal), mas a coleta adequada é crucial para sua acurácia. Os testes moleculares (RT-PCR) são mais sensíveis que os antigênicos. Testes negativos devem ser repetidos em 24 a 48 horas nos casos em que persiste a suspeita de infecção pelo SARS-CoV-2, principalmente quando o primeiro teste realizado foi antigênico.
- Outro teste disponível para diagnóstico é a sorologia, que procura anticorpos contra o vírus. A sorologia é realizada no sangue, e não é habitualmente utilizada para detecção de doença aguda, uma vez que os anticorpos podem demorar vários dias para serem detectados.
- Alterações laboratoriais demonstram principalmente aumento de marcadores asso-

ciados à inflamação, como PCR, ferritina e D-dímero. Tradicionalmente há também linfopenia.

- Exames de imagem auxiliam na caracterização da extensão do acometimento pulmonar e na estratificação de risco dos pacientes. Três principais modalidades podem ser utilizadas: radiografia de tórax (Rx de tórax), tomografia de tórax (TC de tórax) e ultrassom pulmonar à beira do leito (POCUS). O Rx de tórax é o método mais utilizado por sua facilidade de acesso, fornecendo uma ideia geral sobre o acometimento pulmonar. A TC de tórax é o exame que permite maior detalhamento sobre a extensão da doença e sugere possíveis diagnósticos diferenciais, com a ressalva de que ela não tem poder para acuradamente fazer diagnóstico diferencial com outros agentes. O POCUS quando disponível pode fornecer dados diagnósticos e prognósticos. Um estudo brasileiro do Hospital das Clínicas da Faculdade de Medicina da Universidade de São Paulo (HC-FMUSP) demonstrou relação do LUS (*lung ultrasound score*) com a intubação, a admissão em UTI e a morte. O achado característico ao POCUS é a presença de linhas B, denotando acometimento alvéolo-intersticial, de forma semelhante ao padrão achado em congestão pulmonar e sendo um diagnóstico diferencial difícil e importante na prática do cardiologista.

Diagnóstico diferencial

- Outras pneumonias virais (p. ex., influenza, adenovírus).
- Pneumonias bacterianas.
- Congestão pulmonar.
- Doença pulmonar intersticial.
- Tromboembolismo pulmonar (TEP).

Manifestações cardiovasculares da covid

- Mesmo em pacientes sem cardiopatia prévia, as manifestações cardiológicas podem ocorrer. Arritmias, miocardite e eventos trombóticos são os de maior relevância e serão discutidos aqui. Outra situação comumente vista durante a pandemia foi a elevação aparentemente assintomática de biomarcadores como a troponina.
- Arritmias supraventriculares e ventriculares foram observadas em pacientes internados pela covid, principalmente pacientes mais graves. Os mecanismos pelos quais isso ocorre não são plenamente compreendidos, mas provavelmente relacionam-se a fatores comuns a outras infecções sistêmicas graves, como injúria miocárdica, isquemia, hipoxemia, citocinas inflamatórias e distúrbios eletrolíticos. Fibrilação atrial é uma das principais arritmias observadas nesses pacientes e sua incidência parece girar em torno de 5 a 10% dos pacientes internados. Uma metanálise de 2021 com cerca de 30 mil pacientes evidenciou frequência muito maior em pacientes graves em relação a não graves (19% *vs.* 3%), corroborando os fatores de risco descritos anteriormente. Bradiarritmias são bem menos comuns nesses pacientes. O manejo dessas arritmias é igual ao de pacientes sem covid.
- Miocardite é comumente associada a infecções virais, seja por cardiotropismo do vírus em si, seja por imunomodulação. Desde o início da pandemia, relatos de miocardite cuja etiologia suspeita era o SARS-CoV-2 surgiram, mas essa relação ainda não é bem entendida. Existem casos relatados de miocardite histologicamente comprovada que foi associada à covid pela relação temporal, mas uma confirmação objetiva e definitiva ainda não foi possível. Um estudo alemão investigou biópsias endomiocárdicas (BEM) de 104 pacientes não selecionados, coletadas no início de 2020, com suspeita clínica de miocardite ou insuficiência cardíaca sem causa definida. Miocardite ativa foi encontrada em 13,4% das BEM e cardiomiopatia inflamatória em 32,6%. O SARS-CoV-2 foi identificado em 4,8% das BEM, sugerindo

que o vírus pode estar relacionado ao processo inflamatório encontrado nas biópsias. Clinicamente, a miocardite pode se manifestar agudamente com um padrão semelhante à síndrome coronariana aguda (com dor torácica, alterações de ECG e elevação de troponina), com arritmias ventriculares ou com sinais de insuficiência cardíaca e até mesmo choque cardiogênico. Diversos tratamentos já foram propostos, como corticoide, imunoglobulina e imunossupressores, a depender da apresentação clínica e/ou histologia/pesquisa viral após biópsia endomiocárdica, conforme protocolo padrão para miocardites.

- Ainda, houve preocupação internacional quando certas vacinas foram associadas a casos de miocardite. Das vacinas disponíveis, a que foi mais relacionada a esses casos foi a da Pfizer. Em uma análise do sistema de vigilância de vacinas dos Estado Unidos realizada entre 2020 e 2021, das 192 milhões de pessoas que receberam uma vacina de RNAm (a qual se acredita estar associado ao maior risco de miocardites e pericardites), apenas 1.626 casos fecharam critérios para miocardite pós-vacina. Desses, a média de idade era 21 anos e a maioria era do sexo masculino, com tempo médio de surgimento dos sintomas de 2 dias. Os casos ocorreram principalmente após a segunda dose. A manifestação típica da miocardite pós-vacina é dor torácica e/ou dispneia após 1 a 5 dias da vacinação, principalmente após a segunda dose em homens jovens. Séries de casos de Israel e dos Estados Unidos mostraram principalmente doença leve, com curtas internações hospitalares e sem complicações. O estudo israelense detectou raríssimos casos de doença mais grave, com disfunção ventricular. Neste estudo houve um relato de morte por miocardite em um paciente de 22 anos, em um grupo de ~350 mil pacientes vacinados com menos de 25 anos. Portanto, como observado, pode haver casos de miocardite pós-vacina, mas esses são raríssimos e parecem ser na grande maioria das vezes leves, mantendo o benefício líquido da vacinação.
- Outras complicações associadas à covid foram os eventos trombóticos. Acredita-se que o ambiente inflamatório e a hipercoagulabilidade podem desestabilizar placas de aterosclerose e cursar com trombose do leito coronariano.
- Elevação de troponina em pacientes aparentemente assintomáticos do ponto de vista cardiovascular foi vista com frequência durante a pandemia. Quando ocorre de forma isolada, é chamada injúria miocárdica, sendo aguda quando há curva ascendente ou descendente em um dado espaço de tempo. Quando associada a sinais de isquemia (dor, alteração de ECG ou alteração nova em imagem cardíaca) é chamada infarto agudo do miocárdio (IAM), o qual é classificado como "tipo 2" quando ocorre em um cenário de desbalanço entre oferta e demanda. A presença de injúria miocárdica aguda está associada à maior morbidade e mortalidade e não necessariamente ocorre em associação com doença arterial coronariana (DAC). O desbalanço oferta-demanda comumente encontrado nesse cenário pode ser grave o suficiente para causar isquemia em pacientes não coronariopatas. Além disso, outros mecanismos podem estar envolvidos, como lesão direta e hipoxemia. A decisão de realizar avaliação anatômica das artérias coronárias nesses casos é realizada de forma individualizada, a depender da apresentação clínica e do grau de alteração nos exames descritos (p. ex., padrão do ECG, pico de troponina, disfunção segmentar etc.). No entanto, os pacientes que cursam com sinais de oclusão coronariana aguda, como supradesnivelamento de ST ou padrões de alto risco ("De Winter", infradesnivalamento em V1-V2), devem ser levados imediatamente ao cateterismo ou devem ser reperfundidos com trombólise, conforme diretrizes específicas e possibilidade clínica do paciente.

- Um diagnóstico diferencial de elevação de troponina e alterações de eletrocardiograma que ganhou interesse durante a pandemia é a síndrome de Takotsubo. Essa síndrome foi relatada em pacientes com covid e ocorre tipicamente após evento traumático ou doença aguda. Por sua manifestação muito semelhante à síndrome coronariana aguda (SCA), seu diagnóstico em geral se dá após cateterismo que evidenciou coronárias sem obstruções graves e padrão típico de balonamento apical à imagem (ventriculografia, ecocardiograma etc.). Quando diagnosticada, é importante definir se há gradiente intraventricular, uma vez que ele pode dificultar o manejo em caso de choque cardiogênico.
- Pacientes admitidos pela covid podem também manifestar em algum momento da doença disfunção de ventrículo direito (VD). Esse é um cenário desafiador em que o manejo hemodinâmico pode ser difícil. Em pacientes com disfunção nova do VD, deve-se pensar principalmente em TEP. Além disso, hipoxemia pode cursar com vasoconstrição do leito pulmonar e consequente hipertensão pulmonar, causando sobrecarga de pressão no VD. Pelas características dessa câmara, manutenção de euvolemia e perfusão mecânica adequada são essenciais para a manutenção do débito cardíaco, uma vez que sua fina espessura a torna pouco tolerante a sobrecargas de pressão, mas garante boa tolerância à sobrecarga de volume, inclusive dependendo disso para contratilidade adequada.

Prognóstico

- À semelhança de outras doenças infecciosas, o prognóstico da doença em pacientes com cardiopatia de base é pior em relação à população geral. Revisão sistemática com metanálise feita em 2020 demonstrou associação de história de doença cardiovascular e mortalidade intra-hospitalar, além de outros desfechos como doença grave e necessidade de UTI. Além disso, injúria miocárdica aguda também foi correlacionada com esses desfechos, de maneira similar a outras doenças infecciosas.
- Existem diversas teorias para a associação de doença cardiovascular de base e maior risco de morte pela covid. Essa associação é encontrada em outras doenças e provavelmente se deve a uma combinação de fatores que culminam na redução da reserva fisiológica para tolerar o insulto inflamatório da covid. Uma das teorias envolveu a relação do coronavírus com o receptor da angiotensina, levantando a hipótese de que talvez inibidores da ECA (IECA) e bloqueadores do receptor de angiotensina (BRA) devessem ser suspensos nesses pacientes. Essas drogas, no entanto, muitas vezes estão associadas à redução da mortalidade em doenças cardiovasculares e não devem ser suspensas de rotina simplesmente pela presença do SARS-CoV-2.

Tratamento

- O principal tratamento para o paciente com covid é o tratamento sintomático e de suporte. Especificamente no paciente cardiopata, é importante atentar-se a sinais de descompensação da doença de base. Em especial em casos de insuficiência cardíaca (IC), pode ser necessário associar medidas para redução das pressões de enchimento ou suporte inotrópico. O manejo de pacientes com IC descompensada em vigência de covid segue os mesmos princípios dos pacientes com IC descompensada em outros cenários. Maior atenção deve ser dada ao componente inflamatório clássico dessa doença, fazendo o manejo volêmico ser dinâmico e mesmo o paciente cardiopata poder precisar de expansão volêmica em algum momento da doença. Pelo relatado anterior, a monitorização hemodinâmica desses pacientes é essencial para buscar euvolemia e perfusão orgânica adequada.

- A disfunção respiratória é o principal divisor de águas na gravidade da covid, e o suporte respiratório costuma ser o cerne do tratamento dessa doença. Além dos dispositivos habituais de fornecimento de oxigênio concentrado (cateter nasal, Venturi, máscara não reinalante), estratégias que fornecem algum grau de pressurização das vias aéreas são interessantes, como cateter nasal de alto fluxo e ventilação não invasiva. Quando necessária a intubação orotraqueal, uma estratégia de ventilação protetora costuma ser indicada.
- Em termos de medicações específicas para a covid, talvez a principal classe a ser destacada é a dos corticoides. Em pacientes com necessidade de suplementação de oxigênio está indicado o uso de dexametasona 6 mg por 10 dias ou até a alta hospitalar. Essa recomendação vem do estudo publicado pelo grupo RECOVERY, que mostrou redução de mortalidade em pacientes com necessidade de oxigênio suplementar ou ventilação mecânica, mas não em pacientes sem necessidade de suporte respiratório, os quais tiveram inclusive tendência à maior mortalidade.
- Outras drogas mostraram benefício em determinados grupos de pacientes, mas são menos acessíveis no dia a dia. O tocilizumabe, um anticorpo monoclonal que inibe a via da IL-6, uma citocina inflamatória, pode ser indicado em casos selecionados. Seu principal uso é em pacientes com altos requerimentos de oxigênio (p. ex., cateter nasal de alto fluxo) ou com marcadores de inflamação francamente alterados (p. ex., proteína C-reativa > 75 mg/L). A dose do tocilizumabe é de 8 mg/kg, em dose única endovenosa.
- Inibidores da JAK também foram testados e têm papel no tratamento de alguns pacientes com covid. As drogas dessa classe são o baricitinibe e o tofacitinibe. Podem ser usados em pacientes com altos requerimentos de oxigênio suplementar ou com necessidades crescentes apesar do uso de corticoide. Os inibidores da JAK podem ser usados como alternativa ao tocilizumabe. Digno de nota, o estudo brasileiro do grupo STOP COVID demonstrou redução de morte ou insuficiência respiratória no grupo do tofacitinibe.
- O rendesivir parece também ser benéfico e é indicado pela Infectious Diseases Society of America (IDSA) em pacientes com covid leve a moderada e alto risco de progressão para doença grave. Esta sociedade também recomenda uso desse antiviral para pacientes hospitalizados e com necessidade de oxigênio suplementar, com exceção daqueles em ventilação mecânica ou ECMO. O Paxlovid® (nirmatrelvir/ritonavir) também é recomendado pelo IDSA em pacientes com doença leve a moderada e com alto risco de progressão, devendo ser iniciado nos primeiros 5 dias de doença. Cuidado especial no uso desta droga diz respeito às interações medicamentosas, as quais são frequentes especialmente com o ritonavir. Drogas de interesse para o cardiologista e que interagem significativamente com esta medicação incluem (mas não se restringem a) amiodarona, propafenona, colchicina, ranolazina, ivabradina, eplerenone, sinvastatina e sildenafil. Ainda, outra droga com possível benefício no mesmo contexto do Paxlovid® é o molnupiravir. Por fim, também foi descrito uso de anticorpos monoclonais específicos e plasma convalescente em pacientes com covid leve a moderado, com fatores de risco, e que não possam receber os tratamentos anteriormente descritos. Não parece haver benefício de plasma convalescente em pacientes hospitalizados.
- Em resumo, existem medicações cujo alvo é a replicação viral e podem ser consideradas no início do quadro (primeiros 5 a 7 dias) e existem medicações com foco no controle da inflamação exacerbada, como corticoides, inibidores da IL-6 e inibidores da JAK. Pacientes com quadro leve a moderado e com fatores de risco (idosos, obesos, pessoas com comorbidades etc.) podem receber rendesivir ou nirmatrelvir/ritonavir. A depender

da cepa circulante, poderiam também receber anticorpos neutralizantes, com a observação de que esta conduta não é mais utilizada no contexto atual. Na ausência desses, poderiam receber molnupiravir ou plasma convalescente. Pacientes hospitalizados com necessidade de oxigênio suplementar têm indicação de corticoides, rendesivir e tocilizumabe ou inibidores da JAK (estes últimos se houver necessidade crescente de oxigênio e/ou marcadores inflamatórios muito elevados). Em pacientes críticos, estão indicados apenas corticoides e tocilizumabe ou inibidores da JAK.

- Os antibióticos ficam reservados para pacientes com suspeita de infecção bacteriana associada. Apesar de frequentemente indicados no início da pandemia, notou-se que a associação com infecção bacteriana é mais rara do que se pensava, sendo a enorme maioria dos casos pneumonia viral exclusiva. Não há dados específicos para o diagnóstico de pneumonia bacteriana de forma acurada. Algumas características eventualmente usadas são nova febre ou nova piora clínica após melhora inicial ou surgimento de consolidação em exames de imagem. Como adjuvante na decisão, a procalcitonina baixa pode ser útil para afastar infecção bacteriana, mas não para diagnosticá-la quando elevada.

Uso de anticoagulantes

- Por conta da associação com eventos tromboembólicos, muito se estudou em relação às terapias com foco em anticoagulação. De forma geral, profilaxia farmacológica para tromboembolismo venoso (TEV) está indicada em todos os casos, exceto em pacientes com contraindicação.
- Em relação à anticoagulação plena em pacientes com covid, ela certamente está indicada nos casos de trombose documenta-

TABELA 1 Tratamento de Covid-19 por gravidade da doença e local de atendimento

Pacientes ambulatoriais com Covid leve a moderado (sem hipoxemia) + Fatores de risco para progressão para doença grave, hospitalização ou morte * Pode ser considerado em pacientes com doença leve, internados por outro motivo	Nirmatrelvir/ritonavir por 5 dias (VO) Remdesivir por 3 dias (EV) Outras possibilidades a depender do contexto: molnupiravir, plasma convalescente Corticoides sistêmicos não têm benefício neste grupo de pacientes
Hospitalizados por Covid leve a moderado (sem hipoxemia)	Se alto risco de progressão e < 7 dias de sintomas: Remdesivir por 3 dias (EV)
Hospitalizados por Covid grave, mas não crítico (necessidade de oxigênio suplementar – baixo fluxo)	Corticoide sistêmico (dexametasona 6 mg/dia ou equivalente por 10 dias ou até a alta) Remdesivir por 5 dias (EV) Tocilizumab ou sarilumab em doença progressiva com marcadores inflamatórios aumentados Ou Tofacitinib ou baricitinib em pacientes com marcadores inflamatórios aumentados
Doentes críticos com Covid (VNI, oxigênio suplementar – alto fluxo, ventilação mecânica ou ECMO)	Corticoide sistêmico (dexametasona 6 mg/dia ou equivalente por 10 dias ou até a alta) Tocilizumab ou sarilumab em pacientes com marcadores inflamatórios aumentados Ou Tofacitinib ou baricitinib em pacientes com marcadores inflamatórios aumentados

Fonte: adaptada de IDSA, 2023.

da, como TEP, trombose venosa profunda (TVP), entre outros. Fora desse escopo, sua indicação é mais controversa.

- Em pacientes ambulatoriais, a anticoagulação não está indicada em pacientes sem trombose objetivamente documentada. O estudo ACTIV-4B randomizou esses pacientes sem necessidade de internação para receber ácido acetilsalicílico (aspirina), apixabana ou placebo. O estudo foi neutro e interrompido por baixa taxa de eventos em todos os grupos.
- Em pacientes que foram internados e tiveram alta hospitalar, o IDSA recomenda não realizar profilaxia estendida para TEV de rotina. No entanto, o MICHELLE *trial*, publicado no *Lancet* em 2022, randomizou pacientes de alto risco de TEV pós-alta para rivaroxabana 10 mg *versus* placebo e encontrou redução de eventos trombóticos em 35 dias após a alta. Os pacientes tiveram pelo menos 3 dias de hospitalização por covid e eram considerados de alto risco quando tinham um escore de risco chamado IMPROVE de 2 ou 3 associado a d-dímero > 500 ou IMPROVE de 4. É um resultado significativo, mas por ora apenas esse estudo *open-label* de 320 pacientes documentou esse resultado.
- Já em pacientes internados, a controvérsia é ainda maior. O IDSA não se posiciona nem a favor nem contra a anticoagulação plena fora do contexto de trombose documentada. A American Thoracic Society (ATS) não recomenda anticoagulação plena nesses pacientes. A American Society of Hematology (ASH) sugere anticoagulação plena em pacientes internados e que não estejam críticos. A evidência nesse cenário é dividida em pacientes críticos e pacientes que não precisaram de UTI.
- Em pacientes internados mas que não precisaram de UTI, o estudo ACTION randomizou pacientes com d-dímero elevado para receber anticoagulação plena e não encontrou benefício nessa conduta, aumentando inclusive o risco de sangramento. No mesmo contexto, um ensaio clínico pelos investigadores do ATTAC, ACTIV-4a e REMAP-CAP encontrou maior tempo livre de disfunção orgânica em pacientes anticoagulados, às custas de maiores taxas de sangramento. Nos pacientes críticos, o mesmo ATTAC/ACTIV-4a/REMAP-CAP não encontrou benefício na anticoagulação plena.
- Outra hipótese levantada foi o uso de doses intermediárias de anticoagulação. O estudo INSPIRATION analisou essa terapêutica e não encontrou benefício em um grupo de pacientes críticos.

QUAL É A ROTINA NA EMERGÊNCIA DO INCOR?

- Pacientes com síndrome gripal são atendidos em setor diferenciado, a fim de garantir proteção epidemiológica aos demais pacientes. Todos os pacientes internados são submetidos à coleta de teste rápido, mesmo que assintomáticos do ponto de vista respiratório. Pacientes com suspeita de covid (p. ex., síndrome gripal, vidro fosco difuso de padrão não sugestivo de congestão pulmonar etc.) são isolados até descarte do diagnóstico e são submetidos à coleta de RT-PCR, o qual é repetido em 48 horas em caso de persistência da suspeita.
- Casos leves são tratados com sintomáticos e observação. Pacientes internados que necessitam de oxigênio recebem prescrição de corticoide sistêmico, como dexametasona 6 mg. Em casos mais graves e com níveis elevados de IL-6, eventualmente é administrado tocilizumabe. Antibióticos não são administrados de rotina, exceto se clínica ou exames de imagem sugestivos de infecção bacteriana associada. No entanto, são prescritos antibióticos em pacientes críticos em que há possibilidade razoável de infecção bacteriana associada.
- Todos os pacientes recebem heparina profilática, exceto se houver contraindicações. Não é utilizada nos casos de rotina anticoa-

gulação plena ou doses intermediárias, a não ser que o paciente tenha indicação alternativa para anticoagulação.

- Arritmias, miocardites e SCA são tratadas de forma habitual. Do ponto de vista da SCA, infartos com supra de ST recebem reperfusão com angioplastia primária, respeitando-se protocolos de segurança com equipamentos de proteção individual (EPI) adequados.

BIBLIOGRAFIA RECOMENDADA

1. Bhimraj A, Morgan RL, Shumaker AH, Baden L, Cheng VC, Edwards KM, et al. Infectious Diseases Society of America Guidelines on the treatment and management of patients with COVID-19. Infect Dis Soc Am. 2023;10.2.1. Disponível em https://www.idsociety.org/practice-guideline/covid-19-guideline-treatment-and-management/. Acessado em 01/05/2023.
2. Correia V, Oliveira L, Zofoli V, Padrao E, et al. Manual de condutas na Covid-19, 2.ed. Santana de Parnaíba: Manole; 2021.
3. Ramacciotti E, Barile Agati L, Calderaro D, Aguiar VCR, Spyropoulos AC, de Oliveira CCC, et al. Rivaroxaban versus no anticoagulation for post-discharge thromboprophylaxis after hospitalisation for Covid-19 (MICHELLE): an open-label, multicentre, randomised, controlled trial. Lancet. 2022;399(10319):50-9.
4. de Alencar JCG, Marchini JFM, Marino LO, da Costa Ribeiro SC, Bueno CG, da Cunha VP, et al; COVID U. S. P. Registry Team. Lung ultrasound score predicts outcomes in COVID-19 patients admitted to the emergency department. Ann Intensive Care. 2021;11(1):6.
5. RECOVERY Collaborative Group; Horby P, Lim WS, Emberson JR, Mafham M, Bell JL, Linsell L, et al. Dexamethasone in hospitalized patients with Covid-19. N Engl J Med. 2021;384(8):693-704.
6. Lopes RD, de Barros E Silva PGM, et al; ACTION Coalition COVID-19 Brazil IV Investigators. Therapeutic versus prophylactic anticoagulation for patients admitted to hospital with COVID-19 and elevated D-dimer concentration (ACTION): an open-label, multicentre, randomised, controlled trial. Lancet. 2021;397(10291):2253-63.
7. ATTACC Investigators; ACTIV-4a Investigators; REMAP-CAP Investigators; Therapeutic anticoagulation with heparin in noncritically ill patients with Covid-19. N Engl J Med. 2021;385(9):790-802.
8. Guimarães PO, Quirk D, Furtado RH, Maia LN, Saraiva JF, Antunes MO, et al.; STOP-COVID Trial Investigators. Tofacitinib in patients hospitalized with Covid-19 pneumonia. N Engl J Med. 2021;385(5):406-15.

Seção IX

Hipertensão arterial sistêmica

1

Abordagem do paciente hipertenso na emergência

Rafael Oliveira Castro
Fernanda Fatureto Borges
Thiago Midlej Brito
Luciano Ferreira Drager
Luiz Aparecido Bortolotto

OBSERVAÇÕES GERAIS BASEADAS EM EVIDÊNCIAS

Introdução

- A hipertensão arterial sistêmica (HAS) é uma doença crônica de alta prevalência na população geral (cerca de um terço da população adulta). Complicações geradas pelo mau controle pressórico são motivos frequentes de procura de atendimento em unidades de prontos-socorros.
- Genericamente, denominamos essas situações de "crises hipertensivas". Definimos como emergências hipertensivas (EH) as situações em que há elevação acentuada da pressão arterial (PA) (pressão arterial sistólica (PAS) ≥ 180 mmHg e/ou pressão arterial diastólica (PAD) ≥ 120 mmHg) associado a lesão aguda de órgãos-alvo. Já as urgências hipertensivas (UH) são situações sintomáticas em que a pressão arterial se eleva (PAS ≥ 180 mmHg e/ou PAD ≥ 120 mmHg), sem que ocorra lesão de órgãos-alvo.
- Outra situação comum é a pseudocrise hipertensiva (PCH), em que há elevação da PA, porém sem lesão aguda de órgãos-alvo, oligossintomática, geralmente associada a eventos emocionais, dolorosos ou desconforto físico.
- Estima-se que 1 a 2% dos hipertensos apresentarão uma verdadeira crise hipertensiva ao longo da vida

Classificação de crise hipertensiva

- As crises hipertensivas podem ser classificadas em emergências hipertensivas, urgências hipertensivas e pseudocrises, dependendo da apresentação clínica, do grau de lesão de órgãos-alvo e do risco iminente de morte.
- Devemos ter em mente que o quadro clínico do paciente é fator mais importante para se diferenciar tais situações, e não os níveis pressóricos na admissão.
- Emergências hipertensivas: são situações em que o indivíduo apresenta risco imediato de morte ou de lesão definitiva em órgão-alvo, necessitando de intervenção médica imediata e intensiva (Tabela 1).
- Urgência hipertensiva: é uma situação de aumento sintomático dos níveis pressóricos, sem que ocorra risco imediato à vida ou de dano a órgãos-alvo, porém com potencial desenvolvimento de lesões, devendo o controle pressórico ser feito em 24-72 horas (Tabela 1).
- A pseudocrise hipertensiva é uma situação em que ocorre elevação da PA associada a outros eventos, como cefaleia, dor torácica

TABELA 1 Emergências e urgências hipertensivas

Emergências hipertensivas	
Neurológicas	Encefalopatia hipertensiva
	Hemorragia intraparenquimatosa/acidente vascular cerebral isquêmico
	Hemorragia subaracnóidea
Cardíacas	Dissecção aguda de aorta
	Edema agudo de pulmão
	Síndrome coronária aguda
Crises adrenérgicas	Crise de feocromocitoma
	Ingestão de cocaína e catecolaminérgicos
Obstétricas	Eclâmpsia Pré-eclâmpsia Síndrome HELLP
Renais	Glomerulonefrite aguda
	Crises renais em doenças do tecido conectivo
	PO de transplante renal
Hipertensão maligna	
Urgências hipertensivas	
Insuficiência coronariana crônica	
Insuficiência cardíaca	
Aneurisma de aorta	
Hipertensão relacionada ao perioperatório	
HAS relacionada a drogas (corticoide, anti-inflamatório)	

HAS: hipertensão arterial sistêmica; PO: pós-operatório.

atípica, estresse psicológico e síndrome do pânico. Geralmente ocorre em hipertensos tratados e não controlados ou hipertensos não tratados. Geralmente há boa resposta à terapêutica com sintomáticos.

- Estima-se que, aproximadamente, 60% das crises hipertensivas sejam urgências e 40% sejam emergências.

Fisiopatologia

- O estresse mecânico na parede vascular – causado pela elevação dos níveis pressóricos – resulta em dano e disfunção endotelial, com aumento da permeabilidade capilar e liberação de mediadores inflamatórios.
- A ruptura da camada endotelial leva a hemorragias (detectadas, p. ex., no exame de fundo de olho como exsudatos hemorrágicos).
- Os mediadores inflamatórios, por sua vez, promovem um estado de hipercoagulabilidade e vasoconstrição, com formação de trombos em microcirculação. Esse desbalanço local leva a isquemia e pode estabelecer lesões orgânicas definitivas.
- No território cerebral, as alterações da PA são moduladas por mecanismos autorregulatórios cerebrais que, em resposta e elevações de PA discretas a moderadas, levam a vasoconstrição arterial e arteriolar, o que mantém o fluxo sanguíneo cerebral preservado (Figura 1). Com aumentos muito importantes nos níveis pressóricos, a autorregulação pode falhar e a hipertensão nos capilares e arteríolas leva a danos na parede vascular,

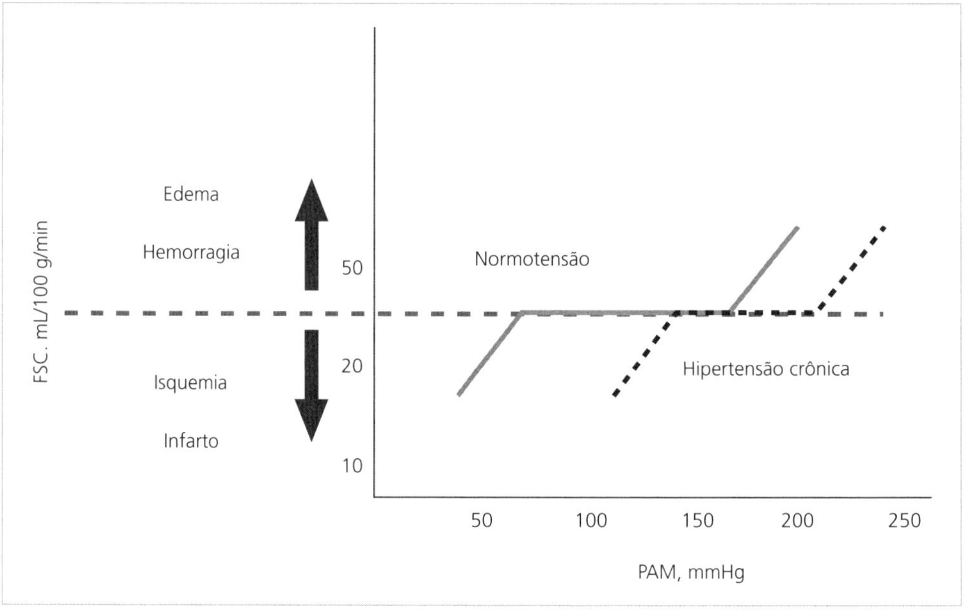

FIGURA 1 Mecanismo de autorregulação do fluxo sanguíneo cerebral.
FSC: fluxo sanguíneo cerebral; PAM: pressão arterial média.

com ruptura e aumento da permeabilidade do endotélio. A vasodilatação secundária a essa falha da autorregulação, culmina com o desenvolvimento de edema cerebral e leva às manifestações clínicas da encefalopatia hipertensiva, uma importante causa de emergência hipertensiva (ver Capítulo "Encefalopatia hipertensiva").

Diagnóstico

- Após a admissão hospitalar, é necessário realizar anamnese com história clínica e exame físico dirigidos, questionando sobre sinais e sintomas que sugiram danos a órgãos-alvo.
- Na história clínica, deve-se questionar sobre presença de dor torácica ou dorsal, dispneia e sintomas neurológicos, assim como o uso de medicação anti-hipertensiva prévia e adesão a tratamento; presença de comorbidades; uso de drogas ilícitas; história obstétrica (mulheres no 3º trimestre da gestação e no puerpério têm risco de desenvolvimento de eclâmpsia).
- É importante conhecer a PA usual do paciente e situações que possam desencadear o seu aumento como ansiedade, dor, ingesta abusiva de sal, uso de anti-inflamatórios, corticoide e álcool.
- Os sintomas mais frequentes em crises hipertensivas são neurológicos (cefaleia, tonturas, déficits neurológicos). Na emergência hipertensiva, o edema agudo de pulmão (EAP) e o acidente vascular encefálico isquêmico (AVCi) são as entidades mais documentadas.
- As medidas de pulsos e PA devem ser realizadas nos quatro membros (diferença de PA ≥ 20 mmHg entre os braços pode indicar dissecção aórtica e é encontrada em até 31% dos casos de dissecção aórtica torácica). A PA deve ser medida em ambiente calmo e repetidas vezes até estabilização (no mínimo 3 vezes).
- O exame neurológico é de suma importância: nível de consciência, orientação temporoespacial, sinais de irritação meníngea, campo visual, movimentação de membros, pupilas; além da realização de fundoscopia.

- Ausculta pulmonar e cardíaca cuidadosas avaliam sinais de congestão; presença de sopros (sopro de insuficiência mitral novo pode ser encontrado em infarto agudo do miocárdio acometendo a valva mitral; já o sopro de insuficiência aórtica pode traduzir dissecção de aorta ascendente). Outros sinais de insuficiência cardíaca como turgência jugular, edema de membros inferiores e hepatomegalia também devem ser avaliados.
- Avaliação do abdome deve buscar presença de massa palpável e sopro abdominal.
- A solicitação de exames complementares deve ser guiada pelos achados de história e exame clínico, mas necessariamente deve incluir eletrocardiograma, radiografia de tórax, avaliação bioquímica, glicemia, hemograma e urina tipo I.
- Marcadores de necrose miocárdica (CKMB e troponina) serão solicitados em situações clínicas que sugiram a presença de insuficiência coronariana.
- Marcadores de hemólise (reticulócitos, haptoglobina, pesquisa de esquizócitos, bilirrubina indireta, desidrogenase láctica) podem ser solicitados se houver suspeita de hipertensão maligna (ver adiante).
- Pacientes com déficit neurológico focal, alteração de nível de consciência e crises convulsivas devem ser submetidos à tomografia computadorizada de crânio.
- A ecocardiografia pode ser útil na avaliação de função ventricular ou de próteses cardíacas ou no diagnóstico de dissecção de aorta. Na suspeita desta situação clínica, deve-se ainda considerar o uso de angiotomografia de aorta torácica, com contraste.
- Fundoscopia deve ser realizada em busca de papiledema, hemorragias, exsudatos e cruzamentos arteriovenosos patológicos.

TABELA 2 Principais exames solicitados de acordo com o órgão-alvo acometido

Órgão-alvo	Sintomas	Exame físico	Exame complementar
Coração	Dispneia, dor precordial, edema, palpitações	Quarta bulha, crepitação pulmonar, edema, estase jugular	ECG – SVE, ARV, sinais de isquemia, arritmias Radiografia: aumento de área cardíaca, congestão pulmonar Ecocardiograma: HVE, disfunção ventricular sistólica e diastólica
Rim	Edema, oligúria, anorexia, perda de peso, náuseas, vômitos	Palidez cutânea, hálito urêmico, edema periorbital	Níveis elevados de ureia e creatinina, proteinúria, hematúria, *clearance* de creatinina diminuído, ultrassom de rins
Cérebro	Cefaleia, confusão mental, agitação psicomotora, déficit motor, parestesias, convulsão, náuseas	Alterações do nível de consciência, paresias ou plegias, anisocoria, alterações de reflexo	Tomografia cerebral: hemorragia, isquemia, edema Ressonância: isquemia, alterações específicas
Retina	Embaçamento visual, fosfenas, escotomas, amaurose	Fundoscopia: exsudatos algodonosos, hemorragias retinianas, papiledema	
Hematológicos	Tontura, fraqueza	Mucosas hipocrômicas	Anemia hemolítica microangiopática/esquizócitos, tontura

ECG: eletrocardiograma; SVE: sobrecarga ventricular esquerda; ARV: alteração de repolarização ventricular.

- Os principais exames que devem ser solicitados de acordo com a queixa do paciente encontram-se na Tabela 2.

Tratamento

- O manejo do paciente com HAS em pronto-socorro depende primordialmente do tipo de manifestação que a elevação da PA está causando no paciente.
- Pacientes com pseudocrise hipertensiva não apresentam evidências de acometimento de órgãos-alvo, não necessitando de tratamento de urgência ou emergência. Devem ser tratados prioritariamente com ansiolíticos e analgésicos, além de medidas para corrigir fatores desencadeantes. Devem ser orientados sobre o diagnóstico de hipertensão e tratamento para alta hospitalar, sendo conveniente a reavaliação ambulatorial precoce.

Emergência hipertensiva

- O tratamento das emergências hipertensivas deve ter início imediato, com preferência para agentes hipotensores intravenosos passíveis de titulação, visando a redução rápida dos níveis pressóricos, de acordo com o quadro clínico apresentado (Tabela 3).
- Os pacientes com emergência hipertensiva devem ser internados em unidade de terapia intensiva ou pronto-socorro para o uso de anti-hipertensivos IV e monitoração contínua da PA, objetivando redução da PA média em 20-25% na primeira hora, impedindo a progressão da lesão de órgão-alvo. Salvo algumas exceções descritas a seguir, a PA deve ficar abaixo de 160/100 a 110 mmHg em 2 a 6 horas e abaixo de 135/85 mmHg em 24 a 48 horas.
- Pacientes com acidente vascular encefálico isquêmico candidatos a trombólise ou trombectomia devem ter a PA reduzia para PAS < 185 mmHg e PAD < 110 mmHg e assim mantidas nas próximas 24 horas. No restante dos casos, não se deve instituir tratamento anti-hipertensivo na abordagem inicial a menos que a PAS esteja > 220 ou a PAD > 120 mmHg. Já para pacientes com acidente vascular encefálico hemorrágico que se apresentem com < 6 horas do evento, reduzir a PA com infusão de medicamentos intravenosos se PAS > 220 mmHg, pelo risco de expansão do hematoma.
- Pacientes com dissecção aórtica devem ter uma redução mais rápida da PA, devendo-se atingir níveis de PA sistólica próxima de

TABELA 3 Tratamento das emergências hipertensivas

Indicação clínica	Droga de escolha	Drogas que devem ser evitadas
Redução de hipertensão aguda grave	Nitroprussiato de sódio	
Isquemia miocárdica e infarto	Nitroglicerina, betabloqueadores*	Hidralazina, minoxidil, nitroprussiato
Dissecção aórtica	Nitroprussiato de sódio, esmolol/metoprolol	Hidralazina, minoxidil
Edema agudo de pulmão/ insuficiência cardíaca	Nitroglicerina e diurético de alça, nitroprussiato de sódio	Hidralazina, betabloqueador
Hipertensão maligna	Nitroprussiato de sódio	
Estados hiperadrenérgicos (feocromocitoma/overdose de cocaína)	Iniciar com fentolamina A seguir metoprolol ou nitroprussiato de sódio	Betabloqueadores (em overdose de cocaína)
Eclâmpsia	Hidralazina	

* Não devem ser usados se houver disfunção ventricular aguda.

100-120 mmHg e frequência cardíaca < 60 bpm idealmente em 30 minutos. Isso é uma exceção em relação às demais emergências hipertensivas em virtude da alta mortalidade da dissecção aguda da aorta nas primeiras horas após o início dos sintomas. Daí a necessidade de ser mais agressivo do que o habitual. Inicialmente devemos promover redução da frequência cardíaca, idealmente com metoprolol. Posteriormente associam-se vasodilatores endovenosos. Essa estratégia visa reduzir o risco de taquicardia reflexa pelos vasodilatadores e consequente expansão da dissecção.

- Em pacientes com terapia anti-hipertensiva parenteral, as medidas de PA devem ser frequentes (a cada 5-10 minutos) e a forma invasiva (intra-arterial) fornecerá a medida da PA batimento a batimento – a forma preferível no intuito de evitar oscilações muito bruscas da PA.
- A mortalidade dos pacientes que apresentam emergências hipertensivas é de 79% em um ano se não tratadas adequadamente, com uma sobrevida média de dez meses.
- A falta de tratamento adequado da HAS é o principal fator desencadeante da crise hipertensiva, mas outras situações clínicas contribuem para a ocorrência das crises, como estenose de artéria renal, síndrome hemolítico- -urêmica, vasculite renal, glomerulonefrite aguda e uso de medicamentos simpatomiméticos (vasoconstritores nasais) ou drogas ilícitas, como a cocaína e as anfetaminas. O clínico deverá procurar exaustivamente por uma possível causa de HAS, principalmente a renovascular e a nefropatia primária, que são mais prevalentes em pacientes com hipertensão grave.
- As principais medicações e suas doses utilizadas no tratamento de emergências hipertensivas encontram-se na Tabela 4.
- Após controle inicial da emergência hipertensiva, deve ser iniciado o tratamento anti-hipertensivo por via oral (se possível) com a perspectiva de retirada da medicação in-

TABELA 4 Medicações anti-hipertensivas parenterais usadas no manejo da emergência hipertensiva

Medicamento	Classe	Dose	Início da ação	Duração do efeito	Efeitos adversos
Nitroprussiato de sódio	Vasodilatador direto	0,25-10 µg/kg/min	Imediato	1-2 min	Toxicidade pelo cianeto (rara), náuseas, vômitos, tremor muscular
Nitroglicerina	Vasodilatador direto	5-100 µg/min	3-5 min	3-5 min	Cefaleia, vômito, meta-hemoglobinemia
Metoprolol	Betabloqueador	5-20 mg	5-10 min	3-4 h	Bradicardia, broncoespasmo, BAVT, piora da insuficiência cardíaca
Esmolol	Betabloqueador	0,3 a 0,5 mg/kg em 1-3 min; 50-200 µg/kg/min de manutenção	1-20 min	9 min	Bradicardia, BAVT, broncoespasmo, náusea, vômitos
Hidralazina	Vasodilatador arterial	10-20 mg ou 10-40 mg, IM, 6/6 h	10-30 min	3-12 h	Taquicardia, cefaleia
Furosemida	Diurético de alça	20-60 mg	5-15 min	30-90 min	Hipocalemia, depleção de volume

BAVT: bloqueio atrioventricular total.

travenosa. A associação de anti-hipertensivos é frequente e os pacientes devem receber orientação para acompanhamento ambulatorial precoce por ocasião da alta hospitalar.

Urgências hipertensivas

- Diferente das emergências, o tratamento das urgências hipertensivas deve ser iniciado com o objetivo de obter o controle da PA em 24-72 horas.
- O manejo deve ser feito com drogas via oral, proporcionando redução mais lenta dos níveis pressóricos (Tabela 5).
- Se houver relato de suspensão recente de anti-hipertensivos, deve-se reiniciar os medicamentos de uso habitual do paciente e reavaliar níveis pressóricos em 3-6 horas. Caso haja melhora, o paciente pode ser encaminhado para reavaliação ambulatorial breve.
- Se houver suspeita de iminente piora clínica, ou se o acompanhamento ambulatorial breve não for possível, deve-se considerar internação hospitalar por 24-72 horas para iniciar o controle pressórico.
- Apesar de ter sido largamente utilizada no meio médico como tratamento para urgências hipertensivas, a nifedipina na forma sublingual deve ser proscrita do arsenal terapêutico principalmente pelo fato de que por esta via a medicação não se mostrou segura (há descrição de complicações graves associadas à hipotensão refratária tais como o acidente vascular cerebral e a insuficiência renal aguda).
- As principais diferenças entre urgências e emergências hipertensivas encontram-se na Tabela 6.

Hipertensão maligna

- A hipertensão maligna é uma complicação grave da hipertensão arterial, caracterizada por elevação importante e aguda da PA, insuficiência renal rapidamente progressiva, retinopatia com exsudatos, hemorragias e papiledema, culminando com a morte do paciente em poucos meses se não tratada adequadamente.
- Ocorre com mais frequência em pacientes com longa história de hipertensão não controlada ou que descontinuam a terapia, sendo mais comumente causada por hipertensão secundária em pacientes brancos (80%), e primária em pacientes negros (82%).
- Esse diagnóstico engloba os termos anteriores hipertensão maligna (hipertensão com edema de papila ao fundo de olho, retinopatia grau IV na classificação Keith-Wagener-Barker) e hipertensão acelerada (fundo de olho com hemorragias e exsudatos).
- Pode ter apresentação clínica de urgência ou emergência hipertensiva e seu tratamen-

TABELA 5 Medicações anti-hipertensivas orais mais usadas no manejo da urgência hipertensiva

Medicamento	Classe	Dose	Início da ação	Duração da ação	Efeitos adversos
Captopril	iECA	6,25-50 mg	15-30 min	6-12 h	Piora função renal
Clonidina	Alfa-agonista central	0,1-0,2 mg inicial 0,1 mg/h até 0,8 mg	30-60 min	2-4 h	Tontura, boca seca, sonolência, rebote com suspensão abrupta
Minoxidil	Vasodilatador direto	5-10 mg	30 min a 2 h	8-24 h	Taquicardia, retenção hídrica
Prazosin	Alfa1-bloqueador	1-2 mg	1-2 h	8-24 h	Síncope, taquicardia

iECA: inibidores da enzima de conversão de angiotensina.

TABELA 6 Diferenças entre urgência hipertensiva e emergência hipertensiva

Urgência	Emergência
Nível pressórico elevado acentuado (PAD > 120 mmHg)	Nível pressórico elevado acentuado (PAD > 120 mmHg)
Sem lesão de órgão-alvo	Com lesão de órgão alvo
Tratamento com medicação oral	Tratamento com medicação parenteteral
Sem risco de morte iminente	Com risco de morte iminente
Acompanhamento ambulatorial precoce	Internação em UTI

PAD: pressão arterial diastólica.

to deve ser realizado de acordo com a presença e gravidade da lesão de órgão-alvo na admissão do paciente na emergência médica (tratar como emergência caso haja sinais de insuficiência cardíaca descompensada e/ou perda progressiva de função renal, p. ex.).

Pseudocrise hipertensiva

- É a HAS elevada isoladamente, sem sintomas e sem lesões em órgãos-alvo, novas ou progressivas, que raramente requer tratamento de emergência ou urgência.
- Os pacientes com pseudocrises hipertensivas compõem um grupo heterogêneo de hipertensos, que apresentam elevação transitória da pressão arterial diante de algum evento emocional, doloroso ou desconfortável, como enxaqueca, tontura rotatória, cefaleias vasculares ou de origem musculoesquelética, pós-operatório imediato, manifestações da síndrome de pânico, etc.
- Nesses pacientes, independentemente dos níveis pressóricos, não há evidências de deterioração rápida de órgãos-alvo nem risco de morte imediato quando se empregam as medidas usuais (anamnese, exame físico, fundo de olho, bioquímica, eletrocardiograma e radiografia).
- Em geral, não necessitam de internação e devem receber, em primeiro lugar, medicamentos ansiolíticos e analgésicos, além de outras medidas para corrigir os fatores desencadeantes.
- Captopril, clonidina e betabloqueadores são os anti-hipertensivos orais mais usados para reduzir a PA gradualmente.
- A abordagem da causa que levou o paciente ao serviço de emergência e o tratamento sintomático por si só se acompanham de substancial redução ou normalização dos níveis de pressão arterial, sendo necessária apenas a instituição do tratamento crônico.
- É conveniente que os pacientes recebam orientação para o uso de associação de anti-hipertensivos, e que sejam reavaliados dentro de poucos dias.

QUAL É A ROTINA NA EMERGÊNCIA DO INCOR?

- O InCor atende diariamente grande número de pacientes com HAS na Unidade de Emergência. Conforme comentado anteriormente, não existe um valor específico relacionado ao aparecimento de sintomas associados à HAS (usualmente > 180/120 mmHg). No InCor, divide-se o atendimento de pacientes com HAS em quatro grupos: emergências hipertensivas, urgências hipertensivas, HAS grave descontrolada e pseudocrise hipertensiva (Figura 2).
- A anamnese e o exame físico devem ser minuciosos, buscando assimetrias de pressão entre membros, sopros cardíacos e abdominais, sinais neurológicos, aderência a medicamentos, uso de drogas ilícitas, dor torácica, dispneia ou síncope.

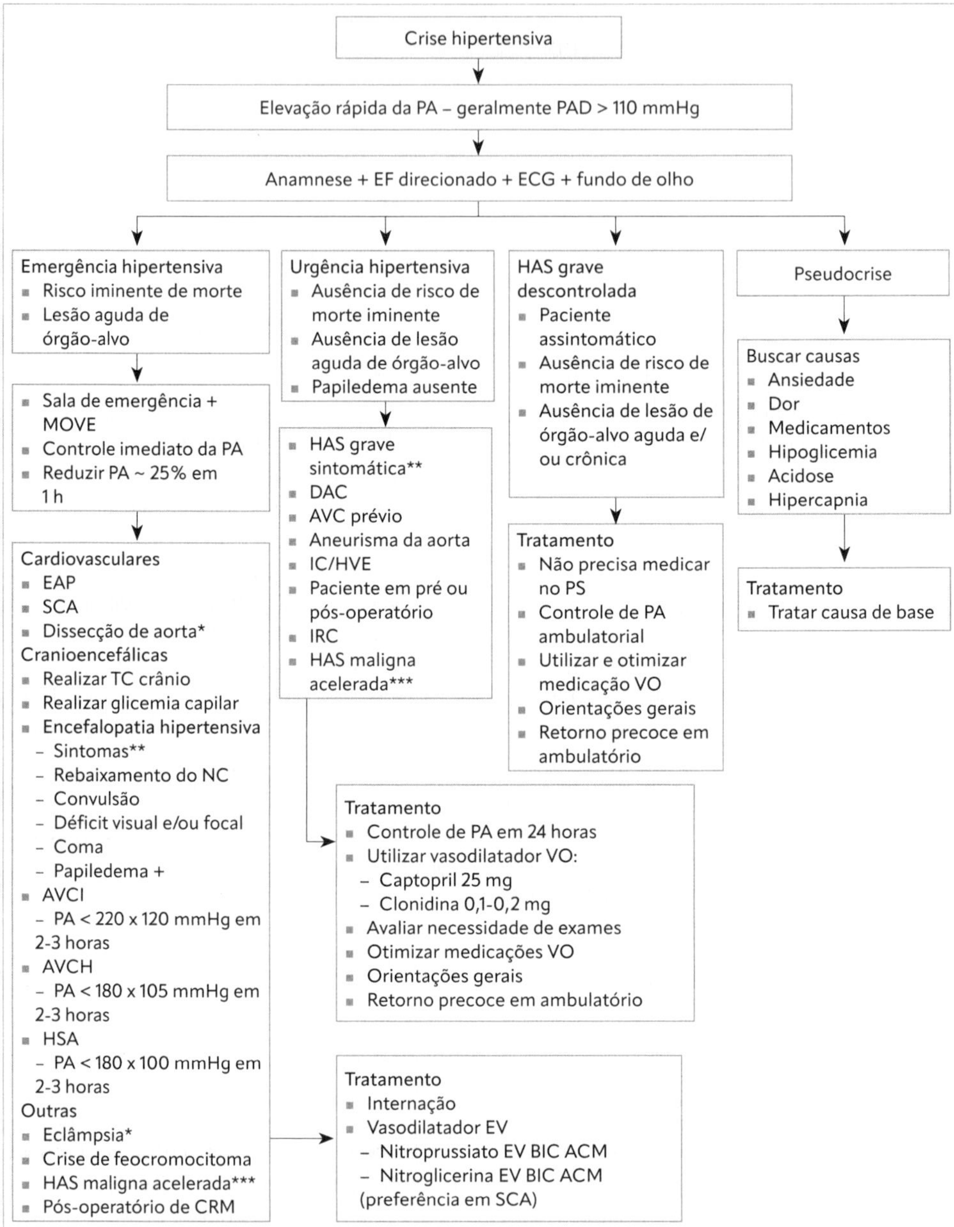

FIGURA 2 Fluxograma de atendimento e manejo de pacientes com hipertensão arterial sistêmica (HAS) no InCor.

PAD: pressão arterial diastólica; EF: exame físico; ECG: eletrocardiograma; MOVE: monitorização, oxigenioterapia e acesso venoso; PA: pressão arterial; EAP: edema agudo de pulmão; SCA: síndrome coronária aguda; TC: tomografia de crânio; NC: nível de consciência; CRM: cirurgia de revascularização miocárdica; EV: endovenoso; BIC: bomba de infusão contínua; ACM: a critério médico; AVC: acidente vascular cerebral; IC: insuficiência cardíaca; HVE: hipertrofia de ventrículo esquerdo; IRC: insuficiência renal crônica; VO: via oral; PS: pronto-socorro. * Em casos de dissecção de aorta e eclâmpsia, a PA deve ser reduzida para 120 x 80 mmHg em 30 minutos. ** Sintomas relacionados à crise hipertensiva: cefaleia, vertigem, vômitos, epistaxe. *** HAS maligna acelerada pode ser considerada emergência ou urgência hipertensiva, dependendo da apresentação do quadro clínico.

- Todos os pacientes atendidos no InCor realizam eletrocardiograma. Já a solicitação de exames laboratoriais e radiografia de tórax depende da queixa apresentada pelo paciente. Em casos de urgência ou emergência hipertensivas, todos os pacientes coletam exames como hemograma completo, função renal, eletrólitos, coagulograma, urina tipo I, troponina ultrassensível.
- Idealmente, todos os pacientes com crises hipertensivas devem realizar fundo de olho em caráter de urgência. No InCor, reserva-se sua realização como obrigatória para pacientes com urgências e emergências hipertensivas e normalmente solicita- -se sua realização à equipe de oftalmologia.
- Pacientes sem doenças de base, sem sintomas ou lesões de órgãos-alvo agudas e/ou crônicas e com elevação da pressão arterial significativa são considerados hipertensos graves descontrolados. Esses pacientes não devem ser medicados na Unidade de Emergência. De rotina, ajustam-se suas medicações, orienta-se a dieta hipossódica e são encaminhados a um retorno ambulatorial precoce. A coleta de exames, na maioria das vezes, não é necessária.
- Já pacientes com pseudocrises são medicados com ansiolíticos ou analgésicos, a depender do motivo relacionado à elevação de PA. Em pacientes com cefaleia, desde que o fundo de olho não apresente papiledema e/ou o paciente apresente sinais de rebaixamento do nível de consciência/crise convulsiva, opta-se inicialmente pela analgesia e nova medida de PA após melhora da dor. A realização de tomografia de crânio sem contraste é recomendada, mas fica a critério do médico responsável.
- Casos de pacientes com lesões crônicas de órgãos-alvo, porém sem risco iminente de morte e sem papiledema, são considerados urgências hipertensivas. Esses pacientes devem ser medicados por via oral na Unidade de Emergência, pois apresentam risco elevado de transformarem-se em emergências hipertensivas. Usualmente, utilizam-se captopril e clonidina. A PA deve ser controlada em até 24 horas. Antes da alta, os medicamentos anti-hipertensivos devem ser ajustados, orientações sobre dieta hipossódica devem ser feitas e o retorno ambulatorial precoce deve ser agendado.
- Pacientes com risco iminente de morte em decorrência de lesões agudas de órgãos-alvo e/ou papiledema devem ser tratados como emergências hipertensivas. Esses pacientes devem ser mantidos em monitorização cardíaca contínua em sala de emergência, com acesso venoso periférico e suporte de oxigênio se necessário. O tratamento inicial consiste, na maioria das situações, em reduzir a PA sistólica em 15-20% na primeira hora com uso de nitroprussiato de sódio endovenoso em bomba de infusão contínua, sendo titulado a cada 5 minutos se necessário.
- Em casos de síndrome coronária aguda, a opção inicial é por nitroglicerina endovenosa em bomba de infusão contínua, em razão da possibilidade de roubo de fluxo coronário com uso de nitroprussiato.
- O tratamento de edema agudo de pulmão, síndrome coronária aguda e disseção de aorta será discutido em capítulo à parte.
- Especificamente em emergências neurológicas, a realização de glicemia capilar é fundamental, assim como um exame neurológico sucinto (escala de coma de Glasgow, reflexo pupilar, motricidade ocular extrínseca, déficits de força, alterações de equilíbrio e fala). A tomografia computadoriza de crânio sem contraste deve ser prontamente realizada. O alvo de PA modifica-se a depender do diagnóstico estabelecido (Figura 1).
- Em pacientes com HAS grave descontrolada internados na Unidade de Emergência do InCor por outros motivos, o controle de PA, caso não haja emergência hipertensiva associada, deve ser cauteloso. Reduções precoces e abruptas podem levar a hipofluxo renal e cerebral, resultando em insuficiência renal aguda e sonolência/letargia.

Nesses casos, opta-se por manter a PA em torno de 140/90 mmHg, caso seja possível tal abordagem.

- Preferencialmente, pacientes com emergências hipertensivas são levados à unidade de terapia intensiva, onde obtém-se uma pressão arterial invasiva para melhor controle hemodinâmico.
- Após resolução do quadro, os pacientes que permaneceram internados devem ser investigados em relação à possibilidade de hipertensão secundária (cortisol sérico, TSH, dosagem de hormônio do crescimento, aldosterona sérica, atividade de renina plasmática, ultrassonografia renal com Doppler, urina tipo I, catecolaminas séricas e urinárias).

BIBLIOGRAFIA RECOMENDADA

1. Mancia G, Fagard R, Narkiewicz K, Redón J, Zanchetti A, Böhm M, et al. 2013 ESH/ESC Guidelines for the management of arterial hypertension. J Hypertens. 2013;31:1281-357.
2. Aggarwal M, Khan IA. Hypertensive crisis: hypertensive emergencies and urgencies. Cardiol Clin. 2006;24:135-46.
3. Baumann BM, Cline DM, Pimenta E. Treatment of hypertension in the emergency department. J Am Soc Hypertens. 2011;5(5):366-77
4. Bonow RO, Mann DL, Zipes DP, Libby P, eds. Braunwald's heart disease: a textbook of cardiovascular medicine. 9.ed. Philadelphia: WB Saunders; 2011.
5. Johnson W, Nguyen ML, Patel R. Hypertension crisis in the emergency department. Cardiol Clin. 2012;30:533-43.
6. Barroso WKS, Rodrigues CIS, Bortolotto LA, Mota-Gomes MA, Brandão AA, Feitosa ADM, et al. Diretrizes Brasileiras de Hipertensão Arterial – 2020. Arq Bras Cardiol. 2021;116(3):516-658.
7. Martin JFV, Ribeiro JM. Urgências e emergências hipertensivas. In: Moreira MC, Montenegro ST, Paola AAV, eds. Livro Texto da Sociedade Brasileira de Cardiologia, 2 ed. Barueri: Manole; 2015. P.922-30.
8. Bortolotto LA, Silveira JV, Vilela-Martin JF. Crises hipertensivas: definindo a gravidade e o tratamento. Rev Soc Cardiol Estado de São Paulo. 2018;28(3): 254-9.
9. Williams B, Mancia G, Spiering W, Rosei EA, Azizi M, Burnier M, et al.; ESC Scientific Document Group, 2018 ESC/ESH Guidelines for the management of arterial hypertension: The Task Force for the management of arterial hypertension of the European Society of Cardiology (ESC) and the European Society of Hypertension (ESH). Eur Heart J. 2018;39:33:3021-104.
10. Patel KK, Young L, Howell EH, Hu B, Rutecki G, Thomas G, et al. Characteristics and outcomes of patients presenting with hypertensive urgency in the office setting. JAMA Intern Med. 2016;176(7):981-8.

2

Encefalopatia hipertensiva

Rafael Cavalcanti Tourinho Dantas
Andrea Cangiani Furlani
Raíza Colodetti
Maria Cristina Cesar
Luciano Ferreira Drager

OBSERVAÇÕES GERAIS BASEADAS EM EVIDÊNCIAS

Definição

- O termo encefalopatia hipertensiva (EH) refere-se a uma condição associada à presença de sinais e/ou sintomas clínicos de edema cerebral causado por hiperperfusão cerebral secundária ao aumento súbito e intenso da pressão arterial acima da capacidade de autorregulação.

Epidemiologia

- Como a EH frequentemente é confundida com outras situações clínicas, ela é frequentemente subdiagnosticada.
- Não existem evidências claras da prevalência da encefalopatia hipertensiva, acredita-se que menos de 2% dos hipertensos se apresentam com emergência hipertensiva e desses em torno de 15% são diagnosticados como EH. Com a intensificação das metas e de controle da PA nos últimos anos há uma tendencia de redução dos atendimentos de EH nas unidades de emergência.
- Geralmente, ocorre em hipertensos crônicos que pararam abruptamente de utilizar a medicação ou que desenvolvem hipertensão acelerada-maligna ou nos indivíduos previamente normotensos que apresentam elevações súbitas da PA.
- O prognóstico atualmente é bom, com taxas de sobrevida em 5 anos superiores a 70%.

Mecanismos de lesão vascular/ autorregulação cerebral

- O fluxo sanguíneo cerebral em indivíduos normotensos equivale a aproximadamente 50 a 100 mL por minuto e mantém-se constante para níveis de pressão arterial (PA) sistêmica média entre 60 e 140 mmHg.
- Isso ocorre devido aos mecanismos autorregulatórios cerebrais, que em resposta a elevações de pressão arterial discretas a moderadas, levam à vasoconstrição arterial e arteriolar, resultando no fluxo sanguíneo cerebral (pressão de perfusão cerebral) constante (Figura 1).
- Em indivíduos hipertensos, o fluxo sanguíneo cerebral e a autorregulação ocorrem de maneira semelhante aos normotensos. Porém, a curva de fluxo versus pressão encontra-se deslocada para a direita e encurtada no gráfico, demonstrando que a autorregulação está adaptada a pressões arteriais médias mais elevadas, porém tolerando menores incrementos pressóricos.

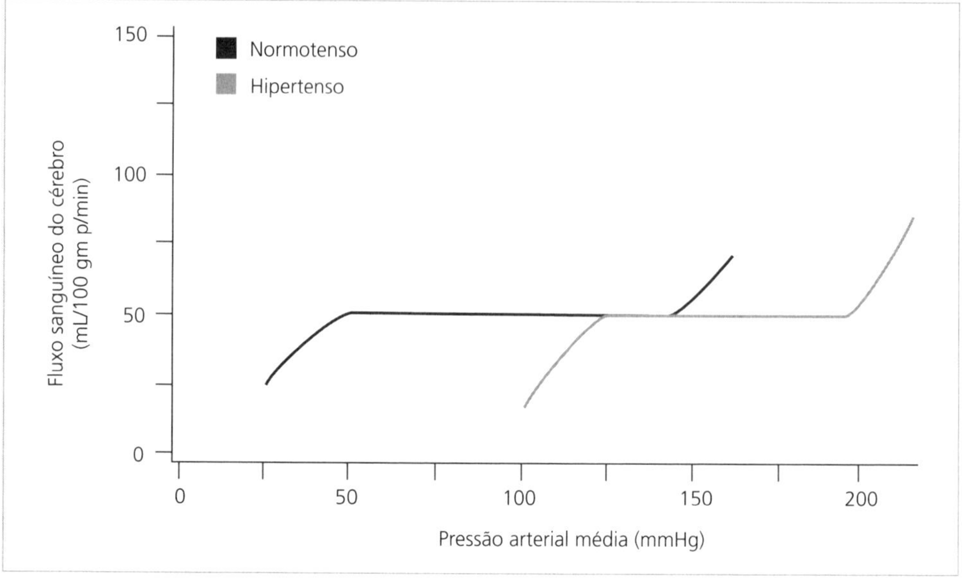

FIGURA 1 Curvas de autorregulação cerebral em normotensos e hipertensos.
Fonte: adaptada de Bonow; 2009.

- Quando ocorre elevação pressórica superior à capacidade da autorregulação vascular, as arteríolas apresentam vasodilatação súbita, o que ocasiona hiperfusão cerebral sob alta pressão. A hipertensão nos capilares e arteríolas leva a danos na parede vascular, com ruptura e aumento da permeabilidade do endotélio, principalmente no território cerebral.
- A falência dos mecanismos de autorregulação, com hiperperfusão cerebral consequentemente, leva a disfunção endotelial, quebra da barreira hematoencefálica, edema cerebral (vasogênico) e micro-hemorragias. Essas alterações estruturais são a responsáveis pelas manifestações clínicas da EH e geralmente são reversíveis com o tratamento.
- Vale lembrar que valores de pressão média considerados "normais" para normotensos podem estar abaixo do limite de autorregulação, levando à queda do fluxo sanguíneo cerebral e induzindo a lesões isquêmicas. Portanto, pacientes hipertensos não toleram uma redução pressórica rápida e o manejo anti-hipertensivo deve ser conduzido com cautela nesses indivíduos.

Manifestações clínicas

- A encefalopatia hipertensiva apresenta-se em vigência de hipertensão arterial acentuada, podendo surgir com níveis de PA > 180 x 110 mmHg em indivíduos sem histórico de HAS prévia, porém tipicamente com níveis de PA > 220 x 120 mmHg.
- Caracterizada por desenvolvimento lento e insidioso de cefaleia, náuseas e vômitos, seguidos por sintomas neurológicos habitualmente sem déficits localizatórios, como adinamia, agitação psicomotora e confusão mental, evoluindo até convulsões e coma, caso o indivíduo não receba tratamento apropriado.
- O exame de fundo de olho frequentemente revela a presença de exsudatos, hemorragias e edema de papila (Figura 2). A presença de edema de papila corrobora a hipótese de hipertensão intracraniana e possível encefalopatia hipertensiva. A ausência de edema de papila não descarta o diagnóstico.

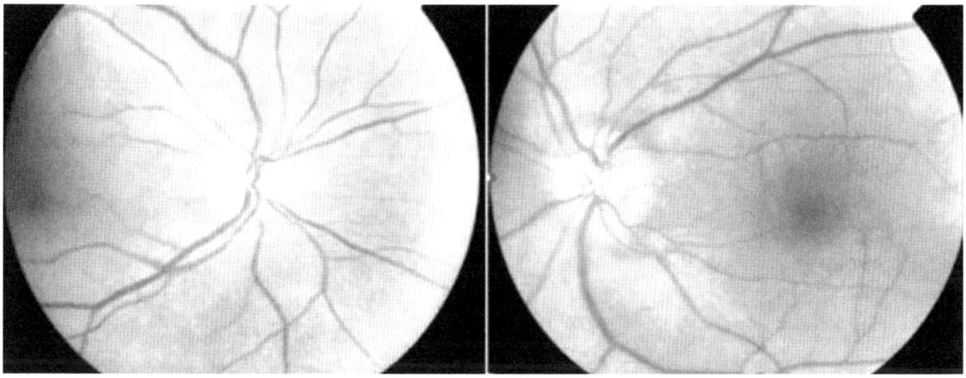

FIGURA 2 Retinografia revelando disco óptico com limites nítidos (à esquerda – normal) e disco óptico com borramento.

- Resumindo a tríade clássica de apresentação da EH: elevação da PA + alteração do nível de consciência + edema de papila.

Diagnóstico

- Na presença de quadro clínico compatível com encefalopatia hipertensiva, um exame de imagem deve ser solicitado para exclusão de acidente vascular encefálico (isquêmico ou hemorrágico).
- Confirmação diagnóstica da EH é sempre um desafio. A tomografia computadorizada (TC) de crânio sem contraste costuma ser o exame de imagem inicial solicitado, revelando em alguns casos o achado de edema cerebral com apagamento de sulcos (Figura 3) corroborando o diagnóstico de EH. Também desempenha papel importante na exclusão de sangramentos, embora não exclua adequadamente a presença de acidente vascular encefálico isquêmico agudo.
- Apesar de ser o primeiro exame a TC de crânio carece de sensibilidade para exclusão do edema cerebral, o melhor exame para isso de escolha é a ressonância magnética (RM) de crânio, que pode revelar áreas focais hiperintensas corticais e predominantemente subcorticais na sequência FLAIR, traduzindo a presença de edema. A fase de difusão revela áreas de sinal moderadamente elevado (Figura 4). Entretanto, em decorrência da pouca disponibilidade no setor de emergência o tratamento da EH normalmente precede a sua realização.
- Exames laboratoriais gerais como eletrólitos, função renal, hemograma, coagulograma proteína C-reativa e glicemia capilar devem sem solicitados.
- Além do diagnóstico diferencial com acidente vascular encefálico (isquêmico ou hemorrágico), outras situações que podem ser confundidas com a encefalopatia hipertensiva incluem tumores, vasculites, hemorragia subaracnóidea (HSA), encefalites, uremia e intoxicações exógenas e encefalopatias de outras causas.
- Punção liquórica deve ser considerada na suspeita de HSA ou encefalites.
- Apesar dessas considerações feitas, o diagnóstico de EH frequentemente é estabelecido retrospectivamente, com a melhora das alterações neurológicas após controle pressórico do paciente.

Tratamento

- O paciente com encefalopatia hipertensiva idealmente deve ser tratado em unidade de terapia intensiva com monitoração invasiva da PA.

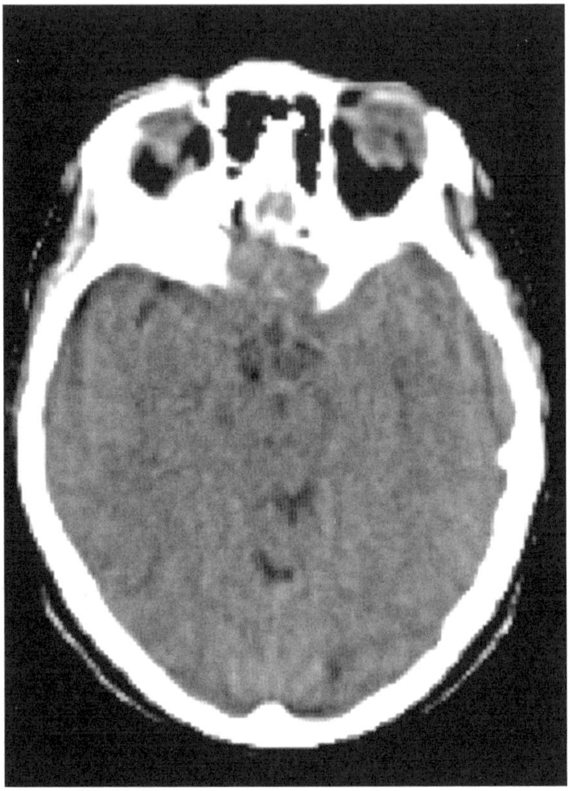

FIGURA 3 Tomografia computadorizada com apagamento de sulcos. Ausência de sangramento.

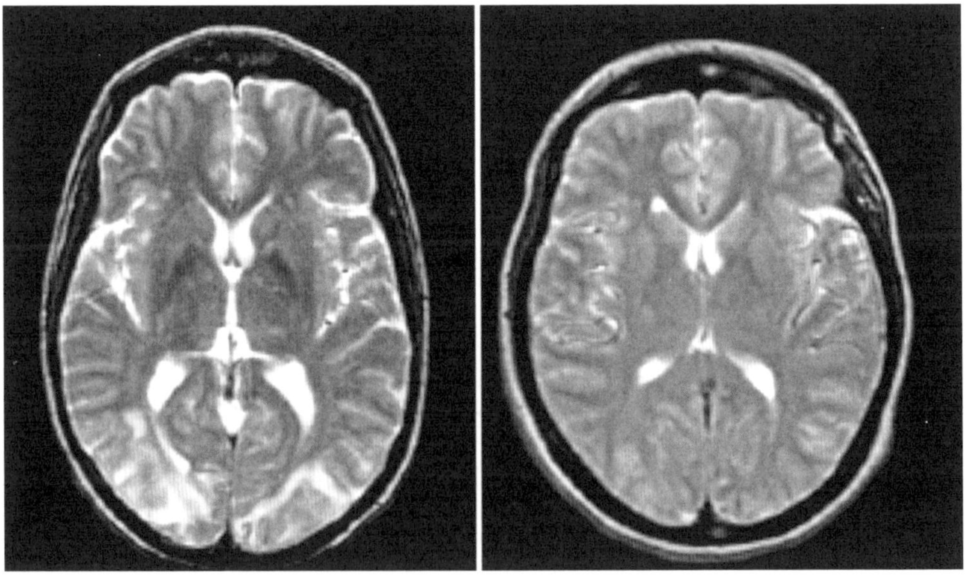

FIGURA 4 Ressonância magnética revelando lesões occipitais e temporais bilaterais.

- O tratamento com medicações anti-hipertensivas deve ter início imediato, porém deve ser realizado de forma cautelosa e controlada. Reduções muito importantes na PA podem causar piora da perfusão cerebral.
- Deve-se ter cuidado especial no tratamento de pacientes idosos e previamente hipertensos, uma vez que a redução da PA para valores normais, porém abaixo do limite de autorregulação, pode ocasionar redução do fluxo e isquemia cerebral.
- Apesar de geralmente apresentar boa evolução e ser potencialmente reversível, a encefalopatia hipertensiva pode evoluir com complicações e até óbito caso tratamento seja retardado.
- O uso de anticonvulsivante pode ser considerado se na apresentação da EH ocorrer quadro de convulsões (diazepam durante crises; manutenção: fenitoína de 15 a 20 mg/kg, IV, em SF 0,9%, máximo de 50 mg/min).

Fármacos anti-hipertensivos

- Não existem grandes estudos clínicos acerca da terapia ótima em pacientes com emergências hipertensivas. Portanto, o tratamento sugerido é muitas vezes baseado em consensos de especialistas.
- No intuito de obter a redução da PA de forma controlada e rápida, os agentes parenterais são os mais frequentemente empregados no tratamento inicial da encefalopatia hipertensiva e outras emergências hipertensivas.
- O nitroprussiato de sódio é recomendado como droga de escolha por sua alta potência hipotensora e rápida meia-vida, o que permite ajustes pressóricos finos e rápida reversão de eventual hipotensão apenas com a descontinuidade da infusão.
- Na Tabela 1, são listados mecanismos de ação, doses e rotinas de administração das drogas mais utilizadas.

TABELA 1 Principais drogas endovenosas utilizadas no tratamento de encefalopatia hipertensiva

Droga	Mecanismo de ação	Diluição	Dose	Vantagens	Cuidados especiais
Nitroprussiato de sódio (Nipride®)	Vasodilatador arterial e venoso Início de ação em segundos	SF 0,9% ou SG 5% 250 mL 1 ampola (50 mg)	0,25-10 µg/kg/min	Meia-vida curta Permite manejo rápido de hipotensão	Intoxicação por cianeto limita o uso prolongado. Maior risco de intoxicação em pacientes com disfunção renal Cautela em coronariopatas
Nitroglicerina (Tridil®)	Vasodilatador venoso Início de ação em 2-3 min	SF 0,9% ou SG 5% 250 mL 1 ampola (50 mg)	5-100 µg/min	Preferível em indivíduos com doença coronariana grave	Meta hemoglobinemia Tolerância com uso prolongado
Hidralazina (Apresolina®, Nepresol®)	Vasodilatador arterial e simpatolítico Início de ação em 20-30 min	*Bolus* a cada 10 minutos	10-20 mg por *bolus*	Pode ser usada na gestação	Cautela em pacientes com doença coronariana
Labetalol (não disponível no Brasil)	Bloqueador alfa- e beta-adrenérgico	*Bolus* a cada 10 min	20-80 mg por *bolus*		Bradicardia, bloqueios atrioventriculares, broncoespasmo

SF: soro fisiológico; SG: soro glicosado.

Metas do tratamento

- Recomenda-se a redução da PA média em 20-25% na primeira hora. Uma redução mais agressiva não é necessária e pode reduzir a pressão a níveis abaixo do limite de autorregulação, isquemia cerebral, coronariana e renal.
- Entre a 2ª e 6ª hora deve-se ter como alvo PA = 160/100-110 mmHg, sendo que valores normais (em torno 135 × 85 mmHg) devem ser atingidos em 24 a 48 horas.
- Uma vez obtida a meta de redução da PA, pode-se fazer a transição para medicações anti-hipertensivas orais.

QUAL É A ROTINA NA EMERGÊNCIA DO INCOR?

- Todo paciente com PA ≥ 180 x 120 mmHg e sintomas neurológicos associados (rebaixamento do nível de consciência, crise convulsiva, cefaleia intensa, vertigem) deve ser avaliado com possível diagnóstico de encefalopatia hipertensiva.
- O paciente deve ser levado à sala de emergência, sendo obtido rapidamente um acesso venoso periférico, aferido glicemia capilar e instituída monitoração cardíaca contínua. Oxigênio deve ser ofertado caso seja necessário e em casos de rebaixamento do nível de consciência em que o paciente não esteja protegendo via área, deve-se considerar a intubação orotraqueal
- Após controle do quadro crítico, preferencialmente, o paciente é levado à unidade de terapia intensiva, onde obtém-se uma PA invasiva para melhor controle hemodinâmico.
- Se possível, realizar anamnese detalhada com familiares e exame físico minucioso com foco em dados neurológicos, como déficits de força focais, escala de coma de Glasgow, avaliação de pupilas e motricidade ocular extrínseca. A equipe de neurologia deve ser acionada para avaliação imediata.
- Idealmente chama-se a equipe de oftalmologia em caráter de urgência para realização de exame de fundo de olho.
- Checar sempre o uso de medicações prévias anti-hipertensivas e sua regularidade.
- Exames gerais (eletrólitos, função renal, hemograma, coagulograma, proteína C-reativa) devem ser solicitados.
- Ainda na abordagem inicial, caso seja observada PA > 220 × 120 mmHg, introduz-se de rotina nitroprussiato de sódio endovenoso em bomba de infusão contínua.
- A TC de crânio sem contraste é realizada assim que possível em caráter de urgência. Após a TC define-se o diagnóstico e a PA deve ser ajustada de acordo com ele.
- Caso não haja alterações na TC e nos sinais focais, deve-se considerar como primeira hipótese encefalopatia hipertensiva. O nitroprussiato de sódio deve ser titulado visando à redução de PA em 20-25% do valor inicial primeira hora e próximo a 160 x 100-110 mmHg entre a 2ª e 6ª hora.
- Nova TC de crânio deve ser repetida em 24 horas e uma RM de crânio deve ser realizada para confirmar o diagnóstico assim que houver condição clínica para a sua realização.
- Após resolução do quadro, o paciente deve ser investigado em relação à possibilidade de hipertensão secundária (cortisol sérico, TSH, dosagem de hormônio do crescimento, aldosterona sérica, atividade de renina plasmática, ultrassonografia renal com Doppler, urina tipo I, catecolaminas urinárias).
- O fluxograma de atendimento de pacientes com sintomas neurológicos e hipertensão arterial na Unidade de Emergência do InCor encontra-se na Figura 5.

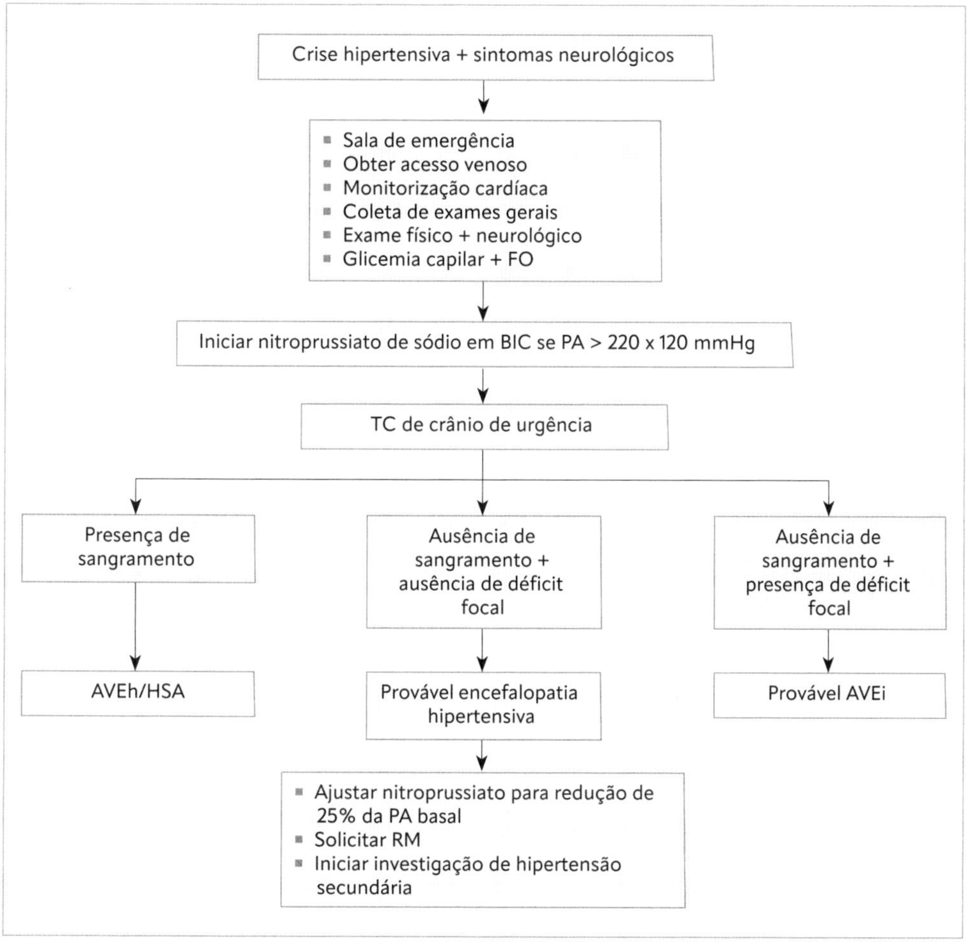

FIGURA 5 Fluxograma de atendimento de pacientes com sintomas neurológicos e hipertensão arterial na Unidade de Emergência do InCor.

FO: fundo de olho; BIC: bomba de infusão contínua; PA: pressão arterial; TC: tomografia de crânio; AVEh: acidente vascular encefálico hemorrágico; HSA: hemorragia subaracnoide; AVEi: acidente vascular encefálico isquêmico; RM: ressonância magnética.

BIBLIOGRAFIA RECOMENDADA

1. Barroso WKS, et al. Brazilian Guidelines of Hypertension - 2020. Arq Bras Cardiol. 2021;116(3):516-658.
2. Mann DL, et al. Braunwald - Tratado de medicina cardiovascular. 10.ed. Rio de Janeiro: Elsevier; 2018. Cap 44; p.2483-547.
3. Miller JB, Suchdev K, Jayaprakash N, Hrabec D, Sood A, Sharma S, et al. New Developments in Hypertensive Encephalopathy. Curr Hypertens Rep. 2018;20(2):13.
4. Whelton PK, et al. ACC/AHA. Guideline for the prevention, detection, evaluation, and management of high blood pressure in adults: executive summary: a report of the American College of Cardiology/American Heart Association Task Force on Clinical Practice Guidelines. Hypertension. 2018;71(6):1269-324.
5. Williams B, et al; ESC Scientific Document Group. 2018 ESC/ESH Guidelines for the management of arterial hypertension. Eur Heart J. 2018 ;39(33):3021-104. Erratum in: Eur Heart J. 2019;40(5):475.

Seção X

Transplante cardíaco

1

Indicações e avaliação do paciente para transplante

Maria Tereza Sampaio de Sousa Lira
Fabiana Goulart Marcondes-Braga
Fernando Bacal
Edimar Alcides Bocchi

OBSERVAÇÕES GERAIS BASEADAS EM EVIDÊNCIAS

Introdução

- As últimas décadas foram marcadas por melhorias no tratamento da insuficiência cardíaca (IC), com introdução de medicamentos e intervenções associados à melhora de sobrevida. Apesar disso, a IC continua com elevadas taxas de mortalidade e internações hospitalares frequentes, principalmente no fenótipo IC avançada e refratária.
- As terapias avançadas devem ser consideradas nesse perfil de pacientes. Entre elas existem o transplante cardíaco (TxC), os dispositivos de assistência ventricular de longa duração ou ainda os cuidados paliativos quando há contraindicação ou indisponibilidade dos demais. Nesse contexto, o TxC continua sendo reconhecido como tratamento padrão-ouro.
- O perfil dos receptores de coração no Brasil é diferente do perfil de receptores no mundo, pois normalmente apresentam maior gravidade. Segundo dados da International Society for Heart and Lung Transplantation publicados em 2021, 44,6% dos pacientes transplantados estavam hospitalizados, 35,7% em uso de inotrópicos, 44,4% em uso de suporte circulatório mecânico (40,4% em uso de dispositivo de assistência ventricular esquerda) e apenas 6,6% em uso de balão intra-aórtico (BIA). Enquanto no Brasil aproximadamente 90% dos pacientes estão hospitalizados e em uso de inotrópicos, 52% em uso de BIA e apenas 5% em uso de dispositivo de assistência no momento em que são submetidos ao transplante.
- Nos últimos anos, vem ocorrendo aumento significativo no número de TxC, bem como desenvolvimento de novos centros transplantadores no país. A identificação de potenciais candidatos ao TxC ainda na unidade de emergência é uma estratégia essencial para que os pacientes sejam transplantados em melhores condições clínicas.

Reconhecimento de potenciais candidatos ao transplante cardíaco

- O mnemônico I NEED HELP (Tabela 1) pode auxiliar os profissionais na emergência a reconhecer pacientes com sinais IC avançada e potenciais candidatos ao TxC.
- A classificação INTERMACS (Tabela 2) incorpora a avaliação de gravidade dos sintomas e a trajetória de declínio ao longo do tempo, permitindo a melhor classificação dos pacientes em NYHA III/IV. A utilização

TABELA 1 Mnemônico "I NEED HELP" para identificação de pacientes com insuficiência cardíaca avançada

I	Inotrópico dependente/intolerância à terapia otimizada
N	NYHA III/IV persistente
E	Ejeção (fração) menor que 20%
E	Edema persistente, refratário a doses progressivas de diuréticos
D	Desfibrilador (choque apropriado recorrente)
H	Hospitalizações e visitas à emergência recorrentes nos últimos 12 meses
E	Elevação persistente de peptídeos natriuréticos
L	Lesão em órgão-alvo
P	Pressão arterial sistólica persistentemente < 90 mmHg

NYHA: New York Heart Association.
Adaptada de *Emerging Topics Update of the Brazilian Heart Failure Guideline* – 2021.

TABELA 2 Classificação INTERMACS e abordagem de acordo com perfis

Perfil	Definição	Abordagem (indicação de TxC baseado no INTERMACS)
INTERMACS 1	Choque cardiogênico persistente, apesar de progressivo aumento do suporte inotrópico e/ou suporte circulatório temporário → Grave choque cardiogênico	Pacientes muito graves para serem submetidos ao TxC. Considerar dispositivos de curta permanência como ponte para decisão ou TxC
INTERMACS 2	Disfunções orgânicas paulatinamente progressivas, a despeito do aumento de inotrópicos → Piora progressiva, apesar de inotrópicos	Paciente com indicação de TxC como prioridade. Considerar dispositivos de assistência ventricular de longa permanência em pacientes com contraindicação ao TxC
INTERMACS 3	Paciente estável hemodinamicamente, porém em uso contínuo de terapia inotrópica → Estável, porém à custa de inotrópicos	
INTERMACS 4	Sintomas diários aos mínimos esforços da rotina diária ou mesmo no repouso e passagens frequentes em unidades de emergência → Terapia oral domiciliar, porém sintomas em repouso	Pacientes com potencial indicação de TxC
INTERMACS 5	Paciente confortável no repouso ou nos esforços mínimos da rotina diária, porém incapaz para esforços um pouco maiores e com retenção hídrica→ Intolerante ao exercício	Pacientes com potencial indicação de TxC, devendo-se levar em conta outros fatores preditivos de prognóstico para decisão
INTERMACS 6	Consegue fazer atividades um pouco mais intensas que as da vida diária, porém tem sintomas nos primeiros minutos de esforço → Limitação ao exercício	
INTERMACS 7	Sem sintomas no repouso ou nas atividades básicas diárias, vindo a ter dispneia aos pequenos esforços extra-habituais → NYHA III avançado	

INTERMACS: *Interagency Registry for Mechanically Assisted Circulatory Support*; NYHA: classificação da New York Heart Association; TxC: transplante cardíaco.
Adaptada da 3ª Diretriz Brasileira de Transplante Cardíaco.

desses escores permite uma caracterização mais precisa dos pacientes com IC grave, auxiliando na abordagem do candidato a TxC.

Indicações de transplante cardíaco

- O TxC é a opção terapêutica considerada padrão-ouro em paciente com IC avançada e refratária ao tratamento otimizado, conforme recomendações das principais diretrizes. A maioria das indicações ocorre em dois cenários distintos:
  - Pacientes ambulatoriais com IC avançada.
  - Pacientes internados com IC refratária, dependentes de drogas vasoativas e/ou assistência circulatória mecânica (ACM).
- Embora possa parecer fácil identificar os pacientes mais gravemente doentes e prognóstico reservado, o processo de indicação do transplante pode ser difícil e exige o trabalho de uma equipe multidisciplinar.
- Em pacientes ambulatoriais em tratamento clínico realmente otimizado, mas que persistem em classe funcional III ou IV segundo a New York Heart Association (NYHA), pode ser realizada uma avaliação objetiva da capacidade funcional por meio do teste de esforço cardiopulmonar. Pacientes com consumo máximo de oxigênio (VO_2 pico) ≤ 14 mL/kg/min ou ≤ 12 mL/kg/min quando em uso de betabloqueador indicam pacientes com menor capacidade funcional e baixa sobrevida em um ano. Esse dado, associado aos dados clínicos, reforça a indicação de TxC. Internações recorrentes com necessidade de drogas vasoativas também devem ser utilizadas como critério na indicação do TxC em pacientes ambulatoriais.

TABELA 3 Indicações de transplante cardíaco

Classe de recomendação	Indicação
Classe I	IC avançada na dependência de drogas inotrópicas e/ou no suporte circulatório mecânico
	IC avançada CF III ou IV persistentes com tratamento otimizado na presença de outros fatores de mau prognóstico
	IC avançada e VO_2 de pico ≤ 12 mL/kg/min em pacientes em uso de betabloqueadores e VO_2 de pico ≤ 14 mL/kg/min em pacientes intolerantes a betabloqueadores
	Arritmias ventriculares sintomáticas e refratárias ao manejo com fármacos, dispositivos elétricos e procedimentos de ablação
Classe IIa	IC refratária e VO_2 de pico ≤ 50% do previsto em pacientes com < 50 anos e mulheres
	Doença isquêmica com angina refratária sem possibilidade de revascularização
Classe IIb	IC refratária e VO_2 de pico ajustado para massa magra ≤ 19 mL/kg/min em pacientes com índice de massa corporal > 30
	IC refratária e equivalente ventilatório de gás carbônico (relação VE/VCO_2)> 35 particularmente se VO_2 de pico ≤ 14 mL/kg/min e/ou teste cardiopulmonar submáximo (RER < 1,05)
Classe III	Disfunção sistólica isolada
	Prognóstico adverso estimado apenas por escores prognósticos ou VO_2 de pico isoladamente
	IC com CF NYHA III-IV sem otimização terapêutica

CF: classe funcional; IC: insuficiência cardíaca; NYHA: New York Heart Association; RER: coeficiente respiratório; VE/VCO_2: equivalente ventilatório de gás carbônico; VO_2: consumo de oxigênio. Adaptada da 3ª Diretriz de Transplante Cardíaco, 2018.

- Em pacientes internados, a falência de desmame de drogas vasoativas ou a necessidade de ACM configuram pior prognóstico e legitimam a indicação ao TxC.
- A alocação de órgãos para transplante possui implicações éticas, por se tratar de recurso limitado. Deve ser preferencialmente ofertado para pacientes com maior probabilidade de sobrevida no longo prazo. A Tabela 3 reúne as principais indicações de TxC conforme a 3ª Diretriz Brasileira de Transplante Cardíaco.
- A diretriz brasileira de transplante cardíaco ampliou as indicações de TxC em algumas situações especiais:
  - IC avançada e cardiomiopatia restritiva (classe I).
  - Tumores cardíacos com potencial de cura com o explante do coração (classe IIa).
  - Amiloidose cardíaca:
    - Amiloidose cardíaca relacionada a mutações da transtirretina (ATTR) sem perspectiva ou resposta a tratamentos específicos, associado ao transplante de fígado (classe IIa).
    - IC secundária à amiloidose (AL) com contraindicação para terapias específicas pelo envolvimento cardíaco, na ausência de envolvimento extracardíaco, seguido de transplante de medula (classe IIa).
  - IC refratária em pacientes com infecções crônicas por vírus da hepatite B e C (HBV e HCV, respectivamente), na ausência de sinais clínicos, radiológicos ou bioquímicos de cirrose, hipertensão portal ou carcinoma hepatocelular (classe IIb).
  - IC refratária em pacientes HIV-positivos sem história de infecções oportunísticas, que estejam clinicamente estáveis, em uso de terapia antirretroviral combinada com carga viral indetectável e contagem de CD4 > 200 células/μL (classe IIb).
- Em registro com 31 pacientes publicado em 2020 sobre pacientes que receberam TxC secundários à amiloidose cardíaca evidenciou que a sobrevida após o TxC foi semelhante a outras etiologias. É importante salientar que a amiloidose extracardíaca não foi considerada uma contraindicação absoluta ao TxC, desde que o paciente não apresentasse doença extracardíaca grave.

Contraindicações de transplante cardíaco

- Uma vez estabelecido a indicação de TxC em pacientes com IC avançada, é preciso avaliar situações clínicas que possam impactar em desfechos em curto e longo prazos.
- Contraindicações relativas e absolutas (Tabela 4) devem ser cuidadosamente avaliadas. É importante salientar que grande parte das contraindicações outrora consideradas relativas tem sido satisfatoriamente manejadas em centros de referência.

Avaliação do candidato ao transplante cardíaco

- A escassez de doadores em reais condições para se proceder o transplante faz os transplantados serem praticamente apenas pacientes em fila listados como prioridade, ou seja, em uso de drogas vasoativas e/ou assistência circulatória. Dessa forma, por causa do consumo progressivo da doença e do longo tempo de espera, potenciais receptores tornam-se cada vez mais enfraquecidos, emagrecidos e graves.
- Nesse contexto, a avaliação do paciente candidato ao TxC deve ser feita de maneira cuidadosa e criteriosa, levando em consideração estado nutricional e condições clínicas e psicossociais que garantam o seguimento adequado no pós-transplante.
- Para pacientes na unidade de emergência, a avaliação para transplante deve, portanto, ser

TABELA 4 Potenciais contraindicações ao transplante cardíaco

Situação clínica	Considerações
Incompatibilidade ABO	
Comorbidades com baixa expectativa de vida	
Infecção sistêmica ativa	
Idade > 70 anos	Pacientes selecionados podem ser considerados candidatos Menores taxas de rejeição e menor incidência de doença vascular do enxerto após os 60 anos
Índice de massa corporal > 35 kg/m²	
Doença cerebrovascular grave sintomática	
Doença vascular periférica grave sem possibilidade de revascularização e/ou reabilitação	
Doença hepática ou pulmonar avançadas	Em candidatos apropriados e centros habilitados, o transplante de múltiplos órgãos pode ser considerado
Doença psiquiátrica grave, dependência química e/ou baixo suporte social e/ou baixa adesão ao tratamento e recomendações vigentes	Avaliação cautelosa de especialistas é sugerida em pacientes com história recente de abuso de substâncias (últimos 2 anos), incluindo álcool Documentação de baixa adesão ao tratamento medicamentoso em múltiplas ocasiões deve ser considerada contraindicação para transplante
DM com lesões graves em órgão-alvo e/ou controle glicêmico inadequado (HbA1c > 7,5%)	Os inibidores de calcineurina podem colaborar para intensificar lesões preexistentes
Embolia pulmonar < 3 semanas	O risco é maior em caso de infarto pulmonar e/ou hipertensão pulmonar
Hipertensão pulmonar fixa	O insucesso em se obter reversibilidade na RVP após testes agudos com vasodilatador pode sugerir a necessidade de hospitalização com monitorização hemodinâmica contínua por 48 horas associado ao tratamento com diuréticos, inotrópicos e vasodilatadores ou ainda o uso de ACM seguido de nova avaliação da RVP. Persistência de RVP > 5 uW, apesar de testes de vasorreatividade pulmonar e descompressão cardíaca com ACM, indicam risco cirúrgico elevado e devem ser considerados no risco global do receptor Em candidatos apropriados e centros habilitados, a ACM de longa duração pode ser considerada ponte para candidatura/decisão, visando à redução das pressões pulmonares Em candidatos apropriados e centros habilitados, o transplante cardiopulmonar ou heterotópico pode ser considerado
Neoplasia com risco de recorrência elevado ou incerto	A colaboração com o oncologista é fundamental para estratificar o risco de recorrência e definir o tempo em remissão necessário para que o transplante seja considerado
Perda de função renal intrínseca e irreversível apesar de tratamento clínico otimizado (TFG estimada < 30 mL/min/1,73 m²)	Diferenciar síndrome cardiorrenal da doença renal crônica estabelecida irreversível. A primeira situação pode ser revertida com o TxC Na presença de doença renal estrutural, sugere-se considerar a realização de transplante duplo (coração-rim) em candidatos selecionados e centros habilitados
Síndromes demenciais ou retardo mental graves	Quando impossibilitado de compreender sua doença e o tratamento necessário no pós-TxC
Tabagismo ativo	O período de abstinência sugerido de 6 meses Situações especiais devem ser individualizadas

DAV: dispositivo de assistência ventricular; DM: *diabetes mellitus*; HbA1c: hemoglobina glicada; RVP: resistência vascular pulmonar; TFG: taxa de filtração glomerular; TxC: transplante cardíaco.
Adaptada da 3ª Diretriz Brasileira de Transplante Cardíaco.

iniciada em pacientes com internações frequentes que necessitem o uso de inotrópicos e naqueles pacientes que apresentem falha de desmame de drogas vasoativas.

Exames para avaliação para transplante

- A avaliação inicial de candidatos ao TxC compreende avaliação clínica, incluindo dados de peso e altura, exames laboratoriais e de imagem (Tabela 5). Alguns desses exames podem ser suprimidos em pacientes que estejam em choque cardiogênico dependentes de drogas vasoativas, BIA e/ou dispositivos de assistência ventricular (DAV).
- Para pacientes admitidos na unidade de emergência e com limitação de realizar algum dos exames descritos, deve ser conversado com a equipe do TxC.
- Entre os testes descritos, dois exames merecem atenção especial porque são essenciais para o sucesso do TxC: painel imunológico e avaliação da hemodinâmica pulmonar.

Painel imunológico (PRA)

- A presença de anticorpos (AC) circulantes no receptor contra antígenos leucocitários humanos (HLA) do doador confere risco aumentado de rejeiçao e até mesmo de perda do enxerto. O grau de sensibilização de um paciente candidato ao TxC pode ser determinado testando o soro do potencial receptor contra um painel de antígenos HLA representativos (a plataforma *Luminex*, altamente sensível e específica é a mais utilizada atualmente). A porcentagem de reatividade (PRA) define sua sensibilização (painel imunológico). O percentual de reatividade determina o PRA calculado (PRAc) e define o grau de sensibilização HLA do paciente.
- Mais importante que a porcentagem da PRA é a especificidade do AC: mesmo que um antígeno tenha frequência de 1% na população, caso o receptor tenha o anticorpo específico contra o doador (DSA), esse doador deve ser evitado. Outro detalhe importante para determinação da positividade do PRA, por meio da técnica do *Luminex,* é o valor de corte utilizado da média da intensidade da fluorescência (*mean fluorescence intensity* – MFI). O limite aceito varia de acordo com diferentes centros, mas a maioria dos centros utiliza o corte de MFI entre 2000 e 5000, baseado em análises de segurança por meio do *crossmatch* real demonstrando baixa frequência de eventos.
- O tempo para a realização da prova cruzada prospectiva (*crossmatch* real – testar o soro do receptor contra linfócitos do doador) é em torno de 5-6 horas, o que dificulta sua realização na prática clínica (uma vez que o tempo de isquemia do órgão ideal deve ser < 4 horas). Nesse sentido, visando minimizar o impacto da sensibilização HLA para o paciente em fila, o *crossmatch* virtual pode ajudar, uma vez que, por meio da informação do HLA do doador e dos AC do receptor, é possível estabelecer se existe a presença de anticorpos contra antígenos do receptor. O *crossmatch* virtual permitiu o aumento substancial do número de transplantes realizados.

Avaliação da hemodinâmica pulmonar

- A avaliação hemodinâmica pulmonar é essencial para a inclusão do paciente na fila de TxC, a fim de determinar a existência e o grau da hipertensão pulmonar (HP) e sua reversibilidade a vasodilatadores. Resistência vascular pulmonar (RVP) > 5 uW (unidades Wood) está associada a maior risco de morte no pós-transplante, assim como pressão sistólica da artéria pulmonar (PSAP) > 60 mmHg, GTP (gradiente transpulmonar = pressão arterial pulmonar média – pressão capilar pulmonar) > 15 mmHg e GDP (gradiente diastólico pulmonar = pressão diastólica pulmonar – pressão capilar pulmonar) > 7 mmHg.
- Pacientes com PSAP > 50 mmHg e GTP > 15 ou RVP > 3 uW (hipertensão pulmonar presente) devem ser submetidos ao teste de

TABELA 5 *Checklist* em candidatos ao transplante cardíaco

Avaliações pré-transplante
1. Avaliação clínica
2. Avaliação multiprofissional: psicologia, enfermagem e serviço social
Imunocompatibilidade
1. Tipagem sanguínea – ABO
2. Painel imunológico
3. Tipagem do HLA tecidual
Avaliação da gravidade da insuficiência cardíaca
1. Eletrocardiograma
2. Ecodopplercardiograma
3. Teste cardiopulmonar (habitualmente em avaliações ambulatoriais)
4. Avaliação da hemodinâmica pulmonar
Avaliação da função de múltiplos órgãos
1. Hemograma (quando indicado, incluir cinética de ferro, vitamina B12 e ácido fólico)
2. Bioquímica (perfil renal, perfil hepático, função tireoidiana, lipidograma, glicemia de jejum/HbA1c)
3. Coagulograma (periódico para pacientes em uso de anticoagulante)
4. Urina 1/proteinúria de 24 horas/taxa de filtração glomerular
5. Teste de função pulmonar e gasometria arterial (se doença pulmonar)
6. Radiografia de tórax posteroanterior (PA) e perfil
7. Ultrassom de abdome total
8. Ultrassom Doppler de carótidas (se > 50 anos ou evidência de aterosclerose)
9. Ultrassom Doppler de membros inferiores (se evidência de aterosclerose)
10. Avaliação odontológica
11. Avaliação oftalmológica (se diabético)
Sorologias
1. Chagas
2. Hepatite B (HBsAg, anti-HBs, anti HBc)/ Hepatite C (anti-HCV)
3. HIV, HTLV, VDRL
4. Citomegalovírus (CMV)/toxoplasmose/EBV/varicela (IgG)
Investigação de malignidade
1. Sangue oculto nas fezes
2. Colonoscopia (se história familiar de neoplasia ou > 50 anos)
3. Mamografia (se história familiar de neoplasia ou > 50 anos)
4. Avaliação ginecológica (mulheres > 18 anos sexualmente ativas)
5. PSA e toque retal (homens > 40 anos)
Obs.: a solicitação de marcadores tumorais deve ser individualizada com a equipe responsável

EBV: vírus Epstein-Barr; HbA1c: hemoglobina glicada; HIV: vírus da imunodeficiência humana; HLA: antígeno leucocitário humano; HTLV: vírus T linfotrópico humano; VDRL: *veneral disease research laboratory*. Adaptada da 3ª Diretriz Brasileira de Transplante Cardíaco.

vasorreatividade visando a redução da pressão na artéria pulmonar e da pressão capilar pulmonar. Como consequência, esperam-se redução do GTP e aumento do débito cardíaco (pela redução da pós-carga do ventrículo direito e da pré-carga do ventrículo esquerdo) e, por conseguinte, da RVP. O teste é realizado usando nitroprussiato de sódio, sildenafila e/ou óxido nítrico.

- A redução da PSAP para menos de 50 mmHg e o GTP < 15 e a RVP < 3 ou menos, sem que haja, porém, queda do débito cardíaco e da pressão arterial sistólica (< 85 mmHg), está associado a boa sobrevida e baixa taxa de eventos no pós-transplante independentemente da gravidade da HP pré-teste, podendo esse paciente ser incluído em fila para TxC.
- Pacientes que não atingem medidas satisfatórias de pressão pulmonar no primeiro teste de reatividade pulmonar podem permanecer com monitoração hemodinâmica enquanto medidas clínicas terapêuticas (diuréticos, inotrópicos, vasodilatadores) são empregadas visando otimizar a volemia e a seguir repetir teste hemodinâmico.
- Valores de RVP acima de 5 uW, apesar do tratamento clínico otimizado, conferem contraindicação para o TxC ortotópico. Pode-se considerar em casos selecionados o implante de ACM de longa permanência ou ainda o TxC heterotópico como ponte para o transplante, visando redução dos níveis de pressão pulmonar para valores que não contraindiquem o transplante.

Receptor em prioridade

- Pacientes com maior probabilidade de morte em fila de espera para TxC têm prioridade para serem submetidos ao procedimento cirúrgico. Os critérios de priorização podem variar entre os países e os estados. A Tabela 6 resume os principais critérios para priorização do Estado de São Paulo.

TABELA 6 Condição de priorização dos receptores no Estado de São Paulo

Prioridade 1	Retransplante agudo – até 30 dias pós-transplante
	ECMO venoarterial
	ACM de curta ou intermediária duração
Prioridade 2	Uso de BIA
	Arritmias ventriculares refratárias (TV/FV)
	ACM com mau funcionamento do dispositivo ou falência mecânica
	Ventilação mecânica (indicada por insuficiência respiratória secundária ao edema agudo pulmonar, sem doença pulmonar concomitante)
	Choque cardiogênico com uso de um ou mais inotrópicos por tempo superior há 6 meses
Prioridade 3	Choque cardiogênico com uso de drogas inotrópicas há menos de 6 meses
	ACM de longa duração: infecção de dispositivo, hemólise, sangramento documentado, insuficiência aórtica
	Autorizado pela câmara técnica

ACM: assistência circulatória mecânica; BIA: balão intra-aórtico; ECMO: *extracorporeal membrane oxygenation*; FV: fibrilação ventricular; TV: taquicardia ventricular. Adaptada de Nota Técnica n. 1/2021 – Coordenadoria da Regiões de Saúde.

- O uso de ECMO e a ACM de curta ou intermediária duração tem prioridade sobre o uso de BIA, assim como o BIA sobre o choque cardiogênico com uso de um ou mais inotrópicos por tempo superior há 6 meses ou ventilação mecânica por IC tem prioridade sobre pacientes em uso de drogas inotrópicas há menos de 6 meses ou sob determinação da câmara técnica.
- Pacientes em fila ambulatorial para TxC podem ser admitidos na unidade de emergência por piora clínica. De acordo com o perfil hemodinâmico de apresentação, o

uso de drogas vasoativas ou até mesmo de dispositivos de assistência como BIA pode ser necessário. Nesse contexto, a situação na fila de espera deve ser modificada para prioridade.

- Em contrapartida, pacientes com IC refratária ao tratamento clínico otimizado, admitidos na emergência por descompensação da doença, podem também necessitar de uso de drogas vasoativas. Diante da falência de desmame ou da necessidade de seu uso recorrente, a avaliação para T×C deve ser iniciada. Uma vez concluída essa avaliação, o paciente pode ser incluído como prioridade em fila. Esse grupo de pacientes, em especial, tem prognóstico reservado em um ano e, portanto, uma avaliação rápida para transplante deve ser feita. Assim, a identificação imediata desses pacientes e a solicitação de avaliação da equipe responsável devem ser feita o mais precocemente possível.

Avaliação multiprofissional

- Considerando os aspectos nutricionais e psicossociais e as condições de aceitação e de autocuidado que envolvem o transplante cardíaco, o papel da equipe multidisciplinar é fundamental na avaliação do potencial receptor. Para que o paciente seja incluído em fila, é preciso que seja avaliado e liberado pela equipe de enfermagem, psicologia e assistência social.

QUAL A ROTINA NA EMERGÊNCIA DO INCOR?

- Pacientes com IC avançada admitidos na emergência com descompensação da doença com necessidade de drogas vasoativas devem ser avaliados quanto à sua história clínica, incluindo número de descompensações.
- Pacientes aderentes ao tratamento clínico, que a despeito da otimização medicamentosa persistem em classes funcionais NYHA III/IV e necessitam de visitas frequentes à unidade de emergência ou pacientes com falência no desmame de drogas inotrópicas devem iniciar avaliação para inclusão em fila de transplante.
- Solicitação de avaliação da equipe responsável.
- Solicitação de exames de avaliação pré-transplante conforme a Tabela 5. Discutir com a equipe responsável a necessidade de exames específicos em pacientes dependentes de drogas vasoativas e DAV.
- A coleta de tipagem sanguínea e de painel imunológico são essenciais para a avaliação da compatibilidade entre receptor e potencial doador.
- Solicitação de avaliação da equipe multidisciplinar: enfermagem, psicologia e serviço social.
- Transferência do paciente para a Unidade de Terapia Intensiva, visando otimização de vasodilatadores endovenosos, com monitorização de pressão arterial invasiva, e posterior avaliação de hemodinâmica pulmonar. Medidas de PSAP < 60 mmHg, GTP < 15 mmHg e RVP < 3 uW são favoráveis e indicam melhor prognóstico no pós-transplante. Pacientes com HP devem ser submetidos aos testes de vasorreatividade.
- Após a identificação de um paciente com IC refratária sem contraindicação de TxC, e diante de resultados de sorologias e painel imunológico, o paciente pode ser incluído em fila de transplante.
- Pacientes em uso de droga vasoativa, BIA e/ou DAV devem ser listados como prioridade na fila de transplante. Pacientes já em fila que sejam admitidos na emergência e necessitem de uso de drogas vasoativas ou dispositivos de assistência devem ser priorizados.

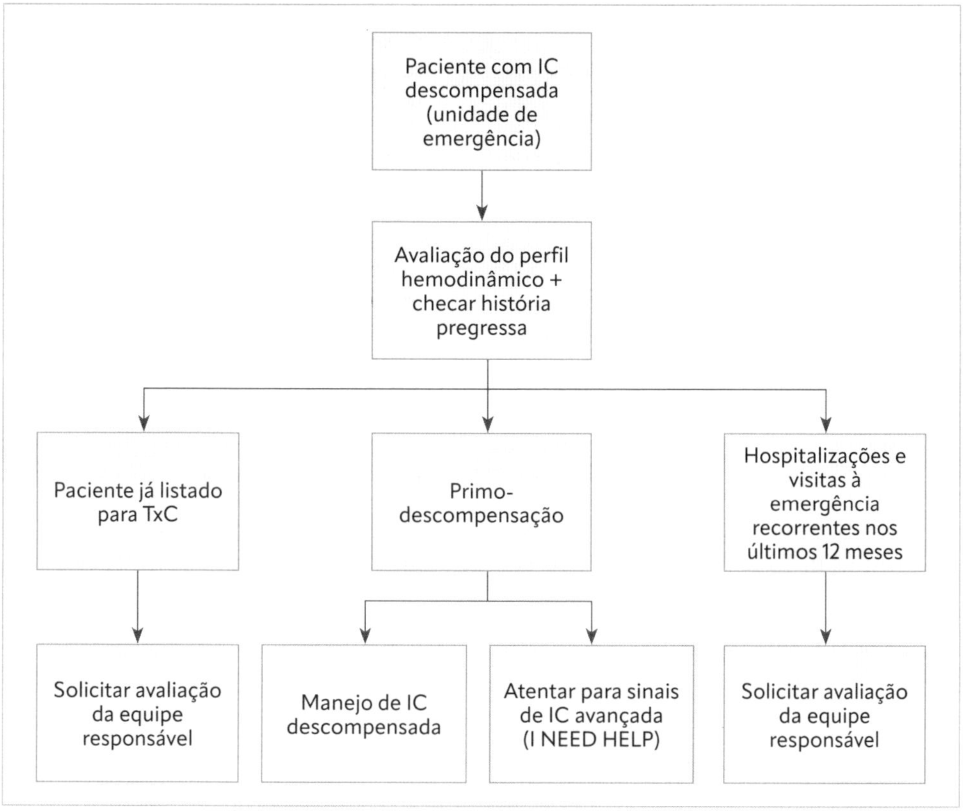

FIGURA 1 Fluxograma para avaliação de paciente para transplante cardíaco em unidade de emergência.
IC: insuficiência cardíaca; TxC: transplante cardíaco.

BIBLIOGRAFIA RECOMENDADA

1. Bacal F, Marcondes-Braga FG, Rohde LEP, Xavier Júnior JL, Brito FS, Moura LAZ, et al. 3ª Diretriz Brasileira de Transplante Cardíaco. Arq Bras Cardiol. 2018;111(2):230-89. Portuguese. Erratum in: Arq Bras Cardiol. 2019;112(1):116.
2. Jessup M, Drazner MH, Book W, Cleveland JC Jr, Dauber I, Farkas S, et al. 2017 ACC/AHA/HFSA/ISHLT/ACP Advanced Training Statement on Advanced Heart Failure and Transplant Cardiology (Revision of the ACCF/AHA/ACP/HFSA/ISHLT 2010 Clinical Competence Statement on Management of Patients With Advanced Heart Failure and Cardiac Transplant): a report of the ACC Competency Management Committee. J Am Coll Cardiol. 2017;69(24):2977-3001.
3. Chambers DC, Perch M, Zuckermann A, Cherikh WS, Harhay MO, Hayes D Jr, et al.; International Society for Heart and Lung Transplantation. The International Thoracic Organ Transplant Registry of the International Society for Heart and Lung Transplantation: thirty-eighth adult lung transplantation report – 2021; Focus on recipient characteristics. J Heart Lung Transplant. 2021;40(10):1060-72.
4. Marcondes-Braga FG, Moura LAZ, Issa VS, Vieira JL, Rohde LE, Simões MV, et al. Emerging Topics Update of the Brazilian Heart Failure Guideline – 2021. Arq Bras Cardiol. 2021;116(6):1174-212.
5. Heidenreich PA, Bozkurt B, Aguilar D, Allen LA, Byun JJ, Colvin MM, et al. 2022 AHA/ACC/HFSA Guideline for the Management of Heart Failure: A Report of the American College of Cardiology/American Heart Association Joint Committee on

Clinical Practice Guidelines. J Am Coll Cardiol. 2022;79(17):e263-e421.
6. Young JB, Stenvenson LW. INTERMACS (Interagency Registry for Mechanically Assisted Circulatory Support) as tool to track and advance clinical practice. In: Mechanical circulatory support: a companion to Braunwald's Heart Disease. Philadelphia: Elsevier; 2018.
7. Seguro LF, Marcondes-Braga FG, Avila MS, Mangini S, Biselli B, Franco GP, et al. Profile of heart transplant recipients in a Brazilian center: comparison with international registry. J Heart Lung Transplant. 2014;33:S264.
8. Guimarães GV, Silva MS, d'Avila VM, Ferreira SM, Silva CP, Bocchi EA. Peak VO2 and VE/VCO2 slope in betablockers era in patients with heart failure: a Brazilian experience. Arq Bras Cardiol. 2008;91: 39-48.
9. Mancini DM, Eisen H, Kussmaul, Mull R, Edmunds LH, Wilson JR. Value of peak exercise oxygen consumption for optimal timing of cardiac transplantation in ambulatory patients with heart failure. Circulation. 1991;83:778-86.
10. Barrett CD, Alexander KM, Zhao H, Haddad F, Cheng P, Liao R, et al. Outcomes in patients with cardiac amyloidosis undergoing heart transplantation. JACC Heart Fail. 2020;8(6):461-8.
11. Drakos S, Kfoury A, Gilbert E, Horne B, Long J, Stringham J, et al. Effect of reversible pulmonary hypertension on outcomes after heart transplantation. J Heart Lung Transplant. 2007;26(4):319-23.
12. Gerges C, Gerges M, Lang MB, Zhang Y, Jakowitsch J, Probst P, et al. Diastolic pulmonary vascular pressure gradient: a predictor of prognosis in "out-of-proportion" pulmonary hypertension. Chest. 2013;143(3):758-66.
13. Kobashigawa J, Mehra M, West L, Kerman R, George J, Rose M, et al. Report from a consensus conference on the sensitized patient awaiting heart transplantation. J Heart Lung Transplant. 2009;28(3):213-24.
14. Kobashigawa JA, Patel JK, Kittleson MM, Kawano MA, Kiyosaki KK, Davis SN, et al. The long-term outcome of treated sensitized patients who undergo heart transplantation. Clin Transplant. 2011;25(1):E61-7.

2

Avaliação inicial do paciente transplantado cardíaco na emergência

Luis Fernando Bernal da Costa Seguro
Sandrigo Mangini

OBSERVAÇÕES GERAIS BASEADAS EM EVIDÊNCIAS

Introdução

- O transplante cardíaco (TC) é reconhecido como o melhor tratamento para a insuficiência cardíaca (IC) refratária em pacientes sem contraindicação. Proporciona um significante aumento na sobrevida, na capacidade de exercício e na qualidade de vida. O número de transplantes cardíacos no Brasil tem ficado estável nos últimos anos, com o registro de 334 procedimentos no ano de 2021. Dados da Associação Brasileira de Transplantes de Órgãos (ABTO) demonstram uma sobrevida de 61% em 5 anos.
- O sucesso do transplante depende do uso de drogas imunossupressoras. O esquema tríplice incluindo corticosteroide, inibidor de calcineurina e antiproliferativo é utilizado de maneira rotineira na maioria dos serviços e referendado pelas atuais diretrizes da Sociedade Brasileira de Cardiologia (SBC) e da International Society for Heart and Lung Transplantation (ISHLT). As drogas imunossupressoras habitualmente utilizadas no TC e suas respectivas doses estão listadas na Tabela 1.
- Os principais motivos para um paciente transplantado cardíaco procurar o serviço de emergência são sintomas relacionados à disfunção do enxerto, complicações infecciosas e outras complicações relacionadas ao uso de imunossupressores.
- A disfunção do enxerto que ocorre após a fase inicial do TC pode ser secundária a rejeição, doença vascular do enxerto ou infecções, com destaque para reativação da doença de Chagas.

Rejeição de enxerto

- Os sintomas clínicos de rejeição são variáveis e muitas vezes os pacientes apresentam-se assintomáticos. Nenhum sinal ou sintoma é patognomônico de rejeição, entretanto, quando presentes podem incluir sintomas constitucionais inespecíficos (mal-estar, mialgia, febre), de inflamação miocárdica (taquicardia, arritmias atriais ou ventriculares, derrame pericárdico), além de quadro clínico de IC (dispneia aos esforços, astenia, síncope, ortopneia, dispneia paroxística noturna e, ao exame físico, estase jugular, terceira bulha, hipotensão, congestão pulmonar e/ou sistêmica).
- Classicamente, existem três tipos de rejeição documentados: hiperaguda, celular e humoral (ou mediada por anticorpos).

TABELA 1 Imunossupressores utilizados em pacientes transplantados cardíacos

Droga	Dose	Nível sérico
Prednisona	Dose inicial (após uso de corticoesteroide endovenoso): 1 mg/kg Redução progressiva. Possível suspensão após 6 meses.	NA
Ciclosporina	3-8 mg/kg/dia	275-375 (inicial) 200-350 (3-6 meses) 150-300 (6-12 meses) 150-250 (> 1 ano)
Tacrolimus	0,05-0,1 mg/kg/dia	10-15 (inicial) 5-10 (> 6 meses)
Micofenolato sódico	360-1.080 mg de 12/12h	MPA: 2,5-5,0
Azatioprina	1,5-2,5 mg/kg/dia	Manter leucócitos acima de 4.000
Sirolimus	2 mg/dia (ajuste por nível sérico)	5-15
Everolimus	0,5-1,5 mg/dia	3-8

Rejeição hiperaguda

- Trata-se de rejeição muito grave, relacionada à presença de anticorpos pré-formados contra o doador (sistema ABO, HLA ou endotélio). Caracteriza-se pela presença de edema intersticial, edema de células endoteliais, microtromboses, vasculite, hemorragia e apresenta elevada mortalidade. Essa forma de rejeição ocorre dentro das primeiras 24 horas após o transplante, podendo já ser evidente logo após a reperfusão do enxerto na sala operatória.

Rejeição celular aguda

- A rejeição celular aguda é a mais frequente e caracteriza-se pela presença de infiltração do miocárdio por células inflamatórias, sendo classificada em quatro graus, como demonstrado na Tabela 2.
- O tratamento é definido de acordo com o grau da rejeição e envolve, além do ajuste das drogas imunossupressoras de base, pulsoterapia com corticosteroide (nos graus 2R e 3R) e uso de anticorpos antilinfócitos (na presença de disfunção ventricular), como demonstrado na Tabela 3.

Rejeição humoral ou mediada por anticorpos

- A rejeição aguda humoral ou mediada por anticorpos é causada pela presença de anticorpos (principalmente anti-HLA) contra o endotélio vascular do enxerto. Em decorrência da dificuldade para padronização do seu diagnóstico, é difícil estabelecer uma real incidência de rejeição humoral, porém estima-se que esteja por volta de 10-15% ao final do primeiro ano.
- Na presença de disfunção ventricular relacionada à rejeição humoral, o tratamento deve ser agressivo, em vista da alta mortalidade dessa complicação. Inclui o uso de pulsoterapia com corticosteroide, anticorpos antilinfócitos, imunoglobulina, plasmaférese e drogas que bloqueiam a produção de anticorpos pelos linfócitos B (rituximab), anticorpos (bortezomib) ou o complemento (eculizumab).

Doença vascular do enxerto

- A doença vascular do enxerto (DVE) é uma doença que acomete tardiamente as artérias

TABELA 2 Rejeição celular aguda – classificação ISHLT (revisada em 2005)

Nomenclatura	Achados histopatológicos
Grau 0R	Ausência de infiltrado inflamatório no miocárdio
Grau 1R (leve, baixo grau)	Infiltrado inflamatório linfo-histiocitário perivascular ou intersticial, sem agressão aos miócitos ou apenas um foco de agressão
Grau 2R (moderada, grau intermediário)	Presença de dois ou mais focos de agressão aos miócitos (multifocal)
Grau 3R (grave, alto grau)	Inflamação de padrão difuso, associada a múltiplas áreas de agressão celular, apresentando caráter muitas vezes polimórfico de infiltrado inflamatório, incluindo neutrófilos e eosinófilos, além disso, podem ocorrer hemorragia, vasculite e necrose dos miócitos

ISHLT: International Society for Heart and Lung Transplantation; PO: pós-operatório.

TABELA 3 Tratamento de rejeição celular aguda

Biópsia (ISHLT)	Disfunção ventricular	
	Ausente	Presente
Grau 1R	Sem tratamento adicional, rever esquema imunossupressor	Pesquisar rejeição humoral e DVE
Grau 2R	PO recente: metilprednisolona 0,5-1,0 g, EV, por 3-5 dias PO tardio: prednisona 1 mg/kg/dia por 3-5 dias	Metilprednisolona 0,5-1,0 g, EV, por 3-5 dias + ATS 1,5 mg/kg/dia por 5-7 dias (Pesquisar rejeição humoral)
Grau 3R	Metilprednisolona 0,5-1,0 g, EV, por 3-5 dias + ATS 1,5 mg/kg/dia por 5-7 dias	Metilprednisolona 0,5-1,0 g, EV, por 3-5 dias + ATS 1,5 mg/kg/dia por 5-7 dias (pesquisar rejeição humoral)

DVE: doença vascular do enxerto; EV: endovenoso; ISHLT: International Society for Heart and Lung Transplantation; PO: pós-operatório.

coronárias de pacientes transplantados cardíacos. Caracteriza-se pelo espessamento difuso da íntima, concêntrico, obliterativo, que preserva a lâmina elástica e que, frequentemente, acomete também vasos secundários. Tal acometimento vascular pode gerar isquemia miocárdica e, consequentemente, deterioração progressiva do enxerto.

- Está presente em cerca de 30% dos pacientes transplantados após 5 anos e em até 50% ao final de 10 anos. É a principal causa de disfunção tardia do enxerto e responsável por grande parte dos óbitos tardios.
- Diante da fisiopatologia da DVE, seria esperado que os pacientes apresentassem sinais e sintomas sugestivos de isquemia. No entanto, por ser o paciente transplantado denervado, os sintomas habituais de isquemia miocárdica podem não estar presentes. A doença pode manifestar-se pela presença de arritmias, sintomas de insuficiência cardíaca e até mesmo pela morte súbita. Também deve-se suspeitar do diagnóstico diante de alterações eletrocardiográficas e ecocardiográficas novas, mesmo em pacientes assintomáticos.
- O diagnóstico é feito pelo estudo angiográfico das artérias coronárias (cineangiocoronariografia). No entanto, a natureza difusa e concêntrica das lesões, que acometem as artérias coronárias na DVE, muitas vezes impede o diagnóstico da doença em sua fase mais precoce. Dessa forma, o uso da ultrassonografia intravascular torna o método

mais sensível na detecção de lesões precoces, sendo hoje considerado o padrão ouro para o diagnóstico de DVE.

- Quando estamos diante de um quadro já estabelecido, com comprometimento multivascular, difuso e com acometimento do leito distal, o impacto de qualquer terapêutica é muito pequeno e, consequentemente, o prognóstico do paciente é ruim. Nessa situação, a alternativa do retransplante passa a ser aventada, principalmente se houver disfunção ventricular. Diante disso, é de extrema importância investir em medidas preventivas.
- Entre as medidas para prevenção do desenvolvimento da DVE, destacam-se: controle dos fatores de risco habituais para doença arterial coronária, uso de estatina, bloqueadores de canal de cálcio (diltiazem), inibidores da enzima de conversão de angiotensina e inibidores da mTOR.
- Uma vez estabelecido o diagnóstico de DVE, o tratamento medicamentoso muitas vezes não é suficiente para evitar eventos cardiovasculares. As opções terapêuticas nessa situação são a angioplastia com colocação de stent, revascularização miocárdica ou retransplante. A decisão deve ser tomada levando-se em conta a anatomia coronariana, característica e localização das lesões, presença de isquemia e função ventricular.
- Segundo a III Diretriz brasileira de transplante cardíaco, a angioplastia coronariana, preferencialmente com stent farmacológico, deve ser considerada em pacientes com lesões maiores do que 70% e com documentação de isquemia e a revascularização cirúrgica, para pacientes triarteriais que apresentem leito distal favorável para o procedimento. Vale ressaltar que os resultados são muito limitados por causa do acometimento predominantemente distal da DVE. Em pacientes que evoluem com DVE e disfunção ventricular sintomáticos, apesar do tratamento clínico, deve-se considerar o retransplante. Segundo dados ISHLT, o retransplante é responsável por 2,5% dos TC, sendo a sobrevida inferior.

Reativação de doença de Chagas

- A doença de Chagas é responsável por 18% dos casos de IC refratária no Brasil. No passado, a doença de Chagas, por ser uma doença infecciosa, era considerada uma contraindicação ao TC pelo risco de reativação da doença após o TC. Entretanto, a reativação de Chagas não demonstrou ter impacto importante na sobrevida dos pacientes após o TC e, por isso, deixou de ser uma contraindicação.
- A imunossupressão padrão para os pacientes com doença de Chagas é feita com as mesmas classes de drogas dos demais pacientes (corticosteroides, inibidor de calcineurina e antiproliferativo). No entanto, já foi demonstrado que quanto maior a dose dos inibidores de calcineurina, maior a taxa de reativação de Chagas. Além disso, existe uma maior incidência de reativação com uso de micofenolato mofetil, quando comparado à azatioprina e, por esse motivo, a azatioprina é o antiproliferativo de escolha no InCor para os pacientes chagásicos.
- A reativação de Chagas pode se manifestar como uma doença aguda com febre, queda do estado geral, anemia e hepatite, ou então se apresentar apenas por lesões localizadas (em pele, sistema nervoso central ou miocárdio). Dessa forma, a reativação de Chagas é um diagnóstico diferencial de causa de disfunção ventricular no transplantado cardíaco.
- O diagnóstico da reativação de Chagas é feito por meio de detecção do parasita em tecidos, sangue ou fluido espinhal. Para isso, técnicas de imuno-histoquímica podem ser utilizadas em amostras de tecidos. Estudos mais recentes têm demonstrado que o PCR no sangue periférico e miocárdio podem auxiliar no diagnóstico da reativação de Chagas e seu uso tem sido recomendado no nosso serviço.
- O tratamento da reativação de Chagas ou da parasitemia (*Trypanossoma cruzi* detectado

no sangue na ausência de quadro clínico) deve ser feito com benzonidazol (5 mg/kg/dia divididos em duas tomadas) ou alopurinol (600-900 mg/dia), ambos por 60 dias. Além disso, quando possível, deve ser reduzida a imunossupressão.

Infecções

- Complicações infecciosas são importantes causas de morbimortalidade durante toda a vida do paciente transplantado. No entanto, é no primeiro ano que se observa uma maior incidência e piores consequências. Infecção é um dos principais motivos que levam o paciente transplantado a procurar a unidade de emergência.
- No período inicial após o transplante, as infecções nosocomiais são as mais frequentes. São causadas pelos mesmos germes que causam infecções em outros pacientes no pós-operatório de cirurgias complexas ou internados em terapia intensiva, em geral, bactérias ou fungos. No entanto, a dificuldade para erradicação do germe é maior no paciente sob o efeito de terapia imunossupressora.
- Após essa fase inicial, os microrganismos mais frequentemente associados a infecções no transplantado sao resultados de reativação de infecção latente ou de novas exposições na comunidade ou no ambiente hospitalar. Infecção latente se refere a microrganismos que residem em estado de supressão no receptor ou em tecido do doador e que, de acordo com a natureza e intensidade da imunossupressão, voltam a se replicar gerando manifestações clínicas da infecção. São exemplos: citomegalovírus, Epstein-Barr vírus, herpes-simplex e varicela zóster, *Toxoplasma gondii*, *Strongyloides stercoralis*, *Pnemocystis jiroveci* (*carinii*) e *Trypanosoma cruzi*.
- Este tema será melhor abordado em outros capítulos.

Complicações relacionadas aos imunossupressores

- Os imunossupressores estão relacionados a vários efeitos colaterais que podem motivar a procura ao pronto-socorro. Conforme referido anteriormente, o esquema tríplice envolvendo corticosteroide, inibidor de calcineurina (ciclosporina ou tacrolimus) e antiproliferativo (micofenolato ou azatioprina) é o mais utilizado.
- Em situação de piora progressiva da função renal e diagnóstico de doença vascular do enxerto, os inibidores da mTOR (sirolimus ou everolimus) têm sido indicados, com dose reduzida de inibidor de calcineurina e sem antiproliferativo, ou mantendo antiproliferativo sem inibidor de calcineurina.
- Na presença de efeitos colaterais, conforme cada situação, pode haver indicação de tratamento específico, redução da dose ou troca do imunossupressor. Destacam-se por classes os efeitos colaterais mais expressivos que podem motivar a procura ao pronto-socorro:
  - Corticosteroides: hipertensão arterial e hiperglicemia.
  - Inibidores de calcineurina: hipertensão arterial, insuficiência renal, hiperglicemia, hipercalemia, hipomagnesemia, neurotoxicidade (tremores, cefaleia, convulsões), gota, síndrome álgica óssea.
  - Antiproliferativos: mielotoxicidade, sintomas gastrointestinais (micofenolato) e pancreatite (azatioprina).
  - Inibidores da mTOR: mielotoxicidade, mucosite, derrame pleural e pericárdico, edema de membros inferiores, proteinúria.

QUAL É A ROTINA NA EMERGÊNCIA DO INCOR?

- Todo o paciente transplantado cardíaco atendido na Unidade de Emergência do InCor deve ser avaliado pela equipe de emergência juntamente à equipe de transplante que é imediatamente acionada.

- Informações importantes podem ser obtidas, como rejeições prévias, realização de profilaxias, sorologias antigas, etc.
- Em princípio, esses pacientes são considerados de alto risco de complicações, principalmente em decorrência do esquema de imunossupressão utilizado. Queixas mínimas e inespecíficas devem ser valorizadas e avaliadas de acordo com o período pós-transplante e a condição clínica do paciente.
- A anamnese e o exame físico devem ser minuciosos, buscando o maior detalhamento possível. O exame de pele e linfonodos deve fazer parte desse contexto, podendo encontrar, por exemplo, lesões sugestivas de reativação chagásica.
- De todos os pacientes são coletados exames laboratoriais gerais como hemograma, coagulograma, eletrólitos, função renal, troponina, BNP e marcadores inflamatórios (proteína C-reativa). A realização de eletrocardiograma e radiografia de tórax também é obrigatória, permitindo avaliar focos infecção pulmonar e a presença de congestão.
- Todo paciente com febre ou sintomas inespecíficos na Unidade de Emergência do InCor deve realizar ecocardiograma transtorácico. Achados como disfunção sistólica ou diastólica do ventrículo esquerdo e derrame pericárdico podem ser sinais indiretos de rejeição de enxerto. Os casos de pacientes com antecedente de rejeição prévia, ou daqueles sem foco infeccioso evidente apresentando febre recorrente, a depender do período em que se encontra após o transplante, devem ser discutidos com a equipe responsável e por vezes indica-se a realização de biópsia endomiocárdica.
- Quanto maior o tempo de transplante, menor a incidência de rejeição, entretanto deve-se sempre ter a rejeição como hipótese diagnóstica quando um paciente transplantado procura o serviço de emergência, independentemente dos sintomas, que podem variar desde um quadro constitucional inespecífico até sinais de insuficiência cardíaca aguda.
- A depender da queixa do paciente, todos os imunossupressores passíveis de quantificação plasmática devem ter sua dosagem solicitada. Em todos os pacientes deve-se avaliar as outras medicações em uso e suas possíveis interações com drogas imunossupressoras, principalmente as de início recente.
- Quando a suspeita principal for sepse grave/choque séptico, os imunossupressores devem ser suspensos. Em casos de infecções sem repercussão clínica significativa, a manutenção dos imunossupressores pode ser considerada. O início da antibioticoterapia deve ser o mais breve possível.
- Todos os pacientes em fase tardia pós-transplante com sintomas de dispneia, síncope ou dor torácica devem ser considerados com suspeita de doença vascular do enxerto. A solicitação de eletrocardiograma e marcadores de necrose miocárdica é fundamental nesses casos. Além disso, a presença de disfunção segmentar ao ecocardiograma também pode auxiliar no diagnóstico. Caso haja grande suspeita de síndrome coronariana aguda, a conduta deve seguir as mesmas recomendações de pacientes não transplantados.
- Tardiamente ao transplante, o diagnóstico de neoplasias sempre deve ser considerado, principalmente as de linhagem hematológica (linfomas e leucemias). A presença de linfonodos palpáveis deve indicar biópsia nesses casos. A complementação da investigação é sempre realizada em conjunto com a equipe de oncologia.
- O algoritmo para o atendimento do paciente que se apresenta no serviço de emergência com quadro clínico compatível com disfunção do enxerto está representado na Figura 1.

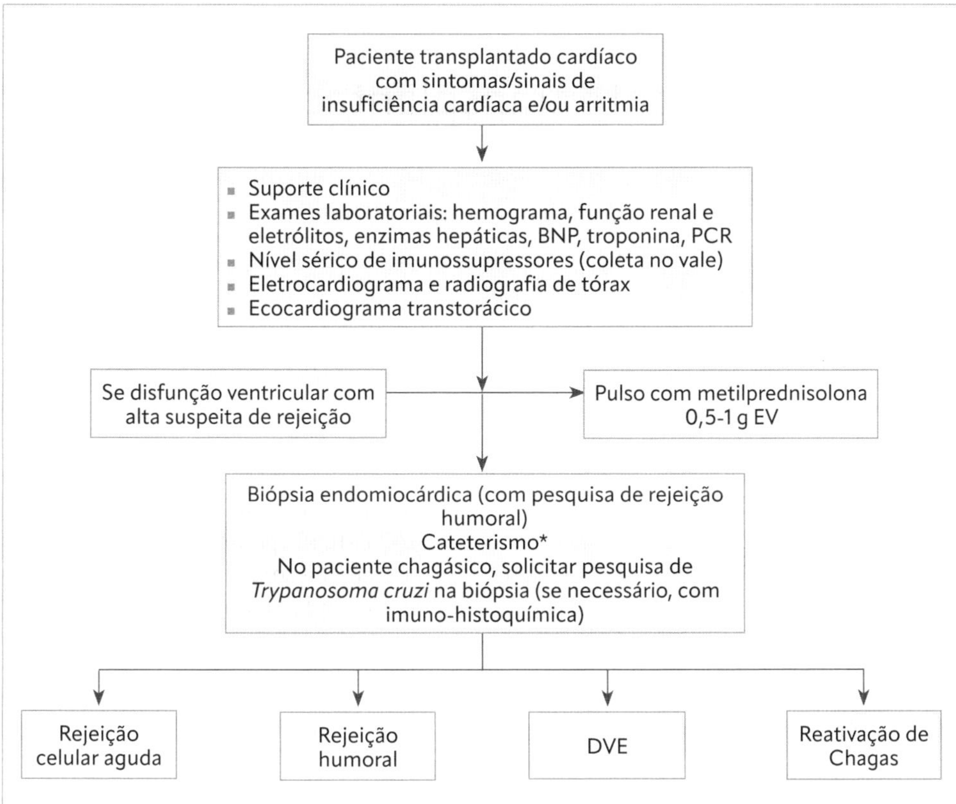

FIGURA 1 Fluxograma de atendimento do paciente com quadro clínico sugestivo de disfunção do enxerto da Unidade Clínica do InCor.

* Pacientes em PO tardio (> 1 ano) de transplante cardíaco. DVE: doença vascular do enxerto; EV: endovenoso; PCR: proteína C-reativa.

BIBLIOGRAFIA RECOMENDADA

1. Bacal F, Silva CP, Pires PV, Mangini S, Fiorelli AI, Stolf NG, et al. Transplantation for Chagas disease: an overview of immunosuppressionand reactivation in the last two decades.Clin Transplant. 2010;24:E29–E34.
2. Bacal F, Marcondes-Braga FG, Rohde LEP, Xavier Júnior JL, de Souza Brito F, Moura LZ, et al. 3ª Diretriz Brasileira de Transplante Cardíaco. Arq Bras Cardiol. 2018;111(2):230-89.
3. Costanzo MR, Dipchand A, Starling R, Anderson A, Chan M, Desai S, et al. The International Society of Heart and Lung Transplantation Guidelines for the care of heart transplantrecipients. J Heart Lung Transplant. 2010;29(8):914-56.
4. Khush KK, Hsich E, Potena L, Cherikh WS, Chambers DC, Harhay MO, et al.; International Society for Heart and Lung Transplantation. J Heart Lung Transplant. 2021;40(10):1035-49.

3

Febre no paciente transplantado cardíaco

Bruno Biselli
Fernando Bacal
Tânia Mara Varejão Strabelli

INTRODUÇÃO

- Transplantados cardíacos representam um grupo complexo, heterogêneo e crescente no nosso meio. Complicações após o transplante cardíaco (TC) são frequentes principalmente no primeiro ano após o procedimento.
- A presença de febre e sintomas constitucionais em pacientes transplantados cardíacos é um desafio na unidade de emergência.
- Febre é uma das principais queixas de indivíduos transplantados cardíacos em unidade de emergência, referido por cerca de 40% dos pacientes, seguido de falta de ar, sintomas gastrointestinais e dor torácica.
- Cerca de metade dos transplantados cardíacos são reinternados no primeiro ano após o TC, e infecção é a principal causa de admissão não programada, seguida de rejeição do enxerto.
- Entretanto, após o TC outras condições não infecciosas podem causar febre e sintomas constitucionais que se confundem com processos infecciosos, como rejeição aguda do enxerto, neoplasias e efeitos colaterais de drogas (p. ex., pneumonite por sirolimus).
- Infecção é a principal causa de óbito após 30 dias e até 1 ano do TC, correspondendo a cerca de 30% dos óbitos nesse período.
- Em uma coorte do Instituto do Coração do Hospital das Clínicas da Faculdade de Medicina da Universidade de São Paulo (InCor-HC-FMUSP), processos infecciosos ocorreram em 90% dos pacientes após o TC, sendo responsável por 25% dos óbitos no período estudado.
- A partir de 2020, com a pandemia da covid-19, a infecção pelo vírus SARS-CoV-2 deve ser investigada em todo paciente com sinais e ou sintomas respiratórios.
- O tratamento de uma suspeita de rejeição de enxerto pode ser catastrófico em pacientes imunodeprimidos com quadro infeccioso. Por outro lado, a demora na identificação de uma rejeição pode ter consequências graves na evolução desses pacientes.
- Faz-se necessária, nesse contexto, uma avaliação criteriosa de pacientes transplantados na emergência com quadros de febre e sintomas constitucionais como dor abdominal, dispneia, náuseas e fadiga na emergência, bem como o início precoce de tratamento adequado para a condição clínica do paciente.

AVALIAÇÃO DO PACIENTE TRANSPLANTADO NA UNIDADE DE EMERGÊNCIA

- A avaliação do paciente transplantado com febre e sintomas constitucionais deve ser minuciosa para guiar um tratamento rápido e adequado.

- Na avaliação do paciente transplantado devemos considerar:
  - Identificação de fatores de risco para infecção, rejeição e neoplasias.
  - História clínica e exame físico detalhado.
  - Exames de imagem e laboratoriais.
  - Exames microbiológicos e identificação de presença de patógenos.
  - Avaliação de função e presença de atividade inflamatória no enxerto cardíaco.

Identificação de fatores de risco

- A identificação de fatores de risco para infecção ou rejeição é essencial na avaliação inicial do paciente transplantado com febre e sintomas constitucionais. Os principais fatores de risco para infecção estão no Quadro 1.
- A probabilidade de infecção e rejeição em um cenário no qual um tecido alogênico e microrganismos estão presentes está relacionada diretamente com a efetividade da imunossupressão e a sua subsequente resposta.
- Assim, o *status* de imunossupressão desses pacientes está intimamente ligado ao risco de infecção e rejeição. As doses de imunossupressores, níveis séricos e o questionamento quanto à adesão às medicações são fundamentais.
- Temporalmente, o primeiro ano após o TC é o período de maior risco para infecções e rejeições agudas. Após 5 anos de TC, aumenta-se significativamente o risco de aparecimento de neoplasias.
- O perfil de microrganismos que levam a processos infecciosos após transplantes de órgãos sólidos varia de acordo com o tempo de evolução pós-transplante (Tabela 1).
- Histórico de rejeições de enxerto e sensibilização imunológica prévia ao transplante (p. ex., painel imunológico elevado, antecedentes de transfusões sanguíneas) são fatores que devem ser considerados na avaliação e são fatores de risco tanto para rejeições como para infecções.

QUADRO 1 Fatores de risco para infecção em pacientes transplantados

Imunossupressão importante
Esquema com mais de dois imunossupressores
Tempo de transplante menor que 1 ano
Episódios prévios de rejeição do enxerto
Hospitalização prévia prolongada
Colonização por microrganismos resistentes a antibióticos
Terapia antibiótica ou profilaxias prévias
Neutropenia, linfopenia ou hipogamaglobulinemia

História clínica e exame físico

- A resposta inflamatória associada à invasão de microrganismos está diminuída pela terapia imunossupressora, resultando em menos sintomas e poucas alterações clínicas e radiológicas
- Febre é um sinal menos específico e menos sensível para infecção nestes pacientes. Até 40% das infecções não cursam com febre (especialmente por fungos) e até 27% dos quadros febris não estão relacionados à infecção.
- A ausência de febre não exclui a possibilidade de quadros infecciosos graves e sinais de localização podem estar ausentes ou ser identificados tardiamente no processo da doença. Além disso, sintomas e sinais relacionados à rejeição do enxerto são variados e inespecíficos (Tabela 2), não sendo efetivos na predição de rejeição.
- Dessa forma, a avaliação clínica com história e exame físico minucioso, incluindo avaliação de pele, exame neurológico e oftalmológico, sinais de insuficiência cardíaca e avaliação de presença de linfonodos podem dar informações decisivas no diagnóstico correto.

Exames complementares

- Exames complementares são importantes na avaliação de quadros febris em pacien-

TABELA 1 Perfil dos microrganismos em relação ao tempo de transplante

Período pós-transplante	Precoce (0 a 30 dias)	Recente (0 a 100 dias)	Até 1 ano	Tardio (após 1 ano)
Fatores de risco para infecção	Neutropenia, CVC	Imunossupressão, CVC	Imunossupressão	Imunossupressão
Tipo de infecção	Nosocomial	Oportunistas	Oportunistas e comunitárias	Comunitárias
Bactérias	Cocos Gram+			
	Gram-			
		Bactérias encapsuladas Listeria/salmonela/nocárdia		
Vírus	Herpes simples			
	Vírus respiratórios (influenza, parainfluenza) e entéricos (rotavírus)			
	Citomegalovírus			
		Varicela-zóster/Epstein-Barr		
		SARS-CoV-2		
Fungos	Candida			
	Aspergillus	*Aspergillus*		
		Pneumocystis jirovecii		
Parasitas	*Strongyloides*			
	Reativação toxoplasmose			
	Reativação de Chagas			
Alto risco	Risco moderado	Baixo risco	Alto risco, porém com profilaxias	

CVC: cateter venoso central. Adaptada de O'Shea et al., 2013.

TABELA 2 Sensibilidade e especificidade de sinais e sintomas para rejeição de enxerto cardíaco

	Sensibilidade (%)	Especificidade (%)
Febre	45	50
Leucocitose	18	16
Perda de peso	52	22
Anorexia	64	52
Astenia	37	35
Queda de pressão arterial	68	39
Estase jugular	49	45
Edema de tornozelo	11	46
Hepatomegalia	69	28
Presença de B3	45	31
Dispneia	89	19
Palpitações	61	11
Arritmia supraventricular	81	3

Adaptada de Bonet et al.; 2002.

tes transplantados, ajudando a determinar o grau de imunossupressão dos pacientes, a identificar focos infecciosos não determinados pela avaliação clínica e sua gravidade e a avaliar a função do enxerto para diagnóstico de rejeição aguda.

- Exames laboratoriais: provas inflamatórias, leucometria e detecção de antígenos de microrganismos (p. ex., antigenemia e/ou carga viral por PCR quantitativo para citomegalovírus, pesquisa de vírus em secreções respiratórias) são cruciais em todo paciente com febre na unidade de emergência.
- Troponina e BNP são exames de alta sensibilidade que auxiliam no diagnóstico diferencial de quadros cardíacos como disfunção de enxerto ou miocardites em pacientes transplantados.
- Avaliação laboratorial de disfunções de órgão-alvo (rim, fígado, respiratório, cardiovascular) é importante na determinação da gravidade do quadro.
- Níveis séricos dos imunossupressores: a determinação de níveis séricos dos imunossupressores em uso pelo paciente deve ser realizada em todo paciente com febre.
- Sorologias têm importância limitada na urgência, pois pacientes com intenso grau de imunossupressão podem não apresentar IgM reagente, sendo necessário o aumento de quatro vezes do título de IgG entre duas amostras consecutivas com intervalo de 14 dias para confirmar o diagnóstico. De todo modo, recomenda-se a sua solicitação quando há suspeita clínica (p. ex.: toxoplasmose nos pacientes soronegativos). Sorologia para dengue sempre deve ser solicitada durante a primavera e o verão e sempre que houver surto da doença no local de origem do paciente.
- Microbiologia: o diagnóstico microbiológico é fundamental nos pacientes transplantados. Hemoculturas (2 pares), urina tipo 1 e urocultura sempre devem ser solicitados. Aspirado de coleções, broncoscopia com lavado broncoalveolar e biópsias de tecidos são indicados em casos selecionados e serão discutidos posteriormente. Em pacientes com sintomas respiratórios, sempre se deve solicitar pesquisa de vírus por método de biologia molecular na secreção nasofaríngea (influenza, vírus sincicial respiratório, adenovírus, parainfluenza, SARS-CoV-2). A disponibilidade dos testes pode variar.
- Exames de imagem: exames de imagem como tomografia computadorizada e ressonância magnética podem ser importantes na identificação precoce de sítios infecciosos não identificados na avaliação clínica.
- Ecocardiograma: a avaliação ecocardiográfica é fundamental em pacientes com suspeita de rejeição aguda e pode ajudar no diagnóstico diferencial de quadros febris e constitucionais na emergência. Presença de derrame pericárdico e sinais de disfunção diastólica de ventrículo esquerdo são preditores precoces de rejeição aguda do enxerto.
- Biópsia endomiocárdica é um exame invasivo de escolha para o diagnóstico de rejeição de enxerto. Deve ser indicada em pacientes selecionados de acordo com a apresentação clínica e na suspeita de rejeição aguda.

MANEJO GERAL

- Febre pode representar um quadro sistêmico emergencial em pacientes transplantados e o tratamento para as possíveis condições relacionadas ao quadro deve ser precoce e efetivo.
- Suporte hemodinâmico e ventilatório deve ser prioridade nesses pacientes e iniciados de maneira precoce.
- O início de terapia antimicrobiana deve ser imediata, quando indicada, e discutida com a equipe de infectologia do serviço.
- A redução da dose dos imunossupressores deve ser considerada em pacientes com quadros infecciosos graves e discutida com a equipe de transplante cardíaco.

TIPOS ESPECÍFICOS DE INFECÇÃO

- Em uma análise institucional, mais da metade das infecções em pacientes transplantados cardíacos são causadas por bactérias, seguido de infecções virais (20%), fúngicas (18%) e por protozoários (6%).
- Entre as infecções bacterianas, um terço foram pneumonias. Herpes simplex foi a infecção viral mais prevalente (56%) e reativação de Chagas e toxoplasmose as principais infecções por protozoários.
- Discutiremos os pontos mais relevantes das infeções em pacientes transplantados cardíacos, incluindo covid-19. As pneumonias e colites/enterites serão abordadas nos próximos capítulos.

Covid-19

- Covid-19 é a doença causada pelo coronavírus SARS-CoV-2, descrito em humanos em novembro 2019. A Organização Mundial da Saúde declarou pandemia por este vírus em 11/03/2020.
- Sinais e sintomas são variáveis e têm apresentado características diferentes de acordo com a cepa de vírus predominante. Existe percentual significativo de pacientes assintomáticos.
- É fundamental confirmar o diagnóstico da infecção para evitar a transmissão para outros pacientes. Pode-se usar teste de antígeno e teste de ácido nucleico (RT-PCR) na secreção da região nasofaríngea.
- Após exame clínico com aferição de oximetria, se houver queixa respiratória, está indicado solicitar tomografia de tórax, para estadiamento.
- Medicamentos antivirais específicos já foram aprovados para uso em imunodeprimidos no Brasil e poderão ser usados quando disponíveis. Na Tabela 3 observam-se os medicamentos e suas indicações.
- Até julho de 2022, estavam indicadas 4 doses de vacinas contra covid-19 para pacientes imunodeprimidos.

Citomegalovírus

- Citomegalovírus (CMV) é o patógeno de maior impacto no prognóstico de pacientes submetidos a transplante de órgão sólido. TC é um fator de risco independente para infecções por CMV mesmo após 1 ano de procedimento, ocorrendo em 9 a 35% dos pacientes.
- Infecções por CMV estão relacionadas com aumento significativo de mortalidade e morbidade após o TC. Adicionalmente, em pacientes transplantados cardíacos, o CMV está relacionado com numerosos efeitos indiretos (Tabela 4).
- Dessa forma, é crucial a identificação de fatores de risco para infecções por CMV, o conhecimento das apresentações clínicas e laboratoriais mais frequentes, das técnicas diagnósticas disponíveis no serviço e do tratamento, no caso de suspeita ou confirmação dessa entidade.

Fatores de risco

- Infecção por CMV é definida pela evidência de replicação viral independentemente da presença de sintomas e determina a necessidade ou não de tratamento.
- Os principais fatores de risco para infecção com CMV são:
  - IgG CMV negativo do receptor + IgG CMV positivo do doador.
  - IgG CMV positivo do receptor + IgG CMV negativo do doador ou IgG positivo para ambos são considerados fatores de risco moderado.
  - Uso de terapia de indução com basiliximabe ou tratamento de rejeições com globulina antitimocítica ou plasmaférese.
  - Esquema de imunossupressão com três drogas.
  - Carga viral de CMV elevada.

Diagnóstico

- A evidência de replicação do CMV é fundamental no diagnóstico de infecção. No

TABELA 3 Medicamentos potenciais para o tratamento da Covid-19 em adultos não hospitalizados, que não necessitam de oxigênio suplementar e que apresentam risco aumentado de progressão para doença grave

Princípio ativo	Tipo de tecnologia	Mecanismo de ação	Posologia	Indicação	Estudos de eficácia	Aprovação	Avaliação por agência de ATS
Bebtelovimab	Anticorpo monoclonal neutralizante, totalmente humano, do tipo IgG1	Modulador de glicoproteína *spike*	Intravenosa (dose única) Início do tratamento em até 7 dias de início dos sintomas	Pacientes adultos e pediátricos (≥ 12 anos e peso ≥ 40 kg) com Covid-19 leve a moderada, resultado positivo de testes virais diretos para SARS-CoV-2 e alto risco de progredir para doença grave (incluindo hospitalização ou morte) e para os quais as opções de tratamento aprovadas ou autorizadas pela FDA não são acessíveis ou clinicamente apropriadas	Fase 2	EMA: sem aprovação Anvisa: sem aprovação FDA: aprovado para uso emergencial (fev/2022) HC: sem aprovação	NICE: não avaliado CADTH: não avaliado
Molnupiravir	Antiviral, pró-droga do análogo de nucleosídeo n4-hidroxicitidina	Inibidor de RNA polimerase	Oral (2 x/dia por 5 dias) Início do tratamento em até 5 dias de início dos sintomas	Adultos com resultado positivo de testes virais diretos para SARS-CoV-2 e alto risco de progredir para doença grave (incluindo hospitalização ou morte) e para os quais as opções de tratamento aprovadas ou autorizadas pela FDA não são acessíveis ou clinicamente apropriadas	Fase 2/3	EMA: aprovado para uso emergencial (nov/2021) Anvisa: em avaliacão para uso emergencial (nov/2021) FDA: aprovado para uso emergencial (dez/2021) HC: em avaliação para uso emergencial (ago/2021)	NICE: não avaliado CADTH: não avaliado

(continua)

TABELA 3 Medicamentos potenciais para o tratamento da Covid-19 em adultos não hospitalizados, que não necessitam de oxigênio suplementar e que apresentam risco aumentado de progressão para doença grave (*continuação*)

Princípio ativo	Tipo de tecnologia	Mecanismo de ação	Posologia	Indicação	Estudos de eficácia	Aprovação	Avaliação por agência de ATS
Rendesivir	Antiviral, pró-droga do nucleotídeo adenosina	Modulador de proteína 8 não estrutural; inibidor de poliproteína 1ab replicase; modulador de RNA polimerase	Intravenosa (1 x/dia por 3 dias) Início do tratamento em até 7 dias de início dos sintomas	Pacientes que não requerem oxigênio suplementar e que estão em risco aumentado de progressão para doença grave	Fase 3	EMA: aprovado para uso emergencial (dez/2022) Anvisa: sem aprovação FDA: aprovado para uso emergencial (jan/2022) HC: sem aprovação	NICE: não avaliado CADTH: não avaliado
Amubarvimab + romlusevimab	Anticorpo monoclonal neutralizante, derivado de plasma convalescente de pacientes com Covid-19	Inibidor de glicoproteína *spike*	Intravenosa (dose única)	Pacientes não hospitalizados e em alto risco de progressão clínica para doença grave	Fase 3	EMA: sem aprovação Anvisa: sem aprovação FDA: em avaliação para uso emergencial (out/2021) HC: sem aprovação	NICE: não avaliado CADTH: não avaliado

Anvisa: Agência Nacional de Vigilância Sanitária; CADTH: Canada's Drug and Health Technology Agency; EMA: European Medicines Agency; FDA: U.S. Food and Drug Administration; HC: Health Canada; NICE: National Institute of Health and Care Excellence. Fonte: CONITEC, abril 2022.

TABELA 4 Efeitos diretos e indiretos de infecção por CMV em transplantados cardíacos

Efeitos diretos	Efeitos indiretos
Síndrome CMV (síndrome mononucleose-*like*, neutropenia)	Aumento de incidência de rejeição aguda e crônica de enxerto
Mielossupressão	Infecções secundárias
Pneumonia	Aumento de risco de doenças linfoproliferativas
Invasão gastrointestinal	Aumento de risco de neoplasias
Miocardite	Diminuição de sobrevida
Hepatite/pancreatite	
Coriorretinite	

nosso serviço utilizamos a técnica de antigenemia para CMV (antígeno pp65) como método de escolha durante mais de 20 anos para identificação de replicação viral, sendo considerados positivos valores superiores a 10 células/campo, definindo a indicação de tratamento pré-emptivo para CMV.

- A utilização da técnica de reação em cadeia da polimerase (PCR) para detecção viral é mais sensível, porém não existe valor de corte bem estabelecido até o momento que indique necessidade de tratamento.
- A presença de evidência de replicação viral associado a sintomas ou lesão orgânica secundária ao CMV é definida como doença por CMV.
- Biópsia de tecido com a detecção de CMV é o padrão ouro para o diagnóstico de doença por CMV

Profilaxia e tratamento

- Duas abordagens são possíveis em paciente transplantados cardíacos com o objetivo de diminuição do risco para desenvolvimento de doença por CMV. A profilaxia universal (dada em todos os pacientes após o TC) e o tratamento pré-emptivo (uso de antivirais se houver evidência de replicação viral) são descritos, porém não existe um consenso quanto a superioridade de cada abordagem.
- No nosso serviço, utilizamos o tratamento pré-emptivo para os receptores soropositivos para CMV quando há evidência de replicação viral e a profilaxia apenas em pacientes de alto risco para infecção por CMV (p. ex., doador com sorologia positiva e receptor com sorologia negativa).
- Ganciclovir endovenoso e valganciclovir oral são os antivirais de escolha tanto para profilaxia quanto para tratamento de infecções por CMV. Na Tabela 5, estão descritas as indicações de profilaxia e tratamento. As doses terapêuticas e de profilaxia dos antivirais utilizados no serviço estão na Tabela 6.

Toxoplasmose

- A toxoplasmose aguda se apresenta normalmente com quadro de febre e adenomegalia em pacientes imunocompetentes. No paciente imunodeprimido, a apresentação pode ser variada e grave.
- No InCor-HC-FMUSP, a prevalência de infecções ou reativações por Toxoplasma gondii foi de 1,3% dos transplantados cardíacos antes da introdução de profilaxia para pacientes de alto risco e nenhum caso diagnosticado após esse período.
- A principal apresentação da toxoplasmose em transplantados cardíacos é a miocardite por *T. gondii*, com uma média de tempo de infecção de 131 dias após o TC e com mortalidade de 50%. Os indivíduos de maior risco são os receptores IgG negativo de doador IgG positivo para toxoplasmose.

TABELA 5 Indicações de profilaxia e tratamento para citomegalovírus (CMV)

Profilaxia	Receptor IgG CMV negativo e doador IgG CMV positivo
Tratamento pré-emptivo	Antigenemia para CMV > 10 células/campo
Tratamento de doença	Evidência de replicação e lesão de órgão ou identificação de vírus em tecido

TABELA 6 Doses e tempo de terapia antiviral em infecção por citomegalovírus

Antiviral	Dose	Tempo
Profilaxia ▪ Ganciclovir (endovenoso) ▪ Valganciclovir (oral)	 5 mg/kg/dose única diária 900 mg 1 x/dia	 90-180 dias 90-180 dias
Tratamento preemptivo ▪ Ganciclovir (endovenoso) ▪ Valganciclovir (oral)	 5 mg/kg/dose a cada 12 h 900 mg 2 x/dia	 14 dias* 14 dias*
Tratamento de doença por CMV ▪ Ganciclovir (endovenoso) ▪ Valganciclovir (oral)	 5 mg/kg/dose, a cada 12 h 900 mg 2 x/dia	 21 dias 21 dias

* Ou até a negativação de antigenemia e/ou PCR para citomegalovírus (CMV).

Profilaxia

- Indicações: receptores IgG negativo de doador IgG positivo para toxoplasmose.
- Esquema: sulfametoxazol/trimetoprim 800 mg/dia durante 12 semanas. Observação: a profilaxia para P. jeroveci, indicada de rotina para todos os pacientes, é administrada 3x/semana.
- Solicitar sorologia para toxoplasmose mensalmente. Se houver viragem sorológica, o paciente deverá ser tratado, conforme descrito abaixo.

Tratamento

- Deve ser iniciado imediatamente quando houver suspeita clínica ou viragem sorológica. Utiliza-se sulfadiazina (4 a 6 gramas/dia) associado a pirimetamina (75 mg no primeiro dia e 25 mg/dia a seguir) por via oral durante 42 dias.

Doença de Chagas

- A cardiopatia por doença de Chagas é uma das principais causas de TC. A reativação desta infecção pode ocorrer após o transplante, com alta morbidade e podendo levar à disfunção do enxerto.
- Os fatores de risco para reativação são episódios repetidos de rejeição e o uso de micofenolato como droga imunossupressora. Pode ocorrer a qualquer momento da evolução do transplante, porém é mais frequente no primeiro ano, com incidência variável entre 8% e 42% dos pacientes.
- A reativação pode se apresentar como um ou mais dos seguintes sinais ou sintomas:
  - Febre.
  - Lesões cutâneas (eritema nodoso, doloroso) principalmente nos membros.
  - Miocardite.
  - Meningoencefalite.

Diagnóstico

- O diagnóstico é feito pela detecção direta do parasita no sangue (micro-hematócrito, detecção de PCR) ou pela detecção do parasita em tecidos.

Tratamento

- O tratamento deve ser iniciado assim que houver suspeita diagnóstica, com benzonidazol, por via oral, na dose de 5 mg/kg/dia, dividida em duas tomadas, durante 60 dias. O tratamento é eficaz e pode ser repetido sempre que o paciente apresentar reativação da infecção.

QUAL É A ROTINA DA EMERGÊNCIA DO INCOR?

- Todo paciente transplantado cardíaco com febre é considerado um doente complexo e de alto risco para complicações. No InCor, praticamente todos são internados até esclarecimento diagnóstico (Figura 1).
- Após internação, imediatamente a equipe de TC e a Comissão de Controle de Infecção Hospitalar são acionadas para discussão de conduta. Informações importantes podem ser obtidas, como rejeições prévias, realização de profilaxias, sorologias antigas etc.
- Conforme comentado, a anamnese e o exame físico devem ser minuciosos, buscando o maior detalhamento possível. Os exames de pele e linfonodos devem fazer parte desse contexto, podendo encontrar, por exemplo, lesões sugestivas de reativação chagásica.
- Todos os imunossupressores em uso devem ser relatados. Aqueles com possibilidade de dosagem sanguínea devem ter esta solicitada, e complicações relacionadas ao seu uso devem ser pesquisadas caso sejam encontrados níveis séricos além do limite superior esperado.
- Em todos os pacientes são coletados exames laboratoriais gerais, como hemograma, coagulograma, eletrólitos, função renal, troponina, BNP e marcadores inflamatórios (proteína C-reativa e VHS). A realização de eletrocardiograma e radiografia de tórax também é obrigatória, permitindo avaliar focos de infecção pulmonar e a presença de congestão.
- Pacientes com febre, sintomas respiratórios ou sinais de comprometimento infeccioso pulmonar devem ser testados para SARS-Cov-2 na abordagem inicial.
- Em todos os pacientes, coletam-se dois pares de hemoculturas de sítios diferentes (preferencialmente antes do início dos antibióticos), antigenemia para CMV, urina I e urocultura. Em casos graves, a coleta não deve atrasar o início da terapia.
- Além disso, a realização de sorologias (CMV, toxoplasmose, HIV, hepatites, sífilis, Epstein-Barr) também é obrigatória. Quando o paciente for chagásico, a realização de xenodiagnóstico também deve ser solicitada e caso haja lesões em pele, deve-se solicitar biópsia para pesquisa do parasita.
- Caso haja algum critério de instabilidade hemodinâmica (sepse grave/choque séptico), o paciente deve imediatamente ser levado à sala de emergência e deve ser realizada monitoração contínua, administração de oxigênio de cateter ou máscara e obtido acesso venoso periférico. A administração de expansão volêmica com solução fisiológica deve ser rapidamente iniciada, desde que o paciente não possua congestão pulmonar. Nesses casos, a associação de drogas vasoativas (noradrenalina e/ou dobutamina) torna-se prioridade. Mesmo sem o diagnóstico do motivo do choque ou sem foco infeccioso definido, devido à gravidade inicia-se antibioticoterapia empírica até o esclarecimento e obtenção de diagnósticos diferenciais. De rotina utilizam-se vancomicina 1 g, endovenosa, de 12 em 12 horas e piperacilina + tazobactam 4,5 g, endovenosos, de 6 em 6 horas. Caso se encontre uma causa ou foco infeccioso específico, o tratamento deve ser ajustado de acordo com o achado.
- Em casos sem critérios de gravidade, por vezes é possível determinar antes a causa da febre para depois iniciar o tratamento específico. O período em que o paciente está após o transplante é fundamental para a determinação do provável agente infeccioso envolvido ou outras complicações como rejeição cardíaca ou neoplasias.
- Todo paciente com febre ou sintomas inespecíficos na Unidade de Emergência do In-

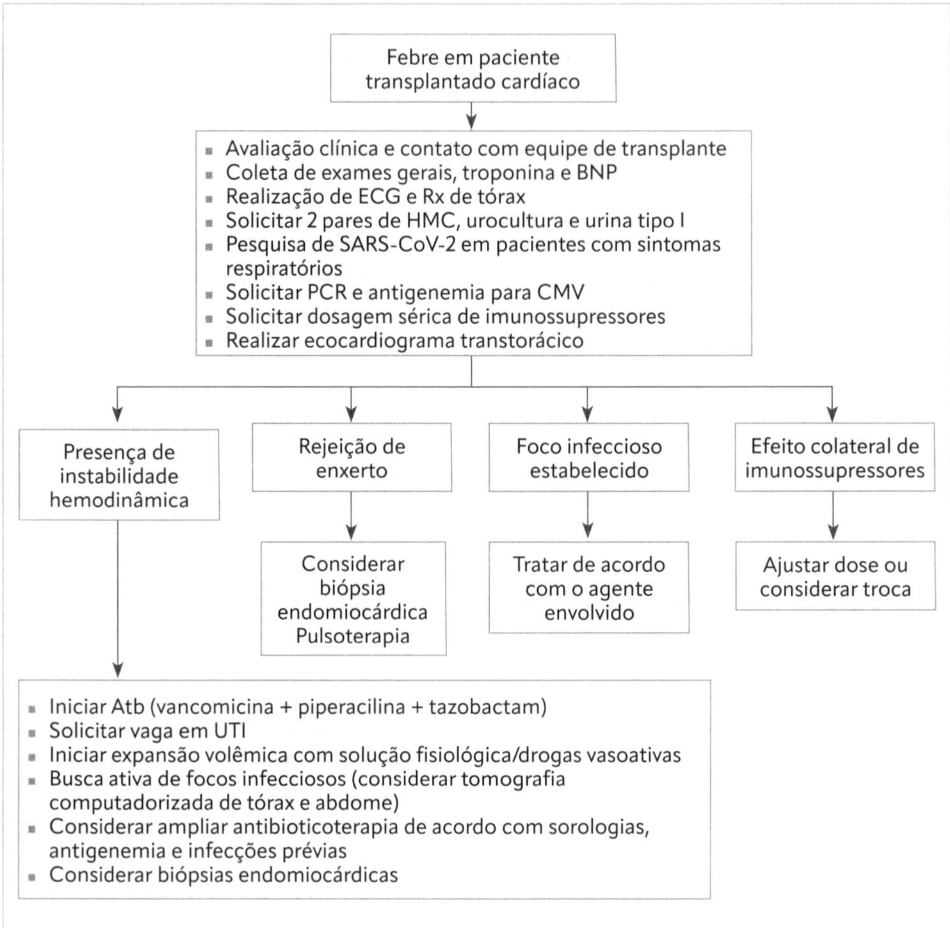

FIGURA 1 Fluxograma de abordagem do paciente transplantado cardíaco com febre.
ECG: eletrocardiograma; Rx: radiografia; HMC: hemocultura; CMV: citomegalovírus; UTI: unidade de terapia intensiva.

Cor deve realizar ecocardiograma transtorácico. Achados como disfunção sistólica ou diastólica do ventrículo esquerdo e derrame pericárdico podem ser sinais indiretos de rejeição de enxerto. Nesses casos, no paciente com antecedente de rejeição ou naquele sem foco infeccioso evidente apresentando febre recorrente, a depender do período em que se encontra após o transplante, deve-se discutir com a equipe responsável e, por vezes, indica-se a realização de biópsia endomiocárdica.

- Tardiamente ao transplante, o diagnóstico de neoplasias sempre deve ser considerado, principalmente as de linhagem hematológica (linfomas e leucemias). A presença de linfonodos palpáveis deve indicar biópsia. A complementação da investigação é sempre realizada em conjunto com a equipe de oncologia.
- Por último, todo paciente transplantado cardíaco apresenta maior risco de endocardite infecciosa e esse diagnóstico deve ser considerado quando houver febre de origem

indeterminada. Caso haja alta suspeita, deve-se solicitar a coleta de 3 pares de hemoculturas e o ecocardiograma transesofágico.

BIBLIOGRAFIA RECOMENDADA

1. Almenar Bonet L, Sánchez Lacuesta E, Martínez Dolz L, Rueda Soriano J, Arnau Vives MA, Osa Sáez A, et al. Sensitivity and specificity of clinical variables in the diagnosis of heart transplant rejection. Transplant Proc. 2002;34(1):156.
2. Azevedo LS, Pierrotti LC, Abdalla E, Costa SF, Strabelli TMV, et al. Cytomegalovirus infection in transplant recipients. Clinics (São Paulo) 2015;70(7):515-23.
3. Campos SV, Strabelli TMV, Amato Neto V, Silva CP, Bacal F, Bocchi E, et al. Risk factors for Chagas' disease reactivation after heart transplantation. J Heart Lung Transplant. 2008;27:597-602.
4. Lund LH, Edwards LB, Kucheryavaya AY, Dipchand AI, Benden C, Christie JD, et al. The Registry of the International Society for Heart and Lung Transplantation: thirtieth official adult heart transplant report – 2013; focus theme: age. J Heart Lung Transplant. 2013;32(10):951-64.
5. Marcondes-Braga FG, Murad CM, Belfort DSP, Dantas RCT, et als. Characteristics and outcomes of heart transplant recipients with coronavirus-19 disease in a high-volume transplant center. Transplantation. 2022;106(3):641-7.
6. O'Shea DT, Humar A. Life-threatening infection in transplant recipients. Crit Care Clin. 2013;29(4): 953 73.
7. Pinazo MJ, Miranda B, Rodriguez-Villar C, Altclas J, Brunet Serra M, García-Otero EC, et al. Recommendations for management of Chagas disease in organ and hematopoietic tissue transplantation programs in nonendemic areas. Transplant Rev (Orlando). 2011;25:91-101.
8. Sawyer RG, Crabtree TD, Gleason TG, Antevil JL, Pruett TL. Impact of solid organ transplantation and immunosuppression on fever, leukocytosis, and physiologic response during bacterial and fungal infections. Clin Transplant. 1999;13(3):260.
9. Scolari FL, Hastenteufel LC, Einsfeld L, et al. Impacto f covid-19 infection among heart transplant recipients: a Southern brazilian experience. Frontiers in Medicine. 2022.
10. Snydman DR, Limaye AP, Potena L, Zamora MR. Update and review: state-of-the-art management of cytomegalovirus infection and disease following thoracic organ transplantation. Transplant Proc. 2011;43(3 Suppl):S1-S17.
11. Stembach GL, Varon J, Hunt SA. Emergency department presentation and care of heart and heart/lung transplant recipients. Ann Emerg Med. 1992;21: 1140-4.
12. Strabelli TM, Siciliano RF, Vidal Campos S, Bianchi Castelli J, Bacal F, Bocchi EA, et al. Toxoplasma gondii myocarditis after adult heart transplantation: successful prophylaxis with pyrimethamine. J Trop Med. 2012;2012:853562.
13. Sun JP, Abdalla IA, Asher CR, Greenberg NL, Popov ZB, Taylor DO, et al. Non-invasive evaluation of orthotopic heart transplant rejection by echocardiography. J Heart Lung Transplant. 2005;24(2):160-5.
14. Tsao CI, Chou NK, Chi NH, Yu HY, Chen YS, Wang CH, et al. Unplanned readmission within 1 year after heart transplantation in Taiwan. Transplant Proc. 2010;42(3):946-7.
15. Uip DE, Amato Neto V, Strabelli TM, Bocchi EA, Fiorelli AI, Stolf N, et al. Infecções em 100 pacientes submetidos a transplante cardíaco. Arq Bras Cardiol. 1995;64(6):537-40.

4

Rejeição aguda de transplante cardíaco

Gabriel Barros Aulicino
Deborah de Sá Pereira Belfort
Mônica Samuel Avila
Fernando Bacal

OBSERVAÇÕES GERAIS BASEADAS EM EVIDÊNCIAS

Introdução

- O transplante (Tx) cardíaco é o tratamento de escolha para pacientes selecionados com insuficiência cardíaca terminal. O sucesso do Tx foi possível devido à introdução de novas medicações, notavelmente após introdução da ciclosporina no início da década de 1980, que age no combate à rejeição do enxerto.
- A rejeição ocorre em virtude de uma resposta imune do receptor, mediada por células de defesa e/ou anticorpos, em resposta a antígenos presentes no coração doado.
- Com a melhora do tratamento imunossupressor, a incidência de rejeição vem caindo, cerca de 25% no primeiro ano, e observamos um aumento da sobrevida, atualmente em torno de 84% após 1 ano. A mortalidade atribuída à rejeição aguda é pequena, 11% entre 1 e 3 anos de Tx, entretanto contribui para o maior número de hospitalizações.
- A rejeição do enxerto é frequente, principalmente nos primeiros meses após Tx e por ser inicialmente assintomática, a monitorização regular de rejeição é obrigatória e é realizada por meio da avaliação do tratamento imunossupressor, dados clínicos e laboratoriais, e em especial por meio da biópsia endomiocárdica (BEM), a qual representa o exame padrão-ouro para o diagnóstico de rejeição aguda do enxerto.
- Histologicamente se caracteriza por infiltrado inflamatório, edema intersticial e lesão de cardiomiócitos que se manifesta sob a forma de alteração estrutural e disfunção do enxerto.
- A rejeição do enxerto pode ser hiperaguda, celular, humoral ou persistente. A fibroproliferação miointimal das artérias coronárias do enxerto levando a progressiva oclusão vascular e disfunção do coração transplantado é denominda doença vascular do enxerto ou rejeição crônica e será discutida em outro capítulo.

Rejeição hiperaguda

- A rejeição hiperaguda é mediada por anticorpos pré-formados contra o doador (sistema ABO, HLA ou endotélio). Ocorre em minutos ou horas após o implante do coração e leva à disfunção grave do enxerto e geralmente a óbito em 70% dos casos.
- Os fatores predisponentes são: antecedente de gestações, transfusões sanguíneas, múltiplas cirurgias, uso de dispositivos de assistência ventricular ou Tx prévio. É um tipo raro de

rejeição devido à realização de Tx ABO compatível e ao *screening* de anticorpos pré-formados antes do procedimento por meio do painel imunológico e do *cross-match* virtual.

- Na rejeição hiperaguda, ocorre lesão vascular (capilar/pequenos vasos) por ativação de cascata de complemento e ativação plaquetária, dano endotelial grave e formação de trombos e hemorragia na microcirculação. A olho nu, o coração fica com um aspecto edemaciado, dilatado, escurecido, com pontos hemorrágicos e petéquias.
- O quadro clínico é catastrófico, uma disfunção de enxerto importante, muitas vezes com dificuldade de sair da circulação extracorpórea e até óbito durante o procedimento.
- O tratamento da rejeição hiperaguda é, inicialmente, o suporte circulatório muitas vezes necessário ainda no centro cirúrgico, visto a precocidade do quadro. O restante do tratamento para rejeição propriamente dita é realizado semelhantemente ao tratamento para rejeição humoral que será descrita adiante.

Rejeição aguda celular

- A rejeição aguda celular é a mais frequente, pode estar presente em 50 a 70% dos pacientes em 6 meses após o Tx. Depois do primeiro ano do Tx, a incidência de rejeição é menor e, consequentemente, diminuem as idas ao pronto-socorro e as hospitalizações de transplantados.
- O padrão-ouro para o diagnóstico da rejeição após Tx é a biópsia endomiocárdica que pode ser realizada de rotina ou em casos de suspeita de rejeição. A periodicidade do exame varia de acordo com o protocolo de vigilância de cada serviço. A rotina do núcleo de Tx do Instituto do Coração do Hospital das Clínicas da Faculdade de Medicina da Universidade de São Paulo (InCor-HC-FMUSP) está descrita na Tabela 1.
- A rejeição celular é caracterizada morfologicamente por infiltrado inflamatório mononuclear mediado por linfócitos T, assim como macrófagos e eosinófilos presentes no interstício do músculo cardíaco à microscopia ótica (hematoxilina-eosina).
- Os sintomas são variáveis. Na maioria das vezes, os pacientes encontram-se assintomáticos, mas podem apresentar sintomas constitucionais inespecíficos, como febre, mialgia, mal-estar, desconforto articular e sintomas gripais ou sintomas de irritação cardíaca, como taquicardia, atrito e/ou derrame pericárdico e arritmias ou então sintomas de insuficiência cardíaca, caracterizados por congestão ou baixo débito.
- A biópsia é um exame percutâneo que pode ser guiado por fluoroscopia ou ecocardiograma, com acesso via femoral ou jugular. São necessários geralmente 4 a 6 fragmentos, com pelo menos 50% de tecido miocárdico para um diagnóstico mais acurado. Os fragmentos são imediatamente fixados em formalina 10% para microscopia ótica, po-

TABELA 1 Acompanhamento no pós-operatório para controle de rejeição até 1 ano do transplante cardíaco

Exame	POI	2 PO	4 PO	6 PO	7 PO	9 PO	12 PO	14 PO	30 d	60 d	90 d	120 d	180 d	240 d	360 d
BEM					X			X	X			X			X
ECO	X	X	X	X		X	X			X		X		X	X
Cintilografia com gálio										X		X		X	

BEM: biópsia endomiocárdica; d: dias após o transplante cardíaco; ECO: ecocardiograma; PO: pós-operatório; POI: pós-operatório imediato.

dendo ser também congelados para estudo imuno-histoquímico.

- A rejeição celular é graduada de acordo com os achados histopatológicos conforme padronização proposta pela International Society for Heart and Lung Transplantation (ISHLT). Essa graduação é universal, possibilitando comunicação entre especialistas, facilitando realização de ensaios clínicos e permitindo novos estudos para determinar a relevância clínica dos outros padrões histológicos observados. Segue a classificação na Tabela 2.
- A cintilografia miocárdica com gálio é uma alternativa menos invasiva à biópsia endomiocárdica em razão da alta sensibilidade na detecção e da avaliação de gravidade da rejeição. Esse método é utilizado no seguimento ambulatorial após o Tx (Tabela 1).
- O ecocardiograma não faz diagnóstico de rejeição, entretanto é um exame fundamental para a avaliação do coração transplantado, uma vez que um dos parâmetros para a definição do tratamento da rejeição é a presença de disfunção ventricular. Além disso, é um exame importante no acompanhamento de pacientes após o Tx. As principais alterações ecocardiográficas que podem estar associadas à rejeição aguda do enxerto (RAE) são: aumento da espessura da parede, presença de derrame pericárdico, alteração da função diastólica, disfunção sistólica do ventrículo esquerdo (segmentar ou global) e do ventrículo direito. A rotina de ecocardiograma após o Tx está descrita também na Tabela 1.
- O tratamento da rejeição celular é determinado por três fatores: graduação da rejeição celular, o tempo de Tx e o comprometimento hemodinâmico do paciente, avaliado por sintomas e função ventricular. Quanto mais agressiva e precoce a rejeição ou quanto mais comprometido o estado do paciente, mais agressivo será o tratamento. Esse tratamento se baseia em altas doses de corticosteroides e terapia citolítica com a imunoglobulina de coelho antitimócitos humanos (timoglobulina) (Tabela 3).
- Caso seja confirmada disfunção ventricular ao ecocardiograma, em especial de início recente, existe indicação de tratamento específico contra rejeição mesmo antes da biópsia endomiocárdica.
- Atenção especial deve ser dada aos pacientes chagásicos. Nesse perfil de pacientes, é possível ocorrer a reativação da doença de Chagas no coração, e tanto o quadro clínico quanto os achados histológicos são semelhantes aos da rejeição celular. Nessas situações, deve ser buscada na biópsia a presença

TABELA 2 Classificação histológica da rejeição celular aguda

Nomenclatura	Achados histológicos
Grau 0R	Ausência de infiltrado
Grau 1R	Focal leve - Infiltrado linfocitário focal sem necrose de fibra
Grau 2R	Difusa leve - Infiltrado linfocitário difuso sem necrose de fibra Moderada focal - 1 foco com agressão de fibra Moderada multifocal - Mais de um foco com agressão de fibra
Grau 3R	Difusa grave *borderline* - Infiltrado difuso com agressão de fibra Difusa grave - Infiltrado difuso com necrose, hemorragia, neutrófilos e vasculite

TABELA 3 Tratamento de rejeição aguda celular

Biópsia	Comprometimento hemodinâmico/disfunção ventricular significativa	
	Ausente	Presente
1R	Sem tratamento adicional, rever esquema imunossupressor	Pesquisar rejeição humoral e doença vascular do enxerto
2R	PO recente: metilprednisolona 10 a 15 mg/kg, EV, de 3 a 5 dias PO tardio: prednisona 1 mg/kg/dia VO, por 3 a 5 dias	Metilprednisolona 10 a 15 mg/kg, EV, por 3 a 5 dias + ATS 1,5 mg/kg/dia, EV, por 3 a 5 dias*
3R	Metilprednisolona 10 a 15 mg/kg, EV, de 3 a 5 dias + ATS 1,5 mg/kg/dia por 5 a 7 dias	Metilprednisolona 10 a 15 mg/kg EV por 3 a 5 dias + ATS 1,5 mg/kg/dia, EV, por 5 a 7 dias*

ATS: imunoglobulina de coelho antitimócitos humanos.
* Pesquisar rejeição humoral.

de ninhos de amastigotas e deve ser realizada a imuno-histoquímica para Chagas. Além disso, deve ser feita a coleta do PCR para Chagas no sangue periférico. A presença de algum desses fatores leva ao diagnóstico de reativação de Chagas, e o tratamento específico com benzonidazol deve ser iniciado. Também em casos de pacientes com biópsia endomiocárdica mostrando rejeição celular persistente, sem melhora com imunossupressão, deve ser aventada a possibilidade de reativação de Chagas e o tratamento empírico com benzonidazol deve ser considerado.

Rejeição persistente

- É a manutenção de infiltrado celular linfocítico 2R ou 3R a despeito de tratamento adequado, incluindo pulso com corticoide e ajuste da imunossupressão. Nesse caso, a troca do inibidor de calcineurina, ciclosporina por tacrolimus e/ou a associação de metotrexato são opções terapêuticas.

Rejeição aguda humoral

- A rejeição aguda humoral ou mediada por anticorpos tem sido considerada uma entidade clinicopatológica caracterizada pela ativação do sistema complemento e pela presença de anticorpos (principalmente anti-HLA) contra o endotélio vascular do enxerto e, neste contexto, associada à pior evolução clínica. A rejeição humoral tende a ocorrer em indivíduos alossensibilizados, expostos a transfusão, gestações, transplante prévio e dispositivos de assistência circulatória.
- O rastreio de anticorpos anti-HLA através do painel de reatividade contra linfócitos e o uso do cross-match virtual no pré-transplante para detectar o nível de anticorpos específicos contra o HLA do doador (sigla do inglês *donor especific antibody* – DSA) são estratégias que visam minimizar o risco de rejeição humoral.
- A produção de DSA pode ocorrer tanto em pacientes previamente sensibilizados quanto não sensibilizados, situação em que são denominados anticorpos de *novo*. A presença de DSA está associada ao desenvolvimento de doença vascular do enxerto e rejeição aguda celular, conferindo pior prognóstico e redução da sobrevida a esse grupo de pacientes. Nesse contexto, a monitorização dos títulos de anticorpos no sangue do receptor por meio de painel imunológico é importante no pós-transplante, visando identificar precocemente e reduzir os níveis de DSA a títulos clinicamente favoráveis nos pacientes sensibilizados.

- Os anticorpos não HLA também podem contribuir para os mecanismos da rejeição humoral, e eles não são identificados no painel imunológico de rotina. A presença desses anticorpos é suspeitada diante de evidências anatomopatológicas e clínicas de rejeição humoral, mas sem a identificação de DSA no painel imunológico.
- O diagnóstico é anatomopatológico, a presença de imunofluorescência positiva, vasculite ou edema intersticial na ausência de infiltrado celular são indicativos de rejeição mediada por anticorpos. A ISHLT classifica a rejeição mediada por anticorpos em quatro graus, apresentando um componente histológico (H) e um componente imuno-histoquímico (I), conforme a Tabela 4 (pAMR, sigla do inglês *pathologic antibody mediated rejection*). Em virtude da dificuldade para padronização do seu diagnóstico é difícil avaliar a real incidência, porém estima-se que seja de 10 a 15% ao final do primeiro ano.
- Os achados histopatológicos característicos dos tecidos, corados com hematoxilina e eosina, são: acúmulo intravascular de células mononucleares ativadas (macrófagos) em capilares e vênulas, edema endotelial, necrose de miócitos, edema intersticial, hemorragia e trombose microvascular.
- Os achados imunopatológicos são representados pela deposição de imunoglobulinas e fatores da ativação do sistema complemento no endotélio capilar (C4d) e pela presença de macrófagos intravasculares CD68+. A imunofluorescência pode identificar outros fatores da ativação do complemento (C3d, C1q) além do C4d.
- O quadro clínico pode cursar com disfunção do enxerto ao ecocardiograma e sinais e sintomas de insuficiência cardíaca (IC). Na presença de instabilidade hemodinâmica, o risco de óbito é elevado e, portanto, o tratamento deve ser agressivo, com uma imunossupressão intensa buscando a retirada de anticorpos e mediadores da circulação, bem como a redução da sua produção. Esse tratamento inclui doses elevadas de corticosteroides, anticorpos antilinfócitos, imunoglobulina, plasmaférese e drogas que bloqueiem a produção de anticorpos como rituximabe, bortezomibe ou eculizumabe. O tratamento está descrito na Tabela 5.
- Apesar do pior prognóstico bem estabelecido de pacientes com diagnóstico de rejeição humoral (pAMR2), existe uma grande dúvida com relação ao tratamento de indivíduos assintomáticos com função ventricular normal em razão do risco inerente de estratégias imunossupressoras mais intensivas.

TABELA 4 Classificação da rejeição aguda humoral

Graduação	Definição	Achado
pAMR 0	Negativa para rejeição mediada por anticorpos	Estudos histopatológicos e imunopatológicos negativos
pAMR 1 (H+)	Rejeição mediada por anticorpos apenas histológica	Presença de achados histológicos e ausência de achados imunopatológicos
pAMR 1 (I+)	Rejeição mediada por anticorpos apenas imunopatológica	Presença de achados imunopatológicos e ausência de achados histológicos
pAMR 2	Alterações histopatológicas sugestivas de rejeição mediada por anticorpos	Presença de achados histológicos e imunopatológicos para rejeição mediada por anticorpos
pAMR 3	Rejeição grave mediada por anticorpos	Hemorragia, fragmentação capilar, inflamação polimórfica, edema intersticial e presença de marcadores imunopatológicos

TABELA 5 Tratamento de rejeição aguda humoral

Corticosteroides (pulsoterapia)	Metilprednisolona 10-15 mg/kg por 3 a 5 dias
Terapia citolítica	Imunoglobulina de coelho antitimócitos humanos (timoglobulina), 1,5 mg/kg, por 3 a 7 dias
Plasmaférese	Diária, por 3 a 5 dias, para retirada de anticorpos pré-formados
Imunoglobulina	2 g/kg ao final da última sessão de plasmaférese
Metotrexato	1-5 mg de 12/12h, 3 vezes por semana, por 3 a 12 semanas (em alguns casos)
Ciclofosfamida	0,5-1 mg/kg/dia
Rituximabe (anti-CD20)	375 mg/m^2

QUAL É A ROTINA NA EMERGÊNCIA DO INCOR?

- Quanto maior o tempo de Tx, menor a incidência de rejeição, entretanto deve-se sempre tê-la como hipótese diagnóstica quando um paciente transplantado procura o serviço de emergência, independentemente dos sintomas, que podem variar desde um quadro constitucional inespecífico até sinais de insuficiência cardíaca aguda. Caso haja a suspeita, no InCor, todos os pacientes são internados até esclarecimento diagnóstico e seguem um mesmo fluxo de avaliação (Figura 1).
- Após a internação, imediatamente a equipe de Tx cardíaco é acionada para discussão de conduta e auxílio no diagnóstico e no tratamento. Informações importantes podem ser obtidas, como rejeições prévias, realização de profilaxias, sorologias anteriores etc.
- Novamente, a anamnese e o exame físico devem ser minuciosos, buscando o maior detalhamento possível. Todos os imunossupressores em uso e a respectiva adesão devem ser relatados. A avaliação dos níveis séricos dos imunossupressores deve ser feita precocemente, uma vez que na maioria dos casos um nível baixo do imunossupressor é a causa da rejeição e precisa ser ajustado o mais rapidamente possível a fim de evitar a progressão do quadro e a deterioração do enxerto.
- Em todos os pacientes são coletados exames laboratoriais gerais como hemograma, coagulograma, eletrólitos, função renal, troponina, BNP e marcadores inflamatórios (proteína C-reativa e VHS). A realização de eletrocardiograma e radiografia de tórax também é obrigatória, permitindo avaliar focos de infecção pulmonar e a presença de congestão.
- Caso haja algum critério de instabilidade hemodinâmica, o paciente deve imediatamente ser levado à sala de emergência, deve ser realizada monitoração contínua, administração de oxigênio em cateter ou máscara e obtido acesso venoso periférico. A expansão volêmica com solução fisiológica deve ser rapidamente iniciada, desde que o paciente não esteja em congestão pulmonar. Nesses casos, a associação de drogas vasoativas (noradrenalina e/ou dobutamina) torna-se prioridade.
- Após a avaliação inicial do paciente na emergência, um ecocardiograma é fundamental para avaliar a função cardíaca e para guiar o tratamento. A presença de disfunção ventricular nova, alteração de relaxamento diastólico ou derrame pericárdico podem sugerir rejeição de enxerto.
- Sempre devem ser descartadas outras enfermidades que também contribuem para a procura pelo serviço de emergência, como infecções e doença vascular do enxerto.

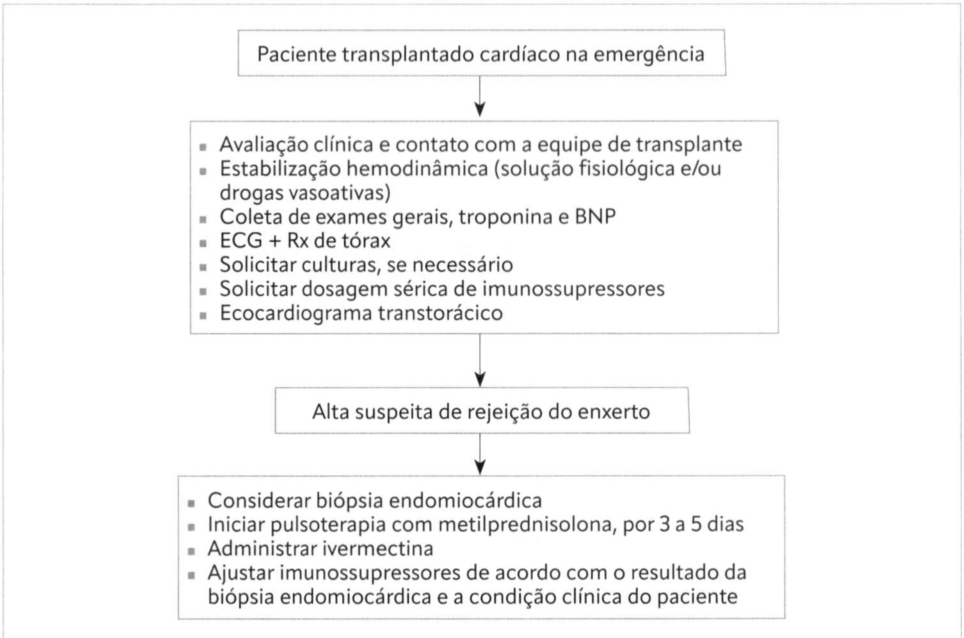

FIGURA 1 Fluxograma de atendimento de suspeita de rejeição de transplante no InCor. ECG: eletrocardiograma; Rx: radiografia.

- No caso de hipótese de rejeição aguda, uma biópsia endomiocárdica deve ser agendada rapidamente, entretranto, o tratamento deve ser iniciado assim que for suspeitado de rejeição.
- Como a rejeição mais comum nesses pacientes é a celular, a conduta na emergência, além do suporte inicial e estabilização do quadro hemodinâmico em alguns casos, é a pulsoterapia com corticosteroides (conforme descrito) e o ajuste dos imunossupressores.
- Antes do início da pulsoterapia, administra-se a todos os pacientes ivermectina 0,2 mg/kg, via oral.

BIBLIOGRAFIA RECOMENDADA

1. Bacal F, Marcondes-Braga FG, Rohde LEP, Xavier Júnior JL, Brito FS, Moura LAZ, et al. 3ª Diretriz Brasileira de Transplante Cardíaco. Arq Bras Cardiol. 2018;111(2):230-89. Erratum in: Arq Bras Cardiol. 2019;112(1):116.
2. Berry GJ, Burke MM, Andersen C, Bruneval P, Fedrigo M, Fishbein MC, et al. The 2013 International Society for Heart and Lung Transplantation Working Formulation for the standardization of nomenclature in the pathologic diagnosis of antibody-mediated rejection in heart transplantation. J Heart Lung Transplant. 2013;32(12):1147-62.
3. Bocchi E, Mocelin A, de Moraes A, Menegheti C, Higuchi ML, Bacal F, et al. Comparison between two strategies for rejection detection after heart transplantation: routine endomyocardial biopsy versus gallium-67 cardiac imaging. Transplant Proc. 1997;29:586-8.
4. Bourke R, Rodriguez R, Tan C. Cardiac allograft rejection. In: Kirklin J, editor. Heart transplantation. Philadelphia: Churchill Livingstone; 2002.
5. Avila MS, Belfort DSP, Leite VV, Demarche LMMF, Ayub-Ferreira SM. Cardiac graft loss in transplant recipient with Chagas disease. Am J Transplant. 2022;22:991-3.
6. Hamond E, Renlund D. Cardiac allograft vascular (micro vascular) rejection. Curr Opin Organ Transplant. 2002;7:233-9.

7. Kaczorowski DJ, Datta J, Kamoun M, Dries DL, Woo YJ. Profound hyperacute cardiac allograft rejection rescue with biventricular mechanical circulatory support and plasmapheresis, intravenous immunoglobulin, and rituximab therapy. J Cardiothorac Surg. 2013;8:48.
8. Kfoury AG, Snow GL, Budge D, Alharethi RA, Stehlik J, Everitt MD, et al. A longitudinal study of the course of asymptomatic antibody-mediated rejection in heart transplantation. J Heart Lung Transplant. 2012;31(1):46-51.
9. Kittleson MM, Kobashigawa JA. Antibody-mediated rejection. Curr Opin Organ Transplant. 2012;17(5):551-7.
10. Kobashigawa J, Crespo-Leiro MG, Ensminger SM, Reichenspurner H, Angelini A, Berry G, et al. Report from a consensus conference on antibody-mediated rejection in heart transplantation. J Heart Lung Transplant. 2011;30(3):252-69.
11. Reed E, Demetris A, Hammond E, Itescu S, Kobashigawa J, Reinsmoen N, et al. Acute antibody-mediated rejection of cardiac transplants. J Heart Lung Transplant. 2006;25(2):153-9.
12. Stewart S, Winters GL, Fishbein MC, Tazelaar HD, Kobashigawa J, Abrams J. Revision of the 1990 working formulation for the standardization of nomenclature in the diagnosis of heart rejection. J Heart Lung Transplant, 2005; 24:1710-20.
13. Tan CD, Baldwin WM 3rd, Rodriguez ER. Update on cardiac transplantation pathology. Arch Pathol Lab Med. 2007;131(8):1169-91.
14. Mondillo S, Maccherini M, Galderisi M. Usefulness and limitations of transthoracic echocardiography in heart transplantation recipients. Cardiovasc Ultrasound 2008;6:2
15. Rose ML. De novo production of antibodies after heart or lung transplantation should be regarded as an early warning system. J Heart Lung Transplant 2004;23:385-95.
16. Mangini S, Alves BR, Silvestre OM, Pires PV, Pires LJ, Curiati MN, Bacal F. Heart transplantation: review. Einstein. 2015;13(2):310-8.

5

Infecções pulmonares no paciente transplantado cardíaco

Danilo Bora Moleta
Tânia Mara Varejão Strabelli
Gabriel Fialkovitz da Costa Leite

OBSERVAÇÕES GERAIS BASEADAS EM EVIDÊNCIAS

Introdução

- A sobrevida dos pacientes após transplante cardíaco tem melhorado progressivamente nas últimas décadas.
- O risco de infecções no paciente transplantado é determinado pela inter-relação de dois fatores: as exposições epidemiológicas do indivíduo e o grau de imunossupressão, que é maior no período perioperatório e após pulsoterapia para tratamento de rejeição do coração.
- Infecções pulmonares são as mais frequentes nessa população, especialmente nos primeiros seis meses após o transplante. Podem ter progressão rápida, constituindo emergências médicas.
- A resposta inflamatória comprometida reduz manifestações clínicas e alterações em exames laboratoriais e/ou radiológicos, dificultando o diagnóstico de infecção nesses pacientes.
- Etiologia da infecção pulmonar:
  - Os principais agentes etiológicos das infecções em transplantados estão descritos nas Tabelas 1 e 2.

TABELA 1 Etiologia de infecção pulmonar em imunossuprimidos

Infecção comunitária bacteriana: pneumococo, hemófilos, agentes atípicos	37%
Fungos	14%
Vírus	15%
Pneumocystis jirovecii	8%
Nocardia asteroides	7%
Mycobacterium tuberculosis	1%
Infecções mistas	20%

TABELA 2 Agentes oportunistas responsáveis por infecções pulmonares

Pneumocystis jiroveci (previamente *P. carinii*)
Nocardia asteroides
Aspergillus spp.
Cryptococcus neoformans
Citomegalovírus
Vírus varicela-zóster
Influenza
Vírus sincicial respiratório
Rhodococcus equi
Legionella spp.

- Múltiplos processos infecciosos ou inflamatórios simultâneos são comuns, como infecção por *Pneumocystis jiroveci* e citomegalovírus (CMV), assim como infecção sequencial (viral precedendo bacteriana ou fúngica).
- Para o diagnóstico diferencial, é útil dividir o risco de infecção pós-transplante em três períodos: precoce (primeiro mês), intermediário (1 a 6 meses) e tardio (após 6 meses) (Figura 1).
- As infecções também podem ser divididas em:
  - Adquirida na comunidade: a pneumonia bacteriana geralmente é causada pelos mesmos microrganismos dos imunocompetentes. A infecção pode ocorrer após uma infecção por vírus respiratórios, patógenos atípicos ou CMV. Infecções pós-virais são mais graves, com progressão mais rápida. Em pneumonia comunitária com insuficiência respiratória, o *Pneumocystis jiroveci* é um agente provável, mesmo em pacientes transplantados há alguns anos.
  - Nosocomial: tem como causa mais comum a microaspiração, porém a disseminação hematogênica também é frequente em imunocomprometidos, especialmente neutropênicos. Geralmente envolve bacilos gram-negativos ou fungos relativamente resistentes.
  - Reativação: infecções latentes por CMV, *Strongyloides stercoralis*, criptococos, toxoplasmose ou micobactérias. Sorologias são úteis para se conhecer o perfil epidemiológico prévio do paciente, pois eles poucas vezes apresentam soroconversão (IgM reagente ou elevação de quatro diluições nos títulos de IgG).
  - Exposição ambiental específica: infecções relacionadas a epidemias locais por bactérias em suprimento de água ou ar-condicionado, como *Legionella pneumophila*, *Pseudomonas* spp. e micobactérias não tuberculosis. Exposição ao solo pode estar relacionada a *Aspergillus* e *Nocardia*. Histórico de viagem pode sugerir agentes como fungos, protozoários e vírus específicos, como o da dengue.
- Diferentes esquemas de imunossupressão predispõem a riscos maiores para infecções por agentes específicos (Tabela 3).

Diagnóstico

- Diagnóstico precoce é o ponto principal para um tratamento bem-sucedido. Pacientes transplantados com sintomas respiratórios devem ser investigados agressivamente para que se estabeleça um diagnóstico específico, muitas vezes com exames de imagem avançados e técnicas invasivas.
- A abordagem inicial deve incluir:

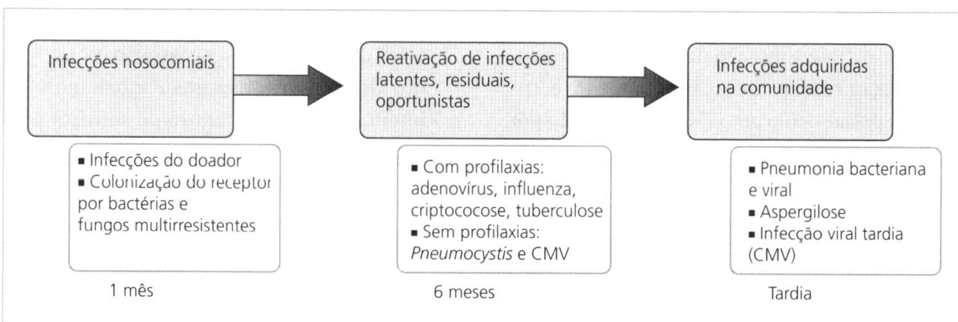

FIGURA 1 Evolução temporal da etiologia das infecções pulmonares no paciente transplantado. CMV: citomegalovírus.

TABELA 3 Infecções relacionadas a imunossupressores específicos

Globulinas antilinfócitos	Reativação de vírus latentes; febre e liberação de citocinas sem infecção
Glicocorticoides	Infecções bacterianas e fúngicas, principalmente *Pneumocystis*
Azatioprina	Neutropenia, infecções bacterianas e fúngicas
Micofenolato	Infecções bacterianas, possível papel em CMV tardio
Ciclosporina e tacrolimus	Aumento de replicação viral, infecções por patógenos intracelulares
Rapamicina (sirolimus)	Aumento de infecções em combinação com outros agentes Diferencial de infecção com síndrome pulmonar idiossincrática

CMV: citomegalovírus.

- Avaliação rápida de sinais vitais, incluindo saturação de oxigênio.
- Hemograma e proteína C-reativa (PCR).
- Creatinina, ureia e eletrólitos.
- Gasometria arterial (a depender da apresentação clínica).
- Avaliação da pele.
- Exames de imagem.
- Considerar culturas.

- A maioria dos pacientes transplantados com sinal de infecção invasiva deve ser internada para melhor avaliação e tratamento, especialmente quando se trata de grupos de maior risco: aqueles com alta dose de corticoide ou intensificação de terapia imunossupressora recente; infecção pulmonar recente, especialmente por CMV; colonização por bactérias ou fungos resistentes; neutrófilos abaixo de 500/mm^3.
- Com resposta inflamatória alterada, sinais clínicos são menos evidentes e exames laboratoriais têm alterações menos expressivas. Portanto, febre, leucocitose e elevação de provas inflamatórias, como PCR, têm menor sensibilidade. Sorologias não têm utilidade na fase aguda, já que esses pacientes não possuem resposta inflamatória humoral adequada.
- Exames de imagem são essenciais para qualquer paciente transplantado com suspeita de infecção, uma vez que o padrão de infiltrado pulmonar auxilia muito no diagnóstico diferencial (Tabela 4).
- Radiografia de tórax deve ser o exame inicial por ser facilmente reprodutível para comparações evolutivas, além de permitir diagnóstico rápido de infecções complicadas por empiema ou abscesso. Em alguns pacientes, o infiltrado pulmonar específico só fica evidente após reconstituição imune.
- Pacientes com sintomas respiratórios ou dados históricos sugestivos de processo pulmonar que apresentem radiografia normal ou não específica devem ser submetidos à tomografia de tórax sem contraste precoce.
- Investigação microbiológica deve incluir, além de cultura de sangue, métodos específicos para detecção de antígenos ou ácidos nucleicos:
  - *Swab* nasal para influenza, SARS-CoV-2 e outros vírus respiratórios (painel viral ou RT-PCR específico).
  - Pesquisa de antígeno urinário para *Legionella*.
  - Antigenemia e PCR quantitativo para CMV.
  - Galactomanana e 1,3-beta-D-glucana para *Aspergillus*.
- Amostras de escarro para bacterioscopia e culturas devem ser obtidas sempre que possível, mesmo que seja necessário escarro induzido para investigação de tuberculose ou pneumocistose. Obtenção de amostra pulmonar por broncoscopia ou biópsia pode ser necessária em muitos casos. Em pacientes com necessidade de ventilação invasiva, procede-se à broncoscopia com lavado broncoalveolar (LBA).
- LBA isolado é útil para diagnóstico de infecção bacteriana e pneumocistose. O acréscimo de biópsia transbrônquica auxilia no

TABELA 4 Padrões radiológicos e etiologia

Padrão de infiltrado	Agudo	Subagudo / crônico
Consolidação	Qualquer causa, especialmente bactérias	Fungos *Nocardia* spp. *Actinomyces* spp. Micobactérias Pneumonia necrotizante (BOOP)
Intersticial difuso	*P. jirovecii* Bactérias (especialmente *H. influenzae*) Vírus (influenza, CMV, SARS-CoV-2) Edema pulmonar Síndrome da angústia respiratória aguda	Micobactérias Toxicidade por drogas Pneumonia linfocítica intersticial Metástase pulmonar Proteinose alveolar
Nodular	Bactérias	*Nocardia* spp., *Actinomyces* spp. Fungos
Cavitação	Bactérias Gram-negativas e anaeróbios	Fungos *Nocardia* spp. Micobactérias
Linfadenopatia	Infecção viral aguda (CMV)	*Cryptococcus* Micobactérias Reação a medicação
Derrame pleural	Parapneumônico Tuberculose Empiema	Linfoma
Pneumotórax	*P. jirovecii*	

P: *Pneumocystis*; CMV: citomegalovírus; H: *Haemophilus*.

diagnóstico específico de infecção viral ou fúngica invasiva, inclusive *P. jiroveci*.

- Muitas vezes, não é possível estabelecer um diagnóstico único. Múltiplos processos infecciosos são comuns no transplantado, além disso, infecção por CMV contribui para a patogênese de pneumocistose ou aspergilose.

Tratamento

- A escolha de regimes antimicrobianos é mais complexa pela urgência do tratamento, ocorrência frequente de interação medicamentosa e toxicidade. Deve-se considerar a colonização por bactérias multirresistentes em pacientes que tiveram internação recente (menos de 30 dias), que estejam em tratamento antimicrobiano por outra infecção ou em uso de profilaxia e, por fim, naqueles submetidos a procedimento invasivo em ambiente hospitalar.
- Tratamento empírico: deve ser iniciado imediatamente após a coleta dos exames laboratoriais para diagnóstico etiológico.
- Durante o tratamento de infecções em transplantados, deve ser considerada redução ou modificação de esquema imunossupressor caso a caso.

QUAL É A ROTINA NA EMERGÊNCIA DO INCOR?

- Todo paciente transplantado de coração que busca atendimento no pronto-socorro é atendido de forma prioritária, com avaliação imediata de sinais vitais, incluindo saturação de oxigênio. Casos são classificados como graves quando há hipoxemia ou critérios para sepse ou choque séptico.
- A equipe de transplante cardíaco é sempre acionada para acompanhamento do caso.
- Os pacientes são também acompanhados pela Equipe de Infectologia da Unidade de Controle de Infecção Hospitalar.
- Além da avaliação clínica, com história e exame físico detalhados, pacientes transplantados com sintomas respiratórios de-

vem ser submetidos a exame de imagem precoce, sempre com tomografia de tórax sem contraste, além da radiografia de tórax.

- Todos devem ser submetidos à avaliação complementar com eletrocardiograma e exames laboratoriais, incluindo hemograma, função renal, dosagem de eletrólitos e PCR. É importante lembrar que, isoladamente, tanto PCR quanto hemograma não são úteis como marcadores de gravidade, devido à presença de imunossupressão.
- É sempre solicitado ecocardiograma transtorácico com o intuito de avaliar a possibilidade de rejeição de transplante.
- Em pacientes com hipoxemia ou com outros sinais de gravidade, coleta-se gasometria arterial. Consideram-se também dosagem de desidrogenase láctica na suspeita de pneumocistose ou influenza e, nesse último caso, creatinofosfoquinase.
- Na presença de sintomas respiratórios de vias aéreas superiores é indicada a coleta de painel viral por biologia molecular.
- Sempre coletar um par de hemoculturas.
- Em casos com necessidade de ventilação invasiva, deve ser considerada a realização de broncoscopia com LBA. Solicitar sempre no LBA: bacterioscopia, micológico direto, pesquisa de BAAR, pesquisa de *P. jirovecii*, cultura geral para fungos e micobactérias. Incluir biópsia transbrônquica com cultura do material, uma vez que ela auxilia no diagnóstico de infecção fúngica ou viral invasiva.
- Pacientes com quadro sugestivo de infecção viral (sintomas presentes em vias aéreas superiores) ou com síndrome respiratória aguda grave devem ter coleta de *swab* nasal para pesquisa de painel de vírus respiratórios.
- Em casos de maior risco (pós-transplante precoce e intensificação recente de imunossupressão com pulsoterapia), é realizada pesquisa de infecção ativa pelo CMV com antigenemia e PCR quantitativo.
- A conduta terapêutica padronizada na Unidade de Emergência do InCor, conforme classificação por gravidade, está descrita abaixo (Figura 2):
  - Paciente sem sinais de gravidade:

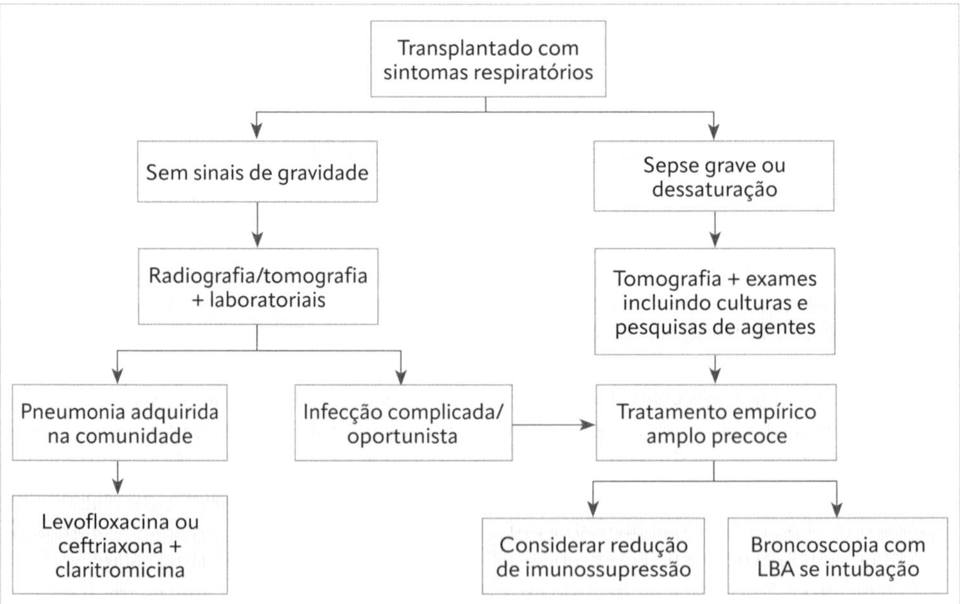

FIGURA 2 Fluxograma de atendimento do paciente transplantado com infecção pulmonar.
LBA: lavado broncoalveolar.

A. Cefalosporina (ceftriaxona 2 g, IV, uma vez ao dia) + macrolídeo (claritromicina 500 mg, IV, ou VO a cada 12 h, azitromicina (considerar maior risco de morte súbita em pacientes cardiopatas que utilizaram azitromicina) 500 mg ou VO uma vez ao dia).
B. Fluoroquinolona: levofloxacino 750 mg, IV ou VO, uma vez ao dia.

- Paciente com hipoxemia e/ou sinais de sepse grave:
  A. Ceftriaxona + macrolídeo + sulfametoxazol/trimetoprima 100 mg sulfa/kg/dia, dividido em quatro doses + oseltamivir 75 mg, VO a cada 12 h.
  B. Se o paciente tiver internação hospitalar nos últimos 30 dias, substituir ceftriaxona por piperacilina/tazobactam (4,5 g, IV a cada 8 h) ou cefepime (2 g, IV, a cada 8 h).
  C. Se o paciente tiver recebido pulsoterapia nos últimos 30 dias, considerar cobertura empírica para CMV (ganciclovir 5 mg/kg/dose, IV, a cada 12 h).

- Se houver resposta clínica satisfatória após 72 horas, manter tratamento por 7 dias. Em outras situações, completar 10 a 14 dias de antibioticoterapia.
- O tratamento de agentes etiológicos específicos deve seguir a orientação da área de infectologia.
- Modificações de esquema imunossupressor são decididas em conjunto com a equipe responsável pelo transplante cardíaco no InCor.
- Pacientes sem sinais de gravidade após avaliação clínica, laboratorial e exames de imagem podem ser tratados em regime ambulatorial. Aqueles com apresentação grave devem permanecer internados.

BIBLIOGRAFIA RECOMENDADA

1. Fishman JA. Approach to the immunocompromised patient with fever and pulmonary infiltrates. UpToDate. 2014. Disponível em: http://www.uptodate.com.
2. Fishman JA. Infection in solid-organ transplant recipients. NEJM. 2007;357:2601-14.
3. Fishman JA. Infection in the solid organ transplant recipient. UpToDate. 2014. Disponível em: http://www.uptodate.com.
4. Fishman JA. Pulmonary infections in immunocompromised patients. UpToDate. 2014. Disponível em: http://www.uptodate.com.
5. Fishman JA; The AST Infectious Diseases Community of Practice. Introduction: infection in solid organ transplant recipients. Am J transplantation. 2009;9(Suppl 4):S3-S6.
6. Mandell LA,Wunderink RG, Anzueto A, Bartlet JG, Campbel D, Dean NC, et al. Management of community-acquired pneumonia in adults. CID 2007;44(Suppl. 2):S27-S71.
7. Raker LR. Later presentation of Pneumocystis jiroveci pneumonia after cardiac transplantation. BMJ Case Rep. 2010.
8. Ray WA, Murray KT, Hal K, Arbogast PG, Stein M. Azithromycin and the risk of cardiovascular death. NEJM. 2012;566:1882-90.
9. The AST Infectious Disease Community of Practice, American Society of Transplantation, Infectious Disease Guidelines for Transplantation. Am J transplantation. 2009;9(Suppl. 4):S1.
10. Wunderink RG, Waterer GW. Community-acquired neumonia. NEJM. 2014;370:543-51.
11. Coll E. COVID-19 in transplant recipients: the Spanish experience. Am J Transplant. 2021.

6

Infecções gastrointestinais no paciente transplantado

Maria Tereza Sampaio de Sousa Lira
Iascara Wozniak de Campos
Fabiana Goulart Marcondes-Braga

OBSERVAÇÕES GERAIS BASEADAS EM EVIDÊNCIAS

Introdução

- A prevalência de diarreia é de 20 a 50% nessa população, podendo ser de origem infecciosa ou não. As causas infecciosas são semelhantes às da população não transplantada, mas com algumas diferenças importantes, incluindo sintomas mais graves, infecções oportunistas e maior probabilidade de cronicidade.
- Prevenir a rejeição do enxerto é crucial para a sobrevida em longo prazo no transplante de órgãos sólidos, mas os imunossupressores que protegem o receptor desta complicação também têm como efeito colateral a redução da imunidade e aumento do risco de infecções, inclusive do trato gastrointestinal (TGI).
- A diarreia em receptores de transplante está associada a aumento da morbidade, incluindo perda do aloenxerto, e da mortalidade. Por esse motivo, o tratamento adequado deve ser instituído o mais brevemente possível.
- O diagnóstico microbiológico precoce e específico é essencial para guiar o tratamento e minimizar a exposição a agentes antimicrobianos de forma desnecessária.

MANIFESTAÇÕES CLÍNICAS

- As manifestações clínicas das infecções são diversas e normalmente dependem se temos o comprometimento do TGI inferior ou superior.

TGI inferior

- A forma mais comum de apresentação das infecções do trato gastrointestinal (TGI) inferior nos pacientes transplantados é a diarreia aguda, definida como três ou mais evacuações líquidas por dia ou aumento da frequência em relação ao usual.
- A diarreia secundária a infecções gastrointestinais deve ser diferenciada da não infecciosa, visto que pode ser por efeito adverso dos imunossupressores, como por exemplo micofenolato mofetil e/ou micofenolato sódico, ou outras medicações, como a metformina.
- As principais causas de diarreia infecciosa em pacientes transplantados estão resumidas na Tabela 1.

TGI superior

- As formas de apresentação das infecções mais frequentes do TGI superior são náuseas, vômitos, dispepsia e/ou hematêmese.

TABELA 1 Causas infecciosas comuns de diarreia em receptores de transplante de órgão sólidos

Bactérias	Vírus	Parasitas
Clostridioides difficile	Citomegalovírus	*Cryptosporidium*
Campylobacte spp	Norovírus	*Cyclospora*
Salmonella spp.	Rotavírus	*Cystoisospora*
Escherichia coli	Adenovírus	*Microsporidium*
Aeromonas spp	Sapovírus	*Giardia*
Yersinia enterocolitica	Enterovírus	*Entamoeba*
Shigella spp	SARS-CoV-2	
Supercrescimento bacteriano		

Adaptado de Non e Ince, 2021.

Na presença desses sintomas, é importante fazer o diagnóstico diferencial de causas não infecciosas das infecciosas. Neste segundo grupo, é comum a presença de infecções oportunistas e agentes como fungos, herpes vírus e citomegalovírus devem ser pesquisados por meio invasivo (biópsia).

AGENTE ETIOLÓGICO

- Os agentes responsáveis pelas infecções gastrointestinais em pacientes transplantados podem ser bactérias, vírus, fungos ou protozoários. Para melhor manejo das infecções no pós-transplante, é importante dividir o curso pós-transplante em três períodos: precoce (primeiro mês), intermediário (entre 1 e 6 meses) e tardio (mais do que 6 meses), uma vez que os agentes mais prevalentes em cada período são diferentes:
  - Fase precoce (até 30 dias): infecções relacionadas ao procedimento cirúrgico e/ou ao uso prolongado de antibiótico, portanto, colite por *Clostridium difficile* deve ser suspeitada.
  - Fase intermediária (1-6 meses): predominam as infecções por agentes oportunistas tais como citomegalovírus/herpes vírus.
  - Fase mais tardia (> 6 meses): predominam patógenos adquiridos na comunidade como bactérias (*Escherichia coli*, *Salmonella sp.*) ou vírus (adenovírus ou rotavírus).
- Pacientes que recebem profilaxia para agentes oportunistas durante os primeiros 6 meses de pós-transplante podem apresentar essas infecções mais tardiamente. O mesmo pode ocorrer após períodos de imunossupressão intensa/pulsoterapia.

Infecções bacterianas

- As bactérias mais prevalentes são as que afetam igualmente os imunocomprometidos tais como *Campylobacter sp*, *Salmonella sp*, *Shigella sp*, *E. coli* entero-hemorrágica. A apresentação também pode ser na forma de diarreia sanguinolenta.
- A incidência de infecção por *Clostridium difficile* varia de acordo com o órgão transplantado, sendo de cerca de 15% após o transplante cardíaco (TxC). Deve ser considerada em pacientes transplantados cardíacos, principalmente na presença de fatores de risco (Tabela 2). A pesquisa do *C. difficile* está indicada quando algum dos fatores de risco descritos estiver presente.
- Colite por tuberculose, embora menos frequente, também deve ser suspeitada em pacientes que persistem com diarreia e febre a despeito do tratamento instituído.

Infecções virais

- Os vírus mais comuns são norovírus, rotavírus, adenovírus e são os principais responsáveis, ao lado das bactérias de comunida-

TABELA 2 Fatores de risco para infecção por *Clostridium difficile*
Tipo de órgão sólido transplantado (menor no renal e maior no pulmonar)
Uso recente de antibiótico
Hospitalização recente
Agente imunossupressor (maior risco com uso de esteroides)
Uso de timoglobulina
Presença de gastrostomia/jejunostomia
Procedimentos cirúrgicos
Retransplante
Profilaxia antibiótica
Tempo de internação prolongada
Idade > 55 anos
Episódio prévio de infecção por *Clostridium difficile*
Transplante de doador falecido

Adaptado de Non e Ince, 2021.

de, por diarreia aguda na fase mais tardia após transplante cardíaco.

- Herpes vírus deve ser lembrado em pacientes com úlceras orais, esofagianas ou gástricas principalmente nos primeiros 6 meses ou na fase tardia em pacientes que receberam profilaxia. Citomegalovírus (CMV) causa infecção de TGI tanto superior (úlceras) quanto inferior (colite) em transplantados cardíacos, devendo ser considerada em pacientes com persistência dos sintomas de dor abdominal e diarreia. Por sua alta incidência merece consideração especial (vide a seguir).
- O coronavírus 2019 (Covid-19) é principalmente um vírus respiratório, mas sintomas gastrointestinais foram descritos com mais frequência em coortes de populações de transplante de órgãos sólidos do que na população não transplantada.

Infecções parasitárias

- As infecções parasitárias são comuns em países em desenvolvimento e podem ser uma causa de morbidade e mortalidades entre os receptores de transplante. Os pacientes podem adquirir parasitas intestinais do aloenxerto do doador (mais comum no transplante de intestino), por meio da reativação uma infecção prévia ou serem expostos a esses agentes após o TxC.
- Em pacientes transplantados, há maior incidência de diarreia por parasitas menos frequentes em imunocompetentes, como *Cryptosporidium sp, Isospora belli, Cyclospora cayetanensis, Microsporidia, Blastocystishominis e Giardia lamblia.*
- Embora não sejam tão frequentes após o TxC quando comparado a transplantes de outros órgãos sólidos, como fígado e intestino, tais germes devem ser pesquisados diante da presença de diarreia aguda.

Infecções fúngicas

- As infecções fúngicas são frequentes em pacientes transplantados, mas raramente infectam o TGI isoladamente. Quando presentes, os fungos acometem principalmente o TGI superior, podendo causar náuseas, vômitos, inapetência, disfagia, dispepsia, úlceras orais/esofagianas. Monilíase oral e esofagiana deve ser lembrada principalmente nas fases iniciais após transplante ou após períodos de imunossupressão intensa (como após tratamento de rejeição).

DIAGNÓSTICO

- A investigação de infecções do TGI em pacientes transplantados é diferente de indivíduos imunocompetentes, pois requer conhecimento da linha do tempo após o TxC, conhecimento dos múltiplos fatores de risco associados ao transplante, além da possibilidade de apresentações diferentes e agentes infecciosos oportunistas.
- Recomenda-se a abordagem em etapas para o diagnóstico: iniciando com anamnese e exame físico completos, revisão cuidadosa

de todas as medicações, suspensão daqueles desnecessários e troca por outros quando possível, seguido de exames complementares para tentar identificar o possível agente.

TGI inferior

- Pacientes transplantados cardíacos que se apresentam à unidade de emergência com quadro de diarreia associado à síndrome inflamatória sistêmica (presença de pelo menos dois critérios a seguir: febre, taquicardia, taquipneia, leucocitose ou leucopenia) devem ser submetidos à avaliação bioquímica, hemograma, proteína C-reativa, hemocultura, antigenemia/PCR para CMV e pesquisa de protozoários, coprocultura e, quando fator de risco presente, pesquisa de toxinas A e B de *C. dificille*.
- Testes sorológicos têm menor valor diagnóstico em pacientes transplantados. Testes quantitativos que detectam produtos proteicos, ácidos nucleicos de organismos como ELISA, imunofluorescência direta e ensaios moleculares como reação em cadeia da polimerase (PCR) devem ser utilizados para aumentar o poder diagnóstico.
- Vale destacar que o padrão-ouro para o diagnóstico das infecções em pacientes transplantados, especialmente em infecções do TGI, é o diagnóstico histológico com biópsia para pesquisa diretamente do agente.

TABELA 3 Sugestão de investigação de diarreia em pacientes transplantados

Passo 1	Avaliar e descontinuar medicações desnecessárias
	Pesquisa de *Clostridium difficile*
	PCR para CMV*
	Cultura das fezes e PCR para patógenos entéricos
Passo 2	Teste viral nas fezes
	Pesquisa nas fezes de parasitas
	Teste respiratório para supercrescimento bacteriano
Passo 3	Ajuste/troca de medicamentos imunossupressores associados a diarreia
	EDAe colonoscopia para pesquisa de causas infecciosas e não infecciosas (CMV, doença inflamatória intestinal, doença linfoproliferativa após transplante, Mycobacteria)
	Terapia empírica com drogas antimobilidade
	Avaliar má absorção

(*) Infecções do TGI por CMV podem ter antigenemia ou PCR negativos para CMV; diante da suspeita clínica devemos proceder com biópsia para avaliação anatomopatológica e imuno-histoquímica para CMV. CMV: citomegalovírus; EDA: endoscopia digestiva alta. Adaptado de Non e Ince, 2021.

TGI superior

- A presença de sintomas como náusea, vômitos, dispepsia e inapetência são sinais de alerta para infecção do TGI superior, entretanto quadros de rejeição também podem se manifestar com estes mesmos sintomas e, portanto, devem ser afastados.
- Ecodopplercardiograma e marcadores bioquímicos, como a troponina e o BNP, podem auxiliar nesta avaliação inicial, uma vez que casos mais graves de rejeição, que necessitam de abordagem terapêutica imediata, cursam com alteração inespecíficas que podem sugerir alterações do trato gastrointestinal. No entanto, em muitos casos, a realização da biópsia endomiocárdica é necessária para o diagnóstico diferencial.
- Assim como para infecções do TGI inferior, o diagnóstico definitivo as vezes necessita de exames invasivos. Afastada a possibilidade de rejeição e diante da persistência ou recorrência de sintomas a despeito do tratamento inicial deve-se proceder à endoscopia com biópsia da mucosa do TGI para pesquisa de agente patológico. Tal conduta permite que a terapêutica seja guiada, aumentando sua efetividade e evitando efeitos adversos de medicações desnecessárias.

DIAGNÓSTICO DIFERENCIAL

- Os principais diagnósticos diferencias não infecciosos de diarreia estão resumidos na Tabela 4.

TRATAMENTO

TGI inferior

- O manejo inicial deve ser feito com reposição volêmica e correção de distúrbios hidroeletrolíticos, visando manter estabilidade clínica e hemodinâmica.
- Na vigência de diarreia aguda, devido à maior prevalência de germes bacterianos de comunidade, principalmente em transplantados tardios, considera-se inicialmente o uso de ciprofloxacino e metronidazol como antibioticoterapia empírica, por 5 a 10 dias. Essa terapia deve ser iniciada logo após a coleta de exames de fezes e de sangue, conforme descrito previamente.
- Diante da persistência do quadro de diarreia e/ou vômitos, deve-se considerar ampliar espectro antimicrobiano visando a cobertura de germes menos frequentes.
- A presença de sangue nas fezes em pacientes transplantados aumenta a probabilidade de infecção por CMV e indica maior gravidade da doença. Nessa situação clínica, deve-se considerar a colonoscopia e o tratamento empírico com ganciclovir ou valganciclovir (vide a seguir).

TGI superior

- O tratamento com sintomáticos pode ser instituído na admissão do paciente, porém em casos mais graves com dor importante, inapetência e vômitos persistentes, o tratamento empírico abrangendo os germes oportunistas mais frequentes (fungos e vírus) deve ser instituído.
- Úlceras orais devem ser tratadas com aciclovir. Em pacientes em uso de inibidores da mTOR (sirolimus e everolimus) que apresentem úlceras orais, devemos considerar que estas podem ser decorrentes de efeito adverso desses imunossupressores.
- A presença de hematêmese pode sugerir infecção por CMV e a terapia empírica com ganciclovir pode ser considerada até que a biópsia seja realizada.

INFECÇÃO POR CITOMEGALOVÍRUS

- O CMV é um vírus de DNA, membro da família herpes vírus e um dos patógenos mais importantes que afetam os pacientes após o TxC.
- A importância em estudar infecções secundárias ao CMV em pacientes transplantados está associada não somente a sua alta prevalência, mas também a sua propriedade de imunomodulação, uma vez que sua presença predispõe novos episódios de rejeição e promove alterações imunológicas e

TABELA 4 Principais diagnóstico diferenciais não infecciosos de diarreia no pós-transplante

Medicações Imunossupressoras	Medicações não imunossupressoras	Outros
Micofenolato Tacrolimus Ciclosporina Sirolimus	Antibiótico Antiarrítmico Laxativos Inibidores de bomba de prótese Inibidores de protease	Doença linfoproliferativa pós-transplante Colite isquêmica Doença Inflamatória Intestinal Câncer de colo Tuberculose Má absorção

Adaptado de Angarone e Snydman.

inflamatórias que contribuem para o desenvolvimento de doença vascular do enxerto.

Quadro clínico

- A infecção por CMV pode acontecer tanto como infecção primária quanto por reativação de vírus latente. A maioria dos pacientes com CMV sintomático apresenta síndrome clínica caracterizada por sintomas inespecíficos, como febre, fadiga, mialgia e supressão medular.
- A forma invasiva da doença tem como sítio mais comum o TGI. Pacientes podem apresentar náuseas, vômitos, hematêmese, dor abdominal e diarreia, sanguinolenta ou não.
- As úlceras geradas pelo CMV em geral são múltiplas, podem ser encontradas do esôfago ao reto, e podem cursar com perfuração ou sangramento.
- Infecção por CMV também pode se manifestar por hepatite com microabscessos hepáticos. Em geral, a hepatite não é grave e pode ser diagnosticada às vezes apenas por elevação de enzimas hepáticas.
- Em pacientes transplantados que apresentam febre e sintomas abdominais, infecção gastrointestinal por CMV deve ser considerada, sobretudo nos primeiros meses após o TxC em que a imunossupressão é mais intensa ou após episódio de rejeição, em que os pacientes recebem maiores doses de imunossupressores.

Diagnóstico

- A patogenicidade do CMV justifica a criação de protocolos de busca ativa de infecção que inclui, nos três primeiros meses, a solicitação semanal, ou pelo menos quinzenal, de antigenemia (pp65 significativa acima de 10 células positivas/300.000 neutrófilos) para CMV ou pesquisa do DNA viral pela reação em cadeia de polimerase (PCR) para CMV. Esses são os métodos mais eficazes para se diagnosticar infecção ativa pelo CMV, sendo a PCR mais sensível. Ainda não há padronização de um valor de PCR (UI/mL) que seja considerado diagnóstico de infecção ativa. Existe uma tendência em acreditar que variações maiores do que 3 vezes o número de cópias entre um exame ou valores acima de 2.500 cópias/mL representam alterações biologicamente importantes na replicação viral.
- Especialmente nas infecções do TGI o uso desses métodos (antigenemia e PCR para CMV) tem pouco valor, uma vez que podem não positivar mesmo diante de infecção ativa por CMV. Entretanto, caso o PCR ou a cultura venham positivos para CMV, estes exames devem ser valorizados.
- O diagnóstico definitivo da forma invasiva da doença depende da detecção do CMV no tecido acometido (gastrointestinal). A identificação de inclusão viral ou antígenos virais no material da biópsia por imuno-histoquímica é o método mais indicado para o diagnóstico da forma invasiva. Esta técnica deve ser usada rotineiramente no material de biópsias do tecido gastrointestinal para melhorar a sensibilidade do método.
- Na prática clínica, deve-se realizar antigenemia e/ou PCR quantitativo para CMV para os casos suspeitos que cheguem à emergência clínica. A realização de endoscopia e/ou colonoscopia com biópsia, seguida de análise por imuno-histoquímica, deve ser considerada na presença de diarreia sanguinolenta ou persistente a despeito do tratamento clínico inicial (Figura 1).

Tratamento e monitorização

- A droga de escolha para o tratamento é o ganciclovir endovenoso (5 mg/kg, a cada 12 horas). A dose de tratamento deve ser individualizada de acordo com a função renal (Tabela 5). A duração do tratamento deve ser individualizada e guiada por testes virológicos e por resolução do quadro clínico. O tempo mínimo é de 2 semanas. Em casos

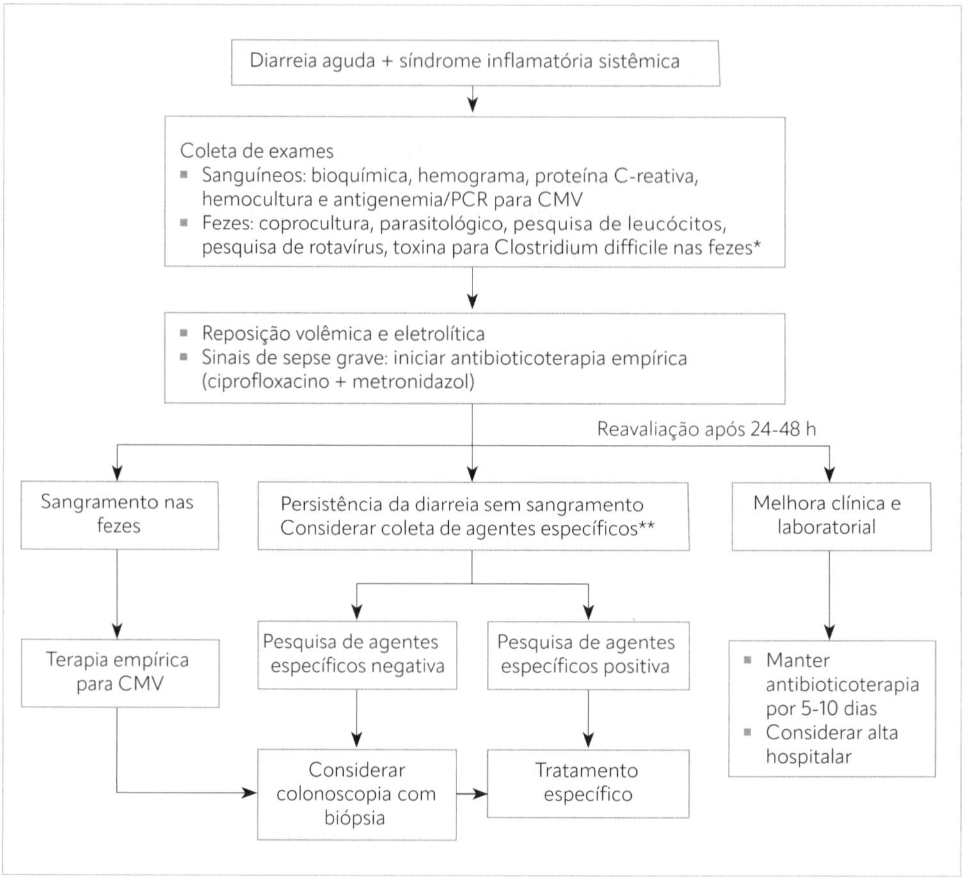

FIGURA 1 Fluxograma para guiar a investigação clínica e para abordagem terapêutica do paciente transplantado com suspeita de infecção do trato gastrointestinal.
* Se uso recente de antibiótico. ** *Cryptosporidium*, *Isospora*, *Cyclospora*, *Microsporidium*.

de doença invasiva preconiza-se o tratamento por 21 dias ou até zerar a carga viral. Se carga viral maior que 10.000 cópias inicialmente, manter antiviral até negativar PCR.

- O uso de valganciclovir oral (900 mg a cada 12 horas) também é permitido nos casos com sintomas leves. As doses devem ser ajustadas de acordo com a função renal.
- Antigenemia/PCR quantitativa para CMV são utilizadas como controle do tratamento associando-se aos parâmetros de melhora clínica. Deve ser dosada semanalmente. Duas dosagens negativas sugerem bom resultado de tratamento.
- Os perfis hematológico e renal devem ser monitorados devido à mielotoxicidade (leucopenia) e nefrotoxicidade das drogas, sendo necessária a correção da dose em caso de insuficiência renal (Tabela 5).
- Após o término do tratamento, quando a infecção é recorrente, profilaxia secundária por 6 meses deve ser considerada.
- Embora não seja frequente, duas mutações genéticas podem conferir resistência ao ganciclovir. Foscarnet é um potente agente anti-CMV e tem atividade contra cepas de CMV resistentes ao ganciclovir e também pode ser utilizado de grave toxicidade medular.

TABELA 5 Dose recomendada de ganciclovir e valganciclovir para tratamento de infecção por citomegalovírus em pacientes transplantados adultos

Função renal (*clearance* em mL/minuto)	Ganciclovir IV	Função renal (*clearance* em mL/minuto)	Valganciclovir
>70	5 mg/kg a cada 12 horas	>60	900 mg a cada 12 horas
50-69	2,5 mg/kg a cada 12 horas	40-59	450 mg a cada 12 horas
25-49	2,5 mg/kg a cada 24 horas	25-39	450 mg a cada 24 horas
10-24	1,25 mg/kg a cada 24 horas	10-24	450 mg a cada 2 dias
<10	1,25 mg/kg, 3 vezes por semana, após a diálise	<10	200 mg, 3 vezes por semana, após a diálise

Adaptada da 3ª Diretriz Brasileira de Transplante Cardíaco.

- A dose de imunossupressores deve ser revista em conjunto com a equipe de transplante. A presença de sepse indica suspensão deles e manutenção de corticoide endovenoso na abordagem inicial.
- Diante da recorrência da infecção, pode-se usar como estratégia terapêutica a troca de esquema imunossupressor. Análise de subgrupos de grandes estudos envolvendo os inibidores de mTOR (everolimus) sugerem menor incidência de infecção por CMV em pacientes em uso desses imunossupressores quando comparados aos antiproliferativos.

QUAL É A ROTINA NA EMERGÊNCIA DO INCOR?

Diante da presença de sintomas gastrointestinais:

- Proceder a avaliação complementar com exames laboratoriais, incluindo hemograma, função renal, dosagem de eletrólitos, transaminases, enzimas canaliculares, bilirrubinas, amilase, lipase e proteína C-reativa. Gasometria arterial com lactato diante de sinais de sepse grave e dois pares de hemocultura na presença de febre.
- Na presença de diarreia, coletar exames de fezes como coprocultura, pesquisa de agentes específicos nas fezes (*Cryptosporidium*, *Microsporidium*, *Cyclospora* e *Isospora*), protoparasitológico e toxina A e B para *Clostridium difficile* (quando houver fator de risco para esta infecção).
- Solicitar antigenemia para CMV e/ou PCR quantitativo para CMV (preferir PCR para CMV nos casos de acometimento de TGI pela maior sensibilidade) principalmente em casos de diarreia persistente e/ou sanguinolenta.
- Endoscopia e/ou colonoscopia com biópsia devem ser considerados para diagnóstico definitivo do agente etiológico, especialmente em casos de diarreia persistente, presença de sangue nas fezes, sepse grave/choque séptico.
- Em casos de sintomas como náusea ou desconforto abdominal inespecífico, o diagnóstico diferencial com rejeição deve ser feito. Nesta situação, proceder a coleta de marcadores bioquímicos (troponina e BNP) e realização de ecocardiograma transtorácico. O regime de imunossupressão, os níveis séricos de imunossupressores, a adesão ao tratamento clínico, a presença de episódios prévios de rejeição tratada com pulsoterapia e de infecção por CMV devem ser levados em consideração na definição da causa dos sintomas referidos.
- Em casos de diarreia, iniciar antibioticoterapia com ciprofloxacino e metronidazol por 5 a 10 dias. A internação dependerá do quadro clínico-hemodinâmico do paciente. Caso haja sinais de sepse grave, o paciente é levado à sala de emergência e inicia-se a expansão vo-

lêmica com solução cristaloide. Nesses casos, a introdução empírica de antibioticoterapia (ciprofloxacino e metronidazol) o mais precocemente possível é fundamental.

- Infecção por CMV deve ser considerada principalmente em pacientes transplantados há menos de 6 meses, em uso de imunossupressores em doses altas ou em pacientes com quadro de rejeição, submetidos a pulso de corticosteroide recente. Nesses casos, o exame histopatológico é ainda mais importante, uma vez que antigenemia e PCR podem ser negativos em pacientes com infecção do TGI. O tratamento empírico com ganciclovir venoso deve ser considerado em casos graves, instáveis e refratários ao trata-

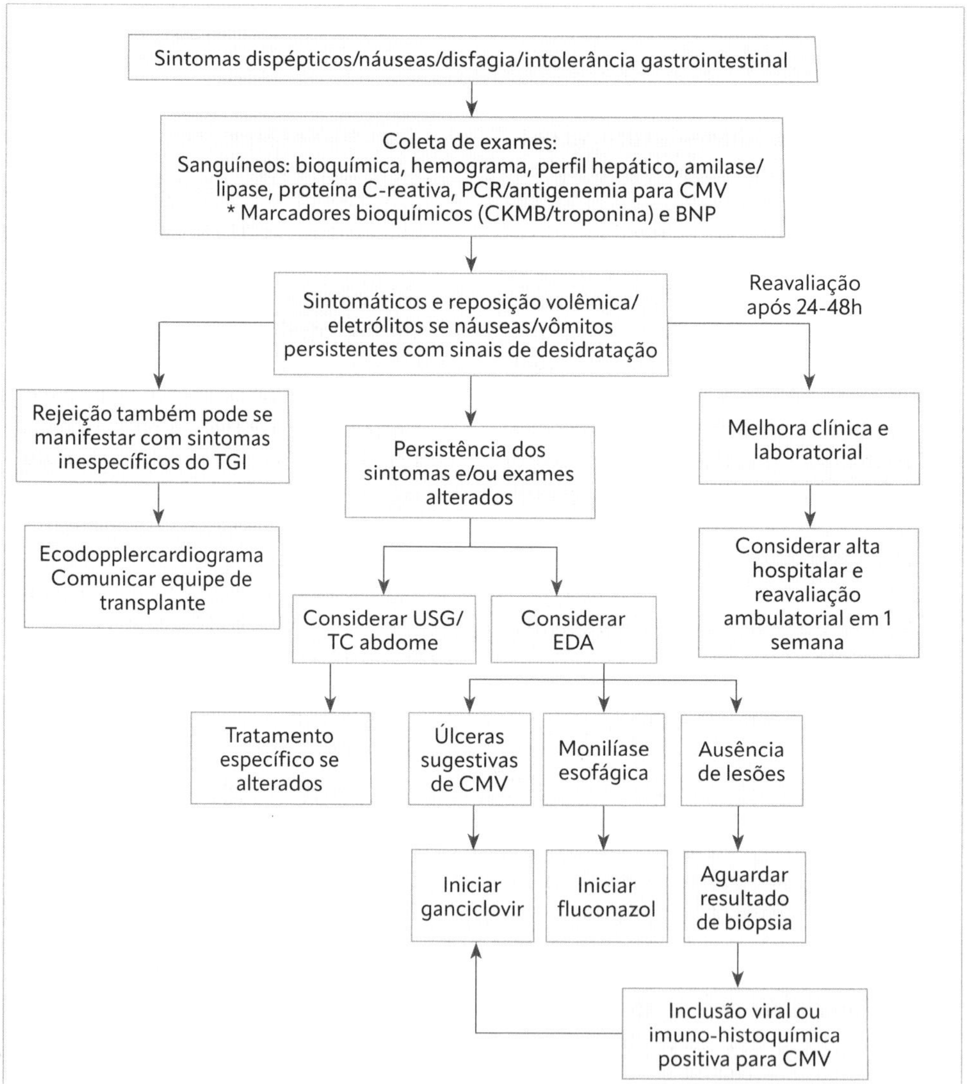

FIGURA 2 Fluxograma para guiar a investigação clínica e para abordagem terapêutica do paciente transplantado com sintomas dispépticos.

* Para afastar rejeição como diagnóstico diferencial colher marcadores e realizar ECO.

mento inicial em que não haja previsão para o diagnóstico definitivo.

- Tomografia computadorizada de abdome para descartar abdome agudo inflamatório diante de sinais de irritação peritoneal.
- Modificações de esquema imunossupressor são decididas em conjunto com equipe responsável pelo TxC no InCor. Deve-se considerar a suspensão de antiproliferativos como micofenolato sódico, cujo efeito adverso comum é a diarreia, além de redução de dose ou até mesmo suspensão de outros imunossupressores a depender da gravidade dos sintomas.
- A alta hospitalar é avaliada após 24 a 48 horas iniciais de tratamento. Caso o paciente melhore, não haja sangramento e/ou sinais de sepse grave, pode receber alta com ciprofloxacino e metronidazol, via oral, por 5 a 10 dias. Reavaliação precoce ambulatorial é sempre necessária nesses casos.
- Os fluxogramas das Figuras 1 e 2 propõe uma rotina para investigação e tratamento de pacientes transplantados que são admitidos na Unidade de Emergência com quadro sugestivo de infecção intestinal.

BIBLIOGRAFIA RECOMENDADA

1. Non LR, Ince D. infectious gastroenteritis in transplant patients. Gastroenterol Clin North Am. 2021;50(2):415-30.
2. Angarone M, Snydman DR; AST ID Community of Practice. Diagnosis and management of diarrhea in solid-organ transplant recipients: Guidelines from the American Society of Transplantation Infectious Diseases Community of Practice. Clin Transplant. 2019;33(9):e13550.
3. Bacal F, Marcondes-Braga FG, Rohde LEP, Xavier Júnior JL, Brito FS, Moura LAZ, et al. 3ª Diretriz Brasileira de Transplante Cardíaco. Arq Bras Cardiol. 2018;111(2):230-89. Erratum in: Arq Bras Cardiol. 2019;112(1):116.
4. Razonable RR, Humar A. Cytomegalovirus in solid organ transplant recipients-Guidelines of the American Society of Transplantation Infectious Diseases Community of Practice. Clin Transplant. 2019;33(9):e13512.
5. Wong D, Nanda N. Clostridium difficile disease in solid organ transplant recipients: a recommended treatment paradigm. Curr Opin Organ Transplant. 2020;25(4):357-63.
6. Couto WJ, Branco JNR, Almeida D, Carvalho AC, Vick R, Teles CA, et al. Transplante cardíaco e infecção. Rev Bras Cir Cardiovasc. 2001;16(2):141-51.
7. Mandell GL, Bennett JE, Dolin R. Part IV – special problems. In: Mandell GL, Bennett JE, Dolin R, editors. Principles and practice of infectious diseases. 6th ed. Philadelphia: Elsevier; 2010. p. 3504-9.
8. Sánchez-Lázaro IJ, Almenar L, Blanes M, Martinez-Dolz L, Portolés M, Roselió E, et al. Timing, etiology, and location of first infection in first year after heart transplantation. Transplantation Proc. 2010;(42):3017-9.
9. Grossi P, Mohacsi P, Szabolcs Z. Cytomegalovirus immunoglobulin after thoracic transplantation: an overview. Transplantation. 2016;100:S1-S4.

7

Manejo de imunossupressores em emergência

Deborah de Sá Pereira Belfort
Thiago Marques Mendes
Fernando Arturo Effio Solis
Mônica Samuel Avila

OBSERVAÇÕES GERAIS BASEADAS EM EVIDÊNCIAS

Introdução

- O desenvolvimento de drogas imunossupressoras revolucionou o transplante de órgãos, em especial o transplante cardíaco. Seu principal objetivo é evitar a rejeição do órgão transplantado e aumentar, portanto, a sobrevida do enxerto.
- Segundo o registro mais recente de transplante cardíaco, o esquema tríplice, incluindo inibidor de calcineurina, antiproliferativo e corticosteroide, ainda é o mais utilizado na maioria dos serviços. Entretanto, nos últimos 10 anos, com advento dos inibidores de sinal, há uma tendência à prescrição dessas novas medicações em contexto de complicações tardias como doença vascular do enxerto e disfunção renal.
- O principal problema das drogas imunossupressores é a alta taxa de efeitos colaterais, responsáveis por aumento da morbimortalidade do paciente transplantado. Idas ao serviço de emergência, internações e piora na qualidade de vida são efeitos colaterais comuns ao uso desse tipo de terapia, mas que a individualização e titulação de dose pode minimizar.
- Diferentes estudos têm se dedicado a pesquisas de novos imunossupressores, mais potentes, sobretudo para controle imunológico de pacientes sensibilizados. Contudo, até o momento, nenhuma droga é isenta de efeitos colaterais
- Inicia-se a terapia imunossupressora ainda no centro cirúrgico, quando do transplante cardíaco, o que se chama de terapia de indução. O objetivo primordial é atingir rapidamente um nível seguro de imunossupressão, entretanto esta também é bastante sujeita a variações conforme condição clínica do doente, risco de infecção e sensibilização prévia.
- A transição para a fase de manutenção, com o esquema de três drogas orais (inibidor da calcineurina, antiproliferativo, corticosteroide) deve ser precoce e ativamente buscada.

Imunossupressores

Corticosteroides

- Exercem potente efeito imunossupressor e anti-inflamatório, rápida ação e atuam na regulação de genes que afetam a função de leucócitos, citocinas, moléculas de adesão e fatores de crescimento.
- São utilizados em altas doses endovenosas nas fases iniciais e nos episódios de rejeição

aguda. As doses orais são gradualmente reduzidas nos 6 primeiros meses.

- Devido aos inúmeros efeitos colaterais, em especial, metabólicos e cardiovasculares, objetiva-se a suspensão total do medicamento em até 6-12 meses. Os pacientes com rejeições recorrentes, sensibilizados, com anticorpos específicos contra o doador, esta estratégia de retirada do corticoide pode ser revista.
- Os efeitos colaterais incluem: Cushing secundário, diabetes, hipertensão, dislipidemia, ganho de peso rapidamente, obesidade central, úlcera péptica, sangramento gastrointestinal, pancreatite, distúrbios de comportamento, catarata, osteoporose.
- Corticosteroides em altas doses são a droga de escolha incialmente para quadros de rejeição aguda, mas podem não ser suficientes.

Inibidores de calcineurina

- Existem dois tipos: ciclosporina e tacrolimus.
- Associados a proteínas específicas formam complexos chamados imunofilinas que se ligam à enzima calcineurina, uma importante proteína responsável pela ativação de células T e B, bloqueando sua atuação.
- São específicas para o sistema imunológico, não afetam outras células de rápida proliferação.
- São imunossupressores de manutenção que devem ser administrados com estômago vazio, ou seja, em jejum ou 2 horas após se alimentar.
- Apresentam metabolismo hepático via citocromo P450 (CYP-3A), portanto, interagem com inúmeras drogas metabolizadas pelo fígado, causando inibição ou indução enzimática (Tabela 1).
- A ciclosporina pode ser introduzida precocemente no 1º ou 2º dia de pós-operatório, por via oral, na dose de 3 mg/kg de peso corpóreo, fracionada em duas tomadas, desde que a função renal e o estado hemodinâmico estejam estáveis.
- Monitora-se a função renal e aumento de creatinina eventual do pós-operatório; entretanto, na prática, a ciclosporina não é suspensa pelo aumento transitório de creatinina.
- Os níveis séricos no vale de ambas as drogas devem ser monitorados e ajustados conforme perfil de rejeição, sensibilização prévia, risco infeccioso, função renal de base e fase do transplante.
- Os efeitos colaterais mais importantes são a nefrotoxicidade em 40 a 70% dos casos, a hipertensão e a hipertrofia de ventrículo esquerdo (VE).
- Diabetes e neuropatias são mais encontradas na terapêutica com tacrolimus.
- Hirsutismo, hiperplasia gengival e dislipidemia são mais frequentes com o uso de ciclosporina.
- Trombose venosa profunda, tremores, cefaleia, convulsão e parestesias são efeitos colaterais com incidência semelhante nas duas drogas.
- Estudos comparando as duas drogas demonstraram resultados semelhantes de sobrevida, porém menor incidência de rejeição com o tacrolimus. Dessa forma, em casos

TABELA 1 Drogas que interagem com inibidores da calcineurina

Indutores enzimáticos	Inibidores enzimáticos
Drogas que diminuem o nível sérico dos inibidores de calcineurina	Drogas que aumentam o nível sérico dos inibidores de calcineurina
Rifampicina	Diltiazem
Isoniazida	Verapamil
Fenobarbital	Eritromicina
Fenitoína	Cetoconazol
Carbamazepina	Itraconazol
	Nifedipina
	Metilprednisolona

de rejeição em uso de ciclosporina, optamos pela troca para o tacrolimus.

- Há aumento do risco de neoplasias futuras para ambas.

Agentes antiproliferativos

- Micofenolato e azatioprina são os representantes dessa classe, funcionam direta e indiretamente inibindo a expansão e a ativação de células T e B. Ambas têm a leucopenia como seu principal efeito colateral.
- Azatioprina é o agente desta classe mais antigo, uma pró-droga que se converte em 6-mercaptopurina, e atua pela incorporação aos ribonucleotídeos das células, inibindo a síntese de DNA e RNA. Entre os efeitos colaterais, destacam-se a mielossupressão, a hepatotoxicidade, as alergias, a pancreatite e as neoplasias.
- O micofenolato mofetil é convertido em ácido micofenólico e atua inibindo não competitivamente a enzima inosina monofosfato desidrogenase na via de novo da síntese de purinas, promovendo redução da proliferação de linfócitos de maneira mais seletiva. É mais potente em termos de imunossupressão.
- O micofenolato produz mais sintomas gastrointestinais (diarreia e náuseas), há aumento de infecções virais, como por citomegalovírus, herpes simples, Epstein Baar vírus, herpes-zóster; todos estes menos frequentes com azatioprina.
- Desde a 1ª década de 2000, o micofenolato mofetil é o antiproliferativo de escolha segundo os registros mundiais com base na evidência de superioridade em termos de sobrevida, rejeição, doença vascular do enxerto e neoplasias em relação à azatioprina.
- O micofenolato sódico é a apresentação entérica dessa droga, minimiza os sintomas gastrointestinais e apresenta perfil de segurança e eficácia semelhante ao micofenolato mofetil.
- A monitorização dos níveis de azatioprina não é recomendada (busca-se manter o número de leucócitos acima de 3.000 a 4.000). A dosagem de ácido micofenólico não é realizada de forma rotineira na prática, apenas em estudos experimentais.
- Com base nos estudos, o micofenolato passou a ser o antiproliferativo de escolha no transplante cardíaco em associação a inibidores de calcineurina e corticosteroides para não chagásicos.
- Quando há ocorrência de rejeição grave ou persistente em pacientes que já utilizavam azatioprina cronicamente, a conversão por micofenolato é mandatória pelo seu maior efeito imunossupressor.
- Nos chagásicos, dois estudos nacionais em transplante cardíaco demonstraram elevada incidência de reativação da doença de Chagas com micofenolato mofetil. Daí a preferência pela azatioprina nesse grupo de pacientes.

Inibidores do sinal de proliferação

- Sirolimus e everolimus são os representantes dessa classe de medicação. Formam um complexo intracelular com a enzima FKBP12, inibindo a atividade da enzima mTOR (*mammalian target of rapamycin*) interferindo em inúmeros mecanismos celulares de crescimento e proliferação, tanto no sistema imune (bloqueando a proliferação das células T) quanto inibindo a proliferação endotelial e de fibroblastos.
- Estruturalmente o everolimus difere do sirolimus pela presença de um grupo hidroxetil extra na posição 40, proporcionando meia-vida mais curta e menor tempo para atingir o nível sérico.
- Em comparação aos antiproliferativos, apresentam incidência de rejeição e sobrevida semelhante. No entanto, mostraram-se superiores na proteção para doença vascular do enxerto, tanto com menor incidência como menor progressão em pacientes com o diagnóstico. Também parecem diminuir a incidência de infecções por citomegalovírus, apesar de aumentar a frequência de infecções bacterianas em geral.

- Podem atuar como droga de manutenção e complementar aos inibidores da calcineurina, especialmente em situações de DVE no lugar do antiproliferativo. Podem ainda ser usados em substituição ao inibidor de calcineurina em situações de nefrotoxicidade significativa.
- Mais recentemente, tem-se utilizado tais drogas como resgate em pacientes com rejeição persistente e infeção pelo citomegalovírus recorrente.
- O sirolimus deve ser ingerido com 4 horas de diferença em relação à ciclosporina (o everolimus não apresenta esta particularidade); ambas as drogas devem ser monitoradas com nível sérico no vale e o perfil de metabolismo é hepático, semelhante ao dos inibidores de calcineurina, também sujeitos à interação medicamentosa frequente.
- Como essas drogas inibem a proliferação de fibroblastos, elas podem levar a sérios problemas na cicatrização, além de ter uma extensa lista de frequentes efeitos colaterais: úlceras orais, mielossupressão, proteinúria, diarreia, trombose venosa, derrame pericárdico, aumento do número de infecções bacterianas, hipertensão, pneumonite intersticial,entre outros. Dessa forma, a maioria dos centros não utiliza essas drogas como primeira escolha.
- No Instituto do Coração do Hospital das Clínicas da Faculdade de Medicina da Universidade de São Paulo (InCor-HCFMUSP), quando necessária, a droga é iniciada no mínimo 30 dias após a cirurgia, mas idealmente após os primeiros 3 a 6 meses.

Imunossupressores no serviço de emergência

- A titulação de dose de imunossupressor não é uma tarefa simples e alguns pacientes custam a achar um ponto de equilíbrio. Se por um lado há o risco contínuo de rejeição, sobretudo no 1º ano pós transplante, por outro lado o risco infeccioso e de piora de função renal podem levar a uma internação não prevista e mórbida.
- Diversas são as complicações relacionadas à imunossupressão que podem levar o paciente ao serviço de emergência.

Hipertensão não controlada

- Hipertensão pode estar presente em até 90% dos casos em até 5 anos pós transplante cardíaco e pode ter um perfil de difícil controle. Pela sua ação direta nos rins, os inibidores da calcineurina costumar precipitar o surgimento ou a piora dos níveis pressóricos. Há potencialização deste efeito com corticoide. A ciclosporina causa mais hipertensão que o tacrolimus.
- Crises hipertensivas e suas complicações podem levar o paciente ao serviço de emergência. Da mesma forma, o manejo deve ser visando ao uso de medicação anti-hipertensiva de acordo com o grau da descompensação.
- Na alta, a preferência de tratamento ambulatorial é pelo uso de antagonistas do cálcio e inibidores da enzima conversora da angiotensina (IECA). Os antagonistas do cálcio, particularmente o diltiazem, contribuem para a redução da pressão arterial e da doença vascular do enxerto, pois além da ação direta, também interagem com a ciclosporina aumentando seu nível sérico e consequentemente permitindo a redução da dose do imunossupressor. Ademais, no ambulatório, não é infrequente a necessidade de associação destas classes de anti-hipertensivos com demais classes.

Diabetes

- Após 5 anos de evolução, mais de 30% dos pacientes transplantados desenvolvem diabetes. Esta isoladamente pode piorar a sobrevida, sobretudo como contribuidora para piora de função renal e aumento do risco de acidente vascular encefálico. Na maioria das vezes, a diabetes é atribuída ao uso de altas doses de corticosteroide, porém, é notório que os inibidores da calcineurina, principalmente o tacrolimus, têm importante papel diabetogênico.

- Diabetes descompensado é comum no ambiente de emergência. Deve-se realizar busca ativa para quadros de cetoacidose diabética e estado hiperosmolar hiperglicêmico nesse perfil de pacientes. Os grupos de maior risco para desenvolvimento de diabetes no pós-transplante são idosos e histórico prévio de uso de insulina.
- A imunossupressão deve ser mantida, porém pode ser ajustada se possível. Nestes casos é imperativo que sejam instituídas medidas para o controle da glicemia conforme a gravidade do caso.

Insuficiência renal

- A fisiopatologia é multifatorial associada ao uso de inibidores de calcineurina. A elevação progressiva dos níveis de creatinina pode ser observada a partir do sexto mês de transplante.
- Agudamente, os mecanismos de vasoconstrição da artéria aferente, vasoconstrição sistêmica, produção diminuída de óxido nítrico, altos níveis de endotelina-1, são os mais relevantes. Essa disfunção, todavia, costuma ser reversível e dose-dependente.
- O mecanismo da lesão tardia renal ocorre devido à ação tóxica direta, levando à nefroesclerose. Nesses casos, a lesão tende a ser irreversível.
- Com o surgimento de drogas alternativas (sirolimus/everolimus) substituindo os esquemas convencionais, a insuficiência renal progressiva pode ser atenuada, mas há trabalhos recentes no qual a progressão para piora renal pode ser inexorável.
- Uremia clinicamente manifesta, hiperpotassemia, hiperuricemia e queda da excreção urinária de sódio são comuns.
- Com o uso de ciclosporina, a lesão renal em longo prazo é praticamente inevitável. Nesses casos, a minimização da dose de ciclosporina, ou a conversão para inibidores do sinal de proliferação, pode ser efetuada somente em pacientes com mais de 6 meses de transplante e sobre monitoração rigorosa (ecocardiográfica e biópsia endomiocárdica) pelo risco de rejeição no primeiro ano.

Doença vascular do enxerto (DVE)

- Com incidência anual de 5 a 10%, esta entidade permanece como o ponto-chave para melhora do prognóstico dos enxertos transplantados. É causa de morte e aumento de morbidade no transplante cardíaco. No 1o ano de transplante até 20% dos casos podem ter lesões sugestivas de DVE, entretanto o surgimento pode ser precoce, já nos primeiros meses pós-cirurgia.
- Por ser denervado, o transplantado cardíaco pode não manifestar os sintomas habituais de isquemia miocárdica e a primeira manifestação da doença pode ser a morte súbita. Assim, outros sinais de alerta devem ser investigados ativamente na procura de uma eventual síndrome coronariana aguda: presença de arritmias, sinais de insuficiência cardíaca, documentação de alterações eletrocardiográficas e/ou alterações evidenciadas ao ecocardiograma de repouso.
- A doença vascular do enxerto é tipicamente caracterizada pela proliferação difusa, concêntrica da camada miointimal dos vasos, com fisiopatologia distinta da aterosclerose habitual. Os ramos intramiocárdicos são usualmente envolvidos, assim como o sistema venoso. Nas fases iniciais, o depósito de cálcio é raro e a lâmina elástica está intacta.
- O tratamento da síndrome coronariana aguda deve seguir os protocolos já estabelecidos. Posteriormente, além da possibilidade de angioplastia com colocação de stent ou revascularização miocárdica cirúrgica, os pacientes transplantados devem se possível ter os inibidores do sinal de proliferação como parte do esquema imunossupressor, uma vez que essa classe medicamentosa reduz a incidência e progressão da DVE. Em casos avançados com doença instalada, há ainda a opção de retransplante.

- Vale lembrar que o colesterol total, o LDL-colesterol e os triglicérides aumentam nos três primeiros meses após o transplante e caem um pouco após 1 ano. Corticosteroides, ciclosporina, tacrolimus e sirolimus possuem efeitos desfavoráveis no metabolismo dos lípides, principalmente os dois primeiros. Azatioprina e micofenolato não causam dislipidemia. O uso de estatinas é mandatório com redução de morbimortalidade, pois, além do efeito hipolipemiante, também inibem as respostas inflamatória e imunológica, levando a redução a incidência de DVE, de rejeições fatais e reduzindo a incidência de câncer terminal. Outros fatores de risco para DVE são bem descritos, como o número de rejeições, infecção pelo CMV, dentre outras.

Infecções

- São responsáveis por 20% das mortes no primeiro ano pós-transplante e continuam como causa comum de morbimortalidade após o primeiro ano.
- Serão discutidas à parte em outros capítulos do livro.

QUAL É A ROTINA NA EMERGÊNCIA DO INCOR?

- Todo o paciente transplantado cardíaco atendido na Unidade de Emergência do InCor deve ser avaliado pela equipe de emergência juntamente à equipe de transplante que é imediatamente acionada. Apesar das orientações gerais a seguir, qualquer ajuste nas drogas deve ser discutido com a equipe do transplante cardíaco.
- A depender da queixa do paciente, todos os imunossupressores passíveis de quantificação (antiproliferativos não) plasmática devem ter sua dosagem solicitada (Tabela 2 e Figura 1).

TABELA 2 Principais imunossupressores utilizados em transplante cardíaco

Imunossupressor	Nível sérico	Efeitos colaterais
Corticosteroides	Reduzido gradualmente nos primeiros 6 meses Não ajustado	Sinais de hipercortisolismo, diabetes, hipertensão, dislipidemia, ganho de peso, obesidade central, úlcera péptica, sangramento gastrointestinal, pancreatite, distúrbios de comportamento, catarata, osteoporose
Ciclosporina	(Vale-nq/mL): 1°-3° meses: 350-450 3°-6° meses: 250-350 6°-12° meses: 200-300 > 12° mês: 100-200	Insuficiência renal, hipertensão arterial, intolerância à glicose, neurotoxicidade, hepatotoxicidade, efeitos tróficos (pelos, gengiva), neoplasias (linfoma e pele), hiperuricemia, HVE
Tacrolimus	< 6 meses: 10-15 ng/mL > 6 meses: 5-10 ng/mL	Semelhantes aos da ciclosporina, porém maior tendência à hiperglicemia. Efeitos tróficos menos intensos (interessante para mulheres e crianças)
Azatioprina	Manter leucócitos > 4000/mm³ Não ajustado	Leucopenia, mielossupressão, hepatite, pancreatite. A associação com alopurinol é extremamente mielotóxica devendo ser evitada ou utilizada com a redução da dose de ambas as drogas para 30% da dose preconizada
Micofenolato	MPA: 2,5–5,0	Principalmente trato gastrointestinal e que podem ser minimizados com redução da dose ou dando preferência para a utilização do micofenolato sódico (Myfortic®). Baixa toxicidade para medula óssea, rins e fígado, entretanto em casos de leucopenia a dose pode ser reduzida
Sirolimus	Vale: 5 a 15 ng/mL	Hipertrigliceridemia, plaquetopenia, anemia e leucopenia, retardo da cicatrização de ferida operatória
Everolimus	Vale: 3 a 8 ng/mL	Idem sirolimus

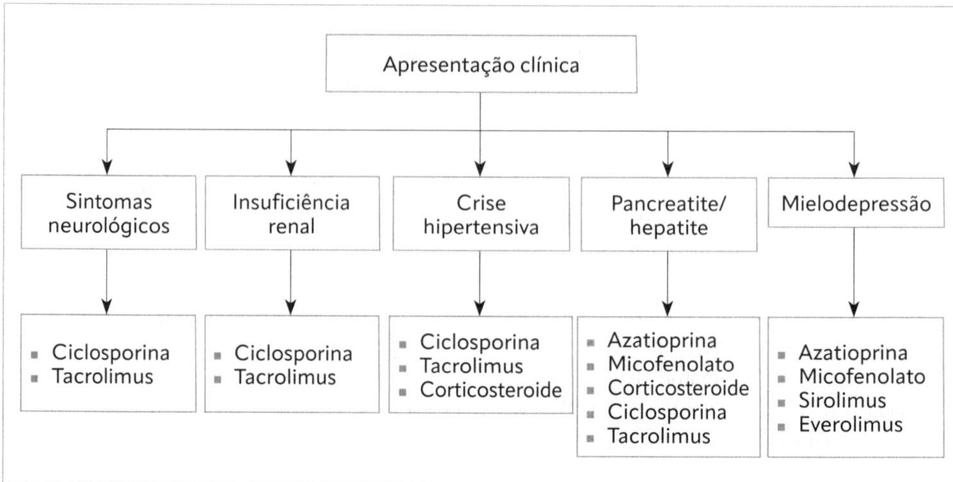

FIGURA 1 Principais imunossupressores relacionados aos diferentes quadros clínicos apresentados pelo paciente.

- Quando a suspeita principal for sepse grave/choque séptico, os imunossupressores devem ser suspensos. Em casos de infecções sem repercussão clínica significativa, a manutenção dos imunossupressores pode ser considerada.
- No caso de pacientes que utilizam corticosteroides por tempo prolongado, na vigência de sepse grave/choque séptico, preconiza-se a não suspensão imediata do medicamento, mas sim a sua troca para a forma endovenosa de hidrocortisona 50 mg, de 8 em 8 horas ou 6 em 6 horas, evitando insuficiência adrenal relativa.
- Em todos os pacientes, devem-se avaliar as outras medicações em uso e suas possíveis interações com drogas imunossupressoras, principalmente as de início recente. Atenção para drogas metabolizadas pelo fígado e suas interações.
- As funções renal e hepática devem ser monitorizadas diariamente, uma vez que alterações nas mesmas podem requerer ajustes nas doses de imunossupressores.
- Quando o paciente apresentar pancreatite ou hepatite aguda devem ser solicitados os níveis séricos dos imunossupressores imediatamente, e drogas como azatioprina e micofenolato devem ser imediatamente suspensas. A investigação com exames de imagem como ultrassonografia de abdômen e/ou tomografia computadorizada é obrigatória.
- Na presença de quadros neurológicos, como crises convulsivas, alterações de comportamento, tremores ou cefaleias, o uso de ciclosporina e tacrolimus deve ser suspenso e seus níveis séricos devem ser avaliados. Deve-se realizar tomografia computadorizada de crânio e, de acordo com o quadro clínico, considerar a realização de coleta de liquor cefalorraquidiano.
- De maneira semelhante, em pacientes pós-transplante há mais de 6 meses que comparecem ao pronto-socorro com insuficiência renal, ciclosporina e tacrolimus devem ser suspensos. Caso não se encontre outra causa para a disfunção renal, sua suspensão definitiva deve ser considerada.
- Todos os pacientes em fase tardia pós-transplante com sintomas de dispneia, síncope ou dor torácica devem ser considerados com suspeita de doença vascular do enxerto. A solicitação de eletrocardiograma e marcadores de necrose miocárdica é fundamental

nesses casos. Além disso, a presença de disfunção segmentar ao ecocardiograma também pode auxiliar no diagnóstico. Caso haja grande suspeita de SCA, a conduta deve seguir as mesmas recomendações de pacientes não transplantados.

- Em casos de pacientes transplantados com crises hipertensivas ou descompensações glicêmicas, em geral, não é necessária a mudança de drogas imunossupressoras.
- Nos casos de mielodepressão (leucócitos < 3.000 a 4.000/mm^3), o uso de azatioprina e do micofenolato devem ser reavaliados e por vezes reduzido ou substituído. O mesmo aplica-se às drogas como sirolimus ou everolimus.

BIBLIOGRAFIA RECOMENDADA

1. Bacal F, Marcondes-Braga FG, Rohde LEP, Xavier Júnior JL, Brito FS, Moura LAZ, et al. 3ª Diretriz Brasileira de Transplante Cardíaco. Arq Bras Cardiol. 2018;111(2):230-89. Erratum in: Arq Bras Cardiol. 2019;112(1):116.
2. Khush KK, Hsich E, Potena L, Cherikh WS, Chambers DC, Harhay MO, et al. International Society for Heart and Lung Transplantation. The International Thoracic Organ Transplant Registry of the International Society for Heart and Lung Transplantation: Thirty-eighth adult heart transplantation report - 2021; Focus on recipient characteristics. J Heart Lung Transplant. 2021;40(10):1035-49.
3. Grimm M, Rinaldi M, Yonan NA, Arpesella G, Arizón Del Prado JM, Pulpón LA, et al. Superior prevention of acute rejection by tacrolimus vs. cyclosporine in heart transplant recipients - a large European trial. Am J Transplant. 2006;6(6):1387-97.
4. Eisen HJ, Kobashigawa JA, Keogh A, Bourge R, Renlund D, Mentzer R. Three-year results of a randomized, double-blind, controlled trial of mycophenolate mofetil versus azathioprine in cardiac transplant recipients. J Heart Lung Transplant. 2005;24:517-25.
5. Bacal F, Silva CP, Bocchi EA, Pires PV, Moreira LF, Issa VS, et al. Mycophenolate mofetil increased Chagas' disease reactivation in heart transplanted patients: comparison between two different protocols. Am J Transplant. 2005;5:2017-21.
6. Bestetti RB, Souza TR, Lima MF, Theodoropoulos TAD. Effects of a mycophenolate mofetil-based immunosuppressive regimen in Chagas' heart transplant recipients. Transplantation. 2007; 84:441-2.
7. Libby P, Bonow R, Zipes D, editors. Braunwald's heart desease: a textbook of cardiovascular disease. 9th ed. Elsevier; 2016.
8. Keogh A, Richardson M, Ruygrok P, Spratt P, Galbraith A, O'Driscoll G, et al. Sirolimus in de novo heart transplant recipients reduces acute rejection and prevents coronary artery disease at 2 years: a randomized clinical trial. Circulation. 2004;110(17):2694-700.
9. Eisen HJ, Kobashigawa J, Starling RC, Pauly DF, Kfoury A, Ross H, et al. Everolimus versus mycophenolate mofetil in heart transplantation: a randomized, multicenter trial. Am J Transplant. 2013;13(5): 1203-16.
10. Kobashigawa J, Ross H, Bara C, Delgado JF, Dengler T, Lehmkuhl HB, et al. Everolimus is associated with a reduced incidence of cytomegalovirus infection following de novo cardiac transplantation. Transplant Infectious Disease, 2013;15(2):150-62.
11. Keer JV, Derthoo D, Caenegem OV, Pauw M, Nellessen E, Duerinckx N, et al. The CECARI Study: everolimus (certica) initiation and calcineurin inhibitor withdrawal in maintenance heart transplant recipients with renal insufficiency: a multicenter, randomized trial. Journa Journal of Transplantation. 2017. Disponível em: http://dx.doi.org/10.1155/2017/6347138.
12. Flechner SM, Kobashigawa J, Klintmalm G. Calcineurin inhibitor: sparing regimens in solid organ transplantation: Focus on improving renal function and nephrotoxicity. Clin Transplant. 2008;22(1):1-15.

Seção XI

Exames complementares

1

Eletrocardiograma na emergência

Horacio Gomes Pereira Filho
Carlos Alberto Pastore

OBSERVAÇÕES GERAIS BASEADAS EM EVIDÊNCIAS

Introdução

- Exame baseado no registro da atividade elétrica do coração, o eletrocardiograma (ECG) foi introduzido na prática médica por Willem Eithoven (1860-1927). É considerado exame não invasivo, de baixo custo, grande disponibilidade e rápida realização.
- No ambiente da sala de emergência, o ECG permite estabelecer diagnósticos, acompanhar a evolução clínica, guiar e indicar estratégias terapêuticas adequadas, classificar indivíduos com maior potencial de complicações e avaliar prognósticos.
- Recomenda-se sua pronta realização no momento da admissão do paciente à unidade, nas mudanças significativas do quadro clínico e/ou laboratorial e a critério da equipe médica.
- Vetorcardiografia: bases para o entendimento do ECG
  - Sendo o coração um órgão sólido, a atividade elétrica por ele gerada apresenta um aspecto espacial e pode ser estudada por meio do vetocardiograma (VCG), com o uso das derivações ortogonais X, Y e Z, que tomadas duas a duas projetam o fenômeno elétrico em planos: frontal, horizontal e sagital (Figura 1).
  - Os registros do VCG se dão por registro de alças (de P, QRS e T), cuja direção e sentido podem ser avaliados conforme a orientação dos cometas ou "lágrimas" que são inscritos durante o registro delas: rotação horária ou anti-horária (Figura 2).
  - O eletrocardiograma de 12 derivações utiliza-se do plano frontal e do horizontal do VCG, através de diferentes pontos de observação do fenômeno elétrico (derivações) neste plano (Figura 2).

Metodologia

- A posição padrão para realização do ECG é o decúbito dorsal horizontal, com o paciente confortável, para o adequado preparo da pele e em ambiente livre de possíveis interferências eletromagnéticas sobre o traçado.
- Registro em 12 derivações clássicas, podendo ser acrescentado registro de ritmo em derivação DII ou V5 (Figura 1). Velocidade de 25 mm/segundo e ganho N = 1 mV (10 mm).
- Em algumas situações, derivações especiais são utilizadas como: V3R, V4R (mapeamento do ventrículo direito no infarto inferior); V1R à V6R (presença de dextrocardia); V7,

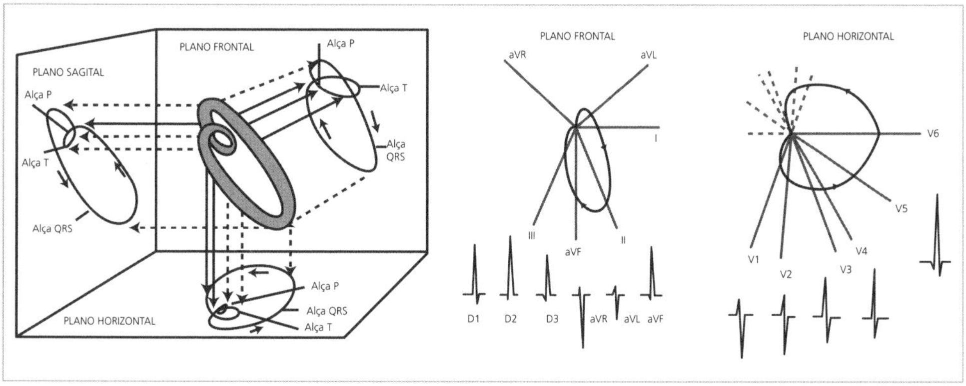

FIGURA 1 A atividade elétrica cardíaca pode ser estudada por meio do vetocardiograma, com sua projeção em planos: frontal, horizontal e sagital. O eletrocardiograma (ECG) de 12 derivações é constituído por derivações que fazem parte dos planos frontal e horizontal do VCG.

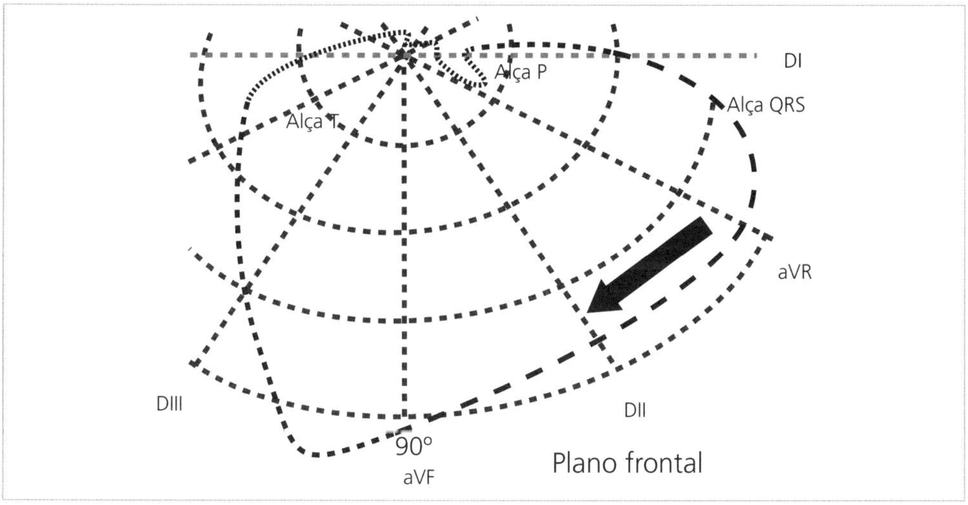

FIGURA 2 Aspecto vetocardiográfico no plano frontal, com as respectivas alças de P, QRS e T, bem como o posicionamento de respectivas derivações neste plano. Nota-se a orientação dos cometas da alça do QRS, com a alça em rotação horária e terminando à direita.

V8 e V9 (complemento para estudo da parede lateral), derivação de Lewis (análise da ativação atrial) etc.

O eletrocardiograma normal

- Para análise correta do ECG sempre considerar idade, sexo e contexto clínico da realização.
- Ondas e intervalos encontrados no ECG (Figura 3):
  - Onda P: representa a ativação atrial, com duração de 0,06 a 0,09 segundo (crianças) e 0,08 a 0,11 segundo (adultos). Apresenta morfologia arredondada, com amplitude de 0,5 a 2 mm, com eixo elétrico da onda P (SÂP) no plano frontal variando de -30 a +90°, sendo

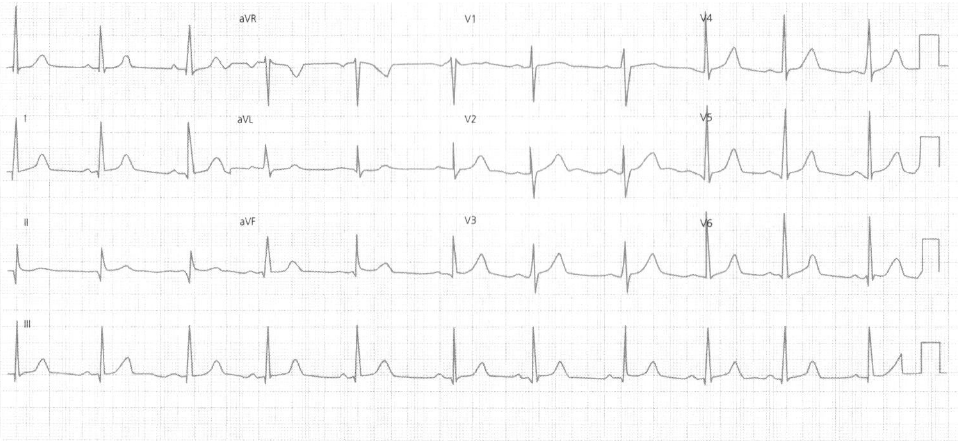

FIGURA 3 Eletrocardiograma de mulher de 30 anos, considerado dentro dos limites da normalidade para idade e sexo.

comumente positiva em DI, DII, aVF e isodifásica em V1. A presença de onda P da origem sinusal do estímulo (ritmo sinusal).

- Intervalo PR: reflete o caminho do estímulo elétrico, das fibras musculares atriais, nó atrioventricular e início da despolarização. É aferido do início da onda P ao início do complexo QRS, com duração mínima de 0,12 segundo em adultos (0,09 segundo em crianças) a 0,20 segundo.
- Complexo QRS: representa a ativação ventricular, com duração comumente de 0,08 a 0,12 segundo, com morfologia extremamente variável nas diferentes derivações eletrocardiográficas, como complexos tipo rS, Rs, qRs, QS, RsRí etc. O eixo normal do complexo QRS (SÂQRS) no plano frontal varia na espécie humana conforme a idade, podendo situar-se de -30 a +130°.
- Segmento ST: definido como o intervalo entre o fim do complexo QRS (o chamado ponto J) e o início da onda T. Normalmente, apresenta-se isoelétrico, com pequenos desnivelamentos não superiores a 1 mm.
- Onda T: representa a repolarização ventricular, tendo morfologia positiva, arredondada e levemente assimétrica, com amplitude não superior a 6 mm ou 1/10 da amplitude do complexo QRS que a precede.
- Onda U: deflexão pequena e arredondada logo após a onda T, originada da ativação das células M, melhor analisada em V2 e V3.
- Intervalo QT: medido do início do QRS ao final da onda T. Sua duração é maior em crianças e mulheres quando comparadas com homens adultos. É inversamente proporcional à frequência cardíaca, de tal modo que o QT medido (QTm) deve ser corrigido pela FC, utilizando-se fórmulas, como a de Bazett, na qual QTcorrigido = $QTm/RR^{1/2}$, com RR e QTm em segundos. Quando o QTm > 500 ms e o QTc > 460 ms são considerados prolongados (QT longo).

Sobrecargas de câmaras cardíacas

- O aumento das câmaras cardíacas produz alterações características no ECG. Prefere-se utilizar o termo sobrecarga, mais adequado à eletrocardiografia, em vez de hipertrofia, que se aplica mais adequadamente a um método de investigação por imagem.

Sobrecarga atrial direita (SAD)

- Encontrada em anomalias congênitas como Ebstein, atresia tricúspide, estenose pulmonar e causas adquiridas, como os acometimentos da valva tricúspide, doença pulmonar obstrutiva crônica (DPOC), *cor pulmonale*, hipertensão pulmonar e insuficiência cardíaca. Rara, comumente encontrada associada a situações de SVD.
- Principais achados no ECG (Figura 4):
  - Onda P com amplitude > 2,5 mm em DII, DIII, aVF, com duração normal (< 0,11 segundo).
  - Aumento da deflexão positiva inicial da onda P em V1, V2 e V4R.
  - Sinais indiretos: complexo qR em V1 (sinal de Sodi-Pallares), diminuição do complexo QRS em V1 com seu aumento em V2 (sinal de Peñaloza-Tranchesi).

Sobrecarga atrial esquerda (SAE)

- Ocorrência nas valvopatias mitrais, cardiomiopatias, disfunção do ventrículo esquerdo, hipertensão arterial, coarctação de aorta, estenose mitral congênita e cardiopatias congênitas com hiperfluxo pulmonar.
- Principais achados no ECG (Figura 5):
  - Onda P com duração aumentada (> 0,11 segundo), entalhada e bífida nas derivações frontais, com distância de 40 ms entre os componentes atriais direito e esquerdo.
  - Componente final negativo da onda P em V1 aumentado, com duração > 0,04 segundo e amplitude > 1 mm (índice de Morris).

Sobrecarga biatrial (SBiA)

- Combinação dos achados de SAD e SAE, gerando ondas P de grande amplitude (> 2,5 mm), com aumento da duração (> 0,12 segundo).

Sobrecarga ventricular direita (SVD)

- Entre as causas, destacam-se as cardiopatias congênitas (estenose pulmonar, tetralogia de Fallot, comunicação interatrial [CIA] etc.) e causas adquiridas, como estenose mitral, insuficiência tricúspide, DPOC, embolia pulmonar e hipertensão pulmonar secundária.
- O ECG se caracteriza principalmente por (Figura 4):

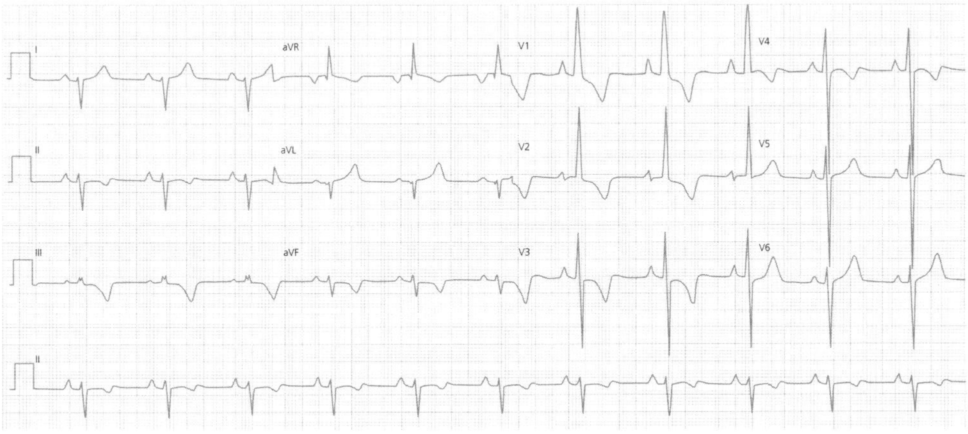

FIGURA 4 Eletrocardiograma de portador de hipertensão pulmonar primária, com achados de sobrecarga das câmaras direitas.

- Desvio do SÂQRS para a direita (> +90º em adultos, +110º em crianças).
- Aumento da voltagem do complexo QRS: RV1 > 7 mm com SV1 < 2 mm.
- Achados de padrão rsr' em V1 > 10 mm, onda R V1 + onda S V5 ou V6 > 10 mm, R em aVR > 5 mm e onda R em V5 ou V6 < 5 mm.

Sobrecarga ventricular esquerda (SVE)

- Destacam-se como causas as lesões aórticas (estenose, insuficiência), insuficiência mitral, hipertensão arterial sistêmica (HAS), cardiomiopatias etc.
- Diversos trabalhos e índices na literatura relacionam voltagem com SVE. Entre eles: Sokolow-Lyon (SV1+ RV5 > 35 mm), Gubner (RDI + SD3 > 25 mm) Cornell (RaVL + SV3 ≥ 28 mm nos homens, ≥ 25 mm nas mulheres, com maior sensibilidade).
- Na atualidade, utilizam-se critérios de Romhilt-Estes (sistema de pontuação dos achados eletrocardiográficos [Tabela 1]), com maior especificidade.
- Quando o somatório de pontos for 4, a presença de SVE é sugestiva. Quando for igual a 5, a presença de SVE é definida (Figura 5).
- Em 2017 foi descrito o critério de Peguero Lo-Presti, com boa acurácia, sendo positivo quando a soma da amplitude da maior onda S das 12 derivações com a onda S de V4 é ≥ 28 mm em homens e ≥ 23 mm em mulheres.

Sobrecarga biventricular (SBiV)

- Diagnóstico eletrocardiográfico mais difícil, pelo equilíbrio de forças à direita e à esquerda. Comum em cardiopatias congênitas como CIA, insuficiência cardíaca congestiva (ICC) e cardiomiopatias. Presença de complexos QRS de alta voltagem em derivações precordiais intermediárias, associadas à onda R ampla em precordiais esquerdas (sinal de Katz-Watchel).

Alterações de condução ventricular

- O termo atraso de condução é usado para definir qualquer situação na qual o estímulo elétrico sofre retardo na condução pelo miocárdio ventricular.
- Constituem achados em amplo aspecto clínico: de variação do normal a marcadores de pior prognóstico clínico, como no caso do bloqueio de ramo esquerdo.

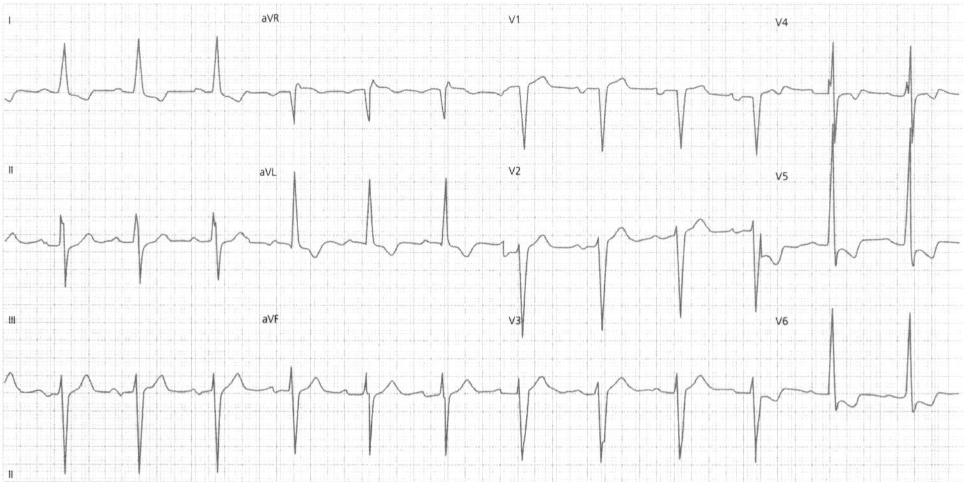

FIGURA 5 Paciente de 75 anos, portador de estenose aórtica grave, com achado de sobrecarga das câmaras esquerdas ao ECG.

TABELA 1 Critérios de Romhilt-Estes para sobrecarga ventricular esquerda

Aumento de voltagem do QRS se: ▪ Onda R ou S em derivações inferiores ≥ 20 mm, ou ▪ Onda S V1 ou V2 ≥ 30 mm, ou ▪ Onda R V5 ou V6 ≥ 30 mm	3 pontos
Alterações do segmento ST e onda T (padrão *sTrain*): infradesnivelamento do segmento ST e inversão de onda T ▪ Sem uso de digitálico ▪ Em uso de digitálico	 3 pontos 1 ponto
Sobrecarga atrial esquerda (índice de Morris)	3 pontos
Desvio do eixo do QRS (≥ -30°)	2 pontos
Aumento da duração do complexo QRS (≥ 90 ms)	1 ponto
Aumento do tempo de ativação ventricular (> 50 ms em V5 e V6)	1 ponto

Atraso final da condução (AFC)

- O termo AFC refere-se aos casos de condução pelo ramo direito com grau de atraso considerado leve: não há desvio do eixo do QRS bem como aumento patológico (≥ 120 ms) de sua duração, alterações da repolarização e padrão rSr' em V1 e V2; sendo variante da normalidade.

Bloqueio de ramo direito

- Ocorrência em corações normais, cardiopatias congênitas (Ebstein, tetralogia de Fallot, CIA, estenose pulmonar etc.), cardiopatia chagásica e estenose mitral. Como complicação no infarto agudo do miocárdico (IAM), confere risco para evolução como bloqueio atrioventricular total.
- São achados eletrocardiográficos (Figura 6):
  - Complexo QRS de duração ≥ 0,12 segundo.
  - Nas derivações precordiais direitas (V1): R' alargada e entalhada, maior do que a onda r inicial (rSR'ou rsR', com complexo estilizado na letra "M").

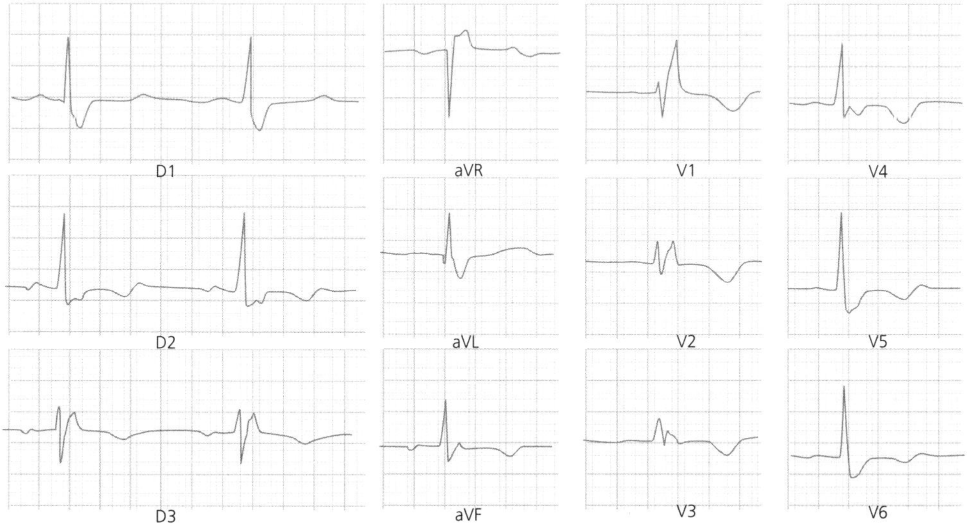

FIGURA 6 Bloqueio de ramo direito.

- Onda S alargada e espessada nas derivações DI, V5 e V6.
- Onda T com orientação oposta à deflexão terminal do complexo QRS.

Bloqueio de ramo esquerdo (BRE)

- O bloqueio de ramo esquerdo (BRE) comumente é encontrado em situações de hipertensão, insuficiência coronariana, insuficiência cardíaca, cardiomiopatias, valvopatias aórtica e mitral, doença de Lenègre, cardiopatias congênitas, entre outras.
- São características do ECG (Figura 7):
  - Complexo QRS ≥ 120 ms como condição fundamental (as manifestações clássicas do BRE expressam-se quando > 130 ms).
  - SÂQRS entre -30 e +60º.
  - R alargadas e monofásicas, geralmente apresentando entalhes e empastamentos em DI, V5 e V6 (clássico aspecto de "torre").
  - Onda R com crescimento lento em V1 e V2, QS em V1 a V3, S alargado com espessamentos ou entalhes em V1 e V2.
  - Deslocamento do segmento ST e onda T em oposição à maior deflexão do QRS.

Bloqueio da divisão anterossuperior (BDAS) do ramo esquerdo

- Bloqueio divisional de ocorrência mais comum. Relaciona-se à presença de cardiopatias congênitas, insuficiência coronariana, HAS, cardiomiopatias (Chagas), valvopatia aórtica, miocardites, doença de Lev-Lenègre.
- Critérios diagnósticos ao ECG (Figura 8):
  - QRS com duração normal e SÂQRS no plano frontal desviado para a esquerda e para cima além de -30º.
  - Presença de complexos rS em DII, DIII, aVF, com a relação $SD_{III} > SD_{II}$.
  - Onda S em DIII com amplitude ≥ 15 mm. Complexos qR em DI e aVL, qR em aVR com R empastado, diminuição de R de V1 a V3 e presença de S de V4 a V6.

Bloqueio da divisão posteroinferior (BDPI) do ramo esquerdo

- Ocorrência incomum, relacionada à cardiopatia chagásica, insuficiência coronariana e doença de Lenègre.
- Critérios diagnósticos ao ECG (Figura 9):
  - QRS com duração normal e SÂQRS no plano frontal desviado para a direita a partir de +90º.

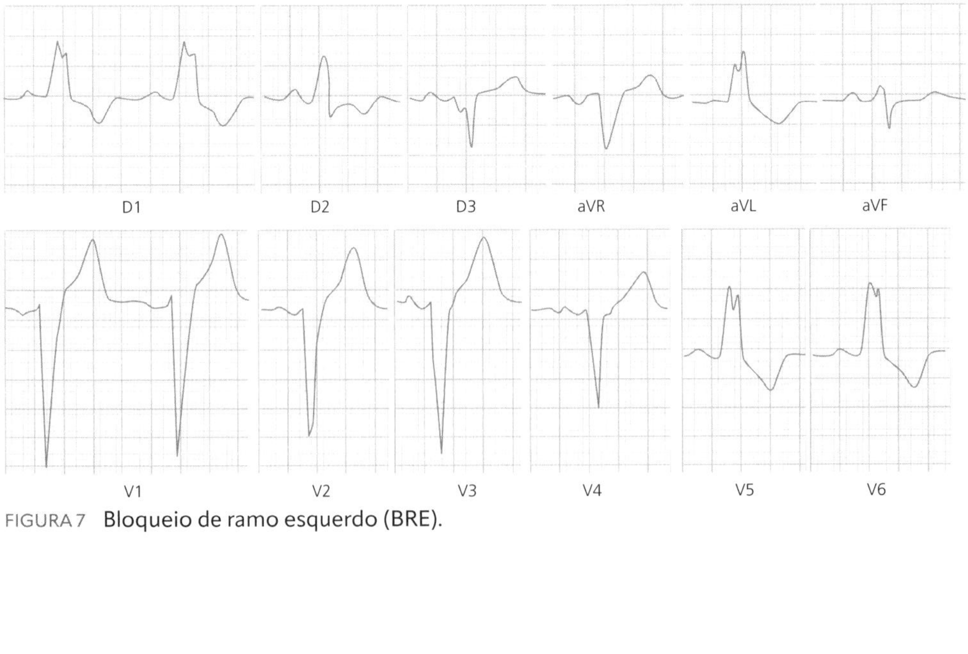

FIGURA 7 Bloqueio de ramo esquerdo (BRE).

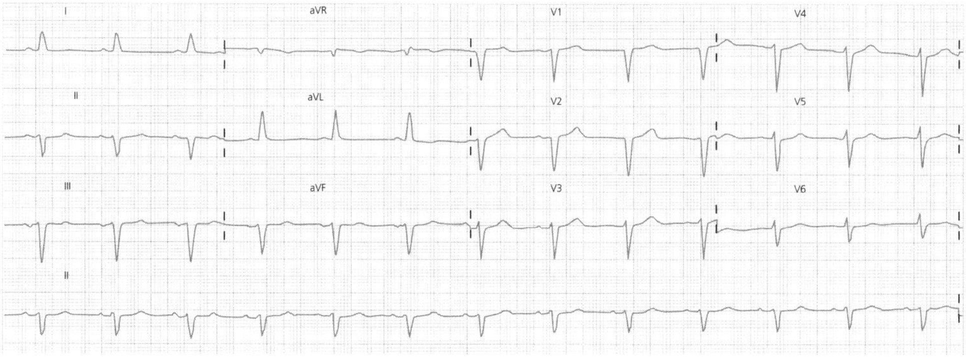

FIGURA 8 Bloqueio da divisão anterossuperior (BDAS).

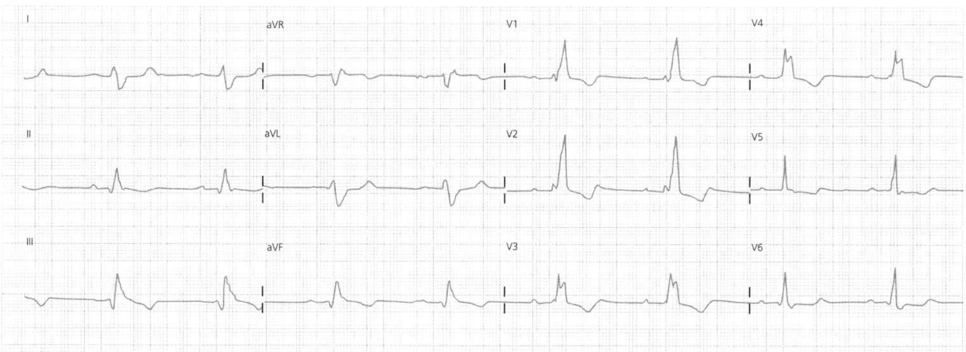

FIGURA 9 Eletrocardiograma de mulher portadora de doença de Chagas, evidenciando associação de bloqueio divisional posteroinferior esquerdo (BDPI) e bloqueio de ramo direito (BRD).

- Presença de complexos qR em DII, DIII, aVF, com relação $RD_{III} > RD_{II}$.
- Onda R em DIII com amplitude ≥ 15 mm.
- Complexos rS em DI, diminuição de R de V1 a V3 e presença de S de V4 a V6.
- Complexos qR em V2-V3, crescendo para as precordiais intermediárias e diminuindo para V5 e V6, com relação $RV_2 > RV_3$. Onda R em V2 com amplitude ≥ 15 mm.

Bloqueio da divisão anteromedial (BDAM) do ramo esquerdo

- Entidade muito rara, associada à cardiopatia chagásica e insuficiência coronariana grave (lesão crítica de artéria descendente anterior). O diagnóstico do BDAM é de exclusão, na ausência de outras condições.
- Critérios diagnósticos ao ECG (Figura 10):
  - Complexo QRS de duração normal, com SÂQRS no plano frontal normal e anteriorizado no plano horizontal.

Doença isquêmica do miocárdio

- Fundamental no escopo das síndromes coronarianas agudas (SCA), o ECG permite a caracterização e a classificação dos pacientes (síndromes coronarianas de alto, médio e baixo riscos), a classificação diagnóstica (p. ex.: presença ou não de supradesnivelamento do segmento ST), o direcionamento terapêutico, a correlação com dados da cineangiocoronariografia, confere valor prog-

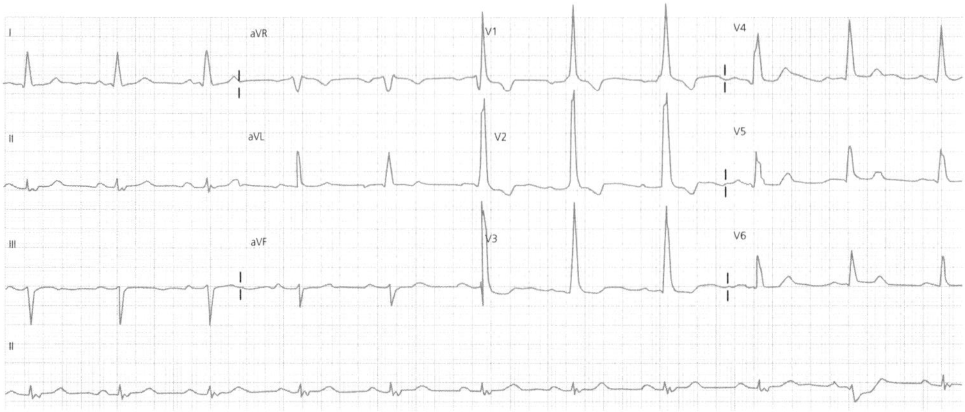

FIGURA 10 Bloqueio da divisão anteromedial (BDAM).

nóstico e participa nos diagnósticos evolutivos, de complicações e diferenciais.

- Porém, lembrar que séries da literatura demonstraram que o ECG inicial do atendimento de pacientes com síndrome coronariana isquêmica era normal em até 18% dos casos e em até 25% evidenciava apenas alterações inespecíficas ou não diagnósticas.
- A oclusão coronariana por aterotrombose produz alterações eletrocardiográficas que de certo modo correlacionam-se com a gravidade e a reversibilidade das alterações anatomopatológicas do miocárdio. Essas alterações surgem em três estágios de comprometimento, crescentes e progressivos, nomeados de isquemia, lesão e necrose.

Isquemia miocárdica

- Modificação mais precoce das SCA no ECG (surge a partir de 2 minutos do início do quadro), envolvendo alterações da onda T quanto à forma (tornando-se simétrica, com base estreita e pico pontiagudo), amplitude (aumento) e direção da onda T. Sua gênese elétrica parece envolver modificação do processo ordenado de repolarização, causado pela isquemia. Quanto à região de acometimento, dividem-se em:
  - Isquemia subendocárdica: onda T positiva, simétrica e pontiaguda (apiculada), também chamada onda T hiperaguda (Figura 11). Diferenciar das alterações de onda T decorrentes da hipercalemia (que tem aspecto difuso ao ECG).
  - Isquemia subepicárdica: onda T negativa, simétrica e pontiaguda, conforme a parede envolvida (Figura 12). Diferenciar de alterações secundárias da repolarização que são decorrentes da SVE, bloqueios de ramo, onda T cerebral etc. A manutenção desse padrão após semanas do evento confere pior prognóstico. Na atualidade atribui-se a esta alteração um padrão de reperfusão e não mais correspondente a uma isquemia real da região subepicárdica.

Corrente de lesão

- A lesão representa a progressão e o comprometimento isquêmico do miocárdio, com agravamento da insuficiência coronariana, criando-se um gradiente de voltagem entre áreas normais e isquêmicas, que levam ao surgimento do desnivelamento e da modificação do segmento ST. Classificam-se em:
  - Corrente de lesão subendocárdica: infradesnivelamento do ponto J e do segmento ST, além de 0,5 mm e em pelo menos duas derivações contíguas, como

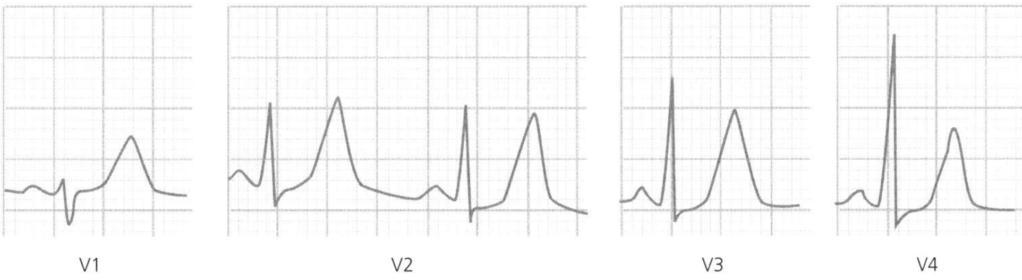

FIGURA 11 Isquemia subendocárdica anterior (onda T positiva de grande amplitude e simétrica).

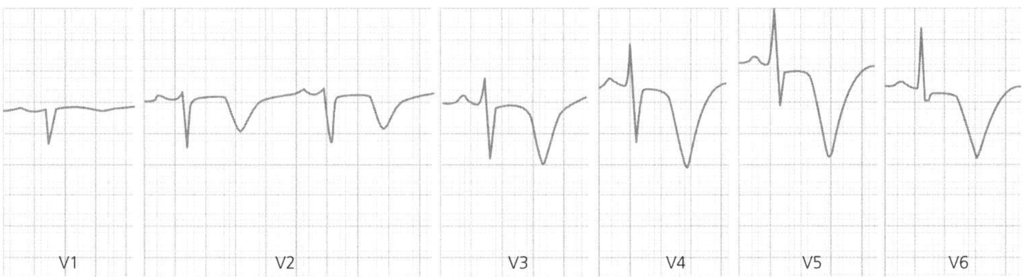

FIGURA 12 Eletrocardiograma evidenciando isquemia subepicárdica (ondas T negativas, apiculadas e simétricas) em parede anterior.

manifestação de SCA sem supradesnivelamento do segmento ST (Figura 13).

- Corrente de lesão subepicárdica: supradesnivelamento do ponto J e do segmento ST, em pelo menos duas derivações contíguas, manifestação dos infartos com supradesnivelamento do segmento ST (Figura 14). A persistência crônica do supradesnivelamento é indicativa do surgimento de área discinética/disfunção segmentar da área infartada (aneurisma ventricular). Excetuando-se as derivações precordiais direitas, considera-se patológicas as elevações do ST acima de 1 mm. Para diferencial dos quadros de repolarização precoce, recomenda-se considerar, para as derivações V1 a V3:
  - Mulheres: elevação de 1,5 mm.
  - Homens abaixo de 40 anos: elevação de 2,5 mm.
  - Homens acima dos 40 anos: elevação de 2 mm.

Necrose/área inativa

- Na necrose, o miócito não pode ser mais ativado, gerando no ECG ondas Q ou diminuição das deflexões positivas normais. Ondas Q patológicas têm duração ≥ 40 ms e amplitude superior a 25 a 30% da onda R do respectivo complexo (Figura 15).
- Podem se apresentar então com diferentes padrões eletrocardiográficos:
  - Complexos QS (se acompanhados de alterações do segmento ST [onda T], constituem o achado mais fidedigno de necrose miocárdica), QR ou Qr.
  - Perda da deflexão positiva nas derivações que habitualmente se iniciam pela onda R.
  - Ondas R amplas nas precordiais direitas (como na necrose da parede lateral).
  - Diminuição da amplitude da onda R.

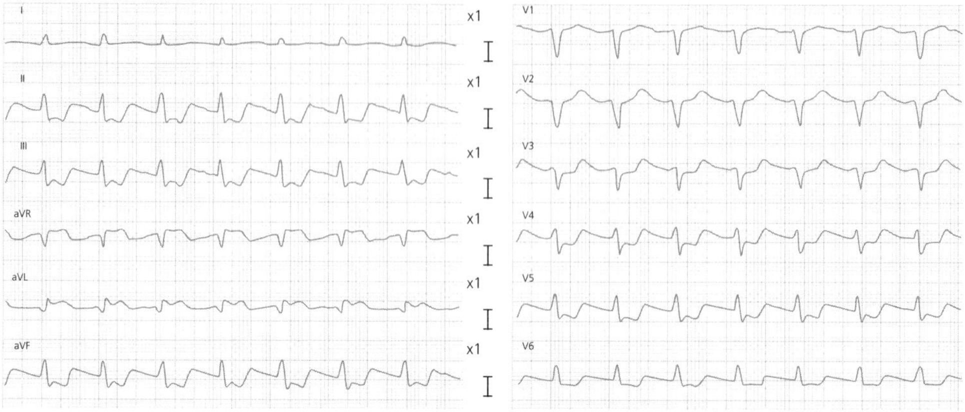

FIGURA 13 Corrente de lesão subendocárdica (infarto sem supradesnivelamento do segmento ST) inferolateral.

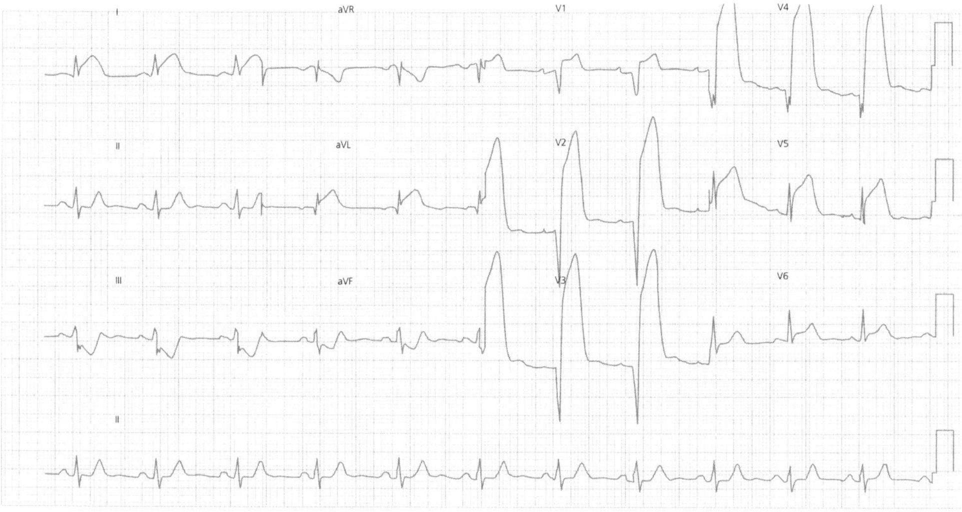

FIGURA 14 Corrente de lesão subepicárdica (infarto agudo do miocárdio com supradesnivelamento do segmento ST) em parede anterior extensa.

Diagnóstico topográfico do infarto do miocárdio

- Refere-se à localização anatômica da artéria culpada frente às alterações vistas ao ECG. Atualmente, os termos dorsal (posterior) e lateral alto são considerados inapropriados; deve-se usar os termos lateral e anterolateral, respectivamente, baseando-se na segmentação miocárdica adotada atualmente nos exames de imagem, dividindo o coração em zonas anterosseptal e inferolateral.

Zona anterosseptal

- Septal: V1, V2 (ramo septal da artéria descendente anterior [ADA]).
- Anterior apical: V5 e V6, com ou sem DI e aVL (ADA, distal).

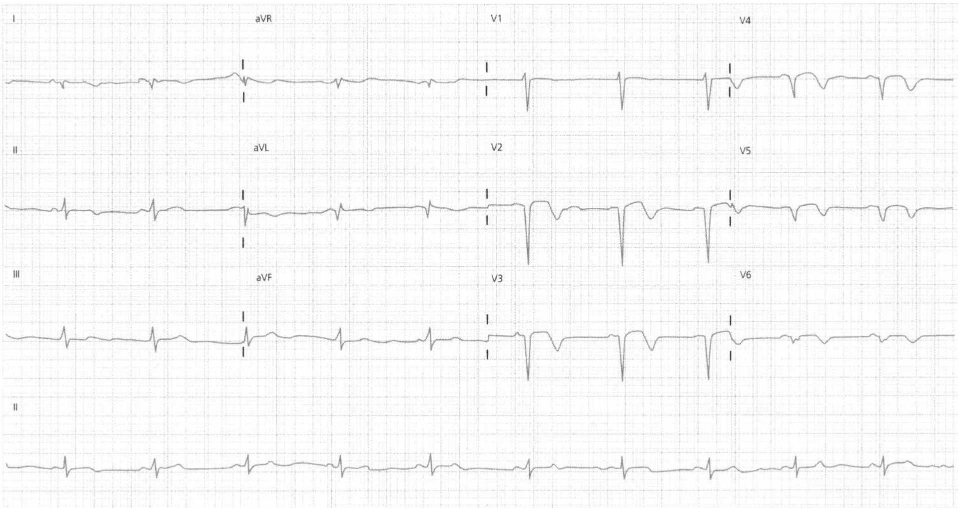

FIGURA 15 Área elétrica inativa (necrose) em parede anterior extensa.

- Anterior médio: DI e/ou avL. Ocasionalmente V2 e V3 (diagonal).
- Anterior extenso: V1 a V6 (ADA proximal).

Zona inferolateral

- Inferior propriamente dita: DII, DIII, aVF (artéria circunflexa [ACX] distal ou artéria coronária direita [ACD]).
- Inferolateral: DII, DII, aVF, V5 e V6 (Figura 16) ou DI, DII, DIII, aVL, aVF, V5, V6, V7 e V8 ou efeito recíproco em V1 e V2 (ACD ou ACX dominante).
- Lateral: V5 e V6 com ou sem DI e aVL ou efeito recíproco V1 e V2 (marginal esquerda).
- Ventrículo direito: V3R e V4R.

SCA em associação aos bloqueios de ramo

- Bloqueio de ramo direito: na parede anterior, observa-se o fenômeno de "pseudonormalização" da onda T, habitualmente oposta à deflexão terminal do bloqueio. Nas demais, o diagnóstico de IAM em curso não é prejudicado (Figura 17).
- Bloqueio de ramo esquerdo: durante infarto em curso (critérios de Sgarbossa) observam-se:
  - Elevação do segmento ST > 1 mm concordante com a polaridade do QRS em qualquer derivação (5 pontos).
  - Depressão concordante do segmento ST > 1 mm em V1 a V3 (3 pontos).
  - Elevação do segmento ST > 5 mm discordante da polaridade do QRS (2 pontos).
- Três pontos ou mais definem a presença de IAM (Figura 18).
- Áreas inativas em presença de BRE: ondas Q em DI, aVL, V5 e V6; entalhes de S de V3 a V5 e entalhe da porção ascendente da onda R em DI, aVL, V5 e V6.

Avaliação de arritmias cardíacas

- O ECG destaca-se como elemento primordial do diagnóstico das arritmias na sala de emergência, conduzindo respectivos protocolos terapêuticos. O ECG permite o diagnóstico de até 84% das taquicardias supraventriculares e 90% das ventriculares.
- Podem ser classificadas, em relação à frequência cardíaca, em bradiarritmias (bradicardias) ou taquiarritmias (taquicardias). Por sua vez, em relação à origem, são classificadas em supraventriculares ou atriais, ventriculares e ainda supraventriculares com aber-

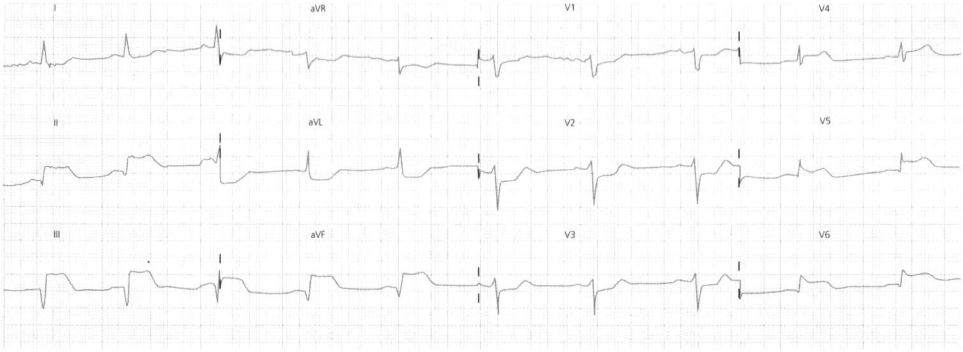

FIGURA 16 Infarto do miocárdio inferolateral em evolução.

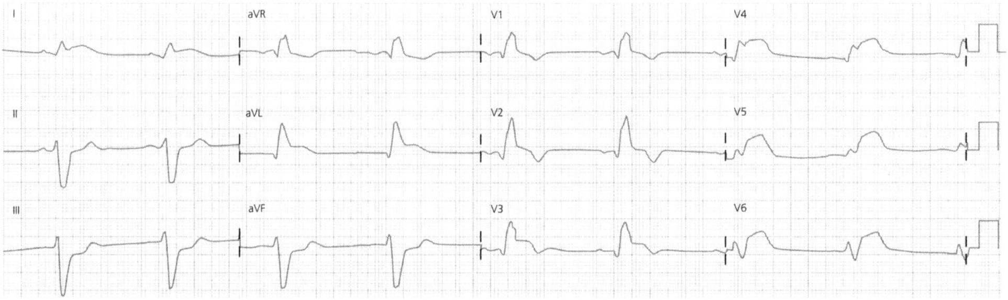

FIGURA 17 Infarto agudo do miocárdio de parede anterior extensa, em paciente portador de associação de bloqueio da divisão anterossuperior (BDAS) + bloqueio de ramo direito (BRD).

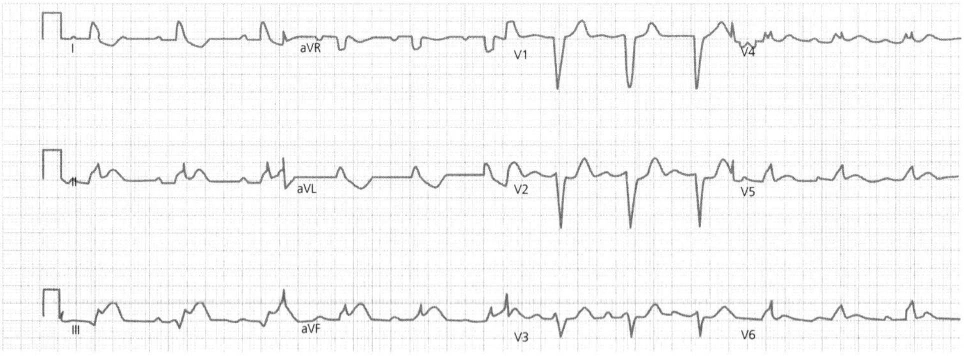

FIGURA 18 Infarto com supradesnivelamento do segmento ST em portador de bloqueio de ramo esquerdo (BRE), com supradesnivelamento do segmento ST discordante em II, III, aVF, V4 a V6 (5 pontos) e infradesnivelamento do segmento em V2 e V3 (3 pontos), segundo critérios de Sgarbossa.

rância de condução. Em relação à duração do QRS, as taquicardias se classificam em taquicardias de QRS estreito ou QRS largo.

- No ECG, são passos seguidos para o diagnóstico de uma arritmia:
  1. Avaliação da FC – bradicardia ou taquicardia.
  2. Análise do QRS – estreito ou longo.
  3. Intervalo RR – regular ou irregular.
  4. Onda P – presente ou ausente.
  5. Relação onda P/complexo QRS – 1:1, 2:1, 3:1 etc.

Taquicardias supraventriculares

Taquicardia sinusal (TS)

- Ritmo regular, no qual há uma onda P para cada complexo QRS, de morfologia sinusal, com FC ≥ 100 bpm, encontrada como resposta fisiológica a determinados fatores como febre, dor, ansiedade.

Taquicardia atrial (TA)

- Taquicardia que se apresenta com onda P de morfologia e orientação diferente da onda P sinusal, com relação 1:1, 2:1, 3:1 com o QRS (regular) ou relação variável (TA com condução AV variável), com frequência atrial entre 120 a 240 bpm (Figura 19). Descreve-se ainda a TA multifocal (TAMF), na qual há uma onda P para cada QRS, porém as ondas P apresentam ao menos três morfologias distintas e variabilidade dos intervalos PR e RR.

Flutter atrial típico, comum ou tipo I (FLA I)

- Ritmo regular, com frequência atrial entre 240 e 340 bpm, com presença das ondas F ("serrilhado"). Seu traçado mais comum evidencia frequência atrial de 300 bpm, condução AV 2:1 e resposta ventricular de 150 bpm, mas em muitos casos, a condução AV pode ser variável. Apresenta-se na maioria das vezes na forma anti-horária da ativação: ondas F negativas em DII, DIII e aVF e positivas em V1 (Figura 20), que correspondem a 90% dos casos.

Flutter atrial atípico, incomum ou tipo II (FLA II)

- Frequência atrial entre 350 e 450 bpm, com padrão das ondas F não tão característico

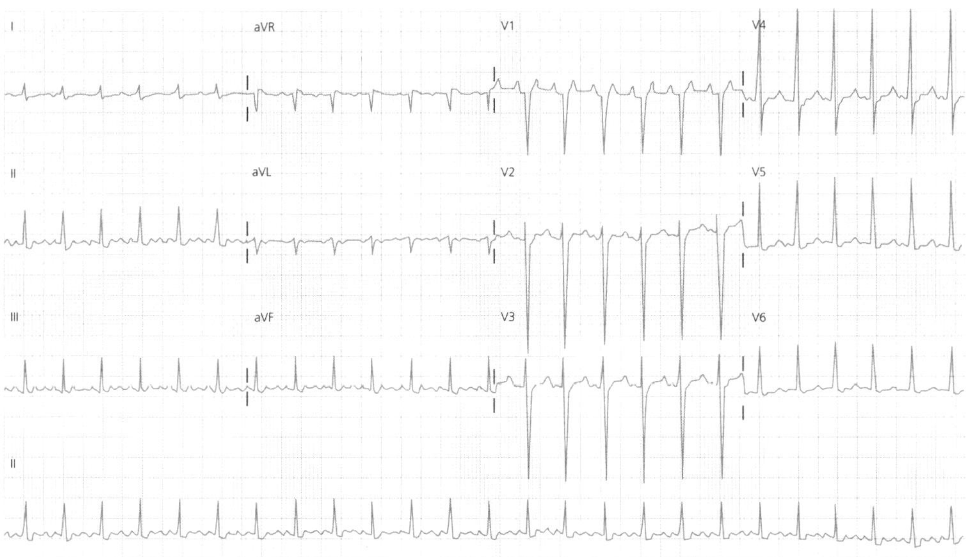

FIGURA 19 Taquicardia atrial (TA).

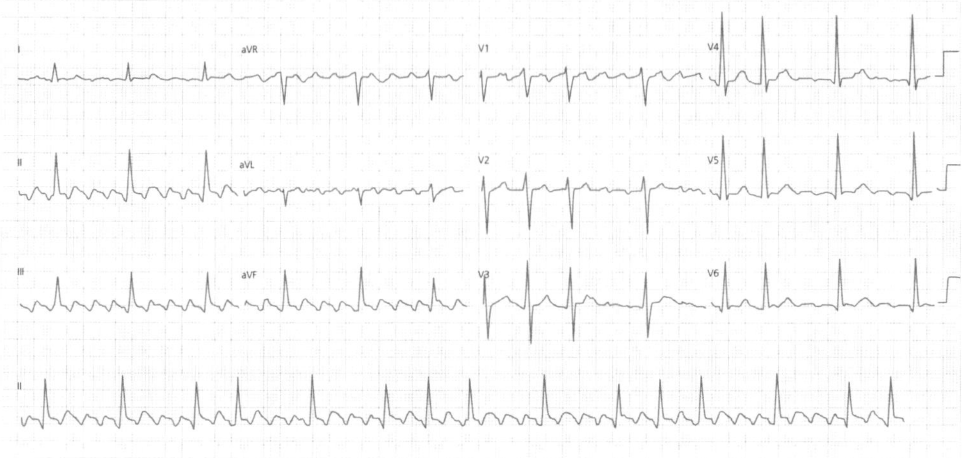

FIGURA 20 *Flutter* atrial tipo I (FLA I), com condução atrioventricular variável.

como o anterior, positivas e quase sempre evoluindo para a fibrilação atrial.

Fibrilação atrial (FA)

- ECG característico: ausência de atividade atrial organizada, sendo vistas à linha de base irregularidades finas, grosseiras ou a presença de ambas, chamadas ondas f, com frequências de 450 a 700 ciclos por minuto, acompanhadas de intervalos RR irregulares (Figura 21). Pode ser classificada ainda em FA de alta resposta ventricular quando a FC for ≥ 120 bpm, de adequada resposta ventricular ou ainda de baixa resposta ventricular (< 60 bpm). Em alguns casos, pode ocorrer situação de fibrilação atrial com bloqueio atrioventricular total, gerando no registro ausência de ondas P e RR regulares e bradicardia.

Taquicardia por reentrada nodal (TRN)

- Responde por 60% das taquicardias paroxísticas supraventriculares (TPSVs); é uma arritmia de microrreentrada que utiliza o nó AV para sua gênese e propagação. Seus sinais específicos da forma comum são: taquicardia de QRS estreito com frequência cardíaca entre 140 a 250 bpm, presença de pseudo r' em V1 e pseudo s' em DII, DIII, aVF (ondas P retrógradas [Figura 22]), com intervalo RP < PR (RP curto). Já a forma incomum da TRN (em que o sentido da ativação do circuito é o inverso da TRN comum) apresenta-se com ondas P negativas (retrógradas) em DII, DIII, aVF, imediatamente antes do QRS, porém com intervalo RP > PR (RP longo).

Taquicardia atrioventicular (TAV)

- A TAV constitui uma das manifestações da síndrome de Wolff-Parkinson-White (WPW) ou pré-excitação ventricular. O ECG de repouso da síndrome pode ser normal (oculto) ou apresentar PR curto e onda delta pouco manifesta (inaparente) e clássica (manifesta). O padrão clássico de pré-excitação ventricular apresenta como achados ao ECG (Figura 23):
  - Intervalo PR curto.
  - Onda delta.
  - Aumento da duração habitual do QRS.
  - Alterações da repolarização ventricular.
- Conforme a polaridade da onda delta, pode-se localizar a via anômala. São variantes da pré-excitação ventricular: síndrome de Mahaim (PR normal, QRS alargado com onda delta e padrão de BRE) e síndrome de Lown-Ganong-Levine (PR curto, QRS estreito, ausência de onda delta).

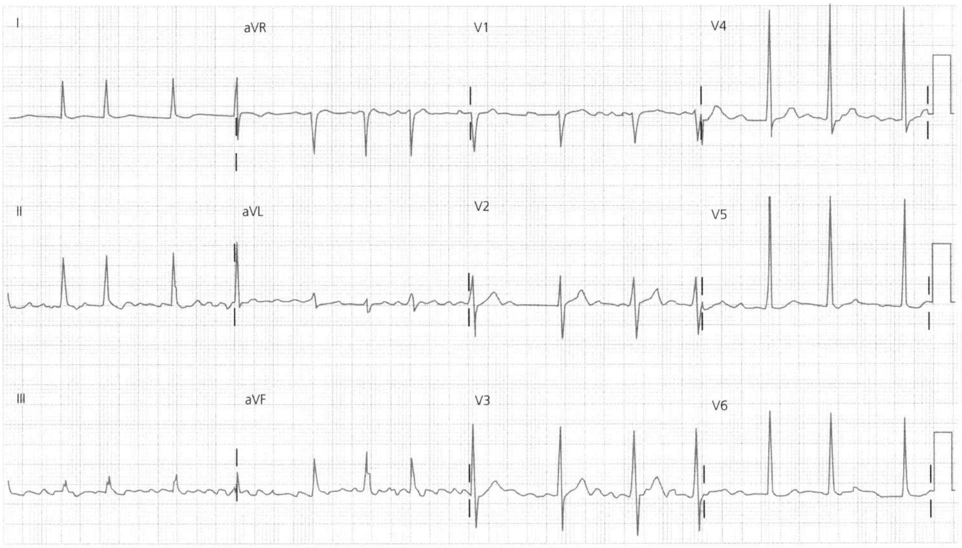

FIGURA 21 Exemplo de fibrilação atrial.

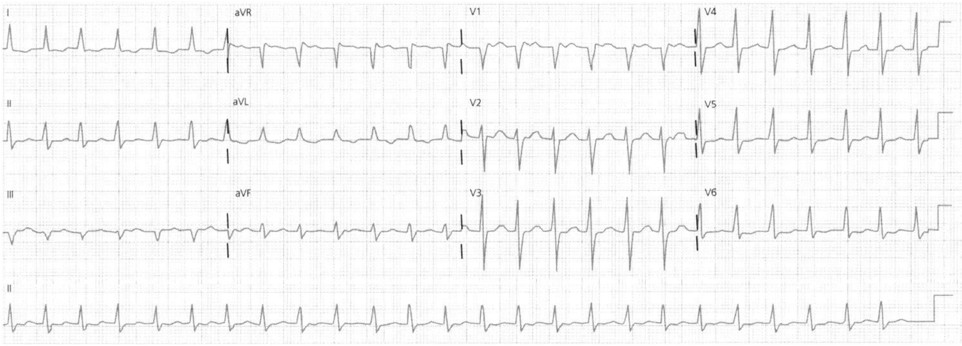

FIGURA 22 Taquicardia por reentrada nodal (TRN): pseudo R′ em V1 e pseudo S′ nas derivações inferiores.

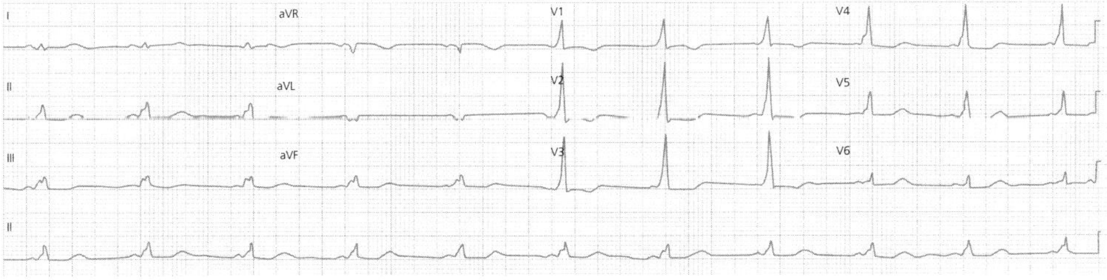

FIGURA 23 Eletrocardiograma demonstrando pré-excitação ventricular, com as características eletrocardiográficas clássicas.

- Conforme o sentido de ativação dentro do circuito de macrorreentrada a TAV pode ser:
  - Ortodrômica: mais frequente. Sentido anterógrado pelo sistema de condução e retrógrado pela via anômala – sem taquicardia de QRS estreito, frequência cardíaca de 140 a 250 bpm, alternância elétrica, onda P de morfologia variável, comumente responsável por infradesnivelamento do segmento ST, RP < PR. Merece menção a taquicardia de Coumel, que se apresenta com FC de ± 130 bpm com ondas P negativas em DII, DIII e aVF, fenômeno de alternância e RP > PR (Figura 24).
  - Antidrômica: sentido anterógrado pela via anômala e retrógrado pelo sistema de condução – taquicardia de QRS largo e bizarro, regular, onda delta presente, onda P precedendo o QRS (despolarização atrial retrógrada). Em presença de FA, os complexos tornam-se irregulares, com sua morfologia comparável ao padrão típico da síndrome de WPW (Figura 25).

Taquicardias ventriculares

Ritmo idioventricular acelerado (RIVA)

- Ritmo originado no ventrículo, com frequência entre 40 e 100 bpm, devido ao automatismo aumentado. Autolimitado e relacionado aos quadros de isquemia miocárdica, quando da reperfusão por fibrinolíticos.

Taquicardia ventricular não sustentada (TVNS)

- Ritmo ventricular com três ou mais batimentos consecutivos, com duração inferior a 30 segundos, frequência cardíaca > 100 bpm e ausência de instabilidade hemodinâmica.

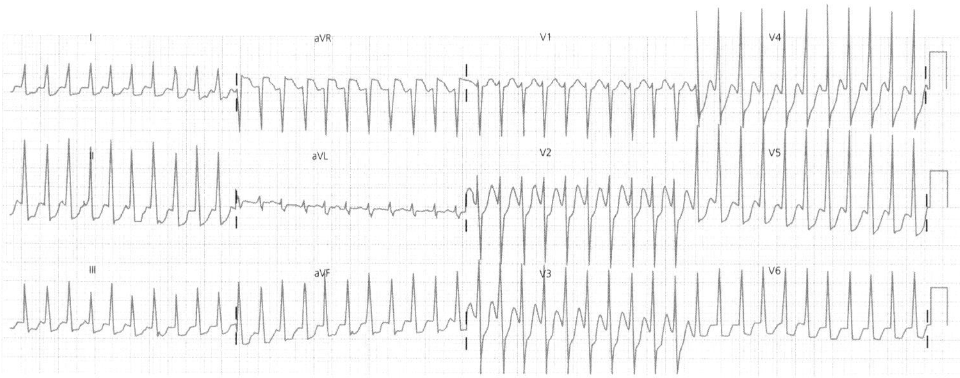

FIGURA 24 Taquicardia atrioventricular ortodrômica.

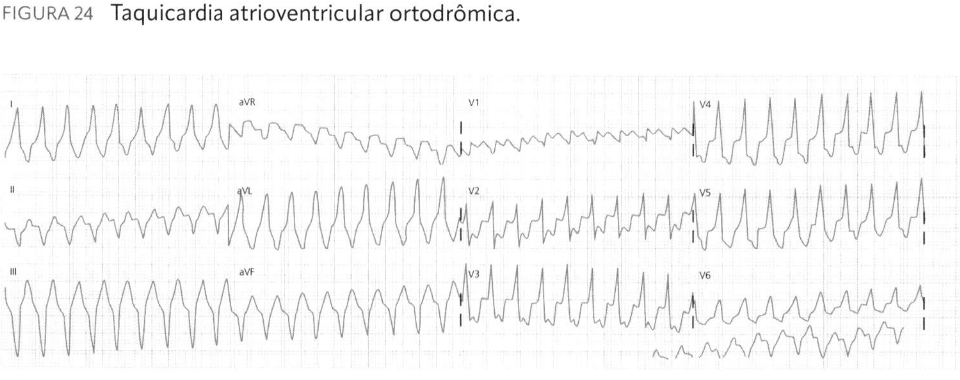

FIGURA 25 Taquicardia atrioventricular antidrômica.

Taquicardia ventricular sustentada (TVS)

- Ritmos ventriculares com duração maior que 30 segundos e frequência maior que 100 bpm. Perfazem de 80 a 90% das taquicardias de QRS largo. Conforme a morfologia, classifica-se ainda em monomórfica (morfologia uniforme, Figura 26) ou polimórfica (morfologia variável), sendo esta última forma conhecida como *torsades de pointes*, pela variação dos complexos em relação à morfologia, que parecem estar girando sobre seu eixo, comumente encontrada nas síndromes do QT longo congênito e adquirido (Figura 27).

Flutter ventricular (FlV)

- Arritmia ventricular com aspecto de onda sinusoidal regular e FC de 220 a 300 bpm.

Fibrilação ventricular (FV)

- Quadro gravíssimo, com presença de ondulações irregulares de várias morfologias e amplitudes, que correspondem à parada cardiorrespiratória (Figura 28).

Taquicardias supraventriculares com aberrância de condução

- Entre as taquicardias com QRS largos, destacam-se: TV (80 a 90%), TSV com aberrância de condução, pré-excitação ventricular (TAV antidrômica e Mahaim) e taquicardia supraventricular com bloqueio de ramo prévio.
- Taquicardias supraventriculares com condução aberrante mais comuns: TAVs, TRN, *flutter* e FA.
- A diferenciação entre TV e TSV com condução aberrante tem implicação na conduta te-

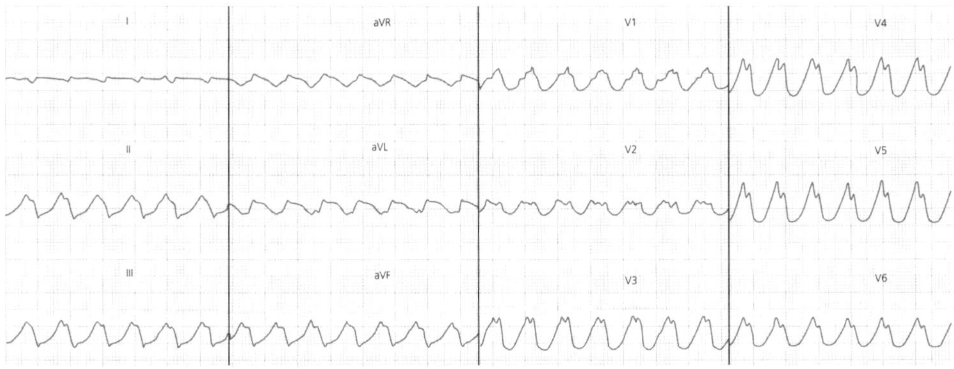

FIGURA 26 Taquicardia ventricular (TV) monomórfica.

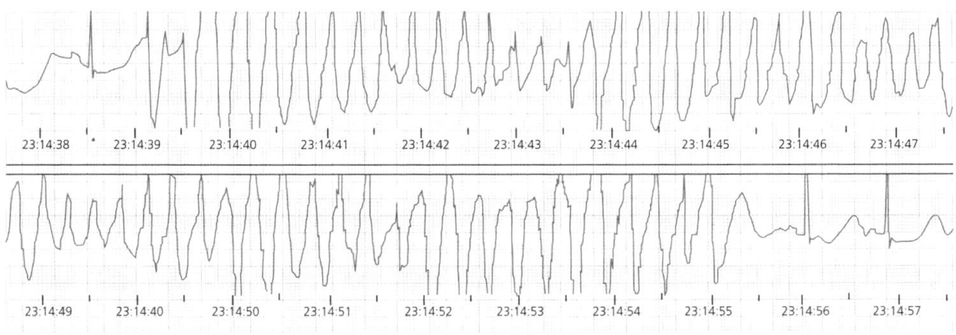

FIGURA 27 Taquicardia ventricular polimórfica ou *torsades de pointes*.

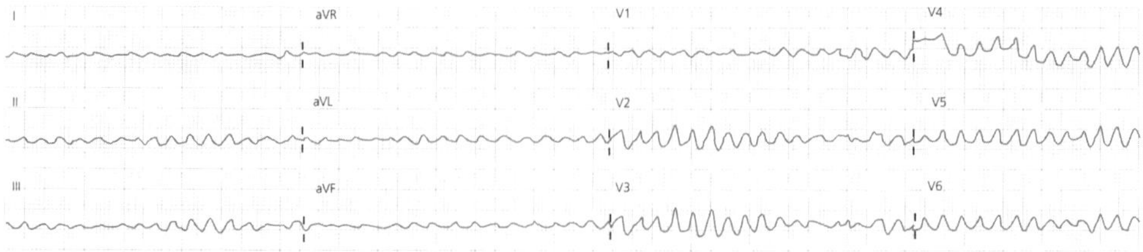

FIGURA 28 Fibrilação ventricular.

rapêutica e prognóstico. São amplamente conhecidos os critérios de Brugada (Tabelas 2 e 3) e de Vereckei (mais simples, utilizando-se a derivação aVR [Tabela 4]) para a diferenciação.

- Têm sido recentemente considerados os critérios de Pava (empastamento da ativação inicial do QRS em DII > 50 ms indica TV) e o de Silva Santos (apresentar de 2 a 4 des-

TABELA 2 Critérios de Brugada

Critérios	Sim	Não
1. Ausência de complexos RS nas derivações precordiais	TV	Avaliar critério 2
2. Intervalo RS > 100 ms em 1 ou mais precordiais	TV	Avaliar critério 3
3. Dissociação AV	TV	Avaliar critério 4
4. Critérios morfológicos	TV	TSV c/aberrância

AV: atrioventricular; TSV: taquicardia supraventricular; TV: taquicardia ventricular.

TABELA 3 Critérios morfológicos de Brugada para TV na presença de padrões BRD e BRE

Morfologia de BRD		
V1	R Monofásico QR ou RS R trifásico	TV TV TSV com aberrância
V6	R/S < 1 QS ou QR R trifásico	TV TV TSV com aberrância
Morfologia de BRE		
V1/V2	R > 30 ms Duração > 60 s até nadir S	TV TV
V6	QR ou QS R monofásico	TV TV

BRD: bloqueio do ramo direito; BRE: bloqueio do ramo esquerdo; TSV: taquicardia supraventricular; TV: taquicardia ventricular.

TABELA 4 Critérios de Vereckei

Critérios	Sim	Não
1. Onda R inicial presente	TV	Avaliar critério 2
2. Onda R ou Q inicial > 40 ms	TV	Avaliar critério 3
3. Entalhe descendente do QRS	TV	Avaliar critério 4
4. Relação voltagem inicial/voltagem final* ≤ 1	TV	TSV com aberrância

* Voltagem inicial dos 40 ms do complexo QRS em qualquer derivação e os 40 ms finais, na mesma derivação. TSV: taquicardia supraventricular; TV: taquicardia ventricular.

tas derivações predominantemente negativas: DI, DII, V1 e V6 indicando TV).

Bradicardias

- A presença de bradicardia é definida quando é encontrada a frequência cardíaca < 50 bpm e, entre as principais causas, destacam-se: medicamentos, isquemia miocárdica (no escopo dos infartos de parede inferior), doença de Chagas, doenças que acometam o sistema de condução, alterações do sistema nervoso autônomo. Entidades como disfunção do nó sinusal, síndrome bradicardia-taquicardia, ritmos juncionais e alterações da condução atrioventricular que levam à sua intermitência ou cessação são aqui classificadas.

Bradicardia sinusal (BS)

- Presença de ritmo sinusal, com frequência abaixo de 50 bpm.

Disfunção do nó sinusal (DNS)

- Caracteriza-se pela perda da capacidade do nó sinusal em gerar impulsos elétricos, e consequentemente em manter a frequência cardíaca nos limites considerados normais. A DNS tem como causas mais frequentes o uso de medicamentos, a isquemia e a degeneração, e acomete indistintamente ambos os sexos, sendo mais frequente após os 60 anos. Quando essa disfunção é responsável por sintomas fica caracterizada a DNS. O ECG caracteriza-se por uma bradicardia sinusal, um ritmo juncional, uma parada sinusal ou até uma parada sinoatrial.

Síndrome bradicardia-taquicardia

- Esse quadro faz parte do espectro da doença do nó sinusal. A degeneração senil do nó sinusal leva a situações de baixa frequência cardíaca, o que predispõe o miocárdio a arritmias atriais, como fibrilação atrial, *flutter* atrial e taquicardias atriais. Episódios paroxísticos dessas arritmias são seguidos de longas pausas sinusais, levando ao sintoma de síncope.

Bloqueio atrioventricular (BAV)

- Caracterizado pelo atraso ou mesmo pela impossibilidade de transmissão do estímulo atrial para os ventrículos. Em relação ao eletrocardiograma, são classificados em:
  - BAV 1º grau: relação AV 1:1, com intervalo PR maior que 200 ms e fixo (Figura 29).
  - BAV 2º grau tipo I (Mobitz I): também chamado bloqueio tipo Wenckebach, caracteriza-se por aumento progressivo do intervalo PR, porém com incrementos cada vez menores até que uma onda P não é seguida de complexo QRS (onda P bloqueada), repetindo-se o ciclo novamente (Figura 30). Comum no período de sono e em indivíduos condicionados.
  - BAV 2º grau tipo II (Mobitz II): condução AV com relação 1:1, intervalos PR fixos, até que em dado momento ocorre uma onda P bloqueada, não seguida de QRS (Figura 31). Relaciona-se comumente ao achado de bloqueios de ramo no ECG e presença de doença cardíaca.
  - BAV 2º grau 2:1: tipo particular de bloqueio no qual ocorre uma onda P conduzida aos ventrículos e uma onda P bloqueada, sucessivamente.
  - BAV de alto grau ou avançado: relação AV igual ou superior a 3:1; mais de uma onda P comumente encontra-se bloqueada.
  - BAV 3º grau ou total (BAVT): nenhum estímulo atrial consegue despolarizar os ventrículos, caracterizando no ECG a ausência total de relação entre as ondas P e os complexos QRS, com frequência atrial superior a frequência (Figura 32). Escapes ventriculares com QRS estreito são de origem alta (juncional) e com QRS alargado, de origem baixa (ventricular).

O ECG em diversas situações clínicas

- O eletrocardiograma pode apresentar-se ainda com padrões característicos cujo re-

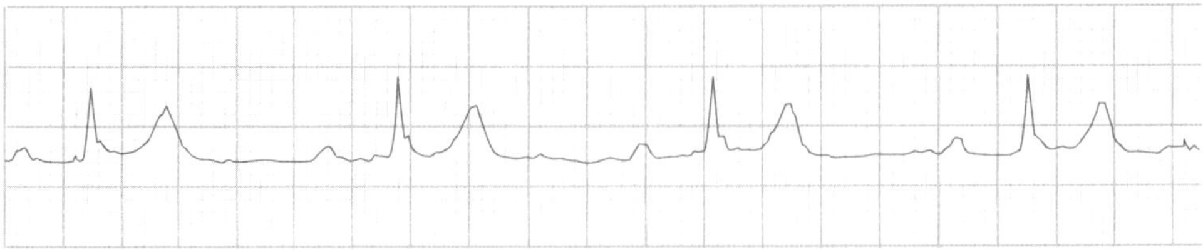

FIGURA 29 Bloqueio atrioventricular de primeiro grau, PR fixo de 280 ms.

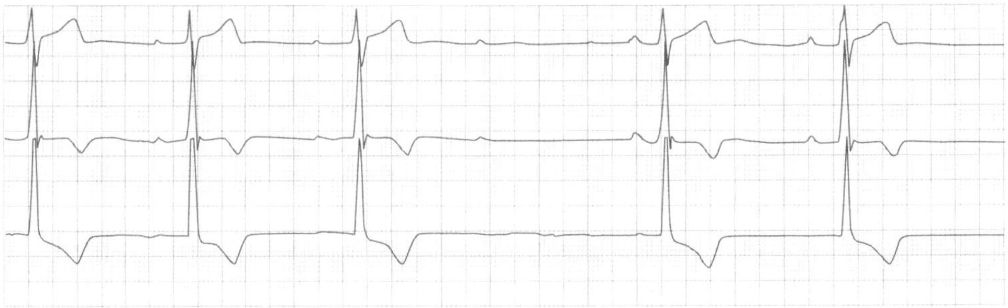

FIGURA 30 Série evidenciando bloqueio atrioventricular de segundo grau tipo I (Mobitz I).

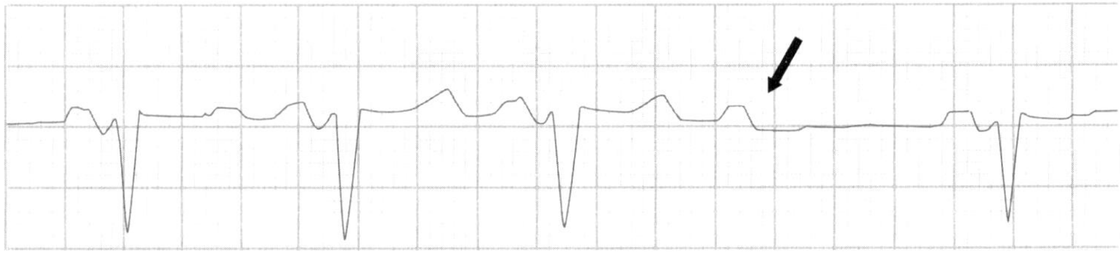

FIGURA 31 Bloqueio atrioventricular de segundo grau tipo II (Mobitz II).

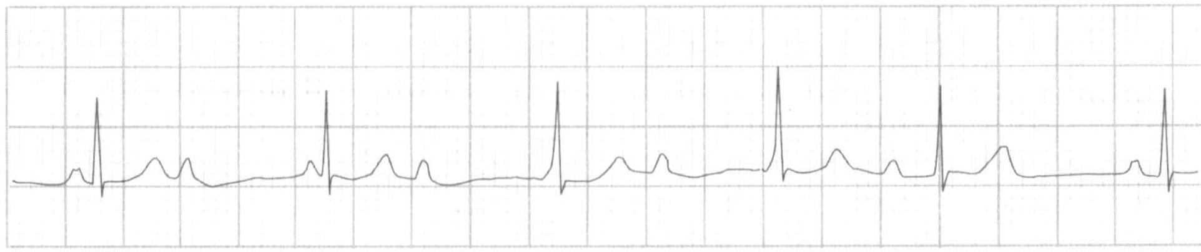

FIGURA 32 Registro em DII longo evidenciando bloqueio atrioventricular total (BAVT), com escape ventricular alto.

conhecimento tem aplicabilidade em unidades de emergência, em processos clínicos e/ou cardiológicos. A seguir, alguns exemplos que comumente podem ser encontrados na prática clínica:

Aberrância de condução

- Bloqueio de ramo transitório relacionado a mudanças da frequência cardíaca, alterações da condução AV, anormalidades metabólicas, eletrolíticas ou efeitos de drogas, geralmente pelo ramo direito.

Ação (impregnação) digitálica

- Infradesnivelamento do segmento ST, inversão de onda T (onda T em "colher de pedreiro", diminuição do QTc.

Amiloidose cardíaca

- Presença de baixa voltagem no PF, progressão lenta de R de V1-V4 (pseudoinfarto), SAE e fibrilação atrial.

Cardiomiopatia hipertrófica

- Presença de ondas Q rápidas e profundas nas derivações inferiores e/ou precordiais, SVE, alterações difusas da repolarização ventricular (Figura 33).

Comunicação interatrial (CIA)

- Atraso final de condução pelo ramo direito (rsR'), possível associação com SVD. Na CIA, *ostium primum*, presença de BDAS associada.

Dextrocardia (*situs inversus*)

- Presença de onda P negativa em DI e V6, positiva em aVR, diminuição de amplitude do QRS progressivamente de V1 a V6.

Displasia arritmogênica do ventrículo direito (DAVD)

- Atraso final de condução, presença de potenciais de baixa amplitude após o QRS (onda épsilon), inversão de onda T em V1-V3 e extrassístoles de via de saída de VD (Figura 34).

Distúrbios hidroeletrolíticos

Hipercalemia

- Onda T apiculada e de base estreita, QTC diminuído, distúrbio da condução intraventricular (alargamento QRS), condução sinoventricular em quadros graves (Figura 35).

Hipocalemia

- Diminuição de amplitude da onda T e aumento da onda U, depressão do segmento ST e onda T, aumento do intervalo QTU.

Hipercalcemia

- Intervalo QT encurtado.

Hipocalcemia

- Aumento do QTC às custas da duração do segmento ST.

Distrofias musculares

- R amplo V1 e V2, Q em DI e aVL.

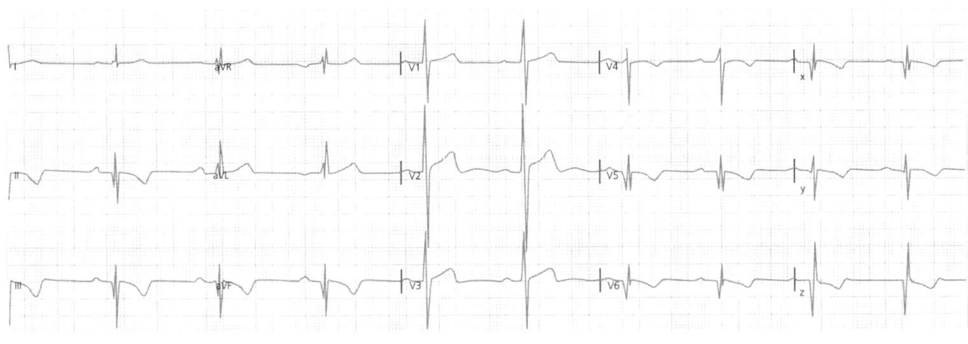

FIGURA 33 Eletrocardiograma encontrado em portador de cardiomiopatia hipertrófica.

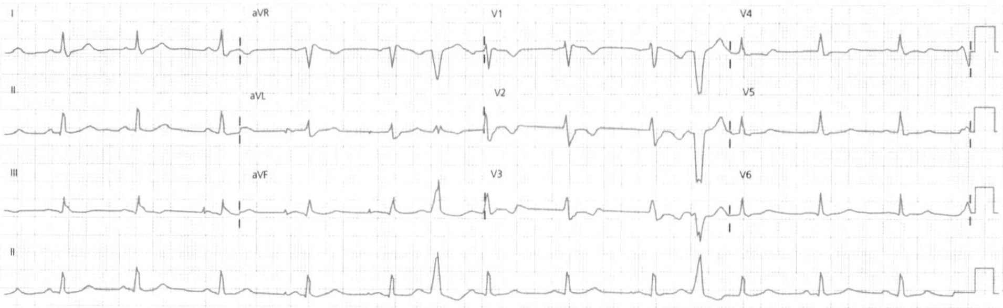

FIGURA 34 Paciente portador de displasia arritmogênica do ventrículo direito (VD) e com implante de marca-passo AAI (espículas atriais), observando-se onda épsilon ao final do QRS em V1, inversão de onda T em precordiais direitas e extrassístoles de via de saída do VD.

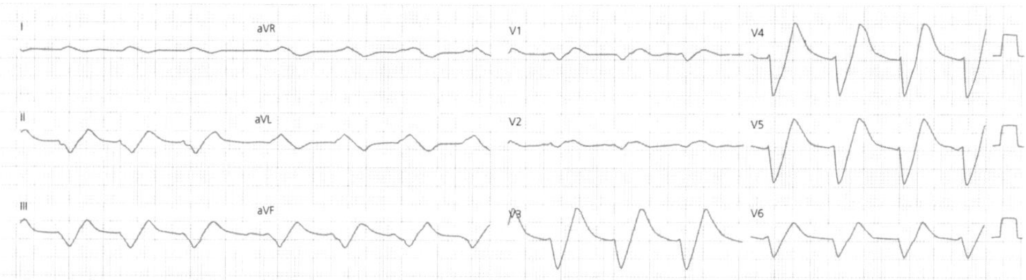

FIGURA 35 Ritmo sinoventricular encontrado em hipercalemia grave.

DPOC

- Desvios dos eixos de P e QRS para a direita, SAD, diminuição da amplitude do QRS, padrão rS V1 a V6, complexos QS V1 e V2, taquiarritmias.

Efeito dielétrico

- Baixa voltagem dos complexos QRS em todo o traçado (< 0,5 mV no PF e < 1,0 mV no PH).

Hipotermia

- QRS alargado com entalhe final (ondas "J" ou "O" de Osborn), ondas T de baixa voltagem, QT aumentado, bradicardia e BAV.

Hipotireoidismo

- Bradicardia, baixa voltagem de P, QRS, T, distúrbio da condução intraventricular.

Lesão aguda do SNC

- Alterações da repolarização ("ondas T cerebrais" negativas, simétricas, > 1 mV de amplitude).

Insuficiência renal crônica

- Achados de hipercalemia e hipocalcemia associados.

Pericardite aguda

- Supradesnivelamento difuso do segmento ST, infradesnivelamento do segmento PR.

Síndrome de Brugada

- Padrão de bloqueio incompleto de ramo direito, associado com supradesnivelamento do segmento ST de V1 a V3 (tipo 1) ou em sela (tipo 2) (Figura 36).

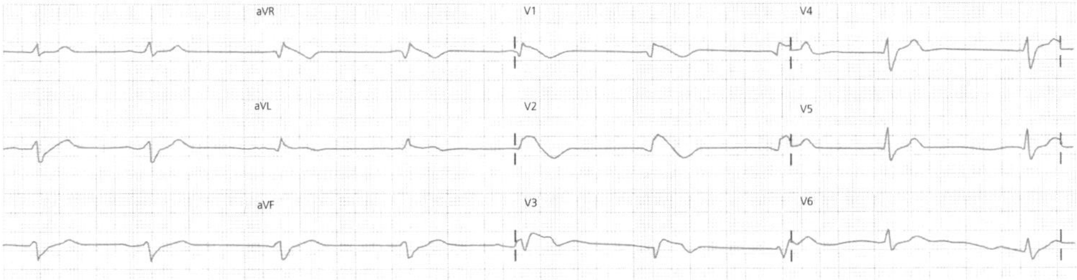

FIGURA 36 **Eletrocardiograma evidenciando padrão Brugada tipo 1.**

Tromboembolismo pulmonar

- Taquicardia sinusal, alterações inespecíficas de ST-T, desvio do QRS para a direita (padrão S1Q3T3), distúrbio de condução do ramo direito.

QUAL É A ROTINA NA EMERGÊNCIA DO INCOR?

- De rotina, todos os pacientes na Unidade de Emergência do InCor realizam ECG após triagem médica.
- Quando o paciente apresenta queixa de dor/desconforto torácico, o ECG é realizado o mais brevemente possível (idealmente em menos de 10 minutos) e apresentado a algum médico do setor para avaliação.
- Todos os pacientes que são levados à sala de emergência devem ter um ECG realizado o mais brevemente possível.
- Entre os pacientes internados, todos os dias, é realizada uma rotina de ECG. A qualquer momento, havendo piora clínica ou suspeita de arritmias, um novo ECG deve ser realizado imediatamente.
- O ECG deve ser realizado sistematicamente na Unidade de Emergência nas seguintes situações:
  - Na triagem inicial de pacientes com queixas cardiológicas.
  - No atendimento de síndromes coronarianas agudas, inicialmente.
  - Durante a evolução pós-IAM.
  - Nas alterações relacionadas ao ritmo cardíaco, para diagnóstico e avaliação de terapêutica.
  - Após procedimentos (p. ex., reperfusão coronariana, passagem de marca-passo, reversão de arritmias).
  - Sempre que o julgamento clínico indique a realização.

BIBLIOGRAFIA RECOMENDADA

1. Bayes de Luna A, Brugada J, Baranchunk A, Borgreffe M, Breithardt G, Goldwasser D, et al Current electrocardiografica criteria for diagnosis of Brugada pattern: a consensus report. J Electrocardiol. 2012;45:433-42.
2. Nicolau JC, Feitosa-Filho G, Petriz JL, Furtado RHM, Précoma DB, Lemke W, et al. Diretrizes da Sociedade Brasileira de Cardiologia sobre Angina Instável e Infarto Agudo do Miocárdio sem Supradesnível do Segmento ST – 2021. Arq Bras Cardiol. 2021;117(1):181-264.
3. Piegas LS, Timerman A, Feitosa GS, Nicolau JC, Mattos LAP, Andrade MD, et al. V Diretriz da Sociedade Brasileira de Cardiologia sobre tratamento do infarto agudo do miocárdio com supradesnível do segmento ST. Arq Bras Cardiol. 2015;105(2):1-105.
4. Samesima N, God EG, Kruse JCL, Leal MG, França FFAC, Pinho C, et al. Diretriz da Sociedade Brasileira de Cardiologia sobre a Análise e Emissão de Laudos Eletrocardiográficos – 2022. Arq Bras Cardiol. 2022; 119(4):638-80.
5. Rautaharju PM, Surawicz B, Gettes LS, Bailey JJ, Childers R, Deal BJ, et al.; American Heart Association Electrocardiography and Arrhythmias Committee, Council on Clinical Cardiology; American

College of Cardiology Foundation; Heart Rhythm Society. AHA/ACC/HRS Recommendations for the standardization and interpretation of the electrocardiogram: part IV: the ST segment, T and U waves, and the QT interval: a scientific statement form the American Heart Association Electrocardiography and Arrhytmias Committee, Council on Clinical Cardiology; the American College of Cardiology Foundation; and the Heart Rhytm Society. Circulation. 2009;119(10):e241-e250.

6. Surawicz B, Childers R, Deal BJ, Gettes LS, Bailey JJ, Gorgels A, et al.; American Heart Association Electrocardiography and Arrhythmias Committee, Council on Clinical Cardiology; American College of Cardiology Foundation; Heart Rhythm Society. AHA/ACC/HRS Recommendations for the standardization and interpretation of the electrocardiogram: intraventricular conduction disturbances: a scientific statement from the American Heart Association Electrocardiography and Arrhytmias Committee, Council on Clinical Cardiology; the American College of Cardiology Foundation; and the Heart Rhytm Society. J Am Coll Cardiol. 2009;53(11):976-81.
7. Thygesen K, Alpert JS, Jaffe AS, Simoons ML, Chaitman BR, White HD; Joint ESC/ACCF/AHA/WHF Task Force for Universal Definition of Myocardial Infarction; Authors/Task Force Members Chairpersons; the Writing Group on behalf of the Joint ESC/ACCF/AHA/WHF Task Force for the Universal Definition of Myocardial Infarction. Euro Heart J. 2012;33:2551-67.

2

Ecocardiograma na emergência

Maria Carolina Feres de Almeida Soeiro
Viviane Tiemi Hotta
Marcelo Luiz Campos Vieira
Wilson Mathias Jr.

OBSERVAÇÕES GERAIS BASEADAS EM EVIDÊNCIAS

Introdução

- Atualmente, o ecocardiograma é um dos exames mais utilizados na prática da cardiologia pelas inúmeras informações que fornece e por ser o único método de imagem cardíaca aplicável à beira-leito.
- Através de quatro janelas principais (paraesternal, apical, subcostal e supraesternal), é possível a avaliação cardíaca em diversas incidências que permitem a análise da função global e segmentar, relaxamento diastólico, morfologia valvar, fluxos transvalvares e doenças da aorta e do pericárdio.
- O principal objetivo do estudo ecocardiográfico na emergência é a avaliação em curto intervalo do paciente sintomático, auxiliando no diagnóstico e no manejo clínico e hemodinâmico.

Indicações em emergência

- Existem diversas indicações de realização de ecocardiograma transtorácico na emergência (Tabela 1). Conforme já comentado, a realização precoce desse exame no paciente sintomático agiliza a elucidação diagnóstica e a definição da conduta a ser seguida.
- Em alguns casos específicos, como dissecção da aorta e complicações de endocardite (Figura 1), ou nos quais há uma limitação

TABELA 1 Indicações de ecocardiograma transtorácico na emergência

Indicações de ecocardiograma transtorácico na emergência
Avaliação da função ventricular global
Suspeita de complicações mecânicas do infarto agudo do miocárdio
Análise da contratilidade segmentar
Detecção de derrame pericárdico e tamponamento cardíaco
Avaliação do volume intravascular
Orientação de pericardiocentese
Avaliação de valvopatias em paciente instável
Suspeita de disfunção de prótese valvar em paciente instável
Trauma cardíaco
Choque de etiologia indefinida
Dispneia ou dor torácica de causa não determinada em paciente grave
Suspeita de rejeição em transplante cardíaco
Identificação de causas potencialmente reversíveis de parada cardiorrespiratória (particularmente nos pacientes com ritmo de AESP e assistolia)

AESP: atividade elétrica sem pulso.

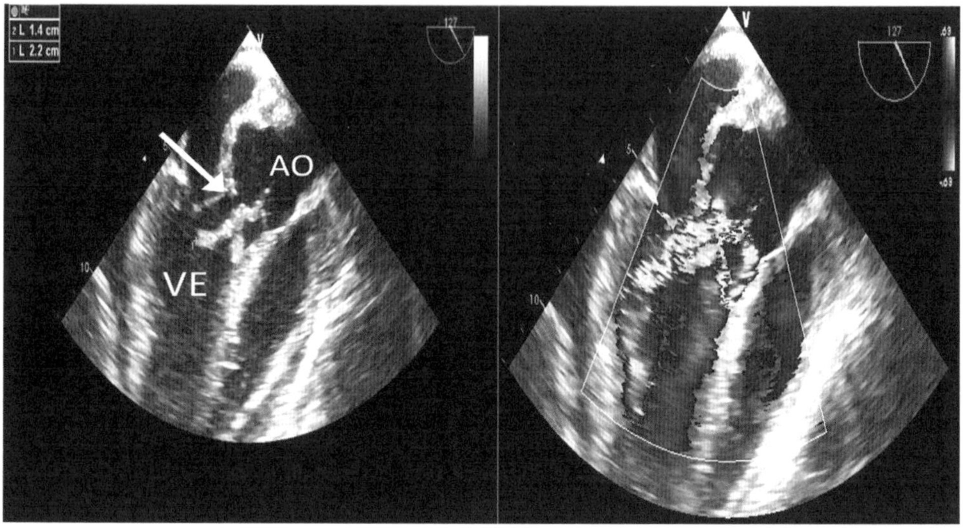

FIGURA 1 A: Imagem ao ecocardiograma transesofágico mostrando duas vegetações em valva aórtica e perfuração da válvula não coronariana (seta). B: Ecocardiograma transesofágico bidimensional com demonstração de passagem de fluxo através de perfuração em válvula não coronariana ao mapeamento do fluxo em cores.

do método transtorácico, o ecocardiograma transesofágico é o mais indicado (Tabela 2).

Estudo ecocardiográfico direcionado versus ecocardiograma completo

- Há uma tendência cada vez maior na literatura internacional de se incentivar que o estudo ecocardiográfico direcionado seja realizado, após devido treinamento em aquisição e interpretação de imagens, por médico cardiologista ou clínico que trabalha em ambiente de emergência ou terapia intensiva. Recomenda-se que a formação nesse estudo ocorra em parceria com um laboratório completo de ecocardiografia que preencha os critérios para acreditação sugeridos pela American Heart Association (AHA).
- A Sociedade Americana de Ecocardiografia orienta a realização de treinamento por no mínimo 1 a 2 semanas, com pelo menos 30 a 50 exames direcionados revisados e comparados ao exame ecocardiográfico completo, 10 exames supervisionados, além de serem submetidos a periódicos programas de educação continuada.
- Importante que o profissional em treinamento saiba reconhecer as limitações do ecocardiograma em geral, do aparelho em uso e do exame realizado para saber quando solicitar exame completo para confirmar alterações encontradas ou realizar diagnóstico que não detectado ao exame direcionado.
- O exame direcionado não substitui o exame ecocardiográfico completo, porém, se realizado à beira-leito com aparelhos de ultras-

TABELA 2 Indicações de ecocardiograma transesofágico na emergência

Suspeita de dissecção de aorta (principalmente em paciente instável)
Pesquisa de trombos intracavitários para realização de cardioversão
Suspeita de endocardite (especialmente quando há desconfiança de complicações associadas, como abscesso ou fístula)
Avaliação de valva nativa ou prótese valvar em paciente instável quando ecocardiograma transtorácico não for diagnóstico

som portáteis ou de bolso, complementa o exame físico e orienta o diagnóstico. Todos os pacientes com achados anormais não documentados previamente ou falha em detectar alteração que justifique os sintomas devem ser submetidos ao ecocardiograma completo posteriormente.

- Os principais objetivos do ecocardiograma direcionado encontram-se na Tabela 3.
- A alteração mais adequadamente detectada pelo exame direcionado em emergência é a disfunção sistólica do ventrículo esquerdo (VE), com sensibilidade entre 73 e 100% e especificidade entre 64 e 96%. Outras anormalidades avaliadas com menor frequência são dilatação do VE e do átrio esquerdo (AE) e do ventrículo direito (VD), hipertrofia ventricular, derrame pericárdico e diâmetro da veia cava inferior (VCI).
- Em casos de embolia pulmonar não maciça, a dilatação ou a disfunção do VD tem sensibilidade limitada (29 e 51%, respectivamente, ou 52 a 56%, usando os critérios combinados) mesmo no estudo ecocardiográfico completo.

Achados ecocardiográficos em situações clínicas específicas

Insuficiência cardíaca

- Os principais motivos de procura do nosso pronto-socorro são dispneia e dor torácica. Os inúmeros casos de pacientes com clínica de insuficiência cardíaca são submetidos ao exame transtorácico para avaliação da etiologia da doença. A maioria dos quadros de insuficiência cardíaca ocorre devido a diversos tipos de miocardiopatia (isquêmica, chagásica, valvar e, muitas vezes, idiopática) (Figura 2).
- O ecocardiograma é muito importante para definir se realmente há disfunção do miocárdio ou se os sinais e sintomas de insuficiência cardíaca podem ser consequências de valvopatia avançada descompensada.
- A avaliação da função ventricular é a aplicação mais importante da ecocardiografia, podendo ser realizada tanto de forma qualitativa quanto quantitativa. A função sistólica pode ser aferida de forma quantitativa pelo modo M, pelas medidas no modo bidimensional, pelos volumes ventriculares e pelo Doppler.
- O método de Simpson utiliza os volumes ventriculares de diversos cilindros semelhantes em que o VE é dividido a partir de imagens obtidas na sístole e na diástole nas janelas apicais de quatro e duas câmaras. Esse é o método mais apropriado quando há disfunção sistólica global e principalmente se há alteração da mobilidade segmentar. Entretanto, há uma limitação técnica, pois o método exige janela acústica de boa qualidade e maior tempo para sua realização. Sua execução torna-se difícil, portanto, em exames realizados em caráter de emergência.
- O método qualitativo é a estimativa da fração de ejeção feita por ecocardiografista experiente. É realizado com frequência no InCor em exames realizados na beira do leito e, segundo dados da literatura, mostra boa correlação com a ventriculografia radioisotópica.
- Independentemente do método utilizado para estimar a fração de ejeção, é fundamental definir, de maneira bem observada e descrita, se a disfunção ocorre devido a um comprometimento difuso ou segmentar do VE. A alteração da contratilidade segmen-

TABELA 3 Objetivos do estudo ecocardiográfico direcionado ao paciente sintomático no departamento de emergência

Avaliação da presença de derrame pericárdico
Avaliação da função cardíaca sistólica global
Identificação do aumento importante dos ventrículos
Avaliação do volume intravascular
Orientação de pericardiocentese
Confirmação do posicionamento correto do eletrodo de marca-passo transvenoso

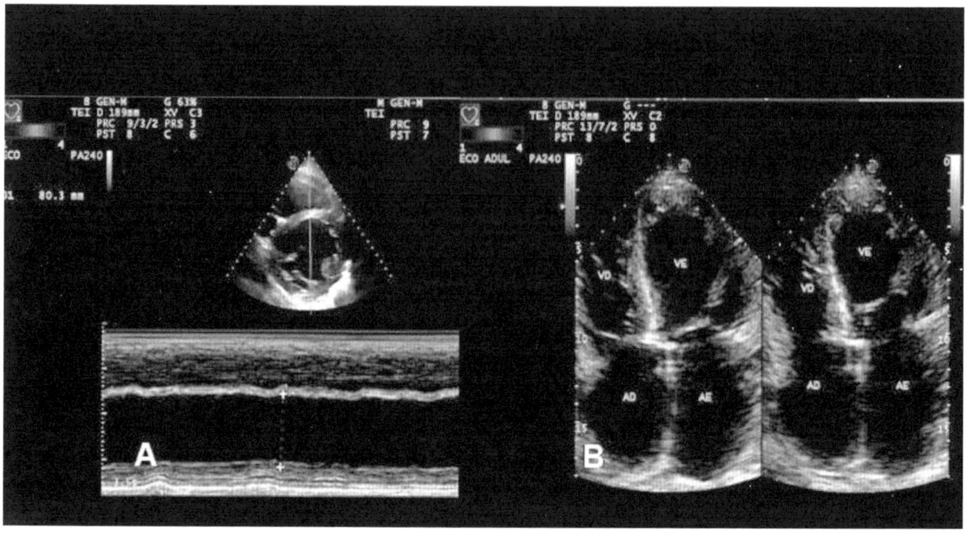

FIGURA 2 A: Modo M mostrando déficit de contração sistólica em VE dilatado por miocardiopatia chagásica. B: Corte apical quatro câmaras mostrando pouca variação do volume do VE na diástole e na sístole em paciente com disfunção grave.

tar pode mudar a conduta a ser seguida em cada paciente em relação à propedêutica.

Tamponamento cardíaco

- É vital realizar exame ecocardiográfico em menor tempo possível quando há sinais clínicos de tamponamento cardíaco (Figura 3). As causas mais frequentes de derrame pericárdico e tamponamento na emergência do InCor são: pós-operatório de cirurgia cardíaca, neoplasia e tuberculose.
- A avaliação da restrição ao enchimento ventricular por aumento da pressão intrapericárdica se dá através de parâmetros ecocardiográficos muito bem definidos:
  - Colapso sistólico do átrio direito (AD): inversão por mais de um terço da sístole apresenta sensibilidade de 94% e especificidade de 100%.
  - Colapso diastólico do VD: menos sensível, porém mais específico que o colapso sistólico breve do AD.
  - Variação respiratória no enchimento diastólico: redução inspiratória superior a 25% na velocidade da onda E mitral ou aumento inspiratório superior a 40% na velocidade da onda E tricúspide sugere sinais incipientes de restrição ao enchimento ventricular. Ambos são avaliados por meio da análise dos fluxos tricúspide e mitral com Doppler pulsátil. Esse parâmetro não é utilizado em pacientes com ritmo cardíaco irregular.
  - Variação da VCI: redução do diâmetro de VCI dilatada inferior a 50% durante inspiração. Indicador muito sensível, porém inespecífico.

Tromboembolismo pulmonar

- O ecocardiograma transtorácico não é capaz de excluir completamente a suspeita de tromboembolismo pulmonar (TEP). Sua utilidade reside, portanto, na estratificação de risco do que na confirmação diagnóstica.
- Na embolia pulmonar maciça, pode-se observar dilatação e déficit contrátil das câmaras direitas, que indicam mau prognóstico (Figura 4). Em uma minoria de casos, observa-se trombo em artéria pulmonar. Através do eco, é possível ainda avaliar grau de

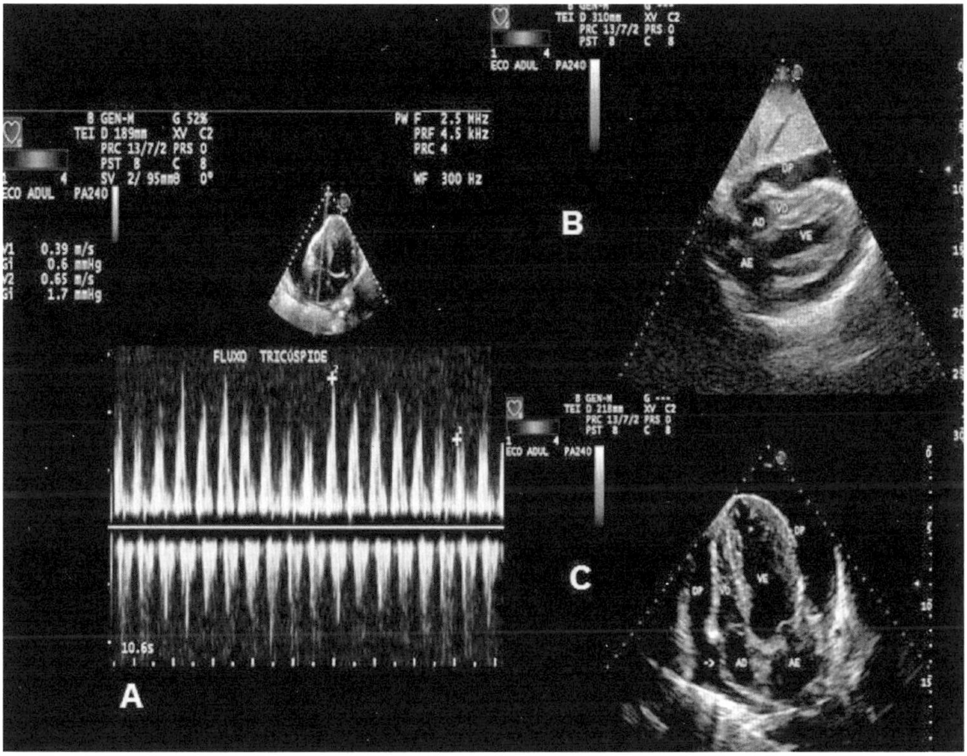

FIGURA 3 A: Aumento inspiratório de 40% na velocidade da onda E tricúspide. B: Colapso diastólico do VD. C: Colapso sistólico do AD.

regurgitação tricúspide e pulmonar e estimar pressões sistólica, média e diastólica da artéria pulmonar.

- As alterações de tamanho e função do VD podem estar presentes em diversas doenças, como a pulmonar obstrutiva crônica, hipertensão pulmonar, apneia do sono, infarto do VD, entre outras. O médico da emergência deve estar atento aos diagnósticos diferenciais e ao grau de probabilidade clínica de TEP.

Avaliação da volemia

- É realizada por meio da visualização da variação do diâmetro da VCI ou da veia cava superior (VCS) ao ecocardiograma transtorácico na janela subcostal durante o ciclo respiratório (Figura 5). Em pacientes com volume intravascular baixo essa variação é maior do que em pacientes normo ou hipervolêmicos. Pacientes com doença pulmonar obstrutiva crônica e outras doenças pulmonares, também podem apresentar maior variação da VCI, limitando a análise nesse grupo de pacientes.
- O ideal é que os pacientes estejam sedados, sob ventilação mecânica e com baixos valores de pressão positiva expiratória final (PEEP). O conceito de avaliação no paciente cardiopata ainda é duvidoso, uma vez que poucos estudos incluíram pacientes com disfunção ventricular na avaliação de resposta volêmica.
- De modo geral, pacientes potencialmente responsivos a expansão volêmica são os que apresentam variação superior a 18% do diâmetro da VCI e a 36% do diâmetro da VCS.
- Os índices são calculados da seguinte forma:

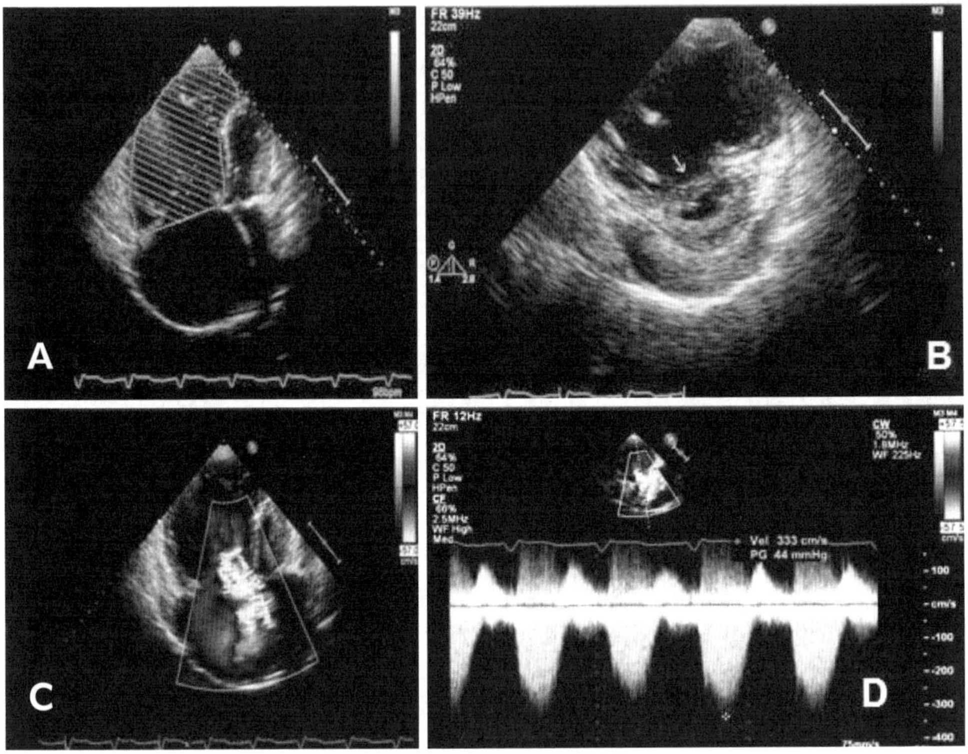

FIGURA 4 A: Corte apical de quatro câmaras mostrando VD dilatado e com disfunção sistólica importante. B: Diminuição do tamanho da cavidade do VE devido ao desvio do septo interventricular por sobrecarga de pressão do VD. C: Insuficiência tricúspide importante ao estudo Doppler colorido. D: Curva espectral do Doppler contínuo mostrando a velocidade máxima do jato de regurgitação tricúspide, que permite estimar a pressão sistólica da artéria pulmonar quando se soma o gradiente calculado a partir dessa velocidade ao valor da pressão estimada do AD.

$$\text{Índice de distensibilidade da VCI} = \frac{\text{diâmetro inspirado} - \text{diâmetro expiratório}}{\text{diâmetro expiratório}}$$

$$\text{Índice de colapsabilidade da VCS} = \frac{\text{diâmetro expiratório} - \text{diâmetro inspirado}}{\text{diâmetro expirado}}$$

Avaliação de dor torácica

- Os distúrbios de contratilidade miocárdica precedem as alterações eletrocardiográficas e os sintomas anginosos em pacientes com isquemia aguda.
- O ecocardiograma transtorácico de repouso mostrou-se sensível na detecção de isquemia em aproximadamente 90% dos pacientes com dor torácica no momento da avaliação, porém com especificidade de 78% nos pacientes com dor persistente. Além disso, a parede acometida tem total relação com a anatomia coronária encontrada. Na ausência de sintomas, o método é limitado, com sensibilidade de 17% e o valor preditivo positivo é de apenas 31% (semelhante ao eletrocardiograma de repouso).
- Alterações segmentares podem não se tornar detectáveis quando o infarto agudo do miocárdio acomete menos de 12% da circunferência ventricular ou 20% da massa miocárdica. Além disso, não é possível diferenciar alterações agudas de crônicas ou

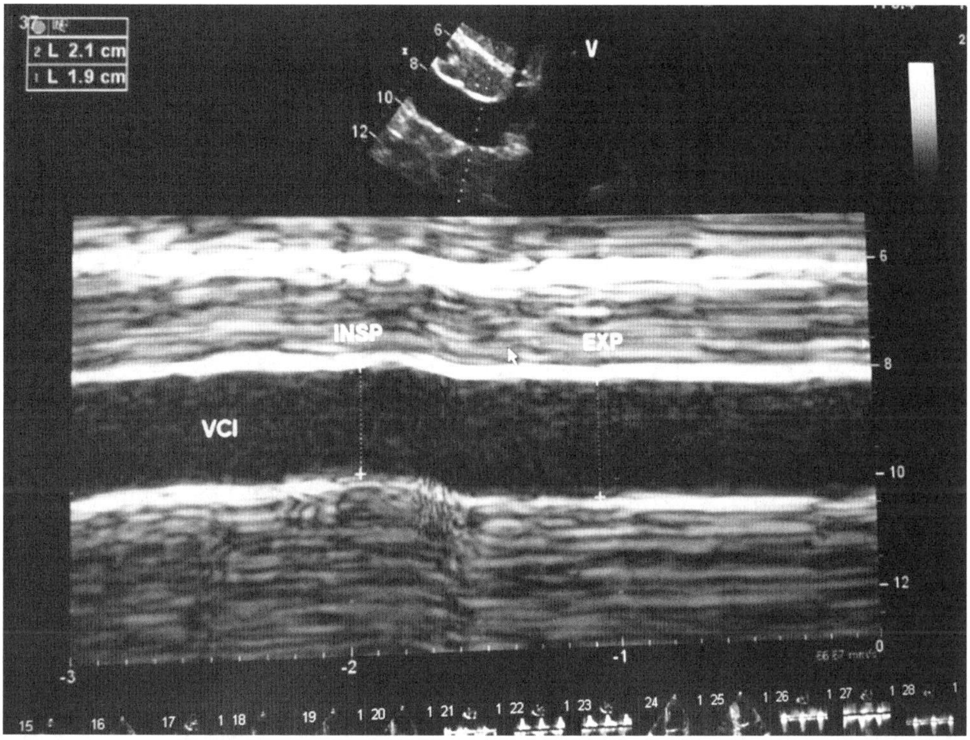

FIGURA 5 VCI dilatada e com pouca variação respiratória.

de outra etiologia, diminuindo significativamente sua especificidade (Figura 6).

- A presença de disfunção ventricular esquerda é capaz de inferir prognóstico ao paciente avaliado.
- O método ainda é útil em visualizar diagnósticos diferenciais como dissecção aguda de aorta, embolia pulmonar, estenose valvar aórtica, cardiomiopatia hipertrófica e pericardite (Figura 7).

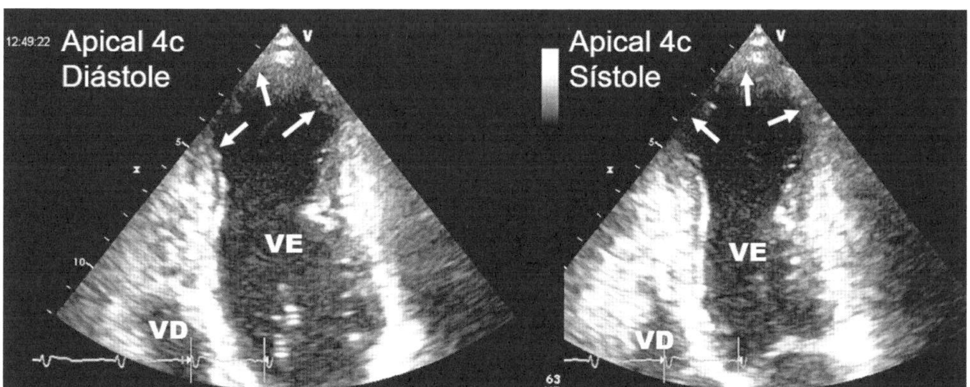

FIGURA 6 A: Corte apical de quatro câmaras evidenciando aneurisma da região apical (setas) durante a diástole (esquerda) e a sístole (direita). A presença de aneurisma é caracterizada por um abaulamento sistólico da região apical.

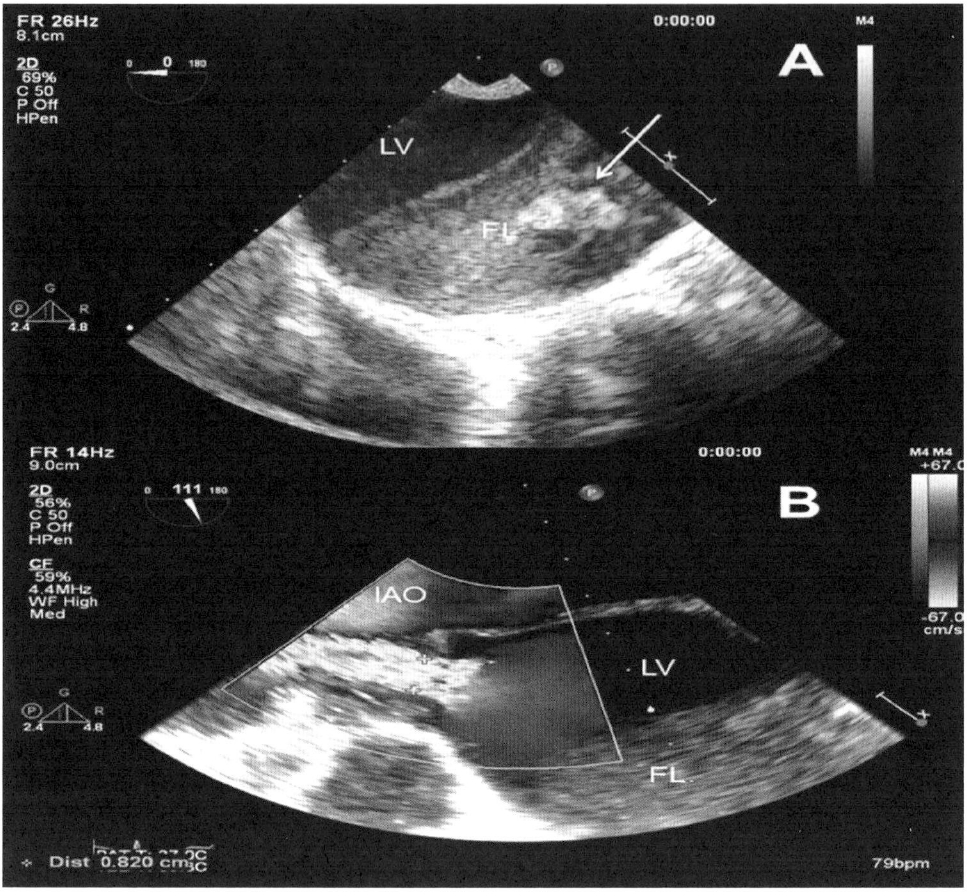

FIGURA 7 A: Imagem ao ecocardiograma transesofágico evidenciando lâmina de dissecção em aorta torácica descendente que apresenta-se com trombose extensa, separando a luz verdadeira (LV) da falsa luz (FL). Observa-se calcificação (seta) na falsa luz, sugerindo dissecção crônica. B: Insuficiência valvar aórtica (IAO) importante ao estudo Doppler colorido associada a um paciente com dissecção de aorta ascendente.

Utilização de equipamentos portáteis

- O emprego de equipamentos portáteis em ambientes de terapia intensiva e de emergência tem sido cada vez mais frequente. A sua utilidade é observada principalmente para a realização do que é considerado atualmente como ecocardiografia dirigida a aspectos específicos da terapia intensiva ou da medicina de emergência. Essas situações estão relacionadas a: análise do pericárdio e da determinação de derrame pericárdico; análise da função cardíaca sistólica global; observação de dilatação biventricular; avaliação da volemia e da eventual responsividade expansão volêmica; orientação de eventual pericardiocentese. Na Figura 8, observa-se um fluxograma sugerido para o ecocardiograma direcionado em situações de emergência.
- Os equipamentos de bolso (*pocket*) apresentam atualmente menos do que 400 g e são dotados de ecocardiografia bidimensional e

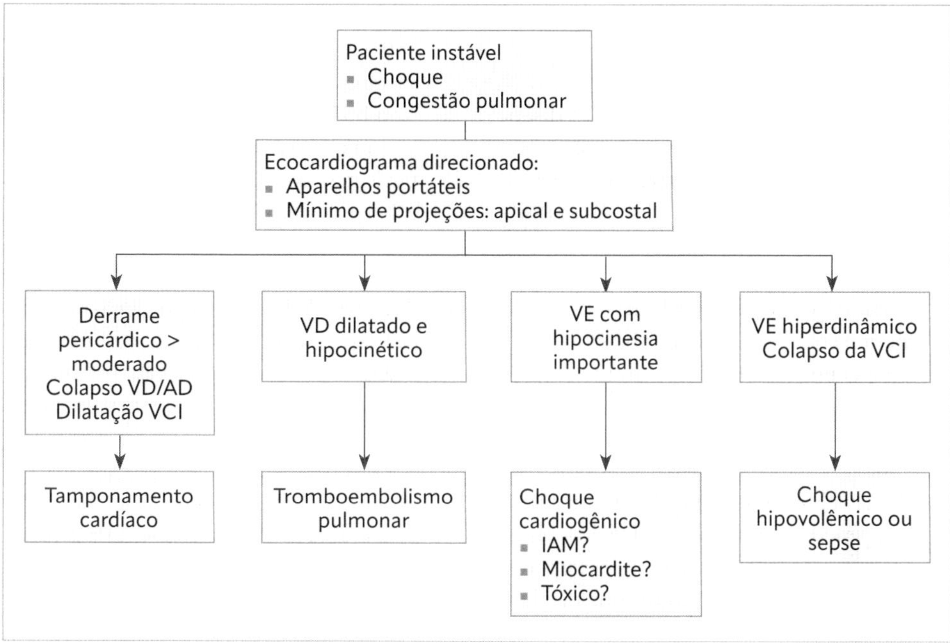

FIGURA 8 Fluxograma para o ecocardiograma direcionado na emergência.

mapeamento de fluxo em cores, com imagem setorial de 75º.

- Um estudo com 108 pacientes demonstrou boa correlação entre os achados de investigação diagnóstica e o emprego de equipamento de bolso de ecocardiografia, em comparação com equipamento convencional de ecocardiografia. Essa correlação foi especialmente adequada para a análise do pericárdio, para a avaliação de disfunção biventricular (sensibilidade e especificidade igual ou superior a 90%), apresentando menor correlação para a análise da estenose valvar aórtica.
- Possivelmente, os equipamentos portáteis e de bolso de ecocardiografia serão mais utilizados também em áreas rurais, distantes dos centros hospitalares. A informação ecocardiográfica será ainda incorporada a novos dispositivos, com a demonstração do ritmo cardíaco e dos sinais vitais, como em estetoscópios eletrônicos.

Limitações do método

- A janela acústica frequentemente está prejudicada pela necessidade de ventilação mecânica invasiva ou não invasiva e pela impossibilidade de manter o paciente em decúbito lateral.
- A limitação de janela acústica também ocorre por interposição de ar ou tecidos (enfisema subcutâneo, doença pulmonar obstrutiva periférica, obesidade, prótese mamária, entre outras).
- Frequentemente, sombra acústica ou reverberação projetada pelo alto grau de reflexão ultrassonográfica das próteses valvares dificulta a quantificação exata de disfunção ao ecocardiograma transtorácico.
- Já a proteção inadequada de vias aéreas em paciente taquidispneico, com rebaixamento do nível de consciência ou com instabilidade importante, limita a realização do método transesofágico.

QUAL É A ROTINA NA EMERGÊNCIA DO INCOR?

- A Unidade de Emergência do InCor dispõe de uma sala de ecocardiografia onde médicos do setor são responsáveis por realizar uma rotina de exames diários. Além disso, parte dos médicos plantonistas também é especialista ou aprimorando em ecocardiografia, o que facilita a realização do exame mesmo em horários alternativos.
- De segunda a sexta-feira, durante os plantões diurnos, médicos do setor de ecocardiografia permanecem no pronto-socorro, onde fazem exames de pacientes internados, em observação e em sala de emergência.
- Nos períodos noturnos e aos finais de semana, os exames são realizados por plantonistas ecocardiografistas no sistema de plantão de sobreaviso.
- As solicitações do exame mais frequentes na emergência são: avaliação da função sistólica global biventricular, análise da contratilidade segmentar e pesquisa de tamponamento cardíaco.
- Como rotina, todos os pacientes com parâmetros hemodinâmicos de choque realizam o ecocardiograma o mais precoce possível. Isto permite descartar tamponamento cardíaco e valvopatias, facilitando o manejo clínico a partir desse ponto.
- Pacientes com dor torácica e eletrocardiograma duvidoso em relação a supradesnível de ST ou com bloqueio de ramo esquerdo realizam ecocardiograma de urgência com o intuito de avaliar a função segmentar. Estando a alteração da contratilidade segmentar presente, o paciente é encaminhado imediatamente ao setor de hemodinâmica. Quando não há disfunção segmentar, observa-se o pericárdio em busca de derrame ou espessamento e, se possível, avalia-se a porção proximal da aorta.
- Em relação ao ecocardiograma transesofágico, a maioria das solicitações do exame relacionam-se a endocardite, devido ao grande número de pacientes portadores de valvopatias acompanhado no serviço. Além disso, outra aplicação frequente é a pesquisa de trombos em AE para realização de cardioversão elétrica de arritmias e avaliação de pacientes com dissecção de aorta. Quando o paciente encontra-se em situação crítica, o exame é realizado em sala de emergência sobre monitorização contínua.
- A avaliação da volemia por meio da variação respiratória do diâmetro da VCI observada na janela subcostal é bastante utilizada em caráter de urgência, porém com limitação para os pacientes que já possuem volume intravascular aumentado. Em geral, a avaliação solicitada somente em pacientes cuja avaliação clínica não permite predizer a presença de hipo ou hipervolemia.
- Atualmente o ecocardiograma transtorácico vem sendo utilizado com frequência, juntamente com o eletrocardiograma, para passagem de marca-passo transvenoso à beira do leito em situações de urgência. É utilizada principalmente a projeção subcostal para orientar o posicionamento correto do eletrodo.
- Essa rotina tem permitido uma rápida avaliação cardíaca de pacientes críticos, facilitando seu manejo clínico e hemodinâmico e complementando dados de anamnese e exame físico, além de esclarecer dúvidas diagnósticas.

BIBLIOGRAFIA RECOMENDADA

1. Andersen GN, Haugen BO, Graven T, Salvesen O, Mjølstad OC, Dalen H. Feasibility and reliability of point-of-care pocket-sized echocardiography. Eur J Echocardiogr. 2011;12(9):665-70.
2. Barbier C, Loubieres Y, Schmit C, HayonJ, Ricome JL, Jardin E, et al. Respiratory changes in inferior vena cava diameter are helpful in predicting fluid responsiveness in ventilated septic patients. Intensive Care Med. 2004;30:1740-6.
3. Labovitz AJ, Noble VE, Bierig M, Goldstein SA, Jones R, Kort S, et al. Focused cardiac ultrasound in the emergent setting: a consensus statement of the American Society of Echocardiography and American College of Emergency Physicians. J Am Soc Echocardiogr. 2010;23:1225-30.

4. Noritomi DT, Vieira ML, Mohovic T, Bastos JF, Cordioli RL, Akamine N, et al. Echocardiography for hemodynamic evaluation in the intensive care unit. Shock. 2010;34(Suppl. 1):59-62.
5. Otto CM. Fundamentos de ecocardiografia clínica. 6.ed. Rio de Janeiro: Guanabara Koogan; 2021
6. Spencer KT, Kimura BJ, Korcarz CE, Pellikka PA, Rahko PS, Siegel RJ. Focused cardiac ultrasound: recommendations from the American Society of Echocardiography. J Am Soc Echocardiogr. 2013;26(6):567-81.
7. Vieillard-Baron A, Chergui K, Rabiller A, Peyrousset O, Page B, Beauchet A, et al. Superior vena cava collapsibility as a gauge of volume status in ventilated septic patients. Intensive Care Med. 2004;30(9): 1734-9.
8. Kirkpatrick JN, Grimm R, Johri AM, et al. Recommendations of echocardiography laboratories participating em cardiac point of care ultrasound (POCUS) and critical care echocardiography training: Report from the American Society of Echocardiography. J Am Soc Echocariogr. 2020;33(4):409-22.

3

Teste ergométrico

Leonardo Filipe Benedeti Marinucci
Augusto Hiroshi Uchida

OBSERVAÇÕES GERAIS BASEADAS EM EVIDÊNCIAS

Introdução

- O teste ergométrico (TE) é reconhecido por seu papel no cenário da doença arterial coronariana (DAC) crônica, fazendo parte da avaliação rotineira desse perfil de pacientes no ambiente ambulatorial.
- Sua importância no contexto do atendimento de urgência, entretanto, muitas vezes é desconhecida, fazendo esse método ser subutilizado em situações nas quais poderia fornecer informações valiosas na avaliação diagnóstica/prognóstica de pacientes com suspeita de síndrome coronariana aguda (SCA).
- O emprego do TE na avaliação de pacientes que procuram o atendimento de urgência permite reduzir a chance de uma alta inadvertida, bem como reduzir as admissões de pacientes cuja hospitalização seria desnecessária.
- O TE deve ser considerado nos pacientes que chegam ao pronto-socorro com sintoma de desconforto torácico e são classificados em baixo risco para SCA por algum protocolo clínico.
- Estudos demonstraram segurança do TE mais precoce em pacientes em que o evento de dor torácica foi há mais de 6 horas, com eletrocardiograma (ECG) e marcadores de necrose miocárdica normais.
- A liberação imediata dos pacientes após um TE negativo reduz a admissão hospitalar em 50%. Um TE negativo foi associado à ausência de eventos cardíacos em 30 dias e até 5 meses e, ao se utilizar mais precocemente, observou-se menor custo hospitalar.
- Uma estratégia alternativa quando o TE não está disponível no setor de emergência é a realização do exame após a alta em pacientes de baixo risco. Os critérios para alta antes do TE são: ausência de novo evento de desconforto torácico; ECG de repouso e de seguimento normais ou não diagnósticos e marcadores de necrose miocárdica negativos.
- Embora não haja estudos randomizados sobre esse assunto, estudos observacionais mostraram que essa estratégia é segura, sem eventos adversos entre a realização do TE e a liberação do hospital. Nesses casos, o TE deve ser feito em até 72 horas após a alta, preferencialmente em até 24 horas.

Alterações do eletrocardiograma durante o esforço

- A análise do segmento ST é o elemento de maior importância, por ser o principal marcador de isquemia miocárdica e DAC. No entanto, deve-se proceder a uma análise abrangente e multifatorial, envolvendo tanto as respostas clínicas e hemodinâmicas como as demais alterações possíveis no ECG durante uma prova de esforço.

Onda P

- Há aumento de sua amplitude com o aumento da frequência cardíaca (FC) por influência da onda da repolarização atrial. A observação do aumento da fase negativa em V1 poderia indicar disfunção ventricular esquerda, porém apresenta baixo valor preditivo positivo.

Intervalo PR

- Tem sua duração diminuída, podendo apresentar-se infradesnivelado pela repolarização atrial. Pode ter sua duração aumentada na fase de pós-esforço, representando hipertonia vagal.

Onda Q

- O aumento de amplitude da onda Q durante o esforço, quando presente, sugere ausência de coronariopatia e doença cardíaca estrutural. Já a ausência de aumento ao esforço pode estar relacionada a anormalidades da ativação septal secundárias à isquemia. Em um estudo, o aumento da amplitude da onda Q no exercício mostrou-se capaz de identificar uma resposta falso-positiva do segmento ST em 75% dos casos, e de modo inverso, quando a depressão do segmento ST era acompanhada da ausência de aumento da onda Q, essa variável identificou uma resposta verdadeiro-positiva em 100% dos casos. Tem sua análise prejudicada na presença de bloqueios de ramo, áreas inativas pós-infarto do miocárdio ou na síndrome de pré-excitação ventricular.

Onda R

- O comportamento da onda R é considerado normal quando ocorre diminuição de sua amplitude durante os níveis máximos de esforço. Os coronariopatas mantêm a mesma amplitude mais comumente ou apresentam um incremento dessa amplitude; já a diminuição da amplitude da onda R está fortemente associada a angiogramas coronarianos normais. Além disso, a amplitude da onda R durante o esforço parece ter relação com a função ventricular esquerda, e anormalidades contráteis secundárias à isquemia determinariam as alterações descritas. A magnitude da depressão de ST pode ser corrigida para a amplitude da onda R, quando essa é superior a 20 mm ou inferior a 10 mm, melhorando, respectivamente, a especificidade e a sensibilidade das anormalidades de ST nesse cenário.

Onda S

- Aumenta sua amplitude à medida que a deflexão R diminui. Não apresenta valor específico para o diagnóstico de isquemia miocárdica durante o exercício. Pode simular depressões do segmento ST na presença de atrasos finais de condução intraventricular.

Segmento ST

- Os supra e infradesnivelamentos do segmento ST são as manifestações mais frequentemente relacionadas à isquemia miocárdica. Para sua análise, são definidos dois pontos: J e Y. O ponto J marca o final do complexo QRS e o início do segmento ST. Já o ponto Y se localiza 80 ms (2 mm) após o ponto J. Em frequências cardíacas acima de 130 bpm, pode-se usar como referência para a aferição do ponto Y no momento J60, ou seja, 60 ms após o ponto J.
- O infradesnível do segmento ST pode ser considerado normal quando seu retorno à linha de base ocorre antes do ponto Y. Em relação à morfologia, pode ser classificado como ascendente lento, horizontal, convexo e/ou descendente (Figura 1). O padrão ascendente rápido é considerado normal e fisiológico.

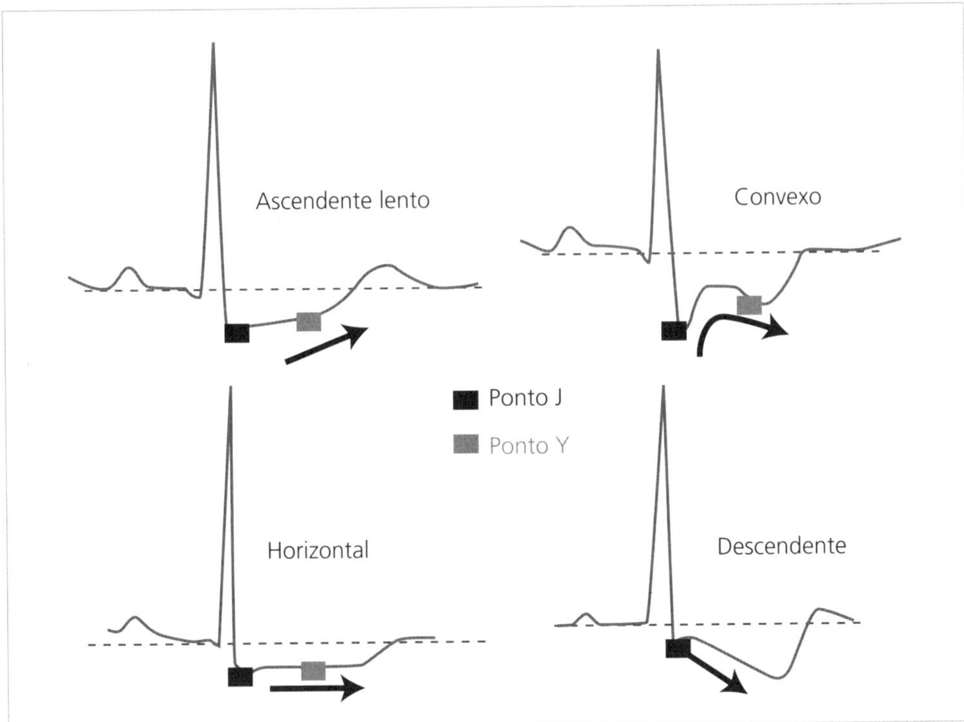

FIGURA 1 As diferentes morfologias do infradesnível do segmento ST e pontos de referência para a análise.

- São critérios de positividade no teste ergométrico:
  - Infradesnivelamento do segmento ST com morfologia horizontal ou descendente, com magnitude ≥ 1 mm aferida no ponto Y.
  - Supradesnivelamento do segmento ST com magnitude ≥ 1 mm, medida 60 ms após o ponto J.
- O infradesnivelamento de ST com morfologia ascendente lenta é considerado uma resposta ambígua, ou seja, que não permite distinguir indivíduos com ou sem doença coronariana. A III Diretriz Brasileira sobre Teste Ergométrico recomenda que ele seja valorizado como resposta isquêmica quando > 1,5 mm em indivíduos de moderado a alto risco para DAC, e quando > 2 mm naqueles com baixo risco.
- A depressão convexa do segmento ST tem baixa especificidade para presença de DAC, sendo encontrada em indivíduos com sobrecarga ventricular esquerda, disfunção diastólica do VE, resposta hipertensiva e até como variante da normalidade. Quando acima de 2 mm, tem sido associada à insuficiência coronária não obstrutiva (ICNO).
- O supradesnivelamento do segmento ST em derivações sem a presença de ondas Q patológicas (exceto aVR e V1) reflete isquemia transmural e permite localizar o território acometido. Quando surge em região de área eletricamente inativa, pode indicar tanto a presença de discinesia como de isquemia; nesses casos, a reversão da onda T durante o esforço, quando presente, é indicativa de isquemia residual.
- Alguns fatores permitem estratificar a gravidade da isquemia miocárdica na vigência

de alterações do segmento ST: número de derivações acometidas, momento do surgimento e da reversão das alterações (quanto mais precoce e mais tardia, respectivamente, pior), magnitude da depressão de ST, morfologia (descendente pior do que horizontal), supradesnivelamento concomitante nas derivações aVR e V1 (Figura 2).

- Na presença de anormalidades da repolarização ventricular desde o repouso, devem ser valorizadas depressões adicionais do segmento ST em relação às preexistentes, com as características que definem os critérios de positividade. A pseudonormalização da onda T pode se associar a fenômenos patológicos, entre eles a isquemia miocárdica, porém tem aspecto inespecífico.

Onda T

- Aumenta de amplitude com a elevação da FC e na fase inicial da recuperação.
- Eventuais alterações encontradas durante e após a fase de exercício são inespecíficas e não têm valor diagnóstico, entre elas a inversão/reversão da onda T, assim como sua retificação ou morfologia em *plus-minus*.
- A morfologia da onda T ainda pode sofrer influência de fatores extrínsecos, como posição do tronco, respiração, uso de drogas etc.

Onda U

- De difícil identificação na fase de exercício, quando presente deve ser sempre positiva em indivíduos normais.

Respostas clínicas durante o esforço

- Sinais e sintomas incompatíveis com o exercício ou desproporcionais ao esforço realizado, como palidez, sudorese excessiva, estafa física, dispneia, tontura, vertigem e dor torácica devem ser descritos e sempre cor-

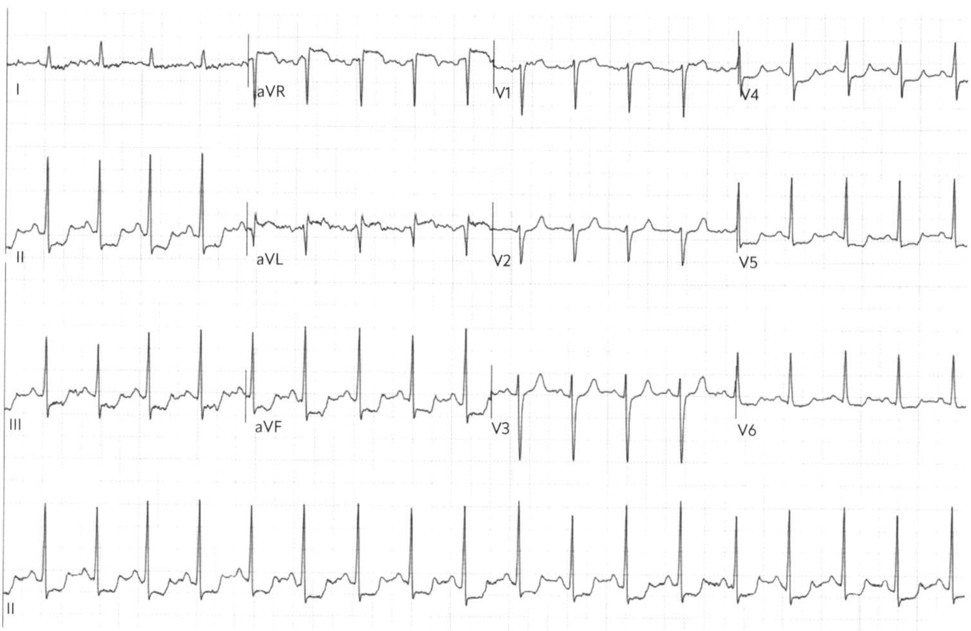

FIGURA 2 Exemplo de teste positivo com parâmetros que sugerem gravidade da doença coronariana subjacente: infradesnivelamento de 2 mm em múltiplas derivações, com baixa carga de trabalho e pouca elevação da frequência cardíaca.

relacionados com eventuais alterações hemodinâmicas ou eletrocardiográficas diante do exercício.

- O surgimento de angina típica durante o TE mostrou elevado valor preditivo positivo para doença coronariana, por vezes maior até mesmo que o valor preditivo das alterações isquêmicas do segmento ST, e, quando presentes simultaneamente, essas duas alterações mostraram correlação com presença de DAC multiarterial. Deve ser muito bem caracterizada em todos os seus aspectos, já que a subjetividade desse sintoma pode enviesar sua interpretação.
- Cansaço, fadiga e dispneia, apesar de serem sintomas essencialmente subjetivos, apresentam relação direta com a intensidade do esforço e, dessa maneira, alta reprodutibilidade em testes repetitivos; quando desproporcionais ao nível de esforço realizado, devem suscitar a hipótese de insuficiência ventricular esquerda entre os diagnósticos diferenciais.
- A avaliação da intensidade do cansaço durante o exame deve ser realizada por meio de escalas numéricas subjetivas, como a escala de Borg, que varia de 6 a 20. Valores acima de 18 nessa escala se correlacionaram com o nível máximo de esforço atingido.
- Sinais de má perfusão periférica, como palidez cutânea e cianose, não são habituais e devem motivar a interrupção do exame, por estarem associados à disfunção ventricular esquerda.
- O achado de terceira e quarta bulhas à ausculta cardíaca, bem como a presença de estertores pulmonares, reflete disfunção ventricular esquerda.
- O surgimento de sopro em foco mitral, assim como o aumento na intensidade de um sopro preexistente, pode indicar mecanismo de insuficiência mitral aguda ou agravamento transitório de lesões prévias, com possibilidade de etiologia isquêmica relacionada.
- Sibilos à ausculta pulmonar sugerem broncoespasmo induzido pelo esforço.

Respostas hemodinâmicas durante o esforço

Frequência cardíaca

- A FC aumenta linearmente com a intensidade do esforço, fenômeno determinado por meio da inibição vagal e elevação do tônus simpático característicos do exercício.
- Existe certa dificuldade de se estabelecer precisamente um valor de FC máxima para um indivíduo. Diversas fórmulas se propõem a determinar esse valor, com grande variabilidade entre elas, e mesmo a mais utilizada (FC máxima = 220 – idade) parece superestimar a FC máxima em jovens e subestimá-la em idosos. Uma equação de regressão (208 – 0,7 × idade) obtida com base em uma metanálise não mostrou influência do sexo, tendo sido validada posteriormente em pacientes de 18 a 81 anos.
- Com base nisso, um teste é descrito como máximo quando a FC atingida é ≥ 95% da FC máxima prevista para a idade. Ele será submáximo quando esse valor não atinge 95% da máxima prevista, mas ao menos 85% dela, valor abaixo do qual o teste é considerado ineficaz.
- A elevação acentuada da FC, desproporcional ao exercício realizado, é normalmente vista em indivíduos sedentários ou ansiosos nas desordens autonômicas, no hipertireoidismo e na anemia.
- A incapacidade de se elevar a frequência cardíaca a níveis considerados adequados à carga de trabalho realizada caracteriza a incompetência cronotrópica. A meta de 85% da FC máxima prevista para a idade, quando não atingida, sugere a possibilidade de incompetência cronotrópica. O uso do índice cronotrópico, calculado pela fórmula (FC pico do esforço – FC repouso) ÷ (FC máxima idade – FC repouso), é uma alternativa para determinar a presença de incompetência cronotrópica, com valor de normalidade ≥ 0,8. Essa anormalidade da resposta da

frequência cardíaca mostrou-se um fator de risco independente para mortalidade e DAC em diversas publicações. Mesmo na vigência de uso de betabloqueadores, um valor de índice cronotrópico alterado, nesse caso com valor de corte ≤ 0,62, foi um preditor independente de morte.

- A queda da FC durante o esforço, apesar de rara, é condição para o término da prova, pela alta correlação com DAC grave.

Pressão arterial

- A maior demanda muscular por oxigênio durante o exercício físico leva ao aumento do débito cardíaco de maneira proporcional à carga de trabalho realizada. Os mecanismos fisiológicos responsáveis por essa resposta envolvem a elevação da pressão arterial sistólica (PAS), apesar da vasodilatação e consequente redução na resistência vascular periférica, que resulta na manutenção ou na variação mínima (geralmente não maior que 10-15 mmHg) da pressão arterial diastólica (PAD).
- A elevação atenuada da PAS durante o esforço pode ser resultado de condições que levam à queda do débito cardíaco, como redução na função ventricular, isquemia miocárdica ou obstrução da via de saída do ventrículo esquerdo. A incapacidade de elevar a PAS em pelo menos 30-35 mmHg durante o esforço foi associada a maior risco de desfechos adversos em alguns estudos.
- Na fase pós-exercício, a queda da frequência cardíaca associada à vasodilatação mantida acarreta a queda da PAS, podendo até provocar hipotensão sintomática. A redução lenta da PAS também foi associada a risco aumentado de doença cardiovascular.
- A elevação acentuada da PA, acima de 180 × 90 mmHg até o segundo estágio do protocolo de Bruce ou equivalente, partindo-se de valores normais ao repouso, foi uma variável independente de risco para óbito cardiovascular em indivíduos não hipertensos, sendo admitida atualmente como valor de corte para definição da hiper-reatividade da PA ao exercício.
- A queda do componente sistólico durante o esforço (acima de 10 mmHg) representa maior valor preditivo para doença cardíaca isquêmica grave.

Duplo produto

- Índice de avaliação que reflete o consumo de oxigênio pelo miocárdio e é obtido pelo produto da PAS pela FC.
- É uma variável útil na determinação dos limiares de dor torácica, permitindo comparação com exames seriados e avaliação da eficácia dos esquemas terapêuticos empregados.
- Valores acima de 30 mil são considerados normais. Em revascularizados, valores abaixo de 25 mil conferem pior prognóstico, sugerindo oclusão de enxertos ou perda de função ventricular.

Capacidade funcional

- Variável mais importante para a avaliação prognóstica no teste de esforço, refletindo a capacidade cardiorrespiratória.
- Em indivíduos portadores de DAC, limitações da capacidade física relacionam-se ao aumento do risco de eventos cardiovasculares, como infarto e acidente vascular encefálico.
- Indivíduos que obtiveram valores menores que 7,9 MET apresentaram aumento significativo da mortalidade por todas as causas e por doença cardíaca quando comparados aos demais.
- Uma coorte prospectiva mostrou que a prevalência de isquemia significativa (≥ 10% na imagem de cintilografia miocárdica) era muito baixa em pacientes que atingiram uma carga de trabalho de pelo menos 10 MET, e ausente naqueles que atingiram essa capacidade funcional e não apresentaram alterações do segmento ST.

Indicações para realização do teste ergométrico no atendimento de urgência

- O TE é uma ferramenta útil tanto na avaliação diagnóstica como prognóstica de pacientes que procuram o serviço de emergência com queixa de dor torácica e que sejam classificados como de baixo risco para SCA. Sua importância nesse cenário é mais pronunciada em serviços de atenção à saúde com menor complexidade ou com recursos limitados.
- São pré-requisitos para a realização do TE no contexto de urgência: duas amostras normais de marcadores de necrose miocárdica (troponina I) em 6 e 12 horas após o início dos sintomas (ou em tempo hábil para a troponina em questão); ausência de modificações do traçado do ECG de repouso na admissão e imediatamente antes do TE; ausência de sintomas no intervalo entre a coleta e o resultado da segunda amostra de marcadores; ECG de repouso sem alterações que impossibilitem o diagnóstico de isquemia pelo TE; completa estabilidade hemodinâmica.
- Uma estratégia mais agressiva e menos comumente utilizada preconiza a realização do TE em pacientes com baixa probabilidade de SCA de maneira imediata, antes que essa condição tenha sido efetivamente descartada pela dosagem dos marcadores de necrose miocárdica, na tentativa de identificar aqueles que poderiam receber alta precoce ou que deveriam prosseguir investigação. Apesar de menos testado, esse método também se mostrou seguro quando comparado à abordagem conservadora. Em um estudo com mil pacientes submetidos ao TE após serem classificados como baixo risco para SCA por critérios clínicos e eletrocardiográficos, não foram observados eventos adversos durante o exame, e a taxa de IAM no seguimento de 30 dias foi de 0,15% no grupo com TE negativo.
- Diversos estudos mostraram segurança na realização do TE nesse perfil de pacientes, após descartada SCA. A alta hospitalar precoce após um TE negativo reduziu o número de internações em aproximadamente 50%, e o resultado negativo do exame se associou à ausência de eventos cardíacos durante o seguimento que variou de 30 dias a 5 meses, conforme a casuística analisada, abordagem que se mostrou também custo-efetiva.
- Após a fase imediata/aguda do infarto do miocárdio, pode-se realizar o TE visando o planejamento terapêutico, desde que observadas algumas condições: teste submáximo com protocolos atenuados antes da alta hospitalar para avaliação terapêutica e prognóstica e prescrição de atividade física (4 a 6 dias após o infarto agudo do miocárdio – IAM) ou teste limitado por sintomas (14 a 21 dias após o IAM), visando também a reabilitação cardíaca e a programação de atividade física. Caso tenha sido realizado o teste com protocolo atenuado antes da alta, outro teste de controle, limitado por sintomas, pode ser realizado após um intervalo de 3 a 6 semanas.

Contraindicações

- As principais contraindicações para a realização do exame são:
  - Alterações do segmento ST no ECG de repouso, novas ou em evolução.
  - Marcadores de necrose miocárdica alterados.
  - Piora ou persistência dos sintomas de dor torácica sugestiva de isquemia até a realização do TE.
  - Indicação, por outros critérios, para a realização de coronariografia.
  - Arritmias complexas, particularmente as ventriculares.
  - Sinais de disfunção ventricular ou instabilidade hemodinâmica.
  - Suspeita de outras patologias agudas, não descartadas como etiologia para o quadro de dor torácica, como doença aguda da aorta, tromboembolismo pulmonar, miocardite ou pericardite.

- Distúrbios hidreletrolíticos e metabólicos não corrigidos.

Critérios de interrupção do teste ergométrico no cenário da síndrome coronariana aguda

- Para garantir a segurança do TE, o teste realizado no contexto de urgência deve ser interrompido com o surgimento de critérios mínimos de isquemia (1 mm de infradesnível do segmento ST), diferentemente do TE eletivo.
- Manifestação clínica de desconforto torácico exacerbada com o aumento de carga ou associada a alterações eletrocardiográficas de isquemia.
- Critérios habituais considerados para os TE eletivos: elevação da PAD além de 120 mmHg nos normotensos e 140 mmHg nos hipertensos; elevação da PAS além de 260 mmHg; queda persistente da PAS > 10 mmHg com o incremento de carga; sinais ou sintomas de ataxia, tontura, palidez, cianose ou pré-síncope; dispneia desproporcional à intensidade do esforço; arritmia ventricular complexa; taquicardia supraventricular não sustentada ou sustentada, incluindo a fibrilação atrial; bloqueio atrioventricular de segundo ou terceiro graus; sinais sugestivos de insuficiência ventricular esquerda; falência dos sistemas de monitoração.

QUAL É A ROTINA NA EMERGÊNCIA DO INCOR?

- O InCor dispõe do TE todos os dias em horário comercial.
- De maneira geral, todos os pacientes com dor torácica aguda são estratificados inicialmente por meio de dados da história clínica, do exame físico, do ECG em, no máximo, 10 minutos e da coleta de marcadores de necrose miocárdica na chegada e com intervalo máximo de 6 horas.
- No pronto-socorro do InCor, o TE pode ser indicado para os pacientes com dor torácica tipo C (dor provavelmente não anginosa) e probabilidade para SCA moderada/alta, aptos a se exercitar, que tenham troponina ultrassensível negativa após pelo menos 6 a 9 horas do último episódio de dor, tendo ECG sem sinais de isquemia e sem alterações que impossibilitem a interpretação do exame (Figura 3).
- Nesses casos, em que o objetivo do estudo é descartar a presença de isquemia miocárdica, a realização do exame sem uso de betabloqueadores é fundamental.
- No entanto, em pacientes com limitações físicas, com TE ineficaz ou ECG não interpretável (pré-excitação ventricular, marca-passo, sobrecarga de ventrículo esquerdo, uso de digitálico, bloqueio de ramo esquerdo), opta-se pela realização de cintilografia de perfusão miocárdica com estresse farmacológico.
- Quando o TE for negativo, o paciente recebe alta hospitalar. Se for positivo, é internado para provável estratificação invasiva.
- Quando o paciente é de baixa probabilidade para DAC, mas a dor é típica pode-se indicar o TE antes da alta hospitalar.
- Em casos de SCA sem supradesnível de ST de baixo/moderado risco de eventos, eventualmente utiliza-se o TE como método de estratificação de risco e avaliação prognóstica (apesar da preferência pela cintilografia miocárdica). Nesses casos, os MNM devem ser negativos, e o paciente deve permanecer medicado e em repouso por, no mínimo, 24 a 48 horas antes do exame. Para isso, como o objetivo é testar a terapêutica empregada, o uso de betabloqueadores deve ser mantido (não é obrigatório que se alcance FC submáxima). Quando o teste for negativo, o paciente recebe alta para reavaliação ambulatorial. Quando o resultado for positivo, permanece internado para estratificação invasiva.

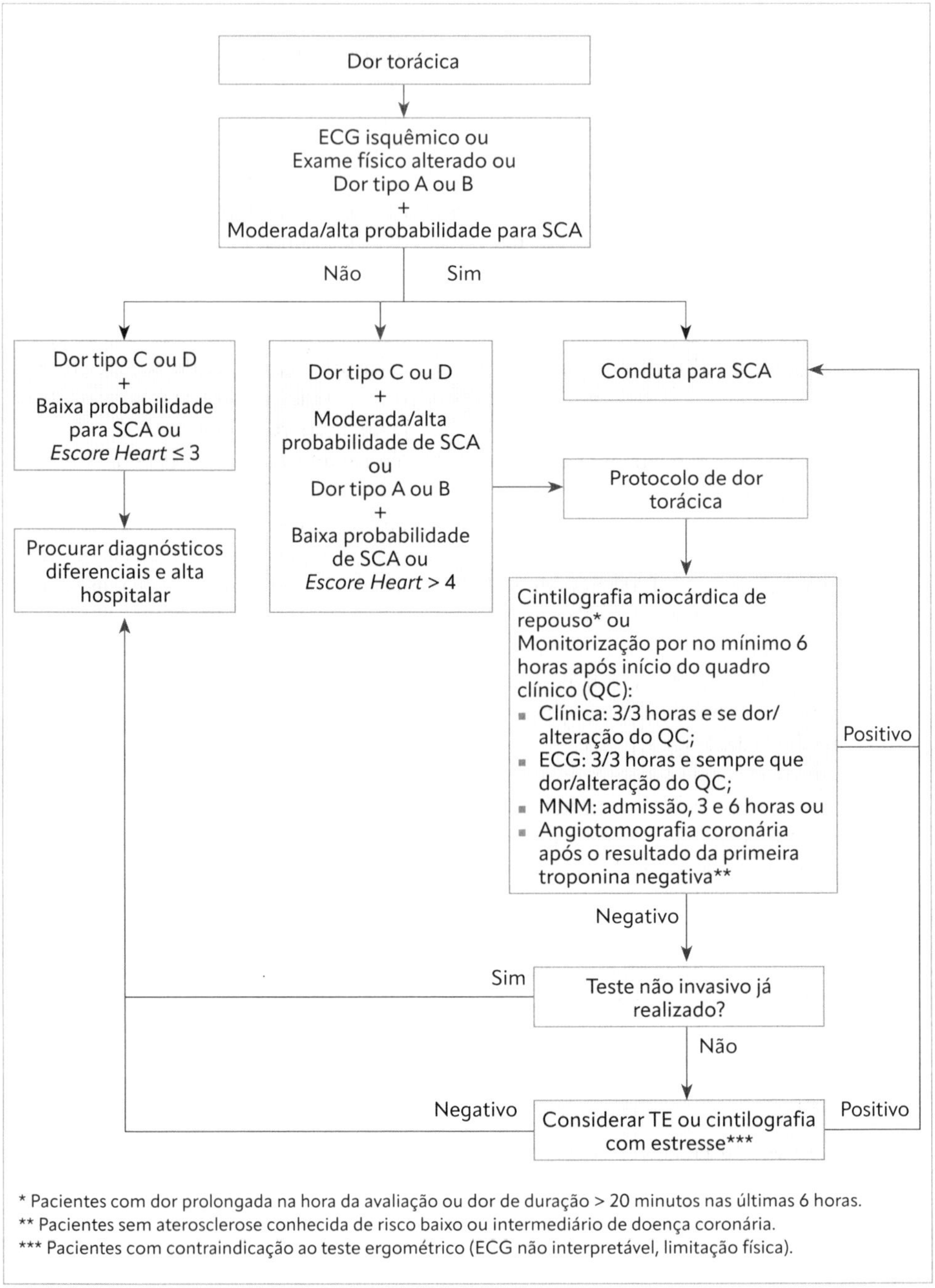

FIGURA 3 Fluxograma para indicação de testes não invasivos na avaliação de dor torácica na Unidade de Emergência do InCor.

DAC: doença arterial coronária; ECG: eletrocardiograma; MNM: marcadores de necrose miocárdica; QC: quadro clínico; SCA: síndrome coronariana aguda; TE: teste ergométrico.

- Em pacientes com antecedente de revascularização cirúrgica, a preferência é pelos métodos de estratificação não invasivos associados à imagem.
- No contexto de urgência, o TE também é ferramenta utilizada na avaliação das bradicardias e dos quadros de síncope, conforme os fluxogramas específicos para cada situação.

BIBLIOGRAFIA RECOMENDADA

1. Fletcher GF, Ades PA, Kligfield P, Arena R, Balady GJ, Bittner V, et al.; American Heart Association Exercise, Cardiac Rehabilitation, and Prevention Committee of the Council on Clinical Cardiology, Council on Nutrition, Physical Activity and Metabolism, Council on Cardiovascular and Stroke Nursing, and Council on Epidemiology and Prevention. Exercise standards for testing and training: a scientific statement from the American Heart Association. Circulation. 2013;128:873-934.
2. Marinucci LFB, Chalela WA, Kalil Filho R. Ergometria: exemplo práticos. SSantana de Parnaíba: Manole; 2022.
3. De Bruyne B, Pijls NH, Kalesan B, Barbato E, Tonino PA, Piroth Z, et al. Fractional flow reserve-guided PCI versus medical therapy in stable coronary disease. N Engl J Med. 2012;367(11):991-1001.
4. Tonino PA, De Bruyne B, Pijls NH, Siebert U, Ikeno F, van't Veer M, et al. Fractional flow reserve versus angiography for guiding percutaneous coronary intervention. N Engl J Med. 2009;360(3):213-24.
5. Johnson NP, Gould KL. Integrating noninvasive absolute flow, coronary flow reserve, and ischemic thresholds into a comprehensive map of physiological severity. JACC Cardiovasc Imaging. 2012;5(4):430-40.
6. Johnson NP, Kirkeeide RL, Gould KL. Is discordance of coronary flow reserve and fractional flow reserve due to methodology or clinically relevant coronary pathophysiology? JACC Cardiovasc Imaging. 2012;5(2):193-202.
7. Allman KC, Shaw LJ, Hachamovitch R, Udelson JE. Myocardial viability testing and impact of revascularization on prognosis in patients with coronary artery disease and left ventricular dysfunction: a meta-analysis. J Am Coll Cardiol. 2002;39(7):1151-8.
8. Bonow RO, Maurer G, Lee KL, Holly TA, Binkley PF, Desvigne-Nickens P, et al. Myocardial viability and survival in ischemic left ventricular dysfunction. N Engl J Med. 2011;364(17):1617-25.
9. Amsterdam EA, Kirk JD, Bluemke DA, Diercks D, Farkouh ME, Garvey JL, et al.; American Heart Association Exercise, Cardiac Rehabilitation, and Prevention Committee of the Council on Clinical Cardiology, Council on Cardiovascular Nursing, and Interdisciplinary Council on Quality of Care and Outcomes Research. Testing of low-risk patients presenting to the emergency department with chest pain: a scientific statement from the American Heart Association. Circulation. 2010;122:1756-76.
10. Amsterdam EA, Wenger NK, Brindis RG, Casey DE Jr, Ganiats TG, Holmes DR Jr, et al. 2014 ACC/AHA guideline for the management of patients with non–ST-elevation acute coronary syndromes: a report of the American College of Cardiology/American Heart Association Task Force on Practice Guidelines. Circulation. 2014;130:e344-e426.
11. Roffi M, Patrono C, Collet JP, Mueller C, Valgimigli M, Andreotti F, et al. 2015 ESC Guidelines for the management of acute coronary syndromes in patients presenting without persistent ST-segment elevation: Task Force for the Management of Acute Coronary Syndromes in Patients Presenting without Persistent ST-Segment Elevation of the European Society of Cardiology (ESC). Eur Heart J. 2016;37(3):267-315.

4

Angiotomografia computadorizada de coronárias

Antonildes Nascimento Assunção Júnior
José Rodrigues Parga Filho
Cesar Higa Nomura

OBSERVAÇÕES GERAIS BASEADAS EM EVIDÊNCIAS

Introdução

- A dor torácica é uma das principais queixas no pronto-socorro e representa um desafio para o cardiologista. Os protocolos tradicionais de dor torácica estão bem estabelecidos e orientam o diagnóstico e a estratificação desses indivíduos. Entretanto, frequentemente requerem longa permanência na sala de emergência, possuem acurácia limitada e podem gerar internações desnecessárias. Nos EUA, por exemplo, oito milhões de pessoas procuram os serviços de emergência por sintomas sugestivos de isquemia miocárdica, com taxas de internação variando de 30 a 72%.
- Há pouco mais de uma década, a tomografia computadorizada de coronárias (TCC) ou angiotomografia de coronárias foi incluída no arsenal diagnóstico na emergência. Sua aplicação foi possível após o desenvolvimento de tomógrafos com multidetectores de melhor resolução espacial e temporal, que possibilitaram análise de vasos milimétricos sem artefatos de movimento.
- A TCC permite, quando aplicados critérios clínicos apropriados (Figura 1), uma avaliação consistente, não invasiva, rápida, segura, com baixas doses de radiação e contraste na investigação da dor torácica. Sua utilização vem se expandindo com a introdução do método em diversas diretrizes clínicas, assim como a criação de diretrizes específicas. Esse rápido desenvolvimento se dá à custa de robustas evidências e célere desenvolvimento tecnológico.

Princípios básicos

- A aquisição de imagens em TCC requer emissão de raios X (radiação ionizante) (Tabela 1). O paciente é posicionado numa mesa móvel que se desloca numa abertura central (*Gantry*). Nesse espaço, localizam-se o tubo de raios X e os detectores.
- Cada imagem obtida é formada com base na atenuação dos feixes de raios X, em múltiplos ângulos, ao atravessar as estruturas do paciente e serem capturadas pelos detectores, sendo cada pixel representado por um número expresso em unidades Hounsfield (UH).
- Para diminuir artefatos de movimento, a TCC requer sincronismo eletrocardiográfico e apneia do paciente durante a aquisição do exame. A FC e o ritmo cardíaco são determinantes na qualidade da imagem e, consequentemente, na acurácia do método. Em geral, a FC deve ser inferior a 65 bpm (idealmente 60 bpm).

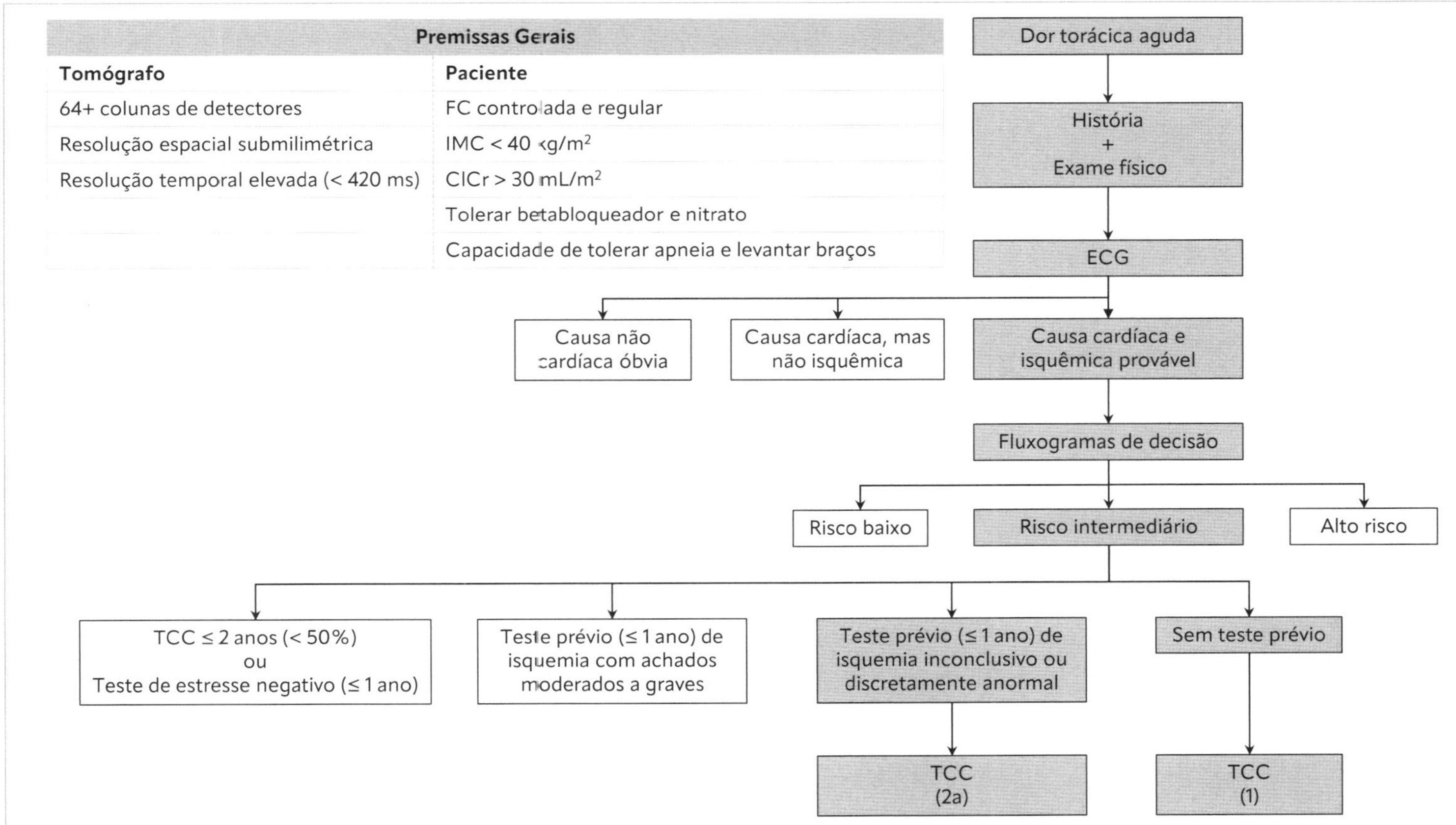

FIGURA 1 Situações clínicas apropriadas para o uso da tomografia computadorizada de coronárias (TCC) na emergência e premissas gerais do método (segundo recomendações de associações lideradas pela ACC, 2021). Em destaque, as recomendações de TCC com classe 1 e 2a no contexto de dor torácica aguda.

ECG: eletrocardiograma; FC: frequência cardíaca; IMC: índice de massa corpórea; ClCr: *clearance* de creatinina.

TABELA 1 Comparação da dose de radiação efetiva em exames utilizados na prática clínica

Exame	Dose efetiva (mSv)
Escore de cálcio	1 a 3
TCC com 64 colunas de detectores	5 a 12
TCC com 320 colunas de detectores	1 a 4
TCC com dupla fonte de energia (*dual source*)	1 a 8
Angiografia coronariana diagnóstica	5 a 10
Cintilografia miocárdica (sestamibi)	13 a 16
Cintilografia miocárdica (tálio)	35 a 40

- Na ausência de contraindicações, betabloqueadores (p. ex., metoprolol por via oral e/ou intravenosa) e ivabradina (por via oral). Outra medicação utilizada rotineiramente é o nitrato, permitindo melhor análise luminal após vasodilatação coronariana.
- Há outras variáveis relacionadas ao paciente que podem afetar a acurácia do exame, como obesidade, dificuldade em fazer apneia, obedecer a comandos por alguma alteração cognitiva ou elevação dos membros superiores. A presença desses fatores deve ser levada em consideração na indicação do método, pesando-se os riscos e benefícios.
- O meio de contraste utilizado é o iodado, preferencialmente sua forma não iônica e de baixa osmolaridade, pelo menor risco de reações alérgicas e nefrotoxicidade. O volume utilizado é usualmente cerca de 70-120 mL, dependendo do biotipo do paciente, necessidade de avaliação de enxertos cirúrgicos e da tecnologia do tomógrafo.

Aparelhos de tomografia

- O rápido desenvolvimento tecnológico vem permitindo a fabricação de tomógrafos com elevada resolução temporal e espacial, além da criação de novas técnicas de pós-processamento de imagens. Os aparelhos mais modernos possuem melhor resolução espacial, aproximando-se da angiografia invasiva (0,4 mm *vs.* 0,1-0,2 mm). A resolução temporal na TCC ainda está aquém, mas vem permitindo diminuição do tempo de aquisição (apenas em um batimento cardíaco, no caso da TCC com 320 detectores ou com dupla fonte de energia), dos artefatos de movimento, da dose de radiação e do volume de contraste. Atualmente, recomenda-se a realização de TCC em aparelhos de pelo menos 64 colunas de detectores (64, 128, 160, 256, 320).

Valor diagnóstico

- No pronto-socorro, quando o paciente é admitido com dor torácica e probabilidade clínica baixa e intermediária de síndrome coronariana aguda, a TCC possui grande valor (Tabela 2).
- Nessa situação, quando comparada com a angiografia invasiva, a TCC apresenta valor preditivo negativo de 100% na maioria dos estudos da literatura, evidenciando seu papel incontestável na exclusão de estenose coronariana significativa (> 50%) (Figura 2).
- Já o valor preditivo positivo costuma ser menor, o que reflete a tendência da TCC em superestimar estenoses, sobretudo em situações de vasos de menor calibre (< 1,5 mm), bifurcações e placas densamente calcificadas (Figuras 3, 4 e 5).

Prognóstico

- Protocolos de dor torácica que utilizam a TCC se mostram também extremamente seguros, com excelente prognóstico no acompanhamento evolutivo, sobretudo nos pacientes sem placa aterosclerótica.
- Dois estudos observacionais prospectivos seguiram mais de 300 pacientes admitidos por dor torácica no pronto-socorro e libe-

TABELA 2 Acurácia da TCC para diagnosticar estenose coronariana significativa em pacientes com dor torácica na emergência

Autor	Revista	Risco	N	Estenose	Sen	Esp	VPP	VPN
Hoffmann	*Circulation*, 2006	Todos	103	> 50%	100	85	47	100
Meijboom	*JACC*, 2007	Todos	254	> 50%	96	88	65	99
Rubinshtein	*Circulation*, 2007	Intermediário	58	> 50%	100	92	87	100
Goldstein	*JACC*, 2007	Baixo	99	> 70%	98	95	67	100
Hoffmann	*JACC*, 2009	Baixo	368	> 50%	100	54	17	100
Maffei	*Heart*, 2010	Baixo/ intermediário	177	> 50%	100	98	92	100

Esp: especificidade; Sen: sensibilidade; VPN: valor preditivo negativo; VPP: valor preditivo positivo.

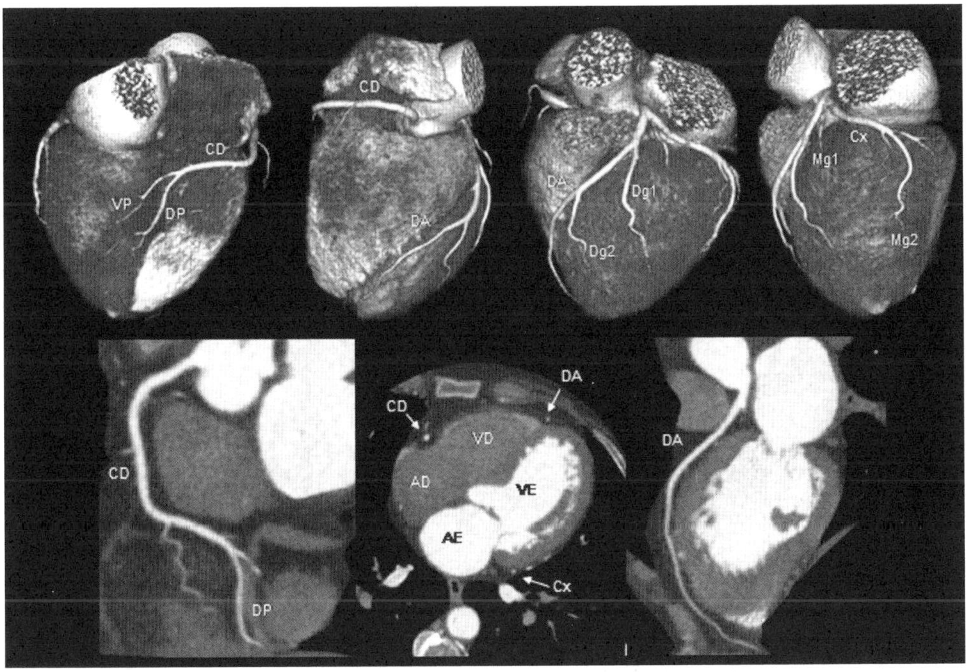

FIGURA 2 Angiotomografia de coronárias com reconstrução tridimensional, multiplanar e axial de um paciente sem ateromatose coronariana.
AD: átrio direito; AE: átrio esquerdo; CD: coronária direita; Cx: circunflexa; DA: descendente anterior; DP: descendente posterior; Mg: marginal; VD: ventrículo direito; VE: ventrículo esquerdo; VP: ventricular posterior.

rados após resultado de TCC com ausência de estenose coronariana significativa. Todos os pacientes apresentavam dor torácica maior > 5 minutos, ECG não diagnóstico e troponina negativa. Após 6 e 24 meses de seguimento, não houve óbito, infarto ou revascularização miocárdica.

- O ACRIN-PA (*American College of Radiology Imaging Network*), estudo multicêntrico randomizado mostrou que nenhum dos 640 pacientes com dor torácica, probabilidade baixa ou intermediária de síndrome coronariana e TCC sem estenose significativa apresentou eventos cardio-

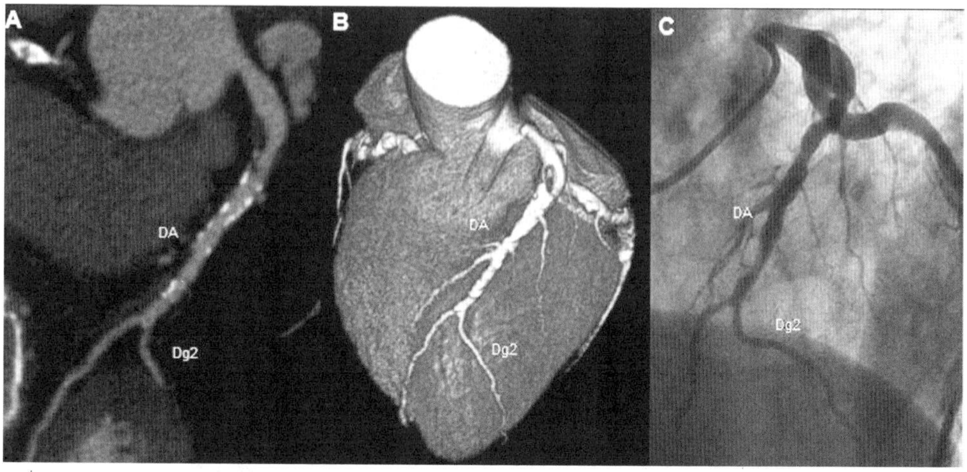

FIGURA 3 A, B: Angiotomografia de coronárias com reconstrução multiplanar e tridimensional de um paciente com placas mistas, predominantemente calcificadas, na artéria descendente anterior. C: Angiografia coronariana invasiva confirmando a ausência de estenose significativa.
DA: descendente anterior; Dg: diagonal.

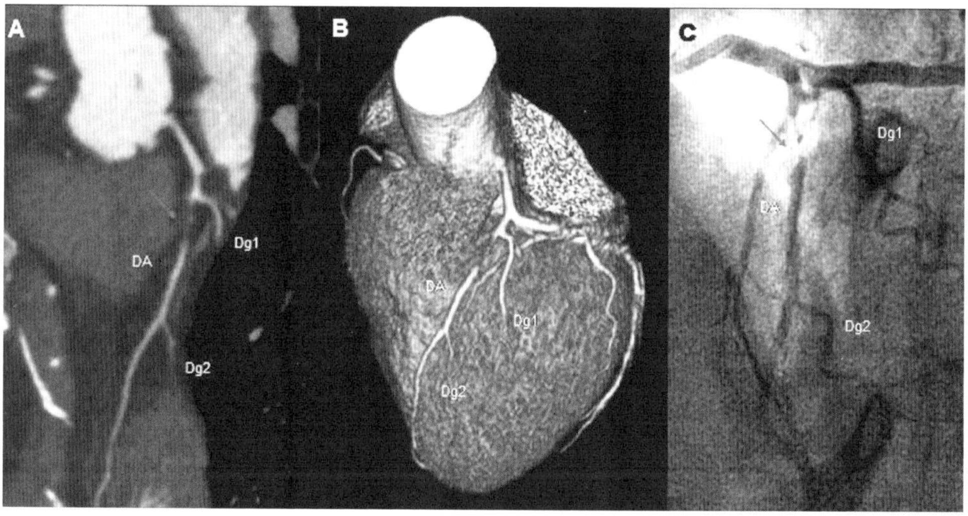

FIGURA 4 A, B: Angiotomografia de coronárias com reconstrução multiplanar e tridimensional de um paciente com placa não calcificada na artéria descendente anterior. C: Angiografia coronariana invasiva confirmando presença de estenose significativa.
DA: descendente anterior; Dg: diagonal.

vasculares maiores (MACE) no seguimento de 30 dias.

- O ROMICAT-II (*Rule Out Myocardial Infarction/Ischemia Using Computer Assisted Tomography*), estudo randomizado com 1.000 pacientes em nove hospitais nos Estados Unidos, avaliando também tempo de permanência hospitalar e custo, mostrou prognóstico excelente e semelhante entre os grupos submetidos à TCC ou à

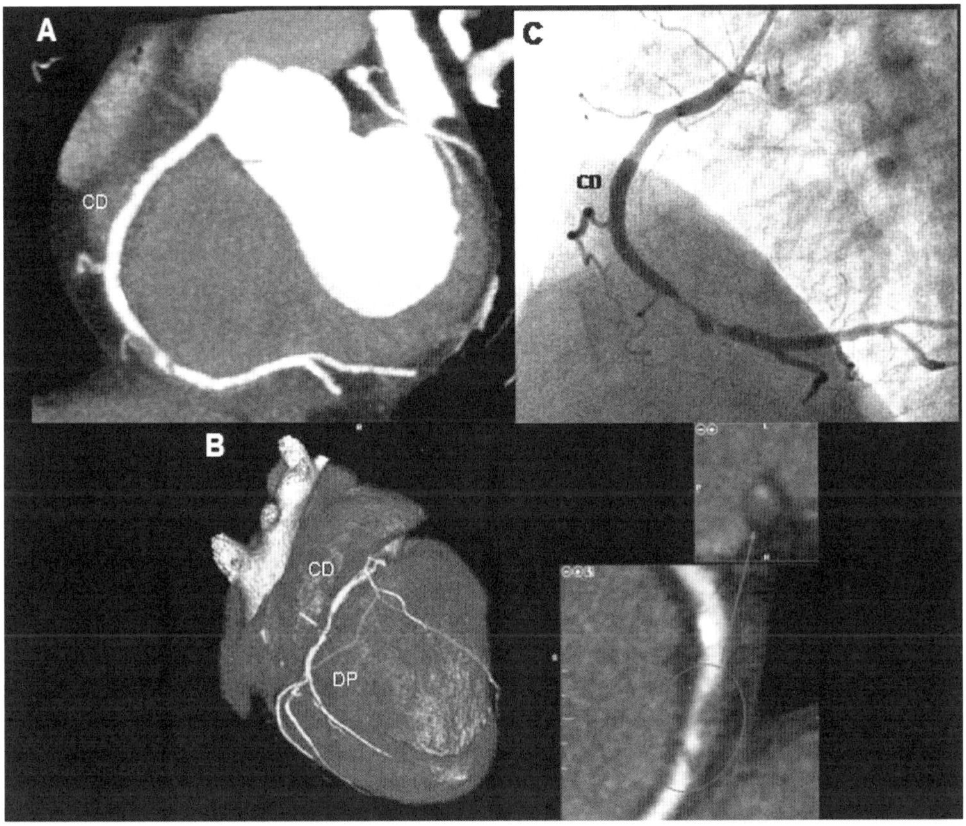

FIGURA 5 A, B: Angiotomografia de coronárias com reconstrução multiplanar e tridimensional de um paciente com placa mista na artéria coronária direita. C: Angiografia coronariana invasiva confirmando presença de estenose significativa.
CD: coronária direita; DP: descendente posterior.

abordagem tradicional, após seguimento de 28 dias.

- Dados de prognóstico de longo prazo ainda são limitados. Entretanto, o estudo clínico CATCH (*Cardiac CT in the Treatment of Acute Chest Pain*) mostrou menor risco de eventos no grupo de pacientes que realizou TCC quando comparado à estratégia de cuidado padrão após 1 ano e meio de acompanhamento (HR 0,62, p = 0,04).

Custo-efetividade

- Além de consistente e segura, a TCC tem se mostrado custo-efetiva. Nos últimos grandes estudos randomizados (CT-STAT, ACRIN-PA e ROMICAT II), que avaliaram um número superior a 3.000 pacientes, foram mostrados melhora da eficiência na tomada de decisões clínicas e redução de mais de 50% do tempo de permanência no setor de emergência e de quase 40% do custo.
- No estudo clínico CT-STAT (*Systematic Triage of Acute Chest Pain Patients to Treatment*), o tempo até o diagnóstico do braço que fez TCC foi metade do que utilizou tomografia computadorizada com emissão de fóton único (SPECT), resultando em uma redução média de custos de 680 dólares por paciente.

Triplo descarte

- Os dados em relação ao uso da tomografia no triplo descarte (síndrome coronária aguda, embolia pulmonar e dissecção de aorta) são insuficientes para indicação na rotina clínica, podendo ser útil apenas em casos selecionados.
- O estudo CAPTURE (*Chest Discomfort in the Emergency Department*) randomizou pacientes com dor ou desconforto torácico inespecífico para o triplo descarte e protocolos tradicionais, comparando o seu desempenho. Não houve redução de tempo de internação, custo ou necessidade de exame adicional. Além disso, a acurácia foi semelhante entre as duas estratégias e os pacientes submetidos ao triplo descarte receberam maior dose de contraste e radiação.

Miocardite

- Em pacientes com suspeita de miocardite, a TCC pode ser utilizada no diagnóstico diferencial de síndrome coronariana aguda naqueles pacientes com probabilidade clínica baixa e intermediária.

Perspectivas futuras

- A possibilidade de avaliação anatômica e funcional coronária (seja perfusão miocárdica com estresse farmacológico ou por FFR-CT) em um único exame e de forma não invasiva é extremamente atrativa na prática clínica, fazendo parte das principais linhas de pesquisa em tomografia, com resultados animadores. A perfusão pode identificar territórios realmente isquêmicos e diminuir os resultados falsos positivos da angiografia por TCC, sobretudo nos casos de placas densamente calcificadas.
- Confirmando resultados de estudos unicêntricos prévios, o CORE 320 (*Coronary Artery Evaluation Using 320-Row Multidetector CT Angiography*) foi publicado e realizado em 16 centros de oito países (incluindo Brasil). Os resultados mostraram excelente desempenho diagnóstico da angiografia por TCC quando associado à perfusão na investigação de doença arterial coronariana crônica, tendo como padrão-ouro a angiografia invasiva associada ao SPECT.
- Estudos têm demonstrado o benefício diagnóstico da realização da FFR-CT em pacientes com dor torácica aguda, que realizam TCC na emergência e apresentam estenose coronariana entre 40 e 90%, particularmente quando a lesão é mais proximal. Em um registro de 555 pacientes atendidos na emergência, a alta-hospitalar sem revascularização miocárdica de pacientes com FFR-CT negativa foi associada a incidência zero de MACE no acompanhamento de 90 dias.

QUAL É A ROTINA NA EMERGÊNCIA DO INCOR?

- A TCC está disponível para uso de rotina em pacientes da Unidade de Emergência do InCor durante a semana, no período diurno.
- Antes de sua realização, os pacientes em avaliação de dor torácica realizam a coleta de exames e aguardam ao menos a primeira dosagem de marcadores de necrose miocárdica em tempo hábil e a função renal. Em caso de alteração significativa em algum desses exames, a TCC é imediatamente cancelada.
- A TCC faz parte do protocolo de dor torácica da Unidade de Emergência do InCor. Pacientes com probabilidade pré-teste baixa ou intermediária da dor torácica ser secundária a doença obstrutiva coronariana, são frequentemente encaminhados para o exame.
- Consideramos que o paciente ideal para realização do exame é aquele com menor possibilidade de calcificação coronária significativa, com poucos fatores de risco e doença aterosclerótica não conhecida (Figura 1).
- Os exames são realizados em um aparelho de 320 colunas de detectores. A FC alvo para melhor acurácia do método é de 60 bpm. Pacientes com FC > 70 bpm recebem metoprolol VO

(50-100 mg) e/ou ivabradina 5-15 mg VO uma hora antes do exame e, entre 60-70 bpm, recebem metoprolol EV (até 15 mg) na sala do exame, se não houver contraindicações. Administra-se também dinitrato de isossorbida (2,5-5,0 mg SL) imediatamente antes do exame.

- O meio de contraste utilizado é iodado não iônico de baixa osmolaridade (370 mg/dL), geralmente 70 mL.
- A realização da TCC no Serviço de Radiologia tem permitido a rápida avaliação de dor torácica e a alta hospitalar com segurança de inúmeros pacientes diariamente.
- Além disso, também utilizamos de rotina a TCC em casos suspeitos de miocardite ou pericardite que não foram submetidos à cineangiocoronariografia.
- Em casos específicos de avaliações de enxertos coronários e reestenoses de *stents*, a TCC também tem auxiliado o setor de Emergência, por vezes sem necessidade de realizar estudo invasivo.
- Conforme comentado em capítulo específico, a TCC vem sendo usada em nosso meio na avaliação pré-operatória de alguns pacientes valvares, principalmente jovens e com poucos fatores de risco para doença aterosclerótica.
- Por último, tem sido rotina recente do Serviço a utilização da TCC em pacientes com taquicardias supraventriculares que se queixam de dor torácica atípica ou que apresentam discreta elevação de marcadores de necrose miocárdica após reversão do ritmo. Tal abordagem tem evitado substancialmente a indicação de cineangiocoronariografia.

BIBLIOGRAFIA RECOMENDADA

1. Gulati M, Levy PD, Mukherjee D, Amsterdam E, Bhatt DL, et al. 2021 AHA/ACC/ASE/CHEST/SAEM/SCCT/SCMR Guideline for the evaluation and diagnosis of chest pain: a report of the American College of Cardiology/American Heart Association Joint Committee on Clinical Practice Guidelines. Circulation. 2021;144(22):e368-e454.
2. Rochitte CE, Pinto IM, Fernandes JL, Filho CF, Jatene A, Carvalho AC, et al. I Diretriz de ressonância e tomografia cardiovascular da Sociedade Brasileira de Cardiologia; 2006;87(3):e60-100.
3. Chinnaiyan KM, Boura JA, DePetris A, Gentry R, Abidov A, Share DA, et al; Advanced Cardiovascular Imaging Consortium Coinvestigators. Progressive radiation dose reduction from coronary computed tomography angiography in a statewide collaborative quality improvement program: results from the Advanced Cardiovascular Imaging Consortium. Circulation Cardiovascular Imaging. 2013; 6(5):646-54.
4. Amsterdam EA, Kirk JD, Bluemke DA, Diercks D, Farkouh ME, Garvey JL, et al. Testing of low-risk patients presenting to the emergency department with chest pain: a scientific statement from the American Heart Association. Circulation. 2010;122(17):1756-76.
5. Hoffmann U, Truong QA, Schoenfeld DA, Chou ET, Woodard PK, Nagurney JT, et al; ROMICAT-II Investigators. Coronary CT angiography versus standard evaluation in acute chest pain. N Engl J Med. 2012;367(4):299-308.
6. Goldstein JA, Chinnaiyan KM, Abidov A, Achenbach S, Berman DS, Hayes SW, et al; CT-STAT Investigators. The CT-STAT (Coronary Computed Tomographic Angiography for Systematic Triage of Acute Chest Pain Patients to Treatment) trial. J Am Coll Cardiol. 2011;58(14):1414-22.
7. Linde JJ, Hove JD, Sorgaard M, et al. Long-term clinical impact of coro-nary CT angiography in patients with recent acute-onset chest pain: the randomized controlled CATCH trial. J Am Coll Cardiol Img. 2015;8:1404-13.
8. Litt HI, Gatsonis C, Snyder B, Singh H, Miller CD, Entrikin DW, et al. CT angiography for safe discharge of patients with possible acute coronary syndromes. N Engl J Med. 2012;366(15):1393-403.
9. Rochitte CE, George RT, Chen MY, Arbab-Zadeh A, Dewey M, Miller JM, et al. Computed tomography angiography and perfusion to assess coronary artery stenosis causing perfusion defects by single photon emission computed tomography: the CORE320 study. Eur Heart J. 2014;35(17):1120-30.
10. Chinnaiyan KM, Safian RD, Gallagher ML, et al. Clinical use of CT-derived fractional flow reserve in the emergency department. J Am Coll Cardiol Img. 2020;13:452 61.
11. Rogers IS, Banerji D, Siegel EL, Truong QA, Ghoshhajra BB, Irlbeck T, et al. Usefulness of comprehensive cardiothoracic computed tomography in the evaluation of acute undifferentiated chest discomfort in the emergency department (CAPTURE). Am J Cardiol. 2011;107(5):643-50.

5

Ressonância magnética cardíaca

Debora Yuri Moura Nakamura
Antonildes Nascimento Assunção Júnior
Carlos Eduardo Rochitte

OBSERVAÇÕES GERAIS BASEADAS EM EVIDÊNCIAS

Introdução

- A ressonância magnética cardíaca (RMC) é um método de imagem atualmente utilizado para diagnosticar as cardiomiopatias (CMP). Sob alguns aspectos a RMC é considerada a técnica de referência para o diagnóstico e prognóstico de CMP, como p. ex. na avaliação da função ventricular direita e esquerda e na detecção e quantificação da fibrose miocárdica focal e difusa (intersticial).
- Uma das sequências mais importantes realizada nesse exame é o realce tardio miocárdico (RTM), que permite identificar áreas de fibrose miocárdica. Nesta aquisição de imagem, é utilizado um contraste baseado no gadolínio, um metal paramagnético que diminui os tempos de relaxamento T1 e T2. O gadolínio é um contraste extracelular e por isso não penetra nos miócitos normais, atingindo apenas o espaço extracelular. O RTM é adquirido após 10-20 minutos da injeção de gadolínio. A área de tecido miocárdico doente ou lesado apresenta eliminação mais lenta do contraste por causa da expansão do espaço extracelular, mais significativamente do componente intersticial, gerando imagens brancas que contrastam com as imagens escuras do miocárdio normal.
- No infarto miocárdico por doença arterial coronária, o aumento importante do espaço extracelular, por necrose na fase aguda e por fibrose de reparação no infarto crônico, leva a importante aumento da concentração do gadolínio nessas regiões e consequente aumento da intensidade de sinal. Assim, essas áreas de infarto aparecem intensamente brancas, podendo ser subendocárdicas ou transmurais, o que terá implicações diretas na viabilidade miocárdica.
- Nas CMP não isquêmicas, a expansão do espaço extracelular é resultado do aumento de fibras colágenas causado pela fibrose reativa (valvopatias, hipertrofia ventricular e envelhecimento), de reparação (infarto, miocardites, tóxicas) ou infiltrativas (amiloidose, Anderson-Fabry).
- A Figura 1 mostra um esquema que demonstra os padrões de RTM no infarto miocárdico e nas CMP não isquêmicas.

Ressonância magnética cardíaca na emergência

- Um dos principais papéis da RMC no serviço de pronto-socorro é o diagnóstico de doenças isquêmicas, viabilidade miocárdi-

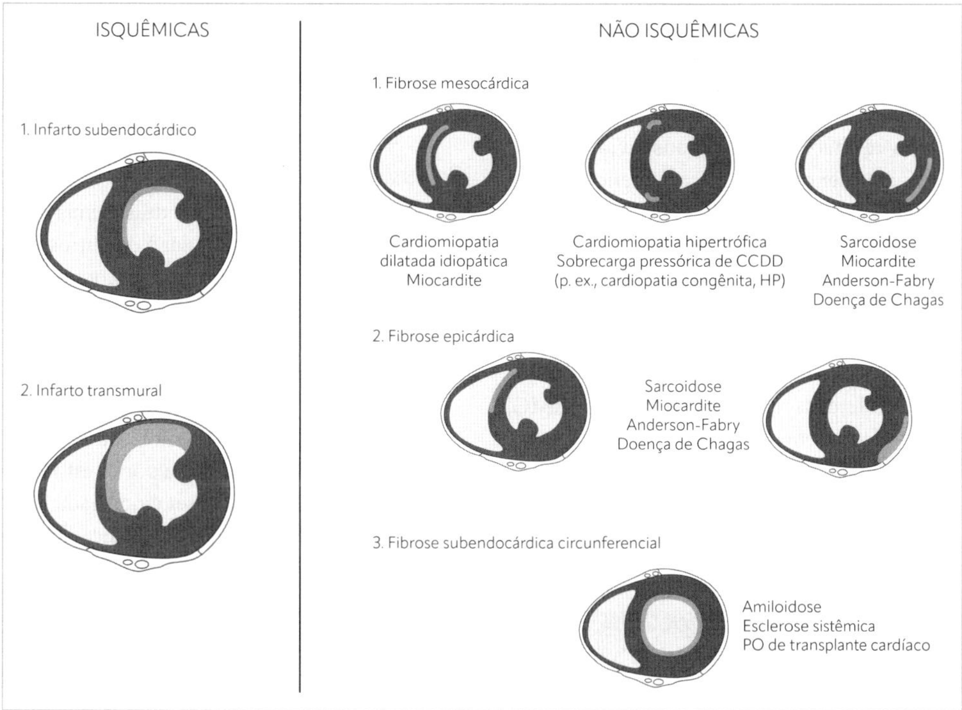

FIGURA 1 Padrões de realce tardio miocárdico por ressonância magnética cardíaca (RMC) nas cardiomiopatias isquêmicas e não isquêmicas.
CCDD: câmaras cardíacas direitas; HP: hipertensão pulmonar.

ca e diagnósticos diferenciais de dor torácica. Neste capítulo, focaremos nestes aspectos das CMP específicas a seguir.

Cardiomiopatia isquêmica

Viabilidade miocárdica

- Miocárdio viável é definido como qualquer região com grande potencial de recuperação contrátil após revascularização coronariana, sendo sua identificação de grande importância na tomada de decisões terapêuticas.
- A identificação da presença de infarto, com quantificação da massa de fibrose, e a caracterização de sua complexidade podem estratificar esses indivíduos quanto ao risco de morte súbita por taquiarritmias ventriculares, assim como selecionar aqueles com maior benefício para cardiodesfibrilador implantável e ressincronizador cardíaco.
- Atualmente, a RMC é considerada o método padrão-ouro para a avaliação de viabilidade, por meio da técnica de RTM. A validação dessa técnica já foi feita em vários estudos anatomopatológicos. Estudos comparativos revelaram resultados dessa técnica semelhantes à tomografia por emissão de pósitrons (PET) e superiores à tomografia computadorizada por emissão de fóton único (SPECT) com tálio, com a vantagem da RMC não submeter o paciente à radiação ionizante, além de possuir aquisição mais rápida e com menor custo.
- A extensão transmural é indicadora do potencial de recuperação contrátil de uma determinada região infartada. Após a revascularização, os segmentos miocárdicos

com extensão de infarto maior que 50% de sua área (transmural) apresentam baixa taxa de recuperação contrátil (Figura 2). O melhor preditor de melhora da função cardíaca global é a ausência de RTM ou a presença de áreas com menos de 25% de transmuralidade. Por isso, na avaliação de viabilidade pela RMC, segmentos com área de fibrose maiores que 50% não são considerados viáveis.

- Outra aplicabilidade dessa técnica consiste na capacidade de detectar áreas de obstrução microvascular (no-reflow). Na RMC, esse fenômeno é determinado pela visualização de uma área subendocárdica de hipossinal (escura) no interior da área de infarto miocárdico (Figura 2). A presença de obstrução microvascular está associada a remodelamento ventricular adverso e é comprovadamente um preditor independente de pior prognóstico.

Perfusão miocárdica

- A metodologia da pesquisa de isquemia miocárdica pela RMC é similar à de outros métodos perfusionais miocárdicos, com análise do miocárdio sob efeito de estresse farmacológico vasodilatador e no repouso. O estresse normalmente utilizado para avaliação da perfusão miocárdica é obtido pela infusão de adenosina ou dipiridamol. A dobutamina, apesar de menos usada por questões de logística, também pode ser empregada, avaliando-se a motilidade miocárdica de ma-

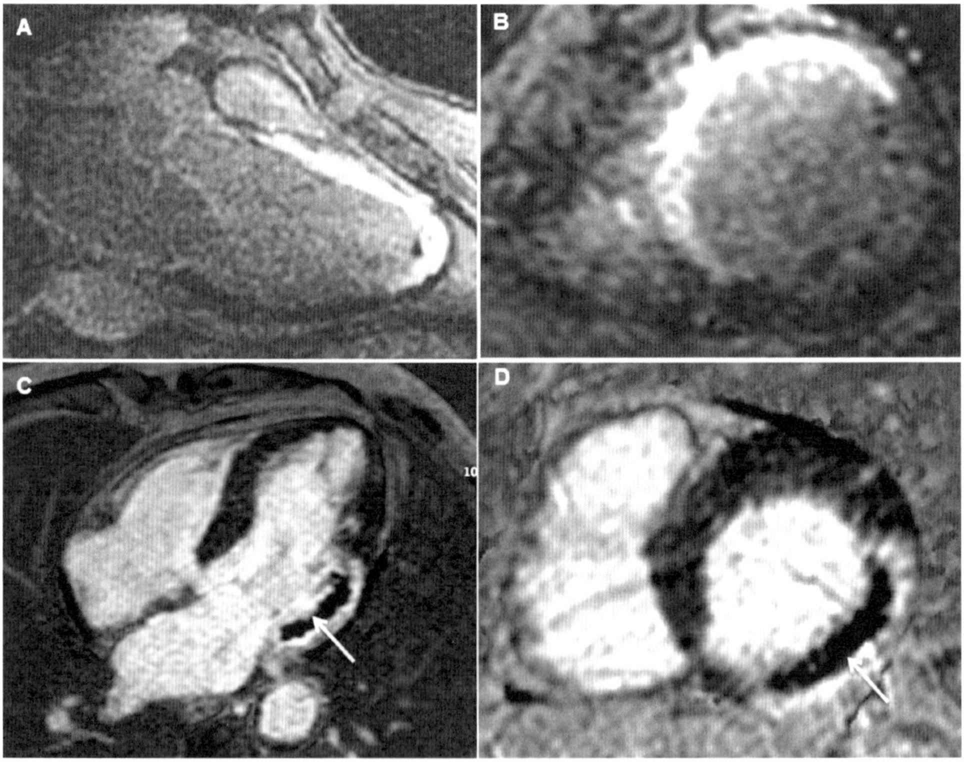

FIGURA 2 Imagens de realce tardio miocárdico por ressonância magnética cardíaca (RMC), com infarto em parede anterior e septal, sem viabilidade (A e B). Na linha de baixo observa-se infarto sem viabilidade associado à obstrução microvascular ou *no-reflow* (área escura indicada pela seta) nos segmentos inferior e inferolateral (C e D).

neira análoga ao ecocardiograma de estresse e também à perfusão miocárdica.

- As imagens da perfusão miocárdica após o estresse farmacológico são obtidas na primeira passagem do contraste (gadolínio). As sequências de aquisição na RMC possibilitam a obtenção de múltiplos cortes (pelo menos 3 eixos curtos – basal, médio e apical), a cada 1 ou 2 batimentos cardíacos e repetidos em várias fases, durante aproximadamente 1 minuto, possibilitando a visualização da chegada e da passagem do gadolínio pelas cavidades ventriculares e depois pelo miocárdio (Figura 3).
- A avaliação de isquemia com RMC possui dois grandes atrativos em relação a outros métodos: ausência de radiação ionizante e alta resolução espacial. Essa última possibilita uma análise precisa não somente da perfusão miocárdica, mas também da contratilidade e fibrose miocárdica – alterações envolvidas na doença isquêmica do coração.
- Sua validação clínica é suportada por robustas evidências. Na Tabela 1, observa-se a boa correlação da RMC com dados da angiografia coronariana convencional.
- Quando comparada diretamente com outros métodos diagnósticos não invasivos, a RMC apresenta também excelente desempenho. De uma maneira geral, trabalhos comparando a RMC com SPECT têm mostrado performance semelhante.
- O valor prognóstico da RMC já foi também demonstrado em vários trabalhos. Recente metanálise com 15 estudos envolvendo um total de 11.636 pacientes e seguimento médio de 32 meses mostrou, em pacientes com RMC estresse-negativa, taxas anuais muito baixas de morte por evento cardiovascular e infarto do miocárdio, 0,3 e 0,4%, respectivamente.
- Quando comparados os campos magnéticos (1,5 T *vs.* 3,0 T), os aparelhos de RMC com campo de 3,0 T apresentam resultados

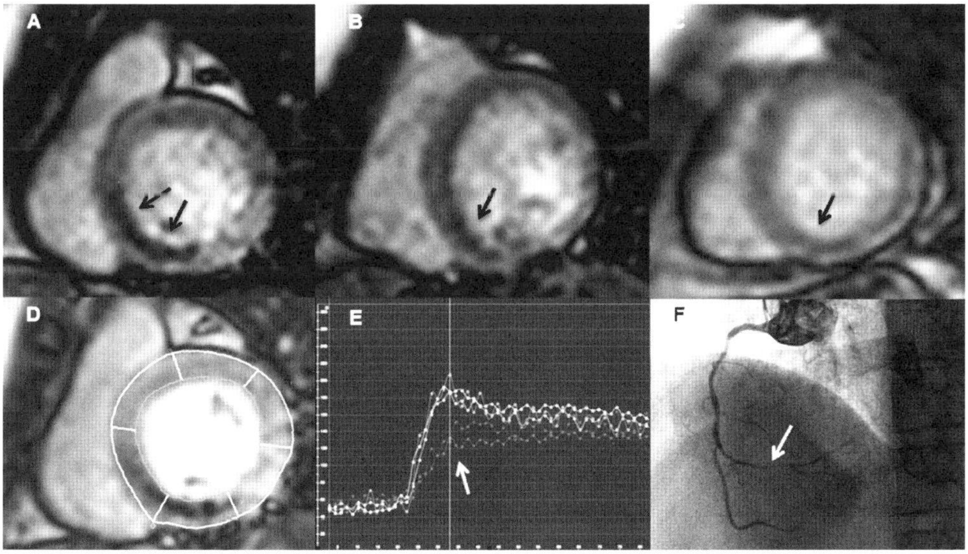

FIGURA 3 Imagens de perfusão miocárdica de primeira passagem durante estresse com dipiridamol por ressonância magnética cardíaca (RMC) (A, B e C), mostrando isquemia nos segmentos inferior e inferosseptal médio e basal e inferior apical. Abaixo, análise das curvas de intensidade de sinal por segmentos (D e E), com a seta em E indicando os segmentos isquêmicos (com menor intensidade de sinal na primeira passagem) e imagem do cateterismo cardíaco mostrando artéria coronária direita (CD) subocluída no terço distal (F).

TABELA 1 Principais estudos que avaliaram a acurácia da ressonância magnética em identificar doença obstrutiva coronariana significativa, utilizando como o padrão-ouro a angiografia coronariana

Estudo	Publicação	n°	Campo	Estressor	Estenose	Sens	Esp
Wolf, 2004	Circulation	99	1,5 T	Adenosina	> 70%	93	75
Jahnke, 2006	Radiology	40	1,5 T	Dobutamina	> 50%	82	87
Paetsch, 2006	Eur Heart J	150	1,5 T	Dobutamina	> 50%	78	87
Cheng, 2007	J Am Coll Cardiol	61	1,5 T	Adenosina	> 50%	90	67
Klem, 2008	JACC Cardiovasc Imaging	136	1,5 T	Adenosina	> 70%	84	88
Bernhardt, 2009	JACC Cardiovasc Imaging	477	1,5 T	Adenosina	> 70%	94	87
Mello, 2011	Eur J Radiol	56	1,5 T	Dipiridamol	> 70%	92	84
Hamdan, 2011	JACC Cardiovasc Imaging	110	3,0 T	Adenosina	> 50%	81	84
Greenwood, 2012	Lancet	628	1,5 T	Adenosina	> 70%	86	83
Ebersberger, 2013	Eur Heart J Card Imaging	116	3,0 T	Adenosina	> 75%*	89	95
Bettencourt, 2013	J Am Coll Cardiol	101	1,5 T	Adenosina	Suboclusão*	89	88

*Lesões intermediárias com FFR ≤ 0,8 também foram incluídas.

superiores. A especifidade e a sensibilidade da RMC 3,0 T foi superior a 1,5 T em identificar estenoses coronarianas ≥ 50% (90 3 75% e 84,4 3 75%, respectivamente) e ≥ 70% (88 3 80% e 96,3 3 88,9%, respectivamente).

Cardiomiopatias não isquêmicas

Miocardite

- A miocardite pode se apresentar em um serviço de pronto-atendimento como dor precordial, arritmias e insuficiência cardíaca, sendo, portanto, um importante diagnóstico diferencial.
- A RMC na miocardite pode contribuir com o diagnóstico e o prognóstico na avaliação da função ventricular e da caracterização tecidual detalhada nas fases aguda, subaguda ou crônica da miocardite, com as técnicas a seguir:
  - Cinerressonância: esta sequência avalia a contratilidade miocárdica global, segmentar e função ventricular.
  - T2 edema (*triple IR spin-eco* rápido): esta sequência caracteriza o edema no miocárdio causado pela lesão aguda/subaguda da miocardite. O miocárdio com edema apresenta maior intensidade no sinal, isto é, brilha mais do que o miocárdio normal (Figura 4).
  - Realce miocárdico precoce: o edema é causado por extravasamento capilar e hiperemia do miocárdio, por isso, pode ser avaliado no realce precoce (imagens adquiridas nos primeiros minutos após a injeção e gadolínio). Compara-se a intensidade de sinal do miocárdio pré e pós-contraste e se compara com o músculo esquelético dentro da própria imagem. Essa sequência apresenta qualidade de imagem variável e as técnicas não estão padronizadas, assim, geralmente, não se encontra nos protocolos de miocardite na maioria dos serviços de RMC.
  - RTM: permite avaliar regiões de lesão miocárdica irreversível (fibrose). Sequência adquirida 10-20 minutos após in-

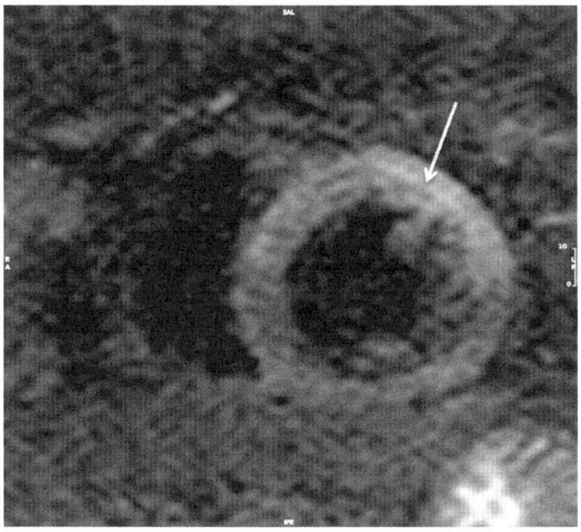

FIGURA 4 Sequência *spin-eco* pesada em T2 para avaliar edema: a seta indica área de edema miocárdico causado por processo inflamatório agudo.

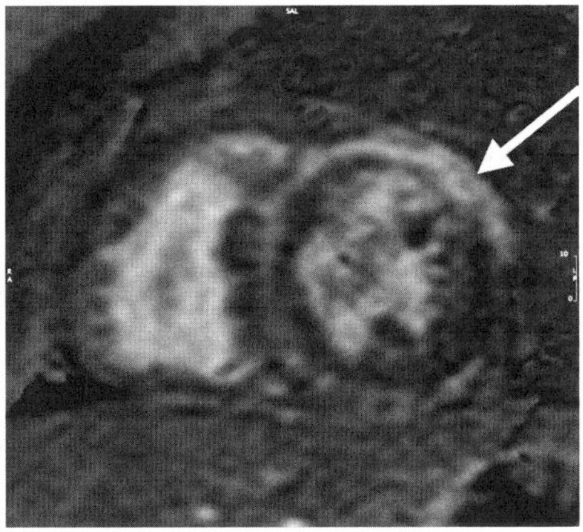

FIGURA 5 Realce tardio miocárdico na miocardite: a seta indica a área de fibrose miocárdica.

jeção de contraste baseado em gadolínio. O miocárdio tem o sinal anulado e, assim, apresenta-se escuro; e a fibrose se apresenta realçada, e de intensidade branca na imagem (Figura 5). O padrão do RTM caracteriza-se como um realce multifocal mesoepicárdico, geralmente poupando o subendocárdio. São áreas heterogêneas, esparsas e não respeitam territórios coronarianos.
- Mapa T1: avalia o volume extracelular e é útil quando o acometimento miocárdico é difuso.

- Os critérios diagnósticos de miocardite pela RMC (Lake Louise atualizado) incluem presença de achados positivos de edema e necrose/fibrose miocárdica, avaliados da seguinte forma:
  1. Edema miocárdico:
     - Na sequência ponderada em T2, aumento de intensidade de sinal regional do VE (análise visual) ou global (relação miocárdio/músculo esquelético > 2); ou
     - No mapeamento T2, aumento dos tempos de T2 nativo regional ou global.
  2. Necrose/fibrose miocárdica:
     - No realce tardio, presença de fibrose focal, com distribuição não isquêmica (mesocárdica e/ou epicárdica); ou
     - No mapeamento T1, aumento regional ou global do ECV; ou aumento do T1 nativo (pode significar também edema, hiperemia ou extravasamento capilar).
- Quando presentes, os seguintes critérios possuem maior poder de discriminação: mapeamento T1 + realce tardio (AUC 0.96) e mapeamento T2 + realce tardio (AUC 0.9).
- A presença de RTM foi preditora de morte por todas as causas ou morte cardíaca no seguimento de pacientes após miocardite aguda viral. Houve forte tendência para predição de morte súbita, sendo que todos os pacientes que apresentaram morte súbita no seguimento apresentavam fibrose miocárdica pela RMC. Novos estudos são necessários para estabelecer o papel da RMC na avaliação de prognóstico e acompanhamento desses pacientes.
- Recomendações do uso de RMC na miocardite de acordo com a última Diretriz de Miocardites da Sociedade Brasileira de Cardiologia: 1) suspeita de miocardite aguda com elevação de marcadores de necrose miocár-

dica e coronárias normais (classe I, nível de evidência B); cardiomiopatia dilatada e suspeita clínica de miocardite > 6 meses de evolução (classe I, nível de evidência B); reavaliação em até 4 semanas em pacientes com miocardite e risco prognóstico intermediário/alto (classe IIa, nível de evidência B).

Doenças pericárdicas

- As sequências para avaliação do pericárdio são as seguintes:
  - *Fast spin-eco* com sangue escuro ponderadas em T1 e T2 que cubram o volume cardíaco em planos perpendiculares entre si (eixos curto e longo [quatro câmaras] do ventrículo esquerdo [VE]) são mais apropriadas para avaliação morfológica.
  - *Fast spin-eco* T2 com STIR são utilizadas para avaliação de edema nas serosas e miocárdio e para avaliar inflamação do pericárdio.
  - Cines com SSFP (precessão livre no estado de equilíbrio) avaliam a função sistólica global e segmentar biventricular e a mobilidade do septo interventricular (movimento paradoxal na constrição).
  - Realce tardio com uso de gadolínio avalia inflamação do pericárdio, miocárdio e massas pericárdicas.
  - A combinação da cine com SSFP, *spin-eco* T1 e T2 permitem a visualização e a caracterização do líquido pericárdico.
- Na sequência *spin-eco* T1, o pericárdio normal é caracterizado como uma linha fina com baixa intensidade de sinal. Está envolta pela gordura epicárdica e mediastinal que geram alta intensidade de sinal. A espessura normal do pericárdio é de no máximo 3 mm. O pericárdio é melhor visualizado nas regiões pré-ventricular direita e apical.
- A RMC permite avaliar quantidade de derrame, sua distribuição no saco pericárdico, características do líquido, se há ou não inflamação do pericárdio e miocárdio associada, sinais de tamponamento, presença de massas pericárdicas e medir espessura do pericárdio (Figura 6).
- O pericárdio é considerado anormal quando apresenta uma espessura maior do que 4 mm. Na sequência de *spin-eco* em T1 e T2, a intensidade do derrame pericárdico varia de acordo com sua natureza: transudatos são

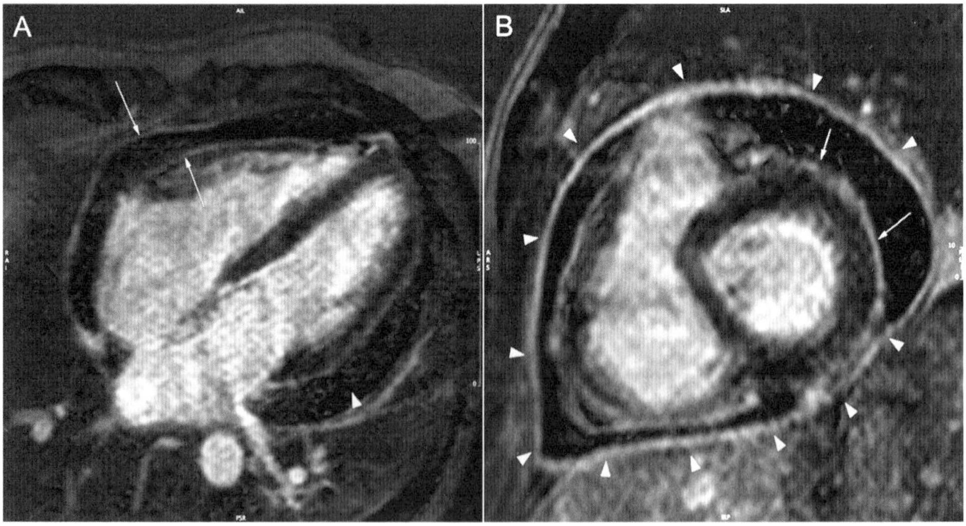

FIGURA 6 A e B: As setas brancas indicam os folhetos pericárdicos espessados e realçados (pericardite). Em A, a ponta de seta indica o derrame pericárdico.

hipointensos em T1 e hiperintensos em T2, com sinal homogêneo. Os exsudatos produzem o efeito inverso devido ao seu conteúdo celular e proteico. A característica dos hematomas varia de acordo com o tempo de hemorragia/sangramento: agudos têm alto sinal em T1; subagudos ou crônicos têm baixo sinal e são heterogêneos em T2.

- A pericardite constritiva é caracterizada por engrossamento, contorno irregular e denteado, calcificação e fibrose do pericárdio, causando diminuição do enchimento cardíaco. Os achados e as sequências são citados a seguir:
  - Cine-RMC: avalia a presença de deformação do ventrículo direito (VD), que pode apresentar forma tubular em conjunto com o VE, e mobilidade diminuída; aumento dos átrios (átrio esquerdo > átrio direito); dilatação da veia cava inferior e das veias hepáticas. Imagens de compressão do VD ou átrio direito podem indicar sinais de importante repercussão hemodinâmica e, se associado a derrame pericárdico, de iminente tamponamento cardíaco.
  - *Cine-tagging*: permite demonstrar a aderência do pericárdio.
  - Cine em *real time*: avalia a contração miocárdica sem apneia, permitindo a análise do acoplamento ventricular.
  - Nas *spin-eco* T1 e T2 e nas cines, há hipossinal devido às calcificações/fibroses (Figura 7).
  - Realce tardio não apresenta hipersinal.

Massas cardíacas e paracardíacas

- Os tumores primários do coração são raros e geralmente as lesões secundárias são as mais frequentes no coração e região paracardíaca. A RMC permite avaliar tamanho, localização, invasão de estruturas vizinhas ou do próprio miocárdio e se há sinais de compressão das cavidades cardíacas.
- A caracterização tecidual é importante para diferenciação de massas neoplásicas de trombos e, em alguns casos, indicar possível etiologia. Nos casos de lipoma ou lipossarcoma, que devido ao seu conteúdo gorduroso apresenta hipersinal em T1 e T2 e pode ser saturado de forma específica pela RMC (técnica de saturação de gordura), pode-se sugerir

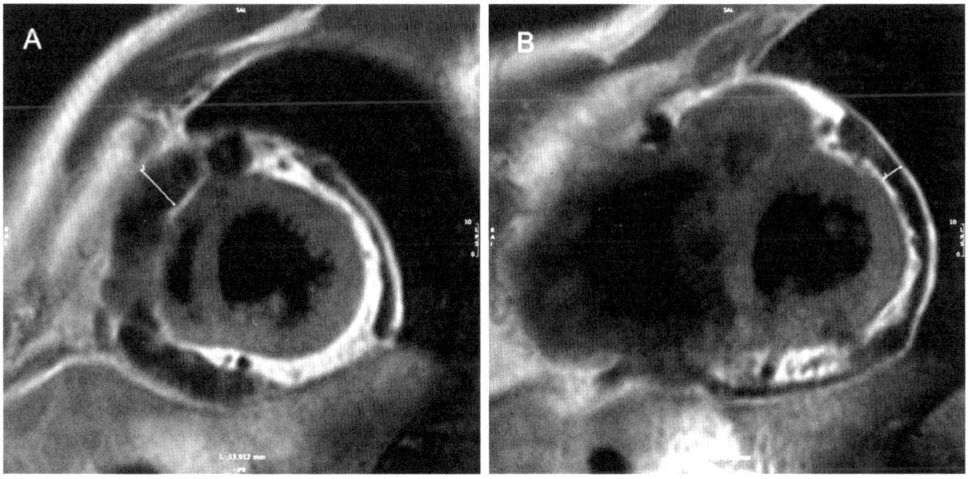

FIGURA 7 A: Sequência *double* IR em que foram medidos 14 mm de espessura do pericárdio. B: Mesma sequência, em que foi medida uma espessura de 6 mm no mesmo pericárdio, porém, em outra topografia.

fortemente a etiologia da massa. A Figura 8 mostra um exemplo de mixoma atrial esquerdo.

Displasia arritmogênica de ventrículo direito

- A cardiopatia arritmogênica de ventrículo direito (CAVD) é uma doença autossômica dominante, com penetrância incompleta e expressão variável, acometendo os desmossomos cardíacos, causando a substituição do tecido miocárdico por tecido fibrogorduroso e sendo uma das causas de morte súbita por arritmia em jovens.
- A RMC permite avaliar contratilidade, função e caracterização tecidual, sendo o método não invasivo preferido para avaliar CAVD (Figura 9).

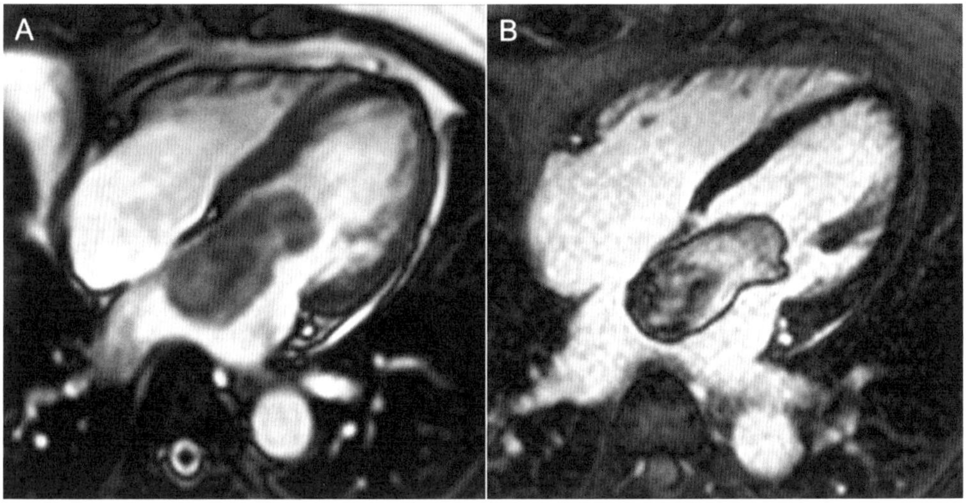

FIGURA 8 Sequência cinerressonância magnética (A) e realce tardio miocárdico (RTM) (B) mostrando um mixoma atrial esquerdo cruzando a valva mitral e causando obstrução da via de entrada do ventrículo esquerdo (VE).

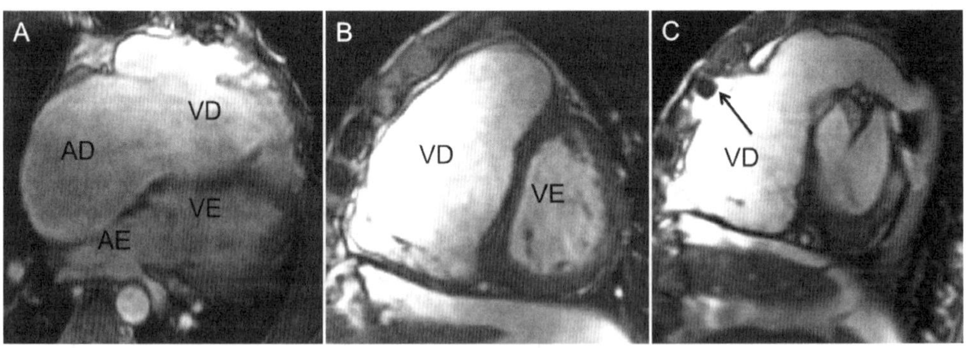

FIGURA 9 Cardiopatia arritmogênica de ventrículo direito (CAVD): sequências em cine SSFP mostrando alteração da morfologia do ventrículo direito (VD). A: Cine quatro câmaras mostrando parede do VD com irregularidades. B: Cine eixo curto caracterizando a dilatação de VD. C: Cine da via de saída do VD mostrando VD bocelado (seta).

- As sequências para avaliação são:
  - Cine SSFP, do tipo precessão livre no eixo longo do VD: sequência para avaliar morfologia, contratilidade regional e global e dilatações do VD.
  - A infiltração gordurosa em T1 apresenta hipersinal.
  - Realce tardio: esta sequência permite avaliar presença de fibrose no VD.
- Os critérios diagnósticos de CAVD pela RMC são:
  - Critérios maiores:
    - Acinesia regional ou discinesia regional do VD ou dissincronia na contração do VD e um dos seguintes:
    - Índice de volume diastólico de VD ≥ 110 mL/m² para homens ou ≥ 100 mL/m² para mulheres.
    - Fração de ejeção de VD ≤ 40%.
  - Critérios menores:
    - Acinesia regional ou discinesia regional do VD ou dissincronia na contração do VD e um dos seguintes:
    - Índice de volume diastólico de VD entre 100-109 mL/m² para homens ou entre 90-99 mL/m² para mulheres.
    - Fração de ejeção de VD entre 41-45%.
- O envolvimento do VE pode ocorrer associadamente ou de forma isolada. Pacientes com arritmia ventricular com origem no VE e realce tardio miocárdico não isquêmico na parede lateral e/ou septo (excluindo a junção) podem apresentar DAVD. Se acometimento apenas do VE, podem se beneficiar de pesquisa de mutação genética para DAVD.
- Uma definição mais ampla de cardiomiopatia arritmogênica vem sendo proposta, com etiologia genética e envolvendo vários genes ligados ao desmossomo, sarcômeros ou funcionais. Esta definição incluiria fenótipos com maior envolvimento do VD, VE ou biventricular. A RMC pode identificar sinais destas formas: fenótipo de VD (semelhante à clássica displasia do VD e mutação do desmossomo – placofilina2- PKP2 mais frequente), fenótipo do VE (mutação da desmoplaquina – DSP mais frequente e com quadros episódicos agudos semelhantes a miocardite viral) e fenótipo biventricular (mutações desmossômicas e não desmossômicas (Titin, LaminA/C).

CMP hipertrófica

- Na RMC, podem-se realizar as seguintes sequências para avaliação:
  - Cines SSFP: permite avaliar grau e local de hipertrofia (avaliar VE e VD), obstrução na via de saída de VE (tanto pela hipertrofia, quanto pela presença de movimento anterior sistólico da valva mitral) ou de VD, função ventricular, número de músculos papilares (podem estar em maior número e hipertrofiados) e presença de aneurismas. Para melhor avaliação das alterações citadas, são feitas cine varredura da via de saída do VE e varredura das quatro câmaras (Figura 10).
  - RTM: esta sequência avalia a presença de fibrose miocárdica e trombos.
- Na sequência de RTM, a fibrose miocárdica pode ou não estar presente (presente em torno de 60% dos casos). Quando presente, a fibrose tem padrão multifocal, não respeitando a anatomia coronariana, podendo atingir as regiões das inserções do VD no VE (padrão junção ventricular) e até mesmo as paredes livres do VD.
- Vários estudos indicam que a presença de fibrose miocárdica e aneurismas nesses pacientes está associada à ocorrência de arritmias e a pior prognóstico.
- Segundo recomendações americanas recentes (AHA), pacientes com CMP hipertrófica não classificados como alto-risco (em que a decisão de implante de CDI é incerta), a RMC pode ser útil para avaliar com melhor acurácia a espessura máxima da hipertrofia, FE, aneurismas apicais e extensão da fibrose miocárdica.

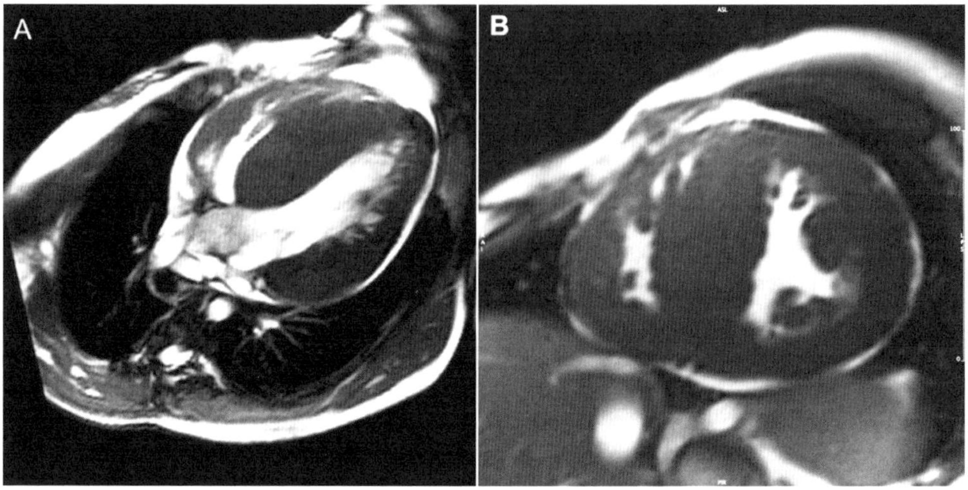

FIGURA 10 A: Cine em eixo longo do ventrículo esquerdo (VE) mostrando hipertrofia septal importante. B: Cine em eixo.

Cardiomiopatia adrenérgica ou de takotsubo

- Trata-se de um diagnóstico diferencial importante das síndromes coronarianas. É mais comum ocorrer em mulheres com história de estresse emocional, ou físico, intenso e recente.
- As sequências na RMC para avaliar takotsubo são:
  - Cines SSFP: esta sequência avalia a contratilidade miocárdica global, segmentar e função ventricular. No caso do takotsubo, é importante avaliar o balonamento e a disfunção apical típicos. Em casos atípicos, a disfunção pode atingir as porções médias ou basais do VE.
  - Triple edema (T2): esta sequência permite avaliar o edema causado pelas alterações inflamatórias no miocárdio, em geral presente na CMP de Takotsubo.
  - RTM: geralmente não há presença de fibrose miocárdica, ou esta é de muito pequena extensão.

Amiloidose cardíaca (CMP restritiva)

- Caracterizada pelo acúmulo de proteínas no interstício miocárdico, levando à disfunção diastólica, causando sintomas de insuficiência cardíaca e/ou arritmias.
- As sequências na RMC para avaliar amiloidose:
  - Cines SSFP: esta sequência avalia a contratilidade miocárdica global, segmentar, função ventricular, espessura miocárdica e dilatação das câmaras cardíacas (dilatação biatrial é comum nas CMP restritivas).
  - Realce tardio: nesta sequência pode haver padrão subendocárdico difuso e circunferencial no VE, podendo acometer VD também, típico da amiloidose. Outra característica desta doença é a dificuldade para escolher o tempo de inversão adequado para anular o sinal do miocárdio normal (Figura 11).

Cardiomiopatia chagásica

- A RMC pode auxiliar no diagnóstico de cardiomiopatia chagásica pela detecção precoce das alterações morfológicas, funcionais e características de realce tardio típico da doença de Chagas.
- A RMC na doença de Chagas:
  - Cine SSFP: esta sequência avalia a contratilidade miocárdica global, segmen-

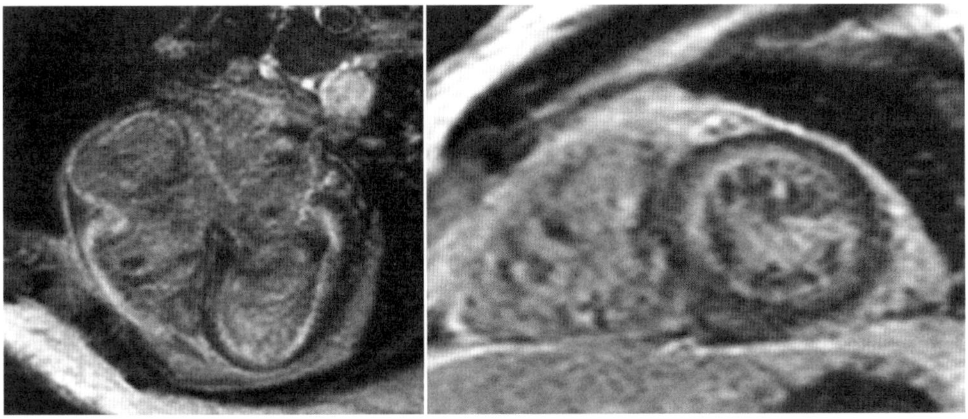

FIGURA 11 Sequência de realce tardio mostrando fibrose miocárdica subendocárdica, característica da amiloidose.

tar, função e dimensões ventriculares. Avalia também alterações morfológicas, como aneurisma apical ("dedo de luva").

- T2 edema (triple IR): sequência que caracteriza melhor o edema no miocárdio causado pela lesão aguda/subaguda da doença de Chagas. O miocárdio com edema apresenta maior intensidade no sinal, isto é, brilha mais do que o miocárdio normal.
- RTM: esta sequência avalia o padrão de fibrose miocárdica. A cardiomiopatia chagásica apresenta padrão de realce não isquêmico que envolve a porção mesoepicárdica da parede inferolateral basal e apical. Alguns pacientes podem apresentar diferentes padrões de realce, incluindo o padrão de realce semelhante ao isquêmico (Figura 12).
- 20% dos pacientes com ecocardiograma normal podem apresentar fibrose miocárdica quando avaliados pela RMC.
- A presença e extensão da fibrose miocárdica se associam com progressão de disfunção ventricular e risco aumentado de eventos cardiovasculares maiores.
- *Cine-tagging*: esta sequência permite avaliar alterações de mobilidade segmentar dos ventrículos.

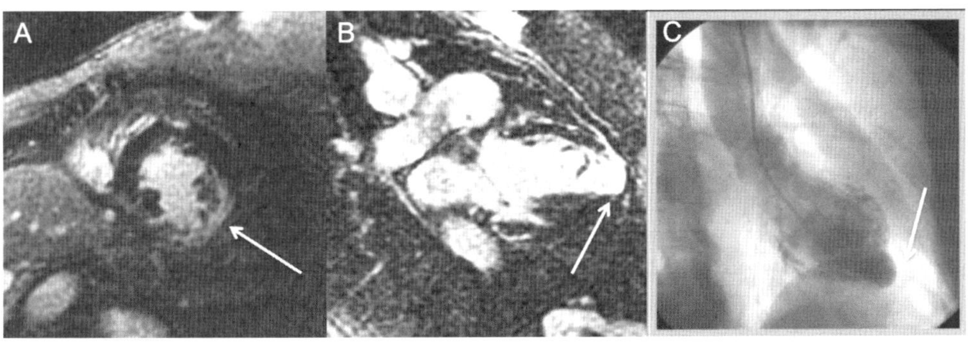

FIGURA 12 A e B: Sequências de realce tardio em eixo curto e duas câmaras. As setas mostram, respectivamente, fibrose inferolateral (A) e apical (B). C: Ventriculografia no cateterismo com aneurisma apical (seta), alterações típicas de doença de Chagas.

QUAL É A ROTINA NA EMERGÊNCIA DO INCOR?

- Atualmente, a RMC tem sido utilizada frequentemente na Unidade de Emergência do InCor, que dispõe o exame durante a semana nos períodos comerciais, sendo normalmente realizado em até 12 a 24 horas de sua solicitação.
- Para que o paciente possa ser submetido ao exame, é importante que se encontre estável hemodinamicamente e tolere decúbito horizontal por tempo prolongado. Além disso, pacientes com dispositivos metálicos, como marca-passos ou próteses, devem ser avaliados por outro tipo de método diagnóstico devido à contraindicação existente.
- De maneira geral, solicita-se RMC em pacientes com pericardites, miocardites, derrames pericárdicos moderados a importantes, suspeita de pericardite constritiva, suspeita de MCP restritiva, insuficiência cardíaca de início recente, avaliação de isquemia e viabilidade, avaliação de pacientes para implante de ressincronizador e em programação de estudo eletrofisiológico.
- Em derrames pericárdicos moderados, visualizados ao ecocardiograma, solicita-se a RMC para complementar a avaliação e definitivamente descartar possível restrição ao enchimento ventricular.
- Paciente com infarto (elevação de marcadores de necrose miocárdica) e coronariografia sem lesões obstrutivas, rotineiramente, são submetidos à RMC. Diagnósticos diferenciais como miocardites, MCP de takotsubo, infarto por embolia, miocárdio não compactado e MCP hipertrófica frequentemente são diagnosticados, modificando por completo a terapêutica e o prognóstico.
- Por último, utiliza-se a RMC como método de escolha na avaliação de viabilidade miocárdica. No entanto, ele somente deve ser solicitado caso exista possibilidade de reperfusão do vaso (coronária recanalizada ou com circulação colateral) e acinesia na parede ventricular acometida (Figura 13).

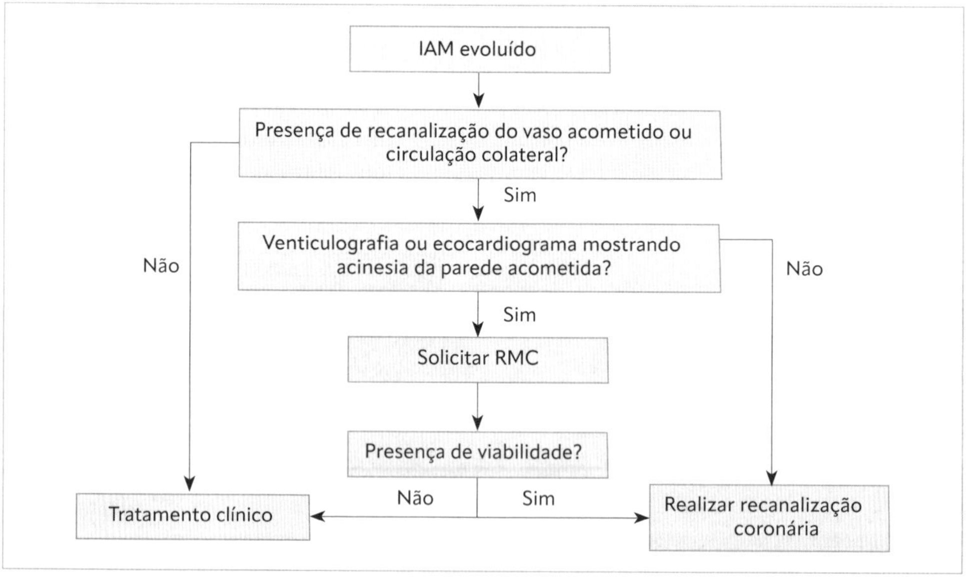

FIGURA 13 Fluxograma para indicação de ressonância magnética cardíaca para pesquisa de viabilidade miocárdica em pacientes com infarto agudo do miocárdio evoluído.
IAM: infarto agudo do miocárdio.

BIBLIOGRAFIA RECOMENDADA

1. Abdel-Aty H, Boye P, Zagrosek A, Wassmuth R, Kumar A, Messroghli D, et al. Diagnostic performance of cardiovascular magnetic resonance in patients with suspected acute myocarditis: comparison of different approaches. J Am Coll Cardiol. 2005;45:1815-22.
2. Eitel I, von Knobelsdorff-Brenkenhoff F, Bernhardt P, Carbone I, Muellerleile K, Aldrovandi A, et al. Clinical characteristics and cardiovascular magnetic resonance finding in stress (Takotsubo) cardiomyopathy. JAMA. 2011;306:277-86.
3. Fernandes JL, Rochitte CE, Nomura CH, Azevedo Filho CF, Pinto IMF, Nacif MS, et al. Ressonância e tomografia cardiovascular. Barueri: Manole; 2013.
4. Ferreira VM, Schulz-Menger J, Holmvang G, Kramer CM, Carbone I, Sechtem U, et al. Cardiovascular magnetic resonance in nonischemic myocardial inflammation: expert recommendations. J Am Coll Cardiol. 2018;72(24):3158-76.
5. Greenwood JP, Maredia N, Younger JF, Brown JM, Nixon J, Everett CC, et al. Cardiovascular magnetic resonance and single-photon emission computed tomography for diagnosis of coronary heart disease (CE-MARC): a prospective trial. Lancet. 2012;379(9814):453-60.
6. Gulati A, Jabbour A, Ismail TF, Guha K, Khwaja J, Raza S, et al. Association of fibrosis with mortality and sudden cardiac death patients with nonischemic dilated cardiomyopathy. JAMA. 2013;309(9):896-908.
7. Kim RJ, Wu E, Rafael A, Chen EL, Parker MA, Simonetti O, et al. The use of contrast-enhanced magnetic resonance imaging to identify reversible myocardial dysfunction. N Engl J Med. 2000;343:1445-53.
8. Lipinski MJ, McVey CM, Berger JS, Kramer CM, Salerno M. Prognostic value of stress cardiac magnetic resonance imaging in patients with known or suspected coronary artery disease: a systematic review and meta-analysis. J Am Coll Cardiol. 2013;62(9):826-38.
9. Maceira AM, Joshi J, Prasad SK, Moon JC, Perugini E, Harding I, et al. Cardiovascular magnetic resonance incardiac amiloidosis. Circulation. 2005;111:186-93.
10. Marcus FI, McKenna WJ, Sherrill D, Basso C, Bauce B, Bluemke DA, et al. Diagnosis of arrhythmogenic right ventricular cardiomyopathy/dysplasia: proposed modification of the Task Force Criteria. Circulation. 2010;121:1533-41.
11. Corrado D, Perazzolo Marra M, Zorzi A, Beffagna G, Cipriani A, et al. Diagnosis of arrhythmogenic cardiomyopathy: The Padua criteria. Int J Cardiol. 2020;319:106-14.
12. Ammirati E, et al. J Am Coll Cardiol HF. 2022;10:714-27.
13. Bariani R, Rigato I, Cipriani A, Bueno Marinas M, Celeghin R, Basso C, et al. Myocarditis-like episodes in patients with arrhythmogenic cardiomyopathy: a systematic review on the so-called hot-phase of the disease. Biomolecules. 2022;12(9):1324.
14. Olivetti N, et al. Clinical features, genetic findings and risk stratification in arrhythmogenic right ventricular cardiomyopathy – data from a Brazilian vohort. Circulation: Arrhythmia and Electrophysiology. 2023.
15. Misselt AJ, Harris SR, Glockner J, Feng D, Syed IS, Araoz PA. MR imaging of the pericardium. Magn Reson Imaging Clini N Am. 2008;16:185-99.
16. Montera MW, Marcondes-Braga FG, Simões MV, Moura LAZ, Fernandes F, Mangine S, et al. Brazilian Society of Cardiology Guideline on Myocarditis - 2022. Arq Bras Cardiol. 2022;119(1):143-211.
17. Raney AR, Bello D. Cardiovascular magnetic resonance assessment of ischemic and nonischemic cardiomyopathies. Heart Fail Clin. 2006;2(2):145-61.
18. Rochitte CE, de Hollanda R, de Oliveira PF, Ianni BM, Parga JR, Avila LF, et al. Myocardial delayed enhancement by magnetic ressonance imaging in patients with Chagas' disease a mark of disease severity. J Am Coll Cardiol. 2005;46:1553-8.
19. Senra T, Ianni BM, Costa ACP, Mady C, Martinelli--Filho M, et al. Long-term prognostic value of myocardial fibrosis in patients with chagas cardiomyopathy. J Am Coll Cardiol. 2018;72(21):2577-87.
20. RubinshteinR, Glockner JF, Ommen SR, Araoz PA, Ackerman MJ, Sorajja P, et al. Characteristics and clinical significance of late gadolinium enhancement by contrast-enhancement magnetic resonance imaging in patients with hypertrophic cardiomyopathy. Circ Heart Fail. 2010;3:51-8.
21. Ommen SR, Mital S, Burke MA, Day SM, Deswal A, Elliott P, et al. 2020 AHA/ACC Guideline for the diagnosis and treatment of patients with hypertrophic cardiomyopathy: a report of the American College of Cardiology/American Heart Association Joint Committee on Clinical Practice Guidelines. Circulation. 2020;142(25):e558-e631.
22. Freitas P, Ferreira AM, Arteaga-Fernández E, de Oliveira Antunes M, Mesquita J, Abecasis J et al. The amount of late gadolinium enhancement outperforms current guideline-recommended criteria in the identification of patients with hypertrophic cardiomyopathy at risk of sudden cardiac death. J Cardiovasc Magn Reson. 2019;21(1):50.

23. Schulz-Menger J. Diagnostic accuracy of CMR in biopsy-proven acute myocarditis. JACC Cardiovasc Imaging. 2014;7(3):264-6.
24. Schwitter J, Wacker CM, Wilke N, Al-Saadi N, Sauer E, Huettle K, et al.; MR-IMPACTInvestigators. MR--IMPACT II: Magnetic resonance imaging for myocardial perfusion assessment in coronary artery disease trial: perfusion-cardiac magnetic resonancevs. single-photon emission computed tomography for the detection of coronary artery disease: a comparative multicentre, multivendor trial. Eur Heart J. 2013;34(10):775-81.
25. Walcher T, Ikuye K, Rottbauer W, Wöhrle J, Bernhardt P. Is contrast-enhanced cardiac magnetic resonance imaging at 3 T superior to 1.5 T for detection of coronary artery disease? Int J Cardiovasc Imaging. 2013;29(2):355-61.

6

Cintilografia miocárdica

Pedro Vieira Linhares
Jaime Paula Pessoa Linhares Filho
Wallyson Pereira Fonseca
Maria Clementina Pinto Giorgi
William Azem Chalela

OBSERVAÇÕES GERAIS BASEADAS EM EVIDÊNCIAS

Introdução

- Na medicina nuclear, a aquisição de imagens estáticas e dinâmicas é realizada por meio de um instrumento denominado câmara de cintilação de Anger, ou gamacâmara, lançada mundialmente em 1964.
- Essa técnica está amplamente estabelecida na avaliação de síndromes coronarianas crônicas, utilizando radiofármacos como o MIBI marcado com tecnécio-99m (99mTc).
- Atualmente, vem sendo utilizada também na avaliação de pacientes com síndrome coronariana aguda, seja auxiliando no estabelecimento do diagnóstico de infarto agudo do miocárdio, seja na determinação do prognóstico.

Utilização da cintilografia de perfusão miocárdica no pronto-socorro de cardiologia

- Pacientes com dor torácica aguda sugestiva de isquemia miocárdica, com eletrocardiograma (ECG) normal ou não diagnóstico e marcadores de necrose miocárdica (MNM) negativos representam um desafio no departamento de emergência.
- A avaliação inicial pela história clínica, exame físico, ECG e MNM muitas vezes não permite estabelecer um diagnóstico de infarto agudo do miocárdio (IAM) ou isquemia aguda ou ainda a correta estratificação de risco de eventos (morte, infarto, revascularização) desses pacientes, dadas as limitações de cada um desses métodos.
- A história pode revelar quadros atípicos, sobretudo em diabéticos, mulheres, idosos e transplantados cardíacos. O exame físico pode ser prejudicado pelo barulho, falta de local adequado nos pronto-socorros (PS).
- O ECG, sabidamente, é normal ou não diagnóstico em 40 a 65% dos pacientes, o que se deve a fatores como: infartos pequenos, tempo de realização do ECG em relação ao início da isquemia ou da necrose, infarto em território da artéria circunflexa, grau de circulação colateral para a área afetada.
- Biomarcadores cardíacos, como a troponina I, apresentam altas sensibilidade e especificidade para IAM, 99 e 86%, respectivamente, porém apresentam limitação para detecção de infarto nas primeiras três horas de início dos sintomas.
- Devido a essas limitações, lança-se mão de exames complementares como a ecocardio-

grafia de estresse, angiotomografia de coronárias e cintilografia de perfusão miocárdica (CPM), a fim de melhor diagnosticar e estratificar esses pacientes.

Cintilografia de perfusão miocárdica em repouso

- A CPM é uma ferramenta que auxilia no diagnóstico e na estratificação de risco de pacientes com dor torácica, cuja apresentação não permite defini-los imediatamente como de alto ou baixo risco de eventos cardiovasculares.
- Estudos que utilizaram como marcador o 99mTc tetrofosmin durante a CPM de repouso demonstraram sensibilidade e especificidade de 90 e 60%, respectivamente, para detecção de IAM (Figura 1).
- A performance da CPM de repouso para predizer a necessidade de revascularização é mais discreta: sensibilidade de 81 e especificidade de 74%.

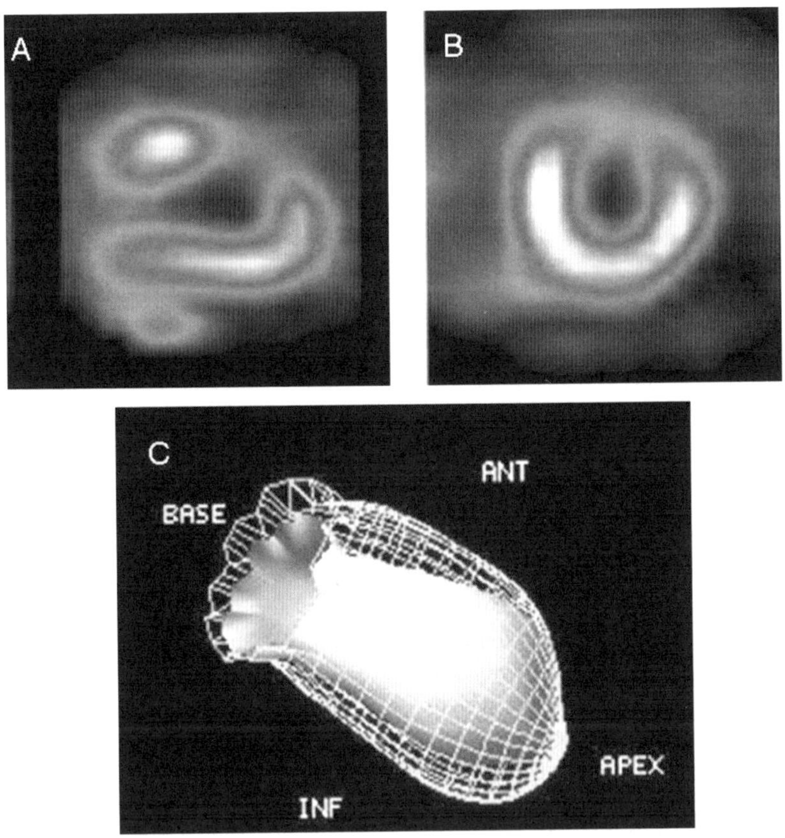

FIGURA 1 As imagens A (eixo longo vertical) e B (eixo curto) mostram o exame de perfusão miocárdica realizado em um paciente que procurou o pronto-socorro com queixa de dor no peito à esquerda e braço esquerdo, de média intensidade, que melhorava com dipirona (mas que retornava mais tarde) e ECG normal. Evidencia-se hipoperfusão em projeção das paredes anterior e anterolateral do ventrículo esquerdo; C mostra o estudo de motilidade evidenciando hipocinesia da parede anteroapical. O paciente foi admitido e submetido à angiocoronariografia que mostrou artéria 1ª diagonal com lesões localizada e múltipla, sendo a maior de 99% no terço médio. Foi realizada angioplastia com sucesso dessa artéria. Teve alta com diagnóstico de infarto agudo do miocárdio sem supradesnível do segmento ST, medicado e assintomático.

- Uma CPM normal apresenta valor preditivo negativo de 99% para isquemia aguda, reduzindo internações hospitalares em 57% dos pacientes que apresentam dor torácica, ECG não diagnóstico e MNM normais. Estudos de custo-efetividade comprovaram o benefício da CPM em repouso para reduzir custos com internações desnecessárias. Apresenta grau de recomendação I-A no contexto da dor torácica aguda.
- Cerca de 2,2% dos pacientes são liberados erroneamente dos PS, após uma avaliação clínica inicial, sobretudo os com apresentação atípica, determinando aumento da mortalidade em 30 dias. Uma CPM que demonstre isquemia nesses pacientes pode ser utilizada como critério de internação, início de tratamento medicamentoso ou estratificação invasiva, caso necessário.
- A CPM de repouso apresenta limitações, as quais o clínico deve estar atento, pois podem ser causa de exames falso-positivos e falso-negativos:
  - Infarto do miocárdio prévio: nesses pacientes uma CPM de repouso positiva não poderá ser considerada diagnóstica, a não ser que se tenha um exame prévio para comparação. Mesmo nesses casos, o estudo continua sendo útil, já que a alta precoce desses pacientes não é recomendada.
  - Tempo de resolução da dor torácica: um exame pode ser falso-negativo caso a injeção do radiofármaco seja feita após 3 a 6 horas da resolução da dor, sobretudo em casos de área de isquemia pequena e pacientes que receberam tratamento com drogas como betabloqueadores e nitratos. A acurácia da CPM de repouso é maior durante o episódio de dor e declina com o tempo.
  - Pequenas áreas isquêmicas em parede inferior: podem ser interpretadas como defeitos de atenuação. Hoje já existem softwares para corrigir a atenuação provocada pelo diafragma na parede inferior, reduzindo a probabilidade de exame falso-negativo. Pode-se ainda realizar imagens adicionais na posição prona para minimizar este artefato.
  - Padrão triarterial balanceado: pacientes com grau de isquemia equivalente nos territórios das artérias descendente anterior, circunflexa e coronária direita podem ter também uma captação equivalente nos três territórios, dificultando a interpretação do exame.

Cintilografia de perfusão miocárdica sob estresse

- A CPM de repouso apresenta uso limitado pelo tempo, devendo ser realizada idealmente até 3 horas (no máximo até 6 horas) após episódio de dor torácica. Nesses casos, pode-se lançar mão da CPM com estresse físico ou farmacológico. Para a realização da fase de estresse o paciente obrigatoriamente deve apresentar estratificação clínica inicial negativa.
- Prefere-se a CPM com estresse físico seguindo-se o protocolo de Bruce limitado por sintomas, infradesnível do segmento ST horizontal ou descendente ≥ 2 mm em três ou mais derivações. Pode-se ainda utilizar o escore de Duke para estratificação de risco pela ergometria.
- Reserva-se o estresse farmacológico para pacientes inaptos a realizar exercício físico ou que não atinjam valor ≥ 85% da frequência cardíaca máxima predita para sexo e idade.
- O estresse farmacológico pode ser realizado com:
  - Adenosina (140 μg/kg/min durante 6 minutos): leva à vasodilatação coronariana heterogênea com menor efeito nas coronárias com obstrução. Em 5 a 10% dos casos, pode levar ao "roubo" coronariano (efeito "Robin Hood reverso") e isquemia regional. A meia-vida é curta, cerca de 30 segundos. É contraindicada em doenças reativas das vias aéreas

(broncoespasmo), bloqueios atrioventriculares de segundo e terceiro graus sem marca-passo, pacientes hipotensos e com obstrução carotídea bilateral significativa. Pode levar à dor torácica, sem relação com isquemia, por estimulação de receptores da adenosina A1 da via nociceptiva, rubor, dispneia, redução de 8 a 10 mmHg na pressão sistólica e diastólica.
   - Dipiridamol (0,568 mg/kg durante 4 minutos): bloqueia o retransporte intracelular de adenosina e inibe a adenosina-deaminase, aumentando as concentrações intracelulares e intersticiais de adenosina. Os efeitos colaterais e as contraindicações são os mesmos da adenosina. Possui efeito mais prolongado que a adenosina e necessita de reversão quando apresenta efeitos adversos graves. O antídoto utilizado é a aminofilina na dose de 1 a 2 mg/kg, infundidos em 30 segundos.
   - Dobutamina (dose): o exame é dependente de altas doses de dobutamina para aumento da frequência cardíaca, da demanda de oxigênio e do incremento do fluxo sanguíneo miocárdico. Determina menor heterogeneidade do fluxo coronariano, sendo utilizada nos casos em que há contraindicação ao teste com vasodilatador ou nos pacientes em uso de metilxantinas. Efeitos colaterais: palpitações, dor torácica, hipotensão, extrassístoles e taquicardia ventricular não sustentada. É contraindicado em casos de hipertensão e arritmias não controladas, dissecção aórtica.
- A CPM de repouso pode ser classificada nas formas que seguem, conforme a presença de áreas de defeitos de captação (perfusão):
   - CPM normal: ausência de defeito de perfusão, fração de ejeção do ventrículo esquerdo (FEVE) ≥ 50%, sem disfunção segmentar. O paciente pode receber alta do PS e realizar estratificação ambulatorial.
   - CPM anormal: defeitos de perfusão ≥ 5% do VE, FEVE < 50% com disfunção segmentar. Paciente apresenta isquemia miocárdica que poderá indicar cateterismo cardíaco ou somente tratamento medicamentoso, de acordo com o número e a intensidade de áreas isquêmicas (extensão).
   - CPM não diagnóstica: defeito de perfusão < 5%, FEVE ≥ 50%, sem disfunção segmentar. Realiza-se cintilografia de repouso em 4 a 72 horas, que poderá confirmar área de isquemia miocárdica.

Estratificação de risco e prognóstico

- Os pacientes devem ser classificados quanto à probabilidade de síndrome coronariana aguda secundária à doença aterosclerótica coronariana e quanto ao risco de eventos cardiovasculares em curto prazo, conforme a apresentação clínica, alterações no ECG e MNM positivos ou não (Tabelas 1 a 3).
- Pacientes de alto risco se beneficiam de cineangiocoronariografia precoce e revascularização, quando indicado. Testes não invasivos não oferecem informação adicional para manejo desses pacientes.
- Pacientes de baixo risco e MNM normais podem ser submetidos à estratificação não invasiva com CPM de repouso e estresse. Para CPM de repouso, não devem apresentar história de infarto prévio (se presente, devem ter uma cintilografia prévia para efeito de comparação), devem idealmente estar na vigência de dor torácica ou dentro de período de até 3 a 6 horas de sua resolução. Pacientes com CPM de repouso negativa são de baixo risco para eventos cardiovasculares e podem receber alta precoce ou investigação adicional com CPM de estresse.
- CPM de estresse pode ser realizada com exercício físico limitado por sintomas ou ainda por estresse farmacológico com dipiridamol, adenosina, em pacientes não aptos ao exercício físico.

TABELA 1 **Probabilidade dos sinais e sintomas serem devidos a síndromes isquêmicas miocárdicas instáveis secundárias à doença obstrutiva coronariana**

Variáveis	Probabilidade alta	Probabilidade intermediária	Probabilidade baixa
História	Sintomas sugestivos de isquemia miocárdica prolongada (> 20 min), em repouso, ou dor similar a quadro anginoso prévio. História de DAC, incluindo IAM	Sintomas sugestivos de isquemia miocárdica como principal manifestação. Idade > 70 anos. Diabetes melito. Doença vascular periférica	Sintomas não sugestivos de isquemia miocárdica. Uso recente de cocaína
Exame físico	IM transitória, hipotensão, sudorese, edema pulmonar ou estertores		Desconforto torácico, reproduzido pela palpação
ECG	Infradesnível do segmento ST (> 0,5 mm) novo ou presumidamente novo, ou inversão onda T > 2 mm com sintomas	Presença de ondas Q. Segmento ST ou ondas T anormais antigas	Achatamento ou inversão de onda T em derivações com ondas R predominantes. ECG normal
Marcadores bioquímicos	TnT, TnI ou CK-MB elevados	Marcadores normais	Marcadores normais

DAC: doença arterial coronária; IAM: infarto agudo do miocárdio; IM: insuficiência mitral; ECG: eletrocardiograma; TnT: troponina T; TnI: troponina I.

TABELA 2 **Estratificação de risco de morte ou infarto em pacientes com síndrome isquêmica aguda sem supradesnível do segmento ST**

Características	Alto	Moderado	Baixo
História	Idade > 75 anos Dor progressiva, sintomas nas últimas 48 horas	Idade 70-75 anos Infarto prévio, doença vascular periférica	
Dor precordial	Prolongada (> 20 min), em repouso	Prolongada (> 20 min), em repouso, mas com alívio espontâneo ou nitrato	Sintomas novos de angina classe III ou IV da CCS nas últimas 2 semanas sem dor em repouso prolongada (> 20 min)
Exame físico	Edema pulmonar, piora ou surgimento de sopro em regurgitação mitral, B3, hipotensão, bradicardia e taquicardia		
ECG	Infradesnível do segmento ST > 0,5 mm (associada ou não com angina), alteração dinâmica do ST, bloqueio completo de ramo, novo ou presumidamente novo. Taquicardia ventricular sustentada	Inversão onda T > 2 mm, ondas Q patológicas	Normal ou inalterado durante o episódio de dor
Marcadores séricos de isquemia	Acentuadamente elevados	Elevação discreta	Normais

*TnIc, TnTc ou CK-MB (preferencialmente massa) elevados: acima do percentil 99; elevação discreta: acima do nível de detecção e inferior ao percentil 99. CCS: Canadian Cardiovascular Society.

TABELA 3 Escore HEART para avaliação de probabilidade de SCA

História Dor tipo D: 0 ponto Dor tipo C: 1 ponto Dor tipo A/B: 2 pontos
ECG Normal: 0 ponto ARV: 1 ponto Infradesnível ST: 2 pontos
Idade < 45: 0 ponto 45-65: 1 ponto > 65: 2 pontos
Fatores de risco 0: 0 ponto 1 ou 2: 1 ponto ≥ 3 ou aterosclerose manifesta: 2 pontos
Troponina Normal: 0 ponto 1-3x LSN: 1 ponto ≥ 3: 2 pontos
Resultado 0-3 pontos: baixa probabilidade de SCA ≥ 4 pontos: alta probabilidade de SCA

ECG: eletrocardiograma; ARV: alteração da repolarização ventricular; LSN: limite superior da normalidade; SCA: síndrome coronariana aguda.

- Pacientes de risco intermediário apresentam conduta semelhante aos de baixo risco. Pacientes com CPM com pequenos defeitos de perfusão ou nenhuma anormalidade podem ser observados em leito de baixa complexidade e receber tratamento medicamentoso. Paciente com CPM de repouso com padrão sugestivo de alto risco deve ser admitido em leito de unidade de terapia intensiva (UTI) e realizar cineangiocoronariografia precoce (Tabela 4).

Diagnóstico do infarto agudo do miocárdio com apresentação tardia

- Pacientes com IAM podem se apresentar tardiamente no setor de emergência. O diagnóstico de IAM nesses casos pode ser realizado com marcadores de necrose miocárdica, como pirofosfato-99mTc e o anticorpo antimiosina-111In.

TABELA 4 Indicadores de alto risco na cintilografia miocárdica

1	Múltiplas áreas de defeitos de perfusão
2	Área extensa de isquemia
3	Isquemia em parede anterior
4	Dilatação ventricular durante estresse
5	Captação pulmonar do radiotraçador

- Esses marcadores são úteis para confirmação de infartos de apresentação atípica e tardia, com mais de 24 horas de evolução, infartos em pós-operatório imediato de cirurgia de revascularização do miocárdio e em casos de infarto de ventrículo direito.

QUAL É A ROTINA NA EMERGÊNCIA DO INCOR?

- A CPM é um método usado de rotina em pacientes atendidos na unidade de emergência do InCor. A instituição dispõe do exame todos os dias em horário comercial.
- De maneira geral, todos os pacientes com dor torácica aguda são estratificados inicialmente pelos dados da história clínica, exame físico, ECG em no máximo 10 minutos e coleta de MNM na chegada e com intervalo máximo de 6 horas.
- Pacientes com ECG não diagnóstico, sem história de IAM prévio e na vigência ou até 6 horas após o término da dor torácica, podem ser encaminhados para estratificação não invasiva com CPM de repouso quando admitidos durante a semana em horário comercial. Os com CPM de repouso normal são considerados de baixo risco para eventos cardiovasculares, recebem alta e são encaminhados para atendimento ambulatorial. Já quando a CPM de repouso apresenta resultado anormal (positivo) são admitidos para iniciar tratamento medicamentoso. O cateterismo cardíaco é indicado para pacientes com CPM de repouso com padrão de alto risco (áreas extensas, isquemia de parede anterior, alteração de motilidade regional e

FEVE diminuída). Nos casos de CPM com área de isquemia pequena a moderada, a indicação de estratificação invasiva deve ser avaliada individualmente, podendo-se considerar tratamento medicamentoso exclusivo.

- Pacientes com dor torácica há mais de 6 horas, ECG não diagnóstico e MNM negativos, quando a probabilidade de síndrome coronariana aguda for moderada/alta, podem ser submetidos de rotina à realização de CPM sob estresse. De preferência, o método de estresse deve ser físico. Nesses casos em que o objetivo do estudo for descartar a presença de síndrome coronariana aguda, a realização do exame sem uso de betabloqueadores é fundamental. No entanto, em pacientes com limitações físicas, quando o estresse físico não obtiver frequência cardíaca submáxima e/ou o ECG for de difícil avaliação (pré-excitação, marca-passo, sobrecarga de ventrículo esquerdo, uso de digitálico, bloqueio de ramo esquerdo) a escolha torna-se a adenosina ou dipiridamol. Quando negativo, o paciente recebe alta. Se for positivo, é internado para provável tratamento medicamentoso e estratificação invasiva.
- Em casos de síndrome coronariana aguda sem supradesnível do segmento ST de baixo/moderado risco de eventos, utiliza-se a CPM como método alternativo de estratificação em pacientes com alto risco de sangramento ou insuficiência renal. Nesses casos, os MNM devem ser negativos e o paciente deve permanecer medicado e em repouso por no mínimo 24 a 48 horas antes da realização do exame. Para tal, como o objetivo é testar a terapêutica empregada, o uso de betabloqueadores deve ser mantido mesmo quando optado por estresse físico (não é obrigatório que se alcance frequência cardíaca submáxima). Quando o teste for negativo, o paciente recebe alta com reavaliação ambulatorial. Quando o resultado é positivo, permanece internado para estratificação invasiva.
- Em casos de pacientes com múltiplas lesões coronarianas, utiliza-se por vezes a CPM para marcar o território acometido e programar abordagem da artéria culpada.
- A CPM também é utilizada no serviço na investigação de síncopes, como método para avaliação de isquemia. Quando há elevação de MNM, dor torácica ou síncope ao esforço, a preferência é o método invasivo.
- Em todas as situações, o marcador utilizado é o MIBI. Somente solicita-se exame com tálio quando for necessária avaliação de viabilidade pela redistribuição tardia.
- Pacientes portadores de nefropatia crônica (ClCr < 30 mL/min/1,73 m^2) com marca-passo definitivo em programação de ressincronizador cardíaco também são submetidos à realização de CPM para avaliação de áreas de fibrose e programação do procedimento.
- Por último, em casos de suspeita de miocardites, quando a ressonância magnética não pode ser utilizada, opta-se pela realização de cintilografia com gálio. Esse mesmo exame também é usado de rotina em suspeita de rejeição cardíaca pós- -transplante.

BIBLIOGRAFIA RECOMENDADA

1. Better N, Karthikeyan G, Vitola J, Fatima A, Peix A, Novak MD, et al. Performance of rest myocardial perfusion imaging in the management of acute chest pain in the emergency room in developing nations (PREMIER trial). J Nucl Cardiol. 2012;19(6):1146-53.
2. Dedic A, Genders TS, Nieman K, Hunink MG. Imaging strategies for acute chest pain in the emergency department. Am J Roentgenol. 2013;200(1)W26-38.
3. Ghatak A, Hendel RC. Role of imaging for acute chest pain syndromes. Sem Nucl Med. 2013;43:71-81.
4. Lim SH, Anantharaman V, Sundram F, Chan ES, Ang ES, Yo SL, et al. Stress myocardial perfusion imaging for the evaluation and triage of chest pain in the emergency department: a randomized controlled trial. J Nucl Cardiol. 2013;20(6):1002-12.
5. Sociedade Brasileira de Cardiologia. Atualização da Diretriz da Sociedade Brasileira de Cardiologia sobre cardiologia nuclear, 2005. Disponível em: http://publicacoes.cardiol.br/consenso/2005/dir_cardiologianuclear.pdf [Acessado em 18 maio 2014].

6. Sociedade Brasileira de Cardiologia. Diretrizes da Sociedade Brasileira de Cardiologia sobre angina instável e infarto agudo do miocárdio sem supradesnível do segmento ST. II Edição, 2007 (atualização 2013-2014). Disponível em: http://publicacoes.cardiol.br/consenso/2014/Diretriz_de_IAM.pdf [Acessado em 18 maio 2014].
7. Udelson JE, Beshansky JR, Ballin DS, Feldman JA, Griffith JL, Handler J, et al. Myocardial perfusion imaging for evaluation and triage of patients with suspected acute cardiac ischemia: a randomized controlled trial. JAMA. 2002;288(21):2693-700.
8. Duvall WL, Wijetunga MN, Klein TM, Hingorani R, Bewley B, Khan SM, et al. Stress-only Tc-99m myocardial perfusion imaging in an emergency department chest pain unit. J Emerg Med. 2012;42(6):642-50.
9. Levsky, JM, Spevack DM, Travin MI, Menegus MA, Huang PW, Clark ET, et al. Coronary computed tomography versus radionuclide myocardial perfusion imaging in chest pain patients admitted to telemetry: a randomized, controlled trial. Ann Intern Med. 2015;163(3):174-83.
10. ACR/ACC/AHA/AATS/ACEP. Appropriate utilization of cardiovascular imaging in emergency department patients with chest pain. J Am Coll Cardiol. 2016;67:7.
11. Amsterdam EA, Wenger NK, Brindis RG, Casey DE Jr, Ganiats TG, Holmes DR Jr, et al. 2014 ACC/AHA guideline for the management of patients with non–ST-elevation acute coronary syndromes: a report of the American College of Cardiology/American Heart Association Task Force on Practice Guidelines. Circulation. 2014;130:e344-e426.
12. Roffi M, Patrono C, Collet JP, Mueller C, Valgimigli M, Andreotti F, et al. 2015 ESC Guidelines for the management of acute coronary syndromes in patients presenting without persistent ST-segment elevation: Task Force for the Management of Acute Coronary Syndromes in Patients Presenting without Persistent ST-Segment Elevation of the European Society of Cardiology (ESC). Eur Heart J. 2016;37(3):267-315.

7

Cateterismo cardíaco e cinecoronariografia

Leonardo Jorge Cordeiro de Paula
Caroline Ferraz de Paula
Fábio Augusto Pinton
Pedro Alves Lemos Neto

OBSERVAÇÕES GERAIS BASEADAS EM EVIDÊNCIAS

Introdução

- As doenças cardiovasculares são atualmente a principal causa de mortalidade no Brasil e nos países desenvolvidos, representando quase um terço dos óbitos totais e cerca de 65% das mortes na faixa etária de 30 a 69 anos de idade.
- O cateterismo cardíaco é um procedimento invasivo no qual realiza-se a dissecção ou a punção de uma artéria e/ou veia, com a canalização para que, através de um cateter dedicado, se possa alcançar os grandes vasos da base e o coração, onde é possível realizar a análise de dados hemodinâmicos fisiológicos e funcionais, como curvas de pressões cavitárias, débito cardíaco, volumes intracavitários e medidas oximétricas, até acessar dados anatômicos a partir da angiografia vascular.
- No cateterismo cardíaco direito, por meio de uma punção venosa (geralmente veia jugular interna ou veia femoral), são realizadas as medidas de pressão do átrio direito, ventrículo direito, artéria pulmonar e capilar pulmonar.
- No cateterismo cardíaco esquerdo mede-se a pressão do ventrículo esquerdo e da aorta, sendo habitualmente realizado como complementação da cinecoronariografia e da ventriculografia esquerda.
- A cinecoronariografia é definida como a visualização radiográfica dos vasos coronarianos após a injeção de um meio de contraste radiopaco. É um método desenvolvido há mais de 50 anos, realizado de forma seletiva pela primeira vez em 1958, por Mason Sones (1918-1985), e considerado o padrão ouro para o diagnóstico da doença arterial coronariana (DAC) aterosclerótica.
- Além da vantagem da confirmação diagnóstica, o procedimento permite a estratificação de risco e a possibilidade de tratamento percutâneo em casos selecionados.

CINECORONARIOGRAFIA

Técnicas do procedimento

- As imagens radiográficas obtidas são armazenadas por gravação digital. Para a realização da angiografia é necessária a canulação seletiva do óstio das coronárias esquerda e direita e, se presentes, de cada enxerto cirúrgico existente no paciente.

- O acesso vascular é realizado usualmente por punção percutânea, mais comumente da artéria femoral (Figura 1) ou da artéria radial (Figura 2) e menos comumente pela técnica de dissecção da artéria braquial, por ser um método mais demorado, trabalhoso e com maior índice de complicações.
- A escolha da via de acesso depende de uma séria de fatores, principalmente da experiência do operador.
- A via radial apresenta menores taxas de sangramento e de complicações vasculares quando comparada à via femoral, devendo ser a via de escolha principalmente em pacientes de alto risco para essas complicações.
- Esta via de acesso deve ser evitada em pacientes com insuficiência de colaterais para o arco palmar, arterites e possível necessidade de fístula arteriovenosa para hemodiálise.

Equipamento angiográfico

- Consiste nos seguintes itens (Figura 3):
  - Gerador de raios X: produz a energia que direciona uma fonte de elétrons em alta

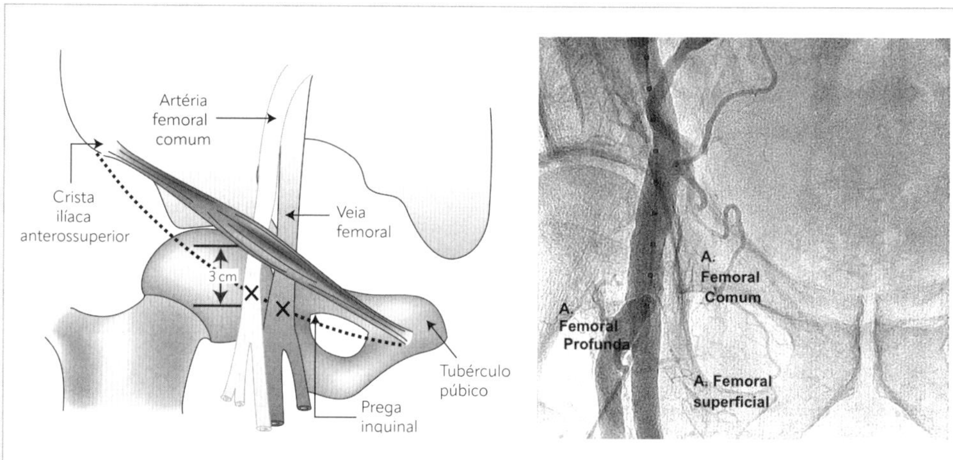

FIGURA 1 Acesso femoral: canulação da artéria femoral comum ao nível da cabeça do fêmur, 3 cm abaixo do ligamento inguinal.

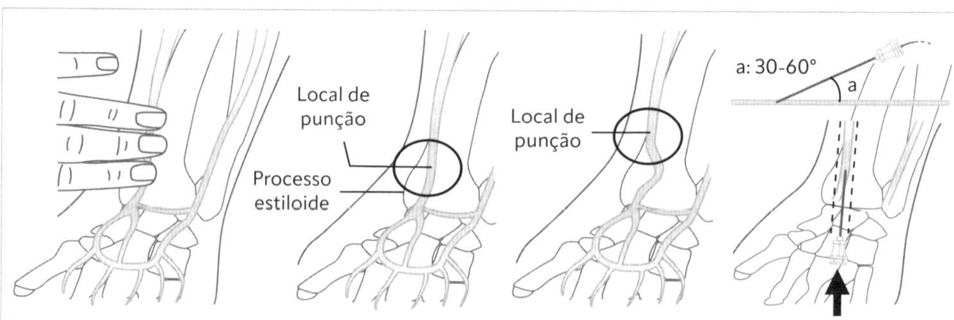

FIGURA 2 Acesso radial: anatomia e via de acesso.

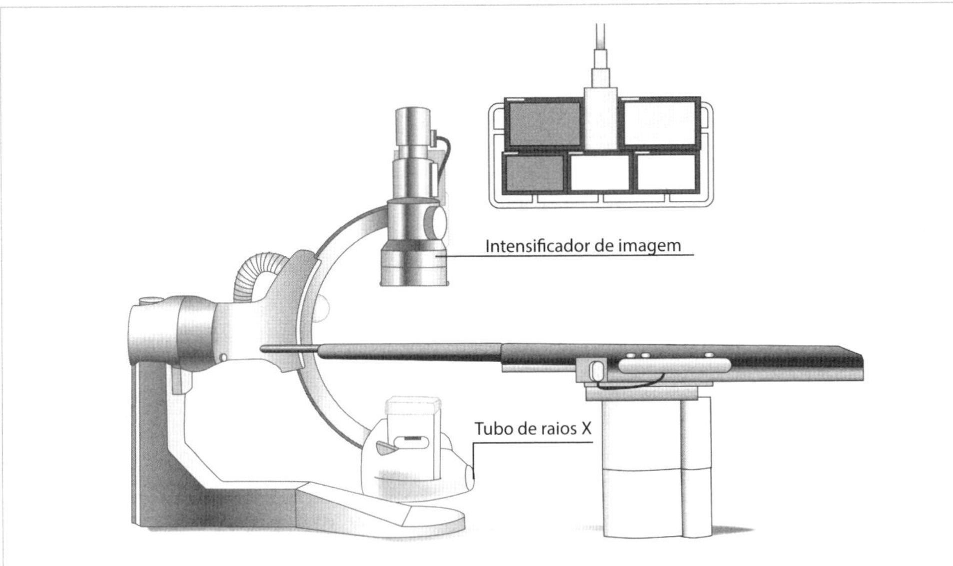

FIGURA 3 Equipamento angiográfico em um laboratório de hemodinâmica.

velocidade contra um objeto de metal no interior do tubo de raios X.

- Tubo de raios X: transforma a energia de alta voltagem em raios X.
- Intensificador de imagem: transforma as imagens de raios X em imagens de luz visível.
- Sistema de vídeo: realiza o armazenamento digital das imagens geradas, possibilitando a visualização e a gravação.

Projeções angiográficas

- Após a cateterização do óstio coronariano, a aquisição das imagens deve ser realizada em angulações diferentes, para análise da totalidade da anatomia coronariana em todas as suas porções, sem sobreposições de imagem e sem artefatos.
- A nomenclatura para denominar a projeção realizada é baseada na posição do intensificador de imagem, o qual pode ser movimentado no plano sagital e ser rotacionado lateralmente em relação ao paciente. As projeções realizadas com o intensificador à direita do paciente recebem a denominação de oblíqua anterior direita, enquanto aquelas à esquerda são chamadas de oblíqua anterior esquerda. Essas projeções podem ainda ser cranial (quando o intensificador estiver proximal ao crânio do paciente) ou caudal (quando o intensificador se direciona aos membros inferiores).
- As artérias devem ser avaliadas em pelo menos duas projeções ortogonais. As projeções mais utilizadas para cada segmento coronariano são descritas na Tabela 1. A angulação em cada uma das projeções variará com base no biotipo do indivíduo, da anatomia coronariana e da localização das lesões a serem estudas.

Anatomia coronariana

- As artérias coronárias principais se distribuem a partir dos sulcos atrioventricular e interventricular, conforme demonstrado na Figura 4.
- As artérias coronárias direita (ACD) e esquerda (ACE) se originam nos seios coronarianos direito e esquerdo, respectivamente. Enquanto a ACD encontra-se logo acima

TABELA 1 Posições angiográficas mais utilizadas para cada segmento coronariano

Coronária direita	Circunflexa	Descendente anterior
Segmento proximal: - 30° OAE, 30° caudal - 20° OAD, 20° caudal - 90° OAE, 20° caudal	Segmento proximal: - 30° OAD, 30° caudal - 30° OAE, 30° caudal	Segmento proximal: - 20° OAE, 20° cranial - 30° OAD, 30° caudal - 50° OAE, 30° caudal
Segmento médio: - 30° OAE - 20° OAD - 90° OAE	Marginal obtusa: - 20° OAD, 20° caudal - 30° OAE, 50° caudal	Segmento médio: - 50° OAE, 30° cranial - 60° OAD, 20° cranial - 90° OAE - 50° AOE, 30° caudal
Segmento distal: - 30° OAE, 30° cranial - 90° OAE	Segmento distal: - 30° OAD, 30° caudal - 30° OAE, 30° cranial	Segmento distal: - 20° OAD, 20° caudal - 40° OAE - 20° OAE, 20° cranial

OAE: oblíqua anterior esquerda; OAD: oblíqua anterior direita.

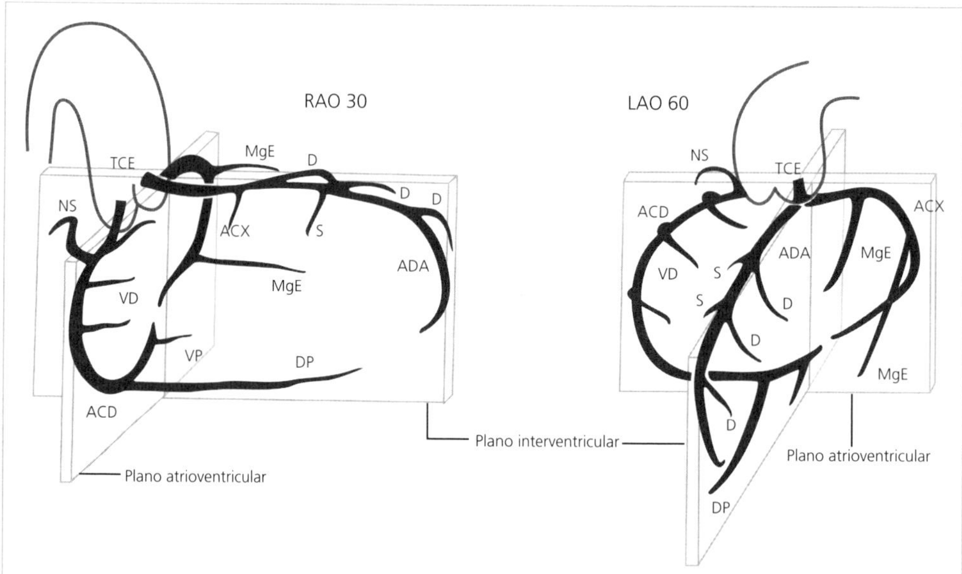

FIGURA 4 Visão espacial da circulação coronariana.
TCE: tronco de coronária esquerda; MgE: marginal esquerda; ACX: artéria circunflexa; NS: nó sinusal; VD: ventrículo direito; VP: ventricular posterior; DP: descendente posterior; ACD: artéria coronária direita; ADA: artéria descendente anterior.

do plano valvar aórtico, a ACE origina-se um pouco mais acima.

- Existem três diferentes padrões de circulação coronariana em indivíduos normais.
  - Padrão de dominância direita (70 a 85% dos casos), onde a ACD percorre o sulco atrioventricular e se estende além do cruxcordis (local na face inferior do coração onde os sulcos atrioventricular e interventricular se cruzam) dando origem aos ramos descendente posterior (DP) e ventriculares posteriores (VP). A artéria DP avança pela junção interventricular inferior até o ápex, emitindo ramos septais que irrigam o terço inferior do septo interventricular. Após a saída

da DP, podem ser emitidos um ou mais ramos VP que irrigam a porção posterolateral e posterior do VE (Figura 5).

- Padrão de dominância esquerda, em 8 a 15% dos casos, onde os ramos DP e VP originam-se da porção distal da artéria circunflexa (ACX), sendo que nesses casos a ACD é pequena e irriga somente o VD (Figura 6).
- Padrão de codominância ou balanceado, que ocorre em 7 a 8% dos casos, onde a ACD dá origem ao ramo DP e a ACX origina os ramos VP, podendo originar também um segundo ramo DP.

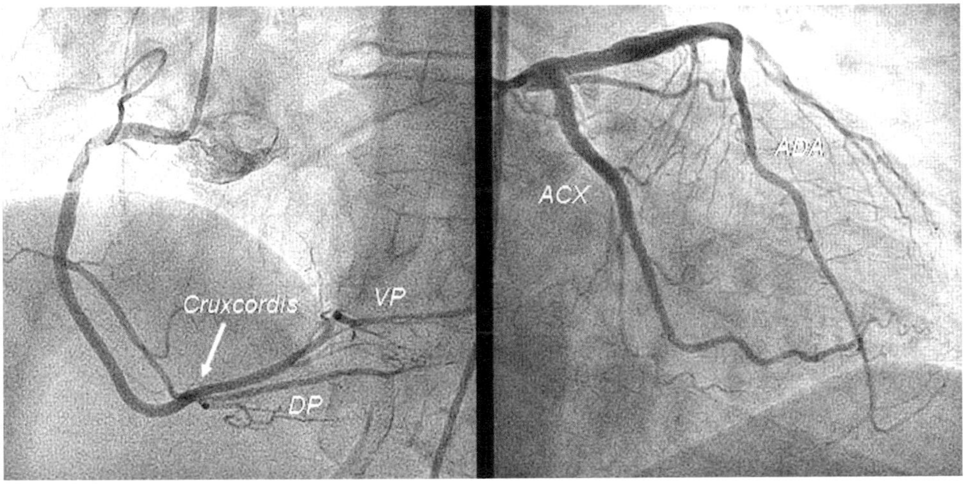

FIGURA 5 Circulação coronariana com dominância direita. À esquerda, a ACD cruza o *cruxcordis* e emite ramos DP e VP. À direita, ACX (correndo perpendicular ao TCE).
DP: descendente posterior; VP: ventricular posterior; ACX: artéria circunflexa; ADA: artéria descendente anterior.

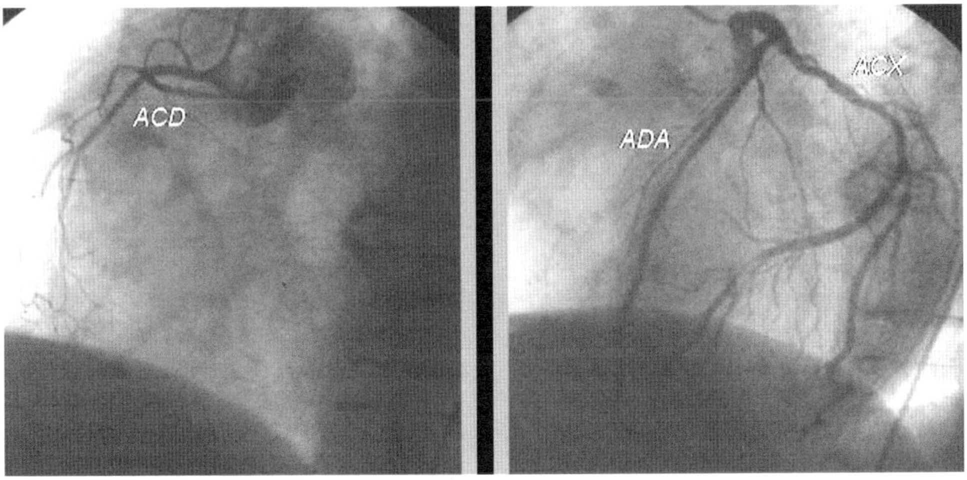

FIGURA 6 Circulação com dominância esquerda. À esquerda, ACD pequena irriga somente VD. À direita, ACX grande ultrapassando o *cruxcordis* e emitindo o ramo DP e VP.
ACD: artéria coronária direita; ADA: artéria descendente anterior; ACX: artéria circunflexa.

- O conhecimento da irrigação do sistema de condução é fundamental no entendimento de algumas arritmias que se desenvolvem no contexto da DAC. A coronária direita origina o ramo do nó sinusal em 60% dos casos, independentemente do padrão de dominância. Nos outros 40%, o nó sinusal é irrigado por um ramo atrial esquerdo originado da artéria circunflexa. Já a artéria do nó atrioventricular se origina da ACD quando existe dominância direita e da ACX quando a dominância é esquerda.
- A ACD (Figura 7), após se originar no seio de Valsalva direito, emite o ramo do cone, a artéria do nó sinusal e os ramos marginais agudos, que suprem a parede livre do VD. Por fim emitem o ramo DP (na dominância direita e codominância) e um ou mais ramos VP (na dominância direita).
- O tronco da artéria coronária esquerda (TCE) origina-se no seio de Valsalva esquerdo (Figura 8), bifurcando-se nas artérias descendente anterior (ADA) e circunflexa. Em 20 a 37% dos casos, o TCE se

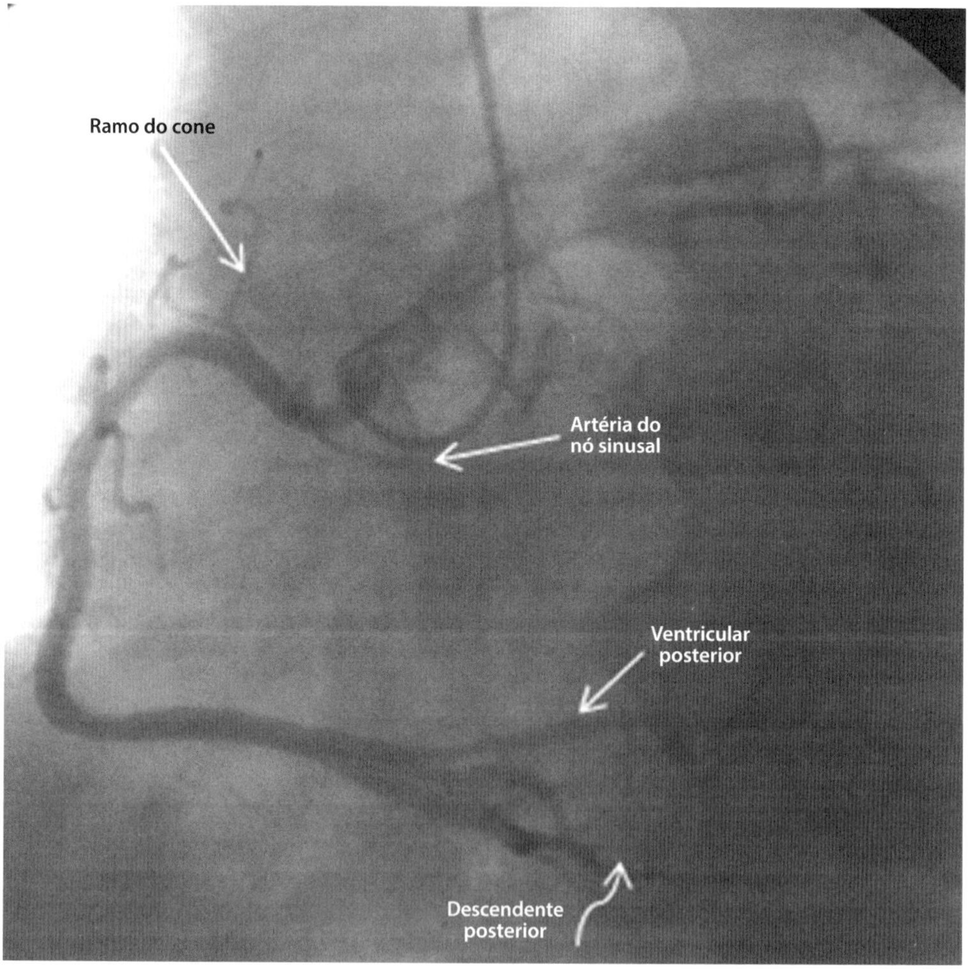

FIGURA 7 ACD em oblíqua anterior esquerda simples.

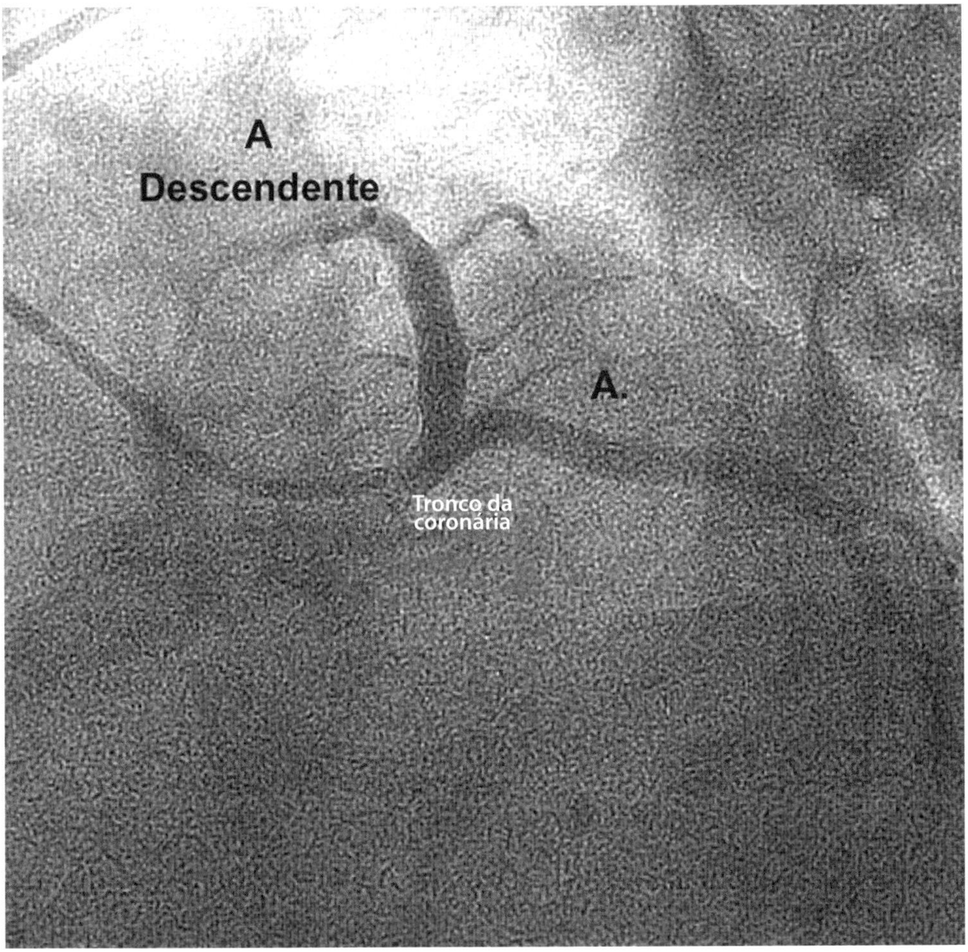

FIGURA 8 TCE em oblíqua anterior esquerda caudal (posição *spider*) trifurcada. Saída de pequeno ramo *diagonalis* entre ADA e ACX.

trifurca, dando origem a um ramo intermediário (ou artéria *diagonalis*) que se emite entre a ADA e a ACX.

- A ADA (Figura 9A) percorre a porção anterior do septo interventricular em direção ao ápex, dando origem aos ramos septais (que irrigam os dois terços superiores do septo interventricular) e ramos diagonais (que irrigam a parede anterolateral do VE), podendo estes ramos variar em número, tamanho e distribuição anatômica. Na maioria dos pacientes, a ADA ultrapassa o ápex cardíaco, terminando na porção inferior da junção interventricular. Nos casos em que a ADA termina no ápex cardíaco, a artéria DP é mais longa e irriga a região correspondente.
- A ACX (Figura 9B) percorre o sulco atrioventricular posterior em direção ao *crux-cordis*, dando origem aos ramos marginais obtusos (que irrigam as paredes lateral e posterior do VE) e ao ramo atrioventricular. Nos casos de dominância esquerda, a ACX dá origem ao ramo DP e VP.

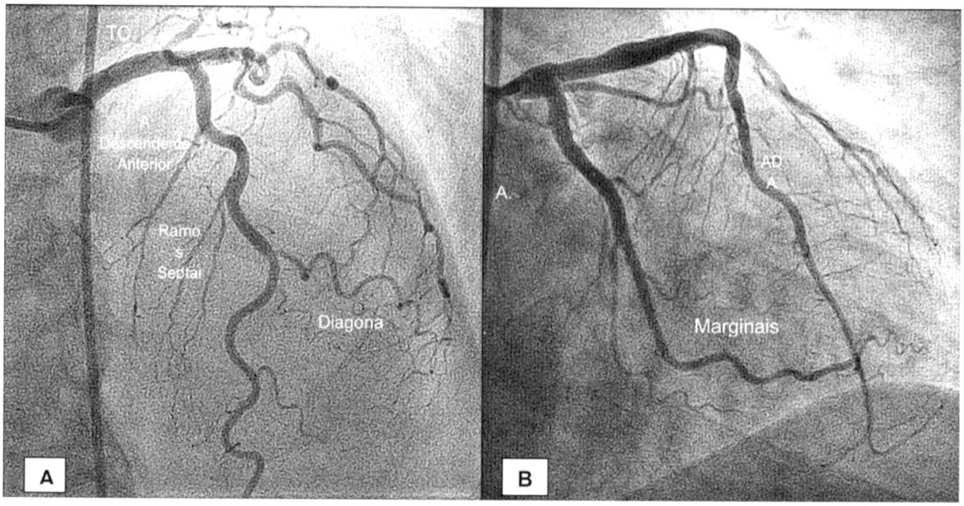

FIGURA 9 (A) ADA em oblíqua anterior direita cranial; (B) ACX em oblíqua anterior direita caudal.

Doença arterial coronariana aterosclerótica

- O objetivo da cinecoronariografia é definir a anatomia coronariana e o grau de obstrução luminal das artérias estudadas. As informações obtidas incluem localização, tamanho, diâmetro e contorno das artérias coronárias; a presença e a gravidade da obstrução luminal; caracterização da natureza da obstrução (incluindo a presença de placas de ateroma, trombo, dissecção, espasmo e ponte miocárdica); perfusão miocárdica, além da presença e extensão de circulação colateral coronariana.
- A manifestação angiográfica da doença aterosclerótica se dá pela redução luminal da coronária nos locais com ateropatia. A quantificação da obstrução é realizada comparando-se o segmento acometido com um segmento sadio adjacente do vaso (seja proximal ou distal à lesão).
- As obstruções inferiores a 30% são descritas como irregularidades parietais. Lesões entre 30 e 50% são consideradas angiograficamente discretas; entre 50 e 70% lesões moderadas; entre 70 e 90% graves; entre 90 e 99% suboclusivas e 100% oclusivas.
- É considerado coronariopatia obstrutiva quando há redução superior a 50% do diâmetro da luz do vaso, pois obstruções menores não se associam à redução do fluxo sanguíneo coronariano, não tendo importância funcional para o miocárdio.
- Em relação ao fluxo sanguíneo coronariano, obstruções superiores a 50% reduzem a reserva de fluxo em até quatro vezes, enquanto obstruções superiores a 70% praticamente anulam qualquer reserva de fluxo coronariano, deixando o mesmo fixo.
- Em casos de obstrução crítica ou completa do vaso, é possível visualizar a circulação colateral (Figura 10) a partir de outras artérias coronárias para o vaso gravemente acometido. É possível avaliar a origem dessa circulação, assim como quantificar sua importância para suprir o leito deficiente. São classificadas da seguinte forma:
  - Grau 0: inexistência de circulação colateral.
  - Grau 1: enchimento de pequenos ramos do vaso acometido.
  - Grau 2: enchimento parcial do vaso acometido.
  - Grau 3: enchimento completo do vaso acometido.

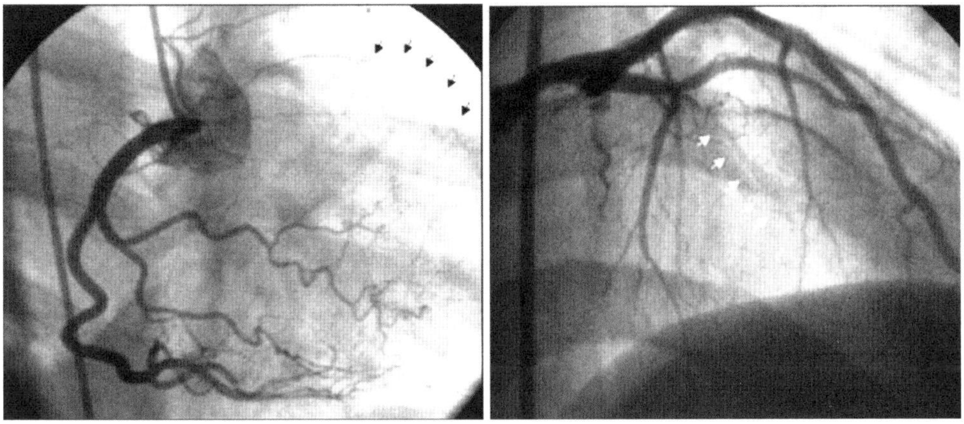

FIGURA 10 Observa-se à direita ADA ocluída no terço proximal após emitir grande ramo septal e diagonal. Presença de discreto enchimento de terço médio e distal (setas brancas) a partir de colaterais emitidas pela coronária direita (figura à esquerda, setas pretas).

Fluxo sanguíneo, patência arterial e gravidade da lesão

- A existência de uma placa de ateroma que provoque redução luminal coronariana, pode causar alteração do fluxo de sangue no vaso de acordo com a gravidade. Por esse motivo, o TIMI *group* realizou uma classificação do fluxo sanguíneo coronariano em pacientes com instabilidade clínica, como se segue:
  - TIMI 0: opacificação completa do vaso.
  - TIMI 1: opacificação lenta e incompleta do vaso.
  - TIMI 2: opacificação lenta, mas completa do vaso.
  - TIMI 3: opacificação completa do vaso, com fluxo igual comparativo com artérias dos pacientes não envolvidas no processo.
- As obstruções coronarianas (Figura 11) também são classificadas quanto a localização na artéria acometida, podendo ser em porção ostial, proximal, média ou distal. Além disso, as obstruções de um mesmo leito coronariano podem ser únicas, múltiplas ou segmentares (quando acomete de forma irregular todo um segmento do vaso), podendo também ser curtas ou longas, somando maior ou menor complexidade à lesão. Também há a classificação segundo o número de territórios arteriais acometidos: uniarterial (obstrução significativa em apenas uma artéria) ou multiarterial (quando possui obstrução em vários vasos). A classificação das lesões é importante para determinar o melhor tratamento, seja percutâneo ou cirúrgico, sempre de acordo com a anatomia das obstruções e a aplicabilidade de cada método.

Indicações e contraindicações

- A cinecoronariografia é um método de ampla aplicabilidade clínica e as principais indicações estão exemplificadas no Quadro 1.
- Em relação às contraindicações para o exame, não existe nenhuma condição que impeça totalmente sua realização, exceto a recusa do paciente em fazê-lo. Porém, existem algumas contraindicações relativas que são listadas no Quadro 2. Essas condições predispõem ao maior risco de complicações, devendo ser tentada reversão ou tratamento antes do procedimento, salvo nos casos de emergência em que o benefício do exame é superior ao risco.

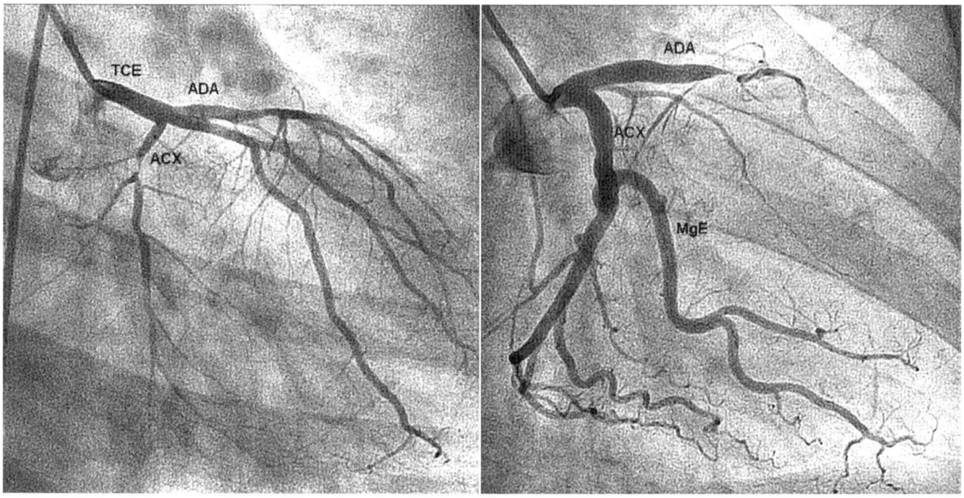

FIGURA 11 **Imagem de grave obstrução luminal em ACX (esquerda) e ADA (direita).**
TCE: tronco da coronária esquerda; ADA: artéria descendente anterior; ACX: artéria circunflexa; MgE: marginal esquerda.

QUADRO 1 **Indicações de cinecoronariografia**

Angina estável com sintomas limitantes mesmo com terapia otimizada
Teste isquêmico não invasivo com achados de alto risco para eventos
Morte súbita abortada
Pacientes com taquicardia ventricular monomórfica sustentada ou taquicardia polimórfica não sustentada
Angina instável de alto risco
Suspeita clínica de angina de Prinzmetal
Suspeita de oclusão aguda ou subaguda pós-implante de *stent* coronariano
Angina recorrente nos primeiros 9 meses após intervenção coronariana percutânea
Nas primeiras horas após infarto agudo do miocárdio, quando há intenção de recanalizar artéria culpada
Infarto agudo do miocárdio recente com sintomas anginosos recorrentes ou limitantes
Infarto agudo do miocárdio recente com choque cardiogênico, nas primeiras 36 h após início da dor, em pacientes até 75 anos de idade, nos quais a intervenção percutânea possa ser realizada nas primeiras 18 h do choque
Infarto agudo do miocárdio com complicação mecânica e programação de cirurgia corretiva
Antes de cirurgia cardíaca valvar ou valvoplastia percutânea em adultos com dor torácica ou evidências de isquemia coronariana em testes não invasivos
Antes de cirurgia cardíaca valvar ou valvoplastia percutânea em adultos com múltiplos fatores de risco para doença coronariana
Endocardite bacteriana com evidência de embolia coronariana
Antes de cirurgia para correção de cardiopatias congênitas em adultos com dor torácica ou evidência de isquemia em testes não invasivos
Em portadores de cardiopatia congênita frequentemente associadas a anomalias coronarianas cujo diagnóstico possa mudar o plano cirúrgico
Pacientes com disfunção sistólica com evidência de causa isquêmica ou com aneurisma de ventrículo esquerdo pós-infarto
Antes da realização de transplante cardíaco
Doenças da aorta cuja presença de coronariopatia possa mudar o plano terapêutico

QUADRO 2 Contraindicações relativas à realização de cinecoronariografia

Diátese hemorrágica (INR ≥ 1,6) ou sangramento ativo
Anemia importante, principalmente com Hb < 8,0 g/dL
Plaquetopenia < 50.000/mm^3
Febre de origem indeterminada, possivelmente infecciosa
Infecção ativa não tratada
Distúrbio eletrolítico grave não corrigido (K < 3,3 ou > 6,0 mEq/L; Na < 125 ou > 155 mEq/L)
Distúrbio psiquiátrico grave não compensado
Intoxicação digitálica grave
Endocardite ativa, principalmente de valva aórtica
Hipertensão arterial sistêmica grave não compensada
Acidente vascular encefálico recente
Taquiarritmia não controlada
Insuficiência renal aguda
Insuficiência cardíaca descompensada

Hb: hemoglobina.

Complicações após cinecoronariografia

- O risco de complicações maiores (morte, infarto e acidente vascular encefálico [AVE]) após a angiografia coronariana diagnóstica vem reduzindo nos últimos 15 anos, sendo estimado atualmente em menos de 1% dos casos submetidos ao cateterismo cardíaco. Os pacientes que se apresentam com um evento cardíaco agudo ou aqueles com patologias graves descompensadas apresentam risco mais elevado que aqueles estáveis que se submetem a um procedimento eletivo.
- Fatores que elevam o risco de mortalidade durante o procedimento incluem idade avançada (superior a 60 anos), insuficiência cardíaca grave, insuficiência renal, ateropatia periférica, lesão importante no tronco da coronária esquerda, choque cardiogênico, hipertensão arterial pulmonar acentuada, doença valvar mitral ou aórtica grave e disfunção sistólica importante do VE (fração de ejeção menor do que 30%). As principais complicações e sua frequência são listadas na Tabela 2.

Reações ao contraste

- Reações adversas ao meio de contraste não são incomuns, ocorrendo sintomas leves em 3 a 12% dos pacientes expostos, com taxas de mortalidade inferior a 1 para 100 mil casos.
- Estima-se que a ocorrência de reações anafilactoides durante os procedimentos seja < 1%, sendo reações graves relatadas em 1:1.000 exames.
- As reações são mais frequentes com os contrastes iônicos. Pacientes com história de alergias diversas ou atopias apresentam risco duas vezes superior para reações ao contraste. Pacientes com história de alergia a peixes ou frutos do mar apresentam o mesmo risco que pacientes atópicos (superior à população geral). Naqueles com antecedente de reação adversa ao contraste, o risco de nova reação é seis vezes superior que naqueles sem história prévia, justificando, dessa forma, o tratamento preventivo com corticosteroides e anti-histamínicos.
- As reações alérgicas são classicamente divididas em imediatas (ocorrendo dentro da pri-

TABELA 2 Complicações graves em coronariografia

Complicação	Frequência (%)
Óbito	0,1-0,14
Infarto agudo do miocárdio	0,05-0,07
Acidente vascular encefálico	0,07-0,4
Arritmias	0,31-1,17
Complicações vasculares	0,5-1
Reação ao contraste	0,25-0,5
Complicações hemodinâmicas	0,1-0,5
Outras complicações	0,2-0,5

meira hora após a exposição) e tardias (que ocorrem entre a primeira hora e a primeira semana). As imediatas (um quarto dos casos) variam de reações leves a graves com sintomas que podem incluir náuseas, prurido, urticária, angioedema, broncoespasmo, edema laríngeo, hipotensão e até óbito. As reações tardias são mais frequentes e geralmente apresentam-se como alterações cutâneas leves a moderadas.

- A profilaxia (ou dessensibilização) está indicada nos pacientes com risco de desenvolvimento de reações ao uso de contraste iodado (alergia documentada ao iodo) e principalmente naqueles que apresentaram reações prévias de qualquer intensidade após uso do contraste. Não há indicação de profilaxia em pacientes com história de alergia a mariscos ou frutos do mar.
- O contraste pode ocasionar variáveis graus de depressão miocárdica, vasodilatação periférica e elevação da pressão de enchimento do VE. Essas alterações hemodinâmicas são particularmente importantes em pacientes com baixa reserva cardíaca, como naqueles com disfunção miocárdica acentuada, coronariopatias ou estenose aórtica grave. Ocorrem mais frequentemente com agentes de alta osmolaridade e quando grande quantidade de contraste é administrada em curto período (ventriculografias, aortografias).
- A injeção de contraste angiográfico na circulação coronariana pode em raros casos provocar bradicardia sinusal, pausas sinusais ou mesmo fibrilação ventricular. A incidência desses eventos é estimada entre 0,1 e 0,2% dos procedimentos utilizando contrastes de baixa osmolaridade não iônicos. As arritmias são atribuídas à propriedade quelante de cálcio, presente principalmente nos contrastes iônicos.
- Apesar da baixa incidência de acidose lática relacionada ao uso de metformina, esta droga deve sempre ser suspensa um dia antes do uso de contraste iodado e reiniciada apenas 48 h após, na ausência de sinais de insuficiência renal.
- A nefropatia induzida por contraste é discutida em um capítulo específico e para fixação de conteúdo, no Quadro 3, com os principais fatores de risco para seu desenvolvimento.

Aspectos emocionais dos pacientes submetidos ao exame

- O coração é um órgão de extrema importância na vida do indivíduo, carregado de simbologias e significados subjetivos. Sede das emoções, qualquer anormalidade no seu funcionamento ou na estrutura pode ocasionar no indivíduo vivências e sentimento de perda, além de ansiedade, medo e fantasias relacionadas à morte.
- Alguns desses sentimentos são intensificados quando o paciente precisa submeter-se a algum procedimento num órgão aparentemente tão delicado, carregado de um valor inestimável.
- Nesse contexto, o laboratório de hemodinâmica por si só constitui um ambiente ansiogênico, uma vez que é equipado com um arsenal de aparelhos e paramentos. O paciente, à espera da realização do exame,

QUADRO 3 Fatores de risco relacionados a nefropatia por contraste

Fatores de risco
Insuficiência renal crônica (TFG < 60 mL/min/m^2)
Diabetes melito
Hipovolemia
Hipotensão, choque, uso de balão intra-aórtico
Idade avançada
Procedimentos de urgência/emergência
FEVE < 40% ou insuficiência cardíaca congestiva
Contraste de alta osmolaridade/iônicos
Volume de contraste (> 3 mL/kg ou > 5 mL/kg /Cr)

TFG: taxa de filtração glomerular; FEVE: fração de ejeção do ventrículo esquerdo; Cr: creatinina sérica.

pode ser acometido por inúmeras fantasias, mantendo-se com altos níveis de ansiedade e medo.

- Tendo em vista esse panorama possível, e mais comum do que se imagina em relação à essa população, é que se faz necessário um olhar atento e cuidadoso para as manifestações emocionais desses pacientes, visando, se possível, ao trabalho em conjunto com o serviço de psicologia.

QUAL É A ROTINA NA EMERGÊNCIA DO INCOR?

- As indicações de cineangiocoronariografia e o manejo de introdutores arteriais já foram previamente comentados em outros capítulos, a depender do tema em questão.
- Dada a grande experiência do serviço e expertise da equipe técnica, é possível executar um número muito grande de cateterismos de urgência diariamente (10 ou mais), possibilitando rápida estratificação e tomada de conduta frente aos casos mais graves.
- O serviço de hemodinâmica do InCor funciona 24 horas por dia, com plantonistas presenciais, mesmo durante o período noturno e finais de semana.
- No InCor, somente em 12% das ocasiões o exame é realizado após 48 horas da admissão em pacientes com síndrome coronariana aguda. Em 66% das vezes, é efetuado entre 24 e 48 horas e em 22%, em menos de 24 horas da chegada do paciente.
- De forma geral, os pacientes classificados como síndrome coronariana aguda de alto risco são estratificados precocemente com um cateterismo cardíaco diagnóstico.
- Os pacientes classificados com síndrome coronariana aguda de moderado risco, mas com diversos fatores de risco associados (principalmente DAC prévia e diabetes melito) são preferencialmente estratificados precocemente com o cateterismo cardíaco, a depender do risco de sangramento.
- Todos os procedimentos percutâneos realizados pelo setor de emergências são configurados com provável intervenção terapêutica, ou seja, caso seja identificada uma lesão "culpada" pelo quadro do paciente, esta é tratada percutaneamente com balão ou stent no mesmo procedimento, a menos que a anatomia favoreça a revascularização miocárdica cirúrgica.
- Em pacientes de alto risco de sangramento, considera-se como melhor escolha o uso de acesso radial.
- Quando o paciente for alérgico a iodo, deve receber via oral durante 48 horas pré-cateterismo: prednisona 40 mg ao dia + loratadina 10 mg, a cada 12 horas. Em casos cujo exame é indicado mais precocemente, é possível realizar prednisona 50 mg oral 13 horas, 7 horas e 1 hora antes do procedimento, associado a difenidramina 50 mg uma vez apenas antes do encaminhamento ao laboratório de hemodinâmica. Para situações de cateterismo de urgência, administram-se por via endovenosa: metilprednisolona 125 mg, endovenosa + difenidramina 50 mg. É importante ressaltar que mesmo com preparo adequado, o risco de recorrência de reação anafilactoide não está descartado.
- Em vigência de sepse ou choque séptico, quando possível o paciente deve aguardar pelo menos 48 horas ou até estabilização do quadro infeccioso para ser submetido ao cateterismo. Se houver urgência em relação à coronariopatia, deve ser realizado independentemente da presença de infecção.
- Por último, na presença de insuficiência renal aguda, aguarda-se, quando possível, a normalização dos valores de ureia e creatinina para realização do exame. Quando houver insuficiência renal crônica pré-dialítica e o paciente tiver clara indicação ao cateterismo, deve ser realizado com preparo renal adequado, sempre em acompanhamento conjunto com a equipe de nefrologia, conforme descrito em capítulo específico.

BIBLIOGRAFIA RECOMENDADA

1. Baim DS, editor. Grossman's cardiac catheterization, angiography & intervention. 7th ed. Philadelphia: Lippincott Willians& Wilkins; 2006.
2. Nallamothu BK, Tommaso CL, Anderson HV, Anderson JL, Cleveland JC Jr, Dudley RA, et al. ACC/AHA/SCAI/AMA–Convened PCPI/NCQA 2013 Performance Measures for Adults Undergoing Percutaneous Coronary Intervention. A Report of the American College of Cardiology/American Heart Association Task Force on Performance Measures, the Society for Cardiovascular Angiography and Interventions, the American Medical Association–Convened Physician Consortium for Performance Improvement, and the National Committee for Quality Assurance. Circulation. 2014;129(8):926-49.
3. Hamm CW, Bassand JP, Agewall S, Bax J, Boersma E, Bueno H, et al; ESC Committee for Practice Guidelines. ESC Guidelines for the management of acute coronary syndromes in patients presenting without persistent ST-segment elevation. The Task Force for the management of acute coronary syndromes (ACS) in patients presenting without persistent ST-segment elevation of the European Society of Cardiology (ESC). Euro Heart J. 2011;32(23):2999-3054.
4. Grines C, Safian RD, Freed MS, editors. The new manual of interventional cardiology. 3rd ed. Jones & Bartlett Learning; 2001.
5. Dangas G, Mehran R, Wallestein S, Courcoutsakis NA, Kakarala V, Hollywood J, Ambrose JA. Correlation of angiographic morphology and clinical presentation in unstable angina. J Am Coll Cardiol. 1997;29:519-25.
6. Task Force on the management of ST-segment elevation acute myocardial infarction of the European Society of Cardiology (ESC), Steg PG, James SK, Atar D, Badano LP, Blömstrom-Lundqvist C, Borger MA, et al. ESC Guidelines for the management of acutemyocardial infarction in patients presentingwith ST-segment elevation. The Task Force on the management of ST-segment elevation acute myocardial infarction of the European Society of Cardiology (ESC). Euro Heart J. 2012;33:2569-619.
7. Levine GN, Bates ER, Blankenship JC, Bailey SR, Bittl JA, Cercek B, et al. 2011 ACCF/AHA/SCAI Guideline for Percutaneous Coronary Intervention. A Report of the American College of Cardiology Foundation/American Heart Association Task Force on Practice Guidelines and the Society for Cardiovascular Angiography and Interventions. Circulation. 2011;124:e574-e651.
8. Padilha RV, Kristensen CH. Estudo exploratório sobre medo e ansiedade em pacientes submetidos ao cateterismo cardíaco. Psico. 2006;37(3)233-240.
9. Scanlon PJ, Faxon DP, Audet AM, Carabello B, Dehmer GJ, Eagle KA, et al. ACC/AHA Guidelines for Coronary Angiography: Executive Summary and Recommendations. A Report of the American College of Cardiology/American Heart Association Task Force on Practice Guidelines (Committee on Coronary Angiography) Developed in collaboration with the Society for Cardiac Angiography and Interventions. Circulation. 1999;99(17):2345-57.
10. Ringqvist I, Fisher LD, Mock M, Davis KB, Wedel H, Chaitman BR, et al. Prognostic value of angiographic indices of coronary artery disease from the Coronary Artery Surgery Study (CASS). J Clin Invest. 1983;71(6):1854-66.
11. The TIMI Study Group: the thrombolysis in myocardial infarction (TIMI) trial. N Engl J Med. 1985;312:932-6.
12. Watanabe DM. O efeito da música na ansiedade de pacientes submetidos à cineangiocoronariografia. [Tese] Faculdade de Medicina da Universidade de São Paulo. São Paulo; 2011.

8

Biomarcadores de risco cardiovascular

Célia Maria Cássaro Strunz
Vanessa Monteiro da Silva
Alessandra Rogério
Adriana de Andrade Ramos Nogueira

OBSERVAÇÕES GERAIS BASEADAS EM EVIDÊNCIAS

Introdução

- A dosagem apropriada de biomarcadores é importante para rápida identificação, estratificação de risco e acompanhamento do paciente com doença cardiovascular crônica ou aguda.
- Um bom biomarcador deve trazer informações sobre a fisiopatologia da doença, indicando o caminho para o tratamento individualizado e, posteriormente, monitorizando a terapia.
- Muitos são os biomarcadores cardíacos com diferentes mecanismos de ação: marcadores de inflamação, endoteliais, metabólicos, de lesão dos miócitos, de "estresse" de miócitos, cardiorrenais etc. (Tabela 1). Alguns têm sido muito estudados ao longo do tempo, produzindo farta literatura a respeito de sua utilidade. Outros, entretanto, ainda não são utilizados na prática clínica, uma vez que sua importância para o diagnóstico e terapêutica da doença cardiovascular ainda estão por se estabelecer (Tabela 1).
- No futuro, provavelmente, iremos trabalhar com um conjunto de biomarcadores que nos auxiliarão na detecção rápida e no monitoramento da doença cardíaca aguda ou crônica.

Biomarcadores em uso na rotina laboratorial

Marcadores de isquemia

Troponina

- As troponinas são proteínas que formam um complexo com a tropomiosina, o qual regula a interação cálcio-dependente da miosina com a actina. Existem três tipos diferentes de moléculas de troponinas: troponina I, C e T, presentes na musculatura cardíaca e esquelética e que são codificadas por diferentes genes. A troponina C é idêntica tanto no músculo esquelético quanto no cardíaco, mas as troponinas I e T cardíacas possuem isoformas específicas. Isso permitiu o desenvolvimento de anticorpos monoclonais específicos às isoformas cardíacas e com reatividade cruzada extremamente baixa, possibilitando uma melhor discriminação da injúria cardíaca e, consequentemente, um diagnóstico do infarto agudo do miocárdio (IAM) mais preciso.
- Enzimas como aspartato aminotransferase (AST), creatinoquinase (CK total), lactato desidrogenase (LDH) e CK fração MB fo-

TABELA 1 Potenciais biomarcadores

Marcador de isquemia	
Heart-type fatty acid-binding protein (H-FABP)	A H-FABP corresponde de 4 a 8% da proteína citoplasmática das células miocárdicas, cuja função fisiológica é transportar ácidos graxos a partir da membrana celular para as mitocôndrias. Uma vez lesado o miocárdio, esta proteína é liberada na corrente sanguínea, aumentando sua concentração plasmática em até 3 horas após o início da lesão e retornando ao normal em 24 horas
Marcadores de inflamação e aterosclerose	
IL-6	É uma citocina pró-inflamatória, mediadora celular, produzida pelos macrófagos e linfócitos T. Participa da instabilidade coronariana e está envolvida na ruptura e erosão da placa de aterosclerose
Mieloperoxidase	É uma enzima derivada de leucócitos. Modifica o estado normal de vasodilatação, quase sempre por uma diminuição na biodisponibilidade de óxido nítrico (NO), potencializando a ocorrência dos fatores de risco cardiovascular, como a formação da placa de aterosclerose
Metaloproteinases de matriz	As metaloproteinases (MMP-9, MMP-11) são proteases produzidas por fibroblastos, osteoblastos e células do músculo liso vascular. São altamente expressas em placas de ateroma instáveis
Fator de necrose tumoral-alfa (TNF-alfa)	É uma citocina secretada por macrófagos, linfócitos e monócitos, e seu principal efeito fisiológico é promover a resposta imune e inflamatória. O TNF-alfa está associado à placa ateromatosa, com deposição e ativação de elementos celulares na parede dos vasos e, possivelmente, à progressão da aterosclerose
Marcadores de função endotelial	
E-selectina	É uma molécula de adesão celular, que após ativação de citocinas inflamatórias é expressa em células endoteliais. Desempenha um papel importante na inflamação, recrutamento de leucócitos para o local da lesão. Sua concentração aumenta em associação com fatores de risco cardiovascular e está associada com medidas funcionais e estruturais da doença aterosclerótica, assim como com prognóstico cardiovascular
Molécula de adesão vascular-1 (VCAM-1)	É uma molécula importante na adesão de células sanguíneas ao endotélio vascular. Durante exposição a agentes pró-inflamatórios, a VCAM-1 torna-se proeminentemente expressa pelas células endoteliais. Exerce o recrutamento e captura dos leucócitos e pode estar associada com a ativação endotelial ou com dano na síndrome coronariana aguda. A concentração elevada de VCAM-1, juntamente com a presença de angina instável ou infarto do miocárdio, é um preditor de eventos isquêmicos futuros
Molécula de adesão intracelular-1 (ICAM-1)	É uma molécula de adesão expressa na superfície de vários tipos celulares, incluindo leucócitos e células endoteliais. No endotélio, tem um importante papel na migração dos leucócitos para os sítios de inflamação, permitindo a adesão e a diapedese dos leucócitos via interação com seus ligantes. Os níveis de ICAM-1 estão elevados na inflamação e no início do processo aterotrombótico
Marcadores de trombose	
Fator de von Willebrand (FvW)	É uma glicoproteína sintetizada nos megacariócitos e células endoteliais (corpúsculos de Weibel-Palade) e encontrada no plasma, subendotélio e grânulos das plaquetas. O FvW desempenha papel fundamental na adesão e agregação plaquetária em locais de altas taxas de cisalhamento em pacientes com doença vascular
Fator tecidual (FT)	É um receptor de superfície celular, que forma um complexo com o fator VII (complexo FT-VIIa), ativando a via extrínseca da coagulação. A ruptura da placa aterosclerótica resulta na exposição do FT, o qual inicia a cascata de coagulação e leva à geração de trombina e à formação de trombos

(continua)

TABELA 1 Potenciais biomarcadores (*continuação*)

Marcadores de trombose	
Ligante solúvel do CD40 (sCD40L)	É um marcador de ativação plaquetária encontrado nos grânulos plaquetários. Está associado ao início das respostas inflamatórias, incluindo a expressão de receptores de adesão e FT, assim como a liberação de citocinas e quimiocinas. O sCD40L também desempenha um papel importante na trombose por meio da indução da expressão de FT em células endoteliais e monócitos, operando como um ativador plaquetário e estabilizador do trombo arterial
Marcadores de estresse hemodinâmico	
Copeptina	É um peptídeo que compõe a região C-terminal do peptídeo precursor da vasopressina. Alguns estudos mostram que a copeptina é um eficaz marcador de insuficiência cardíaca severa, especialmente na doença cardíaca isquêmica
Adrenomedulina	É um peptídeo sintetizado principalmente na medula adrenal, em células endoteliais vasculares e no coração. É um potente vasodilatador, com propriedades natriurética e inotrópica. Altas concentrações de pró-adrenomedulina, que é a forma mensurável, estão associadas com o aumento da incidência de eventos cardiovasculares em pacientes com doença cardíaca isquêmica estável
Arginina vasopressina	É um hormônio antidiurético e vasoconstritor, sintetizado pelo hipotálamo e secretado pela glândula pituitária posterior em resposta à desidratação e às mudanças hemodinâmicas ocorridas na insuficiência cardíaca crônica
Endotelina-1	É um importante vasoconstritor e hormônio pró-fibrótico, secretado pelas células endoteliais. Apresenta um importante papel na homeostase vascular. Altos níveis de endotelina foram associados com aumento da insuficiência cardíaca em pacientes com doença cardíaca isquêmica estável e com morte
Marcadores de mortalidade na insuficiência cardíaca	
Galectina-3	A galectina-3 está associada com o desenvolvimento da fibrose cardíaca, que contribui para a fisiopatologia da disfunção sistólica e diastólica do ventrículo esquerdo. A galectina-3 está associada ao aumento da incidência de insuficiência cardíaca e se correlaciona ao aumento da mortalidade
ST-2	É membro da família dos receptores celulares interleucina-1. Desempenha um importante papel no remodelamento miocárdico e é considerado um marcador de prognóstico em pacientes com insuficiência cardíaca
Marcadores metabólicos	
Adiponectina	É uma proteína secretada pelo tecido adiposo e está envolvida em inúmeros processos metabólicos. Baixas concentrações de adiponectina são um fator de risco independente para o desenvolvimento da síndrome metabólica e *diabetes mellitus*. Também está associada à doença cardiovascular, incluindo doença cardíaca isquêmica e doença arterial periférica
Cistatina C	É um marcador de função renal, da família dos inibidores de proteases da cisteína, secretado por todas as células funcionantes a uma taxa constante. É mais sensível que a creatinina na disfunção renal leve a moderada e não é influenciada por idade, sexo ou massa muscular. Níveis elevados de cistatina C estão associados a aumento de eventos cardiovasculares, incidência de insuficiência cardíaca e risco de mortalidade
Neutrophil gelatinase-associated lipocalin (NGAL)	É um marcador precoce de lesão renal e pode ser detectado rapidamente na urina. É secretado pelo endotélio, por hepatócitos, cardiomiócitos e células renais. Alguns estudos demonstram que o NGAL desempenha um papel importante no processo imunológico/inflamatório da insuficiência cardíaca

ram frequentemente utilizadas nas décadas de 1970 e 1980 para diagnóstico de IAM. No início da década de 1990, o uso das troponinas foi introduzido na prática clínica e, cerca de 10 anos depois, a Academia Nacional de Bioquímica Clínica estabeleceu a troponina como o marcador cardíaco de escolha para o diagnóstico de IAM, o que foi consolidado pelas sociedades americana e europeia de cardiologia em 2007 com a definição universal do IAM. Nesse consenso, foi definido que valores aumentados de troponina são aqueles que se encontram acima do percentil 99 calculado a partir de uma população referência normal e que a precisão ótima do teste deveria apresentar, neste percentil, um coeficiente de variação (CV) ≤ 10%. Essas determinações possibilitaram a introdução no mercado de testes mais sensíveis.

- Esses novos testes, entretanto, carecem de padronização, uma vez que cada ensaio utiliza um anticorpo diferente para a captura e detecção da troponina circulante, o que resulta em uma grande variação nos resultados.
- A presença no mercado de testes com variados graus de sensibilidade analítica levou a Apple a sugerir uma pontuação, *score card*, na qual os testes de troponina são classificados de acordo com sua capacidade de detecção abaixo do percentil 99. Os ensaios que apresentam níveis quantificáveis de troponina abaixo do percentil 99 em menos de 50% da população referência são chamados de testes contemporâneos. Aqueles que têm níveis quantificáveis entre 50 e menos de 75% da população são chamados de ultrassensíveis de 1ª geração; os de 2ª geração são os que quantificam entre 75 e menos de 95% e, os mais atuais, de 3ª geração, são capazes de detectar níveis de troponina abaixo do percentil 99 em mais de 95% da população normal.
- Diversos nomes foram utilizados na literatura para denominar os testes de troponina mais sensíveis, incluindo: *high-performance*, *highly sensitive*, *high-sensitive*, *ultrasensitive*, *novel highly sensitive*, *sensitive* e *high sensitivity*. Por essa razão, houve a necessidade de uma normatização da nomenclatura desses testes. O termo *high-sensitivity* (hs-Tn) foi proposto pela Clinical Chemistry para se referir às características do teste. Portanto, para um teste ser chamado de *high-sensitivity*, ele deve ter duas características básicas: a imprecisão total do teste deve ser ≤ 10% e deve ser capaz de quantificar níveis de troponina baixo do percentil 99 em pelo menos 50% da população normal.
- Os hs-Tn mostraram um excelente desempenho diagnóstico na avaliação dos pacientes com possível IAM. Entretanto, estudos recentes mostraram uma menor especificidade desses testes em pacientes com doença arterial coronariana preexistente. As troponinas são marcadores específicos de injúria cardíaca, independentemente do tipo de mecanismo envolvido no dano cardíaco. Com isso, a presença de pequenas elevações persistentes de troponina, detectáveis pelos testes de alta sensibilidade (hs-Tn) e comuns em pacientes que apresentam patologias cardíacas crônicas, pode prejudicar o diagnóstico de IAM. Também outras patologias não isquêmicas de causas não cardíacas podem levar ao aumento sérico dessa proteína (Tabela 2). Evidências de como integrar os novos testes de hs-Tn na prática clínica são necessárias a fim de guiar os médicos para sua utilização adequada.
- Tentativas de otimizar o uso das hs-Tn na prática clínica foram propostas: uso de valores de corte (*cutoff*) alternativos ao percentil 99; dosagens seriadas e mudanças na concentração (deltas). Dados da literatura mostram que a dosagem de hs-Tn 3 horas após a admissão na unidade de emergência fornece informações diagnósticas seguras para a exclusão do diagnóstico de IAM. O uso do delta (diferença entre dosagens) é discutido, principalmente em relação ao papel que a variação biológica exerce e também sobre

TABELA 2 **Causas de elevação de troponina cardíaca na ausência de doença isquêmica**

Causas cardíacas
Contusão cardíaca ou traumas, incluindo cirurgia e ablação
Insuficiência cardíaca congestiva – aguda e crônica
Doenças inflamatórias: miocardite ou extensão miocárdica de endo/pericardite
Cardiomiopatia hipertrófica
Taqui ou bradiarritmia ou bloqueio cardíaco
Síndrome do balonismo apical
Rabdomiólises com injúria cardíaca
Causas não cardíacas
Dissecção aórtica
Doença da valva aórtica
Embolia pulmonar e hipertensão pulmonar severa
Insuficiência renal
Doenças neurológicas agudas: acidente vascular cerebral ou hemorragia subaracnoide
Doenças infiltrativas: amiloidose, hemocromatose, sarcoidose e escleroderma
Sepse
Toxicidade por drogas ou toxinas
Insuficiência respiratória
Queimaduras que afetaram mais de 30% da superfície corpórea
Esforço extremo

a melhor métrica de análise (delta absoluto ou relativo). Diferentes estudos propuseram diversas faixas de delta relativo, que variaram entre 30 e 250%. Por outro lado, Mueller et al. mostraram que mudanças no delta absoluto são mais eficientes para a exclusão do IAM. Apesar de todas essas informações, ainda são necessários estudos para identificar qual é a melhor forma de incorporar a hs-Tn na prática clínica.

- A Sociedade Europeia de Cardiologia em 2015 em suas Diretrizes para a conduta dos pacientes com IAM sem elevação do segmento ST sugeriu a aplicação de um algoritmo utilizando valores de hs-Tn nos tempos 0-hora/1-hora. Esse algoritmo é ensaio-específico e deve ser validado para cada tipo de ensaio e sempre ser associado a uma avaliação clínica detalhada. Para o ensaio hs-Tn T (Roche) níveis de troponina < 12 ng/L na primeira dosagem e alterações (diferença entre as dosagens) < 3 ng/L após uma 1 hora excluem o IAM em 63% dos pacientes, com valor preditivo negativo de 99,1% (98,2%-99,7%). Para o ensaio hs-Tn I (Abbott Diagnostics) concentrações < 5 ng/L na primeira dosagem e alterações < 2 ng/L após 1 hora permitem a exclusão de IAM em 56% dos pacientes, com valor preditivo negativo de 99,2% (98%-99,8%). Entretanto, alguns autores acreditam que a sensibilidade do algoritmo 0-hora/1-hora para a rápida exclusão do IAM não seja suficiente para permitir a liberação de pacientes com segurança em alguns departamentos de emergência. Portanto, apesar de todas essas informações, ainda são necessários estudos para identificar qual é a melhor forma de incorporar a hs-Tn na prática clínica.

CK-MB

- A CK-MB já foi considerada o principal marcador cardíaco para IAM, antes da introdução das troponinas, mas, atualmente, ela é considerada a melhor alternativa diagnóstica quando a troponina não está disponível. Sua localização citoplasmática permite uma rápida liberação na corrente sanguínea, cerca de 3 a 4 horas após a injúria do miocárdio, atingindo o seu pico máximo em 12 a 24 horas e retornando aos seus valores normais dentro de 36 a 48 horas. Essa rápida volta da CK-MB aos valores basais impossibilita o diagnóstico tardio de infarto, mas, por outro lado, é um ótimo indicador para reinfarto. A CK-MB é uma das três isoenzimas da creatinoquinase (CK total) e grande parte da sua concentração está presente no músculo cardíaco, mas cerca de 1 a 3% podem ser encontradas em outros tecidos como no útero, no intestino, no diafragma e, principalmente, no músculo esquelético. A presença de níveis alterados de CK-MB em indivíduos com patologias em algum desses tecidos pode prejudicar o diagnóstico de IAM.

- A dosagem da CK-MB deve ser realizada pelo método de quantificação por massa, que mede a concentração da proteína na amostra biológica, e não mais pela atividade enzimática, como era quantificado inicialmente, em virtude da sua maior sensibilidade e especificidade. Os valores de referência devem ser calculados considerando-se um valor de corte no percentil 99, e valores específicos para homens e mulheres. Além disso, as dosagens devem ser realizadas de forma seriada mostrando subida ou descida dos seus níveis quando comparados aos valores iniciais.

Marcador de estresse hemodinâmico

Peptídeo natriurético tipo B ou cerebral

- O peptídeo natriurético tipo B ou cerebral (BNP) pertence à família dos peptídeos natriuréticos que é composta por três principais membros: peptídeo natriurético atrial (ANP), BNP e o peptídeo natriurético tipo C (CNP). Todos compartilham uma estrutura de 17 aminoácidos em forma de anel, que têm como principal alvo a proteção do sistema cardiovascular. O ANP e o BNP são liberados primariamente do coração, mas atuam em vários tecidos induzindo a vasodilatação, a natriurese e a diurese.
- O BNP é a forma ativa do hormônio que, inicialmente, é sintetizado como uma molécula precursora (NT-proBNP) e sofre ação de endonucleases até chegar à forma ativa. Os ensaios disponíveis no mercado são capazes de detectar os níveis plasmáticos tanto da forma ativa como da forma precursora. A liberação do BNP é realizada principalmente pelos miócitos em resposta ao estiramento ou tensão na parede ventricular. Atua ainda como redutor de estresse hemodinâmico e favorece a natriurese e a diurese por ser um inibidor do sistema renina-angiotensina-aldosterona. Além disso, tem atividade hipotensiva, reduz a resistência vascular periférica e influencia a função renal. Exerce, também, papel importante no remodelamento da matriz extracelular da parede ventricular. O aumento na expressão e secreção do BNP está relacionado às condições de estresse na parede cardíaca, como infarto do miocárdio, hipertensão, hipertensão pulmonar, hipertrofia ventricular esquerda e insuficiência cardíaca (IC). A dosagem do BNP pode fornecer informações valiosas para diagnóstico e prognóstico dessas patologias.
- O diagnóstico da IC é baseado em sinais e sintomas clínicos e no uso de biomarcadores, que auxiliam na confirmação da presença da IC, na identificação das possíveis causas e estimativa da severidade da doença. A dosagem de BNP ou de NT-proBNP pode ser utilizada em quadros agudos para excluir ou confirmar o diagnóstico de IC entre os pacientes com sintomas de dispneia. Níveis plasmáticos de BNP < 100 pg/mL ou NT-proBNP < 300 pg/mL tem um alto valor preditivo negativo para exclusão do diagnóstico de IC. Por outro lado, para a confirmação do diagnóstico de IC têm sido sugeridos valores iguais ou superiores a 500 pg/mL para o BNP e acima de 900 pg/mL para o NT-proBNP. Os valores de BNP entre 100 e 500 pg/mL e NT-proBNP entre 300 e 900 pg/mL (valor dependente da faixa etária considerada) são chamados de "zona cinzenta", podendo sinalizar outras desordens cardíacas como isquemia do miocárdio, fibrilação atrial, embolia pulmonar ou infecções.
- Além da IC os níveis plasmáticos de BNP também têm sido utilizados na síndrome coronariana aguda para indicar a severidade do infarto e implicações prognósticas pós-IAM. Estudos comprovaram que a combinação entre troponina e NT-proBNP melhora a capacidade dos clínicos em diferenciar IAM, angina instável e causas não cardíacas de dor no peito, melhorando as-

sim a especificidade do diagnóstico. Além disso, a combinação entre os dois marcadores parece promover uma exclusão segura e mais barata dos pacientes considerados de baixo risco.

Marcador de inflamação e de aterosclerose

Proteína C-reativa

- A proteína C-reativa (PCR) é uma proteína de fase aguda, considerada um marcador de inflamação e dano tecidual altamente sensível. Nas reações de fase aguda como em infecções ou na lesão tecidual extensa a PCR pode aumentar cerca de 100 vezes acima dos níveis basais em um período de 6 horas, retornando aos níveis normais dentro de 18 a 20 horas após o término do estímulo. O fígado é responsável pela sua produção, mas a intensidade é dependente de interleucina 6 (IL-6) e outros reagentes de fase aguda.
- A PCR não é apenas um marcador inflamatório, uma vez que estudos mostraram uma ligação direta da PCR com a aterosclerose e a síndrome coronariana aguda (SCA). Este marcador parece estar associado a um estado protrombótico por meio do estímulo da liberação do fator tecidual por células musculares lisas, aumento da atividade do inibidor do ativador de plasminogênio-I (PAI-I), com concomitante redução na atividade do ativador do plasminogênio tecidual (t-PA), o que resulta em um prejuízo da fibrinólise em geral. Sua participação direta na aterosclerose parece se dar por meio do estímulo do aumento da síntese das metaloproteinases por monócitos-macrófagos e consequentemente maior degradação do colágeno da matriz extracelular. No IAM, a elevação dos níveis de PCR está associada ao fato de a necrose tecidual ser um importante estimulante de fase aguda. Modelos experimentais demonstraram uma associação significante entre níveis de PCR e o tamanho do infarto. Essa associação parece estar relacionada ao fato da proteína ter a capacidade de ativar o sistema complemento e ser depositada em conjunto nas áreas de necrose, o que pode acarretar agravamento da severidade da lesão.
- Ridcker et al. mostraram que os níveis séricos de PCR associados à avaliação do perfil lipídico possuem um alto valor preditivo na identificação da aterosclerose subclínica. Os pacientes podem ser estratificados em baixo, médio ou alto risco, sendo os dois últimos beneficiados por uma estratégia de tratamento mais agressiva. Níveis de PCR acima de 3,0 mg/L foram associados a um aumento moderado, a longo prazo, de eventos cardiovasculares recorrentes ou morte. Além disso, dosagens de PCR associadas ao BNP 30 dias após o evento de SCA foram independentemente associadas com o risco de IC e morte por causas cardiovasculares.
- Para estratificação e predição de risco dos pacientes utilizando dosagens da PCR, é necessário que a metodologia usada seja a PCR ultrassensível (usPCR). Inicialmente, as dosagens utilizavam um único anticorpo policlonal e por isso apresentavam sensibilidade limitada, não detectando níveis inferiores a 5-10 mg/L. Essas faixas são incapazes de avaliar o risco das doenças cardiovasculares nos indivíduos saudáveis. Modificações na técnica foram realizadas para aumentar o sinal de detecção, surgindo, então, os métodos ultrassensíveis de dosagem da PCR. A utilização de anticorpos monoclonais anti-PCR aderidos a partículas, marcadas enzimaticamente ou por fluorescência, mostrou-se capaz de quantificar valores a partir de 0,15 mg/L. Os valores de corte recomendados para avaliação de risco dos pacientes utilizando a usPCR são: de baixo risco (< 1 mg/L), de risco intermediariário (1-3 mg/L) e de alto risco (> 3 mg/L).

Marcadores de trombose

Dímero-D

- A trombose coronariana é um importante determinante do prognóstico em pacientes com SCA. Algumas abordagens como a mensuração plasmática de marcadores da formação e da degradação de fibrina, tal como a dosagem de dímero-D, são promissoras para exclusão e/ou progressão da doença.

- A concentração plasmática de dímero-D raramente encontra-se aumentada em indivíduos normais, porém, em condições em que há formação e degradação da fibrina, como tromboembolismo venoso, infecções, câncer, cirurgias e traumas, os níveis plasmáticos aumentam consideravelmente. Portanto, o dímero-D não é específico e sim considerado um teste de exclusão principalmente para as doenças tromboembólicas.
- O aumento de dímero-D plasmático está associado a riscos futuros de IAM entre indivíduos saudáveis, sugerindo que a ativação do sistema fibrinolítico pode ocorrer anos antes da oclusão arterial coronariana. Do mesmo modo, encontra-se aumentado meses após IAM, associado a eventos coronarianos recorrentes.
- Vários métodos foram desenvolvidos para quantificação do dímero-D diferindo entre si quanto à sensibilidade. O teste imunológico ELISA é considerado o padrão-ouro para essa quantificação com sensibilidade e especificidade de 94 a 95%. No entanto, a técnica mais utilizada, devido ao fácil procedimento analítico, é a aglutinação com partículas de látex recobertas com anticorpo monoclonal antidímero-D humano (método turbidimétrico). Apesar da baixa sensibilidade, grande parte das marcas disponíveis no mercado apresenta alto valor preditivo negativo, ou seja, quando negativo (< 500 ng/dL) exclui a suspeita de eventos tromboembólicos. Algumas vezes a quantificação do dímero-D é insuficiente para o diagnóstico de exclusão, tendo-se que incluir os exames de imagem.

Volume médio plaquetário

- O volume médio plaquetário (VMP) é um marcador da ativação plaquetária e reflete a reatividade e o tamanho das plaquetas. Plaquetas maiores contêm mais grânulos alfa densos, expressam mais receptores de adesividade e têm maior atividade trombótica.
- O VMP é também um marcador inflamatório e está associado ao prognóstico da síndrome coronariana aguda. Valores elevados de VMP na fase aguda do infarto do miocárdio estão associados a um pior prognóstico a curto prazo.
- Embora a medição de VMP seja simples e de fácil interpretação, uma série de fatores, como o tipo de tecnologia, populações de pacientes e variáveis pré-analíticas como efeito dos anticoagulantes, temperatura e tempo de estocagem do material, causam interferência na sua determinação e dificultam a padronização dos resultados. Portanto, é aconselhável que cada laboratório estabeleça seu próprio valor de referência.

Plaquetas reticuladas ou imaturas

- Plaquetas reticuladas ou imaturas representam a fração de plaquetas circulantes mais jovens, recém-liberadas da medula óssea, e têm sido associadas a um maior potencial de agregação. Apresentam-se maiores do que as plaquetas senescentes e contêm ácido ribonucleico residual que confere a estas plaquetas uma aparência reticulada. São hemostaticamente mais ativas pois expressam mais receptores glicoproteína Ib e IIb/IIIa.
- A maior presença destas plaquetas em sangue periférico pode refletir o aumento do consumo de plaquetas durante a evolução da trombose ou um prelúdio para o desenvolvimento do trombo.
- Método rápido e em analisador hematológico automatizado com tecnologia de citometria de fluxo fluorescente já está disponível para quantificar plaquetas reticuladas pela fração plaquetária imatura (IPF), calculada como a razão entre plaquetas imaturas e as plaquetas totais. Este parâmetro aborda de forma semelhante o turnover das plaquetas na corrente sanguínea, mostrando boa correlação com a taxa de plaquetas reticuladas.

- Estudos associaram a taxa de IPF com doença arterial coronária prematura, eventos cardiovasculares agudos e com resposta prejudicada a agentes antiplaquetários, como tienopiridinas. A determinação de IPF é mais sensível e específica do que o volume médio plaquetário para avaliar a reatividade plaquetária.

QUAL É A ROTINA NA EMERGÊNCIA DO INCOR?

- A solicitação de biomarcadores deve seguir indicação clínica precisa de acordo com o paciente em questão e conforme já comentado em outros capítulos.
- Como marcadores de isquemia, utilizamos de rotina a troponina ultrassensível.
- Em pacientes em atendimento inicial com suspeita de quadro inflamatório/infeccioso, a dosagem de PCR deve ser solicitada e interpretada de acordo com cada caso.
- Utilizamos em nossa instituição o BNP somente em pacientes com dispneia e dúvidas quanto à origem da mesma, como em casos de indivíduos com cardiopatia estrutural e doença pulmonar obstrutiva crônica. Naqueles pacientes com franca descompensação de IC, em que a história e o exame físico permitem o diagnóstico, o uso de BNP é dispensável. Lembramos que em vigência de insuficiência renal, valores mais elevados podem ser encontrados, sem necessariamente refletir descompensação de IC. Vale reforçar também que em pacientes obesos, o BNP pode ser falsamente negativo ou com valores menores que os reais.
- Por último, o dímero-D é utilizado em pacientes com suspeita de tromboembolismo pulmonar. No entanto, somente deve ser solicitado em pacientes com baixa probabilidade da doença após aplicação de escore específico. Nesses casos, quando negativo, exclui a possibilidade de embolia pulmonar. Já em pacientes de alta probabilidade, seu uso torna-se dispensável. No mesmo raciocínio, o dímero-D pode auxiliar nos protocolos de *rule-out* de síndromes aórticas agudas, tendo considerável valor preditivo negativo.

BIBLIOGRAFIA RECOMENDADA

1. Apple FS. A new season for cardiac troponin assays: it's time to keep a scorecard. Clin Chem. 2009;55(7):1303-6.
2. Cullen L, Mueller C, Parsonage WA, Wildi K, Greenslade JH, Twerenbold R, et al. Validation of high-sensitivity troponin I in a 2-hour diagnostic strategy to assess 30-day outcomes in emergency department patients with possible acute coronary syndrome. JACC. 2013;62:1242-9.
3. Gaggin HK, Januzzi Jr JL. Biomarkers and diagnostics in heart failure. Biochim Biophys Acta. 2013;1832(12):2442-50.
4. Jarolim P. Overview of cardiac markers in heart disease. Clin Lab Med. 2014;34(1):1-14.
5. Kleinegris MC, ten Cate H, ten Cate-Hoek AJ. D dimer as a marker for cardiovascular and arterial thrombotic events in patients with peripheral arterial disease. Thromb Haemost. 2013; 110(2):233-43.
6. Morrow DA, Cannon CP, Jesse RL, Newby LK, Ravkilde J, Storrow AB, et al. National Academy of Clinical Biochemistry Laboratory medicine practices guidelines: clinical characteristics and utilization of biochemical markers in acute coronary syndromes. Clinical Chemistry. 2007; 53(4):552-74.
7. Roffi M, Patrono C, Collet J-P, Mueller C, Valgimigli M, Borger MA, et al. 2015 ESC Guidelines for the management of acute coronary syndromes in patients presenting without persistent ST-segment elevation. Eur Heart J. 2016;37:267-315.
8. Thygesen K, Alpert JS, White HD. Universal definition of myocardial infarction. Circulation. 2007;116:2634-53.
9. Ibrahim H, Nadipalli S, Usmani S, DeLao T, Green L, Kleiman NS. Detection and quantification of circulating immature platelets: agreement between flow cytometric and automated detection. J Thromb Thrombolysis. 2016;42(1):77-83.

Seção XII

Pneumopatias

1

Doença pulmonar obstrutiva crônica exacerbada

José Victor Schubsky
Leonardo Freitas
Blenda Endlich
Samia Zahi Rached

OBSERVAÇÕES GERAIS BASEADAS EM EVIDÊNCIAS

Introdução

- A doença pulmonar obstrutiva crônica (DPOC) é uma doença respiratória comum, definida pela presença de sintomas respiratórios crônicos associados à obstrução persistente das vias aéreas, relacionada à exposição expressiva a partículas nocivas, especialmente ao tabagismo. Clinicamente a doença é caracterizada por dispneia, tosse crônica (geralmente com expectoração) e sibilância. Os sintomas têm início insidioso, são persistentes, pioram com exercício, tendem a aumentar em frequência e intensidade ao longo do tempo, com períodos de piora aguda (exacerbações), que excedem a variação habitual do dia a dia e são suficientes para exigir modificação do tratamento habitual.
- A DPOC constitui importante causa de mortalidade no mundo (é a terceira principal causa, excluindo trauma). No Brasil, dados da Secretaria de Vigilância em Saúde (SVS) identificaram a DPOC como a quinta causa de morte entre todas as idades. Nas últimas décadas, ocupou a quinta maior causa de internação no Sistema Único de Saúde entre pacientes com mais de 40 anos, correspondendo a cerca de 200 mil hospitalizações e gasto anual aproximado de 72 milhões de reais, sendo também responsável por significativo impacto em sintomas e qualidade de vida nos indivíduos afetados.

Etiologia

- A presença de infecção respiratória age como o principal gatilho para a exacerbação da DPOC, sendo responsável por aproximadamente 70% dos casos, predominando os agentes virais. Outros contribuintes são as exposições ambientais inalatórias como a poluição atmosférica e eventos clínicos como isquemia miocárdica, embolia pulmonar e pneumotórax.

Fatores de risco

- Os principais fatores de risco relacionados com o desenvolvimento de exacerbações estão descritos na Tabela 1.

Diagnóstico

- O diagnóstico da exacerbação de DPOC é clínico, caracterizado pela presença de pelo menos 1 dos 3 sintomas cardinais: aumento

TABELA 1 Fatores de risco para exacerbações de doença pulmonar obstrutiva crônica (DPOC)

Uso prévio de ventilação mecânica
Número de internações no último ano
Número de exacerbações no último ano
Tosse produtiva crônica
Idade avançada
Gravidade do DPOC (estimado pelo VEF1 – volume expiratório forçado no primeiro segundo)
Comorbidades

da falta de ar, aumento de tosse (com ou sem sibilância) e mudança das características da expectoração (como aumento da quantidade ou mudança da cor), sendo esse aumento mais intenso que a variação habitual do dia a dia. A presença de mudança de características da expectoração é um dos marcadores de possível infecção bacteriana associada.

Exames complementares

- Não são necessários exames complementares para estabelecer o diagnóstico. No entanto, eles são fundamentais para avaliação de diagnósticos diferenciais ou mesmo de outras afecções associadas, uma vez que a presença de comorbidades em indivíduos com DPOC é comum, e os sintomas cardinais podem estar presentes em múltiplas outras condições clínicas. A investigação ativa de outras doenças como pneumonia, pneumotórax, embolia pulmonar, arritmias, isquemia coronariana e insuficiência cardíaca é essencial e ganha ainda mais importância nos indivíduos sabidamente cardiopatas.
- Exames de imagem torácica são frequentemente utilizados nesse contexto de diagnósticos diferenciais. Geralmente a radiografia é suficiente para avaliação de pneumonia, pneumotórax, sinais de congestão pulmonar ou derrame pleural associado. Em caso de dúvida na interpretação da radiografia ou quando há suspeita clínica de diagnósticos mais específicos, como embolia pulmonar, complementar a avaliação com uma tomografia computadorizada de tórax é recomendado.
- Um eletrocardiograma poder auxiliar no diagnóstico de arritmias e isquemia coronariana.
- A coleta de exames laboratoriais pode ser de grande valia. Um hemograma completo pode revelar sinais de anemia, policitemia ou leucocitose. Eletrólitos e função renal são úteis para determinar a dosagem de medicações a ser administrada. Marcadores de necrose miocárdica podem ser solicitados para diagnóstico diferencial ou concomitante de isquemia cardíaca. Dímero D pode ser útil para excluir embolia pulmonar em casos de baixa suspeita cínica. A dosagem de peptídeo natriurético cerebral (BNP) pode ser interessante para a diferenciação etiológica da dispneia em pacientes com insuficiência cardíaca e DPOC concomitantes. A coleta de marcadores inflamatórios, como a procalcitonina e proteína C-reativa (PCR), pode ser útil para o diagnóstico e o acompanhamento de quadros infecciosos, porém seu uso para determinar a necessidade de antibiótico é questionável.
- Quando há suspeita de infecção por agente viral, a testagem de agentes com tratamento específico, como o vírus da Influenza ou da SARS-CoV-2, deve ser considerada, a depender do contexto epidemiológico. Os painéis virais amplos com detecção de outros agentes que não possuem tratamento específico não aparentam trazer benefício no manejo do quadro. A análise de bacterioscopia e cultura de escarro pode ser útil nos casos de falha de tratamento ou em situações específicas, como indivíduos com risco aumentado de colonização por *Pseudomonas aeruginosa*. A mesma consideração se aplica para pesquisa de fungos e micobactérias.
- Juntamente com os sinais vitais, deve-se avaliar a saturação de oxigênio por meio da oximetria de pulso e o grau de esforço respi-

ratório. Em caso de hipoxemia significativa ou uso de musculatura acessória, considerar coleta de gasometria arterial com suplementação de oxigênio e/ou suporte ventilatório.

Avaliação de gravidade

- O principal objetivo da avaliação inicial do paciente é reconhecer sinais de insuficiência respiratória, seja ela hipoxêmica seja hipercápnica. A queda de saturação periférica de oxigênio é um achado frequente na exacerbação de DPOC, porém quando acompanhada de grande alteração de frequência respiratória, ausência de resposta à suplementação de oxigênio em baixos fluxos ou outros sinais de desconforto respiratório, deve suscitar abordagem imediata como emergência.
- Os principais indicadores de desconforto respiratório estão descritos na Tabela 2.

TABELA 2 Principais indicadores de desconforto respiratório

Uso de musculatura acessória
Respiração paradoxal
Frequência respiratória < 6 ou > 24
Alteração de nível de consciência
Cianose

Tratamento

- O tratamento da exacerbação do DPOC consiste no tratamento farmacológico com broncodilatadores e corticosteroides, além de antibióticos quando indicados. Suporte ventilatório pode ser necessário nos casos moderados/graves. O objetivo do tratamento é minimizar o impacto da exacerbação atual, além de prevenir novos eventos.

Farmacológico

Broncodilatadores

- Os beta-2-agonistas de curta duração são fundamentais no tratamento, por causa de seu rápido início de ação broncodilatadora e alívio da dispneia. A medicação pode ser administrada por meio de inalador dosimetrado ou por nebulização. Em casos de maior desconforto respiratório, é recomendado priorizar a forma nebulizada ou o inalador dosimetrado com um espaçador.
- Anticolinérgicos de curta duração também possuem efeito broncodilatador embora sua ação seja mais lenta, podendo ser administrados de forma isolada ou com beta-2-agonistas, potencializando seu efeito. Também podem ser administrados por meio de inalador dosimetrado ou por nebulização.
- Metilxantinas não são recomendadas rotineiramente por causa de seus efeitos colaterais e da disponibilidade de medicamentos inalatórios, que podem ser administrados até quando há necessidade de suporte ventilatório invasivo.

Corticosteroides

- O efeito anti-inflamatório dos corticosteroides é essencial no tratamento da exacerbação da DPOC, condição de fisiopatologia inflamatória. A classe de medicação produz melhora da obstrução ao fluxo de ar e alívio da dispneia, resultando em redução da taxa de falha de tratamento. A dose e o tempo de tratamento não são consenso, porém recomenda-se um mínimo de 5 dias de prednisona 40 mg ou medicação em dosagem equivalente. Doses maiores e tempo mais prolongado podem ser considerados a depender da gravidade do quadro, mas deve-se levar em consideração os múltiplos efeitos deletérios do uso prolongado da medicação.

Antibióticos

- O uso de antibiótico associado às demais medidas para tratamento da exacerbação de DPOC traz o potencial benefício de reduzir risco de falência de tratamento extra-hospitalar, além de reduzir risco de deterioração clínica nos casos em que a internação é necessária. No entanto, são medicamen-

TABELA 3 Medicações broncodilatadoras – doses sugeridas na exacerbação de doença pulmonar obstrutiva crônica (DPOC)

Salbutamol *spray* 100 mcg/jato	2-8 jatos/uso	2-3 aplicações em 1 hora, em seguida a cada 2-6 h
Salbutamol gotas 5 mg/mL (nebulização)	5-20 gotas/uso	2-3 aplicações em 1 hora, em seguida a cada 2-6 h
Brometo de ipratrópio *spray* 20 mcg/jato	2-8 jatos/uso	2-3 aplicações em 1 hora, em seguida a cada 4 a 8 h
Brometo de ipratrópio gotas 0,25 mg/mL (nebulização)	20-40 gotas/uso	2-3 aplicações em 1 hora, em seguida a cada 4-8 h

tos com extenso perfil de efeitos colaterais, além do crescente risco de desenvolvimento de bactérias resistentes, portanto, devem ser reservados aos pacientes com maior potencial benefício de seu uso.

- A melhor ferramenta clínica para determinar o uso de antibióticos na exacerbação de DPOC são os critérios clínicos descritos na Tabela 4. Seu uso pode ser considerado em outras situações, mas deve ser analisado caso a caso.

TABELA 4 Critérios para associação de antibiótico na exacerbação de doença pulmonar obstrutiva crônica (DPOC)

Presença dos três sintomas cardinais: intensificação dispneia, aumento volume escarro e mudança de escarro para purulento
Presença de dois sintomas cardinais, se um deles for mudança de escarro para purulento
Necessidade de suporte ventilatório (ventilação mecânica invasiva ou não invasiva)

- Quando indicado o uso de antimicrobianos, é importante que a escolha da medicação seja capaz de cobrir os principais agentes bacterianos baseado no perfil epidemiológico local. No Brasil, os principais agentes são *Haemophilus influenzae*, *Streptococcus pneumoniae* e *Moraxella catarrhalis*. A *Pseudomonas aeruginosa* é mais frequente e merecedor de cobertura em uma subpopulação de pacientes, com uma ou mais das características descritas na Tabela 5.

TABELA 5 Fatores de risco para pseudômonas em doença pulmonar obstrutiva crônica (DPOC)

Doença estrutural pulmonar (p. ex., bronquiectasias)
Cultura de escarro com pseudomonas no último ano
DPOC grave (VEF1 < 30% do predito)
Uso crônico de corticoide sistêmico
Uso de antimicrobianos de amplo espectro nos últimos 90 dias

- Os principais antibióticos indicados para o tratamento da exacerbação de DPOC estão descritos na Tabela 6, e o tempo de tratamento habitual recomendado é de 5 a 7 dias.

TABELA 6 Principais antibióticos para tratamento de exacerbação de doença pulmonar obstrutiva crônica (DPOC)

Ambulatorial/ domiciliar	Amoxicilina + clavulanato
	Macrolídeos
	Cefuroxima
	Fluorquinolonas
Internados Risco de pseudomonas	Fluorquinolonas
	Ceftriaxona
	Ciprofloxacino
	Levofloxacino
	Ceftazidima
	Piperacilina + tazobactam

Suporte respiratório

Oxigenoterapia

- A suplementação de oxigênio da exacerbação da DPOC deve ser realizada com cautela. A hipoxemia acentuada deve ser corrigida, porém o uso indiscriminado de oxigênio suplementar nos pacientes com DPOC pode ser prejudicial, aumentando a mortalidade e provocando complicações graves.
- A suplementação de oxigênio excessiva em alguns pacientes com DPOC pode contribuir para um aumento da hipercapnia, provocando ou acentuando acidose respiratória e potencialmente desencadeando o estado de carbonarcose, o rebaixamento do nível de consciência atribuível a níveis séricos elevados de gás carbônico. Isso se deve principalmente ao se acentuar o desacoplamento da relação ventilação-perfusão por perda do mecanismo de vasoconstrição hipóxica mediado pela hipoxemia alveolar.
- Logo, a suplementação de oxigênio na exacerbação de DPOC tem como meta obter uma saturação periférica de oxigênio entre 88 e 92%, não havendo necessidade de obter valores mais elevados. Para esse fim, podem-se usar múltiplos dispositivos para oferta de oxigênio suplementar, como cateter nasal, máscara facial, máscara de Venturi, máscara não reinalante e eventualmente cateter nasal de alto fluxo. É importante a reavaliação do paciente após o início da suplementação de oxigênio, sendo indicada a coleta de gasometria arterial caso haja suspeita de retenção de gás carbônico.

Ventilação não invasiva

- A ventilação não invasiva (VNI) consiste na aplicação de pressão positiva nas vias aéreas, pelo uso de máscara. Em pacientes com DPOC, o uso de 2 níveis de pressão alternados de VNI é o método preferido para fornecer suporte ventilatório, havendo comprovação de redução de mortalidade e necessidade de ventilação mecânica invasiva. Os efeitos fisiológicos da VNI incluem a redução do trabalho respiratório do paciente, podendo aliviar o esforço da musculatura respiratória, além de auxiliar na otimização da ventilação por meio dos 2 níveis de pressão fornecidos.
- Os pacientes com maior benefício dessa intervenção são os indivíduos com hipercapnia e acidose respiratória, embora pode também trazer benefícios para indivíduos com esforço respiratório aumentado ou insuficiência respiratória hipoxêmica, principalmente quando a terapia farmacológica e suplementação de O_2 não provocaram um alívio de sintomas satisfatório.
- Ao iniciar a aplicação de VNI no paciente, ele deve ser reavaliado após um período de acoplamento adequado, para determinar a efetividade da terapia instituída. Para se considerar a resposta inicial, espera-se que haja redução de um ou mais dos seguintes parâmetros: frequência e esforço respiratório, oxigenação periférica, dispneia e frequência cardíaca, caso eles estivessem alterados. Também acrescenta-se a melhora gasométrica. Caso haja resposta inicial, pode-se considerar estender a terapia ou repeti-la. No entanto, caso não haja melhora inicial ou sinais de piora ou deterioração clínica, deve-se considerar falha de teste terapêutico com VNI. Nessa situação ou na presença de contraindicação a VNI, está indicada a ventilação mecânica invasiva e procede-se para intubação orotraqueal.
- O uso de uma máscara adequada e a medicação inicial antes do início de VNI são essenciais para evitar a falha do teste terapêutico.

Ventilação mecânica invasiva

- Antes de se indicar a intubação orotraqueal para início de ventilação mecânica invasiva no paciente com DPOC, é importante sempre que possível questionar se o paciente já possui definição prévia sobre cuidados de fim de vida, principalmente nos indivíduos com doença mais avançada.

- A ventilação mecânica invasiva pode ser um desafio no paciente com DPOC exacerbada. Elevados valores de resistência de vias aéreas e complacência pulmonar reduzida por hiperinsuflação são frequentes. Os objetivos da ventilação mecânica devem ser: reduzir o trabalho respiratório, evitar a hiperinsuflação pulmonar e, se possível, normalizar as trocas gasosas. Para isso, a ventilação deve ser ajustada para utilizar volumes correntes inferiores a 6 mL/kg de peso ideal, com frequência respiratória e fluxos inspiratórios regulados com meta de relação inspiração:expiração inferior a 1:3, com aporte de pressão expiratória contínua suficiente para contrabalancear o auto-PEEP do paciente, mas não elevada a ponto de acentuar a hiperdistensão alveolar e promover maior aprisionamento.
- Os pacientes em ventilação mecânica invasiva precisam ter as medicações broncodilatadoras inalatórias revistas para adequada administração no circuito de ventilação mecânica.

Internação hospitalar

- Não existem critérios bem definidos na literatura para determinar a necessidade de admissão hospitalar para o manejo e o tratamento da exacerbação de DPOC. De modo geral, recomenda-se internação hospitalar para o manejo de pacientes com maior risco de evolução desfavorável, como doença de base severa, comorbidades significativas ou descompensadas, necessidade de suporte mantido de oxigênio ou suporte ventilatório, incapacidade de autocuidado adequado, falha de tratamento ambulatorial ou ausência de resposta significativa ao tratamento inicial.
- Considerar internação em ambiente de terapia intensiva para os pacientes que necessitam de suporte ventilatório, com alteração de nível de consciência, com necessidade de grande oferta de oxigênio suplementar, ou que já possuam outras indicações de manejo em terapia intensiva como necessidade de drogas vasoativas.

Alta hospitalar

- Há necessidade de internação hospitalar para tratamento em menos de 20% das exacerbações de DPOC, no entanto, também não há delimitação de critérios para determinação do melhor momento de desospitalizar esses pacientes. Consideram-se pacientes com dispneia leve ou próxima de seu nível basal, ausência de sinais de insuficiência respiratória, sem hipoxemia, necessitando de oxigênio suplementar e com capacidade de autocuidado preservado como aptos a término de tratamento em domicílio.
- Durante o processo de desospitalização dos pacientes, devem-se considerar alguns cuidados para reduzir novas exacerbações:
  - Confirmar o uso adequado de medicações broncodilatadoras de longa duração, tanto dosagem como técnica.
  - Nos casos de persistência de hipoxemia com necessidade de suplementação de oxigênio, mas com demais critérios de melhora, considerar seu uso domiciliar até a próxima reavaliação ambulatorial.
  - Para os pacientes que permaneceram internados e mantêm comprometimento significativo em sua capacidade de autocuidado, um período de fisioterapia para reabilitação pode ser benéfico.
  - A reavaliação ambulatorial precoce é importante para checar uso adequado de medicações, ajustar se necessário e rever necessidade de oxigenoterapia. Existe evidência de redução de taxas de reinternação e pode ter efeito sobre redução de mortalidade precoce.

QUAL É A ROTINA NA EMERGÊNCIA DO INCOR?

- Todos os casos de DPOC atendidos na Unidade de Emergência do InCor são discutidos e conduzidos sob supervisão de um médico pneumologista.

- Pacientes considerados graves, em franca insuficiência respiratória aguda, com hipotensão arterial e/ou com rebaixamento do nível de consciência são imediatamente levados à sala de emergência, sendo instituídos oxigenoterapia (com alvo de saturação de oxigênio entre 88 e 92%), coleta de exames, monitorização contínua e acesso venoso periférico (Figura 1).
- Em todos os casos, realizam-se eletrocardiograma, radiografia de tórax e coleta exames laboratoriais como hemograma, coagulograma, eletrólitos e função renal. Gasometria arterial com lactato é solicitada quando há insuficiência respiratória aguda, sempre associada a lactato.
- Caso haja suspeita de isquemia miocárdica associada, solicita-se troponina. Deve-se investigar isquemia miocárdica nos pacientes com quadro clínico suspeito. A incidência de eventos cardiovasculares é acentuadamente aumentada durante e por até 3 meses após a exacerbação de DPOC.
- Quando há dúvida sobre se a presença de congestão pulmonar pode ser um agravante, dispõe-se da coleta de BNP (peptídeo natriurético cerebral). O resultado acima de 400 pg/mL indica a presença de congestão pulmonar associada. Se menor que 100 pg/mL, a possibilidade é descartada. Já em casos intermediários (100 a 400 pg/mL), a avaliação deve ser individualizada.
- Em casos de maior gravidade, a coleta de dois pares de hemoculturas é sempre solicitada.
- Pacientes sem sinais de gravidade permanecem em observação. São medicados e fazem exames (quando necessário) para posterior reavaliação.
- Em casos graves, como rotina, oferta-se oxigênio por meio de BIPAP. O ajuste deve estar de acordo com o paciente e o volume corrente desejado/atingido. Após o início de VNI, deve-se observar a tolerância do paciente a ela, além de sinais de falência do método, como piora do uso de musculatura acessória, sudorese profusa, rebaixamento do nível de consciência e redução de saturação sanguínea de oxigênio. Em caso de falha, opta-se por entubação orotraqueal. Em caso de dúvida, solicita-se gasometria arterial com o intuito de observar a presença de hipercapnia.
- A entubação orotraqueal é sempre evitada em razão da grande dificuldade de manejo e ajuste em pacientes com DPOC grave. Quando realizada a entubação, cuidados devem ser tomados ajustando valores de PEEP baixos (ajustado de acordo com o auto-PEEP), frequência respiratória baixa, baixo volume corrente e tempo inspiratório curto. Por vezes, é necessária a sedação do paciente para ventilação adequada.
- Uma vez entubado, sempre é solicitada a coleta de aspirado traqueal, sendo considerado positivo e relacionado ao quadro o crescimento acima de 10^5 unidades formadoras de colônias.
- Administram-se a todos os pacientes broncodilatadores. Brometo de ipratrópio é usado rotineiramente. Fenoterol também deve ser utilizado, porém deve ser dada atenção a pacientes com cardiopatia associada. Quando o paciente apresenta disfunção ventricular grave e/ou presença de arritmias, seu uso deve ser ponderado ou até mesmo suspenso, avaliando-se o risco-benefício. Considerar administrar doses reduzidas em situações de menor gravidade e monitorizar resposta.
- Não é recomendado o uso rotineiro de metilxantinas ou sulfato de magnésio na exacerbação de DPOC.
- Quando o paciente estiver em VNI, o uso de broncodilatadores é instituído por meio de conexão de tubo T com a máscara de VNI.
- Corticoide também é utilizado rotineiramente em nosso serviço. Para pacientes em observação sem gravidade, é administrada prednisona na dose de 40 mg, VO, por dia. Já em pacientes com DPOC e critérios de gra-

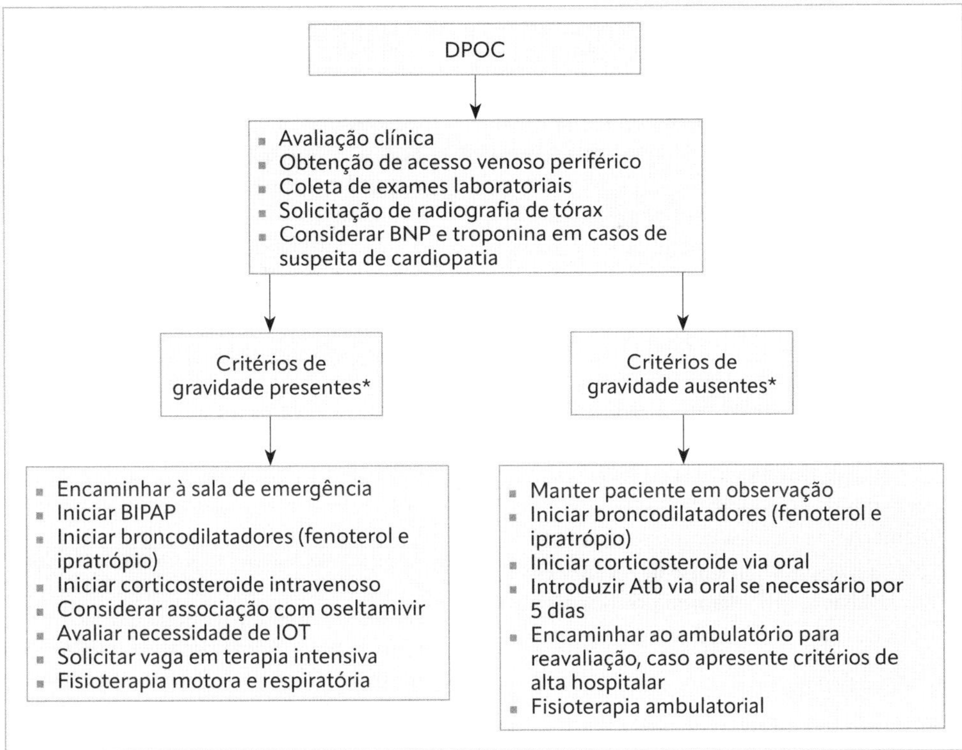

FIGURA 1 Fluxograma de atendimento de pacientes com DPOC na emergência do InCor. Atb: antibiótico; IOT: entubação orotraqueal; BNP: peptídeo natriurético cerebral. *Critérios de gravidade: uso de musculatura acessória, respiração paradoxal, piora ou início de cianose, alteração de nível de consciência e hipotensão arterial.

vidade, opta-se inicialmente por metilprednisolona IV (ajustada pelo peso) ou hidrocortisona 100 mg a cada 8 horas.

- A administração de antibióticos deve ser limitada aos pacientes com maior benefício. Recomenda-se a utilização dos critérios clínicos (sintomas cardinais) para guiar sua indicação, e seu uso em pacientes com necessidade de suporte ventilatório. Antibioticoterapia é sempre instituída em pacientes graves ou quando há suspeita de infecção. Como rotina, quando o paciente permanece internado, utilizam-se ceftriaxona 2 g, IV, uma vez ao dia associada à claritromicina 500 mg, IV, a cada 12 horas ou levofloxacino 500 mg, IV, uma vez ao dia. Nesses casos, a duração do tratamento depende da resposta clínica do paciente. Quando ele é candidato à alta hospitalar, a opção mais utilizada é o levofloxacino 500 mg, VO, uma vez ao dia por 5 dias.
- Se houve internação recente (menos de 30 dias) por mais de 48 horas, opta-se por substituição de ceftriaxona por piperacilina com tazobactam na dose de 4,5 g a cada 8 horas, associado à claritromicina.
- Em pacientes com sintomas respiratórios altos associados, como coriza e gotejamento pós-nasal, associa-se oseltamivir na dose de 75 mg a cada 12 horas por 5 dias e solicita-se pesquisa de vírus respiratórios e covid-19.
- Todo caso grave (principalmente se entubado) deve ser estabilizado e, o mais rapidamente possível, transferido à unidade de terapia intensiva pneumológica.

- Em caso de internação hospitalar, é recomendado reconciliar as medicações inalatórias de uso contínuo do paciente. A introdução de broncodilatadores inalatórios orais como formoterol + budesonida é realizada gradualmente.
- A tomografia computadorizada de tórax sem contraste é um instrumento útil para avaliação do parênquima pulmonar e para descarte de diagnósticos diferenciais como embolia pulmonar, devendo ser considerada.
- A realização de espirometria deve ser indicada apenas quando houver adequada compensação do quadro.
- A Unidade de Emergência do InCor por vezes conta com equipe de fisioterapia, fundamental na abordagem desses pacientes.
- Na alta hospitalar, o ajuste de medicações e a reavaliação ambulatorial precoce são essenciais para evitar reinternações e novas exacerbações.

BIBLIOGRAFIA RECOMENDADA

1. Global Initiative for Chronic Obstructive Lung Disease. Global strategy for the diagnosis, management, and prevention of COPD (2023 Report). 2022. Disponível em: https://goldcopd.org/2023-gold-report-2/
2. Sociedade Brasileira de Pneumologia e Tisiologia. II Consenso Brasileiro sobre DPOC – 2004. JBP. 2004;30.
3. Wedzicha JA Ers Co-Chair, Miravitlles M, Hurst JR, Calverley PM, Albert RK, Anzueto A, et al. Management of COPD exacerbations: a European Respiratory Society/American Thoracic Society guideline. Eur Respir J. 2017;49(3).
4. Huiart L, Ernst P, Suissa S. Cardiovascular morbidity and mortality in COPD. Chest. 2005;128:2640e6.
5. Anthonisen NR, Manfreda J, Warren CP, Hershfield ES, Harding GK, Nelson NA. Antibiotic therapy in exacerbations of chronic obstructive pulmonary disease. Ann Intern Med. 1987;106(2):196.
6. Austin MA, Wills KE, Blizzard L, Walters EH, Wood-Baker R. Effect of high flow oxygen on mortality in chronic obstructive pulmonary disease patients in prehospital setting: randomised controlled trial. BMJ. 2010;341:c5462.
7. Aaron SD, Vandemheen KL, Hebert P, Dales R, Stiell IG, Ahuja J, et al. Outpatient oral prednisone after emergency treatment of chronic obstructive pulmonary disease. N Engl J Med. 2003;348(26):2618.
8. AMIB/SBPT. Diretrizes Brasileiras de Ventilação Mecânica 2013. J Bras Pneumol. 2013;39.
9. Chen K, Pleasants KA, Pleasants RA, Beiko T, Washburn RG, Yu Z, et al. Procalcitonin for antibiotic prescription in chronic obstructive pulmonary disease exacerbations: systematic review, meta-analysis, and clinical perspective. Pulm Ther. 2020;6(2):201-14.

2

Trombembolismo pulmonar agudo

Diego Campos Gonzalez
Gabriella França Pogorzelski
Natalia de Alcântara Zimmermann
Fabio Eiji Arimura

OBSERVAÇÕES GERAIS BASEADAS EM EVIDÊNCIAS

Introdução

- Tromboembolismo venoso (TEV) engloba tanto a trombose venosa profunda (TVP) como tromboembolia pulmonar (TEP), com uma incidência de evento de 79-269 por 100 mil habitantes e com dramático aumento com a idade e risco até 5 vezes maior em maiores de 70 anos. Infelizmente o Brasil carece de dados epidemiológicos robustos para essa doença.
- Nas últimas décadas, houve crescimento mundial da incidência de TEV na população, possivelmente resultado do envelhecimento populacional e da importante melhora diagnóstica com novos métodos de imagem e laboratorial. Ainda assim, a mortalidade por TEV reduziu. Apesar da provável melhora prognóstica com os avanços terapêuticos ter impacto, o diagnóstico de eventos sem significado clínico relevante por meio de exames mais sensíveis pode estar levando ao problema de sobrediagnóstico, gerando excesso de tratamento e risco de evento adverso do tratamento. Todavia, os casos clinicamente relevantes ainda são subdiagnosticados.

Fisiopatologia

- A embolia pulmonar é o fenômeno de oclusão total ou parcial de um segmento da circulação arterial pulmonar.
- Ocorre quando um coágulo é formado na circulação venosa, mais comumente nos membros inferiores, e percorre o leito venoso até atingir a circulação arterial pulmonar e impactar a artéria pulmonar ou seus ramos. A pressão da artéria pulmonar (PAP) aumenta caso a oclusão seja maior que 30 a 50% de sua área de secção transversal. A vasoconstrição é gerada por liberação de mediadores locais, hipoxemia e obstrução anatômica, levando a um aumento da resistência vascular pulmonar e consequente dilatação do ventrículo direito (VD).
- Existem mecanismos adaptativos (Frank-Starling e neuro-humorais) para estímulo inotrópico e cronotrópico, melhorando a eficiência do VD. Ainda assim, é uma resposta limitada e um VD não condicionado não consegue gerar uma PAP média maior que 40 mmHg. Dessa forma, a pré-carga do ventrículo esquerdo estará reduzida e, com o movimento paradoxal do septo interventricular causado pela dessincronização dos ventrículos, leva à redução do débito cardíaco e consequente instabilidade hemodinâmica.

- A hipoxemia do TEP é resultado do menor débito cardíaco e consequente redução da saturação venosa central, além da menor perfusão do capilar pulmonar em áreas obstruídas e compensação com aumento excessivo da perfusão em regiões não obstruídas, levando à importante distúrbio ventilação/perfusão. Casos de hipoxemia grave podem ser secundários à presença de forame oval patente.
- Embolias mais distais podem causar hemorragia alveolar, gerando as áreas de infarto pulmonar. Nessa situação, pode ocorrer hemoptise, derrame pleural e dor pleurítica.
- Apesar das potenciais complicações, casos com carga trombótica menor podem ser oligossintomáticos, e o diagnóstico de TEP ser um achado incidental em exames com outros propósitos. Embolia gasosa, gordurosa, séptica e neoplásica são outras raras causas de embolia pulmonar que ocorrem em situações específicas.

Fatores de risco

- Existem diversos fatores de risco predisponentes ou desencadeantes de TEV, muitos relacionados à tríade de Virchow (hipercoagulabilidade, estase venosa e lesão endotelial). Entre os mais importantes estão idade avançada, diferentes tipos de câncer, em especial em quadros metastáticos, fratura de membros inferiores, cirurgia de quadril ou joelho ou outras de grande porte. O uso de anticoncepcionais orais combinados está relacionado a um risco de 2 a 6 vezes maior, o mesmo cenário não é observado em algumas formulações com somente progestágeno ou dispositivo intrauterino com liberação hormonal. Na Tabela 1 estão elencados os principais fatores de risco.

TABELA 1 Fatores de risco

Alto risco (*Odds ratio* > 10)
Fratura de membro inferior
Internação em razão de insuficiência cardíaca ou fibrilação/*flutter* atrial (nos últimos 3 meses)
Cirurgia de prótese de quadril ou joelho
Trauma extenso
Infarto do miocárdio (nos últimos 3 meses)
Tromboembolismo venoso prévio
Lesão de medula óssea
Moderado risco (*Odds ratio* 2-9)
Artroscopia de joelho
Doença autoimune
Transfusão sanguínea
Acesso venoso central
Quimioterapia
Insuficiência cardíaca congestiva ou respiratória
Estimulantes da eritropoiese
Terapia de reposição hormonal (a depender da formulação)
Fertilização *in vitro*
Anticonceptivo oral
Puerpério
Infecção (em especial pneumonia, infecção do trato urinário e HIV)
Doença inflamatória intestinal
Câncer (maior risco em doença metastática)
Acidente vascular encefálico com paralisia
Trombose venosa superficial
Trombofilia
Baixo risco (*Odds ratio* < 2)
Acamado > 3 dias
Diabetes mellitus
Hipertensão arterial
Imobilidade por permanecer sentado (viagem de carro ou avião prolongada)
Idade avançada
Cirurgia laparoscópica
Obesidade
Gravidez
Veias varicosas

Diagnóstico

- A apresentação clínica do TEP costuma ser inespecífica, e os principais achados são dispneia, dor torácica, síncope ou pré-síncope e hemoptise. Pode se apresentar como um quadro de choque obstrutivo e até mesmo de forma assintomática, como achado de exame de imagem. Na história clínica, acessar a presença de fatores predisponentes para TEV é importante para se determinar a probabilidade clínica da doença. Contudo, em cerca de 40% dos casos nenhum fator predisponente é identificado.

Avaliação da probabilidade pré-teste

- A avaliação da probabilidade pré-teste é um ponto-chave no algoritmo diagnóstico. O julgamento clínico empírico, associado a exames como radiografia de tórax e eletrocardiograma, tem valor para o diagnóstico, por isso, foram criados escores para predição. Os principais são os Escores de Genebra e o de Wells (Tabela 2) e ambos apresentam validação externa, mesmo quando usados em suas formas simplificadas.

TABELA 2 Escore de Wells

Variáveis	Pontuação
Sinais clínicos de TVP	+ 3
Diagnóstico alternativo menos provável que TEP	+ 3
Frequência cardíaca > 100 bpm	+ 1,5
Imobilização ou cirurgia recente	+ 1,5
TEP ou TVP prévias	+ 1,5
Hemoptise	+ 1
Neoplasia	+ 1
TEP provável > 4 pontos e TEP improvável ≤ 4 pontos	

TEP: tromboembolismo pulmonar; TVP: tromboembolismo venoso.

- Para evitar o excesso de exames complementares, foi criada a regra de PERC (*Pulmonary Embolism Rule-out Criteria*). Essa é uma ferramenta para ser utilizada no departamento de emergência, na qual os pacientes que pontuam todos os critérios apresentam probabilidade pré-teste tão baixa para TEP que se pode prescindir de exames diagnósticos. As oito variáveis clínicas que a compõem são: idade < 50 anos; frequência cardíaca < 100 bpm; saturação periférica de oxigênio > 94%; ausência de edema assimétrico de membros inferiores; ausência de hemoptise; ausência de trauma ou cirurgia recentes; ausência de antecedente de tromboembolismo venoso e ausência de uso de reposição hormonal.
- A probabilidade pós-teste do TEP depende das características do teste de diagnóstico, assim como da probabilidade pré-teste, e isso representa um passo importante para os algoritmos diagnósticos de embolia pulmonar.

Exames complementares

Eletrocardiograma (ECG)

- Em um contexto de TEP, o ECG é frequentemente normal, porém quando alterado, os achados apresentam baixa sensibilidade e especificidade para o diagnóstico. A maior utilidade desse exame é a de descartar outros diagnósticos, como infarto agudo do miocárdio.
- Durante um TEP agudo, os possíveis achados eletrocardiográficos são taquicardia sinusal (alteração mais frequente), novo bloqueio de ramo direito, desvio do eixo QRS para a direita, elevação do segmento ST em V1 e aVR, extrassístoles atriais, fibrilação/*flutter* atrial e inversão de onda T nas derivações V1-V4. O S1Q3T3 (onda S proeminente em D1, onda Q e onda T invertida em D3) está presente em 15 a 25% dos pacientes diagnosticados com TEP e é um sinal de sobrecarga aguda de pressão e volume do ventrículo dircito (Figura 1).

Radiografia de tórax

- A radiografia de tórax é um exame importante para diagnóstico diferencial inicial, na maioria dos casos de embolia pulmonar pode estar alterada, porém seus achados são ines-

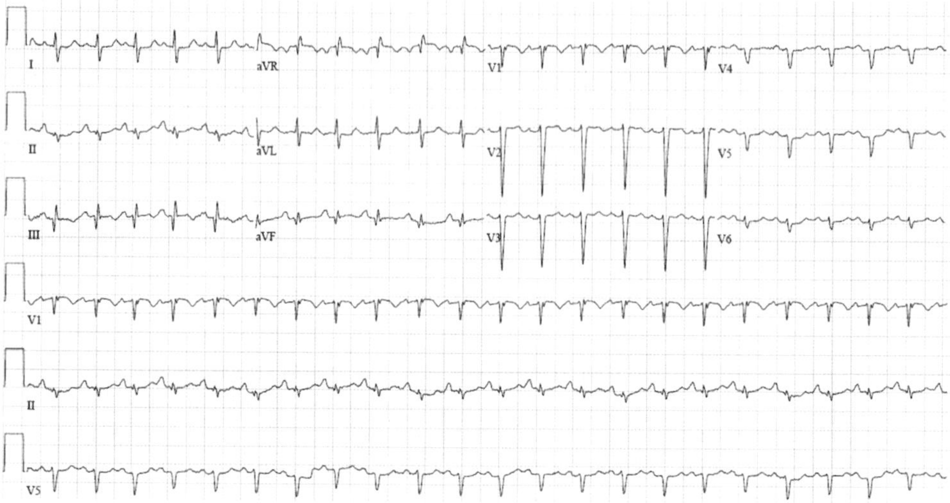

FIGURA 1 Exemplo de eletrocardiograma (ECG) com S1Q3T3.

pecíficos (por exemplo, atelectasias, derrame pleural, opacidades parenquimatosas e elevação de cúpula diafragmática).

D-dímero

- Os níveis de d-dímero se elevam quando há ativação da cascata de coagulação e da fibrinólise em um contexto de trombose, visto que ele é um produto da degradação das redes de fibrina. Quando realizado no método quantitativo de ELISA, esse teste apresenta elevada sensibilidade, além de elevado valor preditivo negativo, sendo válido para afastar a probabilidade de TEP. Contudo, não serve como teste confirmatório e pode resultar em falso-positivo em diversas situações, como neoplasia, gestação, infecções, doenças inflamatórias e em indivíduos hospitalizados.
- Em razão de sua alta sensibilidade, pode ser usado para excluir TEP em pacientes com baixa probabilidade pré-teste. Isso foi corroborado por estudos que revelaram que em pacientes com baixa probabilidade clínica, com um teste de D-dímero negativo e que não foram anticoagulados, o risco de TEP foi < 1% em três meses após a avaliação inicial. Além disso, para aumentar o desempenho do teste em indivíduos idosos, recomenda-se ajustar o valor de corte (idade × 10 μg/L, para indivíduos acima de 50 anos de idade), em vez de usar o valor de corte fixo de 500 μg/L.

Angiotomografia de tórax

- A angiotomografia de tórax (ângio TC) é um exame amplamente disponível, com elevada acurácia diagnóstica, sendo o exame de escolha na maioria dos casos. Apresenta baixa taxa de testes inconclusivos, com possibilidade de visualização de falhas mesmo a nível subsegmentar, além de permitir o diagnóstico diferencial com outras condições. Algumas ressalvas são a necessidade de radiação ionizante e o uso de contraste iodado.
- Os estudos atuais sugerem que uma angio TC negativa para embolia pulmonar é um critério adequado para a exclusão do diagnóstico em pacientes com probabilidade clínica baixa ou intermediária. Por sua vez, ainda é controverso se pacientes de alta probabilidade clínica com exame negativo devem ser mais extensivamente investigados. Por fim, vale lembrar que algumas características tomográficas podem sugerir diagnósti-

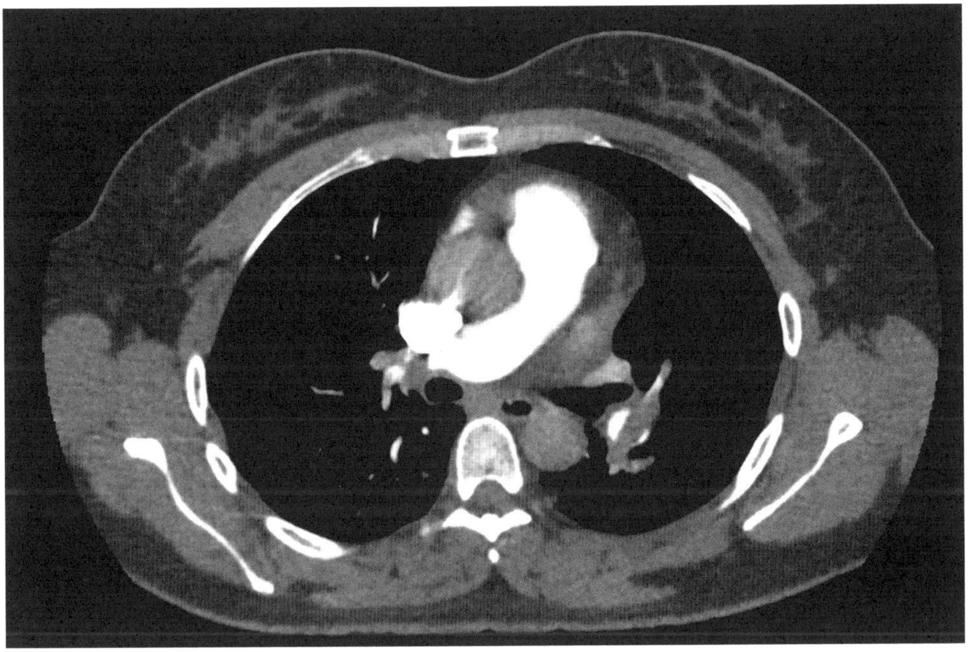

FIGURA 2 Angiotomografia de tórax com falhas de enchimento bilateral.

co de hipertensão pulmonar tromboembólica crônica em detrimento de TEP agudo.

Cintilografia planar V/Q

- Esse é um teste que consiste em duas fases, inalação e perfusão, nas quais é usado um radiotraçador como o tecnécio (99mTc). No TEP agudo, espera-se que a ventilação seja normal nos segmentos hipoperfundidos (*mismatch*/incompatibilidade). Esse é um procedimento com menor radiação, além de não necessitar de contraste iodado, podendo ser uma opção em gestantes e nefropatas, por exemplo. Contudo, a alta frequência de exames não diagnósticos é uma limitação, podendo ser inconclusivo em até 50% dos casos.

Arteriografia pulmonar

- É um exame invasivo, considerado ainda padrão-ouro para identificar tromboembolismo pulmonar (falha de enchimento ou amputação de um ramo vascular), mas é muito pouco realizado na prática normal, sendo mais utilizado na investigação de TEP crônico. É um exame que demanda radiação ionizante e uso de contraste iodado.

Ecocardiograma

- É uma ferramenta à beira leito que pode detectar sinais de sobrecarga pressórica e disfunção ventricular direita (aumento da resistência vascular pulmonar, com consequente elevação da pós-carga de VD), auxiliando no diagnóstico diferencial de dispneia aguda, especialmente em pacientes com instabilidade hemodinâmica. Apresenta baixo valor preditivo negativo (40-50%), portanto, quando inalterado não se pode afastar a possibilidade de TEP. Além disso, mesmo quando alterado, não se pode afirmar que a causa da sobrecarga direita é por embolia, necessitando de outros exames confirmatórios. Apesar disso, é uma ferramenta com utilidade prognóstica, tendo em vista que a ausência de alterações de tamanho ou fun-

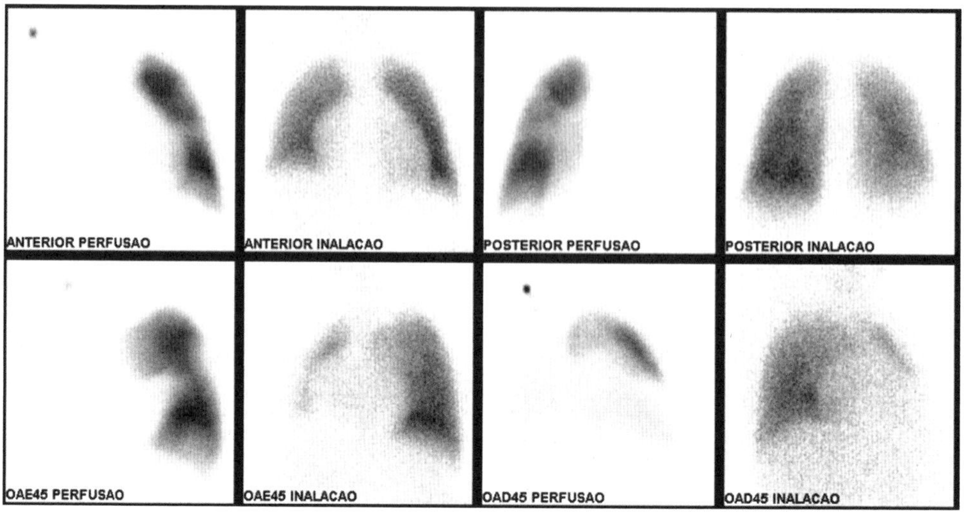

FIGURA 3 Cintilografia V/Q com acentuada hipocaptação do radiofármaco no campo pulmonar direito e falhas de perfusão segmentar à esquerda.

ção do VD indicam bom prognóstico, além da disponibilidade de realização à beira leito, ajudando no diagnóstico e no diagnóstico diferencial.

- Dilatação do ventrículo direito pode ser encontrada em cerca de 25% dos casos e é uma informação útil para estratificação de risco. Alguns achados mais específicos são o sinal 60/60, no qual há coexistência de tempo de aceleração do fluxo de ejeção pulmonar < 60 ms e um gradiente de pico sistólico tricúspide discretamente elevado (< 60 mmHg) e o sinal de McConnel, que corresponde a hipocinesia da parede livre do VD em comparação com a região apical. Contudo, ambos os sinais estão presentes somente em cerca de 12 a 20% dos casos de TEP.
- Além disso, a visualização ecocardiográfica de trombos móveis nas câmaras direitas ocorre em até 18% dos casos de TEP em terapia intensiva e em até 4% dos casos de embolia pulmonar em geral. Esse achado confirma o diagnóstico de TEP e está associado a elevada mortalidade precoce, especialmente em pacientes com disfunção ventricular direita.

Ecodoppler venoso de membros inferiores

- Em sua maioria, as embolias pulmonares se originam de tromboses venosas profundas dos membros inferiores. Este é um exame com elevada sensibilidade e especificidade para diagnóstico de trombose venosa profunda sintomática. Desse modo, o achado de TVP proximal em pacientes com suspeita de TEP é considerado suficiente para justificar o início de anticoagulação sem testes adicionais. Porém, vale ressaltar que nesses casos, mesmo com a confirmação indireta do diagnóstico, é importante seguir com a estratificação de risco e de prognóstico. Além disso, esse é um procedimento útil na estratégia diagnóstica de pacientes que tenham alguma contraindicação à angiotomografia como alergia a contraste ou instabilidade hemodinâmica.

Avaliação de gravidade e do risco de morte precoce

- A estratificação de risco de pacientes com TEP agudo é obrigatória para determinar a abordagem terapêutica adequada. A estrati-

ficação inicial é baseada em sintomas clínicos e sinais de instabilidade hemodinâmica (parada cardiorrespiratória, choque obstrutivo e hipotensão persistente), que indicam elevado risco de morte precoce.
- Nos demais pacientes, hemodinamicamente estáveis, a avaliação de risco requer dois conjuntos de critérios prognósticos: indicadores clínicos, laboratoriais e de imagem evidenciando sobrecarga de VD; além da presença de comorbidades ou outras condições agravantes.

Parâmetros clínicos

- Taquicardia, hipotensão, insuficiência respiratória com taquipneia e/ou dessaturação e síncope, isoladamente ou em combinação, estão associados a um prognóstico desfavorável a curto prazo no TEP agudo.

Imagem – ecocardiograma

- A razão do diâmetro VD/VE ≥ 1,0 e TAPSE < 16 mm são os achados que parecem ter maior associação com prognóstico desfavorável.

Imagem – angiotomografia de tórax

- Pode-se detectar aumento do VD (diâmetro diastólico final do VD e relação VD/VE ≥ 1,0) como indicador de disfunção ventricular, conferindo pior prognóstico.

Biomarcadores laboratoriais

- Marcadores de injúria miocárdica, como troponina e marcadores de disfunção ventricular, como o peptídeo natriurético tipo B (BNP), apresentam baixa especificidade e baixo valor preditivo positivo para mortalidade precoce no TEP. Porém, níveis baixos permitem excluir desfecho clínico precoce desfavorável, com alta sensibilidade e valor preditivo negativo.
- Combinações dos parâmetros descritos anteriormente têm sido usadas para construir escores prognósticos, que permitem uma avaliação do risco de óbito precoce relacionado ao TEP. Dos escores clínicos que integram gravidade do TEP e comorbidades prévias, o Índice de Gravidade da Embolia Pulmonar (PESI) é o mais extensamente validado (Tabela 3). A principal força do PESI está na identificação de pacientes com baixo risco de mortalidade em 30 dias (PESI classes I e II) de forma confiável. O escore original apresenta onze variáveis com diferentes pontuações, porém uma versão simplificada (sPESI) foi desenvolvida e validada, a qual também possui bom desempenho prognóstico.
- A avaliação do risco de TEP agudo começa com a suspeita clínica e o início da investigação diagnóstica. Nessa fase inicial, é fundamental identificar pacientes com alto risco a fim de estabelecer uma estratégia de reperfusão.
- Em um contexto de estabilidade hemodinâmica, uma estratificação mais extensiva é recomendada, a fim de diferenciar os indivíduos entre baixo (PESI classe I-II ou sPESI 0) e intermediário risco. Nos casos classificados como risco intermediário alto, deve-se monitorizar esses pacientes a fim de detectar de forma precoce uma potencial evolução para descompensação hemodinâmica e necessidade de reperfusão.

Classificação

- O TEP é classificado radiologicamente de acordo com a região anatômica da artéria pulmonar em que se encontra (em sela ou à cavaleiro quando ocorre na bifurcação entre artéria pulmonar direita e esquerda, ou ainda lobar, segmentar ou subsegmentar). Os TEP subsegmentares isolados têm significado clínico incerto.
- Na última diretriz da European Society of Cardiology, recomendam-se a estratificação de gravidade que auxilia em avaliar prognóstico de mortalidade nos primeiros 30 dias do evento e a definição terapêutica. A Tabela 4 demonstra como realizar a estratificação.

TABELA 3 Índice de Gravidade da Embolia Pulmonar (PESI) para avaliação prognóstica do tromboembolismo pulmonar (TEP)

Variáveis	Original	Simplificado
Idade	+ 1 ponto por ano	1 ponto se idade > 80 anos
Sexo masculino	+ 10 pontos	—
Neoplasia	+ 30 pontos	+ 1 ponto
Insuficiência cardíaca	+ 10 pontos	+ 1 ponto
Doença pulmonar crônica	+ 10 pontos	—
Frequência cardíaca > 110 bpm	+ 20 pontos	+ 1 ponto
Pressão sistólica < 110 mmHg	+ 30 pontos	+ 1 ponto
Frequência respiratória > 30 irpm	+ 20 pontos	—
Temperatura < 36 °C	+ 20 pontos	—
Alteração do estado mental	+ 60 pontos	—
SpO_2 < 90%	+ 20 pontos	+ 1 ponto
Risco de óbito em 20 dias		
Baixo risco Classe I: < 66 pontos Classe II: 66-85 pontos		**Baixo risco** 0 ponto
Alto risco Classe III: 86-105 pontos Classe IV: 106-125 pontos Classe V: > 125 pontos		**Alto risco** ≥ 1 ponto

TABELA 4 Estratificação de risco

Risco de mortalidade precoce	Indicadores de risco			
	Instabilidade hemodinâmica	Parâmetros clínicos de gravidade/ comorbidade: PESI III-V ou sPESI I ≥ 1	Disfunção ventricular direita em ecocardiograma ou angiotomografia de tórax	Elevação de troponina
Alto	Positivo	Positivo	Positivo	Positivo
Intermediário alto	Negativo	Positivo	Positivo	Positivo
Intermediário baixo	Negativo	Positivo	Apenas um positivo ou nenhum	
Baixo	Negativo	Negativo	Negativo	Dosagem opcional, se dosar tem que ser negativo.

Instabilidade hemodinâmica definida como parada cardíaca, choque obstrutivo (pressão sistólica < 90 mmHg ou necessidade de droga vasoativa associado a hipoperfusão) ou hipotensão persistente (pressão sistólica < 90 mmHg ou redução de > 40 mmHg por mais de 15 minutos, não causada por arritmia, hipovolemia ou sepse).
Se o paciente apresenta instabilidade hemodinâmica em quadro confirmados de tromboembolismo e disfunção de ventrículo direito, não é necessário cálculo de PESI ou sPESI ou dosagem de troponina para classificar como alto risco. PESI: *Pulmonary Embolism Severity Index*; sPESI: *simplified Pulmonary Embolism Severity Index*.

- A American Heart Association recomenda uma classificação similar e denomina como maciço caso apresente instabilidade hemodinâmica, submaciço caso apresente estabilidade clínica associado à disfunção de ventrículo direito e/ou elevação de troponina e baixo risco se parâmetros negativos. Nessa classificação, considera-se instabilidade hemodinâmica se pressão sistólica < 90 mmHg por ao menos 15 minutos ou uso de droga vasoativa, sem outra causa que não TEP, caso apresente parada cardiorrespiratória ou bradicardia instável persistente (frequência cardíaca < 40 bpm com sinais ou sintomas de choque).

Tratamento na fase aguda

- O TEP agudo faz parte do algoritmo do ACLS no diagnóstico diferencial de parada cardiorrespiratória (PCR) por ritmos não chocáveis (assistolia/atividade elétrica sem pulso). Se a etiologia presumida da PCR for TEP, o algoritmo do ACLS deve ser respeitado, com a observação de que se considera a terapia trombolítica durante a ressuscitação cardiopulmonar (RCP). A dose de alteplase para a terapia trombolítica durante a RCP é de 0,6 mg/kg em 15 minutos (dose máxima de 50 mg).
- Caso se opte pela trombólise, o ideal é administrar o trombolítico precocemente e as manobras de RCP devem ser mantidas por 60 a 90 minutos.

Suporte ventilatório

- O manejo dos pacientes com TEP agudo deve seguir as premissas básicas do atendimento de emergência, sendo necessário mantê-los monitorizados, com acesso venoso calibroso garantido e com suporte de oxigênio se necessário.
- A hipoxemia é uma das características do TEP grave e ocorre por causa do desbalanço entre ventilação e perfusão. A administração de oxigênio suplementar é indicada se a SpO_2 < 90%. O método de entrega de oxigênio depende da gravidade da hipoxemia, podendo-se utilizar cateter nasal de baixo ou alto fluxo, máscara de Venturi, máscara com reservatório não reinalante ou ventilação mecânica invasiva nos casos mais graves.
- Para pacientes que tenham indicação de ventilação mecânica invasiva, a intubação de sequência rápida com pré-oxigenação com O_2 a 100% é o procedimento de escolha. Deve-se ter cuidado com as drogas escolhidas para indução anestésica, pois pacientes com disfunção de ventrículo direito podem evoluir com hipotensão e choque, dando-se preferência às que mantêm estabilidade hemodinâmica, como o etomidato.
- A pressão positiva gerada pelo ventilador mecânico aumenta a pós-carga do ventrículo direito e reduz o retorno venoso, o que pode piorar o choque. Nesses pacientes, orienta-se o uso de PEEP fisiológica e volumes correntes próximos a 6 mL/kg.

Suporte hemodinâmico

- O choque cardiogênico pela falência de ventrículo direito (VD) é a causa de óbito nos pacientes com TEP de alto risco. Nesses casos, a terapia de reperfusão é fundamental. Deve-se evitar expansão volêmica agressiva, pois o excesso de volume gera hiperdistensão do VD, com redução do débito cardíaco e piora do choque. A reposição volêmica em alíquotas pequenas até que outras medidas sejam realizadas é possível, se feita com cautela. O ideal é guiar a reposição por meio da avaliação do diâmetro e da variabilidade da veia cava inferior por meio do ultrassom à beira do leito.
- O uso de drogas vasoativas é, em geral, necessário até a terapia de reperfusão definitiva. A noradrenalina melhora a interação entre a sístole ventricular e a perfusão coronariana, sem modificar a resistência vascular pulmonar. Dobutamina pode ser consi-

derada em pacientes com baixo débito, mas que estejam normotensos. Apesar de dados experimentais sugerirem que o uso de levosimendana melhore a hemodinâmica desses pacientes pela vasodilatação pulmonar e pelo aumento da contratilidade de VD, não há evidências suficientes de benefício clínico.
- Em casos refratários, pode-se empregar o suporte com membrana de oxigenação extracorpórea veno-arterial (ECMO-VA).

Terapia de reperfusão

- A terapia trombolítica reduz a resistência vascular pulmonar por meio da dissolução dos trombos, reduzindo a pós-carga do ventrículo direito, o que melhora a disfunção das câmaras direitas nos pacientes com TEP de alto risco. O maior benefício da terapia é observado nas primeiras 48 horas de sintomas, entretanto pode ser benéfica em até 14 dias.
- As medicações trombolíticas aprovadas para uso no tratamento do TEP de alto risco são a alteplase, a estreptoquinase e a uroquinase (Tabela 5). Deve-se checar as contraindicações à trombólise antes de submeter o paciente à infusão do trombolítico (Tabela 6).
- Em pacientes com TEP de alto risco e indicação de terapia de reperfusão que tenham alguma contraindicação ao uso de trombolítico, uma alternativa é a reperfusão mecânica percutânea, por meio da inserção de um cateter em veia femoral até a artéria pulmonar. Existem diferentes tipos de cateteres para fragmentação mecânica, aspiração do trombo ou fragmentação associada à trombólise *in situ*, a depender da disponibilidade e da experiência de cada centro.

Anticoagulação

- Anticoagulação é indicada em todos os pacientes com TEP para evitar novos episódios de tromboembolismo, exceto nos pacientes que tenham contraindicação por alto risco de sangramento.
- Para pacientes com instabilidade hemodinâmica, a droga de escolha é a heparina não fracionada (HNF) em bomba de infusão contínua, cuja dosagem deve ser ajustada pela coleta seriada do tempo de tromboplastina parcial ativada (TTPA) (Tabela 7). A HNF deve ser mantida durante a terapia de reperfusão quando a droga escolhida for

TABELA 5 Agentes trombolíticos e doses

Trombolítico	Administração
rtPA (alteplase)	100 mg em bomba de infusão em 2 horas
Estreptoquinase	250.000 UI de ataque em 30 minutos, seguido de 100.000 UI/h em 12-24 h Regime acelerado: 1,5 milhão UI em 2 horas
Uroquinase	4.400 UI/kg de ataque em 10 minutos, seguido de 4.400 UI/kg/h em 12-24 h Regime acelerado: 3 milhões de UI em 2 horas

TABELA 6 Contraindicações à trombólise

Absolutas	Relativas
História de AVE hemorrágico ou AVE de etiologia indefinida AVE isquêmico nos últimos 6 meses Neoplasia de sistema nervoso central Trauma relevante, cirurgia ou TCE nas últimas 3 semanas Diátese hemorrágica Sangramento ativo	Acidente isquêmico transitório nos últimos 6 meses Anticoagulação oral Gestação ou 1ª semana de puerpério Punção de locais não compressíveis Ressuscitação traumática Doença hepática avançada Endocardite infecciosa Úlcera péptica em atividade

TABELA 7 Ajuste de heparina não fracionada conforme o tempo de tromboplastina parcial ativada (TTPA)

TTPA	Ajuste de dose
< 35 s (<1,2 x controle)	80 UI/kg em *bolus*, aumentar a taxa de infusão em 4 UI/kg/h
35-45 s (1,2-1,5 x controle)	40 UI/kg em *bolus*, aumentar a taxa de infusão em 2 UI/kg/h
46-70 s (1,5-2,3 x controle)	Manter
71-90 s (2,3-3,0 x controle)	Reduzir a taxa de infusão em 2 UI/kg/h
> 90 s (> 3,0 x controle)	Parar infusão por 1 h, depois reduzir taxa de infusão em 3 UI/kg/h

a alteplase, entretanto deve ser descontinuada durante a infusão de estreptoquinase ou uroquinase.

- A HNF também é recomendada em pacientes com obesidade grave e em pacientes com ClCr < 30 mL/min.
- Nos demais pacientes, as drogas parenterais de escolha para anticoagulação são a heparina de baixo peso molecular como a enoxaparina e o fondaparinux, cujas doses são ajustadas pelo peso (Tabela 8). Para pacientes com TEP de baixo risco, pode-se iniciar o tratamento via oral precocemente, havendo a opção dos antagonistas de vitamina K, como a varfarina ou os anticoagulantes diretos (DOAC).
- Os antagonistas de vitamina K foram o padrão-ouro para a anticoagulação oral por mais de 50 anos. Quando essas drogas são escolhidas, deve-se manter a anticoagulação parenteral com HNF, HBPM ou fondaparinux por mais de 5 dias e até se atingir uma razão normalizada internacional (RNI) entre 2 e 3 por dois dias consecutivos. A varfarina pode ser iniciada na dose de 10 mg no primeiro dia em pacientes com menos de 60 anos sem comorbidades e com 5 mg ou menos em pacientes com mais de 60 anos.
- Os DOAC são moléculas pequenas que inibem diretamente um fator de coagulação ativado, que pode ser a trombina no caso da dabigatrana e o fator Xa para apixabana, edoxabana e rivaroxabana. Por causa da farmacocinética previsível, não é necessário o controle laboratorial de rotina desses pacientes. As características e as doses preconizadas dos DOAC estão resumidas na Tabela 9. Em pacientes de baixo risco selecionados, é seguro dar alta com DOAC para tratamento ambulatorial, podendo-se administrar a primeira dose de anticoagulante no hospital. Os pacientes elegíveis para tratamento ambulatorial são os com PESI I a II ou sPESI 0 que estejam hemodinamicamente estáveis, sem necessidade de oxigênio suplementar, com controle adequado da dor com analgésicos orais, com baixo risco de sangramento e que não tenham comorbidades descompensadas.
- Em pacientes com contraindicação à anticoagulação, uma alternativa é o uso de filtro de veia cava, que previne mecanicamente a recorrência de embolia pulmonar.

TABELA 8 Heparina de baixo peso molecular e fondaparinux

Droga	Dose	Intervalo
Enoxaparina	1,0 mg/kg	a cada 12 horas
	1,5 mg/kg	1 x ao dia
Fondaparinux	5 mg (< 50 kg)	1 x ao dia
	7,5 mg (50-100 kg)	
	10 mg (> 100 kg)	

TABELA 9 Anticoagulantes diretos

Características	Apixabana	Dabigatrana	Edoxabana	Rivaroxabana
Alvo	Fator Xa	Fator IIa	Fator Xa	Fator Xa
Pico de ação	1-2 h	1-3 h	1-2 h	2-4 h
Meia-vida	8-14 h	14-17 h	5-11 h	7-11 h
Eliminação renal	27%	80%	50%	33%
Dose	10 mg a cada 12 h por 7 dias seguido de 5 mg a cada 12 h	Anticoagulação parenteral por ≥ 5 dias, seguida de dabigatrana 150 mg a cada 12 h	Anticoagulação parenteral por 5 ≥ dias, seguida de edoxabana 60 mg 1 x dia (30 mg 1 x dia se ClCr 30-50 ou peso < 60 kg)	15 mg a cada 12 h por 21 dias, depois 20 mg 1 x dia
Interações medicamentosas	Uso concomitante de inibidores fortes de CYP3A4 e P-gp* é contraindicado Uso concomitante de indutores do CYP3A4 e P-gp**, pode levar à redução de 50% da concentração da droga	Uso concomitante de inibidores fortes de P-gp* e tacrolimo é contraindicado Uso concomitante com indutores de P-gp** deve ser evitado	Em pacientes com uso concomitante de inibidores de P-gp*, a dose recomendada é de 30 mg 1 x dia	Uso concomitante de inibidores fortes de CYP3A4 e P-gp* é contraindicado
Contraindicações	ClCr < 15 mL/min Doença hepática grave (Child Pugh C)	CrCl < 30 mL/min	CrCl <15 mL/min Doença hepática moderada a grave (Child Pugh B e C)	CrCl < 30 mL/min (FDA); CrCl <15 mL/min (EMA) Doença hepática moderada a grave (Child Pugh B e C)
Antagonista	Andexanet	Idarucizumabe	Andexanet	Andexanet

Tratamento crônico e prevenção de recorrência

- Após o início da anticoagulação no evento agudo, deve-se definir qual é o período em que o paciente deverá permanecer anticoagulado. Isso depende de vários fatores, como o risco de sangramento e o risco de recorrência de evento tromboembólico. O risco de recorrência de TEV após a suspensão da anticoagulação é maior nos primeiros 2 anos e é cumulativo. Os fatores de risco são comumente classificados como transitórios ou persistentes, maiores ou menores e relacionados ou não à malignidade. A Tabela 10 demonstra exemplos de fatores de risco para recorrência de TEV.
- Foram desenvolvidos alguns modelos de predição de risco de recorrência de eventos tromboembólicos para avaliação individualizada dos pacientes. As implicações terapêuticas e prognósticas desses modelos ainda são incertas.

Anticoagulação em situações especiais

Gestação e puerpério

- HBPM é o tratamento de escolha para TEV durante a gestação. Diferentemente dos antagonistas de vitamina K e dos DOAC, a HBPM não atravessa a placenta, sem risco de ocasionar sangramentos no feto ou teratogenicidade. Não existem dados suficientes a respeito da segurança dos DOAC durante a gestação e o puerpério em humanos, entretanto há evidência de teratogenicidade em modelos animais.

TABELA 10 Fatores de risco para recorrência de TEV

Risco estimado para recorrência em longo prazo	Fator de risco no evento índice
Baixo (< 3% ao ano)	Fator de risco maior transitório: ▪ Cirurgia com anestesia geral por mais de 30 minutos ▪ Internação com restrição ao leito ≥ 3 dias por causa da doença aguda ou da exacerbação de doença crônica ▪ Trauma com fraturas
Intermediário (3-8% ao ano)	Fator de risco intermediário transitório: ▪ Cirurgia com anestesia geral por menos de 30 minutos ▪ Internação hospitalar por menos de 3 dias por doença aguda ▪ Terapia/contracepção com estrogênio ▪ Gestação ou puerpério ▪ Restrição ao leito por 3 ou mais dias em ambiente extra-hospitalar por doença aguda ▪ Lesão de membro inferior associada a redução de mobilidade por 3 ou mais dias (sem fraturas) ▪ Viagem aérea prolongada
	Fator de risco persistente (não associado a malignidade): ▪ Doença inflamatória intestinal ▪ Doença autoimune
Alto (> 8% ao ano)	▪ Neoplasia maligna em atividade ▪ Um ou mais episódios prévios de TEV na ausência de um fator de risco transitório ▪ Síndrome do anticorpo antifosfolípide

- Para o uso da HBPM, utiliza-se o peso no início da gestação para a escolha da dose. Não há dados que orientem em relação aos riscos e aos benefícios de ajustes de doses baseados nas alterações do peso durante a gestação. O ajuste por meio da dosagem de fator anti-Xa é reservado para pacientes com extremos de peso, injúria renal e TEV recorrente.
- Para gestantes em uso de anticoagulação, o ideal é um parto planejado para evitar que o trabalho de parto ocorra espontaneamente enquanto estiver com anticoagulação plena. Se o parto for realizado com anestesia regional, deve-se suspender a HBPM pelo menos 24 horas antes do procedimento. O tratamento com anticoagulação deve ser administrado por 6 semanas ou mais após o parto. HBPM e varfarina podem ser administradas para mulheres lactantes, já o uso de DOAC não é recomendado.

Neoplasia em atividade

- A heparina de baixo peso molecular (HBPM) foi comparada ao tratamento com varfarina em pacientes com TEV e câncer. O resultado foi uma redução de 40% na recorrência de TEV com risco de sangramento similar ao da varfarina. Desde então, a HBPM tornou-se o tratamento de eleição para pacientes oncológicos com TEV.
- Com o surgimento dos DOAC, houve interesse crescente em compará los ao esquema de tratamento com HBPM, em razão do menor custo e da facilidade na administração.
- Em um ensaio clínico randomizado, a edoxabana não foi inferior à HBPM na prevenção de recorrência de TEV ou em incidência de sangramentos maiores. Sangramento maior ocorreu em 6,9% dos pacientes do grupo edoxabana e em 4% do grupo HBPM. Essa diferença parece ter ocorrido por causa do grupo de edoxabana ter mais pacientes com neoplasia do trato gastrointestinal (TGI). Outro ensaio clínico randomizado comparou rivaroxabana com HBPM e demonstrou uma redução significativa na recorrência de TEV com rivaroxabana. A incidência cumulativa de sangramento maior

em 6 meses foi de 6% no grupo rivaroxabana *versus* 4% no grupo de HBPM, principalmente de TGI.

- Com base nas evidências disponíveis, pacientes com quadro de TEV e câncer de TGI devem ser encorajados a manter anticoagulação com HBPM pelo menor risco de sangramento observado. Isso também se aplica a pacientes com dificuldade na ingestão ou na absorção das medicações orais.
- Nos outros pacientes, a escolha entre HBPM, edoxabana ou rivaroxabana é possível e orientado de acordo com diversas sociedades de pneumologia, cardiologia e oncologia, ficando a cargo do médico assistente e das preferências do paciente. Pacientes com câncer devem receber anticoagulação por tempo indefinido em razão do alto risco de recorrência.

QUAL É A ROTINA NA EMERGÊNCIA DO INCOR?

- Todos os pacientes com dor pleurítica, dispneia sem causa definida, início súbito de sintomas, edema assimétrico de membros inferiores, história prévia de TVP/TEP e/ou hemoptise devem ser considerados possíveis portadores de TEP à avaliação inicial.
- No InCor, dímero-D, angiotomografia, ângio RM e cintilografia V/Q estão disponíveis. No entanto, aplica-se de rotina o escore de Wells para determinar o exame a ser solicitado e seguir o algoritmo diagnóstico.
- Opta-se por USG de membros inferiores e cintilografia V/Q em pacientes com insuficiência renal ou alergia ao contraste iodado.
- Caso o paciente seja de alta probabilidade, o tratamento deve ser iniciado de imedia-

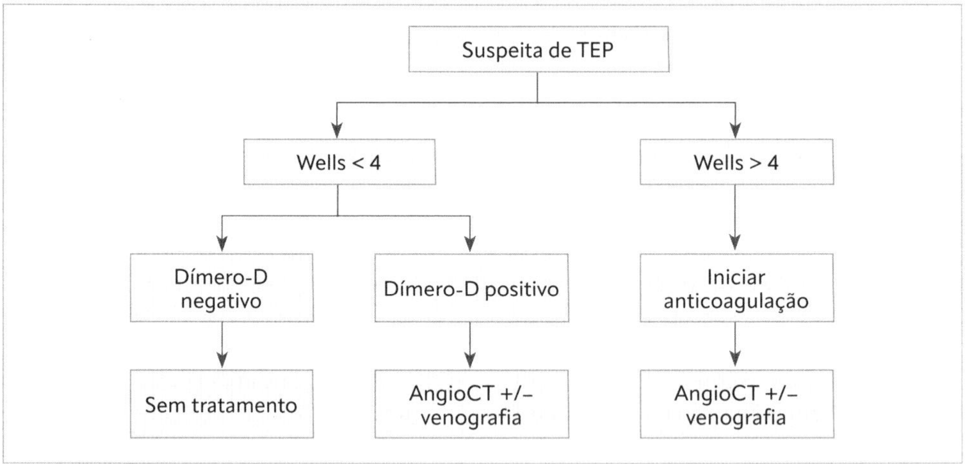

FIGURA 4 Fluxograma para diagnóstico de TEP em pacientes estáveis hemodinamicamente. A primeira fase é separar os pacientes em alta e baixa probabilidade de TEP. Em pacientes com baixa probabilidade clínica, uma dosagem de dímero-D normal permite excluir o diagnóstico. Pacientes com alta probabilidade não se beneficiam da dosagem desse marcador.
AngioCT: angiotomografia.

to com enoxaparina 1 mg/kg de a cada 12 horas até o esclarecimento diagnóstico. Em casos de *clearance* de creatinina menor que 30 mL/min, opta-se por HNF em bomba de infusão contínua.

- Todos os pacientes com TEP realizam ECG, radiografia de tórax, ECO e exames laboratoriais (hemograma, coagulograma, função renal, eletrólitos, troponina). Na presença de choque ou insuficiência respiratória, o paciente deve ser imediatamente levado à sala de emergência e deve-se solicitar gasometria arterial com lactato.
- A trombólise é realizada somente em pacientes com TEP maciço (com instabilidade hemodinâmica) de acordo com o risco de sangramento e com a avaliação das contraindicações absolutas ao procedimento. Nesses casos, opta-se pela estabilização hemodinâmica inicial com expansão volêmica com solução fisiológica criteriosa quando possível e/ou associação de noradrenalina ou dobutamina endovenosas em infusão contínua. Para trombólise, utiliza-se alteplase associada à HNF.

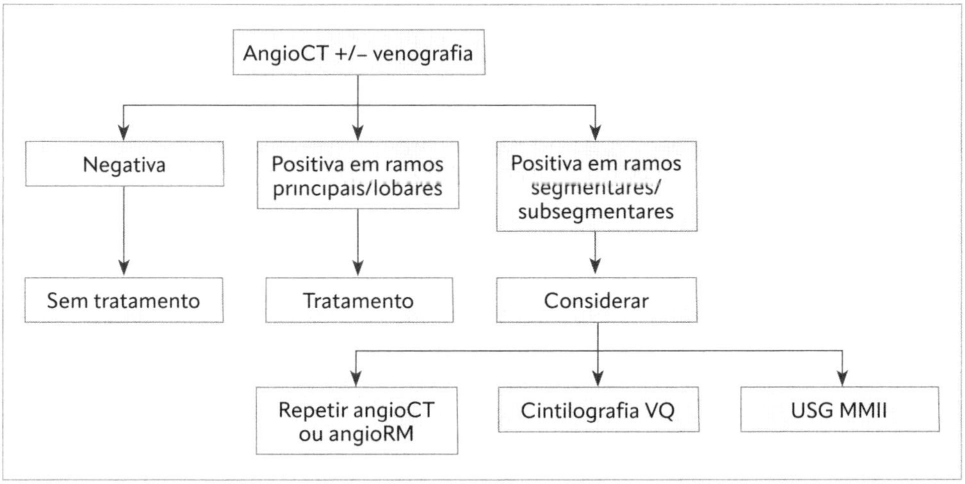

FIGURA 5 Após a realização do exame de imagem, o diagnóstico é excluído ou confirmado. Em pacientes com embolia subsegmentar em que exista dúvida diagnóstica, pode se complementar com métodos auxiliares. AngioC: angiotomografia; AngioR: angiorressonância; VQ: ventilação/ perfusão; USG: ultrassonografia; MMII: membros inferiores.

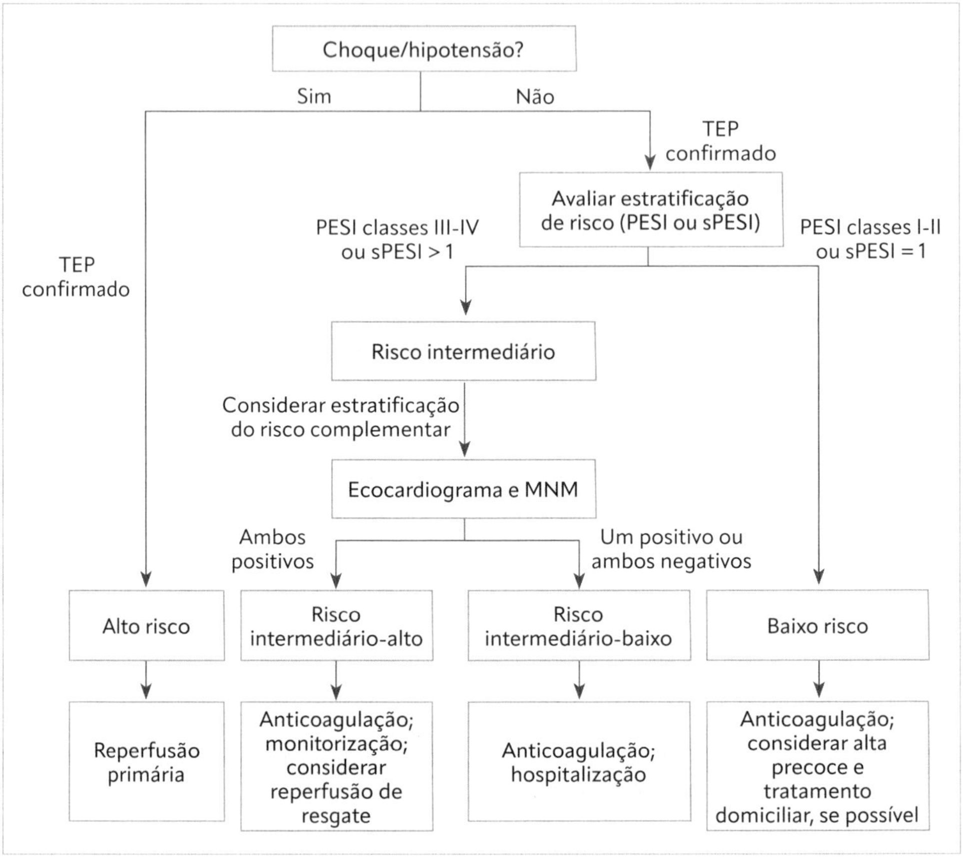

FIGURA 6 Estratégias de acordo com o risco em tromboembolismo pulmonar (TEP) agudo. MNM: marcadores de necrose miocárdica (troponina e CKMB).

BIBLIOGRAFIA RECOMENDADA

1. Jaff MR, McMurtry MS, Archer SL, Cushman M, Goldenberg N, Goldhaber SZ, et al. Management of massive and submassive pulmonary embolism, iliofemoral deep vein thrombosis, and chronic thromboembolic pulmonary hypertension: A scientific statement from the american heart association. Circulation. 2011;123(16).
2. Konstantinides SV, Meyer G, Bueno H, Galié N, Gibbs JSR, Ageno W, et al. 2019 ESC Guidelines for the diagnosis and management of acute pulmonary embolism developed in collaboration with the European respiratory society (ERS). Eur Heart J. 2020;41(4).
3. Woo KS, Tse LKK, Tse CY, Metreweli C, Vallance--Owen J. The prevalence and pattern of pulmonary thromboembolism in the Chinese in Kong Kong. Int J Cardiol. 1988;20(3).
4. Holst AG, Jensen G, Prescott E. Risk factors for venous thromboembolism: Results from the Copenhagen city heart study. Circulation. 2010;121(17).
5. Centers for Disease Control and Prevention (CDC). Venous thromboembolism in adult hospitalizations – United States, 2007-2009. MMWR. Morb Mortal Wkly Rep. 2012;61(22):401-4.
6. Wendelboe AM, Raskob GE. Global burden of thrombosis. Circ Res. 2016;118(9):1340-7.
7. Worsley DF, Alavi A, Aronchick JM, Chen JTT, Greenspan RH, Ravin CE. Chest radiographic findings in patients with acute pulmonary embolism: Observations from the PIOPED study. Radiology. 1993;189(1).
8. Konstantinides S, Meyer G. Management of acute pulmonary embolism 2019: what is new in the updated European guidelines? Intern Emerg Med. 2020;15(6):957-66.
9. Albricker ACL, Freire CMV, Santos SND, Alcantara ML, Saleh MH, Cantisano AL, et al. Joint Guideline on Venous Thromboembolism – 2022. Arq Bras Cardiol. 2022;118(4):797-857.
10. Levis JT. ECG diagnosis: pulmonary embolism. Perm J. 2011;15(4):75.
11. Iorio A, Kearon C, Filippucci E, Marcucci M, Macura A, Pengo V, et al. Risk of recurrence after a first episode of symptomatic venous thromboembolism provoked by a transient risk factor a systematic review. Arch Intern Med. 2010;170:1710-6.
12. Rodger MA, le Gal G, Anderson DR, Schmidt J, Pernod G, Kahn SR, et al. Validating the HERDOO2 rule to guide treatment duration for women with unprovoked venous thrombosis: Multinational prospective cohort management study. BMJ. 2017;356.
13. Ensor J, Riley RD, Moore D, Snell KIE, Bayliss S, Fitzmaurice D. Systematic review of prognostic models for recurrent venous thromboembolism (VTE) post-treatment of first unprovoked VTE. BMJ Open. 2016;6(5):e011190.
14. Cohen H, Arachchillage DR, Middeldorp S, Beyer-Westendorf J, Abdul-Kadir R. Management of direct oral anticoagulants in women of childbearing potential: guidance from the SSC of the ISTH. Journal of Thrombosis and Haemostasis 2016;14:1673-6.
15. Posch F, Königsbrügge O, Zielinski C, Pabinger I, Ay C. Treatment of venous thromboembolism in patients with cancer: A network meta-analysis comparing efficacy and safety of anticoagulants. Thromb Res. 2015;136:582-9.
16. Raskob GE, van Es N, Verhamme P, Carrier M, di Nisio M, Garcia D, et al. Edoxaban for the treatment of cancer-associated venous thromboembolism. N Engl J Med. 2018;378:615-24.
17. Young AM, Marshall A, Thirlwall J, Chapman O, Lokare A, Hill C, et al. Comparison of an oral factor Xa inhibitor with low molecular weight heparin in patients with cancer with venous thromboembolism: results of a randomized trial (SELECT-D). J Clin Oncol. 2018;36:2017-23.

3

Asma

Renato Miranda Lima
Ana Luísa Pimentel Maia
Rodrigo Athanazio
Samia Zahi Rached

OBSERVAÇÕES GERAIS BASEADAS EM EVIDÊNCIAS

Introdução

- Asma é uma doença inflamatória crônica com hiper-responsividade, obstrução e inflamação das vias aéreas. Possui sintomas recorrentes, reversíveis espontaneamente ou com tratamento, destacando-se entre eles sibilância, dispneia, aperto no peito e tosse, particularmente à noite ou no início da manhã.
- É bastante comum no mundo, cerca de 334 milhões de pessoas. No Brasil a prevalência de sintomas de asma entre adolescentes é em torno de 20%, uma das mais altas no mundo. Cerca de 250.000 pessoas morrem por ano no mundo decorrente da asma. Segundo dados do DATASUS, houve 403.135 internações por asma no Brasil de 2016 a 2020, com 2.248 óbitos. As internações tiveram tendência de queda neste período, porém ainda com importante impacto clínico e custos em saúde.

Exacerbação de asma

- A exacerbação de asma (ou crise asmática) é caracterizada por piora da dispneia, sibilância, opressão torácica e tosse. Possui diagnóstico clínico e requer ação urgente para prevenir piora clínica ou desfecho grave, como hospitalização ou óbito.
- As causas mais frequentes são infecções virais, exposição a alérgenos, poluição ambiental/ocupacional ou drogas, sendo mais comuns os anti-inflamatórios não esteroidais.
- Cerca de 1% das crises asmáticas não são adequadamente diagnosticadas. Diagnósticos diferenciais possíveis são doença pulmonar obstrutiva crônica (DPOC), bronquiectasias, lesões endotraqueais, corpo estranho, traqueomalácia, edema pulmonar, pneumonia, embolia pulmonar e discinesia de prega vocal. Avaliação radiológica, eletrocardiograma, gasometria e exames de hematologia e bioquímica podem ajudar na identificação de diagnósticos diferenciais.
- Critérios objetivos diminuem o risco de se subestimar a crise, evitando atrasos no tratamento e desfechos desfavoráveis. Não é fácil identificar os pacientes com risco de evolução fatal, sendo imprescindível haver uma abordagem sistematizada dos pacientes. A Tabela 1 mostra um exemplo de sistematização, classificando a exacerbação em leve, moderada, grave e muito grave, com falência respiratória iminente.
- Alguns pacientes, felizmente a minoria, apresentam uma má percepção dos sintomas,

TABELA 1 Classificação da crise asmática

	Leve	Moderada	Grave	Falência respiratória iminente
Dispneia	Com atividade	Com fala	Em repouso	
Discurso	Sentenças	Frases	Palavras	Incapaz de falar
Posição do corpo	Consegue reclinar	Prefere sentar	Incapaz de deitar	
Frequência respiratória (ipm)	↑	↑	> 30	
Musculatura acessória	Não ou leve	Frequente ou acentuada	Sim	Movimentação abdominal paradoxal
Ausculta	Sibilos moderados do meio para o final da expiração	Sibilos altos durante toda a expiração	Sibilos altos na inspiração e na expiração	Pouco fluxo aéreo – sibilos ausentes
Frequência Cardíaca (bpm)	< 100	100-120	> 120	Bradicardia relativa
Pulso Paradoxal (mmHg)	< 10	10-25	Frequentemente > 25	Frequentemente ausente
PFE (L/min)	> 80	60-80	< 60 ou resposta à terapia dura < 2 h	< 60
$SatO_2$	> 95%	91-95%	< 91%	
PaO_2 (mmHg)	Normal	> 60	< 60	
$PaCO_2$ (mmHg)	< 45	< 45	> 45	

ipm: incursões por minuto; PFE: pico de fluxo expiratório; $SatO_2$: saturação de oxigênio.

mesmo estando com limitação importante ao fluxo aéreo, o que pode gerar episódios de asma "quase fatais". A Tabela 2 mostra os principais fatores associados ao mau prognóstico em pacientes com crise de asma.

- Esse perfil de pacientes "hipopercebedores" (baixa percepção de sintomas) pode referir melhora mesmo em uma crise grave e refratária. Especialmente neste cenário, medidas objetivas como pico de fluxo, oximetria e gasometria são fundamentais.

Manejo das exacerbações

- Os pacientes com crises potencialmente graves devem ser manejados em ambiente hospitalar, com adequada monitorização. Esta, aliada ao conhecimento dos efeitos adversos do tratamento, é indispensável para evitar complicações durante o manejo da crise.
- Broncodilatadores e corticosteroides são as medicações mais usadas como tratamento de primeira linha na crise asmática. Casos não responsivos podem requerer associação de medicações de segunda linha ou suporte ventilatório para evitar piora clínica. A Tabela 3 apresenta os principais medicamentos utilizados no manejo da crise asmática e suas doses.

Oxigênio

- É necessária a monitorização da oximetria e deve ser oferecida suplementação de oxigênio para manter a saturação de oxigênio adequada: $SatO_2$ alvo de 93-95% em adultos e de 94-98% em crianças.

Broncodilatadores

- Os beta-2-agonistas de curta duração administrados repetidamente por via inalatória

TABELA 2 Fatores de risco associados ao mau prognóstico em pacientes com crise de asma

História de exacerbações graves súbitas	Má percepção dos sintomas
Exacerbação prévia com necessidade de intubação	Presença de comorbidades cardiovasculares ou DPOC
Exacerbação prévia com necessidade de internação em UTI	Baixo nível socioeconômico
Duas ou mais internações no último ano por exacerbação de asma	Doenças psiquiátricas
Internação ou ida ao pronto-socorro por exacerbação no último mês	Uso de drogas ilícitas
Três ou mais idas ao pronto-socorro por exacerbação no último ano	Não uso atual de corticosteroide inalatório
Uso de mais de uma "bombinha" por mês de beta-2-agonista de curta duração	Uso atual ou recente de corticosteroide sistêmico

DPOC: doença pulmonar obstrutiva crônica; UTI: unidade de terapia intensiva.

constituem a medida inicial, em razão do seu rápido início de ação e eficácia comprovada.

- O formoterol, beta-2-agonista de longa duração, possui também efeito rápido, podendo ser usado na crise. É igualmente efetivo aos beta-2 de curta duração, sem adição de efeitos colaterais, porém com custo muito mais elevado.
- A administração das medicações com inalador dosimetrado ("bombinha") com espaçador mostrou-se tão eficaz quanto a inalação, fornecendo de forma mais rápida a dose desejada, além de ser mais econômico, já que dispensa o uso de oxigênio suplementar ou fonte de ar comprimido. A opção por uma das formas deve ser determinada por particularidades locais do serviço ou individuais do paciente. Caso se opte pela inalação, lembrar que a água destilada não deve servir como veículo, devido ao risco de agravamento da crise de broncoespasmo.
- O uso parenteral deve ficar restrito a situações extremas, com iminência de parada respiratória, já que está relacionado ao aumento dos efeitos colaterais sem ganho terapêutico.
- A utilidade de anticolinérgicos na crise asmática ainda não está bem definida. Estudos divergem em relação ao benefício do ipratrópio associado ao fenoterol (beta-2 de curta duração). Metanálises mostraram benefício na diminuição da taxa de internação no subgrupo dos pacientes com exacerbação grave de asma. Outros desfechos, como redução do tempo de internação e de suporte de oxigênio e necessidade de cuidado em UTI, permanecem controversos. É importante frisar que desde o final do segundo semestre do ano de 2019, houve suspensão da produção de fenoterol gotas, havendo disponibilidade apenas de salbutamol como beta-2 agonista de curta ação no Brasil.
- Os broncodilatadores inalatórios, sob forma de nebulização ou spray, podem ser usados em pacientes submetidos à ventilação mecânica, com doses duas a três vezes maiores. Em situações de broncoespasmo grave e refratário, doses até oito vezes em relação à habitual foram utilizadas com segurança. É frequente o uso de filtros entre o paciente e o ventilador mecânico porém eles devem ser retirados quando administrado o broncodilatador.
- Na crise asmática, os broncodilatadores de curta ação devem ser administrados a cada 10 a 30 minutos na primeira hora. A crise grave requer administrações mais frequentes. Em pacientes mais estáveis, o intervalo pode ser aumentado para 4 a 6 horas. A frequência deve ser individualizada de acordo com a resposta ao tratamento, pois não existe regra.

Corticosteroides

- Os corticoides sistêmicos devem ser sempre usados na crise asmática atendidas em serviços de urgência. O início do efeito ocorre após cerca de 4 a 6 horas. Seu uso está associado a redução na taxa de internação se a medicação é administrada até 1 hora da chegada. A administração não deve ser postergada. O efeito clínico é equivalente na administração por via oral (VO) ou intravenosa (IV). Entretanto, nas crises graves, em pacientes instáveis ou apresentando vômito, é preferível a via parenteral (VP).

- O uso de corticosteroides inalatórios na crise asmática ainda é controverso. Porém, é consenso que o paciente deve recebê-los na alta hospitalar.
- Na alta, a manutenção do tratamento deve ser feita com doses orais entre 40 e 80 mg de prednisona, por 7 a 10 dias ou até a recuperação do pico de fluxo, com eficácia comparável ao uso por 14 dias.

Sulfato de magnésio

- Pacientes com crise grave podem se beneficiar da administração de sulfato de magnésio 1 a 2 g EV em 20 minutos. Quando existente, a resposta clínica ocorre em 1 a 2 horas.
- O sulfato de magnésio age como broncodilatador por meio de inibição de canais de cálcio e bloqueio de tônus parassimpático. É importante frisar que seu uso em nebulização não teve benefícios consistentes nos estudos.
- Nessa dose, é uma medicação segura que pode adicionar benefício ao tratamento de primeira linha. Atentar para os principais efeitos adversos: rubor cutâneo e náuseas, geralmente durante a infusão. Fraqueza, arreflexia e depressão respiratória podem potencialmente ocorrer, mas com níveis séricos de magnésio muito elevados (superiores a 12 mg/dL).

Heliox (hélio mais oxigênio)

- Tendo em vista o fluxo em vias aéreas turbulento com aumento de trabalho respiratório, há um racional para tentativa de uso de mistura com gás de menor densidade para tentar melhorar o fluxo de ar pelas vias aéreas.
- A fração inspirada de oxigênio (FiO_2) deverá ser de no máximo 30%, pois há duas misturas possíveis (80/20 – 80% de hélio + 20% de oxigênio e 70/20 – 70% de hélio + 30% de oxigênio) que podem ser utilizadas por meio de máscara facial, nebulizador ou máscara sem reinalação ou em ventilação mecânica.
- Seu alto custo é limitante e a avaliação é em 15 a 30 minutos de seu início, buscando-se: melhora da hipercapnia e da hiperinsuflação pulmonar (redução de pressão de platô medida em pausa inspiratória), redução de auto-PEEP de 4 a 8 cmH_2O, aumento de disponibilidade e deposição BD inalatórios nas vias aéreas. Se não houver melhora, deve ser descontinuado seu uso.

Metilxantinas

- Consideradas atualmente terapia de segunda linha, podendo ser acrescentadas em pacientes muito graves ou em crises refratárias. Não são indicados de rotina pois apresentam menor efeito broncodilatador e anti-inflamatório, além de maior risco de efeitos adversos, especialmente cardiovasculares, neurológicos e gastrointestinais. Possuem estreita faixa terapêutica, com alta frequência de interações medicamentosas. Níveis de aminofilina superiores a 15 µg/mL estão associados a efeitos colaterais graves, como taquiarritmias e convulsões.

Antibióticos

- Devem ser indicados quando há suspeita de infecção associada, como pneumonia ou sinusite. Febre isoladamente não é um parâmetro que deve ser valorizado, já que muitas crises asmáticas são desencadeadas por quadros virais que evoluem com febre e não se beneficiam do uso de antibióticos.

Reavaliações

- Vários fluxogramas foram desenvolvidos para sistematização no tratamento e reavaliação de pacientes na crise de asma. Embora entre eles haja muitos pontos em co-

TABELA 3 Doses das medicações usadas na crise de asma

Medicação	Dose
Salbutamol *spray* (100 µg/jato)	4-8 jatos/uso
Salbutamol injetável (0,5 mg/mL)	200 µg em 10 min, seguido de infusão de 3-12 µg/min
Salbutamol solução para nebulização (5 mg/mL)	2,5 a 5 mg (10-20 gotas) / uso (+ 5 mL SF 0,9%)
Brometo de ipratrópio – solução para nebulização (0,25 mg/mL)	0,5 mg/uso
Brometo de ipratrópio *spray* – (0,02 mg/jato)	4-8 jatos/uso
Prednisona ou prednisolona – suspensão oral ou comprimidos	1 mg/kg
Hidrocortisona – solução injetável	2-3 mg/kg; 4/4 h – No geral, 200-400 mg/dia são suficientes na maioria dos casos
Metilprednisolona – solução injetável	60-125 mg; 6/6 h – No geral, 40-80 mg/dia são suficientes na maioria dos casos
Aminofilina – solução injetável	*Bolus*: 5-6 mg/kg – Infusão: 0,6-0,9 mg/kg/h Infusão: 0,4 mg/kg/h em idosos, ICC, hepatopatia ‡
Sulfato de magnésio	2 g – diluir em 50 mL soro fisiológico – infusão lenta (superior a 20 min) – pode repetir em 20 min

‡ Diluição: 1 mg/mL (máximo, 25 mg/mL); taxa de infusão máxima: 25 mg/min; nível plasmático desejável: 8-15 µg/mL (coletado 12-24 h após o início da infusão). ICC: insuficiência cardíaca congestiva.

mum, estes devem ser adaptados à realidade local. Sugere-se o fluxograma adaptado das diretrizes da Sociedade Brasileira de Pneumologia e da *Global Initiative for Asthma* (GINA) (Figura 1).

- A resposta terapêutica deve ser avaliada em 30 a 60 minutos após o tratamento inicial, com reclassificação da gravidade do paciente. Aqueles com resposta clínica satisfatória, que não apresentam sinais de gravidade, com SpO_2 superior a 95%, com pico de fluxo expiratório (PFE) ou VEF1 superior ou igual a 70% do valor previsto podem receber alta. Nesse caso, ver Tabela 4 para recomendações.
- Caso apresentem resposta parcial, deve-se insistir no uso de broncodilatadores, considerando progressão de terapia ao menor sinal de piora clínica ou ausência de melhora. Devem ser internados os pacientes que permanecerem com critérios clínicos de maior gravidade como SpO_2 inferiores a 92%, valores de PFE ou VEF1 superiores ou iguais a 50% do previsto após terapia plena, ou no caso de alguma complicação. Os critérios de internação devem ser menos rígidos para os pacientes com problemas socioeconômicos, em especial aqueles sem condições de tratamento domiciliar adequado ou com dificuldade de acesso a tratamento hospitalar.
- Se o paciente mantiver piora progressiva ou manutenção dos critérios gravidade a despeito de terapia adequada, deve-se avaliar a necessidade de ventilação mecânica e transferência para unidade de terapia intensiva (UTI).

O que fazer com o paciente grave com necessidade de intubação?

- A decisão de intubar o asmático baseia-se no julgamento clínico. Indicações claras incluem parada cardiorrespiratória, rebaixamento do nível de consciência, hipoxemia mantida não corrigida com suplementação de oxigênio, arritmia grave e fadiga pro-

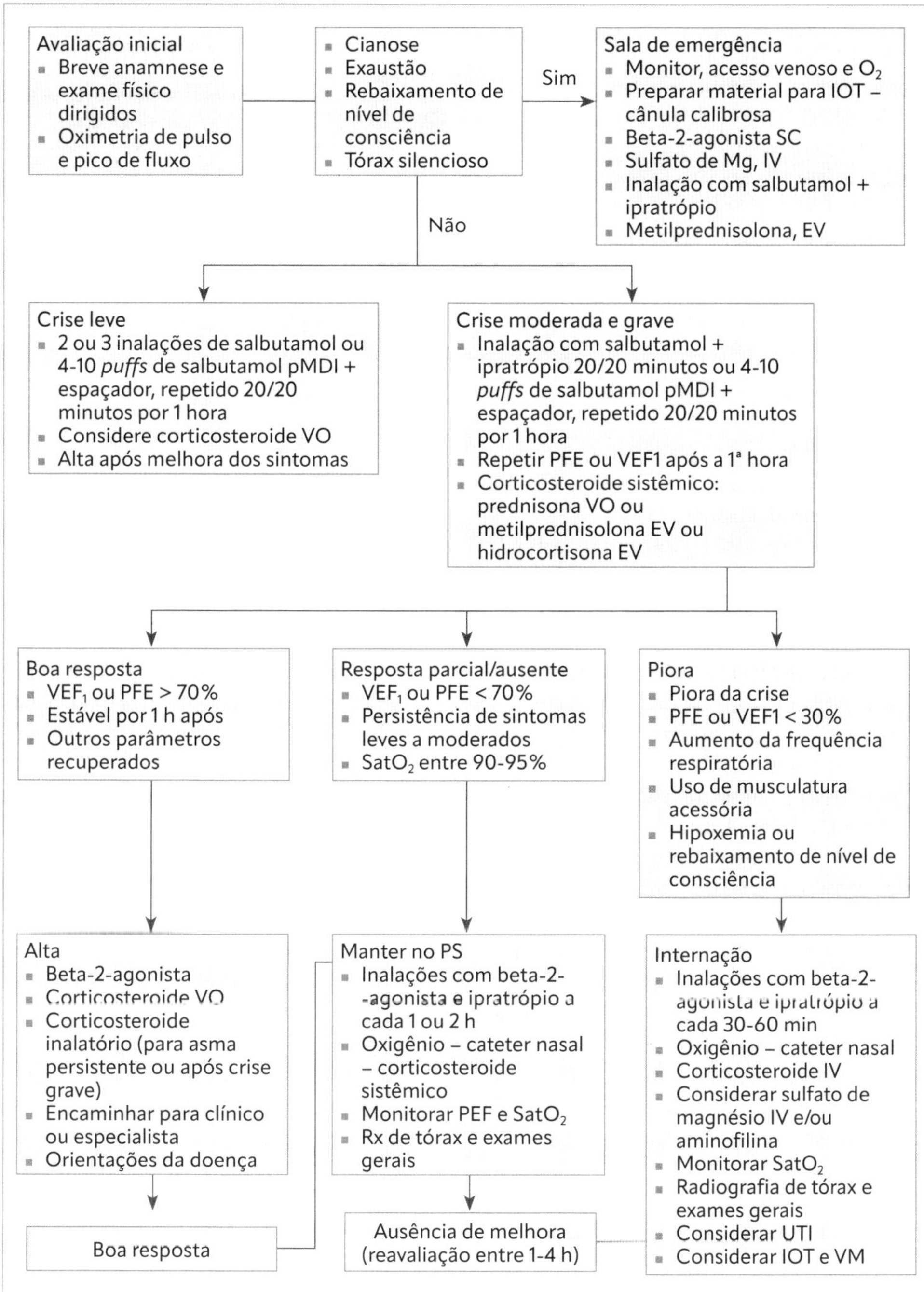

FIGURA 1 Fluxograma de abordagem inicial e acompanhamento da crise asmática na unidade de emergência.

IOT: intubação orotraqueal; IV: via intravenosa; PFE: pico de fluxo expiratório; UTI: unidade de terapia intensiva; VEF1: volume expiratório final no primeiro minuto; VO: via oral; pMDI: *pressurized metered dose inhaler* (inalador pressurizado dosimetrado). Adaptada de SBPT/GINA.

TABELA 4 Recomendações para alta

Corticoide oral por 7 dias
Broncodilatador inalatório sob demanda – até atingir padrão de uso prévio
Corticoide inalatório
Buscar unidade de saúde se houver piora clínica
Buscar fatores de risco desencadeantes – evitá-los no futuro
Revisar uso de terapia de manutenção e uso dos dispositivos inalatórios
Considerar acompanhamento com especialista

gressiva (hipercapnia progressiva), isquemia miocárdica e acidose lática após tratamento com broncodilatadores.

- A intubação é mais segura quando realizada eletivamente. Dessa forma, postergar a intubação até deterioração clínica importante pode levar a complicações graves. Deve-se dar preferência a tubos de maior calibre (maior diâmetro) para redução do componente resistivo do sistema.
- Não há evidência sobre o melhor modo de ventilação (volume controlado versus pressão controlado). A maioria dos autores prefere utilizar o modo controlado a volume para garantir o volume-minuto do paciente. No modo controlado a pressão, o risco de hiperinsuflação e barotrauma é reduzido, visto que o limite de pressão é bem estabelecido. Entretanto o volume corrente é muito variável, pois a mecânica ventilatória do asmático é muito lábil. Na Tabela 5, estão recomendações iniciais para ajuste do ventilador após intubação de um paciente asmático.
- Ocorrência de auto-PEEP é uma complicação frequente do paciente asmático em ventilação mecânica. Trata-se do aumento da pressão alveolar que ocorre pelo esvaziamento incompleto durante a expiração em pacientes com elevada resistência ou complacência das vias aéreas. Pode ser monitorizado pela medida da pressão do sistema após uma pausa expiratória.

TABELA 5 Ajustes iniciais da ventilação mecânica em paciente com asma aguda refratária

Parâmetro do ventilador	Ajuste inicial recomendado
Modo	Volume-controlado
Volume-minuto	< 10 L/min
Volume corrente	6 mL/kg do peso ideal
Frequência respiratória	8-12 ciclos/min
Pressão de platô	< 35 cmH_2O
Fluxo inspiratório	60-80 L/min
Tempo expiratório	4 s
PEEP	0-5 cmH_2O
FiO_2	Necessária para manter uma $SatO_2$ > 92%

- Quando acima de 15 cmH_2O, a auto-PEEP aumenta o risco de complicações relacionadas à hiperinsuflação pulmonar e aumenta o trabalho ventilatório, pois é necessário grande esforço do diafragma para negativar a alta pressão alveolar e disparar ciclo respiratório.
- Para poder reduzir/eliminar a auto-PEEP, além de incrementar a broncodilatação, deve-se focar em estratégias que aumentem a duração da fase expiratória: redução do tempo inspiratório, aumento do fluxo inspiratório (velocidade do fluxo é inversamente proporcional ao tempo inspiratório; para termos uma ideia, se dobrarmos o fluxo inspiratório, o tempo inspiratório cairá pela metade), redução do volume corrente, redução da frequência respiratória, deixar o *rise time* ou tempo de rampa acelerado (tomar cuidado com a ocorrência de pico de fluxo excessivo – *overshoot* de entrada).
- No momento em que o paciente é trocado para pressão de suporte, uma PEEP no valor de 80% da auto-PEEP deve ser instituída com o objetivo de diminuir o trabalho respiratório para o disparo do ciclo espontâneo.

Hipercapnia permissiva

- Um paciente ventilado com pequeno volume corrente e baixa frequência acaba tendo o volume-minuto reduzido. Isso leva a hipoventilação e acúmulo de CO_2 no plasma.
- A acidose respiratória desencadeada pelo acúmulo de gás carbônico é menos perigosa ao paciente asmático que a ventilação com altos volumes, que é responsável por duas complicações comuns: hiperinsuflação e barotrauma. As contraindicações a essa estratégia são hipertensão intracraniana, comorbidade cardiovascular grave (arritmias e doença coronariana) e instabilidade hemodinâmica, que podem ser agravadas pelo estado acidótico.
- Valores de $PaCO_2$ até 90 mmHg são bem tolerados. Caso se desenvolva acidose grave com pH inferior a 7,2, esta pode ser controlada com infusão lenta de bicarbonato de sódio (evitar altos volumes de infusão, na maioria das vezes 1 mL/kg de peso já será suficiente).

QUAL É A ROTINA NA EMERGÊNCIA DO INCOR?

- Todos os casos de asma atendidos na Unidade de Emergência do InCor são discutidos e conduzidos sob supervisão de um médico pneumologista.
- Pacientes considerados graves, em franca insuficiência respiratória aguda, com tórax silencioso ou cianose, hipotensão arterial e/ou rebaixamento do nível de consciência, são imediatamente levados à sala de emergência, sendo instituídos oxigenoterapia, coleta de exames, monitorização contínua e acesso venoso periférico (Figura 1). Imediatamente, iniciam-se broncodilatadores inalatórios, preferencialmente por *puffs* (salbutamol e ipratróprio) e corticosteroides (hidrocortisona ou metilprednisolona) intravenosos. O material de intubação orotraqueal deve estar pronto e a administração de 1 a 2 g de sulfato de magnésio pode ser considerada, principalmente se a resposta não for adequada.
- Em todos os casos são realizados eletrocardiograma e radiografia de tórax e coletados exames laboratoriais, como hemograma, coagulograma, eletrólitos e função renal. Gasometria arterial é solicitada quando há insuficiência respiratória aguda, sempre associada a lactato (avaliar sinal laboratorial de provável hipoperfusão tecidual, denotando maior gravidade ao contexto clínico).
- A intubação orotraqueal é sempre evitada, uma vez que existe grande dificuldade de manejo e ajuste em pacientes com asma grave. Quando realizada a intubação, opta-se por ventilação com volume controlado e cuidados devem ser tomados ajustando valores de PEEP (de acordo com o auto-PEEP), frequência respiratória e volume corrente baixos e tempo inspiratório curto. Por vezes, é necessária a sedação do paciente para ventilação adequada. Em casos de intensa dificuldade, além de sedoanalgesia, é associado bloqueador neuromuscular (preferência para rocurônio).
- Em toda crise moderada/grave, administram-se broncodilatadores a todos os pacientes. Brometo de ipratrópio é usado de rotina. Salbutamol também é utilizado, no entanto, deve haver atenção a pacientes com cardiopatia associada. Quando o paciente apresenta disfunção ventricular grave e/ou presença de arritmias, seu uso deve ser ponderado ou até mesmo suspenso, avaliando-se o risco/benefício.
- Corticoide também é utilizado de rotina no InCor. Para pacientes em observação sem gravidade, é administrada prednisona na dose de 40 mg, VO, ao dia. Já em pacientes com asma e critérios de gravidade, opta-se inicialmente pelo uso IV de hidrocortisona 300 a 500 mg de ataque, seguida de 100 mg a cada 8 horas ou metilprednisolona (ajustada pelo peso).
- Antibioticoterapia é sempre instituída quando há suspeita de infecção.

- Em pacientes com pródromo de sintomas respiratórios altos associados (principalmente se nas últimas 48 horas), como coriza e gotejamento, investiga-se influenza e covid-19.
- Todo caso grave (principalmente se intubado) deve ser estabilizado e, o mais breve possível, transferido à UTI respiratória.
- Medicamentos endovenosos como aminofilina/teofilina/salbutamol não são utilizados de rotina.
- A introdução de broncodilatadores inalatórios orais como formoterol + budesonida é opção desde o início do tratamento e deve ser administrada gradualmente.
- A tomografia computadorizada de tórax sem contraste é um instrumento útil para avaliação do parênquima pulmonar e para descarte de diagnósticos diferenciais, podendo ser considerada.
- A realização de espirometria deve ser indicada apenas quando houver adequada compensação do quadro.
- O resumo da rotina de atendimento do InCor encontra-se na Figura 1.

BIBLIOGRAFIA RECOMENDADA

1. Diretrizes Brasileiras de Ventilação Mecânica. Associação de Medicina Intensiva Brasileira e Sociedade Brasileira de Pneumologia e Tisiologia; 2013.
2. Pizzichini MMM, Carvalho-Pinto MR, Cançado JED, Rubin AS, Cerci Neto A, Cardoso AP, et al. Recomendações para o manejo da asma da Sociedade Brasileira de Pneumologia e Tisiologia – 2020. J Bras Pneumol. 2020;46(1):e20190307.
3. Pitchon RR, Alvim CG, Andrade CRD, Lasmar LM de LBFL, Cruz AA, Reis AP. Mortalidade por asma em crianças e adolescentes no Brasil ao longo de 20 anos. J Pediatria. 2020;96:432-8.
4. Marques CPC, Bloise RF, Lopes LBM, Godói LF, de Souza PRP, Rosa IMS, et al. Epidemiologia da asma no Brasil, no período de 2016 a 2020. Research, Society and Development. 2022;11(8):e5211828825.
5. Sociedade Brasileira de Pneumologia e Tisiologia. Diretrizes da Sociedade Brasileira de Pneumologia e Tisiologia para o Manejo da Asma. J Bras Pneumol. 2012;38(Suppl. 1):S1-S46
6. Institute for Clinical Systems Improvement. Emergency and inpatient management of asthma. Institute for Clinical Systems Improvement; 2006.
7. National Heart, Lung and Blood Institute. Expert Panel Report 3: guidelines for the diagnosis and management of asthma. National Heart, Lung and Blood Institute; 2007.
8. Fanta CH. Asthma. N Engl J Med. 2009;360(10): 1002-12.
9. Global Strategy for Asthma Management and Prevention, 2022. Disponível em: www.ginasthma.org
10. Kaza V, Bandi V, Guntupalli K. Acute severe asthma: recent advances. Curr Opin Pulm Med. 2007;13:1-7.
11. McFadden ER. Acute severe asthma. Am J Respir Crit Care Med. 2003;168:740-59.
12. Rodrigo C. Asma aguda severa: su manejo en la emergencia y cuidado intensivo. Med Intensiva. 2006;30(9):460-70.
13. Stather DR, Stewart TE. Clinical review: mechanical ventilation in severe asthma. Crit Care. 2005;9(6):581-7.
14. Garner O, Ramey JS, Hanania NA. Management of life-threatening asthma severe asthma series. Chest. 2022;162(4):747-56.
15. Comunicado – Berotec® - descontinuação definitiva. Disponível em: https://www.boehringer-ingelheim.com.br/eventos-e-iniciativas/comunicados-regulatorios/comunicado-berotecr-0. Acesso em: 02/12/2022.
16. Salbutamol inhaler. Disponível em: https://www.nhs.uk/medicines/salbutamol=-inhaler/#:~:text-Salbutamol%20is%20used%20to%20relieve,in%20an%20inhaler%20(puffer). Acesso em: 02/12/2022.

4

Transplantado pulmonar

Priscila Cilene León Bueno de Camargo
Rafael Medeiros Carraro

OBSERVAÇÕES GERAIS BASEADAS EM EVIDÊNCIAS

Introdução

- O número de transplantes pulmonares apresenta elevação constante nas últimas décadas, porém ainda com taxas bem menores quando comparadas a outros órgãos sólidos.
- As complicações infecciosas são a principal causa de morbimortalidade no primeiro ano pós-transplante, sendo o transplante pulmonar um fator de risco para infecções virais, bacterianas e fúngicas quando comparado a transplante de outros órgãos sólidos (fígado, rim ou coração).
- A disfunção crônica do enxerto representa o maior desafio em prolongamento de sobrevida dos pacientes transplantados pulmonares, representando a principal causa de mortalidade após o primeiro ano de transplante, ainda com poucas possibilidades terapêuticas disponíveis; sua incidência é de 50% nos pacientes com 5 anos dc acompanhamento após a cirurgia.
- A incidência de episódios de rejeição aguda é de pelo menos 30% no primeiro ano e 50% durante o acompanhamento global dos pacientes; apesar disso não representa causa importante de morbimortalidade diretamente associada.
- A incidência de comorbidades cardiovasculares, diabetes, disfunção renal crônica e neoplasias é muito elevada, sendo respectivamente no primeiro ano de acompanhamento: 50, 25, 23 e 4%.
- Complicações graves relacionadas ao procedimento cirúrgico como disfunção primária do enxerto, colapso circulatório e deiscência de anastomoses brônquicas ou vasculares são quase exclusivas do período pós-operatório muito recente e muito raramente acontecerão em paciente ambulatoriais admitidos na unidade de emergência.
- Dos problemas relacionados à técnica cirúrgica somente a estenose de anastomose brônquica, com incidência média de 8% e tempo de aparecimento pouco mais tardio (entre 30 dias e 1 ano do procedimento), poderá ser diagnóstico diferencial no atendimento de urgência de um paciente transplantado. No entanto, seu desenvolvimento é lento, mas pode contribuir com o quadro clínico de um paciente com outra morbidade associada, como infecção ou rejeição do enxerto.
- A vigilância do transplantado de pulmão inclui consultas frequentes com exames laboratoriais, radiografias, espirometria e broncos-

copia com lavado broncoalveolar e biópsia transbrônquica, realizada com 2 semanas, 6 semanas, 3 meses, 6 meses, 9 meses e 12 meses pós-transplante, além de procedimentos adicionais caso o paciente apresente perda funcional.

- A imunossupressão inclui uso de corticoesteroides (em geral, prednisona), inibidores de calcineurina (tacrolimo e ciclosporina) e agentes antiproliferativos (azatioprina e micofenolato).

Avaliação geral do transplantado pulmonar na emergência

- A apresentação clínica de quadros infecciosos e rejeição do enxerto pulmonar muitas vezes é inespecífica; sintomas como tosse, dispneia, expectoração, febre, mialgias ou coriza podem estar presentes tanto em infecções por quaisquer agentes (vírus, bactérias, fungos ou micobactérias) quanto em um paciente com rejeição aguda celular do enxerto.
- Considerando a gravidade de agentes virais como Covid-19 e influenza A e B, devemos considerar a realização de painel de vírus respiratórios a estes pacientes. A infecção prévia por agentes virais leva a menor sobrevida do enxerto em longo prazo, além de poder levar a quadros de insuficiência respiratória aguda grave quando presentes.
- Deve-se sempre lembrar que esses pacientes podem apresentar mais de um diagnóstico, como coexistência de infecções por agentes diferentes, além de associação de infecção com episódio de rejeição.
- A investigação invasiva de quadros infecciosos com pesquisas de vírus respiratórios e citomegalovírus, culturas de sangue periférico e secreções respiratórias devem ser sempre realizadas para diagnóstico diferencial.
- A tomografia de tórax é o exame de imagem preferencial na avaliação radiológica inicial; esta permite identificar padrões de infiltrados pulmonares mais sugestivos de algum diagnóstico; detectar lesões incipientes não visualizadas pela radiografia; além disso, direcionar a investigação invasiva com broncoscopia, que na maioria dos casos estará indicada.
- A complicação mais comum da biópsia transbrônquica é o pneumotórax, que se apresenta como dor torácica ventilatório-dependente e dispneia. Há uma correlação entre início dos sintomas e história de realização do procedimento realizado recentemente.
- A rejeição aguda celular é a principal forma de disfunção imune do enxerto com sintomas de instalação aguda (< 14 dias). Na histopatologia, é representado por infiltrado inflamatório linfocitário que acomete inicialmente arteríolas e bronquíolos, com posterior extensão para todo o parênquima a depender da intensidade; o infiltrado é um processo difuso do parênquima pulmonar e a sensibilidade da broncoscopia é de até 95% para sua detecção.
- A incidência de rejeição aguda celular é mais frequente nos pacientes com menos de 1 ano de acompanhamento pós-operatório. Após o primeiro ano acontecerá, sobretudo, quando presente história de má aderência à medicação ou redução de imunossupressão intencional (p. ex., para adjuvância de tratamento de certas infecções e neoplasias).
- A broncoscopia deverá sempre ser realizada na investigação de quadros infecciosos e/ou suspeita de rejeição aguda celular; o lavado broncoalveolar permite realizar pesquisas infecciosas diversas – bactérias, vírus respiratórios, citomegalovírus, culturas e antígenos fúngicos, micobactérias. A principal indicação da realização de biópsia transbrônquica é para avaliação de rejeição aguda ou de outro padrão de dano imune do enxerto.
- Os principais agentes bacterianos são bacilos Gram-negativos (*Pseudomonas aeruginosa, Klebsiella pneumoniae*) e *Staphylococcus aureus*. A cobertura antimicrobiana inicial deve contemplar estes agentes e, posteriormente, ser direcionada conforme resultados

de culturas coletadas. A existência de culturas prévias deve ser observada na prescrição antimicrobiana inicial.

- O principal fungo causador de infecção de parênquima pulmonar é o *Aspergillus* sp.; leveduras são agentes importante de infecção de ferida operatória ou de cavidade pleural. Outros fungos, como zigomicetos, são menos frequentes. Terapia antifúngica deve ser realizada se houver suspeita clínica muito forte ou após isolamento de agente, uma vez que tais tratamentos tendem a ter duração maior e as drogas utilizadas com frequência interagem com a eficácia dos imunossupressores.
- Outros diagnósticos de insuficiência respiratória como embolia pulmonar e disfunção ventricular esquerda também são frequentes e devem ser lembrados nesses pacientes. A investigação diagnóstica específica deve ser direcionada de acordo com a suspeita clínica; exames laboratoriais (BNP, dímero-D), ecocardiograma, cintilografia pulmonar e miocárdica, angiotomografia de artérias pulmonares e ressonância cardíaca são alguns exemplos de exames que podem auxiliar nestes casos (Tabela 1).
- O tratamento antibiótico inicial não deve ser retardado, sobretudo nos quadros de infecção bacteriana e suspeita de infecção pelo vírus influenza. A terapia deve ser de amplo espectro e depois dirigida conforme o resultado das pesquisas e culturas realizadas. Na suspeita de infecções fúngicas ou micobacterianas habitualmente existe um tempo hábil para o diagnóstico específico com pouco risco de deterioração do paciente.
- O principal tratamento da rejeição aguda celular é a pulsoterapia com doses elevadas de corticosteroides. Deve ser realizada sempre após a confirmação histológica; lembrar que, mesmo em casos mais dramáticos, o retardo em alguns dias na sua realização não implica um pior desfecho de morbimortalidade final para o paciente.
- O tratamento da disfunção crônica do enxerto e complicações de anastomoses brônquicas envolvem aspectos que fogem do campo de atuação do médico emergencista.
- Efeitos adversos dos imunossupressores incluem leucopenia, secundária em geral ao uso dos agentes antiproliferativos, e toxicidade pelos inibidores de calcineurina que podem levar a um quadro neurológico conhecido por leucoencefalopatia posterior reversível (LEPR). Este último apresenta-se em geral com quadro de cefaleia, alterações visuais e crises convulsivas.
- A LEPR deve ser investigada com dosagem do nível sérico do inibidor de calcineurina em uso e, idealmente, RM de encéfalo (exame de escolha). Caso indisponível, a TC de crânio pode auxiliar no diagnóstico diferencial de infecções de SNC, acidente vascular cerebral ou tumores de SNC. O manejo inclui suspensão da medicação, controle pressórico e hidratação endovenosa.

QUAL É A ROTINA NA EMERGÊNCIA DO INCOR?

- A cada ano são realizadas entre 30 e 40 cirurgias de transplante pulmonar, com mais de 300 procedimentos realizados no total. A sobrevida média é de 70% após o primeiro ano e de 60% após o quinto ano do transplante.
- Desse total de casos, cerca de 40% dos pacientes apresentam complicações com necessidade de visita à Unidade de Emergência durante o primeiro ano de pós-operatório; após o primeiro ano a incidência é menor que 10%.
- Dos casos avaliados, cerca de dois terços apresentam complicações relacionadas ao enxerto pulmonar – infecções respiratórias, rejeição ou outras complicações.
- Os demais atendimentos se relacionam, especialmente, a efeitos colaterais dos medicamentos utilizados, sobretudo disfunção renal e complicações neurológicas que são

TABELA 1 Diagnóstico diferencial dos principais acometimentos pulmonares em pacientes transplantados na emergência

Diagnóstico diferencial	Dados clínicos	Padrão tomográfico	Métodos diagnósticos
Rejeição aguda celular	Pós-opetarório recente Má adesão à medicação	Infiltrado vidro fosco bilateral + espessamento septal	Biópsia transbrônquica
Disfunção crônica do enxerto	Pós-operatório tardio Duração de sintomas > 3 meses	Infiltrado intersticial em lobos superiores ou represamento aéreo	Biópsia transbrônquica ou a céu aberto
Infecções bacterianas	Febre ou sepse associada Início agudo de sintomas Leucocitose com neutrofilia e desvio à esquerda	Infiltrado alveolar ou micronódulos centrilobulares localizados	Culturas de escarro, sangue periférico e lavado broncoalveolar
Infecções vírus respiratórios	Sintomas de infecção de vias aéreas superiores Febre Contato domiciliar	Infiltrado intersticial difuso	Pesquisa viral em *swab* de vias aéreas superiores ou lavado broncoalveolar
Citomegalovírus	Sintomas gripais Diarreia, vômitos Leucopenia e/ou plaquetopenia	Infiltrado intersticial localizado ou bilateral	Biópsia pulmonar transbrônquica Detecção de viremia por antigenemia ou PCR em tempo real
Infecções fúngicas	Tosse produtiva subaguda Pouca dispneia ou sinais de sepse Exposição domiciliar (mofo ou ambientes em reforma)	Infiltrado em vidro fosco localizado ou micronódulos centrilobulares	Culturas de escarro e lavado broncoalveolar Pesquisa de antígeno fúngico no lavado broncoalveolar Biópsia transbrônquica
Micobactérias	Sintomas crônicos Reativação após o 3° mês de pós-operatório Histórico de tuberculose prévia	Cavitações ou micronódulos centrilobulares mais em lobos superiores	Pesquisa direta e cultura de escarro e lavado broncoalveolar Biópsia transbrônquica
Estenose de anastomose	3° ao 12° mês de pós-operatório Dispneia e chiado subagudo ou crônico Estridor alto	Estreitamento brônquico visto na região da anastomose	Tomografia com reconstrução brônquica e broncoscopia

frequentes em pacientes com níveis séricos tóxicos dos inibidores de calcineurina (tacrolimo e ciclosporina).

Avaliação do transplantado pulmonar com sintomatologia respiratória

- Consulta médica inicial com atenção para dados clínicos referentes ao transplante, como tempo decorrido da cirurgia, esquema de imunossupressão atual, pulsoterapia recente, histórico de infecções prévias, uso correto dos medicamentos.
- Todos os pacientes realizam hemograma, provas de atividade inflamatória, função renal e hepática, eletrólitos.
- Amostras para culturas são realizadas mesmo quando a suspeita clínica inicial não é de quadro infeccioso; amostras de escarro e

sangue periférico sempre são enviadas para análise; naqueles pacientes que apresentam cateter de longa permanência deve-se, também, coletar amostra de sangue do cateter.

- O exame radiológico de escolha é a tomografia de alta resolução do tórax; a radiografia é realizada somente naqueles pacientes sem condições clínicas de serem deslocados (insuficiência respiratória grave ou instabilidade hemodinâmica).
- A broncoscopia é realizada nas primeiras 24 horas, devendo ser guiada de acordo com a tomografia para aumentar o rendimento diagnóstico.
- No lavado broncoalveolar, são sempre realizadas cultura geral, cultura para fungos e micobactérias; pesquisas de vírus respiratórios, citomegalovírus e antígenos fúngicos são realizados conforme suspeição clínica. O lavado é sempre bilateral, mesmo nos casos de transplante unilateral, uma vez que a origem do processo infeccioso pode ser o pulmão nativo.
- A biópsia transbrônquica é realizada na suspeita de rejeição aguda, sendo que nestes casos o local da biópsia é o lobo inferior direito (ou lobo inferior esquerdo no caso de transplante unilateral esquerdo) em razão de maior rendimento diagnóstico; em casos de suspeita de infecção fúngica, micobacteriana ou citomegalovírus sempre se considera a realização da biópsia por aumentar o rendimento diagnóstico.

Tratamento inicial

- No caso de infecções virais, recomenda-se a suspensão dos agentes antiproliferativos (azatioprina ou micofenolato).
- A terapia antibiótica inicial utilizada é cefepima, 2 g, EV, a cada 8 horas ou piperacilina/tazobactam, 4,5 g, EV, a cada 6 horas.
- Claritromicina, 500 mg, EV, a cada 12 horas é utilizada, sobretudo, naqueles pacientes com insuficiência respiratória grave e infecção de provável origem comunitária. Vale ressaltar que estas medicações interagem com os inibidores de calcineurina que devem ter suas dosagens ajustadas (reduzidas) quando em uso concomitante com macrolídeos.
- Vancomicina, 1 g, EV, a cada 12 horas deve ser utilizada em pacientes com acesso venoso de longa permanência, histórico de manipulação cirúrgica recente ou local cutâneo de infecção.
- Oseltamivir, 75 mg, a cada 12 horas é iniciado nos pacientes com suspeita de infecção por vírus respiratório com duração mínima de 7 dias de tratamento se confirmação de infecção por influenza.
- Voriconazol, 200 mg, a cada 12 horas é utilizado nos casos de infecção por Aspergillus; fluconazol, 200 mg, a cada 12 horas nas infecções por *Candida* spp. sensíveis; outros antifúngicos são guiados conforme agente e sensibilidade. Vale ressaltar que estas medicações interagem com os inibidores de calcineurina que devem ter suas dosagens ajustadas (reduzidas) quando em uso concomitante com azois.
- Ganciclovir, 5 mg/kg, EV, a cada 12 horas é utilizado para tratamento de infecções por citomegalovírus; esta terapia é iniciada sempre após diagnóstico por detecção de viremia (antigenemia ou PCR em tempo real) ou biópsia compatível, a duração do tratamento é no mínimo por 14 dias com controle de viremia negativa.
- Pulsoterapia com metilprednisolona 10 mg/kg (máximo 1 g) por 3 a 5 dias é o tratamento inicial utilizado nos casos de rejeição aguda celular; inicia-se cobertura antibiótica por 24 a 48 horas antes da pulsoterapia, mesmo que a evidência de infecção seja baixa.
- Na Figura 1, é demonstrado o algoritmo de atendimento do paciente transplantado pulmonar com sintomas respiratórios na Unidade de Emergência do InCor.
- O tratamento das estenoses de anastomose brônquica envolve realização de broncoscopia rígida e dilatação da área de estenose, se necessário com colocação de endopróte-

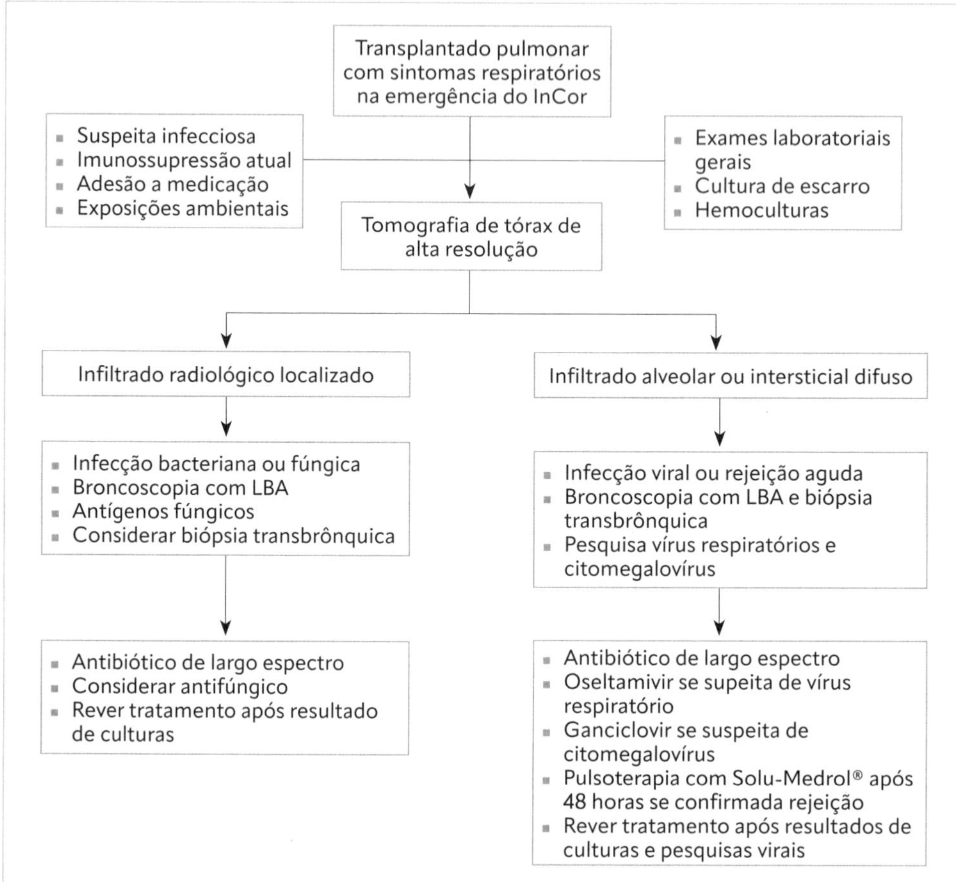

FIGURA 1 Avaliação do transplantado pulmonar com sintomas respiratórios na emergência do InCor.
LBA: lavado broncoalveolar.

se brônquica; esse procedimento habitualmente não é realizado no atendimento de emergência, uma vez que o sua progressão é lenta e, mesmo nos transplantes unilaterais, não ocasiona insuficiência respiratória aguda grave.

- O tratamento do pneumotórax pode incluir apenas monitorização radiológica, até drenagem do pneumotórax, a depender do tamanho da complicação e repercussão clínica. Casos de pneumotórax hipertensivo devem ser tratados prontamente com descompressão por agulha de grosso calibre inserida no segundo espaço intercostal do lado acometido, linha hemiclavivular, na borda superior da costela inferior, seguido de drenagem torácica.

BIBLIOGRAFIA RECOMENDADA

1. Camargo PCLB, et al. Lung transplantation: overall approach regarding its major aspects. J Bras Pneumol. 2015;41:547-53.
2. Chakinala MM, Trulock EP. Acute allograft rejection after lung transplantation: diagnosis and therapy. Chest Surg Clin N Am. 2003;13:525.
3. De Vito Dabbs A, Hoffman LA, Iacono AT, Zullo TG, McCurry KR, Dauber Jh. Are symptom reports useful for differentiating between acute rejection and

pulmonar infection after lung transplantation? Heart Lung. 2004;33:372.

4. Díaz-Ravetllat V, Greer M, Haverich A, Warnecke G, Dierich M, Welte T, et. al. Significance of new lung infiltrates in outpatientes after lung and heart-lung transplantation. Transpl Infect Dis. 2014;16(3):359-68..
5. Kolton CN, Kumar D, Caliendo AM, Asberg A, Chou S, Danziger-Isakov L, Humar A; Transplantation Society International CMV Consensus Group. Updated international consensus guidelines on the management of cytomegalovirus in solid-organ transplantation. Transplantation. 2013;96(4):333-60.
6. Moreno P, Alvarez A, Algar FJ, Cano JR, Espinosa D, Cerezo F, et. al. Incidence, management and clinical outcomes of patients with airway complications following lung transplantation. Eur J Cardiothorac Surg. 2008;34(6):1198.
7. Remund KF, Best M, Egan JJ. Infections relevant to lung transplantation. Proc Am Thorac Soc. 2009;6:94.
8. Silveira FP, husain S. Fungal infections in lung transplant recipients. Curr Opin Pulm Med. 2008; 14: 211.
9. Neto FMFD, Camargo PCLB, Costa AN, Teixeira RHOB, Carraro RM, Afonso Jr JE, et al. Fungal infection by Mucorales order in lung transplantation: 4 case reports. Transplantation Proceedings. 2014;46(6): 1849-51.
10. Trulock EP, Ettinger NA, Brunt EM, Pasque MK, Kaiser LR, Cooper JD. The role of transbronchial lung biopsy in the treatment of lung transplant recipients. Na analysis of 200 consecutive procedures. Chest. 1992;102(4):1049.
11. Arimura FE, et al. Posterior reversible encephalopathy syndrome in lung transplantation: 5 case reports. Transplantation Proceedings. 2014;1845-8.
12. Roosma E, et al. The effect of COVID-19 on transplant function and development of CLAD in lung transplant patients: a multicenter experience. J Heart Lung Transpl. 2022.
13. Yusen RD, Christie JD, Edwards LB, Kucheryavaya AY, Benden C, Dipchand AI, et. al. The Registry of the International Society for Heart and Lung Transplantation: thirtieth adult lung and heart-lung report-2013; focus theme: age. J Heart Lung Transplant. 2013;32(10):965-78.

5

Doenças pulmonares intersticiais

Jacqueline Schwanz Gröner
Fabio Eiji Arimura
Bruno Guedes Baldi

OBSERVAÇÕES GERAIS BASEADAS EM EVIDÊNCIAS

Introdução

- As doenças pulmonares intersticiais (DPI) são compostas de um grupo heterogêneo de diversas afecções. A definição inclui, além das doenças fibróticas propriamente ditas, bronquiolites, doenças de preenchimento alveolar e vasculites. Elas afetam diretamente a troca gasosa e a sustentação vascular, alveolar e das vias aéreas, determinando graus variados de inflamação e fibrose. As doenças mais comuns incluídas nesse grupo são a fibrose pulmonar idiopática (FPI), a pneumonite de hipersensibilidade (PH), as doenças intersticiais associadas às doenças do tecido conjuntivo, a sarcoidose, a pneumonia em organização e as diversas formas de bronquiolite.
- A exacerbação aguda de uma DPI pode ser secundária a alguma causa identificável, como um procedimento de biópsia pulmonar, ou ainda, pode ser idiopática. É importante notar que ela pode ser a apresentação inicial de uma DPI sem diagnóstico, ou ainda ocorrer após longos períodos de estabilidade da doença.
- Manejar um paciente com DPI no pronto-socorro representa grande desafio, pois na maioria das vezes o processo agudo é grave e apresenta um amplo diagnóstico diferencial. Além disso, os médicos que trabalham no setor de emergência frequentemente estão pouco familiarizados com as DPI e sua abordagem. Ainda, não há evidências robustas para a melhor abordagem das exacerbações agudas das DPI.
- Em meio a todos os diagnósticos diferenciais, ressalta-se ainda a possibilidade de toxicidade relacionada ao próprio tratamento da doença de base, por exemplo, aquela associada ao metotrexato.
- Neste capítulo, será discutido o manejo da exacerbação aguda das DPI que, apesar de classicamente associada à FPI, pode ocorrer em outras doenças, especialmente as fibrosantes.

Exacerbação aguda das doenças pulmonares intersticiais

- A exacerbação aguda das DPI caracteriza-se pela piora ou pelo surgimento de dispneia, geralmente nos 30 dias anteriores, associada à evidência de nova alteração radiológica. À tomografia computadorizada (TC) de tórax, constatam-se novas áreas de vidro fosco e/ou consolidação, não explicadas por insuficiência cardíaca ou sobrecarga volêmica, sobrepostas a um padrão de DPI fibrosante. Pode haver tosse, febre e mialgia, mesmo sem a presença de infecção, e geralmente há hipoxemia.

- A exacerbação aguda ocorre em qualquer momento da evolução da doença de base, podendo inclusive ser a primeira manifestação da DPI em questão, e tem impacto negativo significativo sobre o prognóstico. A sobrevida em 6 meses após a exacerbação é de cerca de 50%, com piores desfechos na FPI em relação às outras DPI. Adicionalmente, entre os que sobrevivem, há importante perda de qualidade de vida, com cerca de 30% tornando-se dependentes de oxigênio após o evento.
- Apesar de ser mais frequente na FPI, há chances da exacerbação aguda ocorrer em qualquer DPI. Entre as colagenoses, ocorre mais frequentemente em pacientes com artrite reumatoide e esclerose sistêmica progressiva, sobretudo se houver sobreposição com polimiosite ou dermatomiosite.
- A exacerbação aguda tem incidência em 3 anos de 10 a 20% na FPI, em torno de 10% na PH e de 5 a 10% nos indivíduos com colagenoses.
- Alguns fatores podem desencadear a ocorrência de exacerbação aguda, como infecções virais e biópsia pulmonar, principalmente cirúrgica, broncoscopia, quimioterapia e radioterapia para neoplasia de pulmão e presença de microaspiração associada ao refluxo gastroesofágico.

Diagnóstico diferencial

- É fundamental descartar diagnósticos diferenciais que, quando presentes, devem ser tratados apropriadamente. Os principais diagnósticos diferenciais da exacerbação aguda das DPI estão descritos na Tabela 1.
- É importante lembrar que o padrão tomográfico de congestão pulmonar muitas vezes é semelhante ao identificado na exacerbação aguda.

TABELA 1 Diagnóstico diferencial de exacerbação aguda em portadores de doença pulmonar intersticial

Congestão pulmonar
Pneumotórax
Tromboembolismo pulmonar agudo
Hemorragia alveolar difusa
Síndrome coronariana aguda
Toxicidade pulmonar por drogas
Pneumonia
Arritmias cardíacas

Diagnóstico

- Na TC de tórax, observam-se opacidades em vidro fosco e/ou consolidações, geralmente bilaterais, e que podem ter distribuição difusa (Figura 1). A TC é um exame importante para auxiliar no diagnóstico de infecções. Adicionalmente, a extensão das opacidades na TC de tórax tem relação com o prognóstico dos pacientes durante uma exacerbação aguda.
- Recomenda-se habitualmente complementar a TC de tórax com infusão de contraste (angiotomografia com protocolo para tromboembolismo pulmonar agudo – TEP) para a investigação da presença de TEP agudo.
- Os exames laboratoriais são inespecíficos e podem apresentar leve leucocitose, elevação da proteína C-reativa e da desidrogenase láctica (DHL) séricas. Pró-calcitonina sérica pode ser dosada para auxiliar no diagnóstico de infecção bacteriana associada. Seu uso na prática clínica parece reduzir o tempo de antibioticoterapia, porém não demonstrou diferença em mortalidade ou tempo de ventilação mecânica.
- Eletrocardiograma e dosagem sérica de troponina e CK-MB (fração MB da creatino-

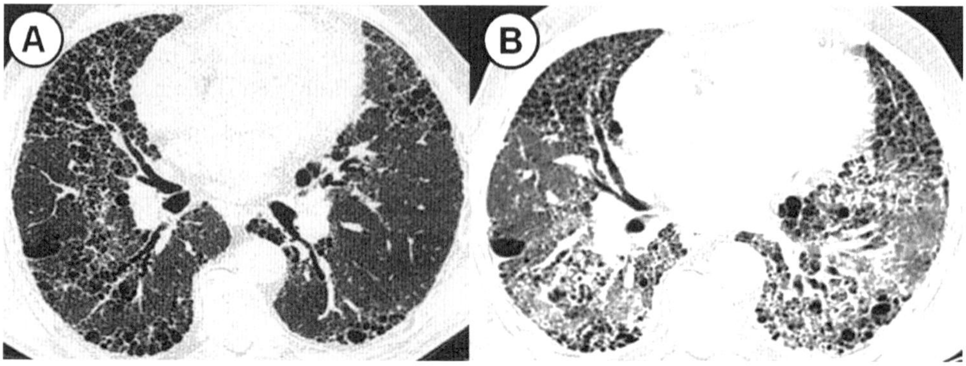

FIGURA 1 Tomografia computadorizada (TC) de tórax de paciente portador de fibrose pulmonar idiopática que evoluiu com exacerbação aguda. A: Antes da exacerbação aguda: TC de tórax evidencia áreas de faveolamento, bronquiolectasias de tração e opacidades reticulares de predomínio em regiões inferiores. B: O mesmo paciente durante exacerbação aguda: TC de tórax demonstra o surgimento de opacidades em vidro fosco de distribuição difusa pelo parênquima.

fosfoquinase) devem ser solicitados para descartar a presença de síndrome coronariana aguda (SCA). Dosa-se ainda o peptídeo natriurético cerebral (BNP) para auxiliar no diagnóstico de insuficiência cardíaca descompensada com congestão pulmonar, que pode ter apresentação radiológica semelhante à exacerbação aguda.

- Se não houver diagnóstico da DPI de base, sugere-se solicitar fator antinuclear (FAN), dosagem de enzimas musculares, fator reumatoide e pesquisa de outros autoanticorpos, conforme suspeita clínica, como auxiliares no diagnóstico de colagenose.
- Adicionalmente, solicita-se *swab* nasal para pesquisa de antígenos virais (SARS-CoV-2, influenza A e B, parainfluenza, adenovírus, vírus sincicial respiratório), os quais também podem ser pesquisados no lavado broncoalveolar (LBA).
- Se houver disponibilidade, recomenda-se coletar sorologia para *Mycoplasma* e *Chlamydia* e pesquisar antígeno urinário de *Legionella*.
- Se houver condições clínicas, deve-se considerar coleta de aspirado traqueal ou LBA para bacterioscopia, pesquisa de fungos, micobactérias (BAAR) e *Pneumocystis jirovecii*, além de cultura para bactérias, fungos e micobactérias.
- Em algumas situações, e se houver condições clínicas, pode ser necessária a biópsia transbrônquica ou cirúrgica para confirmação diagnóstica. Os padrões histológicos habitualmente encontrados no tecido pulmonar na exacerbação aguda são dano alveolar difuso e pneumonia em organização, que geralmente se sobrepõem às alterações crônicas relacionadas à DPI de base.

Tratamento

- Quando houver suspeita de infecção ou de reação à droga, deve-se considerar a suspensão de drogas modificadoras de doença (DMARD), assim como de outros imunossupressores, durante a fase aguda da doença.
- Apesar de as evidências serem limitadas, recomenda-se a utilização de corticosteroide via intravenosa (IV). Pode ser realizada metilprednisolona na dose de 500 mg a 1 g/dia por 3 dias, seguida da mesma droga ou prednisona via oral (VO) na dose de 1 a 2 mg/kg/dia a partir do quarto dia. Uma opção ao esquema citado é a utilização de do-

ses de metilprednisolona de 1 a 2 mg/kg/dia desde o início do tratamento, com redução progressiva ao longo das semanas. A duração do tratamento é variável, a depender da resposta clínica. Deve-se levar em conta o risco de infecção secundária associada ao uso de doses mais altas de corticosteroide, assim como o de estrongiloidíase disseminada, que pode ser evitada com administração de ivermectina profilática no início do tratamento.

- A administração de outros imunossupressores como a ciclofosfamida IV ou rituximabe, além de imunoglobulina IV, pode ser considerada após a administração de metilprednisolona em alguns casos refratários, especialmente nas exacerbações agudas em pacientes com colagenoses. Na FPI, estudos mais recentes não mostraram benefício da ciclofosfamida, com possível efeito deletério.
- Antibioticoterapia IV de amplo espectro deve ser iniciada com o corticosteroide quando há suspeita ou quando não se pode descartar infecção associada. É possível utilizar a combinação de cefalosporina de terceira geração (ceftriaxona 2 g/dia, IV por 7 a 10 dias) com macrolídeo (azitromicina 500 mg/dia ou claritromicina 500 mg, 2 vezes ao dia, IV ou VO por 5 dias). Pode-se ainda considerar, em casos selecionados, a associação de sulfametoxazol e trimetoprima para cobertura de pneumocistose (na dose de 15 a 20 mg/kg/dia de trimetoprima a cada 6 ou 8 horas por 21 dias, IV ou VO).
- O tratamento de infecção viral respiratória deve ser iniciado quando há pesquisa positiva e conforme protocolos vigentes à época.
- O uso de antifibróticos (nintedanibe e pirfenidona), além de ser um fator de proteção contra exacerbação aguda, parece reduzir também a mortalidade nesses eventos. Nos pacientes em uso, recomenda-se manter a prescrição durante a exacerbação aguda. Entretanto, não há recomendação formal para iniciar o uso dessa classe de medicações nesse contexto agudo.
- O resumo do tratamento farmacológico da exacerbação aguda das DPI está apresentado na Tabela 2.

TABELA 2 Tratamento farmacológico da exacerbação aguda em portadores de doenças pulmonares intersticiais

Medicação	Dose
Corticosteroide	Metilprednisolona 500 a 1 g/dia por 3 dias, intravenosa (IV), seguidos de metilprednisolona IV ou prednisona via oral (VO) – 1 a 2 mg/kg/dia
	Opção: início com metilprednisolona IV de 1 a 2 mg/kg/dia
Antimicrobianos	Ceftriaxona 2 g, IV por 7-10 dias
	Azitromicina 500 mg/dia ou claritromicina 500 mg 2 vezes ao dia, IV ou VO, por 5 dias
	Em casos selecionados: sulfametoxazol e trimetoprima, IV ou VO, 15 a 20 mg/kg/dia de trimetoprima a cada 6 ou 8 h por 21 dias

- Medidas de suporte: suplementação de oxigênio, profilaxia para tromboembolismo venoso e protetor gástrico. Deve-se ainda evitar, sempre que possível, sobrecarga hídrica.
- Ventilação não invasiva (VNI): seu uso deve ser priorizado em relação à ventilação mecânica sempre que possível. A VNI reduz o esforço inspiratório sem prejuízo na mecânica ventilatória. O início precoce parece estar relacionado à maior benefício na sobrevida.
- Cateter nasal de alto fluxo (CNAF): caso disponível, é uma boa opção de suporte ventilatório por ser mais bem tolerado pelos pacientes e não prejudicar a ingestão oral. Há indícios de melhor sobrevida quando comparado à VNI.
- Ventilação mecânica invasiva (VMI): sua utilização na exacerbação aguda, especialmente na FPI e na PH fibrosante, é controversa,

uma vez que está associada à mortalidade de até 90%. Deve-se, portanto, avaliar cada caso individualmente, balanceando os riscos e os benefícios, e discutindo a questão previamente com o próprio paciente e com seus familiares. Quando optado por intubação, deve-se oferecer ventilação protetora, com baixos volumes e pressão de distensão, além de baixos valores de PEEP (idealmente até 5 cmH_2O).

- A Figura 2 resume a abordagem diagnóstica dos pacientes com DPI que apresentam piora aguda da dispneia e inclui resumidamente o tratamento da exacerbação aguda.

QUAL É A ROTINA NA EMERGÊNCIA DO INCOR?

- Inicialmente deve-se estabilizar o paciente de acordo com o grau de hipoxemia e desconforto respiratório, oferecendo suplementação de oxigênio e, se necessário, início de VNI e eventualmente ventilação mecânica invasiva.
- Realizam-se eletrocardiograma e coleta de amostras de sangue para dosagem de BNP, CK-MB e troponina, além de exames como hemograma, proteína C-reativa, procalcitonina, função renal e eletrólitos. A seguir,

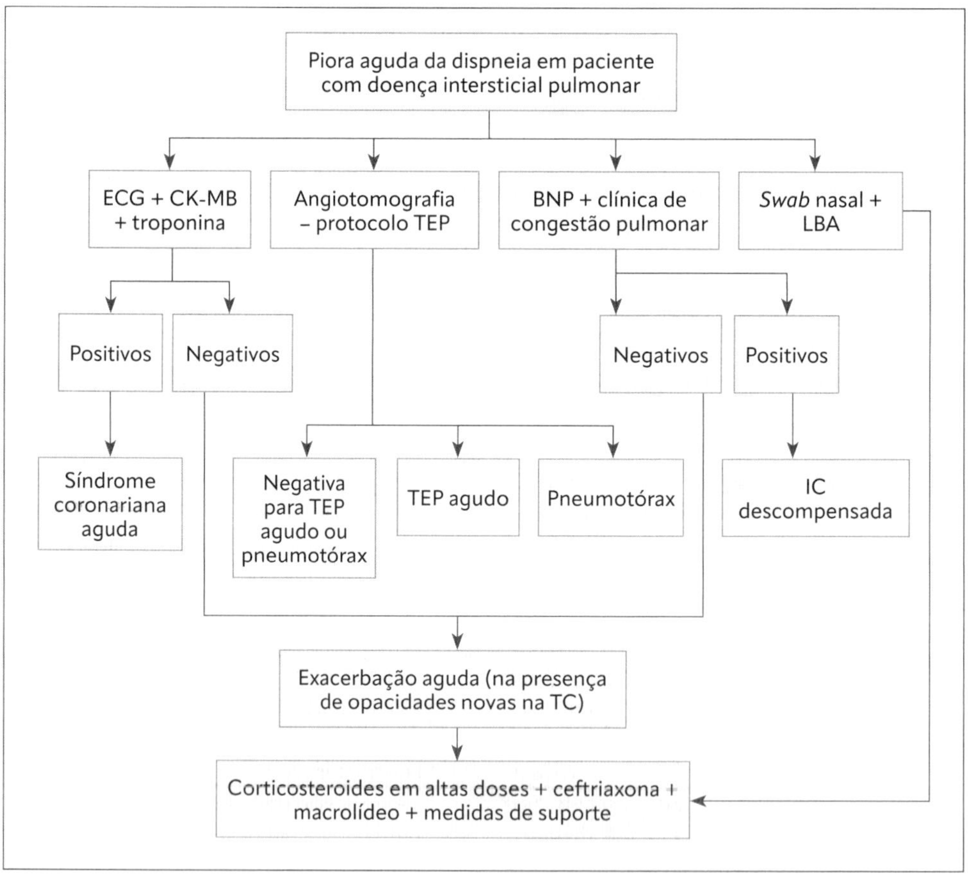

FIGURA 2 Abordagem diagnóstica e terapêutica dos pacientes com doença pulmonar intersticial que apresentam piora aguda da dispneia.

BNP: peptídeo natriurético cerebral; CK-MB: fração MB da creatinofosfoquinase; ECG: eletrocardiograma; IC: insuficiência cardíaca; LBA: lavado broncoalveolar; TC: tomografia computadorizada; TEP: tromboembolismo pulmonar.

procedem-se à angiotomografía computadorizada de tórax (protocolo TEP) e, quando possível, um ecocardiograma.

- Coleta-se ainda *swab* nasal para a pesquisa de antígenos virais e, se houver condições clínicas, utiliza-se aspirado traqueal ou LBA para pesquisa microbiológica.
- Caso forem descartados os principais diagnósticos diferenciais como TEP agudo, pneumotórax, SCA e congestão pulmonar e, se houver novas opacidades em vidro fosco e/ou consolidações à TC de tórax, estabelece-se o diagnóstico de exacerbação aguda e inicia-se tratamento específico.
- Além das medidas de suporte (suplementação de oxigênio, profilaxia para tromboembolismo venoso, protetor gástrico e prevenção de sobrecarga hídrica), recomenda-se a utilização de corticosteroide endovenoso.
- Se houver suspeita clínica ou impossibilidade de descartar infecção, associa-se antibioticoterapia de amplo espectro e considera-se suspensão de imunossupressores, caso o paciente faça uso crônico. Ao se confirmar a infecção viral, tratar conforme protocolos vigentes à época.
- Se o paciente fizer uso crônico, geralmente opta-se por manter a prescrição do antifibrótico.

BIBLIOGRAFIA RECOMENDADA

1. Baldi BG, Pereira CAC, Rubin AS, Santana ANC, Costa NA, Carvalho CRR, et al. Diretrizes de Doenças Pulmonares Intersticiais da Sociedade Brasileira de Pneumologia e Tisiologia. J Bras Pneumol. 2012;38:S1-S133.
2. Churg A, Wright JL, Tazelaar HD. Acute exacerbations of fibrotic interstitial lung disease. Histopathology. 2011;58:525-30.
3. Kim DS. Acute exacerbation of idiopathic pulmonary fibrosis. Clin Chest Med. 2012;33:59-68.
4. Papanikolaou IC, Drakopanagiotakis F, Polychronopoulos VS. Acute exacerbations of interstitial lung diseases. Curr Opin Pulm Med. 2010;16:480-6.
5. Raghu G, Collard HR, Egan JJ, Martinez FJ, Behr J, Brown KK, et al. An official ATS/ERS/JRS/ALAT statement: idiopathic pulmonary fibrosis: evidence-based guidelines for diagnosis and management. Am J Respir Crit Care Med. 2011;183:788-824.
6. Song JW, Hong SB, Lim CM, Koh Y, Kim DS. Acute exacerbation of idiopathic pulmonary fibrosis: incidence, risk factors and outcome. Eur Respir J. 2011;37:356-63.
7. Arai T, Kagawa T, Sasaki Y, Sugawara R, Sugimoto C, Tachibana K, et al. Heterogeneity of incidence and outcome of acute exacerbation in idiopathic interstitial pneumonia. Respirology. 2016;21:1431-7.
8. Miyashita K, Kono M, Saito G, Koyanagi Y, Tsutsumi A, Kobayashi T, et al. Prognosis after acute exacerbation in patients with interstitial lung disease other than idiopathic pulmonary fibrosis. Clin Respir J. 2021;15:336-44.
9. Suda T, Kaida Y, Nakamura Y, Enomoto N, Fujisawa T, Imokawa S, et al. Acute exacerbation of interstitial pneumonia associated with collagen vascular diseases. Respir Med. 2009;103:846-53.
10. Tachikawa R, Tomii K, Ueda H, Nagata K, Nanjo S, Sakurai A, et al. Clinical features and outcome of acute exacerbation of interstitial pneumonia: collagen vascular diseases-related versus idiopathic. Respiration. 2012;83:20-7.
11. Luppi F, Sebastiani M, Salvarani C, Bendstrup E, Manfredi A. Acute exacerbation of interstitial lung disease associated with rheumatic disease. Nat Rev Rheumatol. 2021;18:85-96.
12. Wootton SC, Kim DS, Kondoh Y, Chen E, Lee JS, Song JW, et al. Viral infection in acute exacerbation of idiopathic pulmonary fibrosis. Am J Respir Crit Care Med. 2011;183:1698-702.
13. Collard HR, Ryerson CJ, Corte TJ, Jenkins G, Kondoh Y, Lederer DJ, et al. Acute exacerbation of idiopathic pulmonary fibrosis: an international working group report. Am J Respir Crit Care Med. 2016;194:265-75.
14. Ding J, Chen Z, Feng K. Procalcitonin-guided antibiotic use in acute exacerbations of idiopathic pulmonary fibrosis. Int J Med Sci. 2013;10:903-7.
15. Naccache J-M, Montil M, Cadranel J, Cachanado M, Cottin V, Crestani B, et al. Study protocol: exploring the efficacy of cyclophosphamide added to corticosteroids for treating acute exacerbation of idiopathic pulmonary fibrosis; a randomized double-blind, placebo-controlled, multi-center phase III trial (EXAFIP). BMC Pulm Med. 2019;19(1):75.
16. Yokoyama T, Kondoh Y, Taniguchi H, Kataoka K, Kato K, Nishiyama O, et al. Noninvasive ventilation in acute exacerbation of idiopathic pulmonary fibrosis. Inter Med. 2010;49:1509-14.
17. Yokoyama T, Tsushima K, Yamamoto H, Koizumi T, Kubo K. Potential benefits of early continuous

positive pressure ventilation in patients with rapidly progressive interstitial pneumonia. Respirology. 2012;17:315-21.

18. Ito J, Nagata K, Morimoto T, Kogo M, Fujimoto D, Nakagawa A, et al. Respiratory management of acute exacerbation of interstitial pneumonia using high-flow nasal cannula oxygen therapy: a single center cohort study. J Thorac Dis. 2019;11:103-12.
19. Fernández-Pérez ER, Yilmaz M, Jenad H, Daniels CE, Ryu JH, Hubmayr RD, et al. Ventilator settings and outcome of respiratory failure in chronic interstitial lung disease. Chest. 2008;133:1113-9.
20. Collard HR, Richeldi L, Kim DS, Taniguchi H, Tschoepe I, Luisett M, et al. Acute exacerbations in the INPULSIS trials of nintedanib in idiopathic pulmonary fibrosis. Eur Respir J. 2017;49:1601339.
21. Furuya K, Sakamoto S, Shimizy H, Sekiya M, Kinoshita A, Isshiki T, et al. Pirfenidone for acute exacerbation of idiopathic pulmonary fibrosis: a retrospective study. Resp Med. 2017;126:93-9.

6

Hemoptises

Olívia Meira Dias
Bruno Guedes Baldi
Carlos Roberto Ribeiro de Carvalho

OBSERVAÇÕES GERAIS BASEADAS EM EVIDÊNCIAS

Introdução

- Hemoptise é definida como qualquer sangramento proveniente do trato respiratório inferior. Qualquer quadro de hemoptise é potencialmente grave – sangramentos ativos podem não se exteriorizar, porém podem já ocorrer repercussões ventilatórias e hemodinâmicas.
- A maior causa de mortalidade é a asfixia.
- Apesar de diferentes valores de corte encontrados na literatura, a hemoptise leve é definida como sangramento expectorado abaixo de 100 mL em 24 horas; moderada quando entre 100 e 500 mL; e maciça quando acima de 500 mL em um período de 24 horas ou uma taxa superior a 100 mL/h.
- Mais importante do que o volume expectorado, o conceito de "magnitude de efeito" deve ser levado em conta na avaliação de pacientes com hemoptise, em que as consequências clínicas como obstrução de vias aéreas, instabilidade hemodinâmica, necessidade transfusional, intubação, hipoxemia e mortalidade são mais importantes do que um valor de corte específico de sangramento. Pacientes com doenças pulmonares de base apresentam baixa reserva ventilatória e podem apresentar instabilidade com volumes de sangue ainda menores.
- A hemoptise maciça corresponde a 5-15% do total de eventos; a mortalidade em pacientes tratados de forma conservadora em casos de hemoptise maciça varia entre 50 e 100%.
- As prioridades em casos de hemoptise maciça são garantir uma via aérea e ventilação adequadas, estabilizar a hemodinâmica e tratar a causa.
- O suprimento sanguíneo pulmonar se dá por dois sistemas: a circulação pelas artérias pulmonares, responsáveis por 99% do suprimento sanguíneo pulmonar e diretamente envolvida nas trocas gasosas; e a circulação brônquica, responsável principalmente pelo suprimento sanguíneo dos brônquios. Por ser um ramo da aorta (e menos frequentemente, das artérias intercostais), a pressão na circulação brônquica equivale à pressão arterial sistêmica, podendo causar hemoptises de grande monta. A hemoptise originada com base na circulação pulmonar é, geralmente, menos grave.
- Em processos inflamatórios crônicos das vias aéreas, tais como bronquiectasias e aspergilose pulmonar, ou em situações de hipóxia crônica, citocinas e fatores de crescimento estimulam a neoangiogênese, levando à hi-

pertrofia, tortuosidade e neovascularização com formação de vasos colaterais na proximidade dessas artérias. A ruptura de quaisquer desses vasos resulta em sangramento volumoso e potencialmente letal.

Causas de hemoptise

- As principais causas de hemoptise encontram-se listadas na Tabela 1.
- Pacientes com doenças cardíacas, por exemplo, estenose mitral e insuficiência cardíaca, podem apresentar hemoptise em virtude do aumento da pressão venosa capilar pulmonar ou em consequência do uso de anticoagulantes e antiagregantes plaquetários (Figura 1).
- Pacientes com tromboembolismo pulmonar podem apresentar hemoptise especialmente se houver infarto pulmonar e após o início da anticoagulação.
- Hemorragia alveolar difusa pode ser uma complicação de doenças infecciosas, como leptospirose, malária, infecções virais e infecção por citomegalovírus em pacientes imunodeprimidos.

TABELA 1 Causas de hemoptise

Causas de hemoptise
Bronquiectasias
Tuberculose
Infecções (abscessos pulmonares, outras infecções fúngicas)
Neoplasias (carcinomas broncogênicos, metástases)
Hemorragia alveolar difusa (granulomatose com poliangeíte, síndrome de Goodpasture, poliangeíte microscópica, lúpus eritematoso sistêmico)
Coagulopatias (plaquetopenia, coagulação intravascular disseminada, intoxicação cumarínica, disfunção plaquetária)
Malformações arteriovenosas pulmonares (p. ex., Osler-Rendu-Weber)
Cardiopatias (estenose mitral, insuficiência cardíaca esquerda grave, cardiopatias congênitas)
Tromboembolismo pulmonar
Hipertensão pulmonar grave
Traumas
Iatrogênicas (perfuração artéria pulmonar por cateter de Swan-Ganz, broncoscopia, fístula traqueoinominada após traqueostomia etc.)
Diversas (hemorragia pulmonar por cocaína, hemoptise catamenial, linfangioleiomiomatose)
Criptogênicas

Exames diagnósticos

- Broncoscopia flexível: exame com caráter diagnóstico e, em alguns casos, terapêutico. Pode auxiliar na intubação orotraqueal em casos de hemoptise maciça. Alguns métodos terapêuticos, como insuflação de balões no local do sangramento, instilação de solução salina gelada, aplicação de solução com adrenalina ou outras medicações vasoconstritoras, uso de laser, eletrocautério, coagulação com plasma ou crioterapia podem conter momentaneamente o sangramento. Entretanto, alguns métodos são paliativos e devem ser encarados como uma "ponte" para procedimentos definitivos. Mais recentemente, há descrição de outras alternativas para controle hemostático, como uso de ácido tranexâmico e combinações de fibrinogênio/trombina, que apresentam resultados animadores.
- Broncoscopia rígida: nos casos em que o sangramento é de maior monta, a broncoscopia rígida deve ser considerada. Seu canal de trabalho é mais calibroso, permitindo um aumento no número de procedimentos terapêuticos, maior capacidade de sucção de sangue das vias aéreas e uma maior facilidade de ventilação durante o procedimento. Deve ser realizada sob anestesia geral e não permite visualização das vias aéreas mais distais.
- Tomografia computadorizada: útil em casos em que a broncoscopia não localiza o

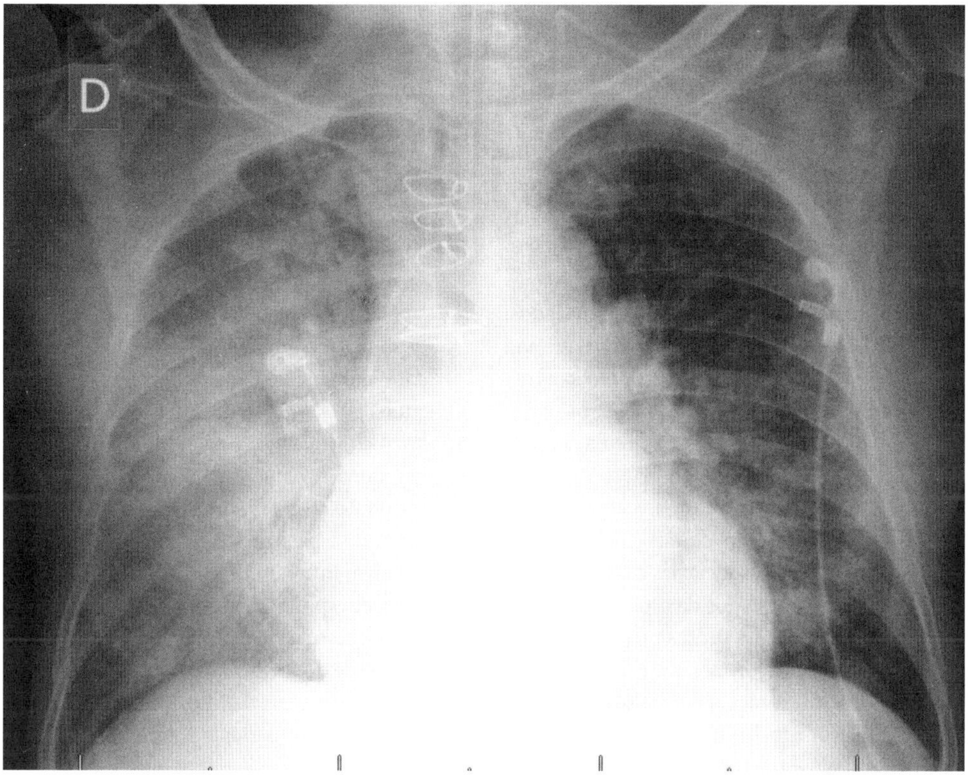

FIGURA 1 Paciente com diagnóstico de síndrome coronariana aguda com supradesnivelamento do segmento ST, evoluindo com choque cardiogênico e necessidade de ventilação mecânica invasiva. No decorrer da internação, o paciente apresentou piora dos parâmetros ventilatórios, hipoxemia, exteriorização de sangue pelo tubo orotraqueal e queda hematimétrica. A radiografia de tórax revela múltiplas opacidades alveolares com acometimento predominando à direita. A broncoscopia confirmou o diagnóstico de hemorragia alveolar difusa tendo como causa provável o uso de clopidogrel.

local do sangramento, mas o paciente parou de sangrar. Permite o diagnóstico quando a causa da hemoptise ainda não é conhecida (bronquiectasias, malformações arteriovenosas pulmonares, infecções fúngicas crônicas e neoplasias). Com o advento da tomografia de cortes finos e reconstruções angiográficas, a tomografia tem assumido um papel cada vez mais importante no direcionamento do foco de embolização para o radiologista intervencionista e na definição anatômica dos locais de sangramento brônquicos e não brônquicos. Achados tomográficos que corroboram para sangramento não brônquico são espessamento pleural acima de 3 mm próximo a uma opacidade pulmonar (provável imagem do sangramento), e vasos que realçam com contraste dentro da gordura extrapleural. Recentemente, técnicas de aquisição de imagens com sincronização com o eletrocardiograma, removendo artefatos de movimentação cardíaca, permitem a localização dos locais de sangramento como planejamento para embolizações com menor dose de irradiação e menor necessidade de contraste iodado.

- Arteriografia: procedimento escolhido nos casos de sangramento persistente após a broncoscopia, ou como terapia definitiva em pacientes que recusam cirurgia ou apresentam contraindicações, comorbidades ou reserva ventilatória limítrofe para ressecções pulmonares. Apesar de o local de sangramento raramente ser visualizado por meio do extravasamento de contraste, o procedimento permite a visualização de vasos enovelados, dilatados, tortuosos e hipertróficos que, via de regra, são os responsáveis pelo sangramento. A circulação brônquica é, prioritariamente, estudada antes da circulação pulmonar por ser a maior fonte de hemoptises maciças (até 90% dos casos). Sangramentos da circulação não brônquica (incluindo artérias intercostais, subclávias e frênicas inferiores) e sangramentos da artéria pulmonar também podem ser causas menos frequentes de hemoptise. A arteriografia permite, ainda, a embolização, com a utilização de materiais que incluem esponjas de polivinil álcool (PVA), microesferas, cianoacrilato e sistemas com molas metálicas. Entretanto, é frequente a recorrência do sangramento entre 6 e 12 meses após o procedimento por neovascularização ou recanalização do segmento embolizado. Em 5% dos pacientes, a artéria espinhal anterior é um ramo da artéria brônquica; quando inadvertidamente embolizada, pode levar a paraplegia. O uso de cateteres menores tem permitido embolizações mais distais e ultrasseletivas, evitando o risco de tais complicações (Figura 2).

Avaliação e terapêutica

- Nos casos de hemoptise leve a moderada, o exame de escolha é a tomografia de tórax de alta resolução, pois permite a localização do lugar de sangramento e diagnóstico da patologia pulmonar de base. A conduta terapêutica pode ser conservadora, com tratamento antibiótico nos casos de exacerbação infecciosa em pacientes com bronquiectasias, até broncoscopia flexível com métodos hemostáticos. Em casos selecionados e recidivantes, considera-se a embolização com arteriografia.
- A radiografia de tórax é um exame amplamente disponível e que pode trazer informações sobre possíveis causas ou localizar os lugares do sangramento.
- Quando o local do sangramento é conhecido e o paciente apresenta sangramento ativo, lateraliza-se o decúbito do paciente com o pulmão responsável pelo sangramento voltado para baixo. Essa medida evita que coágulos possam obstruir os brônquios do pulmão contralateral e evita prejuízo às trocas pulmonares em virtude do progressivo inundamento alveolar com sangue.
- Quando o paciente requer uma via aérea definitiva, intubar com cânulas com o maior diâmetro possível, visando garantir ventilação e acesso à broncoscopia. Cânulas seletivas ou de duplo lúmen podem ser utilizadas quando disponíveis, visando garantir a ventilação no pulmão não acometido.
- Garantir a estabilização hemodinâmica por meio da infusão de soluções cristaloides e drogas vasoativas em pacientes hipotensos.
- Em pacientes sob ventilação mecânica invasiva e sangramento pulmonar difuso, a adoção de valores maiores de pressão positiva expiratória final (PEEP) pode auxiliar no controle do sangramento como um *cuff* pneumônico, aumentando a pressão alveolar ao final da expiração e impedindo extravasamento de sangue para o interior dos alvéolos. Entretanto, essa estratégia deve ser cuidadosamente avaliada especialmente em pacientes hipotensos em virtude da diminuição do retorno venoso.
- Considerar a transfusão de hemoderivados na presença de coagulopatias para correção das mesmas. O ácido tranexâmico, uma medicação antifibrinolítica na forma endovenosa ou inalatória, tem sido proposto em alguns relatos de casos mostrando redução da hemoptise e redução da necessidade de procedimentos invasivos.

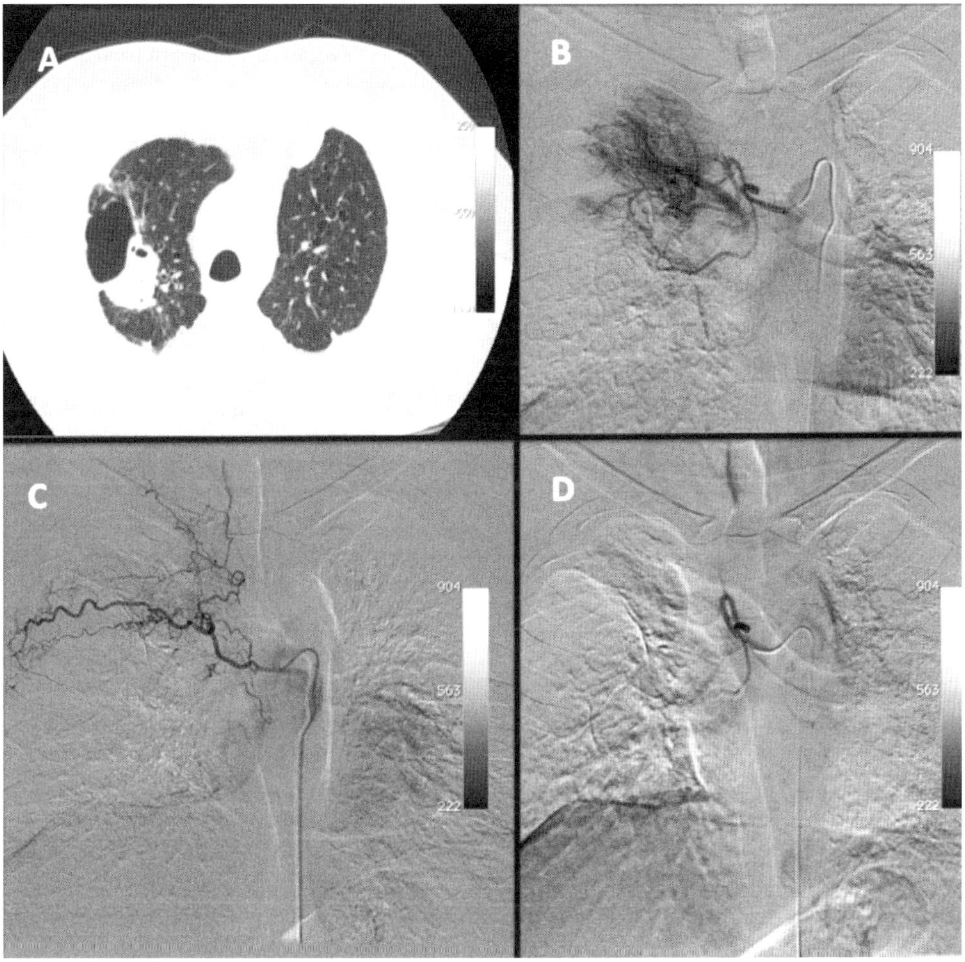

FIGURA 2 A: Tomografia computadorizada de tórax de paciente com diagnóstico de aspergilose pulmonar crônica em cavidade localizada no lobo superior D, com queixa de hemoptise. B: Arteriografia mostra enovelado de vasos tortuosos no lobo superior direito, no local correspondente ao aspergiloma. C: Identificação do vaso responsável pelo sangramento. D: Aspecto angiográfico após a embolização.

- A avaliação da cirurgia torácica para ressecções pulmonares de emergência (lobectomias/pneumonectomias) deve ser considerada em casos de hemoptise unilateral e localizada persistentes, com falha de tratamento com outros métodos. A mortalidade nessas cirurgias pode alcançar 40%.
- Alguns autores advogam que nos sangramentos de origem brônquica, nos quais a parede dos vasos apresenta musculatura lisa e capacidade de vasoconstrição, o tratamento cirúrgico é melhor realizado tardiamente, com tentativa de controle de sangramento por outros métodos, visto que a chance de sucesso é maior. A ausência de sangramento na árvore traqueobrônquica permitiria uma cirurgia mais segura, com ressecções pulmonares mais econômicas evitando

pneumonectomias de emergência, com menor morbimortalidade.

- No caso de sangramentos com origem na circulação pulmonar, em que a capacidade de vasoespasmo não é tão eficaz como na circulação brônquica e agentes vasoconstritores/físicos tem menor resolutividade, alguns autores defendem que cirurgia deve ser realizada de forma imediata. O sangramento nesses casos ocorre devido a uma laceração na parede vascular por um processo destrutivo local, como no caso de pneumonias bacterianas necrotizantes, câncer de pulmão, ou infecções cavitárias por *Arpergillus.* A única forma de hemostasia é por meio de um coágulo, o qual pode se desprender ou romper a qualquer momento, levando a recidiva do sangramento e risco de hemoptise fatal.
- A cirurgia deve, sempre, ser a primeira linha de tratamento para pacientes com aneurismas comunicantes com a aorta, cistos hidáticos, ruptura iatrogênica das artérias pulmonares, traumas penetrantes de tórax e sangramento por aspergiloma resistente a outras modalidades de tratamento.

Terapêuticas específicas

- Para pacientes com malformações arteriovenosas pulmonares, como em pacientes com Osler-Weber-Rendu (hemoptise, aneurismas cerebrais, telangiectasias, sangramento gastrointestinal), a embolização por arteriografia tem obtido resultados animadores, com melhora da oximetria em razão do fechamento do *shunt* arteriovenoso (Figura 3).
- Em pacientes com aspergilose pulmonar cavitária crônica e hemoptise, há controvérsias na literatura em relação ao benefício da terapia antifúngica oral ou intracavitária na diminuição da incidência de hemoptise. A instilação de agentes antifúngicos, como anfotericina B de forma percutânea ou transbrônquica nas cavidades com bola fúngica, mostrou controle da hemoptise em algumas séries de casos em pacientes com sangramento após embolização e sem condições para ressecção cirúrgica. Em pacientes com limitação para resseções pulmonares, nosso serviço adota o uso de itraconazol na dose de 400 mg/dia por um período mínimo de 6 meses, com monitorização de toxicidade hepática, e observa-se a resposta no controle do tamanho das cavidades e na incidência de hemoptise. Na falência de tratamento, esses pacientes sempre devem ser avaliados para ressecção cirúrgica.
- Em pacientes com hemorragia alveolar difusa por causas imunológicas levando a hemoptise maciça, a administração de corticosteroides sistêmicos, agentes citotóxicos e/ou plasmaférese pode ser empregada.

QUAL É A ROTINA NA EMERGÊNCIA DO INCOR?

- Bronquiectasias, arpergilose pulmonar e sequelas de tuberculose constituem a maior causa de hemoptise maciça no setor de emergência do InCor.
- Em todos os pacientes, à entrada, devem ser solicitados exames laboratoriais: coagulograma, hemograma completo com plaquetas, ureia, creatinina, eletrólitos, gasometria arterial, tipo sanguíneo. Função hepática e urina I podem ser úteis na investigação etiológica da causa da hemoptise em casos de cirrose hepática ou em vasculites.
- De maneira geral, a Unidade de Emergência do InCor segue as recomendações estabelecidas em literatura comentadas anteriormente, adaptadas à realidade do serviço e da população. Dessa forma, o fluxograma para tratamento da hemoptise maciça adotado pela equipe de pneumologia no setor de emergência do InCor encontra-se sumarizado na Figura 4.
- Os pacientes admitidos em nosso serviço geralmente apresentam doenças pulmonares graves e extensas com pouca reserva ventilatória, o que dificulta a abordagem cirúrgica com ressecções maiores.

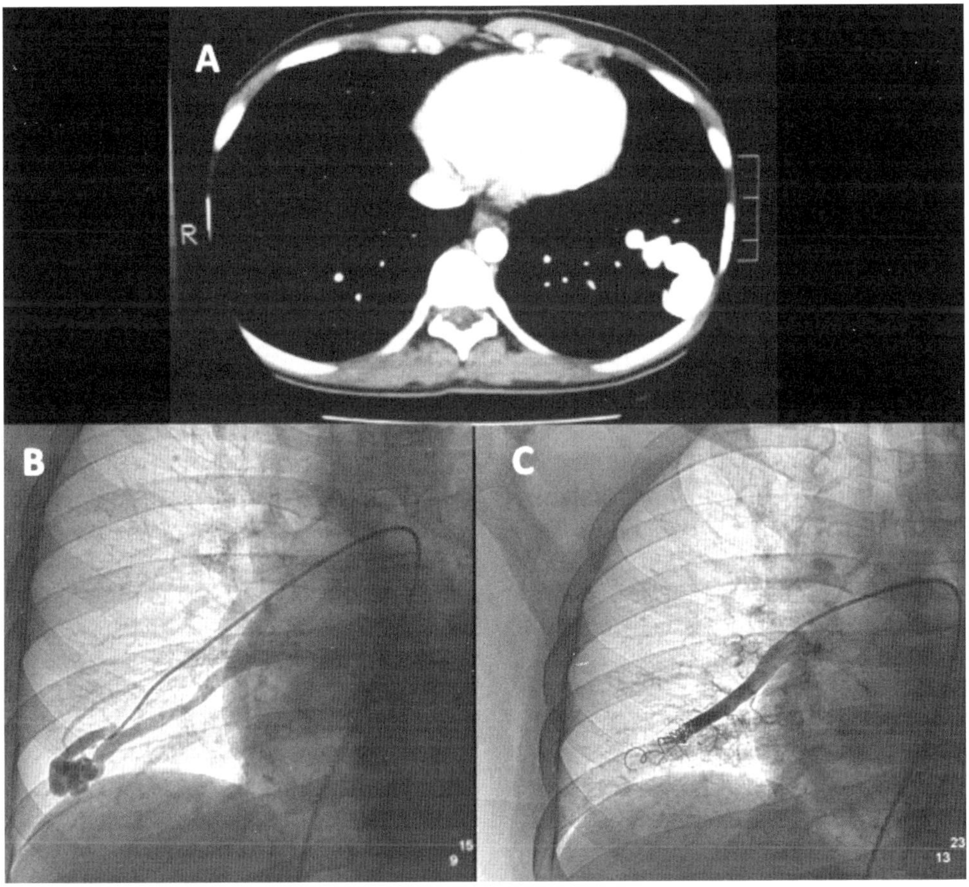

FIGURA 3 A: Angiotomografia de tórax mostrando com o uso do contraste a presença de malformação arteriovenosa em paciente com diagnóstico de Osler-Rendu-Weber. B: Arteriografia pulmonar mostrando cateterização de malformação arteriovenosa pulmonar em paciente diferente com diagnóstico de Osler-Rendu Weber. C: *Status* pós colocação de mola para embolização.

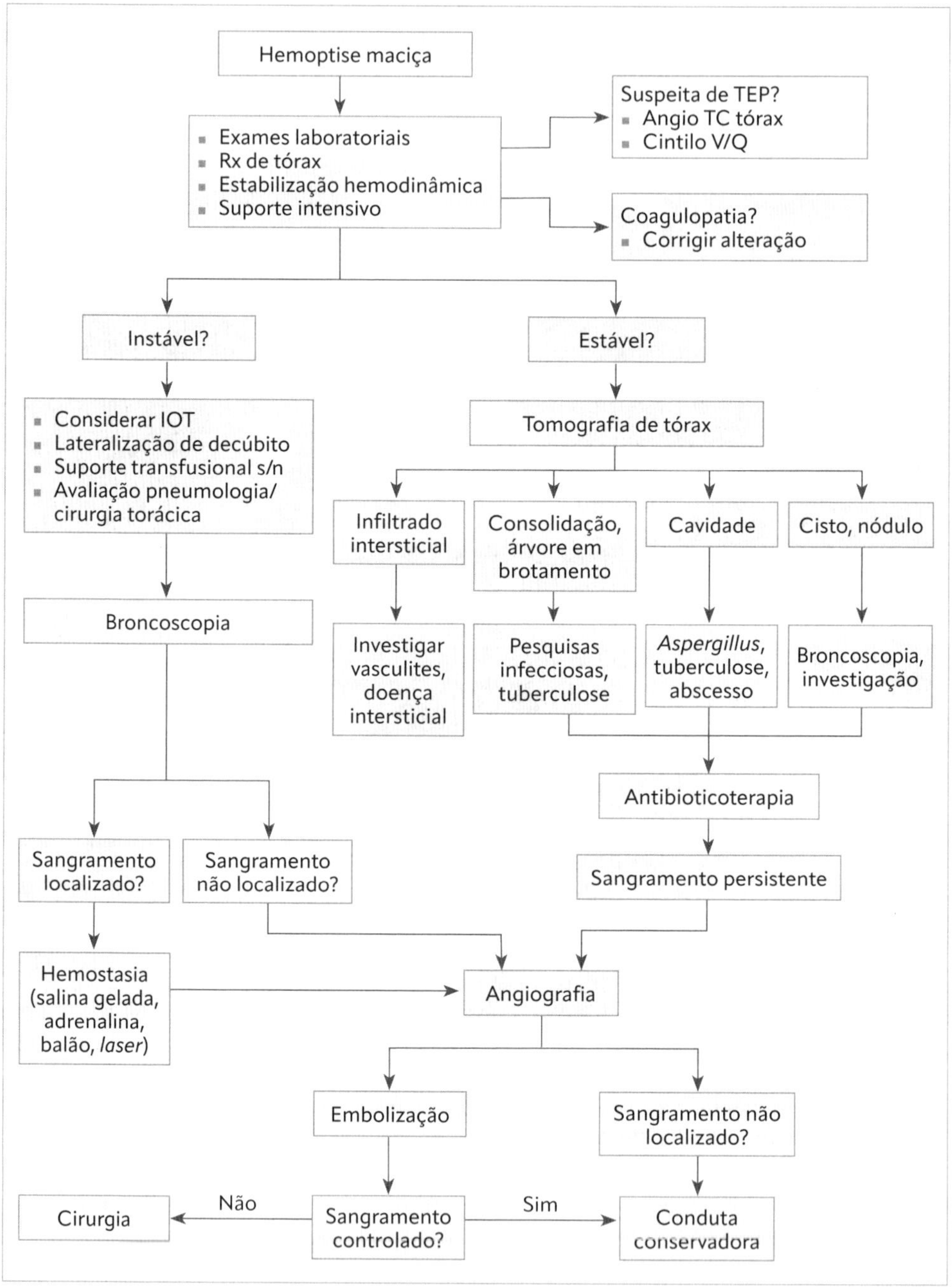

FIGURA 4 Fluxograma para tratamento das hemoptises maciças.
ATB: antibiótico; IOT: intubação orotraqueal; Rx: radiografia; Tb: tuberculose; TC: tomografica computadorizada.

BIBLIOGRAFIA RECOMENDADA

1. Alexander GR. A retrospective review comparing the treatment outcomes of emergency lung resection for massive haemoptysis with and without preoperative bronchial artery embolization. Eur J Cardiothorac Surg. 2014;45(2):251-5.
2. Agarwal R, Vishwanath G, Aggarwal AN, Garg M, Gupta D, Chakrabarti A. Itraconazole in chronic cavitary pulmonary aspergillosis: a randomised controlled trial and systematic review of literature. Mycoses. 2013;56(5):559-70.
3. Bruzzi JF, Rémy-Jardin M, Delhaye D, Teisseire A, Khalil C, Rémy J. Multi-detector row CT of hemoptysis. Radiographics. 2006;26(1):3-22.
4. Chun JY, Morgan R, Belli AM. Radiological management of hemoptysis: a comprehensive review of diagnostic imaging and bronchial arterial embolization. Cardiovasc Intervent Radiol. 2010; 33(2):240-50.
5. Hayes D Jr, Winkler MA, Kirkby S, Capasso P, Mansour HM, Attili AK. Preprocedural planning with prospectively triggered multidetector row CT angiography prior to bronchial artery embolization in cystic fibrosis patients with massive hemoptysis. Lung. 2012;190(2):221-5.
6. Jean-Baptiste E. Clinical assessment and management of massive hemoptysis. Crit Care Med. 2000;28(5):1642-7.
7. Jougon J, Ballester M, Delcambre F, Mac Bride T, Valat P, Gomez F, et al. Massive hemoptysis: what place for medical and surgical treatment. Eur J Cardiothorac Surg. 2002;22(3):345-51.
8. Kapur S, Louie BE. Hemoptysis and thoracic fungal infections. Surg Clin North Am. 2010; 90(5):985-1001.
9. Lordan JL, Gascoigne A, Corris PA. The pulmonary physician in critical care. Illustrative case 7: assessment and management of massive haemoptysis. Thorax. 2003;58(9):814-9.
10. Sakr L, Dutau H. Massive hemoptysis: an update on the role of bronchoscopy in diagnosis and management. Respiration. 2010;80(1):38-58.
11. Atchinson PRA, Hatton CJ, Roginski MA, Backer ED, Long B, Lentz SA. The emergency department evaluation and management of massive hemoptysis. Am J Emerg Med. 2021;50:148-55.
12. Davidson K, Shojaee S. Managing massive hemoptysis. Chest. 2020;157(1):77-88.
13. Parrot A, Tavolaro S, Voiriot G, Canellas A, Assouad J, Cadranel J, et al. Management of severe hemoptysis. Expert Rev Respir Med. 2018; 12(20): 817-29.

7

Abordagem do derrame pleural e toracocentese

Olívia Meira Dias
Alessandro Wasum Mariani
Bruno Garcia Tavares
Paulo Manuel Pêgo-Fernandes

OBSERVAÇÕES GERAIS BASEADAS EM EVIDÊNCIAS

Introdução

- Os mecanismos potenciais para a formação do líquido pleural incluem aumento do fluido intersticial secundário a aumento da pressão capilar pulmonar (p. ex., insuficiência cardíaca), alteração da permeabilidade da membrana (p. ex., pneumonia); diminuição da pressão intrapleural (p. ex., atelectasias); diminuição da pressão oncótica plasmática (p. ex., hipoalbuminemia); aumento da permeabilidade da membrana pleural e obstrução linfática (p. ex., neoplasias acometendo a pleura ou infecções); defeitos diafragmáticos (p. ex., hidrotórax hepático) ou ruptura do ducto torácico (p. ex., quilotórax).
- O primeiro passo no manejo do derrame pleural consiste em classificá-lo como transudato ou exsudato. Mesmo após 40 anos da publicação, os critérios de Light ainda são fundamentais nessa diferenciação.
- Derrames pleurais do tipo transudato são ocasionados por causas sistêmicas, alterando a formação ou absorção do líquido pleural, mantendo-se a integridade dos capilares na superfície pleural. Entre as principais causas, estão a insuficiência cardíaca (IC), a cirrose hepática e doenças responsáveis por diminuição dos níveis plasmáticos de proteínas.
- Derrames pleurais do tipo exsudato são formados quando a superfície pleural ou capilares no local da formação do líquido estão alterados, levando a um aumento da permeabilidade a líquidos ou redução da reabsorção. Neoplasias, derrames pleurais parapneumônicos e embolia pulmonar são as principais causas.
- As causas de derrame pleural estão sumarizadas na Tabela 1. As principais causas de derrame pleural na emergência são insuficiência cardíaca (IC), derrame pleural parapneumônico, derrame pleural neoplásico e secundário a tromboembolismo pulmonar.
- A propedêutica normal não exclui o diagnóstico de derrame pleural uma vez que a intensidade de sinais e sintomas se relaciona com o volume do derrame. O exame clínico tipicamente revela macicez à percussão, frêmito toracovocal ausente ou diminuído, redução do murmúrio vesicular e ausência na transmissão do som.

Exames de imagem

- Cerca de 200 mL de líquido pleural são necessários para opacificar os seios costofrênicos na incidência posteroanterior (PA);

TABELA 1 Diagnóstico diferencial dos derrames pleurais

Transudato	Exsudato
Insuficiência cardíaca	Neoplasias: doenças metastáticas, mesotelioma, linfoma
Cirrose hepática	Infecciosas: tuberculose, infecções fúngicas, bacterianas, virais, parasitárias
Síndrome nefrótica	Embolia pulmonar
Obstrução de veia cava superior	Doença gastrointestinal: doença pancreática, abscessos (subfrênico, intra-hepático, intraesplênico), pós-operatório cirurgia abdominal, perfuração esofágica, hérnia diafragmática, escleroterapia de varizes esofágicas, pós-transplante hepático
Urinotórax	Doenças cardiovasculares: pós-cirurgia de vascularização miocárdica, síndrome de injúria pós-cardíaca (Dressler), doença pericárdica, estenose de artéria pulmonar após ablação de fibrilação atrial por radiofrequência.
Hipoalbuminemia	Doenças ginecológicas e obstétricas: síndrome de hiperestimulação ovariana, endometriose, derrame pleural pós-parto, síndrome de Meigs
Diálise peritoneal	Colagenoses: lúpus eritematoso sistêmico, pleurite reumatoide, síndrome de Sjögren, febre do Mediterrâneo, síndrome de Churg-Strauss, granulomatose de Wegener
Glomerulonefrites	Drogas: minoxidil, betabloqueadores, nitrofurantoína, dantrolene, derivados da ergotamina, metotrexato, amiodarona, clozapina, bleomicina, isotretinoína, ácido valproico, interferon
Mixedema	Hemotórax
Miscelânea: liquor com extravasamento para pleura	Quilotórax
	Pseudoquilotórax
	Miscelânea: exposição a asbesto, pós-transplante de pulmão, pós-transplante de medula óssea, síndrome da unha amarela, sarcoidose, uremia, pulmão encarcerado, exposição a irradiação ionizante, afogamento, ruptura de cistos mediastinais, síndrome do desconforto respiratório do adulto (SDRA), derrames pleurais iatrogênicos

no perfil, 50 mL de líquido já são suficientes para causar a mesma alteração.

- A realização de radiografias em decúbito lateral permitia a identificação de pequenos derrames pleurais que obliteravam parcialmente o seio costofrênico, ou derrames subpulmonares que simulavam elevação da cúpula diafragmática. Essa prática tem sido cada vez menos empregada em decorrência do uso dc métodos complementares de imagem, principalmente a ultrassonografia (US) e a tomografia computadorizada (TC) de tórax.
- À medida que o derrame pleural ocupa a cavidade pleural, o mediastino tende a desviar-se contralateralmente. Quando o mediastino está desviado para o mesmo lado do derrame ou centrado, deve-se considerar a presença de obstrução endobrônquica por tumores, pulmão encarcerado ou encarceramento mediastinal pelo tumor (p. ex., mesotelioma) (Figura 1A).
- O papel da US de tórax tem ganhado cada vez mais importância como exame de fácil realização à beira-leito para diagnóstico, avaliação complementar e para guiar procedimentos invasivos, muitas vezes substituindo a TC de tórax na definição das características do derrame, como a presença de septações.
- A TC de tórax é o exame que isoladamente mais informações fornece acerca do derra-

me pleural: volume, espessamento pleural e lesões associadas, por exemplo. Nos pacientes com derrame pleural novo, a TC de tórax com contraste idealmente deveria ser realizada antes da toracocentese, pois permite o diagnóstico de tromboembolismo pulmonar, bem como a identificação de infiltrados, massas pulmonares, adenomegalias mediastinais e avaliação complementar de empiemas.

- O PET-CT não está indicado de maneira rotineira na investigação etiológica de derrames pleurais por apresentar aumento da captação de glicose na pleura, sem poder discriminante no diagnóstico diferencial.

Toracocentese

- As recomendações atuais sugerem o uso rotineiro do US de tórax para guiar o sítio de punção à beira leito, aumentando a efetividade e reduzindo os índices de complicação.
- As principais complicações da toracocentese incluem reação vagal, pneumotórax, punção de outros órgãos, hemorragia e dor.
- Deve-se evitar a punção em pacientes com INR > 1,5, plaquetas < 50000 ou pacientes em uso de anticoagulantes e antiagregantes plaquetários (exceto AAS).
- Não há um limite máximo bem definido para retirada de líquido pleural na toracocentese. Isto porque existem diretrizes estipulando 1.000 a 1.500 mL como limite seguro para evitar o edema de reexpansão, todavia, pacientes com derrames pleurais de grande volume, principalmente os neoplásicos, podem necessitar de retiradas de alíquotas maiores para alívio da dispneia. Alguns trabalhos advogam a utilização da manometria para a mensuração da pressão pleural como forma de prevenir o edema de reexpansão, valores de pressão abaixo de -20 cmH_2O estão relacionados a maior incidência de complicações. Entretanto, a manometria não é amplamente disponível. Portanto, sugere-se retirar o líquido de forma lenta e interromper caso o paciente comece a apresentar sintomas compatíveis com o edema de reexpansão principalmente se volume superior a 1.000 mL já foi drenado. Radiografias de controle não são indispensáveis após o procedimento, principalmente se guiado por US de tórax, mas são muito úteis para detectar complicações e para checar se houve a completa expansão pulmonar.
- Solicitar rotineiramente como exames:
  - Exames séricos: desidrogenase láctica (DHL) sérica, proteína total e albumina.
  - Exames do líquido pleural: DHL, proteína do líquido pleural, albumina do líquido pleural, citologia diferencial e oncótica, glicose, pH (utilizar seringa de gasometria heparinizada para coleta – tiras reagentes não são acuradas. Evitar contato do material com o ar pela interferência com o pH), bacterioscópico, culturas para bactéria, micobactéria e fungos; dosagem de adenosina deaminase (ADA) se o derrame pleural tuberculoso (TB) for um diagnóstico diferencial. Se houver suspeita de pancreatite ou rotura esofágica solicitar amilase e se houver suspeita de quilotórax, líquido pleural leitoso, solicitar triglicérides no líquido pleural.
- Preferencialmente, deve-se inocular o líquido pleural diretamente em balões de hemocultura visando a aumentar a positividade das culturas.

Critérios diagnósticos

- Critérios de Light: é considerado exsudato quando pelo menos um dos três critérios abaixo encontra-se presente:
  - Proteína líquido pleural/sérica > 0,5.
  - DHL pleural/DHL sérico > 0,6.
  - DHL do líquido pleural > 2/3 do limite superior da normalidade do DHL sérico.
- 15 a 20% dos derrames pleurais são erroneamente classificados como exsudatos pelos critérios de Light, enquanto na verdade são

transudatos. Essa situação é ainda mais comum quando o paciente recebeu diurético antes da toracocentese. Nesses casos, diante de derrames pleurais em pacientes portadores de IC ou cirrose e com critérios de Light limítrofes para classificação como exsudato, duas fórmulas podem ser utilizadas para diagnóstico diferencial:

- Gradiente de proteína sérica – proteína do líquido pleural: valores > 3,1 mg/dL são sugestivos de transudato; esse critério possui a vantagem de já utilizar os valores de proteína solicitados para cálculo dos critérios de Light.
- Gradiente de albumina sérica – albumina pleural: valores > 1,2 mg/dL indicam transudato; estudos recentes apontam maior acurácia dessa fórmula para a identificação de transudatos em relação ao gradiente de proteína.

- Glicose: valores < 60 mg/dL devem considerar quatro hipóteses diagnósticas: derrame parapneumônico complicado, derrame pleural neoplásico, TB pleural ou derrame pleural secundário a artrite reumatoide.
- ADA: valores acima de 40 mg/dL em pacientes com derrame pleural linfocítico são fortemente sugestivos de TB pleural, podendo este ser utilizado como critério diagnóstico em populações com alta prevalência de TB, em paciente com história compatível, atenção para a idade, e sem suspeita de acometimento neoplásico.
- Níveis elevados de amilase podem ser encontrados nos exsudatos secundários a ruptura esofágica ou pancreatite.
- Níveis de creatinina no líquido pleural acima dos níveis séricos indicam urinotórax.
- Celularidade do líquido pleural:
  - A presença de neutrófilos indica processo inflamatório pleural agudo. Considerar no diagnóstico diferencial derrames pleurais parapneumônicos, embolia pulmonar, fase aguda da TB pleural e derrames pleurais benignos por asbesto.
  - Derrames pleurais linfocíticos sugerem TB pleural, neoplasias, linfoma, colagenose ou derrame pleural após cirurgia de revascularização miocárdica.
  - Derrames pleurais eosinofílicos (> 10%) podem ser encontrados com a presença de ar ou sangue na cavidade pleural, sendo o tromboembolismo pulmonar uma causa a ser investigada. Outras causas incluem neoplasia, reação a drogas, linfoma, infarto pulmonar, síndrome de Churg-Strauss e doenças parasitárias.
  - A citologia do líquido pleural é positiva em 60 a 65% dos casos em pacientes com neoplasia, com maior positividade nos adenocarcinomas.
  - A presença de menos de 5% de células mesoteliais na citologia do líquido pleural corrobora o diagnóstico de tuberculose.

Abordagem dos derrames pleurais compatíveis com transudato

- A principal causa de derrames pleurais do tipo transudato é a IC. Caracteristicamente, o derrame é bilateral ou, mais comumente, localizado à direita. Se a suspeita clínica for de transudato em pacientes com IC, a toracocentese pode ser dispensada em favor do início do tratamento com diuréticos. A dosagem da porção N-terminal do peptídeo natriurético tipo B (NT-pro BNP) ou BNP maior que 400 pg/mL auxilia no diagnóstico: valores de NT-pro BNP acima de 1.500 pg/mL ou BNP acima de 400 pg/mL tanto no sangue como no líquido pleural são virtualmente diagnósticos de IC. O BNP não apresenta a mesma acurácia para discriminar transudatos. Pacientes com IC direita também podem apresentar derrame pleural. O tratamento consiste em diuréticos. Derrames muito volumosos podem ser puncionados para alívio sintomático da dispneia.
- O mecanismo da formação do transudato na cirrose hepática decorre do movimento do

líquido ascítico através de pequenos pertuitos localizados no diafragma, em decorrência da pressão pleural negativa. O derrame pleural é geralmente localizado à direita. Toracocenteses terapêuticas repetidas são ineficazes dada a refratariedade do procedimento e o risco de infecção ou sangramento na cavidade pleural por múltiplas punções e presença de coagulopatia, comum nesses pacientes. O tratamento é direcionado à ascite, com dieta hipossódica e diuréticos. O tratamento definitivo consiste no transplante hepático; nos casos em que o transplante não é factível, a inserção de um *shunt* portossistêmico intra-hepático transjugular (TIPS) é um procedimento de resgate. Em casos de exceção, discute-se a videotoracoscopia (VATS) com fechamento dos pertuitos diafragmáticos e pleurodese; entretanto, o procedimento apresenta relativa alta morbimortalidade.

Abordagem dos derrames pleurais compatíveis com exsudato

- O derrame pleural causado por vírus, raramente diagnosticado, apresenta melhora espontânea. Deve ser considerado em pacientes com exsudatos com rápida melhora clínica.
- Define-se derrame parapneumônico complicado aquele em que a bacterioscopia ou cultura são positivas, pH < 7,20, glicose < 60 mg/dL, DHL > 1.000 UI ou presença de pus. Nesses casos está indicada a completa evacuação do líquido pleural da cavidade pelo risco de progressão para outras fases do empiema. Antecedente de uso de álcool ou drogas endovenosas e pacientes jovens (< 60 anos) estão mais predispostos a desenvolver infecções pleurais.
- No empiema (Figuras 1B e 1C), o líquido apresenta aspecto leitoso ou turvo; após centrifugação, o sobrenadante se torna translúcido pela deposição de debris e restos celulares.
- Nesses casos, o tratamento consiste no uso de antibióticos e drenagem torácica. Para pacientes com derrame pleural parapneumônico e pneumonia adquirida da comunidade, o esquema antibiótico inclui um betalactâmico + macrolídeo ou fluorquinolona respiratória. Nos casos em que há suspeita de infecção por Pseudomonas aeruginosa, o regime deve incluir antibióticos com cobertura para esse agente, como piperacilina-tazobactam, imipenem, meropenem ou cefepime. Considerar ainda a cobertura de anaeróbios com clindamicina ou metronidazol, e em pacientes com pneumonia hospitalar, cobertura de *Staphylococcus aureus* com vancomicina. O uso de aminoglicosídeos é contraindicado pela baixa concentra-

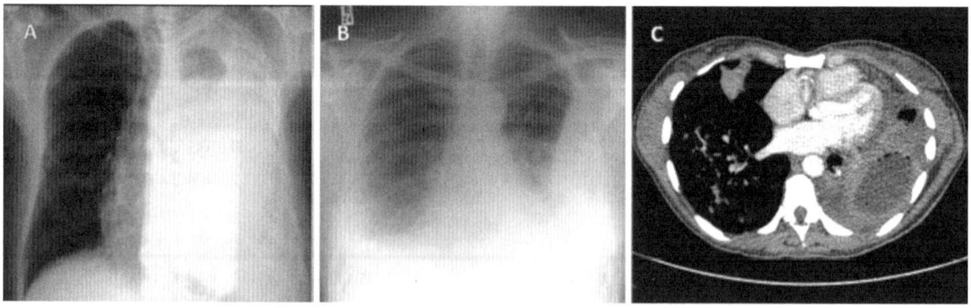

FIGURA 1 A. Radiografia de tórax com volumoso derrame pleural esquerdo determinando desvio do mediastino para o lado direito. B: Radiografia de tórax demonstrando derrame pleural esquerdo loculado. C: Tomografia computadorizada de tórax do mesmo paciente (B) com empiema localizado no hemitórax esquerdo. Nota-se espessamento pleural, líquido de aspecto heterogêneo com presença de ar na cavidade pleural.

ção na cavidade pleural e pela inativação do antibiótico em baixos pH.

- O uso de cateteres de menor calibre (10 a 14 Fr) provou ser tão eficaz quanto cateteres de maior calibre (drenos tubulares 28 a 36 Fr) para drenagem pleural, com menor incidência de dor, sem aumento nas taxas de obstrução. A videotoracoscopia (VATS) atualmente representa o tratamento padrão para desfazer as traves de fibrina e promover lise das aderências no tratamento do empiema com loculação. Nos casos em que a videotoracoscopia não seja possível em decorrência da condição clínica do paciente, existe a opção do uso de fibrinolíticos, porém, a eficácia desse método foi questionada diversas vezes na literatura. Mais recentemente, alguns trabalhos têm associado DNAse ao tPA, com melhores resultados, todavia, o uso de fibrinolítico ainda é pouco utilizado pela maioria dos centros. Quando já está estabelecido o espessamento pleural com encarceramento pulmonar a indicação é de decorticação pulmonar, seja aberta ou por videotoracoscopia a depender do caso e da experiência do cirurgião. Todavia, por ser a decorticação um procedimento cirúrgico de grande porte, para pacientes com condição clínica desfavorável, a pleurostomia aparece como opção mais segura. Em decorrência do impacto que a pleurostomia causa na qualidade de vida, o Grupo do InCor-HCFMUSP vem utilizando como opção aos pacientes sem condições cínicas para suportar a decorticação a técnica da "minipleurostomia" associada ao curativo, todavia, para ser elegível para essa técnica é necessário que exista cavidade única e inferior a 750 mL de volume total.
- Derrame pleural tuberculoso: considerar o diagnóstico em pacientes com derrame linfocítico, ADA aumentado e sintomas constitucionais (febre, perda ponderal, tosse, dor pleurítica). Uma baixa porcentagem de células mesoteliais (< 5%) pode ser encontrada no líquido pleural visto que a infiltração linfocítica da superfície pleural impede a descamação dessas células para a cavidade pleural; entretanto, esse achado não é específico, pois virtualmente qualquer doença que acometa a pleura pode levar a esse achado, e células mesoteliais em maior porcentagem são encontradas em pacientes HIV positivo com contagem de CD4 baixa. Em países em que a incidência de tuberculose é alta, o ADA apresenta alto valor preditivo positivo e dentro de um contexto clínico compatível pode ser utilizado como critério para início empírico do tratamento; entretanto, aumento dos níveis de ADA também pode ser encontrados em colagenoses, empiema e neoplasias. A biópsia pleural aumenta o rendimento diagnóstico pela detecção de granulomas; o envio do fragmento da biópsia pleural para cultura aumenta a positividade diagnóstica para até 90%. Apesar da resolução espontânea do derrame na maioria dos casos com o tratamento clínico, o acompanhamento radiológico periódico é fundamental para detectar eventual encarceramento pulmonar. O tratamento apresenta o mesmo esquema que o para a tuberculose pulmonar.
- Derrame pleural após lesão miocárdica (síndrome de Dressler): derrames pleurais podem surgir após lesões miocárdicas e pericárdicas por diferentes causas, incluindo infarto miocárdico, cirurgia cardíaca, trauma torácico fechado, implante de marca-passo e angioplastia. A síndrome de injúria miocárdica é imunomediada, causada pela liberação de autoanticorpos antimiocárdicos. Clinicamente, é caracterizada por febre, pleuropericardite e infiltrados pulmonares nas semanas após o trauma ao pericárdio ou miocárdio. Leucocitose periférica e elevação dos marcadores inflamatórios séricos são comuns. O diagnóstico é de exclusão. A doença tem curso benigno e autolimitado; o tratamento com corticosteroides

e anti-inflamatórios parece ser efetivo. Nos casos em que exista dúvida diagnóstica ou necessidade de alívio constante, toracocentese, drenagem torácica ou videotoracoscopia podem ser indicadas.

- Derrame pleural após cirurgia de revascularização miocárdica: praticamente todos os pacientes submetidos à revascularização miocárdica apresentam derrame pleural no pós-operatório, geralmente localizado no hemitórax esquerdo. Em 10% dos casos, o derrame ocupa mais de 25% do hemitórax. Derrames puncionados antes de 30 dias são hemáticos e eosinofílicos; acima de 30 dias, apresentam coloração normal e são linfocíticos. Febre e dor pleurítica não são sintomas comuns; nesses casos, a toracocentese diagnóstica deve ser realizada para afastar infecção da cavidade pleural. Não há evidências de que o uso de diuréticos ou anti-inflamatórios melhore o derrame pleural nesses pacientes.
- Derrame pleural secundário a colagenose: derrames pleurais secundários a LES costumam ser bilaterais e associados a derrame pericárdico. O fator antinúcleo (FAN) em altos títulos e a presença de células LE auxiliam no diagnóstico, apesar de não serem rotineiramente pesquisados. O uso de prednisona na dose de 80 mg/dia com desmame progressivo após remissão é eficaz no tratamento desses casos. Derrames pleurais secundários a artrite reumatoide são mais comuns em homens e associados a nódulos reumatoides subcutâneos. Postula-se que a ruptura de um nódulo reumatoide subpleural e a formação de uma pleurite granulomatosa sejam responsáveis pelo quadro clínico. Raramente, pacientes com artrite reumatoide também podem apresentar quilotórax. A maior parte é assintomática e não requer tratamento específico.
- Derrame pleural neoplásico: em pacientes com derrames pleurais sem diagnóstico, quatro características são sugestivas de derrames pleurais neoplásicos: período de sintomas > 1 mês, ausência de febre, líquido com aspecto sanguinolento, achados tomográficos sugestivos de neoplasia (massas, atelectasias, linfadenomegalia mediastinal). A citologia do líquido pleural é positiva em 60 a 65% dos casos em pacientes com neoplasia, com maior positividade nos adenocarcinomas. Pacientes com derrame pleural neoplásico apresentam sobrevida média de cinco meses. Os principais tumores responsáveis são de pulmão, mama ou linfoma. Alguns marcadores tumorais podem ser dosados no líquido pleural visando ao diagnóstico do local primário, como níveis aumentados de CEA, CA15.3 e CA 549 nos tumores de mama, CYFRA 21-1 nos tumores pulmonares e CA125, HER-2 em tumores ginecológicos; entretanto, esses exames não são empregados na rotina. Atualmente também é possível realizar no líquido pleural o emblocado celular, permitindo a realização de exames mais complexos incluindo imuno-histoquímica, todavia, o custo elevado dessas técnicas ainda limita a sua adoção.
- Uma vez confirmada a etiologia neoplásica, o foco no cuidado é melhorar a qualidade de vida com o mínimo de hospitalizações possíveis. Dois procedimentos são adotados:
  - Pleurodese: a pleurodese consiste na instilação de um agente irritante na cavidade pleural, provocando uma reação inflamatória entre a pleura visceral e parietal, evitando acúmulo posterior de líquido na cavidade pleural. Todavia, somente deve ser realizada nos casos em que há expansão pulmonar após toracocentese terapêutica. A maioria dos serviços no mundo utiliza o talco estéril como agente esclerosante de primeira linha. No InCor, além do talco, utiliza-se nitrato de prata como segunda opção de agente esclerosante.
  - Inserção de cateteres tunelizados de longa permanência (PleurX): a inserção desses cateteres pode ser ambulatorial; a presença de uma válvula unidirecional

previne a entrada de ar/líquidos para a cavidade pleural. O paciente pode esvaziar o derrame pleural sempre que sentir desconforto com a conexão de um sistema coletor de plástico a vácuo na extremidade do cateter.

- Derrame pleural secundário a embolia pulmonar: tipicamente, o derrame é hemorrágico, rico em polimorfonucleares e, eventualmente, Eosinofílico, geralmente de pequeno volume. Não há necessidade de drenagem ou interrupção da anticoagulação pelo diagnóstico do derrame, exceto quando de grande volume.
- Hemotórax: é diagnosticado na presença de derrames pleurais hemáticos quando o hematócrito do líquido pleural é superior a 50% do valor do hematócrito periférico. As principais causas são iatrogênicas (principalmente após toracocenteses, passagens de cateteres venosos centrais ou cirurgias torácicas/cardíacas), traumáticas ou espontâneas (pneumotórax, coagulopatias, ruptura de malformações arteriovenosas, neoplasias, mesoteliomas, endometriose). O hemotórax traumático deve ser drenado para reduzir o risco de empiemas e fibrotórax e para quantificação do sangramento. Casos de grande volume, em que o sangramento não cesse após drenagem, ou em casos de falha da evacuação dos coágulos pelo dreno, a indicação é de cirurgia.
- Quilotórax: causado por lesão ao ducto torácico por diversas patologias, incluindo trauma cirúrgico ou invasão por tumores, especialmente linfomas. No InCor, linfangioleiomiomatose é um importante diagnóstico diferencial, principalmente em mulheres em idade reprodutiva e com cistos pulmonares na TC de tórax. O aspecto do líquido pleural é leitoso ou turvo, mesmo com centrifugação. O quilotórax é diagnosticado com dosagem de triglicérides > 110 mg/dL. O pseudoquilotórax apresenta níveis de colesterol aumentados, mas não há presença de quilomícrons. Em razão do alto teor de eletrólitos, gordura e linfócitos no quilotórax, o reconhecimento precoce e a abordagem terapêutica devem ser precoces – o manejo é complexo e inclui o tratamento da causa de base, a manutenção do status nutricional e a redução da produção de quilo pela introdução de nutrição parenteral total (NPT) e dieta com triglicérides de cadeia média, e ligadura do ducto torácico.

QUAL É A ROTINA NA EMERGÊNCIA DO INCOR?

- O fluxograma proposto para abordagem dos derrames pleurais no pronto-socorro da Unidade de Emergência do InCor está sumarizado na Figura 2.
- O derrame pleural é uma patologia frequente na unidade de emergência. No pronto-socorro da Unidade de Emergência do InCor, o diagnóstico de derrame pleural representou 4,6% dos atendimentos realizados pela pneumologia.
- A principal causa de derrames pleurais na literatura e em nosso serviço é a IC. Nesses casos, a conduta expectante com a melhora clínica e a redução do volume do derrame após introdução de diuréticos (após 48 a 72 horas) reforça a hipótese diagnóstica. Em casos duvidosos ou quando os critérios de Light são limítrofes para exsudato e há uso de diuréticos, o cálculo do gradiente de albumina, de proteína ou a dosagem do nível sérico de BNP podem ser utilizados. A toracocentese diagnóstica está indicada nesse contexto somente em pacientes com febre, dor pleurítica, ou com derrames pleurais com volume muito aumentado em relação ao basal. A toracocentese terapêutica para alívio sintomático da dispneia em derrames muito volumosos também é válida.
- Em todos os casos nos quais há dúvidas quanto à etiologia do derrame pleural, recomenda-se a realização de TC de tórax com intuito de avaliar sua extensão, presença de possíveis focos infecciosos e massas asso-

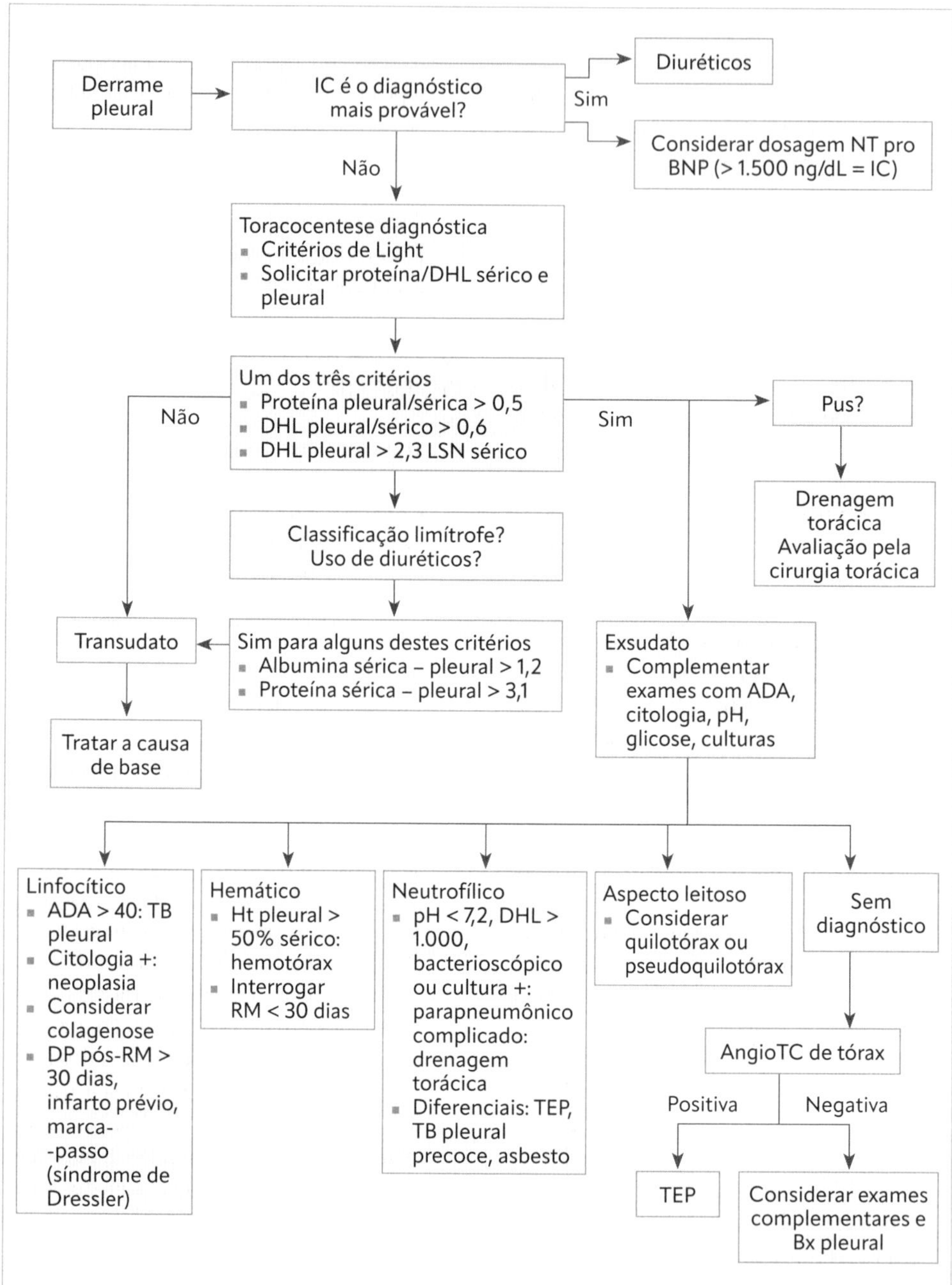

FIGURA 2 Fluxograma para abordagem dos derrames pleurais na Unidade de Emergência do InCor. ADA: adenosina deaminase; Bx: biópsia; DHL: desidrogenase láctica; IC: insuficiência cardíaca; NT pro BNP: porção N-terminal do peptídeo natriurético tipo B; RM: revascularização miocárdica; TEP: tromboembolismo pulmonar; TB: tuberculose; TC: tomografia computadorizada.

ciadas. De modo geral, todos os pacientes com derrame pleural que serão avaliados para toracocentese realizam TC de tórax no InCor antes do procedimento de punção, todavia, em muitos serviços o US de tórax pode substituir a TC de tórax antes da toracocentese.

- Em pacientes com IC e congestão significativa, caso haja dúvidas quanto à presença de pneumonias, indica-se a realização de TC de tórax para confirmação ou exclusão diagnóstica. Caso se confirme a pneumonia, realiza-se toracocentese para avaliação de possível derrame pleural parapneumônico complicado.
- No InCor, recomenda-se que a interrupção da toracocentese deve se basear menos no volume retirado (1.000 a 1.500 mL por procedimento) e mais na ocorrência da cessação espontânea da drenagem de líquido ou na presença de sinais de desconforto, tais como dor torácica, dispneia ou tosse. Esses sintomas apresentam correlação com a redução abrupta da pressão pleural e indicam interrupção do procedimento.
- Recomendamos a radiografia de tórax após o procedimento, principalmente se o paciente apresente desconforto, dor, tosse ou dispneia durante a punção.
- Em pacientes em pós-operatório de cirurgia cardíaca, a presença de derrame pleural é comum. O mesmo não deve ser puncionado, a menos que seja de grande extensão ou o quadro clínico sugira processo infeccioso associado. Na maioria das vezes, trata-se de reação inflamatória pleural que pode ser resolvida de maneira expectante ou com uso de corticoides. Caso seja necessária a punção, além de toda a avaliação diagnóstica de rotina, deve-se solicitar a dosagem de triglicérides no líquido pleural para avaliação de possível quilotórax associado.
- Nos casos de derrames exsudativos em que há dúvida diagnóstica, a biópsia pleural pode ser necessária. A biópsia com agulha de Cope é uma opção frequentemente utilizada no InCor. Para pacientes com suspeita de Tb pleural a biópsia por agulha de Cope apresenta bom rendimento diagnóstico. Já para pacientes com neoplasia e citologia oncótica do líquido pleural negativa, o rendimento diagnóstico da biópsia com agulha de Cope é baixo em torno de 20%.
- A toracoscopia com biópsia é indicada nos casos em que procedimentos menos invasivos não foram diagnósticos, pois permite visualização direta da cavidade, quando existe grande probabilidade de associação de procedimentos, p. ex., pleurodese ou implante de cateter para quimioterapia.
- Qualquer abordagem além da toracocentese deve ser realizada pela equipe de cirurgia de tórax que é prontamente acionada.
- Em casos de derrames parapneumônicos complicados ou empiemas, indica-se de rotina a drenagem pleural, se derrame livre ou pouco loculado. Quando a loculação é mais evidente ou existe encarceramento pulmonar é necessária avaliação pela cirurgia torácica para eventual tratamento cirúrgico: videotoracoscopia, decorticação etc.
- Quando o paciente apresenta-se anticoagulado, aguarda-se a correção de distúrbio hematológico para realização de toracocentese.

BIBLIOGRAFIA RECOMENDADA

1. Akulian J, Yarmus L, Feller-Kopman D. The evaluation and clinical application of pleural physiology. Clin Chest Med. 2013;34(1):11-9.
2. Bhatnagar R, Maskell NA. Treatment of complicated pleural effusions in 2013. Clin Chest Med. 2013; 34(1):47-62.
3. Davies HE, Davies RJ, Davies CW; BTS Pleural Disease Guideline Group. Management of pleural infection in adults: British Thoracic Society Pleural Disease Guideline 2010. Thorax. 2010;65 Suppl 2:ii41-53.
4. Havelock T, Teoh R, Laws D, Gleeson F; BTS Pleural Disease Guideline Group. Pleural procedures and thoracic ultrasound: British Thoracic Society Pleural Disease Guideline 2010. Thorax. 2010;65(Suppl 2):ii61-76.
5. Hooper C, Lee YC, Maskell N, BTS Pleural Guideline Group. Investigation of a unilateral pleural effusion

in adults: British Thoracic Society Pleural Disease Guideline 2010. Thorax. 2010;(65 Suppl 2):ii4-17.
6. Light RW. Pleural effusions. Med Clin North Am. 2011;95(6):1055-70.
7. Light RW. The Light criteria: the beginning and why they are useful 40 years later. Clin Chest Med. 2013;34(1):21-6.
8. Light RW. Update on tuberculous pleural effusion. Respirology. 2010;15(3):451-8.
9. Porcel JM, Light RW. Diagnostic approach to pleural effusion in adults. Am Fam Physician. 2006;1;73(7):1211-20.
10. McGrath EE, Anderson PB. Diagnosis of pleural effusion: a systematic approach. Am J Crit Care. 2001;20(2):119-27.
11. Myers R, Michaud G. Tunneled pleural catheters: an update for 2013. Clin Chest Med. 2013; 34(1):73-80.
12. Porcel JM. Pleural fluid biomarkers: beyond the Light criteria. Clin Chest Med. 2013;34(1):27- -37.
13. Porcel JM. Identifying transudates misclassified by Light's criteria. Curr Opin Pulm Med. 2013; 19(4):362-7.
14. Quinn T, Alam N, Aminazad A, Marshall MB, Choong CK. Decision making and algorithm for the management of pleural effusions. Thorac Surg Clin. 2013;23(1):11-6, v.
15. Roberts ME, Neville E, Berrisford RG, Antunes G, Ali NJ; BTS Pleural Disease Guideline Group. Management of a malignant pleural effusion: British Thoracic Society Pleural Disease Guideline 2010. Thorax. 2010; 65 Suppl 2:ii32-40.
16. Sachdeva A, Shepherd RW, Lee HJ. Thoracentesis and thoracic ultrasound: state of the art in 2013. Clin Chest Med. 2013;34(1):1-9.
17. Thomas R, Lee YC. Causes and management of common benign pleural effusions. Thorac Surg Clin. 2013;23(1):25-42, v-vi.
18. Scarci M, Abah U, Solli P, Page A, Waller D, van Schil P, et al. EACTS expert consensus statement for surgical management of pleural empyema. Eur J Cardiothorac Surg. 2015;48(5):642-53.
19. Terra RM, Antonangelo L, Mariani AW, de Oliveira RL, Teixeira LR, Pego-Fernandes PM. Pleural fluid adenosine deaminase (ADA) predicts survival in patients with malignant pleural effusion. lung. 2016;194(4):681-6.
20. Villena Garrido V, Cases Viedma E, Fernández Villar A, de Pablo Gafas A, Pérez Rodríguez E, Porcel Pérez JM, et al. Recommendations of diagnosis and treatment of pleural effusion. Update. Arch Bronconeumol. 2014;50(6):235-49.

Índice remissivo

W